Hanson Kelly Corning

Lehrbuch der topographischen Anatomie

Verlag
der
Wissenschaften

Hanson Kelly Corning

Lehrbuch der topographischen Anatomie

ISBN/EAN: 9783957005007

Auflage: 1

Erscheinungsjahr: 2015

Erscheinungsort: Norderstedt, Deutschland

Hergestellt in Europa, USA, Kanada, Australien, Japan
Verlag der Wissenschaften in Hansebooks GmbH, Norderstedt

Cover: Sandro Botticelli "die Geburt der Venus"

Verlag
der
Wissenschaften

LEHRBUCH
DER TOPOGRAPHISCHEN
ANATOMIE

FÜR STUDIERENDE UND ÄRZTE

LEHRBUCH DER TOPOGRAPHISCHEN ANATOMIE

FÜR STUDIERENDE UND ÄRZTE

VON

Dr. H. K. CORNING

PROFESSOR DER ANATOMIE AN DER UNIVERSITÄT BASEL

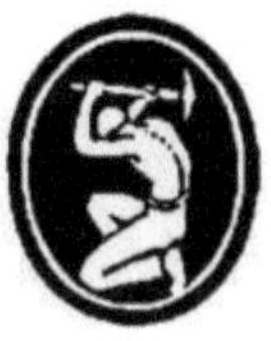

VIERZEHNTE UND FÜNFZEHNTE AUFLAGE

MIT 677 MEIST FARBIGEN ABBILDU

MÜNCHEN ◦ VERLAG VON J. F. BERGMANN ◦ 1923

Vorwort zur ersten Auflage.

In dem vorliegenden Lehrbuche habe ich mir die Aufgabe gestellt, die topographische Anatomie in knapper Form unter Beigabe von zahlreichen Abbildungen zu bearbeiten. An vorzüglichen Handbüchern fehlt es nicht (Joessel, Merkel, Testut und Jacob), doch verlangt der Studierende in der Regel eine kürzere Darstellung und erst zum Arzt oder zum Operateur herangereift, unternimmt er es, die grösseren Werke oder einzelne Kapitel derselben durchzuarbeiten. Atlanten der topographischen Anatomie, wie diejenigen von Bardeleben und Haeckel, von O. Schultze und von Zuckerkandl, können, so schätzenswert sie auch sind, die Lücke nicht ganz ausfüllen. Der Studierende wünscht eine vollständige, wenn auch knappe Darstellung des Stoffes und daneben Abbildungen, welche ihn in den Stand setzen, das Gelesene als Vorstellung zu verwerten. Von diesen Gedanken ausgehend habe ich das Lehrbuch verfasst.

Die Darstellung ist auf das Wesentlichste beschränkt worden. In einem Lehrbuche der topographischen Anatomie soll noch mehr als in einem Handbuche die Frage nach dem Werte des Geschilderten für die Praxis massgebend sein. Ein Anatom darf sich selbstverständlich nicht ohne weiteres ein Urteil über diesen Punkt anmassen, aber bis zu einem gewissen Grade muss er sich doch darüber Rechenschaft ablegen und wird bei seiner Schilderung eklektisch verfahren. Die zur Erklärung notwendigen Tatsachen aus der deskriptiven Anatomie (Muskelursprünge und -ansätze u. dergl.) habe ich möglichst kurz erwähnt, unter Weglassung alles Unwesentlichen. Etwas ausführlicher, als das bisher in Lehrbüchern geschehen ist, habe ich die Variabilität der Organe berücksichtigt.

Die sechshundert Originalzeichnungen zu den Abbildungen sind unter meiner fortwährenden Leitung teils nach Präparaten aus der Basler anatomischen Sammlung, teils nach Bildern in der Literatur angefertigt worden, und zwar wurden die letzteren in manchen Fällen mehr oder weniger überarbeitet und den speziellen Zwecken des Buches angepasst. Ich habe die Quelle der Bilder in jedem einzelnen Falle angegeben und da, wo ein Bild bloss teilweise benützt wurde, den Vermerk „unter Benützung eines Bildes von   hinzugefügt. Wo eine Angabe fehlt, ist das Bild nach einem Präparate aus der Basler anatomischen Sammlung angefertigt worden. Mein Dank gebührt ganz besonders meinem Zeichner, Herrn Albrecht Mayer, für den Fleiss und die Sorgfalt, mit der er sich seiner Aufgabe gewidmet hat. Der Leser möge selbst über den Erfolg urteilen.

Ferner danke ich Herrn Prof. Kollmann, der mir die Mittel der anatomischen Anstalt zur Verfügung gestellt und mich jederzeit mit seinem wohlwollenden Rate unterstützt hat, und Herrn J. F. Bergmann, welcher die Herstellung einer so grossen Zahl von farbigen Abbildungen gestattet und in zuvorkommender Weise jede Schwierigkeit aus dem Wege geräumt hat. Die Leistungen der Kunstanstalt Schelter & Giesecke in der Ausführung der Abbildungen sprechen für sich. Herrn Kommerzienrat Stürtz danke ich bestens für die sorgfältige Ausführung des Druckes.

Basel, 10. April 1907.

H. K. Corning.

Vorwort zur sechsten Auflage.

In dieser Auflage sind 35 neue Abbildungen als Ersatz für solche eingesetzt worden, die der Verfasser für weniger gelungen erachtete. Wohl bei jedem Lehrbuche werden sich mit der Zeit solche Änderungen in den bildlichen Belegen wie im Texte als wünschenswert, wenn nicht als notwendig erweisen. Als Anhang sind 10 neue Bilder (Figg. 668—677) zusammengestellt, welche die Verbreitung der Hautnerven, sowie die Segmentinnervation veranschaulichen sollen. Sie dürften sowohl dem Chirurgen als dem Neurologen erwünscht sein. Die neuen Abbildungen sind sämtlich von Herrn A. Dressler in Strichmanier hergestellt worden. Mein bester Dank gebührt ihm für die vortreffliche Ausführung. Herr cand. med. W. Behrens hat mit grosser Sorgfalt die Korrekturen gelesen.

Basel, 14. Juni 1915.

H. K. Corning.

Vorwort zur siebenten bis fünfzehnten Auflage.

Die siebente bis fünfzehnte Auflage sind unverändert nach der sechsten Auflage gedruckt.

München, Juli 1923.

Der Verlag.

Inhalts-Verzeichnis.

Kopf.

Seite

Allgemeine Bemerkungen über die Topographie des Kopfes 1

Schädel als Ganzes 2
Zusammensetzung beider Abschnitte des Schädels 2. — Palpation des Schädels 4.

Die Wandungen der Schädelkapsel in Verbindung mit den Weichteilen . . . 5
Weichteile mit Gefässen und Nerven 5. — Pericranium 6. — Gefässe und Nerven der Kopfschwarte 6. — Die Gefässe der platten Schädelknochen 11.

Regio temporalis 12
Dura mater und A. meningea media 15.

Topographie der Basis cranii 16
Festigkeit einzelner Teile des Schädels 18. — Dura mater und Sinus venosi 20. — Topographie der Sinus durae matris und der Gehirnnerven innerhalb der Schädelhöhle 22. — Sinus cavernosus 24. — Topographie der Hypophysis und der Sinus cavernosi 27. — Topographie des Gehirnes und der Hirnhäute 29.

Topographie des Gehirnes 32
Topographie der Gehirnfurchen und der Gehirncentren 32. — Arterien und Venen des Gehirns 36. — Bemerkungen über die Topographie der Hirnbahnen 42. — Topographie der Gehirnventrikel 46.

Regio facialis. Gesicht 46
Pars facialis cranii 46. — Palpation der Pars facialis cranii 47. — Weichteile der Regio facialis 48. — Die Gefässe und Nerven des Gesichtes 48.

Topographie der Regio orbitalis und der Orbita 50
Allgemeine Charakteristik der Gegend 50
Knöcherne Orbita, ihre Wandungen und ihre Zugänge. 51
Aditus orbitae 55. — Spitze der Orbitalpyramide und Verbindungen der Orbita am Knochenpräparate mit benachbarten Gegenden 55. — Palpation der Gebilde der Orbita 57.
Abschluss des Aditus orbitae. Augenlider. Gefässe und Nerven der Regio palpebralis 58
Septum orbitale 59. — Gefässe und Nerven der Regio palpebralis 61.

Topographie des Conjunctivalsackes (Saccus conjunctivae). 63
Gefässe der Conjunctiva 63.

Topographie des Tränenapparates . . . . , ... 64
Glandula lacrimalis 64. — Ausführwege der Tränenflüssigkeit 66.

Inhalt der Orbita 69
Topographie des bulbären Abschnittes der Orbita und der Fascia bulbi 70. — Fascia bulbi (Tenoni) und Spatium interfasciale (Tenoni) 71.

Seite

Topographie der Pars retrobulbosa orbitae.   74
  Augenmuskeln 75. — Gefässe und Nerven der Orbita 76. — Gefässe der Orbita 78.
— Ansicht der Orbita von oben 80. — Venen der Orbita 80. — Nerven der Orbita 81.

Topographie der Regio nasalis, des Cavum nasi und der Sinus paranasales .   84
  Äussere Gegend der Nase 86. — Form der äusseren Nase 86. — Weichteile der Nasengegend 87. — Gefässe und Nerven 87. — Topographie der Nasenhöhle 88. — Wandungen
der Nasenhöhle 88. — Nasenhöhle 91. — Schleimhaut der Nase 94. — Choanae 94. —
Variationen in der Form der Nasenhöhle und in der Ausbildung der Muscheln 95. —
Gefäss- und Nervenversorgung der Wandungen der Nasenhöhle 96. — Topographie
der Sinus paranasales 96. — Cellulae ethmoidales 97. — Sinus maxillares 99. — Sinus
sphenoidales 101. — Sinus frontales 102.

Topographie der Mundgegend und der Mundhöhle 105
Mundgegend. Regio oris 105
  Gefässe und Nerven 106.

Topographie der Mundhöhle 107
  Vestibulum oris 107
  Lage und Beziehungen der Zähne 107. — Zähne beim Kinde 108. — Arterien und
Nerven der Zähne 110.
  Topographie des Cavum oris proprium 110
  Abgrenzung des Cavum oris proprium 111. — Boden der Mundhöhle 113. — Zunge
114. — Regio sublingualis 116. — Topographie der Zungenmuskulatur sowie der Ge-
fässe und Nerven der Zunge 118. — Lymphgefässe und regionäre Lymphdrüsen der
Zunge 122.

Topographie des Pharynx 122
  Lage und Ausdehnung des Pharynx 122. — Wandungen des Pharynx 124. — Genauere Schilderung der Abschnitte (Etagen) des Pharynx 126. — Pars nasalis pharyngis
126. — Pars buccalis pharyngis 127. — Pars laryngea pharyngis 129. — Beziehungen
der Wandungen des Pharynx als Ganzes 129.

Seitliche Gesichtsregion (Regio facialis lateralis) 132
  Grenzen 132. — Regio facialis lateralis superficialis 132. — Glandula parotis 132. —
Parotis und Parotisloge 134.

Regio facialis lateralis profunda 138

Topographie des Gehörorgans (Organon auditus) 144

Äusseres Ohr 145
  Auricula (Ohrmuschel) 145. — Äusserer Gehörgang (Meatus acusticus ext.) 146. —
Gefässe und Nerven des Meatus acusticus ext. 148. — Topographische Beziehungen
des Meatus acusticus ext. 148. — Membrana tympani 148. — Lage und Einteilung der
Membrana tympani 148. — Beziehungen des Trommelfells 150.

Mittelohr 151

Trommelhöhle (Cavum tympani) 151
  Wandung des Cavum tympani 151. — Mucosa cavi tympani 155. — Gefässe und
Nerven der Paukenhöhle 155. — Lage und Beziehungen der Gehörknöchelchen 155. —
Einteilung und topographische Beziehungen des Cavum tympani 158.

Antrum tympanicum und Cellulae mastoideae 160
  Antrum tympanicum. Gestalt und Lage des Antrum 160. — Wände des Antrum
tympanicum 160. — Aufsuchung des Sinus transversus 162. — Topographie und Beziehungen der Cellulae mastoideae 163.

Tuba auditiva (Eustachii) 164
  Einteilung und Länge der Tube 164. — Topographie der Pars ossea tubae 165. —
Topographie der Pars cartilaginea tubae 166. — Mündungen der Tube 166. — Pro-
jektion des Mittelohres nach oben 169.

Innenohr (Labyrinth) 169
  Bemerkungen über die Struktur des Innenrohres 169. — Lage des knöchernen Labyrinthes 170. — Meatus acusticus int. 173. — Perilymphatischer Raum des Labyrinthes
174.

Innervation der Haut des Kopfes   177

Hals.

Allgemeines 180
    Abgrenzung des Halses 180. — Form des Halses 180. — Einteilung und Charak-
teristik des Halses 180.

Regio colli sensu strictiori 181
    Einteilung der Regio colli; Inspektion und Palpation 181. — Fascien und Binde-
gewebsräume der Regio colli 183. — Fascienräume am Hals 186. — Muskulatur der
vorderen Halsgegend 187. — Einteilung der vorderen Halsgegend 190.

Trigonum suprahyoideum 191
    Grenzen der Region 191. — Inspektion und Palpation des Trigonum suprahyoideum
191. — Oberflächliche Gebilde des Trigonum suprahyoideum 191. — Muskeln der Regio
suprahyoidea 192. — Glandula submaxillaris und Gefässe und Nerven des Trigonum
submaxillare 193. — Blutgefässe, Lymphgefässe, Lymphdrüsen und Nerven der Regio
suprahyoidea 195.

Trigonum colli infrahyoideum 198
    Oberflächliche Gebilde 198. — Regio subhyoidea 201.

Topographie des Larynx und der Trachea 201
    Allgemeines über die Lage des Kehlkopfes 202. — Lage des Kehlkopfes 202. —
Form und Wandungen des Larynx 203. — Topographie des Cavum laryngis 205. —
Obere Etage des Kehlkopfes 205. — Mittlere Etage des Larynx 207. — Untere Etage
des Larynx 207. — Gefäss- und Nervenversorgung des Larynx 208. — Operative Zugänglichkeit des Larynx und der Trachea 210.

Trachea (Pars cervicalis) und Glandula thyreoidea 211
    Topographie der Glandula thyreoidea 213. — Beziehungen der einzelnen Abschnitte
der Schilddrüse 213. — Kapsel der Glandula thyreoidea 215. — Gefässe und Nerven
der Glandula thyreoidea 216.

Oesophagus (Pars) cervicalis 222
    Beziehungen der Pars cervicalis oesophagi 223.

Regio sternocleidomastoidea 223
    Tiefliegende Gebilde der Gegend 224. — Gefässnervenstrang des Halses 224. —
Beziehungen des Nervengefässbündels als Ganzes 226. — Regio (seu Fossa) retromandibularis 230. — Fistelbildungen in der Regio colli 232.

Topographie der Regio colli lateralis (Trigonum colli laterale) 233
    Muskulatur der Regio colli lat. 233. — Oberflächliche Gebilde des Trigonum colli
laterale 234. — Subfasciale Gebilde in der Regio colli lateralis 236. — Lage und Beziehungen der A. subclavia 236. — Topographie der Halsrippen 241. — Oberer
Teil der Regio colli lateralis 241. — Trigonum scalenovertebrale 243. — Horizontalschnitte durch den Hals 244.

Brust (Thorax).

Allgemeines 248
    Abgrenzung der Brust 248. — Form der Brust 248. — Einteilung der Brust 250. —
Cavum thoracis 250.

I. Wandungen des Thorax 251
    Inspektion und Palpation 251. — Schichten der Thoraxwandung 251. — Die ober-
flächlichen Schichten des Thorax 252. — Topographie der weiblichen Brustdrüse 252.
— Mittlere und tiefe Schicht der Thoraxwandung 257. — Mittlere Schicht 257. —
Gefässe und Nerven der mittleren Schicht der Thoraxwandung 258. — Tiefe Schicht
der Thoraxwandung 258. — Knöcherner Thorax mit der Intercostalmuskulatur 259.
— Gefässe und Nerven der tiefen Schicht der Thoraxwandungen 260. — Unterer Abschluss des Thorax (Diaphragma) 263.

II. Thoraxraum 263
    Allgemeines über den Thoraxraum und seinen Inhalt 263.

Seite

A. Topographie der Pleura und der Pleurahöhlen 264
     Pleurakuppel und Reserveräume der Pleurahöhle 268. — Reserveräume der Pleura-
höhle 269.

B. Topographie der Lungen 270
     Besprechung der Lungenflächen und Lungenkanten 271. — Beziehungen der
Facies pulmonum 273. — Beziehungen der Lungenspitze 274. — Topographie der
Lungenränder und der Lungenlappen, bezogen auf den Thorax 276. — Gefässe, Nerven
und Bronchen in ihren topographischen Beziehungen 278. — Untersuchung der
Lungen und der Lungengrenzen beim Lebenden 281.

C. Topographie des Herzens und des Pericardialsackes 283
         1. Topographie des Pericardialsackes 284
         2. Topographie des Herzens 287
     Die Herzflächen in ihren topographischen Beziehungen 289. — Untersuchung des
Herzens beim Lebenden mittelst Röntgenstrahlen 291. — Lage der einzelnen Herzabschnitte in bezug auf die vordere Brustwand und die Brustwirbelsäule 292. — Lage der
Herzostien, bezogen auf die vordere Thoraxwand 293. — Fixation des Herzens in
seiner Lage 294. — Gefässe und Nerven des Herzens 295.

D. Topographie des Mediastinalraumes 296
     Allgemeines über die Lage der Gebilde im Mediastinalraume 297.
         1. Gebilde im Mediastinum anterius 297
     Vena cava sup. 299. — A. pulmonalis 299. — Aorta ascendens, Arcus aortae und
Aorta thoracica 300. — Lage der grossen aus dem Arcus aortae entspringenden Stämme
301. — Topographie der Thymus 302. — Nn. vagi und phrenici 303. — Topographie
der Trachea und der grossen Bronchen 304.
         2. Gebilde im Mediastinum posterius 307
             a) Oesophagus und Aorta thoracica 307
     Beziehungen des Oesophagus in seinen einzelnen Abschnitten 309. — Gefässe und
Nerven des Oesophagus 312. — Variabilität des Oesophagus in bezug auf Lage, Form
und Beziehungen 313.
             b) Venen, Nerven und Lymphgefässe des hinteren Mediastinalraumes . . . 313
     Vv. azygos und hemiazygos 313. — Ductus thoracicus 314. — Grenzstränge des
Sympathicus 314.

Situs der Brustorgane 316
     Brustsitus von vorne 316. — Situs viscerum thoracis in der Ansicht von hinten
322. — Situs viscerum thoracis von rechts 324. — Situs viscerum thoracis von links
326. — Horizontalschnitte durch die Brust 331. — Medianschnitt durch die Brust 338. —
Frontalschnitte durch die Brust 339.

Bauch (Abdomen).

Abgrenzung des Bauches 342
     Bauchraum, Peritonaealhöhle (Bauchhöhle) und Retroperitonaealraum 342.
         A. Wandungen des Bauchraumes 343
     Allgemeine Bemerkungen über Form und Einteilung des Bauches und der Wandung
des Bauchraumes 343. — Unterscheidung einzelner Abschnitte der Wandung des
Bauchraumes 346. — Anterolaterale Wand 346. — Oberflächliche Schicht 347. —
Mittlere Schicht. Bauchmuskulatur 349. — M. rectus abdom. und Rectusscheiden 349.
— Linea alba 352. — Nabel und Nabelring 352. — Hernia umbilicalis 354. — Breite
Bauchmuskeln 355. — Gefässe und Nerven der Muskelschichten der anterolateralen
Bauchwandung 356. — Tiefe Schicht der anterolateralen Bauchwand 357. — Schnitte
zur Eröffnung der Bauchhöhle 357.

Trigonum inguinale 358
     Schichten der Bauchwand im Trigonum inguinale 358. — Schichten im Bereiche
des Trigonum inguinale beim Manne 359. — Canalis inguinalis 363. — Trigonum ingui-

Seite

nale, von hinten gesehen 364. — Herniae inguinales 367. — Das Trigonum inguinale beim Weibe 371.

    Hintere Wand des Bauchraumes 372
    Muskulatur 372. — Loge der Streckmuskulatur des Rumpfes (M. erector trunci) 374. — M. transversus abdom. 374. — Ventrale Muskelloge 375. — Gefässe und Nerven der hinteren Bauchwand 375. — Trigonum lumbale (Petiti) 376.

Oberer Abschluss des Bauchraumes durch das Diaphragma 377
    Ursprünge des Diaphragma 378. — Lücken im Zwerchfell 378. — Bedingungen für die Bildung von Zwerchfellshernien 379. — Lage der Öffnungen im Zwerchfell 380. — Gefässe und Nerven des Zwerchfells 380. — Höhenstand des Diaphragma 381. — Verhalten der serösen Häute (Peritonaeum, Pleura und Pericard) zum Diaphragma 383.

    B. a) Topographie des Peritonaeum und der Peritonaealhöhle 383
    Entwicklung des Peritonaeum 385.

Baucheingeweide und Bauchwand 392

    B. b) Topographie der Baucheingeweide 394

Obere Baucheingeweide 395

Magen 395
    Form des Magens 395. — Lage des Magens 396. — Peritonaealüberzug und Peritonaealverbindungen des Magens 398. — Fixation des Magens in seiner Lage und Änderung der Form bei Änderung des Füllungszustandes 399. — Beziehungen des Magens zu anderen Eingeweiden (Syntopie des Magens) 400. — Gefäss- und Nervenversorgung des Magens 402. — Lymphgefässe des Magens 404. — Altersveränderungen am Magen. Schnürmagen 405. — Operative Erreichbarkeit des Magens 405.

Duodenum 405
    Form und Lage des Duodenum 406. — Variationen der Formen 407. — Duodenum und Peritonaeum 407. — Beziehungen des Duodenum zu benachbarten Gebilden (Syntopie des Duodenum) 407. — Gefässversorgung des Duodenum 410. — Erreichbarkeit des Duodenum 410.

Pankreas 410
    Form des Pankreas 411. — Lage und Beziehungen der einzelnen Abschnitte des Pankreas 411. — Gefässe des Pankreas und Gefässstämme in der Nähe des Pankreas 412. — Entwicklung des Pankreas und Topographie seiner Ausführungsgänge 414. — Erreichbarkeit des Pankreas 415.

Leber 416
    Form und Lagebeziehungen der Leber im allgemeinen 416. — Die topographischen Beziehungen der Leber 418. — Projektionsfeld der Leber auf die vordere Bauchwand 420. — Peritonaealüberzug der Leber 422. — Fixation der Leber in ihrer Lage 423. — Topographie der Porta hepatis und des Lig. hepatoduodenale 423. — Variationen der Leberarterie 425. — Lymphgefässe der Leber 426.

Topographie der Gallenblase 426
    Topographische Beziehungen der Gallenblase 427. — Gefässe der Gallenblase 427. — Erreichbarkeit der Gallenblase 427. — Verlauf und Topographie des Ductus choledochus 427.

Topographie der Milz 429
    Form der Milz 429. — Lage der Milz 430. — Peritonaealüberzug der Milz 432. — Fixation 432. — Beziehungen der Milz zu benachbarten Eingeweiden (Syntopie) 433. — Gefässe der Milz 433.

Topographie der Bursa omentalis 433

Untere Baucheingeweide 436

Topographie des Dünndarms 436
    Lage der Dünndarmschlingen bei der Untersuchung des Situsbildes 437. — Einteilung des Dünndarms 439. — Flexura duodenojejunalis und Übergang des Ileum in das Caecum 439.

Seite

Colon 441
    1. Caecum 443. — Lage des Caecum und des Proc. vermiformis 444. — Processus vermiformis 444. — Verhalten des Peritonaeum zum Caecum und zum Processus vermiformis 447. — Beziehungen des Caecum und des Proc. vermiformis 449. — Blut- und Lymphgefässe des Caecum und des Processus vermiformis 449. — 2. Colon ascendens 450. — Colon ascendens und Peritonaeum 450. — Flexura coli dextra 451. — 3. Colon transversum 451. — Mesocolon und Colon transversum 452. — Flexura coli sin. 452. — Lage des Colon transversum 453. — Beziehungen des Colon transversum und der Flexurae coli zu anderen Baucheingeweiden 453. — 4. Colon descendens 453. — 5. Colon sigmoideum 454. — Lage des Colon sigmoideum 454. — Mesocolon sigmoideum 455. — Blutgefässversorgung des Darmes 457. — Lagevariationen der Darmschlingen 460.

      C. Cavum retroperitonaeale (Retroperitonaealraum) 461
    Grenzen und Ausdehnung des Retroperitonaealraumes 461. — Inhalt des Cavum retroperitonaeale 462.

Nieren und Nebennieren 462
    Variationen im Höhenstande der Nieren 464. — Nebennieren 464. — Hüllen und Befestigung der Nieren und Nebennieren 465. — Syntopie der Nieren und Nebennieren 466. — Beziehungen der Nieren und Nebennieren zum Peritonaeum 467. — Nierenbecken, Nierenhilus und Nierengefässe 468. — Lage der Nieren zur hinteren Wand des Bauchraumes 470. — Anomalien der Nieren 473.

Grosse Gefässstämme, Grenzstränge des Sympathicus und Ureteren im Retroperitonaealraume 473
    Aorta abdominalis und V. cava inf. 473. — Aorta abdominalis 474. — V. cava inf. 476. — Verbindungen zwischen dem Gebiete der Vv. cava inf. und sup. einerseits und der V. portae anderseits 476. — Lymphgefässe und Lymphdrüsen im Retroperitonaealraume 477. — Nervenstämme und Nervengeflechte im Retroperitonaealraume 477. — Verlauf und Beziehungen der Ureteren im Retroperitonaealraume 479. — Anomalien der Ureteren 479. — Topographie der Fossa iliaca 480.

Situs viscerum abdominis 483
    Situs viscerum abdominis von vorne 483. — Situs viscerum abdominis von rechts 489. — Situs viscerum abdominis von links 491. — Situs viscerum abdominis in der Ansicht von hinten 493. — Frontalschnitt und Querschnitt durch den Bauch 496.

Becken.

Allgemeine Bemerkungen über die Topographie des Beckens 503
    I. Bänderbecken 504
    Grosses Becken 505. — Wandung des kleinen Beckens 506. — Beckenkanal 507. — Masse im Beckenkanale 508. — Beckenneigung 509. — Geschlechtsunterschiede zwischen männlichem und weiblichem Becken 509. — Palpation des knöchernen Beckens 510.

    II. Muskeln und Fascien der Beckenwandung 510
    Parietale Muskeln des Beckens 510. — Lamina parietalis fasciae pelvis 512. — Viscerale Muskulatur des Beckens 513. — Lamina visceralis fasciae pelvis 515. — Nerven und Gefässe im Becken 517. — Parietale Gefässe und Nerven 517. — Nervenstämme des Beckens 518. — N. obturatorius, A. und V. obturatoria und Canalis obturatorius 519. — Foramen ischiadicum majus 520. — Erreichbarkeit der parietalen Gefässe und Nerven des Beckens 521. — Die Beckenvenen 521. — Die Lymphgefässe 521. — Viscerale Gefässe und Nerven des Beckens 521.

    III. Eingeweide des männlichen Beckens 522

Rectum 522
    Allgemeines über das Rectum 522. — Einteilung des Rectum 523. — Beziehungen der Rectumampulle zum Beckenbindegewebe und zum Peritonaeum 525. — Arterien, Venen und Lymphgefässe des Rectum 527. — Nerven des Rectum 529. — Beziehungen

des Rectum zu benachbarten Eingeweideteilen (Syntopie des Rectum) 530. — Ampulla recti 530. — Beziehungen der Pars analis recti 532. — Untersuchung des Rectum 533. — Operative Erreichbarkeit des Rectum 533. — Missbildungen des Rectum 535.

Topographie der Harnblase 538
Form der Harnblase 538. — Kapazität der Harnblase 538. — Innenansicht der Harnblase 538. — Fixation der Harnblase 539. — Verhalten des Peritonaeum zur Harnblase 540. — Beziehungen der Harnblase zu benachbarten Organen (Syntopie) 542. — Verhalten der leeren und der gefüllten Harnblase 543. — Harnblase des Kindes 545. — Gefässe und Nerven der Harnblase 545. — Untersuchung der Harnblase beim Lebenden 547. — Operative Zugänglichkeit der Harnblase 548. — Topographie der Pars pelvina des Ureter beim Manne 548.

Prostata, Ductus deferentes und Vesiculae seminales 548
Prostata 548. — Form der Prostata 548. — Gefässe der Prostata 549. — Fixation der Prostata 549. — Syntopie der Prostata 549. — Operative Erreichbarkeit der Prostata 550. — Vesiculae seminales und Ductus deferentes 551.

Regio perinealis 552
Grenzen der Regio perinealis 552. — Inspektion und Palpation 553. — Untere Fläche des Diaphragma pelvis 553. — Topographie des Trigonum urogenitale 554. — Inhalt der Fascienloge des Trig. urogenitale 556. — Corpora cavernosa penis und Bulbus urethrae 556. — Trigonum rectale 557. — Anus 558. — Nerven und Gefässe 559. — Fossa ischiorectalis 559. — Glandula coccygea 559. — Oberflächliche Gebilde der Regio perinealis 559.

Regio pudendalis beim Manne 560
Penis 560. — Gefässe und Nerven des Penis 561.

Topographie der Urethra beim Manne 564
Einteilung der Urethra 564. — Pars prostatica urethrae 565. — Pars membranacea urethrae 566. — Pars cavernosa urethrae 566. — Gefässe der Urethra 566. — Syntopie der einzelnen Abschnitte der Urethra 567. — Krümmungen der Harnröhre 567. — Operative Erreichbarkeit der Urethra 568.

Topographie von Hoden, Nebenhoden, Samenstrang und Scrotum 568
Hoden 568. — Gefässe und Nerven der Hoden 569. — Der Nebenhoden (Epididymis) 570. — Hüllen des Hodens 570. — Samenstrang 570. — Männliche Beckeneingeweide und Lamina visceralis fasciae pelvis 571.

Topographie des weiblichen Beckens 574
Rectum beim Weibe 574
Rectum und Peritonaeum beim Weibe 575. — Lagebeziehungen des Rectum 576.

Topographie der Harnblase beim Weibe 577
Form der weiblichen Harnblase 577. — Harnblase und Peritonaeum 577. — Lagebeziehungen der Harnblase (Syntopie) 577.

Uterus und Vagina, Ovarien und Ovidukt 578
Uterus und Vagina 578
Vagina 579. — Beziehungen des Peritonaeum zu Uterus und Scheide 580. — Gefässe und Nerven des Uterus und der Scheide 581. — Befestigung von Uterus und Scheide 586. — Lage und Lageveränderungen des Uterus 588. — Beziehungen des Uterus und der Scheide zu benachbarten Organen (Syntopie) 589. — Fascien, Bindegewebe und Bindegewebsräume des weiblichen Beckens 591. — Beckenfascien beim Weibe 591. — Untersuchung der weiblichen Beckenorgane 594. — Topographie der Tuben und der Ovarien 594. — Lage und Beziehungen der Tuben und der Ovarien 596. — Topographie des Ureter innerhalb des weiblichen Beckens 589.

Topographie des schwangeren und des puerperalen Uterus 600
Regio perinealis beim Weibe 601
Trigonum urogenitale 601. — Nerven und Gefässe des Trigonum urogenitale beim Weibe 604. — Trigonum rectale 604. — Die äusseren Genitalien beim Weibe 604.

Rücken.

Inspektion und Palpation des Rückens 609. — Allgemeine Bemerkungen über die Topographie des Rückens 609. — Wirbelkanal und Inhalt des Wirbelkanals 610. — Topographia vertebromedullaris 614. — Horizontalschnitte durch den Rücken 614.

Nackenregion (Regio nuchae)

Allgemeine Bemerkungen über die Regio nuchae 617. — Oberflächliche Gebilde 617. — Muskulatur 617. — Gefässe und Nerven der Nackenregion 619.

Obere Extremität.

Allgemeines

Schultergegend (Regio scapularis)

Skelet der Schultergegend 622.

Vordere Schultergegend (Regio scapularis ant. seu infraclavicularis).

Inspektion und Palpation 624. — Oberflächliche Gebilde 624. — Muskelschichten 625. — Lage und Beziehungen der Clavicula 626.

Äussere Schultergegend (Regio deltoidea)

Oberflächliche Gebilde 627. — Zweite Schicht 627. — Nerven und Gefässe 628.

intere Schultergegend (Regio scapularis post.)

Gefässe und Nerven 630.

Achselhöhle (Fossa axillaris seu Regio axillaris).

Äussere Untersuchung der Gegend 631. — Abgrenzung und Wandungen der Achselhöhle 632. — Inhalt der Achselhöhle 636. — Topographie der A. axillaris 637. — V. axillaris 639. — Lage der Nervenstämme innerhalb der Achselhöhle 639. — Lymphgefässe und Lymphdrüsen der Achselhöhle 640. — Unterbindung der A. axillaris 640. — Bildung eines Kollateralkreislaufs in der Achselhöhle 641. — Gefässanomalien in der Achselhöhle 641. — Möglichkeit der Verletzung des Nervengefässstranges der Achselhöhle 641. — Horizontalschnitte durch die Achselhöhle 642. — Topographie des Schultergelenkes 644.

Oberarm

Abgrenzung und Palpation 646. — Relief des Oberarms 646. — Fascie und Fascienräume am Oberarme 647. — Oberflächliche, ausserhalb der Fascie verlaufende Gebilde 648. — Vordere Seite des Oberarmes (Flexorenloge) 649. — A. brachialis und ihre Äste mit den Vv. brachialis 651. — Anomalien des Stammes der A. brachialis 653. — Extensorenseite des Oberarms (Streckmuskelloge) 653. — Aufsuchung der Arterien und Nerven am Oberarme 654. — Querschnitt durch den Oberarm 654.

Regio cubiti (Ellbogengegend).

Palpation und Inspektion der Regio cubiti 654. — Inspektion 654. — Regio cubiti anterior. Fascie und oberflächliche Gebilde 6. — Muskeln und tiefe Gebilde der Ellbogenbeuge 657. — Die Fossa cubiti als Bindegewebsraum 659. — Gefässe, Nerven und Venen der Fossa cubiti 659. — Äste der Arterien innerhalb der Fossa cubiti 659. — Nerven 660. — Regio cubiti posterior 660. — Muskeln 660. — Gefässe und Nerven der Regio cubiti posterior 660. — Bildung des Kollateralkreislaufs in der Regio cubiti 661. — Aufsuchung von Arterien oder Nerven innerhalb der Regio cubiti 661. — Topographie des Ellenbogengelenkes 662. — Beziehungen des Gelenkes zu Muskeln, Gefässen und Nerven 664. — Querschnitte durch die Regio cubiti 664. — Längsschnitt durch die Regio cubiti 665.

Vorderarm (Regio antibrachii) 666

Form des Vorderarms und äussere Untersuchung 666. — Fascie des Vorderarms 666. — Regio antibrachii ant. (Beugeseite des Vorderarms) 667. — Gefässe und Nerven der Volarseite des Vorderarms 669. — Varianten der Vorderarmarterien 672. — Streckseite der Regio antibrachii 672. — Gefässe und Nerven der Streckseite 674. — Querschnitte durch den Vorderarm 674.

Seite

Hand (Regio manus) 676
Inspektion und Palpation der Hand 676. — Vola manus (oberflächliche Gebilde) 677. — Aponeurosis palmaris 677. — Oberflächliche Gefässe und Nerven der Vola manus 677. — Topographie der tiefliegenden Gebilde in der Vola manus 678. — Muskulatur der Vola manus 678. — Sehnenscheiden der Beuger 680. — Gefässe und Nerven der Vola manus 683. — Tiefe Gebilde der Vola manus 685. — Dorsum manus 686. — Arterien und Nerven des Dorsum manus 688.

Finger 689
Inspektion und Palpation 689. — Volare Seite der Finger 689. — Dorsalseite der Finger 690. — Quer- und Längsschnitte durch den Finger 691. — Quer- und Längsschnitte durch die Hand 692. — Handgelenke und Handskelet 694. — Lage der Carpalia 695. — Fascienlogen an der Hand und am Vorderarme 696. — Topographie der Hautnervenbezirke 696. — Topographie der typischen Unterbindungsstellen der Arterien 698.

Untere Extremität.

Regio glutaea (Gesässgegend) 701
Grenzen der Regio glutaea. Inspektion und Palpation 701. — Knöcherne Grundlage der Regio glutaea 702. — Fascie und oberflächliche Schichten der Regio glutaea 703. — Glutaealmuskulatur 705. — Tiefe Gefässe und Nerven der Glutaealgegend 707. — Gefässe und Nerven im For. suprapiriforme (obere Abteilung des Foramen ischiadicum majus) 707. — Das For. infrapiriforme (untere Abteilung des Foramen ischiadicum majus) 707. — Aufsuchung der Nerven und Gefässe der Regio glutaea 708. — Die Regio glutaea als Bindegewebsraum 709.

Oberschenkel 709
Äussere Form des Oberschenkels 709.

Regio femoris anterior 711
Allgemeine Bemerkungen über die Regio femoris anterior 711. — Fascia lata und oberflächliche Gebilde der Regio femoris ant. 711. — Oberflächliche Gefässe und Nerven 713. — Muskulatur des Oberschenkels 715. — Subfasciale Gefässe und Nerven im Trigonum femorale 719. — A. femoralis 719. — Einteilung und Verlauf der A. femoralis 721. — A. profunda femoris und Aa. perforantes 723. — V. femoralis 723. — Der N. femoralis 723. — Adduktorenloge (Membrana obturatoria und Canalis obturatorius) 724. — Aufsuchung der A. obturatoria und der äusseren Mündung des Canalis obturatorius am Oberschenkel 726.

Bruchpforten und Hernien am vorderen Umfange des Oberschenkels 726
Herniae femorales 726. — Herniae obturatoriae 728.

Regio femoris posterior 728
Äussere Form 728. — Fascia lata 728. — Muskeln 728. — Arterien und Nerven 730. — N. ischiadicus 730.

Topographie des Hüftgelenkes 730
Untersuchung des Hüftgelenkes mittelst Palpation 732.

Schnitte durch den Oberschenkel 733
Querschnitte 733.

Schnitte durch die Regio glutaea und das Hüftgelenk 736

Regio genu 738

Regio genu posterior (Fossa poplitea) 738
Inspektion und Palpation 738. — Oberflächliche Gebilde 738. — Fossa poplitea 739. — Inhalt des Spatium popliteum 741. — Gefässe und Nerven 741. — Kollateralkreislauf der Regio genu 743. — Aufsuchung der Gefäss- und Nervenstämme in der Fossa poplitea 743.

Regio genu anterior 744
Inspektion und Palpation 744. — Fascie und oberflächliche Gebilde 744. — Muskulatur 744. — Gefässe und Nerven der Regio genu anterior 746. — Bursae mucosae 746.

Topographie des Kniegelenkes 746
Epiphysenlinien und Gelenkhöhle 749. — Querschnitt durch die Regio poplitea 749. — Sagittalschnitt durch die Regio poplitea 750. — Frontalschnitt 751.

Unterschenkel (Regio cruris) 751
Äussere Form. Inspektion und Palpation 751. — Allgemeines zur Charakteristik der Topographie des Unterschenkels 751. — Fascia cruris 751. — Regio cruris posterior. Oberflächliche Gebilde 752. — Beugemuskulatur des Unterschenkels 752. — Oberflächliche Loge 752. — Tiefe Loge 753. — Gefässe und Nerven der Beugerlogen des Unterschenkels 753. — Aufsuchung der A. tibialis post. und der A. peronaea 755. — Vordere Seite des Unterschenkels. Fascie und oberflächliche Gebilde 756. — Muskellogen 757. — Muskulatur 757. — Gefässe und Nerven innerhalb der Streckerlogen 757. — Querschnitte durch den Unterschenkel 760. — Topographie der Regio malleolaris medialis 762.

Topographie des Fusses 763
Inspektion und Palpation des Fusses 763.

Dorsum pedis 765
Fascia dorsalis pedis 765. — Oberflächliche Gebilde des Dorsum pedis 765. — Muskeln des Dorsum pedis 766. — Gefässe und Nerven 767.

Planta pedis 769
Aponeurose, Fascienlogen und oberflächliche Gebilde der Planta pedis 769. — Muskeln der Planta pedis 770. — Sehnenscheiden in der Planta pedis 772. — Gefässe und Nerven der Planta pedis 773. — Besprechung von Frontalschnitten durch den Fuss 774. — Topographie der Zehen 777. — Fussgelenke 777.

Anhang: Verzweigung der Hautnerven. 780

Alphabetisches Register 789

Kopf.

Allgemeine Bemerkungen über die Topographie des Kopfes.

Der Einschluss des Gehirns durch den Schädel veranlasst zunächst die Unterscheidung einer Pars cerebralis von einer Pars facialis cranii. Im Bereiche der Pars cerebralis sind die Beziehungen zwischen dem Gehirne, den Gehirnhäuten und den Gehirngefässen einerseits und dem Schädel andererseits zu untersuchen (Topographia craniocerebralis), ferner die Topographie der Schädelwandungen selbst und der aufgelagerten Weichteile.

Auf ein Stadium, in welchem die Sinnesorgane bloss in Anlagerung an das knorpelige Primordialcranium des Embryos angetroffen werden, folgt im Laufe der Ontogenie ein engeres Verhältnis, indem die Sinnesorgane samt ihren Nebenapparaten (z. B. der Muskulatur des Auges, den Gehörknöchelchen mit ihrer Muskulatur usw.) von Knochenteilen umschlossen werden, die, ursprünglich als Schutz- oder auch als Stützvorrichtung für die Sinnesorgane entstanden (Gehörkapsel, Nasenkapsel), später in innigem Anschlusse an den knöchernen Schädel oder richtiger als Teile desselben angetroffen werden (Pars tympanica und Pars petrosa ossis temporalis, Os ethmoidale usw.). In einem zweiten Abschnitte folgt demnach die Schilderung der Topographie der Sinnesorgane und der die Sinnesorgane und ihre Nebenapparate einschliessenden Höhlen (Orbita, Paukenhöhle, Nasenhöhle).

Ein drittes Kapitel umfasst die Topographie derjenigen Partie des Kopfes, welcher die Pars facialis cranii, im Gegensatze zur Pars cerebralis, zugrunde liegt. Die paarigen Öffnungen der Augen- und Nasenhöhlen und die unpaare Mundöffnung zeichnen diese Gegend am mazerierten Schädel aus; sie wird am Lebenden durch Weichteile überlagert, welche die Öffnungen einengen und umgeben, z. T. auch verschliessen (z. B. die Augenlider mit dem M. orbicularis oculi und dem Septum orbitale).

In den Bereich des Gesichtsteiles des Kopfes fällt auch der Unterkiefer mit der Kaumuskulatur und den Gefässen und Nerven, welche sowohl zur Kaumuskulatur als zum Unterkiefer gehen.

Die Weichteile des Gesichtes (Gesichtsmuskulatur mit Gefässen und Nerven) sind auch in ihrer Gesamtheit zu behandeln, mit Berücksichtigung der Besonderheiten, welche durch die Beziehungen zu den grossen Öffnungen der Orbita, der Nase und des Mundes entstehen; daran wird sich die Besprechung der seitlichen Gesichtsgegend anschliessen, deren Weichteile hauptsächlich durch die Kaumuskulatur gebildet werden.

In den Bereich des Kopfes fallen noch eine Anzahl von Weichteilen, welche die Wandungen des ersten Abschnittes des Eingeweiderohres bilden oder doch zu ihnen in Beziehung stehen. In einem weiteren Abschnitte soll also die Topographie der Mundhöhle, der Zunge und des Rachens abgehandelt werden.

Schädel als Ganzes.

Für das Verständnis der Form des Kopfes sowie für die Schilderung der Topographie einzelner Gegenden besitzt die knöcherne Grundlage eine grössere Bedeutung als an irgend einem anderen Körperteile. Sie ist nicht nur weithin ausgebreitet, ob wir den Gesichtsteil oder die Wölbung des Kopfes untersuchen; sie liegt auch zum Teil recht oberflächlich (das gilt besonders von der Pars facialis cranii und mit Ausnahme der Basis cranii auch von der Pars cerebralis); sie ist daher auch operativ leicht zu erreichen und bietet auch für die Palpation günstige Bedingungen dar. So lassen sich verschiedene Punkte feststellen, welche für die Bestimmung der Lage gewisser Gebilde (z. B. der Gehirnwindungen, des Sinus maxillaris, des Antrum mastoideum, des Sinus transversus) zur Oberfläche massgebend sind. Dagegen entzieht sich die untere Fläche der Schädelbasis in ihrer grösseren Ausdehnung der direkten Untersuchung, indem bloss die dorsale Pharynxwand bis zu einem gewissen Grade von der Mundhöhle aus zugänglich ist (s. Pharynx).

Wir haben vorhin am Schädel zwei grosse Abschnitte unterschieden; der hintere, obere enthält als Schädelkapsel (Pars cerebralis cranii) das Gehirn; seitlich schliesst sich die knöcherne Hülle des Gehörorgans an, welches sozusagen in die Wandung des Schädels aufgenommen ist, so dass sich wichtige Beziehungen zwischen dem Innen- und Mittelohr einerseits und dem Inhalte der Schädelhöhle (Gross- und Kleinhirn) andererseits ergeben. Der vordere Abschnitt, der Gesichtsteil des Schädels (Pars facialis cranii), enthält das Sehorgan und das Geruchsorgan und begrenzt teilweise die Mundhöhle. Übrigens nehmen die Wandungen der Pars cerebralis cranii gleichfalls noch an der Bildung der Höhlen teil, welche das Seh- und das Geruchsorgan umschliessen, so dass sich Beziehungen zwischen diesen Organen und dem Schädelinnern (Gehirn und Gehirnhäute) ergeben, welche praktisch eine grosse Rolle spielen (s. Topographie der Orbita und der Nasenhöhle).

Die Pars cerebralis cranii zerfällt in die Schädelwölbung (Calvaria) und die Schädelbasis (Basis cranii). Die erstere setzt sich zum Unterschiede von der letzteren aus platten Knochenteilen zusammen, ist auch nicht so massig wie die Schädelbasis; auch wird die Verbindung der einzelnen Knochenteile ausschliesslich durch Nähte (Suturen) hergestellt, die an der Schädelbasis in geringerem Umfange Platz greifen.

Ein weiterer, allerdings für die topographische Beschreibung unwesentlicher Unterschied ist in der Entwickelungsweise der die beiden Abschnitte zusammensetzenden Knochen gegeben. Die Knochen der Schädelbasis entstehen in der Hauptsache auf knorpliger Grundlage als Ossifikationen des Primordialschädels, während sich die platten Knochen des Schädeldaches als direkte Verknöcherungen des Bindegewebes darstellen.

Zusammensetzung beider Abschnitte des Schädels. Die Schädelkapsel (Pars cerebralis cranii) setzt sich in ihrer gewölbten Partie (Calvaria, Schädeldach) aus den beiden Ossa parietalia, der Squama occipitalis, den Squamae temporales, den Alae magnae ossis sphenoidalis und der Squama frontalis zusammen. Sie kann von der Schädelbasis abgegrenzt werden mittelst einer Ebene, welche wir durch die Margines supraorbitales und die Protuberantia occipitalis ext. hindurchlegen oder auch durch eine

Linie, welche median am Margo supraorbitalis beginnend dem letzteren entlang
zieht, dann dem hinteren Rande des Jochbeins und dem oberen Rande des Jochbogens
folgt, als Linea nuchae superior weitergeht und an der Protuberantia occipitalis ext.
endigt. Diese Linie lässt sich fast in ihrer ganzen Ausdehnung durch Palpation der
Knochenteile feststellen. Die Wölbung des Schädeldaches ist glatt, bloss die Tubera
frontalia und parietalia bilden etwas stärkere Vorsprünge, die leicht abzutasten, jedoch
als Anhaltspunkte für Bestimmungen auf der Schädelkapsel wertlos sind. Sie entsprechen den ersten Verknöcherungspunkten am membranösen Cranium, von welchen
die Bildung der Ossa parietalia und der Squama frontalis ausging. Nach vorn grenzt
sich das Schädeldach oberhalb der Arcus supraorbitales von dem Gesichtsteil des
Schädels (Pars facialis) ab, seitlich, etwa in der Höhe des Jochbogens, bildet die Crista
infratemporalis die Grenze gegen das Planum infratemporale, welches zur Schädelbasis gehört. Von dem hinteren Rande des Processus zygomaticus ossis frontalis
zieht die Linea temporalis bogenförmig über die Squama frontalis, das Os parietale
und die Squama temporalis zur Wurzel des Processus zygomaticus ossis temporalis.
Sie grenzt mit der Crista infratemporalis und dem hinteren Rande des Jochbeins das
Planum temporale an der seitlichen Wandung des Schädels ab. Die Linea nuchae
sup. mit der Protuberantia occipitalis ext. trennt die Wölbung der Schädeldecke von
dem Planum nuchale, welches als Ursprungs- und Insertionsfläche der Nackenmuskulatur
zur Schädelbasis zu rechnen ist.

Von den Einzelheiten seien an dem Schädeldache erwähnt 1. die Suturen und zwar:
die Sutura coronalis zwischen der Squama frontalis und den Ossa parietalia, die Sutura
sagittalis zwischen den beiden Ossa parietalia (häufig verstrichen), der obere Teil der
Sutura lambdoidea, zwischen der Schuppe des Os occipitale und den beiden Ossa parietalia,
ferner die Sutura squamosa, sphenofrontalis und sphenoparietalis. Der Wert der Suturen für topographische Bestimmungen am Lebenden ist ein geringer; auch hat es
keinen Zweck, die Beziehungen, welche sich zwischen den Suturen und dem Verlaufe
von Gehirnwindungen feststellen lassen, besonders aufzuzählen oder durch ein Bild zu
belegen. 2. Die Foramina parietalia, zwei Öffnungen beiderseits von der hinteren
Strecke der Sutura sagittalis, durch welche die oberflächlichen Venen der Galea mit
dem Sinus sagittalis sup. innerhalb des Schädels in Verbindung treten, als Emissaria
in gleiche Linie zu stellen mit dem Emissarium mastoideum, welches das For. mastoideum in der Pars mastoidea ossis temporalis durchsetzt.

Bei der Innenansicht zieht der Sulcus sagittalis, am Foramen caecum beginnend, in der Medianebene auf die Squama frontalis und auf die beiden Ossa parietalia weiter, um an der Protuberantia occipitalis interna der Squama occipitalis ein
Ende zu nehmen. Beiderseits vom Sulcus sagittalis liegen Vertiefungen, welche
auf die Ausbildung der Granulationes arachnoideales (Pacchioni) zurückzuführen sind
(Foveolae granulares Pacchioni) und je nach der Grösse derselben tiefer oder seichter
ausfallen. Im Bereiche dieser Gruben kann auch die Schädeldecke bis auf eine papierdünne Knochenschicht reduziert sein. Die Innenfläche des Schädeldaches weist auch
die Furchen auf, in welchen die Zweige der A. meningea media verlaufen (Sulci arteriosi);
dieselben geben daher ein recht deutliches Bild der Verzweigung dieser am Foramen
spinosum in die Schädelhöhle eintretenden Arterie; in der Regel teilt sich eine von
dem Foramen spinosum an der Schädelbasis ausgehende Furche in zwei Furchen, von
denen die vordere sich an der inneren Fläche der Squama frontalis, die hintere am
Os parietale weiter verzweigt. Auch sonst sind zahlreiche Varianten vorhanden, die
hauptsächlich auf die frühere oder spätere Teilung der von dem Foramen spinosum
ausgehenden Furche zurückzuführen sind. Im übrigen zeigt die Dicke des Schädeldaches starke individuelle Verschiedenheiten, am geringsten ist sie in der Regel über
dem Sulcus sagittalis. Die Kenntnis der Zusammensetzung der platten Knochen des
Schädeldaches aus einer äusseren und inneren kompakten Schicht (Lamina externa

und interna), welche zusammen die Diploë mit ihren zahlreichen Blutgefässen einschliessen, darf wohl vorausgesetzt werden (Fig. 1).

Die Basis cranii wird gebildet durch das Os occipitale, die Pars petrosa und
mastoidea ossis temporalis, das Os sphenoidale, die Partes orbitales ossis frontalis und
das Os ethmoidale. Von innen her betrachtet (Basis cranii int.) bilden diese Knochenteile die drei Schädelgruben (Fossa cranii ant., media und post.) oder die „Etagen"
des Schädelgrundes. Zu ihrer Charakteristik sei bemerkt, dass die vordere Schädelgrube, durch die Partes orbitales der Ossa frontalia, die Lamina cribrosa des Ethmoids
und die kleinen Keilbeinflügel gebildet, höher liegt als die mittlere Schädelgrube, während
die hintere Schädelgrube wieder tiefer liegt als die mittlere. Die topographischen Beziehungen der drei Schädelgruben sollen später im Zusammenhange geschildert werden,
hier sei nur hervorgehoben, dass der Boden der vorderen Schädelgrube die Schädelhöhle von den Augenhöhlen sowie von der Nasenhöhle trennt, indem sich an diesen
Abschnitt der Schädelbasis der Gesichtsschädel ansetzt; unter dem Boden der mittleren
Schädelgrube befindet sich die Regio infratemporalis; die hintere Schädelgrube geht
durch das Foramen occipitale magnum in den Wirbelkanal über. Die untere Fläche
der hinteren Schädelgrube bildet als Planum nuchale das Ursprungs- resp. Insertionsfeld
für die Nackenmuskulatur; seitlich von dem Foramen occipitale magnum liegen die
Proc. condyloidei zur Artikulation des Kopfes mit dem Atlas. Auch die Wandung
der mittleren Schädelgrube wird unten teilweise durch Muskelansätze bedeckt, zum
Teile stellt sie (Corpus ossis sphenoidalis und ein Teil der Pars basilaris ossis occipitalis)
auch die Grundlage der oberen Pharynxwand dar.

Palpation des Schädels. Der Untersuchung durch Palpation sind bloss diejenigen Partien des Schädels zugänglich, welche höchstens von einer mässig dicken
Schicht von Weichteilen bedeckt sind. Hierher können wir rechnen: die Schädeldecke
mit Ausnahme derjenigen Partie des Planum temporale, welche von einer mächtigeren
Schicht des M. temporalis bedeckt wird, ferner die ganze Gesichtsregion, welche von
der mimischen Gesichtsmuskulatur überlagert wird. Es gelingt also, besonders wenn
das Fettpolster nicht übermässig stark entwickelt ist, grössere Strecken der Schädeldecke und der Gesichtsregion abzutasten, auch einzelne Knochenvorsprünge und Punkte
festzustellen, welche für die Orientierung von Wert sind. Als solche können die Tubera
frontalia und parietalia beim Erwachsenen nicht bezeichnet werden, während sie beim
Neugeborenen eine recht starke Vorwölbung der Schädeldecke bilden. Regelmässig ist
die Protuberantia occipitalis ext. zu fühlen, ferner lässt sich von ihr ausgehend die Linea
nuchae sup. bis zur Pars mastoidea ossis temporalis verfolgen. Der Proc. mastoides ist
durchzufühlen, auch in seiner Abgrenzung gegen den an ihn sich inserierenden M. sternocleidomastoideus deutlich zu erkennen. Vor dem Ohre lässt sich der Jochbogen und,
besonders bei tiefem Eindrücken, der obere Rand desselben nachweisen und bis zur
Facies malaris des Jochbeins verfolgen. Dass die Umrandung der Orbitalöffnung in ihrer
ganzen Ausdehnung leicht zu palpieren ist, davon kann sich jeder sofort überzeugen;
unterhalb des Infraorbitalrandes ist der Körper und weiter abwärts der Proc. alveolaris
des Oberkiefers zu fühlen. Von dem Unterkiefer lässt sich der ganze Körper abtasten
ferner die Protuberantia mentalis, die Basis und der Angulus mandibulae. Am Ramus
mandibulae aufsteigend kann man den hinteren Rand desselben abtasten, sowie bei
abwechselndem Öffnen und Schliessen des Mundes den Proc. condyloideus mandibulae
durchfühlen, wenn man den Finger in dem äusseren Gehörgang tief eindrückt.

Die Wandung der Schädelkapsel in Verbindung mit den Weichteilen.

Wenn man diejenige Partie des Kopfes, welche der oben gegebenen Abgrenzung der Schädelwölbung von der Schädelbasis und dem Gesichtsteile des Schädels entspricht (Calvaria), etwa an einem Frontalschnitte untersucht, so lässt sich zunächst feststellen, dass die Dicke der Wandung und der einzelnen dieselbe zusammensetzenden Schichten im allgemeinen eine ziemlich gleichmässige ist und dass ihre Dickenentfaltung bloss seitlich, von der Linea temporalis an abwärts, durch das Übergreifen des M. temporalis auf die Schädelwand eine beträchtliche Zunahme erfährt. Deshalb pflegt man diese Gegend als Regio temporalis von der übrigen Wölbung des Kopfes abzugrenzen und gesondert zu besprechen. Im übrigen kann man auch eine Regio frontalis, eine Regio occipitalis und eine Regio parietalis unterscheiden, ohne dass eigentlich im Schichtenaufbau der Gegenden eine besondere Veranlassung dazu vorläge. Der Regio frontalis kommt durch die in ihrer Knochenunterlage eingeschlossenen Sinus frontales (Nebenhöhlen der Nase) eine besondere Bedeutung zu.

Im Bereiche derjenigen Partie des Kopfes, welche vorne durch die Margines supraorbitales, seitlich durch die Lineae temporales, hinten durch die Protuberantia occipitalis ext. und die Linea nuchae superior begrenzt wird, ist also die Zusammensetzung, sowie die Dicke der einzelnen Schichten der Wandung eine ziemlich gleichmässige. Sie besteht 1. aus den Weichteilen (Haut, subkutanes Fett- und Bindegewebe, Mm. frontalis und occipitalis sowie deren platten Aponeurose, der Galea aponeurotica; dazu kommen Gefässe und Nerven); 2. aus den platten Knochen des Schädeldaches (Squama frontalis, Ossa parietalia, Squama occipitalis) mit ihrem Perioste (Pericranium).

Weichteile mit Gefässen und Nerven. Die Weichteile bieten sich in dreifacher Schicht dar, 1. die Haut, 2. die Muskulatur (Mm. frontalis und occipitalis, als M. epicranius zusammengefasst, mit der flach ausgebreiteten Galea aponeurotica). 3. Als tiefste Schicht kommt noch das Periost an der äusseren Oberfläche der Schädelknochen hinzu (Pericranium). Makroskopisch zeichnen sich die Schichten dadurch aus, dass die zwei oberflächlichen, die Galea (resp. die Muskulatur) und die Haut, innig untereinander verbunden sind und vom topographischen Standpunkte aus als eine einzige Schicht aufgefasst werden können, welche mit dem unterliegenden Pericranium bloss durch lockeres Bindegewebe in Zusammenhang steht. Diese Tatsache ist sofort beim Einschneiden in die weichen Schichten der Kopfwölbung zu erkennen; die Haut lässt sich nur mittelst des Messers von der Galea trennen, während ein Riss genügt (Ablösung der Haut mit der Galea bei Autopsien!), um die beiden oberflächlichen Schichten von dem Pericranium zu trennen. Aus der Figur 1, welche einen Mikrotomschnitt durch die Wandung der Schädelhöhle darstellt, sind die feineren Strukturverhältnisse ersichtlich. Die äussere Schicht der Galea zweigt sich in Form von senkrecht und schief aufsteigenden Faserbündeln ab, welche sich mit dem Corium verflechten und so eine Verbindung zwischen dem letzteren und der Galea zustande bringen. Zwischen diesen Bindegewebsbalken liegt das subkutane Fettgewebe der Kopfhaut, das also auch seinen Teil dazu beiträgt, um die Verbindung der beiden Schichten inniger zu gestalten. Auch die Haarwurzeln, welche in die subkutane Fettschicht hineinragen, wirken in derselben Richtung. Wenn auch die innigste Verbindung zwischen der Galea und dem Corium besteht, so findet sich doch auch eine Verbindung zwischen der Fascie auf der äusseren Oberfläche der Mm. frontalis und occipitalis und dem Corium. Zwischen der Galea und dem Pericranium dagegen liegt nur eine Schicht lockeren Bindegewebes, in der Figur 1 durchsetzt von einer Vene, welche mit den Venen der Diploë in Zusammenhang steht. Hier ist die Galea leicht von dem Perioste zu trennen, hier können sich auch Blutergüsse ausbreiten und bei der Verletzung grösserer Gefässstämme eine weite Ausdehnung gewinnen, da das lockere Bindegewebe zwischen der Galea und dem Pericranium kein Hindernis für ihre Ausbreitung darstellt. Die beiden miteinander verbundenen oberflächlichen Schichten werden als Kopfschwarte zusammengefasst; in derselben verlaufen die Nerven und Gefässstämme, welche in grosser Zahl von unten her in sie eintreten.

Die Haut zeichnet sich durch grosse Derbheit aus. Was den Muskelapparat mit seiner kappenförmig der Schädelwölbung aufsitzenden Aponeurose, der Galea, anbelangt, so entspringt der platte Bauch des M. frontalis von der Nasenwurzel, vom Proc. frontalis maxillae, vom Arcus superciliaris und vom Margo supraorbitalis, der M. occipitalis vom Os occipitale, gerade über der Linea nuchae superior bis zur Wurzel des Proc. mastoides. Von den rudimentären Ohrmuskeln entspringt der M. auricularis sup. von der Galea.

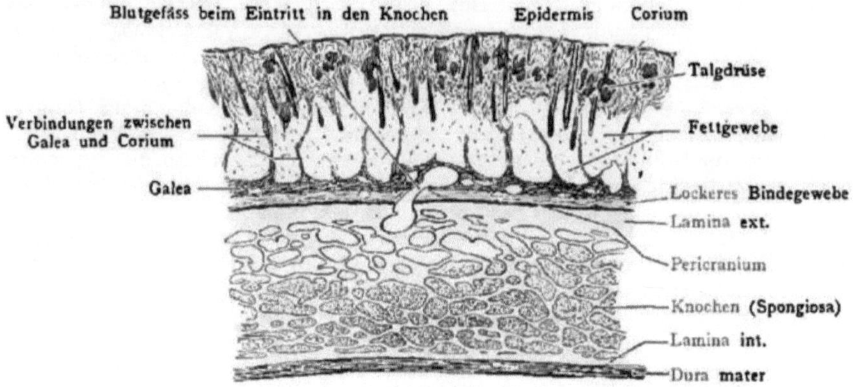

Fig. 1. Schnitt durch die Regio parietalis. Knochen gelb.
Nach einem Mikrotomschnitte.

Seitlich (über der Regio temporalis) löst sich die Galea in mehrere Blätter auf, welche Fettgewebe einschliessen und von denen ein bis zwei noch als recht derbe Lamellen den Jochbogen erreichen, ohne an demselben Ansatz zu gewinnen. (S. Regio temporalis und die Figur 7, welche einen Frontalschnitt durch die Regio temporalis darstellt.)

Pericranium. Dasselbe bildet die dritte tiefste Schicht der Weichteile. Im Gegensatze zu der lockeren Verbindung zwischen Pericranium und Galea ist die Verbindung des Pericranium mit dem Knochen eine engere. Besonders an den Suturen ist dies beim Kinde in den ersten Lebensjahren der Fall, während die Verbindung mit der äusseren Fläche der Schädelknochen sonst keine so innige ist wie beim Erwachsenen, im Gegenteil durch Blutergüsse, die sich zwischen Schädeldecken und Pericranium ausbreiten, ziemlich leicht aufgehoben wird.

Die geschilderten Tatsachen haben selbstverständlich ihre Begründung in der Rolle, welche der M. epicranius spielen soll, nämlich die Kopfhaut zu bewegen. Auch wenn diese Bewegung nicht mehr willkürlich auszulösen ist, kann man sich leicht davon überzeugen, dass sich die ganze Kopfschwarte passiv auf ihrer Unterlage verschieben lässt. Die Schicht lockeren Bindegewebes zwischen Galea und Pericranium setzt eben diesen Bewegungen keinen Widerstand entgegen.

Gefässe und Nerven der Kopfschwarte. Die Hauptstämme liegen in der Schicht des Fett- und Bindegewebes oberflächlich zur Galea, verzweigen sich auch hauptsächlich in diesen Schichten, treten jedoch auch durch die Galea in die Tiefe und anastomosieren mit den Gefässen der Diploë. Von ganz besonderer Bedeutung sind die Verbindungen der Venen der Kopfschwarte mit den Venen der Diploë, ferner auch direkte Verbindungen der ersteren (mittelst der Emissaria parietalia und mastoidea) mit den Sinus durae matris. Die Gefäss- und Nervenversorgung der Kopfschwarte ist keine einheitliche, vielmehr kommen die Gebilde aus verschiedenen Gegenden, nämlich von vorne und unten aus der Orbita, von der Seite aus der Regio temporalis und von hinten her aus der Regio occipitalis. Die Arterien der Kopfschwarte stammen aus den Aa. carotis int. und ext. und zeichnen sich durch den Reichtum ihrer Verzweigung, sowie durch ihre ausgiebige Anastomosenbildung aus, ferner stehen sie mit den intra-

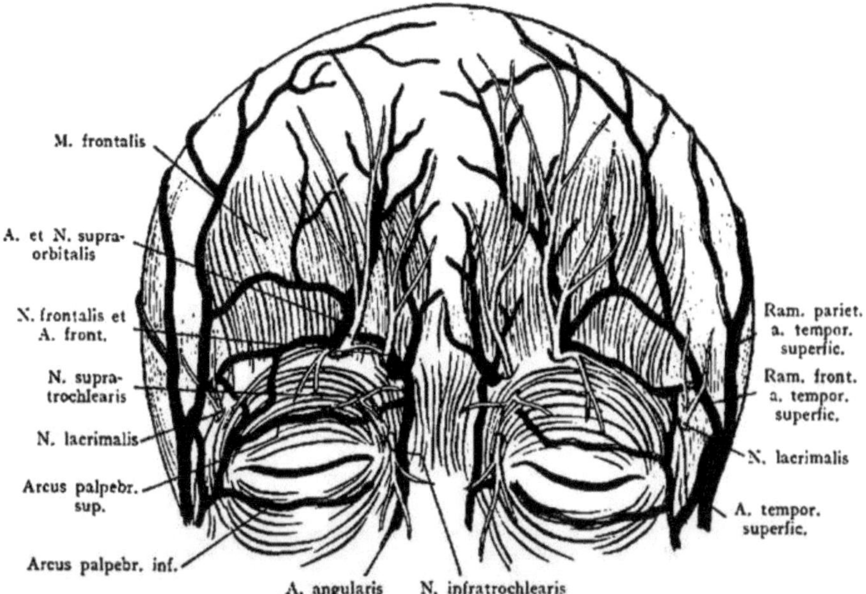

Fig. 2. Gefässe und Nerven der Regio frontalis.

kraniellen Arterien der Schädelwandung, besonders mit der stärksten derselben, der A. meningea media, in Zusammenhang. In den Figuren 2—4 ist der Reichtum der Gefässverzweigung nicht zur Darstellung gebracht, sondern es sind bloss die grösseren Stämme mit ihren Anastomosenbildungen berücksichtigt.

Von den Arterien der Kopfschwarte verzweigen sich die Aa. frontalis und supraorbitalis (aus der A. ophthalmica, also aus dem Gebiete der A. carotis int.) in der Stirngegend, indem sie über dem Margo supraorbitalis resp. in der Incisura supra-orbitalis, mehr oder weniger senkrecht aufsteigen (Fig. 2) und untereinander sowie mit dem Ram. frontalis der A. temporalis superficialis anastomosieren, auch von hinten her am inneren Augenwinkel eine Verbindung mit der A. angularis aus der A. maxillaris ext. erhalten. Alle übrigen Arterien der Kopfschwarte entstammen der A. carotis ext., so die A. temporalis superficialis (Fig. 3) mit ihrem nach vorne in die Regio frontalis abbiegenden Ram. frontalis und dem senkrecht aufsteigenden Ram. parietalis, in dessen Begleitung die V. temporalis superficialis und der N. auri-culotemporalis vor dem Ohre nach oben verlaufen. Darauf folgt nach hinten die

A. auricularis post. aus der A. carotis ext. (s. Fig. 4), welche unmittelbar hinter dem äusseren Ohre oberflächlich wird, und die A. occipitalis, welche gleich nach ihrem Ursprunge aus der A. carotis ext. nach hinten und oben verläuft, indem sie durch den hinteren Bauch des M. digastricus, sowie durch die Mm. sternocleidomastoideus, longissimus und splenius capitis bedeckt wird. Am hinteren Rande des M. sterno-cleidomastoideus tritt sie dicht neben der Basis des Processus mastoides in die Kopf-schwarte ein und versorgt die ganze hintere Partie derselben bis zum Scheitel hinauf.

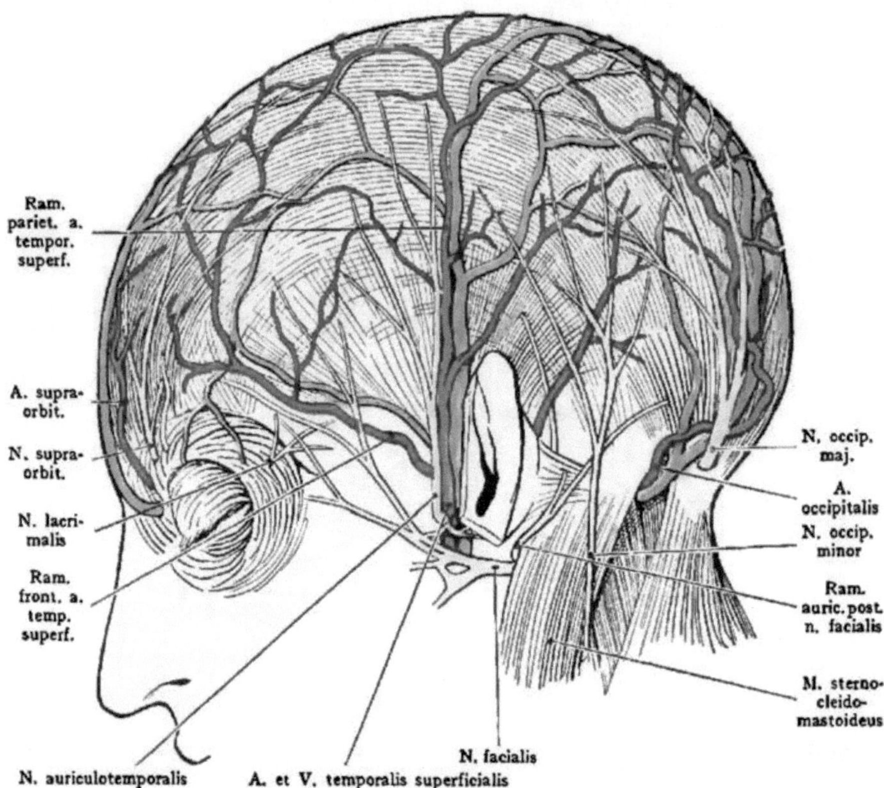

Fig. 3. Nerven und Gefässe des Kopfes (Pars cerebralis), von der Seite gesehen.

Die Venen der Kopfschwarte folgen im ganzen den Arterien, man kann also auch vordere, seitliche und hintere Venenstämme unterscheiden. Die vorderen Venen (Vv. frontales) entsprechen den Aa. frontalis und supraorbitalis; sie münden am inneren Augenwinkel in die V. facialis anterior und verbinden sich auch mit der V. oph-thalmica sup. durch Stämme, welche mit den Aa. frontalis und supraorbitalis in die Orbita eintreten. Die seitlichen Venen gehören zum Gebiete der V. temporalis superficialis und folgen dem Stamme der A. temporalis superficialis nach abwärts, um mit der V. facialis ant. zur Bildung der V. jugularis ext. zusammenzufliessen. Die Vv. occipitales münden gleichfalls, der A. occipitalis folgend, in die V. jugularis externa.

Lymphgefässe der Kopfschwarte. Die Lymphgefässe bilden vier grosse Gebiete, deren Abflusswege verschieden sind. Die Lymphgefässe der Stirn bis zum Scheitel hinauf münden in Lymphdrüsen, welche vor dem Ohre, teils auf, teils in der Glandula parotis liegen (Lymphoglandulae auriculares ant.). Die Lymphgefässe des Gesichtes, des Mundes, der äusseren Nasenöffnungen und der Lippen gehen zu Lymphdrüsen am Unterkieferrande (Lymphoglandulae submaxillares), auch noch zu den

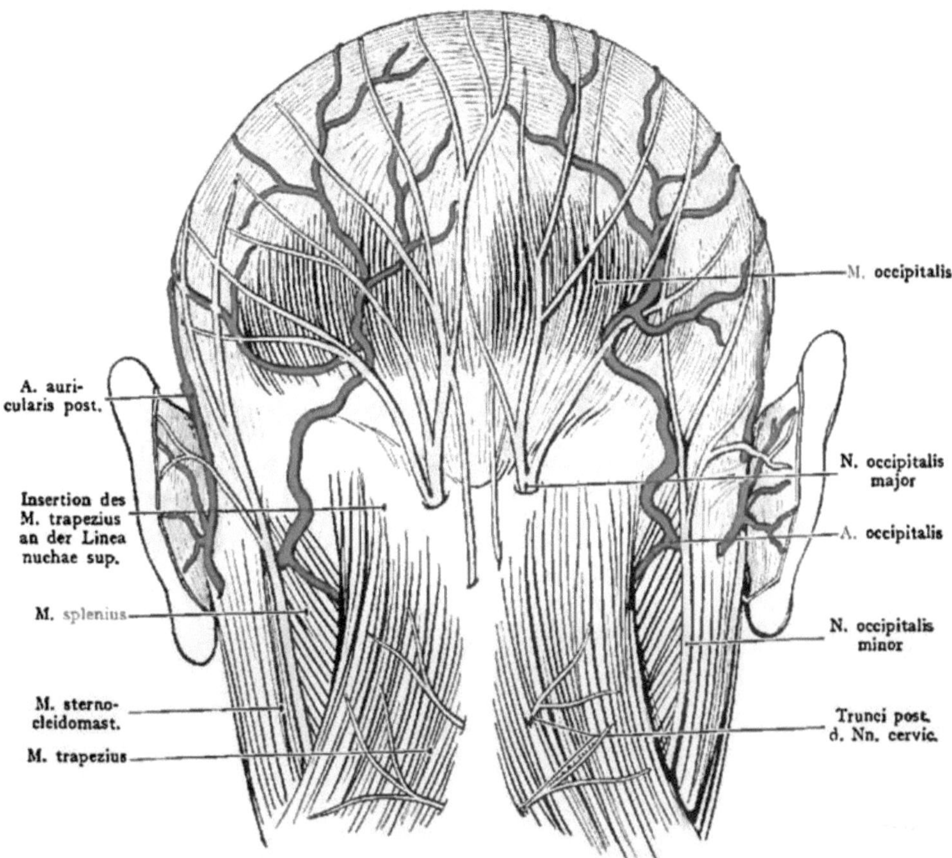

Fig. 4. Gefässe und Nerven der Regio occipitalis.

obersten Drüsen der Halslymphdrüsenkette (Lymphoglandulae cervicales prof.). In der Figur 5 sind die Lymphgefässe dieses zweiten Gebietes mit roter Farbe angegeben; sie entsprechen in ihrer Herkunft dem Verzweigungsgebiete der A. maxillaris ext., während das erste Gebiet sich etwa mit der Verzweigung der A. temporalis superficialis deckt. Einem dritten Gebiete (rot schraffiert) gehören als regionäre Lymphdrüsen die Lymphoglandulae auriculares post. an, welche unmittelbar hinter dem Ohre liegen und auch abwärts zahlreiche Verbindungen zu den obersten Lymphoglandulae cervicales aufweisen. Das vierte (occipitale) Lymphgefässgebiet (schwarz schraffiert) mündet in die Lymphoglandulae occipitales, welche oberflächlich hinter dem Proc.

mastoides und der Insertion des M. sternocleidomastoideus angetroffen werden. Ein
kleiner medianer Bezirk der Stirne, unmittelbar über der Nasenwurzel, sendet seine
Lymphgefässe mit denjenigen des Gesichtes zu den Lymphoglandulae submaxillares.
Man könnte die Lymphgefässbezirke des Kopfes als den facialen, temporalen, parietalen
und occipitalen bezeichnen, von denen bloss die drei letzteren der Kopfschwarte
angehören.   Beachtenswert ist die oberflächliche Lage der Lymphoglandulae auri-

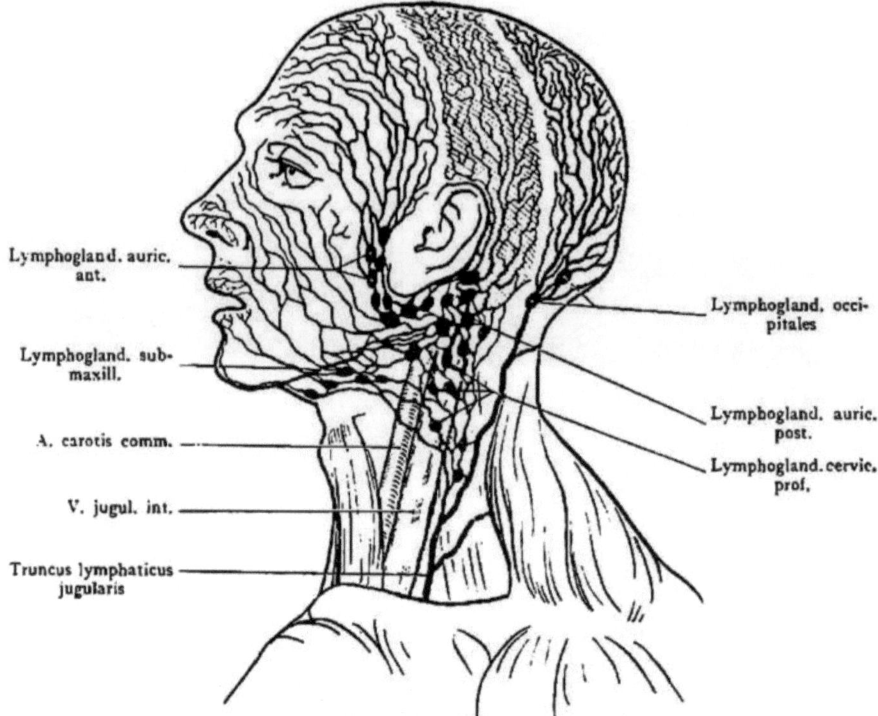

Fig. 5. Lymphgefässgebiete und regionäre Lymphdrüsen des Kopfes.

Mit Benutzung einer Figur von Sappey (Anatomie, physiologie et pathologie des vaisseaux lymphatiques,
Paris 1874).

culares post. und occipitales, die sich in vergrössertem Zustande durch Palpation auf
resp. hinter dem Proc. mastoides nachweisen lassen.

Nerven der Kopfschwarte. Die Äste des N. facialis zu den Mm. frontalis
und occipitalis sind praktisch unwichtig.   Die sensiblen Nerven der Kopfschwarte
kommen, wie die Arterien, von verschiedenen Seiten, vorne aus dem N. ophthalmicus
(N. supraorbitalis und N. frontalis), seitlich als N. auriculotemporalis aus dem
N. mandibulari, hinten aus den Cervikalnerven (Nn. auricularis magnus, occipitalis
minor, occipitalis major).

Von den beiden Ästen aus dem N. ophthalmicus geht der N. supraorbitalis
mit der gleichnamigen Arterie durch die Incisura supraorbitalis zur Stirngegend bis
zum Scheitel hinauf. Das Gebiet des N. frontalis liegt weiter medial und erstreckt
sich nicht so hoch hinauf; beide Nerven geben Äste zum oberen Augenlide ab (Nn.
palpebrales sup.). Der N. auriculotemporalis zweigt sich gleich unterhalb des Foramen

ovale von dem aus dem Schädel ausgetretenen N. mandibularis ab und verläuft um den Ast des Unterkiefers und den Processus zygomaticus ossis temporalis zur Regio parotidea. Hier steigt er vor dem Ohre, von der Glandula parotis bedeckt, zur Regio temporalis auf in Begleitung der A. und V. temporalis superficialis (s. Fig. 3). Der N. auricularis magnus gibt einige Äste zur Haut hinter dem Ohre ab (auf Fig. 3 nicht dargestellt), weiter nach oben verbreitet sich der am hinteren Rande des M. sternocleidomastoideus hervortretende N. occipitalis minor, dann folgt dorsal der N. occipitalis major (aus dem Truncus post. des N. cervicalis II), welcher den Ansatz des M. trapezius an der Linea nuchae suprema durchbohrt und sich in der Kopfschwarte bis zum Scheitel hinauf verzweigt.

Die Gefässe der platten Schädelknochen stehen sowohl mit dem Gefässgebiete der Kopfschwarte, als mit demjenigen der harten Hirnhaut in Verbindung. Diese Verhältnisse besitzen deshalb eine ganz besondere Bedeutung, weil die Blut-

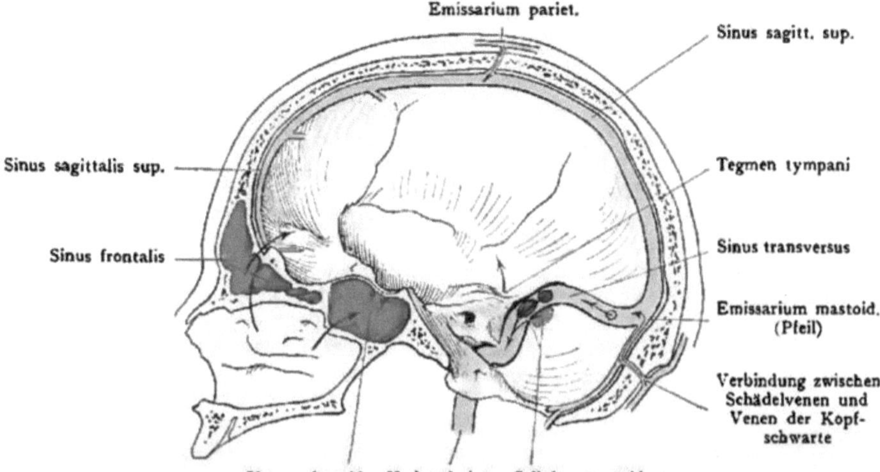

Fig. 6. Darstellung der Wege, auf welchen Infektionen des Schädelinhaltes (Meningen, Gehirn, Sinus durae matris) stattfinden können. Schema.

bahnen der Diploë, besonders wohl die Venen, die Wege darstellen, auf welchen Infektionserreger nicht bloss die Schädelknochen, sondern auch die Blutbahnen der Meninx und damit auch die Schädelhöhle erreichen können. Die Venen der Diploë sind ausserordentlich weit und zahlreich; sie sammeln sich auch zu einzelnen grösseren Stämmen (Vv. diploëticae) mit inkonstantem Verlaufe, die sowohl mit den Venen der Kopfschwarte als auch mit dem Sinus sagittalis sup. und dem Sinus transversus Verbindungen eingehen. Die grossen Vv. diploëticae können auch in die Vv. temporales prof. und in die Vv. occipitales ausmünden (Merkel).

An der Fig. 6 sind zweierlei Infektionswege des Schädelinhaltes durch Pfeile angegeben. Solche gehen zunächst von den lufthaltigen Nebenräumen der Nase und des Mittelohres aus (Sinus frontales, Sinus sphenoidales, Cellulae mastoideae); wir haben uns später eingehend mit denselben zu beschäftigen (s. Topographie der Sinus paranasales und des Mittelohrs). Von den anderen Wegen, welche den Verbindungen der Gefässe, besonders der Venen, folgen, sind zwei angegeben, welche direkte Verbindungen zwischen den Venen der Kopfschwarte und dem Sinus sagittalis sup. resp. dem Sinus transversus darstellen. Der eine geht durch ein Emissarium parietale, welches im Os parietale, seitlich von der hintersten Strecke der Sutura sagittalis liegt und die Verbindung der oberflächlichen Venen der Kopfschwarte mit dem Sinus sagittalis sup. herstellt. Der zweite entspricht einer grösseren und gleichfalls konstanten Öffnung (Emissarium mastoideum), welche hinter der Sutura occipitomastoidea und dem Processus mastoides angetroffen wird; durch dieselbe hindurch verbinden sich die oberflächlichen Venen, besonders die in Gesellschaft der A. occipitalis verlaufende V. occipitalis, mit dem Sinus transversus.

Regio temporalis.

Allgemeine Bemerkungen. Die Regio temporalis (Schläfengegend) zeichnet sich dadurch aus, dass infolge der Ausbildung des M. temporalis die Dicke der Weichteile grösser ist als im übrigen Bereiche der Schädeldecke. Der bis zur Linea temporalis reichende M. temporalis schiebt sich gewissermassen zwischen die Galea und die Schädelknochen ein und wird von einer sehr derben aponeurotischen Fascie bedeckt, welche unten am Jochbogen Insertion gewinnt und den Muskel nach aussen hin in einen osteofibrösen Raum einschliessen hilft.

Am Skelet wird die Gegend oben durch die Linea temporalis abgegrenzt, welche, als Fortsetzung des hinteren Randes des Proc. zygomaticus ossis frontalis beginnend, bogenförmig auf dem Os frontale und den Ossa parietalia aufsteigt, dann auf die Schuppe des Schläfenbeines übergeht und sich oft bis zum scharfen oberen Rande des Proc. zygomaticus ossis temporalis verfolgen lässt. Das durch die Linea temporalis oben abgegrenzte Feld (Planum temporale) wird unten durch die Crista infratemporalis von dem Planum infratemporale getrennt. An der Bildung des Planum temporale beteiligen sich die Squama temporalis, die Ala magna des Sphenoids, das Os parietale unterhalb der Linea temporalis, der Proc. frontosphenoidalis ossis zygomatici und der Processus zygomaticus ossis frontalis. Die Schuppe des Schläfenbeines bildet gegen die Sutura squamosa hin den dünnsten Teil des Planum temporale. Die obere Partie des letzteren setzt die Wölbung des Schädeldaches seitlich und nach unten fort; gegen die Crista infratemporalis dagegen wird die lateralwärts konvexe Wölbung zu einer lateralwärts konkaven, so dass durch die Crista infratemporalis einerseits, andererseits durch die Spange des Jochbogens, sowie nach vorne hin durch das Jochbein und den Proc. zygomaticus ossis frontalis eine Öffnung begrenzt wird, durch welche der M. temporalis zu seiner Insertion am Proc. coronoides des Unterkiefers gelangt.

Durch die Ausbildung einer derben, aponeurotischen Fascie (Fascia temporalis), welche von der Linea temporalis in ihrer ganzen Ausdehnung ausgeht und sich sowohl am Jochbogen als am hinteren Rande des Os zygomaticum und am Proc. zygomaticus ossis frontalis festsetzt, wird der M. temporalis in einen osteofibrösen, abwärts zwischen dem Jochbogen und der Crista infratemporalis sich öffnenden Raum eingeschlossen; die Freilegung des ganzen Muskels erfolgt demnach erst nach der Entfernung der Fascia temporalis und der Resektion des Jochbogens.

Palpation der Gegend. Der M. temporalis springt bei abwechselndem Öffnen und Schliessen des Mundes als deutlich fühlbarer harter Wulst vor. Der obere, ziemlich scharfe Rand des Jochbogens und der hintere Rand des Os zygomaticum lassen sich bei mässiger Ausbildung des Fettpolsters leicht abtasten.

Oberflächliche Schichten. Die Haut zeichnet sich, verglichen mit der übrigen Kopfhaut, durch ihre Feinheit aus; das Fettpolster ist nicht so derb; der Verlauf der A. temporalis und ihrer beiden Hauptäste sind häufig durch die Haut zu erkennen, besonders dann, wenn die Arterie bei mässigem Fettpolster starke Schlängelungen aufweist.

Die Gefässe und Nerven liegen geradezu subkutan; sie treten, von unten her kommend, vor dem Ohre in die Gegend ein und gelangen, nach aufwärts und vorne sich verzweigend, zur Kopfschwarte (s. Fig. 3). Es sind die A. temporalis superficialis, die V. temporalis superficialis und der N. auriculotemporalis. Die Arterie entspringt aus der A. carotis ext. und verläuft über den Jochbogen und vor der Pars fibrocartilaginea des äusseren Gehörganges senkrecht empor, in der Begleitung der gleichnamigen Vene sowie des N. auriculotemporalis. Sie wird ein Stück weit (etwa bis zum unteren Rande des Jochbogens) von der Glandula parotis bedeckt oder, richtiger gesagt, in die Parotisloge aufgenommen. (S. Topographie der Gland. parotis.)

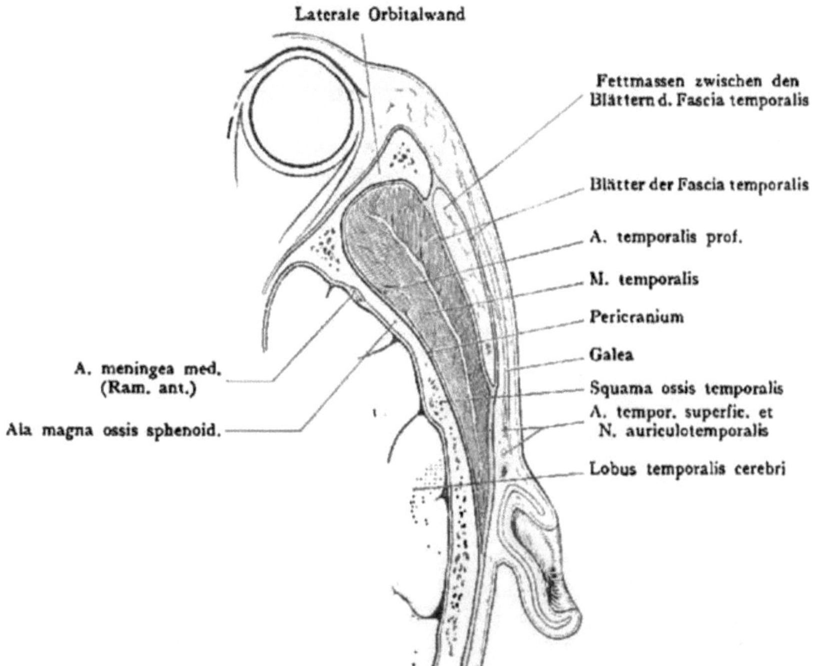

Fig. 7. Horizontalschnitt durch die Regio temporalis nach einem Gefrierschnitte der Basler Sammlung.

Oberhalb des Jochbogens zerfällt sie in den Ramus frontalis und parietalis. Abgesehen von diesen Ästen, welche einen grossen Teil der Kopfschwarte versorgen und anderen Ästen zur Regio faciei, gibt sie auch einen tiefen, die Fascia temporalis durchbohrenden Ast zum M. temporalis ab (Ram. temporalis prof. post.).

Die V. temporalis superficialis liegt gewöhnlich der Arterie nach hinten an; ihre Wurzeln entsprechen den Zweigen der Arterie, ihr Stamm verbindet sich mit der V. facialis ant. zur Herstellung der V. jugularis externa.

Die Hautnerven der Regio temporalis stammen teils aus dem N. mandibularis (N. auriculotemporalis), teils aus dem N. maxillaris (N. zygomaticotemporalis, ein Ast des N. subcutaneus malae). Der erstere trennt sich gleich unterhalb des Foramen ovale von den übrigen Zweigen des N. mandibularis, windet sich um den Proc. condyloideus mandibulae vor dem Gehörgang nach aufwärts, überschreitet mit den Gefässen zusammen den Jochbogen und tritt in die Regio temporalis ein. Der kleine N. zygomaticotemporalis entspringt aus dem N. subcutaneus malae innerhalb der Orbita und geht durch den gleichnamigen Kanal im Os zygomaticum zur Haut der Schläfe; seine Aufsuchung geschieht am besten innerhalb der Orbita an deren lateralen Wand entlang.

Die Gefässe und Nerven der Regio temporalis liegen ausserhalb der Galea. Diese bildet hier noch immer eine sehnige nach abwärts in mehrere Blätter sich spaltende Membran, die teils mit der Fascia temporalis Verbindungen eingeht und sich mit der letzteren am oberen Rand des Jochbogens inseriert, teils sich im subkutanen Bindegewebe verliert (s. Fig. 7). Die beiden Muskeln des äusseren Ohres (Mm. auricularis sup. et post.), welche auf der Galea im Bereiche der Regio temporalis entspringen, sind praktisch unwichtig.

Fascia temporalis. Sie stellt eine derbe, aponeurotische Membran dar, welche von der Linea temporalis ausgehend und hier teilweise den Muskelfasern zum Ursprunge dienend, sich nach abwärts an der hinteren Kante des Proc. zygomaticus ossis frontalis sowie am Os zygomaticum inseriert. Sie schliesst auf diese Weise mit dem Planum temporale einen Raum ab, welcher bloss nach unten hin zwischen dem Arcus zygomaticus und der Crista temporalis offen steht. Dieser Raum (Loge des M. temporalis) wird von der Augenhöhle durch den Processus frontosphenoidalis des Os zygomaticum und den Processus zygomaticus ossis frontalis geschieden.

Ein Frontalschnitt zeigt die Temporalisloge als keilförmigen Hohlraum (osteofibrösen Raum), wenn man sich den M. temporalis wegdenkt, der sich nach abwärts, zwischen dem Jochbogen und der Crista infratemporalis, einerseits in die Regio masseterica, andererseits in die Wangengegend öffnet. Die Fascia temporalis ist auch als laterale Begrenzung des Raumes in Parallele gesetzt worden mit dem Perioste, welches die Knochenfläche des Planum temporale überzieht, indem angenommen wurde, dass sich das Pericranium an der Linea temporalis teile und ein äusseres Blatt als Fascia temporalis zur Insertion am Jochbogen verlaufe, während das innere Blatt als Periost das Planum temporale überziehe. Oberhalb des Jochbogens teilt sich die Fascia temporalis in zwei Blätter, welche Fettgewebe zwischen sich einschliessen. Dagegen setzt sich die Fascie wieder als einheitliche Membran an den oberen Rand des Jochbogens fest. Der Muskel füllt den Raum der Schläfenloge je weiter nach abwärts um so vollständiger aus; er wird von dem tiefen Blatte der gespaltenen Fascie durch eine Fettschicht getrennt, welche durch ihren Schwund bei starker Abmagerung das Einsinken der Schläfe unmittelbar oberhalb des Jochbogens zur Folge hat. Diese Fettmasse begleitet den M. temporalis bis zu seiner Insertion am Proc. coronoides des Unterkiefers und hängt hier mit der Fettmasse zusammen, welche als Fettpfropf der Wange (Bichatscher Fettpfropf) der äusseren Fläche des M. buccinator aufgelagert ist und vom M. masseter bedeckt wird (s. Wangengegend und Bichatscher Fettpfropf).

Die Arterien für den M. temporalis kommen, mit Ausnahme eines Astes, aus der A. temporalis superficialis, welcher die Fascia temporalis durchbohrt, aus der A. maxillaris interna als Aa. temporales profundae. Die Venen münden dementsprechend in die Venen des Plexus pterygoideus.

Die Nerven zum M. temporalis, gewöhnlich zwei an Zahl (Nn. temporales profundi), sind Zweige des N. mandibularis, welche gleich nach dem Austritt desselben aus dem Foramen ovale abgehen und von der tiefen Fläche des Muskels aus in denselben eintreten. Gefässe wie Nerven liegen dem Pericranium dicht an.

Die Fig. 7 stellt einen Horizontalschnitt durch die Regio temporalis dar. Oberflächlich liegt die Galea, z. T. in zwei Blätter gespalten. Die Gefässe mit dem N. auriculotemporalis liegen vor dem Ohre und oberflächlich zur Fascia temporalis, welche hier in zwei eine Fettmasse einschliessende Blätter zerfällt. Das Pericranium, welches das Planum temporale überkleidet, ist grün angegeben, unmittelbar auf demselben liegt die A. temporalis profunda. Die Loge wird von der Orbita durch die laterale Orbitalwand getrennt. An der inneren Fläche der das Planum temporale bildenden Knochen liegt der Querschnitt der A. meningea media.

Dura mater und A. meningea media. An die innere Fläche der das Planum temporale bildenden Knochen grenzt die Dura mater, deren Beziehungen zum Knochen und zur Oberfläche besonders wichtig sind, weil hier der Stamm resp. die beiden Hauptäste (Ramus ant. und Ramus post.) der A. meningea media, in die Dura eingeschlossen, nach oben verlaufen. Verletzungen der Arterie oder ihrer Äste infolge von Frakturen des Knochens gehören nicht zu den Seltenheiten;

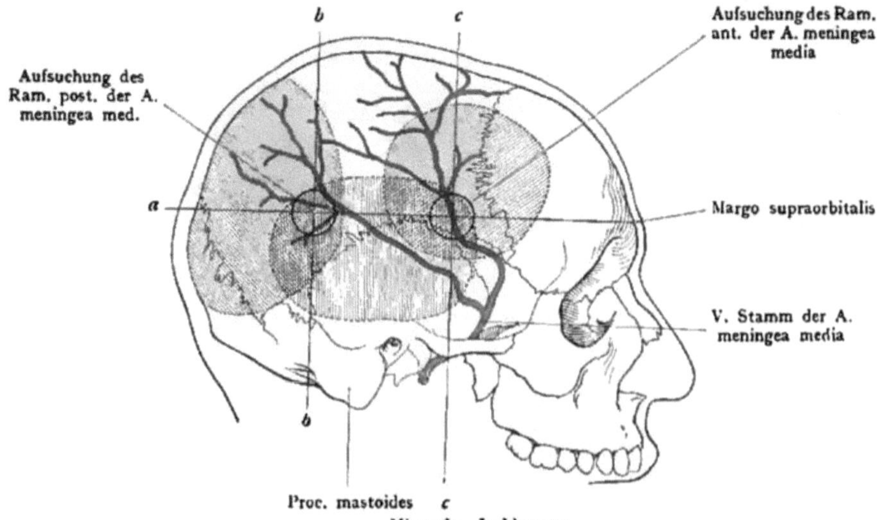

Fig. 8. Projektion der Äste der A. meningea media auf die äussere Oberfläche des Schädels, nebst den Trepanationsstellen zur Aufsuchung der Äste.

(Nach König, Lehrbuch der Chirurgie, und den Angaben von Krönlein.)

sie haben einen Austritt von Blut aus dem verletzten Gefässe zwischen Dura mater und Schädelwandung zur Folge, welcher zu operativem Vorgehen (Trepanation und Unterbindung der verletzten Arterie) auffordert.

Die A. meningea media entspringt aus der A. maxillaris int., tritt durch das Foramen spinosum in die Schädelhöhle, wendet sich im Sulcus arteriosus auf der inneren Fläche der Schläfenbeinschuppe lateralwärts und teilt sich nach einem verschieden langen Verlaufe in einen Ramus anterior und posterior. Die Verlaufsrichtung der Äste ist aus Fig. 8 ersichtlich, ebenso die Richtung, in welcher sich Blutextravasate nach Verletzung der Äste (schraffiert) ausbreiten. Bei Verletzung des Stammes der A. meningea media soll die Arterie an der von Vogt angegebenen Stelle erreicht werden, die in der Figur mit V. bezeichnet ist und dem Schnittpunkte zweier Linien entspricht, von denen die eine, horizontale, zwei Finger breit oberhalb des Jochbogens gezogen wird und eine daumenbreit hinter dem Processus frontosphenoidalis des Os zygomaticum errichteten Vertikalen schneidet. Nicht selten trifft man jedoch bei früher Teilung der Arterie bloss den Ramus ant. an der Vogtschen Unterbindungsstelle. Der Stamm ist sicherer zu erreichen, wenn man gerade oberhalb der Mitte des Jochbogens eingeht, allerdings unter Durchtrennung des M. temporalis und Gefährdung der oberen Äste des N. facialis. Für die Aufsuchung des Ram. frontalis und des

Ram. parietalis sind die Angaben von Krönlein die einfachsten; die Trepanationsstelle für den Ramus ant. wird bestimmt durch den Schnittpunkt einer vom Margo
supraorbitalis gezogenen Horizontalen mit einer Vertikalen, welche 3—4 cm hinter
dem Processus zygomaticus ossis frontalis errichtet wird. Der Ramus posterior liegt
gleichfalls auf der vom oberen Augenhöhlenrande gezogenen Horizontalen, dort, wo
dieselbe von einer unmittelbar hinter dem Proc. mastoides gezogenen Vertikalen
getroffen wird. In Fig. 8 ist die Ausdehnung der bei Verletzung der Äste entstehenden Hämatome in Gestalt schraffierter Felder angegeben. Die Lage der Arteria
meningea media in bezug auf das Ganglion semilunare (Gasseri) ist beim operativen
Eingehen auf das Ganglion wichtig. In 59% der Fälle liegt die A. meningea media
so weit hinter der Austrittsstelle des N. mandibularis aus dem Foramen ovale, dass
der Nerv und mit ihm das Ganglion direkt von aussen erreicht werden können, ohne
die A. meningea media zu gefährden. Ausserdem kann die Arterie noch in weiteren
35% der Fälle geschont werden, wenn man von aussen und etwas von vorne her auf
das Ganglion eingeht. Zur Sicherheit kann die Arterie aber auch vor der Entfernung
des Ganglions unterbunden werden.

Die A. meningea media wird auf ihrem Verlaufe von den beiden Vv. meningeae
mediae begleitet, welche sich teils mit dem Plexus pterygoideus teils mit dem Sinus
cavernosus in Verbindung setzen.

Topographie der Basis cranii.

Die Basis cranii bietet in ihrer knöchernen Struktur, wie in ihren topographischen Beziehungen eine weit grössere Abwechslung dar, als die übrige Wandung der
Gehirnkapsel. Denn sie kann gleichfalls als ein Teil der Schädel- und Gehirnkapsel
aufgefasst werden; sie bildet den Boden, auf welchem das Gehirn ruht und durch
welchen die Gehirnnerven aus der Schädelhöhle austreten, resp. die Gefässe in die
Schädelhöhle gelangen.

Ebensowenig wie im Relief zeigt die Schädelbasis in ihrer Dicke gleichartige
Verhältnisse. Während die Mächtigkeit der platten, die Schädeldecke bildenden
Knochen auf grosse Strecken hin eine ziemlich gleichmässige bleibt, zeigen die Knochen
der Schädelbasis einen grossen Wechsel von dickeren, stärkeren Knochenabschnitten
(Pars petrosa ossis temporalis) mit solchen, die bloss dünne Lamellen darstellen (Pars
orbitalis ossis frontalis, Lamina cribrosa ossis ethmoidalis usw.). Der mehr massige Charakter der Schädelbasis als Ganzes erleidet bis zu einem gewissen Grade Abbruch
durch die zahlreichen dem Durchtritte von Nerven und Gefässen dienenden Öffnungen,
welche auch massige Knochenteile (z. B. die Pyramide des Felsenbeins, die Partes
laterales ossis occipitalis) durchsetzen. Auf ihre Bedeutung für den Verlauf von Frakturlinien an der Basis cranii soll unten hingewiesen werden.

Ein weiterer Unterschied gegenüber der Schädeldecke ergibt sich noch daraus,
dass der Schädelgrund in die schon früher erwähnten „Etagen" oder Schädelgruben
(Fossae cranii) eingeteilt werden kann. Die Bezeichnung als Etagen lässt sich insofern
rechtfertigen, als die Abteilungen nicht in derselben Horizontalebene liegen; die vordere
liegt höher als die mittlere, diese wieder höher als die hintere. Im ganzen genommen
liegt die Schädelbasis nicht horizontal, sondern entspricht bei wagrechter Haltung des
Kopfes einer Ebene, welche vorne den Margo supraorbitalis, hinten die Protuberantia
occipitalis int. schneidet.

Die vordere Schädelgrube wird von der mittleren abgegrenzt (s. Fig. 9)
durch die Alae parvae ossis sphenoidalis sowie durch eine Linie, welche die beiden
For. optica verbindet. Sie wird gebildet: durch die Lamina cribrosa ossis ethmoidalis
(mit der Crista galli), die Facies orbitales ossis frontalis (mit zahlreichen Juga cerebralia),

die kleinen Keilbeinflügel und die vordere Partie der oberen Fläche des Keilbeinkörpers.
Die Lamina cribrosa trennt sie von der Nasenhöhle, die Partes orbitales der beiden
Ossa frontalia bilden das Dach der Orbita und scheiden diesen Raum von der vorderen
Schädelgrube. An das Skelet der vorderen Etage fügt sich also nach abwärts der
Gesichtsteil des Schädels, welcher mit seiner oberen Partie die Orbitae und die Nasen-
höhle bildet.

Die mittlere Schädelgrube wird in ihrer medianen Partie durch die Sella
turcica des Sphenoids hergestellt, grenzt sich also hier gegen die vordere Schädelgrube

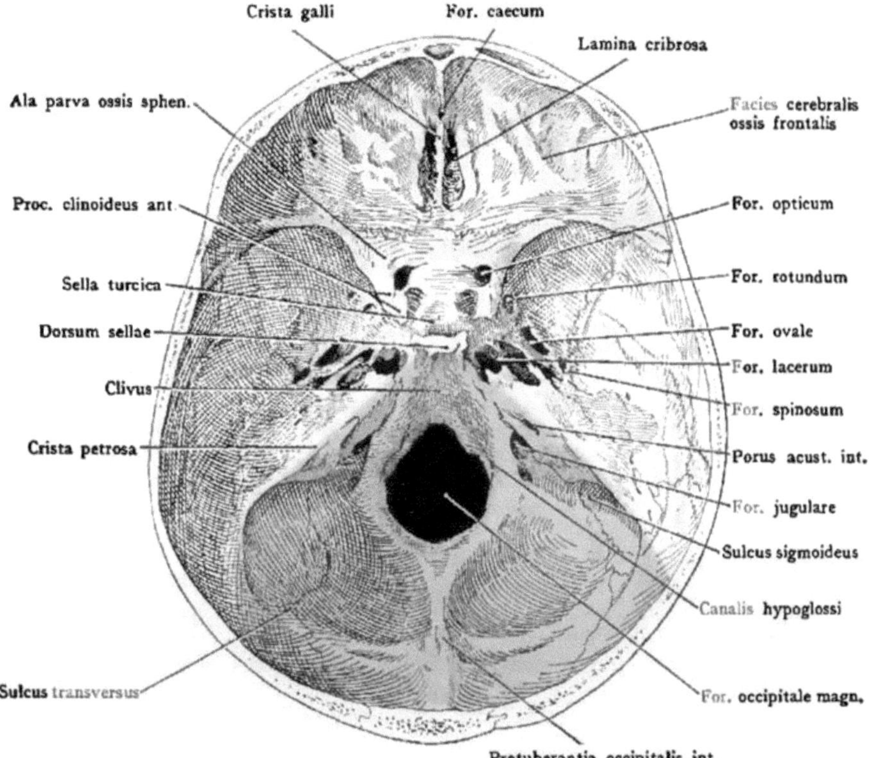

Fig. 9. Schädelbasis, von oben gesehen. (Basis cranii int.)
Vordere Schädelgrube blau, mittlere Schädelgrube weiss, hintere Schädelgrube rot.

durch die Verbindungslinie der beiden For. optica ab, gegen die hintere Schädelgrube
durch das Dorsum sellae. Seitlich weitet sich die Grube aus, ihr Boden liegt demnach auch tiefer als die Sella turcica; die seitlichen Ausbuchtungen werden vorn
durch die Alae parvae des Sphenoids gegen die vordere Schädelgrube, hinten durch
die Crista petrosa gegen die hintere Schädelgrube abgegrenzt. Die seitlichen Abteilungen der mittleren Schädelgrube werden gebildet durch die grossen Keilbeinflügel, die vordere obere Fläche der Felsenbeinpyramide und einen Teil der Squama
temporalis, welche sich in der Sutura petrosquamosa von der Pars petrosa abgrenzt.
Aus der seitlichen Abteilung der mittleren Schädelgrube führt die Fissura orbitalis
superior in die Orbita, das Foramen rotundum in die Fossa sphenopalatina, das Foramen

ovale und das Foramen spinosum direkt abwärts in die Regio pterygoidea. Das unregelmässige For. lacerum wird am unmacerierten Schädel durch Faserknorpel ausgefüllt; an der lateralen Fläche des Sphenoidkörpers öffnet sich der in der Spitze der Felsenbeinpyramide eingeschlossene Canalis caroticus. Aus der medianen engeren Abteilung der mittleren Schädelgrube führt der im For. opticum beginnende Canalis opticus in die Orbita.

Die hintere Schädelgrube grenzt sich durch das Dorsum sellae und die Crista petrosa gegen die mittlere Schädelgrube ab; als Übergangslinie in die Schädeldecke kann man den oberen Rand des Sulcus transversus und die Protuberantia occipitalis int. betrachten. Auch hier ist eine mittlere Abteilung von zwei seitlichen Buchten zu unterscheiden; die erstere wird durch den leicht ausgehöhlten Clivus dargestellt, welcher von dem Dorsum sellae aus als eine abschüssige seichte Rinne gegen den vorderen Umfang des For. occipitale magnum führt, dann folgt das letztere und, vom hinteren Rande desselben zur Protuberantia occipitalis int. ziehend ein Knochenwulst, welcher die beiden seitlichen Ausbuchtungen der hinteren Schädelgrube voneinander trennt (Crista occipitalis int.). Die hintere Schädelgrube wird gebildet: in ihrer medianen Partie hinter der Sella turcica von der hinteren Partie des Corpus ossis sphenoidalis und der Pars basilaris ossis occipitalis; die seitliche Umgrenzung des For. occipitale magnum wird von der Pars basilaris, den Partes laterales und zum kleinsten Teile von der Squama ossis occipitalis geliefert, die seitlichen Ausbuchtungen von der oberen hinteren Fläche der Pars petrosa ossis temporalis, von einem Teile der Pars mastoidea ossis temporalis und zum grössten Teile von der Squama occipitalis. An der Facies sup. post. der Felsenbeinpyramide liegt der Porus acusticus int., unterhalb desselben das Foramen jugulare. Die Partes laterales ossis occipitalis werden durchsetzt von dem Canalis hypoglossi und dem Canalis condyloideus.

Nach unten bezogen entspricht die hintere Schädelgrube teils dem Planum nuchale (welches Ursprungs- und Insertionsflächen für die Nackenmuskulatur bietet), teils, im Bereiche des Clivus, der oberen Pharynxwand vor der Insertion des M. constrictor pharyngis sup. am Tuberculum pharyngeum.

Wenn wir die Beziehungen der Schädelgruben zusammenfassen, so ergeben sich solche für die vordere Schädelgrube zur Augen- und Nasenhöhle, für die mittlere Schädelgrube zur Regio infratemporalis und pterygoidea, zur Paukenhöhle, zum Labyrinth und zum Sinus sphenoidalis, für die hintere Schädelgrube zum Wirbelkanal, teilweise auch zum Pharynx. Die Beziehungen zwischen der vorderen Schädelgrube, der Orbita und der Nasenhöhle sollen später (Topographie der Orbita und der Nasenhöhle) besprochen werden, diejenigen der mittleren Schädelgrube zum Labyrinth und zur Paukenhöhle bei der Schilderung der Topographie dieser beiden Räume.

Festigkeit einzelner Teile des Schädels. Schon die oberflächliche Untersuchung des Schädels von der Seite oder des Schädelgrundes von oben her lässt die Zusammensetzung aus Abschnitten von verschiedener Festigkeit erkennen. Die Tatsache ist von praktischer Wichtigkeit, weil sie Schlüsse ermöglicht über die Resistenz, welche einzelne Abschnitte gegen äussere Gewalt (Schlag auf den Schädel, Fall usw.) aufweisen. So nehmen Frakturen der Schädelbasis einen mehr oder weniger typischen Verlauf, indem sie bestimmte Gebilde (Innen- und Mittelohr, Gefässe) öfter in Mitleidenschaft ziehen.

Bei der Betrachtung des Schädels von der Seite her lassen sich festere „Strebepfeiler" nachweisen (in der Fig. 10 punktiert und mit I—IV bezeichnet), welche einen annähernd vertikalen Verlauf nehmen. Ein vorderer Pfeiler (I) geht vom Processus alveolaris des Oberkiefers in der Gegend des ersten Prämolarzahnes und des Eckzahnes senkrecht nach oben; er wird durch den Körper des Oberkiefers, den Processus frontalis maxillae und die Squama frontalis gebildet. Nach hinten schliesst sich fast unmittelbar ein zweiter Pfeiler an (II); derselbe geht von dem Proc. alveolaris in der Gegend der Molarzähne aus und wird gleichfalls durch den Oberkieferkörper sowie durch das Jochbein, den Proc. zygomaticus ossis frontalis und die Schuppe des Os frontale gebildet. Die festere Knochenmasse des Margo supra- und infraorbitalis verbindet die Pfeiler I und II untereinander. Ein dritter kurzer, aber breiter Strebepfeiler (III) geht von dem Proc. mastoides und dem angrenzenden Teile des Os occipitale aus und zieht sich auf dem hintersten Teil des Os parietale weiter. Dieser Pfeiler steht vorn mittelst des Joch-bogens mit dem zweiten Pfeiler in Verbindung. Ein vierter Pfeiler endlich (IV) wird in der Medianlinie durch die Schuppe des Os occipitale hergestellt.

Eine Schwächung der Schädeldecke durch grössere Öffnungen in den Knochen findet nicht statt. Ganz anders verhält sich die Schädelbasis (Fig. 11). Auch hier wechseln massigere Partien (punktiert angegeben) mit weniger resistenten ab, doch müssen auch die Öffnungen zum Durchtritt der Nerven und Gefässe bei der Abschätzung der Festigkeit der Schädelbasis in Betracht gezogen werden. Sehr häufig zeigen Frakturlinien einen Verlauf, der die festeren Teile der Schädelbasis vermeidet, um dagegen die Öffnungen in mehr oder weniger typischer Weise zu verbinden. Eine mächtige mediane Zone zieht von der Protuberantia occipitalis int. zum hinteren Rande

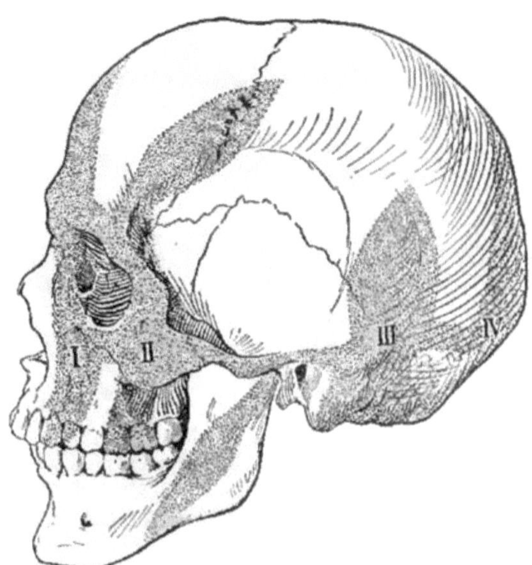

Fig. 10. Seitenansicht des Schädels, mit den festeren Strebepfeilern, I—IV.

Zum Teil nach Poirier. Anatomie chirurgicale 1892.

des Foramen occipitale magnum, begrenzt dasselbe und erreicht vorn die Sella turcica. Sie entspricht der Pars basilaris, den Partes laterales und der medianen Partie der Squama ossis occipitalis, sowie dem Körper des Sphenoids. Nach hinten geht sie in den hinteren vertikalen Pfeiler (IV der Fig. 10) über. Seitlich von dem For. occipitale magnum hängt diese Zone mit dem III. vertikalen Pfeiler der Schädeldecke zusammen, welcher von der Basis der Pars mastoidea ossis temporalis ausgeht. Von dem vorderen Ende der medianen Zone an der Lehne des Türkensattels zieht sie sich lateral und nach vorne als eine festere Zone weiter, welche dem vordersten Teile der grossen Keilbeinflügel entspricht und in den II. vertikalen Strebepfeiler der Fig. 10 übergeht. Von den auf Fig. 11 rot angegebenen Frakturlinien verläuft die eine quer durch den Türkensattel (selbstverständlich ist hier die Resistenz des Knochens je nach der Grösse und Ausdehnung des Sinus sphenoidalis eine verschiedene) und reicht von dem Foramen rotundum der einen Seite bis zu dem Foramen lacerum und dem Foramen spinosum der anderen Seite. Eine zweite Frakturlinie beginnt rechterseits am Canalis hypoglossi und erreicht über das For. jugulare und den Porus acusticus int. das For. spinosum, um von hier aus lateralwärts abbiegend die Schuppe des Schläfenbeines zu durchsetzen. Diese Frakturlinie, welche die Spitze der sonst so massigen Schläfenbeinpyramide abtrennt, verbindet also die drei übereinander liegenden Öffnungen des

Canalis hypoglossi, des Foramen jugulare und des Porus acusticus int.; sie wird das
Labyrinth eröffnen oder doch dicht an der knöchernen Schnecke vorbei gehen. Eine
dritte typische Frakturlinie geht von dem Foramen spinosum über das Foramen ovale
zum Foramen rotundum und zum Foramen opticum, trennt den Processus clinoideus
ant. von dem kleinen Keilbeinflügel und durchsetzt die Pars orbitalis ossis frontalis.

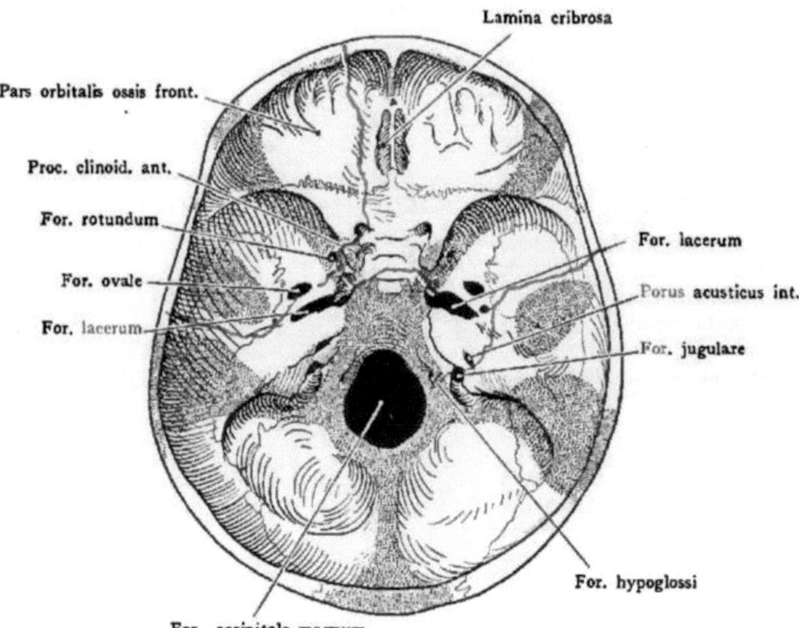

Fig. 11. Schädelbasis mit einigen Frakturlinien (rot).
Die festeren Partien sind punktiert angegeben. Zum Teil nach Poirier, Anat. chirurgicale 1892.

Dieser Verlauf ist wichtig, da er, besonders wenn der Processus clinoideus anterior
der Gewalt weicht und sich ablöst, die Augenmuskelnerven und den N. opticus innerhalb der Schädelhöhle gefährdet; auch kann der Sinus cavernosus verletzt werden.

Dura mater und Sinus venosi. Die Dura mater bildet eine Schicht, welche
einerseits als Periost in innigem Zusammenhange mit der inneren Fläche der Schädelknochen steht, andererseits zum Gehirne Beziehungen besitzt, indem sie sich durch
die Ausbildung von lamellenartigen Fortsätzen zwischen die einzelnen Hirnabschnitte
lagert, dieselben stützt und in ihrer Lage erhält. Solche Fortsätze sind die Falx cerebri
zwischen den beiden Grosshirnhemisphären, das Tentorium cerebelli zwischen den Lobi
occipitales der Grosshirnhemisphären und dem Kleinhirn. Eine weitere Bedeutung
kommt der Dura mater dadurch zu, dass sie die grossen venösen Blutleiter (Sinus
durae matris) einschliesst, welche teils aus den Schädelwandungen (Vv. diploëticae),
teils aus der Dura mater selbst (Vv. meningeae) und drittens aus dem Gehirne und der
Augenhöhle ihre Zuflüsse erhalten.

Dass die Dura mater in grosser Ausdehnung von den platten Knochen des Schädeldaches abgetrennt werden kann, lässt sich bei Autopsien leicht feststellen. Diese Tatsache erklärt auch die bei Verletzung der A. meningea media auftretende Abhebung

der Dura von den Knochen und die Möglichkeit der Bildung grosser Blutextravasate zwischen Dura mater und Schädeldecke, welche die Aufsuchung und Unterbindung der verletzten Arterien indizieren.

Die Verbindung der Dura mater mit den Knochen der Schädelbasis ist dagegen im allgemeinen eine innigere; besonders dort, wo Nerven die Schädelbasis durchsetzen, hängt die Dura mater mit der Scheide der Nerven zusammen und bewirkt eine Fixation der Nervenstämme in den betreffenden Öffnungen, indem sie sich an die Ränder der letzteren befestigt. Besonders innig hängt die Dura mater an den Nähten mit den Knochen zusammen.

Der doppelten Rolle, welche die Dura mater einerseits als Periost der inneren Fläche des Schädels, andererseits als Hülle des Gehirns spielt, entspricht auch ihre Struktur; die äussere Schicht (Periost) ist mehr locker und enthält eine grössere Menge von kleinen für die Knochen bestimmten Gefässen, die innere Schicht ist derber, sehniger und gefässärmer. Beide Schichten hängen jedoch so innig untereinander zusammen, dass sie bloss präparatorisch voneinander zu trennen sind.

Von den blätterartigen Fortsätzen der Dura mater, welche sich zwischen Hirnteilen einlagern, erstreckt sich die Falx cerebri, an Höhe allmählich zunehmend, von der Crista galli bis zur Protuberantia occipitalis int. (s. Fig. 12). Sie geht von den Rändern des Sulcus sagittalis ab und schliesst mit dem letzteren zusammen den Sinus sagittalis sup. ein, während an ihrem freien, abwärts konkaven Rande der Sinus sagittalis inf. liegt. Hinten verbindet sich die Falx mit dem Tentorium cerebelli und trennt die beiden Grosshirnhemisphären voneinander, indem sie, wenigstens in ihrer hinteren Partie, die obere Fläche des Balkens erreicht.

Von grösserer Bedeutung für die Einteilung des Schädelraumes in topographischer Hinsicht erweist sich das Tentorium cerebelli. Dasselbe geht mit seiner Befestigung von der Protuberantia occipitalis int. längs des Sulcus transversus zur Crista petrosa und von dort über den in das Cavum Meckelii an der Felsenbeinspitze eintretenden N. trigeminus, sowie über den Sinus cavernosus hinweg bis zum Proc. clinoideus ant. Das Tentorium bildet eine Platte, in welcher ein Ausschnitt dem Hirnstamme den Durchtritt nach oben gestattet. Der freie Rand der Tentoriumplatte begrenzt mit dem Dorsum sellae eine Öffnung, welche sich in Form eines „Spitzbogens" (Gegenbaur) nach hinten auszieht. Man kann das Tentorium als oberste Abgrenzung eines Raumes ansehen, dessen knöcherne Wandungen durch die hintere Schädelgrube geliefert werden. Derselbe geht unten durch das Foramen occipitale magnum in den Rückgratskanal über, während er oben mittelst der Öffnung in der Tentoriumplatte mit dem übrigen Schädelraum in Verbindung tritt. Der durch das Tentorium und die hintere Schädelgrube abgegrenzte Raum kann als Cavum cranii minus von einem Cavum cranii majus unterschieden werden, welches dem übrigen Teile des Cavum cranii entspricht und durch die Falx cerebri eine unvollständige Einteilung in eine linke und eine rechte Hälfte erfährt. Im Cavum cranii minus liegen die Kleinhirnhemisphären, die Medulla oblongata, das Mittelhirn, die Austrittstellen der grossen Gehirnnerven (mit Ausnahme der Nn. optici und olfactorii), und die erste (intracraniale) Strecke ihres Verlaufes. In dem Cavum cranii majus liegen von Hirnteilen: die Grosshirnhemisphären, die Nn. optici, die Nn. olfactorii mit den Bulbi der Nn. olfactorii. Das Cavum cranii majus steht bloss mit dem Cavum cranii minus in ausgiebiger Verbindung; sein Boden wird durch die mittlere und die vordere Schädelgrube gebildet.

Ausser durch ihren Inhalt unterscheiden sich die beiden Abteilungen auch dadurch, dass die Eröffnung des Cavum cranii majus leicht auszuführen ist, z. B. behufs Aufsuchung der A. meningea media oder der motorischen Bezirke der Grosshirnrinde im Gyrus centralis ant. und post. An der Basis kann man sogar bis zum Trigeminusganglion vordringen und dasselbe entfernen, während der grösste Teil der unteren Fläche der hinteren Schädelgrube durch die bis zur Linea nuchae suprema reichenden

Ansätze der Rückenmuskulatur bedeckt wird. Von der Seite her ist nur der Sinus transversus hinter dem Processus mastoideus zu erreichen.

Topographie der Sinus durae matris und der Grosshirnnerven innerhalb der Schädelhöhle. Die Dura mater begrenzt (s. Fig. 12) ein System von untereinander zusammenhängenden venösen Räumen, welche, in die Dura mater eingeschlossen, ihre Zuflüsse teils aus den Wandungen des Schädels, teils aus dem Gehirn erhalten. Sie zeichnen sich vor den übrigen grossen Venenstämmen des Körpers dadurch aus, dass ihre Wandung durch das Gewebe der Dura mater ersetzt wird; infolge der straffen Beschaffenheit der harten Hirnhaut klafft das Lumen beim Anschneiden und fällt auch bei gesteigertem Drucke innerhalb der Schädelhöhle nicht zusammen.

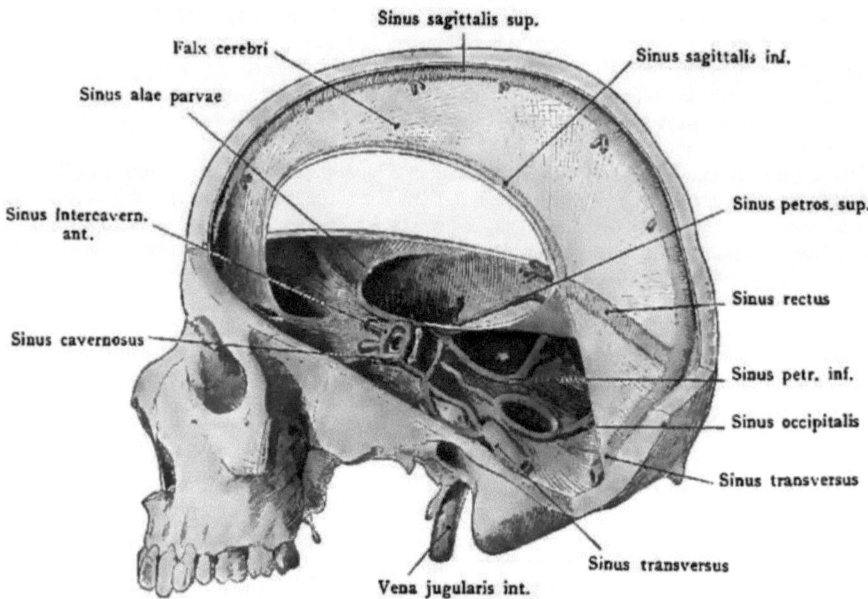

Fig. 12. Topographie der Sinus durae matris.

Den Hauptabfluss besitzen sie durch das Foramen jugulare in die Vena jugularis interna; andere Abflüsse stehen mit den Venae vertebrales des Rückenmarkskanals und mittelst der Emissaria mit den Venen der Kopfschwarte in Zusammenhang. Als kleinere, in der Beschreibung nicht weiter zu berücksichtigende Sinusbildungen seien angeführt: der Sinus occipitalis (von der Protuberantia occipitalis int. zum hinteren Umfange des For. occipitale magnum), der Sinus petrosus inf., der Sinus sagittalis inf. (am unteren Rande der Falx cerebri), der Sinus alae parvae. Von den grösseren Sinus sind paarig die Sinus transversi, die Sinus petrosi superiores und die Sinus cavernosi, welch' letztere durch die Sinus intercavernosi untereinander in Verbindung stehen.

Von aussen erreichbar kommen für das chirurgische Eingreifen in Betracht bloss der Sinus sagittalis sup. und der Sinus transversus. Der erstere verläuft von dem Foramen caecum bis zur Protuberantia occipitalis int., in der Mehrzahl der Fälle um ein geringes nach rechts von der Medianlinie. Er liegt in der an den Rändern des Sulcus sagittalis angewachsenen Falx cerebri, seine Wandungen werden durch den Sulcus sagittalis und die hier auseinanderweichenden Blätter der Falx cerebri gebildet; er nimmt, abgesehen von zahlreichen Vv. diploëticae, auch Venen von der Konvexität der Grosshirnhemisphären in der Nähe der Mantelkante auf, sowie auch Verbindungsäste von den Vv. meningeae mediae. Ausserdem münden die Venen der Emissaria parietalia, welche in den For. parietalia die Schädelkapsel durchsetzen, in den Sinus sagittalis sup. und setzen ihn mit dem Venengeflechte der Kopfschwarte in Verbindung. Zahlreiche seitliche Ausbuchtungen (Lacunae laterales) des Sinus sagittalis sup. nehmen die venösen Zuflüsse auf und lagern sich in die beiderseits von dem Sulcus sagittalis angeordneten Foveolae granulares(Pac-chioni). Die Verdünnung der Schädeldecke kann im Bereiche dieser seit-lichen Ausbuchtungen eine beträchtliche wer-den, so dass in vielen Fällen bloss eine dünne Knochenschicht die La-cunae laterales von dem äusseren Perioste der Schädeldecke trennt. Die Lacunae laterales und der Sinus sagittalis sup. zei-gen eine Beziehung zu der Arachnoidea des Gehirns in der Ausbildung der Granulationes arachno-ideales (Pacchioni), kol-

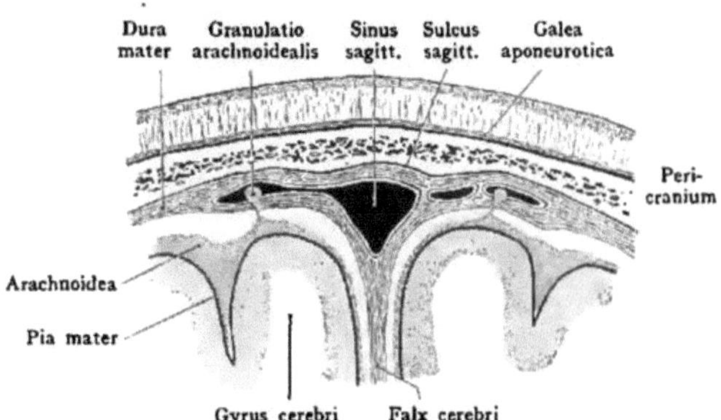

Fig. 13. Frontalschnitt durch die Schädeldecken. Sinus sagittalis sup. und Granulationes arachnoideales (Pacchioni). Arachnoidea rot. Nach einem Mikrotomschnitte.

benartiger Wucherungen der Arachnoidea, welche sich in die Lacunae laterales vor-stülpen und das Lumen derselben häufig ganz in Anspruch nehmen (Fig. 13). Sie finden sich, allerdings seltener, auch im Bereiche anderer Sinus durae matris; beträcht-lich gesteigert ist jedoch ihre Zahl an dem Sinus sagittalis sup.

Der Sinus sagittalis superior erreicht hinten sein Ende an der Protuberantia occipitalis interna. Hier mündet in ihn ein der in dem Ansatze der Falx cerebri an das Tentorium (Fig. 12) verlaufende Sinus rectus, sowie auch der kleine und unwichtige, von dem hinteren Umfange des Foramen occipitale magnum nach hinten zur Protuberantia occipitalis interna verlaufende Sinus occipitalis. Von der Vereinigungsstelle der drei erwähnten Sinusbildungen, dem Confluens sinuum, verläuft der Sinus transversus in dem Sulcus transversus und dem in der Pars mastoidea ossis temporalis ausgehöhlten Sulcus sigmoides bis zum Foramen jugulare, um hier fast rechtwinklig abzubiegen und in die als Bulbus venae jugularis ausgeweitete erste Strecke der V. jugularis interna überzugehen. Der rechte Sinus transversus ist in der Regel stärker ausgebildet, eine Tatsache, die sich vielleicht durch die Rückbildung der linken V. cava sup. beim Menschen erklären lässt (Bluntschli). Der Verlauf des Sinus transversus entspricht nach aussen hin der Linea nuchae suprema mit den Ansätzen der Mm. trapezius und sternocleidomastoideus. Die Wandungen dieser Strecke werden durch den Sulcus trans-versus und durch die beiden Blätter des Tentorium gebildet, welche sich an die Ränder des Sulcus ansetzen. Die erste Strecke des Verlaufes ist eine recht konstante; die-jenige Strecke jedoch, welche vom Übergang auf die innere Fläche der Pars mastoidea ossis temporalis bis zum For. jugulare reicht, zeigt häufige und praktisch sehr wichtige Variationen (s. Gehörorgan), indem der Sulcus transversus (und mit ihm der Sinus) sich verschieden weit lateralwärts in die Pars mastoidea vorbuchtet. Bald wird der Sinus durch eine mächtige, von den Cellulae mastoideae durchsetzte Knochenschicht von der äusseren Oberfläche des Proc. mastoides getrennt, bald geht die lateralwärts gerichtete Ausbiegung des Sinus so weit, dass die äussere Wand bloss durch eine dünne

Knochenlamelle dargestellt wird. Die Zufälle, welche bei der Eröffnung des Antrum mastoideum durch Anstich des Sinus transversus entstehen können, ferner die Aufsuchung des Sinus selbst, sollen später bei der Besprechung der Topographie des Mittelohres abgehandelt und veranschaulicht werden.

Sinus cavernosus. Er liegt dem seitlichen Teile des Türkensattels an (Figg. 14 u. 17), indem er sich von der Spitze der Schläfenbeinpyramide bis zur Fissura orbitalis sup. erstreckt. Von vorne her kommend mündet die Vena ophthalmica in ihn ein, von hinten her die Sinus petrosus sup. et inf. und die Vv. basilares, welch' letztere sich auf dem Clivus sammeln. Beide Sinus cavernosi stehen durch Queranastomosen (Sinus intercavernosus ant. et post.) in Verbindung, und bilden so einen venösen Ring,

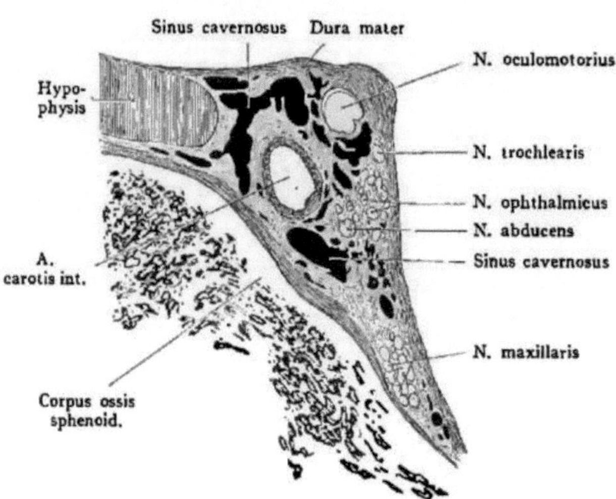

Fig. 14. Frontalschnitt durch die Mitte der Hypophyse und der Sella turcica. A. carotis int., Sinus cavernosus, Augenmuskelnerven N. ophthalmicus und N. maxillaris.
Nach einem Mikrotomschnitte.

welcher die Hypophysis umgibt (Sinus circularis). Der Sinus cavernosus zeichnet sich vor den übrigen Blutleitern der harten Hirnhaut dadurch aus, dass sein Lumen von einer grossen Anzahl von Bindegewebsbalken durchsetzt wird, welche auf Querschnitten den Eindruck erwecken, als ob es sich hier um ein echtes kavernöses Gewebe handelte. Auch in seinen topographischen Beziehungen nimmt der Sinus cavernosus eine besondere Stellung ein, indem er sowohl die Endstrecke der A. carotis int. (von der inneren Öffnung des Canalis caroticus auf der Spitze der Schläfenbeinpyramide an) umschliesst, als auch die drei Augenmuskelnerven teils in seine Wand aufnimmt (N. oculomotorius, N. trochlearis), teils umgibt (N. abducens). Auch zwischen den beiden ersten Ästen des N. trigeminus (N. ophthalmicus und N. maxillaris) und dem Sinus cavernosus bestehen innige Beziehungen.

Die Figur 14 veranschaulicht diese Verhältnisse auf einem Frontalschnitte; die Figur 15 zeigt die Lage der A. carotis int. zu den Nerven nach Entfernung des Sinus cavernosus. Die Bindegewebsbalken, welche den Sinus durchsetzen, heften sich auch an die Wand der A. carotis int.; auf dem in Fig. 14 dargestellten Frontalschnitte sind diese Balken stark ausgebildet und bloss in geringem Umfange tritt der Sinus cavernosus bis an die Arterie heran. Medianwärts liegt der Querschnitt der Hypophysis und das Lumen des Sinus cavernosus. In der Nähe der lateralen Wand der Arterie, aber immerhin durch Bindegewebsmassen davon getrennt, liegt der Querschnitt des N. abducens; der lateralen Wand des Sinus angeschlossen, also in der Dura mater eingelagert (von oben nach unten aufgezählt), die Querschnitte des N. oculomotorius, des N. trochlearis und des N. ophthalmicus. Noch weiter abwärts, kaum noch in Beziehung zur Wand des Sinus cavernosus, liegt der Querschnitt des N. maxillaris. Von dem N. abducens wird hervorgehoben, dass er in dem Sinus eingeschlossen zur Fissura orbitalis sup. verläuft, eine Angabe, deren Richtigkeit sich nicht ohne weiteres aus der Figur 14 ergibt, indem die Beziehungen des N. oculomotorius zum Sinuslumen mindestens ebenso eng erscheinen, als diejenigen des N. abducens. Es mag wohl von der Stärke der den Sinus durchsetzenden Bindegewebsbalken abhängen, ob der N. abducens rings vom Sinuslumen umschlossen wird oder nicht. Die Quer-schnitte der Nn. ophthalmicus und maxillaris stellen nicht solide Massen dar, sondern zahlreiche durch ziemlich starke Bindegewebsbalken voneinander getrennte Bündel.

Die gegenseitige Lage der Nerven und Gefässe geht aus den Figg. 15 und 16 hervor. Der N. oculomotorius geht vor der Brücke in dem Winkel, den die Pedunculi cerebri bilden, von dem Gehirnstamme ab und verläuft zwischen der A. cerebri post. und der A. cerebelli sup. gegen den Proc. clinoideus post. lateralwärts, von welchem er in die Dura eintritt. Er gelangt am weitesten oben von sämtlichen Augenmuskel-nerven, lateralwärts von der letzten Biegung der A. carotis int., in die Fissura orbitalis superior. Der N. trochlearis ist in Fig. 16 in seinem Ursprunge von dem Gehirn-

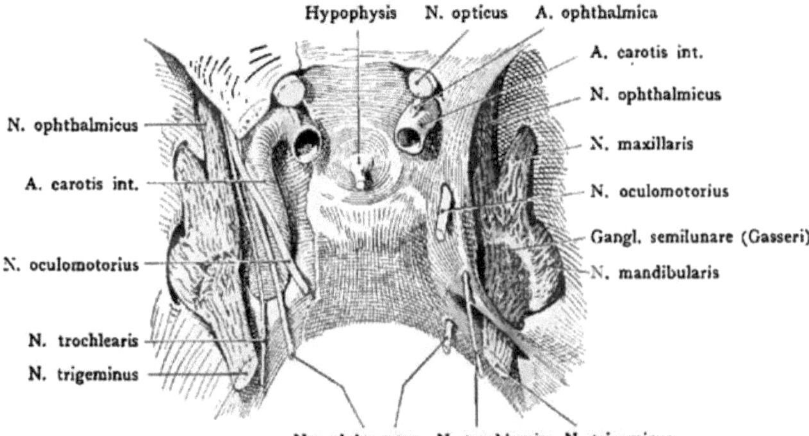

Fig. 15. Topographie der Endstrecke der A. carotis interna, der Augenmuskelnerven und des Ganglion semilunare (Gasseri).
Linkerseits ist die Dura mater entfernt. Die Grenzen des Sinus cavernosus sind nicht dargestellt worden.

stamme hinter den Vierhügeln am Velum medullare ant. dargestellt. Er verläuft um die Pedunculi cerebri lateralwärts zum vorderen Ende der Ansatzlinie des Tentorium, wo er hinter dem N. oculomotorius in die Dura mater eindringt, um fernerhin in der lateralen Wand des Sinus cavernosus, über dem N. ophthalmicus zu liegen, dem er sich im übrigen eng anschliesst. Er geht gleichfalls durch die Fissura orbitalis superior in die Orbita. Der N. trigeminus durchsetzt mit seinem Ursprunge die Brücken-arme und gelangt an der Spitze der Schläfenbeinpyramide unter einer Brücke der Dura mater in das Cavum Meckelii, wo die sensible Portion das Ganglion semilunare (Gasseri) bildet. Das Cavum Meckelii wird durch eine Spaltung der Dura mater in ihre beiden Blätter begrenzt, indem das eine Blatt als Periost die Impressio trigemini s. Meckelii an der oberen und vorderen Fläche der Schläfenbeinpyramide in der Nähe der Pyramiden-spitze überkleidet, das andere Blatt über dem Ganglion semilunare und den drei aus dem Ganglion hervorgehenden Ästen des N. trigeminus hinwegzieht, um sich lateral von dem Foramen ovale und dem For. rotundum mit dem tiefen Blatte wieder zu vereinigen. Medianwärts von dem Ganglion semilunare und dem N. ophthalmicus tritt die A. carotis int. aus der inneren Öffnung des Canalis caroticus zur Seite des Sphenoidkörpers empor, vom Sinus cavernosus eingeschlossen, welch' letzterer noch an den N. ophthalmicus heranreicht (Fig. 14). Unmittelbar nach hinten von dem sehr kurzen aus dem Foramen ovale austretenden N. mandibularis gelangt die A. meningea media durch das Foramen spinosum in die Schädelhöhle. Das Ganglion semilunare wird durch einen Ast der A. meningea media versorgt (A. meningea parva), welcher ausserhalb des Schädels entspringt und durch das Foramen ovale in das Cavum

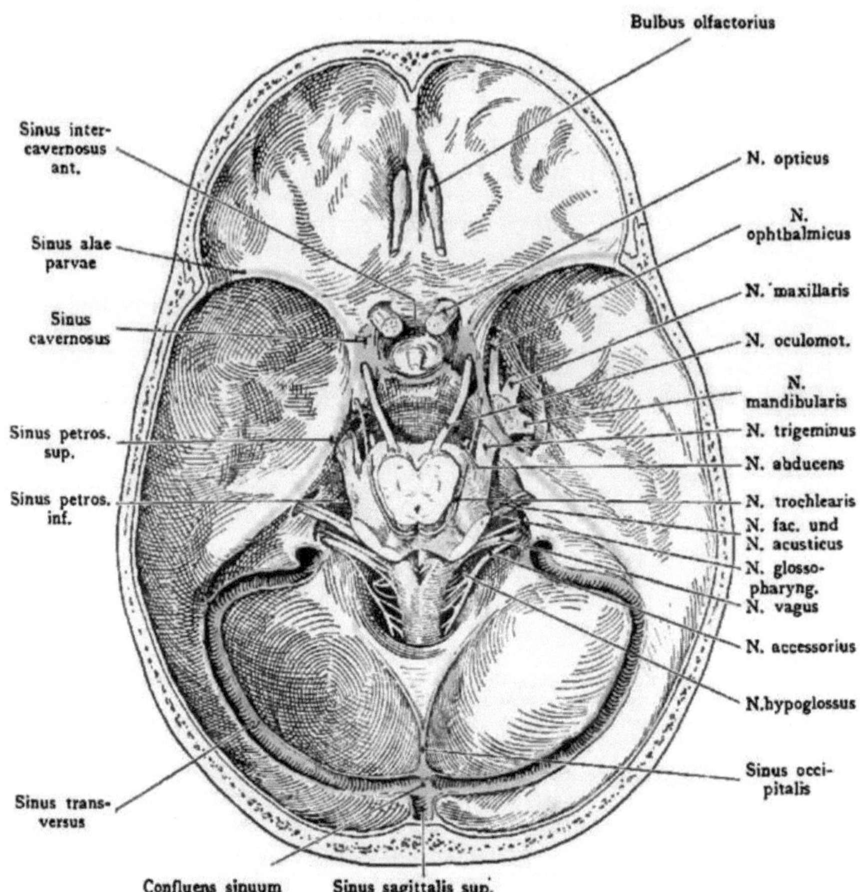

Fig. 16. Schädelbasis mit den Sinus durae matris und den intrakranialen Strecken der Hirnnerven. Nach einem Präparate der Basler Sammlung.

cranii eintritt. Ein stark entwickelter Sinus sphenoidalis kann bis an das Cavum Meckelii heranreichen (s. Topographie der Sinus paranasales) und stellt möglicherweise eine Bahn dar, auf welcher eine Entzündung von der Nasenhöhle aus auf das Ganglion semilunare, sowie auf den N. trigeminus übergreifen kann.

Topographie der intrakranialen Strecken der Hirnnerven (Fig. 16). Von den Hirnnerven, welche den Boden der hinteren Schädelgrube durchsetzen, liegen die Austrittsstellen der Nn. VII—XI nahe beisammen. Der N. acusticus und der N. facialis treten in den Porus acusticus internus ein (Fig. 16); etwas tiefer konvergieren die Nn. glossopharyngeus, vagus und accessorius gegen die vordere Abteilung des Foramen jugulare, noch tiefer gelangt der N. hypoglossus durch den Canalis hypoglossi in der Pars lateralis ossis occipitalis nach aussen. Nicht selten verlaufen Frakturlinien der Basis cranii vom Canalis hypoglossi aus über das Foramen jugulare und den Porus acusticus internus zum Foramen lacerum und können Läsionen der austretenden Nervenstämme, besonders des N. facialis und des N. acusticus, herbeiführen. (S. die Bemerkungen über Verlauf der Basisfrakturen und Fig. 11.)

Topographie der Hypophysis und der Sinus cavernosi. Die Topographie der Hypophysis kann neuerdings, wegen der zur Exstirpation von Hypophysistumoren

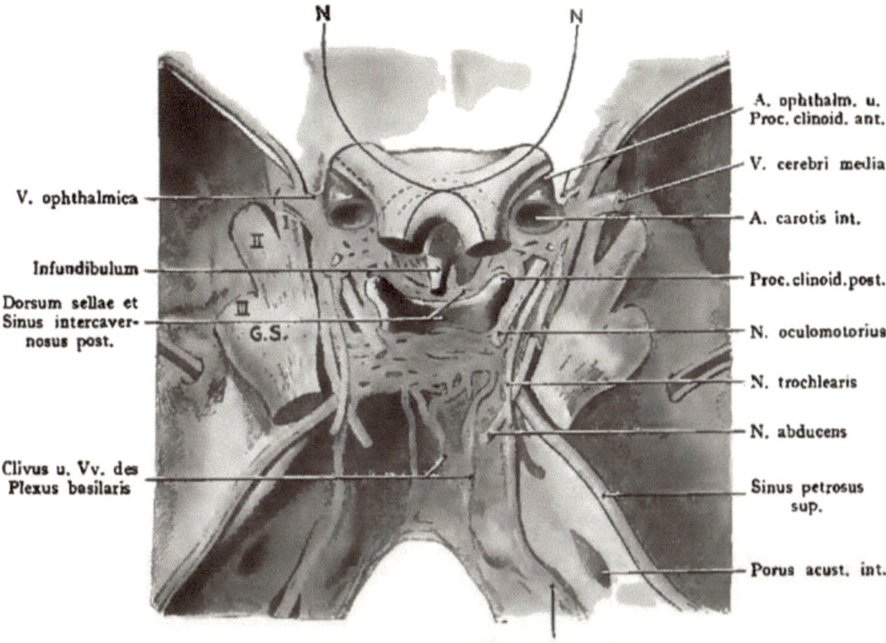

Fig. 17. Topographie der Hypophysis, des Chiasma nervorum opticorum und des Sinus cavernosus. Für die Darstellung des Sinus cavernosus ist eine Abbildung von Toldt benützt worden. N N Fasern aus den nasalen Hälften der Retina, die sich im Chiasma nerv. opticorum kreuzen.

vorgenommenen Operationen ein grösseres Interesse beanspruchen. Sie wird durch die Figg. 17 und 18 veranschaulicht.

Die Hypophysis liegt in der Fossa hypophyseos und erstreckt sich von dem Tuberculum sellae bis zur vorderen Fläche des Dorsum sellae; in transversaler Richtung entspricht ihre Ausdehnung etwa der Verbindungslinie der beiden Proc. clinoidei medii. Das in eine Kapsel eingeschlossene Gebilde besteht aus einem vorderen (drüsigen) Abschnitte, welcher sich aus dem Ektoderm am oberen Ende der Rachenhaut vor dem Durchbruch der letzteren bildet, und einem hinteren (nervösen) durch das Infundibulum mit dem Boden des mittleren Ventrikels in Verbindung stehenden Abschnitte.

Von oben her wird die Hypophysis bedeckt und von dem Chiasma nerv. opticorum getrennt durch die Dura mater, welche sich von den Proc. clinoidei ant. zu den

Proc. clinoidei post. und zum Dorsum sellae erstreckt. Diese Platte der Dura mater
(Diaphragma sellae) weist in ihrer Mitte eine Öffnung auf, durch welche das Infundibulum hindurchtritt, um sich mit dem hinteren Abschnitte der Hypophysis zu verbinden. Lateralwärts geht die Dura mater auf den Sinus cavernosus über, um dessen
obere und laterale Wand zu bilden. Die Sinus cavernosi grenzen mehr oder weniger
ausgedehnt an den lateralen Umfang der Hypophysis; es sind diese Verhältnisse insofern auch einer grossen Variabilität unterworfen, als die Sinus cavernosi bei Kindern

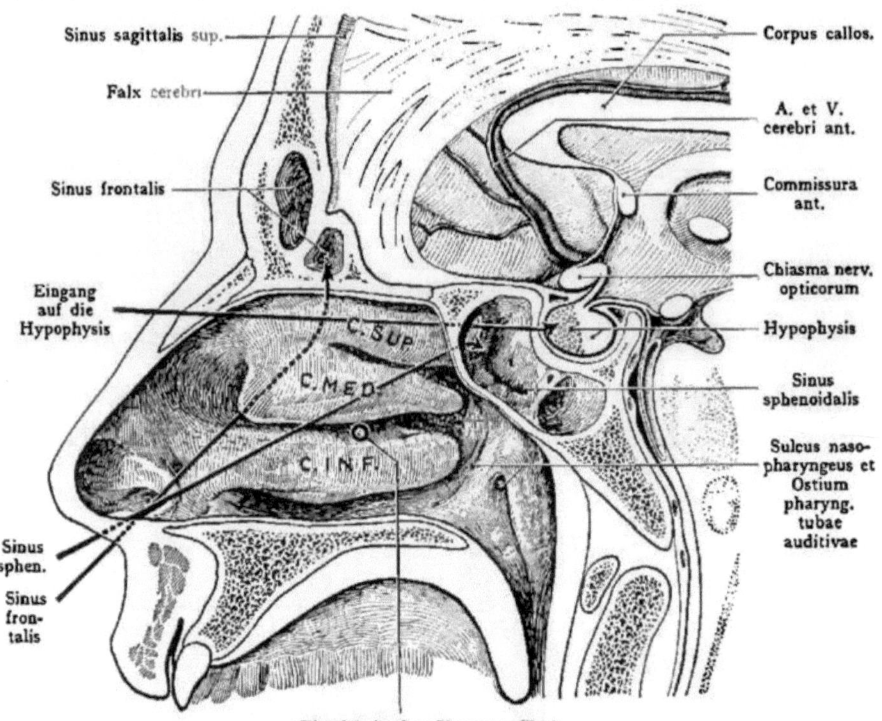

Fig. 18. Medianschnitt durch die Nasenhöhle, den Sinus sphenoidalis und die Hypophysis, zur Veranschaulichung der operativen Erreichbarkeit der Hypophysis sowie der Wege, auf welchen eine
Sondierung des Sinus frontalis und des Sinus sphenoidalis vorgenommen werden kann.

eher aus einem Venengeflechte, beim Erwachsenen dagegen aus sinusartigen Räumen
bestehen (Luschka), indem die Scheidewände zwischen den einzelnen Venen sich im
Laufe der Zeit reduzieren, so dass die letzteren in weite Kommunikation miteinander
treten (Fig. 14 von einem jugendlichen Individuum). In allen Fällen werden die
beiden Sinus cavernosi durch Venen, welche bogenförmig vorne und hinten im Diaphragma sellae verlaufen, untereinander in Verbindung gesetzt (Sinus intercavernosi)
(Fig. 17). Ausserdem finden sich auch am unteren Umfange der Hypophysis kleinere
Venen, welche die Sinus cavernosi verbinden.

Beziehungen der Hypophysis ergeben sich: 1. nach oben zum Chiasma
nerv. opticorum und zum Tractus opticus, von welchen die Hypophysis durch das
Diaphragma sellae turcicae getrennt wird. Dessenungeachtet kann die infolge einer
Geschwulstbildung nach oben sich · ausdehnende Hypophysis einen Druck auf das

Chiasma ausüben, welcher gerade die im Chiasma sich kreuzenden, aus den nasalen Hälften der Retina stammenden (in Fig. 17 mit N N bezeichneten) Fasern treffen wird. Daher die bitemporale Hemianopsie, welche bei Hypophysistumoren häufig angetroffen wird. Die Tractus optici ziehen seitlich, über die Hypophysis aufsteigend, zum lateralen Umfange der Pedunculi cerebri und liegen dabei über dem Dorsum sellae, indem bei der Ansicht von oben her (s. die Ansicht der Orbitae Fig. 65) die Proc. clinoidei post. beiderseits lateral von den Tractus optici sichtbar werden. 2. Hinten legt sich die Hypophysis der vorderen Fläche des Dorsum sellae an. 3. Lateralwärts ergeben sich in wechselnder Ausdehnung (s. oben) Beziehungen zum Sinus cavernosus und zu der im Sinus eingeschlossenen ersten intrakranialen Strecke der A. carotis int. (Fig. 17). Diese Arterie geht lateral vom Übergange des N. opticus in das Chiasma durch die Dura und bildet von hier an die zweite Strecke der Arterie, welche innerhalb des Subarachnoidealraumes liegt. Am Übergange der ersten in die zweite Strecke sind die Beziehungen zum N. opticus besonders innige; hier geht auch die dem unteren Umfange des N. opticus sich anschliessende A. ophthalmica ab (Fig. 17). Die Augenmuskelnerven, welche lateralwärts und oberhalb der ersten im Sinus eingeschlossenen Strecke der A. carotis int. liegen, kommen nicht mehr in Beziehung zum lateralen Umfange der Hypophysis. 4. und 5. Die Beziehungen der Hypophysis nach unten und vorne sind in operativer Hinsicht am wichtigsten, doch variieren sie je nach der Ausbildung des Sinus sphenoidalis. Ausser bei starker Reduktion des letzteren wird der vordere Umfang der Hypophysis vom Sinus sphenoidalis durch eine Knochenschicht getrennt, welche bei starker Ausbildung des Sinus (s. Fig. 18) sehr dünn sein kann. Erstreckt sich ein solcher Sinus weit nach hinten gegen den Clivus hin, so kann auch der untere Umfang der Hypophysis in dieselbe Beziehung zur Höhle kommen.

Ausser in ganz seltenen Fällen ist also der vordere, manchmal auch der untere Umfang der Hypophysis auf nasalem Wege durch den Sinus sphenoidalis hindurch erreichbar (s. Fig. 18). Die äussere Nase mit den Ossa nasalia muss dabei entweder nach oben oder nach der Seite hin zurückgeklappt werden, man eröffnet den Sinus frontalis und geht längs des Daches der Nasenhöhle nach Ausräumung der Cellulae ethmoidales auf den Sinus sphenoidalis und durch dessen hintere Wand auf die Hypophysis vor.

Topographie des Gehirnes und der Hirnhäute. Den Hauptinhalt der Schädelhöhle bildet das Gehirn mit den Hirnhäuten, welche dasselbe einschliessen.

Hirnhäute. Die deskriptive Anatomie unterscheidet die drei Hirnhäute als Dura mater, Arachnoidea und Pia mater.

Die Dura mater ist soeben im Anschluss an die Besprechung der Schädelwandung abgehandelt worden; über ihre Blutgefässversorgung wäre bloss noch nachzutragen, dass zu den Aa. meningeae mediae, welche die Hauptarterien darstellen, noch die Aa. meningeae anteriores aus der A. ethmoidalis ant. (A. ophthalmica) und die A. meningea post. aus der A. pharyngea ascendens hinzukommen. Die Nerven der Dura mater werden einerseits von dem N. ophthalmicus vor seinem Eintritt in die Augenhöhle (N. tentorii), andererseits von dem N. maxillaris und dem N. mandibularis geliefert (Nn. meningeus und spinosus). Der N. tentorii geht nach hinten und verzweigt sich zwischen den Blättern des Tentorium cerebelli; der N. meningeus verläuft mit dem vorderen Aste der A. meningea media; der N. spinosus entspringt aus dem N. mandibularis unterhalb des For. ovale und tritt mit der A. meningea media von unten her in die mittlere Schädelgrube ein. Zu diesen drei aus den Trigeminusästen entspringenden Nerven der Dura mater kommt noch der Ram. meningeus vagi, aus dem Ganglion jugulare vagi, der sich an die Wandungen des Sinus transversus und des Sinus occipitalis verzweigt.

Arachnoidea und Pia mater (Fig. 13). Diese beiden Schichten, welche in der deskriptiven Anatomie getrennt behandelt werden, gehören in topographischer Hinsicht zusammen, insofern sie durch Bindegewebsbalken verbunden werden und auch pathologische Prozesse beide Schichten gleichzeitig ergreifen können. Die Arachnoidea überzieht die grossen Furchen und Einsenkungen zwischen einzelnen Hirnabschnitten; so geht sie über die Fossa cerebri lateralis (Sylvii) hinweg, ferner über die Furche zwischen dem Lobus occipitalis und dem Cerebellum, zwischen der Brücke und den Pedunculi cerebri usw. Sie ist im Gegensatze zur Pia mater (der eigentlichen Gefässschicht) gefässarm. Die letztere dringt zwischen alle Furchen, sowohl des Gross- als des Kleinhirns, in die Tiefe, überall feine Gefässe an die oberflächliche graue Substanz abgebend. Beide Membranen hängen durch zahlreiche feine Bindegewebsbalken unter-

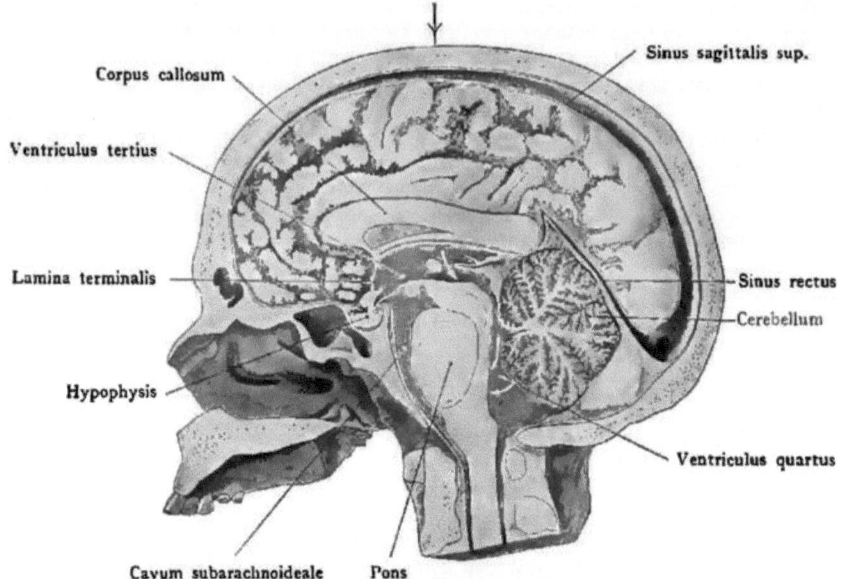

Fig. 19. Ventrikelräume und Spatium subarachnoideale (blau), dargestellt an einem Medianschnitte durch den Kopf. Nach Retzius.
Der Pfeil gibt die Richtung der Fortpflanzung des Druckes bei einer Schädelverletzung an.

einander zusammen und begrenzen so einen weiten mit lymphatischer Flüssigkeit angefüllten Raum, das Spatium subarachnoideale. Die grösseren Arterien des Gehirns treten durch das Spatium subarachnoideale hindurch, um die Pia mater, in welcher sie ihre weitere Verbreitung nehmen, zu erreichen. Die Arachnoidea wird von der Dura mater durch einen feinen Spalt (Spatium subdurale) getrennt, welcher wie das Spatium subarachnoideale als Lymphspalt oder Lymphraum zu gelten hat.

Topographie des Spatium subdurale und subarachnoideale. Beide Räume besitzen eine weite Ausdehnung im Bereiche sowohl des Gehirnes, als des Rückenmarks. Das Spatium subdurale ist innerhalb der Schädelhöhle zum grössten Teile bloss als Spalt vorhanden, setzt sich dagegen am Foramen occipitale magnum in das weite, sackartige Spatium subdurale des Wirbelkanales fort. Eine Verbindung mit dem Spatium subarachnoideale fehlt, dagegen besteht eine solche mit den Lymphgefässen der Gehirn- und Rückenmarksnerven an den Austrittstellen derselben aus der

Schädelhöhle, resp. aus dem Wirbelkanal. Längs des N. opticus (als einer eigentlich zentralen Gehirnbahn) setzt sich die Duralscheide bis zum Bulbus fort und in gleicher Ausdehnung lässt sich auch das Spatium subdurale als Spalt zwischen der Duralhülle und dem N. opticus verfolgen.

Das Spatium subarachnoideale gestaltet sich wesentlich anders. Da die Arachnoidea sich nicht bloss von den Kuppen der Grosshirnwindungen über die Sulci hinwegzieht, sondern auch dort, wo sich grössere Vertiefungen zwischen einzelnen Hirnteilen finden, dieselben überbrückt, so liegt sie der Pia mater nur da unmittelbar an, wo beide Häute auf der Kuppe einer Windung zusammentreffen. Die Verbindung wird durch die hier, wie überall sonst im Subarachnoidealraume vorhandenen Bindegewebsbalken hergestellt, dieselben sind jedoch hier viel stärker entwickelt als dort, wo die Pia mater durch einen grösseren Abstand von der Arachnoidea getrennt wird.

Das ganze von Bindegewebsbalken durchsetzte Spatium subarachnoideale ist mit lymphatischer Flüssigkeit angefüllt, so dass es mit seiner Begrenzung durch Pia und Arachnoidea, nach einem trefflichen Vergleiche, ein um die weichen Massen des Centralnervensystems herumgelegtes Wasserkissen darstellt. Dort, wo grosse Unebenheiten (besonders an der Basis) von der Arachnoidea überbrückt werden, ist der Subarachnoidealraum entsprechend weiter und stellt die sog. Cisternae dar. Von solchen werden unterschieden: die Cisterna cerebellomedullaris zwischen der oberen Fläche der Medulla oblongata und der unteren hinteren Fläche des Kleinhirns; sie geht nach unten in den Arachnoidealraum des Rückenmarks über. Die Cisterna cerebellomedullaris kommuniziert auch mittelst der als Foramen Magendii (Apertura medialis ventriculi quarti) bekannten Öffnung an der Decke des IV. Ventrikels mit dem Raume des IV. Ventrikels und weiter durch den Aquaeductus cerebri (Sylvii) mit den Gehirnventrikeln (Fig. 19). Vorne erstreckt sich als Fortsetzung des Spatium subarachnoideale des Rückenmarks die Cisterna pontis aufwärts zur Brücke. Vor der Brücke bildet die Arachnoidea, indem sie über die Pedunculi cerebri hinwegzieht, die grosse Cisterna interpeduncularis, die beiderseits in einen Subarachnoidealspalt übergeht, welcher der Fossa cerebri lateralis (Sylvii) entspricht. Hier, wie überall am Gehirne, verlaufen die grossen Arterienstämme innerhalb des Subarachnoidealraumes und werden von der Lymphe dieses Raumes umspült; es liegt also in der Cisterna interpeduncularis der Circulus arteriosus (Willisi), in dem Subarachnoidealraum der Fossa cerebri lateralis die Arteria cerebri media mit ihren grösseren Zweigen. Blutextravasate, welche von diesen Gefässen ausgehen, werden sich also zunächst in dem Subarachnoidealraume weiter verbreiten.

Die lymphatische Flüssigkeit, welche das ganze Spatium subarachnoideale anfüllt, steht mit der Flüssigkeit der Gehirnventrikel (von dem Plexus chorioideus herstammend) durch Öffnungen in Zusammenhang, von welchen das Foramen Magendii in der Decke des Ventriculus IV wohl die wichtigste ist; von geringer Bedeutung sind kleinere laterale Öffnungen dieses Ventrikels, ebenso Verbindungen zwischen dem Ventriculus lateralis der Grosshirnhemisphären und dem Spatium subarachnoideale.

Im Zusammenhange betrachtet, stellt das Spatium subarachnoideale mit den Gehirnventrikeln einen grossen Lymphraum dar, dessen Flüssigkeit sowohl in den Höhlen des Gehirns gefunden wird, als auch das Gehirn von aussen umspült. Wenn die Flüssigkeit einerseits vom Plexus chorioideus erzeugt wird, so wird sie andererseits durch die Granulationes arachnoideales (Pacchioni) wieder in den venösen Kreislauf ausgeschieden, so dass sie einem steten Wechsel unterliegen dürfte. Auch andere Abflusswege sind angegeben worden; so sollen Verbindungen mit den Lymphgefässen der Nerven bestehen; längs des N. opticus erstreckt sich der Subarachnoidealraum bis zum Bulbus, ferner längs des N. acusticus bis zum Innenohr, wo er mit dem Spatium perilymphaticum des Labyrinthes in Zusammenhang steht (s. die Bemerkungen über Infektionswege, welche vom Mittel- und Innenohr in die Schädelhöhle führen p. 175 mit Fig. 145).

Topographie des Gehirnes.

Wir unterscheiden:

1. Topographie des Gehirnes für sich (Windungen des Grosshirns, motorische Centren etc.).

2. Topographische Beziehungen zwischen der Grosshirn- und Kleinhirnoberfläche und dem Schädeldache (Topographia craniocerebralis).

3. Gefässversorgung des Gehirnes und Verlauf der grösseren Arterien.

Eine Besprechung der Lage der zentralen grauen Kerne und des Verlaufes der Gehirnfaserung würde uns zu weit führen; es sei hierfür auf die Lehrbücher der deskriptiven Anatomie resp. auf die speziellen Werke über Neurologie verwiesen.

Topographie der Gehirnfurchen und der Gehirncentren (Figg. 20 und 21). Bei der Betrachtung des Gehirnes für sich sei zunächst an die Einteilung in die Hirnlappen (Lobus frontalis, parietalis, temporalis und occipitalis) als für die allgemeine Orientierung dienlich, erinnert. Während die Kenntnis des Oberflächenreliefs des Kleinhirns bisher nur ein geringes praktisches Interesse beanspruchen kann, ist die Anordnung der Grosshirnwindungen, seitdem dieselben zu bestimmten Funktionen in Beziehung gebracht wurden, von höherer Bedeutung geworden. Drei Furchen sind zur Bestimmung der bis jetzt bekannt gewordenen Lokalisationsfelder auf der Grosshirnrinde, wie auch für ihre Projektion auf die Schädelwandung von Bedeutung (in der Fig. 20 stärker ausgezogen): erstens der Sulcus centralis (Rolando), welcher den Gyrus centralis ant. von dem Gyrus centralis post.

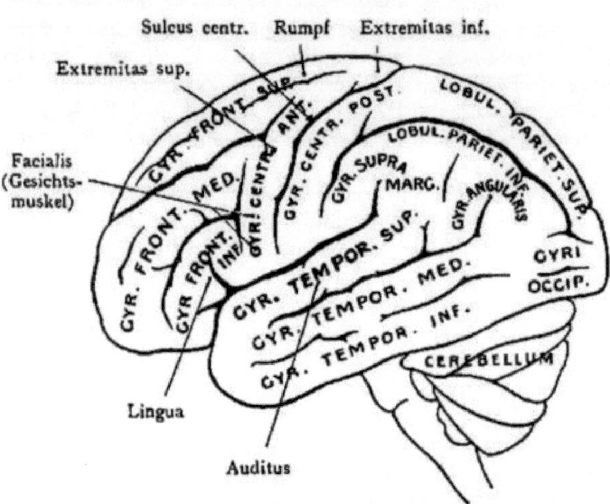

Fig. 20.   Konvexität der Grosshirnhemisphäre, mit Angabe der motorischen Centren.

Mit Benützung einer von Merkel (Handbuch der topogr. Anatomie) gegebenen Abbildung von Exner.

trennt, zweitens die Fissura cerebri lat. (Sylvii) mit ihrem vorderen kürzeren und hinteren längeren Schenkel, drittens der Sulcus parietooccipitalis, welcher mit dem Sulcus calcarinus an der medialen Fläche des Lobus occipitalis den Cuneus abgrenzt (Sehzentrum).

Zu diesen Furchen kommen: im Lobus frontalis, an der Konvexität der Grosshirnhemisphäre sichtbar, der Sulcus frontalis sup. und inf., welche den Lobus frontalis in den Gyrus frontalis superior, medius und inferior einteilen, im Lobus temporalis, von der Seite her sichtbar, der Sulcus temporalis sup. und med., zu denen an der unteren Fläche der Hemisphäre noch der Sulcus temporalis inf. kommt. In der Seitenansicht sind demnach die Gyri temporales sup., med. und inf. zu erkennen. Der Sulcus interparietalis grenzt den Gyrus centralis posterior nach hinten ab und verläuft dann etwa parallel mit der Mantelkante des Grosshirns bis auf den Lobus occipitalis; er zerlegt den hintersten Teil des Lobus parietalis in einen Gyrus parietalis superior et inferior. Der erstere fällt, teilweise über die Mantelkante übergreifend, mit dem an der medialen Fläche der Grosshirnhemisphäre sichtbaren Cuneus und Praecuneus zusammen.

Auf der medialen Oberfläche der Grosshirnhemisphäre (Fig. 21) zieht parallel mit dem Balken der Sulcus cinguli, welcher am Lobus frontalis den Gyrus frontalis sup. von dem Gyrus cinguli abgrenzt und, gegen die Mantelkante der Grosshirnhemisphäre aufsteigend, hinter dem oberen Ende des Sulcus centralis auf der Mantelkante ausläuft. Oberhalb der hintersten Strecke des Sulcus cinguli liegen die auf die mediale Fläche der Grosshirnhemisphäre übergreifenden und hier ineinander übergehenden Enden des Gyrus centralis ant. und post. (Lobus paracentralis).

Der zur Mantelkante aufsteigende Abschnitt des Sulcus cinguli (Pars marginalis) und die Fissura parietooccipitalis grenzen den Praecuneus ab; weiter hinten liegt zwischen der Fissura parietooccipitalis und der Fissura calcarina der Cuneus. Im Temporallappen folgen der Sulcus temporalis inf., die Gyri temporalis inferior und hippocampi.

In den Figg. 20 und 21 sind im Bereiche des Gyrus centralis ant. die motorischen Centren mit roter Farbe angegeben; sie stellen ein Feld dar, welches dem Gyrus centralis ant. und einem Teile der Gyri frontalis sup. und inf. entspricht. Das Centrum für die Bewegungen der unteren Extremität überschreitet die Mantelkante und umfasst an der medialen Fläche der Grosshirnhemisphäre die vordere Partie des Lobus paracentralis, in welchem sich der Gyrus centralis ant. und post. vereinigen. Dann folgen nach abwärts, an

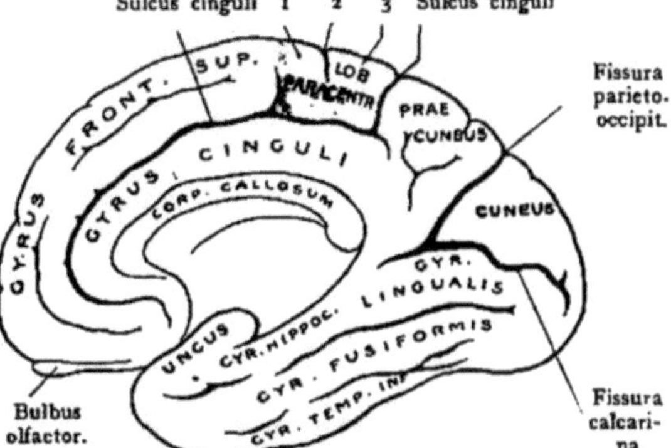

Fig. 21. Mediale Ansicht einer Grosshirnhemisphäre, mit Angabe der Windungen, des Sehcentrums (blau) und des Centrums für die untere Extremität (rot).
1 Gyrus centralis ant.   2 Sulcus centralis (Rolando).
3 Gyrus centralis post.
Mit Benützung einer von Merkel (Handbuch der topographischen Anatomie) gegebenen Abbildung von Exner.

der Konvexität der Grosshirnhemisphäre, das Centrum für die obere Extremität und dasjenige für die mimische Gesichtsmuskulatur (Facialis). In der Gegend des durch die beiden Äste der Fissura cerebri lat. gebildeten Winkels an der Spitze des Operculum und in dem angrenzenden Teile des Gyrus frontalis inf. befindet sich das motorische Sprachcentrum (Hypoglossuscentrum, auch Brocasches Centrum). Blau angegeben sind das Hörcentrum (Auditus) und das Sehcentrum. Ersteres liegt unterhalb des hinteren Astes der Fissura cerebri lat. in der ersten Temporalwindung, letzteres im Cuneus und in der Umgebung des Sulcus calcarinus, auch teilweise über die Mantelkante auf den Gyrus parietalis superior übergreifend. Die einzelnen Centren sind nicht scharf gegeneinander abgegrenzt, vielmehr trifft wohl die Annahme zu, dass sie allmählich ineinander sowie in die benachbarte graue Hirnrinde übergehen. In Fig. 20 wird im Bereiche der motorischen Zone dieser Übergang durch verschieden dichte Schraffierung der farbigen Felder veranschaulicht.

Die Erreichbarkeit der Konvexität der Grosshirnhemisphären durch Resektion eines Teiles des Schädeldaches leuchtet jedem Laien ein. Für den Praktiker wird es sich bei solchen Eingriffen, welche durch bestimmte Zustände des Gehirnes angezeigt erscheinen, zunächst darum handeln, durch eine genaue, womöglich messende Methode, Punkte an der Oberfläche der Grosshirnhemisphären in ihrer Lage zu der äusseren Oberfläche des Kopfes zu bestimmen, von denen aus sich die Lage der Hauptfurchen und damit auch der grossen Centren feststellen lässt (Topographia craniocerebralis).

Hierbei handelt es sich im wesentlichen um die Projektion des Sulcus centralis und der Fissura cerebri lat. auf die äussere Oberfläche des Kopfes. Damit wird, wie ein Blick auf die Darstellung der motorischen Centren in Fig. 20 zeigt, ohne weiteres die Lage derselben im Gyrus centralis ant. gegeben, ferner das Hörcentrum im Gyrus temporalis superior und das Sprachcentrum im Gyrus frontalis inf. Diese Bezirke kommen zunächst bei der Ausführung der Trepanation in Betracht; ihrer Bestimmung gelten zahlreiche in der Literatur niedergelegte Angaben.

Die Teilungsstelle der Fissura cerebri lat. in einen vorderen und hinteren Schenkel lässt sich innerhalb gewisser Fehlergrenzen feststellen durch die Bestimmung eines Punktes, welcher $4\frac{1}{2}$ cm (vergl. Fig. 22) oberhalb der Mitte des Jochbogens liegt. Etwas höher (5 bis $5\frac{1}{2}$ cm) liegt in einer auf dem Kiefergelenke errichteten Senkrechten

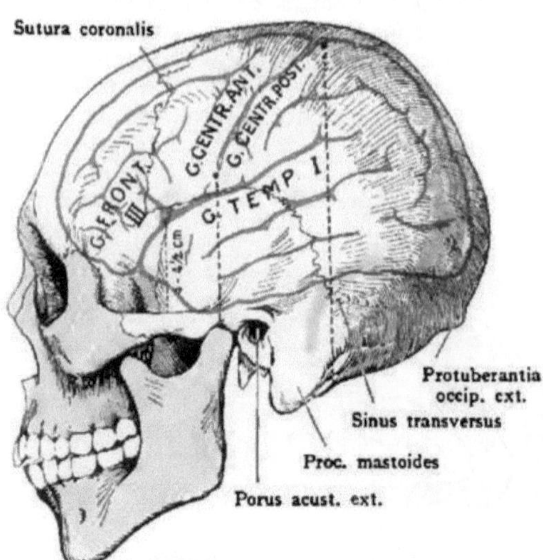

Fig. 22. Topographie der Gehirnwindungen in bezug auf die seitliche Oberfläche des Schädels.
Gesichtsteil des Schädels und Sinus transversus blau.

das untere Ende des Sulcus centralis, während das obere Ende als ein dritter Hauptpunkt festgestellt wird, indem man dicht hinter dem Processus mastoides eine Senkrechte errichtet und den Punkt bestimmt, wo dieselbe den Scheitel schneidet. Verbindet man nun die beiden zuletzt gewonnenen Punkte miteinander, so ist der Verlauf des Sulcus centralis und damit die Lage der motorischen Zone im Gyrus centralis ant. gegeben.

In manchen Fällen mag diese ältere Methode Genügendes leisten, obgleich sie auf grosse Genauigkeit keinen Anspruch erhebt. Je grösser die angebrachte Schädelöffnung, um so leichter ist natürlich die Orientierung auf der Grosshirnhemisphäre und die Wahrscheinlichkeit, das gesuchte Centrum zu finden. Weit genauer sind die in neuerer

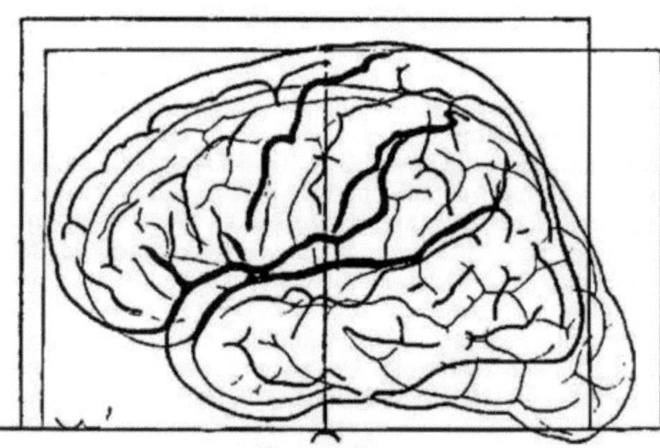

Fig. 23.

Ein frontipetales (schwarz) und ein occipitopetales (rot) Gehirn, übereinander gezeichnet, bezogen auf eine im Porus acust. ext. errichtete Vertikale. Die Fossa cerebri lat. (Sylvii) und der Sulcus centralis sind stärker angegeben worden, als die übrigen Furchen. Es soll die Variation in der Lage des Sulcus centralis bei verschiedenen Schädel- und Gehirnformen veranschaulicht werden. — Nach Froriep. Die Lagebeziehungen zwischen Grosshirn und Schädeldach. Leipzig 1897.

Zeit mit manchen Varianten angegebenen relativen Methoden, welche der Tatsache Rechnung tragen, dass sowohl die Form des Schädels als auch diejenige des Gehirnes häufig Variationen aufweisen, welche selbstverständlich mit einer Variation in der Richtung und dem Verlaufe der beiden zu bestimmenden Hauptfurchen verbunden sind.

Froriep hat diese Verhältnisse monographisch dargestellt und seine Angaben sind von Krönlein benutzt worden, um eine Methode für die Feststellung von Punkten an der Grosshirnoberfläche aus-zubilden, welche der individuellen Verschiedenheit in der Form-entwicklung des Schädels und des Gehirns Rechnung trägt.

Froriep unterscheidet einen frontipetalen Typus „mit stirnwärts zusammengedräng-tem Hirn und steiler, weit vorn liegender Centralfurche", von einem occipitopetalen Typus „mit nackenwärts gerücktem Gehirn und schräger, weit hin-ten liegender Centralfurche. Bei langem niedrigem Cranium ist der occipitopetale, bei kurzem hohem Schädel der frontipetale Typus vorherrschend." Nach den Angaben Frorieps lässt sich ein occipitopetaler Typus um so eher erwarten, je grösser der Abstand zwischen der Ohr-öffnung und der Protuberantia occipitalis ext. ausfällt, je kleiner dieser Abstand, desto sicherer darf man auf einen frontipetalen Typus rechnen. Die Fig. 23 veranschaulicht den Unterschied in der Form und Lage eines occipitopetalen und

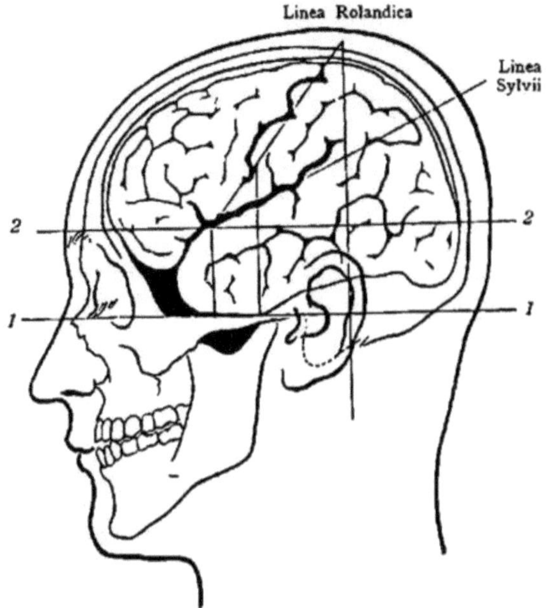

Fig. 24. Topographie der Fossa cerebri lat. (Sylvii) und des Sulcus centralis; frontipetaler Typus.

1, 1. Deutsche Horizontale. (Linea horizontalis auriculoorbitalis.)

2, 2. Obere Horizontale. (Linea horizontalis supraorbitalis.)

Nach R. U. Krönlein in Beiträgen z. klin. Chirurgie, Band XXII.

eines frontipetalen Gehirnes; beide Gehirne sind übereinander gezeichnet und auf eine am Porus acusticus ext. errichtete Vertikale bezogen. Die Unterschiede im Verlaufe des Sulcus centralis und in der Lage der Teilungsstelle der Fissura cerebri lat. (Sylvii) sind augenfällig und rechtfertigen ohne weiteres die Anwendung der Krönleinschen Bestimmungsmethode, welche diese Verhältnisse berücksichtigt.

Dieselbe gestattet uns folgende Punkte an der Konvexität der Grosshirnhemi-sphäre festzustellen:

a) Die Teilungsstelle der Fissura cerebri lat. sowie das obere Ende des horizontalen Schenkels der Fissura cerebri lat. und damit auch den Verlauf dieses Schenkels.

b) Das untere und obere Ende des Sulcus centralis, damit auch den Verlauf des Sulcus centralis, die Lage des Gyrus centralis ant. und post. und der grossen moto-rischen Centren.

c) Die Trepanationsstelle für die Aufsuchung von Abscessen im Lobus tempo-ralis, welche vom Labyrinth ausgehen und auf die Grosshirnhemisphäre übergreifen.

Die Linien, welche nach der Krönleinschen Methode zu diesen Feststellungen führen, sind folgende (Fig. 24):

1. Die Grundlinie oder deutsche Horizontale, Linea horizontalis auriculoorbitalis (1,1 Fig. 24), von dem Margo infraorbitalis durch den Jochbogen zum oberen Umfange des Porus acusticus ext. gezogen.

2. Die obere Horizontale (2,2), Linea horizontalis supraorbitalis, von dem Margo supraorbitalis aus parallel zu 1,1.

3. Die vordere Vertikale (Linea verticalis zygomatica), auf der Mitte des Jochbogens errichtet.

4. Die mittlere Vertikale (Linea verticalis articularis), von dem Kopfe des Unterkiefers senkrecht auf die deutsche Horizontale.

5. Die hintere Vertikale (Linea verticalis retromastoidea), hinter der Basis des Processus mastoides senkrecht auf die deutsche Horizontale. Die drei Vertikallinien entsprechen übrigens den Linien der alten Konstruktion, wie sie in Fig. 22 dargestellt sind.

Mit Hilfe dieser Linien werden weiter bestimmt: die Linea Rolandica, welche den Verlauf des Sulcus centralis angibt, und die Linea Sylvii, welche dem hinteren Schenkel der Fissura cerebri lat. (Sylvii) entspricht.

„Die Linea Rolandica wird erhalten, indem der Kreuzungspunkt der vorderen Vertikalen und der oberen Horizontalen verbunden wird mit dem Punkte, in welchem die hintere Vertikale die Scheitellinie schneidet.

Die Linea Sylvii wird erhalten, indem der Winkel, welchen die Linea Rolandica mit der oberen Horizontalen bildet, halbiert und die Halbierungslinie nach hinten bis zur Kreuzung mit der hinteren Vertikalen verlängert wird" (Krönlein).

Wir erhalten so die Teilungsstelle und das obere Ende des horizontalen Schenkels der Fissura cerebri lateralis, sowie das untere und obere Ende des Sulcus centralis. In dem unmittelbar über dem Gehörgange abgegrenzten Rechteck trepaniert man behufs Eröffnung der Abscesse im Schläfenlappen (v. Bergmannsche Resektionsstelle).

Der Vorteil der Krönleinschen Methode liegt darin, dass sie auch bei starker Variation der Schädel- und Hirnform sicher arbeitet und innerhalb geringer Fehlergrenzen die Hauptfurchen in ihrer Projektion angibt. Die Lage der grossen Centren zu den festgestellten Linien ist sofort aus Fig. 20 zu erkennen und bedarf keiner besonderen Beschreibung.

Arterien und Venen des Gehirnes. Die grossen Arterien und Venen des Gehirnes zeigen bedeutende Verschiedenheiten in ihrem Verlaufe. Im allgemeinen verlaufen hier Arterien und Venen nicht zusammen wie an anderen Stellen des Körpers; nicht näher bekannte Verhältnisse bewirken es, dass die grossen Sammelvenen als Sinus durae matris in der äusseren Hülle des Gehirnes eingeschlossen sind und sich unmittelbar der Schädelkapsel anlagern, während die grossen arteriellen Stämme von der Basis cerebri aus in das Spatium subarachnoideale eintreten und sich hier im Anschluss an das Gehirn verzweigen.

Arterien. Sie kommen sämtlich aus zwei Quellen, erstens aus der A. carotis int., welche durch den Canalis caroticus in die Schädelhöhle eintritt, und zweitens aus den beiden Aa. vertebrales, welche durch das Foramen occipitale magnum im Anschluss an die Medulla oblongata in die Schädelhöhle gelangen. Die A. carotis int. wird unmittelbar nach ihrem Austritt aus dem Canalis caroticus in den Sinus cavernosus eingeschlossen (Fig. 17) und macht hier eine S-förmige Biegung, um hinter dem Foramen opticum, lateral vom N. opticus die Dura mater zu durchbrechen und in den Duralraum zu gelangen. Aus der Konvexität dieser letzten Biegung entspringt die A. ophthalmica, welche sich dem unteren Umfange des N. opticus anlegt, und mit demselben durch das Foramen opticum in die Orbita eintritt.

Die A. carotis int. ist von dem Ursprunge der A. ophthalmica an ausschliesslich Hirnarterie; sie teilt sich sofort in zwei Hauptäste, von denen die A. cerebri ant. nach vorne zum Balken und zur medialen Fläche der Grosshirnhemisphären verläuft, während die A. cerebri media sich im grossen Spatium subarachnoideale der Fossa cerebri lat. lateralwärts wendet, um sich an die Insula, an das Operculum und an einen grossen Teil des Frontal- und Parietalhirns zu verzweigen. Das System der Aa. vertebrales und der durch ihre Vereinigung entstandenen A. basilaris liegt mit seinen Hauptstämmen gleichfalls an der Basis; es versorgt die Medulla oblongata und das Kleinhirn und gibt den dritten grösseren Arterienstamm zur Grosshirnrinde ab, die A. cerebri post., welche sich hinter der Lehne des Türkensattels lateralwärts zur unteren Fläche des Temporallappens wendet.

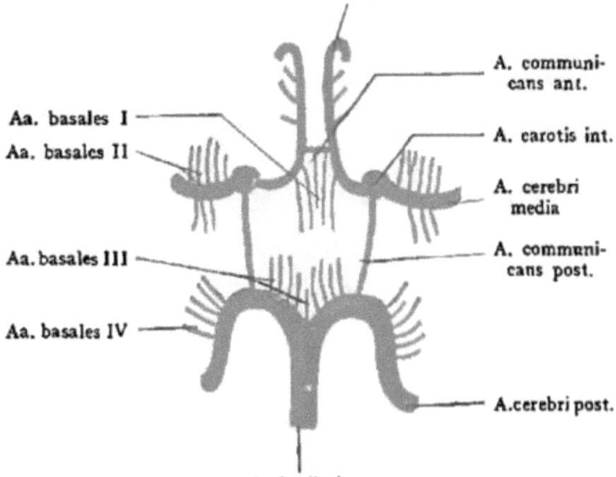

Die drei Hauptstämme, welche aus der Teilung der A. carotis int. und der A. basilaris hervorgehen, werden durch Anastomosen (A. communicans ant. zwischen den beiden Aa. cerebri ant.; A. communicans post. zwischen der A. cerebri media und der A. cerebri post.) zu einem Gefässringe geschlossen, dem Circulus arteriosus (Willisi), welcher an der Basis des Gehirnes zwischen dem vorderen Umfange des Chiasma opticum und der Brücke im Subarachnoidealraum eingebettet ist. Von diesem Gefässringe aus (Fig. 26) geht die Verzweigung der grossen Stämme sowohl an die Hirnrinde als an die centralen grauen Massen des Grosshirns vor sich. Man kann dabei, je nach ihrer Verlaufsrichtung und ihrer Endigung, zweierlei Äste unterscheiden (s. das Schema Fig. 25). Die ersteren gehen als grössere Stämme im Subarachnoidealraume lateralwärts und liegen dabei oberflächlich zum Gross- und Kleinhirn und zur Medulla oblongata. Man kann dieselben als Rami corticales bezeichnen; sie versorgen am Grosshirn wie am Kleinhirn die graue Rindensubstanz und teilweise

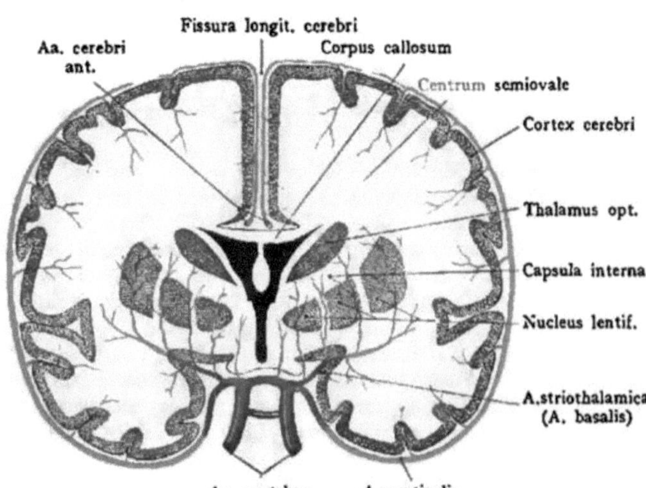

Fig. 25. Äste des Circulus arteriosus (Willisi) nach Tillaux. Anatomie topographique 1882.

Fig. 26. Schema der Verzweigung der Rami corticales und der Rami basales an den Grosshirnhemisphären.

auch das Centrum semiovale, indem ihre feinen Äste von der Pia mater aus senkrecht in die Tiefe dringen.

Zweitens entspringen von den basal gelegenen Hauptstämmen oder von dem Circulus arteriosus (Willisi) eine grosse Zahl von kleinen Ästen, welche senkrecht in das Gehirn und in den Gehirnstamm eindringen, um die centralen grauen Massen, die Kerne der Hirnnerven, die Capsula int. und teilweise auch das Centrum semiovale zu versorgen (Rami basales).

Die Rami corticales lassen sich in solche einteilen, welche an den Grosshirnhemisphären-ihre Verzweigung finden, und in solche, welche aus dem Gebiete der Aa. vertebrales resp. der A. basilaris herstammend sich zur Medulla oblongata, zur Brücke und zu den Vierhügeln begeben.

Die ersteren entspringen aus den drei grossen Rami corticales des Grosshirns (Aa. cerebri anterior, media und posterior). Diese drei Arterien sind Endarterien, d. h.

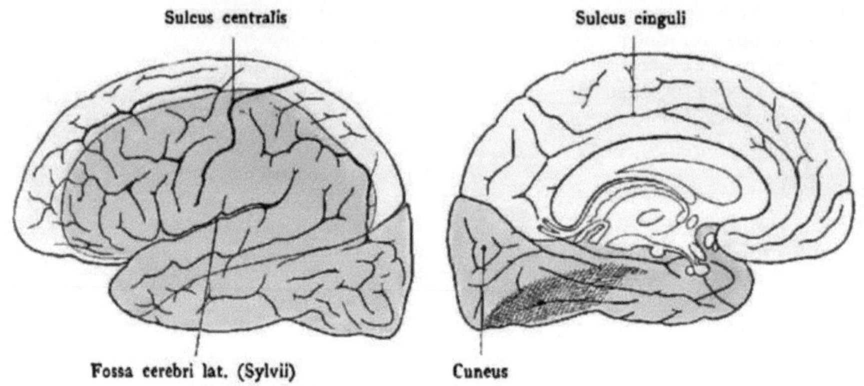

Fig. 27. Verbreitungsbezirke der Grosshirnarterien.
Nach Poirier, Anatomie chirurgicale 1892.
Gelb — A. cerebri ant.   Grün — A. cerebri media.   Blau — A. cerebri post.

ihre Anastomosen untereinander genügen nicht, um bei Obliteration eines grösseren Astes einen Kollateralkreislauf herzustellen und die Ernährung des betreffenden Bezirkes der Grosshirnrinde zu sichern. Jede derselben versorgt tatsächlich ein bestimmt umschriebenes Gebiet (Fig. 27); die A. cerebri ant. (gelb) verzweigt sich an die ganze mediale Fläche der Grosshirnhemisphäre und greift über die Mantelkante auf die Konvexität der Hemisphäre über, um Äste an den Gyrus frontalis superior, an den obersten Teil der Centralwindungen einschliesslich des Centrums für die untere Extremität und an den Gyrus parietalis superior abzugeben; von den in Fig. 20—21 farbig hervorgehobenen Centren wird also das Centrum für die untere Extremität im oberen Teile der vorderen Centralwindung und im Lobus paracentralis von der A. cerebri ant. versorgt. Die A. cerebri media, ursprünglich beim Fetus bis zum fünften Monat von aussen her sichtbar, wird nach der Ausbildung des Operculum in die Tiefe verlegt (Fig. 28). Beim Fetus ist auch die fächerförmige Teilung der Arterie gut zu verfolgen; die einzelnen Äste treten über den Rand der seichten und breiten Fossa cerebri lat. zur Konvexität der Grosshirnhemisphäre empor. Mit der Ausbildung der Gyri und besonders mit der Entfaltung des Operculum werden sowohl der Stamm als auch die Hauptäste der Arterie verdeckt und können erst durch das Auseinanderdrängen der Ränder der Fossa cerebri lat. sichtbar gemacht werden. Beim Fetus dieses Stadiums (Fig. 28) ist der Charakter der A. cerebri media und ihrer Äste als Endarterien leichter zu

erkennen als beim Erwachsenen; die geringe Anastomosenbildung der Arterien untereinander erklärt es, wie die Verlegung eines Astes unvermeidlich zu einer Cirkulations-
und Ernährungsstörung in dem betreffenden Gebiete führen muss. Die A. cerebri
media versorgt die beiden unteren Gyri frontales (also auch das Sprachcentrum), ferner
etwa die unteren zwei Drittel des Gyrus centralis ant. und post. (mit dem Centrum für
den Arm und für die mimische Gesichtsmuskulatur), die untere Parietalwindung und
den Gyrus temporalis superior mit dem Centrum für die Gehörsempfindung. Die A.

cerebri post. entsteht
durch die Teilung des vorderen Endes der A. basi-
laris an der vorderen
Grenze der Brücke und
ihre Äste wenden sich
vor dem Ursprunge der
Nn. oculomotorii lateral-
wärts zur unteren Fläche
der Lobi temporales und
occipitales (Fig. 31).
Die A. cerebri post. ver-
sorgt den ganzen Occi-
pitallappen, also auch den
Cuneus und das Sehcen-
trum, sowie den Lobus
temporalis mit Ausnahme
des Gyrus temporalis sup.
Von anderen Rami
corticales sind die
Zweige der Aa. verte-
brales und der A. basi-
laris zu nennen, welche

Fächerförmig ausstrahlende Äste der A. cerebri media

Fossa cerebri lat.

Lobus frontalis

A. cerebri media

Lobus occipitalis

Lobus temporalis

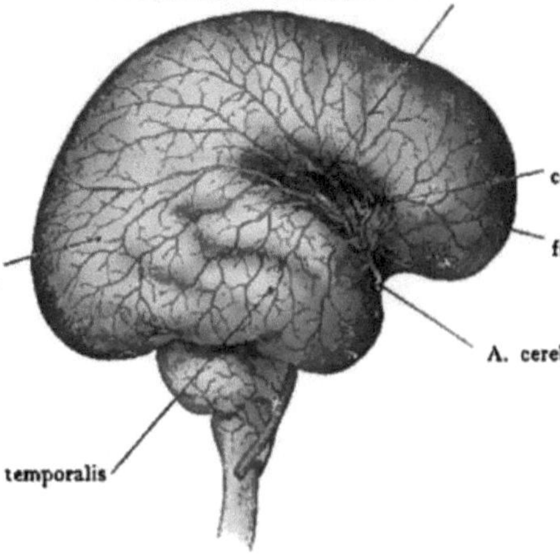

Fig. 28. Verteilung der Äste der A. cerebri media an die Konvexität der Grosshirnhemisphären bei einem vierwöchentlichen Fetus.
Die Fossa cerebri lat. (Sylvii) ist noch weit offen.

den Hirnstamm umgreifen, resp. sich an das Cerebellum verbreiten; die A. cerebelli
superior (aus der A. basilaris unmittelbar hinter dem Ursprunge des N. oculomotorius
entspringend), die A. auditiva interna, welche mit dem N. acusticofacialis in den Porus
acusticus internus eintritt, die Aa. cerebelli inf. ant. und post. zur unteren Fläche des
Kleinhirns. Eine besondere praktische Bedeutung kommt diesen Ästen nicht zu.

Die Rami basales (Figg. 26 und 29) entspringen als zahlreiche kleine Äste
aus den grossen Arterienstämmen an der Basis des Gehirnes oder auch aus der ersten
Strecke der Rami corticales und treten senkrecht in das Gehirn ein, um sich zu
den centralen grauen Massen, zur Capsula interna und zum Centrum semiovale zu
begeben. Die Rami basales für das Grosshirn entspringen aus der A. cerebri ant. und
der A. cerebri media. Die ersteren verlaufen durch die Substantia perforata ant. senkrecht empor zum Kopfe des Nucleus caudatus. Aus der ersten Strecke der A. cerebri
media gehen durch die Substantia perforata lateralis eine Reihe von Ästen zum Nucleus
lentiformis, zum Nucleus caudatus, zur Capsula interna und zum Centrum semiovale.
Der eine oder andere dieser Äste (A. striothalamica, Fig. 26) kann für die Entstehung
von Hämorrhagien in Betracht kommen, welche sich in dem Linsenkerne, dem Corpus
caudatum und der Capsula interna in grösserer oder geringerer Ausdehnung verbreiten
und, je nachdem, verschiedene Störungen der Motilität oder der Sensibilität zur
Folge haben.

Am Mittelhirne und in der Medulla oblongata gehen gleichfalls Rami basales
von Arterien an der Basis des Gehirnstammes aus und versorgen, senkrecht aufsteigend,
die grauen Kerne am Boden der Rautengrube, sowie die tieferen Schichten des Mittel-

hirns und der Brücke. Zugleich dringen die nach Art der Rami corticales des
Grosshirns verlaufenden den Hirnstamm umgreifenden Arterien von der Oberfläche vor,
so dass manche Nervenkerne eine doppelte Gefässversorgung erhalten, sowohl durch
die corticalen, wie auch durch die basalen Äste der grösseren Stämme. In Fig. 31 sind
die senkrecht aufsteigenden Äste dargestellt, die aus den Aa. spinales anteriores sowie

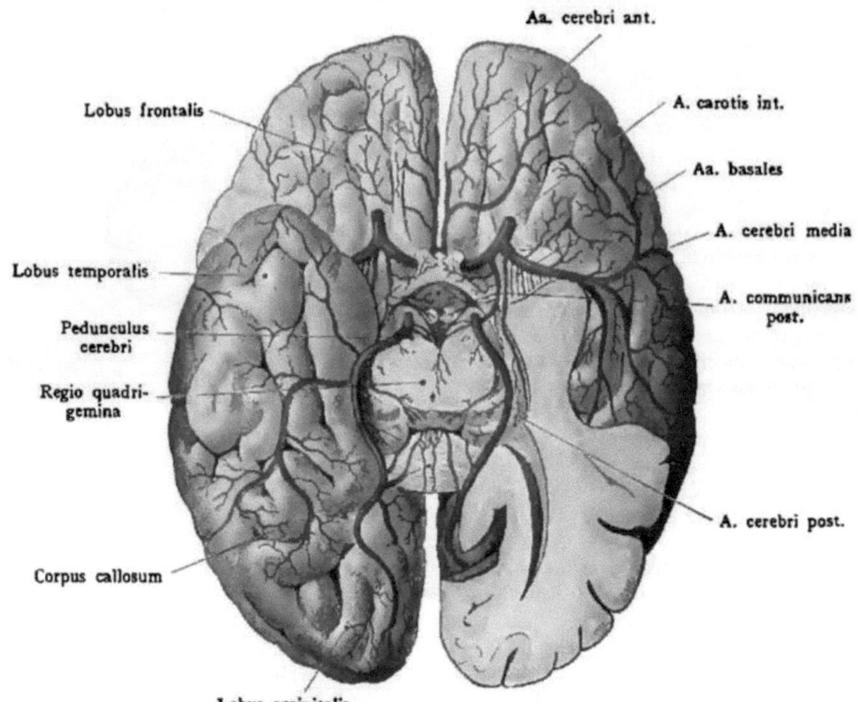

Fig. 29. Verzweigung der Arterien an der Basis cerebri.
Linkerseits ist ein grosser Teil des Lobus temporalis und des Lobus occipitalis abgetragen worden, um den Verlauf
und die arterielle Gefässversorgung des Tractus opticus zu zeigen.
Nach Duret, Recherches sur la circulation de l'encéphale. Arch. de physiol. Vol. VI. 1874.

aus den Aa. vertebrales und der A. basilaris entspringen; sie durchsetzen den ganzen
Hirnstamm, um in den grauen Kernen der Brücke und am Boden des vierten Ventrikels
zu endigen.

Ein weiteres Bild der Verzweigung der corticalen und der basalen Arterien wird
in Fig. 29 nach Duret gegeben. Man beachte hier die Äste der A. communicans post.
zum Chiasma opticum und zum N. opticus, zum Infundibulum und zu den Corpora
mamillaria, sowie einen Zweig der A. cerebri media, welcher sich dem Tractus opticus
anschliesst und denselben in seiner ganzen Ausdehnung versorgt. Von basalen Ästen
sind die von der A. cerebri med. entspringenden dargestellt, ebenso Äste der A. profunda
cerebri, welche die Pedunculi cerebri und die Brücke versorgen. Die Darstellung der
Hirnarterien wird durch Fig. 30 vervollständigt, welche die Arterien der Konvexität
der Grosshirnhemisphären in ihrer Verzweigung zeigt.

Schematisch sind die Aa. basales in Fig. 25 zu sehen, in ihren Haupt-
gruppen durch römische Zahlen unterschieden. Es sind vier solche Gruppen nachzu-

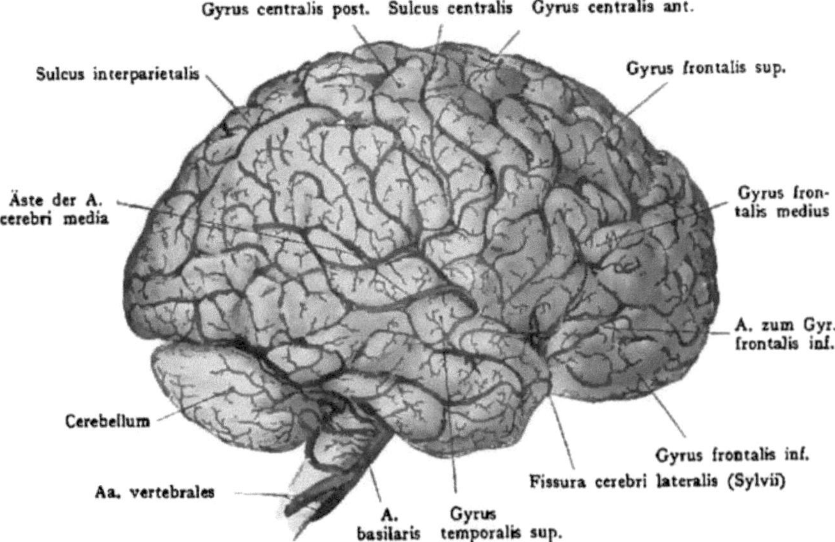

Fig. 30. Arterienverzweigung an der Konvexität der Grosshirnhemisphäre.

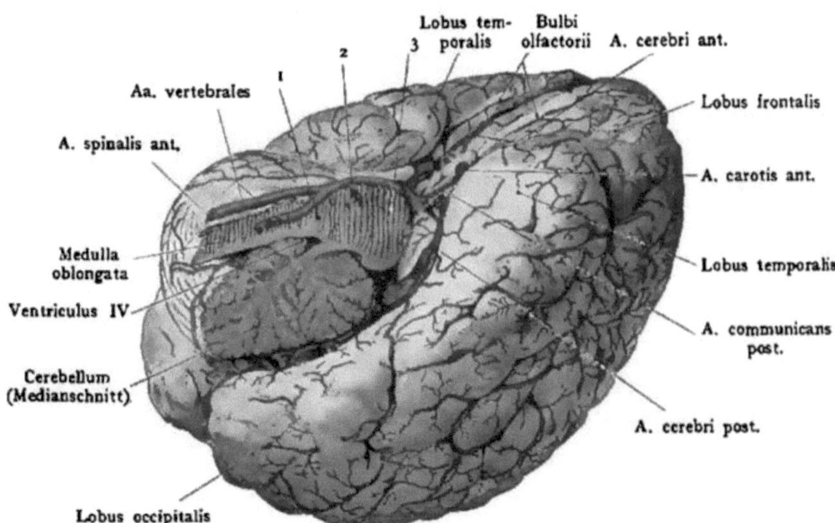

Fig. 31. Verzweigung der Arterien an der Basis cerebri und an der Medulla oblongata.
1 Senkrechte Aa. basales zum Boden des IV. Ventrikels. 2 A. basilaris. 3 Senkrechte Aa. basales zur Brücke.

weisen: I. Äste, die aus der A. cerebri ant. und der A. communicans ant. entspringen;
II. Äste aus der ersten Strecke der A. cerebri med.; III. Äste, welche aus der ersten

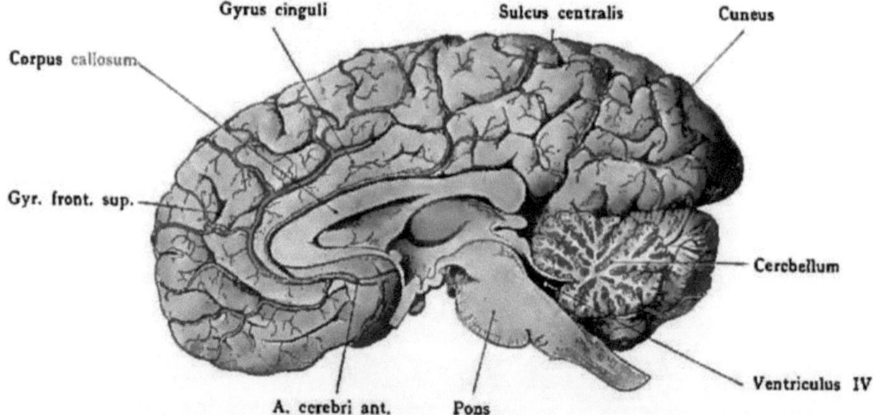

Fig. 32. Verbreitung der Arterien an der medialen Fläche der Grosshirnhemisphäre.

Strecke der A. cerebri post. entspringen und die Substantia perforata post. durchsetzen;
endlich IV. Äste, welche lateral von der Einmündung der A. communicans post. entspringen und in die Brücke und die Pedunculi cerebri eindringen.

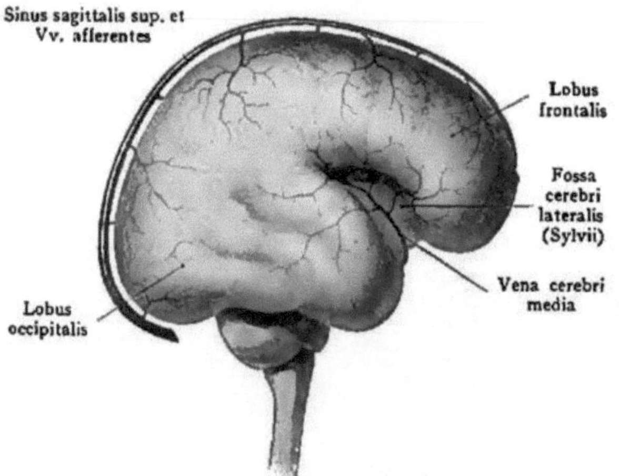

Fig. 33. Venen einer fetalen Grosshirnhemisphäre.

Nach Hédow, Etude anatomique sur la circulation veineuse de l'encéphale. Thèse de Bordeaux 1888.

Venen des Gehirnes.
Sie bilden zwei Systeme, die
sich in ihrem Verlaufe vollständig unabhängig von den
Arterienstämmen verhalten.
Die Venen der Grosshirn-
hemisphären verlaufen entweder nach oben, um in den
Sinus sagittalis superior einzumünden, oder sie gehen
nach unten gegen die Basis
des Gehirns und ergiessen sich
in die Sinus durae matris der
Schädelbasis. Als weiteres
System bildet sich die Vena
cerebri magna (Galeni) aus
den Venen der Plexus chorio-
idei und mündet in den Sinus
rectus. Zu dem Gebiete der
Vena cerebri magna (Galeni)
gehören auch die Venen der
Ventrikelwandung, welche
kleine Venen aus dem Corpus caudatum, dem Nucleus lentiformis usw. aufnehmen.
Der Unterschied in dem Verlaufe der Venen und der Arterien der Grosshirnhemisphäre
geht aus der Betrachtung der Fig. 33 (Venen der fetalen Grosshirnhemisphäre) hervor,
besonders, wenn man dieselbe mit Fig. 28 vergleicht.

Bemerkungen über die Topographie der Hirnbahnen. Die Besprechung
des Verlaufes und der Anordnung der Hirnbahnen und der centralen grauen Massen

des Gehirnes gehört meines Erachtens nicht in ein Lehrbuch der topographischen Anatomie, sondern in die Hand- und Lehrbücher der deskriptiven Anatomie. Bei dem
zunehmenden Interesse, welches der Entstehung und der Verbreitung von Hirnabscessen
zugewandt wird, sei es jedoch erlaubt, in Kürze auf Strukturverhältnisse „hinzuweisen,
welche die Verbreitungswege gewisser von den Nebenhöhlen der Nase ausgehender
Prozesse beleuchten dürften.

In Fig. 35 ist ein grosser Teil der Hirnrinde abgetragen worden, um die im
Pedunculus cerebri zusammentreffende Hirnfaserung (Corona radiata) darzustellen.
Von den grossen motorischen Centren ist dasjenige für die untere Extremität ganz, dasjenige für die obere Extremität teilweise erhalten (obere Partie des Gyrus centralis ant.). Die Faserung der Corona radiata schiebt sich gegen die Capsula interna in der Weise zusammen, dass die aus dem Frontalhirn stammenden Fasern (frontale Brückenbahn) zuvorderst liegen und den vorderen Schenkel des nach aussen offenen Winkels der Capsula interna herstellen (Fig. 34); dagegen bilden die aus den grossen motorischen Centren stammenden Fasern den hinteren Schenkel der Capsula interna, und zwar liegen diejenigen aus den tiefsten Centren am weitesten nach vorn (Facialis F, Hypoglossus H, Fig. 35), diejenigen aus dem motorischen Sprachcentrum am Winkel der Capsula interna (XII, Fig. 34), die Faserbündel aus den übrigen Centren um so weiter nach hinten im hinteren Schenkel, je höher das betreffende Centrum an der Konvexität der Grosshirnhemisphäre liegt. So folgen aufeinander im hinteren Schenkel der Capsula interna

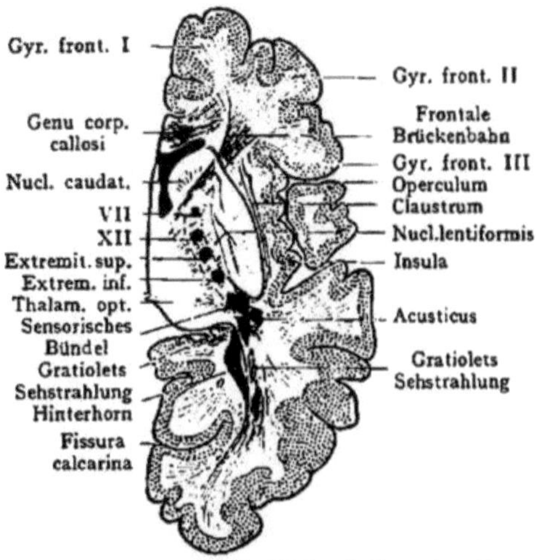

Fig. 34. Horizontalschnitt durch die rechte Grosshirnhemisphäre. Topographie der Faserbündel in der Capsula interna.

VII Facialisbahn. XII Hypoglossusbahn.

Nach von Monakow, Gehirnpathologie.

(Fig. 34) die centrale Facialisbahn, die Hypoglossusbahn, die motorischen Bahnen für
die obere und diejenigen für die untere Extremität. Die frontalen Brückenbahnen
sind in der Figur bis in den Gyrus frontalis sup. verfolgt worden. Es ist aus der Figur
ersichtlich, dass Hirnabscesse, welche in der Grosshirnrinde, z. B. im Gyrus frontalis
superior, durch Übergreifen eines Entzündungsprozesses von dem Sinus frontalis auf
die Hirnhäute und auf die Hirnrinde entstehen, die Neigung haben werden, sich zwischen
den Fasern der Corona radiata einen Weg nach abwärts gegen die Capsula interna zu
bahnen, um hier in dem engen Raume, in welchem die Bahnen zusammengedrängt
sind, schwere Schädigungen hervorzurufen. Je weiter der Abscess gegen den Pedunculus
cerebri vordringt, desto schwerer können die Erscheinungen sein, welche er hier durch
Läsion der in der Capsula interna zusammengedrängten Bahnen verursachen wird;
je oberflächlicher der Abscess, um so geringer sind die von ihm hervorgerufenen Sym-
ptome. Solche Abscesse können von den verschiedensten Stellen der Grosshirnrinde
ausgehen; z. B. wie in Fig. 35 von dem erkrankten Sinus frontalis, in anderen Fällen
von dem Mittel- oder Innenohr, auch von den Cellulae mastoideae (Fig. 6). Bei Weiterverbreitung des Abscesses in die Tiefe wird demselben durch den Verlauf der Fasern
der Corona radiata der Weg gegen die Capsula interna gewiesen: ein Modus der Ausbreitung, welcher nicht aus dem Auge zu verlieren ist.

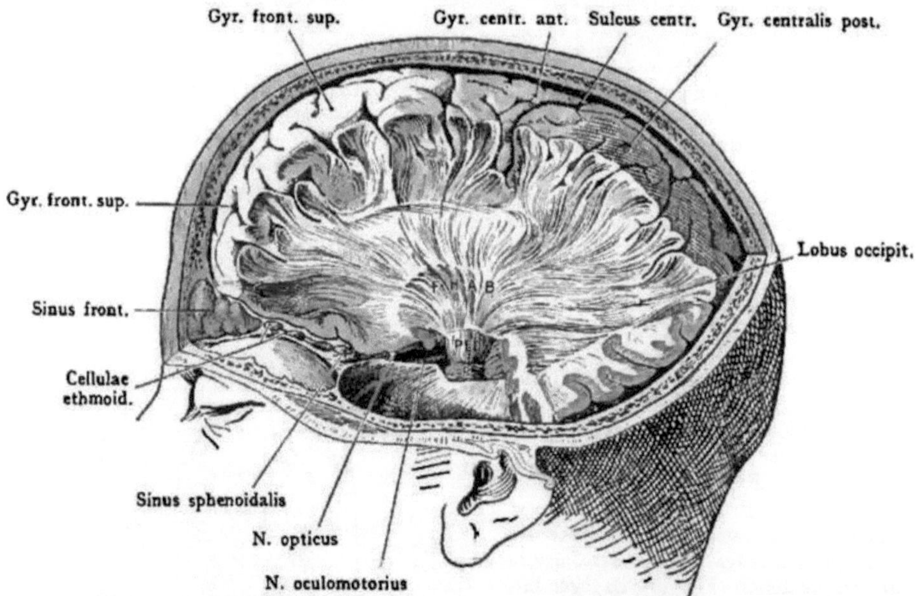

Fig. 35. Die Corona radiata und die Capsula int. von aussen freigelegt, um die Verbreitung eines Hirnabscesses (grün) vom Sinus frontalis aus (blau) zu veranschaulichen.
Ped. Pedunculus, P. Pons, F. H. A. B. Fasern aus dem Facialis-, Hypoglossus-, Arm- und Beincentrum.
Nach einer Figur von Killian. Die Nebenhöhlen der Nase. 1903.

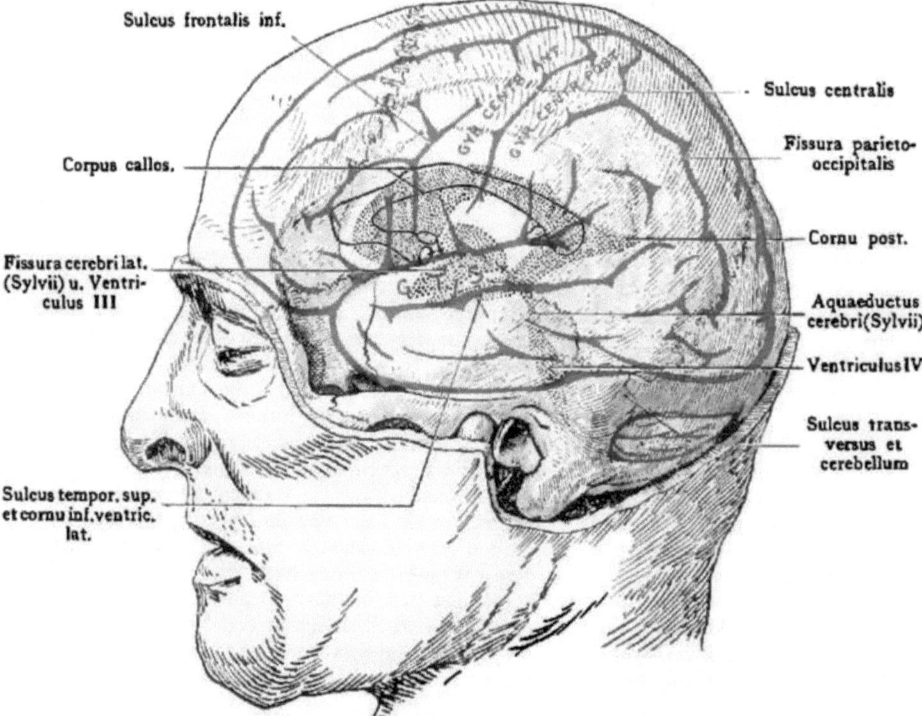

Fig. 36. Topographie der Gehirnventrikel, der Gyri centralis ant. und post. und des Corpus callosum von der Seite.
Nach Hermann, Gehirn und Schädel. Jena 1909.
G. t. s. Gyrus temporalis sup.

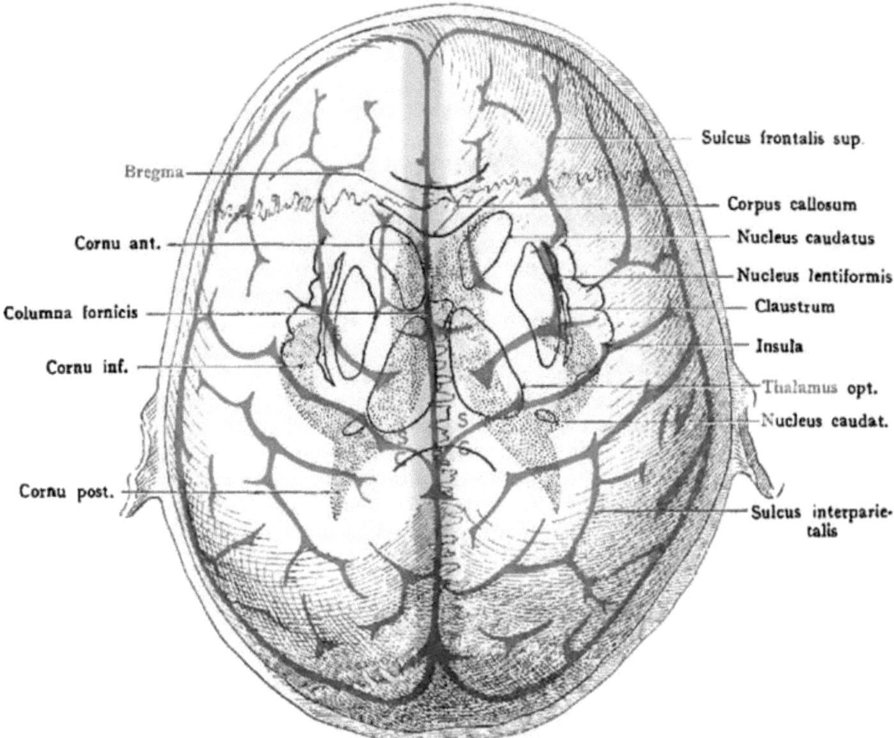

Fig. 37. Topographie der Gehirnventrikel, der Gehirnwindungen und der grossen Stammganglien von oben.

S. C. Sulcus centralis. Sinus sagittalis sup. blau. — Nach Hermann. Gehirn und Schädel. 1909.

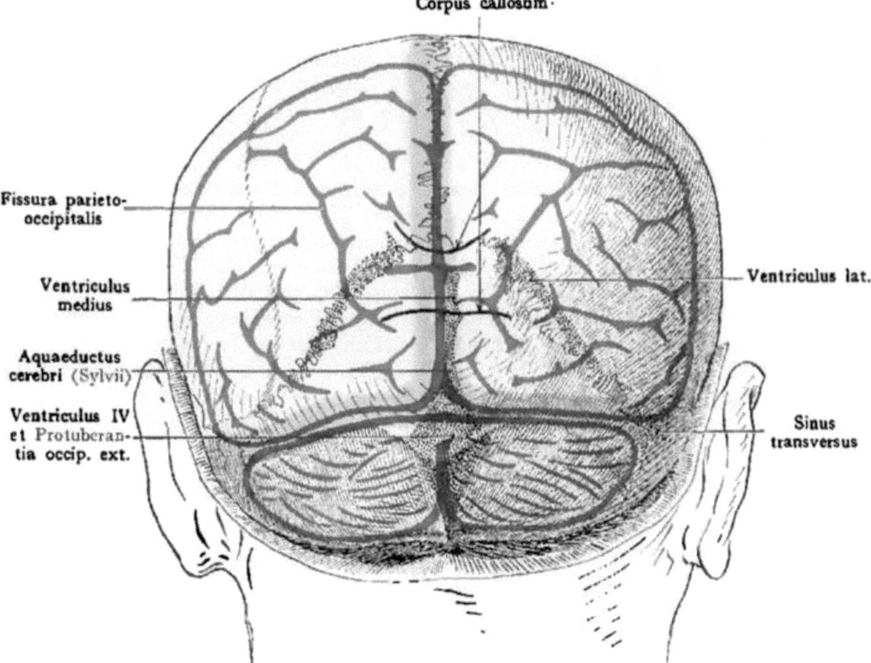

Fig. 38. Topographie der Gehirnventrikel, der Gehirnwindungen und des Sulcus transversus von hinten.
Nach Hermann. Gehirn und Schädel. 1909.

Topographie der Gehirnventrikel: Die Topographie der Hirnventrikel besonders ihre Projektion auf die äussere Fläche der Schädelkapsel ist neuerdings von einiger Bedeutung geworden wegen der Punktionen, welche z. B. bei Erguss von Flüssigkeit in die Ventrikel ausgeführt werden. Die in Frage kommenden Verhältnisse sind auf den Figg. 36—38 dargestellt; es wäre noch zu erwähnen, dass bei der Ansammlung von Flüssigkeit in den Ventrikeln die Punktion der letzteren viel leichter gelingt, als etwa bei den in den Figuren als Norm dargestellten Verhältnissen. Übrigens liegen am normalen Gehirn die Wandungen des Unter- und Hinterhornes aneinander.

Nach den Angaben von Kocher kann man den Einstich sowohl von der Seite, als von oben vornehmen. Der Seitenventrikel wird erreicht (Fig. 36), wenn man 3 cm hinter und 3 cm über dem äusseren Gehörgang einsticht, und zwar schräg aufwärts in der Richtung gegen die Spitze der anderseitigen Ohrmuschel. Wenn man oberhalb der Linea temporalis bleibt, so vermeidet man mit Sicherheit den Sinus transversus. In der Tiefe von 4 cm wird das Unterhorn des Seitenventrikels erreicht.

Die Punktion von oben (Fig. 37) wird gemacht „durch Einstich vor dem Bregma (Vereinigungspunkt der Sutura sagittalis und coronalis) 2 cm von der Medianlinie entfernt, nach abwärts und rückwärts. Die Nadel muss 5—6 cm weit eindringen, um den Ventrikel zu treffen, trifft diesen aber auch ganz sicher, wenn er durch Flüssigkeit ausgedehnt ist." (Kocher.)

Regio facialis. Gesicht.

Als Regio facialis (Gesichtsteil des Kopfes) können wir die Gegend bezeichnen, welche dem Gesichtsteil des Schädels entspricht. Die Weichteile (Gesichts- und Kaumuskulatur) bedecken das unterliegende Knochengerüst mit einer an den meisten Stellen bloss dünnen Schicht, auch verlaufen grössere Nerven- und Gefässstämme (Zweige des N. facialis, A. maxillaris externa, V. facialis anterior) oberflächlich, zum Teil geradezu subkutan, und sind infolgedessen Verletzungen mannigfacher Art ausgesetzt.

Als Grenzen der Regio facialis sind anzugeben: die Nasenwurzel und der Arcus superciliaris, in der Fortsetzung des letzteren der hintere Rand des Jochbeins und der untere Rand des Jochbogens bis zu einer Linie, welche senkrecht vor dem äusseren Gehörgang gezogen wird. Die untere Grenze, gegen den Hals hin, ist im unteren Rande des Unterkiefers gegeben. Die Grenzen der Gegend entsprechen im allgemeinen der Ausdehnung des Gesichtsschädels, der in Fig. 39 und 22 in der Ansicht von vorne und im Profil blau schraffiert ist.

Pars facialis cranii. Dieselbe wird durch Knochen gebildet, welche sich nach abwärts dem Hirnschädel, und zwar der vorderen Partie desselben, etwa entsprechend der Fossa cranii anterior, anschliessen. Die Beschaffenheit der Knochen lässt am Gesichtsschädel zwei Abschnitte unterscheiden: der obere bildet einen Knochenkomplex, welcher, nirgends massig entwickelt, eine Anzahl von Hohlräumen umschliesst, während der untere Abschnitt durch den Unterkiefer dargestellt wird. So werden zwei Sinnesorgane mit ihren Nebenapparaten in die obere Partie des Gesichtsschädels aufgenommen; das Auge mit seinen Muskeln, Gefässen, Nerven etc. liegt in der Orbita, die Riechschleimhaut ist in der Kuppel der Nasenhöhle sowie auf der obersten Muschel entwickelt. Im übrigen trägt die Nasenhöhle mit ihren Nebenräumen (Sinus paranasales) in hohem Grade dazu bei, die Knochenmasse des Gesichtsschädels zu reduzieren (Sinus maxillaris, Cellulae ethmoidales). Wie weit diese Reduktion geht, zeigt die Fig. 40. Dass sie trotz der starken mechanischen Inanspruchnahme des Gesichtsschädels durch die Kaubewegungen möglich ist, kann nur erklärt werden durch die Anordnung der Knochenbalken, welche dem senkrecht wirkenden Drucke des Unterkiefers einen Widerstand entgegensetzen. Es sei in dieser Hinsicht auch an die Bemerkungen über die festeren Strebepfeiler erinnert, welche sich bei der Untersuchung des

Schädels von der Seite her nachweisen lassen, besonders kommen hier die Pfeiler I und II (Fig. 10) in Betracht, welche in den Bereich des Gesichtsteiles des Schädels fallen, indem I etwa in der Gegend des Eckzahnes seinen Anfang nimmt und am medialen Augenwinkel vorbei senkrecht zur Frontalgegend verläuft, während II am 2.—3. Molarzahne beginnt und im Jochbein und im Processus zygomaticus ossis frontalis weiter zieht. Zu diesen Pfeilern kommen bei Frontalschnitten durch den Schädel (Fig. 40) noch hinzu die median eingestellte knöcherne Nasenscheidewand (aus dem Vomer und der Lamina perpendicularis des Ethmoids bestehend) und die laterale Wand der Nasenhöhle, an welche sich oben die mediale Wand der Orbita anschliesst. Die beiden letztgenannten Knochenplatten spielen allerdings infolge ihrer dünnen Beschaffenheit wohl

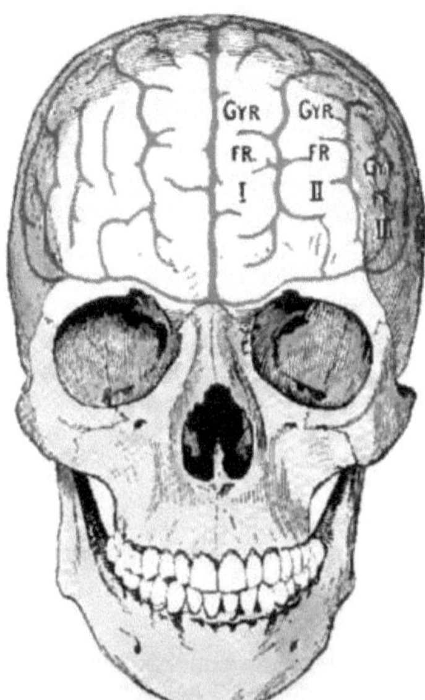

Fig. 39. Topographie der Hirnwindungen, von vorne gesehen. Halbschematisch. Gesichtsteil und Hirnteil des Schädels.

Gesichtsschädel blau. Hirnteil des Schädels weiss.

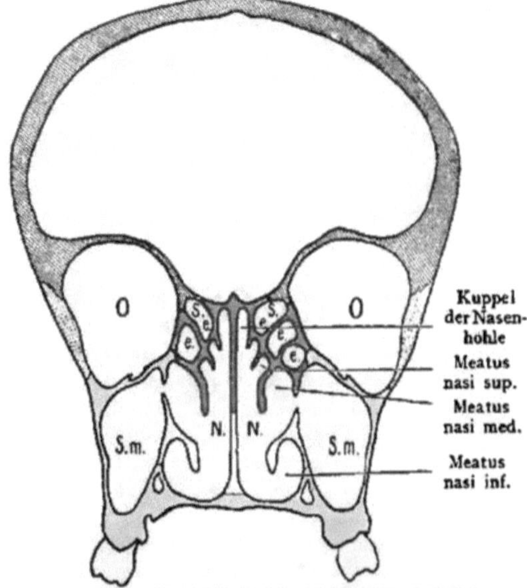

Fig. 40. Frontalschnitt durch den Schädel. (Halbschematisch.)

Ossa frontalia schraffiert. Ossa zygomatica punktiert. Maxillae blau. Os ethmoidale rot. Conchae inferiores weiss. Vomer weiss. — O. Orbita. S. m. Sinus maxillaris. S. e. Cellulae ethmoidales. N. N. Nasenhöhle.

keine grosse Rolle für die Mechanik des Gesichtsschädels. Dagegen sind in dieser Hinsicht noch die Querverbindungen der festeren Strebepfeiler zu nennen, welche in Fig. 10 zwischen I und II im Margo supra- und infraorbitalis, im Processus palatinus maxillae und im Boden der Orbita gegeben sind.

Im Gegensatz zu dem Knochenkomplexe, welcher die Orbita sowie die Nasenhöhle mit ihren Nebenhöhlen umschliesst, stellt der Unterkiefer einen massigen Knochen dar, welcher mit der unteren Partie des oberen Komplexes (Proc. palatini der Oberkiefer und Partes horizontales der Gaumenbeine) an der Begrenzung der Mundhöhle teilnimmt und mit seinem unteren Rande die Grenze der Regio facialis gegen den Hals darstellt.

Palpation der Pars facialis cranii. Bei mässiger Ausbildung der Weichteile des Gesichtes gelingt die Feststellung von Knochenteilen, welche zur Orientierung dienen. Der Orbitalrand ist oben, unten, lateral und auch medial bei etwas tieferem Eindrücken abzutasten, ebenso die obere Partie und der hintere Rand des Jochbogens. Auch der obere und der seitliche Umfang der Apertura piriformis lassen sich feststellen, besonders wenn auf die äussere Nase ein seitlicher Druck nach der entgegengesetzten Richtung ausgeübt wird. Der untere Rand des Unterkiefers lässt sich vom Kinn aus bis zum Angulus mandibulae betasten; von hier an wird der Ast des Unterkiefers teilweise durch die Glandula parotis, teilweise durch den M. masseter bedeckt und so der direkten Palpation entzogen. Doch ist es leicht, auch durch die dicke Schicht der Glandula parotis, die Bewegungen des Unterkiefers beim abwechselnden Öffnen und Schliessen des Mundes zu verfolgen.

Weichteile der Regio facialis. Die Muskulatur, welche sich der Skeletgrundlage der Regio facialis, wenigstens in ihrer vorderen Hälfte, auflagert und mit dem subkutanen Fettpolster die Form des Gesichtes herstellt, gehört ontogenetisch mit dem N. facialis zum zweiten Schlundbogen (Hyoidbogen), also in den Bereich des Halses. Von hier gelangt die Muskelanlage, indem sie über die aus dem ersten Schlundbogen (Mandibularbogen) stammende Kaumuskulatur (Trigeminusmuskulatur) hinüberwächst, in die vordere Gesichtshälfte, um sich hier, unmittelbar dem Skelete aufgelagert, zur mimischen Gesichtsmuskulatur zu differenzieren. Es entspricht auch der Einheit in der Herkunft der Muskulatur die Einheit in ihrer Versorgung durch Blutgefässe und Nerven (N. facialis und A. maxillaris externa).

Die mimische Gesichtsmuskulatur ist in Zusammenhang mit dem Platysma am Halse als eine Hautmuskelschicht aufzufassen, die allerdings bedeutend in die Tiefe reicht und unmittelbar dem Knochen aufliegt. Für die Differenzierung sind andere Momente massgebend als diejenigen, welche bei der Ausbildung des weitaus grössten Teiles der Körpermuskulatur mitgewirkt haben. Sie kann selbstverständlich keine Rolle spielen im Sinne einer Verlagerung von Knochen, denn die Knochen des Gesichtsschädels sind, mit Ausnahme des Unterkiefers, fest untereinander verbunden, so dass sie wohl Ursprünge, jedoch nicht Ansätze für die Gesichtsmuskulatur darbieten werden. Dagegen ist die mimische Gesichtsmuskulatur mit der Haut und der subkutanen Fettschicht so innig verbunden, dass die Kontraktionen der einzelnen Muskelindividuen, welche sich aus der ursprünglich einheitlichen Anlage sondern, auf die Gesichtshaut übertragen werden.

Die Öffnungen am Gesichtsschädel erlangen besondere Beziehungen zur mimischen Gesichtsmuskulatur, indem sich aus der letzteren Faserzüge abgliedern, welche die Öffnungen ringförmig umziehen und geradezu als Sphinkteren zu bezeichnen sind; so stellen sich der M. orbicularis oculi und der M. orbicularis oris dar, während die Muskeln in der Umgebung der Nasenöffnungen kaum den Charakter eines Sphinkters noch beanspruchen können. Im Zusammenhang mit den Sphinkteren stehen andere Gruppen von Muskeln, welche als Dilatatoren aufzufassen sind und besonders für die Öffnung des Mundes in Betracht kommen (M. quadratus labii inf., M. triangularis menti, M. quadratus labii superioris, M. zygomaticus).

Die Gefässe und Nerven des Gesichtes. Die Einzelbeschreibung des Verlaufes der Gefässe und Nerven wird später (Augengegend, Nase, Mund, Regio parotidea) erfolgen; hier sei nur kurz auf den Verlauf der grösseren Stämme hingewiesen. Die Gefässe kommen teils vom Halse (A. maxillaris externa und V. facialis anterior), teils aus Ästen der A. maxillaris interna und der A. ophthalmica, welche Kanäle oder Öffnungen im Gesichtsschädel benützen, um in die Schicht der Weichteile einzutreten (A. nasalis externa aus der A. nasociliaris, A. lacrimalis, A. infraorbitalis, A. mentalis). Die letztgenannten Arterien gehen mit dem Hauptstamme und mit den Ästen der A. maxillaris externa zahlreiche Verbindungen ein, welche ein sehr dichtes arterielles Gefässnetz herstellen. Bis zu einem gewissen Grade folgen die Venen den Arterien; sie verbinden sich gleichfalls, und zwar besonders ausgiebig, mit den Venen der Orbita am medialen Augenwinkel (s. die schematische Darstellung der Orbitalvenen Fig. 66).

Der Verlauf der Lymphgefässe sowie die Topographie ihrer regionären Lymphdrüsen soll später behandelt werden (s. die Lymphgefässe der äusseren Nase und der Lippen).

Von den Nerven der Regio facialis kommen die motorischen Zweige für die mimische Gesichtsmuskulatur sämtlich. aus dem N. facialis und treten von hinten her in die Region ein (s. die Figur 41 und das Schema des Facialisverlaufes in Fig. 113). Sie kreuzen in ihrem Verlaufe nach vorne und medianwärts die A. maxillaris externa und die V. facialis anterior, indem die einzelnen Nervenäste um so mehr divergieren, je weiter sie sich der Medianebene nähern. An der Grenze gegen die Halsregion

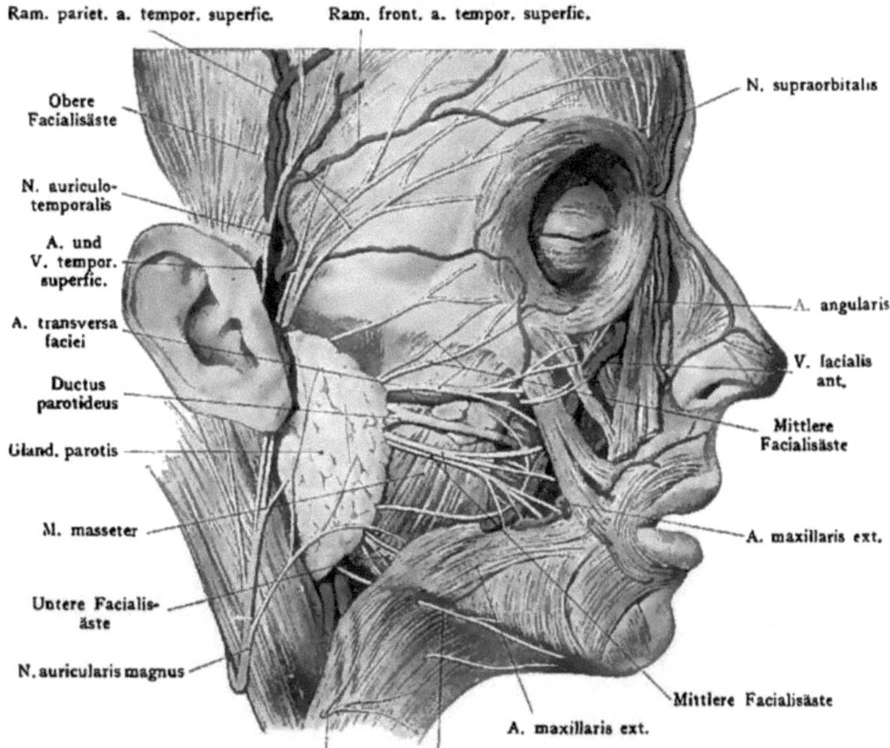

Fig. 41. Topographie der Wangen- und Gesichtsgegend von der Seite.

verläuft der Ram. marginalis mandibulae aus dem Plex. parotideus längs des Unterkieferrandes nach vorn. Die Hautnerven der Regio facialis verlaufen teils in der Bahn des N. facialis (Zweige des N. auriculotemporalis und des N. auricularis magnus), teils treten sie in Gemeinschaft mit den schon oben erwähnten Arterien durch Kanäle im Gesichtsskelete zu den Weichteilen (N. zygomaticofacialis, N. nasalis externus, N. infraorbitalis, N. mentalis) und verzweigen sich, die Muskelschicht durchsetzend, zur Haut des Gesichtes, indem sie zahlreiche Verbindungen untereinander eingehen.

Die spezielle Beschreibung der Regio facialis zerlegt die Gegend behufs besserer Gliederung des Stoffes in verschiedene Unterregionen. Wir unterscheiden erstens eine Regio orbitalis und schliessen daran die Beschreibung der Orbita und des Orbitalinhaltes; zweitens eine Regio nasalis mit der Nasenhöhle und den Nebenhöhlen der Nase; drittens eine Regio parotideomasseterica (auch Regio facialis lateralis), an deren Beschreibung sich diejenige der tiefen seitlichen Gesichtsregion anschliesst (Regio facialis lateralis profunda). Wir beginnen mit der Topographie der Regio orbitalis und der Orbita.

Topographie der Regio orbitalis und der Orbita.

Allgemeine Charakteristik der Gegend. Das Auge liegt mit seinen Nebenapparaten in der Augenhöhle (Orbita), welche, von Knochen des Gesichtsskeletes begrenzt, in Form einer vierseitigen Hohlpyramide ihre Spitze im Foramen opticum nach hinten gegen die Sella turcica, ihre Basis (Basis oder Aditus orbitae) nach vorne und etwas lateralwärts gegen den Gesichtsteil des Schädels richtet. Die knöchernen Wandungen der Orbita werden von Öffnungen durchsetzt, welche Gefässen und Nerven den Eintritt resp. den Austritt gestatten (Foramen opticum, Fissura orbitalis superior und inferior, Foramen ethmoidale anterius und posterius etc.) und am mazerierten Schädel die Orbita mit benachbarten Hohlräumen in Verbindung setzen, so mit der Schädelhöhle, der Fossa pterygopalatina und der Nasenhöhle. Der nach vorne und lateralwärts gerichtete Aditus orbitae (Basis der Orbitalpyramide) grenzt sich am Knochenpräparate in dem Augenhöhlenrande (Margo orbitalis) von dem Gesichtsteile des Schädels ab und dient Weichteilen zum Ansatze, welche, mit dem vordersten Segmente des Bulbus oculi zusammengenommen, einen vorderen Abschluss der Orbita herstellen. Zunächst kommt hier ein derbes Fascienblatt (Septum orbitale) in Betracht, welches, an den Rändern des Aditus orbitae befestigt, in den Lidapparat übergeht. Dasselbe schliesst, wie schon die Bezeichnung andeutet, den Inhalt der Augenhöhle am Aditus orbitae ab und bildet die Grenze zwischen der Orbita und denjenigen Weichteilen, welche sich in Form von Muskelschichten (M. orbicularis oculi) der Orbitalöffnung anschliessen und mit ihrer Gefäss- und Nervenversorgung den Weichteilen des Gesichtes angehören. Wir können demnach von vornherein zwei grosse Abschnitte unterscheiden, einerseits die Orbita mit dem Orbitalinhalte, andererseits die Regio palpebralis mit den Augenlidern, dem M. orbicularis oculi und dem Saccus conjunctivae. Diese beiden Abschnitte unterscheiden sich auch wesentlich in bezug auf ihre Topographie; so entspringen die Gefässe und Nerven der Orbita ausnahmslos aus Stämmen, welche aus dem Cavum cranii in die Orbita eintreten (A. ophthalmica, N. nasociliaris, Augenmuskelnerven usw.). Im Bereiche der Regio palpebralis findet teilweise die Endverzweigung dieser Nerven und Gefässe statt (A. supraorbitalis, N. supraorbitalis, N. supratrochlearis etc.), teils aber kommen noch Gefässe und Nerven aus der vorderen Gesichtsregion hinzu (N. infraorbitalis, A. angularis, Ram. frontalis der A. temporalis superficialis).

Für die Beschreibung wird sich folgende Gliederung empfehlen:

Knöcherne Orbita, ihre Wandungen und Zugänge.

Abschluss des Aditus orbitae. Augenlider, Gefässe und Nerven der Regio palpebralis.

Conjunctivalsack und Tränenapparat.

Bulbus oculi, Ansätze und Fascien der Augenmuskeln.

Topographie des retrobulbären Abschnittes der Orbita.

Frontal- und Längsschnitte durch die Orbita.

Knöcherne Orbita, ihre Wandungen und Zugänge.

Die Augenhöhlen werden also mit vierseitigen Pyramiden verglichen, welche symmetrisch zur Medianebene zwischen dem Cavum nasi medianwärts und der Fossa temporalis lateralwärts liegen. Nach unten trennt eine dünne Knochenlamelle (Facies orbitalis maxillae) die Orbita von dem Sinus maxillaris (Antrum Highmori); nach oben bildet die Pars orbitalis des Os frontale das Dach der Orbita und scheidet dieselbe von der Fossa cranii anterior (Fig. 40).

Die Spitze der Augenhöhlenpyramide liegt in dem Foramen opticum, ist also gegen die Fossa cranii media gerichtet, während sich die Basis als Aditus orbitae auf dem Gesichtsteile des Schädels öffnet. Die Achsen beider Orbitae konvergieren also nach hinten und medianwärts und kreuzen sich, in dieser Richtung verlängert, gerade hinter dem Dorsum sellae.

Die Grössenverhältnisse der Orbita sind je nach dem Alter verschieden und unterliegen auch beträchtlichen Variationen bei Individuen desselben Alters. Demgemäss wechseln auch die Angaben; im Mittel beträgt die Entfernung einer durch den Margo orbitalis gelegten Ebene von dem Foramen opticum, entsprechend der Achse der Augenhöhlenpyramide, annähernd 40—50 mm, die maximale Höhe in der Ebene des Aditus orbitae 35 mm, die maximale Breite an derselben Stelle 40 mm (Testut). Solche Zahlenangaben haben jedoch nur einen bedingten Wert.

Wandungen der knöchernen Orbita. Man pflegt bei dem Vergleiche der Orbita mit einer vierseitigen Pyramide vier Wandungen zu unterscheiden, einen Paries superior, inferior, lateralis und medialis, dazu eine Spitze (Apex) und als Basis die Öffnung am Gesichtsteil des Schädels (Aditus orbitae). Die Wandungen gehen meist abgerundet ineinander über, so dass ihre Grenzen mehr oder weniger willkürlich angenommen werden müssen. Sie bestehen aus dünnen, zum Teil papierdünnen Knochenlamellen, die von einem derben Perioste (Periorbita) überzogen werden; bloss der den Aditus orbitae begrenzende Margo orbitalis setzt sich aus massigerem Knochen zusammen, welcher übrigens nicht selten durch die starke Ausbildung oben des Sinus frontalis, unten des Sinus maxillaris, eine Schwächung erfährt.

Der Paries superior orbitae (Fig. 42), durch die Pars orbitalis ossis frontalis, sowie in ihrer hinteren Partie durch die Facies orbitalis der Ala minor des Sphenoids gebildet, stellt eine dünne dreieckige Knochenplatte dar, deren Basis an dem Aditus orbitae (Margo supraorbitalis) und deren Spitze an dem Foramen opticum liegt. Diese Knochenlamelle trennt die Orbita von der Fossa cranii anterior; sie zerfällt gegen den medialen Teil des Margo supraorbitalis in zwei Lamellen, welche den Sinus frontalis begrenzen. Bei der starken Variation in der Ausdehnung des letzteren (s. die Topographie der Sinus paranasales) ist es nicht möglich, bestimmte Angaben zu machen über den Umfang, in welchem die Pars orbitalis ossis frontalis durch diesen lufthaltigen Nebenraum der Nase in zwei Lamellen zerlegt wird. Der Sinus kann sich in extremen Fällen über das ganze Dach der Orbita bis zum kleinen Keilbeinflügel ausdehnen (Fig. 46) und alsdann wird der Paries superior nicht etwa die Orbita von der Fossa cranii ant., sondern von dem Sinus frontalis trennen. Dass, besonders bei starker Reduktion der beiden Knochenlamellen, entzündliche Prozesse von dem Sinus frontalis auf das Cavum cranii, vielleicht auch auf die Orbita, übergreifen können, liegt auf der Hand.

Die obere Wand der Orbita ist sowohl in frontaler als in sagittaler Richtung konkav; lateralwärts ist in unmittelbarem Anschlusse an den Margo supraorbitalis die seichte Fossa glandulae lacrimalis ausgebildet. Medianwärts, etwa 5 mm hinter der Incisura supraorbitalis, am Übergange des Paries superior in den Paries medialis, liegt die Fovea trochlearis zur Befestigung der sehnigen Schlinge (Trochlea), in welcher die

4*

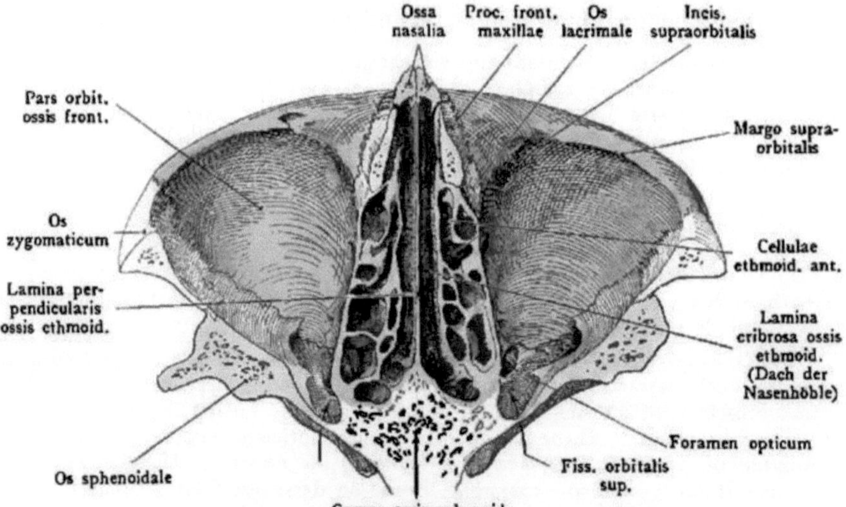

Fig. 42. Paries superior orbitae. (Dach der Orbita.)
Os frontale violett. Os zygomaticum weiss. Os sphenoidale grün. Os ethmoidale rot. Os lacrimale weiss. Os nasale orange. Maxilla blau.

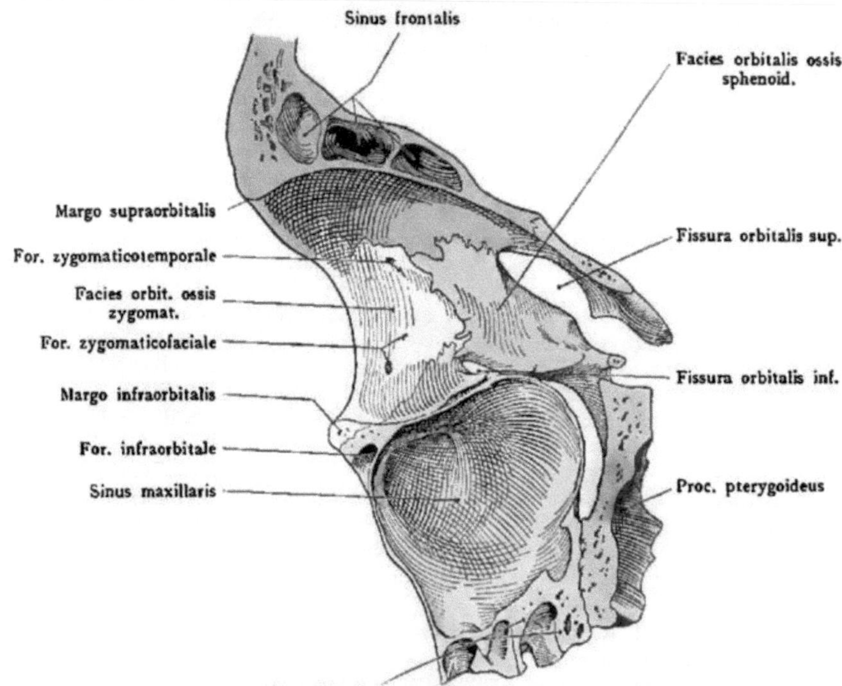

Fig. 43. Paries lateralis orbitae, von innen gesehen.
Os frontale violett. Os zygomaticum weiss. Os sphenoidale grün. Maxilla blau.

Sehne des M. obliquus superior von der oberen Wand der Orbita nach hinten und lateralwärts umbiegt, um zu ihrer Insertion an dem oberen Umfange des Bulbus zu gelangen. Sehr häufig wird die Fovea trochlearis durch einen kleinen Knochenvorsprung (Spina trochlearis) ersetzt, an welchem sich die Sehnenschlinge befestigt.

Paries lateralis (Fig. 43). Er trennt die Orbita von der Fossa temporalis und stellt, wie der Paries superior, eine annähernd dreieckige Platte dar, deren Spitze im Grunde der Orbita etwa an dem Foramen rotundum liegt, während die Basis durch die entsprechende laterale Strecke des Margo orbitalis dargestellt wird. In ihrer hintersten Partie, da, wo sie durch die Fissura orbitalis superior von dem Paries superior

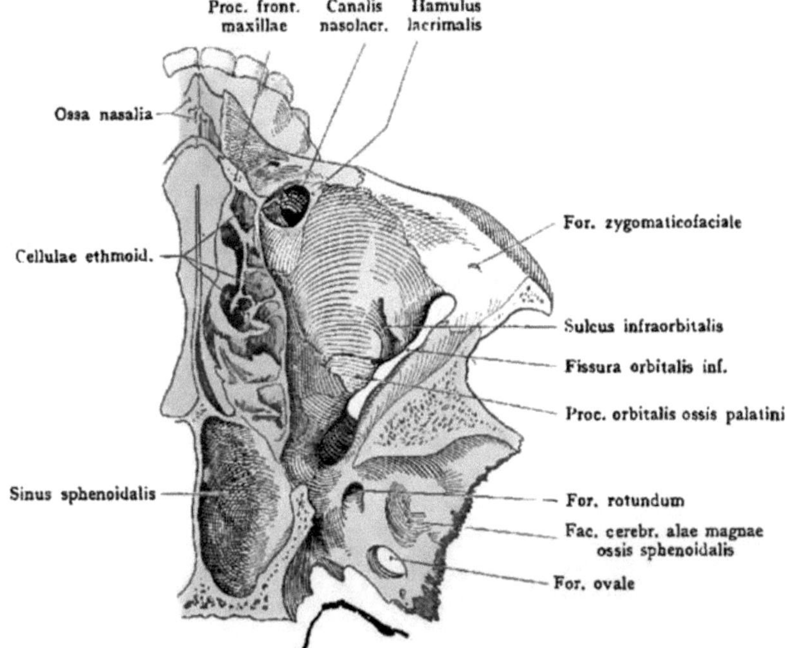

Fig. 44. Paries inferior orbitae.
Ossa nasalia orange. Maxilla blau. Os sphenoidale grün. Os palatinum gelb.
Os zygomaticum und Os lacrimale weiss.

getrennt wird, findet sich häufig eine scharfe, dornartige Erhebung als Ursprung für die laterale Portion des M. rectus lat. (vergleiche die Fig. 47 und das Schema der Augenmuskelursprünge Fig. 60). Der Paries lateralis wird vorn durch die Facies orbitalis des Os zygomaticum und den Processus zygomaticus ossis frontalis, hinten durch die Facies orbitalis des grossen Keilbeinflügels gebildet. Er grenzt sich teilweise in der Fissura orbitalis sup. und inf. von dem Paries superior und inferior ab; durchbohrt wird er von zwei das Os zygomaticum durchsetzende Öffnungen, dem Foramen zygomaticofaciale und dem Foramen zygomaticotemporale, durch welche die Nn. zygomaticofacialis und zygomaticotemporalis aus dem N. subcutaneus malae (N. maxillaris) zur Haut der Wange und der Schläfe gelangen.

Der Paries lateralis ist deshalb praktisch wichtig, weil seine Resektion den Orbitalinhalt in grösserer Ausdehnung zugänglich macht und besonders auch operative Eingriffe an den retrobulbären Gebilden gestattet.

Der Paries inferior (Fig. 44) ist gleichfalls von dreieckiger Form, seine Basis wird durch den Margo infraorbitalis gebildet; seine Spitze liegt an der Öffnung des Canalis opticus in die Orbita. Er besteht aus der Facies orbitalis maxillae und einer kleinen Partie der Facies orbitalis des Jochbeins; nach hinten schliesst sich gegen die Fissura orbitalis inf. die Facies orbitalis ossis palatini an, welche oft in der Ansicht von vorne her kaum zu sehen ist.

Der Paries inferior stellt beim Erwachsenen in der Regel eine ganz dünne Knochenlamelle dar, welche die Orbita von dem Sinus maxillaris des Oberkiefers

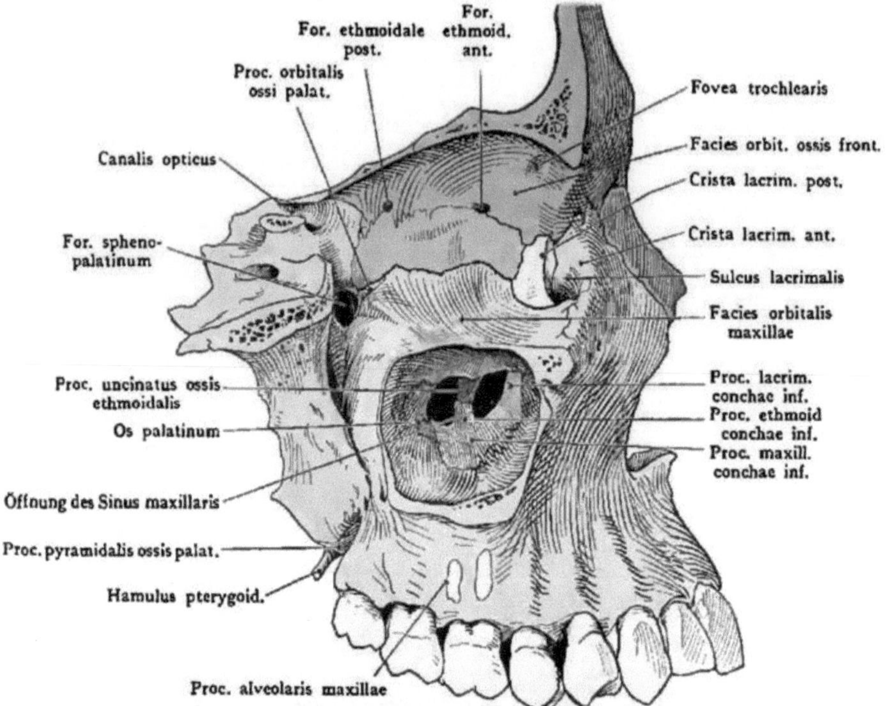

Fig. 45. Paries medialis orbitae, von aussen gesehen.
Der Sinus maxillaris ist geöffnet worden, um die Fortsätze der Concha inf. zu zeigen.
Os frontale violett. Maxilla blau. Os ethmoidale rot. Os lacrimale weiss. Os sphenoidale grün.
Os palatinum gelb. Os nasale orange.

trennt. Die hintere Partie des Paries inferior weist den Sulcus infraorbitalis auf, welcher nach vorne hin in den Canalis infraorbitalis übergeht; dieser durchsetzt schief nach vorne und abwärts die untere Wand der Orbita und öffnet sich auf dem Gesichtsteile des Schädels aus, etwa 7—10 mm unterhalb des Margo infraorbitalis. Der Sulcus infraorbitalis nimmt mit seiner Fortsetzung im Canalis infraorbitalis den aus dem Foramen rotundum in die Orbita eintretenden N. infraorbitalis und die A. infraorbitalis auf.

Paries medialis (Fig. 45). Er wird gebildet (von vorne nach hinten untersucht) durch den Processus frontalis maxillae, durch das Os lacrimale, die Lamina papyracea ossis ethmoidalis und die laterale vordere Fläche des Os sphenoidale unterhalb des Foramen opticum. Die beiden Abschnitte des Paries medialis, welche von dem Os lacrimale und dem Os ethmoidale geliefert werden, sind ausserordentlich dünne Knochenlamellen, eine Tatsache, die in der Bezeichnung: Lamina papyracea ossis ethmoidalis zum Ausdruck kommt. Bisweilen wird dieselbe durch stärkere Ausbildung der Cellulae ethmoidales leicht in die Orbita vorgewölbt, in den meisten Fällen ist sie plan und grenzt die Orbita von den Cellulae ethmoidales anteriores und posteriores ab. Durch die Crista lacrimalis posterior wird das Os lacrimale in zwei Facetten geteilt, von denen genau genommen bloss die hintere an der Bildung des Paries medialis teilnimmt, während die vordere Fläche vorn durch die Crista lacrimalis anterior und einen Teil des Processus frontalis maxillae zum Sulcus lacrimalis ergänzt wird. Bei starker Entwickelung des Sinus sphenoidalis wird derselbe durch die an der Begrenzung des Paries medialis teilnehmende Partie des Sphenoids unterhalb des Foramen opticum von der Orbita getrennt (s. Topographie der Sinus paranasales). Von besonderer praktischer Wichtigkeit sind aber die Beziehungen zwischen der Orbita und den Cellulae ethmoidales, welche infolge der oft papierdünnen Beschaffenheit der Lamina papyracea innige zu sein pflegen, so dass Entzündungen von den Cellulae ethmoidales auf den Orbitalinhalt übergreifen und hier eine weite Verbreitung nehmen können.

In der Sutura frontoethmoidalis, welche die Lamina papyracea von der Pars orbitalis ossis frontalis trennt, liegen die Foramina ethmoidale ant. und post., von denen das erstere dem N. ethmoidalis ant. und der A. ethmoidalis ant. (aus der A. ophthalmica) den Austritt aus der Orbita in das Cavum cranii gestattet (auf die Lamina cribrosa des Siebbeines), während die kleinere A. ethmoidalis post. mit dem N. ethmoidalis post. das For. ethmoidale post. durchsetzen, um sich an die Wandung hinterer Cellulae ethmoidales zu verbreiten. Eine von dem For. ethmoidale ant. nach abwärts an der medialen Orbitalwand gezogene Vertikale gilt als Anhalt zur Bestimmung der Lage der Cellulae ethmoidales; vor dieser Linie werden die Cellulae ethmoidales anteriores angetroffen, hinter derselben die Cellulae ethmoidales posteriores.

Aditus orbitae. Die Basis der Orbitalpyramide (Aditus orbitae) bildet am Gesichtsteile des Schädels eine annähernd vierseitige Öffnung, welche durch den Augen-höhlenrand (Margo orbitalis) ihre Abgrenzung erhält. Der letztere beginnt mit dem Margo supraorbitalis ossis frontalis an der Sutura zygomaticofrontalis und erstreckt sich medianwärts bis zur Sutura frontolacrimalis; sie weist an der Grenze zwischen ihrem medialen und mittleren Drittel die Incisura supraorbitalis auf, welche nicht selten durch eine Knochenspange zu einem Foramen supraorbitale ergänzt wird. Medianwärts von derselben biegt der Margo supraorbitalis in senkrechter Richtung um und flacht sich gegen den medialen Augenwinkel hin ab. Als Fortsetzung kann die Crista lacrimalis anterior der Maxilla (Processus frontalis) gelten, welche nach unten in den scharfen Margo infraorbitalis übergeht. Der Sulcus lacrimalis, welcher vorne durch die Crista lacrimalis anterior, hinten durch die Crista lacrimalis posterior abgegrenzt wird, liegt noch innerhalb der Orbita, wenn wir die Crista lacrimalis anterior als eine Fortsetzung des Margo infraorbitalis auffassen.

Der Margo infraorbitalis zieht sich als ein scharfer Rand von dem Processus frontalis maxillae auf den Körper des Oberkiefers; annähernd 5—7 mm unterhalb seiner Mitte wird die Öffnung des Canalis infraorbitalis am Gesichte angetroffen. Weiter lateral wird der Orbitalrand durch das Jochbein gebildet, das auch mit dem Processus zygomaticus ossis frontalis die laterale Wand der Orbita herstellt.

Im Gegensatz zu den Wandungen der Orbita selbst besteht der Orbitalrand aus massigerem Knochen, welcher nur bei sehr starker Ausdehnung des Sinus frontalis und des Sinus maxillaris in seiner oberen, resp. unteren Strecke eine Schwächung erfährt.

Spitze der Orbitalpyramide und Verbindungen der Orbita am Knochen-präparate mit benachbarten Gegenden. An der Spitze der Augenhöhlen-

pyramide liegt das Foramen opticum, welches in einer Länge von 4—5 mm
den Ursprung der Ala minor des Sphenoids schräg durchsetzt. Bemerkenswert
sind die Beziehungen, welche zwischen dem Foramen opticum und seinem Inhalte
einerseits und einem stark ausgebildeten und in die Alae parvae vordringenden Sinus sphenoidalis andererseits bestehen können (s. Sinus paranasales). Ein solcher kann (Fig. 46) die Wandung des Foramen opticum auf eine dünne Knochenlamelle reduzieren und bietet die Möglichkeit für die Fortpflanzung von Erkrankungen, welche von der Nasenhöhle und den Sinus paranasales ausgehen, auf den N. opticus und auf die Orbita. In diesem Falle reicht die Schleimhaut des Sinus sphenoidalis bis an die Opticusscheide heran.

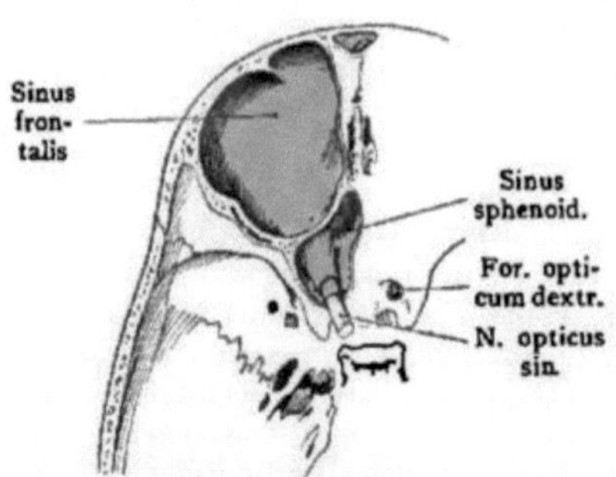

Fig. 46. Stark entwickelter Sinus frontalis, nebst einem Sinus sphenoidalis, welcher das Foramen opticum umgibt und bis an die Scheide des N. opticus heranreicht. Beobachtet auf dem Basler Seziersaale.

In der Nähe der Spitze der Orbitalpyramide finden sich noch drei grössere Öffnungen, von denen die Fissura orbitalis superior und inferior mehr spaltförmig sind, während das Foramen rotundum eine rundliche, die mittlere Schädelgrube mit der Fossa pterygopalatina und der Orbita in Verbindung setzende Öffnung darstellt. Mit Ausnahme des N. opticus und der A. ophthalmica gelangen sämtliche Nerven und Gefässe der Orbita durch diese drei Öffnungen in den Hohlraum.

Die Fissura orbitalis superior bildet einen Teil der Grenze zwischen dem Paries superior und dem Paries lateralis der Orbita; sie liegt zwischen der Ala parva des Keilbeins nach oben und der Ala magna nach unten (Fig. 47). In ihrem medialen Abschnitte ist sie weiter als lateralwärts, wo sie die Benennung „Spalt" eher verdient; beide Abschnitte sind scharf voneinander abgesetzt durch einen Vorsprung (Spina m. recti lat.), von welchem die laterale Portion des M. rectus lat. ihren Ursprung nimmt (s. Fig. 60). Die Fissura orbitalis superior ist bald mit einem ?, bald mit einer Keule verglichen worden, der weitere Abschnitt stellt den Punkt des ? oder den Kopf der Keule dar und liegt lateral- und abwärts vom Foramen opticum und über dem Foramen rotundum.

Die Fissura orbitalis inferior bildet einen Teil der Grenze zwischen der lateralen und der unteren Wand der Orbita; sie ist länger als die Fissura orbitalis superior, mit welcher sie einen lateralwärts offenen Winkel bildet. An ihrer Begrenzung nehmen teil: oben der grosse Flügel des Keilbeins, lateral je nach seiner Ausdehnung auch das Jochbein, ferner der Körper des Oberkiefers und die Facies orbitalis ossis palatini. Die mediale, etwas engere Hälfte der Fissur führt in die Fossa pterygopalatina, hier öffnet sich auch das Foramen rotundum, welches den seitlichen Abschnitt der Fossa cranii media mit der Fossa pterygopalatina in Verbindung setzt (für den N. maxillaris). Als Fortsetzung des Foramen rotundum nach vorne hin können der Sulcus und der Canalis infraorbitalis gelten. Die laterale Hälfte der Fissura orbitalis inferior ist gewöhnlich weiter als die mediale und verbindet die Orbita mit der Fossa infratemporalis.

Die laterale Wandung der Orbita (Os zygomaticum) wird durch das Foramen zygomaticofaciale und zygomaticotemporale durchsetzt (Fig. 43), welche an der Facies temporalis und facialis des Os zygomaticum ausmünden (für die gleichnamigen Hautäste des N. subcutaneus malae vom N. maxillaris).

Die Foramina ethmoidalia (ant. und post.) sind bereits erwähnt worden. Nicht selten finden sich ferner Defekte in der Lamina papyracea des Ethmoids oder in dem

Os lacrimale, welche am Schädel eine Verbindung zwischen der Orbita und den angrenzenden Cellulae ethmoidales herstellen. Am Präparate lässt sich nachweisen, dass an solchen Stellen das Periost der Orbitalknochen (Periorbita) direkt an die Schleimhaut der Cellulae ethmoidales angrenzt, ein praktisch nicht unwichtiger Befund.

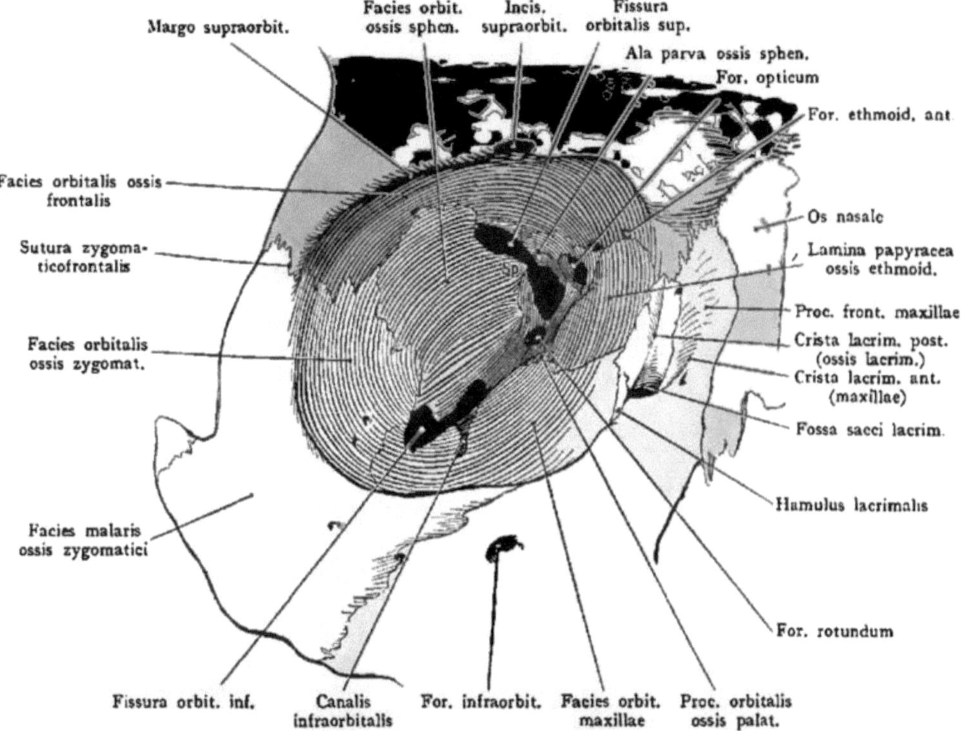

Fig. 47. Orbita, von vorn gesehen.
Os frontale violett. Os sphenoidale grün. Os zygomaticum weiss. Maxilla blau. Os ethmoidale rot.
Os lacrimale weiss. Os nasale orange. Sp. Spina m. recti lat.

Palpation der Gebilde der Orbita. Der Palpation ist vor allem zugänglich die Begrenzung der Basis orbitae in dem Margo orbitalis. Derselbe lässt sich mit der grössten Leichtigkeit und Sicherheit in seinem ganzen Verlaufe abtasten. Auch der vorderste Teil der oberen Orbitalwand ist dem tastenden Finger zugänglich, am medialen Augenwinkel ist manchmal die Crista lacrimalis anterior zu fühlen. Der Aditus orbitae wird durch den Bulbus bei weitem nicht ausgefüllt; die Unmöglichkeit mit dem tastenden Finger tiefer einzudringen, ist auf die Ausbildung eines straffen Abschlusses der Orbitalöffnung, des Septum orbitale, zurückzuführen.

Wir haben schon oben darauf hingewiesen, dass der Abschluss des Aditus orbitae durch das Septum zu einer Einteilung der in der Augengegend anzutreffenden Gebilde benutzt werden könne in solche, die hinter, und in solche, die vor dem Septum gelegen sind. Man wäre fast berechtigt, von einem intraorbitalen und einem extraorbitalen

Abschnitte der Gegend zu sprechen, oder von prä- und postseptalen Gebilden. Die präseptalen Gebilde, welche sich der Orbitalöffnung und dem Septum orbitale anschliessen, gehören zunächst den Augenlidern an, daher wird die Gegend am besten als Regio palpebralis bezeichnet. Die geschlossenen Augenlider werden durch den Saccus conjunctivae von dem vorderen Umfange des Bulbus getrennt; es wird also auch die Conjunctiva und im Anschluss daran die Topographie der Tränenabflusswege in diesem Abschnitte zu behandeln sein.

Abschluss des Aditus orbitae. Augenlider. Gefässe und Nerven der Regio palpebralis.

Abgrenzung und Inspektion der Region. Sie entspricht dem Orbitalrande und den Augenlidern; an ersterem erhalten die Muskeln und Fascien der Gegend ihren Ursprung oder ihren Ansatz. Nach oben grenzt sie an die Regio frontalis, medianwärts an die Regio nasalis, lateralwärts an die Regio temporalis, abwärts an die Regio malaris.

Inspektion der Regio palpebralis (Fig. 48). Die Augenlider passen sich dem vorderen Segmente des Bulbus an, von welchem sie bloss durch den Spalt des Conjunctivalsackes getrennt sind. Infolge der Elastizität der in den Augenlidern eingeschlossenen, die Rolle von Stützgebilden spielenden Bindegewebsmassen (Tarsus superior und inferior) werden die Augenlider beim Öffnen und Schliessen immer auf der vorderen Fläche des Bulbus streifen und sich der Form des vorderen Bulbussegmentes anpassen.

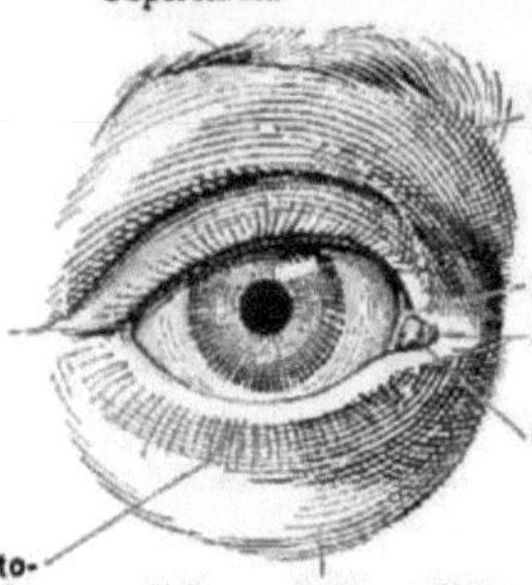

Nach oben grenzt sich das obere Augenlid durch eine Hautfurche ab, welche bei geschlossenen Augenlidern gerade unterhalb des Margo supraorbitalis liegt (Sulcus orbitopalpebralis sup.). Das untere Augenlid grenzt sich weniger deutlich durch eine beim Öffnen des Auges sich vertiefende Furche (Sulcus orbitopalpebralis inferior) ab; etwas weiter abwärts verläuft nicht selten eine zweite, dem Sulcus orbitopalpebralis inferior parallele Furche, welche als Grenze gegen die Regio malaris angesehen werden kann (Fig. 48, Sulcus palpebromalaris).

Fig. 48. Augengegend rechterseits: die Ausdehnung des Conjunctivalsackes ist durch eine unterbrochene rote Linie angegeben.

Von dem Margo orbitalis ausgehend, tritt das Septum orbitale in die Augenlider ein, um sich hier zum Tarsus superior und inferior zu verdichten, welche nicht bloss als Stützgebilde für die Augenlider, sondern geradezu als Teile des Septum orbitale aufgefasst werden können. Aus diesem Verhältnis kann die Unterscheidung eines freien und eines am Orbitalrande befestigten Randes des Augenlides abgeleitet werden. Die freien Ränder der Augenlider zerfallen durch die Ausbildung der kleinen, die Puncta lacrimalia tragenden Papillae lacrimales in einen längeren lateralen und einen kürzeren (4—5 mm langen) medialen Abschnitt (Fig. 53). Bloss der laterale Abschnitt weist Cilien auf; der mediale Abschnitt bildet den Tränensee und den abgerundeten medialen Augenwinkel. Ausser den Cilien trägt der freie Rand der Augenlider auch noch die Ausmündungen der in die Bindegewebsmasse der Tarsi eingeschlossenen Glandulae tarsales (Meibomi), welche als umgeformte Talgdrüsen den gleichfalls am freien Rande der Augenlider ausmündenden Glandulae ciliares (Molli), die sich von Schweissdrüsen herleiten, gegenüberzustellen sind. Durch Umstülpen des oberen oder des unteren Augenlides werden die Glandulae tarsales in den unmittelbar unter der Tunica conjunctiva palpebrarum liegenden Tarsus superior und inferior leicht zur Ansicht gebracht.

Am Angulus oculi medialis geben die Papillae lacrimales die Grenze zwischen den beiden Abschnitten der Augenlider an. Durch die medialen Abschnitte wird der Tränensee sowie der abgerundete Angulus oculi medialis begrenzt. Eine senkrechte Falte der Conjunctiva schliesst lateral als Plica semilunaris den Tränensee ab; am Boden des letzteren erhebt sich die Caruncula lacrimalis. In den meisten Fällen

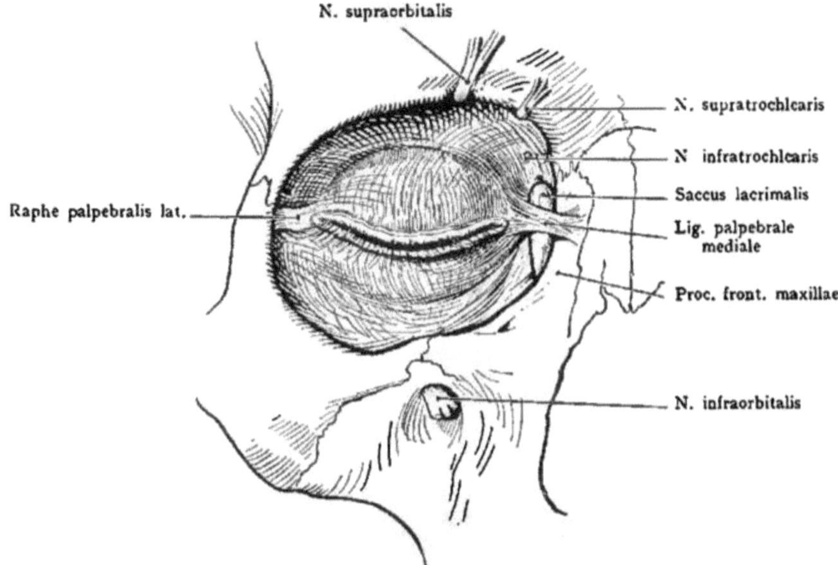

Fig. 49. Septum orbitale (grün). Ansicht von vorn.

liegt das Lig. palpebrale mediale einem horizontalen Wulste zugrunde, der vom Angulus oculi medialis ausgeht und wenn nicht durch Inspektion, so doch durch Palpation nachweisbar ist.

Septum orbitale. Bei der Präparation der Regio palpebralis lässt sich eine oberflächliche Schicht, bestehend aus der Haut, dem subkutanen Fett- und Bindegewebe und dem M. orbicularis oculi, von einer tiefen Schicht unterscheiden, welche durch das Septum orbitale dargestellt wird. Dasselbe bildet das Befestigungsmittel der Augenlider an den Orbitalrand und geht in die beiden Tarsi über, welche als Massen von verfilzten Bindegewebsfasern eine feste Grundlage für die Augenlider darbieten.

Das Septum orbitale (Fig. 49) entspringt als eine straffe, stellenweise fast sehnige Membran vom Margo orbitalis in seiner ganzen Ausdehnung, steht hier mit dem Perioste der Orbita im Zusammenhang und geht in die Augenlider über. Es hängt innig mit dem Tarsus superior und inferior zusammen, und diese Gebilde werden von vielen Autoren geradezu als eine im Sinne der Stützfunktion umgewandelte Partie des Septum orbitale aufgefasst. In Fig. 50 (Sagittalschnitt durch die Regio palpebralis mit dem vorderen Segmente des Bulbus) ist bloss der membranöse, den

Orbitalrand mit den beiden Tarsi in Verbindung setzende Abschnitt des Septum samt
der Periorbita grün angegeben; in Fig. 49 ist das Septum bis zum freien Orbitalrande
mittelst grüner Farbe hervorgehoben.

Die Platte des Septum orbitale ist nicht überall in gleicher Stärke entwickelt,
indem sie besonders an der oberen und medialen Strecke des Margo supraorbitalis
Öffnungen aufweist, durch welche Nerven und Gefässe (Ram. palpebralis n. lacrimalis,
N. supraorbitalis, N. supratrochlearis und N. infratrochlearis, mit den Aa. supraorbitalis,
frontalis, palpebralis medialis, dorsalis nasi) aus der Orbita zu den oberflächlichen Schichten

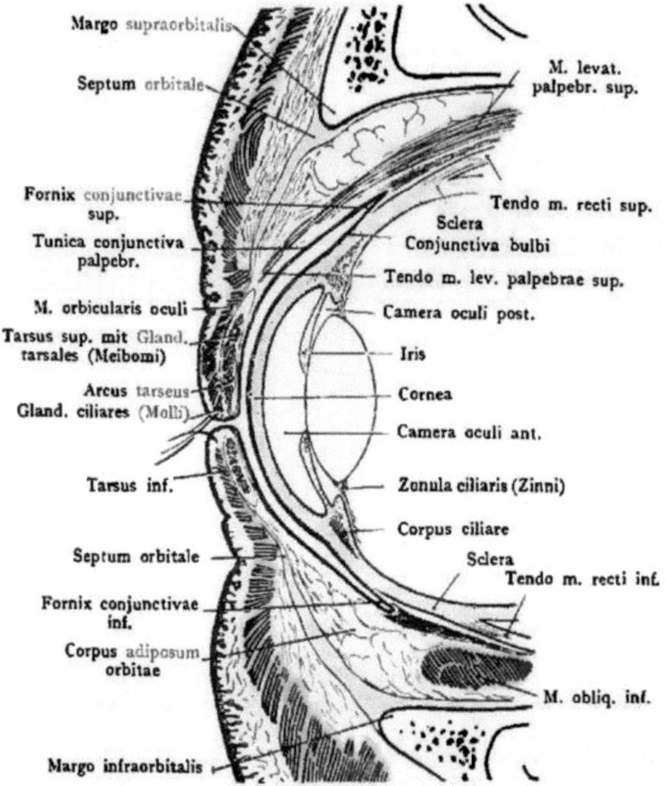

Fig. 50. Sagittalschnitt durch die Augenlider und den vorderen Abschnitt des Bulbus.
Nach einem Mikrotomschnitte.

der Regio palpebralis gelangen. Die obere Partie des Septum wird nicht, wie viele
Autoren angeben, von Sehnenbündeln des M. levator palpebrae superioris durchbrochen;
dagegen inseriert sich ein Teil dieser Sehne am oberen Rande des Tarsus superior.

Die beiden Tarsi setzen das Septum orbitale bis zum freien Rande der Augenlider fort, als Platten von verfilztem Bindegewebe, welche die Glandulae tarsales umschliessen und, in der Mitte am höchsten, gegen den Angulus oculi medialis und lateralis
niedriger werden. Von den medialen wie von den lateralen Enden der Tarsi gehen
horizontal verlaufende sehnige Faserzüge aus, welche die Tarsi mit dem Orbitalrande
verbinden (Lig. palpebrale mediale und Raphe palpebralis lateralis, Fig. 49). Die dadurch

gebotene Fixation ist eine straffere, als die nach aufwärts und abwärts durch das Septum orbitale hergestellte Verbindung des oberen und unteren Randes der Tarsi mit dem Margo supra- und infraorbitalis. Das Raphe palpebralis lateralis inseriert sich in der Gegend der Sutura frontozygomatica am lateralen Orbitalrande; das stärkere Lig. palpebrale mediale geht vor dem Tränensacke vorbei zur Crista lacrimalis anterior. Da sich das Septum orbitale an die Crista lacrimalis posterior festsetzt, so kommt der Saccus lacrimalis zwischen zwei sehnige Platten zu liegen, welche infolge ihrer Verbindung mit der tiefen sowie mit der oberflächlichen Portion des M. orbicularis oculi eine wichtige Rolle für die Fortbewegung der Tränenflüssigkeit spielen.

Oberflächliche Schichten der Regio palpebralis. Dieselben sind 1. die Haut mit dem subkutanen Bindegewebe, 2. die Muskelschicht (M. orbicularis oculi), 3. lockeres Bindegewebe zwischen der Muskelschicht und dem Septum orbitale.

Die Haut zeichnet sich durch ihre grosse Zartheit aus, das subkutane Bindegewebe ist sehr locker, entbehrt fast ganz des Fetteinschlusses und lässt sich leicht samt der Haut in Falten emporheben. Sie besitzt eine beträchtliche, bei den Bewegungen der Lider in Betracht kommende Elastizität.

Die Muskelschicht (M. orbicularis oculi) stellt eine Platte dar, welche vom Margo orbitalis bis zu den freien Rändern der Augenlider reicht. Eine äussere Partie (Pars orbitalis) wird von einer inneren Partie (Pars palpebralis) unterschieden. Die erstere greift mit ringförmig verlaufenden stärkeren Faserzügen über den Margo orbitalis hinaus, welche sich teilweise mit der übrigen mimischen Gesichtsmuskulatur verflechten, so mit dem M. frontalis, dem M. quadratus labii sup. usw. Die Pars palpebralis entspringt am medialen Augenwinkel, teils von dem an der Crista lacrimalis ant. sich inserierenden Lig. palpebrale mediale (Pars superficialis), teils mittelst des hinter dem Saccus lacrimalis vorbeiziehenden Septum orbitale von der Crista lacrimalis post. (Pars lacrimalis, [Horneri]). Diese beiden Ursprungsportionen der Pars palpebralis fassen den Tränensack gleichsam wie eine muskulöse Schleife zwischen sich, indem sie beim Lidschlusse, resp. bei der Lidöffnung, abwechselnd kontrahierend und erweiternd auf den Saccus lacrimalis einwirken und so einen Einfluss auf die Fortbewegung der Tränenflüssigkeit in der Richtung nach abwärts ausüben. Am Angulus oculi lateralis konvergieren die Faserzüge der Pars palpebralis und gehen hier zum grössten Teile an die Raphe palpebralis lateralis.

Eine Schicht von lockerem Bindegewebe trennt die Pars palpebralis des M. orbicularis von dem Septum orbitale, resp. dem Tarsus superior und inferior (Fig. 50). Sie geht am Margo orbitalis nach oben in die lockere Bindegewebsschicht zwischen der mimischen Gesichtsmuskulatur und dem Os frontale über.

Gefässe und Nerven der Regio palpebralis (Fig. 51). Sie kommen teils aus dem Innern der Orbita (A. supraorbitalis, Nn. supra- und infraorbitalis usw.), teils aus Gefässen und Nervenstämmen des Gesichtes (N. facialis, A. maxillaris ext.). Die arterielle Versorgung ist somit eine sehr ausgiebige, auch ist hier, wie an anderen Stellen des Gesichtes, die Bildung von Anastomosen eine reichliche, ein Umstand, der nicht ohne praktische Bedeutung ist. Die arteriellen Äste kommen aus den Aa. supraorbitalis, frontalis, maxillaris externa, infraorbitalis und dem Ramus frontalis der A. temporalis superficialis. Zweige dieser Arterien (Aa. palpebrales) bilden zwei in der Nähe des freien Augenlidrandes verlaufende Gefässbogen, den Arcus palpebralis superior und inferior. Die Zahl der Äste, welche in die Bildung der beiden Arcus palpebrales eingehen, ist variabel; in Fig. 51 sind zwei Aa. palpebrales mediales dargestellt, die oberhalb und unterhalb des Lig. palpebrale mediale aus der Orbita austreten und sich mit einer A. palpebralis lateralis verbinden, dazu kommen Anastomosen mit der A. supraorbitalis und dem Ramus frontalis der A. temporalis.

Die Venen verhalten sich ähnlich wie die Arterien.

Lymphgefässe. Von der Conjunctiva und den Lidern gehen Lymphgefässe lateralwärts zu den Lymphoglandulae parotideae, medianwärts zu den Lymphoglandulae submaxillares. In zweiter Linie kommen die Lymphoglandulae cervicales prof. sup. in Betracht, welche der V. jugularis int. in der Höhe der Einmündung der V. facialis anliegen (Most).

Die motorischen Nerven der Regio palpebralis (zum M. orbicularis oculi) kommen aus dem Plexus parotideus n. facialis, und zwar aus den oberen Ästen desselben;

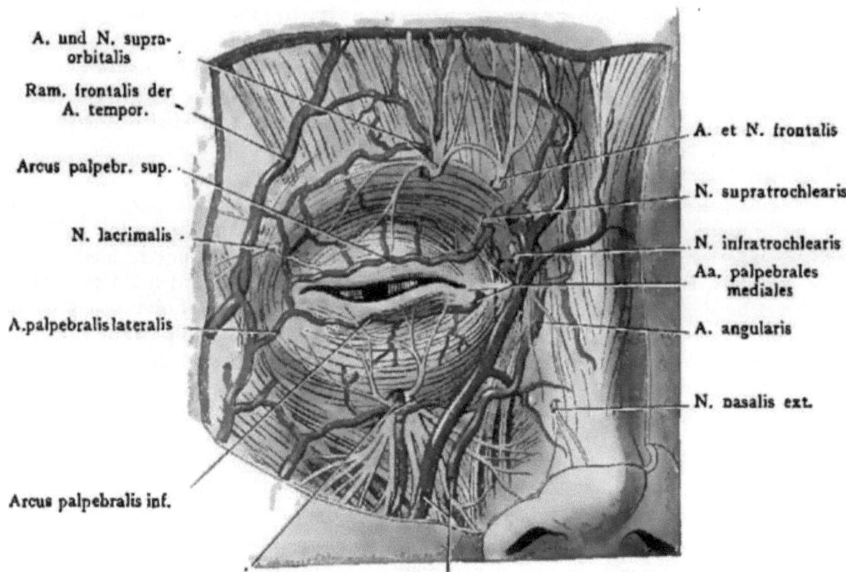

Fig. 51. Nerven und Gefässe der Augenlider und Umgebung (Regio palpebralis).
Saccus lacrimalis punktiert angegeben.
Zum Teil nach Léveillé und Hirschfeld, Iconographie du système nerveux. 2 éd. Paris 1866.

die Rolle, welche der M. orbicularis beim Lidschluss spielt, erklärt den Wunsch, bei Operationen im Gebiete des N. facialis wenigstens die oberen der aus dem Plexus parotideus abgehenden Äste zu schonen.

Die sensiblen Nerven der Gegend werden vom N. ophthalmicus und N. maxillaris geliefert. Die Grenze zwischen den Gebieten beider Nerven liegt nach Merkel lateralwärts in der Raphe palpebralis lateralis, medianwärts jedoch geht die Ausbreitung der Nn. supra- und infratrochlearis eine Strecke weit nach abwärts von dem Lig. palpebrale mediale. Der N. supraorbitalis tritt mit der A. supraorbitalis in der Incisura supraorbitalis durch das Septum orbitale zur Stirn empor und versorgt, abgesehen von den Hauptzweigen, die zur Haut der Regio frontalis verlaufen, das obere Augenlid. Äste des N. lacrimalis treten etwas oberhalb des Raphe palpebralis lat. durch das Septum orbitale zur Haut des lateralen Augenwinkels; die Haut des unteren Augenlides wird von den nach oben verlaufenden Ästen des N. infraorbitalis versorgt.

Topographie des Conjunctivalsackes (Saccus conjunctivae).

Bei geschlossenen Augenlidern wird der vordere Umfang des Bulbus von der hinteren Fläche der Augenlider durch den Conjunctivalsack getrennt. Die Öffnung des Sackes nach aussen wird durch die Lidspalte gebildet, sie stellt sich selbstverständlich um so weiter dar, je grösser der Abstand zwischen den Lidrändern ist. Bei weit geöffnetem Auge lässt sich ein grosser Teil der Conjunctiva übersehen und durch einen einfachen Handgriff (Zug nach abwärts am unteren Augenlide und Umstülpung des oberen Augenlides) kann auch der Conjunctivalüberzug der hinteren Fläche der Augenlider der Untersuchung zugänglich gemacht werden.

An der den Conjunctivalsack bildenden Bindehaut (Conjunctiva) lassen sich zwei Abschnitte unterscheiden, von denen die Conjunctiva bulbi das vordere Segment des Bulbus (Sclera und Cornea) überzieht und sich in dem Blindsack des Fornix conjunctivae als Conjunctiva palpebrarum auf die hintere Fläche der Augenlider umschlägt (Fig. 50).

Ausdehnung des Conjunctivalsackes. Sie wird in Fig. 48 durch eine unterbrochene rote Linie angegeben, welche dem Übergange der Conjunctiva bulbi in die Conjunctiva palpebrarum entspricht; medianwärts erreicht sie gerade noch den Angulus oculi medialis, lateralwärts geht sie um ein Beträchtliches über den Angulus oculi lateralis hinaus. Nach oben überschreitet sie den Sulcus orbitopalpebralis sup.; nach unten entspricht sie an unserer Figur ziemlich genau dem Sulcus orbitopalpebralis inferior. Die Übergangslinie der Conjunctiva bulbi in die Conjunctiva palpebrarum verläuft nicht parallel mit dem Cornealrande, so fällt also der Mittelpunkt des rot angegebenen Kreises nicht mit dem Mittelpunkte der Pupille zusammen, sondern liegt lateralwärts und oberhalb desselben. Die Höhe des Conjunctivalsackes ist oben beträchtlicher als unten. Die Conjunctiva bulbi wird von der Conjunctiva palpebrarum normalerweise bloss durch eine dünne Flüssigkeitsschicht getrennt; aus diesem Grunde würde sich die Bezeichnung des Raumes als Conjunctivalspalt empfehlen.

Am medialen Augenwinkel fehlt der blindsackartige Übergang der Conjunctiva bulbi in die Conjunctiva palpebrarum, denn hier findet sich jene durch den medialen Abschnitt der Augenlider begrenzte Ausbuchtung (Lacus lacrimalis, Tränensee), an deren Grunde sich die Caruncula lacrimalis als kleine Hautinsel erhebt und sowohl Haare als Talgdrüsen aufweisen kann. Der Tränensee öffnet sich lateralwärts in den Conjunctivalsack; die Grenze zwischen beiden kann in der Verbindungslinie der beiden Puncta lacrimalia oder in der Plica semilunaris angenommen werden (Fig. 48).

Conjunctiva palpebrarum. Sie überzieht die hintere, dem Bulbus oculi zugewandte Fläche der Augenlider und geht am Augenlidrande in die äussere Haut über. Ihre Verbindung mit der hinteren Fläche der Tarsi ist eine sehr innige, dagegen wird sie durch lockeres Bindegewebe von der am Tarsus sich inserierenden Sehne des M. levator palpebrae superioris, ebenso auch vom Septum orbitale getrennt.

Conjunctiva bulbi. Sie wird von der Sclera durch eine dünne Schicht von lockerem Bindegewebe getrennt. Auf die Cornea geht die Conjunctiva bloss als Epithel und Membrana elastica anterior über.

Fornix conjunctivae. Man unterscheidet am besten einen Fornix conjunctivae superior und inferior, oberhalb und unterhalb einer durch den medialen und lateralen Augenwinkel durchgelegten Linie. Mit dem Fornix conjunctivae stehen Abzweigungen der Fascien der Augenmuskeln in Verbindung (in Fig. 50 nicht bezeichnet), welche den Zweck haben, eine Verschiebung des Fornix im Anschluss an die Augenbewegungen zu bewirken.

Gefässe der Conjunctiva. Wir unterscheiden zwei Gefässgebiete der Conjunctiva (Fig. 64). Die Conjunctiva palpebrarum, der Fornix conjunctivae und der grössere (periphere) Teil der Conjunctiva bulbi erhalten ihre Arterien aus den Aa. palpebrales, während ein kleiner Randbezirk, welcher an die Cornea grenzt, durch die Aa. ciliares anteriores aus dem Gebiete der Arteria ophthalmica versorgt wird. Mit dieser Trennung der Gefässversorgung in zwei Gebiete lassen sich auch gewisse pathologische Erscheinungen in Einklang bringen; so wird bei Erkrankungen der Lider der grösste Teil der Bindehaut in Mitleidenschaft gezogen, während bei Entzündungen der Iris oder des Corpus ciliare die aus den Aa. ciliares ant. stammenden Conjunctivalgefässe am Cornealrande eine starke Injektion aufweisen. Die Venen verhalten sich ebenso wie die Arterien, die Lymphgefässe gehören zum Lymphgefässgebiete der Augenlider.

Topographie des Tränenapparates.

Der Tränenapparat besteht aus: 1. der Tränendrüse mit ihren in den Conjunctivalsack ausmündenden Ausführungsgängen; 2. den Tränenwegen, welche in den Puncta lacrimalia an der Grenze zwischen der lateralen und der medialen Strecke des Lidrandes beginnen und als Ductus lacrimales die Tränenflüssigkeit zum Saccus lacrimalis und weiter durch den Ductus nasolacrimalis zur Nasenhöhle ableiten. Der Conjunctivalsack findet sich gewissermassen zwischen dem sezernierenden und dem abführenden Teile des Apparates eingeschaltet, und tatsächlich werden beide Blätter der Conjunctiva normalerweise immer durch eine dünne Schicht von Tränenflüssigkeit getrennt, welche die Verschiebung der Lider auf dem vorderen von der Conjunctiva überzogenen Segmente des Bulbus begünstigt.

Glandula lacrimalis. Lage. Die Tränendrüse wird innerhalb der Orbita in der lateral am Orbitaldache in unmittelbarem Anschlusse an den Margo supraorbitalis gelegenen Fossa glandulae lacrimalis angetroffen (Fig. 52). Die Drüsenmasse wird in zwei Abschnitte zerlegt durch eine Ausbreitung der Sehne des M. levator palpebrae superioris, welche lateralwärts bis zum lateralen Orbitalrande in der Gegend der Sutura frontozygomatica reicht und hier eine feste Insertion an den Knochen nimmt. Oberhalb dieses Fascienzipfels liegt die Hauptmasse der Drüse (Pars orbitalis), unterhalb derselben die kleinere Portion (Pars palpebralis).

Pars orbitalis. Sie liegt in einer osteofibrösen Loge, welche gebildet wird: oben im Bereiche der Fossa lacrimalis durch das Periost der Orbita (Periorbita), unten durch die erwähnte Verbreiterung der Sehne des M. levator palpebrae superioris, vorne durch das Septum orbitale, dessen Durchtrennung es gestattet, die Drüse von vorne her zu erreichen. Sie entspricht hier der lateralen Strecke des Sulcus palpebroorbitalis sup. Nach hinten ist die Loge offen und hängt hier mit dem Zellgewebe und dem Fette der Orbita (Corpus adiposum orbitae) zusammen.

Pars palpebralis. Sie ist bedeutend kleiner, als die Pars orbitalis und besteht aus einer Anzahl von Drüsenläppchen, welche oben durch die seitliche Ausbreitung der Sehne des M. levator palpebrae superioris (Fig. 52) von der Pars orbitalis geschieden werden, unten teilweise der Conjunctiva palpebralis, teilweise dem Fornix conjunctivae und dem Zellgewebe der Orbita anliegen. Sie steht mit der Pars orbitalis im Zusammenhang, indem beide Drüsenabschnitte am hinteren Rande der sie trennenden Sehnenausbreitung des M. levator palpebrae superioris ineinander übergehen.

Die Ausführungsgänge der Pars orbitalis, die Ductuli glandulae lacrimalis ziehen nach abwärts durch die Fascienausbreitung der Sehne des M. levator palpebrae sup. und durch die Pars palpebralis der Drüse, um zusammen mit den Ausführungsgängen des letztgenannten Drüsenabschnittes, in den Fornix conjunctivae auszumünden. Die Ausmündungen der Ductuli glandulae lacrimalis sind beim Umstülpen des oberen Augenlides als eine Reihe feiner Pünktchen in der lateralen Strecke des Fornix conjunctivae sup. zu erkennen (Fig. 53).

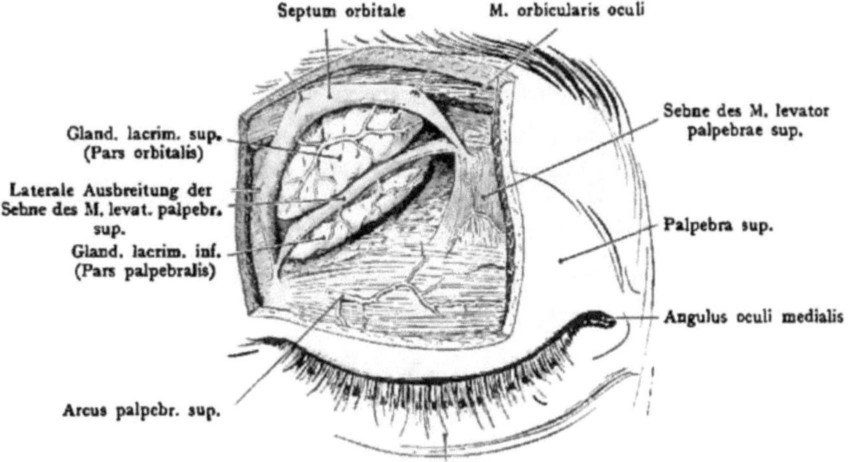

Fig. 52. Tränendrüse in situ.

Das Septum orbitale ist teilweise nach oben geschlagen, um die Pars orbitalis und die Pars palpebralis der Tränendrüse zur Ansicht zu bringen.

Zum Teil nach Testut und Jacob, Anatomie topographique. 1905.

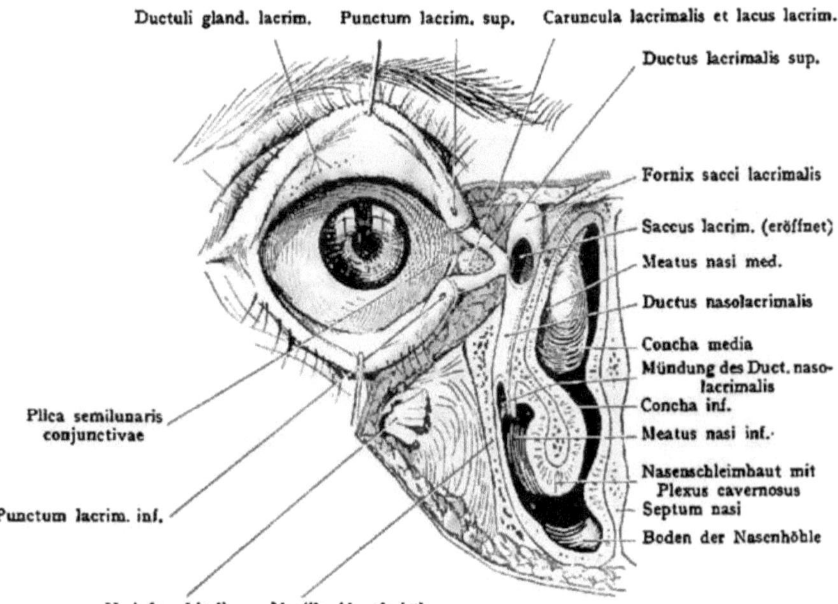

Fig. 53. Conjunctivalsack und Abführwege der Tränenflüssigkeit.

Die äussere Nase ist durch einen Frontalschnitt abgetragen worden, um den Ductus nasolacrimalis und den Saccus lacrimalis freizulegen. Knochen gelb.

Die Gefäss- und Nervenversorgung der Glandula lacrimalis kommt aus Stämmen der Orbita (A. lacrimalis und N. lacrimalis, letzterer aus dem N. ophthalmicus).

Die Pars orbitalis ist leicht von vorne her zu erreichen, indem man parallel dem lateralen Drittel des Margo supraorbitalis die Haut, den M. orbicularis oculi und das Septum orbitale durchtrennt. Die Pars palpebralis kann von der lateralen Hälfte des Fornix conjunctivae sup. aus aufgesucht werden.

Ausführwege der Tränenflüssigkeit. Man kann zu denselben rechnen:

1. den **Lacus lacrimalis**, die Ausbuchtung am medialen Augenwinkel, in welcher sich die Tränenflüssigkeit ansammelt;

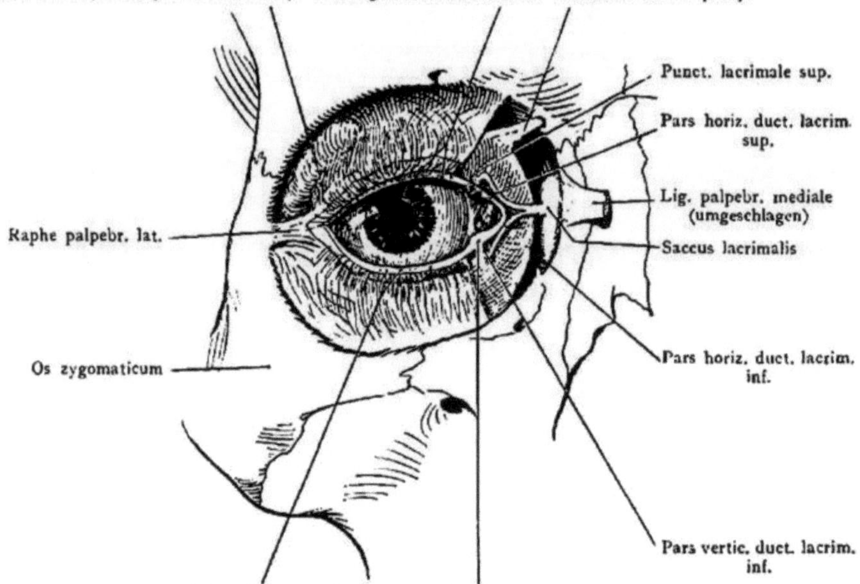

Fig. 54. Tränenkanälchen und Tränensack, nach Entfernung der medialen Partie des Septum orbitale.
(Leicht schematisiert.)
Das Lig. palpebrale mediale ist medianwärts umgelegt worden.

2. die **Ductus lacrimales**, welche an den Augenlidern mit den Puncta lacrimalia beginnen und in den Saccus lacrimalis ausmünden;

3. den **Saccus lacrimalis**, welcher sich als ein nach oben geschlossener, nach unten offener Sack in die Fossa sacci lacrimalis einlagert;

4. den **Ductus nasolacrimalis**, welcher als Fortsetzung des Saccus lacrimalis die Tränenflüssigkeit in die Nasenhöhle (unterer Nasengang) ableitet.

Lacus lacrimalis: (Tränensee). Derselbe bildet gewissermassen eine Ausbuchtung des Conjunctivalsackes medianwärts, welche von der medialen, cilienlosen Strecke der Augenliderränder begrenzt wird und ihren Namen der Tatsache verdankt, dass die Tränenflüssigkeit sich hier ansammelt, um durch die Tränenkanälchen weitergeleitet zu werden.

Ductus lacrimalis. Die Öffnungen der Ductus lacrimales in den Conjunctivalsack liegen als Puncta lacrimalia auf kleinen Vorsprüngen (Papillae lacrimales), welche

die Grenze zwischen der medialen und der lateralen Strecke der Augenlider angeben
und nach hinten gerichtet sind, so dass sie in die Flüssigkeit des Tränensees ein-
tauchen. Jede Änderung in diesem Verhalten muss zu einer Hemmung in dem Ab-
flusse der Tränenflüssigkeit durch die Tränenkanälchen führen. Die letzteren sind
feine, etwa 7—9 mm lange Röhrchen und zerfallen in zwei, durch die Richtung ihres
Verlaufes unterschiedene Abschnitte. Die ersten, von den Puncta lacrimalia an etwa
2 mm messenden Strecken der Kanälchen divergieren (Partes verticales); die folgenden
Strecken verlaufen mehr oder weniger horizontal und medianwärts (Partes horizontales)
bis zu der Einmündung in den Saccus lacrimalis, welche entweder für beide Kanälchen getrennt oder mittelst eines kurzen gemeinsamen Kanales erfolgt (in Fig. 54 dargestellt).

Saccus lacrimalis. Er stellt einen Sammelraum dar, welcher die Tränenflüssigkeit aus den Ductus lacrimales aufnimmt, um sie nach abwärts in den Ductus
nasolacrimalis weiterzu-
leiten. Nach oben blind
geschlossen (Fornix sacci
lacrimalis) geht er, nach
abwärts sich verengernd,
in den Ductus nasolacri-
malis über; die Grenze
liegt dort, wo der Kanal
die Fossa lacrimalis an
der medialen Orbitalwand
verlässt, um in die laterale
Wand der Nasenhöhle
eingeschlossen zu werden.
Die Höhe des Saccus
lacrimalis beträgt zwi-
schen 1 und 1,5 cm.

Lage des Saccus
lacrimalis. Er wird am
medialen Winkel der Or-
bita (Fig. 55) in die
Fossa sacci lacrimalis aufgenommen, welche sich

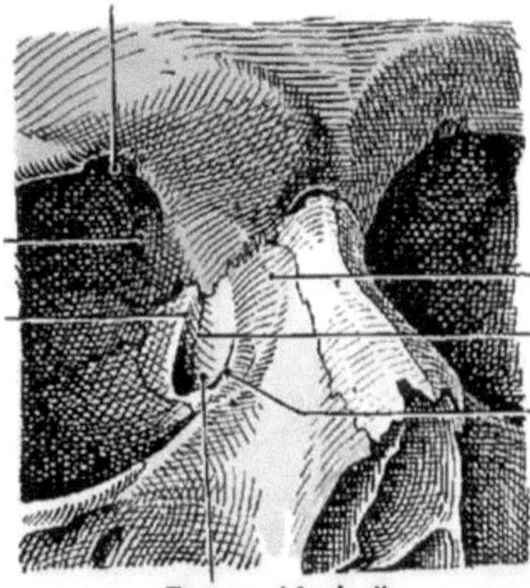

Fig. 55. Topographie des Sulcus lacrimalis.
Maxilla blau. Os lacrimale weiss. Os nasale weiss. Os frontale violett.

hinten durch die Crista lacrimalis posterior (des Os lacrimale), vorne durch die Crista
lacrimalis anterior (des Processus frontalis maxillae) abgrenzt. Lateral wird die
Fossa sacci lacrimalis durch den bis zum Margo infraorbitalis reichenden Hamulus
lacrimalis abgeschlossen und damit der obere Anfang des knöchernen Kanals bezeichnet,
welcher den Ductus nasolacrimalis aufnimmt.

Die hintere Wand des Saccus lacrimalis steht bindegewebig mit dem Perioste
der Fossa sacci lacrimalis im Zusammenhang; besonders innig pflegt diese Verbindung
am Fornix sacci lacrimalis auszufallen.

Indem wir das Septum orbitale als vorderen Abschluss der Orbita auffassen,
müssen wir den Saccus lacrimalis als ein präseptal gelegenes Gebilde bezeichnen. Das
Septum orbitale inseriert sich an der Crista lacrimalis post. mit der tiefen Ursprungsportion des M. orbicularis oculi (Pars lacrimalis) und trennt somit einen Teil der hinteren
Wandung des Tränensackes von dem Zellgewebe der Orbita. Die vordere Wand des
Sackes wird durch das Lig. palpebrale mediale sowie durch die oberflächliche Ursprungsportion des M. orbicularis oculi gekreuzt. Oberhalb derselben liegt, gerade noch von
vorne zu erreichen, der Fornix sacci lacrimalis, unterhalb des Lig. palpebrale mediale
bis zum Eingang in den knöchernen Canalis nasolacrimalis ein zweiter Abschnitt, welcher

5*

direkt unter der Schicht des M. orbicularis oculi angetroffen wird und gleichfalls von vorne her leicht und sicher aufzufinden ist.

Die Fossa sacci lacrimalis wird durch die an ihrer Bildung teilnehmende Fläche des Os lacrimale von den vorderen Cellulae ethmoidales getrennt; es ergeben sich so Beziehungen zwischen den letzteren und dem Saccus lacrimalis sowie die Möglichkeit der Fortpflanzung entzündlicher Prozesse von den Cellulae ethmoidales auf den Saccus lacrimalis oder umgekehrt.

Der vordere Umfang des Tränensackes wird manchmal berührt durch die Aa. palpebrales mediales, auch können die Vena und die Arteria angularis dicht am Tränensack nach aufwärts verlaufen, um mit den Orbitalgefässen in Verbindung zu treten, Tatsachen, welche bei der Eröffnung des Sackes im Auge zu behalten sind.

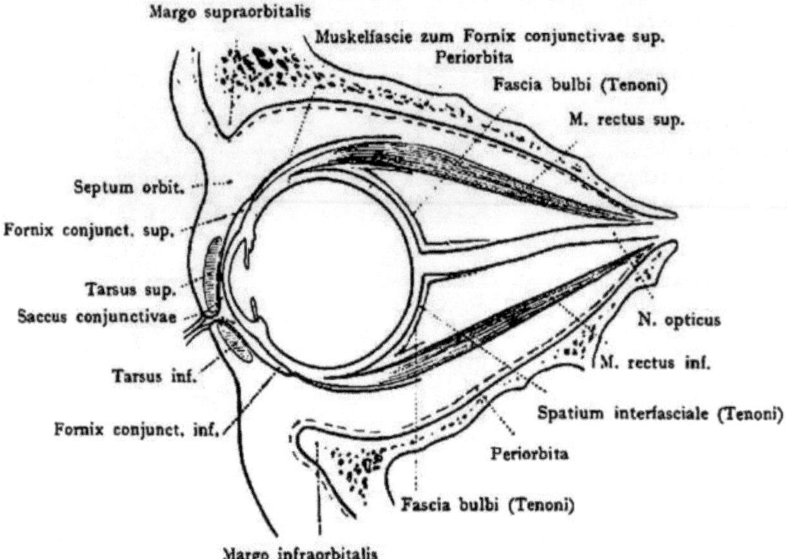

Fig. 56. Schematischer Längsschnitt durch die Orbita.
Fascia bulbi (Tenoni) und Muskelfascien blau — Periorbita blau unterbrochen — Septum orbitale grün.
Zum Teil nach Tillaux, Anat. topographique 10 édit. 1900.

Ductus nasolacrimalis. Derselbe setzt den Saccus lacrimalis nach abwärts fort, eingeschlossen in die laterale Wand der Nasenhöhle, welche die letztere von dem Sinus maxillaris trennt. An der Bildung des knöchernen Canalis nasolacrimalis beteiligen sich das Os lacrimale, die Maxilla und die Concha nasalis inf. (s. knöcherne Wandungen der Nasenhöhle). Der von einem Venengeflechte (Abflüsse zu den Venen der Nasenschleimhaut) umgebene Ductus nasolacrimalis mündet in recht variabler Weise in den unteren Nasengang aus, in den meisten Fällen annähernd 1 cm hinter dem vorderen Ende desselben (Fig. 53). Die Ausmündung erfolgt in der Regel nicht an der höchsten Stelle des Meatus nasi inferior, sondern der Ductus verlängert sich nach abwärts in wechselnder Ausdehnung innerhalb des Schleimhautüberzugs der lateralen Wandung des Meatus, so dass die Sondierung des Ganges von unten aus häufig auf Schwierigkeiten stösst, indem sich der Sondenkopf leicht in der weichen und nachgiebigen Mucosa fängt.

Die Kenntnis der Verlaufsrichtung des Ductus nasolacrimalis ist für die Ausführung der Sondierung des Ganges von oben her wichtig, doch trifft die gewöhnliche Angabe, dass der Kanal nach unten, hinten und leicht medianwärts verläuft, in vielen Fällen nicht zu, indem der Winkel, den er mit der Frontal-, ebensowohl, wie derjenige, welchen er mit der Sagittalebene bildet, individuell variieren kann; möglicherweise spielen hier auch Rasseneigentümlichkeiten eine Rolle. Merkel, dem wir die letztere Angabe verdanken, gibt als Anhalt für die Bestimmung des Verlaufes beim Lebenden (Deutschen) eine Linie an, welche den medialen Lidwinkel mit der Grenze zwischen dem zweiten Prämolar- und dem ersten Molarzahn verbindet.

Die Beziehungen des Ductus nasolacrimalis sind schon durch die Beschreibung der Zusammensetzung der Wand gegeben, lateralwärts zum Sinus maxillaris, medianwärts zum mittleren und zum unteren Nasengang, manchmal auch, in seiner oberen Partie, zum Sinus frontalis (Killian).

Inhalt der Orbita.

Als Inhalt der vorne durch das Septum orbitale abgeschlossenen Orbita haben wir den Bulbus oculi mit dem N. opticus, den sechs Augenmuskeln, den Gefässen und Nerven, welche teils in den Bulbus eindringen, teils die Augenmuskeln versorgen oder am Orbitalrande aus der Orbita in die Regio palpebralis gelangen. Dazu kommt die im Zusammenhang mit dem Tränenapparate abgehandelte Glandula lacrimalis.

Die Augenhöhlenpyramide wird durch diese zahlreichen Gebilde nur unvollständig ausgefüllt, in die Zwischenräume lagert sich ein Fettgewebe, das sich, von Bindegewebsbalken und Blättern durchsetzt, in der ganzen Orbita ausbreitet, indem es die Muskeln, Nerven und Gefässe umgibt und gleichsam ein Polster bildet, auf welchem der hintere Umfang des Bulbus ruht. Die Bedeutung dieses Orbitalfettes (Corpus adiposum orbitae) für die Mechanik der Bulbusbewegungen wird noch dadurch erhöht, dass teils aus den Fascien der Augenmuskeln, teils aus den Bindegewebsbalken und Membranen, welche das Orbitalfett durchziehen, eine bindegewebige Kapsel oder Pfanne sich bildet, welche die hintere Bulbushälfte vom Kissen des Orbitalfettes trennt und in welcher sich der Bulbus etwa wie bei einem freien Gelenke der Gelenkkopf in der Pfanne, bewegt (Fascia bulbi seu Tenoni, Fig. 56). Auf diese Weise wird dem Bulbus eine gewisse Sicherung in seiner Lage gewährt. Dazu kommt noch, dass von den Fascien der Augenmuskeln sehnige Züge (in Fig. 56 nicht dargestellt) zum Orbitalrande verlaufen und hier Insertion gewinnen. Man könnte dieselben schematisch als eine an den Augenhöhlenrand gehende Befestigung der Fascia bulbi auffassen und letztere zur ersten Orientierung als eine bindegewebige Pfanne beschreiben, welche, hinter dem Septum orbitale in der Orbita ausgespannt, das hintere Segment des Bulbus aufnimmt und demselben Bewegungen nach allen Richtungen gestattet (s. die Zusammensetzung der Fascia bulbi).

Die Fascia bulbi kann auch zu einer Einteilung der Orbita benutzt werden. Zusammengenommen mit ihren Befestigungen am Orbitalrande bildet sie die hintere Abgrenzung einer Loge, deren vordere Wand durch das Septum orbitale dargestellt wird. Dieselbe enthält den Bulbus oculi, dessen vorderes Segment durch den Conjunctivalsack von der hinteren Fläche der Augenlider getrennt wird. Man kann diese Loge als bulbären Abschnitt der Orbita bezeichnen und die Schilderung der Fascia bulbi im einzelnen hier anschliessen. Der zweite Abschnitt der Orbita liegt hinter der Fascia bulbi; es ist dies der retrobulbäre Abschnitt mit den Augenmuskeln und einer Anzahl von Gefässen und Nerven, die im Orbitalfette eingebettet sind.

Topographie des bulbären Abschnittes der Orbita und der Fascia bulbi.

Die Beschreibung der einzelnen den Bulbus oculi aufbauenden Teile soll hier unterbleiben; es sei dafür auf die Lehrbücher der systematischen Anatomie verwiesen.

Wir betrachten den Bulbus als Ganzes.

Lage des Bulbus: Die höchste Wölbung der Cornea liegt in einer Linie, welche den Margo supra- und infraorbitalis in senkrechter Richtung verbindet, dagegen über-

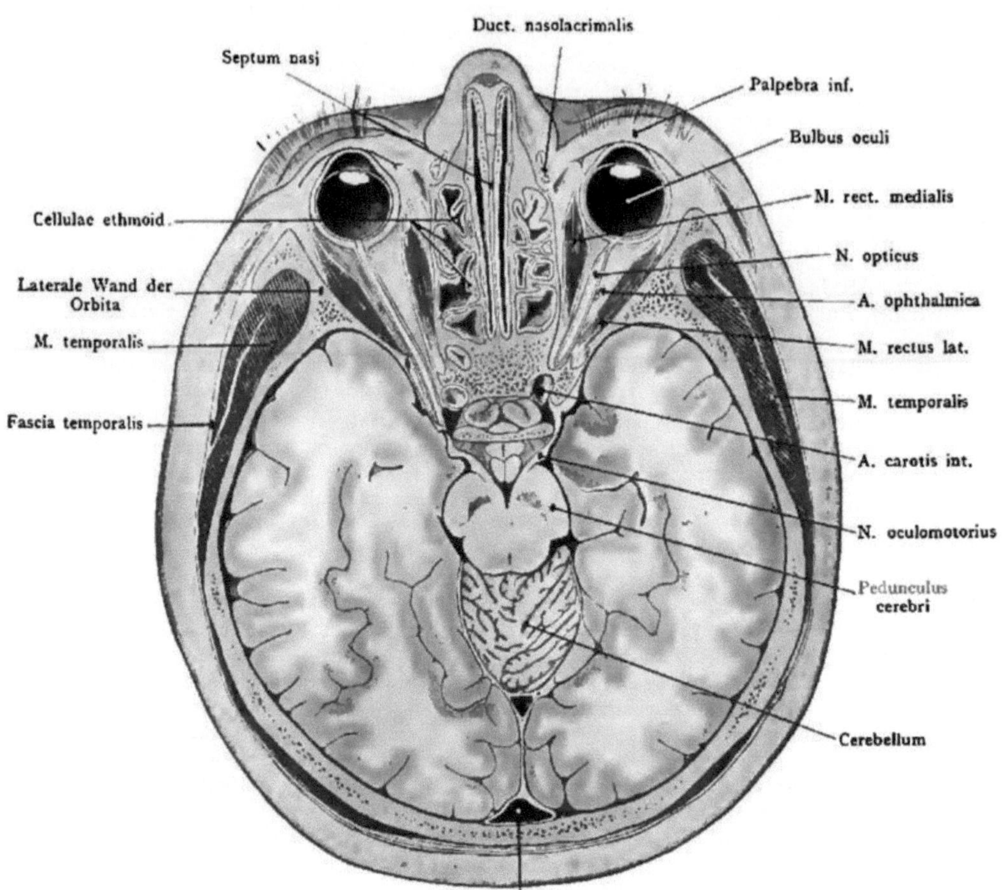

Fig. 57. Horizontalschnitt durch den Kopf eines Erwachsenen.
Nach einem Gefrierschnitte der Basler Sammlung.

schreitet der Bulbus eine Linie, welche von der Crista lacrimalis post. zum lateralen Augenhöhlenrande etwas unterhalb der Sutura frontozygomatica gezogen wird. Mit anderen Worten, der Schutz, welcher dem Bulbus durch den Margo supra- und infraorbitalis geboten wird, ist ein ausgiebiger, während das vordere Segment des Bulbus lateralwärts weniger sichergestellt erscheint. Der Bulbus reicht bei weitem nicht bis an den Margo orbitalis heran; am geringsten ist der Abstand lateralwärts, deshalb können also Stichwunden am Margo supra- und infraorbitalis in der Richtung von vorne nach hinten bis in die Orbita eindringen, ohne den Bulbus zu verletzen.

Topographisch lässt sich der Bulbus in ein vorderes und ein hinteres Segment einteilen, welche sich in ihrer Lage, ihren Beziehungen und ihrer operativen Erreichbarkeit wesentlich voneinander unterscheiden.

Vorderes Segment des Bulbus (Fig. 50). Dasselbe umfasst die Cornea, die vordere Kammer, die Linse, die hintere Kammer und die Zonula ciliaris (Zinni), wird von der Conjunctiva bulbi überzogen und ist in grosser Ausdehnung sowohl der Untersuchung, als dem operativen Eingriffe zugänglich (s. die Topographie des Conjunctivalsackes). Die Conjunctiva bulbi ist mit der Cornea fest, mit der Sclera locker verbunden, im Bereiche der Cornea liefert sie bloss das vordere Epithel und die Membrana elastica anterior, dagegen wird sie von der Sclera durch lockeres Bindegewebe getrennt, das nach hinten in das Zellgewebe der Orbita übergeht. Da die Umschlagslinie im Fornix conjunctivae sup. und inf. nicht parallel mit dem Hornhautrande verläuft (nach abwärts beträgt die Entfernung 8, nach oben 10, lateralwärts 14 mm; Angabe von Testut und Jacob), so ist die von der Conjunctiva bulbi überzogene Strecke der Sclera lateralwärts fast doppelt so gross als unten. Die Blutgefässversorgung des vorderen und des hinteren Bulbussegmentes soll später behandelt werden.

Hinteres Segment des Bulbus. Die Grenze zwischen beiden Segmenten entspricht annähernd dem Übergange der Pars ciliaris retinae in die Pars optica, es besteht demnach das hintere Segment aus der Retina, der Chorioidea und der Sclera, mit dem Corpus vitreum als lichtbrechendem Medium. Dazu kommen die sehnigen Ansätze der Augenmuskeln und der Übergang des N. opticus in den Bulbus.

Das hintere Segment unterscheidet sich zunächst vom vorderen durch seine tiefe Lage und die daraus sich ergebende Schwierigkeit, dasselbe in grösserer Ausdehnung operativ zu erreichen. Während man vom Conjunctivalsacke aus einen weiten Zugang zum vorderen Segmente hat, so genügt der Raum zwischen dem Bulbus und dem Orbitalrande nicht, um ein tiefes Eindringen in die Orbita zu gestatten. Bloss lateralwärts lässt sich das hintere Segment, etwa bis zum Äquator des Bulbus, palpieren, allein erst nach der Resektion der lateralen Orbitalwand wird der Bulbus mit dem retrobulbären Abschnitte der Orbita in grösserer Ausdehnung zugänglich (s. die Topographie der retrobulbären Gebilde).

Die Sclera wird im Bereiche des hinteren Bulbussegmentes durch einen feinen Spalt (Spatium interfasciale seu Tenoni) von der Fascia bulbi getrennt; letztere wird von den zum Bulbus gelangenden Gefässen und Nerven sowie von den Sehnen der Augenmuskeln durchsetzt. Der N. opticus tritt nach unten und nasalwärts vom hinteren Pol des Bulbus durch die von der innersten Schicht der Sclera gebildete Lamina cribrosa, während die äusseren Schichten der Sclera in die Scheide des Nerven übergehen. Die Eintrittsstelle wird von einem Kreise von Gefässen und Nerven umgeben (Aa. ciliares post. breves und longae und Nn. ciliares breves und longi), von denen die Arterien auf dem Schema (Fig. 64) dargestellt sind. Weiter nach vorne, doch noch hinter dem Äquator des Bulbus, durchsetzen die Vv. vorticosae die Sclera und das Spatium interfasciale, um in Wurzelstämme der V. ophthalmica inferior einzumünden.

Die Sehnen der Augenmuskeln gelangen durch die vorderste Partie der Fascia bulbi und des Spatium interfasciale zu ihren Insertionen an der Sclera. Dieselben liegen annähernd in einer Kreislinie, welche jedoch nicht parallel zum Hornhautrande verläuft, sondern, auf den Mittelpunkt der Cornea bezogen, etwas nach oben und lateralwärts verschoben ist. Die Mm. obliqui inscrieren sich viel weiter hinten als die Mm. recti.

Fascia bulbi (Tenoni) und Spatium interfasciale (Tenoni). Die Fascia bulbi stellt eine aus dem Bindegewebe der Orbita und aus Abzweigungen der Augenmuskelfascien heraus differenzierte Membran dar, welche am Orbitalrande mit dem

Perioste der Orbita (Periorbita) im Zusammenhang steht und der Form des hinteren
Bulbussegmentes sich anpassend einen Boden oder eine Pfanne für dasselbe bildet.
Sie reicht vom Fornix conjunctivae bis zur Eintrittsstelle des Sehnerven in die Orbita
(H. Virchow) und wird in ihrer Rolle als Pfanne noch verstärkt durch das weichelastische retrobulbäre Fettgewebe, welches sich der hinteren Fläche der Fascie anschliesst. Vom hinteren Umfange des Bulbus wird die Fascia bulbi durch das spaltförmige Spatium interfasciale getrennt, das als Lymphraum aufzufassen und etwa
schematisch mit der Gelenkhöhle eines freien Gelenkes zu vergleichen wäre, in welcher

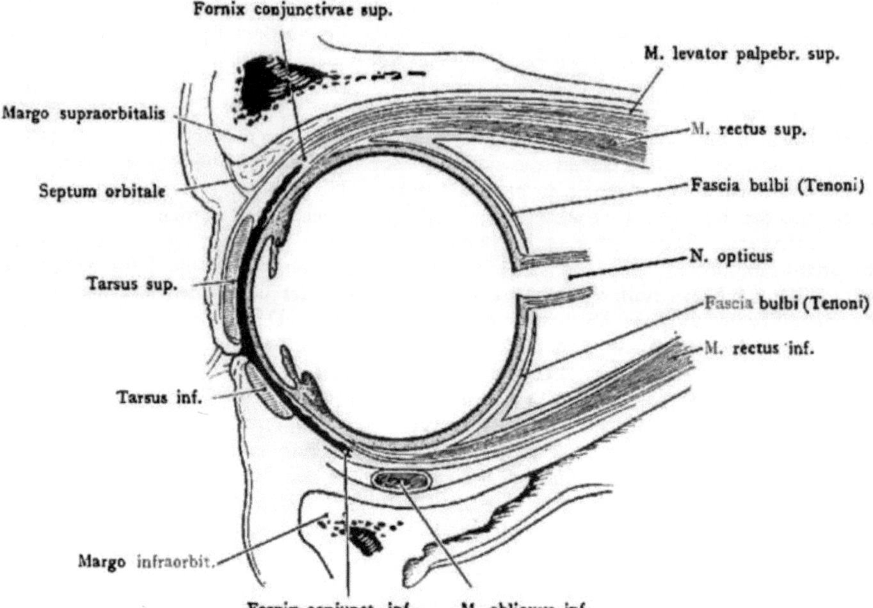

Fig. 58. Schematischer Vertikalschnitt durch den Bulbus und die Augenlider (in der Achse der Orbita).
Fascia bulbi (Tenoni) und Muskelfascien grün.
Nach Hans Virchow. Abhandlungen der preuss. Akademie der Wiss. 1902.

sich der Bulbus nach Art eines Gelenkkopfes dreht. Der Spalt wird von lockeren, von
der Fascia bulbi zur Sclera gehenden Bindegewebsbalken durchzogen und erstreckt sich
nach vorne zwischen den Insertionen der Sehnen der geraden Augenmuskeln fast bis
zum Cornealrande, er wird also hier von der Conjunctiva bulbi bedeckt; nach hinten
hängt er durch Öffnungen an der Stelle, wo der N. opticus die Fascia bulbi durchbricht, mit dem supravaginalen Raume des N. opticus zusammen.

Die Stärke der Fascia bulbi ist keine gleichmässige; am mächtigsten erscheint
sie dort, wo sie von den Sehnen der Augenmuskeln durchbrochen wird, am schwächsten
dagegen in der Umgebung der Eintrittsstelle des N. opticus; hier schimmert bei
der Betrachtung von vorne (nach Entfernung des Bulbus) das retrobulbäre Fett der
Orbita durch, auch sind hier die eben erwähnten Lücken in der Kapsel nachzuweisen,
welche das Spatium interfasciale mit dem supravaginalen Lymphraume des N. opticus
in Verbindung setzen.

Die Entstehung der Fascie ist wohl ursächlich den Bewegungen des Bulbus zuzuschreiben, welche auf das dem Bulbus hinten anliegende Zellgewebe einwirken. Mit

diesem verbinden sich die Fascien der Augenmuskeln (Fig. 56). Ferner kommen noch
Abzweigungen der Augenmuskelfascien (Fascienzipfel) hinzu, welche sich am Orbitalrande inscrieren und einerseits eine gewisse Fixation der Fascie bewirken, andererseits eine wichtige mechanische Rolle als Hemmungsvorrichtungen für allzuweit
gehende Bewegungen des Bulbus übernehmen. Sie sind in der schematischen Fig. 56
nicht dargestellt.

Fig. 58 zeigt die Fascia bulbi in ihrem Zusammenhang mit den Fascien
der Mm. recti superior und inferior (grün angegeben); das Spatium interfasciale lässt

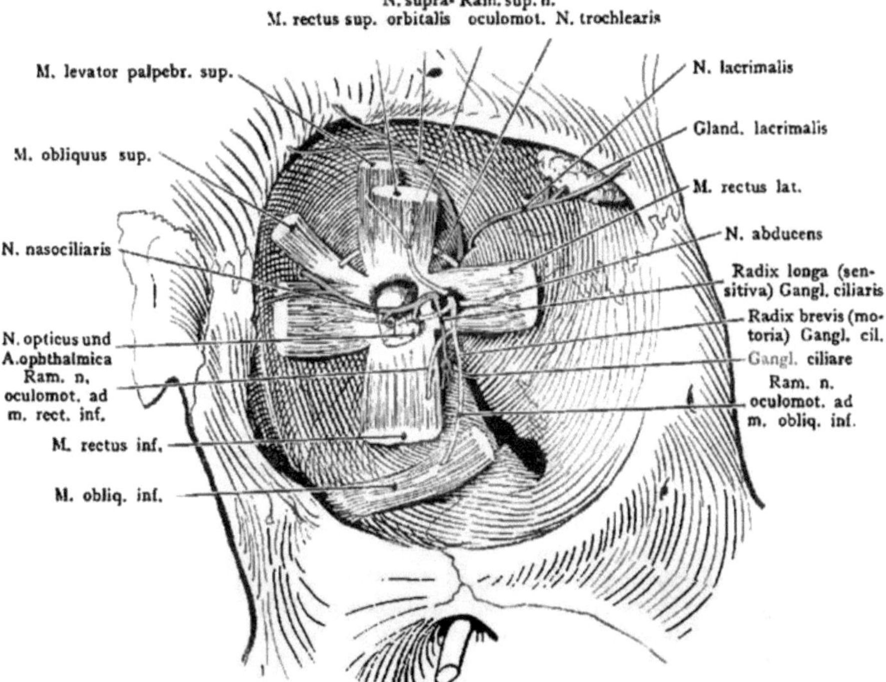

Fig. 59. Ursprung der Augenmuskeln und Eintritt der Augenmuskelnerven und der Trigeminusäste in die Orbita.

Augenmuskelnerven gelb. Zweige des Ram. I n. trigemini blau. Ganglion ciliare grün.
Mit Benutzung einer Figur von Paterson in Cunningham. Textbook of Anatomy. 1902.

sich als feiner Spalt nach vorne über den Ansatz der beiden geraden Augenmuskeln
bis zum Cornealrande verfolgen. Die Fascien an der oberen Fläche des M. rectus sup.
resp. an der unteren Fläche des M. rectus inf. gehen bis an den Fornix conjunctivae
und haben die Aufgabe, bei den Bewegungen des Bulbus nach auf- und abwärts den
Fornix conjunctivae in gleichem Sinne zu verlagern.

Die sog. Fascienzipfel gehen von den Fascien ab, welche die der Orbitalwandung zugekehrte Fläche der Augenmuskeln überziehen, bevor die letzteren durch
die Fascia bulbi hindurchtreten und bilden ziemlich derbe Membranen, welche sich am
Margo orbitalis inserieren. Man kann an jedem der vier geraden Augenmuskeln sowie
am M. obliquus inf. solche Fascienzipfel unterscheiden, besonders stark sind diejenigen

der Mm. rectus medialis und lat., von denen sich der letztere am lateralen Augenwinkel
hinter der Raphe palpebralis lat., der zweite an der Crista lacrimalis posterior, hinter
dem Ursprunge der tiefen Portion des M. orbicularis oculi inseriert. Ein unterer Fascienzipfel geht von dem M. rectus inf. und dem M. obliq. inf. ab und inseriert sich am
unteren Orbitalrande. Die mediale und die laterale Insertion nehmen auch noch Fascienzipfel auf, welche sich von dem M. rectus sup. und dem M. levator palpebrae superioris
abzweigen, die untere dagegen Fascienzipfel von den Mm. rectus medialis und lateralis.

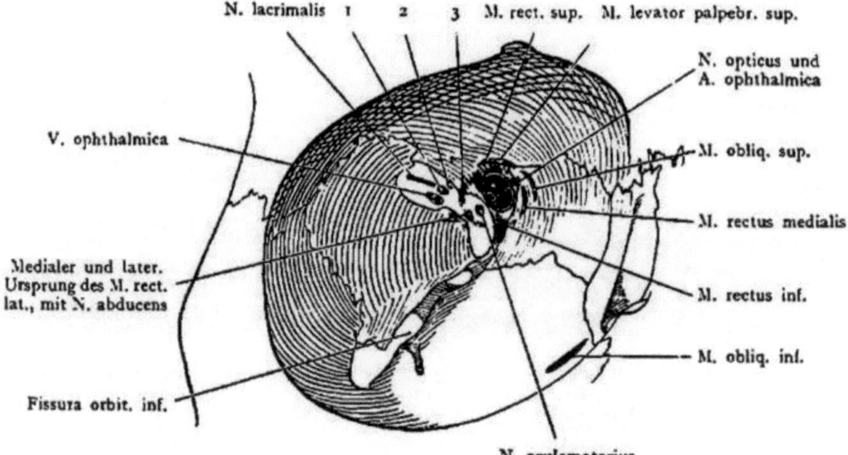

Fig. 60. Ursprünge der Augenmuskeln mit dem Annulus tendineus communis (Zinni), nebst den
durch die Fissura orbitalis superior in die Orbita eintretenden Nerven.
Zum Teil nach einer Figur von Merkel, Handbuch der topogr. Anatomie.
1 N. supraorbitalis. 2 N. trochlearis. 3 N. nasociliaris.

Die Fascienzipfel spielen eine verschiedene Rolle, je nachdem sie als Hemmungs-
einrichtungen für zu starke Kontraktionen der Augenmuskeln aufgefasst, oder in ihren
Beziehungen zur Fascia bulbi untersucht werden. Französische Autoren haben sogar
die Fascienzipfel als Pars palpebralis der Fascia bulbi beschrieben; tatsächlich sind sie
für die Fixation der Fascie und damit auch des Bulbus in der Orbita von allergrösstem
Werte; — „beim Abschneiden der Fascienzipfel verliert der Bulbus seinen Halt, er
kann in die Orbita zurücksinken und zeigt sich nach allen Richtungen ziemlich frei
beweglich" (Merkel, Topogr. Anatomie).

Topographie der Pars retrobulbosa orbitae.

Allgemeine Orientierung. Die Pars retrobulbosa orbitae wird durch die
Fascia bulbi vom Bulbus geschieden. Sie entspricht in der Hauptsache der hinteren
Partie der Orbitalpyramide, doch erstreckt sie sich auch am Bulbus vorbei bis zum
Orbitalrande. Würde man die Fascienzipfel mit den französischen Autoren als Pars
palpebralis der Fascia bulbi auffassen, so müssten dieselben hier, wie am Bulbus, die
vordere Grenze der Pars retrobulbosa orbitae bilden.

Als Inhalt finden wir zunächst die sechs Augenmuskeln, welche mit Ausnahme des M. obliq. inf. am Grunde der Orbita in der Nähe des Foramen opticum
entspringen; dann die Gefässe und Nerven, welche dicht zusammengedrängt durch das

Foramen opticum und die Fissurae orbitalis sup. und inf. an der Spitze der Orbitalpyramide aus der mittleren Schädelgrube in den Raum gelangen. Alle diese Gebilde
werden von dem weichen, von Bindegewebsbalken und Membranen durchzogenen
Fettgewebe der Orbita eingehüllt (Corpus adiposum orbitae).

Sämtliche Gebilde der Pars retrobulbosa orbitae divergieren in ihrem Verlaufe
nach vorne, mit einziger Ausnahme des N. opticus und der an ihn sich anschliessenden
Gefässe und Nerven, welche annähernd in der Achse der Orbitalpyramide verlaufen.
Untersucht man Frontalschnitte, die in verschiedener Entfernung von der Eintrittsstelle
des N. opticus liegen, so erkennt man leicht, dass die Entfernung der Gebilde von dem
die Achse der Orbita einnehmenden N. opticus, je weiter nach vorne um so grösser
wird, eine Tatsache, welche es erklärt, wie eine Läsion um so schwerere Störungen
hervorrufen und um so mehr Gebilde interessieren wird, je weiter sie nach hinten in der Orbita liegt.

Muskeln der Orbita (Augenmuskeln). Die vier Mm. recti, der M. obliq. sup. und der M.
levator palpebrae superioris entspringen am Grunde der Orbita, teils von den Rändern des Foramen
opticum, teils von dem bindegewebigen Verschluss der Fissura orbitalis sup. und von der Spina m. recti
lat. (Fig. 59 und 60). Die sehnigen Muskelursprünge hängen derart unterein-
ander zusammen, dass sie einen vollständigen, den

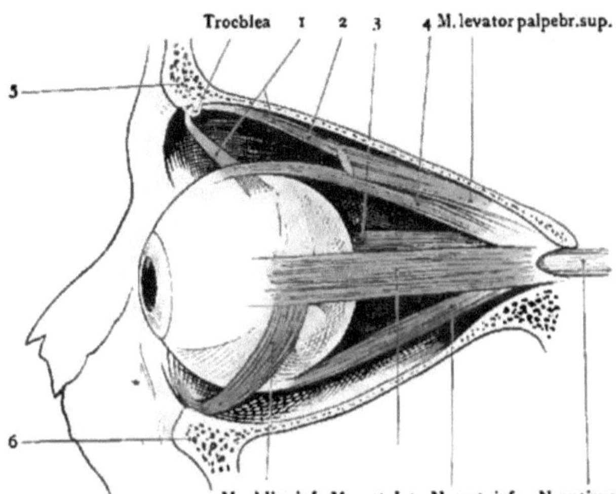

Fig. 61. Augenmuskeln und Bulbus, von der lateralen Seite gesehen.
1, 2 M. obliq. sup. 3 M. rectus medialis. 4 M. rectus sup.
5 Margo supraorbitalis. 6 Margo infraorbitalis.

N. opticus bei seinem Eintritte in die Orbita umgebenden Ring herstellen, den Annulus
tendineus communis (Zinni), wenigstens gilt dies von den vier Mm. recti. Ausserhalb
dieses Ringes entspringen, noch immer in engem Anschlusse an das Foramen opticum,
der M. levator palpebrae superioris und der M. obliquus sup. Die Ursprünge der Mm.
recti lat. und sup. greifen auch auf das die Fissura orbitalis sup. abschliessende derbe
Bindegewebe über, so dass der sehnige Ursprungsring nicht bloss das Foramen opticum
sondern auch noch einen Teil der Fissura orbitalis superior in seinen Bereich zieht
(Fig. 60). Ferner erhält der M. rectus lat. auch einen lateralen Kopf, welcher von der
Spina m. recti at., also vom lateralen Rande der Fissura orbitalis sup. entspringt.

Wenn wir uns die Vorstellung machen, dass die vom Annulus tendineus communis entspringenden Augenmuskeln, indem sie zu ihren Insertionen am Bulbus verlaufen, einen Hohlkegel bilden, dessen Basis vorne liegt und dessen Spitze abgeschnitten
ist in der Linie des Annulus tendineus communis, so können wir eine Anzahl von
Gefässen und Nerven unterscheiden, welche durch diese letztere Öffnung in das
Innere des Muskelkegels eintreten, von anderen, welche ihren Verlauf nach vorne hin
ausserhalb desselben fortsetzen. Da nun der sehnige Ursprungsring der Muskeln das
Foramen opticum und einen Teil der Fissura orbitalis superior in seinen Bereich
zieht (Fig. 60), so wird der N. opticus mit der A. ophthalmica durch das Foramen

opticum, der N. oculomotorius, der N. nasociliaris und der N. abducens durch die
Fissura orbitalis superior in den Muskelkegel eintreten. Alle übrigen durch die
Fissura orbitalis superior aus der mittleren Schädelgrube in die Augenhöhle gelangenden
Gefässe und Nerven (N. supraorbitalis, N. lacrimalis, N. trochlearis und V. ophthalmica)
bleiben sowohl bei ihrem Eintritt in die Orbita, als auch weiterhin ausserhalb des
Augenmuskelkegels.

Von der Lage der Nerven zueinander und zum Sehnenringe geben die Fig. 59
und 60 eine Vorstellung. Der N. abducens schliesst sich sofort nach seinem Eintritte in
die Orbita der medialen Fläche des M. rectus lat. an und beginnt seine Verzweigung in
demselben. Am höchsten tritt der N. lacrimalis durch die Fissura orbitalis superior ein.

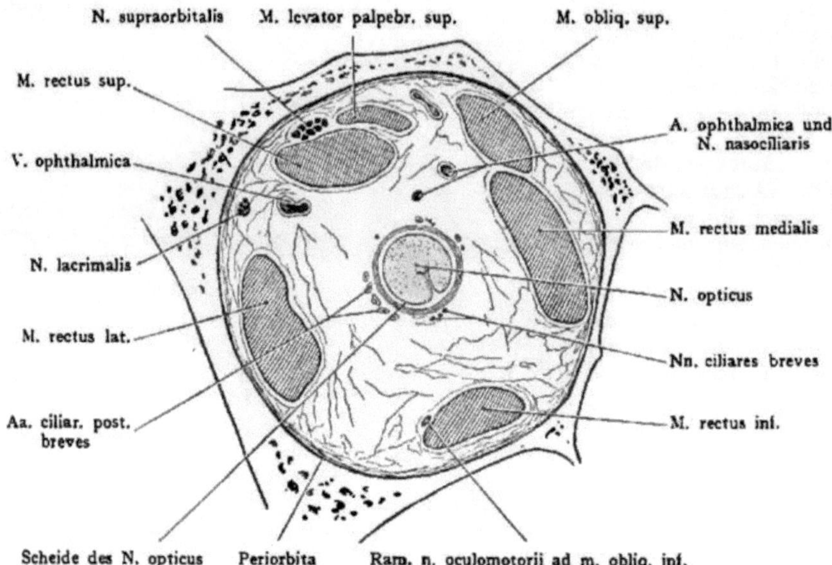

Fig. 62. Frontalschnitt durch die rechte Orbita.
Periorbita grün. Nach einem Mikrotomschnitte.

Der Annulus tendineus communis geht bald in das Fleisch der Muskeln über, welche
zunächst noch mit ihren Rändern gegenseitig in Berührung stehen, alsdann aber gegen ihre
Ansätze am Bulbus hin zu divergieren beginnen. Sie platten sich alle stark ab, indem
ihr Verlauf parallel mit der betreffenden Wandung der Orbita geht. Zwischen der
oberen Wandung und dem M. rectus sup. schiebt sich der M. levator palpebrae sup.
ein. Die Mm. recti durchbrechen schlitzförmig die Fascia bulbi und treten damit aus
der retrobulbären Loge aus, um ihre Insertion am Bulbus und mittelst der Fascienzipfel auch am Orbitalrande zu finden (s. oben). Am engsten schliesst sich der
M. obliquus sup. der oberen Orbitalwand an, um an der Trochlea in seine Endsehne
überzugehen, hier lateralwärts und nach hinten umzubiegen und sich am Bulbus
zu inserieren. Von dem M. obliquus inf. sei bloss sein Ursprung, lateral von dem
Eingange in den knöchernen Canalis nasolacrimalis und sein Verlauf, schräg lateralwärts und nach oben zur Insertion am Bulbus, erwähnt.

Gefässe und Nerven der Orbita. Zur Übersicht dient ein Frontalschnitt
(Fig. 62), welcher unmittelbar hinter dem Eintritte des N. opticus in den Bulbus durch

die Orbita geführt wurde. Die Muskeln haben sich hier vom N. opticus entfernt; sie
sind den Wandungen der Orbita bei ihrem Verlaufe nach vorne treu geblieben, während
der N. opticus in der Achse der Orbita verläuft. Der Querschnitt des M. obliquus sup.
liegt dem M. rectus medialis oben an, derjenige des M. levator palpebrae superioris
dem M. rectus sup. Im übrigen werden die Muskeln von dem Corpus adiposum

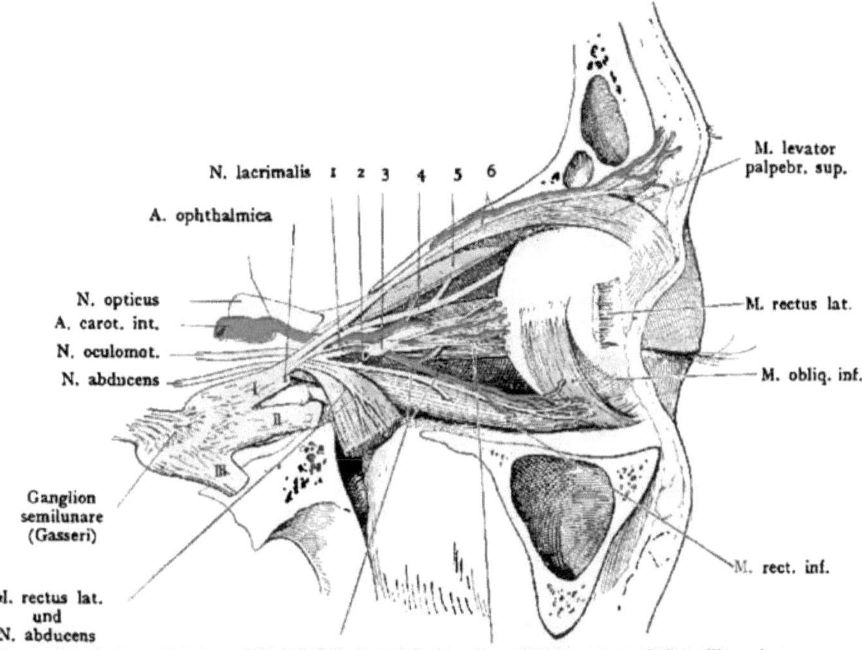

Unterer Ast des N. oculomot. und Muskelast der A. ophthalm. Nn. ciliares post. und Aa. ciliares breves
Fig. 63. Topographie der Orbita, von der Seite her dargestellt.
Zum Teil nach einer Abbildung von Fr. Arnold in den Tabulae anatomicae 1838.
1 Radix longa gangl. ciliaris. 2 Radix brevis gangl. ciliaris. 3 Gangl. ciliare. 4 N. nasociliaris.
5 M. rectus sup. 6 A. und N. supraorbitalis.
I N. ophthalmicus. II N. maxillaris. III N. mandibularis.

orbitae eingehüllt und voneinander getrennt; zwischen den Muskeln steht das ausserhalb des Muskelkonus liegende Zellgewebe mit dem Inhalte des Muskelkegels im Zusammenhang.

Dem von seiner Scheide umgebenen N. opticus schliessen sich die Nn. ciliares longi
und breves und die Aa. ciliares post. breves und longae an. Die Zweige der Augenmuskelnerven treten sehr weit hinten in ihre Muskeln ein, fallen also mit Ausnahme
des zum M. obliquus inf. verlaufenden Oculomotoriusastes nicht in den Schnitt. Der
N. trochlearis nimmt seinen kurzen Verlauf ausserhalb des Muskelkegels, der N. abducens
liegt gleich bei seinem Eintritte in die Orbita der medialen Fläche des M. rectus lat.
an, der obere Ast des N. oculomotorius gelangt oberhalb des N. opticus zum M. rectus
sup. und zum M. levator palpebrae sup. Der untere Ast gibt Zweige zu den Mm. rectus
medialis und rectus inf., sowie die Radix brevis zum Ganglion ciliare, weit hinten in
der Orbita ab; an unserem Frontalschnitte ist bloss am medialen Rande des M. rectus
inf. der zum M. obliquus inf. verlaufende Ast zu erkennen. Der Hauptstamm der
A. ophthalmica liegt mit dem N. nasociliaris oberhalb des N. opticus, die V. ophthalmica

sup. lateral, in der Lücke zwischen den Mm. rectus sup. und lat. Der Wandung der Orbita schliessen sich an: die A. supraorbitalis (sie wurde in Fig. 62 nicht bezeichnet, liegt aber etwas einwärts vom M. levator palpebrae sup.), der N. supraorbitalis, oberhalb der Mm. rectus sup. und levator palpebrae superioris und der N. lacrimalis lateral von der V. ophthalmica, der Periorbita unmittelbar angeschlossen. Die am Boden der Orbita gleichfalls ausserhalb des Muskelkegels gelegene V. ophthalmica inferior ist nicht angegeben.

Gefässe der Orbita. Die A. ophthalmica versorgt den ganzen Inhalt der Orbita und geht mit ihren Endzweigen noch als A. supraorbitalis, A. frontalis und

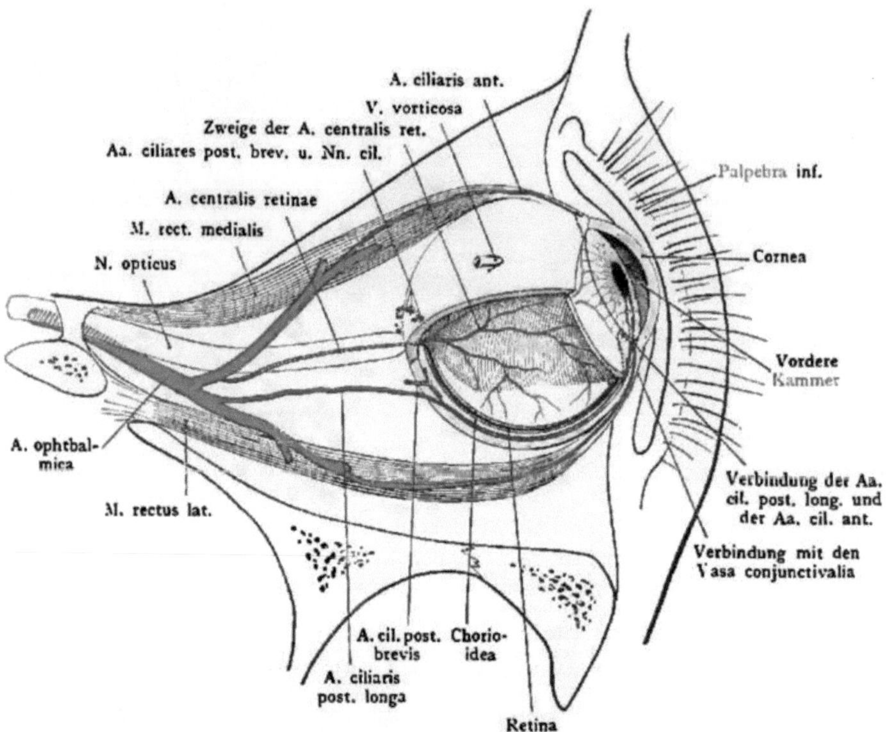

Fig. 64. Schema der arteriellen Versorgung des Bulbus. (Horizontalschnitt.)
Mit Benutzung der Figur von Leber. (Graefe und Saemisch, Handbuch der Augenheilkunde, Band I.)

A. nasociliaris in das Gefässnetz des Gesichtes, der Regio palpebralis und der Regio nasalis über. Sie entspringt etwa in der Höhe des Processus clinoideus ant. von der vierten Biegung der A. carotis int., gelangt, dem unteren Umfange des N. opticus anliegend, durch das Foramen opticum in die Augenhöhle und kommt zunächst an der Spitze der Augenhöhlenpyramide (Fig. 60) in den Winkel zu liegen, welchen der M. rectus lat. mit dem N. opticus bildet. Sodann kreuzt sie, nach vorne und medianwärts verlaufend, den oberen Umfang des N. opticus, schliesst sich der medialen Wand der Orbita an und gibt als Endäste ab: die Aa. palpebrales mediales zu den Augenlidern, die Aa. frontalis und supraorbitalis zur Stirne und die A. dorsalis nasi zur Haut der Nasenwurzel und der Nase. Diese Äste bilden Anastomosen mit der zum medialen Augenwinkel verlaufenden A. angularis aus der A. maxillaris externa.

Die Zahl der Äste der A. ophthalmica beträgt 9—10 (Figg. 63 und 65). Aus
der ersten Strecke, lateral von dem N. opticus, entspringen die A. centralis retinae
und die A. lacrimalis, von denen die letztere zwischen den Mm. rectus sup. und lat.
zur Glandula lacrimalis verläuft. Eine Verbindung zwischen der A. lacrimalis und
der A. meningea media geht häufig durch die Fissura orbitalis sup. und kann die A.
ophthalmica ganz oder teilweise ersetzen, so dass die letztere dann aus der A. meningea
media entspringt, eine praktisch nicht unwichtige Anomalie (Fr. Meyer). Aus dem

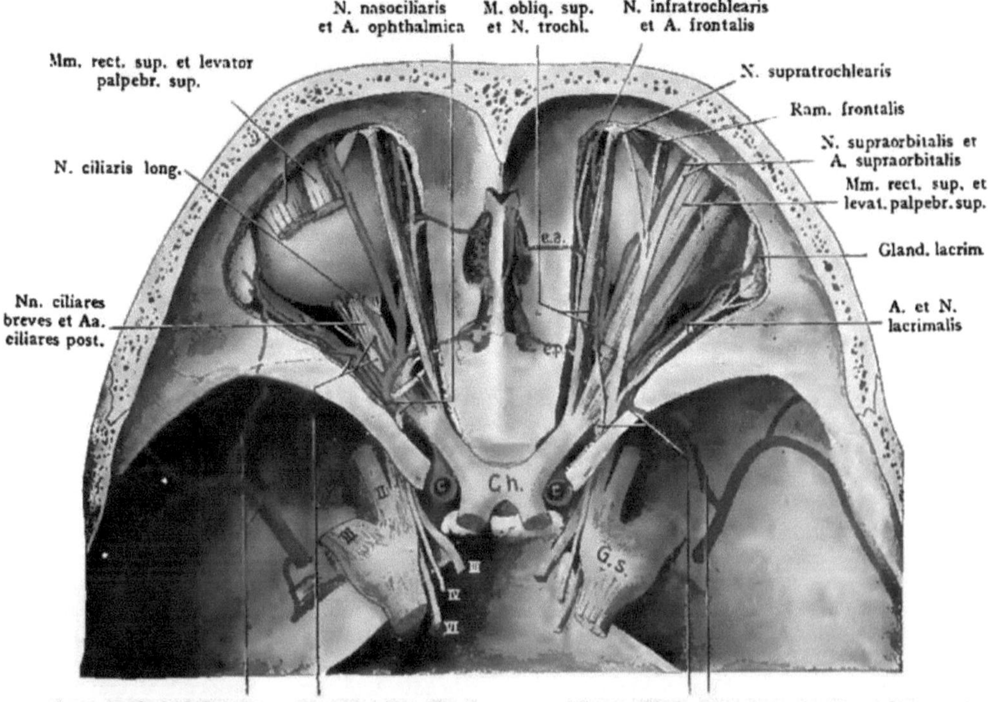

A. meningea media und Anastomose ders. mit der A. lacrimalis

M. rectus lat., Gangl.
ciliare et N. opticus

N. nasociliaris
et A. ophthalm.

Anastomose der A. meningea med.
mit der A. ophthalm.

Fig. 65. Ansicht des Inhaltes der Orbitae von oben her.
Linkerseits sind die Mm. rectus sup. und levator palpebrae sup. abgetragen worden.
C. C. A. carotis int. Ch. Chiasma opticum. G. s. Ganglion semilunare (Gasseri).

über den N. opticus verlaufenden Bogen der Arterie entspringen die A. supraorbitalis,
welche unter dem Dache der Orbita zur Incisura supraorbitalis verläuft, die Aa. ciliares
posteriores breves et longae, welche in der Nähe der Eintrittsstelle des N. opticus die
Sclera durchbohren, und endlich die Rami musculares. Zu den Endästen des Stammes
gehören die Aa. ethmoidales, von denen die stärkere A. ethmoidalis anterior im Anschluss an den N. nasociliaris durch das Foramen ethmoidale anterius in die Schädelhöhle auf die Lamina cribrosa des Ethmoids gelangt, von wo aus sie als A. nasalis
anterior durch eine vordere Öffnung der Lamina cribrosa in die Nasenhöhle tritt, um
sich an deren Wandung zu verzweigen, während die schwächere A. ethmoidalis posterior
durch das Foramen ethmoidale posterius zu hinteren Cellulae ethmoidales verläuft
(Fig. 65).

Die Lage und Verteilung der in den Bulbus eintretenden Arterien ist in Fig. 64 dargestellt. In der Umgebung des N. opticus durchbohren die Aa. ciliares post. breves und longae die Sclera und bilden, gegen das Corpus ciliare verlaufend, die Choriocapillaris. Die zwei Aa. ciliares post. longae gehen etwas weiter vorn als die Aa. ciliares post. breves durch die Sclera zum Ciliarkörper, wo sie mit den Aa. ciliares ant. anastomosieren. Die letzteren kommen aus den Muskelästen der Mm. recti; sie versorgen den Ciliarkörper und geben auch Äste zur Conjunctiva bulbi. Die Gefässe des Ciliarkörpers verbinden sich in der Choriocapillaris mit dem Gefässgebiete der Aa. ciliares post. breves (in Fig. 64 nicht dargestellt).

Ansicht der Orbita von oben. Die Kenntnis der Topographie der Orbita in der lateralen Ansicht (Fig. 63) ist wohl vorläufig in operativer Hinsicht die wichtigste. Die Ansicht von oben ist aber auch von grossem Werte für das Verständnis der Lage der innerhalb der Orbita verlaufenden Gebilde zueinander sowie zu den der Orbita benachbarten Gegenden.

Ein solches Bild wird in Fig. 65 geboten. Hier ist die Decke der Orbita beiderseits entfernt worden, linkerseits wurden auch die Mm. rectus superior und levator palpebrae superioris nahe an ihrem Ursprunge von dem Foramen opticum bis knapp vor ihrem Ansatze an den Bulbus resp. an das obere Augenlid abgetragen.

Rechterseits wird der Muskelkegel durch die Mm. obliquus sup., rectus sup., rectus medialis, rectus inf. und levator palpebrae superioris angedeutet. Oberflächlich, unmittelbar unter der das Dach der Orbita überziehenden Periorbita verläuft der N. frontalis nach vorne, über den Mm. rectus sup. und levator palpebrae sup.; von demselben gehen über der Trochlea zur Haut am medialen Augenwinkel der N. supratrochlearis und der N. supraorbitalis ab. Mit dem N. frontalis verläuft die A. supraorbitalis aus der A. ophthalmica nach vorne. Lateral vom Bulbus ist die Pars orbitalis glandulae lacrimalis gerade noch sichtbar mit der zur Drüse verlaufenden A. lacrimalis und dem N. lacrimalis aus dem N. ophthalmicus. Zum M. obliquus sup. verläuft der durch die Fissura orbitalis sup. in die Augenhöhle eintretende N. trochlearis. Seitlich schliesst sich der N. nasociliaris der medialen Wand der Orbita an und gibt durch die Foramina ethmoidale ant. und post. die entsprechenden Nn. ethmoidalis ant. und post. ab, von denen der N. ethmoidalis post. zu hinteren Siebbeinzellen verläuft, während der N. ethmoidalis ant. auf die Lamina cribrosa gelangt, dann durch eine vordere Öffnung derselben zur Wandung der Nasenhöhle tritt, um hier die Nn. nasales ant. abzugeben. Mit den Nerven verlaufen entsprechende Äste der A. nasociliaris und als Endäste gehen die A. frontalis und der N. infratrochlearis zur Haut der Stirne und des medialen Augenwinkels.

Linkerseits sind verschiedene Gebilde in tieferer Ebene dargestellt: Der Verlauf und die Äste der A. ophthalmica sind im Zusammenhange erkennbar. Die Arterie geht, dem unteren Umfange des N. opticus angeschlossen, durch das Foramen opticum, wendet sich sodann innerhalb der Orbita im Bogen um den lateralen und oberen Umfang des Nerven und gibt, abgesehen von Rami musculares, die Aa. ciliares post., die A. frontalis (abgeschnitten) und die A. lacrimalis ab. Die Aa. ciliares post. dringen rings um die Eintrittsstelle des N. opticus in den Bulbus ein. Von Nerven sind linkerseits bloss dargestellt der N. nasociliaris mit seinen Ästen, sowie das zwischen dem lateralen Umfange des N. opticus und dem M. rectus lat. liegende Ganglion ciliare und die vom Ganglion zum Bulbus verlaufenden Nn. ciliares breves.

Venen der Orbita. Die Venen sind in bezug auf Verlauf und Anastomosenbildung weit variabler als die Arterien. In der Regel bilden sie zwei grössere Stämme oder Bezirke (Fig. 66), von denen der obere (V. ophthalmica sup.) dem Verlaufe der Arterie mehr oder weniger folgt, um ausserhalb des Annulus tendineus communis durch die Fissura orbitalis sup. zu treten und in den Sinus cavernosus zu münden. Die V. ophthalmica inf. schliesst sich der unteren Wand der Orbita an und mündet in die V. ophthalmica sup. unmittelbar vor dem Eintritte derselben in die Fissura orbitalis sup.

Die Verbindungen der Augenhöhlenvenen mit den Venen der benachbarten Regionen sind deshalb von praktischer Bedeutung, weil sie die Möglichkeit bieten zur Fortleitung einer Infektion (z. B. bei Gesichtserysipel) auf die Orbita und weiterhin auf den Sinus cavernosus und auf das Gehirn. In der Regio palpebralis lassen sich

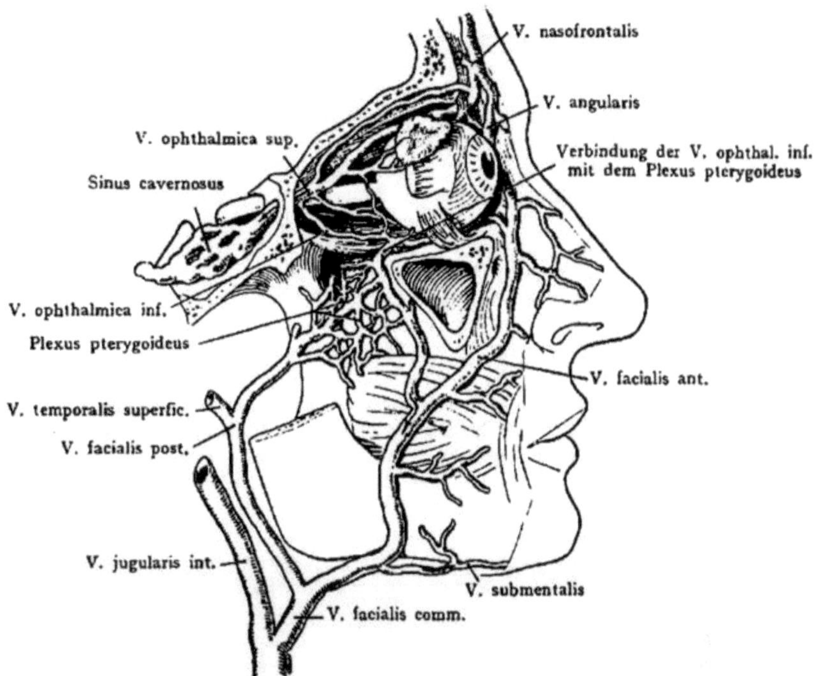

Fig. 66. Topographie der Vv. ophthalmicae und der Gesichtsvenen. (Halbschematisch.)

Zum Teil nach Henle. Handbuch der systemat. Anatomie, mit Zuhilfenahme einer Figur von Sesemann. (Arch. für Anat. 1809.)

ausgiebige Verbindungen der V. ophthalmica sup. und der V. ophthalmica inf. mit der V. facialis ant. nachweisen. Die Fissura orbitalis inf. gestattet eine Verbindung der V. ophthalmica inf. mit dem Plexus pterygoideus; ferner verbinden sich Wurzeln der V. ophthalmica sup. mit den Venen der Nasenhöhle, Verbindungen, welche in Fig. 66 nicht zur Darstellung kommen konnten.

Nerven der Orbita (Fig. 63). Wir unterscheiden 1. den N. opticus, 2. die motorischen (Augenmuskelnerven) und die sensiblen Nerven der Orbita.

1. **Nervus opticus.** Der N. opticus erstreckt sich in einer Länge von ca. 5 cm vom Chiasma opticum zum Bulbus. Dieser Verlauf lässt sich in drei Strecken einteilen, eine intrakraniale Strecke, eine Strecke innerhalb des Foramen opticum und eine intraorbitale Strecke.

a) Die intrakraniale Strecke liegt, im Subarachnoidealraume eingebettet, dem Diaphragma sellae turcicae auf. In dem lateralwärts offenen Winkel, welchen der N. opticus mit dem Chiasma opticum und dem Tractus opticus derselben Seite bildet, steigt die letzte Windung der A. carotis int. empor; aus ihr entspringt die A. ophthalmica, welche im Foramen opticum unter dem Nerven liegt und erst innerhalb der Orbita an die laterale Seite des Nerven tritt (Fig. 65).

b) Die im Foramen opticum eingeschlossene Strecke ist sehr kurz (5—7 mm) und wird vollständig vom Knochen umgeben, daher die Möglichkeit der Verletzung des Nerven bei Frakturen der Basis cranii, welche sich auf die Proc. clinoidei ant. erstrecken. Bemerkenswert sind die Beziehungen zum Sinus sphenoidalis, welcher bei starker Ausdehnung fast das ganze Foramen opticum umgeben kann; in anderen Fällen erreicht der Sinus sphenoidalis bloss medianwärts die Wandung des Foramen opticum; bei dünner Beschaffenheit der letzteren ist ein Weg für den Übergang von Entzündungen vom Sinus aus auf den N. opticus gegeben (s. Sinus sphenoidalis und Fig. 46).

c) Intraorbitale Strecke (2,5—3 cm lang). Innerhalb der Orbita verläuft der Sehnerv in Krümmungen, die teils in der Horizontal-, teils in der Vertikalebene liegen. Von den Horizontalkrümmungen geht die erste lateralwärts, die zweite medianwärts; die vertikale Krümmung wird als „bajonettartig" beschrieben. Der Eintritt in den Bulbus liegt 3 mm nasalwärts vom hinteren Pole und 1 mm unterhalb einer durch den hinteren Pol gelegten Horizontalebene.

Der Nervus opticus wird von der derben Duralscheide eingeschlossen, welche beim Eintritt des Nerven in die Orbita sowohl mit der Periorbita als mit dem Annulus tendineus communis zusammenhängt. Hier liegt die A. ophthalmica dem Nerven lateral an (Fig. 65) und gibt die A. centralis retinae ab, welche dem N. opticus treu bleibt, während der Hauptstamm im Bogen über den oberen Umfang des Nerven hinweg zur medialen Wand der Orbita verläuft. Die A. centralis retinae liegt dem N. opticus bis etwa 1 cm hinter der Eintrittsstelle in den Bulbus an, hier dringt sie jedoch in den Nerven ein und verbreitet sich teils an denselben, teils, von der Papilla n. optici aus, an die Retina. Man kann also zwei Abschnitte der Arterie unterscheiden; der erste (hintere) liegt ausserhalb des N. opticus, der zweite (vordere) ist in den N. opticus eingeschlossen (Fig. 64). Ausserhalb der Scheide begleiten die Aa. ciliares post. longae und breves den Nerven. In dem Winkel, den der Nervus opticus mit dem M. rectus lat. bildet, liegt das Ganglion ciliare.

2. Die motorischen und sensiblen Äste der innerhalb der Orbita verlaufenden Nerven treten alle durch die Fissura orbitalis sup. ein und besitzen hier die im Anschlusse an Figg. 59 und 60 besprochenen Beziehungen zum Annulus tendineus communis sowie zum Augenmuskelkonus. Der N. abducens gelangt sofort an die mediale Fläche des M. rectus lat.; der N. trochlearis schliesst sich, ausserhalb des Augenmuskelkonus verlaufend (Fig. 65), dem oberen Rande des M. obliquus sup. an. Von den drei Augenmuskelnerven gibt also bloss der N. oculomotorius Zweige ab, welche sich auf grössere Entfernung innerhalb der Orbita verfolgen lassen. Der Ram. sup. n. oculomotorii verläuft über den N. opticus hinweg zu den Mm. rectus sup. und levator palpebrae sup.; die Äste des Ramus inf. gelangen unterhalb des N. opticus zu den Mm. rectus medialis, rectus inf. und am weitesten nach vorne zum M. obliquus inf. Der untere Ast des N. oculomotorius gibt endlich die Radix brevis seu motoria zum Ganglion ciliare ab (Fig. 63).

Sensible Äste innerhalb der Orbita. Sie kommen aus dem N. ophthalmicus (Nn. supraorbitalis, nasociliaris und lacrimalis) und aus dem N. maxillaris (N. subcutaneus malae). Bloss die Zweige des ersteren sind in dem Schema Fig. 67 blau angegeben.

Die Teilung des N. ophthalmicus erfolgt noch innerhalb der Schädelhöhle; von den drei Ästen tritt der N. nasociliaris durch die im Bereiche des Annulus tendineus

communis liegende Strecke der Fissura orbitalis sup. in die Orbita, der N. lacrimalis
und der N. frontalis durch die obere Abteilung der Fissur.

Der N. lacrimalis verläuft, der lateralen Wand der Orbita angeschlossen, oberhalb des M. rectus lat. nach vorne und versorgt die Glandula lacrimalis sowie den
lateralen Augenwinkel und die Conjunctiva. Der N. frontalis liegt über dem M. levator
palpebrae sup., unmittelbar unter der Periorbita des Orbitaldaches. Von seinen Endzweigen geht der N. supraorbitalis durch die Incisura supraorbitalis und der Ramus
frontalis weiter medial zur Stirne, der N. supratrochlearis oberhalb der Trochlea
zu den Augenlidern und zur Haut der Nasenwurzel. Der N. nasociliaris gelangt
allein von den Ästen des N.
ophthalmicus durch den Annulus tendineus communis
in den Augenmuskelkonus,
und liegt hier zwischen dem
N. oculomotorius und dem
N. abducens. Er kreuzt sodann schräg medianwärts
verlaufend, den oberen Umfang des N. opticus, gibt die
Radix longa (sensitiva) zum
Ganglion ciliare ab sowie
die Nervi ciliares longi,
welche mit den Nervi
ciliares breves aus dem
Ganglion ciliare, im Orbitalfette um den Sehnerven angeordnet, nach vorne ver-
laufen und die Sclera in
der Nähe der Eintrittsstelle
des Sehnerven durchbohren
(Figg. 63 und 65). Die
Fortsetzung des N. naso-
ciliares gelangt an die mediale Orbitalwand, gibt hier
den N. ethmoidalis post.

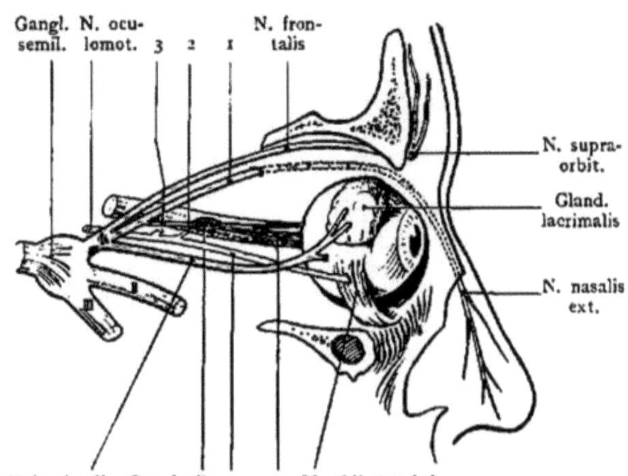

Fig. 67. Schema der Verzweigung des N. ophthalmicus (blau)
und der Bildung des Ganglion ciliare (grün). Der untere Ast
des N. oculomotorius gelb; der obere Ast ist abgeschnitten
worden.

1 N. nasociliaris. 2 Radix brevis (motoria) ganglii ciliaris. 3 Radix
longa (sensitiva) ganglii ciliaris. 4 Ram. inferior n. oculomotorii.
5 Nn. ciliares breves.

zu den hinteren Siebbeinzellen und den N. infratrochlearis zur Haut am medialen
Augenwinkel sowie zum Tränensacke und zu den Augenlidern ab. Der stärkste Ast
des Nerven ist der N. ethmoidalis ant., welcher durch das Foramen ethmoidale ant.
auf die Siebbeinplatte tritt, dann wieder die Siebbeinplatte durchbohrt, um sich teils
innerhalb der Nase als Rami nasales int. mediales und lat. zum vorderen Teil der seitlichen
Wandung der Nasenhöhle und zum Nasenseptum zu verzweigen, teils unter dem Schutz
des Nasenbeins zur knorpligen Nase und zur Haut der Nasenspitze zu gelangen (Ramus
nasalis externus).

Der aus dem N. maxillaris stammende N. subcutaneus malae geht vom
Stamme des Nerven in der Fossa pterygopalatina ab, bevor er in den Canalis infraorbitalis eintritt, gelangt an die laterale Wand der Orbita und verläuft mit seinen Endzweigen durch den Canalis zygomaticotemporalis zur Haut der Schläfe und durch den
Canalis zygomaticofacialis zur Haut der Wange. Der Nerv kann vom lateralen Augenwinkel aus aufgesucht werden, wenn man sich direkt an die Periorbita der lateralen
Orbitalwand hält.

Besprechung von Frontalschnitten durch die Orbita. Fig. 68 soll die
Beziehungen der Orbita zu benachbarten Gegenden darstellen. Das Dach der Orbita

6*

trennt den Raum von der Schädelhöhle und dem Frontalhirn; die laterale Wand trennt die Orbita von der Fossa temporalis und dem M. temporalis. Der Boden der Orbita schliesst den N. infraorbitalis ein (in Fig. 68 nicht bezeichnet) und bildet medial eine äusserst dünne Lamelle, welche die Scheidewand zwischen dem Sinus maxillaris und der Orbita darstellt. An die mediale Orbitalwand grenzen die Sinus ethmoidales (E. E.) in der Ausdehnung der Lamina papyracea des Ethmoids, sie werden nach oben durch die Pars orbitalis ossis frontalis gegen die Schädelhöhle hin abgeschlossen.

Der in Fig. 69 dargestellte Frontalschnitt geht gerade noch vor dem vorderen Ende der Fissura orbitalis inferior durch, welche die Orbita in weite Verbindung mit der Fossa temporalis und infratemporalis setzt. Sie wird also hier noch allseitig knöchern begrenzt. Die Muskelquerschnitte sind dichter zusammengedrängt, als in dem weiter vorne durchgelegten Schnitte der Fig. 68, auch ist ihr Abstand von dem N. opticus geringer. Von den Muskelquerschnitten ist derjenige des M. rectus lat. der grösste. Ausserhalb des Muskelkonus liegen unter dem Orbitaldache der N. frontalis und der N. lacrimalis, sowie, dem lateralen und unteren Rande des M. rectus inferior ange-schlossen, der am weitesten nach vorne verlaufende Ast des N. oculomotorius zum M. obliquus inferior. Oberhalb des N. opticus, etwas medianwärts verlagert, finden wir den Stamm der A. ophthalmica mit dem N. nasociliaris. Zwischen dem M. rectus sup. und dem M. rectus lat. liegen mehrere Venenlumina, welche der V. ophthalmica superior angehören, vielleicht auch einem Aste der V. ophthalmica inferior, welche zur Einmündung in die V. ophthalmica superior nach oben verläuft. Wenigstens ist an der unteren Orbitalwand kein Venenlumen nachzuweisen, das sich als V. ophthal-mica inf. ansprechen liesse.

Topographie der Regio nasalis, des Cavum nasi und der Sinus paranasales.

Die Nasenhöhle wird durch das mediane Septum nasi in zwei Hälften geteilt, welche hohe, durch Vorsprünge ihrer lateralen Wandung in einzelne Abteilungen (Nasen-gänge) zerfallende Räume darstellen; dieselben münden nach vorne in die äusseren Nasenöffnungen (Nares), nach hinten (Choanen) in den oberen Teil des Rachenraumes aus. Beim mazerierten Schädel werden die Nasenhöhlen teilweise durch den sagittal eingestellten Vomer mit der Lamina perpendicularis des Ethmoids voneinander getrennt (Septum osseum nasi); als Vervollständigung kommt beim Lebenden das Septum nasi cartilagineum hinzu, welches teilweise in die äussere Nase übergeht und sich bis zur Nasenspitze erstreckt. Die letztere setzt sich an die Ränder der Apertura piriformis, welche am mazerierten Schädel von vorne her in die Nasenhöhle führt, und besteht aus dem knorpligen Gerüste der äusseren Nase mit Weichteilen (Muskeln, Gefässe, Nerven), die sich von Gebilden des Gesichtes ableiten.

Wir unterscheiden demnach die äussere Nase von der inneren Nase oder der Nasenhöhle. Zur letzteren gehören auch die Ausbuchtungen, welche als lufthaltige Nebenhöhlen der Nase (Sinus paranasales) in benachbarte Gegenden vordringen. Ihre Zugehörigkeit zur Nasenhöhle wird erstens durch ihre Entwickelung begründet, indem sie, allerdings erst während der ersten Lebensjahre, durch Ausstülpung der Nasen-schleimhaut unter weitgehender Resorption der an die Wandungen der Nasenhöhle angrenzenden Knochenmassen entstehen, zweitens spricht auch ihre Pathologie dafür, sie im Anschluss an die Nasenhöhle abzuhandeln, indem sehr häufig Erkrankungen der Nasenhöhle auf die Sinus paranasales übergreifen, und auf diesem Wege Gegenden er-reichen, welche sonst in keiner Beziehung zur Nasenhöhle stehen (Sinus sphenoidalis und Schädelhöhle, Sinus frontalis und Frontalhirn, Cellulae ethmoidales und Orbita).

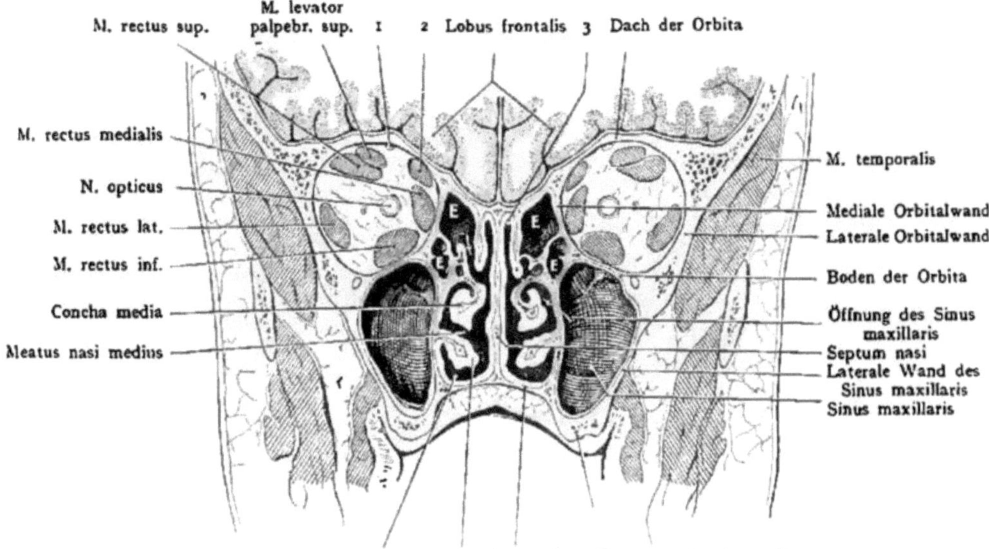

Fig. 68. Frontalschnitt durch den Kopf gerade hinter der Eintrittsstelle des N. opticus in den Bulbus. Beziehungen zwischen der Orbita, dem Sinus maxillaris und den Cellulae ethmoidales.

Nach einem Gefrierschnitte der Basler Sammlung.

1 N. frontalis.   2 M. obliq. sup.   3 Rima olfactoria.

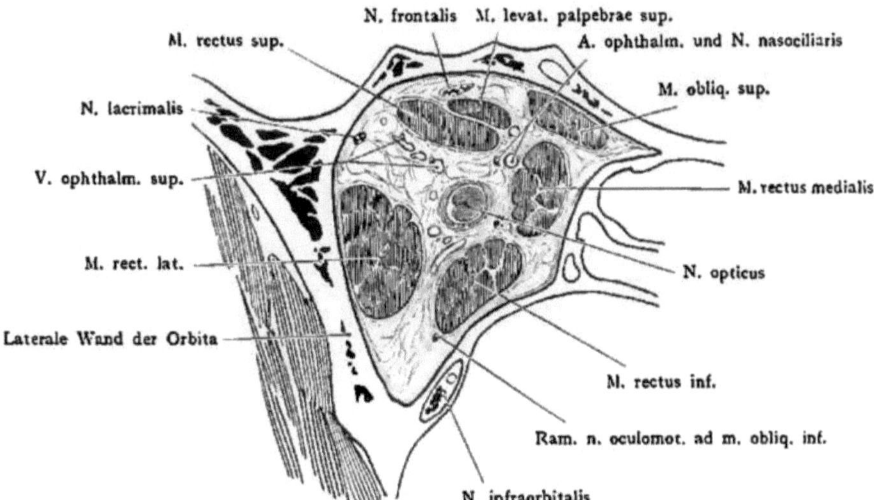

Fig. 69.   Frontalschnitt durch die Orbita.   Nach einem Mikrotomschnitte.
Periorbita grün.

Äussere Gegend der Nase. Grenzen: Nach oben die Verbindungslinie der medialen Enden der Augenbrauen, nach unten eine Horizontallinie, welche dem Ansatze des Septum nasi an der Oberlippe entspricht, seitlich eine Linie, welche vom medialen Augenwinkel schräg nach unten zieht und in eine die Nasengegend von der Wange trennende Furche (Nasolabialfalte) übergeht.

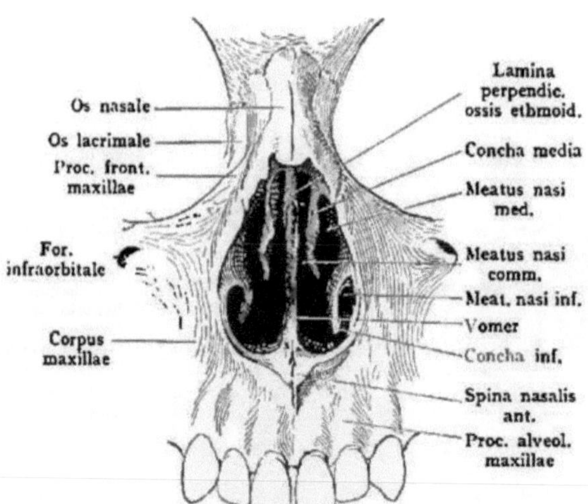

Fig. 70. Apertura piriformis und Skelet der Nase von vorn gesehen.

Form der äusseren Nase. Sie wird mit einer dreiseitigen Hohlpyramide verglichen, deren Basis mit dem Gesichtsschädel verbunden ist, während ihre Höhle durch die mediane, die knöcherne Nasenscheidewand von vorne fortsetzende Platte des Septum cartilagineum (Septum mobile nasi) in zwei nach aussen mündende Räume zerlegt wird, welche nach hinten in die paarigen Nasenhöhlen führen.

Die äussere Nase setzt sich nicht bloss an die Ränder der Apertura piriformis fest, sondern ihre Grundlage wird zum Teil gebildet und ihre Form wesentlich beeinflusst durch die an der Abgrenzung der Apertura piriformis teilnehmenden Knochen. Oben sind es die Ossa nasalia, welche die Wölbung des Nasenrückens bestimmen. Die Seitenteile der äusseren Nase werden (Fig. 70) teilweise durch die Processus frontales der Oberkiefer hergestellt, teilweise durch knorplige Platten (Cartilagines alares und Cart. laterales nasi), als Überreste des knorpligen Primordialcranium, welche ursprünglich mit dem Septum cartilagineum zusammen einen wesentlichen Teil der knorpligen Nasenkapsel bildeten. Den unteren Abschluss der Apertura piriformis bilden die in der Spina nasalis ant. zusammenstossenden Oberkiefer. Während im Bereiche der Nasenhöhle der Knorpel bis auf einen kleinen Teil des Septum cartilagineum verschwunden ist, wird das Skelet der äusseren Nase wesentlich durch Knorpelplatten aufgebaut, von denen ein oberes Paar, die Cartilagines nasi laterales, den oberen Winkel der Apertura piriformis ausfüllt und mit dem Septum verbunden ist. Sie setzen die durch die Ossa nasalia gegebene Wölbung des Nasen-

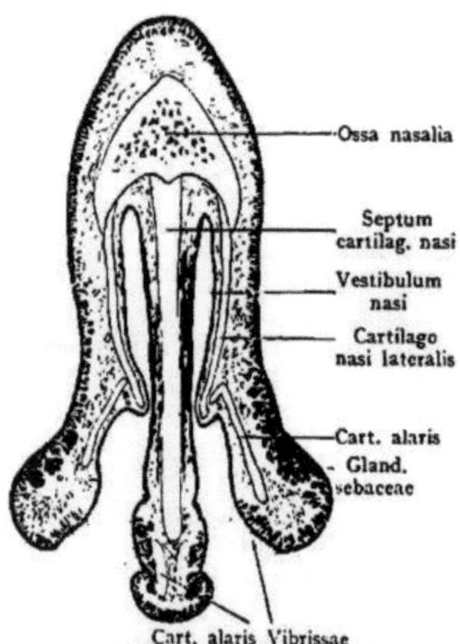

Fig. 71. Frontalschnitt durch die Nase. Nach einem Mikrotomschnitte.

rückens gegen die Nasenspitze hin fort. Als Grundlage der Nasenflügel haben die Cartilagines alares den direkten Zusammenhang mit dem Septum cartilagineum aufgegeben, sie biegen hakenförmig nach vorne in die Nasenspitze um, infolgedessen sie auf Frontalschnitten durch die Pars mobilis nasi doppelt getroffen werden (Fig. 71), sowohl in den Nasenflügeln, als medianwärts, wo sich ihre hakenförmigen Enden dem Septum cartilagineum anlegen. Kleinere accessorische Knorpelplatten zwischen den Cartilagines nasi laterales und den Cartilagines alares sind ohne praktische Bedeutung.

Die Erhaltung einer normalen Wölbung des Nasenrückens wird in erster Linie durch das Septum nasi besorgt, mit welchem die Cartilagines laterales sich in der Medianlinie verbinden. Eine Schwächung des Septum cartilagineum wird eine Änderung in der Form des Nasenrückens zur Folge haben, welche sogar zur Bildung der sog. Sattelnase führen kann.

Weichteile der Nasengegend. Die Haut dieser Gegend ist auf dem Nasenrücken leicht verschiebbar und lässt sich hier in Falten emporheben; im Bereiche der Nasenflügel ist ihre Unterlage derber und mächtiger. Sie zeichnet sich, besonders an den Nasenflügeln, durch ihren Reichtum an Talgdrüsen aus (Fig. 71), die sich auch an dem untersten, mit der Oberlippe verwachsenen Teile des Septum weiterziehen sowie eine Strecke weit an der medialen Fläche der Nasenflügel in Gesellschaft der grossen als Vibrissae bezeichneten Haare. Die Muskelschicht der Gegend ist ohne praktische Bedeutung; sie gehört zur Gesichtsmuskulatur (Mm. nasalis und depressor septi) und besitzt einen gewissen Einfluss als Erweiterer und Verengerer der Nasenöffnungen. Im ganzen trägt die Nasenmuskulatur des Menschen einen rudimentären Charakter zur Schau.

Gefässe und Nerven. Die

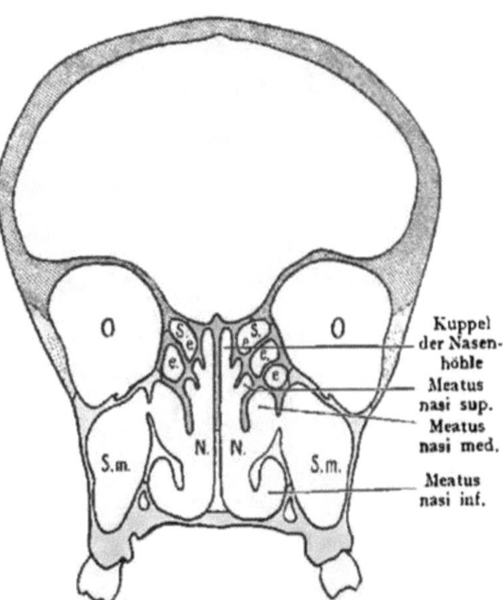

Fig. 72. **Frontalschnitt durch den Schädel.**
(Halbschematisch.)

Ossa frontalia schraffiert. Ossa zygomatica punktiert. Maxillae blau. Os ethmoidale rot. Conchae inferiores weiss. Vomer weiss. — O. Orbita. S. m. Sinus maxillaris. S. e. Cellulae ethmoidales N. N. Nasenhöhle.

äussere Nase ist sehr reichlich vaskularisiert; die Arterien kommen 1. aus der A. dorsalis nasi, einem Endaste der A. ophthalmica, welcher über dem Lig. palpebrale mediale zur Haut der Nasenwurzel und des Nasenrückens gelangt, und 2. aus Ästen der zum medialen Augenwinkel verlaufenden A. maxillaris externa (A. angularis). Die Venen finden ihren Abfluss zu der V. facialis anterior, die Lymphgefässe zu den Lymphoglandulae parotideae und submaxillares (s. Lymphgef. des Gesichtes). Das Netz, aus welchem die Lymphgefässe der äusseren Nase entspringen, kommuniziert nach innen mit den Lymphgefässen des Vestibulum narium und der Nasenschleimhaut. Lymphgefässe, die über der Nasenwurzel entspringen, gehen in weitem Bogen über dem oberen Augenlide zu oberen Lymphoglandulae parotideae. Die Lymphgefässe des Nasenrückens und z. T. auch der Nasenwurzel gehen zu unteren Lymphoglandulae parotideae. Am stärksten ausgebildet sind Lymphgefässe, die von der ganzen äusseren Nase entspringen und sich mit den Lymphoglandulae submaxillares verbinden. Motorische Zweige des N. facialis innervieren die Nasenmuskulatur, sensible

Äste kommen teils aus dem N. ethmoidalis ant. (zur Nasenspitze und zu den Nasenflügeln), teils aus dem N. infraorbitalis.

Topographie der Nasenhöhle (innere Nase). Die Nasenhöhle stellt einen
durch das Nasenseptum in zwei Hälften getrennten Raum dar, welcher sich zwischen
dem harten und weichen Gaumen und der Lamina cribrosa des Siebbeins ausdehnt,
seitlich teilweise durch die mediale Wand der Orbita abgegrenzt wird, teilweise
mit seiner mächtigsten Nebenhöhle (dem Sinus maxillaris) den Körper der Maxilla

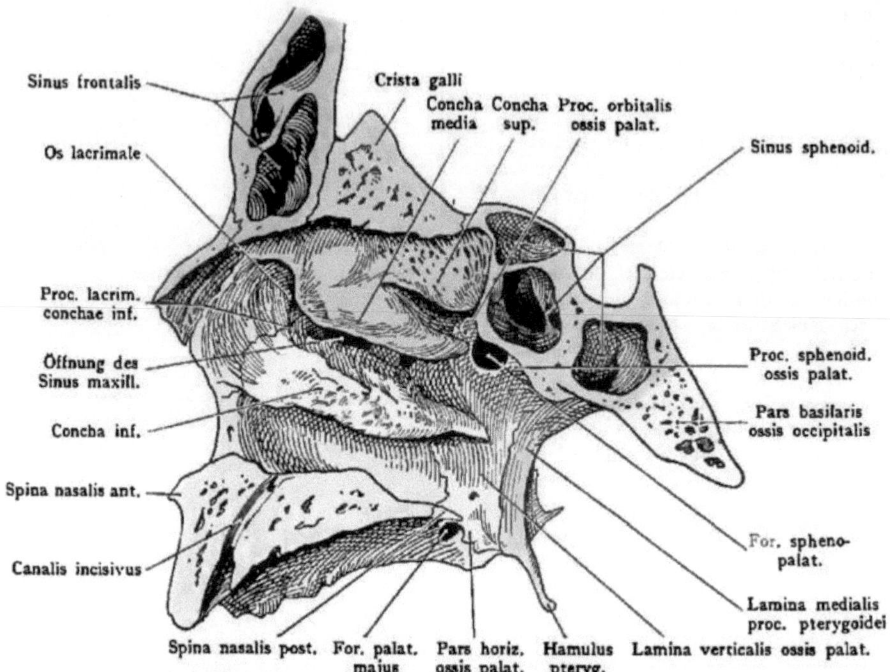

Fig. 73. Skelet der lateralen Wand der Nasenhöhle, von innen gesehen.
Os nasale orange. Maxilla blau. Os ethmoid. rot. Os frontale violett. Os palatinum gelb. Os sphenoid. grün.
Os lacrimale weiss. Concha inf. weiss. Os basilare weiss.

für sich in Anspruch nimmt. Vorne setzen sich die beiden Abteilungen der Nasenhöhle in die äussere Nase fort, um in den Nares nach aussen zu münden; hinten
öffnen sie sich durch die Choanen in den obersten Abschnitt des Pharynx (Pars nasalis
pharyngis).

Wandungen der Nasenhöhle. Sie bestehen meist aus dünnen Knochenlamellen mit einem Schleimhautüberzuge, welcher auch die von der Nasenhöhle ausgehenden Nebenhöhlen auskleidet. Die knöcherne Grundlage der Wandung wird in der
Hauptsache durch den Oberkiefer und das Siebbein geliefert, dazu kommen auf kleinere
Strecken die Ossa nasalia, frontalia, lacrimalia und palatina. Die schematische Fig. 72
zeigt auf einem Frontalschnitte, wie die untere und ein Teil der lateralen Wand der
Nasenhöhle durch die Maxilla (blau), die obere und ein Teil der seitlichen Wandung
durch das Ethmoid (rot) hergestellt wird.

Da der Schleimhautüberzug sich meist recht eng dem Knochen anschliesst, so
gibt schon das Relief der knöchernen Wandungen die Form der Nasenhöhlenwandungen

des Präparates wieder. Wir unterscheiden eine laterale, eine obere, eine untere und eine mediale Wand (Septum nasi) an jeder Hälfte der Nasenhöhle, dazu eine vordere, am Skelet beiden Hälften gemeinsame Öffnung am Gesichtsteil des Schädels (Apertura piriformis) und zwei hintere Öffnungen (Choanae).

Knöcherne Grundlage der lateralen Wand. Dieselbe bietet infolge der Ausbildung der Muscheln das verschiedenartigste Relief dar. Abgesehen von den Muscheln kann man die Wand mit einer viereckigen Platte vergleichen, die sich nach hinten durch eine senkrechte Furche (Sulcus nasopharyngeus) unmittelbar vor dem Ostium pharyngeum tubae auditivae vom Pharynx abgrenzt (Fig. 76). Nach vorne wird, entsprechend einer durch die Apertura piriformis gelegten Ebene, die laterale Wand der Nasenhöhle durch die Seitenwand der äusseren Nase gebildet.

Die knöcherne Grundlage (Fig. 73) besteht aus dünnen Knochenlamellen, welche der Maxilla, dem Ethmoid, dem Os palatinum und der Concha inf. angehören. In der Reihenfolge von vorne nach hinten aufgezählt, haben wir die mediale und etwas nach hinten sehende Fläche der Ossa nasalia, sodann die mediale Fläche des Ober-kieferkörpers und seines Processus frontalis, welcher seitlich und abwärts den Ausschnitt der Apertura piriformis begrenzt, während die Processus palatini der Ober-kiefer den Boden der Nasenhöhle bilden, indem sie in der Medianebene zusammen-stossen. Die Lamina papyracea des Siebbeins, welche als obere Partie der lateralen Wandung die Nasenhöhle von der Orbita trennt, wird in Fig. 73 von den beiden oberen Muscheln überlagert; zwischen dem Processus frontalis maxillae und der Siebbeinplatte ist die mediale, der Nasenhöhle zugekehrte Fläche des Os lacrimale sichtbar. Unterhalb der mittleren Muschel wird ein Teil der Wandung durch die dünne Knochenlamelle des Oberkieferkörpers gebildet, welche die Nasenhöhle von dem Sinus maxillaris trennt. In die weite Lücke, durch welche sich beim isolierten Oberkiefer der Sinus maxillaris medianwärts öffnet, legt sich der Processus maxillaris conchae inf. und bewirkt einen teilweisen Verschluss der Öffnung, welcher durch den Processus lacrimalis conchae inf. sowie durch das Os palatinum ergänzt wird (Fig. 45, Ansicht der medialen Wand des Sinus maxillaris von aussen gesehen). An unserem Präparate wird die Öffnung durch den Processus uncinatus des Ethmoids in einen vorderen und einen hinteren Abschnitt zerlegt. Nach hinten folgt die Pars verticalis ossis palatini (gelb), welche mit ihrem Processus orbitalis und sphenoidalis, zusammengenommen mit dem Körper des Sphenoids, das Foramen sphenopalatinum begrenzt; dieses setzt die Fossa pterygo-palatina mit der knöchernen Nasenhöhle in Verbindung. Als hinterster Bestandteil der lateralen Knochenwand der Nasenhöhle ist die mediale Lamelle des Processus pterygoideus des Sphenoids zu erwähnen (grün), welche mit ihrem scharfen hinteren Rande die laterale Begrenzung der Choanen bildet.

Die laterale Wand trennt in ihrer unteren Partie die Nasenhöhle vom Sinus maxillaris; überall als eine dünne Lamelle ausgebildet, kann sie hier leicht durch-brochen werden, um eine tiefliegende Verbindung zwischen dem Sinus maxillaris und der Nasenhöhle zu schaffen. Die obere Partie der seitlichen Wandung schliesst die Cellulae ethmoidales ein (Fig. 81), welche, durch die Lamina papyracea des Eth-moids und das Os lacrimale von der Orbita getrennt, oben durch die Pars horizon-talis ossis frontalis abgeschlossen werden (Siebbeinlabyrinth). Von den Öffnungen dieser Räume in die Nasenhöhle sind bloss die hinteren im oberen Nasengange zu er-kennen. Die Cellulae ethmoidales drängen das Ethmoid blasenartig in die Lichtung der Nasenhöhle vor und verengern hier den obersten Teil des Nasenraumes um ein Beträchtliches.

Die beiden oberen Muscheln gehören dem Ethmoid an, die untere ist die selb-ständige Concha inferior. Die vorderen Enden der drei Muscheln liegen in einer schiefen, etwa parallel mit den Nasenbeinen verlaufenden Linie; am weitesten nach vorne reicht die untere Muschel. Die hinteren Enden liegen in einer Vertikalen, welche

dicht vor dem Foramen sphenopalatinum gezogen wird. In der Ansicht des Knochen-
präparates von vorne (Fig. 70) sind die vorderen Enden der unteren und der mittleren
Muschel zu sehen, während die Ossa nasalia die obere Muschel verdecken.

      Knöcherne Grundlage der oberen Wand (Dach). Sie besteht, von vorne
nach hinten aufgezählt (Fig. 42), aus den Ossa nasalia, den Frontalia, der Lamina
cribrosa ossis ethmoidalis und dem Körper des Sphenoids mit den Conchae sphenoidales
(Ossicula Bertini), welche sich von vorne her dem Keilbeinkörper auflagern und die
Öffnungen der Sinus sphenoidales in die Nasenhöhle begrenzen.

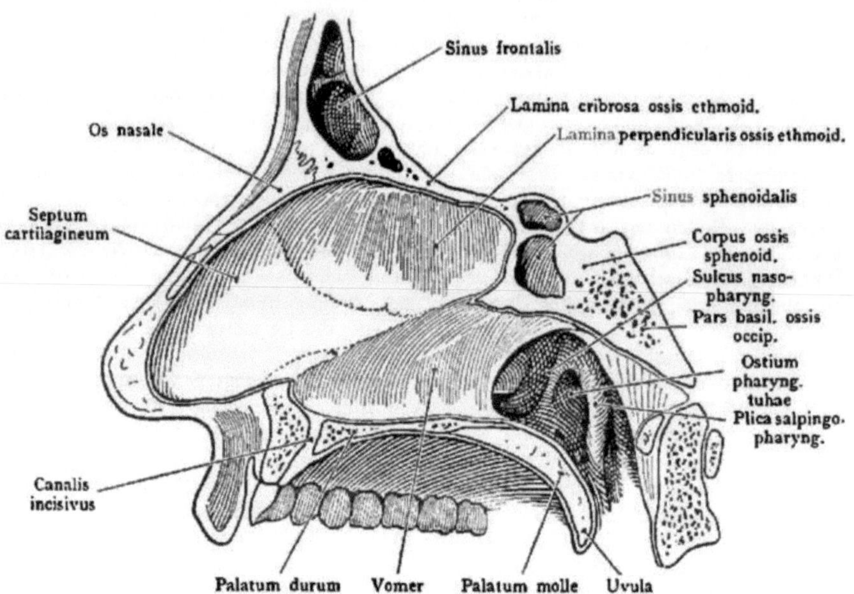

Fig. 74. Zusammensetzung des Septum nasi.

      Die Ausdehnung dieser oberen Wand wechselt mit der Form des Schädels; ein
kurzes Ethmoid oder ein stark nach vorne sich ausbuchtender Keilbeinkörper wird
den Raum verkürzen. Beachtenswert ist der Winkel, welchen die Lamina cribrosa
des Ethmoids mit dem vorderen Umfang des Keilbeinkörpers bildet (Recessus sphenoethmoidalis); an demselben liegt der Eingang in den Sinus sphenoidalis und manchmal
auch in eine Cellula ethmoidalis post. Die Lamina cribrosa trennt am Knochenpräparate
die Nasenhöhle von der Schädelhöhle.

      Knöcherne Grundlage der unteren Wandung (des Bodens). Sie stellt
eine beiderseits vom Septum nasi liegende Rinne dar, deren Anfangsteil etwas tiefer
steht als die Spina nasalis anterior; sie wird durch die in der Sutura palatina zusammenstossenden Proc. palatini der Oberkiefer, hinten durch die Partes horizontales der Ossa
palatina hergestellt. Die letzteren bilden in der Medianlinie die Spina nasalis posterior.
Der Boden der Nasenhöhle ist vorne am engsten, wird nach hinten breiter und nimmt
dann gegen die Choanen hin wieder an Breite ab; er bildet zugleich das knöcherne Dach
der Mundhöhle.

      Skelet der medialen Wand der Nasenhöhle (Septum nasi). Dasselbe
trennt, als eine senkrechte, median eingestellte Platte, die beiden Hälften der Nasenhöhle voneinander. Sie besteht (Fig. 74) aus dem Vomer, welcher sich unten mit

dem Boden der Nasenhöhle, oben mit dem Dache (untere Fläche des Sphenoidkörpers) verbindet. Nach vorne und oben fügt sich die Lamina perpendicularis des Ethmoids an; dieselbe verbindet sich mit dem oberen Rande der Vomerplatte, mit dem Rostrum sphenoidale, und oben und vorne mit dem Os frontale und den Ossa nasalia. Der nach vorn offene Winkel, welchen die Lamina perpendicularis des Siebbeins mit der Vomerplatte bildet, wird durch das Septum cartilagineum nasi ausgefüllt, welches die Nasenscheidewand in die äussere Nase fortsetzt.

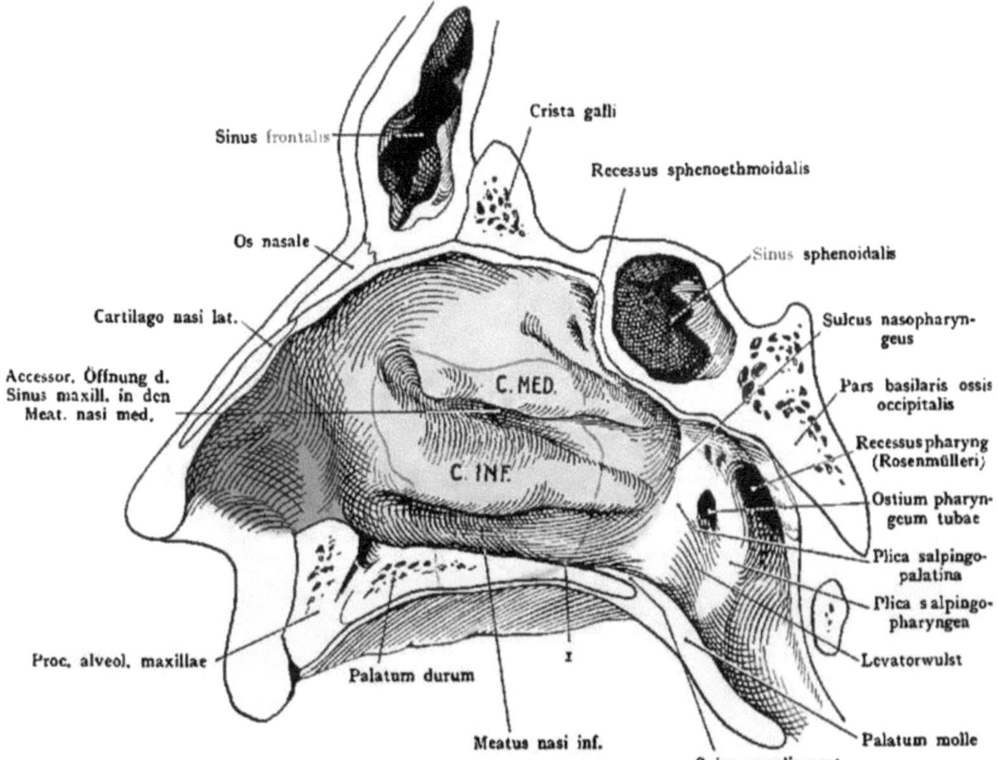

Fig. 75. Laterale Wand der rechten Nasenhöhle, von innen gesehen.
Vestibulum nasi violett. Innere Nasenhöhle blau.
1 Projektion der Umrisse des Sinus maxillaris (rot).

Nasenhöhle. An die Betrachtung der Skeletgrundlage der Nasenwandungen schliesst sich die Betrachtung der Nasenhöhle und ihrer mit Schleimhaut überzogenen Wandungen an.

An der Nasenhöhle lassen sich zwei Abschnitte unterscheiden, die in Fig. 75 durch Farbenunterschiede hervorgehoben sind. Der vorderste Abschnitt (Vestibulum, violett) liegt in der Pars mobilis nasi, findet also eine hintere Grenze in dem Rande der Apertura piriformis. Der zweite weitaus grössere Abschnitt, die innere Nasenhöhle, umfasst die Nasenmuscheln und die Nasengänge und grenzt sich in den Choanen gegen die Pars nasalis pharyngis ab.

Das Vestibulum bildet, wie der Name besagt, einen Vorraum, durch welchen die Luft hindurchstreicht, um zu der durch die Ausbildung der Muscheln vergrösserten Oberfläche des inneren Nasenraumes zu gelangen. Die Nasenlöcher sind schon oben besprochen worden, das Vestibulum buchtet sich seitlich etwas in die Nasenspitze vor; im übrigen ist die Wandung glatt.

Innere Nasenhöhle. Das Relief der mit Schleimhaut überzogenen Wandungen entspricht demjenigen der knöchernen Grundlage; wir können also das Bild der lateralen Wandung der Nasenhöhle ohne weiteres auf das Skeletbild beziehen.

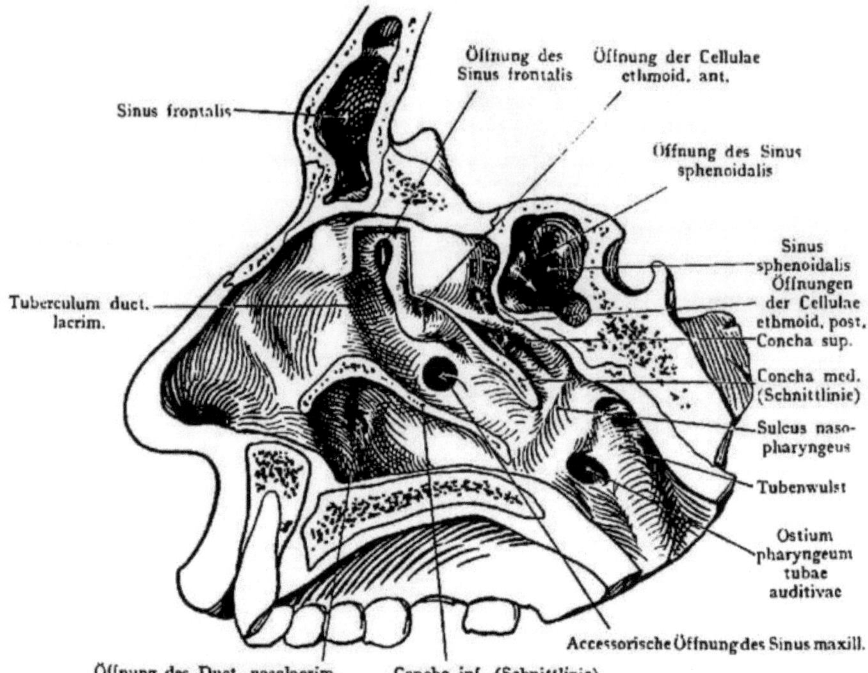

Fig. 76. Laterale Wand der Nasenhöhle, nach Abtragung der unteren und der mittleren Muschel.
Die Öffnungen der Sinus paranasales sind zu sehen.
Mit Benutzung des Modelles von Killian.

Die Muscheln begrenzen mit der seitlichen und der unteren Wandung des Nasenraumes die Nasengänge (Meatus nasi inferior, medius und superior). An einem Frontalschnitte durch die Nasenhöhle (Fig. 68) erkennt man, dass die Nasengänge sich medianwärts in einen Raum öffnen, welcher sich als Meatus nasi communis zu beiden Seiten des Septum nasi nach hinten zieht.

Der untere Nasengang wird medianwärts durch die stark eingerollte untere Muschel begrenzt, lateralwärts wird er durch die laterale Wand der Nasenhöhle von dem Sinus maxillaris getrennt; in seinen vordersten Teil mündet der Ductus nasolacrimalis aus. Die Ansatzlinie der Concha inf. an der lateralen Wand steht nicht horizontal, sondern stellt eine nach unten konkave Linie dar; folglich ist (Fig. 76) der Meatus inferior am vorderen und hinteren Ende der Muschel enger als dort, wo der Ductus nasolacrimalis in ihn einmündet. Man hat den Meatus inf. auch als einen trichterförmigen Raum beschrieben, dessen Spitze an der höchsten Stelle der Muschelinsertion liegt. Das hintere Ende der unteren Muschel liegt etwa 1 cm vor dem Ostium pharyngeum tubae auditivae.

Der mittlere Nasengang wird medianwärts durch die stark umgerollte mittlere Muschel begrenzt, lateralwärts durch die laterale Nasenwandung, welche den Raum von dem Sinus maxillaris und zum Teile von der Orbita und dem Canalis lacrimalis trennt. Der Ansatz der Concha media stellt, wie derjenige der Concha inferior, eine nach unten konkave Linie dar, nur ist die maximale Höhe des Ganges eine beträchtlichere. An der höchsten Stelle mündet von oben her (Fig. 76) der Sinus frontalis aus, weiter hinten und bedeutend tiefer (in Fig. 75 bedeckt durch die mittlere Muschel) der Sinus maxillaris. In Fig. 75 und 76 findet sich noch eine accessorische Öffnung des Sinus. Über der Öffnung des Sinus maxillaris münden die vorderen Siebbeinzellen in den mittleren Nasengang aus.

Oberer Nasengang. Die obere Muschel erscheint im Vergleich zu den beiden anderen rudimentär, noch mehr trifft dies für eine etwaige vierte Muschel zu. In den oberen Nasengang münden hintere Siebbeinzellen ein (in Fig. 76 ist die Öffnung sichtbar); oberhalb der dritten Muschel, in dem Winkel, welchen die Lamina cribrosa mit der vorderen Fläche des Sphenoids bildet (Recessus sphenoethmoidalis) öffnet sich der Sinus sphenoidalis in die Nasenhöhle, nicht selten auch eine Cellula ethmoidalis posterior.

Dach der Nasenhöhle (obere Wandung). Die obere Wandung trennt die Nasenhöhle von der Schädelhöhle und bildet mit den angrenzenden Teilen der medialen und lateralen Wand eine schmale Rinne, welche die Nasenhöhle nach oben abschliesst (Rima olfactoria, Fig. 68). Sie ist gewölbt, sieht mit ihrer Konkavität abwärts und setzt sich nach vorne in den Ossa nasalia und den Cartilagines nasi lat. bis zur Nasenspitze fort, nach hinten in der unteren Fläche des Sphenoids auf den Pharynx.

Die Wölbung ist keine gleichmässige, sehr häufig setzt sich eine vordere, durch die Ossa nasalia und das Os frontale gebildete Strecke winklig von einer mittleren Strecke, und diese wieder (im Angulus sphenoethmoidalis) von einer hinteren Strecke ab. Von diesen stellt die mittlere Strecke die höchste Partie des Daches dar; sie wird teilweise durch das Os frontale, teilweise durch die Lamina cribrosa gebildet und trennt sowohl den Sinus frontalis, als die vordere Schädelgrube von der Nasenhöhle. Die mittlere Strecke wird von vorne durch die Ossa nasalia bedeckt und kann erst durch die Abtragung der letzteren zugänglich gemacht werden. Die hinterste durch den Körper des Sphenoids dargestellte Strecke setzt sich, je nach der Ausbildung des Angulus sphenoethmoidalis, scharf von der Lamina cribrosa ab. Etwa $1/2$ cm unterhalb dieser Stelle öffnet sich der Sinus sphenoidalis in die Nasenhöhle.

Mediale Wand der Nasenhöhle. Die mediale Wand der Nasenhöhle (Septum nasi) zeigt ausserordentlich häufig Verbiegungen, sowohl im knöchernen, als im knorpligen Abschnitte. Dieselben können zu einer hochgradigen Einengung der einen Hälfte des Nasenraumes führen, so dass diese sich entweder gar nicht, oder nur in geringem Grade an der Atmung beteiligt. „Die Deviation kommt in frühester Jugend nicht vor, die früheste Deviation bemerkte Welcker im 5., Zuckerkandl im 7. Jahre. Die Periode, in welcher der Septumschiefstand am häufigsten zur klinischen Geltung kommt (15. Lebensjahr), fällt zugleich in die Jahre, in welchen das Gaumengewölbe, das bekanntlich in frühester Jugend mehr flach ist, und zur Zeit der zweiten Dentition sein Höhenwachstum beginnt, seine grösste Höhe erreicht" (Schaus).

Die Schleimhaut der Nasenscheidewand ist reichlich vaskularisiert und hängt innig mit dem Knochen, lockerer mit dem Knorpel zusammen. Etwa 1 cm hinter der Spina nasalis ant. liegen am Boden der Nasenhöhle, beiderseits vom Septum, kleine Ausbuchtungen der Schleimhaut, welche den Eingang in den Canalis incisivus bezeichnen, darüber manchmal, auf der Nasenscheidewand selbst, ein kleiner, nach hinten geschlossener den Rest des Jakobsonschen Organes darstellender Blindsack.

Untere Wand der Nasenhöhle. Der knöcherne Boden der Nasenhöhle wird nach hinten durch das Velum palatinum fortgesetzt, das hinter der Choanenöffnung von der Pars horizontalis ossis palat. und der Spina nasalis post. ausgeht. Vorne grenzt der Boden der Nasenhöhle an den Proc. alveolaris des Oberkiefers mit den Wurzeln der Schneidezähne, unten trennt er die Nasenhöhle von der Mundhöhle. Lateralwärts erreicht häufig der Sinus maxillaris ein tieferes Niveau als der Boden der Nasenhöhle; in den meisten Fällen kann der Sinus maxillaris eröffnet werden, wenn man die laterale Wand der Nasenhöhle gerade über dem Boden durchsticht oder durchbricht. Am Boden der Nasenhöhle entlang lässt sich leicht eine Sonde in die Pars nasalis pharyngis einführen (Sondierung der Tuba auditiva).

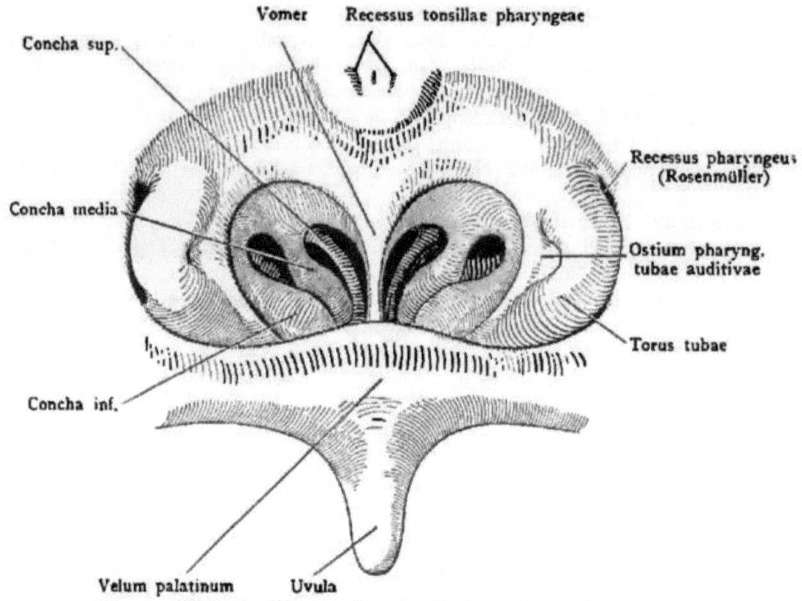

Fig. 77. Bild der Choanen bei der Rhinoscopia posterior.
Nach M. Schmidt, Krankheiten der oberen Luftwege, III. Aufl. 1903.

Schleimhaut der Nase. Die Schleimhaut ist überall dort, wo ihre Gefässe nicht reichlich entwickelt sind, ziemlich dünn und verbindet sich enge mit ihrer knöchernen Unterlage. Auf den beiden unteren Muscheln bilden die dicht zusammengedrängten Gefässe eine Art Schwellgewebe, dem für die Pathologie der Nasenhöhle eine wichtige Rolle zukommt. Auf die mikroskopischen Strukturverhältnisse, welche es gestatten, eine obere Partie der Schleimhaut, die Regio olfactoria, von einer unteren Partie, der Regio respiratoria, zu unterscheiden, sei nur kurz hingewiesen. Die Ausdehnung der Regio olfactoria ist sehr variabel, sie beschränkt sich jedoch im allgemeinen auf die schmalen Kuppeln der Nasenhöhlen (Rimae olfactoriae). Bei maximaler Ausdehnung nimmt sie die mediale Fläche der oberen und mittleren Muschel sowie den oberen Nasengang und die Nasenscheidewand in derselben Ausdehnung in Anspruch.

Hintere Öffnungen der Nasenhöhle, Choanen. Die Begrenzung der Choanen wird geliefert, unten durch den hinteren Rand der Partes horizontales ossium palat., medial durch den hinteren Rand der Vomerplatte, oben durch die untere Fläche des Sphenoidkörpers, lateral durch die mediale Lamelle des Processus pterygoideus. An dem mit Weichteilen überkleideten Präparate, oder noch besser bei dem am Lebenden mittelst der Rhinoscopia post. gewonnenen Bilde (Fig. 77), erscheinen

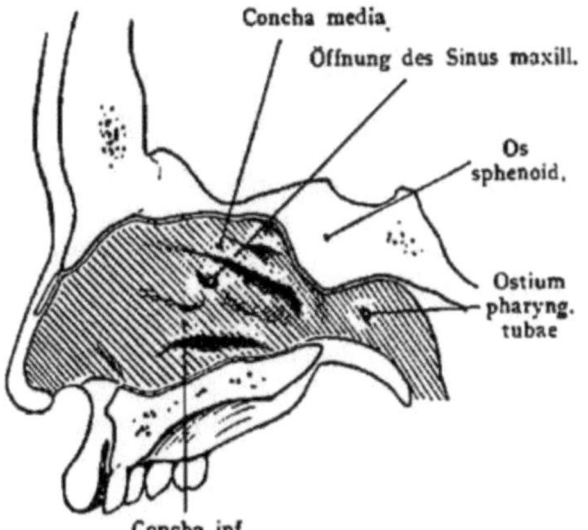

Fig. 78. Nasenhöhle mit stark reduzierten Muscheln.
Sinus frontalis und Sinus sphenoidalis fehlen.
Sehr niedrige Choanen.

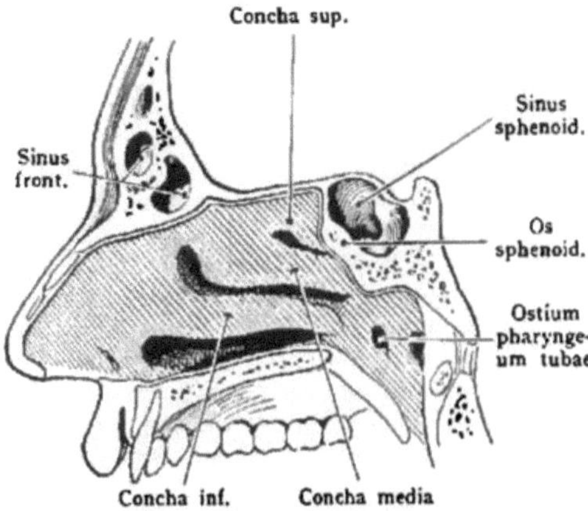

Fig. 79. Lange und niedrige Nasenhöhle, niedrige Choanen infolge starken Vorsprunges des Sphenoidkörpers nach unten.

die Öffnungen der Choanen kleiner als am Knochenpräparate, auch werden sie je nach dem Stande des Palatum molle in grösserer oder geringerer Ausdehnung sichtbar sein.

Man erkennt die Scheidewand zwischen den Choanen (Vomer), in der Öffnung einer Choane das hintere Ende der unteren Muschel und, je nach dem Stande des Velum palatinum mehr oder weniger verdeckt, das hintere Ende der mittleren Muschel und, weniger deutlich, die obere Muschel.

Die Choane grenzt sich seitlich (Fig. 75) im Sulcus nasopharyngeus gegen die Pars nasalis pharyngis ab, in welche sie übergeht (siehe Pharynx).

Variationen in der Form der Nasenhöhle und in der Ausbildung der Muscheln. Sie sind ausserordentlich häufig; die Figg. 78 bis 80 veranschaulichen einige Fälle. Eine hochgradige Reduktion der Muscheln und damit auch der Nasengänge zeigt Fig. 78; hier sind die Choanen sehr niedrig. In Fig. 79 ist die Nasenhöhle sehr lang und, ebenso wie die Choanen, niedrig, die Muscheln entsprechen der Norm. In Fig. 80 ist die Nasenhöhle hoch und kurz; die Choanen sind hoch. Selbstverständlich werden Variationen in der Höhe der Choanen nicht ohne Einfluss auf das durch die Rhinoscopia post. gewonnene Bild sein.

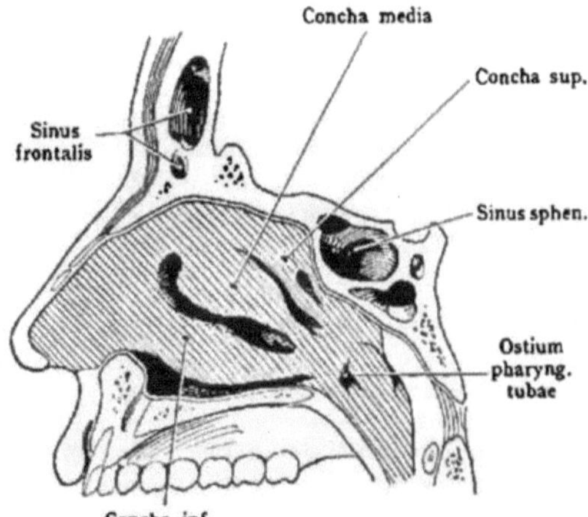

Fig. 80. Kurze und hohe Nasenhöhle.
Hohe Choanen.

Nasenhöhle des Kindes. Die Ausbildung der Nasenhöhle weicht bei Kindern nicht unerheblich von den für Erwachsene beschriebenen Verhältnissen ab. „Die Conchae nasales eilen beim Kinde im Wachstum der Höhe der Nase voraus. Beim Kinde ist daher die Regio respiratoria nicht nur absolut kleiner, sondern die Concha nasalis inf. ist auch relativ grösser und engt den Meatus nasi inf. ein. Diese Tatsache erklärt den Umstand, dass die Obstruktion der Nase bei Rhinitis acuta des Kindes eine so vollständige ist, während Erwachsene bei akuter Rhinitis meist nicht an absolutem Nasenverschluss leiden" (Tandler).

Gefäss- und Nervenversorgung der Wandungen der Nebenhöhlen. Gefässe: Die Arterien stammen 1. aus der A. ophthalmica, mittelst der Aa. ethmoidales (ant. und post.); 2. aus der A. maxillaris int., mittelst der A. sphenopalatina (Hauptast für die Nasenhöhle). Die Aa. ethmoidales gehen durch die mediale Wand der Orbita in den Foramina ethmoidalia ant. und post. zu den Siebbeinzellen, die A. ethmoidalis ant. versorgt auch, als A. nasalis ant., die vordere Partie der Nasenscheidewand und einen Teil der seitlichen Nasenwand. Die A. sphenopalatina tritt durch das Foramen sphenopalatinum zur Nasenhöhle, gibt einen Ast zur Schleimhaut des Sinus sphenoidalis ab und verteilt sich mit weiteren Ästen (A. nasalis post. lateralis und A. septi nasi posterior) an die laterale Nasenwand und an das Septum nasi.

Die Venen entsprechen zunächst den Arterien; es finden sich also Abflüsse längs der Aa. ethmoidales in die V. ophthalmica sup. und längs der Äste der A. sphenopalatina zu den Venen, welche die A. maxillaris int. begleiten, endlich nach vorne zu der V. facialis ant.

Lymphgefässe. Von der Nasenwandung gehen dieselben (Most): 1. zu den obersten längs der V. jugularis int. angeordneten Lymphoglandulae cervicales prof.; 2. zu retropharyngealen Lymphdrüsen; 3. von der äusseren Nase und den Nasenöffnungen zu den Lymphoglandulae submaxillares.

Nerven. Die Fila olfactoria dringen durch die Öffnungen der Lamina cribrosa in die Nasenhöhle ein und verzweigen sich an die Schleimhaut der Regio olfactoria. Die sensiblen Nerven kommen: 1. aus dem N. ethmoidalis ant. (N. ophthalmicus), nachdem derselbe durch eine vordere Öffnung der Lamina cribrosa in die Nasenhöhle eingetreten ist; diese Äste verzweigen sich als Rami nasales ant. mediales und laterales an die vordere Partie des Septum nasi und der lateralen Nasenwandung; 2. aus dem Ganglion sphenopalatinum (N. maxillaris); es sind dies Äste, welche teils direkt durch das For. sphenopalatinum in die Nasenhöhle gelangen (Rami nasales posteriores superiores mediales und laterales), teils mit dem im Canalis pterygopalatinus gelegenen N. palatinus eine Strecke weit verlaufen, um dann in die Nasenhöhle zu gelangen (Nn. nasales post. inf.). Diese unter 2. zusammengefassten Äste treten von hinten her zu den Muscheln und zum Septum nasi und versorgen den grössten Teil der Nasenschleimhaut. Von den Nn. nasales posteriores superiores geht ein starker Ast als N. nasopalatinus (Scarpae) längs der Nasenscheidewand schräg nach vorne und abwärts, durchsetzt den Canalis incisivus und nimmt sein Ende in der Schleimhaut des Palatum durum.

Topographie der Sinus paranasales. Die Nebenhöhlen der Nase sind entwickelungsgeschichtlich Ausbuchtungen der Nasenhöhle, die sich in benachbarte Knochen oder Knochenkomplexe vordrängen. Die Öffnungen in die Nasenhöhle liegen entweder an der lateralen oder an der oberen Wandung; folglich kann man die Nebenhöhlen einteilen in solche, welche die laterale Wand der Nasenkapsel ausbuchten (Cellulae ethmoidales und Sinus maxillaris) und solche, welche nach oben gehen (Sinus frontales und Sinus sphenoidales). Über die topographischen Beziehungen der Sinus paranasales lässt sich im allgemeinen sagen, dass sie mit der Ausdehnung dieser Räume wechseln und an der starken Variabilität teilnehmen, welche die Nebenhöhlen überhaupt auszeichnet. Die Tatsache, dass die Schleimhaut der Sinus paranasales eine Fortsetzung der Nasenschleimhaut darstellt, erklärt ihre häufige Erkrankung im Anschlusse an

Nasenaffektionen sowie auch die Möglichkeit (s. Orbita) der Übertragung solcher Prozesse auf weit von ihrer Ursprungsstätte entfernte Gegenden.

Wir können verschiedene Sinus paranasales unterscheiden, die in beistehender Fig. 81 mittelst Farben hervorgehoben sind. Es sind: 1. die Cellulae ethmoidales; 2. die Sinus frontales; 3. die Sinus sphenoidales; 4. die Sinus maxillares.

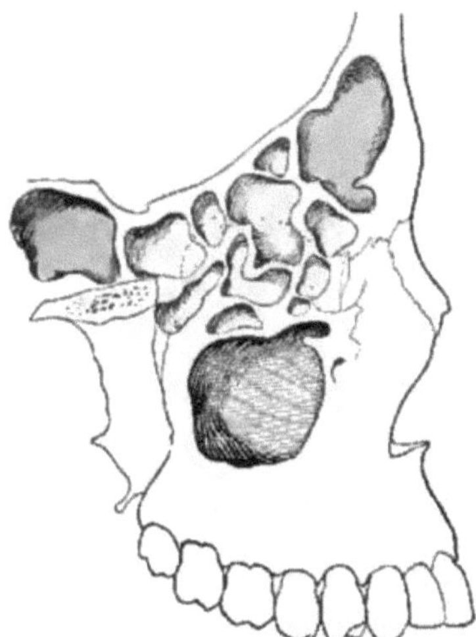
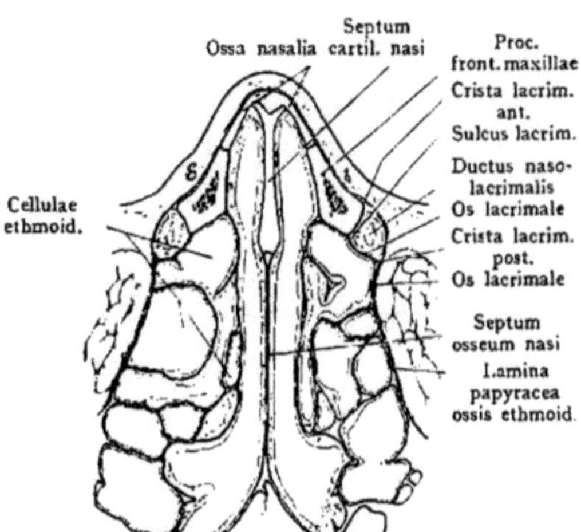

Fig. 81. Schema der Anordnung der Sinus paranasales.
Zum Teil nach Testut und Jacob, Anatomie topogr. 1905. — Cellulae ethmoidales gelb. Sinus frontalis blau. Sinus sphenoidalis grün. Sinus maxillaris schraffiert.

Fig. 82. Horizontalschnitt durch die Nasenhöhle. Cellulae ethmoidales und Ductus nasolacrimales.
Nach einem Mikrotomschnitte.

Cellulae ethmoidales. Sie stellen unregelmässige, im mittleren und oberen Nasengange, selten oberhalb der Concha sup. mit der Nasenhöhle kommunizierende Hohlräume dar, welche einen grossen Teil des Ethmoids einnehmen und die Zusammensetzung dieses Knochens aus papierdünnen Lamellen verursachen (Siebbeinlabyrinth). Die Siebbeinzellen liegen zwischen der Nasenhöhle medianwärts (deren laterale Wandung oben durch das Ethmoid gebildet wird) und der Orbita lateralwärts (hier werden die Cellulae durch die Lamina papyracea des Ethmoids sowie durch das Os lacrimale abgeschlossen). Die oberen Cellulae ethmoidales werden durch die Pars orbitalis ossis frontalis von der Schädelhöhle getrennt (Fig. 68), nach abwärts schliesst sich der Körper des Oberkiefers und nach hinten derjenige des Sphenoids an. In alle diese an das Ethmoid grenzenden Knochen können sich die Cellulae ethmoidales ausdehnen.

Die Anordnung der Hohlräume und die papierdünne Beschaffenheit ihrer Wandungen ist aus dem in Fig. 82 dargestellten Horizontalschnitte zu ersehen, doch schwankt die Zahl und die Grösse der Cellulae ausserordentlich; es dürfte die Angabe von 10 Zellen auf dem Schema Fig. 81 annähernd dem Mittel entsprechen.

Wir unterscheiden eine vordere und eine hintere Gruppe von Siebbeinzellen, welche auch in ihren Verbindungen mit der Nasenhöhle unabhängig voneinander sind, indem die vorderen Zellen in den mittleren, die hinteren in den oberen Nasengang oder noch höher ausmünden (Fig. 83). An der medialen Orbitalwandung wird eine in dem Foramen ethmoidale ant. gefällte Vertikale die vorderen Siebbeinzellen von den hinteren trennen; die ersteren reichen bis an das Os lacrimale, welches sie gegen den Sulcus lacrimalis und den Tränensack abgrenzt.

Die Fig. 83 stellt das von der medialen Seite her eröffnete Siebbeinlabyrinth dar, dessen vordere Cellulae (auch Siebbeinzellen des mittleren Nasenganges genannt) blau angegeben sind, während die hinteren (Siebbeinzellen des oberen Nasenganges) durch rote Farbe gekennzeichnet sind. Die Ausdehnung beider Abschnitte unterliegt einer beträchtlichen Variation, ebenso die Grösse und das Verhalten einzelner Zellen. Wenn wir in der Fig. 83 von dem Infundibulum ethmoidale ausgehen, welches, von der mittleren Muschel bedeckt, in seiner tiefsten Partie die Hauptmündung des Sinus

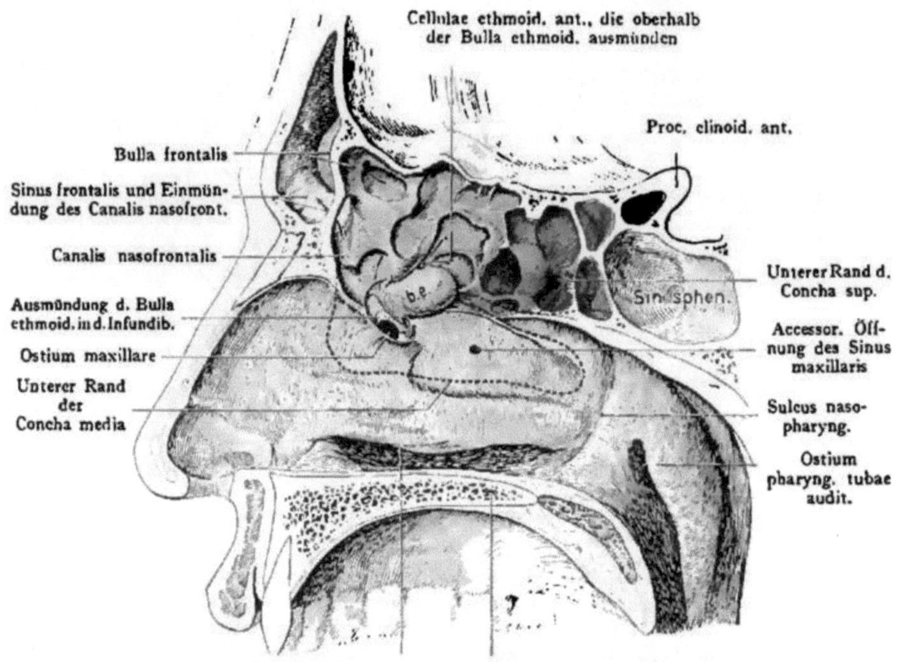

Fig. 83. Cellulae ethmoidales anteriores (blau) und posteriores (rot).
Dieselben sind von der medialen Seite her eröffnet.
Die Projektion der mittleren und der oberen Muschel ist mit punktierten Linien angegeben.
b. e. Bulla ethmoidalis.

maxillaris aufweist, so zieht sich von hier aus der Ductus nasofrontalis aufwärts, um den Sinus frontalis mit dem Meatus nasi medius in Verbindung zu setzen. Von den blau angegebenen vorderen Siebbeinzellen mündet die mässig grosse, gegen die Concha media medianwärts vorgewölbte Bulla ethmoidalis an der tiefsten Stelle des Infundibulum ethmoidale aus. Über derselben, in dem Spalte, den die Bulla ethmoidalis mit der lateralen Fläche der Concha media bildet, münden zwei Cellulae ethmoidales aus, andere vor der Bulla ethmoidalis in das Infundibulum. Häufig wird der Ductus nasofrontalis durch Siebbeinzellen eingeengt, welche sich auf seine Kosten ausdehnen. Eine vordere obere Siebbeinzelle dehnt sich nicht selten in ähnlicher Weise auf Kosten des Sinus frontalis aus, indem sie die hintere Wand desselben vorbuchtet, ein Verhalten, das auf unserem Bilde dargestellt ist (Bulla frontalis).

Die hinteren Siebbeinzellen münden, wie gesagt, in den oberen Nasengang; nur ganz ausnahmsweise findet sich die Öffnung einer hinteren Siebbeinzelle oberhalb der oberen Muschel. In unserem Präparate haben sich die hinteren Siebbeinzellen auch noch in das Sphenoid vorgeschoben.

Beziehungen der Cellulae ethmoidales. Es bestehen solche: 1. nach oben zum Boden der Fossa cranii ant. und zum Frontalhirn; hier werden die Cellulae ethmoidales durch die oft recht dünne.Lamelle der Pars orbitalis ossis frontalis, an

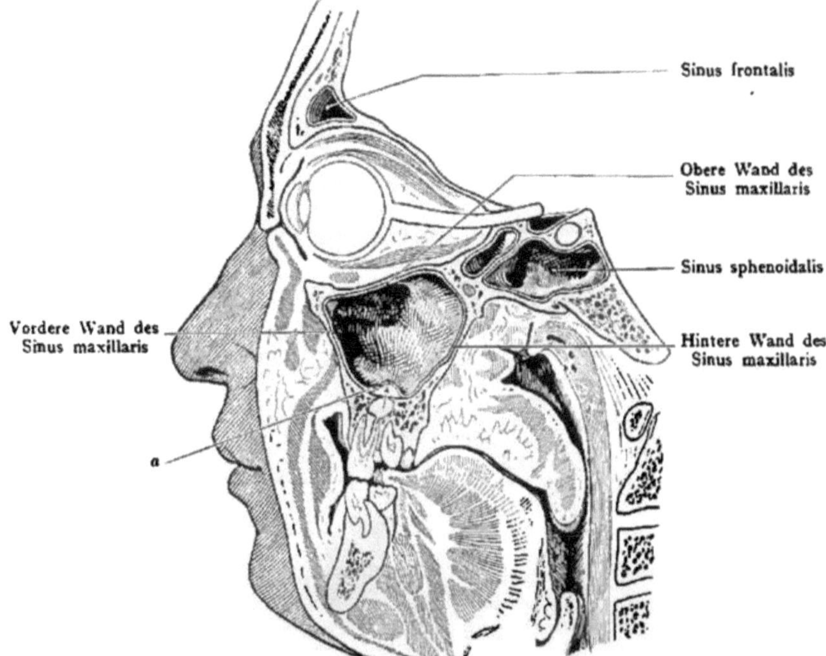

Fig. 84. Schrägschnitt durch den Kopf, entsprechend einer durch die Achse der Orbita gelegten Vertikalebene.
Der Schnitt veranschaulicht die Beziehungen zwischen den Zähnen und dem Sinus maxillaris.
a Boden des Sinus maxillaris, durch einen vom Zahn ausgehenden Abscess emporgehoben.
Nach einem Gefrierschnitte der Basler Sammlung.

welche sich die Siebbeinplatte anlegt, abgeschlossen und von der Schädelhöhle getrennt; 2. zur Orbita; sie sind schon erwähnt worden (Orbita); 3. nach unten zum Sinus maxillaris, von welchem die unteren Siebbeinzellen der hinteren Gruppe häufig bloss durch eine dünne Knochenlamelle geschieden werden.

Sinus maxillaris. Die in den Oberkiefern eingeschlossenen, mit der Nasenhöhle in den mittleren Nasengängen zusammenhängenden Sinus maxillares sind die grössten Nebenhöhlen der Nase, auch diejenigen, welche mit den Sinus frontales die Eigenschaft teilen, von aussen her am leichtesten zugänglich zu sein. Wie alle Sinus paranasales zeigen sie eine grosse Variation in bezug auf Form und Grösse; einerseits können wir auch beim Erwachsenen kleine Sinus maxillares antreffen, andererseits kann das Volumen ein beträchtliches sein, indem der Körper des Oberkiefers bis auf dünne Knochenlamellen reduziert wird und Ausbuchtungen des Sinus sich nach oben (in den Processus frontalis maxillae) oder nach hinten in das Os zygomaticum oder sogar in die Pars horizontalis ossis palatini erstrecken.

Wandungen des Sinus maxillaris und ihre Beziehungen. Der Sinus maxillaris wird oft mit einer liegenden, vierseitigen Pyramide verglichen, deren Basis medianwärts gerichtet ist. Dieser Vergleich, obgleich häufig nicht zutreffend, mag der Beschreibung zugrunde gelegt werden.

Vordere Wandung. Sie wird (Fig. 84) durch die Facies anterior (facialis) des Oberkiefers gebildet, beginnt unterhalb des Margo infraorbitalis und reicht, je

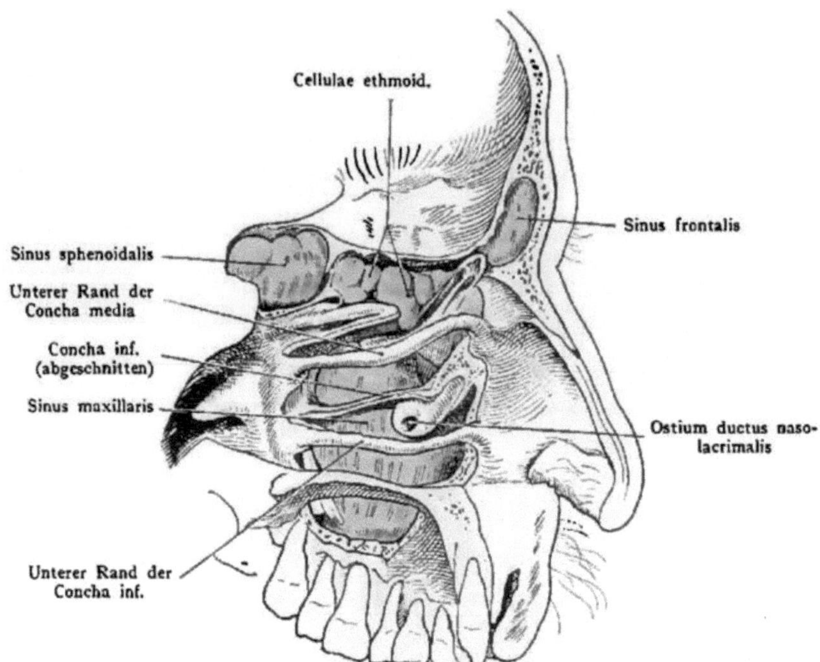

Fig. 85. Die Sinus paranasales, dargestellt nach Entfernung der lateralen Wand der Nasenhöhle sowie eines Teiles des Os ethmoidale.
Nach G. Killian. Die Nebenhöhlen der Nase in ihren Beziehungen zu den Nachbarorganen. 1903. Taf. V.

nach der Grösse des Sinus, verschieden weit nach unten, indem sie abgerundet in die untere Wand übergeht, welche bei stark ausgedehntem Sinus durch die mit einer dünnen Knochenschicht überkleideten Zahnwurzeln ein Relief erhält. Die untere Wand geht wieder abgerundet in die hintere Wand über, welche den Sinus von der Fossa pterygopalatina trennt. Die obere Wand wird durch den Boden der Orbita gebildet, sie schliesst in ihrer vorderen Strecke den Canalis infraorbitalis ein und ist oft sehr dünn, an einzelnen Stellen geradezu durchscheinend, so dass ein Übergreifen einer Entzündung vom Sinus maxillaris auf den N. infraorbitalis (Neuralgie des N. infraorbitalis), oder gar auf das Zellgewebe der Orbita, vorkommen kann. Die mediale Wand („Basis" der Pyramide) scheidet den Sinus maxillaris von der Nasenhöhle, entspricht der lateralen Wandung des mittleren und des unteren Nasenganges (Fig. 85) und trennt in ihrer hinteren Partie den Sinus maxillaris von den hinteren Cellulae ethmoidales. Die knöcherne Grundlage der medialen Wand besteht (Fig. 73) aus dem Körper des Oberkiefers, aus den Processus maxillaris, ethmoidalis und lacrimalis conchae inf., dem Processus uncinatus des Ethmoids und einem Teile der Pars perpendicularis ossis palatini. Aus praktischen Rücksichten unterscheidet man eine obere und eine untere Partie der medialen Wandung, deren Grenze durch die Ansatzlinie der Concha inferior gebildet wird. Der Sinus mündet oberhalb dieser Linie mit einer kreisrunden Öffnung (ausnahmsweise kommen zwei Öffnungen vor) in den mittleren Nasengang aus (Fig. 83). Da nun der tiefste Punkt eines mässig ausgedehnten Sinus maxillaris häufig tiefer liegt als der Boden der Nasenhöhle, so ist es selbstverständlich, dass eine Flüssigkeitsansammlung im Sinus sich nicht auf natürlichem Wege in die Nasenhöhle entleeren kann. Für die Anlegung einer künstlichen Öffnung kommen drei Stellen in Betracht: erstens kann man die untere Partie der medialen Wand auf dem Niveau des Nasenbodens durchbohren, und zwar entsprechend der Mitte der unteren Muschel (Kocher, Mikulicz), um die Ausmündung des Canalis nasolacrimalis, die etwa $\frac{1}{2}$ bis 1 cm hinter dem vorderen Ende der Muschel liegt, zu vermeiden; zweitens kann man vom Munde aus in der Fossa canina den Sinus eröffnen und drittens nach Extraktion eines Zahnes durch die Alveole eine Öffnung schaffen.

Die Beziehungen zwischen der unteren Wand des Sinus und den Zahnwurzeln wechseln, je nach der Ausdehnung des ersteren nach unten und der Dicke der Knochenschicht, welche die Schleimhaut des Sinus von den Zahnwurzeln trennt. Häufig wird die untere Wand von Abscessen durchbrochen, welche, von den Zahnwurzeln ausgehend, die Schleimhaut des Sinus emporheben (Fig. 84) oder in den letzteren durchbrechen.

Sinus sphenoidales. Sie folgen als Ausbuchtungen der oberen Wand der Nasenhöhle auf die hintersten Cellulae ethmoidales und stellen zwei unregelmässige, in dem Corpus ossis sphenoidalis ausgesparte Hohlräume dar, welche durch eine median eingestellte knöcherne Scheidewand voneinander getrennt sind. Nach vorne werden sie durch die Conchae sphenoidales (Ossicula Bertini) von der Nasenhöhle geschieden; sie entsprechen, je nach ihrer Ausdehnung, einer grösseren oder kleineren Partie der oberen Fläche des Keilbeinkörpers und liegen über der Pars nasalis pharyngis. In Fig. 86 sind stark ausgedehnte Sinus sphenoidales dargestellt, welche den ganzen Keilbeinkörper ausgeweitet haben und nach hinten die Grenze zwischen dem Keilbein und der Pars basilaris ossis occipitalis erreichen.

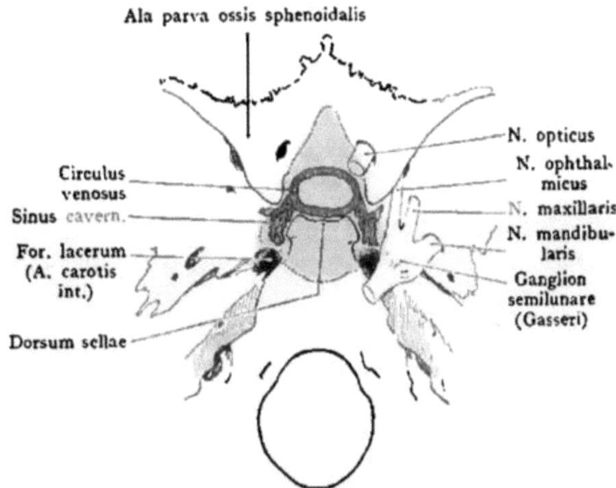

Fig. 86. Stark ausgedehnte Sinus sphenoidales und Beziehungen derselben zum N. opticus, zur Hypophysis, zum Sinus cavernosus, zum Ganglion semilunare und zum Clivus. Beobachtung auf dem Basler Seziersaale.

Die Sinus sphenoidales stellen, sei ihre Ausbildung stark oder schwach, den weitesten Vorstoss der Nasenhöhle nach hinten und oben, in die Gegend der mittleren und hinteren Schädelgrube dar. Je nach ihrer Grösse werden auch ihre Beziehungen wechseln. Sie dehnen sich in den ersten Lebensjahren auf Kosten des Sphenoidkörpers aus und können auch in benachbarte Knochen eindringen, so auch die Wandung des Foramen opticum erreichen und dasselbe sogar umwachsen (Fig. 46). Stark ausgedehnte Sinus sphenoidales (Fig. 86) nehmen den ganzen Keilbeinkörper für sich in Anspruch, ihre Wände werden alsdann bloss durch dünne Knochenlamellen gebildet, welche die Höhlen von der Nasenhöhle nach vorne, der Schädelhöhle nach oben und der Pars nasalis pharyngis nach unten trennt. Die Beziehungen solcher Höhlen sind recht verschiedenartige, wie man aus der Fig. 86 ersehen kann, welche die Projektion von grossen Sinus sphenoidales nach oben darstellt. Hier erstrecken sich die Hohlräume bis zum Foramen opticum, liegen unter der Hypophysis und dem Circulus venosus, seitlich unter dem Sinus cavernosus und reichen bis an das Ganglion semilunare heran. Solche Fälle sind zu berücksichtigen, wenn es sich darum handelt, Thrombosen des Sinus cavernosus oder Neuralgien des N. trigeminus zu erklären, für welche eine andere Ätiologie nicht aufzufinden ist.

Von solchen extremen Fällen kann man die mittelgrossen und die kleinen Sinus trennen; je nach der Grösse der Höhlen ist selbstverständlich die Mächtigkeit ihrer Knochenwandungen und die Innigkeit der Beziehungen zur Schädelhöhle, zum N. opticus und zum Sinus cavernosus einem Wechsel unterworfen.

Wandungen des Sinus sphenoidalis. Als mediale Wand kann die Scheidewand zwischen den beiden Sinus sphenoidales aufgefasst werden; sie weicht sehr häufig von der ursprünglich medianen Einstellung ab. Die laterale Wand entspricht der seitlichen Fläche des Sphenoidkörpers, welche vorne die vom Foramen opticum durchsetzten kleinen Keilbeinflügel abgehen lässt, hinten der A. carotis int. und dem Sinus cavernosus zur Anlagerung dient. Die hintere Wand verbindet sich knöchern mit der Pars basilaris ossis occipitalis, man könnte ihr noch zurechnen die oberste Strecke des am Dorsum sellae beginnenden Clivus, welcher der hinteren Schädelgrube angehört. Diese hintere Wand ist gewöhnlich mächtig und wird nur bei sehr grossen Sinus sphenoidales auf eine dünne Knochenlamelle reduziert. Auch die untere Wand, welche einen Teil der oberen Begrenzung der Choanen sowie der Pars nasalis pharyngis bildet, ist von beträchtlicher Dicke. Die vordere Wand wird hauptsächlich durch die dünnen Conchae sphenoidales (Ossicula Bertini) dargestellt, welche auch die Öffnungen der Sinus in die Nasenhöhle teilweise begrenzen. Ein Teil der vorderen Wand schliesst die hintersten Cellulae ethmoidales von dem Sinus sphenoidalis ab.

Lage des Ostium sphenoidale. Dasselbe wird etwas unterhalb des Angulus sphenoethmoidalis angetroffen und liegt recht verborgen (Fig. 76), kann aber durch eine Sonde erreicht werden, welche in einer die Spina nasalis ant. mit der Mitte der Concha media verbindenden Linie vorgestossen wird (Zuckerkandl). Die Entfernung des Ostium sphenoidale vom Nasenloch beträgt ca. 7 cm (Fig. 18).

Sinus frontales. Von allen Nebenhöhlen der Nase sind die Sinus frontales am leichtesten in grosser Ausdehnung zu erreichen, doch spielt auch hier die Variabilität in der Ausdehnung und in der Form (Zerlegung in einzelne Räume durch das Auftreten von Knochensepten) eine wichtige Rolle. In 7,5% der Fälle sollen sie bei Europäern überhaupt fehlen, bei Australier- und Maorischädeln in 30—37% der Fälle.

Die Öffnung eines Sinus frontalis in die Nasenhöhle (Ostium frontale) liegt im vordersten und höchsten Teile des mittleren Nasenganges (Figg. 76 u. 83), und zwar von der mittleren Muschel bedeckt, hinter dem senkrecht oder schräg an der lateralen Nasenwand verlaufenden, durch den knöchernen Ductus nasolacrimalis hergestellten Wulst des Tuberculum ductus lacrimalis. Nach hinten schliessen sich die Öffnungen der gleichfalls in den Meatus nasi medius ausmündenden Cellulae ethmoidales anteriores an.

Von dem Ostium frontale aus führt der Canalis nasofrontalis schräg nach oben und vorne in den Sinus frontalis. Derselbe ist in diejenige Partie des Os frontale eingeschlossen, welche den medialen Teil des Arcus superciliaris bildet; die untere Grenze des Sinus wird durch die Sutura frontonasalis und frontomaxillaris bezeichnet

(Fig. 87); für die Ausdehnung in lateraler Richtung längs des Margo supraorbitalis, sowie nach hinten in der Pars orbitalis ossis frontalis, ist keine bestimmte Grenze anzugeben. Das die beiden Sinus frontales voneinander trennende Septum ist sehr häufig nicht median eingestellt, sondern zeigt eine Deviation, welche wohl in der stärkeren Entwicklung eines Sinus seinen Grund hat. Eine ungleiche Ausbildung, verbunden mit einer Asymmetrie der beiden Sinus gehört zu den häufigsten Befunden, ferner kann ein Sinus durch sekundäre, partielle Scheidewände in mehrere Unterabteilungen oder Buchten zerlegt werden (Fig. 87).

Form und Wandungen der Sinus frontales. Die Räume sind mit dreiseitigen Pyramiden verglichen worden, deren Spitze nach aufwärts gerichtet ist und an welchen wir eine vordere, eine hintere, eine obere und eine untere Wand (Basis) unterscheiden können.

Wie für die Sinus paranasales überhaupt, so ergeben sich auch hier für die Wandungen sehr ver-

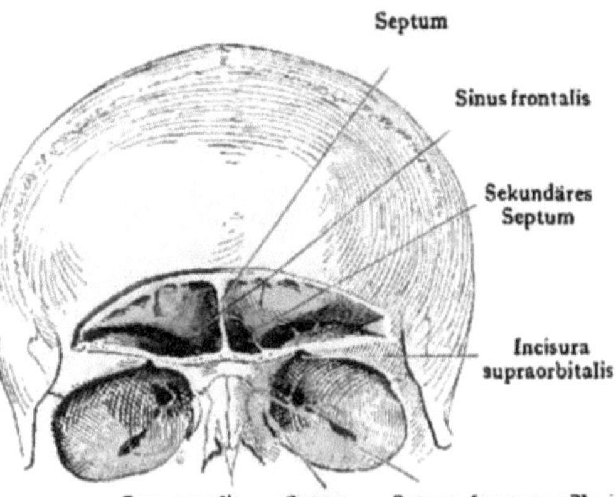

Fig. 87. Stark ausgebildete Sinus frontales, durch Wegmeisseln ihrer vorderen Wand dargestellt.

schiedene topographische Beziehungen, je nachdem der Sinus stärker oder schwächer ausgebildet ist. Ein kleiner Sinus beschränkt sich auf jenen Teil des Os frontale, welcher oberhalb der Nasenwurzel der medialen Partie des Arcus superciliaris entspricht. Eine Vergrösserung des Sinus ist nach zwei Richtungen hin möglich, lateralwärts, parallel mit dem Margo supraorbitalis, und nach hinten innerhalb des durch die Pars orbitalis ossis frontalis gebildeten Orbitaldaches. Es kommen Sinus frontales vor, welche sich längs des Margo supraorbitalis bis zum Processus zygomaticus ossis frontalis erstrecken, dann wieder solche, welche nach hinten den vorderen Rand der kleinen Keilbeinflügel erreichen und die Pars orbitalis ossis frontalis in zwei Lamellen teilen. Mit dieser Variationsbreite muss der Praktiker rechnen.

Die vordere Wand entspricht, je nach der Grösse des Sinus, dem unmittelbar auf die Nasenwurzel nach oben folgenden Teile des Os frontale und einer längeren oder kürzeren Strecke des Arcus superciliaris. Am sichersten ist der Sinus frontalis am medialen Ende der Augenbraue durch Trepanation zu eröffnen, doch ist hier in etwa $\frac{1}{3}$ der Fälle die vordere Wand kaum ausgebildet, indem der Sinus sich hauptsächlich nach hinten in die Pars orbitalis ossis frontalis ausdehnt (Sieur und Jacob), ein Verhalten, welches bei der Eröffnung des Sinus im Auge zu behalten ist. Die obere Wand trennt den Sinus frontalis von der Fossa cranii ant., dem Lobus frontalis des Gehirnes und dem vom Foramen caecum aufsteigenden Sinus sagittalis superior. Durch diese Wand hindurch können sich Infektionen vom Sinus aus auf den Lobus frontalis oder auf die Meningen fortpflanzen, vielleicht längs der Venen der Schleimhaut, welche mit den Venen der Dura mater in Zusammenhang stehen. Die hintere Wand ist immer, auch bei stark reduzierten Sinus frontales, ausgebildet und dehnt sich um so weiter aus, je mehr sich der Sinus auf Kosten der Pars orbitalis des Stirnbeins nach hinten vergrössert. In solchen Fällen kann diese Wand häufig bis auf eine papierdünne Lamelle reduziert werden. Die untere Wand (Boden des Sinus frontalis) grenzt den Sinus von der Nasenhöhle, sowie am medialen Ende des Margo supraorbitalis von der Augenhöhle ab. An der letztgenannten Stelle ist die untere Sinuswand dünn, so dass

hier ein Weg zwischen dem Sinus frontalis und der Orbita gegeben ist, auf welchem
eine Infektion das Zellgewebe der Orbita erreichen kann. Die untere Wand grenzt
auch zum Teil die vordersten Siebbeinzellen ab, welche bei starker Ausbildung einen
Vorsprung in die Stirnhöhle herstellen (Bulla frontalis) und auch den Canalis nasofrontalis von hinten her einengen können.

Fig. 88 stellt die Variation in der Grösse und Ausdehnung der Sinus frontales
sowie ihre Beziehungen zu den Sinus ethmoidales dar. Die Sinus frontales und spheno-

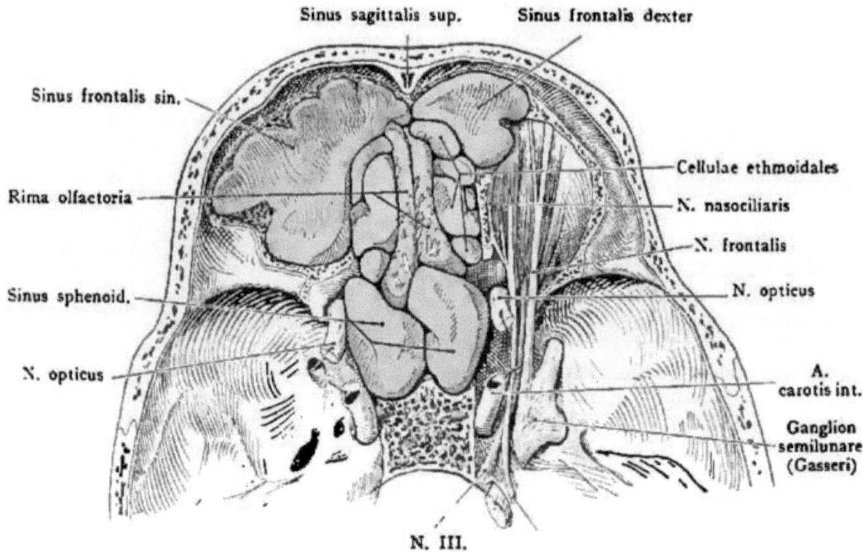

Fig. 88. Sinus frontales, Sinus sphenoidales und Cellulae ethmoidales, von oben her dargestellt.
Linkerseits ein sehr starker, fast die ganze Orbita überlagernder Sinus frontalis. Rechterseits ist das Dach
der Orbita entfernt worden. Die Knochenlamellen, welche die einzelnen Sinus voneinander trennen, sind
nicht dargestellt.
Nach Killian. Die Nebenhöhlen der Nase. 1903. Taf. VIII, Fig. 10 mit geringfügigen Änderungen.

idales sowie die Cellulae ethmoidales sind von oben her durch Abmeisseln des Knochens
freigelegt worden. Linkerseits hat der Sinus frontalis bei maximaler Ausdehnung die
kleinen Keilbeinflügel erreicht; medianwärts wird er durch eine dünne Knochenlamelle
von den Cellula ethmoidales ant. und post. getrennt; lateralwärts dehnt er sich bis zum
Os zygomaticum aus. Rechterseits ist der Sinus frontalis bedeutend kleiner und liegt
nur dem Orbitaldache, nasalwärts von der Incisura supraorbitalis an. Linkerseits
erreicht eine Cellula ethmoidalis die vordere Wand des Sinus sphenoidalis; rechterseits ist das nicht der Fall. Beide Sinus sphenoidales stossen an die (gleichfalls blau
angegebene) Rima olfactoria.

Topographie der Mundgegend und der Mundhöhle.

Die Mundgegend wird, wie die Regio palpebralis und in geringerem Grade die Regio nasalis ext. durch die Ausbildung einer kreisförmig die Mundöffnung umziehenden Muskulatur (M. orbicularis seu sphincter oris) in ihrem Aufbau bestimmt. Mit den ringförmig angeordneten Muskelfasern verflechten sich andere radiär verlaufende, welche als Erweiterer der Mundöffnung gelten können. Zusammen mit der Haut und dem subkutanen Fettgewebe bildet die Muskelschicht Falten, welche als Lippen die Mundhöhle nach vorne abschliessen.

Die Mundhöhle unterscheidet sich dadurch von der Nasenhöhle, dass ihre Wandungen bloss teilweise aus Knochen bestehen, die dagegen in ausgiebigem Masse durch Weichteile eine Ergänzung finden. Die untere, ausschliesslich durch Weichteile gebildete Wandung (Boden der Mundhöhle) grenzt unten an den Hals (Regio submaxillaris). Seitlich wird die Wandung durch den M. buccinator und die Schichten der Regio buccinatoria dargestellt.

Nach hinten öffnet sich die Mundhöhle in den gemeinsamen Luftspeiseweg des Pharynx, der allerdings die Grenze des Kopfes nach unten überschreitet, indem er von den Choanen bis zum Kehlkopfeingange reicht, am zweckmässigsten jedoch als Ganzes im Zusammenhang mit der Topographie des Kopfes abgehandelt wird.

Mundgegend. Regio oris.

Schichten: Die Haut dient den Muskelfasern teilweise zur Insertion und wird beim Manne von Barthaaren durchsetzt, welche ihr eine derbere Beschaffenheit ver-

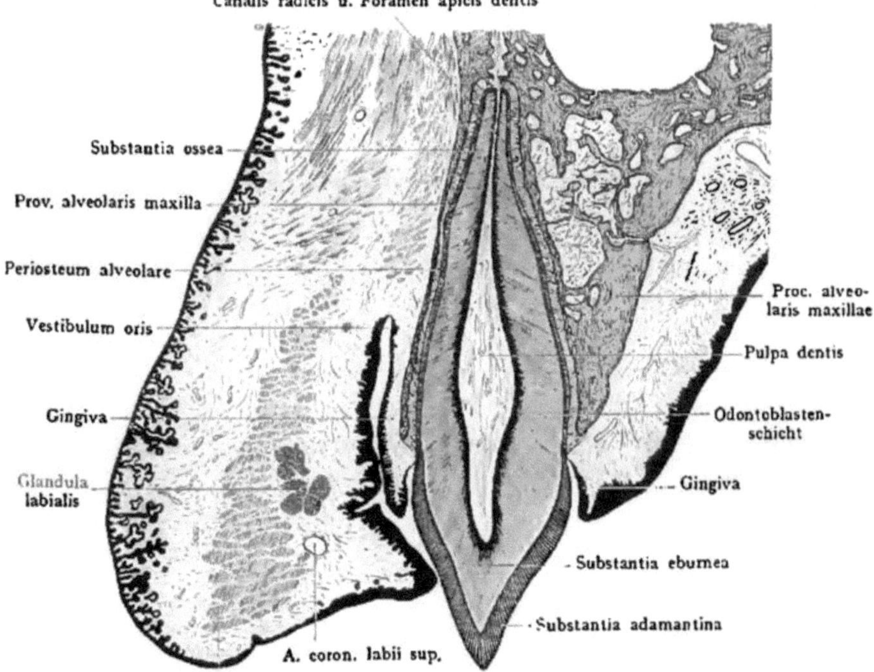

Fig. 89. Schnitt durch die Oberlippe sowie durch einen Schneidezahn in seiner Alveole.
Nach einem Mikrotomschnitte.

leihen. Zahlreiche Talgdrüsen münden an ihr aus. Die Muskelschicht setzt sich teils aus den ringförmig verlaufenden Fasern des M. orbicularis oris (Sphincter oris), teils aus Fasern zusammen, welche radiär die ersteren durchflechten (Dilatatores oris) und durch die Mm. triangularis, quadratus labii inf., quadratus labii sup., zygomaticus und caninus dargestellt werden.

Auf der inneren, von der Schleimhaut überzogenen Fläche der Lippen münden eine Anzahl kleiner acinöser Speicheldrüsen aus, die bei starker Ausbildung eine fast kontinuierliche Drüsenschicht unter der Muskellage bilden. In Fig. 89, welche einen Mikrotomschnitt durch die Oberlippe und den Processus alveolaris des Oberkiefers mit Schneidezahn darstellt, sind nur zwei solche Drüsen getroffen.

Die Schleimhaut der Lippen schlägt sich in das Zahnfleisch (Gingiva) über, welches die vordere Fläche des Processus alveolaris bekleidet und den Zahnhals bei seinem Austritt aus der Alveole ringförmig umfasst (Fig. 89). Der Umschlag erfolgt oben und unten in einem Blindsack, dem Fornix vestibuli oris superior und inferior.

Gefässe und Nerven. Die Arterien werden als Aa. coronaria labii sup. und inf. von der A. maxillaris externa geliefert und anastomosieren ausgiebig miteinander, so dass ein den Lippenrändern paralleler arterieller Gefässring zustande kommt. Die Arterien liegen unter der Muskelschicht in der Submucosa.

Die Lymphgefässe (Fig. 90) der Oberlippe verlaufen mit der V. facialis ant. und dem Stamme der A. maxillaris ext. nach unten zu den Lymphoglandulae inframaxillares, welche unterhalb des Unterkieferrandes im Trigonum inframaxillare liegen. Die Lymphgefässe der Unterlippe münden teils in Lymphoglandulae inframaxillares, teils in Lymphdrüsen oberhalb des Corpus ossis hyoidei (Lymphogland.

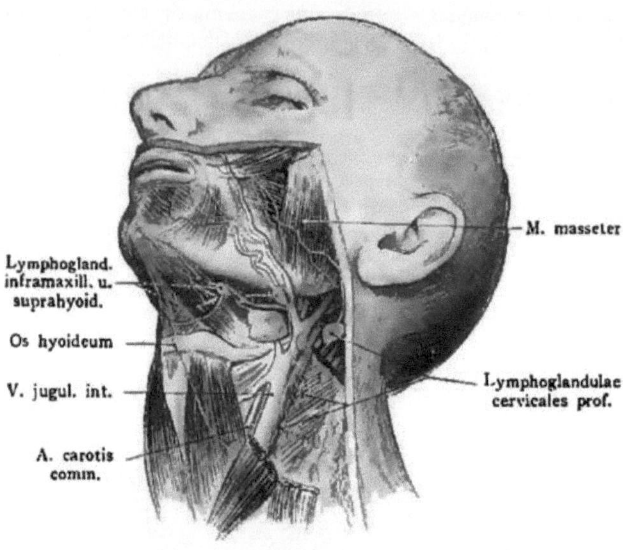

Fig. 90. Lymphgefässe und regionäre Lymphdrüsen der Lippen. Nach Küttner.

suprahyoideae). Die Lymphgefässe der Oberlippe kreuzen nicht die Medianlinie und treten auch nicht über die Medianlinie hinüber miteinander in Verbindung, dagegen ist das bei den Lymphgefässen der Unterlippe der Fall. Daher sollten bei Carcinom der Unterlippe die Submaxillardrüsen beiderseits entfernt werden. Die motorischen Nerven kommen aus dem N. facialis, die sensiblen aus Ästen des N. infraorbitalis (N. maxillaris) und aus dem N. mentalis (N. mandibularis).

Der Mundgegend schliesst sich die Kinngegend, Regio mentalis, an. Die knöcherne Grundlage derselben wird durch die mediane Partie des Unterkiefers gebildet, welche von der Mundhöhle aus sowie an ihrem unteren Rande von aussen her leicht zu palpieren ist. Die Weichteile werden dargestellt durch die Haut mit ihren Talgdrüsen und die subkutane Fett- und Bindegewebeschicht, welche innig mit der durch die mimische Muskulatur gebildeten Muskelschicht (Mm. triangularis und quadratus menti) zusammenhängt. Die Gefässe kommen erstens aus der A. mentalis, welche als Endast der im Canalis mandibulae eingeschlossenen A. alveolaris inferior mit dem N. mentalis aus dem Foramen mentale austritt, zweitens aus der A. coronaria labii inf. und der A. submentalis, beides Äste der A. maxillaris ext. Die sensiblen Nerven kommen aus dem N. mentalis, die motorischen, für die Mm. triangularis und quadratus menti, aus dem N. facialis.

Topographie der Mundhöhle.

Die Mundhöhle stellt einen Raum dar, welcher zwischen der Nasenhöhle und der obersten Partie der Halsregion liegt; vorne an der Mundöffnung (Rima oris) durch den Lippenrand abgegrenzt, wird er hinten am Isthmus faucium vom Pharynx geschieden. Bei geschlossenem Munde und aufeinandergepressten Zähnen erscheint der Raum der Mundhöhle spaltförmig und zerfällt in eine vordere Abteilung (Vestibulum oris), welche ihre Begrenzung durch die Zahnreihen, die Lippen und die Weichteile der Wange erhält, und eine hintere Abteilung (Cavum oris proprium), die eigentliche Mundhöhle, von deren Boden sich die Zunge erhebt, und die nach hinten am Isthmus faucium in den Pharynx übergeht. Beide Abteilungen stehen bei geschlossenen Zähnen bloss hinter den Zahnreihen, zwischen dem letzten Molarzahne und dem Aste des Unterkiefers sowie mittelst Spalten zwischen den Zähnen miteinander in Verbindung. Beim Öffnen des Mundes dagegen gehen die beiden Abschnitte der Mundhöhle mit weiter durch die Zahnreihen begrenzter Öffnung ineinander über; ihr Lumen, das bei aufeinandergepressten Zähnen bloss virtuell vorhanden war, wird aktuell, besonders wenn Nahrung die aus Weichteilen bestehenden Partien der Wandung ausdehnt.

Vestibulum oris.

Dasselbe bildet bei aufeinandergepressten Zähnen einen hufeisenförmigen Spalt, welcher teils durch die Zahnreihen und die Schleimhaut des Processus alveolaris des Oberkiefers und der Pars alveolaris des Unterkiefers, teils durch die Lippen und die Weichteile der Wange (als Grundlage der M. buccinator) begrenzt wird. Ganz hinten lässt sich der Ast des Unterkiefers und der vordere, scharfe Rand seines Processus coronoides betasten.

Die Schleimhaut der Lippen schlägt sich ungefähr in der halben Höhe der Alveolen auf den Ober- und Unterkiefer über, indem sie den Fornix vestibuli sup. und inf. bildet. Der Sinus maxillaris reicht nicht bis zum Fornix vestibuli sup. herab, doch kann leicht eine Öffnung in das Vestibulum angelegt werden, wenn man unterhalb der Fossa canina die Schleimhaut durchtrennt und die dünne vordere Wand des Sinus bis zum Foramen infraorbitale hinauf abmeisselt. Auf diese Weise wird der Sinus an seinem tiefsten Punkte eröffnet und der Abfluss von Eiter bei einer chronischen Entzündung gesichert.

In das Vestibulum oris münden, abgesehen von den Glandulae labiales (Fig. 89), noch eine Anzahl kleiner Drüsen (Glandulae buccinatoriae), welche dem M. buccinator aussen aufliegen und denselben mit ihren Ausführungsgängen durchsetzen; ferner mündet der Ductus parotideus gegenüber dem zweiten oberen Molarzahne aus.

Lage und Beziehungen der Zähne. Die Zahnreihen bilden die eigentliche Grenze (bei geschlossenem Munde und aufeinandergepressten Zähnen) zwischen dem Vestibulum und dem Cavum oris proprium. Man hat zu untersuchen 1. die Beziehungen des Zahnes zur Alveole, 2. die Beziehungen zum Zahnfleisch.

Die Unterscheidung einer Krone, eines Halses und einer Wurzel an jedem Zahne ist, wie Merkel hervorhebt, eine topographische, indem sie durch die Beziehungen des Zahnes zum Zahnfleisch und zur Alveole gegeben wird. Der frei hervorragende Abschnitt des Zahnes (Zahnkrone, Corona dentis) besteht aus Dentin mit einem Schmelzüberzuge; die Zahnhöhle mit der Zahnpulpa erstreckt sich noch bis in die Zahnkrone hinein. Der Zahnhals (Collum dentis) setzt sich, je nach dem zur Untersuchung gewählten Zahne, mehr oder weniger deutlich von der Krone ab; hier fehlt der Schmelz und wird durch eine dünne Schicht von Cement (Knochen) ersetzt, auch wird der Hals (Fig. 89) von dem derb entwickelten Zahnfleisch umfasst und an die Ränder der Alveole angepresst. Die Zahnwurzel endlich, aus Dentin und Cement bestehend, steckt in der Alveole.

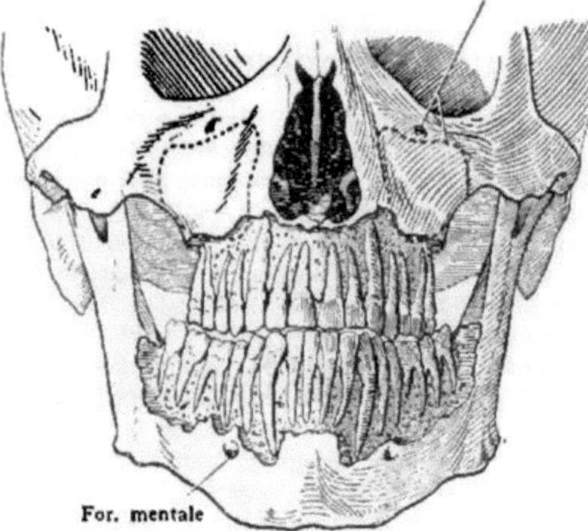

Fig. 91. Topographie der Zahnwurzeln.
Nach einem Präparate der Basler Sammlung.

Die Besprechung der Form der einzelnen Zähne gehört nicht hierher; die Lage eines Zahnes in der Alveole und seine Beziehungen zum Zahnfleisch sind in Fig. 89 dargestellt. Der Schmelzüberzug der Zahnkrone wird unten von dem derben Zahnfleisch umfasst, welches im Bereiche des Zahnhalses direkt an die Cementschicht grenzt. Wenn das Zahnfleisch sich zurückzieht, so wird die Cementschicht freigelegt und damit auch den Schädlichkeiten ausgesetzt, welche zur Zahnkaries führen. Zwischen der Cementschicht und der Wand der Alveole liegt das Periosteum alveolare, welches, oberflächlich mit dem Zahnfleisch zusammenhängend, die ganze Wandung der Alveole auskleidet und das eigentliche Befestigungsmittel des Zahnes darstellt. Tatsächlich wird auch von manchen Autoren das Periosteum alveolare als ein Band aufgefasst, welches den Zahn in der Alveole festhält (Ligament alveolo-dentaire der französischen Autoren) und demselben doch eine gewisse Beweglichkeit gestattet.

Von besonderer praktischer Bedeutung sind die Beziehungen zwischen dem Sinus maxillaris und den Wurzeln der oberen Zahnreihe (Fig. 84). Je nach der Grösse des Sinus können die Zahnwurzeln durch eine stärkere oder schwächere Knochenschicht von demselben getrennt werden. Bei starker Ausdehnung kann es vorkommen, dass die Zahnwurzeln die Schleimhautauskleidung des Sinus fast erreichen, ein Zustand, welcher selbstverständlich den Übergang eines entzündlichen Prozesses von der Zahnwurzel auf den Sinus begünstigt.

Die Fig. 91 zeigt die beträchtliche Ausdehnung, welche die Zahnwurzeln bei vollständigem und gut ausgeprägtem Gebiss gewinnen können. Ganz besonders fällt die Länge der Incisivi auf; die Wurzeln der oberen Incisivi reichen fast bis auf den Boden der Nasenhöhle heran. Das Verhältnis der Wurzeln der Oberkieferzähne zum punktierten Umriss der Projektion des Sinus maxillaris nach vorne ist ohne weitere Besprechung ersichtlich.

Zähne beim Kinde. Bei Neugeborenen und bei älteren Feten (Fig. 92) liegen die Zahnanlagen noch in den Zahnsäckchen des Ober- und Unterkiefers, bedeckt von einer schwieligen Verdickung der Mundschleimhaut (Crista gingivalis), welche beim

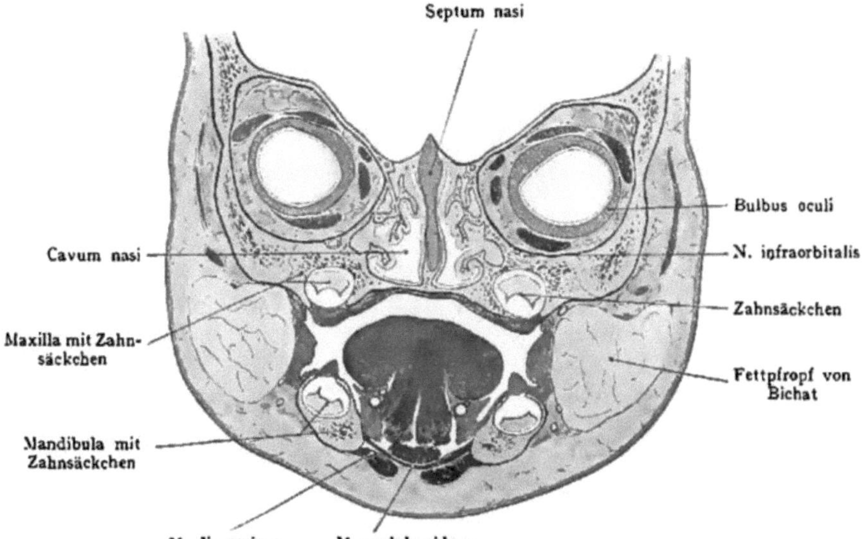

Fig. 92. Frontalschnitt durch den Kopf eines neunmonatlichen Fetus. Ausbildung der Nasen-höhle, der Zahnsäckchen und des Bichatschen Fettpfropfes.
Nach einem Mikrotomschnitte.

Auswachsen des Zahnes durchbrochen wird und das Zahnfleisch liefert. Die Sinus paranasales sind in diesem Stadium noch nicht entwickelt, auch ist der Oberkiefer sehr niedrig; auf der rechten Seite wird das Zahnsäckchen bloss durch eine dünne Knochenschicht von dem N. infraorbitalis getrennt.

Der Ablauf der Dentition kann hier nicht geschildert werden, jedoch sind die Figuren 93 und 94 beigegeben worden, um die Lage der Milchzähne zu den bleibenden Zähnen im Ober- und Unterkiefer zu veranschaulichen. Die Ersatzzähne sind in Zahnsäckchen eingeschlossen, welche vollständig vom Knochen umgeben, somit auch von den Wurzeln der Milchzähne getrennt sind. Erst nach der Resorption dieser Knochenschicht kann sich der Druck auf die Wurzeln der Milchzähne geltend machen, welcher zur Resorption der-selben führt und den Durchbruch der Ersatzzähne gestattet.

Bei dem in Fig. 94 dargestellten Präparate vom 4½ jährigen Kinde sind die Ersatzzähne in ihrer Lage zuein-ander und zum Milchgebiss zu über-sehen, ferner die Beziehungen beider zu den sie beherbergenden Knochen.

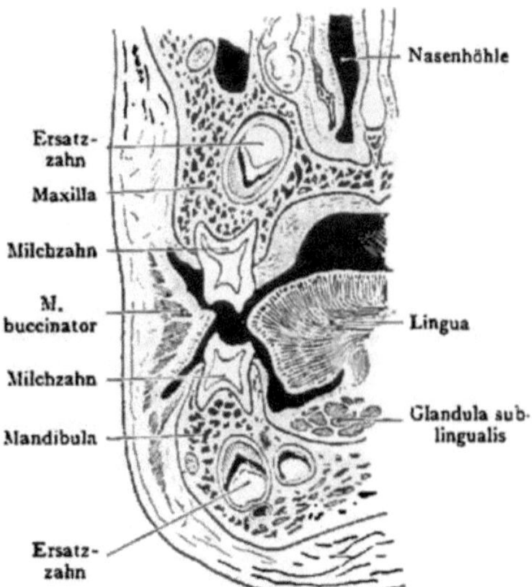

Fig. 93. Frontalschnitt durch Ober- und Unterkiefer eines 2¾ jährigen Kindes. Milch- und Ersatzzähne.
Nach einem Mikrotomschnitte.

Man vergleiche damit die Fig. 91, welche das Gebiss des Erwachsenen und die Beziehungen der Zahnwurzeln darstellt. Beim Kinde wird bis zum Ablauf des Zahn-
wechsels ein viel grösserer Abschnitt des Ober- und des Unterkiefers von dem Gebiss in
Anspruch genommen als später, ganz besonders gilt dies für den Oberkiefer. Es ist gesagt worden (Henke), dass der Oberkiefer, welcher im Mittelpunkte der ganzen Gesichtsbildung steht, von allen Knochen am unfertigsten auf die Welt kommt und sich erst nach der Geburt ausdehnt und an Grösse zunimmt, indem er auch ganz wesentlichen Einfluss auf die Gestaltung des Gesichtsschädels gewinnt. Beim Neugeborenen ist der Körper des Oberkiefers nicht vorhanden, auch beim $4^1/_2$-jährigen Kinde ist derselbe, wie Fig. 94 zeigt, kaum

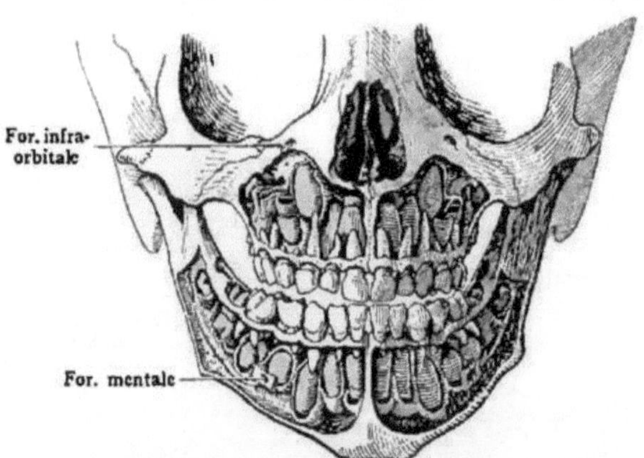

Fig. 94. Topographie des Milchgebisses und der Ersatzzähne
eines $4^1/_2$jährigen Kindes.
Nach einem Präparate der Basler Sammlung.

angedeutet; die am höchsten stehenden Ersatzzähne reichen fast bis an den Canalis
infraorbitalis heran. Diese Tatsache erklärt die geringe Höhe des Gesichtsschädels beim
Neugeborenen und auch noch bei Kindern in den ersten Lebensjahren.

Auch in der Richtung nach hinten geht das Wachstum des Oberkiefers wie des
Unterkiefers noch um ein beträchtliches über den beim Neugeborenen vorliegenden
Zustand hinaus; es muss noch Raum geschaffen werden für die neuen Zähne, welche
die Zahl der Milchzähne (20) auf diejenige des bleibenden Gebisses (32) erhöhen.

Arterien und Nerven der Zähne. Die Zähne des Unterkiefers werden von
der im Canalis alveolaris eingeschlossenen A. alveolaris inf. versorgt, diejenigen des
Oberkiefers teilweise von der A. alveolaris sup. post., teilweise von der A. alveolaris
sup. ant. aus der A. infraorbitalis. In letzter Linie kommen also die Arterien für die
Zähne aus der A. maxillaris int. Die Lymphgefässe der Zähne des Oberkiefers gehen
z. T. durch das For. infraorbitale auf die äussere Kieferfläche und enden in Submaxillardrüsen. Die Lymphgefässe der Zähne des Unterkiefers verlaufen im Canalis alveolaris
und gelangen zu Lymphoglandulae cervic. prof. und zu den submaxillaren Lymphdrüsen (G. Schweizer). Die Nerven der Unterkieferzähne werden von dem N. alveolaris inf. aus dem N. mandibularis geliefert, der N. infraorbitalis (ein Zweig des N.
maxillaris) versorgt die Zähne des Oberkiefers mittelst der Nn. alveolares sup. ant.
und post.

Topographie des Cavum oris proprium.

Die Form des Cavum oris ist, je nach der Stellung der Kiefer zueinander sowie
der Lage der Zunge, eine sehr verschiedene. Die Abgrenzung gegen das Vestibulum
oris verschwindet bei Öffnung des Mundes und zugleich vergrössert sich der Höhendurch-
messer des Raumes. Die Zunge beeinflusst durch ihre Stellung die Form der Mundhöhle, indem die letztere spaltförmig erscheint, wenn bei geschlossenem Munde
die Zunge dem harten und weichen Gaumen anliegt, oder bei stark geöffnetem Munde
und vorgestreckter Zunge, etwa einen trichterförmigen Raum darstellt, welcher in der
Höhe der Gaumenbogen in den Pharynx übergeht.

Abgrenzung des Cavum oris proprium. Vorne und seitlich wird die Mundhöhle bei aufeinandergepressten Zähnen durch die letzteren von dem Vestibulum oris geschieden. Das Dach der Mundhöhle, von dem Palatum durum und molle gebildet, trennt den Raum von der Nasenhöhle und teilweise auch von der Pars nasalis pharyngis. Der Boden der Mundhöhle wird von der Zunge gebildet sowie von der Muskulatur, welche von verschiedenen Seiten her in die Zunge eintritt (Mm. genioglossus, hyoglossus,

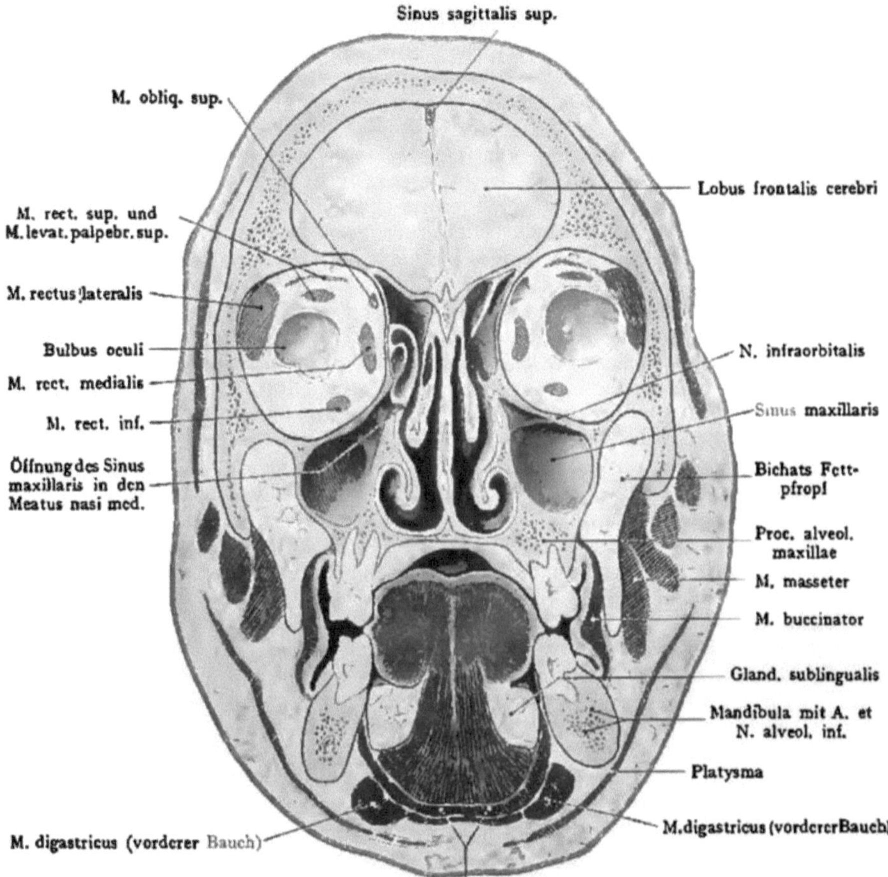

Fig. 95. Frontalschnitt durch den Kopf eines Erwachsenen.
Nach einem Gefrierschnitte der Basler Sammlung.

styloglossus usw.). Als Grenze der Zunge und damit auch des Kopfes gegen den Hals wird gewöhnlich der M. mylohyoideus (diaphragma oris) angenommen (Fig. 95); alles, was oberhalb des M. mylohyoideus liegt, gehört zum Boden der Mundhöhle, resp. zur Zunge; unterhalb des Muskels beginnt der Hals, speziell die Regio suprahyoidea und die beiden Trigona inframaxillaria. Gegen den Pharynx grenzt sich das Cavum oris proprium im Isthmus faucium ab; als scharfe Grenze können wir den Arcus palatoglossus annehmen, welcher seitlich, von dem Palatum molle aus, herunterzieht.

Dach der Mundhöhle. Dasselbe trennt als Gaumen die Mundhöhle von der Nasenhöhle und der Pars nasalis pharyngis, in welche die Nasenhöhle an den Choanen übergeht. Die Grundlage der vorderen $^2/_3$ des Gaumens (Palatum durum) wird durch die Processus palatini der Oberkiefer und die Partes horizontales der Gaumenbeine gebildet, das hintere Drittel, welches die Mundhöhle von der Pars nasalis pharyngis trennt, durch das Palatum molle.

Form und Ausdehnung des Gaumens. Die Platte des Palatum durum ist sowohl in der transversalen als auch in der sagittalen Richtung gebogen; die Konkavität der Bogen sieht nach abwärts. Variationen in der Breite des harten Gaumens sowie in der Höhe des Transversalbogens kommen häufig vor und stehen in Korrelation zum Abstand der Orbitae voneinander, zur Breite der Nasenhöhle, überhaupt zur Gesichtsbildung. Mit dem hohen Gaumen (Hypsostaphylie) kommt in der Regel eine allgemein schmale Gesichtsbildung vor (Leptoprosopie), ferner schmale Nasenhöhlen (Leptorhinie) und schmale Augenhöhlen (A. Grossheintz).

Der harte Gaumen wird vorne und seitlich durch die Proc. alveolares der Oberkiefer abgegrenzt. Median stossen die beiden Proc. palatini der Oberkiefer sowie, als Fortsetzungen derselben nach hinten, die beiden Partes horizontales der Gaumenbeine in der Sutura palatina mediana zusammen. Gegen die Nasenhöhle bilden die oberen Ränder der Sutura palatina einen kielartigen Vorsprung, an welchen sich der Vomer ansetzt. Am vorderen Ende der Sutur geht beim Kinde von dem Foramen incisivum eine Naht ab, welche zur Grenze zwischen dem zweiten Schneidezahn und dem Eckzahn verläuft und das Os incisivum lateral abgrenzt (Sutura incisiva). Durch die Pars horizontalis des Gaumenbeines und den Processus alveolaris des Oberkiefers wird die untere Öffnung des Canalis pterygopalatinus (For. palat. maj.) abgegrenzt; dieselbe geht häufig in eine nach vorne sich ausziehende Rinne über, in welcher die aus dem Canalis pterygopalatinus zum Gaumen tretende A. palatina major mit dem N. palatinus verläuft. Der weiche Gaumen geht von dem hinteren Rande des harten Gaumens aus und trennt (s. Pharynx) die Mundhöhle von der oberen Etage des Pharynx. Seine Lage wechselt; bei ruhiger Respiration hängt er fast senkrecht herab und scheidet alsdann die Mundhöhle nicht bloss von der Pars nasalis, sondern, mit dem Arcus palatoglossus zusammen genommen, auch von der Pars buccalis pharyngis. Bei der Schluckbewegung hebt sich der weiche Gaumen und trennt die Pars nasalis von der Pars buccalis pharyngis; beim Saugen legt sich der weiche Gaumen dem Zungengrunde an und schliesst damit tatsächlich die Mundhöhle gegen den Pharynx ab. Als typische Stellung des weichen Gaumens dürfen wir zum Zwecke der Beschreibung etwa diejenige annehmen, welche sich an Medianschnitten durch gefrorene Köpfe (Fig. 97) bei geschlossenem Munde findet. Hier hängt das Palatum molle senkrecht herab, berührt die Basis der Zunge, und legt sich der hinteren Pharynxwand an, so dass die untere Partie der Pars nasalis pharyngis geradezu spaltförmig erscheint.

Schichten des Gaumens. Im Bereiche des harten Gaumens haben wir drei Schichten: die Schleimhaut, die Drüsenschicht und die Knochen des harten Gaumens mit ihrem Periost. Die Schleimhaut ist sehr derb, besonders seitlich, wo sie auf dem Proc. alveolaris des Oberkiefers in das Zahnfleisch übergeht. Die Drüsenschicht setzt sich aus acinösen Drüsen zusammen, welche zu beiden Seiten der Sutura palatina eine ziemlich mächtige Masse bilden. Die knöcherne Grundlage des harten Gaumens ist bereits besprochen worden.

Der weiche Gaumen setzt sich zusammen aus einer oberen und einer unteren Schleimhaut-Drüsenschicht und einer Muskelschicht. Die letztere besteht aus den miteinander verflochtenen Fasern folgender Muskeln: Mm. levator und tensor veli palatini (Petro- und Sphenostaphylinus), levator uvulae, palatoglossus (im vorderen Gaumenbogen) und palatopharyngeus (im hinteren Gaumenbogen). Von diesen bildet der M. palatoglossus mit den Fasern des M. transversus linguae zusammen einen fast vollstandigen muskulösen Ring, welcher sich von der Raphe des weichen Gaumens oben bis zum Septum linguae nach unten erstreckt. Der M. palatopharyngeus liegt in dem Arcus palatopharyngeus und geht nach unten in die Pharynxmuskulatur über. Der M. levator uvulae entspringt von der Spina nasalis post. und endigt in der Uvula. Der M. levator veli palatini (M. petrostaphylinus) entspringt vor der unteren Öffnung des Canalis caroticus an der unteren Fläche der Pars petrosa ossis temporalis sowie von dem Knorpel der Tuba auditiva, hebt den Gaumen und verengert das Ostium pharyngeum tubae. Der M. tensor veli palatini (M. sphenostaphylinus) entspringt hinter dem Foramen ovale von der unteren Fläche der Ala magna ossis sphenoidalis, von dem Tubenknorpel und von der Membran, welche den unteren Abschluss der Tube bildet. Der Muskel erweitert die Tube, im Gegensatze zum M. levator veli palatini, welcher sie verengert. Der platte Muskelbauch liegt dem M. pterygoideus int. von innen an; die Endsehne verläuft um den Hamulus pterygoideus und geht, medianwärts ausstrahlend, in den weichen Gaumen über sowie auch an eine derbe, aponeurotische Membran (Aponeurosis palatina), welche der vorderen Partie des weichen Gaumens zugrunde liegt. Die letztere inseriert sich am hinteren Rande des harten Gaumens sowie am Processus pterygoideus und wird bei der Kontraktion des M. tensor veli palatini gespannt, worin auch die Hauptwirkung des Muskels zu erblicken ist.

Arterien und Nerven des Gaumens. Die Arterien des harten Gaumens kommen aus der A. palatina descendens (Ast der A. maxillaris int.), welche am Foramen sphenopalatinum in den Canalis pterygopalatinus eintritt und am Foramen palatinum majus auf die untere Fläche des harten Gaumens übergeht, nachdem sie die Aa. palatinae minores nach hinten zum weichen Gaumen abgegeben hat. Die A. palatina verläuft in einer Rinne dicht an der Grenze zwischen der Gaumenplatte und dem Proc. alveolaris unmittelbar auf dem Knochen. An den weichen Gaumen gehen noch, abgesehen von den Aa. palatinae minores, die A. palatina ascendens und Äste der A. pharyngea ascendens (beide aus der A. carotis ext.). Die Lymphgefässe des harten und des weichen Gaumens verlaufen nach hinten gegen den Isthmus faucium und die Tonsillen und endigen mit den Lymphstämmen der Tonsillen in den oberen Lymphoglandulae cervicales prof. Die sensiblen Nerven des Gaumens kommen durch Vermittlung des Ganglion sphenopalatinum aus dem N. maxillaris als N. palatinus major (zum harten Gaumen) und Nn. palatini minores zum weichen Gaumen, die motorischen Nerven gleichfalls aus dem Ganglion sphenopalatinum, und zwar stellen sie Fasern dar, welche aus dem N. petrosus superficialis major des N. facialis stammen und in der Bahn des N. palatinus major verlaufen. Sie innervieren den M. levator veli palatini und den M. levator uvulae. Der M. tensor veli palatini erhält seine Innervation aus dem N. mandibularis, und zwar aus dem Ganglion oticum, welches unmittelbar unterhalb des Foramen ovale dem N. mandibularis medianwärts anliegt.

Boden der Mundhöhle. (Zunge und Regio sublingualis.) Bei geschlossenem Munde wird die Mundhöhle fast ganz von der Zunge ausgefüllt (Fig. 95). Die Muskeln, welche die Masse der freibeweglichen Zunge bilden, treten von verschiedenen Seiten in dieselbe ein (M. styloglossus von hinten und oben, M. genioglossus von vorn und unten, M. hyoglossus von unten, M. palatoglossus von oben und seitlich). Die Mm. mylohyoidei entspringen von den Lineae mylohyoideae der medialen Unterkieferfläche und gehen in eine mediane Raphe über, so dass sie nach Art eines Diaphragma (daher auch M. diaphragma oris genannt) den durch beide Hälften des Unterkiefers gebildeten Winkel ausfüllen. Diese Muskelplatte trennt (Fig. 96) die Zungenmuskulatur vom Halse, speziell von der Regio suprahyoidea und dem Trigonum inframaxillare.

Wenn wir als Boden der Mundhöhle alle Weichteile zusammenfassen, welche oberhalb des Diaphragma oris und einer als Fortsetzung desselben nach hinten ver-

längerten Ebene liegen, so können wir die gesamte Muskulatur dieser Gegend als Zungenmuskulatur bezeichnen. In der oberen Partie erhebt sich die von der Schleimhaut
überzogene Zunge; darunter liegt eine Region, welche erst dann von oben her zugänglich wird, wenn man die Zungenspitze nach aufwärts und hinten schlägt (Regio sublingualis). Sie wird zum grössten Teile aus der Zungenmuskulatur zusammengesetzt,
welche nach oben in den Zungenkörper ausstrahlt. Wir legen diese Einteilung in
Zunge und Regio sublingualis der Beschreibung zugrunde.

Zunge. Vom topographisch-anatomischen Standpunkte aus lassen sich zwei
Abschnitte der Zunge unterscheiden, welche auch entwicklungsgeschichtlich verschiedener Herkunft sind; ein vorderer, ausschliesslich der Mundhöhle angehörender Ab-

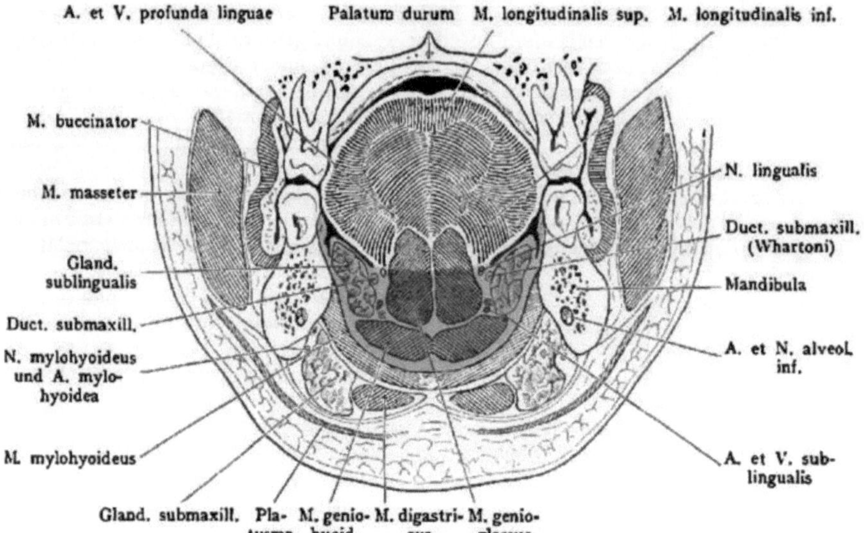

Fig. 96. Frontalschnitt durch die Zunge und die Regio sublingualis (rot).
Nach einem Gefrierschnitte.

schnitt (Pars buccalis), und ein hinterer Abschnitt, welcher teilweise gegen die hintere
Pharynxwand sieht (Pars pharyngea). Die Grenze zwischen beiden Abschnitten wird
durch das V der Papillae vallatae dargestellt. Auch sonst lässt sich die Unterscheidung
einer Pars buccalis linguae von einer Pars pharyngea rechtfertigen, die erstere ist
wesentlich Geschmacksorgan, die letztere zeigt das Relief der Balgdrüsen, einer fast
kontinuierlichen Schicht von lymphatischem Gewebe, welche als Tonsilla lingualis
bezeichnet wird. Die Pars buccalis lässt sich in ihrer ganzen Ausdehnung übersehen,
sie ist auch von der Mundhöhle aus operativ leicht zugänglich, während die Pars
pharyngea, namentlich in ihrer hinteren an den Aditus laryngis grenzenden Partie,
mittelst des Kehlkopfspiegels untersucht werden muss und auch operativ weniger leicht
erreichbar ist.

Pars buccalis linguae. Sie legt sich bei geschlossenem Munde oben an den
Gaumen, seitlich an die Zahnreihen. Wir unterscheiden eine obere und eine untere
Fläche, zwei seitliche Ränder und eine Spitze. Die obere Fläche zeigt, ebenso wie die
seitlichen Ränder, ein Relief in Form der Papillae fungiformes und filiformes, sowie,
an der Grenze gegen den Zungenrand, die Papillae vallatae, 9—14 an Zahl, welche als
ein nach vorne offenes V angeordnet die Grenze gegen die Pars pharyngea linguae

bilden. An der Spitze des V liegt das Foramen caecum, den Rest der Einstülpung darstellend, von welcher die Bildung der Glandula thyreoidea ausging. In seltenen Fällen mündet hier der mit der Thyreoidea in Zusammenhang stehende Ductus thyreoglossus in die Mundhöhle. Die obere Fläche der Zunge zeigt eine mediane Furche, welche sich bis zum Foramen caecum erstreckt. An den seitlichen Rändern geht die obere in die untere Fläche über. Die Ränder sind gegen die Zahnreihen gerichtet; die untere Fläche zeigt im Gegensatze zur oberen einen glatten Schleimhautüberzug,

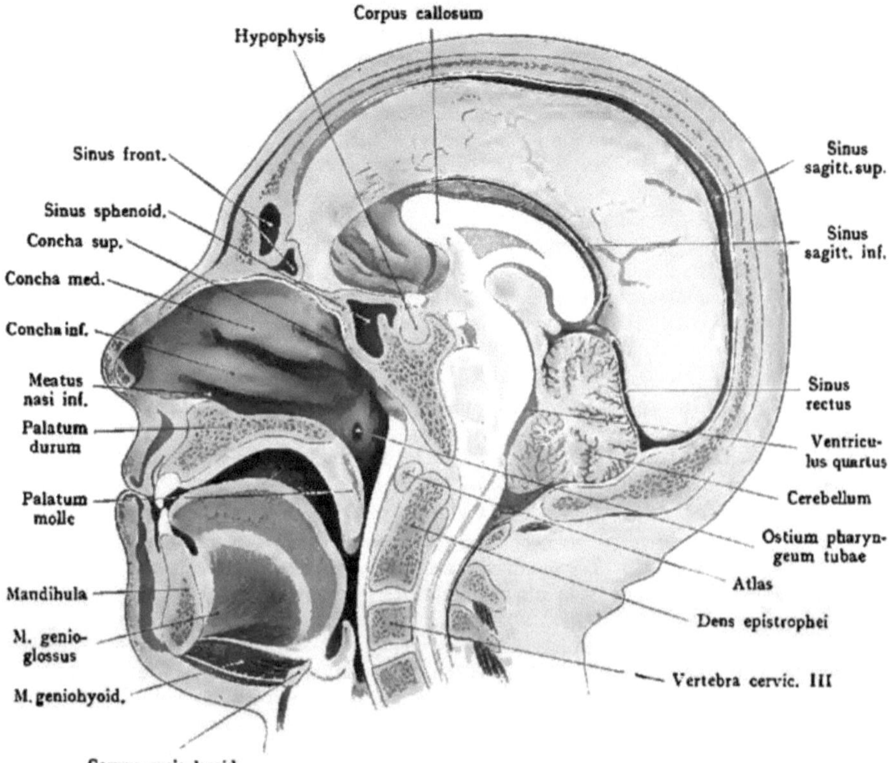

Fig. 97. Sagittalschnitt durch den Kopf.
Nach W. Braune. Atlas der topogr. Anat. Taf. I.

welcher gegen die Schleimhaut der Regio sublingualis sieht und erst dann zu übersehen ist, wenn die Zungenspitze nach oben geschlagen wird. Median verläuft an der unteren Fläche eine Schleimhautfalte (Plica mediana) von der Zungenspitze aus nach hinten, welche auf die Schleimhaut der Regio sublingualis übergeht und hier die Mündungen des Ductus sublingualis major und des Ductus submaxillaris auf einer besonderen Erhebung der Schleimhaut zeigt (Caruncula salivalis). Seitlich von der Plica mediana schimmert häufig die V. sublingualis durch die Schleimhaut (Fig. 98).

Pars pharyngea linguae (Fig. 105). Sie wird vorne durch das V der Papillae vallatae von der Pars buccalis abgegrenzt, nach hinten reicht sie bis zur Epiglottis, auf deren vordere Fläche die Schleimhaut sich von den Valleculae epiglotticae umschlägt.

Im Gegensatze zu der Pars buccalis, welche mit ihrer oberen Fläche annähernd horizontal liegt, sieht die Pars pharyngea nach hinten gegen die hintere Pharynxwand und die vordere Fläche der Epiglottis; sie ist demnach vertikal oder nahezu vertikal eingestellt. Bei geschlossenem Munde und ruhiger Atmung liegt ihr die Uvula und ein Teil des Palatum molle an; zusammen mit der nach unten auf den Kehlkopfeingang sich senkenden Epiglottis bildet sie beim Schlucken eine schiefe Ebene, auf welcher der Bissen in den Oesophagus befördert wird.

Die Pars pharyngea linguae, gewöhnlich als Basis linguae bezeichnet, zeigt eine starke Ausbildung von lymphatischem Gewebe in Form der sog. Balgdrüsen (Folliculi linguales), Erhebungen der Schleimhaut, mit kleinen, auch für das blosse Auge wahrnehmbaren Öffnungen. Beim Kinde sehr stark entwickelt, nimmt diese als Tonsilla lingualis zusammengefasste Schicht von lymphatischem Gewebe späterhin ab; besonders medianwärts, unmittelbar hinter dem Foramen caecum, findet man beim Erwachsenen eine glatte Partie der Schleimhaut, welche sich bis zur Epiglottis erstreckt. Diese Reduktion ist mit derjenigen der Tonsilla pharyngea zu vergleichen (Topographie der Regio tonsillaris).

Seitlich geht die Pars pharyngea linguae in den Arcus palatoglossus und in die Tonsillarnische über; hier fehlen selbstverständlich die freien Ränder. Nach hinten ziehen von der Basis linguae drei Schleimhautfalten mit bindegewebiger Grundlage zur Epiglottis (Plicae glossoepiglotticae); die Plica glossoepiglottica media grenzt mit den Plicae glossoepiglotticae laterales zwei Gruben ab, deren Grund durch die Schleimhaut der Basis linguae sowie durch die vordere Fläche der Epiglottis gebildet wird (Valleculae epiglotticae).

Regio sublingualis. Der Besprechung der Zungenmuskulatur sowie ihrer Gefässe und Nerven muss die Beschreibung der Regio sublingualis vorausgeschickt werden, weil diese Gebilde teilweise die Regio sublingualis durchsetzen um in die Zunge einzutreten, also beiden Gegenden angehören.

Grenzen. Die Regio sublingualis (Fig. 96) wird nach unten durch die in der Raphe sich verbindenden, zwischen dem Unterkiefer und dem Hyoid ausgespannten Mm. mylohyoidei von dem Trigonum inframaxillare getrennt. Letzteres gehört topographisch zum Halse, alles, was oberhalb des Diaphragma oris liegt, zur Regio sublingualis. Die Grenze der Regio sublingualis gegen die Mundhöhle ist erst bei geöffnetem Munde und hinaufgeschlagener Zunge (Fig. 98) als ein dreieckiges, von der Mundschleimhaut überzogenes Feld zu erkennen, welches rinnenförmig ausgehöhlt mit der unteren Fläche der Zunge in Berührung steht und nach hinten auf dieselbe übergeht. Sie entspricht also hier einem Teile der Pars buccalis linguae. Seitlich wird die Regio sublingualis durch die mediale Fläche des Unterkiefers über der Linea mylohyoidea abgegrenzt.

Bei der Inspektion der Regio sublingualis (bei offenem Munde und nach oben geschlagener Zungenspitze, Fig. 98) lässt sich erstens der Übergang der Plica mediana linguae von der unteren Fläche der Zunge auf die Region erkennen (Frenulum linguae). Am unteren Ende derselben erhebt sich die Caruncula salivalis mit der Ausmündung des Ductus submaxillaris (Whartoni). An der Caruncula salivalis beginnt ein nach beiden Seiten hin parallel mit dem Unterkiefer verlaufender Wulst, Plica sublingualis, auf dessen Höhe sich die kleineren Ausführungsgänge der Glandula sublingualis (Ductus sublinguales minores) öffnen. Der Hauptausführungsgang (Ductus sublingualis major seu Bartholini) mündet mit dem Ductus submaxillaris auf der Höhe der Caruncula salivalis aus.

Die Untersuchung der Regio sublingualis ist sowohl durch Inspektion, als durch Palpation leicht auszuführen, man kann sich so über den Zustand der Speicheldrüsen und ihrer Ausführungsgänge unterrichten (Cystenbildungen, Geschwülste usw.).

Inhalt der Regio sublingualis (Fig. 96). Die Region wird zum Teil von den Zungenmuskeln durchzogen, welche von dem Unterkiefer und dem Hyoid entspringen. Die Mm. geniohyoideus und genioglossus bilden zusammen einen Fächer, welcher von der Spina mentalis, beiderseits von der Medianebene, ausgeht und teils in die Zunge ausstrahlt (M. genioglossus), teils am Hyoid sich inseriert (M. geniohyoideus). Der M. hyoglossus entspringt am oberen Rande des Hyoidkörpers sowie von dem grossen Horne und geht, den M. genioglossus lateralwärts überlagernd, zum Zungenrande.

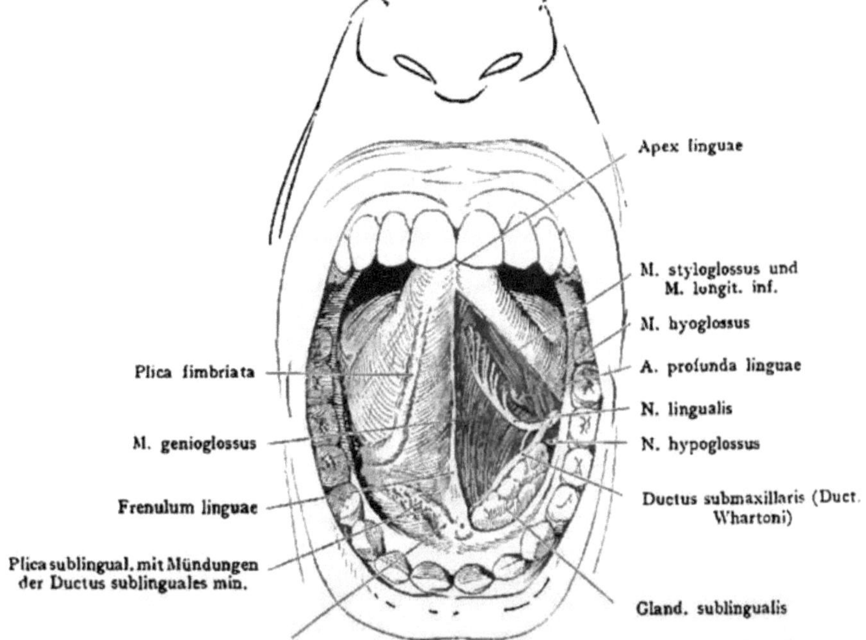

Caruncula salivalis; hier die Mündung des Duct. submaxillaris (Whartoni) und des Duct. sublingualis maj.

Fig. 98. Topographie der Regio sublingualis.

Die Zunge ist bei weit geöffnetem Munde nach oben geschlagen; linkerseits ist die Schleimhaut abpräpariert worden, um den N. lingualis, die Gland. sublingualis und den Ductus submaxillaris zu zeigen. Der innerhalb der Regio sublingualis gelegene obere Fortsatz der Gland. submaxillaris ist entfernt worden.

Abgesehen von dem Stiele der durch die Mm. geniohyoidei und genioglossi gebildeten fächerförmigen und median eingestellten Muskelplatte enthält die Regio sublingualis noch folgende Gebilde: 1. die Glandula sublingualis und den Ductus sublingualis maj., 2. den Ductus submaxillaris und einen Teil der Gland. submaxillaris, 3. Gefässe und Nerven, welche im Zusammenhang mit denjenigen der Zunge zu behandeln sind.

Die Glandula sublingualis liegt zwischen dem Unterkiefer (lateral), dem M. geniohyoideus (unten) und dem M. genioglossus (medial). Die Drüse wird durch lockeres Bindegewebe umhüllt, welches sich in ihrer unmittelbaren Umgebung zur Drüsenkapsel verdichtet. Nach oben erzeugt sie am Boden der Mundhöhle die Plica sublingualis, auf deren Höhe die Ductus sublinguales minores ausmünden, während ein grösserer Ausführungsgang (Ductus sublingualis maj. seu Bartholini) auf der Caruncula sublingualis ausmündet. Medianwärts liegt, zwischen der Gland. sublingualis und dem M. genioglossus, unmittelbar unter der Schleimhaut des Mundbodens, der Ductus submaxillaris (seu Whartoni). Derselbe verläuft aus dem Trigonum inframaxillare um den hinteren Rand des M. mylohyoideus und wird eine Strecke weit von einem Fortsatze der Glandula submaxillaris begleitet, welcher mit der hinteren Partie der Glandula sublingualis in Kontakt tritt, so dass beide Speicheldrüsen eine fast kontinuierliche Masse bilden, welche um den hinteren Rand des M. mylohyoideus abgebogen, teilweise in dem Trigonum inframaxillare, teilweise in der Regio sublingualis liegt. Der Ductus submaxillaris mündet gleichfalls auf der Caruncula sublingualis, medianwärts vom Ductus sublingualis maj.

In der nächsten Nachbarschaft der Gland. sublingualis liegen (Fig. 96) die A. und V. sublingualis, etwas tiefer als der Ductus submaxillaris, der lateralen Fläche des M. genioglossus angeschlossen. Der N. lingualis (aus dem N. mandibularis) umgreift (Fig. 98) den Ductus submaxillaris und geht im Bogen nach oben zur Zunge.

Topographie der Zungenmuskulatur sowie der Gefässe und Nerven der Zunge. Die Grundlage der Zunge wird durch Muskelbündel gebildet, welche, nach den verschiedensten Richtungen durchflochten, entweder innerhalb der Zunge entspringen und endigen (z. B. die Mm. transversus und longitudinalis linguae) oder von mehr oder weniger festen Knochenpunkten ausgehen. Solche sind: 1. der Processus styloides (M. styloglossus), 2. der Unterkiefer (M. genioglossus) und 3. das grosse Zungenbeinhorn (M. hyoglossus). Mit dem weichen Gaumen steht die Zungenmuskulatur mittelst des im Arcus palatoglossus eingeschlossenen M. palatoglossus im Zusammenhang. Die Bewegung der Zunge nach vorne (Hinausstrecken der Zunge aus dem Munde) wird durch den M. genioglossus besorgt. Die Mm. styloglossus und hyoglossus ziehen die Zunge nach hinten.

Wie die Muskeln, so kommen auch die Nerven von verschiedenen Seiten und stehen in bestimmter Beziehung sowohl zu den Muskeln als zu den Gefässen. Eine schematische Darstellung gibt Fig. 99. Die A. lingualis entspringt gerade über dem grossen Horne des Zungenbeines aus der A. carotis ext. (s. die Astfolge der A. carotis ext. am Halse). Sie tritt auch über dem grossen Zungenbeinhorne in die Zungenmuskulatur, indem sie lateralwärts durch den M. hyoglossus bedeckt und von dem Arcus n. hypoglossi getrennt wird. Ihre Äste sind: 1. Rami dorsales linguae, kleine zum Zungengrunde gehende Zweige, 2. die A. sublingualis, welche zwischen dem M. genioglossus und der Glandula sublingualis nach vorne verläuft (Fig. 96), indem sie den M. genioglossus und hyoglossus, überhaupt die Regio sublingualis, versorgt, 3. die A. profunda linguae, die den stärksten Ast der A. lingualis bildet und sich, wie die A. sublingualis, der lateralen Fläche des M. genioglossus anschliesst, nur liegt sie höher und steigt allmählich gegen den Zungenrücken und die Zungenspitze auf. Ausgiebige Anastomosen zwischen den beiderseitigen Aa. profundae linguae sind nicht vorhanden, wie überhaupt der Kollateralkreislauf in der Zunge nach Unterbindung des Stammes der einen A. lingualis bloss mittelst einer Anzahl kleinerer Anastomosen zwischen den Ästen der A. lingualis zustande kommt; auch eine Verbindung der A. sublingualis mit der A. submentalis spielt dabei eine Rolle.

Die Nerven der Zunge versorgen das Organ mit dreierlei Fasern: 1. motorischen aus dem N. hypoglossus, 2. sensiblen aus dem N. lingualis, 3. spezifischen (Geschmacksfasern) aus dem N. glossopharyngeus und der in der Bahn des N. lingualis verlaufenden Chorda tympani. Alle drei Nerven gelangen von oben und hinten her zur Zunge (Fig. 99).

Der N. hypoglossus verläuft von seinem Austritte aus dem Schädel durch den Canalis hypoglossi in der Pars lateralis oss. occipit., oberflächlich zur A. carotis ext. und ihrer Astfolge sowie zum N. vagus (s. Hals), im Bogen nach vorne, gelangt über dem grossen Zungenbeinhorne in die Regio lingualis, etwas oberhalb des Stammes der A. und V. lingualis und liegt weiterhin oberhalb des M. mylohyoideus. Er wird durch den M. hyoglossus, dem er lateralwärts anliegt, von der A. lingualis getrennt, während die V. lingualis mit dem Nerven verläuft. Der letztere verzweigt sich an sämtliche Zungenmuskeln.

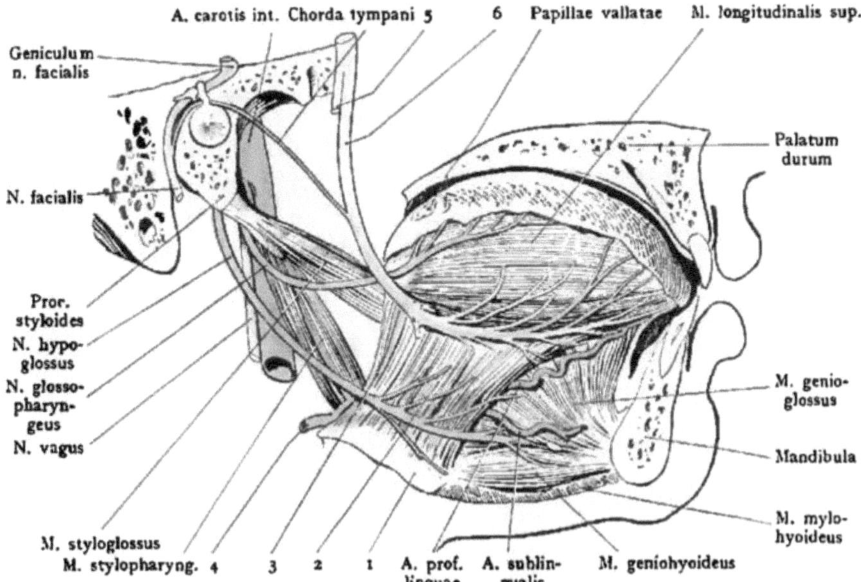

Fig. 99. Schema der Topographie der Zungenarterien und Nerven.
Zum Teil nach Hirschfeld und Léveillé (Iconographie du système nerveux. Paris 1866).
Gelb: N. lingualis (aus dem N. mandibularis). Grün: N. glossopharyngeus und Chorda tympani. Braun: N. hypoglossus.

1 Corpus ossis hyoidei. 2 M. hyoglossus. 3 Ram. dorsalis linguae. 4 A. lingualis. 5 N. alveolaris inf. 6 N. lingualis.

Sensible Fasern erhält die Zunge von dem N. lingualis und in einem kleinen Bezirke hinter dem Zungengrunde, welcher den Valleculae und der übrigen vorderen Fläche der Epiglottis entspricht, von dem N. laryngeus sup. n. vagi (Fig. 100). Der N. lingualis führt bei seinem Ursprunge aus dem N. mandibularis, unterhalb des Foramen ovale, nur sensible Fasern. Etwa 1—1,5 cm unterhalb dieser Stelle (tiefe seitliche Gesichtsregion) schliesst sich die von hinten her aus der Fissura petrotympanica kommende Chorda tympani an, welche aus der letzten Strecke des N. facialis, kurz oberhalb des For. stylomastoideum abgeht. Die Chorda tympani enthält spezifische und sensible Fasern; die ersteren entstammen auf Umwegen (Verbindung des Plexus tympanicus des N. glossopharyngeus mit dem Knie des N. facialis) dem N. glossopharyngeus; deshalb sind beide Nerven in

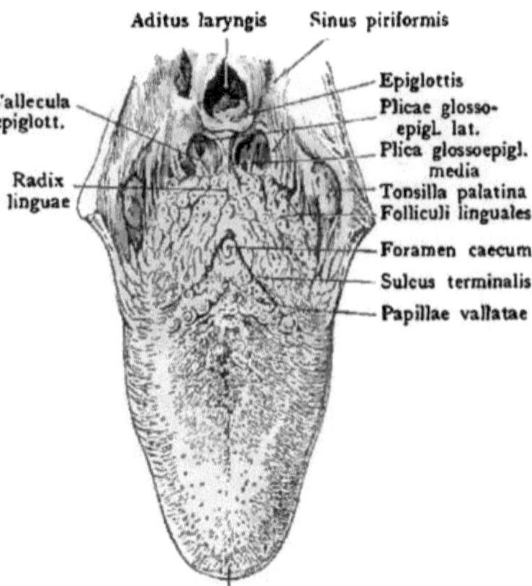

Fig. 100. Spezifische und sensible Nervenversorgung der Zunge.
N. glossopharyngeus grün. N. vagus (N. laryngeus sup.) blau. N. trigeminus (N. lingualis) gelb.

Fig. 99 auch mit derselben Farbe (grün) angegeben. Der N. lingualis geht im Bogen nach vorne und oben zur Zunge, lateral von dem M. hyoglossus, oberhalb des M. mylohyoideus und höher als der Arcus n. hypoglossi. Hier liegt er, etwa in der Höhe des 2. Molarzahnes, unmittelbar unter der Schleimhaut des Mundbodens, lateral von der hintersten Partie der Glandula sublingualis. Sodann kreuzt er den unteren Umfang

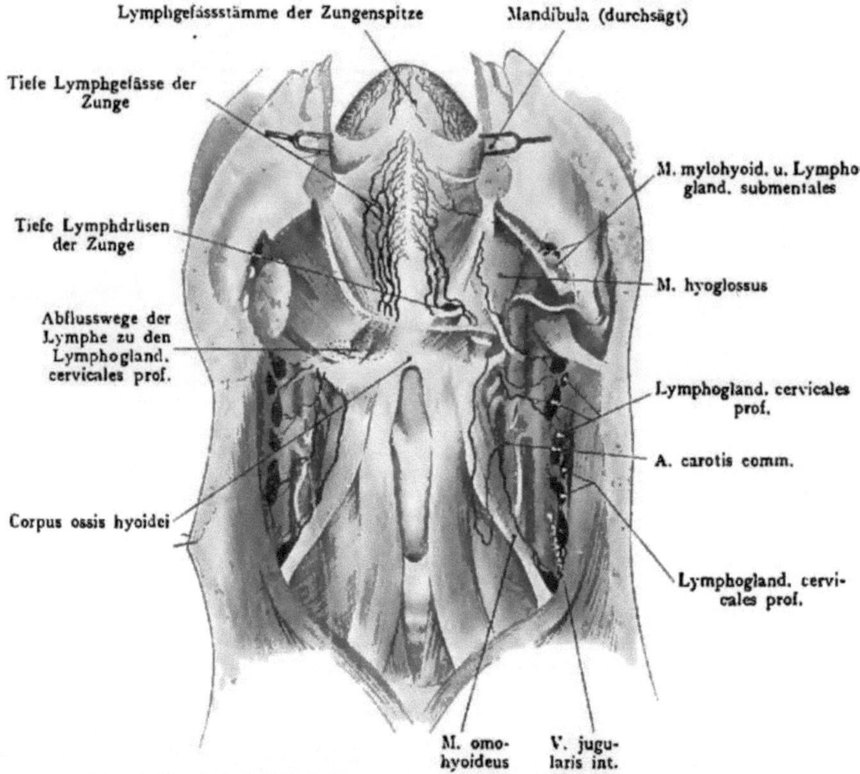

Fig. 101. Lymphgefässe der Zunge mit ihren regionären Lymphdrüsen, von vorn dargestellt. Der Unterkiefer wurde median durchsägt; die beiden Hälften sind auseinandergezogen. Nach Poirier: Gazette hebdomadaire de médecine et de chirurgie 1902.

des Ductus submaxillaris (Fig. 98) und gibt Zweige nach oben ab an die Pars buccalis vor dem V der Papillae vallatae und nach unten an die Schleimhaut der Regio sublingualis.

Die spezifischen Geschmacksfasern kommen teils direkt aus dem N. glossopharyngeus, teils aus der in der Bahn des N. facialis und des N. lingualis verlaufenden Chorda tympani. Die letztere versorgt die Partie der Zungenschleimhaut mit Geschmacksfasern, welche vor dem V der Papillae vallatae liegt, der N. glossopharyngeus dagegen die Papillae vallatae und die Zungenbasis. Der Stamm des N. glossopharyngeus tritt vor der V. jugularis int. durch die vordere Abteilung des Foramen jugulare, bildet einen Bogen, welcher von der Astfolge der A. carotis ext. bedeckt wird und steigt medial vom Bogen des N. lingualis zur Schleimhaut des Zungengrundes und zu den Papillae vallatae empor.

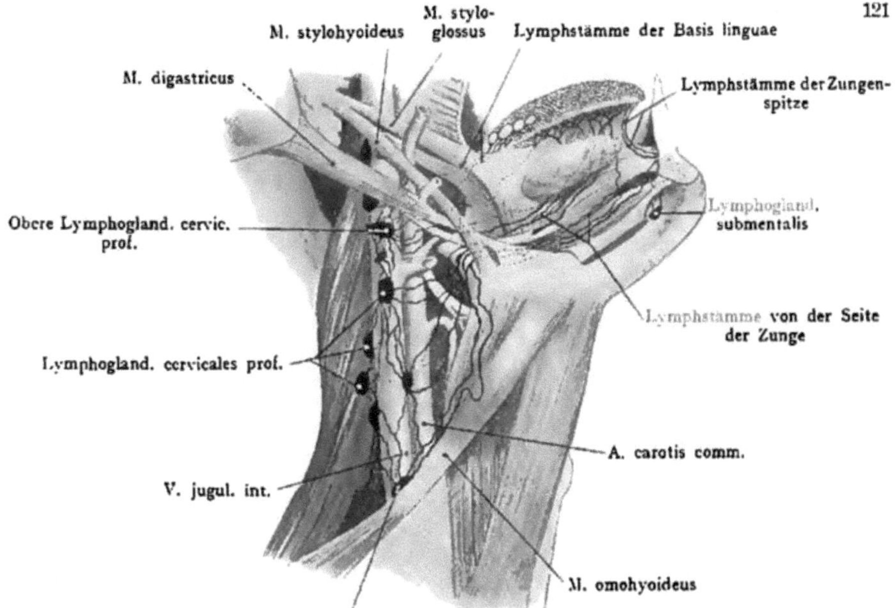

Fig. 102. Lymphgefässe der Zunge mit ihren regionären Lymphdrüsen, von der Seite her dargestellt.
Nach Poirier. Gazette hebdomadaire de méd. et de chirurgie 1902.

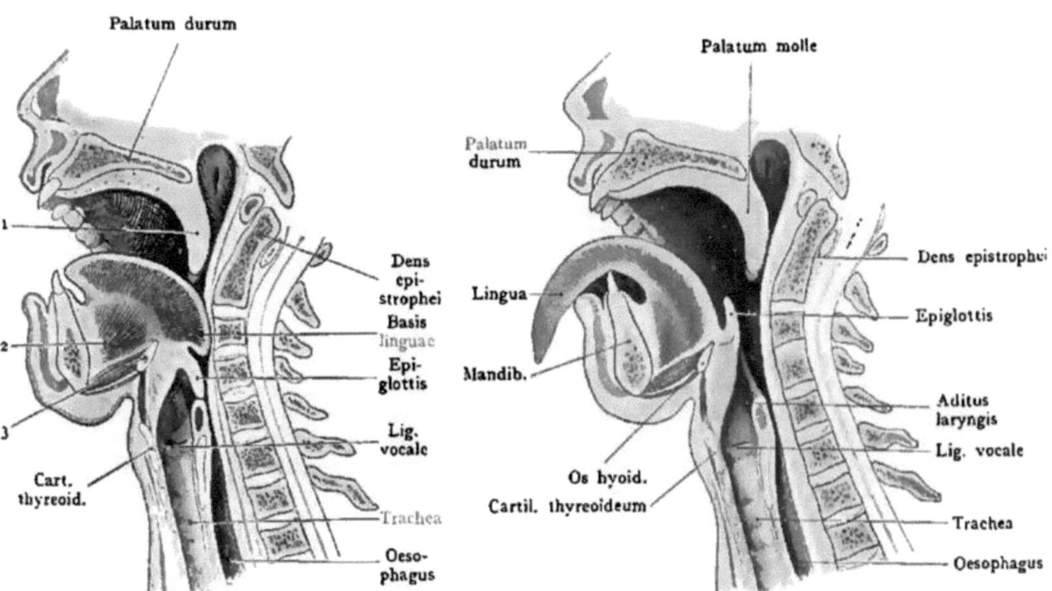

Fig. 103. Sagittalschnitt durch den Kopf bei Senkung des Zungengrundes und der Epiglottis. Verschluss des Aditus laryngis.
Zum Teil nach Pirogoff. Anatomia topographica 1854.
1 Palatum molle. 2 M. genioglossus. 3 Corpus ossis hyoidei.

Fig. 104. Lage der Epiglottis bei gesenktem Unterkiefer und stark nach vorn gezogener Zunge.
Zum Teil nach Pirogoff. Anatomia topographica 1854.

Lymphgefässe und regionäre Lymphdrüsen der Zunge. Ihre Bedeutung liegt darin, dass sie die Verbreitungswege bösartiger Neubildungen (Carcinome) darstellen; die genaue Kenntnis ihres Verlaufes ist folglich für den Operateur von hohem Werte.

Die Lymphgefässe der Zungenschleimhaut sind ausserordentlich dicht und bilden ein von der Zungenspitze bis zur Grenze gegen die Zungenbasis sich erstreckendes Netz. In der Medianlinie stehen sie untereinander in ausgiebigstem Zusammenhange und ebenso mit tiefen Lymphgefässen, welche zwischen den Zungenmuskeln liegen.

Aus diesen beiden Gebieten gehen die Lymphstämme hervor (Figg. 101 und 102), welche sich mit den regionären Lymphdrüsen der Zunge verbinden. Die Lymphgefässe der Zungenspitze verlaufen im Frenulum linguae nach unten und münden entweder (nach Poirier), indem sie den M. mylohyoideus durchbohren, in eine unmittelbar unterhalb des Unterkiefers median gelegene Drüse (Lymphoglandula submentalis), oder nach hinten in eine Lymphoglandula cervicalis prof., welche der V. jugularis int. unterhalb des hinteren Digastricusbauches aufliegt (Fig. 102). Die Lymphdrüse nimmt auch aus anderen Teilen der Zunge eine grosse Anzahl von Lymphgefässen auf. Von den Seitenrändern der Zunge gehen Lymphstämme zu den Lymphoglandulae submaxillares im Trigonum submaxillare, besonders zu den vordersten derselben, welche durch die Glandula submaxillaris bedeckt werden. Die dritte und grösste Gruppe der regionären Lymphdrüsen sind die längs der V. jugularis int. angeordneten Lymphoglandulae cervicales prof., eine Tatsache, die aus beiden Figuren ersichtlich ist; sogar weiter unten liegende Drüsen können Zungenlymphgefässe aufnehmen, besonders solche, die aus der Schleimhaut des Dorsum linguae und des Zungenrandes stammen. Am wichtigsten ist die erwähnte, gerade unterhalb der Kreuzung der V. jugularis int. und des hinteren Digastricusbauches gelegene Lymphdrüse, weil sie die zahlreichsten und auch die grössten Lymphgefässe aufnimmt.

Lage der Zunge. Bei geschlossenem Munde und ruhiger Respiration liegt das Dorsum linguae dem Gaumen an, der Luftstrom geht aus der Nasenhöhle durch den Pharynx zum Aditus laryngis. Sinkt jedoch die Zunge nach hinten (Fig. 103), was bei der Narkose vorkommen kann, so wird der Zungengrund den Kehldeckel abwärts drängen, den Aditus laryngis versperren und die Atmung unterbrechen. Der zur Beseitigung dieses Übelstandes angewandte Handgriff besteht darin, die Zunge stark nach vorne zu ziehen, um den hintenübergesunkenen Zungengrund zu heben, und die Epiglottis, welche dem Zuge der Ligg. glossoepiglottica folgt, aufzurichten. Fig. 104 zeigt als Erfolg des Handgriffes die Verlagerung des Zungengrundes und der Epiglottis nach oben.

Topographie des Pharynx.

Der Pharynx stellt einen Raum mit muskulösen Wandungen dar, in welchen oben und vorne die Nasenhöhle und die Mundhöhle einmünden und welcher nach unten in den Oesophagus und in den Larynx übergeht. Im Pharynx kreuzen sich Luft- und Speiseweg; er ist zum Durchgang des Bissens stark erweiterungsfähig. Die embryonal sich vollziehende Trennung der primitiven Mundhöhle in einen oberen und unteren Abschnitt, durch Ausbildung des harten und des weichen Gaumens, erstreckt sich auch teilweise auf den Pharynx, wo die oberste Etage (Pars nasalis pharyngis) durch das Palatum molle von der Mundhöhle geschieden wird.

Lage und Ausdehnung des Pharynx. Der Pharynxraum liegt vor den ersten Halswirbeln; der obere Teil seiner muskulösen Wandung (M. constrictor pharyngis sup.) entspringt von der Schädelbasis und schliesst dadurch, dass er hinten in die Raphe pharyngis übergeht (Insertion am Tuberculum pharyngeum der unteren Fläche der

Pars basilaris ossis occipitalis), den Raum nach hinten gegen die vordere Fläche der Halswirbelsäule ab. Der oberste Teil des Pharynxraumes (Pars nasalis pharyngis oder Cavum pharyngonasale) folgt unmittelbar nach hinten auf die Nasenhöhle, von der er in den Choanen abgegrenzt wird; nach unten wird er durch das Palatum molle von der Mundhöhle und, je nach der Einstellung des weichen Gaumens, auch von dem übrigen Pharynx getrennt. Vollständig wird die Trennung beim· Schlucken, indem der

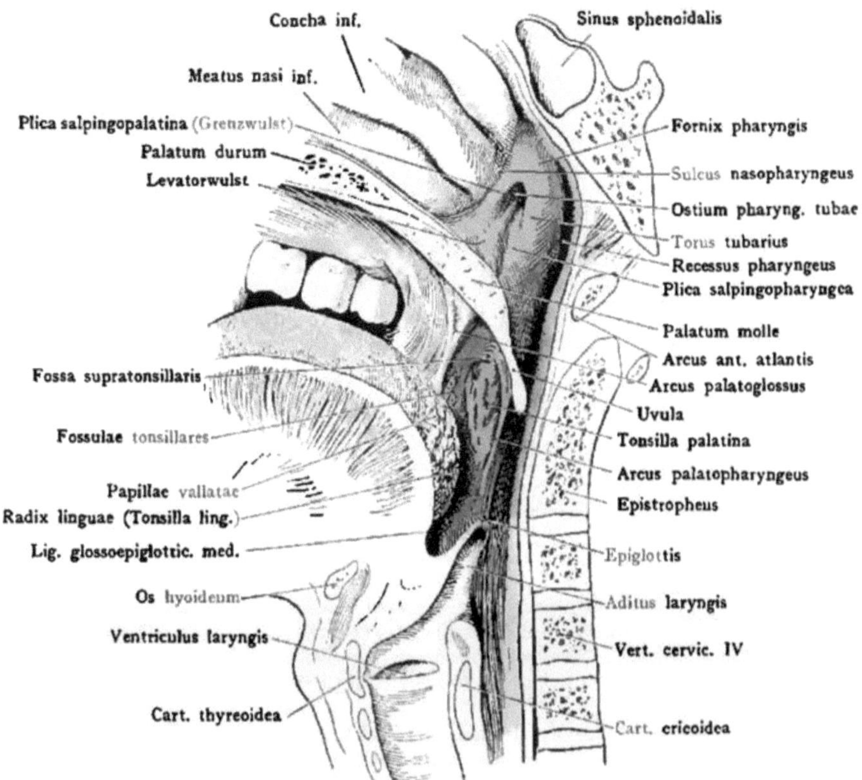

Fig. 105. Die „Etagen" des Pharynx, durch farbigen Überdruck hervorgehoben.
Pars nasalis: rot. Pars oralis: violett. Pars laryngea: blau.

weiche Gaumen sich nach oben schlägt, die hintere Wand des Pharynx erreicht und das Übertreten der Speisen in die Pars nasalis und in die Nasenhöhle verhindert.

In den zweiten Abschnitt des Pharynx, die Pars oralis pharyngis, geht die Mundhöhle über (violett in Fig. 105); die Grenze beider Räume wird durch den Isthmus faucium gebildet. Hier ziehen die Gaumenbogen von dem Palatum molle seitlich herab, der vordere, Arcus palatoglossus, zum Zungenrücken, der hintere, Arcus palatopharyngeus, an der seitlichen Wand der Pars oralis pharyngis. Beide Falten begrenzen ein dreieckiges Feld an der seitlichen Pharynxwand, dessen Spitze oben liegt; dasselbe enthält die Tonsilla palatina. Das Feld ist bei weiter Öffnung des Mundes zu übersehen, ebenso die beiden Gaumenbogen und der Isthmus faucium, an welchem die Mundhöhle in die Pars oralis pharyngis übergeht. Wir werden sie zur Wandung der letzteren rechnen, jedoch als **Regio tonsillaris** besonders beschreiben.

Als dritten Abschnitt des Pharynx unterscheiden wir die **Pars laryngea** (Fig. 105 blau); sie bildet die unterste Etage, verbindet sich im Aditus laryngis mit dem Larynx, während sie hinten, im Anschluss an die Halswirbelsäule trichterförmig in den Oesophagus übergeht. Die Grenze gegen den Oesophagus wird am unteren Rande der Cartilago cricoidea angenommen, welche, auf die Halswirbelsäule bezogen, dem oberen Rande des VI. Halswirbelkörpers entspricht.

Die Länge des Pharynxraumes beträgt, von den Choanen bis zum Übergang in den Oesophagus gemessen, etwa 14 cm. Für die Form des Pharynx lässt sich

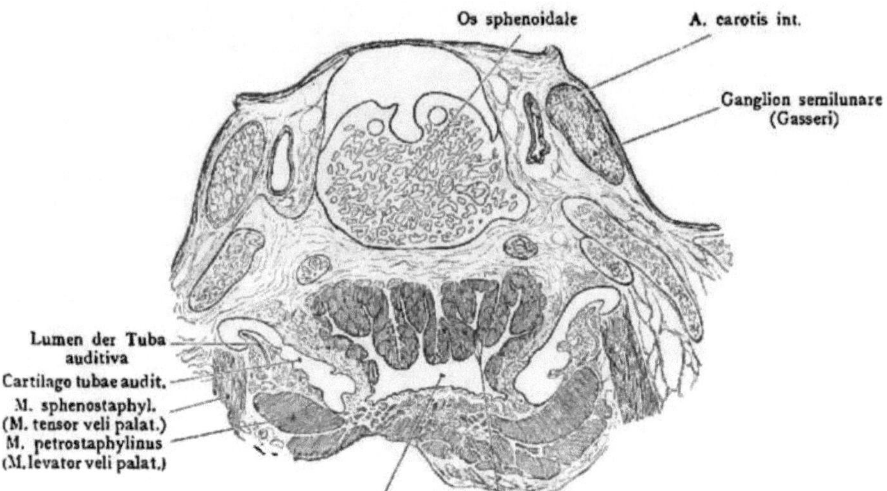

Fig. 106. Frontalschnitt durch die mittlere Schädelgrube bei einem einjährigen Kinde. Tonsilla pharyngea und Tuba auditiva. Nach einem Mikrotomschnitte.

um so weniger ein passender Vergleich finden, als sie sich bei den Schluckbewegungen beträchtlich ändert. Am weitesten erscheint die Pars nasalis pharyngis; das hat Veranlassung dazu gegeben, dass man den Pharynxraum als keulenförmig bezeichnete (Merkel).

Wandungen des Pharynx. Bloss die obere Wand der Pars nasalis pharyngis erhält eine knöcherne Grundlage (untere Fläche des Corpus ossis sphenoidalis und der Pars basilaris ossis occipitalis vor dem Tuberculum pharyngeum), welche der Schleimhaut direkt anliegt. Im übrigen ist die Wandung muskulös (Mm. constrictores pharyngis); sie liegt allerdings der vorderen Fläche der Halswirbelsäule auf, doch ist die Verbindung mit der letzteren bloss eine lockere, welche der Verschiebung der Pharynxwand kein Hindernis entgegensetzt.

Die muskulöse Pharynxwand besteht aus den Mm. constrictores und levatores pharyngis (stylopharyngeus und palatopharyngeus). Die Unterscheidung der drei Constrictores als Mm. cephalo-, hyo- und laryngopharyngeus weist auf die in den Ursprüngen der Muskulatur gegebene Befestigung des Pharynx an Skeletteilen hin. Der M. constrictor superior oder cephalopharyngeus entspringt an der Schädelbasis, und zwar an der Lamina medialis des Proc. pterygoideus, am Lig. pterygomandibulare und am

hinteren Ende der Linea mylohyoidea des Unterkiefers; seine Fasern umgreifen
den Pharynx und gehen in die Raphe über, welche sich am Tuberculum pharyngeum
an der unteren Fläche der Pars basilaris ossis occipitalis inseriert. Die Membrana
pharyngobasilaris ergänzt oben den M. constrictor pharyngis, so dass ein vollständiger Abschluss des Pharynx hinten und seitlich zustande kommt (Fig. 109).
Die hintere und seitliche Wand wird abwärts durch die Mm. hyo- und laryngopharyngeus fortgesetzt; eine vordere Wand fehlt in grosser Ausdehnung, indem sich
von vorne her die Nasenhöhle und die Mundhöhle in den Pharynx öffnen. Nur die

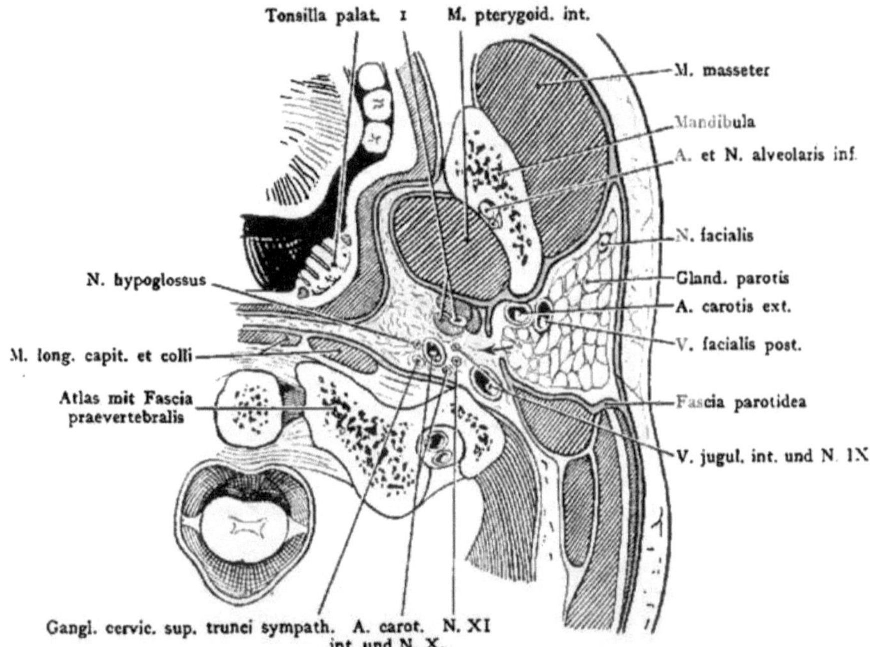

Fig. 107. Parotisloge und Topographie des Spatium parapharyngeum.
Horizontaler Gefrierschnitt der Basler Sammlung.
1 Proc. styloides und Mm. stylohyoideus, styloglossus und stylopharyngeus.

nach hinten sehende Fläche der Basis linguae sowie die hintere Wand des Kehlkopfes
mit der Platte des Cricoidknorpels und den Cartilagines arytaenoideae kommen für die
vordere Abgrenzung des Pharynx in Betracht.

Der Pharynx ist also gewissermassen an der Schädelbasis aufgehängt, ferner
wird er durch den Ursprung der Mm. hyo- und laryngopharyngeus an das Hyoid und
den Kehlkopf befestigt, so dass Muskeln, welche das Hyoid und die Cartilago thyreoidea
bewegen, auch auf die Stellung des Pharynx Einfluss gewinnen, ebenso die Mm.
stylopharyngeus und palatopharyngeus, welche als Heber des Pharynx senkrecht in
seine Wandung übergehen.

Die Muskulatur wird an ihrer äusseren Fläche von der Fascia pharyngea
überzogen; dieselbe ist nicht gleichmässig entwickelt, auch sind ihre Beziehungen zu
dem Fett- und Bindegewebe ihrer Umgebung nach den Seiten hin inniger als
hinten, wo sie bloss durch lockeres Zellgewebe mit der die vordere Fläche der Halswirbelsäule überziehenden Fascia praevertebralis zusammenhängt, so dass eine Ver-

schiebung der hinteren Pharynxwand längs der Wirbelsäule (Hebung und Senkung des Pharynx) ohne Schwierigkeit vor sich geht. Der Bindegewebsspalt zwischen der Fascia pharyngea und der Fascia praevertebralis (Spatium retropharyngeum) soll beim Halse abgehandelt werden; hier sei nur darauf hingewiesen, dass er an der unteren Fläche der Pars basilaris ossis occipitalis beginnt (hinter dem Ansatze der Raphe am Tuberculum pharyngeum), und sich nach unten am Halse in das lockere Bindegewebe fortsetzt, welches die Fascia praevertebralis mit dem Oesophagus verbindet, so dass auch dem letzteren eine beträchtliche Verschiebung in der Längs- und Querrichtung ermöglicht wird. Die retropharyngealen Lymphdrüsen (die regionären Lymphdrüsen für das Lymphgefässgebiet der Tonsillen, des Ostium pharyngeum tubae und der Wandung der Nasenhöhle) liegen hoch oben im Spatium retropharyngeum.

Seitlich grenzt die Fascia pharyngea einen Bindegewebsraum ab (Fig. 107), dessen Wandungen lateral durch den M. pterygoideus int. mit dem Aste des Unterkiefers, hinten durch die vordere Fläche der Massa lateralis atlantis mit der Fascia praevertebralis vervollständigt werden. Derselbe hängt mehr oder weniger vollständig mit dem Spatium retropharyngeum zusammen (gelb); lateralwärts grenzt er an die Kapsel der Parotis (Parotisloge). Dieser Bindegewebsraum enthält die A. carotis int., die V. jugularis int., die Mm. styloglossus, stylopharyngeus und stylohyoideus an ihrem Ursprunge von dem Proc. styloides; wir bezeichnen denselben als Spatium parapharyngeum (s. unten).

Genauere Schilderung der Abschnitte (Etagen) des Pharynx.

Pars nasalis pharyngis. Sie grenzt sich in den Choanen gegen die Nasenhöhle ab; seitlich wird die Grenze durch den senkrecht verlaufenden Sulcus nasopharyngeus angegeben (Fig. 105). Nach unten kann man als Grenze gegen die Pars oralis pharyngis den bei Schluckbewegungen horizontal eingestellten weichen Gaumen annehmen. Eine vordere Wand ist nicht vorhanden; hier liegen die Choanen. Wir unterscheiden eine obere und eine hintere Wand, seitliche Wände und eine untere Wand, die, wie gesagt, nur bei Schluckbewegungen die Pars nasalis von der Pars oralis trennt, während beim ruhigen Atmen eine weite Öffnung die beiden Pharynxabschnitte verbindet.

Die obere Wand hat als knöcherne Grundlage die Pars basilaris ossis occipitalis (vor dem Tuberculum pharyngeum), die Synostosis sphenooccipitalis und einen Teil der unteren Fläche des Corpus ossis sphenoidalis. Je nach der Ausbildung des Sinus sphenoidalis wird der Pharynx durch eine verschieden mächtige Knochenschicht von demselben getrennt. Das Relief der oberen Wand ist variabel; je nachdem das Sphenoid stärker aufgetrieben ist, ändert sich die Form der oberen Wandung und auch die Höhe der Pars nasalis pharyngis (Figg. 78—80).

Die Schleimhaut der oberen Wand zeigt eine starke Entwicklung von lymphatischem Gewebe, welches bei Kindern in den ersten Lebensjahren geradezu als Tonsille (Tonsilla pharyngea) ausgebildet ist und sich fast an der ganzen oberen Wand ausbreitet. Querschnitte (Fig. 106) zeigen ein äusserst zierliches Bild, indem die Schleimhaut in Längsfalten angeordnet ist, zwischen welchen die Lymphfollikel zur Entwicklung kommen. Nach hinten konvergieren die Furchen gegen eine tiefere Einsenkung (Bursa pharyngea), welche trotz der in den ersten 10 Lebensjahren ablaufenden Rückbildung der Rachentonsille bestehen bleibt und späterhin noch häufig beim Erwachsenen als eine kleine Bucht nachzuweisen ist. Die Rachentonsille spielt während der ersten Lebensjahre eine sehr wichtige Rolle in der Pathologie der Pars nasalis pharyngis (Entzündung und Schwellung der Rachentonsille, Verlegung der Choanenöffnungen usw.). Die obere Wand geht ohne scharfe Grenze in die hintere Wand über, welche dem Bogen des Atlas und der vorderen Fläche der Mm. longi colli und capitis entspricht. Die untere Wand ist bloss dann vollständig, wenn der weiche Gaumen sich beim Schluckakte wagrecht einstellt; beim ruhigen Atmen und in der Leiche hängt das

Palatum molle senkrecht herab und die Pars nasalis pharyngis öffnet sich weit in die Pars oralis.

Das Relief der seitlichen Wand wird bestimmt durch die Einmündung der Tuba auditiva (Ostium pharyngeum tubae) und durch die Muskulatur (M. levator veli palatini), welche von der Schädelbasis zum Palatum molle hinabzieht (Fig. 105). Unmittelbar hinter dem die Grenze zwischen der Nasenhöhle und der Pars nasalis pharyngis bildenden Sulcus nasopharyngeus wird die vordere Lippe der Tubenöffnung durch eine Schleimhautfalte angedeutet, die, häufig nur schwach ausgeprägt (Plica salpingopalatina, auch Grenzwulst genannt), von der Decke der Pars nasalis zum weichen Gaumen herabzieht. Dagegen wird hinten die Tubenöffnung scharf umrandet durch einen starken Vorsprung, der dem medialen Ende des Tubenknorpels seine Entstehung verdankt (Tubenwulst, Torus tubarius); nach unten verläuft derselbe an der seitlichen Wand des Pharynx als eine Schleimhautfalte (Plica salpingopharyngea) weiter. Hinter dieser Falte liegt der Recessus pharyngeus (Rosenmülleri), welcher oben durch den stark vorspringenden Tubenwulst mit der Plica salpingopharyngea und der hinteren Wand der Pars nasalis pharyngis gebildet wird. Unterhalb der Tubenöffnung endlich findet sich ein senkrecht zum Palatum molle herabsteigender Wulst, welchem der M. levator veli palatini zugrunde liegt (Levatorwulst). Einen wichtigen Anhaltspunkt bei der Sondierung der Tube bietet der Tubenwulst, welcher die Öffnung der Tube von dem hinter ihr gelegenen Recessus pharyngeus trennt; bei der Sondierung der Tuba auditiva soll die Sonde vor dem Tubenwulste auf die Tubenöffnung stossen; wird dieselbe über den Tubenwulst nach hinten geführt, so verfängt sie sich im Recessus pharyngeus.

Pars oralis pharyngis (in Fig. 105 violett). Sie wird oben durch eine der horizontalen Einstellung des Palatum molle entsprechende Ebene von der Pars nasalis abgegrenzt, unten etwas willkürlich durch eine Horizontalebene, welche die Spitze der aufrechten Epiglottis berührt, von der Pars laryngea. Die vor der Epiglottis liegenden Valleculae epiglotticae werden noch zur Pars oralis gerechnet. Nach vorne verbindet sich die Pars buccalis im Isthmus faucium mit der Mundhöhle. Ein Teil der Basis linguae sieht direkt nach hinten und nimmt an der Begrenzung der Pars oralis teil.

Der Isthmus faucium bildet mit der zwischen den Gaumenbögen eingelagerten Tonsilla palatina gewissermassen eine Übergangsregion vom Munde zum Pharynx. Wenn man die vordere Grenze des letzteren am Arcus palatoglossus annimmt, so gehört die Gegend zur Pars oralis pharyngis, von welcher sie einen Teil der seitlichen Wand darstellt. Die übrigen Wandungen bieten nichts Bemerkenswertes. Die Basis der Zunge ist schon beschrieben worden, ebenso die Abgrenzung der Valleculae epiglotticae. Die hintere Wand wird durch den retropharyngealen Bindegewebsspalt von der Fascia praevertebralis getrennt; also bleibt bloss noch die laterale Wand mit dem Isthmus faucium und der Tonsille übrig, die wir als Regio tonsillaris bezeichnen (Fig. 105).

Regio tonsillaris. Sie ist bei weit geöffnetem Munde sowohl der Inspektion als der Palpation zugänglich. Ihre Begrenzung erhält sie durch die beiden Arcus palatini, welche oben und seitlich von dem Gaumensegel ausgehen und nach unten divergieren, indem der vordere (Arcus palatoglossus) zur Zunge, unmittelbar hinter dem V der Papillae vallatae verläuft, während der hintere (Arcus palatopharyngeus) sich auf der seitlichen Wand der Pars oralis pharyngis verliert. Beide Gaumenfalten zusammen begrenzen eine Nische an der seitlichen Pharynxwand, deren Spitze an der Abgangsstelle der Gaumenfalten von dem Palatum molle liegt und die nach unten in die laterale Wand der Pars oralis pharyngis übergeht (Recessus tonsillaris). Der Boden der Tonsillarnische wird durch die Schichten der seitlichen Pharynxwand gebildet (Schleimhaut, M. constrictor pharyngis sup. und Fascia pharyngea); an ihr lässt sich ein vorderer von einem hinteren Abschnitte unterscheiden; im hinteren liegt, an den Arcus

palatopharyngeus anstossend, die Tonsille; im vorderen, mehr glatten Abschnitte finden
sich einzelne Anhäufungen lymphatischer Elemente (Fossulae tonsillares), welche nach
unten in die Talgdrüsen der Tonsilla lingualis am Zungengrunde übergehen. Neben
der Tonsille liegt eine individuell verschieden ausgebildete Einsenkung, welche sich
bis zur Spitze der Tonsillarnische erstreckt (Fossa supratonsillaris).

Die Tonsille (T. palatina) bildet ursprünglich bloss einen Teil jenes Ringes von
lymphatischem Gewebe, welcher den Übergang von Mund- und Nasenhöhle in den
Pharynx kennzeichnet. An der Bildung desselben beteiligen sich drei grössere Massen
von lymphatischem Gewebe, von denen zwei einer totalen oder partiellen Rückbildung

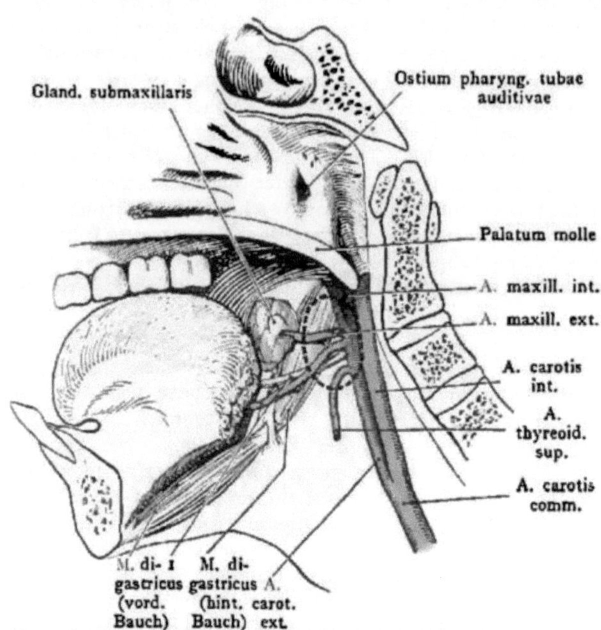

Fig. 108. Topographie der Tonsilla palatina (Umrisse mit einer
unterbrochenen Linie angegeben) und der Äste der A. carotis ext.
Ansicht von der medialen Seite. Schematisch.

1 A. lingualis und N. hypoglossus

beim Erwachsenen unter-
liegen. Es sind dies die
Tonsilla pharyngea und die
Tonsilla lingualis (Wal-
deyer), während die Ton-
silla palatina zeitlebens ihre
volle Ausbildung beibehält.

Die Form der Ton-
sillen ist ausserordentlich
verschieden, doch ist wohl
mancheVariation aufRech-
nung der so häufigen pa-
thologischen Prozesse zu
setzen. Nach hinten liegt
sie dem Arcus palatopha-
ryngeus und demM.palato-
pharyngeus an; nach vorne
finden wir zwischen dem
vorderen Rande der Ton-
sille und dem Arcus pala-
toglossus die als Fort-
setzung der Tonsilla lin-
gualis nach oben auf-
zufassenden Fossulae ton-
sillares.

Die freie, mediale,
gegen die Pharynxhöhle
sehende Fläche ist der Inspektion wie der Palpation

zugänglich; sie zeigt die Öffnungen der die Tonsille zusammensetzenden Balgdrüsen.
Die laterale Fläche wird durch lockeres submuköses Bindegewebe von der Pharynxmuskulatur getrennt; hier treten die Gefässe und Nerven in die Tonsille ein.

Beziehungen der Tonsille zum Spatium parapharyngeum. Die Tonsille
wird durch die laterale Pharynxwand (M. constrictor pharyngis sup. und Fascia
pharyngea) von dem Spatium parapharyngeum (Fig. 107) getrennt. Zwischen der
lateralen Pharynxwand und der medialen Fläche des M. pterygoideus int. liegt lockeres
Bindegewebe, welches dorsalwärts in das Spatium parapharyngeum übergeht. Der
grösste Abschnitt des letzteren wird dargestellt durch einen Bindegewebsraum, welcher
medial durch die Pharynxwandung, vorne durch den M. pterygoideus int., hinten
durch die Fascia praevertebralis, lateral durch die Kapsel der Parotis abgegrenzt
wird; in demselben verlaufen die A. carotis int. und in der Höhe des in Fig. 107 dargestellten Schnittes um die Arterie angeordnet, die Nn. hypoglossus, vagus, glossopharyngeus und accessorius, denen sich lateral die V. jugularis int. anschliesst.

Keines dieser Gebilde liegt der Pharynxwand direkt an: der Abstand ist ein wechselnder, aber in jedem Falle ein beträchtlicher, so dass sich die Gefahr der Verletzung der A. carotis int. und der die Arterien umlagernden Nervenstämme auf ein Minimum reduziert, wenn man bei Eröffnung eines Tonsillarabscesses direkt lateralwärts einschneidet. Die Projektion der Tonsille lateralwärts ist schematisch in Figur 108 dargestellt; das Projektionsfeld deckt z. T. die Aa. maxillaris int. und externa sowie die A. lingualis und den N. hypoglossus, doch liegen diese Gebilde soweit von der lateralen Fläche der Tonsille entfernt, dass sie praktisch nicht in Betracht kommen. Die Tiefenverhältnisse konnten in dem Schema Fig. 108 nicht gehörig dargestellt werden. Bloss die A. maxillaris ext. soll manchmal (Merkel) in einer S-förmigen Biegung bis nahe an die Tonsille herankommen.

Gefässe der Tonsille. Die Arterien kommen hauptsächlich aus den Aa. palatina ascendens und pharyngea ascendens. Die Lymphgefässe gehen nach hinten zu den längs der V. jugularis interna angeordneten oberen Lymphoglandulae cervicales prof.

Pars laryngea pharyngis. Als unterste Etage der Pharynxhöhle wird sie gegen die Pars buccalis durch eine Horizontalebene abgegrenzt, welche die Spitze der aufgerichteten Epiglottis schneidet (Fig. 105). Am unteren Rande der Cricoidplatte geht sie an der oberen Enge des Oesophagus in letzteren über (Oesophagus).

Der oberste Teil des Larynx mit dem Aditus laryngis ist in die Pars laryngea pharyngis gleichsam vorgestülpt, so dass die Pharynxschleimhaut lateral und hinten die Wandungen des Kehlkopfes bekleidet. Wir unterscheiden eine vordere Wand, an welcher bei aufgerichteter Epiglottis der Aditus laryngis in den Kehlkopf führt; sie entspricht der hinteren Fläche der Epiglottis, den Aryknorpeln mit den Mm. interarytaenoidei und der Platte des Cricoidknorpels. Die seitlichen Wandungen bilden die beiderseits vom Kehlkopf gelegenen Recessus piriformes (Fig. 166), an deren Grund die Plica n. laryngei den Verlauf des Ram. int. n. laryngei sup. andeutet. Die hintere Wand wird durch das Spatium retropharyngeum und die Fascia praevertebralis von den III.—V. Halswirbelkörpern und dem M. longus colli und capitis getrennt.

Beziehungen der Wandungen des Pharynx als Ganzes. Die Beziehungen der vorderen Pharynxwandung zur Einmündung der Nasenhöhlen (Choanen), der Mundhöhle (Isthmus faucium) und des Larynx (Aditus laryngis) sind oben geschildert worden, ebenso die Beziehungen der oberen Wand zum Corpus ossis sphenoidalis, zur Synchondrosis oder Synostosis sphenobasilaris und zur Pars basilaris ossis occipitalis. Die Beziehungen der hinteren Wand zum Spatium retropharyngeum und zu der die vordere Fläche der Halswirbelsäule überkleidenden Fascia praevertebralis bleiben sich in der ganzen Ausdehnung des Pharynx gleich, nur sind sie, bei der grösseren Breite des oberen Pharynxabschnittes, oben ausgedehnter als weiter unten.

Am wichtigsten sind die Beziehungen der lateralen Wand des Pharynx zu den grossen Nerven und Gefässen, welche vom Halse zur Schädelbasis oder umgekehrt verlaufen (A. carotis int., V. jugularis int., N. vagus, N. accessorius), oder aus dem Schädel austreten, um nach vorne zu Gebilden des Halses und des Kopfes zu gelangen (Nn. hypoglossus und glossopharyngeus). Die Beziehungen derselben zur lateralen Pharynxwand sind verschieden, je nach der Höhe, in welcher wir untersuchen. Im allgemeinen können wir sagen: je höher oben an der lateralen Pharynxwand, desto mehr Gebilde finden wir zusammengedrängt, desto weiter liegen dieselben jedoch von der Pharynxwand entfernt. Wir betrachten diese Beziehungen der einzelnen Abschnitte des Pharynx von unten nach oben.

Pars laryngea. Im Bereiche der Pars laryngea reicht die A. carotis communis bis an die Pharynxwand heran; sie trennt die letztere von der V. jugularis interna.

Hinter den Gefässen liegt der N. vagus. Der hintere Umfang der Lobi laterales der Glandula thyreoidea liegt der Pharynxwand an.

Pars buccalis pharyngis. Es ergeben sich Beziehungen zur A. carotis interna, welche manchmal unmittelbar nach ihrem Ursprunge aus der A. carotis communis medianwärts ausbiegt und sich der Pharynxwand nähert. Sie liegt jedoch hinter der Tonsille, ist also für die Blutungen, welche bei Tonsillotomien vorkommen können, nicht verantwortlich zu machen. Die A. lingualis kann in ihrem Ursprunge bis nahe

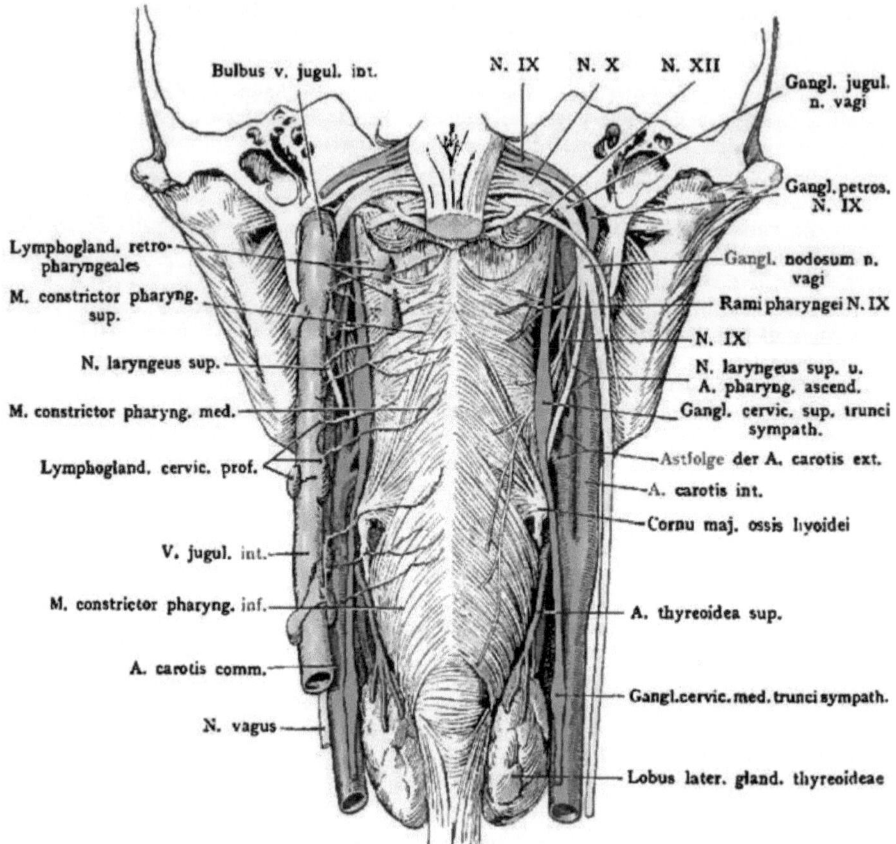

Fig. 109. Topographie der hinteren Wand des Pharynx.

an den Pharynx herankommen. Die V. jugularis int. liegt der A. carotis int. lateral-wärts und nach hinten an; zwischen beiden Gefässen liegt der N. vagus.

Pars nasalis pharyngis. Dieselbe grenzt (Fig. 107) lateralwärts an das Spatium parapharyngeum, welches mit dem die grossen Gefässstämme im Sulcus caroticus einhüllenden Bindegewebe im Zusammenhang steht und als eine Ausbreitung desselben nach oben angesehen werden kann. Die Grenzen des Raumes ergeben sich aus der Figur 107: medial die Pharynxwandung, dorsal die Fascia praever-tebralis, vorne der Unterkieferast mit dem M. pterygoideus int., lateral das tiefe Blatt der Fascia parotidea, welches die Parotisloge von dem Spatium parapharyngeum trennt. Der Proc. styloides ragt mit seinen Muskelursprüngen von oben in das Spatium parapharyngeum herab; der M. stylopharyngeus durchzieht dasselbe, schräg medianwärts an den Pharynx verlaufend, eine Tatsache, die man dazu benutzt hat, um die Loge in eine vordere und eine hintere Abteilung zu zerlegen, indem die Fascia pharyngea sich häufig zwischen der Pharynxwand, dem Processus styloides und dem M. stylopharyngeus ausspannt und eine frontal eingestellte Scheidewand herstellt, welche besonders nach unten oft gut entwickelt ist. In Figur 107 ist sie nicht dargestellt. Die Lage der V. jugularis int. und der A. carotis int. zur Pharynxwand ist aus dem Horizontalschnitte (Fig. 107) sowie aus Figur 109 ersichtlich, ebenso die Lage

der Nervenstämme, welche aus der vorderen Abteilung des For. jugulare austreten und sich um den Querschnitt der A. carotis interna anordnen.

Beim Eintritt in die untere Mündung des Canalis caroticus (Fig. 109) liegt die A. carotis int. vor und etwas medianwärts von der V. jugularis int.; die letztere legt sich nach unten der lateralen Wand der Arterie an. Der Grenzstrang des Sympathicus mit seinem Ganglion cervicale sup. verläuft hinter der Arterie auf der Fascia praevertebralis zur Halsregion (s. Lage der Pars cervicalis trunci sympathici am Halse). Drei Nerven treten durch die vordere Abteilung des Foramen jugulare aus der Schädelhöhle, die Nn. glossopharyngeus, vagus und accessorius, dazu kommt aus dem Canalis hypoglossi, vor dem Condylus occipitalis und lateral von demselben der N. hypoglossus.

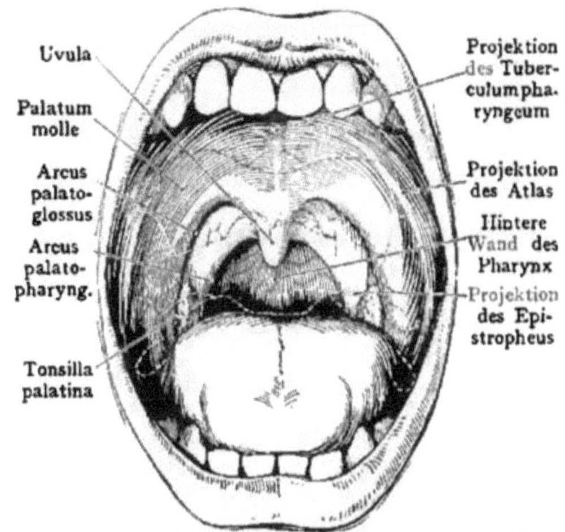

Fig. 110. Weicher Gaumen, Gaumenbogen und Tonsillen. Isthmus faucium.
Mit der Projektion von Atlas und Epistropheus nach vorn (rot).

Alle vier Nerven liegen bei ihrem Austritte aus dem Schädel der A. carotis int. hinten an, doch ändert sich das Verhältnis rasch, wenn wir die Arterie nach unten verfolgen. Nur der N. vagus und der Grenzstrang des Sympathicus gehen in annähernd derselben Lage zur A. carotis int. auf den Hals weiter. Die Nn. glossopharyngeus und accessorius entfernen sich (Fig. 109) schon hoch oben im Spatium parapharyngeum von der A. carotis int.; der letztere gibt den motorischen Ram. int. zum N. vagus ab, wendet sich dann lateral- und abwärts, indem er den vorderen Umfang der V. jugularis int. kreuzt, durchbohrt den M. sternocleidomastoideus und gelangt, die obere Partie des lateralen Halsdreieckes schräg durchziehend, zum M. trapezius (Trigonum colli lat. mit Figuren). Der N. glossopharyngeus verläuft nach vorne in einem Bogen, welcher den N. vagus und den lateralen Umfang der A. carotis int. kreuzt, von hinten um den M. stylopharyngeus und gelangt als spezifischer Nerv zur Zunge (s. die Aufsuchung des N. glossopharyngeus vom Halse aus). Der N. hypoglossus kreuzt gleich nach seinem Austritt aus dem Canalis hypoglossi den hinteren Umfang der A. carotis int. und den N. vagus und geht in einem oberflächlichen, der Astfolge der A. carotis externa aussen aufliegenden Bogen nach vorne in das Trigonum submaxillare und zur Zunge. Von den beiden Nerven, die auf den Hals weitergehen, liegt der Grenzstrang des Sympathicus mit dem Ganglion cervicale superius hinter der A. carotis int. und unter der Fascia praevertebralis; der N. vagus liegt in seinem weiteren Verlaufe zwischen der A. carotis und der V. jugularis int., also lateral von der Arterie; er gibt hoch oben im Spatium parapharyngeum die Rami pharyngei ab, welche mit Ästen des N. glossopharyngeus den Plexus pharyngeus bilden; hier entspringt auch der N. laryngeus sup., welcher hinter der A. carotis int. schräg abwärts gegen die Membrana hyothyreoidea verläuft.

Längs der V. jugularis int. verläuft die Kette der Lymphoglandulae cervicales prof., in welche die Vasa efferentia der Lymphoglandulae retropharyngeales einmünden (Fig. 109).

Nerven und Gefässe des Pharynx. Die A. pharyngea ascendens aus der A. carotis ext. stellt die Hauptarterie des Pharynx dar. Zweige der A. palatina ascendens gehen zur Tonsille (Rami tonsillares) und zur Umgebung des Ostium pharyngeum tubae auditivae. Aus der A. thyreoidea sup. gehen kleine Äste zur Pars laryngea pharyngis. Die Lymphgefässe der Pharynxwandung gehen, oben durch Vermittelung der Lymphoglandulae retropharyngeales, unten direkt, zu den Lymphoglandulae cervicales prof. (Fig. 109).

Sensible und motorische Äste kommen aus den Nn. vagus und glossopharyngeus (Plex. pharyngeus); der N. glossopharyngeus innerviert auch den M. stylopharyngeus.

Inspektion und Palpation der Pharynxwandung. Der Isthmus faucium mit der Tonsilla palatina und auch die hintere Wand der Pars buccalis sind bei weitgeöffnetem Munde und herabgedrückter Zunge der direkten Inspektion zugänglich. Die Wandungen der Pars nasalis können mittelst der Rhinoscopia posterior, diejenigen der Pars laryngea und der unteren Partie der Pars buccalis mittelst des Laryngoskopes untersucht werden. Die Palpation der Pharynxwandung lässt sich besonders im Bereiche der Pars buccalis ausführen; die hintere Wand der Pars buccalis und nasalis entspricht (Fig. 110) den Körpern der vier obersten Halswirbel und ist der Betastung zugänglich.

Es sei an dieser Stelle auch auf das gelegentliche Vorkommen einer knöchernen Verbindung zwischen dem Proc. styloides des Os temporale und dem kleinen Horn des Zungenbeins hingewiesen. Ein solcher Knochenteil kann gegen die Tonsille drücken und Schlingbeschwerden verursachen.

Seitliche Gesichtsregion (Regio facialis lateralis).

Grenzen. Die Regio facialis lateralis ist abzugrenzen: hinten durch eine unmittelbar vor dem Ohre durchgelegte Vertikale, oben durch den oberen Rand des Jochbogens, unten durch den unteren Rand des Unterkiefers, nach vorne durch eine Senkrechte, welche durch den am weitesten lateral gelegenen Punkte des Margo orbitalis gezogen wird. Durch Palpation lässt sich häufig der obere Rand des Jochbogens verfolgen; der Margo orbitalis ist in seiner ganzen Ausdehnung zu fühlen, ebenso der untere Rand des Unterkiefers. Ganz oberflächlich liegt auch die Facies malaris des Jochbeins.

Wir betrachten die Gegend als Ganzes, obgleich sich bei der oberflächlichen Präparation eine vordere Regio malaris von einer hinteren Regio parotideomasseterica unterscheiden lässt. Der Unterkieferast bildet die Grenze zwischen den oberflächlichen und tiefen Gebilden der Gegend; die letzteren sind erst nach Entfernung des Ramus mandibulae oder nach Exartikulation des Unterkiefers zu übersehen (Figg. 118 u. 119). Wir unterscheiden demnach eine Regio facialis lateralis superficialis und profunda.

Regio facialis lateralis superficialis. Die Region geht nach oben in die Regio temporalis, nach vorne in die Regio facialis anterior, nach unten in die hintere Partie des Trigonum inframaxillare und hinter dem Unterkieferaste in die Fossa retromandibularis über.

In unmittelbarem Anschlusse an das Ohr sowie an den vorderen und unteren Umfang der Pars fibrocartilaginea des äusseren Gehörganges liegt die von der Fascia parotidea eingeschlossene **Glandula parotis.** Dieselbe ist nicht bloss für sich, in ihrer

Lage, Ausdehnung, Form usw. von Wichtigkeit, sondern auch dadurch, dass sie eine
Anzahl von Gebilden, welche von hinten und auch von unten her in die Gegend eintreten, bedeckt oder einschliesst, so dass dieselben erst nach Durchtrennung der Drüse
in ihrem ganzen Verlaufe darzustellen sind. Solche Gebilde sind: der N. facialis mit
dem Plexus parotideus n. facialis und einem Teil seiner fächerförmig zur lateralen und
zur vorderen Gesichtsgegend sowie zur Regio temporalis ausstrahlenden Äste, ferner die
A. temporalis superficialis mit ihren Ästen, Lymphgefässe des Gesichtes, welche zu

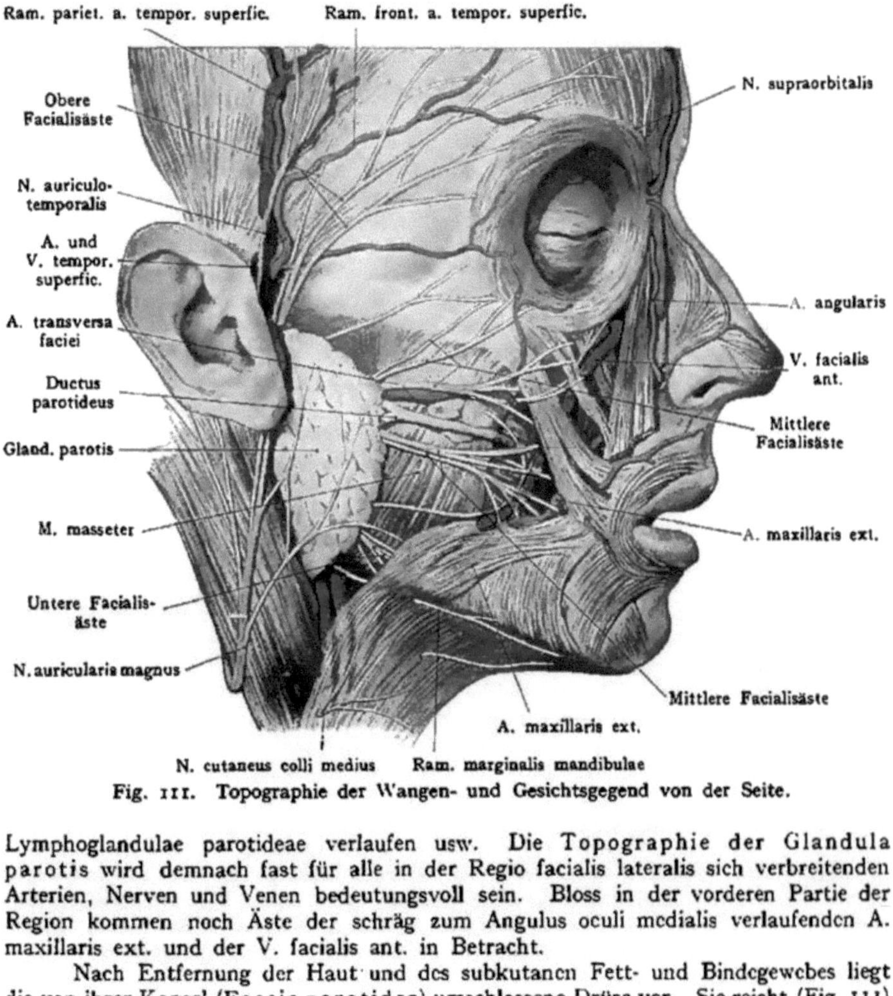

Fig. 111. Topographie der Wangen- und Gesichtsgegend von der Seite.

Lymphoglandulae parotideae verlaufen usw. Die Topographie der Glandula
parotis wird demnach fast für alle in der Regio facialis lateralis sich verbreitenden
Arterien, Nerven und Venen bedeutungsvoll sein. Bloss in der vorderen Partie der
Region kommen noch Äste der schräg zum Angulus oculi medialis verlaufenden A.
maxillaris ext. und der V. facialis ant. in Betracht.

Nach Entfernung der Haut und des subkutanen Fett- und Bindegewebes liegt
die von ihrer Kapsel (Fascia parotidea) umschlossene Drüse vor. Sie reicht (Fig. 111)
fast bis zum Jochbogen hinauf, während sie vorne einen Teil der lateralen Fläche des
M. masseter bedeckt, von welcher sie durch die Fascia masseterica getrennt wird. Sie
bedeckt auch die laterale Fläche des Unterkieferastes hinter dem M. masseter sowie
das Unterkiefergelenk und füllt die hinter dem Unterkieferaste gelegene Fossa
retromandibularis aus. Die letztere wird oben durch die Pars fibrocartilaginea

des äusseren Gehörganges, vorne durch den Unterkieferast und den M. pterygoideus int. (Fig. 107) hinten durch den M. sternocleidomastoideus und den hinteren Bauch des M. digastricus begrenzt. Am vorderen und am oberen Rande der Drüse werden dort, wo sie den Schutz der Drüse verlassen, der Ductus parotideus und die A. transversa faciei oberflächlich angetroffen, etwa kleinfingerbreit unterhalb des Jochbogens, parallel mit dem letzteren verlaufend. Häufig werden sie von einem Fortsatze der Glandula parotis oder von vereinzelten Drüsenmassen begleitet. Die A. transversa faciei anastomosiert ausgiebig mit der A. maxillaris ext. und kann sogar bei starker Ausbildung die letztere teilweise ersetzen, indem dann ihr Gebiet bis zur Oberlippe reicht. Der Ductus parotideus verläuft auf der Fascia masseterica bis zum vorderen Rande des M. masseter, wo er in die Tiefe umbiegend den M. buccinator durchbohrt und gegenüber dem zweiten oberen Molarzahne in die Mundhöhle ausmündet. Ober- und unterhalb des Ductus parotideus, gleichfalls auf der Fascia masseterica, verlaufen Äste des fächerförmig ausstrahlenden N. facialis zur Oberlippe, zur Nase und zum M. orbicularis oculi; am oberen Rande der Drüse treten, dicht vor dem Ohre, die A. und V. temporalis superficialis mit dem N. auriculotemporalis und den oberen Facialisästen (zum M. orbicularis oculi) in die Regio temporalis ein.

Die A. maxillaris ext. und die V. facialis ant. kommen für die Regio facialis lateralis kaum noch in Betracht; die Arterie kreuzt dicht vor der Insertion des M. masseter den unteren Rand des Unterkiefers, wird hier vom Platysma bedeckt und verläuft schräg gegen den medialen Augenwinkel empor. Sie wird teilweise von den Mm. zygomaticus und quadratus labii sup. überlagert.

Parotis und Parotisloge. Die Drüse wird allseitig von einer ziemlich derben Kapsel (Fascia parotidea) umhüllt, welche die Parotisloge abschliesst. In derselben liegen: die Drüse, der N. facialis mit dem Plexus parotideus n. facialis, die A. temporalis superficialis und eine Strecke der A. transversa faciei, der N. auriculotemporalis und eine Anzahl von Lymphdrüsen (Lymphoglandulae parotideae), welche Lymphgefässe von der äusseren Nase und der Haut der vorderen und seitlichen Gesichtsregion aufnehmen. Diese Gebilde werden teilweise so von der Parotis umhüllt, dass es nicht gelingt, sie bei der Entfernung der Drüse (Exstirpation von Drüsentumoren) zu schonen; besonders gilt dies von dem Plexus parotideus und den Ästen des N. facialis.

Mit Rücksicht auf diese aus der Parotisloge zum Gesichte und in die Regio temporalis eintretenden Gebilde wird die Topographie der Drüse bei der Beschreibung der Regio facialis lateralis behandelt, obgleich ein grosser Teil derselben sich in die Fossa retromandibularis einlagert, welche wir dem Halse zurechnen.

Die Parotisloge reicht nach oben bis zum Jochbogen, nach unten bis zur Höhe des Angulus mandibulae; vorne überschreitet sie den hinteren Rand des M. masseter. Der obere und vordere Teil der Drüse bedeckt in der Regio facialis lateralis den Unterkieferast und einen Teil der lateralen Fläche des M. masseter; der untere und hintere Teil legt sich in die Rinne der Fossa retromandibularis, die begrenzt wird (Fig. 107) vorne durch den Ast des Unterkiefers und den M. pterygoideus int., hinten durch den M. sternocleidomastoideus, oben durch den äusseren Gehörgang. Medianwärts liegen in der Fossa retromandibularis der Processus styloides und die von demselben entspringenden Muskeln; die Glandula parotis überschreitet häufig diese Grenze, indem sie einen tiefen medianwärts gerichteten Fortsatz aussendet, welcher die laterale Pharynxwand fast erreicht.

Fascia parotidea. Die Drüse wird von einer Fascie (oder Kapsel) eingeschlossen, welche die Parotisloge abgrenzt und mit den Fascien benachbarter Muskeln zusammenhängt, so vorne mit der Fascia masseterica, hinten mit der Fascie des M. sternocleidomastoideus, in der Tiefe mit dem Processus styloides und der Fascie der am Processus styloides entspringenden Muskeln, mit dem hinteren Rande des Unterkiefers und mit der Fascie des M. pterygoideus int. Die Fascia parotidea kleidet also die Fossa retromandibularis aus (s. letztere); wir können einen oberflächlichen, den lateralen Umfang der Drüse überziehenden Abschnitt als Lamina superficialis fasciae parotideae von einer Lamina profunda unterscheiden. Die Lamina profunda trennt die Parotis von der V. jugularis int. und von den Nn. vagus, accessorius und hypoglossus. Medianwärts, am Proc. styloides, steht die Parotisloge durch eine Öffnung in dem tiefen Blatte der Fascia parotidea mit dem Spatium parapharyngeum in Verbindung (Fig. 107).

Die Beziehungen der Parotis sind, entsprechend der Ausdehnung ihrer Kapsel, sehr mannigfache. Die Form der Loge lässt sich auf dem Horizontalschnitte (s. Fig. 107) als unregelmässig rechteckig beschreiben, mit einer lateralen, medialen, vorderen und hinteren Wand. Dazu kommt ein oberer und ein unterer Abschluss. Die vordere Wand liegt der lateralen Fläche des M. masseter, dem Aste des Unterkiefers hinter dem M. masseter, endlich noch dem hinteren Rande des M. pterygoideus int. an. Die mediale Wand grenzt an den Processus styloides und an die dort Ursprung nehmende Muskulatur, im übrigen an das Spatium parapharyngeum. Die V. jugularis int. liegt (Fig. 107) hier der Fascia parotidea fast unmittelbar an; die A. carotis int. mit den Nervenstämmen wird etwas weiter medianwärts angetroffen, doch können die Beziehungen bei stark ausgebildeter Drüse inniger werden. Die hintere Wand grenzt an den M. sternocleidomastoideus und an den hinteren Bauch des M. digastricus; sie reicht

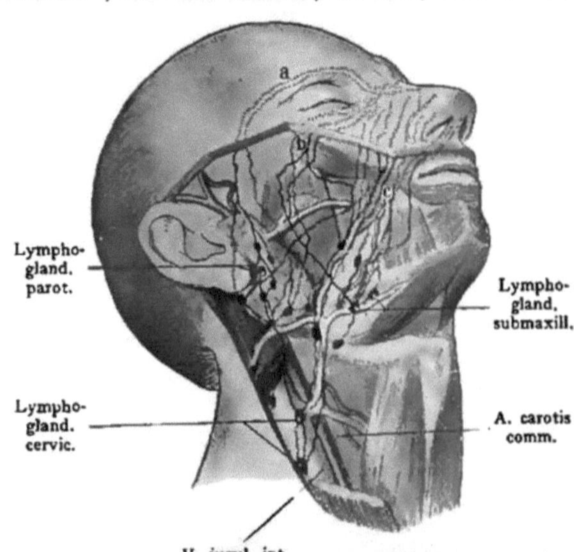

Fig. 112. Lymphgefässe der äusseren Nase, mit den regionären Lymphdrüsen.

a obere, b mittlere, c untere Lymphgefässe der Nase.

Nach Küttner, Beiträge zur klinischen Chirurgie XXV. 1899.

noch bis zum Processus mastoides. Die laterale Wand wird bei der oberflächlichen Präparation freigelegt; hier ist die Fascia parotidea weniger derb als in der Tiefe der Fossa retromandibularis und wird direkt von der subkutanen Fettschicht bedeckt, in welcher kleine Hautäste aus dem N. auricularis magnus mit Hautvenen verlaufen. Die obere Wand der Loge reicht vor dem Ohre bis zum Arcus zygomaticus hinauf, teils legt sie sich hinten und unten an die Kapsel des Kiefergelenkes sowie an den unteren Umfang des äusseren Gehörganges (Pars ossea und Pars fibrocartilaginea; s. Topographie des äusseren Gehörganges). Der untere Abschluss der Parotisloge trennt dieselbe von der Loge der Glandula submaxillaris (Topographie des Trigonum submaxillare).

Inhalt der Parotisloge. Die Glandula parotis füllt die Loge fast vollständig aus und verbindet sich recht innig mit der Fascia parotidea, die ja teilweise als Drüsenkapsel aufzufassen ist. Innerhalb der Loge treffen wir noch an: 1. die A. carotis ext. mit ihren Ästen, welche in verschiedener Richtung die Loge verlassen, 2. den N. facialis mit seinem Plexus parotideus, 3. die V. jugularis externa, 4. Lymphdrüsen und Lymphgefässe.

Die A. carotis ext. tritt von der tiefen medialen Fläche der Loge in dieselbe ein, wird hier vollständig von Drüsengewebe umhüllt und gibt nach vorne die A. maxillaris int. ab, welche von dem Ramus mandibulae bedeckt zur Regio facialis lat. profunda gelangt. Nach hinten geht die A. auricularis posterior und nach oben als Fortsetzung des Stammes die A. temporalis superficialis, weche am oberen Ende der Drüse mit dem N. auriculotemporalis in die Regio temporalis eintritt, nachdem sie fingerbreit unterhalb des Jochbogens die A. transversa faciei abgegeben hat. Die V. jugularis

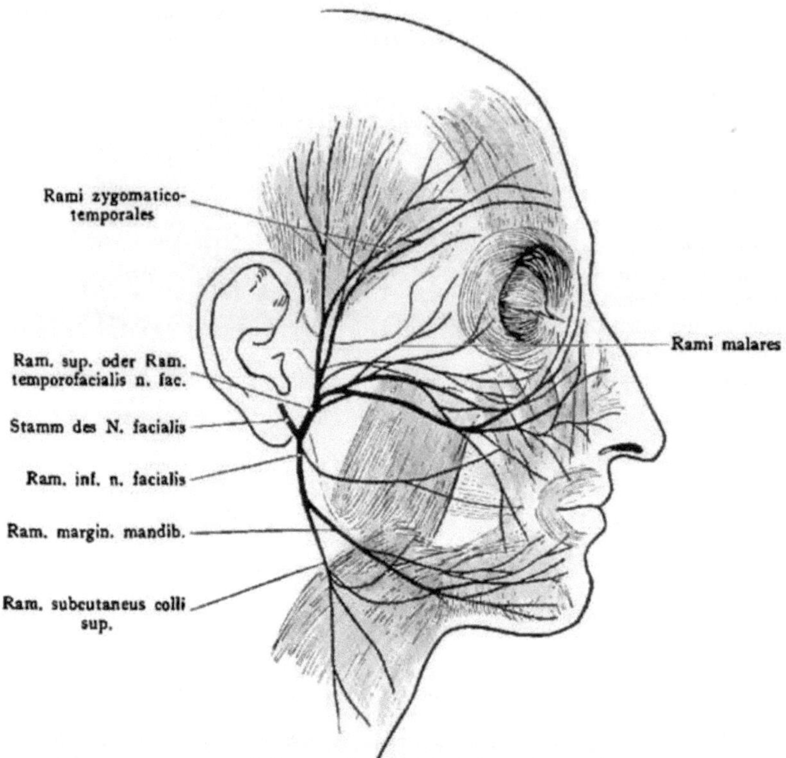

Fig. 113. Verzweigung des N. facialis.
Mit Benutzung der Figuren von Fr. Frohse (Die oberflächl. Nerven des Kopfes: I.-D. Berlin 1895) und von Ph. Bockenheimer (Arch. f. klin. Chirurgie, Band 72, 1904).

ext. setzt sich hinter dem Ramus mandibulae aus der V. maxillaris int. und der V. temporalis superficialis zusammen, und verläuft, etwas oberflächlicher als die A. carotis externa, nach unten. Die Lymphoglandulae parotideae liegen teils oberflächlich (jedoch noch innerhalb der Parotisloge), teils in der Tiefe und nehmen (Fig. 112) Lymphgefässe vom Gesichte, der äusseren Augengegend, besonders den Augenlidern, der Regio temporalis, dem äusseren Gehörgange und der Wangengegend auf. Abwärts verbinden sie sich längs der A. carotis externa mit der Kette der Lymphoglandulae cervicales prof., welche sich der V. jugularis interna und der A. carotis communis anschliessen.

Nerven. In die Parotisloge gelangen der N. auriculotemporalis und der N. facialis. Der erstere geht gleich unterhalb des Foramen ovale von dem N. mandibularis nach hinten ab (Fig. 119), umgreift die A. meningea media und gelangt hinter dem Unterkieferaste in die Parotisloge. Hier gibt er eine Verbindung zum N. facialis ab, ferner Äste zur Parotis und zum äusseren Gehörgange und zieht dann in Begleitung der A. temporalis superfic. senkrecht zur Haut der Regio temporalis empor. Der N. facialis gelangt sofort nach seinem Austritt aus dem For. stylomastoideum in die Parotisloge, wo er oberflächlich zu den grossen, in der Loge liegenden Gefässstämmen

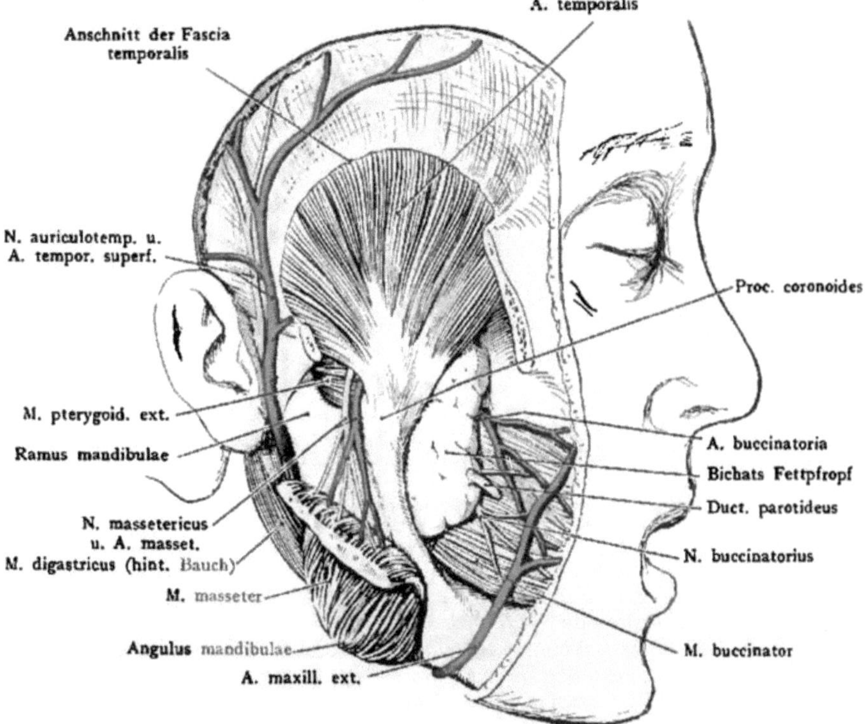

Fig. 114. Gefässe der seitlichen Gesichtsgegend, nach Abtragung des Jochbogens dargestellt.

nach vorne verläuft, indem er, ebenso wie die erste Strecke seiner fächerförmig ausstrahlenden, den Plexus parotideus bildenden Äste, allseitig von Drüsensubstanz umgeben wird, so dass eine Entfernung der Drüse ohne Verletzung des Plexus nicht ausführbar ist.

Der Verlauf der aus dem Plexus parotideus hervorgehenden Äste ist praktisch von Wichtigkeit, da man dieselben, ganz besonders die oberen, welche den M. orbicularis oculi innervieren, bei operativen Eingriffen möglichst schonen muss. Die Verhältnisse sind nach neueren Untersuchungen in Figur 113 dargestellt. Der Facialisstamm teilt sich innerhalb der Parotisloge in einen Ramus superior und inferior. Der letztere verläuft nach unten, gibt den Ramus subcutaneus colli sup. zum Platysma ab und geht als Ramus marginalis mandibulae am unteren Rande des Unterkiefers zu den Muskeln des Kinnes und der Unterlippe. Der Ramus superior teilt sich in obere Äste, Rami zygomaticotemporales, die über den Jochbogen zu den Mm. frontalis und orbicularis oculi emportreten, und in untere Äste, welche parallel mit dem unteren Rande des

Jochbogens verlaufen; letztere umfassen die Rami malares zum M. orbicularis oculi
und die Rami buccolabiales superiores zur Muskulatur der Oberlippe und der Nase.
Senkrecht verlaufende Schnitte werden also in der Regio facialis lateralis eine grössere
Zahl von Facialisästen durchtrennen als Schnitte, welche einen von dem vorderen
Umfang des Ohres ausgehenden radiären Verlauf nehmen.

Zur Regio facialis lat. superficialis gehören noch Gefässe und Nerven, welche erst
nach Ablösung des M. masseter von seinem Ursprunge und Herunterziehen desselben
sichtbar werden. In Figur 114 ist ausserdem der Jochbogen entfernt und der untere
Teil der am Jochbogen und am
Processus coronoides des Unterkiefers sich inserierenden Fascia temporalis abgetragen worden. Von
grösseren Gefässstämmen wird die
dicht vor dem Ohre, in Begleitung
des N. auriculotemporalis emporziehende A. temporalis superficialis
angetroffen, ferner die blossgelegte
äussere Fläche des Unterkieferkör-
pers und, den M. buccinator schräg
kreuzend, die A. maxillaris ext. Der
Ansatz des M. temporalis an dem
Proc. coronoides ist sichtbar, hinter
demselben, in der Incisura mandibulae, ein Teil des M. pterygoideus
ext. Hier tritt der N. massetericus
(aus dem N. mandibularis) mit der
A. masseterica (aus der A. maxillaris int.) zur tiefen Fläche des M.
masseter. Vor dem Unterkieferaste

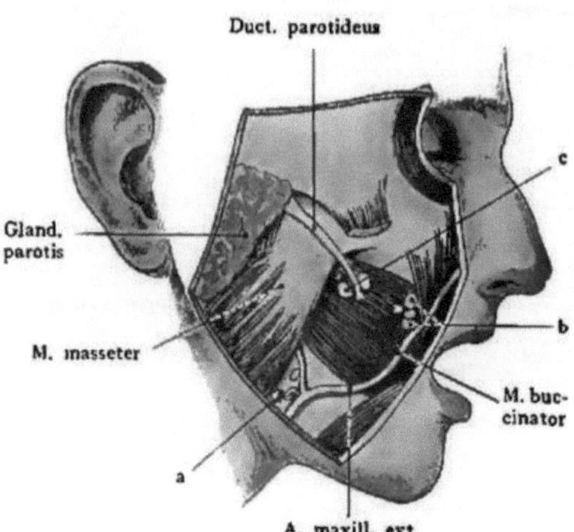

Fig. 115. Lymphoglandulae buccinatoriae auf d. äusseren
Fläche des M. buccinator und des Unterkiefers (a, b, c).

wird der M. buccinator teilweise von einer lobulären, durch eine deutliche Fascie abgegrenzten Fettmasse, dem Bichatschen Fettpfropfe, bedeckt, welcher sich hinter den
Unterkiefer weiter zieht und die Gebilde der Regio facialis profunda bedeckt oder auch
einhüllt (vgl. den Frontalschnitt des kindlichen Kopfes, Fig. 92, sowie Fig. 95).
Über denselben hinweg geht der Ductus parotideus, um den M. buccinator zu durchbohren und gegenüber dem zweiten oberen Molarzahne in die Mundhöhle auszumünden.
Auf der äusseren Fläche des M. buccinator verbreiten sich die Äste der A. buccinatoria
(aus der A. maxillaris int.), sowie des N. buccinatorius (aus dem N. mandibularis),
welche unter dem Bichatschen Fettpfropf hervortreten. Hier liegen ausserdem kleine
Speicheldrüsen, deren Ausführungsgänge den M. buccinator durchsetzen, um in die
Mundhöhle auszumünden, und kleine Lymphdrüsen (Lymphoglandulae buccinatoriae),
welche ihre Vasa efferentia zu den Lymphoglandulae submaxillares und parotideae
abgeben (Fig. 115).

Regio facialis lateralis profunda.

Sie gelangt erst dann zur Ansicht, wenn bei der anatomischen Präparation, nach
Entfernung des Jochbogens, der vordere Teil des Unterkieferrastes mit dem Processus
coronoides und die untere Partie des M. temporalis abgetragen werden. Eine allerdings
beschränkte Übersicht wird erhalten, indem man, nach Resektion des Jochbogens, bloss
den Proc. coronoides durchsägt und denselben mit dem M. temporalis nach oben zieht.

Die knöcherne Grundlage der Gegend wird (Fig. 116) durch die laterale
Lamelle des Processus pterygoideus ossis sphenoidalis, die Facies infratemporalis des

grossen Keilbeinflügels und das Tuber maxillare dargestellt. Von aussen wird die Gegend teils durch den Ast des Unterkiefers, teils durch den Jochbogen bedeckt. Auf den Schädel bezogen entspricht sie dem Planum infratemporale; sie umfasst hier das Foramen ovale und das Foramen spinosum und steht durch die Fissura orbitalis inferior mit der Orbita, durch das Foramen sphenopalatinum mit der knöchern begrenzten Nasenhöhle in Zusammenhang.

Muskulatur: Sie besteht aus den Mm. pterygoideus ext. und int. und dem M. buccinator (s. Fig. 117). Die beiden durch einen Spalt voneinander getrennten Portionen

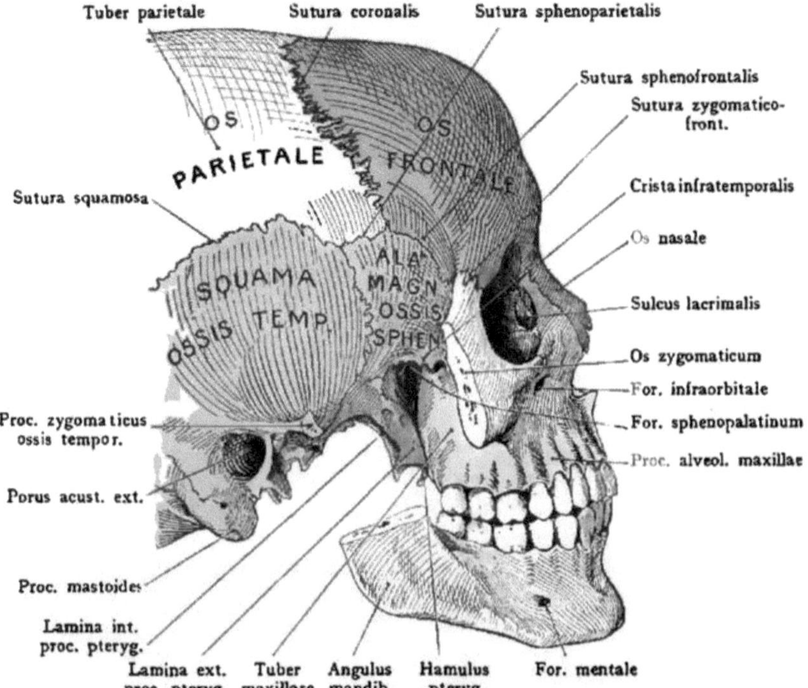

Fig. 116. Gesichtsteil des Schädels von der Seite gesehen, nach Abtragung des Jochbogens und des Ramus mandibulae.

des M. pterygoideus ext. inserieren sich am Collum mandibulae. Die untere Portion des M. pterygoideus ext., der hintere Rand des in der Fossa pterygoidea entspringenden M. pterygoideus int. und der Unterkiefer begrenzen eine dreieckige Lücke, durch welche (Fig. 118) die A. maxillaris int. auf die äussere Fläche des M. pterygoideus ext., die Nn. alveolaris inf. und lingualis auf die äussere Fläche des M. pterygoideus int. gelangen. Der M. buccinator entspringt in hufeisenförmiger Linie am Alveolarfortsatze des Oberkiefers, vom zweiten oberen Molarzahn angefangen nach hinten bis zum Processus pterygoideus, ferner von dem Lig. pterygomandibulare und von der äusseren Fläche der Pars alveolaris mandibulae bis zum zweiten unteren Molarzahn. Nach vorne geht der Muskel in die Lippen über und bildet den lateralen Abschluss des Vestibulum oris.

Ausdehnung und Beziehungen der Region. Sie wird lateralwärts durch den Ramus mandibulae von der Regio facialis lateralis superficialis getrennt, nach hinten grenzt sie in der Fossa retromandibularis an die Parotisloge, nach oben entspricht sie der Facies infratemporalis des grossen Keilbeinflügels, welche der Schädelbasis angehört. Medianwärts reicht sie bis an die laterale Wand der Pars nasalis pharyngis heran, von welcher sie jedoch durch den am medialen Umfange des Foramen ovale und von der Spina angularis entspringenden M. tensor veli palatini getrennt wird, ferner an die muskulöse Wand der Tonsillarnische. Der aus dem Foramen ovale austretende N. mandibularis liegt also noch innerhalb der Region.

Gefässe und Nerven (Figg. 118 und 119). Wir treffen zunächst den Stamm und die Verzweigungen der A. maxillaris int. an. Der Stamm kreuzt bei seinem schräg nach oben und vorne gerichteten Verlaufe, von dem hinteren Rande des Ramus mandibulae bis zum Foramen sphenopalatinum, die grossen Nervenstämme der Gegend (Nn. lingualis und alveolaris inferior), von denen er durch den M. pterygoideus ext. getrennt wird (Fig. 118). Die Ausbreitung der Äste des N. mandibularis geht teils nach unten (Nn. alveolaris inf., lingualis, buccinatorius, massetericus, pterygoidei), teils nach oben (Nn. temporales profundi zum M. temporalis), teils nach hinten und oben (N. auriculotemporalis). Dazu kommt endlich das dichte Venengeflecht (in Figg. 118 und 119 nicht dargestellt) des Plexus pterygoideus, welches die V. maxillaris int. hervorgehen lässt, während Verbindungen einerseits mit den Sinus durae matris, andererseits durch die Fissura orbitalis inf. mit den Vv. ophthalmicae inferiores bestehen (Fig. 66).

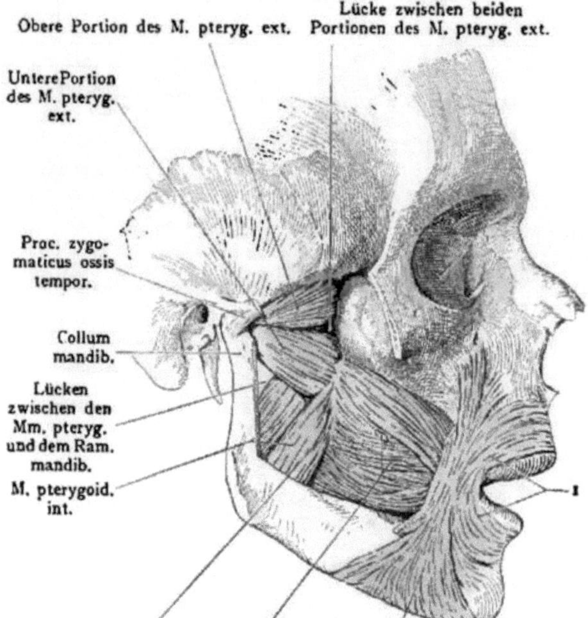

Fig. 117. Ansicht der Kaumuskulatur und des M. buccinator, von aussen.

1 M. orbicularis oris.

Alle diese Gebilde sind in lockeres Fett- und Bindegewebe eingehüllt. Eine grössere Masse von lobulärem Fettgewebe liegt zwischen dem Unterkieferaste und den Mm. pterygoidei und hängt mit der die äussere Fläche des M. buccinator bedeckenden Fettmasse zusammen (Bichatscher Fettpfropf).

Topographie der A. maxillaris interna. Die Arterie entspringt etwas unterhalb des Unterkieferhalses aus der A. carotis ext. innerhalb der Parotisloge und verläuft hinter dem Unterkieferaste in die Regio facialis lateralis profunda eintretend, gegen das Foramen sphenopalatinum hinauf. Wir unterscheiden drei Strecken des Verlaufes. In der ersten liegt die Arterie hinter dem Unterkieferhalse, in der zweiten zwischen der äusseren Fläche des M. pterygoideus ext. und dem M. temporalis; die dritte Strecke liegt in der Fossa pterygopalatina und endet am Foramen sphenopalatinum, wo die Arterie in ihre beiden Endäste die A. sphenopalatina und die A.

palatina descendens zerfällt. Ausnahmsweise verläuft die Arterie auf der tiefen Fläche des M. pterygoideus ext. und tritt in diesem Falle zwischen den beiden Ursprungsportionen dieses Muskels oberflächlich hervor, um in die dritte Strecke überzugehen.

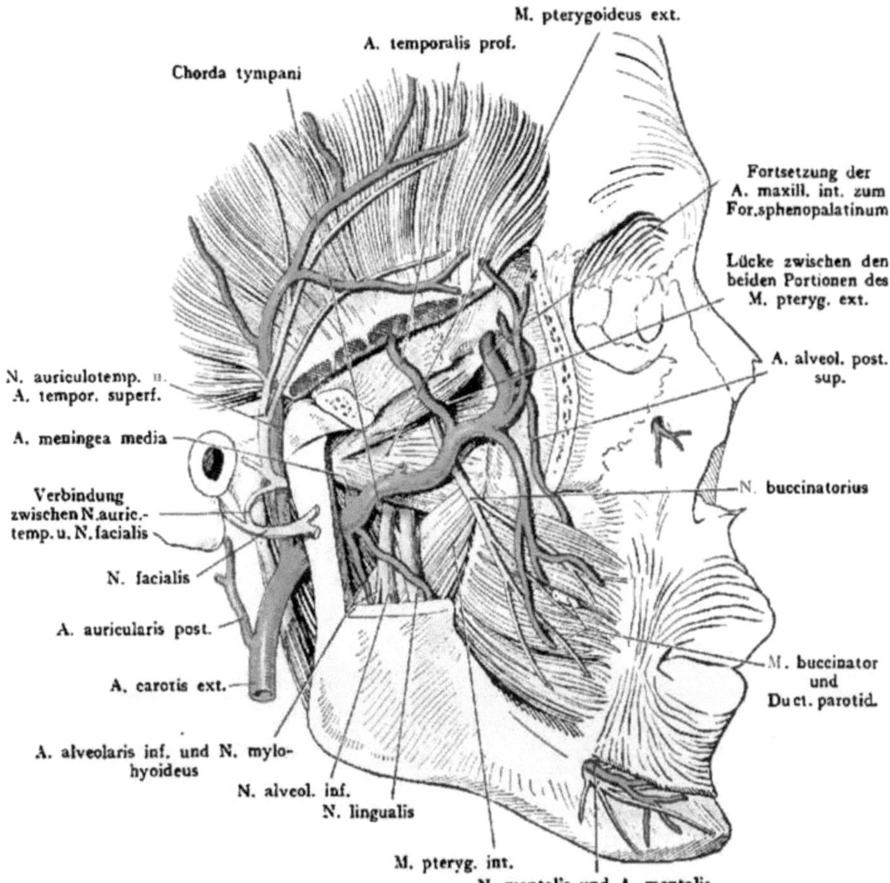

Fig. 118. Topographie der tiefliegenden Gebilde der seitlichen Gesichtsgegend. Der Jochbogen ist ganz, der Unterkieferast teilweise entfernt worden.

Die Arterie gibt gegen 15 Äste ab, welche nach oben, unten, vorne und hinten verlaufen und ihre Verbreitung zum kleinsten Teile in der Gegend selbst finden. Nach oben gehen die Aa. temporales prof. zum M. temporalis, die A. tympanica (in Fig. 118 nicht angegeben) durch die Fissura petrotympanica zur Trommelhöhlenwandung, die A. meningea media durch das Foramen spinosum zur Dura mater, die A. meningea parva (häufig ein Ast der A. meningea media) durch das Foramen ovale zum Ganglion semilunare (Gasseri). Nach unten verläuft die A. alveolaris inf. im Anschlusse an den N. alveolaris inf. zum Foramen mandibulare des Unterkiefers; die A. masseterica und die Aa. pterygoideae sind Muskeläste, ebenso die A. buccinatoria, welche mit dem N. buccinatorius auf der äusseren Fläche des M. buccinator verläuft und mit der A. transversa faciei und der A. maxillaris ext. anastomosiert. Aus der dritten Strecke entspringt die A. palatina descendens, welche in dem Canalis pterygopalatinus zum harten und weichen Gaumen gelangt. Nach vorne geht die A. alveolaris sup. post., welche Äste zu den Molares superiores abgibt, ferner die A. infra-

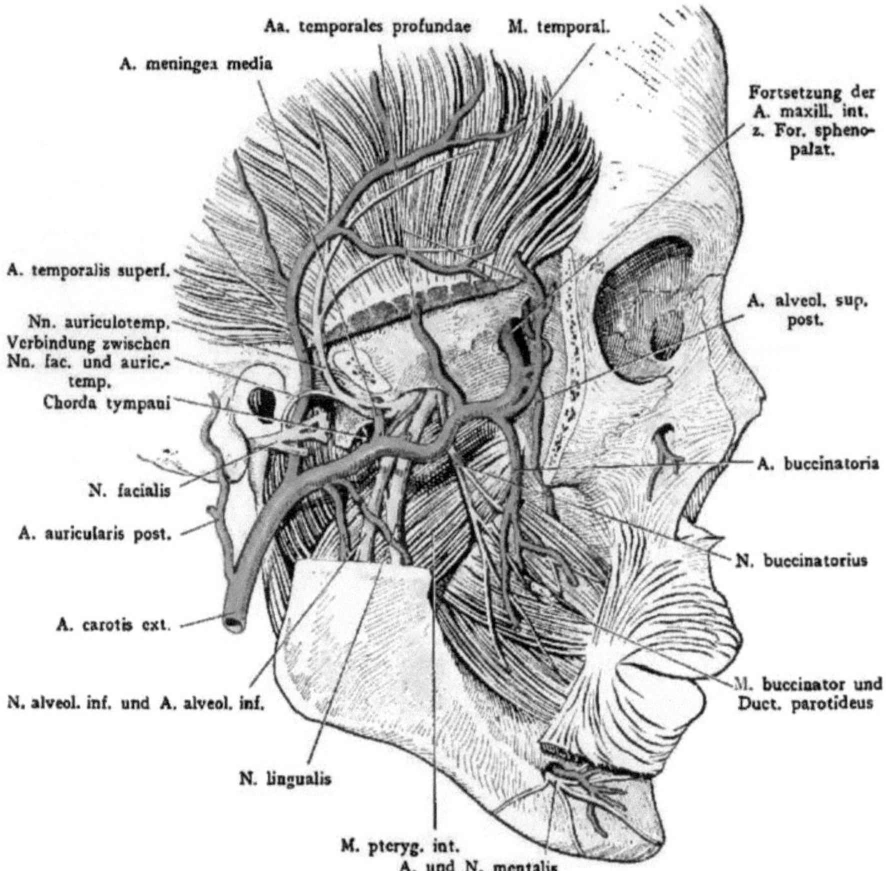

Fig. 119. Topographie der A. maxillaris int. und der Zweige des N. mandibularis nach Entfernung des Jochbogens, des Unterkieferastes und des M. pterygoideus ext. dargestellt.

orbitalis, welche, wie die A. alveolaris sup., aus der dritten Strecke der Arterie entspringt und, in dem Canalis infraorbitalis eingeschlossen, zum Gesichte und als A. alveolaris sup. ant. zu den Zähnen des Oberkiefers gelangt. Nach hinten geht durch den Canalis pterygoideus (Vidii) des Sphenoids die A. canalis pterygoidei (Vidii) zum Ostium pharyngeum tubae auditivae.

Am dichtesten zusammengedrängt gehen die Äste von der ersten Strecke des Stammes hinter dem Halse des Unterkiefers ab; hier entspringen: die A. tympanica (sie schliesst sich der Chorda tympani in Fig. 119 an), die A. meningea media (durch die Ursprungsbündel des N. auriculotemporalis umschlossen), die A. meningea parva und die A. alveolaris inf., auch häufig die A. masseterica. Aus der zweiten Strecke entspringen die Arterien zur Kaumuskulatur, ferner die A. buccinatoria sowie die A. alveolaris sup. post.; aus der dritten Strecke am Foramen sphenopalatinum die Aa. sphenopalatina, infraorbitalis und palatina descendens.

Nerven. Sämtliche, innerhalb der Regio facialis later. prof. verlaufende Nerven kommen aus dem N. mandibularis, welcher durch das Foramen ovale in die Gegend eintritt. Im allgemeinen liegen die Nerven in einer tieferen Ebene als der Stamm der A. maxillaris int. und werden von der letzteren in ihrem schrägen Verlaufe gekreuzt; zwischen Arterien und Nerven schiebt sich der M. pterygoideus ext. ein.

Stamm des N. mandibularis. Die extrakranielle, in unserer. Region gelegene Strecke ist sehr kurz, oft weniger als $^1/_2$ cm lang, indem der Nerv bald nach seinem Austritt aus dem Foramen ovale in seine Äste zerfällt. Medial wird er (Fig. 137) von der Tuba auditiva durch die dünne Platte des von dem hinteren Umfange des Foramen ovale sowie von der Spina angularis entspringenden M. tensor veli palatini getrennt. Lateralwärts liegt dem Stamme sowie seinen Ästen in der ersten Strecke ihres Verlaufes der M. pterygoideus externus auf, der bei der anatomischen Präparation entfernt werden muss, um den Stamm und seine Verzweigung vollständig zu übersehen. Hinter der Austrittstelle des N. mandibularis aus dem Foramen ovale steigt die A. meningea media zum Foramen spinosum empor; in das Foramen ovale tritt die A. meningea parva ein. Die Nähe der A. meningea media ist bei Operationen an der extrakraniellen Strecke des Nerven zu berücksichtigen.

Medianwärts von dem N. mandibularis liegt, unmittelbar unterhalb des Foramen ovale, zwischen dem Nervenstamme und dem M. tensor veli palatini, das Ganglion oticum, welches seine motorischen Fasern als N. pterygoideus int. aus dem N. mandibularis erhält und an den M. pterygoideus int., den M. tensor veli palatini und den M. tensor tympani weiter gibt. Das Ganglion kann selbstverständlich bloss von der medialen Seite aus dargestellt werden; es wird bei der Durchschneidung des N. mandibularis nicht geschont, so dass diese Operation eine gänzliche Lähmung der Kaumuskulatur der betreffenden Seite zur Folge haben muss.

Von den Ästen des N. mandibularis gehen der N. temporalis prof. und der N. massetericus oberhalb des M. pterygoideus ext. zum M. temporalis und zum M. masseter (sie sind in Fig. 118 nicht dargestellt). Der N. buccinatorius geht gewöhnlich durch den Spalt zwischen beiden Portionen des M. pterygoideus externus zur Aussenfläche des M. buccinator und verbreitet sich hauptsächlich an die Wangenschleimhaut. Der N. pterygoideus int. ist oben erwähnt worden. Nach hinten und oben verläuft der N. auriculotemporalis, welcher die A. meningea umfasst und oberhalb der A. maxillaris int. um den Hals des Unterkiefers in die Parotisloge eintritt. Er tritt im Anschlusse an die A. temporalis superficialis wieder aus der Loge, indem er über dem Jochbogen in die Regio temporalis verläuft und hier seine Verbreitung findet. Er gibt eine starke Anastomose hinter dem Unterkieferaste an den N. facialis ab.

Die beiden grössten, nach unten verlaufenden Äste des Nerven (N. alveolaris inf. und N. lingualis) werden, an ihrem Abgange vom Stamme und auf der ersten Strecke ihres Verlaufes, durch den M. pterygoideus ext. von dem Stamme der A. maxillaris int. getrennt. Eine Strecke weit liegen die Nerven (der N. lingualis vorn) zwischen den Mm. pterygoideus ext. und int., dann treten sie durch die dreieckige Lücke, welche die beiden Muskeln mit dem Ramus mandibulae bilden, hervor (Fig. 118) und werden häufig von dem Stamme der A. maxillaris int. gekreuzt. Sodann verlaufen auf der äusseren Fläche des M. pterygoideus int. nach unten, der N. alveolaris inf. zum For. mandibulae, in welches er nach Abgabe des N. mylohyoideus eintritt, der N. lingualis bogenförmig nach vorne in die Regio sublingualis (s. diese), wo er lateralwärts und oberhalb des in die Regio sublingualis vordringenden Fortsatzes der Glandula submaxillaris, unmittelbar unter der Schleimhaut, angetroffen wird. Zu beachten ist noch, dass die Chorda tympani, die aus der Fissura petrotympanica austritt, den medialen Umfang des N. alveolaris inf. kreuzt, um sich, schräg nach unten und vorne verlaufend, dem N. lingualis anzuschliessen.

Die Venen der Gegend begleiten zunächst die Arterien, indem sie zahlreiche Anastomosen untereinander bilden. Zwischen den Mm. pterygoidei liegt ein dichtes Geflecht (Plexus pterygoideus, in Fig. 119 nicht dargestellt), welches mittelst der paarigen die gleichnamigen Arterien begleitenden Vv. meningeae mediae mit den Venen der Dura mater, und durch eine in der Fissura orbitalis inf. verlaufende Vene mit der V. ophthalmica inf. in Verbindung steht (Fig. 66). Der Plexus pterygoideus kann sich von der Spina angularis bis zur Basis des Proc. pterygoideus erstrecken und wird bei der Resektion des N. mandibularis in Betracht kommen. Aus dem Plexus geht die V. facialis post. hervor, welche sich mit der V. facialis ant. zur V. facialis communis vereinigt.

Topographie des Gehörorgans (Organon auditus).

Für die Schilderung der topographischen Anatomie des Gehörorganes behält die aus der deskriptiven Anatomie bekannte Einteilung in äusseres, mittleres und inneres Ohr ihre Berechtigung. Das äussere Ohr (Auricula und Meatus acusticus ext.) stellt

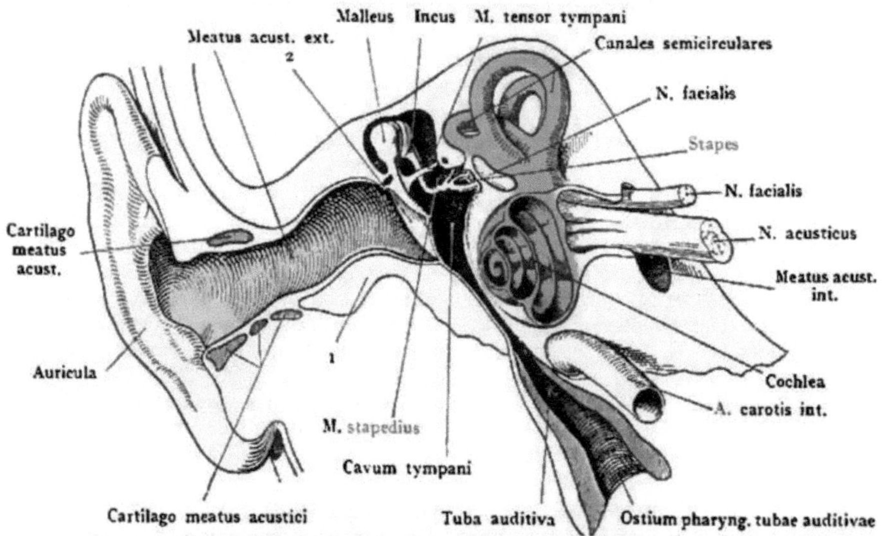

Fig. 120. Schematische Darstellung der drei Abschnitte des Gehörorgans.
Mit Benutzung einer Abbildung von Albrecht Burckhardt-Merian.
1 Os tympanicum. 2 Membrana tympani.
Äusseres Ohr blau. Mittleres Ohr schwarz. Inneres Ohr rot.

den schallaufnehmenden und sammelnden Apparat dar, welcher durch das Trommelfell gegen das Mittelohr abgeschlossen wird. Von aussen ist es sowohl der Untersuchung als dem direkten chirurgischen Eingriffe leicht zugänglich; seine Struktur wie seine topographischen Beziehungen sind verhältnismässig einfache. Das Mittelohr

(Cavum tympani, Paukenhöhle) ist ein lufthaltiger, vollständig im Felsenbeine ein-
geschlossener Raum, welcher mittelst der Tuba auditiva (Eustachii) mit dem Pharynx
im Zusammenhang steht, nach hinten in die als Nebenräume der Paukenhöhle etwa
mit den Sinus paranasales zu vergleichenden Cellulae mastoideae übergeht. Die topographischen Beziehungen der Paukenhöhle sind mannigfaltige; sie umschliesst die Kette
der Gehörknöchelchen, welche die Schallwellen vom Trommelfell zum Innenohr weiter-
leiten; die Beziehungen zum Pharynx mittelst der Tuba auditiva erklären das häufige
Übergreifen von Erkrankungen der Rachenschleimhaut auf die Schleimhautauskleidung
der Paukenhöhle und ihrer lufthaltigen Nebenräume. Für die Kenntnis dieser Prozesse
sind die Beziehungen der Paukenhöhle medianwärts zum Innenohr und nach oben zum
Gehirne von der grössten Bedeutung, ebenso die Ausdehnung und die Beziehungen
der lufthaltigen Nebenräume des Mittelohrs usw. Der dritte grosse Abschnitt des
Gehörorganes, das Innenohr (Auris int.), ist vollständig in der Pyramide des Schläfenbeins eingeschlossen und von dichten Knochenmassen umgeben, welche dasselbe lateralwärts von dem Mittelohr, nach oben von der mittleren, medianwärts von der hinteren
Schädelgrube scheiden. Der Untersuchung und den operativen Eingriffen schwer zugänglich, bietet dennoch das Innenohr eine Menge von Beziehungen zum Mittelohr,
zur vorderen und hinteren Schädelgrube, zur A. carotis int. usw., deren Kenntnis für
den Praktiker wichtig ist.

Äusseres Ohr.

Dasselbe besteht aus dem schallsammelnden und dem schalleitenden Abschnitte
(Auricula und Meatus acusticus ext.).

Auricula (Ohrmuschel). Die Ohrmuschel bildet eine Hautfalte mit einer
Knorpelplatte als Skeletgrundlage, die sich trichterförmig verengt, um in den äusseren
Gehörgang überzugehen. Sie
umgibt also den Eingang in
den äusseren Gehörgang und
stellt den schallsammelnden
Apparat dar, im Gegensatze
zum äusseren Gehörgange,
welcher dieWeiterleitung der
Schallwellen bis zu seinem
medialen Abschlusse durch
dasTrommelfell übernimmt.

Auf den Schädel be-
zogen liegt die Ohrmuschel
zwischen dem Kiefergelenke
nach vorne und dem Processus mastoides nach hinten;
der letztere wird teilweise
von der Ohrmuschel über-
lagert und kann erst durch

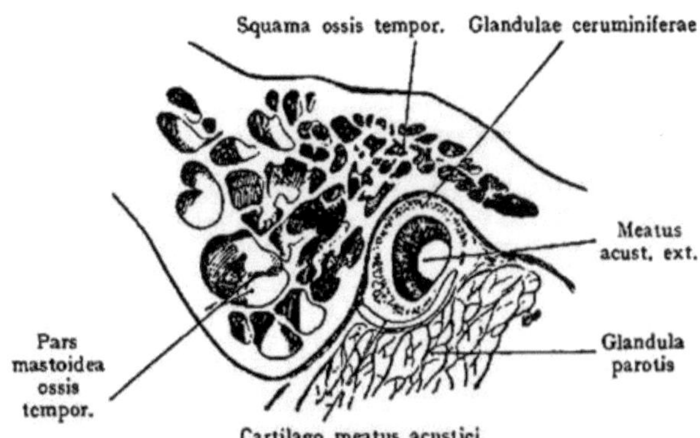

Fig. 121. Sagittalschnitt durch die Pars fibrocartilaginea des
Meatus acusticus externus, an ihrem Übergange in die Pars ossea.

starkes Anziehen derselben nach vorne zugänglich gemacht werden. Für die Form
der Ohrmuschel sowie für ihre Variationen sei auf die Lehr- und Handbücher der
deskriptiven Anatomie verwiesen; es kommt denselben wohl kaum eine praktische
Bedeutung zu, ebensowenig den rudimentären Muskeln, welche, vom Schädel entspringend, sich an der Ohrmuschel inserieren und dieselbe als Ganzes bewegen (Mm.
retrahens, attrahens, attollens).

Die Gefässversorgung ist wie diejenige der Nase eine überaus reichliche; es beteiligen sich daran vorne die A. temporalis superficialis, hinten die A. auricularis post.,

beides Äste der A. carotis ext., welche die Richtung des Stammes nach oben fortsetzen.

Die Lymphgefässe der Ohrmuschel sowie deren regionäre Lymphdrüsen sind auf Figur 122 dargestellt. Die Lymphgefässe, welche sich von der medialen Fläche der Ohrmuschel sowie von dem hinteren Umfange des Meatus acusticus ext. sammeln, gehen erstens zu den hinter dem Ohre, auf der Pars mastoidea des Schläfenbeins liegenden Lymphoglandulae auriculares post. (oder mastoideae), deren Vasa efferentia den M. sterno-cleidomastoideus kurz unterhalb seines Ansatzes an dem Proc. mastoides und der Linea nuchae sup. durchsetzen, um sich mit Lymphoglandulae cervicales prof. superiores zu verbinden, welche von dem M. sternocleidomastoideus bedeckt werden. Zweitens gehen auch Lymphgefässe direkt von der medialen Fläche der Ohrmuschel und dem hinteren Umfange des äusseren Gehörganges zu Lymphoglandulae cervicales prof. sup. Von der Haut der lateralen Fläche der Ohrmuschel sowie von dem vorderen Umfange des Meatus acusticus ext. begeben sich die Lymphgefässe teils zu den unmittelbar vor dem Tragus gelegenen Lymphoglandulae auriculares ant., teils zu den Lymphoglan-

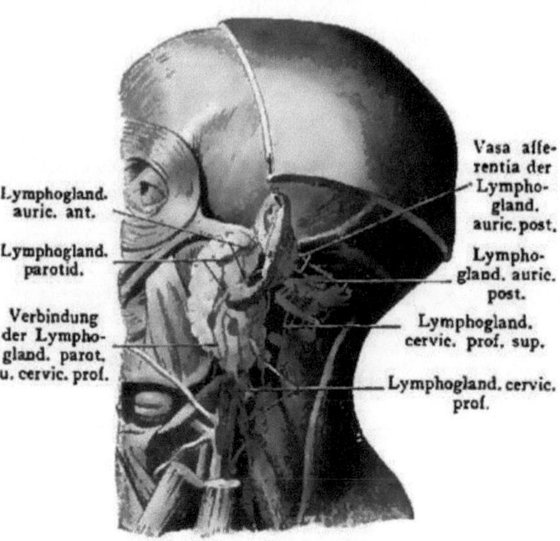

Fig. 122. Lymphgefässe und regionäre Lymphdrüsen des äusseren Ohres.

Mit Benützung der Angaben von Most (Anat. Anz. XV, 1899) und einer Figur von Poirier. (Lymphatiques, in Poirier und Charpy, Traité d'Anatomie humaine Fasc. 4, 1902.)

dulae parotideae, die auf der Parotis liegen oder in ihr eingeschlossen sind, teils endlich nach unten direkt zu den Lymphoglandulae cervicales prof. superiores. Da die letzteren auch Vasa efferentia aus den Lymphoglandulae parotideae aufnehmen, sowie solche aus den Lymphoglandulae auriculares post., so stellen sie einerseits die zweite Etappe der Lymphgefässe des äusseren Ohres dar, andererseits können sie, da sie auch direkte Zuflüsse von Lymphgefässen sowohl der lateralen, als der medialen Fläche erhalten, auch die erste Etappe bilden. „Es bilden nicht etwa die Lymphoglandulae parotideae und auriculares post. eine erste, die Lymphoglandulae cervicales prof. sup. eine zweite Station, sondern alle drei Gruppen sind parallel zu stellen" (Stahr).

Äusserer Gehörgang (Meatus acusticus ext.). Der äussere Gehörgang (Fig. 123) erstreckt sich von der Ohrmuschel bis zu der Membrana tympani, welche ihn von der Paukenhöhle scheidet. Der Gang zerfällt in eine Pars fibrocartilaginea mit knorpeliger und bindegewebiger Grundlage und eine Pars ossea, deren Wandung durch die Pars tympanica und einen Teil der Squama ossis temporalis gebildet wird.

Verlaufsrichtung des Ganges. Derselbe liegt annähernd horizontal, zeigt jedoch sowohl in der Horizontal- als in der Frontalebene Biegungen. Die Konkavität der ersten Biegung in der Horizontalebene geht nach hinten, darauf folgt eine zweite Biegung, deren Konkavität nach vorne sieht. Der Frontalschnitt zeigt eine Biegung am Ende des Ganges, deren Konkavität nach abwärts gerichtet ist. Die Krümmungen bilden übrigens kein Hindernis für die Untersuchung des äusseren Gehörganges und des Trommelfelles, indem sie nur geringeren Grades sind und teilweise durch Zug an der Ohrmuschel (nach oben und hinten) und an der Pars fibrocartilaginea ausgeglichen werden können.

Die Länge des Ganges beträgt (Tröltsch) etwa 24 mm, von denen 8 mm auf die Pars fibrocartilaginea und 16 mm auf die Pars ossea entfallen. Bei der schiefen Einstellung der Membrana tympani in den Gehörgang ist die obere Wand kürzer als die untere, was bei jedem Frontalschnitte (Fig. 123) leicht zu erkennen ist. Das Lumen ist elliptisch; nach Bezold nehmen die Durchmesser der Pars fibrocartilaginea gegen den Übergang in die Pars ossea hin ab. Von dieser Stelle an (der engsten des

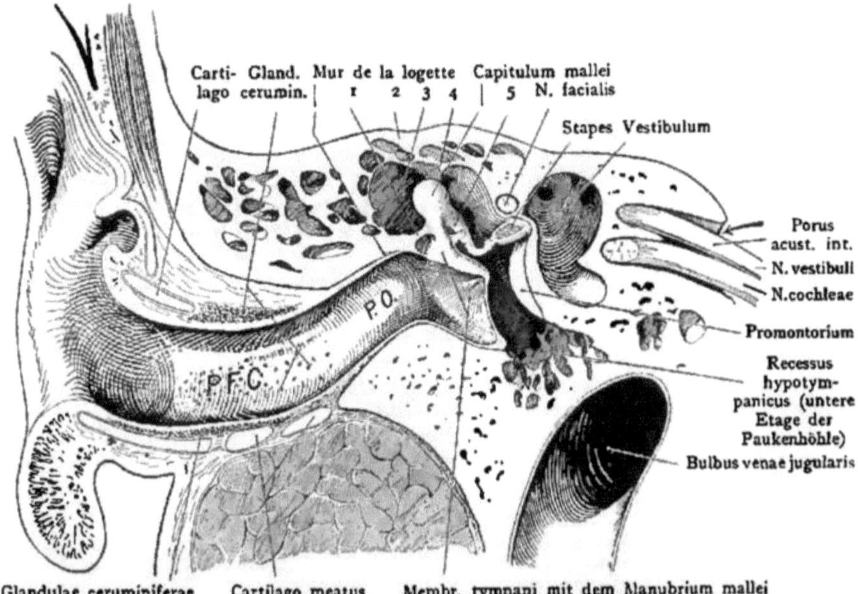

Fig. 123. Frontalschnitt durch das Gehörorgan.

1 Lig. mallei laterale. 2 Paries tegmentalis. 3 Recessus epitympanicus (obere Etage der Paukenhöhle). 4 Lig. mallei sup. 5 Crus longum incudis. P. F. C. Pars fibrocartilaginea meatus acust. ext. P. O. Pars ossea meatus acust. ext.

Ganges) wird das Lumen wieder weiter, um am Ansatze der Membrana tympani eine abermalige Verengerung zu erfahren. Übrigens kommen zahlreiche individuelle Variationen in der Weite des Ganges vor.

Wandungen des äusseren Gehörganges. Die Grundlage oder das Skelet der Wandung ist in den beiden Abschnitten verschieden. In der Pars fibrocartilaginea erhält die untere und vordere Wandung eine Stütze durch eine nach oben konkave Knorpelplatte, welche sich mit der Pars tympanica ossis temporalis verbindet und zwei durch straffes Bindegewebe verschlossenen Einschnitte oder Spalten, die Incisurae Santorini, aufweist. Die Grundlage des oberen Umfanges der Pars fibrocartilaginea wird durch eine gebogene Platte von derbem Bindegewebe dargestellt, welche ihre Konkavität nach unten richtet und sich mit den Rändern der erwähnten Knorpelplatte verbindet. In der Pars ossea wird das Skelet hinten, unten und vorne durch die Pars tympanica, oben durch die Squama ossis temporalis gebildet. Der Gang wird von der äusseren Haut ausgekleidet, welche sich im Bereiche der Pars fibrocartilaginea (Fig. 123) durch die Ausbildung einer 3—4 mm dicken Schicht von umgewandelten Talgdrüsen (Glandulae ceruminiferae) auszeichnet. Die Auskleidung der Pars ossea dagegen wird allmählich dünner, indem sich die Cutis mit dem Perioste verbindet, und die äussere Fläche der Membrana tympani wird nur noch von der Epidermisschicht überzogen.

Gefässe und Nerven des Meatus acusticus ext. Die Arterien der Pars fibrocartilaginea kommen aus den gleichen Ästen wie die Arterien der Ohrmuschel (Aa. temporalis superficialis und auricularis post.). Die Pars ossea wird durch die A. auricularis prof. aus der A. maxillaris int. versorgt. Die sensiblen Nerven kommen aus dem N. auriculotemporalis, welcher mit der A. temporalis superficialis vor der Pars fibrocartilaginea zur Schläfe emporzieht und aus dem Ramus auricularis n. vagi, welcher sich besonders an die Pars ossea verzweigt.

Topographische Beziehungen des Meatus acusticus ext. Wir können Beziehungen nach vorne, oben, hinten und unten unterscheiden:

Nach vorne grenzt die Fossa retromandibularis und die Kapsel des Kiefergelenkes sowohl an die Pars fibrocartilaginea wie an die Pars ossea, eine Tatsache, von der man sich leicht überzeugen kann, indem man einen Finger in den äusseren Gehörgang einführt und den Mund abwechselnd öffnet und schliesst; dabei lassen sich die Bewegungen des Capitulum mandibulae an der vorderen Wand der Pars fibrocartilaginea verfolgen.

Die obere Wand des knöchernen Gehörganges trennt als eine Knochenschicht von wechselnder Dicke die mittlere Schädelgrube und das Mittelohr von dem Lumen des Ganges. In dieser Wand können sich lufthaltige Räume ausbilden, welche in den oberen Abschnitt der Paukenhöhle (Recessus epitympanicus) ausmünden und die Knochenschicht, welche die letztere von der oberen Wand der Pars ossea des Meatus trennt, beträchtlich verdünnen (Fig. 123). Die Ausbildung dieser Hohlräume erklärt es, wie Eiterungen des Mittelohres in den äusseren Gehörgang durchbrechen können, ohne das Trommelfell zu perforieren.

Nach unten grenzt die Wand des Meatus in ihrer ganzen Ausdehnung an die Glandula parotis (s. Fig. 123), und zwar unmittelbar, indem hier die Kapsel der Drüse fehlt. Von einiger Bedeutung für das Übergreifen einer Entzündung von der Pars fibrocartilaginea auf die Parotis sind die Spalten (Incisurae Santorini) in dem knorpeligen Skelete der unteren Wand; umgekehrt kann sich die Parotis auf Kosten der Pars fibrocartilaginea nach oben ausdehnen und einen Druck auf dieselbe ausüben.

Die hintere Wand sieht gegen den Processus mastoides; hier wird das Lumen der Pars ossea von den Cellulae mastoideae durch eine Knochenlamelle getrennt, was jedoch nicht ausschliesst, dass sich Eiteransammlungen in den Cellulae mastoideae einen Weg nach vorne in den äusseren Gehörgang bahnen können.

Membrana tympani. Sie ist als Abschluss der Paukenhöhle gegen den äusseren Gehörgang in den letzteren eingesetzt. Die Untersuchung des Trommelfells von aussen mittelst des Otoskopes lässt so wichtige Schlüsse auf den Zustand der Schleimhaut und anderer Gebilde innerhalb der Paukenhöhle zu, dass eine ins einzelne gehende Beschreibung der Struktur und Lage der Membran gerechtfertigt erscheint.

Lage und Einteilung der Membrana tympani. Das Trommelfell ist niemals senkrecht zur Achse des äusseren Gehörganges eingesetzt, sondern zeigt gegen dieselbe eine Neigung, welche beim Erwachsenen etwa 40—50° beträgt; beim Fetus liegt das Trommelfell fast horizontal, beim Neugeborenen beträgt die Neigung schon 30—35°; es findet also eine beim Fetus beginnende, erst beim Erwachsenen ihren Abschluss erreichende Aufrichtung des Trommelfells statt.

Die äussere Fläche setzt die Wölbung der oberen Wand des äusseren Gehörganges fort (s. Fig. 123); es wird daher angezeigt sein, Instrumente (z. B. Sonden) längs der oberen Wand einzuführen und sie von oben längs des Trommelfells abwärts gleiten zu lassen. Individuelle Variationen in der Neigung des Trommelfells sind übrigens nichts Seltenes.

Das Trommelfell ist im Sulcus tympanicus der Pars tympanica ossis temporalis eingelassen und befestigt. Die straffen Fasern, welche die Membran auszeichnen, finden sich bloss so weit, als die Wandung des Meatus acusticus ext. von der Pars tympanica gebildet wird, fehlen also in ihrem oberen Teile, dort wo die Wandung teilweise durch die Schuppe des Schläfenbeines hergestellt wird, welche die Pars tympanica zum Ringe ergänzt. Hier stösst die Schleimhaut der Paukenhöhle direkt mit der die äussere Fläche der Membrana tympani überkleidenden Epidermisschicht zusammen und vervollständigt so, beim Fehlen strafferer Faserzüge, den Abschluss der Paukenhöhle gegen den äusseren Gehörgang. Wir unterscheiden demnach (Fig. 124) die untere, grössere, in den Rahmen der Pars tympanica eingespannte Partie des Trommelfells als Pars tensa, von der oberen, der straffen Fasern entbehrenden Partie, der Pars flaccida. Die letztere wird in

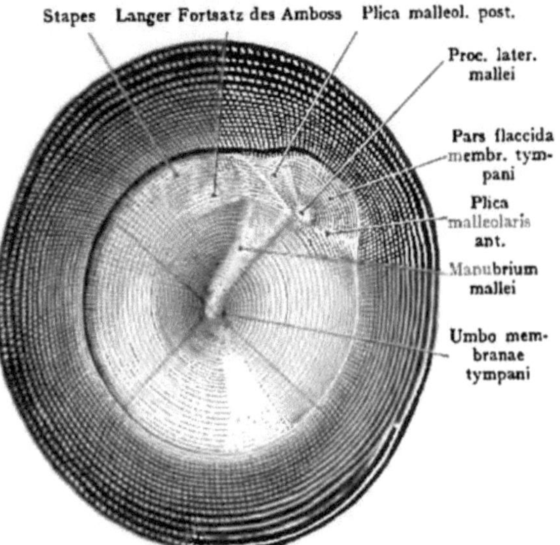

Fig. 124. Rechtes Trommelfell von aussen, mit Angabe der Trommelfellquadranten.
Der Steigbügel und der lange Fortsatz des Ambosses sind bei der Betrachtung mittelst des Otoskopes nicht sichtbar.
Zum Teil nach Testut und Jakob.

die Lichtung der Paukenhöhle vorgewölbt, kann aber auch umgekehrt, wenn der Druck innerhalb der Paukenhöhle stärker wird, sich in den Gehörgang vorbuchten und bildet dann eine gegen die Paukenhöhle hin offene Tasche (Prussaksche Tasche), auf deren Lage und Beziehungen wir später zurückkommen. Bei der Ansicht des Trommelfelles von aussen wird die Pars flaccida durch zwei Schleimhautfalten abgegrenzt (Fig. 124), welche in die Paukenhöhle vorspringen und bei der Untersuchung mittelst des Otoskops zu erkennen sind (Plica malleolaris ant. et post.).

Das Relief des Trommelfells wird durch die Verbindung hervorgerufen, welche der Stiel des Hammers (Manubrium mallei) und der Processus lateralis mallei mit der Membran eingehen. Der Proc. lateralis mallei (Fig. 124) liegt an der Spitze des nach vorne und oben offenen von den beiden Plicae malleolares gebildeten Winkels und erscheint als eine kleine Erhebung, von welcher im otoskopischen Bilde die Plicae malleolares als weissliche Stränge ausgehen, um mit der an der Bildung des äusseren Gehörganges teilnehmenden Squama ossis temporalis die Pars flaccida membranae tympani abzugrenzen. Von dem Buckel des Processus lateralis mallei zieht sich ein gelblich weisser Streifen nach unten und hinten hin; derselbe wird durch den Griff des Hammers erzeugt, welcher mittelst straffer Fasern an die gegen die Paukenhöhle sehende Fläche des Trommelfells befestigt ist.

Die erwähnten Details sind bei normalen Verhältnissen regelmässig mittelst der otoskopischen Untersuchung festzustellen, in günstigen Fällen kommen noch Einzelheiten hinzu. Es sind dies: 1. die Chorda tympani, welche innerhalb der Trommelhöhle (Fig. 125), dem Trommelfell angelagert, bogenförmig zwischen dem langen Fortsatze des Ambosses und dem Stiel des Hammers gegen die Fissura petrotympanica (Glaseri) nach vorne und unten verläuft. Dieser Bogen liegt oberhalb der dem Proc. lateralis mallei entsprechenden Erhebung und der weissen Linie der Plica malleolaris post. 2. In einigen Fällen ist auch der Proc. anterior des Hammers, wenigstens teilweise, als ein heller, von dem Processus brevis mallei ausgehender, nach vorne und unten verlaufender Streifen zu erkennen (in Fig. 124 nicht dargestellt). 3. Das Promontorium, etwas nach hinten von dem unteren Ende des Hammergriffes.

Das Trommelfell zeigt, von aussen betrachtet, eine trichterförmige Vertiefung, deren tiefste Stelle (Umbo membranae tympani) dem Ende des Hammergriffes entspricht und in die Paukenhöhle vorspringt, um sich der medialen Wand derselben in der Gegend des Promontorium zu nähern. Je nach dem Spannungszustande des Trommelfelles wechselt die Wölbung desselben und damit auch die Verengerung der Paukenhöhle, welche durch die Annäherung des Umbo an das Promontorium zustande kommt.

Beziehungen des Trommelfells. Von den beiden am Trommelfell unterschiedenen Abschnitten grenzt die Pars flaccida als eine dünne Membran den Kuppelraum der Trommelhöhle (Recessus epitympanicus, Fig. 128) teilweise gegen den äusseren Gehörgang ab; sie stellt gegen die Lichtung des Mittelohrs hin den Grund der durch den Hammerkopf und die Plica malleolaris ant. und post. bedeckten sogenannten Prussakschen Tasche dar (s. die Besprechung der Trommelfelltaschen).

Die Pars tensa zeigt, wie oben dargestellt wurde, unmittelbare Beziehungen zu dem Stiele und dem Proc. lateralis des Hammers, welche mit der medialen Fläche der Membran verbunden sind. Mittelbar steht sie ferner in Beziehung zum langen Fortsatze des Ambosses, zum Steigbügel und zum Promontorium. Zur Lokalisation dieser Beziehungen bei Beschreibung des Befundes am Trommelfell (Otoskopie) pflegt man die Pars tensa durch zwei Linien, von denen die eine durch den Stiel des Hammers, die andere senkrecht darauf durch den Umbo gezogen wird (Fig. 124), in vier Quadranten einzuteilen. Im Bereiche des oberen hinteren Quadranten ergeben sich Beziehungen des Trommelfells zum Griff des Hammers, zum langen Fortsatze des Ambosses und zum Steigbügel. Die übrigen drei Quadranten werden durch die Lichtung der Paukenhöhle von dem Promontorium und der medialen Wand der Paukenhöhle (Paries labyrinthicus cavi tympani) getrennt. Man wird folglich bei der Eröffnung (Paracentese) der Membrana tympani den obern hinteren Quadranten vermeiden und es vorziehen, den Anstich in einem der anderen Quadranten vorzunehmen, und zwar, zur Sicherung des Abflusses von Eiter, an einem der beiden unteren Quadranten.

Die Gefässe des Trommelfells bilden zwei Netze, ein inneres, dessen Arterien aus der auch die Paukenhöhlenschleimhaut versorgenden A. tympanica kommen, und ein äusseres, welches durch Äste der A. auricularis prof. (Ast der A. maxillaris int.) hergestellt wird. Die Nerven der äusseren Fläche des Trommelfells kommen aus dem N. auriculotemporalis und dem Ram. auricularis n. vagi, diejenigen der inneren gegen die Paukenhöhle sehenden Fläche aus dem Plexus tympanicus.

Mittelohr.

Das Cavum tympani stellt einen lufthaltigen, nach vorne und unten mittelst der Tuba auditiva mit der Pars nasalis pharyngis in Verbindung stehenden Raum dar. Lateralwärts durch die Membrana tympani von dem Meatus acusticus ext. getrennt, tritt er hinten mittelst der weiten Öffnung des Aditus ad antrum tympanicum mit den lufthaltigen, von Schleimhaut ausgekleideten, im Proc. mastoides eingeschlossenen Cellulae mastoideae in Verbindung. Dieselben gehören zum Mittelohr in demselben Sinne, wie die Sinus paranasales zur Nasenhöhle; hier wie dort sind die Beziehungen der erst postnatal sich ausbildenden lufthaltigen Nebenräume von besonderer Wichtigkeit für die Fortleitung und Weiterverbreitung von Prozessen (Eiterungen), die von der Haupthöhle ihren Ausgang nehmen. So sind die lufthaltigen Nebenräume des Mittelohres in ihrer Pathologie vielfach abhängig von dem Mittelohr, und die Tuba auditiva bildet eine Verbindung mit dem Pharynx, durch welche Entzündungen des letzteren bis zur Trommelhöhle fortgeleitet werden können, um von hier aus in den lufthaltigen Nebenräumen eine weitere Verbreitung zu finden. Wir sind also auch vom Standpunkte des Praktikers aus wohl berechtigt, die Topographie des Mittelohres mit Einschluss der Nebenräume und der Tube im Zusammenhang zu behandeln und dabei drei Abteilungen zu unterscheiden: die Paukenhöhle, die lufthaltigen Nebenräume derselben und die Tuba auditiva.

Trommelhöhle (Cavum tympani).

Das Cavum tympani stellt einen unregelmässigen, lufthaltigen Raum dar, welcher sich zwischen dem durch die Membrana tympani abgeschlossenen äusseren Gehörgang lateralwärts und dem knöchernen Labyrinthe medianwärts einschiebt. Die obere Wand (Paries tegmentalis seu tegmen tympani) trennt den Raum von der seitlichen Abteilung der mittleren Schädelgrube und dem Lobus temporalis des Grosshirns. Von der hinteren Schädelgrube und dem Cerebellum wird die Paukenhöhle durch das knöcherne Labyrinth getrennt. Von der Paukenhöhle geht schief nach vorne und medianwärts die Tuba auditiva ab, hinten stehen die Nebenräume mittelst des Aditus ad antrum tympanicum mit der Paukenhöhle in Zusammenhang.

Wandung des Cavum tympani. Wir können an derselben sechs Abschnitte unterscheiden, davon sind bereits erwähnt worden: die laterale Wand (Paries membranaceus), in welche die Membrana tympani eingesetzt ist; die mediale Wand (Paries labyrinthicus), welche die Paukenhöhle von dem Innenrohr trennt; die obere Wand (Paries tegmentalis seu tegmen tympani), die vordere Wand (Paries caroticus) mit der Öffnung der Tuba auditiva in die Paukenhöhle; die hintere Wand (Paries mastoideus) mit dem Aditus ad antrum tympanicum. Dazu kommt als sechster Abschnitt die untere Wand oder der Boden der Paukenhöhle (Paries jugularis). Die einzelnen Wände sind nun in ihrer Zusammensetzung und in ihren Beziehungen zu untersuchen.

Paries membranaceus (lateralis). Er wird teils durch das Trommelfell, teils durch die angrenzenden Knochenteile gebildet, welche von innen her gesehen das Trommelfell einrahmen. Die Höhe dieser Knochenfläche ist oberhalb des Trommelfells am beträchtlichsten; während nach unten das Trommelfell fast bis auf den Boden der Trommelhöhle reicht, kommt sein oberer Umfang etwa 5—6 mm unterhalb des Paries tegmentalis zu liegen (Fig. 125). In dieser Ausdehnung wird die laterale Wand durch die Schuppe des Schläfenbeins gebildet, welche hier den oberen Umfang des äusseren Gehörgangs von dem oberhalb der Membrana tympani gelegenen, den Kopf von Hammer und Amboss aufnehmenden Kuppelraum oder Recessus epitympanicus der Paukenhöhle trennt (in Fig. 128 blau). Dieser Scheidewand kommt bei der Eröffnung der Paukenhöhle vom äusseren Gehörgang aus eine grosse praktische Bedeutung zu; tatsächlich kann der Recessus epitympanicus durch Abmeisselung eines Teiles der lateralen Paukenhöhlenwand oberhalb des Trommelfelles operativ erreicht werden. Die Scheidewand erhält häufig die Bezeichnung „Mur de la logette" (Fig. 123).

Unterhalb des Trommelfells wird die laterale Wand in wechselnder Höhe durch Knochen dargestellt (1—2 mm dick), in Fig. 125 mit roter Farbe angegeben. Das Trommelfell reicht also nicht bis zum Boden der Trommelhöhle herab, vielmehr können wir immer einen Abschnitt oder eine Etage der letzteren unterscheiden, welche unterhalb des Niveaus des Trommelfells liegt (Recessus hypotympanicus) und so einen Gegen-

satz zu dem grösseren, oberhalb des Trommelfells gelegenen, die Gehörknöchelchen
aufnehmenden Recessus epitympanicus bildet.

Der Paries labyrinthicus seu medialis trennt die Paukenhöhle vom Innenohr und zeigt dementsprechend ein in seinen Einzelheiten praktisch sehr wichtiges
Relief (Fig. 126). Als Orientierungspunkt benützt man am besten das Promontorium,
welches durch die Basalwindung der Schnecke gebildet wird und, auf den Paries membranaceus der Paukenhöhle bezogen, dem Umbo membranae tympani entspricht. Das

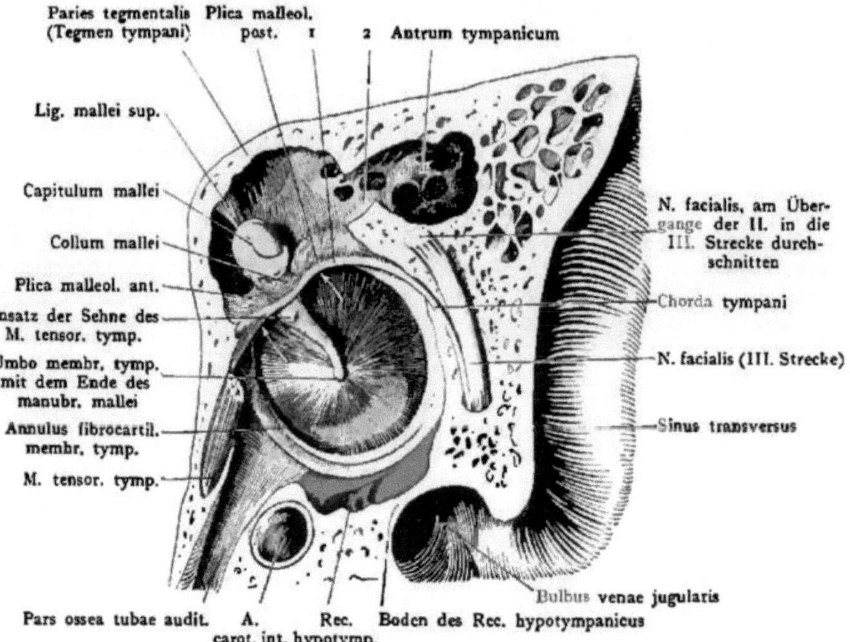

Fig. 125. Der Paries membranaceus der Paukenhöhle nach Entfernung des Ambosses.
Der Eingang in die Trommelfelltaschen ist mittelst Pfeilen angegeben.
Recessus epitympanicus blau. Recessus hypotympanicus rot.
1 Chorda tympani. 2 Aditus ad antrum tympanicum.

trichterförmig in die Paukenhöhle vorgetriebene Trommelfell erreicht fast das Promontorium (Fig. 123). Dies ist die engste Stelle der Paukenhöhle und zugleich die einzige
Partie des Paries labyrinthicus, welche bei starker Beleuchtung des Trommelfells mittelst
des Otoskopes zu erkennen ist. Vor und über dem Promontorium liegt am knöchernen
Präparate die Rinne des Semicanalis m. tensoris tympani, unmittelbar über dem
Promontorium in den Processus cochleariformis übergehend. Nach hinten schliesst
sich dem Processus cochleariformis die Einsenkung der Fossa fenestrae vestibuli
mit der Fenestra vestibuli an, in welche sich die Platte des Steigbügels einfügt. Oberhalb der Fossa fenestrae vestibuli folgt ein schräg abwärts und nach hinten verlaufender
Wulst, welcher der lateralen Wand des Canalis facialis entspricht, soweit derselbe an die
Paukenhöhle grenzt (Fig. 126). Die Wand des Kanales zeigt nicht selten Defekte,
was zur Folge hat, dass die Scheide des N. facialis direkt mit der Paukenhöhlenschleimhaut in Berührung tritt und allen Schädlichkeiten ausgesetzt ist, welche von der
letzteren ausgehen können (Lähmung des Nerven bei chronischer Entzündung der

Paukenhöhlenschleimhaut). Unterhalb des Promontorium liegt die Fenestra cochleae, welche sich nach hinten und abwärts öffnet und etwa in derselben Höhe wie die Fenestra vestibuli ragt die Eminentia pyramidalis von hinten in die Paukenhöhle vor; aus der an ihrer Spitze befindlichen feinen Öffnung tritt die Sehne des M. stapedius zum Capitulum stapedis.

Oberhalb des durch den Canalis facialis erzeugten Wulstes, annähernd parallel mit demselben, findet sich die von dem lateralen Bogengange des Labyrinthes erzeugte

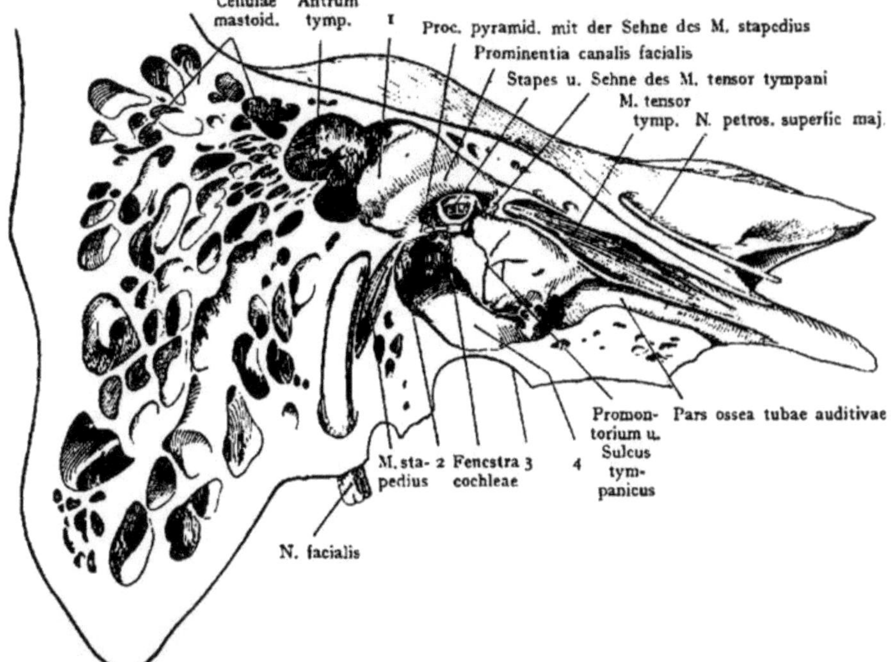

Fig. 126. Der Paries labyrinthicus (medialis) der Paukenhöhle mit den Cellulae mastoideae.
1 Prominentia canalis semicircularis lat. 2 Chorda tympani. 3 Fossa jugularis. 4 Paries jugularis (inferior) cavi tympani, durch den Bulbus venae jugularis nach oben vorgebuchtet.

Prominentia canalis semicircularis lateralis, welche die mediale Begrenzung des Aditus ad antrum tympanicum bildet.

Der Paries tegmentalis seu superior seu tegmen tympani trennt als eine oft papierdünne Knochenlamelle die Paukenhöhle von der mittleren Schädelgrube; sie stellt einen Teil der Pars petrosa dar, welcher bei jugendlichen Individuen durch die Sutura petrosquamosa von der Squama ossis temporalis getrennt wird (Fig. 127). An dieser Stelle bestehen Anastomosen zwischen den Gefässen der Paukenhöhlenschleimhaut und denjenigen der Dura mater; die erwähnte Entzündung der Paukenhöhlenschleimhaut kann sowohl längs dieser Gefässverbindungen als auch durch die dünne Platte des Paries tegmentalis auf die Dura mater und auf den Lobus temporalis des Gehirns übergreifen. Nicht selten schimmert bei der Betrachtung von oben die Paukenhöhlenschleimhaut am frischen Präparate durch, ja es sind sogar Lücken in dem Paries tegmentalis beschrieben worden, in deren Bereich die Schleimhaut der Paukenhöhle direkt an die Dura mater grenzt, ein für die Fortpflanzung der Paukenhöhlenentzündung auf die Dura mater und auf den Temporallappen des Gehirns recht wichtiger Befund.

Paries jugularis seu inferior. Er wird von der Pars petrosa ossis temporalis gebildet und stellt eine Rinne dar, deren Boden tiefer liegt als der untere Umfang des Trommelfells (Fig. 128). Seine Mächtigkeit ist sehr variabel; besonders in der hinteren Partie ist er oft beträchtlich verdünnt, je nach der Grösse des Bulbus venae jugularis, welcher ihr von unten in der Fossa venae jugularis (von der Schädelbasis aus gesehen medianwärts vom Proc. styloides) anliegt. Dieser Boden der Paukenhöhle zeigt häufig Ausbuchtungen, welche das ihrige dazu beitragen, um die Knochenschicht noch weiter zu verdünnen (Fig. 128). Hier kann sich bei chronischer Entzündung der Schleimhaut Eiter ansammeln; auch kann längs kleiner Venen, welche aus der Paukenhöhlenschleimhaut stammen und direkt nach unten in den Bulbus venae jugularis münden, eine Infektion der Vena jugularis int. oder des Sinus transversus mit sich anschliessender Thrombenbildung stattfinden.

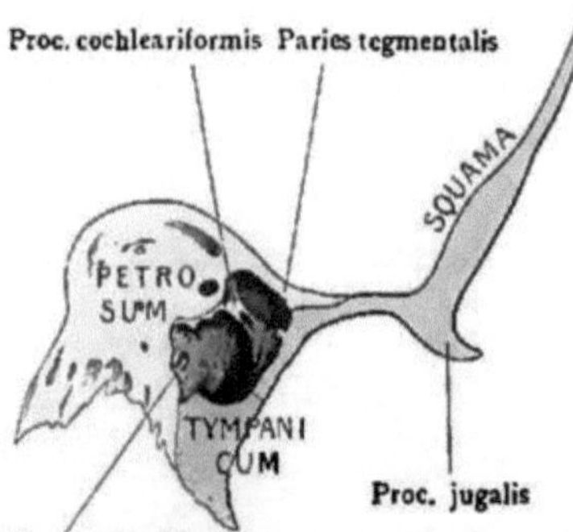

Fig. 127. Os temporale auf dem Frontalschnitte, zur Veranschaulichung der Zusammensetzung der Paukenhöhlenwandung.
(Nach Gegenbaur, Lehrbuch der menschl. Anatomie.)

Paries caroticus seu anterior. An demselben liegt oben die Öffnung der Tuba auditiva in die Trommelhöhle (Ostium tympanicum tubae auditivae). Die untere Partie der Wand wird durch eine dünne Knochenlamelle gebildet, welche die Paukenhöhle von der ersten Windung der A. carotis int. und dem die Arterie umgebenden Plexus venosus trennt, auch ist die Gefahr einer Infektion dieser Venen, welche nach oben hin mit dem Sinus cavernosus im Zusammenhang stehen, nicht ausgeschlossen.

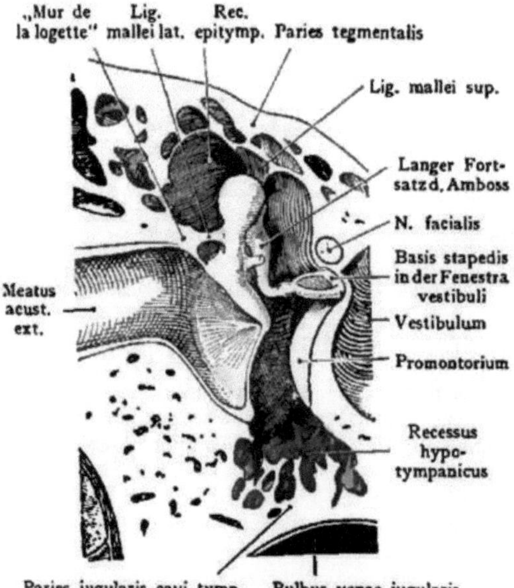

Mit den Lymphgefässen der Paukenhöhle stehen auch diejenigen der Tube in Verbindung; für beide bilden die Lymphoglandulae retropharyngeae die ersten regionären Drüsen (daher die Möglichkeit der Entstehung eines retropharyngealen Abscesses bei der Mittelohrentzündung des Kindes). Die tiefen Lymphoglandulae cervicales stellen eine erste und zweite Etappe für die Lymphgefässe des Cavum tympani dar, die ausserdem mit den Lymphgefässen des Trommelfells und durch diese mit den Lymphgefässen des äusseren Gehörganges in Zusammenhang stehen. Für diese kommen die infraaurikularen Lymphdrüsen als regionäre Drüsen in Betracht. „Bei Kindern scheint nach klinischen Erfahrungen der Hauptweg zu den retropharyngealen und tiefen cervikalen Lymphdrüsen zu gehen, beim

Fig. 128. Frontalschnitt durch die Paukenhöhle mit den Gehörknöchelchen.
Recessus epitympanicus blau. Recessus hypotympanicus rot.

Erwachsenen zu den letzteren sowie zu den Lymphoglandulae infraauriculares"
(Most).

Paries mastoideus seu posterior. Oben liegt der Aditus ad antrum
tympanicum, welcher medial durch den Wulst des äusseren Bogenganges oberhalb der Prominentia canalis facialis begrenzt wird (Fig. 126). Unterhalb des Aditus
ist die hintere Wand unregelmässig buchtig, und hier findet sich eine kleine Fläche zur
Anlagerung des kurzen Fortsatzes des Ambosses sowie eine Öffnung (Apertura tympanica canaliculi chordae), welche die aus der letzten Strecke des N. facialis kurz vor
seinem Austritte aus dem For. stylomastoideum abgehende Chorda tympani benutzt,
um in die Paukenhöhle zu gelangen.

Mucosa cavi tympani. Die knöchernen Wandungen der Paukenhöhle werden
von einer Schleimhaut überzogen, welche einerseits durch die Tuba auditiva mit der
Pharynxschleimhaut im Zusammenhang steht, andererseits sich durch den Aditus ad
antrum tympanicum in die Schleimhautauskleidung der Cellulae mastoideae fortsetzt.
Dieser Zusammenhang erklärt die weite Ausdehnung von Entzündungsprozessen, welche,
sei es vom Pharynx (längs der Tuba auditiva), sei es vom äusseren Gehörgange aus,
die Schleimhaut der Paukenhöhle und der Cellulae mastoideae ergreifen können. Die
Schleimhaut ist fest mit dem Perioste der knöchernen Paukenhöhlenwandung verbunden.

Gefässe und Nerven der Paukenhöhle. Die Arterien kommen aus verschiedenen, der Paukenhöhle benachbarten Ästen der Aa. carotis int. und ext.; so
nehmen an der Versorgung teil: die A. tympanica aus der A. maxillaris int., welche
durch die Fissura petrotympanica in die Paukenhöhle gelangt, die A. stylomastoidea
aus der A. auricularis post., die A. meningea media, welche feine Äste durch die Fissura
petrosquamosa zu der Schleimhaut der Paries tegmentalis sendet und so die praktisch
wichtige Verbindung zwischen den Arterien der Paukenhöhle und denjenigen der Dura
mater herstellt.

Die Venen haben ihre Abflüsse zu den verschiedenen, ausserhalb der Trommelhöhle liegenden, grossen Venenstämmen, so zu den Vv. meningeae mediae, zu dem die
A. carotis int. im Canalis caroticus begleitenden Venengeflechte, zum Bulbus venae
jugularis, auch zum Plexus pharyngeus.

Die Nerven sind sensible (zur Paukenhöhlenschleimhaut) und motorische (zu
den Mm. stapedius und Tensor tympani). Die sensiblen Äste werden durch den Plexus
tympanicus (Jacobsoni) dargestellt, dessen Fasern zum grössten Teil von dem N. tympanicus geliefert werden. Dieser geht vom Ganglion petrosum n. glossopharyngei
ab und gelangt von unten her durch den Canaliculus tympanicus in die Paukenhöhle, wo er im Sulcus tympanicus am Paries labyrinthicus (Fig. 126) verläuft. Mit
dem Plexus tympanicus treten noch in Verbindung die Nervuli caroticotympanici, der
N. petrosus prof. minor und der N. petrosus superficialis minor; ihre Herkunft und
ihr Verlauf werden in den Lehrbüchern der deskriptiven Anatomie ausführlich geschildert.

Von den beiden motorischen Nerven entspringt der N. stapedius aus der dritten,
senkrechten Strecke des N. facialis innerhalb des Canalis facialis und gelangt sofort
zu dem im Knochen eingeschlossenen M. stapedius. Der Ast zum M. tensor tympani
kommt aus dem N. mandibularis (Ganglion oticum). Der Verlauf der die Paukenhöhle durchsetzenden Chorda tympani soll später im Zusammenhang mit der
Ausbildung der Schleimhautfalten und der Taschen des Trommelfelles besprochen
werden.

Lage und Beziehungen der Gehörknöchelchen. Die Kette der drei Gehörknöchelchen wird durch die Mucosa cavi tympani, welche sich von den Wandungen
der Paukenhöhle auf sie umschlägt, vollständig umschlossen. Das Verhältnis erinnert
an den Einschluss des Darmrohres oder einzelner Baucheingeweide durch die Serosa;

denn in derselben Weise wie dort die Eingeweide, werden hier die Gehörknöchelchen durch Falten der einhüllenden Membran (der Schleimhaut) mit den Wandungen des Hohlraumes (also der Paukenhöhle) verbunden. Die Schleimhautfalten umschliessen Bindegewebsstränge, welche von der Wand der Paukenhöhle zu den Gehörknöchelchen ziehen und Hemmungsbänder für allzu starke Bewegungen darstellen.

Die drei gelenkig miteinander verbundenen Gehörknöchelchen reichen vom Trommelfelle bis zur Membrana fenestrae vestibuli. Ihre Lage, von aussen dargestellt, ist in Fig. 124 zu erkennen. Der Griff des Hammers (mit dem Proc. lateralis) ist mit der inneren Fläche des Trommelfelles verbunden und erstreckt sich vom Umbo membranae tympani bis zu dem durch die Plica malleolaris ant. et post. gebildeten Winkel, welcher die Pars tensa von der Pars flaccida abgrenzt. Parallel mit dem Stiele des Hammers verläuft der lange Fortsatz des Ambosses, entsprechend dem hinteren oberen Quadranten des Trommelfells; der Stapes ist, obgleich von aussen nicht sichtbar, gleichfalls in die Figur eingezeichnet. Nach unten und vorne ragt gegen den Paries jugularis der Processus anterior mallei, welcher vermittelst des Lig. mallei ant. in der Fissura petrotympanica (Glaseri) befestigt ist.

Die Hauptmasse der Gehörknöchelchen (Kopf des Hammers und Amboss) erheben sich über den oberen Rand des Trommelfells und kommen so in den Recessus epitympanicus (Fig. 128) zu liegen. Der lange Fortsatz des Amboss steigt allerdings wieder in die mittlere, von dem Trommelfell lateralwärts begrenzte Etage der Paukenhöhle herunter, um mit dem in der Fenestra vestibuli eingesetzten Stapes zu articulieren. Der Kopf des Hammers erreicht fast den Paries tegmentalis, an welchen er durch das Lig. mallei superius befestigt wird.

Lateral verbindet sich die Reihe der Gehörknöchelchen im Manubrium mallei mit der Membrana tympani. Der Stapes ist als mediales Endglied der Reihe mit seiner Platte in die Fenestra vestibuli eingefügt und hier durch eine Bandmasse (Lig. annulare) befestigt. Nach oben geht vom Kopfe des Hammers zum Paries tegmentalis das Lig. mallei sup., nach unten ist der Hals des Hammers durch den Proc. anterior mallei und das Lig. mallei ant. mit der Fissura petrotympanica verbunden, lateral erhält der Hals des Hammers noch durch das Lig. mallei laterale (Fig. 128) eine Befestigung an die laterale Wand des Recessus epitympanicus, oberhalb des Trommelfellansatzes.

Von der grössten Bedeutung für die Mechanik der Gehörknöchelchen und für die Topographie des Hammers und des Trommelfells sind jedoch Fasern, welche vom Halse des Hammers ausgehen und sich sowohl hinten und oben als unten und vorne inscrieren, also den Hals des Hammers gewissermassen zwischen sich fassen (Ligg. mallei ant. und post.). 1. Das Lig. mallei ant. entspringt von der Spina angularis ossis sphenoidalis und enthält auch Fasern aus der Fissura petrotympanica, welche sich mit dem Processus anterior mallei verbinden; das Band inseriert sich am Collum mallei. 2. Das Lig. mallei post. entspringt gemeinsam mit dem Lig. mallei lat. von der äusseren Wandung des Recessus epitympanicus oberhalb des Trommelfells und inseriert sich gleichfalls am Halse des Hammers an der Crista mallei. (Neuerdings wird [B. N. A.] bloss ein Lig. mallei lat. aufgeführt, dessen hintere Züge das Lig. mallei post. darstellen sollen.) Die Ligg. mallei ant. und post. bilden zusammen das sogenannte Achsenband (Helmholtz) des Hammers, um welches die zu einer Spannung resp. zu einer Erschlaffung des Trommelfells führenden Bewegungen des Hammers stattfinden. Die Sehnen der beiden an den Gehörknöchelchen sich inserierenden Muskeln verlaufen, von der Schleimhaut überzogen, durch die Paukenhöhle. Die Sehne des M. tensor tympani tritt aus dem knöchernen, den Muskelbauch umschliessenden Semicanalis m. tensoris tympani am Processus cochleariformis aus und biegt im rechten Winkel lateralwärts um, indem sie ihre Insertion am obersten Teile des Manubrium mallei in der Nähe des Processus lateralis mallei nimmt. Der M. stapedius ist in die hintere Wand der Paukenhöhle eingeschlossen und lässt seine Endsehne durch die Öffnung an der Spitze der Eminentia pyramidalis austreten, um zu seiner Insertion am Manubrium mallei unterhalb des Proc. lateralis zu gelangen.

Die von dem Halse des Hammers ausgehenden Bandfasern erhalten, wie alle übrigen in die Lichtung der Paukenhöhle vorspringenden Gebilde, einen Überzug durch die Schleimhaut, welche sich auf der Grundlage der sehnigen Fasern zu Falten erhebt (Plica malleolaris ant. und post.). Dieselben entsprechen in ihrem Abgange von dem Paries membranaceus cavi tympani der Grenze zwischen der Pars tensa und der Pars flaccida des Trommelfells, welche auf dem otoskopischen Bilde zu erkennen ist (Fig. 124). Die beiden an den Hammerhals gehenden Schleimhautfalten sehen mit ihren freien Rändern nach unten und schliessen hier die Chorda tympani ein, welche, aus der dritten Strecke des N. facialis entspringend, durch eine kleine Öffnung an der hinteren Paukenhöhlenwand (Apertura tympanica canalic. chordae) unter die Schleimhaut gelangt und weiterhin, in dem freien Rande der Plica malleolaris ant. et post. eingeschlossen, bogenförmig nach vorne verläuft, um die Paukenhöhle durch die Fissura petrotympanica (Glaseri) zu verlassen (Fig. 125). Die Chorda liegt dabei

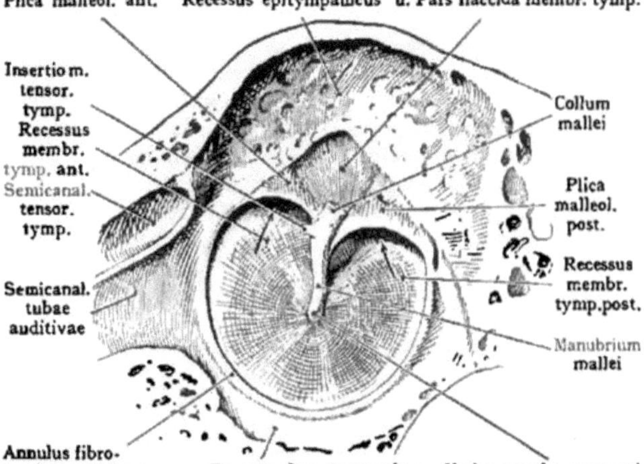

Fig. 129. Trommelfell und Paries membranaceus der Paukenhöhle von innen.
Der Kopf des Hammers ist abgetragen worden, um die Pars flaccida membr. tymp. zu zeigen.

oberhalb des Processus lateralis mallei, zwischen dem langen Fortsatze des Amboss und dem Stiele des Hammers. In Fig. 124 (Ansicht des Trommelfelles von aussen) ist die Chorda tympani (in der Figur nicht bezichnet) oberhalb der Plica malleolaris post. zu sehen.

Die Schleimhautfalten der Plica malleolaris ant. et post., deren freie Ränder nach unten sehen, begrenzen mit der oberen Partie der Pars tensa membranae tympani (s. Fig. 129) zwei Buchten, welche abwärts in weiter Kommunikation mit der Trommelhöhle stehen, die Recessus membranae tympani anterior und posterior (vordere und hintere Trommelfelltasche); sie sind in der Figur durch Pfeile angegeben. Der Recessus ant. ist seicht und nach oben abgeschlossen; seine praktische Bedeutung gering. Der Recessus post. dagegen ist tiefer; sehr häufig zeigt sich auch in der Plica malleolaris posterior eine Öffnung, welche nach oben in eine durch die Pars flaccida membranae tympani gegen den äusseren Gehörgang hin abgeschlossene Bucht (Recessus membranae tympani sup.) führt. Die letztere, auch obere Trommelfelltasche oder Prussaksche Trommelfelltasche genannt, wird gegen den oberhalb des Trommelfelles liegenden Kuppelraum der Trommelhöhle durch das von der Schleimhaut überzogene Lig. mallei laterale getrennt (s. den Frontalschnitt der Fig. 128), medial wird sie durch den Hals des Hammers abgegrenzt, lateralwärts durch die Pars flaccida membranae tympani von dem äusseren Gehörgange geschieden. In der Regel besteht eine mehr oder weniger ausgiebige Verbindung mit dem Kuppelraume (Recessus epitympanicus).

Die beschriebenen Buchten der Schleimhaut haben eine praktische Bedeutung, weil sie geeignet sind, bei chronischen Entzündungsprozessen die Eiteransammlung zu begünstigen und den Ausgangspunkt für das Übergreifen solcher Prozesse auf die knöchernen Wandungen der Paukenhöhle zu bilden. Als ein weiterer derartiger Raum (Gipfelbucht oder Recessus culminis Merkel) ist ein Teil der oberen Etage der Paukenhöhle beschrieben worden (Fig. 128), welcher unten durch das Lig. mallei laterale, medial durch die in die obere Etage der Paukenhöhle aufsteigenden Teile von Hammer und Amboss, lateral durch die Wand der Paukenhöhle abgegrenzt wird. Dieser Raum wird mehr oder weniger durch Schleimhautfalten vervollständigt, welche sich von der Wand der Paukenhöhle auf Hammer und Amboss umschlagen. Eine genauere Schilderung können wir uns ersparen; die Gipfelbucht ist als ein Teil des Recessus epitympanicus aufzufassen, welcher sich, je nach der Ausbildung der zuletzt erwähnten Schleimhautfalten, mehr oder weniger vollständig gegen den Raum der Paukenhöhle abschliesst. Es können auch hier langwierige Eiterungen bestehen, die den Knochen angreifen, oder sich nach unten ausdehnen und eine Perforation der Pars flaccida membranae tympani herbeiführen.

Einteilung und topographische Beziehungen des Cavum tympani. Die Form der Paukenhöhle auf einem Frontalschnitte (Fig. 128) ist mit einer bikonkaven Linse verglichen worden, deren konkave Flächen einerseits durch die Membrana tympani, andererseits durch den Paries labyrinthicus mit dem Promontorium dargestellt werden. Am engsten ist die Lichtung der Paukenhöhle dort, wo sich der Umbo membranae tympani bis auf ca. 2 mm dem Promontorium nähert; aufwärts und abwärts gegen die Decke und den Boden hin, nimmt die Weite in transversaler Richtung zu (bis zu 5 mm).

Mit Rücksicht auf die topographischen Beziehungen des Raumes, sowohl zu seinem Inhalte, als zu seiner Umgebung, lässt sich die Paukenhöhle in drei übereinanderliegende, in Fig. 128 durch Farbenunterschiede angegebene „Etagen" einteilen. Die untere Etage (Recessus hypotympanicus) liegt unterhalb des Trommelfells, sie wird unten durch den Paries jugularis abgeschlossen (in Fig. 128 rot). Die mittlere Etage (Pars media) entspricht in ihrer Höhenausdehnung dem Trommelfelle. Die obere Etage (Recessus epitympanicus mit der Pars cupularis cavi tympani) liegt oberhalb des Trommelfells (in Fig. 128 blau); sie wird durch den Paries tegmentalis von der Schädelhöhle getrennt. Die Beziehungen der einzelnen Etagen sind besonders zu besprechen.

1. Die untere Etage (Recessus hypotympanicus) bildet eine Rinne, welche oft kleine, abwärts gerichtete Ausbuchtungen aufweist, so dass die untere Wand der Paukenhöhle (Paries jugularis) beträchtlich verdünnt wird. Häufig wird der Bulbus venae jugularis, welcher dem Boden anliegt, nur durch eine dünne Knochenlamelle von der Paukenhöhle getrennt (Fig. 125).

2. Die mittlere Etage (Pars media) entspricht lateral dem Trommelfell als Abschluss des äusseren Gehörganges, medial dem Promontorium, der Fenestra vestibuli und der Fenestra cochleae. Hier liegt die engste Partie der Trommelhöhle und hier ergeben sich auch Beziehungen des Paries labyrinthicus zu dem häutigen Labyrinth, indem die Scala vestibuli in der Fenestra vestibuli durch die Platte des Steigbügels und das Lig. annulare, die Scala tympani in der Fenestra cochleae durch die Membrana tympani secundaria von der Paukenhöhle getrennt werden.

3. Die obere Etage (Recessus epitympanicus und Pars cupularis) ist ein kleiner, aber praktisch sehr wichtiger Raum oberhalb des Trommelfelles (in Figur 128 blau angegeben). Die Grenze gegen die mittlere Etage stellt eine Horizontalebene dar, welche durch den Processus lat. des Hammers gelegt wird, also ungefähr der

Grenze zwischen der Pars tensa und der Pars flaccida des Trommelfells entspricht.
Die laterale Wandung des Raumes wird durch die Pars flaccida des Trommelfells gebildet und oberhalb derselben durch die Schläfenbeinschuppe, welche im Anschluss
an die Pars flaccida als „Mur de la logette" den Raum von dem äusseren Gehörgange trennt. Die obere Wand wird durch den Paries tegmentalis hergestellt, die mediale
Wand dehnt sich abwärts bis zur Höhe der Fenestra vestibuli aus; an ihr bemerken
wir die Wülste der Prominentia canalis facialis und des Canalis semicircularis lateralis
(Figg. 126 und 128). Nach hinten geht der Recessus epitympanicus in den Aditus

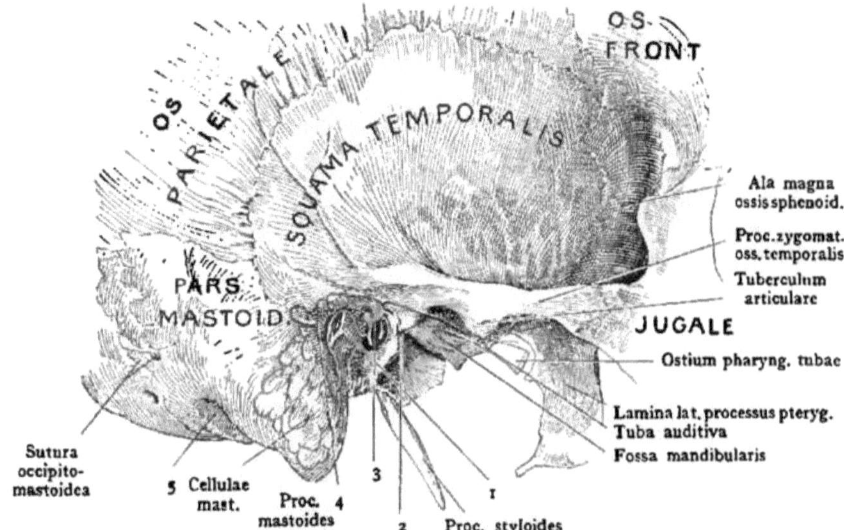

Fig. 130. Laterale Ansicht des Os temporale.
Die Umrisse der Projektion des Mittelohres sind rot angegeben.
1 Spina supra meatum. 2 Fissura petrotympanica. 3 Cavum tympani. 4 Antrum tympanicum.
5 Incisura mastoidea.

ad antrum tympanicum über, vorne wird er eine kurze Strecke weit durch die vordere Wand oberhalb der Einmündung der Tuba auditiva in die Paukenhöhle
begrenzt.

Wenn man diejenigen Teile von Hammer und Amboss, welche in den Recessus
epitympanicus hinaufragen, entfernt, so geht der Raum nach unten breit in die mittlere Etage der Paukenhöhle über; werden dagegen die Gehörknöchelchen mit ihren
Schleimhautfalten in situ belassen, so bleibt bloss eine enge Verbindung mit der mittleren Etage übrig, welche bei Entzündung und Anschwellung der Schleimhaut verlegt wird. Nach hinten geht der Recessus epitympanicus in das Antrum tympanicum
über, welches tatsächlich eine Ausbuchtung der oberen Etage der Paukenhöhle darstellt und etwas willkürlich an der Prominentia canalis semicircularis lat. von derselben
abgegrenzt wird. An der lateralen Wand des Recessus öffnen sich eine Anzahl von
lufthaltigen Zellen, welche einen Teil der Schläfenbeinschuppe einnehmen; auch am
Paries tegmentalis kann durch die Ausbildung solcher Buchten eine beträchtliche Verdünnung dieser Knochenlamelle, welche den Recessus epitympanicus von der mittleren
Schädelgrube trennt, erfolgen.

Die Gehörknöchelchen mit ihren Bändern, den Ligg. mallei sup., post. und lat.,
ferner die straffe Verbindung zwischen dem kurzen Fortsatze des Amboss und der

hinteren Wand des Recessus, gliedern den Kuppelraum in einzelne Abteilungen, welche durch mehr oder weniger weite Öffnungen untereinander in Verbindung stehen. Es gelingt nicht, eine Regelmässigkeit in der Ausdehnung oder in der Verbindung dieser Buchten nachzuweisen. Die tiefste Partie des Raumes befindet sich zwischen dem Collum mallei und der Pars flaccida membranae tympani (Fig. 128), sie bildet hier die früher beschriebene obere (Prussaksche) Trommelfelltasche, welcher deshalb eine besonders grosse praktische Bedeutung zukommt, weil bei chronischer Entzündung der Schleimhaut im Bereiche des Recessus epitympanicus der Eiter sich häufig in die Prussaksche Tasche senkt und durch die nachgiebige Pars flaccida des Trommelfells in den äusseren Gehörgang gelangt. Die anatomischen Verhältnisse erklären es jedoch, wie in dem buchtigen Raume des Recessus epitympanicus eine chronische Eiterung fortbestehen kann, auch nachdem der Durchbruch der Pars flaccida eine Öffnung nach aussen geschaffen hat. Eine breite Öffnung des Raumes kommt erst zustande durch die Abmeisselung der knöchernen Aussenwand („mur de la logette" in Fig. 123), welche den Raum von dem äusseren Gehörgange trennt.

Die topographischen Beziehungen des Recessus epitympanicus nach oben zur Schädelhöhle, nach hinten zu den Cellulae mastoideae, medianwärts zum Canalis facialis sind bereits erwähnt worden; es sei aber nochmals darauf hingewiesen, dass sie für die Verbreitung der Eiterungen von der Trommelhöhle aus die wichtigsten Bahnen darstellen.

Antrum tympanicum und Cellulae mastoideae.

Die Cellulae mastoideae bilden den zweiten Abschnitt der lufthaltigen Räume des Mittelohres, welche sich in ausserordentlich variabler Ausbildung im Proc. mastoides ausdehnen. Als Nebenräume des Cavum tympani besitzen sie eine Schleimhautauskleidung; sie münden in eine grössere centrale Höhle (Antrum tympanicum), welche mittelst einer weiten Öffnung (Aditus ad antrum tympanicum) mit dem Recessus epitympanicus in Verbindung steht. Während das Antrum tympanicum schon bei der Geburt vorhanden ist, beginnen sich dagegen die Cellulae mastoideae erst beim Neugeborenen zu entwickeln, so dass man zur Annahme berechtigt ist, das Antrum stelle wirklich einen Teil der Paukenhöhle, und zwar des Recessus epitympanicus dar, während bloss die Cellulae mastoideae als Nebenräume der Paukenhöhle aufzufassen seien.

Gestalt und Lage des Antrum tympanicum. Das Antrum liegt hinter und über der Pars ossea des Meatus acusticus ext. als eine ovale Höhle, deren Wandungen durch die Pars mastoidea ossis temporalis gebildet werden und deren Längsachse sich mehr oder weniger vertikal einstellt. Individuelle Variationen der Lage sind häufig, auch soll das Antrum beim Neugeborenen höher liegen, als beim Erwachsenen. Die Grösse des Raumes variiert noch mehr als seine Lage; es kann weit und buchtig oder auch stark reduziert sein, wie auch die Ausbildung der von ihm ausgehenden Cellulae mastoideae eine sehr verschiedene ist. Nirgends hat übrigens die Variationsbreite von Gebilden eine grössere praktische Wichtigkeit als gerade im Bereiche der Cellulae mastoideae und des Antrum tympanicum.

Der Aditus ad antrum tympanicum ist ein sehr kurzer, aber relativ weiter Kanal, welcher das Antrum mit dem Recessus epitympanicus in Verbindung setzt. Die Länge desselben beträgt etwa 3—4 mm; er wird gegen den Recessus epitympanicus durch die am Paries labyrinthicus der Paukenhöhle sichtbare Prominentia canalis semicircularis lateralis abgegrenzt. Oben wird er durch den Paries tegmentalis, lateral durch die Schuppe des Schläfenbeines gebildet, welche letztere sich in die laterale Wand des Recessus epitympanicus fortsetzt.

Wände des Antrum tympanicum. Die laterale Wand entspricht der Projektion des Antrum auf die äussere Oberfläche des Mastoids (Fig. 130), und zwar wird man in den meisten Fällen das Antrum erreichen, wenn man hinter der Spina supra meatum, einem kleinen, dem höchsten Punkte der Pars ossea des Gehörgangs entsprechenden, hinter dem Porus acusticus ext. gelegenen Knochenvorsprunge, den Meissel genau medianwärts einschlägt (s. Fig. 130). Die Mächtigkeit der lateralen Wand des Antrum beträgt nach Kocher ungefähr 1,5 cm, doch sind hier die individuellen Unterschiede oft recht beträchtliche.

Die obere Wand ist nichts anderes als eine Fortsetzung des Paries tegmentalis cavi tympani; sie trennt das Antrum von der mittleren Schädelgrube und entspricht, nach aussen projiziert, etwa der Linea temporalis, welche die obere Kante des Jochbogens über dem Porus acusticus ext. nach hinten fortsetzt. Die Linea temporalis wird also eine Grenze angeben, die man beim Aufmeisseln des Antrum nicht aufwärts überschreiten darf, ohne sich der Gefahr auszusetzen, die mittlere Schädelgrube zu eröffnen. Man kann die Operationsstelle für die Eröffnung des Antrum etwa angeben als einen nach hinten offenen rechten Winkel, der oben durch die horizontal verlaufende Linea temporalis und vorne durch eine in der Spina supra meatum abwärts gezogene Senkrechte gebildet wird.

Die mediale Wand trennt das Antrum von dem Sulcus transversus und von derjenigen Partie der medialen Fläche der Pars mastoidea, welche an der Bildung der hinteren Schädelgrube teilnimmt und den Kleinhirnhemisphären angrenzt. Die Mächtigkeit der trennenden Knochenschicht ist sehr verschieden; so kann sie bei mässig grossem Antrum und seichtem Sulcus transversus recht beträchtlich sein, bei tief ausgehöhltem Sulcus transversus und kleinem Antrum tympanicum drängt sich der Sinus transversus lateralwärts vor, reduziert die mediale

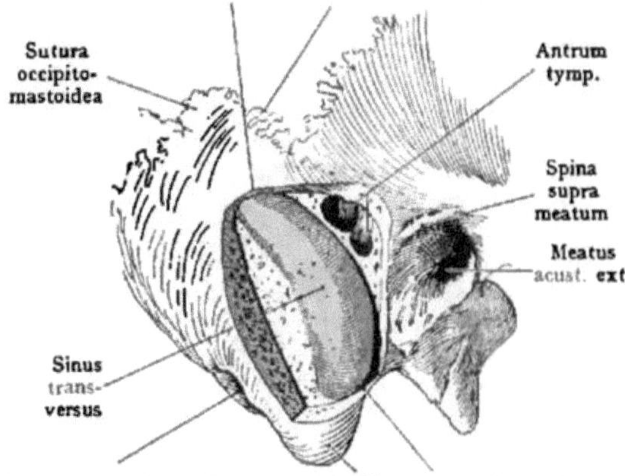

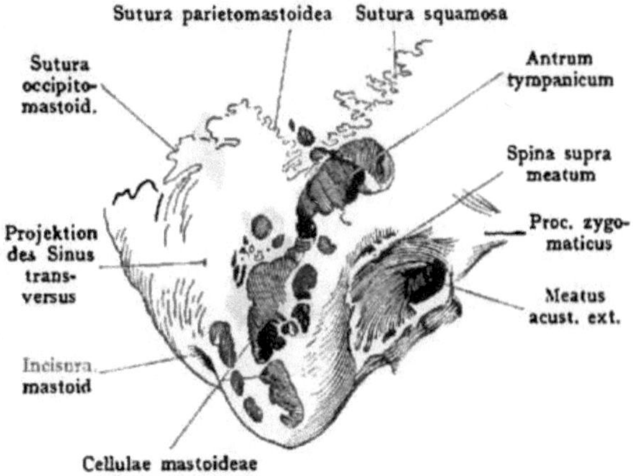

Fig. 131. Beziehungen zwischen dem Antrum tympanicum und dem Sinus transversus, bei einem weit lateralwärts ausbiegenden, fast den ganzen vorderen Teil der Pars mastoidea ossis temporalis in Anspruch nehmenden Sinus transversus, und gänzlichem Fehlen der Cellulae mastoideae.
Die Dicke der den Sinus transversus lateralwärts bedeckenden Knochenschicht beträgt zum Teil bloss 1—2 mm.

Fig. 132. Beziehungen zwischen den Cellulae mastoideae und dem Antrum tympanicum einerseits und dem Sinus transversus andererseits, bei starker Ausbildung der Cellulae mastoideae und mässiger Tiefe des Sulcus transversus.
Die Cellulae mastoideae sind durch Abtragung ihrer lateralen Wand freigelegt worden. Der Sinus transv. ist in der Projektion blau schraffiert.

Wand des Antrum und wird (allerdings in seltenen Fällen) bloss durch eine dünne Knochenschicht von der äusseren Oberfläche der Pars mastoidea getrennt sein. Das kleine Antrum liegt dann oben und vorne von dem Sinus transversus, in der Höhe der Spina supra meatum. Ein solcher Fall ist in Fig. 131 dargestellt. Es wird hier bei starker Reduktion des Antrum tympanicum ein grosser Teil der Pars mastoidea durch den lateralwärts weit ausgebuchteten Sinus transversus eingenommen. Beim Aufmeisseln der Pars mastoidea an der typischen Stelle, gerade hinter der Spina supra meatum, trifft man zunächst das kleine Antrum tympanicum an. Die Cellulae mastoideae sind so gut wie gar nicht vorhanden; dagegen befindet sich hinter dem Antrum der stark lateralwärts vorgebuchtete Sinus transversus, welcher fast den ganzen Processus mastoides für sich in Anspruch nimmt. Derselbe wird bloss durch eine 1 bis 2 mm dicke Knochenschicht von dem Perioste der äusseren Fläche des Processus mastoides getrennt. Solche Fälle („gefährliche" Schläfenbeine) mahnen zur höchsten Vorsicht bei der Aufmeisselung der Processus mastoides, da der Meissel leicht die laterale Wand des Sinus transversus durchbrechen und den Sinus eröffnen kann. Wir haben (Okada) keinen sicheren Anhalt zur Bestimmung der „gefährlichen" Schläfenbeine; sie kommen rechts bedeutend häufiger vor als links, auch ist an solchen Schläfenbeinen der Proc. mastoides in der Regel klein. Der Befund kann als ein infantiler bezeichnet werden, indem bei Kindern meist eine geringe Knochenschicht den Sinus transversus von der Oberfläche trennt. In Fig. 132 ist ein anderer Befund dargestellt, welcher, abgesehen von einem etwas weit hinaufreichenden Antrum tympanicum, der Norm entspricht. Hier liegt das Projektionsfeld des Sinus transversus auf der Oberfläche der Pars mastoidea hinter dem Antrum, und der Sinus wird von den Cellulae mastoideae durch eine ziemlich mächtige Knochenschicht getrennt; beim Aufsuchen des Antrum hinter der Spina supra meatum droht also keine Gefahr von seiten des Sinus. Dass übrigens von dem Antrum oder den Cellulae mastoideae aus ein Entzündungsprozess seinen Weg in den Sinus transversus nehmen und dort zur Bildung eines Thrombus führen kann, erklärt sich ohne weiteres aus den erwähnten anatomischen Verhältnissen.

Aufsuchung des Sinus transversus. Die zuletzt erwähnten Vorgänge können eine Indikation für die Aufsuchung des Sinus transversus darbieten. Man bestimmt die Stelle der Trepanation nach Kocher, indem man den vorragendsten Punkt der Basis des Proc. mastoides aufsucht, welcher noch hinten von dem Rande der Ohrmuschel sich erhebt. Fingerbreit höher liegt das kammartig schräg nach hinten emporsteigende Ende der Linea temporalis. Zwischen dieser Kante und jener Vorragung liegt auf der Innenseite der Sinus transversus, welcher entlang dem hinteren Teile des mittleren Drittels des Proc. mastoides noch eine Strecke weit abwärts verfolgt werden kann.

Die untere Wand des Antrum bietet nichts Beachtenswertes dar; von ihr, wie von den anderen Wänden, gehen Cellulae mastoideae aus.

Die Beziehungen der hinteren Wand zu einem lateralwärts stark ausgebuchteten Sinus transversus werden durch Fig. 131 veranschaulicht. An dem oberen Abschnitte der vorderen Wand mündet der Aditus ad antrum tympanicum ein.

Die Fig. 133 stellt ein Gesamtbild der Beziehungen dar, welche zwischen dem Antrum tympanicum, dem Sinus transversus, dem Temporalhirn und der Kleinhirnhemisphäre einerseits und der lateralen Wandung des Schädels andererseits nachzuweisen sind. Eingezeichnet ist auch die Projektion lateralwärts der dritten, senkrecht verlaufenden Strecke des Canalis facialis. Oberhalb der Linea temporalis ist die Trepanationsstelle für die Abszesse in der unteren Temporalwindung angegeben, welche bei Fortleitung eines Entzündungsprozesses von der Paukenhöhle aus nach oben durch den Paries tegmentalis hindurch entstehen können. Es ist ersichtlich, dass man bei Eröffnung des Antrum tympanicum die Schädelhöhle vermeiden und eine Verletzung des Temporalhirns ausschliessen kann, wenn man unterhalb der Linea temporalis, in der Höhe der hier stark ausgebildeten Spina supra meatum, vorgeht. Hier ist am sichersten die Verletzung des Sinus transversus, auch in Fällen, wo derselbe sich lateralwärts in die Pars mastoidea ossis temporalis vorbuchtet, zu vermeiden. Das Projektionsfeld

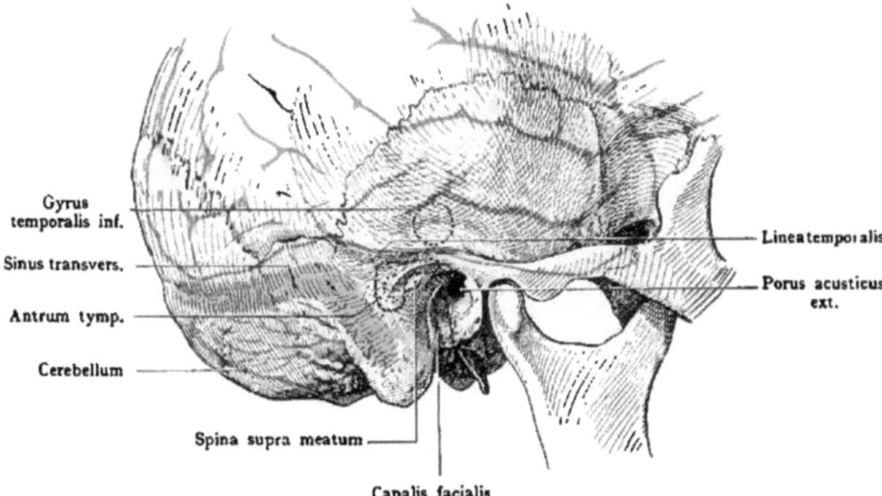

Fig. 133. Projektion der Temporalwindungen, des Antrum tympanicum, des Sinus transversus, des Kleinhirns und der dritten, senkrecht verlaufenden Facialisstrecke auf die seitliche Schädelwandung.

des Sinus transversus nimmt die hintere Partie der Pars mastoidea in Anspruch, biegt dann etwa in der Höhe der Spina supra meatum nach hinten um und lässt sich in annähernd horizontalem Verlaufe an der Squama ossis occipitalis verfolgen. Unterhalb desselben liegt das Kleinhirn, oberhalb desselben der Lobus occipitalis des Grosshirns.

Topographie und Beziehungen der Cellulae mastoideae. Die Cellulae mastoideae gehen von dem Antrum tympanicum als buchtige, vielfach untereinander zusammenhängende Räume ab, die in ihrer Ausbildung eine grosse Variabilität aufweisen. Sie können einerseits fast die ganze Pars mastoidea in Anspruch nehmen, ja bei sehr starker Ausbildung auf die benachbarten Teile des Os occipitale und der Squama ossis temporalis übergreifen. Das Extrem nach der anderen Richtung hin stellen Fälle dar, wie der in Fig. 131 abgebildete, bei welchem der Processus mastoides und ein grosser Teil der Pars mastoidea aus hartem Knochen bestand und die Cellulae ganz fehlen oder auf ein Minimum reduziert waren. Es gibt natürlich alle möglichen Übergänge zwischen einem stark ausgehöhlten (pneumatisierten) Mastoid und einem solchen, bei welchem die Cellulae fehlen; leider ist es nicht möglich aus der Form des Knochens ein Urteil über die Beschaffenheit und Ausdehnung der lufthaltigen Räume zu gewinnen.

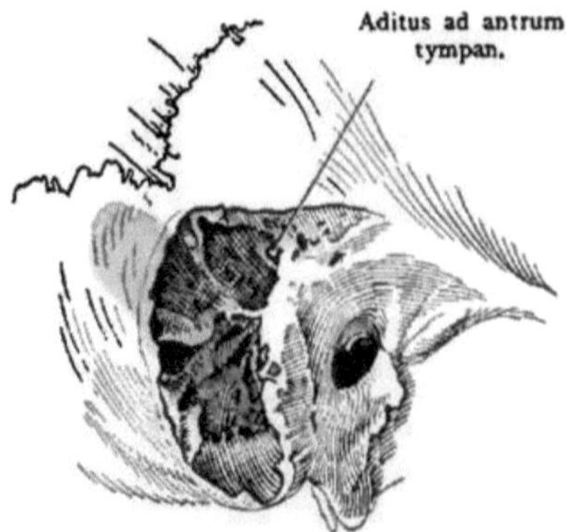

Fig. 134. Pars mastoidea ossis temporalis rechterseits, mit sehr starker Ausbildung des Antrum tympanicum und der Cellulae mastoideae.

Die ganze Pars mastoidea wird, bis auf eine papierdünne Lamelle, durch die Cellulae mastoideae eingenommen; dieselben werden bloss durch eine dünne Knochenschicht von dem Sinus transversus getrennt. Das Projektionsfeld des Sinus lateralwärts ist blau angegeben.

Die Fig. 134 zeigt eine sehr stark pneumatisierte Pars mastoidea. Eine Abgrenzung des Antrum tympanicum von den Cellulae lässt sich hier nicht nachweisen, vielmehr wird die ganze Pars mastoidea von einer buchtigen Höhle in Anspruch genommen, die durch eine auffallend enge, den Aditus ad antrum vorstellende Öffnung mit dem Cavum tympani in Verbindung steht. Die Wandungen der Höhle sind, sowohl nach aussen, als gegen die hintere Schädelgrube papierdünn, besonders diejenige Strecke, welche die Höhle von dem Sinus transversus scheidet.

Die Cellulae mastoideae lassen sich in drei Gruppen einteilen, eine untere Gruppe, welche sich hauptsächlich gegen die Spitze des Processus mastoides ausdehnt, indem sie mit der unteren Partie des Antrum in Verbindung steht, eine hintere Gruppe, welche von der hinteren Wand ausgeht und eine vordere obere Gruppe, welche sich häufig oberhalb des Meatus acusticus ext. ausbreitet und einen beträchtlichen Umfang erreichen kann. Am regelmässigsten finden sich die Cellulae der unteren Gruppe; sie sind auch auf dem Übersichtsbilde Fig. 130 allein dargestellt. Einzelheiten über die Lage und Beziehungen der drei Gruppen sowie über ihre Variationen möge man in den Handbüchern (Merkel, Testut und Jacob) nachsehen.

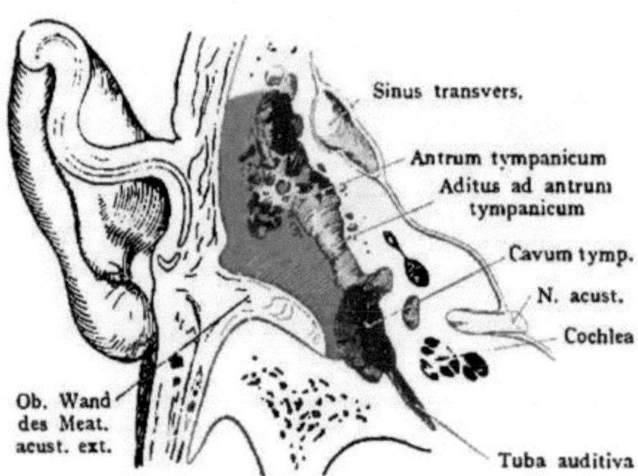

Fig. 135. Horizontalschnitt durch das Gehörorgan, etwas oberhalb des Meatus acust. ext., zur Veranschaulichung der Knochenteile, welche entfernt werden müssen, um das Mittelohr weit zu eröffnen. (Stackesche Operation.)

Die Fig. 135 stellt einen Horizontalschnitt durch die Paukenhöhle, den Aditus ad antrum tympanicum und das Antrum tympanicum dar, bei welchem die laterale Wand des Mittelohres rot schraffiert ist. Dieselbe hat eine hohe praktische Bedeutung, indem ihre Abtragung durch die sog. Stackesche Operation es gestattet, die ganzen lufthaltigen Partien des Mittelohres auszuräumen und damit, allerdings unter Entfernung der Gehörknöchelchen, die chronisch entzündlichen Prozesse der Paukenhöhle und ihrer Nebenräume gründlich und erfolgreich zu beseitigen.

Tuba auditiva (Eustachii).

Die Tuba auditiva verbindet als langer nach vorne und abwärts verlaufender Kanal die Paukenhöhle mit der Pars nasalis pharyngis. Als Funktion der Tube ist die Regulierung des innerhalb der Trommelhöhle herrschenden Druckes anzusehen, indem bei Schluckbewegungen das sonst spaltförmige Lumen sich erweitert und der Luft freien Zutritt zur Paukenhöhle gestattet. Diese Rolle tritt besonders in dem häufigen Falle einer Verengerung des Lumens hervor, indem alsdann durch Resorption der Luft der Druck innerhalb der Paukenhöhle sinkt, das Trommelfell in die Trommelhöhle vorgetrieben und die Hörfunktion beeinträchtigt wird.

Einteilung und Länge der Tube. Wir unterscheiden, je nach der Beschaffenheit der Wandung, zwei Abschnitte der Tube, eine Pars ossea und eine Pars cartilaginea. Die Pars ossea bildet das in das Felsenbein eingeschlossene, von der Paukenhöhle am Ostium tympanicum tubae ausgehende Drittel der Tube, welches nach vorne und abwärts in die der Schädelbasis unten anliegende Pars cartilaginea übergeht,

die sich trichterförmig erweitert, um am Ostium pharyngeum tubae in die Pars
nasalis pharyngis auszumünden. Die Gesamtlänge der Tube beträgt 3,5—4,5 cm; ihr
Lumen ist am weitesten an den beiden Ostien, während es gegen den Übergang der
Pars ossea in die Pars cartilaginea abnimmt. Hier liegt die engste Stelle (Isthmus
tubae), welche bei der Vornahme von Sondierungen das Instrument häufig aufhält,
indem der Durchmesser bis auf 1 mm sinken kann. Man hat auch die Tube mit zwei

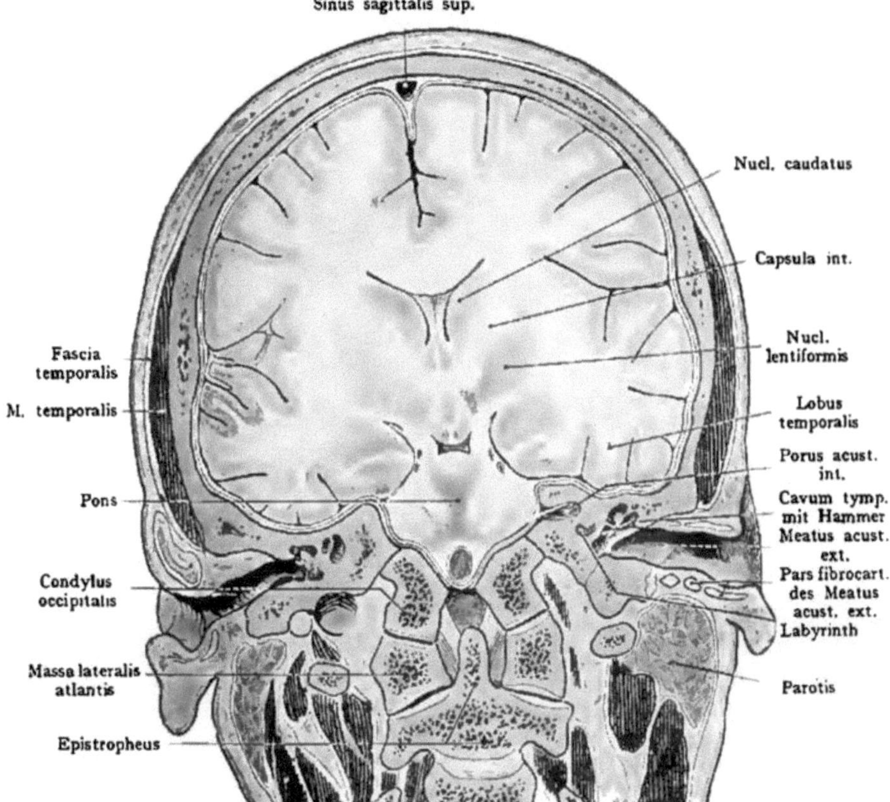

Fig. 136. Frontalschnitt durch den Kopf eines Erwachsenen.
Nach einem Gefrierschnitte der Basler Sammlung.

Trichtern verglichen, deren Ausflussöffnungen gegeneinander gerichtet sind und den
Isthmus tubae darstellen.

Die Form des Lumens ist verschieden in der Pars ossea und der Pars cartilaginea. In der ersteren ist infolge der knöchernen Beschaffenheit der Wand jederzeit
ein Lumen vorhanden; in der Pars cartilaginea liegen, bei ruhigem Atmen ohne Schluckbewegungen, die mediale und laterale Wand aufeinander und erst durch die Kontraktion
des an der Schluckbewegung teilnehmenden M. tensor veli palatini, welcher teilweise
an der lateralen unteren Wand der Tube entspringt, erweitert sich das Lumen.

Topographie der Pars ossea tubae. Die Pars ossea (Übersichtsbild
Fig. 120) ist in den unteren und vorderen Teil der Felsenbeinpyramide eingeschlossen
und liegt als Semicanalis tubae auditivae unterhalb des für den M. tensor tympani

bestimmten Semicanalis tensoris tympani. Nach hinten und medianwärts wird die knöcherne Tube oft nur durch eine dünne Knochenlamelle von der im Canalis caroticus eingeschlossenen A. carotis int. getrennt.

Topographie der Pars cartilaginea tubae. Die Pars cartilaginea wird unten und lateral durch eine Membran abgeschlossen, von welcher Fasern des M. tensor veli palatini entspringen, um durch ihre Kontraktion eine Erweiterung der Tube zu bewirken. Der Tubenknorpel wird (s. Fig. 137) durch fibröses Gewebe mit der unteren Fläche der Felsenbeinpyramide vor dem Eingang in den Canalis caroticus, ferner mit dem das Foramen lacerum ausfüllenden Gewebe sowie mit dem hinteren Rande des grossen Keilbeinflügels medial vom Foramen ovale verbunden. Das verdickte Ende

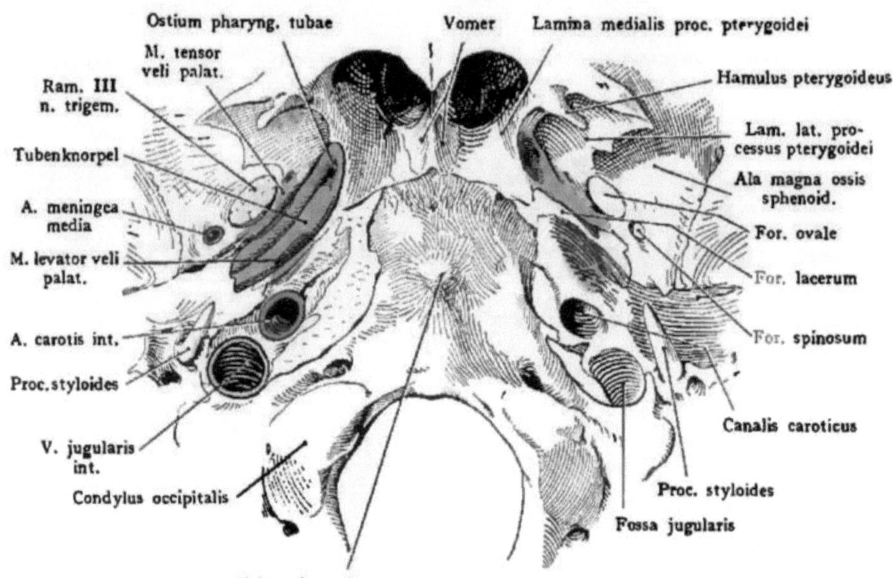

Fig. 137. Schädelbasis von unten.
Topographie der Pars fibrocartilaginea tubae auditivae (grün).

Rechterseits ist dieselbe entfernt, und die Fläche, an welche sich die knorplige Tubenrinne anlegt, mit grüner Farbe angegeben worden. Die Ursprungsfelder der Mm. tensor und levator veli palatini sind rot schraffiert.

des Knorpels endet medianwärts an der Wurzel des Processus pterygoideus. Die Beziehungen der Pars cartilaginea tubae ergeben sich aus der Fig. 137; lateral liegt die A. meningea media in dem Foramen spinosum und der N. mandibularis in dem Foramen ovale. Zwischen dem letzteren und der Tube, teilweise in seinem Ursprunge auf den Tubenknorpel und die Tubenmembran übergreifend, liegt der M. tensor veli palatini (Erweiterer der Tube). Hinten und medial liegt das Ursprungsfeld des M. levator veli palatini (Verengerer der Tube), zwischen der unteren Öffnung des Canalis caroticus und der Tubenrinne, gleichfalls auf den Tubenknorpel übergreifend.

Mündungen der Tube. Das Ostium tympanicum tubae liegt oben (s. die Besprechung der Wände des Cavum tympani) an der vorderen Wand der Paukenhöhle und ist weit, da sich die Pars ossea von dem Isthmus tubae an gegen die Paukenhöhle hin trichterförmig erweitert.

Für die Praxis wichtiger ist das Ostium pharyngeum tubae. Es ist der direkten Besichtigung durch die Mundhöhle zugänglich, ferner können auf dem Wege des Meatus nasi inf. Sonden oder sondenförmige Spritzenansätze in das Ostium pharyngeum und in die Tube eingeführt werden. Es genüge der Hinweis auf die Bedeutung

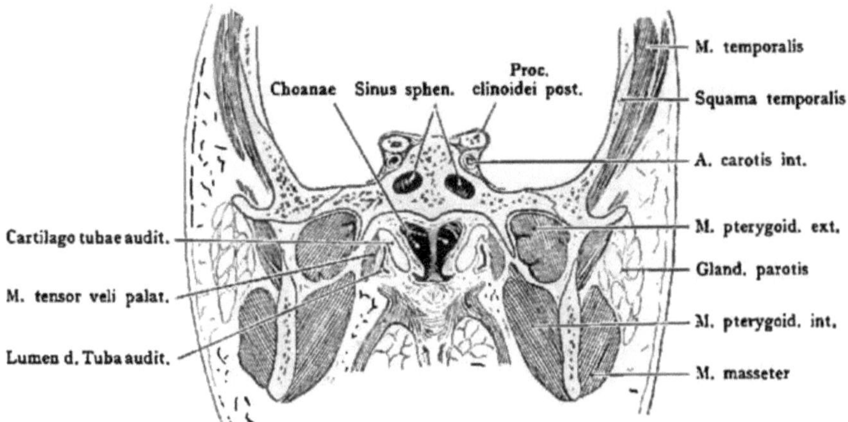

Fig. 138. Frontalschnitt durch den Schädel zur Veranschaulichung der Lage der Tuba auditiva, kurz hinter der Ausmündung in den Pharynx. Ansicht von vorn.
Nach einem Gefrierschnitte der Basler Sammlung.

des Ostium pharyngeum tubae als Eintrittspforte für Krankheitserreger, welche von der Pars nasalis pharyngis ausgehen und in das Mittelohr längs der Tube vordringen können.

Die Öffnung liegt an der seitlichen Wandung des oberen Pharynxabschnittes, unmittelbar hinter der im Sulcus nasopharyngeus gegebenen Grenze der Nasenhöhle gegen den Pharynx, in einer Vertiefung, welche hinten durch einen stark vorspringenden, auf den Tubenknorpel zurückzuführenden Wulst (Tubenwulst, Torus tubarius), vorn durch eine einfache Schleimhautfalte (Plica salpingopalatina) abgegrenzt wird (Fig. 105). Abwärts von der Tubenöffnung zieht in senkrechter Richtung gegen das Palatum molle der Levatorwulst, dem der M. levator veli palatini zugrunde liegt. Der Tubenwulst trennt die Tubenöffnung von dem Recessus pharyngeus an der dorsalen Pharynxwand, der je nach der Höhe des Tubenwulstes tiefer oder seichter ausfällt

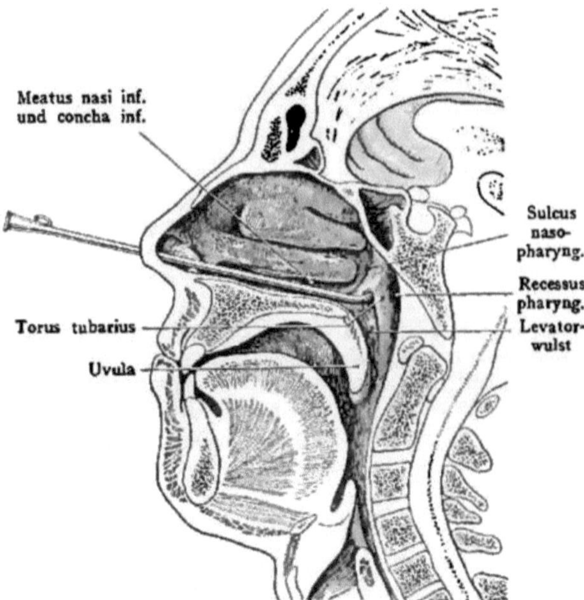

Fig. 139. Sondierung der Tuba auditiva.

(s. die Besprechung der Pars nasalis pharyngis). Er kann bei starker Ausbildung die in die Tuba auditiva einzuführende Sonde auffangen.

Die Richtung der Tube geht von dem Ostium pharyngeum an schräg nach aussen und hinten, bei horizontaler Kopfhaltung leicht aufsteigend. Am macerierten Schädel entspricht sie einer Linie, welche von dem oberen Ende der Fossa pterygoidea schief lateralwärts und nach hinten zur Spina supra meatum gezogen wird.

Beachtenswert ist es, dass sich das Ostium pharyngeum tubae während der intrauterinen Entwicklung und auch noch intra vitam nach oben verschiebt. Beim

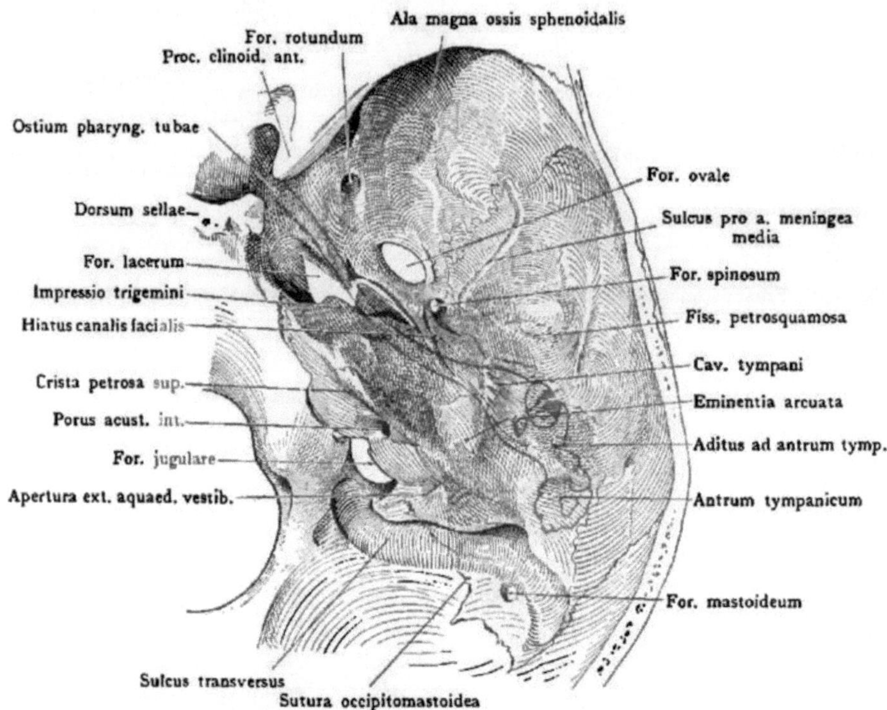

Fig. 140. Rechte Hälfte der mittleren Schädelgrube von oben.
Projektion der Paukenhöhle, des Antrum tympanicum und der Tuba auditiva nach oben.

Fetus liegt es unterhalb, beim Neugeborenen im Niveau des Gaumens, beim 4jährigen Kinde 3—4 mm, beim Erwachsenen 10 mm oberhalb des Gaumens. Diese Verschiebung kommt nicht etwa durch aktive Wanderung des Ostium zustande, sondern durch verschiedenes Wachstum der Abschnitte der Pharynxwandung.

Die Richtung der Tube beim Neugeborenen stimmt nicht mit derjenigen beim Erwachsenen überein. Beim Neugeborenen verläuft sie fast horizontal oder bildet höchstens einen Winkel von 10° mit der Horizontalebene. Beim 4$^1/_2$jährigen Kinde ist ein Winkel von höchstens 20° vorhanden, beim Erwachsenen ein solcher von 45° (Symington).

Die Schilderung der Gefässe und Nerven der Tube kann wohl unterbleiben. Es sei bloss auf den Zusammenhang der Lymphgefässe und Venen der Tube mit denjenigen des Pharynx einerseits und der Paukenhöhle andererseits hingewiesen, sowie auf das besonders bei Kindern stark entwickelte lymphatische Gewebe am Ostium pharyngeum.

Untersuchung der Tube. Das Ostium pharyngeum lässt sich mittelst der Rhinoscopia posterior übersehen. Die Einführung von Sonden in die Tube wird längs des Bodens der Nasenhöhle, im Meatus nasi inferior, vorgenommen (Fig. 139). Das Ostium pharyngeum entspricht annähernd der Höhe des hinteren Endes der mittleren Muschel.

Projektion des Mittelohres nach oben. Die Figg. 140 und 141 stellen die Beziehungen der Paukenhöhle, der Tuba auditiva und des Antrum tympanicum zur mittleren Schädelgrube dar. In Fig. 140 ist das Mittelohr nach oben projiziert (in roten Umrissen); man beachte die Verlaufsrichtung der Tube, die Ausdehnung und die Lage des Antrum tympanicum und die Beziehungen zwischen der Fissura petrosquamosa und der Projektionsfläche der Paukenhöhle. In Fig. 141 ist das Mittelohr von oben gesehen in seinem Lageverhältnisse zum Ganglion semilunare, zur A. carotis int. und zum Sinus transversus dargestellt. Man beachte die starke lateralwärts gehende Ausbiegung des letzteren, ferner die Nachbarschaft der ersten Windung der A. carotis int. und der Tuba auditiva (Pars ossea).

Innenohr (Labyrinth).

In dreifacher Hinsicht ist für den Praktiker die Lage des Labyrinthes und seiner Verbindungen von Wichtigkeit. Erstens handelt es sich darum, diejenigen Teile des Labyrinthes, welche an den Paries labyrinthicus cavi tympani angrenzen (lateraler Bogengang, Fenestra vestibuli), bei operativen Eingriffen im Bereiche der Paukenhöhle und des Antrum tympanicum zu vermeiden. Zweitens ist die genaue Kenntnis der Projektion des Labyrinthes auf den Paries labyrinthicus der Paukenhöhle in all' jenen Fällen erforderlich, wo es sich um ein operatives Eingehen auf das Labyrinth selbst handelt (z. B. Trepanation desselben). Drittens bietet die perilymphatische Flüssigkeit des Labyrinthes ein Medium für die Verbreitung von Entzündungserregern, welche etwa an der Membrana fenestrae vestibuli von der Paukenhöhle ausgehend das Labyrinth in Mitleidenschaft ziehen und auch bis in das Innere der Schädelhöhle gelangen können. Es handelt sich also hier um die Verbindungen des Labyrinthes nach verschiedenen Richtungen in bezug auf ihre Bedeutung für pathologische Vorgänge.

Bemerkungen über die Struktur des Innenohres. Über die Zusammensetzung des Labyrinthes sei kurz folgendes erwähnt: Wir unterscheiden das knöcherne Labyrinth von dem darin eingeschlossenen häutigen Labyrinthe. Der Raum zwischen knöchernem und häutigem Labyrinthe (Spatium perilymphaticum) wird von der perilymphatischen Flüssigkeit (Perilympha) ausgefüllt.

Das häutige Labyrinth setzt sich zunächst aus zwei Hohlräumen zusammen, von denen der grössere, hintere (Utriculus) die Bogengänge (Canales semicirculares)

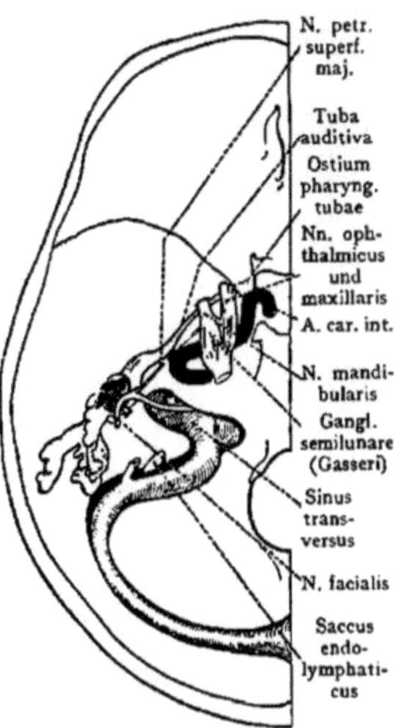

Fig. 141. Topographie des Mittelohres, der Tuba auditiva, des Ganglion semilunare und des Sinus transversus, in der Projektion nach oben auf die mittlere und hintere Schädelgrube.
Frontipetaler Typus.
Nach Fr. W. Müller, Über die Lage des Mittelohrs im Schädel. Wiesbaden 1903. Taf. VII.

abgibt (oberer, lateraler und hinterer), der vordere (Sacculus), mittelst des engen
Ductus reuniens (Hensen) mit der ersten Windung der häutigen Schnecke in Verbindung
steht. Von dem Sacculus wie von dem Utriculus aus geht je ein feiner Kanal nach
hinten und medianwärts, die sich verbinden, um den Ductus endolymphaticus zu bilden;
dieser durchzieht die Pars petrosa nach hinten und medianwärts und erweitert sich
ausserhalb der Apertura externa aquaeductus vestibuli in der hinteren Schädelgrube,
von der Dura mater bedeckt, zum Saccus endolymphaticus.

    Das knöcherne Labyrinth stellt bei oberflächlicher Betrachtung, wenn es
aus dem Knochenpräparate herausgemeisselt oder auch wenn ein Ausguss der Höhle
mittelst leicht schmelzbarer Metallegierungen hergestellt wird, ein vergrössertes und

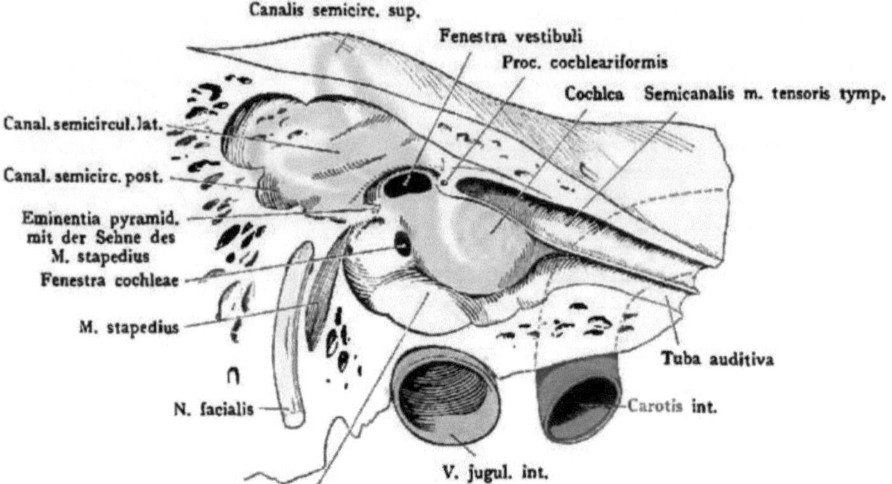

Fig. 142. Beziehungen der medialen Wand der Paukenhöhle zum Labyrinthe, zur V. jugularis
int. und zur A. carotis int.
Das knöcherne Labyrinth (grün) ist auf die mediale Wand der Paukenhöhle projiziert. Die Ausdehnung des
Bulbus venae jugularis ist mittelst einer blau punktierten Linie angegeben.

etwas plumpes Modell des häutigen Labyrinthes dar, mit dem Unterschiede jedoch,
dass Sacculus und Utriculus in dem gemeinsamen Hohlraume des Vestibulum eingeschlossen sind, von welchem die knöchernen Bogengänge und die Scala vestibuli
cochleae sowie der Aquaeductus vestibuli gegen die hintere Schädelgrube, der Aquaeductus cochleae gegen die untere Fläche der Felsenbeinpyramide abgehen.

    Lage des knöchernen Labyrinthes. Das Vestibulum liegt (Fig. 142)
zwischen dem Promontorium (mit der Fenestra vestibuli und der Fenestra cochleae)
lateralwärts und dem Fundus meatus acustici int. medianwärts. Es ist vollständig
in das Felsenbein eingeschlossen; die innerste Schicht seiner Wandung besteht aus
besonders massivem Knochengewebe, so dass es, beim Erwachsenen allerdings nicht
so leicht wie beim Kinde, gelingt, das Vestibulum im Zusammenhang mit den von
seinem hinteren Umfange abgehenden Canales semicirculares und der nach vorne sich
ansetzenden knöchernen Schnecke herauszupräparieren.

    An der Fenestra vestibuli wird der perilymphatische Raum des Labyrinthes bloss
durch die Membrana fenestrae vestibuli von dem Cavum tympani getrennt; am Anfange

der ersten knöchernen Schneckenwindung wird ein ähnlicher Abschluss gegen die Scala tympani durch die in die Fenestra cochleae eingelassene Membrana tympani secundaria bewirkt.

Canales semicirculares. Der obere Bogengang bewirkt an der vorderen Fläche der Schläfenbeinpyramide den Vorsprung der Eminentia arcuata. Er ist demnach, ebenso wie der hintere Bogengang, senkrecht eingestellt; diese beiden Bogengänge sind in operativer Hinsicht weniger wichtig als der dritte, horizontale oder laterale Gang.

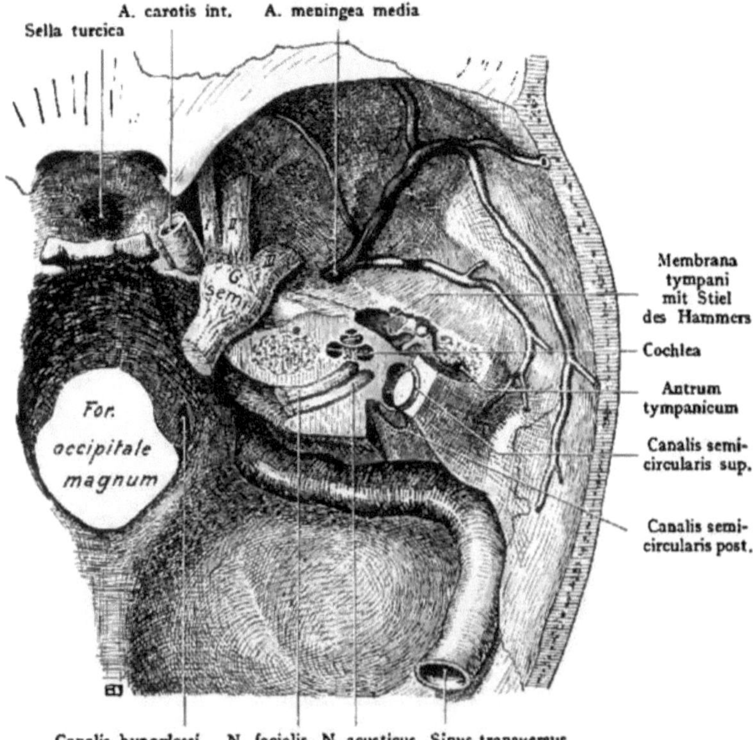

Fig. 143. Topographie der Cochlea, der Bogengänge und des Cavum tympani (von oben gesehen). Nach einem von stud. med. Alfr. Bader hergestellten Präparate der Basler Sammlung.

Derselbe bildet an der medialen Wand des Recessus epitympanicus die Prominentia canalis semicircularis lat. (Fig. 126), welche sich oberhalb des durch den Canalis facialis hergestellten Wulstes (Prominentia canalis facialis) und parallel mit demselben erstreckt. Hier sind der laterale Bogengang und der N. facialis bei der Eröffnung des Antrum tympanicum der Verletzung durch den Meissel ausgesetzt; ebenso auch bei Operationen, welche den Zweck haben, hartnäckige eitrige Katarrhe des Antrum, des Recessus epitympanicus und des Cavum tympani durch Herausmeisselung der lateralen Wand dieser Räume zu beseitigen (Schwarze-Stackesche Operation, Fig. 135).

Die Cochlea liegt, von der vorderen Wand des Vestibulum abgehend, zwischen dem Vestibulum und der ersten Biegung der A. carotis int. (Fig. 142). Die Achse, um welche die Schneckenwindungen gelegt sind, kann als eine Fortsetzung der Richtung des Meatus acusticus int. gelten; der Anfang der basalen Schneckenwindung bildet die Wölbung des Promontorium, die Fenestra cochleae entspricht dem Anfangsteile der Windung, wo die Lichtung des perilymphatischen Raumes (Scala tympani) bloss durch die Membrana tympani secundaria von dem Raume der Paukenhöhle getrennt wird. Die in dem Canalis caroticus eingeschlossene Windung der A. carotis int. liegt medial von dem Ostium tympanicum tubae und wird bloss durch eine oft recht dünne Knochenlamelle von der Paukenhöhle getrennt. Die Entfernung der Carotisbiegung von der Schnecke kann gleichfalls eine geringe sein. Ein stark ausgebildeter Bulbus

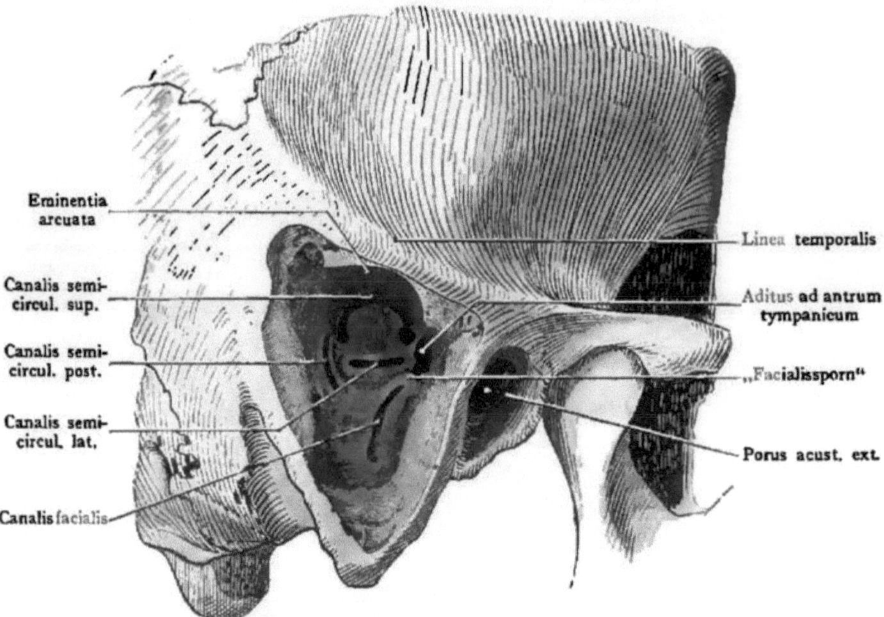

Fig. 144. Darstellung der Bogengänge und der senkrechten Strecke des Canalis facialis von der äusseren Fläche des Proc. mastoides aus.
Nach einem Präparate von Dr. E. Ruppanner.

venae jugularis, welcher die mediale Wand der Paukenhöhle unterhalb des Promontorium vorbuchtet, kann von unten her bis an die erste Schneckenwindung heranreichen (Fig. 142).

Von grosser Wichtigkeit ist die Lage der Bogengänge in bezug auf das Antrum tympanicum und die laterale hintere Oberfläche der Pars mastoidea ossis temporalis bei denjenigen Operationen (Zaufal und Stacke), welche darauf hinzielen, durch eine breite Eröffnung des Antrum tympanicum, der Cellulae mastoideae und der Paukenhöhle die chronischen Mittelohrempyeme radikal zu beseitigen. Das Verfahren besteht darin, dass man nach Eröffnung des Antrum tympanicum in die Tiefe dringt, den Aditus ad antrum durch Wegmeisselung der hinteren Wand der Pars ossea meatus acust. ext. in eine breite Kommunikation mit der Trommelhöhle setzt, und die erkrankten Knochenmassen in der Pars mastoidea entfernt.

Es ist selbstverständlich, dass man sich auch bei dieser Operation hüten muss, den Sinus transversus anzumeisseln oder die mittlere Schädelgrube zu eröffnen. Der ersten Gefahr geht man aus dem Wege, indem man, in Anbetracht der variablen Ausdehnung des Sinus lateralwärts, mit grosser Vorsicht aufmeisselt und sich vor der Absprengung grösserer Knochenmassen mit einem Hammerschlage hütet. Die Verletzung der Dura mater der mittleren Schädelgrube wird nicht erfolgen, solange man unterhalb der Linea temporalis vorgeht. Zu diesen beiden Gefahren kommen bei der Radikaloperation (Figg. 142 und 143) noch zwei weitere hinzu, nämlich die Möglichkeit, einen Bogengang (vor allem den lateralen) anzumeisseln (Folgen für den Patienten: Schwindel und Nystagmus) oder den N. facialis in der dritten Strecke seines Verlaufes zu verletzen.

Der N. facialis verläuft im Canalis facialis, von der Bildung des Ganglion geniculi aus (geniculum n. facialis) an der medialen Wand der Paukenhöhle, z. T. unterhalb des lateralen Bogenganges. Hinter der Fenestra vestibuli, welche unterhalb des Canalis facialis an der medialen Wand der Paukenhöhle liegt, biegt der Nerv in vertikaler Richtung ab und geht in die dritte Strecke des Verlaufes im vertikalen Abschnitte des Canalis facialis über. Nicht selten erhebt sich an der Übergangsstelle ein nach oben gegen den Aditus ad antrum tympanicum vorspringender Knochenwulst (auch als Facialissporn bezeichnet), welcher in der Fig. 144 deutlich zu sehen ist. Von hier an ist die dritte Strecke des Canalis facialis aufgemeisselt worden.

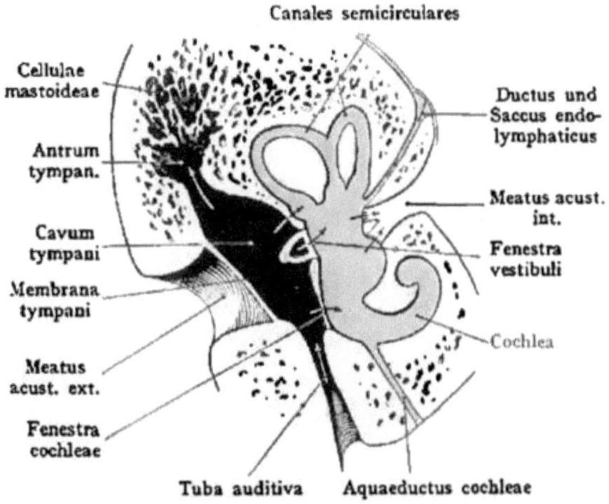

Von den Bogengängen kommt zunächst der laterale in Betracht, welcher auch unmittelbar an den Aditus ad antrum tympanicum grenzt und sich am weitesten lateralwärts vorschiebt. In der Figur ist zu erkennen, dass der obere Bogengang in grösserer Tiefe liegt; der hintere Bogengang ist allerdings am Knochenpräparate auch dargestellt, wird jedoch bei der Ausführung der Radikaloperation weniger in Betracht kommen, da man bei derselben nur ausnahmsweise so weit nach hinten gelangen wird.

Die Tiefe der in Frage stehenden Gebilde variiert, auch wechseln ihre Beziehungen zum Antrum tympanicum und zu den Cellulae mastoideae, je nach der Ausbildung dieser sehr variablen Hohlräume. Bei dem der Fig. 144 zugrunde liegenden Präparate wurde der „Sporn" des Canalis facialis, d. h. der gegen den Aditus ad antrum tympanicum gerichtete Knochenvorsprung am Übergang der zweiten in die dritte Strecke des Kanales, in einer Tiefe von 12 mm angetroffen, von einer Stelle gemessen, die unmittelbar hinter der Spina supra meatum lag. Der laterale Bogengang liegt noch ca. 3 mm tiefer; die Kuppe des hinteren Bogenganges etwa in derselben Querebene, wie diejenige des lateralen Bogenganges. Am tiefsten wird der obere Bogengang angetroffen.

Meatus acusticus int. Der Meatus acusticus int. erstreckt sich von dem Porus acusticus int., an der die hintere Schädelgrube teilweise begrenzenden hinteren Fläche der Felsenbeinpyramide, in einer Länge von etwa 10 mm, schräg nach vorne und abwärts. Sein

Fig. 145. Schematische Darstellung der Wege, auf welchen eine Infektion von dem Mittelohr auf das Labyrinth und von hier auf die Schädelhöhle übergreifen kann. (Perilymphe blau.) (Schematischer Horizontalschnitt.)

laterales blindes Ende (Fundus meatus acustici int.) zeigt zwei übereinanderliegende, durch eine Knochenleiste (Crista transversa) getrennte Gruben. In der oberen Grube liegt vorne die Mündung des Canalis facialis (Area nervi facialis), welcher den N. facialis und den N. intermedius aufnimmt, um sie an der oberen, dann an der lateralen Wand des Vestibulum vorbei nach unten zum Foramen stylomastoideum zu leiten; hinten finden sich die Austrittsöffnungen der Zweige des N. vestibularis (Nn. utricularis, ampullaris sup. und ampullaris lateralis). In der unteren Ausbuchtung (Area cochleae) liegt der Tractus spiralis foraminosus für den Austritt der Zweige des N. cochleae, das Foramen singulare

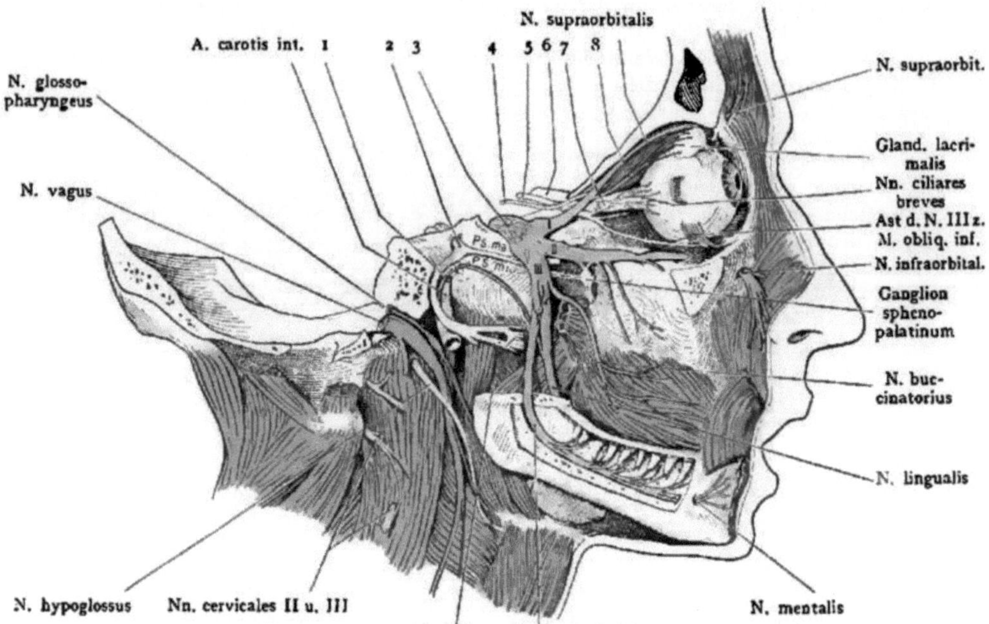

Fig. 146. Die Gehirnnerven in ihrer Verbreitung, von der Seite gesehen.
Halbschematisch, unter Benutzung der Figuren von Hirschfeld und Léveillé (Iconographie du système nerveux 2. éd. Paris 1866) und von N. Rüdinger (Anatomie des menschl. Gehirnes 1868).
1 Chorda tympani 2 Geniculum n. facialis 3 Ganglion semilunare 4 N. trochlearis 5 N. oculomotorius 6 N. opticus 7 Ganglion ciliare 8 N. lacrimalis P. s. ma, P. s. mi. N. petrosus superfic. major et minor.

für den N. ampullaris post. und die Area vestibularis inf. für den N. saccularis. Die Durchtrittsstellen der Nerven in den perilymphatischen, das häutige Labyrinth umgebenden Raum können bei Eiterung im Labyrinthe einen Weg für die Weiterverbreitung des Prozesses auf die Dura mater der hinteren Schädelgrube und auf das Kleinhirn darstellen.

Perilymphatischer Raum des Labyrinthes. Abgesehen von den Beziehungen des knöchernen Labyrinthes zum Paries labyrinthicus der Paukenhöhle sind hauptsächlich die Verbindungen des perilymphatischen Raumes von Wichtigkeit für den Praktiker.

Die perilymphatische Flüssigkeit füllt den Raum zwischen den Wandungen des knöchernen und des häutigen Labyrinthes aus. Im Bereiche des Vestibulum, des Sacculus und des Utriculus wird das Spatium perilymphaticum von zahlreichen Bindegewebsbalken durchsetzt, welche das häutige Labyrinth mit dem Perioste des knöchernen

Labyrinthes in Verbindung setzen, während im Bereiche der Schnecke diese Verbindungen fehlen oder nur schwach ausgebildet sind.

Es ist schon mehrmals hervorgehoben worden, dass bei Infektion des Labyrinthes von dem Cavum tympani oder von dem Antrum tympanicum aus die Entzündungserreger in der perilymphatischen Flüssigkeit ein Medium finden, in welchem sie sich rasch ausbreiten und in kurzer Zeit das ganze Labyrinth ergreifen können. Die Ein-

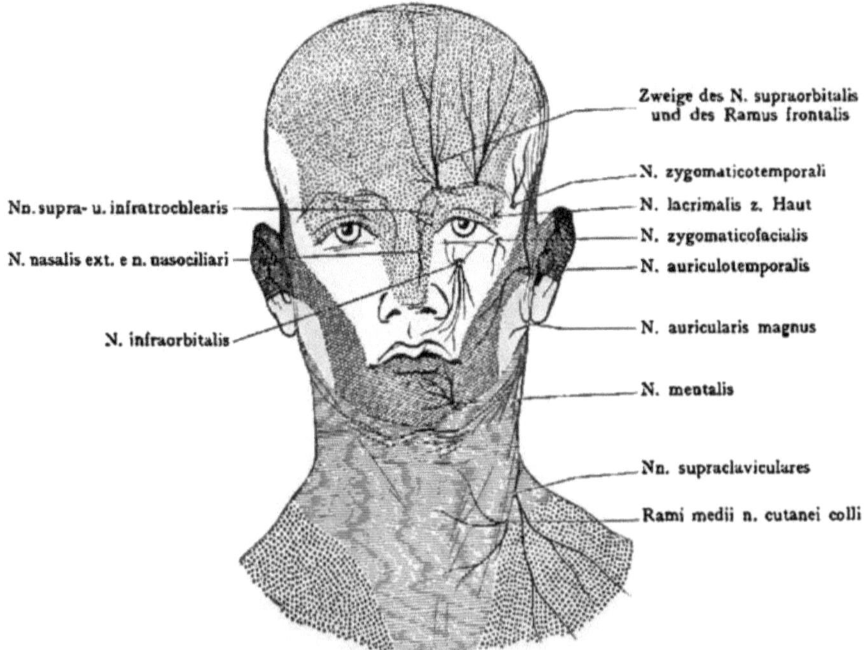

Fig. 147. Hautnerven von Kopf und Hals. Ansicht von vorn.

Trigeminus gelb. N. ophthalmicus punktiert. N. maxillaris Farbe. N. mandibularis schraffiert. Cervikalnerven rot.

Zum Teil nach Frohse. Kopfnerven. I.-D. Berlin 1895.

gangspforten für solche Infektionen von der Paukenhöhle aus sind (Fig. 145): die Prominentia canalis semicircularis lat., die Fenestra vestibuli und die Fenestra cochleae. Für die Weiterverbreitung in das Innere des Schädels stehen zwei Wege offen; der eine geht längs der Scheiden des N. cochlearis und des N. vestibularis in den Meatus acusticus int.; den zweiten stellt der Aquaeductus vestibuli dar, welcher den Ductus endolymphaticus umschliessend von dem Vestibulum medianwärts und nach hinten abgeht, um sich spaltförmig hinter dem Porus acusticus int. auf der hinteren Fläche der Felsenbeinpyramide zu öffnen. Beide Wege führen demnach in die hintere Schädelgrube und ihre Infektion kann hier die Entzündung der Meningen, resp. die Bildung eines Kleinhirnabscesses zur Folge haben. Der obere Bogengang, welcher als Eminentia arcuata die vordere Fläche der Pyramide vorwölbt, kann eine Eiterung auf die mittlere Schädelgrube und auf den Temporallappen des Gehirnes überleiten; solche Fälle sind jedoch selten.

Nach Boesch verhält sich der Prozentsatz der Infektionen folgendermassen:

Porus acusticus int.	49,2 %
Aquaeductus vestibuli	33,84 %
Porus acust. int. u. aquaed. vest.	1,5 %
Aquaeductus cochleae	3,5 %
Bogengangfisteln	12,0 %

In Fig. 145 sind die von der Paukenhöhle aus durch den perilymphatischen Raum zur Schädelhöhle führenden Infektionswege schematisch mittelst Pfeilen angegeben,

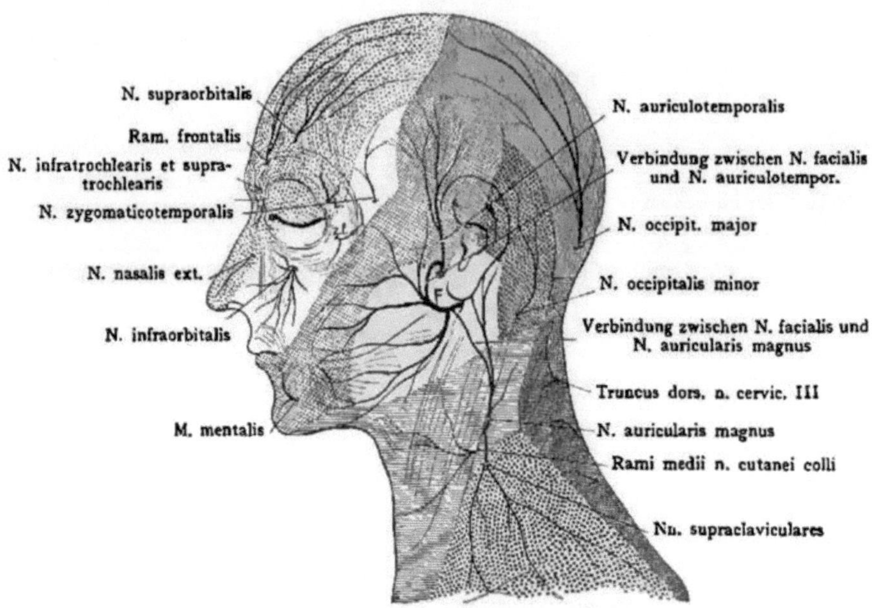

Fig. 148. Hautnerven von Kopf und Hals.

Gelb N. trigeminus { N. ophthalmicus punktiert
N. maxillaris Farbenton
N. mandibularis schraffiert.

Zum Teil nach Fr. Frohse, Kopfnerven. I.-D. Berlin 1895.
L. N. lacrimalis. z.f. N. zygomaticofacialis. F. N. facialis.

welche durch die Fenestra vestibuli, die Fenestra cochleae und die Ampulle des lateralen Bogenganges sowie aus dem Vestibulum in den Porus acusticus int. und längs des Aquaeductus vestibuli zum subdural gelegenen Saccus endolymphaticus führen.

Inspektion und operative Erreichbarkeit des Labyrinthes. Von der lateralen Wand des Labyrinthes kann bloss das Promontorium manchmal mittelst des Otoskopes erkannt werden. Operativ wird das Labyrinth erst zugänglich nach Abtragung der lateralen Wand des Mittelohres in grosser Ausdehnung (s. Fig. 135).

Innervation der Haut des Kopfes.

Die Figg. 146—149 sollen die Hautnervengebiete am Kopfe darstellen. Sie sind als Übersichtsbilder am Schlusse der Besprechung des Kopfes zusammengestellt worden; es geht zunächst daraus hervor, dass ein grosser Teil der Kopfhaut (s. besonders Fig. 148) von Ästen der Cervikalnerven versorgt wird, die teils selbständig nach oben gehen (Nn. occipitales major et minor, auch Äste des N. auricularis magnus), teils den Facialisästen sich anschliessen (Zweige des N. auricularis magnus). Gewisse

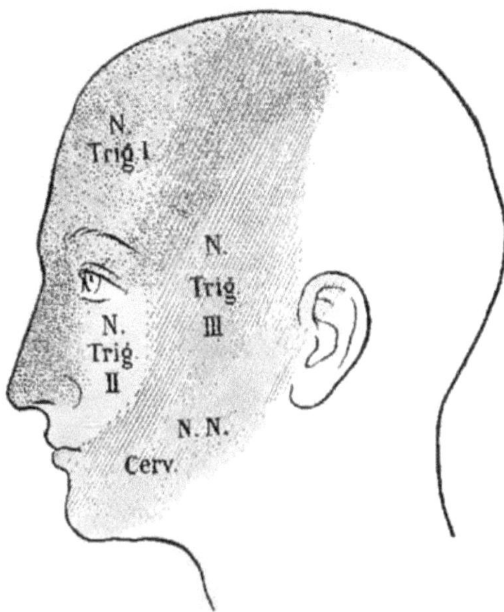

Fig. 149. Die Ausbreitungsgebiete der Trigeminusäste.

Schwarz punktiert Ram. I n. trigemini (N. ophthalmicus). Rot schraffiert Ram. II n. trigemini (N. maxillaris) Schwarz schraffiert Ram. III n. trigemini (N. mandibularis).

Nach R. Zander, Anat. Hefte, IX. Band, 1897.

Variationen in der Ausdehnung der einzelnen Gebiete kommen wohl häufig vor; eine bestimmte Abgrenzung derselben ist auch deshalb unmöglich, weil sie sich zum Teile decken und die Grenzgebiete folglich eine doppelte Innervation erhalten, wie dies aus dem Zanderschen Bilde (Fig. 149) hervorgeht. Hier sind die drei Trigeminusgebiete angegeben sowie die Ausdehnung der Cervikalnerven auf das Gebiet des Ram. III. n. trigemini (N. mandibularis). Die Ausfallserscheinungen in der Sensibilität sind bei Resektion eines Trigeminusastes bedeutend geringer, als das bei der Angabe bestimmt abgegrenzter Bezirke anzunehmen wäre, eine Regel, die übrigens wahrscheinlich für alle sensiblen Nervengebiete gilt.

Literatur.

I. Handbücher. Atlanten etc.

Pirogoff, N., Anatomia topographica. Atlas mit Text. 4 Vol. St. Petersburg 1854.
Pirogoff, N., Anatomia chirurgica truncorum arterialium nec non fasciarum fibrosarum. 50 Taf. Reval 1841.
Braune, Atlas der topographischen Anatomie 1875.
Symington, The topographical Anatomy of the child. Edinburgh 1887.
Watterton, Edinburgh stereoscopic Atlas of Anatomy. 250 cards. London 1905.
Richer, Anatomie artistique. Paris 1890, mit Atlas.
Merkel, Handbuch der topographischen Anatomie. 3 Bände. 1885—1907.
Joessel-Waldeyer, Lehrbuch der topographisch-chirurgischen Anatomie. 1884—1899 (es fehlt die Topographie des Kopfes).
Testut et Jacob, Anatomie topographique. 2 vols. Paris 2 édit. 1909.
Tillaux, Traité d'anatomie topographique. X. éd. 1904.
Cohn, Toby, Die palpablen Gebilde des normalen menschlichen Körpers und deren methodische Palpation, Teil I—II. Die Extremitäten. Berlin 1905—1908. Teil III Hals und Kopf. 1911.

II. Kopf. Gehirn. Circulation.

Duret, Recherches anatomiques sur la circulation de l'encéphale. Arch. de physiol. norm. et path. II. Série T. I. 1874.
Duret, Sur la distribution des artères nourricières du bulbe rachidien. 2 Taf. Arch. de physiol. norm. et path. V. 1873.
Heubner, Zur Topographie der Ernährungsgebiete der einzelnen Hirnarterien. Centralbl. f. med. Wiss. 1872.
Heubner, Die luetischen Erkrankungen der Hirnarterien. Leipzig 1874.
Beevor, Charles E., On the Distribution of the different Arteries supplying the human brain. Philos. Transactions of the Royal Society. Series B. Vol. 200. 1908.
Killian, Die Nebenhöhlen der Nase. Jena 1903.

III. Topographie der Sinus durae matris.

Trolard, Recherches sur l'Anatomie du système veineux de l'encéphale et du crâne. Thèse de Paris 1868.
Langer, C., Der Sinus cavernosus. Sitz.-Ber. der Wiener Akad. d. Wiss. Math.-phys. Kl. 1884.
Browning, The Veins of the Brain and its Envelopes. Brooklyn 1884.
Hédon, Recherches sur la circulation veineuse de l'encéphale. Thèse de Bordeaux 1886.

IV. Topographia craniocerebralis.

Waldeyer, W., Hirnfurchen und Hirnwindungen. Bonnet und Merkels Ergebnisse V. 1896. VI. 1897.
Müller, Fr. W., Über die Beziehungen des Gehirnes zum Windungsrelief an der Aussenseite der Schläfengegend beim menschlichen Schädel. 6 Taf. Arch. f. Anat. und Entw.-G. 1908.
Froriep, Aug., Zur Kenntnis der Lagebeziehungen zwischen Grosshirn und Schädeldach. Fol. Leipzig 1897.
Krönlein, R. U., Zur craniocerebralen Topographie. Beitrag zur klin. Chirurgie XXIII.
Krönlein, R. U., Über die Trepanation bei Blutungen aus der A. meningea media. Deutsche Zeitschr. für Chir. XXIII.

V. Topographie der Orbita.

Sesemann, Die Orbitalvenen des Menschen und ihr Zusammenhang mit den oberflächlichen Venen des Kopfes. Arch. f. Anat. u. Physiol. 1869.
Most, A., Lymphgefässe und Lymphdrüsen der Bindehaut und der Lider. Arch. f. Anat. u. Entw.-Gesch. 1905.
Festal, Recherches anatomiques sur les veines de l'orbite. Thèse de Paris 1887.
Gurwitsch, Über die Anastomosen zwischen Gesichts- und Orbitalvenen. Arch. f. Ophthalm. 29. 1883.
Meyer, Fr., Zur Anatomie der Orbitalarterien. 2 Taf. Morph. Jahrb. XII. 1887.
Virchow, Hans, Über Tenonschen Raum und Tenonsche Kapsel. Abhandlungen der preuss. Akad. d. Wiss. 1902.

VI. Cavum nasi und Sinus paranasales.

Zuckerkandl, Normale und pathologische Anatomie der Nasenhöhle. 2. Aufl. Wien 1895.
Killian, G., Die Nebenhöhlen der Nase in ihren Lagebeziehungen zu den Nachbarorganen. Mit 15 Tafeln. Jena 1903.
Hajek, Pathologie und Therapie der Nebenhöhlen der Nase. Leipzig, Wien 1890.
André, Contribution à l'étude des lymphatiques du nez et des fosses nasales. Thèse de Paris 1905.
Bertémus, Etude anatomo-topographique du sinus sphénoidal. Thèse de Nancy 1900.

VII. Topographie der Mundhöhle.

Symington, J. and Rankin, J. C., Skiagrams illustrating the teeth. 4°. London, Longmans 1908.
Küttner, H., Über die Lymphgefässe und Lymphdrüsen der Zunge, mit Beziehung auf die Verbreitung des Zungencarcinoms. 4 Taf. Beitr. z. klin. Chir. XXI. 1898.
Polya und Navratil, Lymphbahnen und Wangenschleimhaut. Deutsche Zeitschr. f. Chir. 66.
Hasse, C., Die Speichelwege und die ersten Wege der Ernährung und der Atmung beim Säugling und im späteren Alter. 2 Taf. Arch. f. Anat. und Entw.-Gesch. 1905.
Poirier, Lymphgefässe der Zunge, in Gazette hebdomadaire de médecine et de Chir. 1902, auch in Nicolas und Charpy, Anatomie humaine II. 4. Lymphatiques.
Zuckerkandl, Anatomie der Mundhöhle mit besonderer Berücksichtigung der Zähne. Wien 1891.
Schweizer, G., Die Lymphgefässe des Zahnfleisches und der Zähne beim Menschen und bei Säugetieren. Arch. f. mikr. Anat. 69. 1907, 74. 1907.

VIII. Gehörorgan.

Schönemann, A., Die Topographie des menschlichen Gehörorgans, mit besonderer Berücksichtigung der Korrosions- und Rekonstruktionsanatomie des Schläfenbeins. Wiesbaden 1904.
Bockenheimer, Der N. facialis in Beziehung zur Chirurgie. Arch. f. klin. Chir. 72. 1904.
Hartmann, Die Freilegung des Kuppelraumes. Berlin 1890.
Heine, B., Die Operationen bei Mittelohreiterungen und ihre Komplikationen. Berlin 1904.
Stahr, H., Über den Lymphapparat des äusseren Ohres. Anat. Anz. XV. 1899.
Hammer, J. Aug., Allgemeine Morphologie der Schlundspalten beim Menschen. Entwicklung des Mittelohrraumes und des äusseren Gehörganges. 4 Taf. Arch. f. mikr. Anatomie. 59. 1902.
Kunkel, A., Die Lageveränderung der pharyngealen Tubenmündung während der Entwicklung. Hasse, Anat. Studien I. 1873.
Siebenmann, Die Blutgefässe im Labyrinth des menschlichen Ohres. Wiesbaden 1894.
Boesch, Der Aquaeductus vestibuli als Infektionsweg. I.-D. Basel. 1905 (ausp. Siebenmann).
Müller, Fr. W., Über die Lage des Mittelohrs im Schädel. 17 Taf. Wiesbaden 1903.
Most, A., Topographisch-anatomische und klinische Untersuchungen über den Lymphgefässapparat des äusseren und inneren Ohres. Arch. f. Ohrenheilk. 64. 1905.
Okada, W., Zur otochirurgischen Anatomie des Schläfenbeins. Arch. f. klin. Chirurgie 58. 1899.

Hals.

Allgemeines.

Abgrenzung des Halses. Die Grenze gegen den Kopf wird vorne durch den unteren Rand des Unterkiefers und den hinteren Rand des Ramus mandibulae gebildet. Vom Unterkiefergelenke zieht sie auf dem Processus mastoides und der Linea nuchae suprema weiter bis zur Protuberantia occipitalis ext. Von der Brustregion wird der Hals vorne durch die Incisura jugularis sterni und die oberen Ränder der Schlüsselbeine abgegrenzt, seitlich und hinten nehmen wir als Grenze eine Linie an, welche beiderseits von der Articulatio acromioclavicularis zum Processus spinosus des VII. Halswirbels (Vertebra prominens) verläuft.

Form des Halses. Sie wird durch die Weichteile, in erster Linie durch die Muskulatur und den Kehlkopf, bestimmt. Im allgemeinen verbreitert sich der Hals abwärts, indem die von der Halswirbelsäule entspringenden und an den Rippen und dem Schultergürtel sich inserierenden Muskeln schräg lateral- und abwärts verlaufen (Mm. scaleni, levator scapulae, trapezius); folglich ist der Querschnitt des Halses an der oberen Grenze etwa kreisförmig, dagegen an der mittleren Grenze queroval.

Einteilung und Charakteristik des Halses. Der Hals lässt sich in eine vordere und eine hintere Abteilung zerlegen, deren Grenze äusserlich angegeben wird durch eine vom Processus mastoides zum Acromion gezogene Linie. Die hintere Abteilung wird als Nacken (Regio nuchae) von der vorderen Abteilung, der Regio colli sensu strictiori, unterschieden. Als Grundpfeiler bietet die Halswirbelsäule Ursprünge und Ansätze für Muskeln beider Abteilungen; im Nacken ist die Muskulatur massiger ausgebildet als am Halse sensu strictiori und besteht aus den Rückenmuskeln, welche beiderseits von der Linie der Processus spinosi die Wirbelbogen bedecken und ihrerseits durch die Mm. splenius und trapezius überlagert werden. In der vorderen Abteilung finden sich erstens Muskelmassen, welche von der Halswirbelsäule und dem Schädel zum Schultergürtel, zu den Rippen und zur Brustwirbelsäule verlaufen (Mm. sternocleidomastoideus, scaleni, longus colli et capitis). Zweitens werden hier die beiden Kanäle angetroffen, welche als Fortsetzung des Pharynx die Halsgegend in senkrechter Richtung durchziehen, der Larynx mit seinem Knorpel- und Muskelapparat, nach unten in die Trachea übergehend und der Oesophagus, welcher sich unmittelbar der vorderen Fläche der Halswirbelsäule anschliesst. In dritter Linie kommen für die

Topographie des Halses die grossen Gefässe und Nerven in Betracht, welche die Gegend in ihrer ganzen Längsausdehnung, von der Apertura thoracis sup. bis zum Kopfe oder umgekehrt, durchziehen, so die Aa. carotides comm., die Vv. jugulares int., die Nn. vagi, die Grenzstränge des Sympathicus usw., ferner die Stämme des Plexus cervicalis und des Plexus brachialis, welche entweder zu Halsgebilden gehen oder aus der Halsgegend zur oberen Extremität gelangen.

Auch in anderer Beziehung weist die vordere Halsgegend eine grössere Mannigfaltigkeit auf, als die in der Hauptsache aus grossen Muskelmassen bestehende Nackengegend. Die Beweglichkeit der Halswirbelsäule ist eine ziemlich beträchtliche; Verschiebungen des Larynx in sagittaler Richtung und allenfalls auch Ausweitungen des Oesophagus sind notwendige Begleiterscheinungen des Schluckens. Verschiebungen dieser Eingeweide nach der Seite sind gleichfalls möglich. Ferner folgen sowohl der Oesophagus als der Larynx bis zu einem gewissen Grade den Streck- und Beugebewegungen der Halswirbelsäule, welche auch mit einer gewissen Dehnung und Verschiebung der grossen Gefässstämme einhergehen. Diese Verhältnisse hängen damit zusammen, dass die median gelegenen Gebilde des Halses keine Fixation in einer bestimmten Lage erhalten, sondern von lockerem Bindegewebe eingehüllt werden, welches eine Verschiebung auf der Halswirbelsäule, sowohl in der Längs-, als auch in der Transversalrichtung gestattet.

Die Anordnung und die Verbindungen des lockeren Bindegewebes am Halse verdienen mehr Beachtung als denselben in der Regel geschenkt wird. Längs der Speiseröhre steht dasselbe im Zusammenhang mit dem lockeren Bindegewebe des Spatium parapharyngeum, längs der vorderen Fläche der Halswirbelsäule mit dem Gewebe des hinteren Mediastinalraumes, längs der grossen Gefässstämme, einerseits mit dem vorderen Mediastinalraume (A. carotis comm.), andererseits, längs der A. subclavia und der grossen Stämme des Plexus brachialis, mit dem Bindegewebe der Achselhöhle. In der Ausbildung solcher Bindegewebsräume und in ihrem Zusammenhange mit benachbarten Räumen besteht ein auch für die Praxis bedeutungsvoller Unterschied zwischen der Halsregion sensu strictiori und der Nackenregion.

Wir untersuchen zunächst die Topographie der Regio colli sensu strictiori; diejenige der Regio nuchae soll später in Zusammenhang mit der Topographie des Rückens behandelt werden.

Regio colli sensu strictiori.

Einteilung der Regio colli; Inspektion und Palpation. Als Grenze gegen die Regio nuchae haben wir eine Linie vom Processus mastoides zum Acromion gezogen. Nach einer anderen Auffassung wird die Grenze durch den, häufig der Palpation zugänglichen, selten, und dann nur bei recht mageren Individuen durch die Inspektion zu erkennenden vorderen Rand des M. trapezius bezeichnet. Die Grenze gegen den Kopf, am unteren Rande des Corpus und am hinteren Rande des Ramus mandibulae, lässt sich ohne Schwierigkeit feststellen. Als Grenze gegen die Brust liegt die Clavicula unmittelbar unter der Haut und der subkutanen Fettschicht; ebenso lässt sich die Incisura jugularis sterni ohne weiteres durch die Palpation feststellen.

Bei kräftiger Ausbildung der Muskulatur und mässigem Fettpolster wird die Halsregion durch den vom Processus mastoides zur Incisura jugularis sterni und zum sternalen Ende der Clavicula herabziehenden M. sternocleidomastoideus in zwei grössere Dreiecke geteilt (Figg. 153 und 154), ein mediales, dessen Basis, oben liegend, durch den unteren Rand des Unterkiefers gebildet wird (Trigonum colli mediale), und ein laterales (Trigonum colli laterale), dessen Basis durch die Clavicula dargestellt wird.

Der vordere Rand des M. sternocleidomastoideus setzt sich deutlich durch eine Furche ab (Fig. 150), welche vor dem Ohre und hinter dem Unterkieferaste beginnt und, schräg median- und abwärts verlaufend, in der durch die konvergierenden Mm. sternocleidomastoidei und die Incisura jugularis sterni gebildeten Fossa suprasternalis endigt. In der halben Höhe dieser Furche lässt sich am medialen Rande des Muskels der Puls der A. carotis comm. fühlen; hier ist auch die Arterie am leichtesten zu erreichen. In der medianen Partie der Region sind (Fig. 150) bei stark nach hinten geworfenem Kopfe eine Anzahl von Einzelheiten festzustellen. Mittelst der

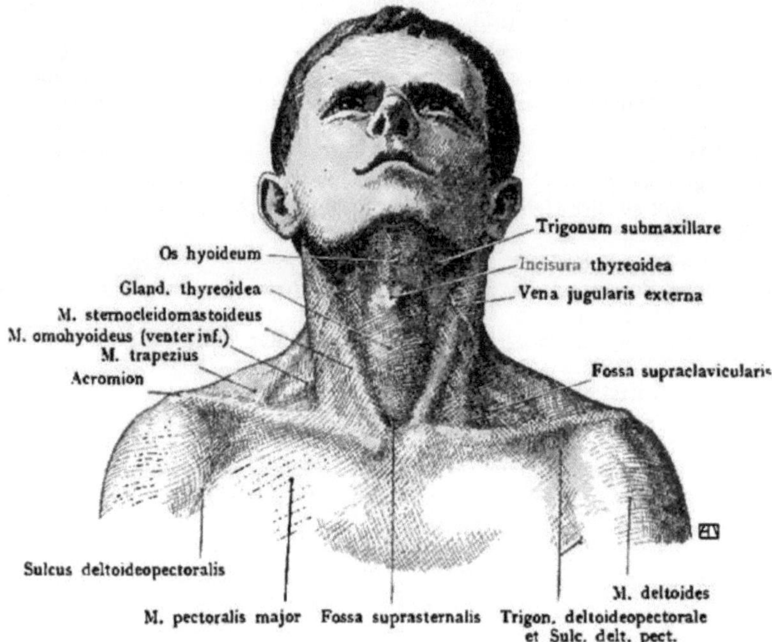

Fig. 150. Brust und Hals von vorn.

Palpation lässt sich die Lage des Zungenbeinkörpers bestimmen, und seitlich sind bei mageren Individuen die grossen Hörner des Zungenbeins zu fühlen. Unterhalb des Zungenbeinkörpers liegt der starke Vorsprung der Cartilago thyreoidea (Eminentia laryngea) und bei günstigen Verhältnissen können sowohl die Incisura thyreoidea, als auch die vordere Fläche der Thyreoidknorpelplatte palpiert werden. Der Cricoidknorpel wird von dem Isthmus glandulae thyreoideae bedeckt; die Trachea entfernt sich weiter von der Oberfläche, kann jedoch häufig noch bis zur Höhe der Incisura jugularis sterni palpiert werden.

Im seitlichen Halsdreiecke macht sich eine Vertiefung (Fossa supraclavicularis) unmittelbar oberhalb der Clavicula bemerkbar, welche ihre Grenzen unten durch die Clavicula, medial durch den M. sternocleidomastoideus und lateral durch den vorderen Rand des M. trapezius erhält. In Fig. 150 (Aktfigur) ist, in dem Winkel zwischen der Clavicula und dem M. sternocleidomastoideus, bei Anspannung des Muskels, eine kleine Grube zu sehen (in der Figur nicht bezeichnet), welche die Pars sternomastoidea von der Pars cleidomastoidea trennt. Nur selten wird der untere Bauch des M. omohyoideus in der Fossa supraclavicularis sichtbar sein; er ist auf der Fig. 150 dargestellt.

Die Normalstellung des Halses, bei wagrechter Haltung des Kopfes, unterscheidet sich von der in Fig. 150 dargestellten durch eine, in der Höhe des Hyoidkörpers rechtwinklige, zum Kinn ziehende Abbiegung der medianen Partie des Halses. Dieselbe wird bei stärkerem Fettpolster (häufig bei Weibern) durch eine Horizontalfurche der Haut angedeutet, welche, selbst bei gestrecktem Halse, zu bemerken ist. Für die topographisch-anatomische Schilderung ist dieselbe nicht von Belang: übrigens hält man sich sowohl für die Beschreibung als auch für die Abbildung an die Stellung bei stark nach hinten geworfenem Kopfe.

Fascien und Bindegewebsräume der Regio colli. Als knöcherne Grundlage des Halses bildet die Halswirbelsäule einen gegliederten, in seinen einzelnen Abschnitten beweglichen Pfeiler, welcher allseitig von Weichteilen umgeben ist, indem bloss die Dornfortsätze der beiden unteren Halswirbel (besonders des VII., der Vertebra prominens) oberflächlicher liegen und sowohl für die Inspektion als für die Palpation die Grenze zwischen Hals und Brustteil der Wirbelsäule angeben. Die grosse Masse der umgebenden Weichteile wird einerseits durch die Muskeln, andererseits durch den Kehlkopf, die Trachea und den Oesophagus dargestellt. Die letzteren liegen vor der Wirbelsäule und werden von den Muskelmassen des Halses eingeschlossen, nehmen aber doch, wie oben hervorgehoben wurde, wenigstens in der

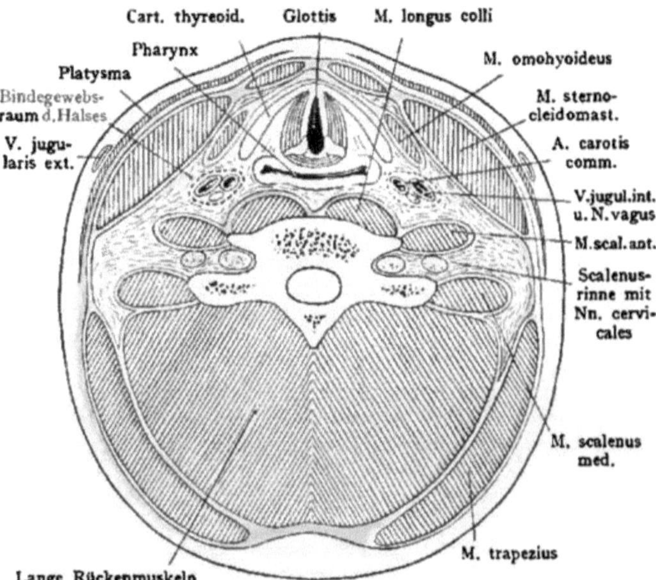

Fig. 151. Querschnitt durch den Hals. Halbschematisch. Halsfascien und Bindegewebsräume des Halses.

Fascia colli superficialis grün. Fascia colli media gelb. Fascia colli prof. (Fascia praevertebr.) blau.

oberflächlich gelegenen Eminentia laryngea, an der Bildung der Halsform teil. Wir können die vordere Halsgegend etwa mit einem zum grössten Teil aus Muskulatur gebildeten Hohlzylinder vergleichen, dessen Wandung durch die vordere Fläche der Halswirbelsäule eine Ergänzung erhält und welcher den Kehlkopf, die Trachea und den Oesophagus umschliesst. An der Bildung dieses Muskelmantels (Fig. 151) beteiligen sich die Mm. sternohyoidei, sternothyreoidei, sternocleidomastoidei, scaleni und longus colli und capitis, von denen die beiden letzteren einen Teil der vorderen Fläche der Halswirbelsäule und der Querfortsätze bedecken. Innerhalb des Muskelhohlzylinders liegen nicht bloss die Pars laryngea pharyngis, der Larynx und die Pars cervicalis oesophagi,

sondern auch die grossen Gefäss- und Nervenstämme, welche aufwärts und abwärts
verlaufen und sich bloss teilweise an die Halsgebilde verzweigen, im übrigen die vordere
Halsgegend durchziehen, um zum Kopfe (A. carotis comm.) oder zur Brust (V. jugularis
int., N. phrenicus, N. vagus) zu gelangen.

Diese Schilderung gilt als schematische Zusammenfassung bloss für den mittleren Teil der vorderen Halsgegend, indem nach oben gegen den Kopf, nach unten
gegen die Brust und den Ansatz der Extremitäten hin das Bild durch neue Beziehungen
verändert wird (Bildung des Plexus brachialis, Verlauf der A. und V. subclavia über
die Pleurakuppel hinweg zur Achselhöhle, resp. zum Thorax usw.).   Im Bereiche der
Regio nuchae ist der Aufbau ein relativ einfacher; hier treffen wir grosse Muskelmassen
an, welche sich in verschiedene, durch Muskelfascien voneinander getrennte Schichten
zerlegen lassen.   Der Nacken dient nicht als Durchgangsstation für grössere Nerven-
und Gefässstämme; hier finden sich nur Nerven und Gefässe, welche sich an die Muskelschichten der Gegend verzweigen, eine Tatsache, welche das operative Eindringen auf
die Halswirbelsäule von hintenher leichter gestaltet.

Das Bindegewebe des Halses wird teilweise, besonders im Anschluss an die
Muskulatur und die grossen Gefässstämme, zu Fascienblättern differenziert, teilweise
ist es als lockeres Bindegewebe ausgebildet, welches die Verschiebung der Eingeweide
und der grossen Gefäss- und Nervenstämme gestattet.   Die Fascien bilden, indem sie
die Muskulatur einschliessen, grosse Blätter, welche zum Teil an der Halswirbelsäule
Ansätze gewinnen und so eine wirkliche Einteilung der vorderen Halsgegend in Fascienlogen oder Bindegewebsräume bewirken.   Diese sind, wie an anderen Gegenden, deshalb von Bedeutung, weil sie die Wege angeben, auf welchen sich gewisse Prozesse
(z. B. Senkungsabszesse) ausbreiten können.

Nach dem von alters her üblichen Schema werden drei Halsfascien unterschieden,
eine Fascia colli superficialis, eine Fascia colli media und eine Fascia
colli profunda seu Fascia praevertebralis (Fig. 151).   Es ist neuerdings von
Merkel darauf hingewiesen worden, dass die mittlere Halsfascie die einzige ist, welche
sich über den Rang einer gewöhnlichen Muskelfascie erhebt, indem sie eine aponeurotische Struktur besitzt und deshalb als Halsaponeurose von den übrigen Bindegewebs-
blättern der Regio colli zu trennen ist.   Sie spielt auch zweifellos eine wichtige mechanische Rolle (Einwirkung auf den Druck in den Halsvenen nach Merkel), indem sie
mit Muskeln in Verbindung tritt (Mm. omohyoideus, sternohyoideus und sternothyreoideus), welche als Spanner derselben wirken.   Abgesehen von dieser gewiss unleug-
baren Tatsache, dienen jedoch die oberflächliche und die tiefe Halsfascie, wenn auch
schwächer ausgebildet, dazu, um die Bindegewebslogen abzugrenzen und so eine Einteilung der Gegend in einzelne grosse Räume zu bewirken.

Die Fascia colli superficialis stellt eine recht schwache Bindegewebslamelle
dar, welche erst nach Entfernung der subkutanen Fettschicht und des Platysma zur
Ansicht gebracht wird (s. Fig. 151).   Sie zeigt zahlreiche Lücken, durch welche Nerven
zur Haut treten (Rami medii et inf. n. cutanei colli, N. auricularis magnus, N. occipitalis
minor), auch Verbindungen zwischen den extrafascial, also subkutan, verlaufenden Venen
(V. jugularis ext.) und den tiefen Venen (Vv. thyreoideae usw.).   In dem schematischen Querschnitte der Fig. 151 ist der Verlauf der Fascia colli superficialis mittelst
grüner Farbe angegeben; sie umscheidet vorne den M. sternocleidomastoideus und
reicht, mit der Fascia colli media verschmolzen, bis zur Medianebene.   Hinten überbrückt sie das durch den M. sternocleidomastoideus, den vorderen Rand des M. trapezius und die Clavicula gebildete Trigonum laterale colli, scheidet den M. trapezius
ein und verbindet sich hinten in der Medianebene mit dem Lig. nuchae.   In dem Trigonum
colli laterale, unterhalb des unteren Omohyoideusbauches, liegen die beiden Blätter der
Fascia superficialis und der Fascia media unmittelbar aufeinander oder sind nur durch

Fettgewebe voneinander getrennt. Die Fascia colli superficialis geht nach oben auf das Trigonum submaxillare und die Regio parotidea über; nur gewinnt sie dabei einen Ansatz an den Körper und an das grosse Horn des Hyoids, so dass das Trigonum submaxillare und die Regio suprahyoidea einen Abschluss nach unten erhalten. Unten setzt sich die Fascie am oberen Rande der Clavicula, am Acromion und an der Spina scapulae fest, endlich medianwärts zwischen den beiden Mm. sternocleidomastoidei, an der Incisura jugularis sterni.

Die Fascia colli media trägt, wie oben hervorgehoben wurde, einen ganz anderen Charakter als die Fascia superficialis; ihre Ausdehnung ist eine beschränkte, indem sie sich bloss in dem Felde findet, welches durch den Körper des Os hyoides, durch die beiden Bäuche des M. omohyoideus, durch die sternalen Hälften der Claviculae und die Incisura jugularis sterni begrenzt wird (Fig. 153). Sie entsteht in einem frühen Stadium der fetalen Entwicklung und ist wahrscheinlich auf eine Muskelschicht zurückzuführen, welche bei niederen Säugetieren ausgebildet, beim Menschen reduziert oder bloss noch als Varietät (M. cleidohyoideus) vorhanden ist (Gegenbaur).

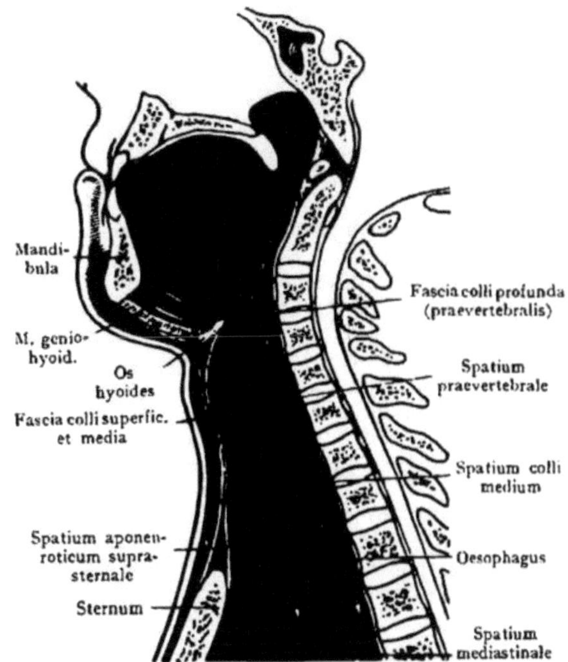

Fig. 152. Fascienräume am Halse.
Schema, zum Teil nach Testut-Jacob, Anatomie topographique. Vol. I.

Darauf weist auch schon ihre derbe Beschaffenheit hin, welche sie als eine wahre Aponeurose erkennen lässt. Sie befestigt sich oben am Hyoid (siehe den schematischen Längsschnitt der Fig. 152), seitlich umscheidet sie den M. omohyoideus und verläuft hinter den Mm. sternohyoidei und sternothyreoidei, indem sie mit dem die tiefe Fläche dieser Muskeln überziehenden Fascienblatte eine Verbindung eingeht. Die Fascia colli media wird überlagert durch die Fascia colli superficialis, welche den M. sternocleidomastoideus umscheidet; beide Fascienblätter zusammen begrenzen einen von lockerem Bindegewebe ausgefüllten Spalt (siehe den schematischen Längsschnitt, Fig. 152). Abwärts setzen sich sowohl die Fascia colli superficialis als die Fascia colli media an der Incisura jugularis sterni fest, indem sie durch einen von Fett und lockerem Bindegewebe ausgefüllten Raum, das Spatium aponeuroticum suprasternale, voneinander getrennt werden (siehe die Beziehungen desselben zur Trachea).

Medial schliesst sich der Fascia colli media und dem M. omohyoideus (Fig. 151) der Nervengefässstrang des Halses an, nämlich die A. carotis comm., lateral davon die Vena jugularis int. und zwischen beiden Gefässen, etwas nach hinten verlagert, der N. vagus. Diese Stämme sind in die Gefässscheide eingeschlossen, welche mit der Fascia colli media durch lockeres Zellgewebe in Verbindung steht.

sowie in der Tiefe mit der die Mm. longi colli et capitis überkleidenden Fascia colli profunda.

Das dritte Blatt der Fascia colli, die Fascia colli profunda, überzieht die Mm. longi colli et capitis sowie die vordere Fläche der Halswirbelkörper (daher auch Fascia praevertebralis genannt); seitlich hängt sie mit der die Mm. scaleni einschliessenden Fascie zusammen (Fig. 151). Sie reicht nach oben bis zum Ansatze der Mm. longi capitis an das Tuberculum pharyngeum, nach unten in den Thorax, bis zum Ursprunge der Mm. longi colli an der vorderen Fläche des III. Brustwirbelkörpers. Mit der vorderen Fläche der Halswirbel schliesst sie eine osteofibröse Loge ab (Spatium praevertebrale), welche die Mm. longi colli et capitis enthält.

Fascienräume am Halse. Die Fascienräume der vorderen Halsregion, welche durch die drei Schichten der Fascia colli begrenzt werden, sind folgende (s. Figg. 151 und 152): Zwischen der Fascia superficialis und der Fascia media liegt ein Bindegewebsspalt, welcher über der Incisura jugularis sterni und hinter dem sternalen Ansatze des M. sternocleidomastoideus als Spatium aponeuroticum suprasternale, dagegen über dem sternalen Ende der Clavicula, im Dreiecke, welches durch die Clavicula, den unteren Bauch des Omohyoideus und den lateralen Rand des M. sternocleidomastoideus begrenzt wird, als Spatium aponeuroticum supraclaviculare ausgebildet ist. Im übrigen sind die beiden Blätter in so innigem Kontakte, dass man kaum von einem dieselben trennenden Bindegewebsspalte sprechen kann, wenigstens nicht von einem solchen, welcher für die Ausbreitung von Abszessen in Betracht käme.

Ein weiterer praktisch sehr wichtiger Bindegewebsraum (Spatium colli medium) liegt unterhalb des Hyoidkörpers, zwischen der Fascia colli media und superficialis einerseits und der Fascia colli profunda seu praevertebralis andererseits. Er wird dorsal zum Teil durch die Fascia colli profunda abgeschlossen, welche die Mm. longi colli et capitis und die vordere Fläche der Halswirbelsäule überzieht; zum Teil hängt er hinten mit dem Bindegewebe zusammen, welches in der Rinne zwischen den Mm. scalenus ant. und med. die Stämme des Plexus brachialis umgibt. Dieser Raum enthält: erstens den Larynx mit der Trachea, sowie der letzteren hinten angeschlossen und durch lockeres Bindegewebe an die Fascia colli profunda befestigt, den Oesophagus; zweitens den untersten Teil des Larynx und, die ersten Trachealringe bedeckend, die Glandula thyreoidea; drittens den Nervengefässstrang, bestehend aus der A. carotis comm., der V. jugularis int. und dem N. vagus, Gebilde, welche von einer gemeinsamen Gefässscheide eingehüllt werden. Im übrigen wird der Raum durch lockeres Bindegewebe ausgefüllt, von welchem Verdichtungen als eine besondere Hülle für Larynx, Trachea und Oesophagus beschrieben werden. Abwärts geht der Raum an der oberen Thoraxapertur in den Mediastinalraum, aufwärts, längs der grossen Gefässe, besonders der A. carotis comm. in das Spatium parapharyngeum und in die Fossa retromandibularis über, im unteren Teile des Halses, längs der A. und V. subclavia und der Stämme des Plexus brachialis, in die Fossa axillaris.

Ein weiterer Bindegewebsraum liegt unterhalb des Unterkiefers (Spatium submaxillare) und entspricht bei oberflächlicher Präparation dem durch den Unterkieferrand und die beiden Bäuche des M. digastricus abgegrenzten Trigonum submaxillare (Fig. 156). Die Fascia colli superficialis geht, nachdem sie ihre Befestigung am Körper des Hyoids genommen, über diese Gegend hinweg zum Gesichte; die den Boden des Trigonum submaxillare bildende untere Fläche des M. mylohyoideus hat gleichfalls einen Fascienüberzug, welcher mit der Fascia colli superficialis zusammen die Submaxillarloge begrenzt. Dieselbe ist bloss hinten, da wo die Gefässe in sie eintreten (A. maxillaris ext.), offen, indem sie hier mit dem grossen Bindegewebsraume des Halses zusammenhängt.

Die tiefste Bindegewebsloge wird durch die Fascia colli profunda seu praevertebralis und den vorderen Umfang der Halswirbelsäule gebildet; dieser osteofibröse Raum

nimmt am Arcus anterior des Atlas seinen Anfang und erstreckt sich längs der Hals-
und der oberen Partie der Brustwirbelsäule bis in den Thoraxraum. Er wird fast voll-
ständig durch die Mm. longi colli et capitis ausgefüllt; lateralwärts schliessen sich die
Mm. scaleni an. Seine Ausdehnung vom Atlas bis zum III. Brustwirbel entspricht der
Ausdehnung der Mm. longi colli et capitis und der Raum stellt den Weg dar, auf welchem
Senkungsabszesse, die von den Halswirbelkörpern ausgehen, absteigen und bis in den
Brustraum gelangen können.

Muskulatur der vorderen Halsgegend. Dieselbe bildet, wenn man den
Befund in schematischer Form zusammenfasst, einen Hohlzylinder, in welchem die in
lockerem Bindege-
webe eingebetteten
Hohlorgane nebst Ge-
fäss- und Nerven-
stämmen verlaufen.
Wenigstens gilt das
für den unterhalb des
Hyoidkörpers gelege-
nen Teil des Halses.
Unmittelbar unter-
halb des Unterkiefer-
körpers haben wir
median die Regio sub-
mentalis, lateralwärts
das Trigonum sub-
maxillare, weiter nach
hinten die Fossa retro-
mandibularis. Diese
Gegenden bilden den
obersten Teil des Tri-
gonum colli mediale.

Bei der Ansicht
der Halsmuskulatur
von vorn, wie von
der Seite (Figg. 153
u. 154) fällt zunächst
der recht breite M.
sternocleidomasto-
ideus auf, welcher
schräg vom Processus
mastoides und der
Linea nuchae sup.

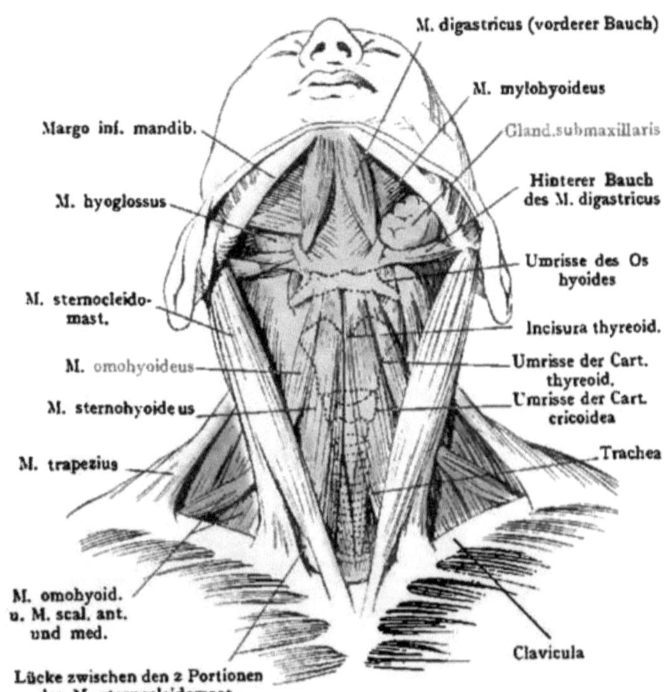

Fig. 153. Einteilung des Halses in Regionen. Muskelbild.
Regio colli mediana { Trigonum suprahyoideum rot,
Trigonum infrahyoideum blau.
Regio colli lateralis = Trigonum colli laterale violett.

aus zu seinem Ursprunge an dem Manubrium sterni und am sternalen Ende der
Clavicula zieht. Medianwärts erstrecken sich, vom Körper des Hyoids und von
der Seitenfläche des Thyreoidknorpels, die Mm. sternohyoideus, sternothyreoideus
und omohyoideus nach unten bis zum Manubrium sterni und zur Incisura scapulae.
Der untere Bauch des M. omohyoideus verläuft fast horizontal und bildet mit der
Clavicula und dem lateralen Rande des M. sternocleidomastoideus die Fossa supraclavicularis major. Die unterste Partie der Mm. sternohyoidei und sternothyreoidei
wird durch den M. sternocleidomastoideus überlagert, ebenso auch die Zwischensehne
des M. omohyoideus.

In der Medianlinie kommen die Mm. sternohyoidei entweder zur Berührung,
oder es bleibt, besonders bei Vergrösserung der durch die Muskeln bedeckten Glandula

thyreoidea, eine Lücke übrig, welche durch die hier miteinander verschmolzenen Fasciae colli superficialis und media ausgefüllt wird. Dann kann durch einen medianen Längsschnitt der Thyreoidknorpel, der Isthmus glandulae thyreoideae, und weiter unten die Trachea leicht erreicht werden. Der M. sternocleidomastoideus wird durch die Fascia colli superficialis umscheidet und bildet, besonders in seinem mittleren Drittel, die direkte Begrenzung des grossen Bindegewebsraumes des Halses; man kann hier auch

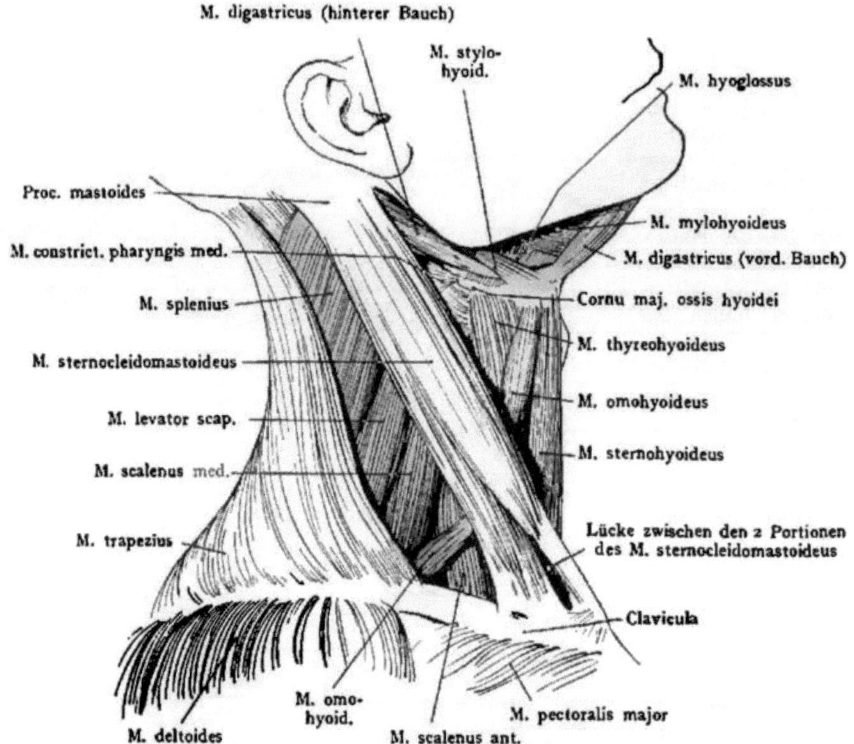

Fig. 154. Muskulatur des Halses, von der Seite gesehen.

Trigonum suprahyoideum rot. Trigonum colli mediale (Trigonum infrahyoideum) blau. Trigonum colli laterale violett. M. sternocleidomast. weiss. Fossa retromandibularis weiss.

am leichtesten durch einen dem medialen Rande des M. sternocleidomastoideus entlang geführten Schrägschnitt auf den Raum eindringen, wobei der Muskel lateralwärts abgezogen, und je nachdem man medial oder lateral von dem M. omohyoideus eingeht, sowohl die Fascia colli superficialis als die Fascia colli media oder bloss die erstere durchtrennt wird. Man kommt dabei in der halben Höhe des M. sternocleidomastoideus auf den Nervengefässstrang (siehe die Aufsuchung der A. carotis int.); durch Abziehen der Mm. sternohyoidei und sternothyreoidei medianwärts kann man jedoch noch ausgiebiger die in dem Bindegewebsraume liegenden Gebilde zugänglich machen.

In der gleichen Schicht wie der M. sternocleidomastoideus liegt der M. trapezius; beide Muskeln begrenzen mit dem oberen Rand der Clavicula ein mehr oder weniger dreieckiges Feld (Trigonum colli laterale). Im Bereiche desselben, und zwar in einer tieferen Schicht, sind von der Seite her (Fig. 154) und in der Reihenfolge von oben nach unten zu sehen: die Mm. splenius, levator scapulae, scalenus med. und scalenus ant., welche gewissermassen den Boden des Trigonum colli laterale bilden.

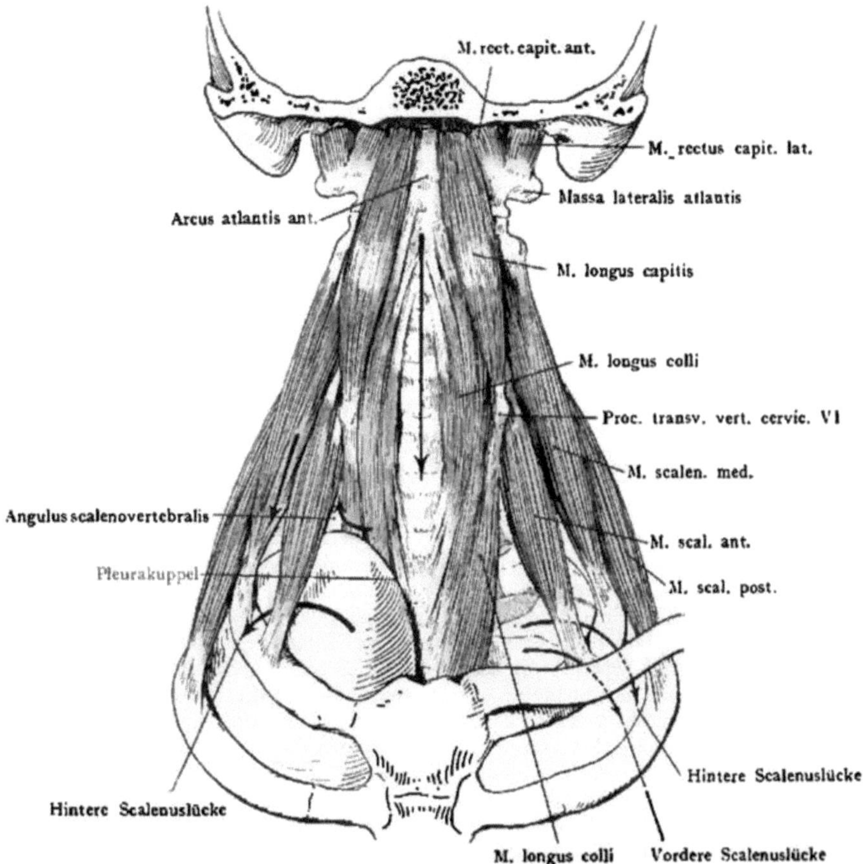

Fig. 155. Ansicht der tiefen Halsmuskulatur von vorn.
Rechterseits ist die Clavicula entfernt und die Pleurakuppel dargestellt worden.

Dieses erhält nach unten gegen die Clavicula eine grössere Tiefenausdehnung (Fossa supraclavicularis) und wird hier durch den unteren Bauch des M. omohyoideus gekreuzt.

Die tiefste Muskelschicht der vorderen Halsregion wird durch die Mm. longi colli et capitis dargestellt, welche sich auf der vorderen Fläche der Halswirbelsäule von dem dritten Brustwirbel bis zum Tuberculum pharyngeum des Hinterhauptbeines erstrecken (Fig. 155). Lateralwärts und hinten schliessen sich weitere Muskeln an: erstens der M. scalenus ant. (Ursprung an den vorderen Höckern der Proc. transversi des III.—VI. Halswirbels), dann der M. scalenus medius (Ursprung an den hinteren Höckern der Querfortsätze von 6—7 Halswirbeln) und der M. scalenus post. (an den hinteren Höckern der Querfortsätze der zwei bis drei untersten Halswirbel). Die Mm. longi colli et capitis bilden mit dem M. scalenus medius in der Höhe der obersten Halswirbel eine Rinne (Fig. 155), welche sich abwärts in eine durch die Mm. scalenus ant. und medius gebildete Rinne fortsetzt. Da, wo diese beiden Muskeln zu ihren Insertionen an der ersten Rippe auseinanderweichen, geht die Rinne in die hintere Scalenuslücke über, in welcher die Nn. cervicales zur Bildung des Plexus cervicalis und des Plexus brachialis zusammentreten. Der mediale Rand des M. scalenus ant. und der laterale Umfang des M. longus colli bilden einen abwärts offenen Winkel (Angulus scalenovertebralis, Fig. 155), in welchem die A. vertebralis zu ihrem Eintritt in das Foramen transversarium des VI. Halswirbels cranialwärts verläuft; die Spitze des Winkels entspricht etwa dem Halse der ersten Rippe; hier wird die Unterbindung der A. vertebralis vorgenommen; ausserdem findet sich hier der Grenzstrang des Sympathicus mit dem Ganglion medium und inferius (s. Trigonum scalenovertebrale).

Einteilung der vorderen Halsgegend. Wir unterscheiden zunächst die beiden grossen Halsdreiecke, das Trigonum colli mediale (Grenzen: der M. sternocleidomastoideus, der untere Rand des Unterkiefers und die Medianlinie) und das Trigonum colli laterale (Grenzen: der M. sternocleidomastoideus, der vordere Rand des M. trapezius und der obere Rand der Clavicula, Figg. 153 und 154). Im Trigonum colli mediale unterscheiden wir weiter eine Region oberhalb des Hyoidkörpers und des grossen Hyoidhornes, als Trigonum suprahyoideum, von dem unterhalb des Hyoids liegenden Trigonum infrahyoideum.

Beide Gegenden unterscheiden sich in ihrem Charakter ganz wesentlich voneinander; das Trigonum suprahyoideum bildet den Übergang vom Halse zum Kopfe und setzt sich äusserlich durch die bereits erwähnte, bei horizontaler Haltung des Kopfes nachweisbare Hautfurche in der Höhe des Hyoidkörpers von der übrigen Halsregion ab. Der grosse, beiderseits in dem Hauptbindegewebsraum des Halses verlaufende Arterienstamm (A. carotis comm.), teilt sich in der Höhe des oberen Randes des Thyreoidknorpels in die A. carotis ext. und int., welche cranialwärts in das Trigonum colli suprahyoideum eintreten; die A. carotis int. setzt hier den Verlauf der A. carotis comm. fort und gelangt mit der Vene zur Schädelbasis, um hier durch den Canalis caroticus in die Schädelhöhle einzutreten, während die oberflächlich gelegene A. carotis ext. eine Anzahl von Ästen abgibt (Aa. maxillaris ext., lingualis, thyreoidea sup., occipitalis), welche nach verschiedenen Richtungen (vorne, abwärts, oben, hinten) zum Teil das Trigonum suprahyoideum durchsetzen (Aa. maxillaris ext., lingualis, occipitalis), um nach Abgabe einiger kleinerer Äste ihre Hauptverbreitung in Kopfgebilden (Zunge, Gesicht, tiefe Wangengegend usw.) zu finden.

Zur Regio suprahyoidea können wir noch eine Region rechnen, welche gleichfalls einen Übergang zum Kopfe bildet und gewissermassen als Anhang der Regio suprahyoidea gelten dürfte, die Regio oder Fossa retromandibularis (Fig. 154 weiss). Da dieselbe einen Teil der Glandula parotis enthält, so kann sie auch zur Regio parotidea, folglich zum Kopfe, gerechnet werden; wir betrachten sie als die am höchsten hinaufreichende Region des Halses.

Trigonum suprahyoideum.

Grenzen der Region. Unten werden dieselben dargestellt durch eine Horizontale, welche durch das Corpus ossis hyoidei gezogen wird, oben durch den unteren Rand des Unterkiefers. Die Gegend kann als ein Dreieck beschrieben werden, dessen Spitze am Kinn und dessen Basis in der Horizontalen des Hyoidkörpers liegt. Als Anhang kann die Fossa retromandibularis betrachtet werden, welche ihre Grenzen in dem hinteren Rande des Unterkiefers und dem vorderen Rand des M. sternocleidomastoideus erhält.

Inspektion und Palpation des Trigonum suprahyoideum. Bei der Horizontalstellung, noch mehr bei der Neigung des Kopfes nach vorne, sind die Muskeln und Fascien der Gegend entspannt und bieten günstige Bedingungen für die Palpation. Bei Dorsalflexion des Kopfes dagegen (wie in Fig. 150) wird die Übersicht erleichtert, auch treten bei mässigem Fettpolster einzelne Details besser hervor. Nicht selten lässt sich der vordere Bauch des M. digastricus erkennen (Fig. 150) und in dem Winkel, welchen derselbe mit dem Unterkiefer bildet, bewirkt manchmal die Glandula submaxillaris eine leichte, durch Inspektion oder Palpation wahrnehmbare Erhebung. Der untere Rand des Unterkiefers, auch der Hyoidkörper, der Angulus mandibulae und der hintere Rand des Unterkieferastes können palpiert werden, ebenso der Processus mastoides und der vordere Rand des M. sternocleidomastoideus, welche zusammen die Fossa retromandibularis nach hinten abgrenzen.

Oberflächliche Gebilde des Trigonum suprahyoideum. Die Haut ist stark dehnbar und leicht in Falten emporzuheben, eine Eigenschaft, die sie überhaupt mit der Haut der vorderen Halsgegend teilt und wohl der Ausbildung des Platysma myoides verdankt. Diese Muskelschicht, welche sich vom Gesichte auf den Hals und bis unterhalb der Clavicula erstreckt, ist mit der Fascia colli superficialis nur locker, dagegen mit dem Corium fest verbunden, eine Tatsache, welche die grosse Beweglichkeit der Haut auf ihrer Unterlage erklärt und übrigens auch bei der Präparation des Muskels berücksichtigt wird, indem man die Haut zusammen mit dem Fettpolster und der Fascie des Platysma abzieht. Das Platysma erstreckt sich (Fig. 151) über den ganzen Hals, mit Ausnahme eines medianen Bezirkes, der abwärts an Breite zunimmt. Die oberflächlichen Gefässe sind praktisch unwichtig, als Nerven haben wir den Ramus colli n. facialis, welcher sowohl motorische Fasern für das Platysma aus dem N. facialis, als sensible Fasern für die Haut aus den Nn. auricularis magnus und cutaneus colli führt.

Nach Entfernung der Haut- und Platysmaschicht liegt die Fascia superficialis colli vor. Dieselbe befestigt sich (s. oben) an dem unteren Rande des Unterkiefers, unten an dem Körper des Hyoids und teilt sich am vorderen Rande des M. sternocleidomastoideus zur Bildung der Muskelscheide in zwei Blätter; im Bereiche der Fossa retromandibularis überzieht sie die Glandula parotis und geht als Fascia parotidea aufwärts auf die Regio parotidea weiter. Sie hängt mit den Fascien der Muskeln zusammen, besonders innig mit derjenigen, welche die Mm. mylohyoideus und hyoglossus bedeckt und sich an der Linea mylohyoidea des Unterkiefers inseriert (Fig. 156). Diese Fascie bildet mit der medialen Fläche des Unterkiefers und der Fascia superficialis colli eine Loge (Submaxillarloge), welche durch den Ansatz des Fascienblattes am unteren Rand des Unterkiefers und am Corpus ossis hyoidei nach oben und nach unten geschlossen wird. Den Hauptinhalt der Loge stellt die Glandula submaxillaris dar; von hinten dringt die A. maxillaris ext. in den Raum ein, um am vorderen Rande des M. masseter auf dem Unterkiefer zum Gesichte zu verlaufen.

Muskeln der Regio suprahyoidea (Fig. 153). Wir treffen vier für die
Orientierung wichtige Muskeln an, die Mm. digastricus und stylohyoideus, fast in
einer Ebene gelegen, und die Mm. mylohyoideus und hyoglossus in einer tieferen Ebene.
Die beiden Bäuche des M. digastricus bilden mit ihrer Zwischensehne einen auf-

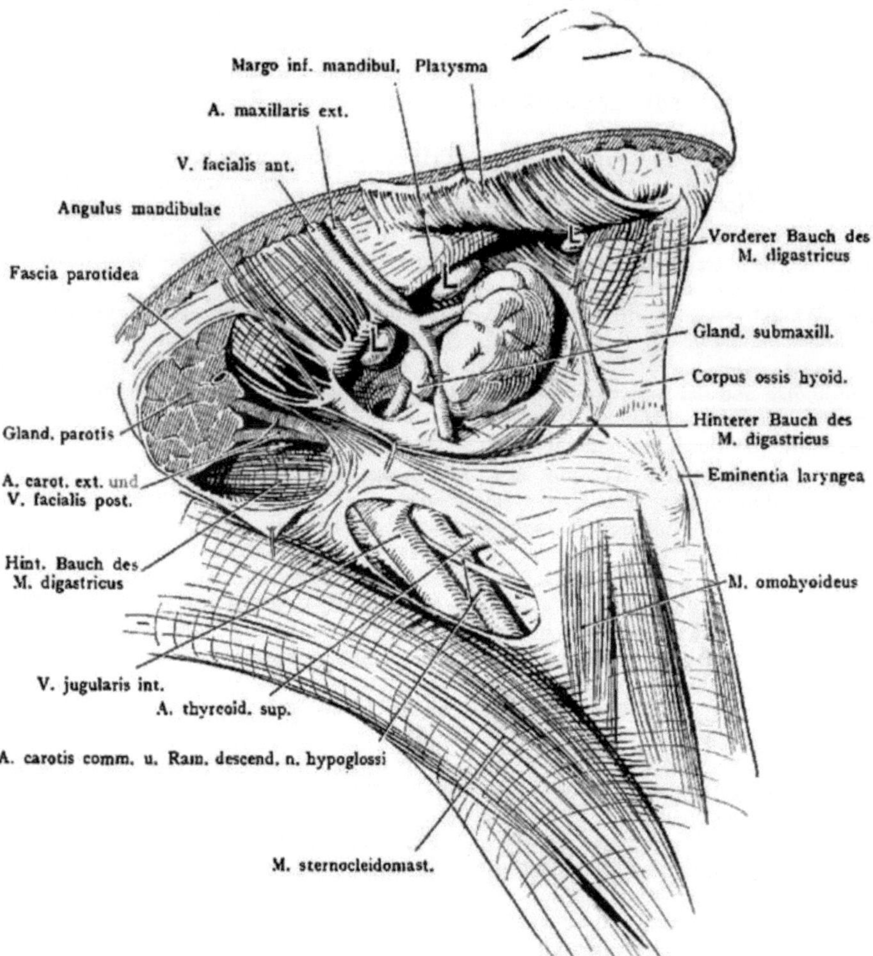

Fig. 156. Submaxillarloge und Parotisloge, nach Entfernung des oberflächlichen Teiles der Fascia
colli und des Platysma.
L L L Lymphogland. submaxillares.

wärts offenen Winkel, dessen Spitze, durch die Zwischensehne dargestellt, mittelst einer
Fascienschlinge an das Corpus ossis hyoidei fixiert ist. Der M. stylohyoideus wird von
der Sehne des M. digastricus durchbohrt und inseriert sich am kleinen Horne des
Zungenbeins. Mit dem unteren Rande des Unterkiefers begrenzen die Muskeln ein
Dreieck, dessen Basis oben im Unterkieferrande gegeben ist, während die Spitze etwa
am Abgange des kleinen Zungenbeinhornes zu suchen ist (Trigonum submaxillare).

Dasselbe entspricht der oben erwähnten Loge, in welcher sich die Glandula sub·
maxillaris einbettet; ihr Boden wird (Fig. 153) durch die Mm. mylohyoideus und
hyoglossus samt dem Fascienüberzuge ihrer unteren Fläche gebildet. Der M.
mylohyoideus oder diaphragma oris weist schon durch die letztere Bezeichnung auf
seine Rolle hin als Abschluss der Mund-
höhle resp. der Regio sublingualis gegen
den Hals (Fig. 96); er entspringt von
der Linea mylohyoidea und inseriert
sich teils am oberen Rande des Corpus
ossis hyoidei, teils stossen seine Fasern
mit denen des anderseitigen Muskels in
einer Linie (Raphe) zusammen, welche
sich als sehniger Streifen von der Spina
mentalis bis zum Corpus ossis hyoidei
erstreckt. Auf dem medialen Teile der so gebildeten Muskelplatte liegen die vorderen
Bäuche der Mm. digastrici; zwischen denselben kommt die untere Fläche des
M. mylohyoideus direkt mit der Fascia
colli superficialis in Berührung. Der
M. hyoglossus (Fig. 153) entspringt mit

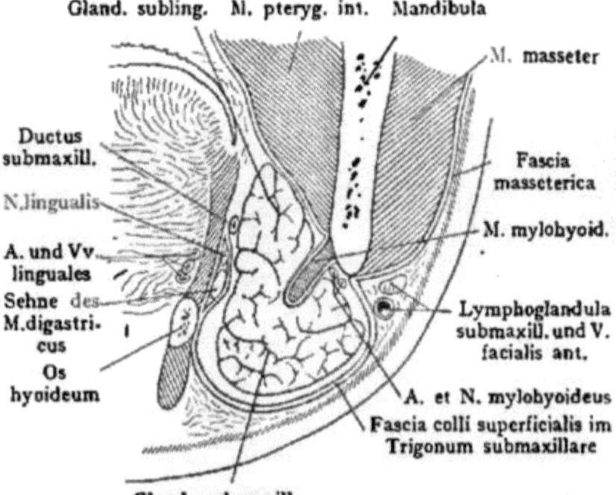

Fig. 157. Frontalschnitt durch das Trigonum
submaxillare (vorn).
Nach einem Mikrotomschnitte.
Fascia und Gland. submaxillaris grün.

seinen vorderen Fasern am oberen Rande des Corpus ossis hyoidei, mit seinen
hinteren Fasern am grossen Horne des Zungenbeins. Die vordere Partie des Muskels
wird bei der Ansicht von unten
durch den M. mylohyoideus bedeckt; bloss die hintere Partie
erscheint als ein Teil des Bodens
des Trigonum submaxillare.

**Glandula submaxillaris
und Gefässe und Nerven des
Trigonum submaxillare.** Nach
Entfernung der Fascia colli superficialis trifft man die Glandula
submaxillaris an, umhüllt von ihrer
Kapsel und im Zusammenhang
mit den zur Drüse verlaufenden
Gefässen und Nerven (Fig. 156).
Der laterale-obere Umfang der
auf dem Frontalschnitte etwa
dreieckigen Drüse legt sich der
inneren Fläche des Unterkiefer-
körpers unterhalb des Ursprunges
des M. mylohyoideus (Linea mylohyoidea) an (Fig. 156). Die late-
rale-untere Fläche tritt mit der
oberflächlichen Halsfascie in Be-

Fig. 158. Frontalschnitt durch das Trigonum submaxillare
(hinten). Verbindung der Gland. submaxillaris mit der
Gland. sublingualis.
Nach einem Mikrotomschnitte.

rührung; die mediale Fläche der Drüse liegt auf dem M. mylohyoideus und dem
M. hyoglossus; sie kann auch, je nach ihrer Grösse, über die Grenzen des Trigonum
submaxillare hinausreichen und überlagert dann einen Teil des hinteren Digastricus-
bauches sowie das grosse Horn des Hyoids.

Die Glandula submaxillaris überschreitet aber auch nach einer anderen Richtung das Trigonum submaxillare. Die Loge, in welcher sie sich befindet, wird nach hinten, gegen die Fossa retromandibularis, durch einen in die Tiefe gehenden Fortsatz der Fascia colli superficialis fast vollständig abgeschlossen und von der in der Fossa retromandibularis liegenden Glandula parotis getrennt (Fig. 155). Dagegen findet sich eine Lücke oder richtiger gesagt ein Spalt am hinteren Rande des M. mylohyoideus, zwischen diesem Muskel und dem M. hyoglossus, welcher die Loge des Trigonum submaxillare mit der Regio sublingualis in Verbindung setzt. Durch diese Lücke dringt auch ein Fortsatz der Glandula submaxillaris mit dem Ductus sub-

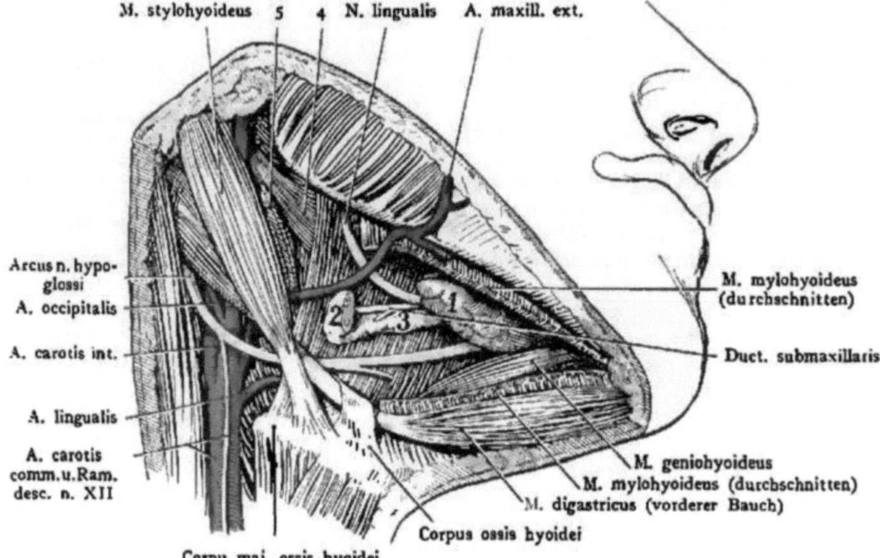

Fig. 159. Gland. sublingualis und tiefe Gebilde des Trigonum submaxillare nach Entfernung des M. mylohyoideus.

1 Gland. sublingualis. 2 Gland. submaxillaris, am hinteren Rande des M. mylohyoideus umbiegend. 3 Verbindung zwischen der Gland. submaxillaris und sublingualis. 4 M. styloglossus. 5 M. stylopharyngeus.

maxillaris (Whartonianus) um den hinteren Rand des M. mylohyoideus in die Regio sublingualis ein und lagert sich hier dem hinteren Ende der Glandula sublingualis an (Fig. 157); der Ductus submaxillaris verläuft dann an der medialen Fläche der Glandula sublingualis bis zu seiner Ausmündung an der Caruncula sublingualis (s. Regio sublingualis). So bildet die Glandula sublingualis, mit der Glandula submaxillaris zusammengenommen, eine Drüsenmasse, welche gleichsam hakenförmig um den hinteren Rand des M. mylohyoideus abgebogen ist; die Glandula sublingualis mit dem oberen Fortsatze der Glandula submaxillaris liegt oberhalb, die Hauptmasse der Glandula submaxillaris unterhalb des M. mylohyoideus. In Fig. 159 ist die Regio sublingualis nach Entfernung des M. mylohyoideus von unten her dargestellt. Der durch die erwähnte Lücke zwischen den Mm. mylohyoideus und hyoglossus zur Regio sublingualis verlaufende Fortsatz der Glandula submaxillaris (3) ist in seiner Abbiegung um den hinteren Rand des M. mylohyoideus (2) und in seinem Anschlusse an die Glandula sublingualis (1) zu sehen; von oben tritt der N. lingualis zwischen dem M. mylohyoideus und dem M. hyoglossus nach vorne, und weiter unten verläuft oberhalb des grossen Zungenbeinhornes, in derselben Lage zu den beiden eben erwähnten Muskeln, der Arcus n. hypoglossi.

Blutgefässe, Lymphgefässe, Lymphdrüsen und Nerven der Regio suprahyoidea. Von diesen Gebilden liegen die Lymphdrüsen und Lymphgefässe am oberflächlichsten. Von Lymphdrüsen (Lymphoglandulae submaxillares) finden sich etwa 3—6 (Fig. 156); die vordersten, auf der Raphe der Mm. mylohyoidei gelegenen, werden auch als Glandulae submentales bezeichnet. Die übrigen Lymphdrüsen

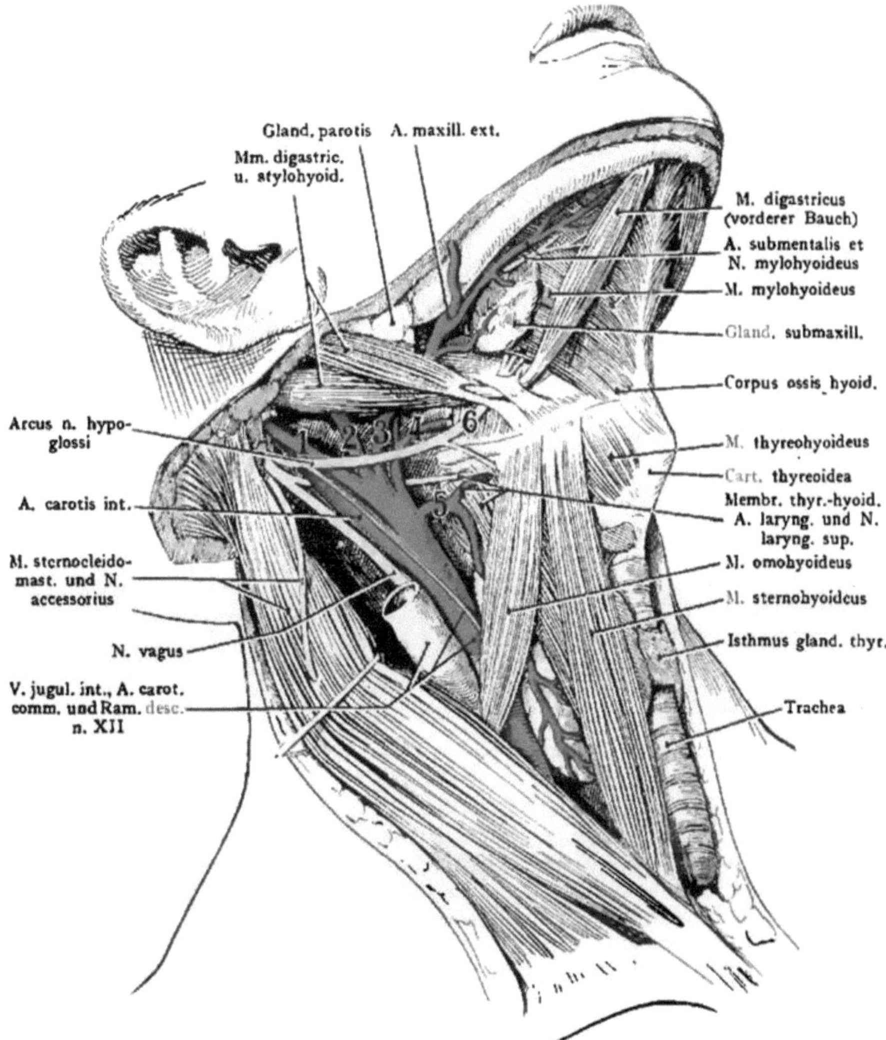

Fig. 160. Trigonum colli mediale, dargestellt nach Entfernung der oberflächlichen Schichten (Fascia colli superficialis und media).

1 A. occipitalis. 2 A. carotis ext. 3 A. maxillaris ext. 4 A. lingualis. 5 A. thyreoidea sup.
6 M. hyoglossus und Arcus n. hypoglossi.

liegen unter der Fascia colli superficialis, längs des unteren Randes des Unterkiefers,
aber ausserhalb der Kapsel der Glandula submaxillaris; die grösste Drüse findet sich
gewöhnlich dort, wo die A. maxillaris ext. mit der V. facialis ant. auf das Gesicht
übergeht.

Die Lymphoglandulae submaxillares stellen die regionären Lymphdrüsen der
Nase (Fig. 112), der Lippen (Fig. 90), und der vorderen Partie der Seitenränder der
Zunge (Fig. 102) dar. Die Vasa efferentia dieser Drüsen verlaufen nach hinten und

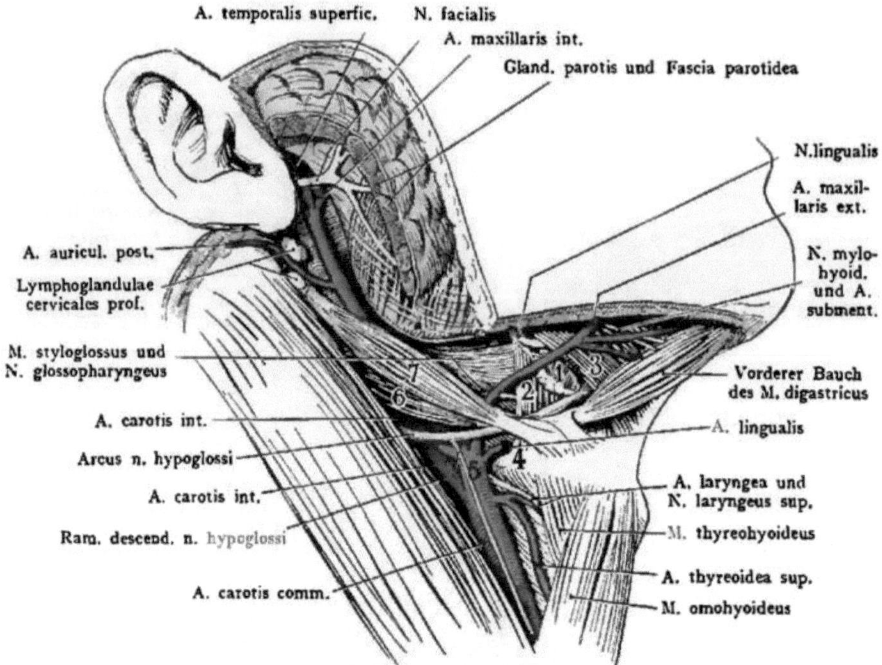

Fig. 161. Fossa retromandibularis und Trigonum submaxillare.
Gland. submaxillaris (abgeschnitten). 2 M. hyoglossus. 3 M. mylohyoideus. 4 Cornu majus ossis hyoidei.
5 A. carotis ext. 6 Hinterer Bauch des M. digastricus. 7 M. stylohyoideus.

unten zu den Lymphoglandulae cervicales profundae, welche in der Höhe der Teilung
der A. carotis comm. am oberen Rande der Cartilago thyreoidea liegen (Poirier).

Neben den oberflächlichen, direkt unter der Fascia anzutreffenden Lymphdrüsen
sind auch solche nachzuweisen (Leaf), welche, von der Glandula submaxillaris bedeckt,
der unteren Fläche des M. mylohyoideus auflagern. Es ist also die Entfernung der
Lymphoglandulae submaxillares nur dann als eine vollständige zu bezeichnen, wenn
auch diese tiefgelegenen Drüsen berücksichtigt wurden.

Nach Entfernung der Lymphdrüsen und der Glandula submaxillaris liegen die
grossen Nerven und Blutgefässstämme der Gegend vor (Fig. 161). Von Arterien
haben wir die A. maxillaris externa und die A. lingualis, von Venen die V. facialis
ant. und die V. lingualis, von Nerven den N. hypoglossus, den N. lingualis (aus dem
N. mandibularis) und den N. mylohyoideus (aus dem N. alveolaris inf., also auch aus
dem N. mandibularis).

Bei der in Fig. 160 dargestellten Ansicht ist, nach Entfernung der Glandula submaxillaris, die A. maxillaris ext. zu sehen, welche aus der A. carotis ext. ober-halb des grossen Zungenbeinhornes entspringt und von dem hinteren Bauche des M. digastricus sowie von dem M. stylohyoideus bedeckt in die hintere Partie des Trigonum submaxillare eintritt. Hier verläuft sie schräg nach vorne und oben, um den unteren Rand des Unterkiefers etwa an der vorderen Grenze des M. masseter zu kreuzen und in die Regio facialis überzugehen. Die Arterie wird von der Glandula submaxillaris (Fig. 156) bedeckt, ja sie kann geradezu in die Drüsenmasse aufgenommen werden, eine Tatsache, welche bei der Exstirpation der Glandula submaxillaris oder bei der Aufsuchung von tiefliegenden Lymphdrüsen zu beachten ist. Die Arterie kreuzt den (tiefer gelegenen) N. lingualis. Die V. facialis ant. liegt oberflächlich zur Arterie.

Von Ästen der A. maxillaris ext. geht die A. palatina ascendens am tiefsten ab und verläuft senkrecht nach oben zur Regio palatina und zur Tonsille (sie ist in Fig. 161 nicht zu sehen). Kleine Äste (rami submaxillares) versorgen die Gland. submaxil-laris; ein starker Ast verläuft als A. submentalis mit einer gleichnamigen Vene, parallel zum unteren Rande des Unterkiefers auf dem M. mylohyoideus nach vorne (Fig. 160), versorgt diesen Muskel sowie den vorderen Digastricusbauch und bildet mit der A. lingualis Anastomosen, welche bei der Unterbindung der letzteren für das Zustandekommen des Kollateralkreislaufes von Bedeutung sind. Die zweite grosse Arterie der Gegend, die A. lingualis, liegt eigentlich nur eine ganz kurze Strecke weit in dem Trigonum submaxillare und kommt bei typischer Präparation desselben gar nicht zur Ansicht. Sie entspringt (Fig. 160 und 161) etwa in der Höhe des grossen Zungenbeinhornes aus der A. carotis ext. und verläuft eine kurze Strecke weit oberhalb des Zungen-beinhornes, um dann, von dem M. hyoglossus bedeckt, an der medialen Fläche dieses Muskels in die Regio sublingualis einzutreten. Sie gehört also dieser letzteren Region fast in ihrem ganzen Verlaufe an, daher sei auf das dort Gesagte verwiesen. Die Richtung ihres Verlaufes ist in Fig. 99 angegeben. Oberhalb der Arterie, aber auf der äusseren Fläche des M. hyoglossus, verläuft der Bogen des N. hypoglossus (Arcus n. hypoglossi) in Gesellschaft der V. lingualis nach vorne und tritt in Begleitung des Fortsatzes der Glandula submaxillaris sowie des Ductus submaxillaris durch den Spalt zwischen den Mm. hyoglossus und mylohyoideus in die Regio sublingualis ein. Handelt es sich nun darum, die Arterie vor der Abgabe ihrer Äste zu unterbinden, so wird die Operation dort vorgenommen, wo das Gefäss, noch unbedeckt von dem M. hyoglossus, oberhalb des Cornu majus ossis hyoidei liegt. In einem solchen Falle ist die Lage des N. hypo-glossus und der V. lingualis wie sie in Fig. 160 dargestellt sind, im Auge zu behalten (s. Unterbindung der A. lingualis).

Die Lage der Venen in bezug auf die Arterien ist schon erwähnt worden; die V. facialis ant. liegt oberflächlicher als die A. maxillaris ext., direkt unter der Fascia colli superficialis; sie wird also nicht von der Glandula submaxillaris bedeckt, sondern zieht, von dem unteren Rande des Unterkiefers, wo sie hinter der Arterie ange-troffen wird, schräg nach unten, kreuzt die äussere Fläche des hinteren Digastricus-bauches und vereinigt sich etwas oberhalb des hinteren Endes des Cornu maj. ossis hyoidei mit der V. lingualis, um mit einem kurzen gemeinsamen Stamme in die V. jugularis int. zu münden. Dieselbe kann die A. lingualis an ihrem Ursprunge sowie in der ersten zur Unterbindung bevorzugten Stelle ihres Verlaufes bedecken. Die V. lingualis zeigt ebensowenig einen mit der gleichnamigen Arterie übereinstim-menden Verlauf, sondern gelangt mit dem Arcus n. hypoglossi durch den Spalt zwischen den Mm. hyoglossus und mylohyoideus aus der Regio sublingualis in das Trigonum submaxillare, wo sie auf der äusseren Fläche des erstgenannten Muskels bis zur Spitze des Cornu majus ossis hyoidei verläuft, um hier mit der V. facialis ant. zusammen-zumünden.

Von den drei Nervenstämmen der Gegend zeigen zwei, der N. lingualis und der N. hypoglossus, einen bogenförmigen Verlauf; die Konkavität des Bogens richtet sich in beiden Fällen aufwärts (Fig. 159). Der N. mylohyoideus zweigt sich von dem N. alveolaris inf. kurz vor dem Eintritt des letzteren in den Canalis mandibulae ab, verläuft im Sulcus mylohyoideus, dann an der äusseren Fläche des M. mylohyoideus nach unten und versorgt diesen Muskel sowie den vorderen Bauch des M. digastricus. Seine Äste verlaufen mit Zweigen der A. submentalis. Der Bogen des N. lingualis liegt höher als derjenige des N. hypoglossus, gleichfalls auf der äusseren Fläche des M. hyoglossus (Fig. 159), aber oberhalb der Gland. submaxillaris, resp. des vorderen, in die Regio sublingualis eintretenden Fortsatzes dieser Drüse; er gibt an dieselbe Äste ab, welche mit dem kleinen Ganglion submaxillare in Verbindung stehen. Bloss eine ganz kurze Strecke weit liegt der Nerv in der Regio submaxillaris (Figg. 159 und 161), um alsbald zwischen dem M. mylohyoideus und dem M. hyoglossus in die Regio sublingualis einzutreten. Der Arcus n. hypoglossi ist in grösserer Ausdehnung zu sehen; derselbe verläuft oberflächlich zur A. carotis ext. (Fig. 160), auf welcher er den in die Arterienscheide eingeschlossenen Ram. descendens n. hypoglossi abgibt; dann wendet er sich oberhalb der Vena lingualis nach vorne und tritt zwischen dem hinteren Digastricusbauche und der äusseren Fläche des M. hyoglossus in das Trigonum submaxillare, liegt hier oberhalb des grossen Zungenbeinhorns der äusseren Fläche des Muskels auf und geht zwischen diesem und dem M. mylohyoideus in die Regio sublingualis hinauf. Vor dem Durchtritt unter den hinteren Digastricusbauch zweigt sich von dem Arcus n. hypoglossi der Ramus thyreohyoideus ab, der schräg nach vorn und abwärts zum M. thyreohyoideus gelangt. Der Arcus n. hypoglossi wird im Trigonum submaxillare von der Gland. submaxillaris bedeckt.

Trigonum colli infrahyoideum.

Dem Trigonum suprahyoideum entspricht ein Trigonum infrahyoideum (auch Trigonum colli mediale genannt, Fig. 153), dessen Basis in der auf der Höhe des Hyoidkörpers gezogenen Horizontalen gegeben ist, während die Schenkel des Dreiecks durch die medialen Ränder der Mm. sternocleidomastoidei dargestellt werden und die Spitze an der Incisura jugularis sterni liegt. Die Gegend zeichnet sich dadurch aus, dass sie durch die in ihr eingelagerten Kehlkopfknorpel ein bestimmtes, für topographische Feststellungen wertvolles Relief erhält. Massgebend müssen für die Betrachtung eines grossen Teiles der Region der Luftweg und der demselben sich anschliessende Oesophagus sein. Seitlich von diesen liegen, teilweise durch die Mm. sternocleidomastoidei bedeckt, die grossen in der Längsrichtung verlaufenden Gefässe und Nerven des Halses.

Das Relief der Gegend hat schon oben seine Besprechung gefunden.

Von den **oberflächlichen Gebilden** (Fig. 162) münden die Venen in die Vv. jugulares ant. (dieselben können auch durch eine V. mediana colli vertreten sein), welche, beiderseits von der Medianlinie, extrafascial nach unten verlaufen und entweder in die V. jugularis ext. oder auch, die Fascie oberhalb der Incisura jugularis sterni durchbohrend, in die V. subclavia der betreffenden Seite einmünden. Die oberflächlichen Venen liegen bald ausserhalb des Platysma, bald von demselben bedeckt, unmittelbar auf der Fascia colli superficialis; sie können eine starke Ausweitung erfahren und sind alsdann bei Operationen im Bereiche des Kehlkopfes zu beachten.

Die Fascia superficialis überzieht die ganze Gegend, von dem unteren Rande des Hyoidkörpers bis zur Incisura jugularis sterni. Am medialen Rande des M. sternocleidomastoideus teilt sich die Fascie in zwei Blätter, welche die Scheide dieses Muskels bilden. Mit der Fascia colli superficialis verbindet sich die in dem Dreieck zwischen dem Hyoidkörper, dem M. omohyoideus, der Incisura jugularis sterni und der Clavicula ausgespannte Fascia colli media (Fig. 151). Oberhalb der Incisura jugularis weichen beide Fascienblätter auseinander, indem sich das oberflächliche Blatt vorne, das mittlere hinten an der Incisura jugularis befestigen und so das von lockerem Fett und Bindegewebe ausgefüllte (Fig. 152) Spatium aponeuroticum suprasternale herstellen. Die Grenzen desselben sind nach beiden Seiten hin die gegen die Incisura jugularis konvergierenden medialen Ränder der Mm. sternocleidomastoidei, oben die horizontale Verbindungslinie derselben. Seitliche Ausbuchtungen erstrecken sich

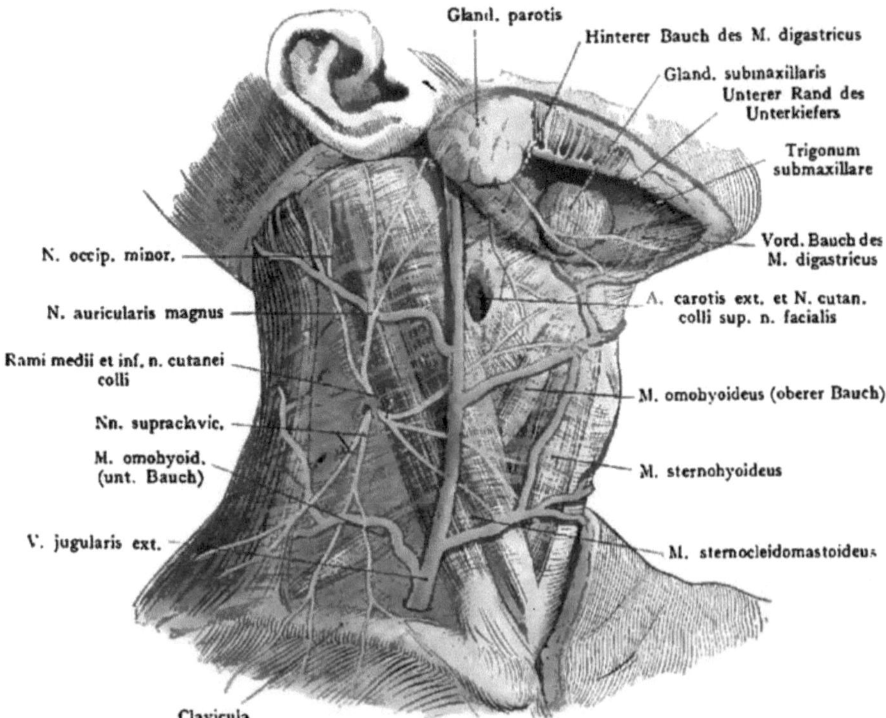

Fig. 162. Fascia colli superficialis mit den oberflächlichen Gebilden des Halses, nach Entfernung des Platysma.

unter die sternale Portion des Muskels. Als Inhalt findet sich im Spatium suprasternale, abgesehen von kleinen Lymphdrüsen (Lymphoglandulae suprasternales), nur lockeres Fett- und Bindegewebe sowie einige kleine Venen.

Unter der Fascia colli superficialis, resp. dem Fascienblatte, welches aus der Verschmelzung der Fascia colli superficialis und der Fascia colli media hervorgegangen ist, gelangen wir zu den Muskeln der Gegend, welche in der deskriptiven Anatomie als vordere lange Halsmuskeln zusammengefasst werden. Dieselben sind, im Gegensatze zu den Muskeln des Trigonum suprahyoideum, welche von Kopfnerven versorgt werden (Ram. III n. trigemini), echte, aus Cervikalmyotomen herstammende Halsmuskeln, was sie durch die Innervation aus dem Ramus descendens n. hypoglossi (Fasern der oberen Cervikalnerven) bekunden. Auch in bezug auf ihre Funktion gehören sie zusammen, indem sie durch ihren Ursprung an dem Skelet (Sternum und Scapula) befähigt sind, eine Senkung des Kehlkopfes und des Hyoids zu bewirken. Sie werden bedeckt durch

die Fascia colli superficialis, welche sich einerseits mit der Muskelfascie, andererseits
mit der Fascia colli media verbindet, so dass man auch von einer Umscheidung der
Muskeln durch die Fascie gesprochen hat. Der M. sternohyoideus entspringt von der
hinteren Fläche des Manubrium sterni sowie vom sternalen Ende der Clavicula und
inseriert sich an der Basis ossis hyoidei (Fig. 153). Er wird in seiner unteren Partie
von dem M. sternocleidomastoideus bedeckt und lagert seinerseits den Mm. sterno-

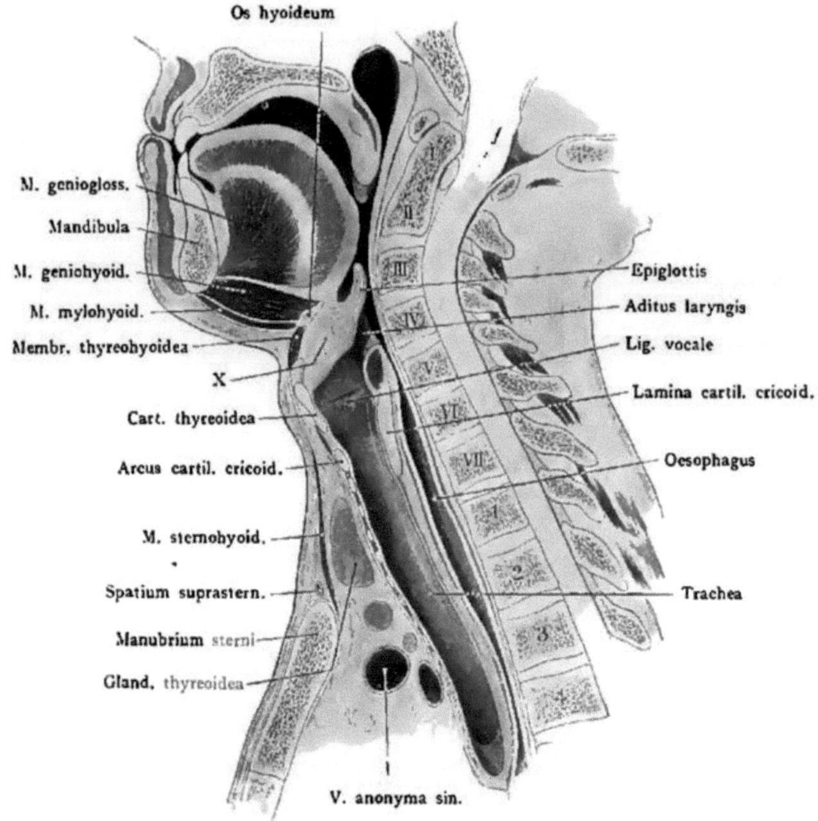

Fig. 163. Sagittalschnitt durch den Hals des Erwachsenen.
Nach Braune. Atlas der topogr. Anatomie. Taf. I.
X Fettmasse zwischen der Membrana hyothyreoidea und der Epiglottis.
I Epistropheuszahn.

thyreoideus und thyreohyoideus auf. Der M. sternothyreoideus entspringt etwas tiefer
und weiter medial als der M. sternohyoideus; beide Mm. sternothyreoidei berühren
sich in der Medianlinie und bedecken von vorne her die Trachea. Nach oben
divergieren die Muskeln und setzen sich in einer schrägen Linie an dem Thyreoidknorpel fest; einige Fasern gehen auch in den M. constrictor pharyngis inf. über.
Der M. thyreohyoideus setzt den Muskel bis zum Hyoid fort, indem er von der Ansatzlinie des M. sternothyreoideus entspringt und sich am Körper des Os hyoideum
inseriert.

Die vorderen langen Halsmuskeln bedecken von vorne her die Trachea, die Glandula thyreoidea und den Kehlkopf. Man kann folglich diese Gegend auch als Regio laryngea bezeichnen. Zwischen dem oberen Rande der Cartilago thyreoidea und dem unteren Rande des Hyoids lässt sich eine Regio subhyoidea abgrenzen, welche, genau genommen, weder zur Regio laryngea, noch zur Regio suprahyoidea gehört und als eine besondere Unterregion, etwa gleichwertig mit der Regio laryngea, zu erwähnen wäre.

Regio subhyoidea. Sie wird oben durch das Corpus ossis hyoidei mit den grossen Zungenbeinhörnern, unten durch den oberen Rand der Cartilago thyreoidea abgegrenzt. Durch Palpation lässt sich die Lage des Körpers und, beim seitlichen Umgreifen des Pharynx, auch diejenige der grossen Hörner des Zungenbeins feststellen. Die Incisura thyreoidea sup. der Cart. thyreoidea ist gewöhnlich zu fühlen, weniger deutlich oder auch gar nicht der obere Rand des Knorpels, welcher durch den M. thyreohyoideus bedeckt wird.

Das Os hyoideum wird von der medialen Halsmuskulatur so eingeschlossen, dass es bei den Kontraktionen der Muskeln (z. B. beim Schlucken) in Zusammenhang mit dem Larynx eine beträchtliche Verschiebung erfährt. Es bildet gewissermassen einen Mittelpunkt, von welchem nach oben Muskulatur zur Zunge und zum Unterkiefer ausgeht, die von Kopfnerven ihre Innervation erhält, während sich an seinem unteren Umfange die von Cervikalmyotomen ableitbare vordere lange Halsmuskulatur ansetzt.

Die Membrana hyothyreoidea verbindet den oberen Rand der Cartilago thyreoidea mit dem hinteren Rande des Corpus ossis hyoidei sowie mit den grossen Zungenbeinhörnern. Die Membran wird von dem M. thyreohyoideus, welcher sie seitlich überlagert, durch lockeres Fett- und Bindegewebe sowie durch die Bursa mucosa subhyoidea getrennt; diese zeigt in ihrer Ausbildung beträchtliche Variationen, bald ist sie gross, bald klein; auch sind Asymmetrien nichts Seltenes. Die hintere Fläche der Membrana hyothyreoidea wird seitlich von der Schleimhaut des Recessus piriformis überzogen, in der Medianebene wird sie durch eine Fett- und Bindegewebsmasse von dem unteren Teile der Epiglottis getrennt (Fig. 163 X). Sie zeigt zahlreiche elastische Einlagerungen.

Gefässe und Nerven. Unmittelbar unter der Fascia colli superficialis verläuft, über dem grossen Zungenbeinhorne absteigend, der Ram. thyreohyoideus, welcher sich dort von dem Arcus n. hypoglossi abzweigt, wo derselbe über der Spitze des grossen Zungenbeinhornes nach vorne verläuft, um auf die äussere Fläche des M. hyoglossus zu treten (Fig. 160). Parallel mit dem Zungenbeinkörper und häufig auf demselben verläuft, etwa horizontal, der Ram. hyoideus der A. lingualis medianwärts; die A. laryngea sup. geht mit dem N. laryngeus sup. zwischen dem M. thyreohyoideus und der Membrana hyothyreoidea nach vorne und abwärts. Der innere Ast des N. laryngeus sup. gelangt mit der Arterie oberhalb des Schildknorpelrandes durch die Membrana thyreohyoidea in das Innere des Kehlkopfes. Die A. carotis comm. oder die beiden aus ihr hervorgegangenen Stämme liegen zu weit lateral, als dass sie noch in den Bereich der Gegend fallen würden.

Topographie des Larynx und der Trachea.

Unterhalb der durch den oberen Rand der Cartilago thyreoidea und den unteren Rand des Corpus ossis hyoidei begrenzten Regio subhyoidea folgt die Regio laryngea. Ihr Relief wird hervorgerufen durch die scharf vorspringenden, in der Medianlinie als Eminentia laryngea zur Vereinigung kommenden Platten des Schildknorpels, ferner durch die Glandula thyreoidea, welche unterhalb der Cartilago thyreoidea dazu beiträgt, die Rundung des Halses zu erzeugen, häufig auch infolge ihrer Vergrösserung eine stärkere Wölbung beiderseits von der Medianlinie verursacht.

Der Larynx kann von zwei Gesichtspunkten aus betrachtet und in bezug auf seine topographischen Beziehungen untersucht werden; erstens als Teil der Regio mediana colli, im Hinblick auf die operative Zugänglichkeit von aussen, und zweitens als Begrenzung eines Hohlraumes, welcher der laryngoskopischen Untersuchung zugänglich ist.

Allgemeines über die Lage des Kehlkopfes. Das Gerüst des Kehlkopfes setzt sich aus einer Anzahl von Knorpeln zusammen, welche durch Bänder untereinander zusammenhängen und auch in bestimmter Gelenkverbindung stehen. An diesem Gerüst inserieren sich Muskeln, welche entweder den Kehlkopf als Ganzes, sowohl beim Schlucken,

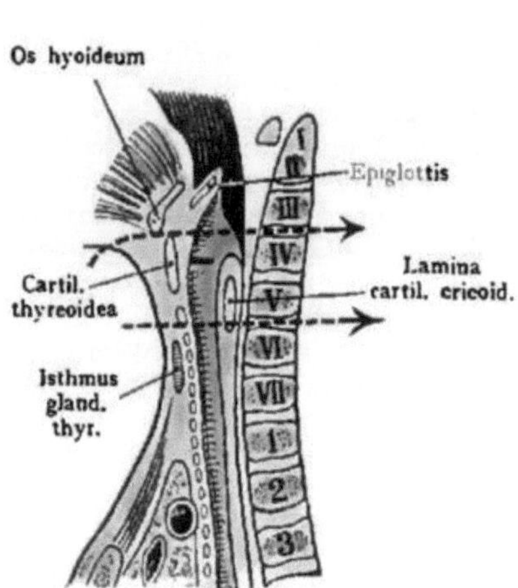

Fig. 164. Sagittalschnitt durch den Hals eines 1jährigen Kindes.
Nach Symington. Anatomy of the child. Edinburgh 1887.
1 Dens epistrophei.

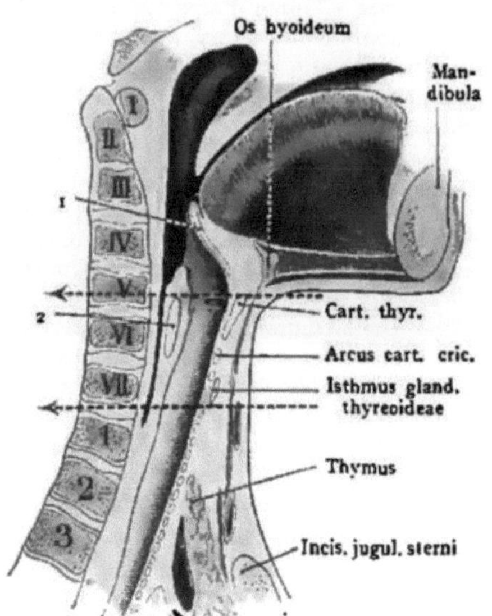

Fig. 165. Medianschnitt durch den Hals eines 6jährigen Knaben.
Nach Symington. Anatomy of the child. Plate II.
1 Epiglottis. 2 Lamina cartil. cricoideae.
1 Arcus ant. atlantis.

als während der Phonation, in der Längsrichtung des Halses bewegen (Hebung und Senkung) oder auch die Stellung der einzelnen Knorpel zueinander verändern. Dazu kommen die Gefässe und Nerven sowohl des Kehlkopfes als der Glandula thyreoidea und die Beziehungen, welche der Kehlkopf zu benachbarten Gebilden, so zur Pars cervicalis oesophagi, zu den grossen Arterien und Nervenstämmen des Halses usw. eingeht.

Lage des Kehlkopfes. Der Kehlkopf liegt unterhalb des Os hyoideum, oberhalb der Trachea, vor der Pars laryngea pharyngis und dem obersten Teile der Pars cervicalis oesophagi, welcher am unteren Rande des Cricoidknorpels aus dem Pharynx hervorgeht. Die obere Grenze, welche durch den oberen Rand der Cart. thyreoidea gebildet wird, liegt bei gerader Stellung des Halses und horizontal gehaltenem Kopfe am oberen Rande des V. Halswirbels; die untere Grenze (unterer Rand des Cricoidknorpels) am unteren Rande des VI. Halswirbels; demnach entspricht die Ausdehnung des Kehlkopfes beim Erwachsenen dem V. und VI. Halswirbelkörper.

Diese Angaben stellen selbstverständlich nur den Durchschnitt dar, indem zahlreiche Variationen vorkommen. Sehr bemerkenswert ist der Unterschied im Höhenstande des Kehlkopfes in verschiedenen Lebensaltern (Mehnert). Es wird geradezu von einem

„Altersdescensus" des Kehlkopfes gesprochen, welcher sich über 4—5 Halswirbelkörper erstrecken kann. Beim Fetus und beim Neugeborenen steht der Kehlkopf
höher als beim Erwachsenen, und zwar liegt beim Neugeborenen der untere Rand
des Cricoidknorpels in der Höhe des III.—IV. Halswirbelkörpers, beim Erwachsenen
unterhalb des IV. Halswirbelkörpers bis zum VII. Halswirbelkörper; bei Greisen tritt
eine weitere Senkung ein, die im Maximum bis zum VII. Halswirbelkörper gehen kann.
Ein ähnlicher Prozess spielt sich bei der Trachea und den Lungen ab (s. die Besprechung
dieser Gebilde). So findet man die Bifurkation der Trachea beim Fetus und beim Neugeborenen vor dem II. Thorakalwirbel, beim Erwachsenen im Mittel vor dem
V. Thorakalwirbel, während sie beim Greise vor dem VII. Thorakalwirbel stehen kann.

Die Figg. 164 und 165 veranschaulichen die Altersvariationen. In Fig. 163 (vom
Erwachsenen) entspricht der untere Rand des Cricoidknorpels etwa der Mitte des
VII. Halswirbelkörpers, der obere Rand des Thyreoidknorpels der halben Höhe des
V. Halswirbelkörpers. Vergleichen wir hiermit die Fig. 164, so ergibt sich für das
einjährige Kind ein Stand des unteren Randes des Cricoidknorpels an der Bandscheibe
zwischen dem V. und VI. Halswirbel, des oberen Randes des Thyreoidknorpels zwischen
dem III. und IV. Halswirbelkörper. In Fig. 165 (6jähriges Kind) steht der obere Rand
des Thyreoidknorpels auf dem V. Halswirbelkörper, der untere Rand des Cricoids
zwischen VI. und VII. Halswirbelkörper, also etwa wie beim Erwachsenen. Diese
Angaben beziehen sich übrigens auf die Leichenstellung; es ist wahrscheinlich, dass
beim Lebenden der Kehlkopf etwa um eine Wirbelhöhe tiefer steht (Testut und
Jacob).

Die Fixation des Kehlkopfes wird durch seinen Zusammenhang, oben
mit dem Hyoid, unten mit der Trachea bewirkt, ferner durch die Muskeln und
Bänder, welche die Kehlkopfknorpel mit dem Hyoid einerseits, mit dem Sternum
und der Clavicula andererseits verbinden. Dessenungeachtet ist die aktive und die
passive Beweglichkeit des Larynx eine beträchtliche. Physiologisch spielt die
Bewegung in der Längsrichtung sowohl bei der Phonation als bei den Schluckbewegungen
eine Rolle; passiv lässt sich der Larynx auch seitlich verschieben; beide Bewegungen,
passive wie aktive, beruhen darauf, dass erstens der Kehlkopf und der Pharynx bloss
locker mit der Fascia praevertebralis in Verbindung stehen, und zweitens die Fixationsmittel des Kehlkopfes in longitudinaler Richtung hauptsächlich aus Muskeln bestehen,
welche die Verschiebung bis zu einem gewissen Grade zulassen.

Form und Wandungen des Larynx. Der Larynx kann mit einer dreiseitigen
Pyramide verglichen werden, deren Basis oben am Aditus laryngis liegt, während die
Spitze sich am Übergange in die Trachea befindet. Demnach können wir eine hintere
Wand von zwei seitlich-vorderen Wänden unterscheiden.

Die hintere Wand tritt in Kontakt mit dem Pharynx und bildet gleichzeitig die vordere Wand der Pars laryngea pharyngis, welche an der oberen Enge des
Oesophagus in diesen übergeht. Die Basis der Pyramide ist in den Pharynxraum vorgeschoben und zeigt hier den durch die Epiglottis, die Ligg. aryepiglottica und die
Incisura interarytaenoidea begrenzten Aditus laryngis (Fig. 166). Die hintere
Wand schliesst als Grundlage die Lamina cricoidea ein, welche hinten von den Mm.
cricoarytaenoidei post. bedeckt wird; weiter oben bilden die Cartilagines arytaenoidei
mit den Mm. interarytaenoidei obliqui und dem M. interarytaenoideus transversus eine
Fortsetzung der hinteren Wand. Seitlich liegen die Recessus piriformes (Fig. 166),
vorne, auf beiden Seiten des Lig. glossoepiglotticum medium die Valleculae epiglotticae
(s. Pharynx).

Die seitlich-vordere Wand des Larynx kommt für Operationen am
Larynx unmittelbar in Betracht. In der oberen Partie wird das Larynxskelet durch
die Platten des Thyreoidknorpels gebildet, welche vorne in einem der Eminentia
laryngea zugrunde liegenden spitzen Winkel zusammentreffen. Der untere Rand

der Cartilago thyreoidea wird durch die Membrana cricothyreoidea mit dem Arcus cartilaginis cricoideae in Verbindung gesetzt, welcher den unteren Teil des Skeletes der vorderen Larynxwand herstellt und durch das Lig. cricotracheale an dem obersten Trachealringe befestigt wird. Der seitliche Teil des Cricoidringes sowie des Lig. cricothyreoideum wird durch den M. cricothyreoideus überlagert, so dass nur der

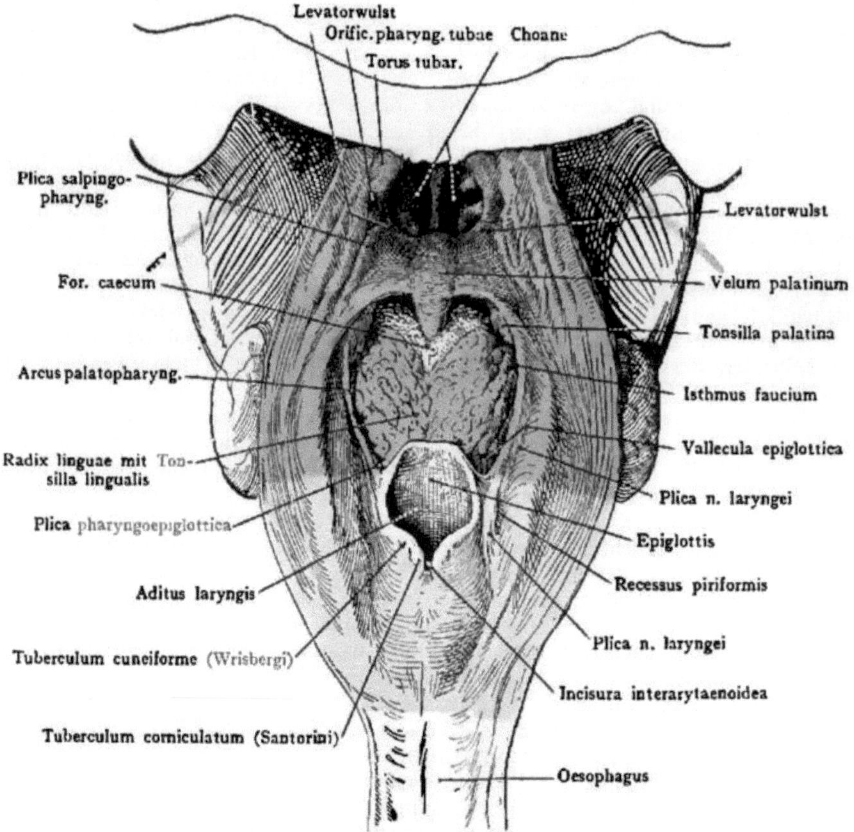

Fig. 166. Pharynx, von hinten eröffnet.

Rot „obere Etage", Pars nasalis pharyngis. Violett „mittlere Etage", Pars oralis pharyngis. Blau „untere Etage", Pars laryngea pharyngis.

mediane Teil des Ligamentes (Lig. cricothyreoideum medium) als stark elastisches Band bei der Freilegung der Gegend von vorne her, zwischen den beiden Mm. cricothyreoidei, zum Vorschein kommt.

Ein Teil des Arcus cartilaginis cricoideae wird auch durch die Glandula thyreoidea überlagert (s. Gland. thyreoidea). Die Drüse wird ihrerseits durch die Mm. sternohyoidei und sternothyreoidei bedeckt, von denen die letzteren sich in schräg von unten und vorne nach oben und hinten aufsteigenden Linien an den Laminae cartilaginis thyreoideae ansetzen. Oberhalb dieser Linien wird der Thyreoidknorpel und das Lig. hyothyreoideum teilweise auch durch die Mm. thyreohyoidei bedeckt.

Nach aussen projiziert entspricht der Ansatz der Stimmbänder einem Punkte, welcher etwas unterhalb der Incisura thyreoidea sup. liegt. Ein Medianschnitt unterhalb dieser Stelle wird also den Raum des Kehlkopfes eröffnen, und zwar die untere Etage desselben (Fig. 167); verlängert man den Schnitt in der Medianebene nach oben, so werden die Stimmbänder vollständig geschont und der ganze Kehlkopf kann von dem Hyoid bis zum Cricoidknorpel gespalten werden, ohne wichtige Gebilde zu verletzen (Laryngofissur).

Ebensowenig bietet sich in der Gegend zwischen dem unteren Rande der Cartilago thyreoidea und dem oberen Rande der Cartilago cricoidea ein Hindernis für das Vordringen in das Innere des Kehlkopfes dar. Von Gefässen wird höchstens die A. cricoidea verletzt; man kann dabei den Cricoidknorpel spalten oder am unteren Rande des Knorpels eingehen und denselben mit den oberen Trachealknorpeln in der Medianebene durchtrennen. Es ist dabei auf die Glandula thyreoidea zu achten, deren Isthmus den obersten Trachealringen aufliegt, so dass die letzteren erst dann zur Ansicht kommen, wenn man die Drüsenmasse nach unten zieht.

Topographie des Cavum laryngis. Die Höhle des Kehlkopfes wird in der deskriptiven Anatomie gewöhnlich mit zwei Trichtern verglichen, welche mit ihren Ausflussöffnungen in der Höhe der Glottis zusammenmünden und hier die Kehlkopfenge darstellen. Wir können eine obere, mittlere und untere Etage des Kehlkopfes unterscheiden; die obere Etage (oberer Trichter) verbindet sich im Aditus laryngis mit der Pars laryngea pharyngis; die mittlere Etage wird durch die Ligg. vocalia begrenzt; die untere Etage (unterer Trichter) geht in die Trachea über.

Obere Etage des Kehlkopfes. In Fig. 167 mit roter Farbe angegeben, beginnt sie am Aditus laryngis und nimmt ihr unteres Ende an dem Lig. ventriculare (falsches Stimmband), welches oben den Ventriculus laryngis abgrenzt. Die obere Etage des Larynx entspricht dem „oberen Trichter" der deskriptiven Anatomie; sie wird auch als Vestibulum laryngis bezeichnet.

Der Aditus laryngis sieht nach hinten und oben und stellt eine bei ruhigem Atmen weite

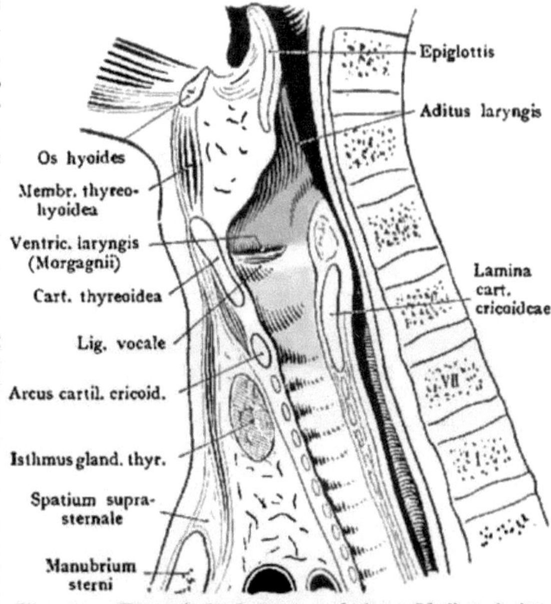

Fig. 167. „Etagen" des Larynx, auf einem Medianschnitte dargestellt.

Rot „obere Etage", Vestibulum laryngis. Weiss „mittlere Etage" Rima glottidis. Blau „untere Etage".

Öffnung dar, welche bei der Schluckbewegung durch den abwärts und nach hinten sich senkenden Kehldeckel bedeckt wird. Er wird gebildet: (Fig. 166) vorne durch die Epiglottis, seitlich durch die Ligg. aryepiglottica, welche die seitlichen Ränder der Epiglottis mit den Spitzen der Arytaenoidknorpel verbinden. Seitlich von denselben sind in Fig. 169 die Recessus piriformes zu sehen, welche lateralwärts durch das Cornu majus des Hyoids, die Membrana hyothyreoidea und die

Platte des Thyreoidknorpels abgegrenzt werden. Von der Epiglottis gehen nach vorne die Schleimhautfalten der Ligg. glossoepiglottica zur Zunge (Fig. 169). Das untere, spitz zulaufende Ende der Epiglottis (Petiolus epiglottidis) wird durch die Fasern des Lig. thyreoepiglotticum an die Incisura thyreoidea sup. befestigt, oberhalb der Stelle, wo die wahren Stimmbänder ihre Insertion nehmen. Im Spiegelbilde ist die Wölbung des oberen Epiglottisrandes und gleich unterhalb desselben das durch den Petiolus erzeugte Tuberculum epiglottidis zu sehen. Seitlich schliessen sich der Epiglottis die Plicae aryepiglotticae an, welche schräg nach hinten zu den medianwärts umgebogenen, oft als Höcker (Tubercula corniculata) erkennbaren Spitzen der Arytaenoidknorpel hinziehen (als eigene Knorpelteile von den letzteren gesondert; Cartilagines corniculatae seu Santorini). Vor denselben liegen Höcker (Tubercula cuneiformia), welche auf die im Lig. aryepiglotticum eingebetteten Cartilagines cuneiformes (Wrisbergi) zurückzuführen sind. Die im Spiegelbilde durch die Cartilagines corniculatae hervorgerufenen Höcker werden durch eine Schleimhautfalte verbunden, die beim ruhigen Atmen recht lang ist und füglich als Commissura oder Plica interarytaenoidea bezeichnet wird.

Die Recessus piriformes liegen lateral von den Ligg. aryepiglottica, gehören also streng genommen nicht zum Kehlkopf, sondern zur Pars laryngea pharyngis. Die laterale Wand eines Recessus piriformis wird von dem Ram. internus n. laryngei sup. mit der A. laryngea sup. (aus der A. thyreoidea sup.) durchsetzt. Dieselben

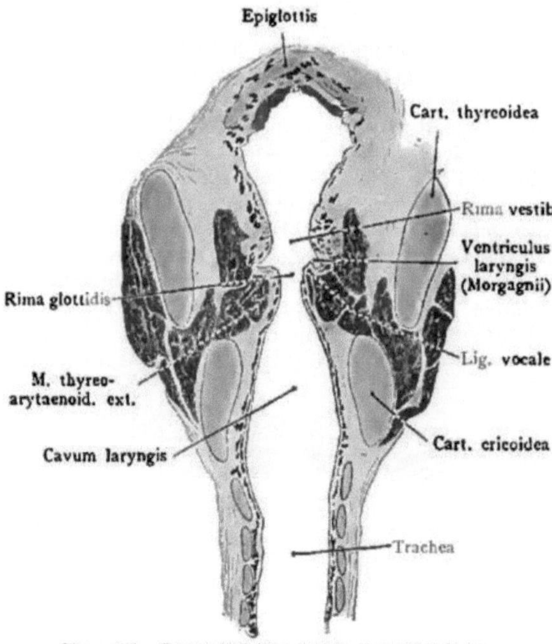

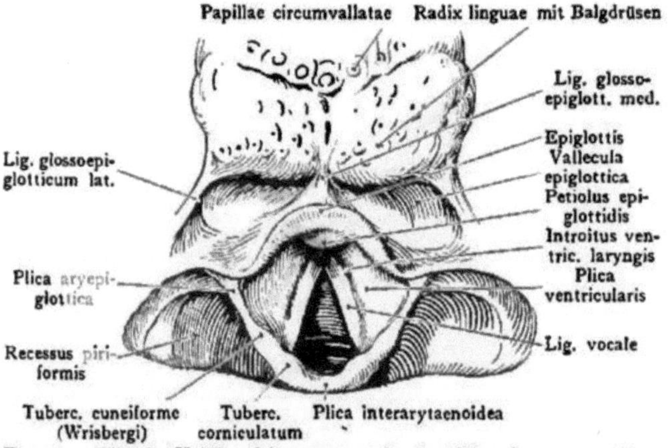

Fig. 168. Frontalschnitt durch den Kehlkopf.
Glandulae tracheales und laryngeales schwarz.
Nach einem Mikrotomschnitte.

Fig. 169. Bild des Kehlkopfeinganges und seiner Umgebung, von oben.
Z. T. nach M. Schmidt. Die Krankheiten der oberen Luftwege. 3. Aufl. 1902.

treten durch die Membrana hyothyreoidea und bewirken (besonders der Nerv. laryngeus sup.) am Boden des Recessus piriformis eine Schleimhautfalte (Plica laryngea), welche abwärts und nach hinten zieht.

Zur oberen Etage des Larynx gehören auch die als Plicae ventriculares (Taschenfalten) bezeichneten Schleimhautfalten, welche die Rima vestibuli begrenzen. Sie sind auf dem Spiegelbilde (Fig. 169) als zwei Falten zu sehen, welche bei ruhiger Atmung parallel zur Medianebene eingestellt sind und von oben gesehen mit den Plicae vocales Spalten begrenzen, welche in die Ventriculi laryngis führen.

Die **mittlere Etage des Larynx** hat ihre obere Grenze an der durch die beiden Plicae ventriculares (Taschenfalten) begrenzten Rima vestibuli, ihre untere Grenze an der Rima glottidis, welche, durch die Plicae vocales gebildet, je nach der Stellung der Aryknorpel eine weite Verbindung der mittleren mit der unteren Kehlkopfetage oder auch einen engen Spalt darstellt. Zwischen der Plica ventricularis und der Plica vocalis einer Seite öffnet sich der Ventriculus laryngis (Morgagnii) in die mittlere Etage, als eine blinde, mehr aufwärts gehende Ausbuchtung der Schleimhaut, welche über die Höhe der Plicae ventriculares hinaufreicht.

Die in den Plicae vocales eingeschlossenen Ligg. vocalia befestigen sich vorne etwas unterhalb des Winkels, welchen die vorne zusammenstossenden Laminae cartilag. thyreoideae bilden (Incisura thyreoidea sup.), hinten dagegen an die Processus vocales der Aryknorpel. Die vordere Ansatzstelle liegt beim Manne etwa 8,5, beim Weibe etwa 6,5 mm unterhalb der Incisura thyreoidea. Im Spiegelbilde des Kehlkopfes (Fig. 169) konvergieren die Stimmbänder nach vorne, während sie nach hinten gegen ihren Ansatz an die Proc. vocales der Aryknorpel divergieren. Nach hinten folgen auf die Plicae vocales, als Begrenzung des hinteren Glottisabschnittes, die medialen von Schleimhaut überzogenen Flächen der Aryknorpel; wir können daher einen vorderen, durch die Stimmbänder begrenzten Abschnitt als Pars intermembranacea rimae glottidis von einem hinteren, zwischen den Aryknorpeln liegenden Abschnitt, der Pars intercartilaginea unterscheiden. Für den Wechsel, welchen die Form der Glottis bei der Phonation sowie bei verschiedener Tiefe der Respiration erleidet und der zu einer spaltförmigen Verengerung oder zu einer Erweiterung noch über die in Fig. 169 dargestellte Breite hinausführen kann, sei auf die Lehrbücher der Physiologie verwiesen; die Leichenstellung ist nicht etwa mit der Ruhestellung beim Lebenden zu vergleichen, sondern entspricht einer Stellung der Stimmbänder, welche bei Paralyse beider Nn. laryngei inf. angetroffen wird.

Die **untere Etage des Larynx** entspricht dem unteren Trichter (Conus elasticus); sie hat ihre obere Grenze an den Stimmbändern, ihre untere Grenze am unteren Rande des Cricoidknorpels. Die Wandung wird vorne und seitlich von den Laminae cartilaginis thyreoideae gebildet, unterhalb des vorderen Ansatzes der Stimmbänder, ferner durch die Membrana cricothyreoidea sowie durch den Arcus cartilaginis cricoideae, der sich nach hinten zur Lamina cartilaginis cricoideae erhebt und die recht unnachgiebige hintere Wandung herstellt. Dieselbe trennt, zusammen mit den Mm. cricothyreoidei, welche der Platte hinten aufliegen, die untere Larynxetage von dem in den Oesophagus übergehenden untersten Abschnitte des Pharynx. Die Trichterform der Höhle wird durch den Vorsprung der Stimmbänder bedingt; seitlich und oben bildet (s. den Frontalschnitt Fig. 168) der M. thyreoarytaenoideus einen Teil der Wandung des Trichters.

Die Figg. 170 und 171 stellen Horizontalschnitte durch den Larynx dar, Fig. 170 in der Höhe des Ventriculus laryngis (Morgagnii), Fig. 171 etwa durch die Glottis und die Plicae vocales. Man beachte die reichliche Ausbildung von Drüsen, welche sich in den Ventriculus laryngis öffnen; ferner in Fig. 171 die beiden Abteilungen der Rima glottidis, sowie den Ansatz der Ligg. vocalia an dem durch die beiden Hälften des Thyreoidknorpels gebildeten, nach hinten offenen Winkel.

Gefäss- und Nervenversorgung des Larynx. Die Aa. laryngeae kommen aus den Aa. thyreoideae sup. und inf. Die A. laryngea sup. verläuft mit der gleichnamigen Vene und geht von dem starken Stamme der A. thyreoidea sup. oberhalb des oberen Randes des Thyreoidknorpels ab, durchbohrt mit dem N. laryngeus sup. die Membrana hyothyreoidea und verbreitet sich an die obere Etage des Larynx (Fig. 160).

Als A. laryngea media (auch A. cricothyreoidea) kann ein Ast der A. thyreoidea sup. bezeichnet werden, welcher, in der Höhe des Cricoidringes entspringend, nach vorne verläuft, die Membrana cricothyreoidea durchbohrt und die Wandung der unteren Larynxetage versorgt. Eine

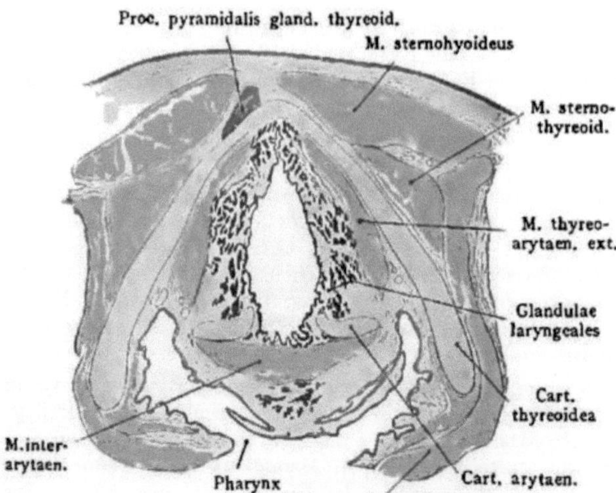

Fig. 170. Horizontalschnitt durch den Kehlkopf oberhalb der Glottis.
Nach einem Mikrotomschnitte.

A. laryngea inf. endlich kommt aus der A. thyreoidea inf.; sie verläuft als kleiner Ast aufwärts hinter der Articulatio cricothyreoidea und gibt Zweige an den M. cricoarytaenoideus post. sowie Anastomosen zu den Aa. thyreoideae media und sup. ab.

Von den entsprechenden Venen gehen die beiden oberen gewöhnlich zur V. thyreoidea superior, die untere zu einer V. thyreoidea inferior.

Lymphgefässe und regionäre Lymphdrüsen des Larynx. An der Schleimhaut des Kehlkopfes lassen sich ein oberes und ein unteres Lymphgefässgebiet unterscheiden, welche sich an den wahren Stimmbändern, wo die Lymphgefässe spärlich und sehr zart sind, von einander abgrenzen. „Von den wahren Stimmbändern aus

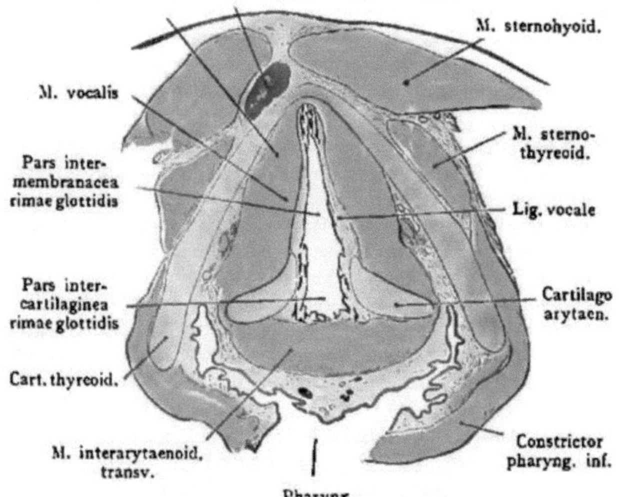

Fig. 171. Horizontalschnitt durch den Kehlkopf in der Höhe der Ligg. vocalia.
Nach einem Mikrotomschnitte.

lassen sich häufig beide Lymphgefässgebiete injizieren, immer jedoch das obere"
(Most).

Aus dem oberen Lymphgefässgebiete sammeln sich Stämme, welche
(Fig. 172) die Membrana hyothyreoidea durchbohren und im Anschlusse an die
A. laryngea sup. lateralwärts verlaufen, um in die längs der Vena jugularis comm.
angeordneten Lymphogland. cervicales prof. einzumünden, und zwar ungefähr in der

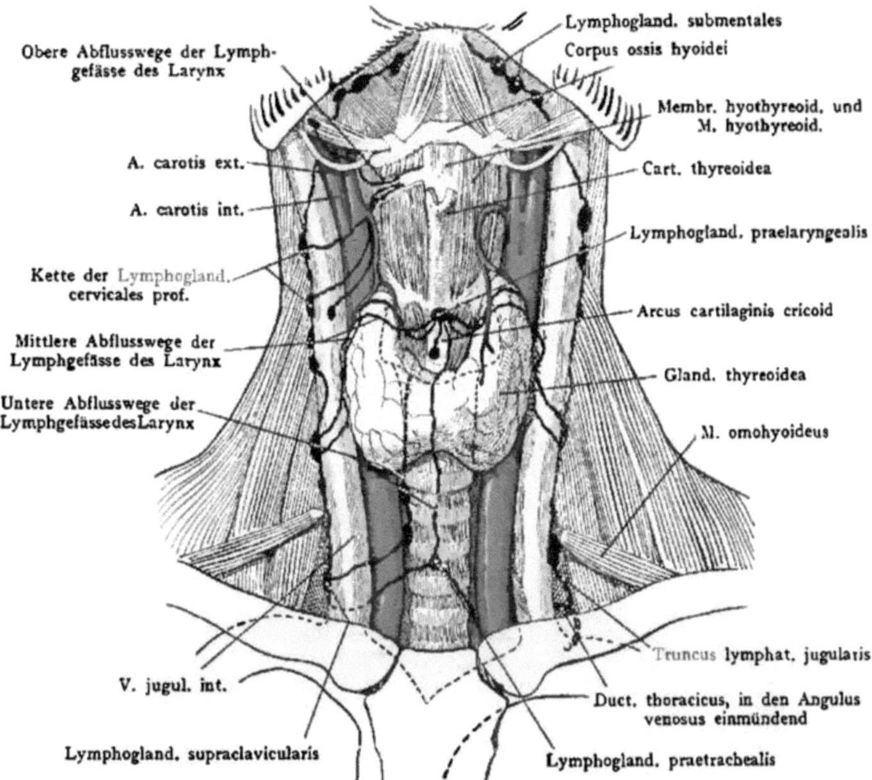

Fig. 172. Abflusswege der Lymphe aus dem Larynx, mit den regionären Lymphdrüsen.
Nach Figuren von L. Roubaud (Thèse de Paris 1902) zusammengestellt.

Höhe der Teilung der A. carotis comm. Einige Äste können auch (Most) zu einer
Lymphdrüse gehen, welche hoch oben dem hinteren Bauche des M. digastricus aufliegt.

Die Stämme, welche sich aus dem unteren Lymphgefässgebiete sammeln,
verlaufen sowohl oberhalb als unterhalb des Cricoidknorpels; oberhalb desselben treten
Lymphgefässe durch die Membrana cricothyreoidea aus, verbinden sich mit einigen vor
dem Lig. cricothyreoideum liegenden Lymphdrüsen (Lymphoglandulae praelaryngeales),
sodann mit den längs der V. jugularis int. angeordneten mittleren Cervikaldrüsen, endlich auch (nach Most) über den Isthmus der Glandula thyreoidea hinweg mit prae-
trachealen Lymphdrüsen. Unterhalb des Cricoidknorpels gehen Lymphstämme durch
die Membrana cricotrachealis und münden in die längs des N. recurrens vagi liegenden Lymphoglandulae tracheales, welche in der von der Trachea und dem Oesophagus

gebildeten Rinne liegen. Von diesen aus gehen Verbindungen zu den unteren Cervikal-lymphdrüsen (Fig. 172).

Abgesehen von den Lymphoglandulae tracheales kommen also in allererster Linie als regionäre Lymphgefässe für den Kehlkopf die längs der V. jugularis int. angeordneten Lymphogland. cervicales prof. in Betracht.

Nervenversorgung des Kehlkopfes (Fig. 173). Die Nn. laryngei sup. und inf. aus dem N. vagus führen sowohl sensible als motorische Fasern.

Der N. laryngeus sup. geht von dem unteren Ende des Ganglion nodosum vagi ab, welches den Querfortsätzen der beiden ersten Halswirbel aufliegt. In Fig. 109 wird er linkerseits durch die V. jugularis int. von hinten her bedeckt; er verläuft im Bogen nach vorne und abwärts, am tiefen Umfange der Astfolge der A. carotis ext. vorbei, gegen die Membrana hyothyreoidea. Auf diesem Wege teilt er sich in seine beiden Endäste, den Ramus ext. zum M. constrictor pharyngis inf. und zum M. cricothyreoideus und den Ramus internus, welcher mit der A. laryngea und der gleichnamigen Vene zusammen die Membrana hyothyreoidea durchbohrt und die Schleimhaut der oberen Larynxetage sowie zum Teil auch des Zungengrundes, versorgt. Er bildet am Grunde des Recessus piriformis die Plica n. laryngei (Fig. 166).

Der N. laryngeus inf. bildet einen Hauptast des N. recurrens, dessen Ursprung aus dem N. vagus eine Verlagerung nach unten erfährt, linkerseits bis in den Brustraum (Fig. 173), wo er den Arcus aortae umgreift, rechterseits bis in die Fossa supraclavicularis, wo er beim Eintritt des Vagusstammes in den Thoraxraum um den hinteren Umfang der A. subclavia nach oben verläuft (s. das Trigonum colli laterale). Beide Nn. recurrentes schliessen sich dem Oesophagus an; der rechte legt sich in die von dem Oesophagus und der

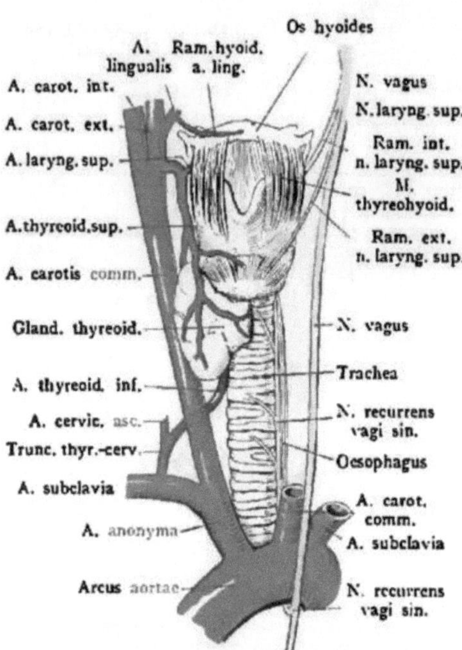

Fig. 173. Arterien und Nerven des Kehlkopfes von vorn. (Halbschematisch.)
Präparat der Basler Sammlung.

Trachea gebildeten Rinne, während der linke infolge der Ausbiegung des Oesophagus nach links, der vorderen Fläche des Oesophagus aufliegt. Sie werden von dem Strange der trachealen Lymphdrüsen und in der obersten Strecke ihres Verlaufes auch von der A. laryngea inf. aus der A. thyreoidea inf. begleitet. Der Nerv gibt Äste an das Herz (Rami cardiaci inf.), an den Oesophagus (Rami oesophagei) und an die Trachea (Rami tracheales) ab und setzt sich kranialwärts als N. laryngeus inf. fort, welcher Äste zu allen Muskeln des Kehlkopfes hervorgehen lässt, mit Ausnahme des M. cricothyreoideus, dessen Innervation durch den Ram. ext. n. laryngei sup. soeben erwähnt wurde.

Operative Zugänglichkeit des Larynx und der Trachea. Der Larynx lässt sich in grosser Ausdehnung bei Eröffnung in der Medianebene (Laryngotomia mediana) übersehen; dabei werden die Stimmbänder geschont und bloss einige kleinere Gefässe (Ramus hyoideus der A. lingualis, ferner der Ramus cricothyreoideus) kommen unter das Messer. Wenn auch der Isthmus gland. thyreoideae durchschnitten wird, so lässt sich das Kehlkopfinnere von dem Aditus laryngis bis in den Anfang der Trachea überblicken.   Andere Schnitte gewähren einen Zugang zu einzelnen Abschnitten

des Larynx, wie die Führung der Pfeile in Fig. 174 zeigt. Ganz besonders ausgiebigen Zugang verschafft ein Querschnitt unterhalb des Zungenbeinkörpers und der grossen Zungenbeinhörner (Pharyngotomia subhyoidea). Wenn man sich unmittelbar an den unteren Rand dieser Knochenteile hält, so vermeidet man mit Sicherheit den N. laryngeus sup., welcher die Membrana hyothyreoidea durchsetzt, um in das Innere des Larynx zu gelangen. Bei Ausführung dieses Schnittes übersieht man den ganzen Aditus laryngis, den Zungengrund und die seitliche und hintere Wand des Pharynx bis zur Uvula hinauf.   Einen weiteren Zugang verschafft man sich durch Eingehen unterhalb der Cart. thyreoidea, indem man die Membrana cricothyreoidea media und auch den Arcus cart. cricoideae durchtrennt (Cricotomie); dieser Zugang führt direkt unterhalb der Glottis in den untersten Teil des Conus elasticus.   Oder man geht oberhalb des die obersten Trachealringe bedeckenden Isthmus gland. thyreoideae ein, zieht denselben abwärts und spaltet die obersten Trachealringe (Tracheotomia

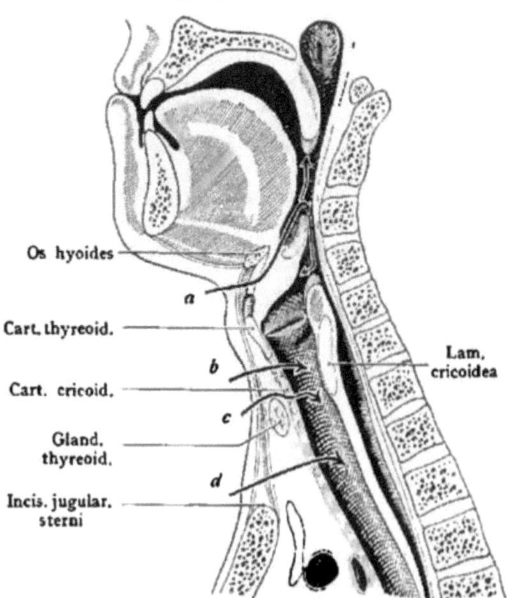

Fig. 174. Das Bild veranschaulicht die operative Zugänglichkeit des Pharynx, des Larynx und der Trachea von vorn.

Mit Benützung eines Bildes von W. Braune, Atlas der topographischen Anatomie 1875.

a Zugang zwischen dem Hyoid und der Cart. thyreoidea.
b Zugang zwischen der Cart. thyreoidea und cricoidea.
c Zugang unterhalb der Cart. cricoidea.
d Tracheotomia inf.

superior). Oder man geht endlich auch unterhalb des Isthmus gland. thyreoideae auf die Trachea ein (Tracheotomia inf.), spaltet die Haut und die tiefe Fascie, zieht die kleinen, quer oder längs verlaufenden Venen zurück und gelangt in die Trachea (nach Kocher beim Erwachsenen oft erst in einer Tiefe von 6 oder mehr cm). Die drei zuletzt genannten Schnitte können selbstverständlich keinen solchen Überblick über das Innere des Larynx und der Trachea gewähren, wie die beiden ersten.

Trachea (Pars cervicalis) und Glandula thyreoidea.

Auf den Larynx folgt in der unteren Partie des Trigonum infrahyoideum die Trachea, vorne teilweise bedeckt und seitlich umschlossen durch die Glandula thyreoidea, während sie hinten durch lockeres Bindegewebe mit dem vorderen Umfange der Pars cervicalis oesophagi im Zusammenhang steht.

Vorne wird die Trachea durch die Fasciae colli superficialis et media überlagert, welche oberhalb der Incisura jugularis durch das Fett- und Bindegewebe des Spatium aponeuroticum suprasternale voneinander getrennt sind (Fig. 152). Das obere Ende der Trachea entspricht beim Erwachsenen (Horizontalstellung des Kopfes vorausgesetzt) dem oberen Rande des VII. Hals- oder des I. Brustwirbelkörpers, die Bifurkation der Trachea dem Körper des V. Brustwirbels. In ihrem ersten Abschnitte wird die Trachea durch die Glandula thyreoidea bedeckt, welche in so überwiegendem Masse das Interesse des Praktikers auf sich zieht, dass man die Gegend auch als Regio thyreoidea bezeichnet hat.

An der Trachea lässt sich ein cervikaler Abschnitt von einem thorakalen unterscheiden, welche dort gegeneinander abzugrenzen wären, wo die Luftröhre in die Ebene der Apertura thoracis sup. eintritt.

Der Verlauf der Trachea am Halse ist annähernd senkrecht, womit in Zusammenhang steht, dass das Rohr allmählich weiter von der Oberfläche abweicht, wie man das ohne weiteres an jedem Medianschnitt erkennen kann (Figg. 163 und 167). Im Thoraxraume geht dies noch weiter, so dass die Teilung der Trachea etwa in einer Tiefe von 6—7 cm liegt, während die Entfernung von der Oberfläche in der Höhe der Incisura jugularis sterni etwa 4 cm, am Übergang des Larynx in die Trachea etwa 1,5—2 cm beträgt. Abgesehen von der Tatsache, dass Operationen im Bereiche des unteren Teiles der Pars cervicalis tracheae durch die Nachbarschaft der grossen Gefässstämme erschwert werden, sind die ersten Trachealringe wegen ihrer oberflächlichen Lage viel leichter zugänglich.

Das Bindegewebe in der Umgebung der Trachea ist locker und gestattet recht beträchtliche Verschiebungen im Anschluss an die Bewegungen des Kehlkopfes. Dieses lockere Bindegewebe hängt mit dem Zellgewebe des grossen Halsbindegewebsraumes zusammen (Fig. 151), in welchem die grossen Halsgefässe eingebettet sind, sowie abwärts mit dem Zellgewebe des vorderen Mediastinalraumes. Nach hinten geht der Bindegewebsüberzug der Trachea auf den Oesophagus über und setzt sich zwischen demselben und der Fascia praevertebralis (Fascia colli profunda) fort, was die Beweglichkeit des Oesophagus auf der Halswirbelsäule in longitudinaler und transversaler Richtung erklärt.

Beziehungen der Trachea. Vorne werden die obersten Trachealringe durch den Isthmus glandulae thyreoideae überlagert, während die seitlichen Lappen der Drüse sich teils dem lateralen Umfang der Trachea anlegen, teils mit der vorderen seitlichen Wandung des Larynx und mit dem Oesophagus in Kontakt treten. Weiter abwärts wird die Trachea durch eine recht starke Masse von Fett- und Bindegewebe (Fig. 167) sowie durch die Fascia colli media von dem Mm. sternothyreoidei getrennt; noch oberflächlicher liegen die Mm. sternohyoidei, die Fascia colli superficialis und die Haut. In unmittelbarer Nähe der Trachea liegen aber ausserdem in dieser Höhe (Fig. 179) die Vv. thyreoideae inf. und manchmal die V. anonyma sinistra; es ist also begreiflich, wenn man der Eröffnung der Trachea weiter oben, in der Höhe der oberen oder mittleren Trachealringe, den Vorzug gibt.

Hinten liegt die Trachea in ihrer ganzen Ausdehnung dem Oesophagus auf. Die Ausbiegung der Pars cervicalis oesophagi nach links bringt es mit sich, dass sie über den linken Rand der Trachea hinausreicht (s. die Aufsuchung des Oesophagus am Halse).

Lateralwärts wird die obere Partie der Trachea durch die seitlichen Lappen der Glandula thyreoidea umgriffen, welche nach hinten fast bis an den Oesophagus heranreichen (s. den Querschnitt Fig. 175), seitlich auch noch die A. carotis comm. überlagern. In den Winkeln, welche die Trachea mit dem Oesophagus bildet, liegen die beiden Nn. recurrentes, welche, aus dem Thoraxraume auf den Hals übergehend, mit den Aa. laryngeae inf. aus den Aa. thyreoideae inf. zum Kehlkopf emporziehen. Dem unteren Teile der Pars cervicalis tracheae benachbart liegt das grosse Gefässnervenbündel des Halses, welches die A. carotis comm., die V. jugularis int. und den N. vagus umfasst. In der Höhe des Sternum sind diese Beziehungen unmittelbare, indem die Stränge beim Übergang von dem Thorax auf den

Hals der Medianebene näher liegen, dagegen kopfwärts divergieren (Fig. 176). Der thorakale Abschnitt der Trachea wird (s. Situsbilder der Brust), oberhalb der Bifurkation durch den Arcus aortae gekreuzt und die A. anonyma wendet sich schräg nach rechts und kopfwärts über den vorderen Umfang der Trachea hinweg, um sich hinter dem rechten Sternoclaviculargelenke in die A. subclavia dextra und die A. carotis comm. dextra zu teilen. Die A. carotis comm. sin. zieht schräg nach links und kopfwärts über den vorderen Umfang der Pars thoracalis tracheae. Die A. carotis comm. wird also beiderseits den unteren Ringen

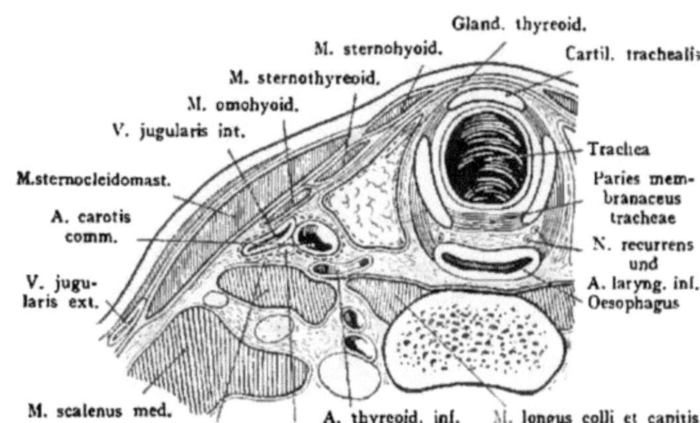

Fig. 175. Horizontalschnitt durch den Hals, in der Höhe des ersten Trachealknorpels.

der Pars cervicalis tracheae näher liegen als den oberen. Den letzteren schliesst sich dagegen die A. thyreoidea inf. (aus der A. subclavia) an, bei ihrem Verlaufe aufwärts zur hinteren Fläche der Glandula thyreoidea; ferner liegen in dem Winkel, welchen die Trachea mit dem Oesophagus bildet, der N. recurrens vagi sowie die Kette der trachealen Lymphdrüsen, welche sich von unten her aus den Lymphoglandulae tracheobronchiales fortsetzen. Die Arterien der Trachea kommen aus der Art. thyreoidea inf.

Topographie der Glandula thyreoidea. Die Schilddrüse besteht aus zwei seitlichen Lappen, welche durch ein schmäleres Querstück (Isthmus) verbunden sind. Sie ist auch mit einem H verglichen worden; die senkrechten Striche stellen die Lappen, der Querstrich den Isthmus dar. Die Drüse ist in der Höhe des II.—III. Trachealringes um die Trachea abgebogen, so dass sie im Horizontalschnitte etwa einem nach hinten konkaven Halbmonde, oder auch einem Hufeisen gleicht. Die Form weist übrigens, auch abgesehen von den häufigen pathologischen Veränderungen, zahlreiche Variationen auf, welche in erster Linie den Isthmus betreffen, indem derselbe häufig den Processus pyramidalis, bald in der Medianebene, bald auch etwas seitlich, nach oben sendet (Fig. 177). Bei starker Ausbildung kann der Processus pyramidalis die Incisura thyreoidea oder den Körper des Hyoids erreichen, ja über das Hyoid hinauf bis gegen das Foramen caecum der Zunge reichen und so die Drüse mit ihrer Bildungsstätte am Zungengrunde in Verbindung setzen. (Ductus thyreoglossus von His.)

Beziehungen der einzelnen Abschnitte der Schilddrüse. Der Isthmus nimmt an den Variationen der Form, welche oben Erwähnung fanden, in hohem Grade teil. Abgesehen von der Ausbildung eines Processus pyramidalis kann er höher oder niedriger sein, ja scheinbar fast ganz fehlen, indem sich die beiden Lappen in der Medianebene aneinanderlegen und in grösserem Umfange die Trachea oder selbst die Cartilago cricoidea von vorne überlagern. Solche Verhältnisse verdienen bei Operationen in dieser Gegend Berücksichtigung. Meistens ist der obere Rand des Isthmus leicht ausgehöhlt (kopfwärts konkav), der untere Rand steht etwa zwei Finger breit (2,5—3 cm nach Testut und Jacob) über der Incisura jugularis sterni. Der

Isthmus liegt den beiden ersten Trachealringen auf, nicht selten auch dem Cricoidknorpel. Vorne wird der Isthmus durch die Mm. sternohyoidei (Fig. 176), oberflächlicher durch die Fasciae colli superficialis et media und die Haut bedeckt. In
der Medianlinie wird der Isthmus durch Fett- und Bindegewebe von den miteinander

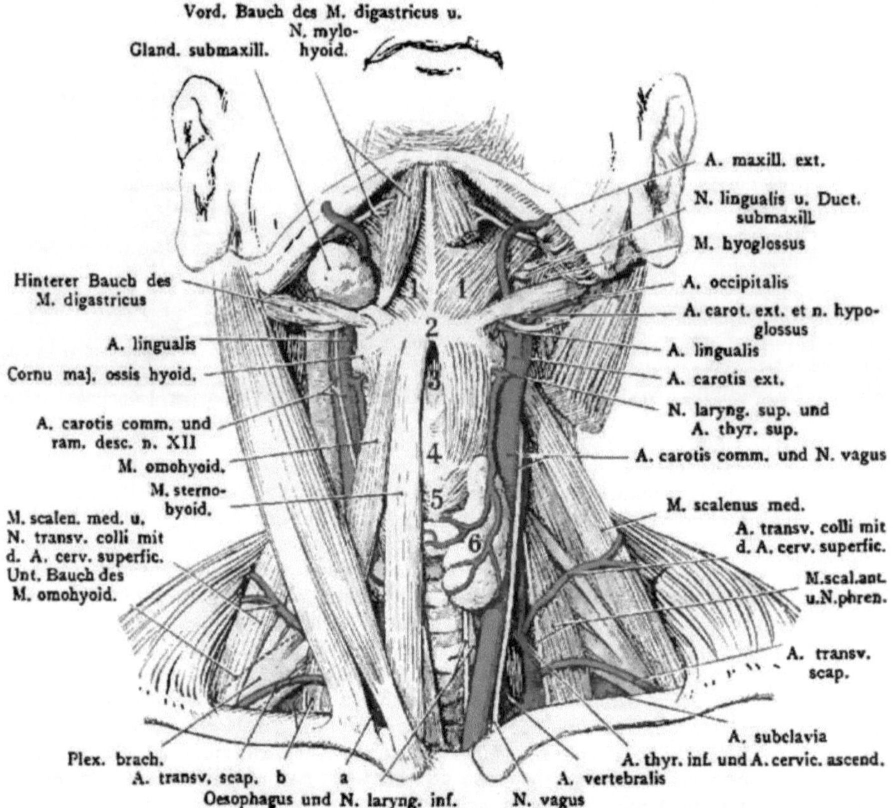

Fig. 176. Topographie des Halses von vorn, nach Entfernung der oberflächlichen Schichten
sowie linkerseits des M. sternocleidomastoideus.

1 M. mylohyoideus. 2 Corpus ossis hyoidei. 3 Membrana hyothyreoidea. 4 Cartilago thyreoidea. 5 Cart.
cricoidea. 6 Lobus lateralis gland. thyreoideae. a A. subclavia in der Lücke zwischen den beiden Portionen
des M. sternocleidomastoideus freigelegt. b A. subclavia nach dem Austritte aus der hinteren Scalenuslücke
mit dem M. scalenus ant.

verschmolzenen Blättern der Fasciae colli media und superficialis getrennt (s. den Sagittalschnitt Fig. 163).

Die seitlichen Lappen (Lobi laterales) stellen längliche Massen dar, welche
sich seitlich dem obersten Teil der Trachea anschliessen, nach oben dem Cricoidknorpel
und der hinteren Partie der Laminae cartil. thyreoideae (s. auch die Ansicht von
hinten; Fig. 248). Die Beziehungen der seitlichen Lappen werden also auch mannigfache
sein; sie haben nicht bloss eine beträchtliche Höhenausdehnung, sondern sie reichen
hinten bis zum Oesophagus und berühren seitlich den Gefässnervenstrang des Halses
A. carotis comm., V. jugul. int., N. vagus), auch wenn sie nicht von vorne her die

A. carotis comm. bedecken (s. den Querschnitt Fig. 175). Die Beziehungen der seitlichen Lappen sind praktisch von der allergrössten Wichtigkeit, da sie im vergrösserten Zustande sowohl den Larynx und die Trachea als auch den Oesophagus verengern und Schluck- wie Atembeschwerden verursachen können. Von solchen Kompressionserscheinungen werden die grossen Gefässe nicht betroffen, da sie, in lockeres Bindegewebe eingelagert, dem Drucke leicht ausweichen.

Wir können der Einfachheit halber zwei Flächen an den seitlichen Lappen unterscheiden, eine laterale-vordere und eine mediale-hintere, welche hinten breit ineinander übergehen.

Die laterale-vordere Fläche wird durch das vorhin erwähnte lockere Fett- und Bindegewebe von der Fascie getrennt, welche, im Zusammenhang mit der Fascia colli media, die Mm. sternohyoideus und sternothyreoideus überzieht. Diese beiden Muskeln, seitlich der M. omohyoideus, bedecken den grössten Teil der vorderen Fläche und werden bei Hypertrophie der Drüse verbreitert und verdünnt oder können schliesslich fast ganz atrophieren. Als weitere Schicht (siehe den Querschnitt Fig. 175) treffen wir die Fascia colli superficialis und den M. sternocleidomastoideus an, endlich das subkutane Fett- und Bindegewebe, das Platysma und die Haut.

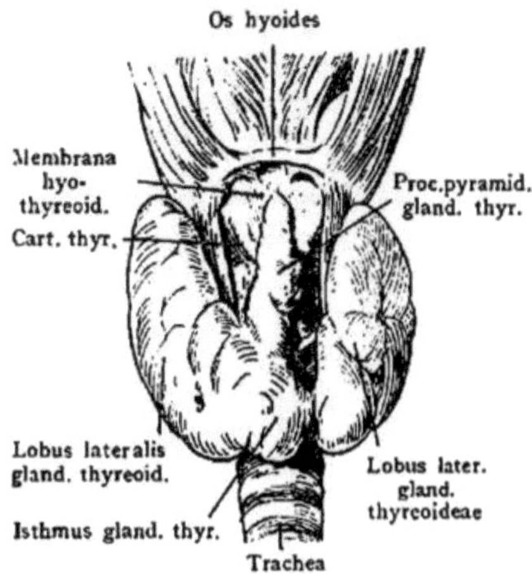

Fig. 177. Lage des Processus pyramidalis der Gland. thyreoidea.

Die mediale-hintere Fläche der Drüse zeigt die oben aufgeführten unmittelbaren Beziehungen zu dem seitlichen Umfange der oberen Trachealringe, des Cricoidknorpels und der Cartilago thyreoidea. Hinten reicht diese Fläche bis zum Oesophagus; sie bedeckt die Rinne zwischen Oesophagus und Trachea, in welcher der N. recurrens mit der Kette der trachealen Lymphdrüsen angetroffen wird. Der breite, mehr abgerundete Übergang der medialen-hinteren in die laterale-vordere Fläche wird auch als hintere Fläche des Lappens bezeichnet; dieselbe liegt dem Gefässnervenbündel des Halses oder mindestens der A. carotis comm. auf, welche häufig eine Furche an dieser Fläche der Drüse erzeugt. Dass die beiden Carotiden sowie die denselben lateral anliegenden Nn. vagi bei Operationen (Ausschälung, Entfernung des Lappens) berücksichtigt werden müssen, bedarf nach dem Hinweise auf die Querschnittsbilder keiner weiteren Begründung.

Über die Spitze des seitlichen Lappens verläuft die A. thyreoidea sup. abwärts, um durch die Drüsenkapsel zu treten und sich besonders an die vordere Fläche des Lappens zu verbreiten. Dasselbe gilt von der V. thyreoidea sup. Der Ram. cricothyreoideus (Ram. ext.) aus dem N. laryngeus sup. geht über dem Drüsenlappen schräg abwärts zum M. cricothyreoideus (Fig. 173).

Das untere Ende des Lappens bleibt, bei normaler Grösse der Drüse, in einer Entfernung von 1,5—2 cm oberhalb der Incisura jugularis sterni; hier dringt auch die A. thyreoidea inf. von der Seite und von unten her in die Drüse ein, um sich vorzugsweise an den hinteren Umfang derselben zu verbreiten.

Kapsel der Glandula thyreoidea. Es sind zwei Kapseln der Drüse unterschieden worden (Capsula ext. und int.) (Fig. 178). Die recht derbe Capsula ext. bewirkt durch ihre Verbindung mit der Trachea, der Cartilago cricoidea und den Fascien der Mm. sternohyoidei und sternothyreoidei die Fixation der Drüse.

Die Kenntnis der beiden Kapseln sowie des durch dieselben begrenzten Spaltes ist für das operative Eingehen auf die Schilddrüse von der grössten Wichtigkeit. Von nicht geringer Bedeutung ist auch die Lage der Glandulae parathyreoideae (s. unten). Dieselben werden in der Regel ausserhalb der die eigentliche Drüsenkapsel darstellenden Capsula thyreoidea interna angetroffen in dem durch die beiden Kapseln begrenzten Spalt, wo sie besonders innig mit der Capsula ext. verbunden sind. Geht man nun bei der Ausschälung der Gland. thyreoidea innerhalb des Spaltes vor, indem man die zahlreichen hier anzutreffenden Venen vor ihrem Durchtritt durch die Capsula int. in das Innere der Schilddrüse unterbindet, so wird man mit grosser Wahrscheinlichkeit die Gland. parathyreoideae schonen, indem dieselben an der Capsula thyreoidea ext. hängen bleiben.

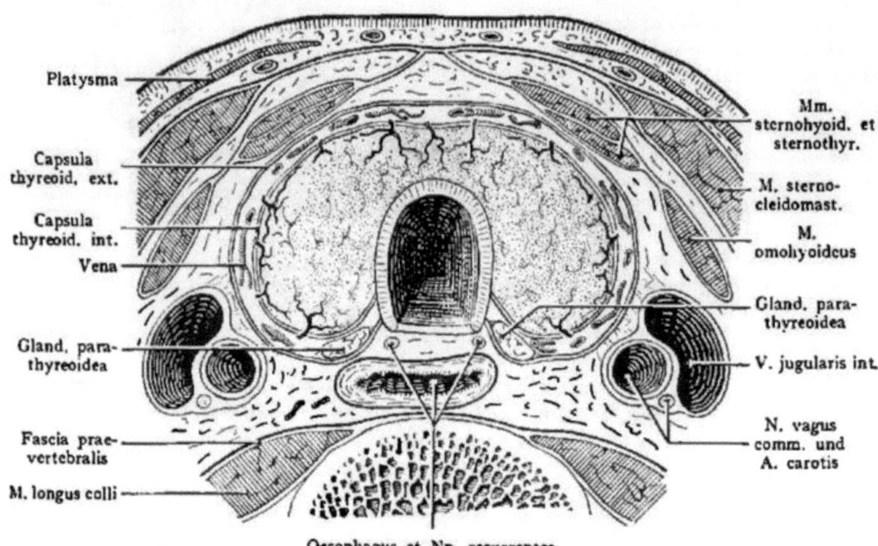

Fig. 178. Horizontalschnitt durch die Gland. thyreoidea. (Halbschematisch.)

Capsulae gland. thyreoideae, Vv. thyreoideae und Gland. parathyreoideae (Epithelkörperchen).

Mit teilweiser Benützung einer Figur von Testut und Jacob, Anatomie topographique.

Geht man dagegen ausserhalb der Capsula ext. vor, so werden die Gland. parathyreoideae höchst wahrscheinlich mit entfernt. Die Einsicht, dass das Fehlen dieser Gebilde schwere Zustände zur Folge haben kann (Tetanie), fordert zur grössten Vorsicht auf. Die Capsula ext. wird von den zur Drüse gelangenden Gefässen und Nerven durchbohrt. Die Capsula int. steht als eine echte Drüsenkapsel in Zusammenhang mit dem bindegewebigen Gerüste der Drüse und ist als Differenzierung desselben anzusehen, während die Capsula ext. ein Derivat des Halsbindegewebes darstellt.

Gefässe und Nerven der Glandula thyreoidea. In Anbetracht der Häufigkeit operativer Eingriffe an der Gland. thyreoidea ist die genaue Kenntnis der Gefässversorgung von besonderem Werte, auch sind die Beziehungen dieser Gefässe zu benachbarten Nervenstämmen, wie dem N. laryngeus inf. und dem Grenzstrange des Sympathicus, nicht ausser acht zu lassen.

Arterien: An die Schilddrüse verzweigen sich zwei paarige Arterien (Aa. thyreoideae superiores et inferiores) und nicht selten die unpaare A. thyreoidea ima. Von diesen Arterien wird die A. thyreoidea sup. konstant angetroffen, während die A. thyreoidea inf. in 2°/₀ der Fälle fehlen kann, indem sie durch andere Äste ersetzt wird.

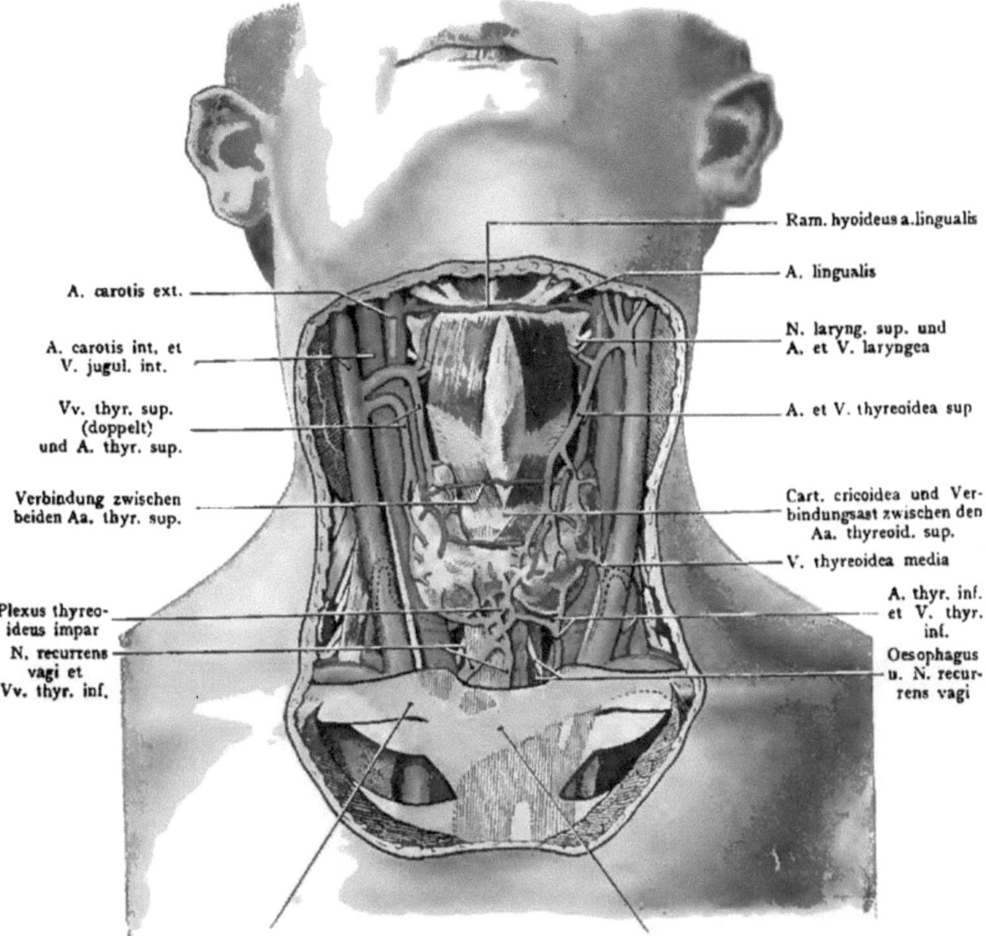

Fig. 179. Ansicht des Halses von vorn, nach Abtragung der Mm. sternocleidomastoidei. Vv. et Aa. thyreoideae.

Die A. thyreoidea sup. entspringt (Fig. 179) aus der A. carotis ext., dicht oberhalb der Teilungsstelle der A. carotis comm., verläuft zunächst horizontal unterhalb des grossen Zungenbeinhornes nach vorne, sodann im Bogen abwärts zum oberen Pole des Lobus lateralis gland. thyreoideae. Sie verteilt sich vorzugsweise an die vordere Fläche des Lobus, geht aber auch mit einem Ramus post. an die hintere Fläche und verbindet sich mit der A. thyreoidea inf. sowie mit der A. thyreoidea sup. der anderen Seite.

Der Verlauf und die Beziehungen der Art. thyreoidea inf. sind weniger leicht verständlich, als diejenigen der A. thyreoidea sup. Sie geht aus dem Truncus thyreocervicalis hervor, welcher unmittelbar medial von der hinteren Scalenuslücke aus

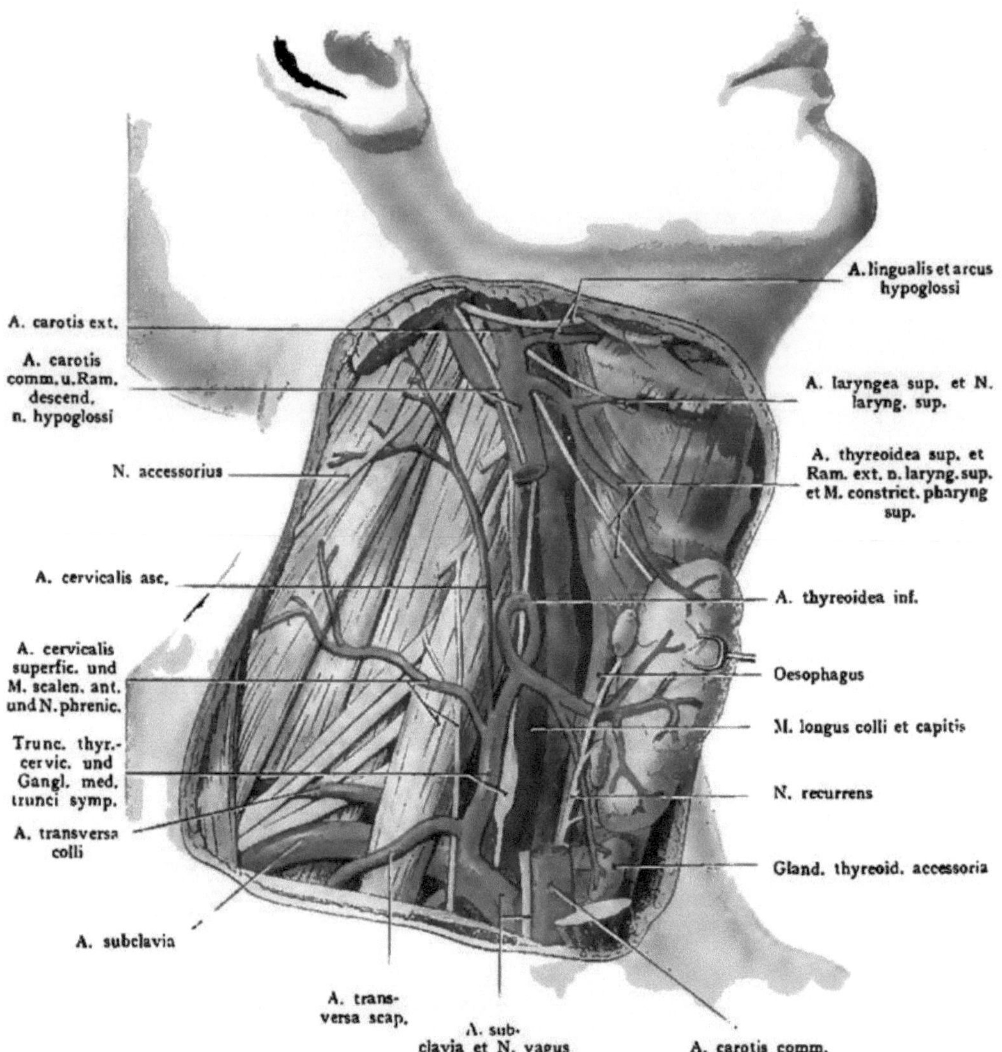

Fig. 180. Topographie der Aa. thyreoideae rechterseits.
Man beachte die nicht bezeichneten, der Schilddrüse anliegenden, Gland. parathyreoideae.
Mit Benützung einer Figur von Wölffler.

der A. subclavia entspringt. Der Truncus thyreocervicalis verläuft zunächst eine kurze Strecke weit am medialen Rande des M. scalenus ant. kranialwärts und teilt sich dann in die A. cervicalis ascendens, welche die Verlaufsrichtung des Truncus fortsetzt, und die A. thyreoidea inf. Die letztere wendet sich medianwärts in einem gewöhnlich nach oben konvexen Bogen, um die hintere Fläche des Lobus lateralis zu erreichen und sich hier in Rami glandulares aufzulösen. Der Bogen der Arterie kreuzt die A. vertebralis oder bedeckt sie auch von vorne (Fig. 193, wo die

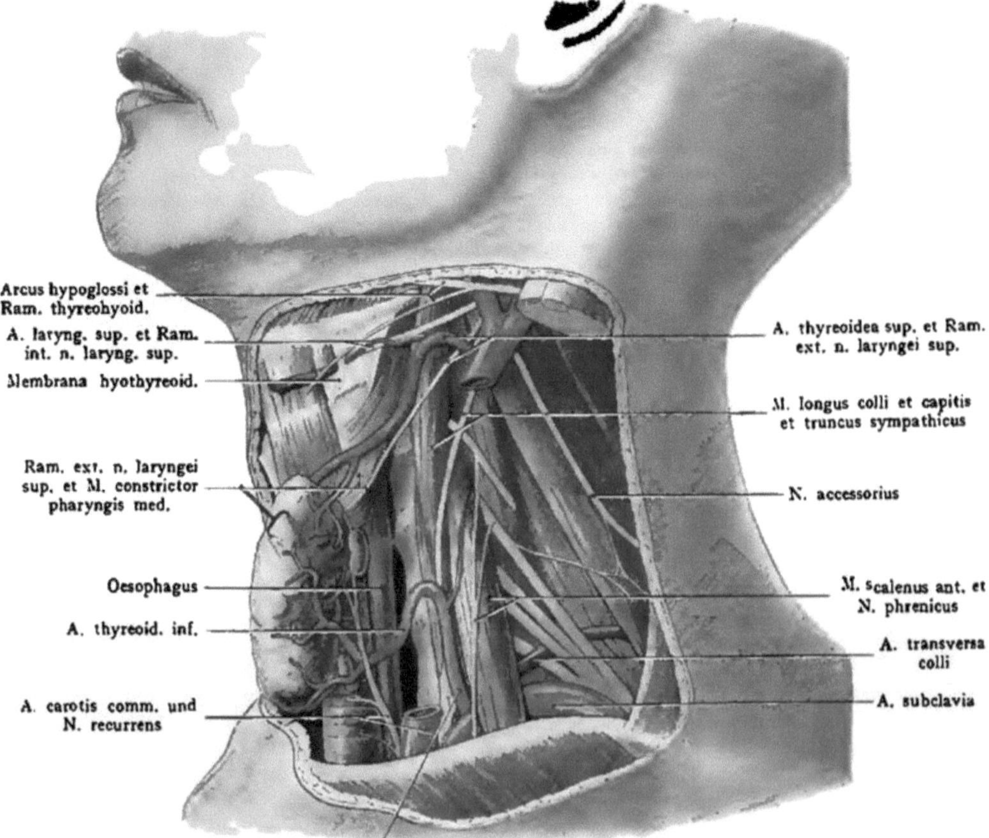

Fig. 181. Topographie der Aa. thyreoideae und des N. recurrens vagi linkerseits.
Mit Benützung einer Figur von Wölffler.
Die Gland. thyreoidea ist nach vorn umgelegt und die Gland. parathyreoidea sind sichtbar.

A. thyreoidea inf. zwei Bogen bildet, bevor sie zur Gland. thyreoidea gelangt) und verläuft dann hinter der A. carotis comm. und der V. jugularis interna. Hier wird die Arterie auch von der Pars cervicalis trunci sympathici gekreuzt, welche öfters vor als hinter der Arterie verläuft (das letztere Verhalten ist in Fig. 180 dargestellt). Hinter der Arterie findet sich häufig an dieser Stelle das Ganglion medium trunci sympathici, wenn es überhaupt ausgebildet ist (es fehlt nach Taguchi in 17 Fällen 5 mal).

Die Arterie gibt Rami glandulares von der hinteren Fläche der Gland. thyreoidea aus an die Drüse ab, ausserdem Rami pharyngei, oesophagei und

tracheales sowie die A. laryngea inf. zur hinteren Wand des Kehlkopfes. Die
A. thyreoidea inf. anastomosiert längs des oberen und des unteren Randes der
Drüse mit der A. thyreoidea sup. und der A. thyreoidea inf. der anderen Seite,
ferner sind auch innerhalb der Drüse Anastomosen nachzuweisen, so dass die Annahme, es hätten die zur Gland. thyreoidea gehenden Arterien als Endarterien zu
gelten, hinfällig wird.

Die letzte Strecke der A. thyreoidea inf., vor ihrem Zerfall in die Rami
glandulares, weist praktisch sehr wichtige Beziehungen zum N. recurrens vagi auf.
Dieser Nerv verläuft rechterseits, nach seinem Abgang von dem N. vagus, um die
A. subclavia herum, dann schräg hinter der A. carotis comm. zu der Rinne, welche
durch die Trachea und den Oesophagus gebildet wird und in dieser kranialwärts zum
Larynx (N. laryngeus inf.). Während seines Verlaufes in der Oesophagus-Trachealrinne
gibt der N. recurrens die Rami tracheales und oesophagei ab. Der N. laryngeus inf.
(Endast des N. recurrens) geht durch den M. constrictor pharyngis inf. und teilt sich
hinter dem Cricothyreoidgelenk in die zum Kehlkopf gehenden Rami ant. und post.
Linkerseits, wo der N. recurrens um den Arcus aortae abbiegt, verläuft der Nerv
hinter der A. carotis comm. sin., dann auf der von vorne sichtbar zu machenden
vorderen Fläche der Pars cervicalis oesophagi in derselben Weise zum Kehlkopf
empor wie rechterseits.

Auf beiden Seiten trifft der Nerv in der Nähe des unteren Randes des Seiten-
lappens der Schilddrüse oder an der hinteren medialen Fläche derselben die A.
thyreoidea inf. oder die Rami glandulares; in 27% der Fälle verläuft er vor der Arterie,
in 36% hinter der Arterie, in 37% zwischen den Ästen der Arterie (Taguchi). Diese
Beziehungen sind bei der Unterbindung der A. thyreoidea unmittelbar vor ihrem Eintritt in die Schilddrüse genau im Auge zu behalten.

Dass die Nn. recurrentes dem hinteren Umfange des Lobus lateralis direkt an-
liegen, ist schon früher erwähnt worden; die Gefahr, dass sie bei Operationen an der
Gland. thyreoidea verletzt werden, ist um so ernster, als sie oft von der vergrösserten
Drüse umwachsen sind.

Venen. Die Venen der Thyreoidea (Fig. 179) sind sehr zahlreich und bilden,
indem sie durch die Capsula thyreoidea int. hindurchtreten, zahlreiche, in dem Spalte
zwischen der Capsula int. und ext. liegende Anastomosen. Die durch die Capsula
thyreoidea ext. tretenden Venen lassen sich in Vv. thyreoideae sup. und Vv. thyreoideae
inf. unterscheiden; dazu kommen, weniger konstant und kleiner, die Vv. thyreoideae
accessoriae, die aus den seitlichen Partien der Lobi laterales hervorgehen, und endlich
die V. thyreoidea ima zur V. anonyma sinistra.

Die V. thyreoidea sup. stellt den Hauptstamm dar; sie sammelt sich aus
der Vorderfläche der Drüse und verläuft mit der A. thyreoidea sup. kranialwärts,
um in die V. facialis comm. oder in die V. jugularis int. zu münden. Die V.
thyreoidea inf. verläuft nicht mit der gleichnamigen Arterie, sondern geht, nachdem sie sich von dem unteren Pole und der hinteren Fläche des seitlichen Lappens
gesammelt hat, von den Mm. sternothyreoidei und sternohyoidei bedeckt, nach unten,
um in die V. anonyma dextra und sinistra einzumünden. Gewöhnlich besteht eine
Verbindung mit der V. thyreoidea sup. Die beiderseitigen Vv. thyreoideae inf. bilden
unterhalb des Isthmus gland. thyreoideae ein Geflecht auf der vorderen Fläche
der Trachea (Plexus thyreoideus impar), in welches auch die Vv. laryngeae inf.
einmünden.

Seitlich gehen noch kleine, in ihrer Ausdehnung ziemlich inkonstante Venen
aus der Gland. thyreoidea hervor, welche sich gewöhnlich zu einem in die V. jugularis
int. mündenden Stamm vereinigen (V. thyreoidea sup. accessoria oder V. thyreoidea
media, Kocher). Eine V. thyreoidea ima geht von dem Isthmus als unpaares Gefäss
abwärts, um in die V. anonyma sinistra oder in eine V. thyreoidea inf. auszumünden.

Im allgemeinen weisen die Venen eine grössere Variation auf, als die Arterien, so kann z. B. die V. thyreoidea ima sehr stark entwickelt sein und beim Fehlen der Vv. thyreoideae inf. allein die Abfuhr des venösen Blutes nach unten übernehmen.

Die Nerven der Schilddrüse kommen zum grössten Teile aus dem Halssympathicus in Form von Geflechten, welche die Arterien umgeben. Dazu kommen Äste des N. vagus, welche in der Bahn der Nn. laryngeus sup. und inf. zur Drüse verlaufen. (Für die Lymphgefässe s. die Lymphgefässe und Lymphdrüsen des Larynx.)

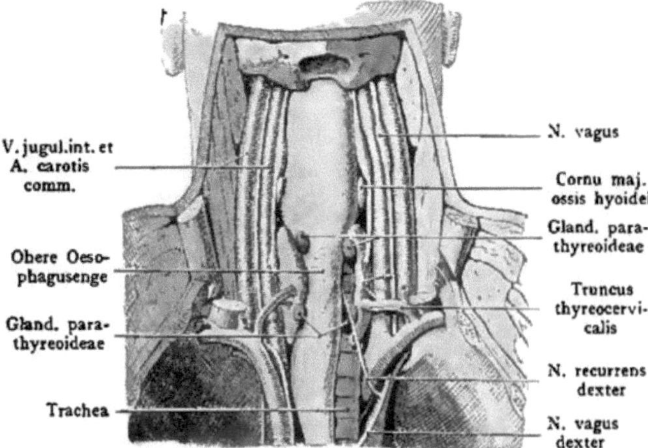

Fig. 182. Gland. parathyreoideae (Epithelkörperchen) von hinten.

Glandulae thyreoideae accessoriae. Als Glandulae thyreoideae accessoriae bezeichnet man Massen, welche in ihrem mikroskopischen Bau mit der Glandula thyreoidea übereinstimmen, aber entweder gar keinen Zusammenhang mit der Hauptdrüse haben oder nur durch einen dünnen Strang mit derselben in Verbindung stehen. Sie leiten sich auch von denselben Anlagen her, welche die Hauptdrüse bilden und sind in ihrer Zahl und Lage sehr verschieden. Nicht selten findet man solche Massen oberhalb des Isthmus; in diesem Falle sind sie von dem mittleren Lappen der Gland. thyreoidea abzuleiten (Ductus thyreoglossus) und können an irgend einem Punkte der Strecke zwischen dem Foramen caecum der Zunge und dem Isthmus gland. thyreoideae vorkommen, selbst noch in der Basis der Zunge eingebettet sein. Seltener werden sie unterhalb des Isthmus gland. thyreoideae angetroffen, so zeigt Fig. 180 einen solchen Knoten, welcher auf der Trachea liegt und deutliche Zeichen der Kolloiddegeneration aufwies. Derselbe steht ausser Zusammenhang mit der Gland. thyreoidea. Die Tatsache, dass eine solche Degeneration durchaus nicht auf die

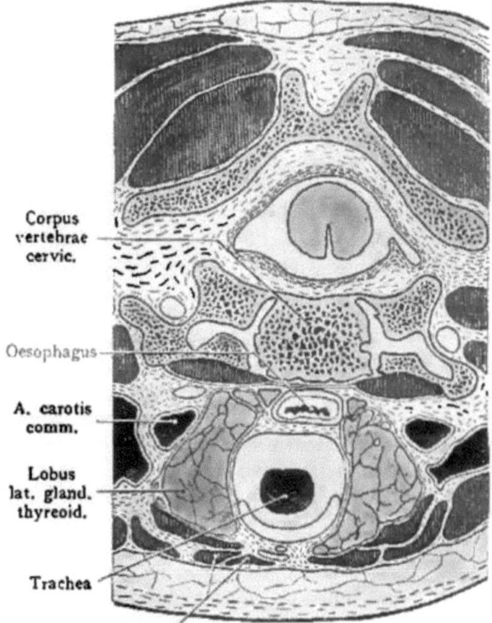

Fig. 183. Horizontalschnitt durch den Hals, zur Veranschaulichung der Lage der Gland. parathyr. (grün). Nach einem Mikrotomschnitte. (Neugeborenes Kind.)

Hauptdrüse beschränkt zu sein braucht, sondern auch die Glandulae accessoriae er greifen kann, rechtfertigt den Hinweis auf das Vorkommen derselben und auf ihre Lagebeziehungen.

Glandulae parathyreoideae (Epithelkörperchen). In engem Anschlusse an die Gland. thyreoidea werden die Gland. parathyreoideae angetroffen, kleinerbsengrosse Gebilde, welche aus der dritten und vierten Schlundtasche entstehen und konstant, aber in sehr verschiedener Lage und Ausbildung beim Erwachsenen nachzuweisen sind. In der Regel finden sich zwei Paare, doch ist ein asymmetrisches Verhalten durchaus nichts Seltenes. Das obere Paar liegt nach Welsh auf der hinteren Fläche des Oesophagus, etwa in der Höhe des unteren Randes des Cricoidknorpels, gerade medial von dem Lobus lateralis der Schilddrüse, das untere Paar häufig etwas weiter lateral als das obere, nicht selten auf der Trachea, von dem Lobus lateralis der Schilddrüse bedeckt, ein Verhalten, das in den Figg. 180 und 183 dargestellt ist. Beide Gland. parathyreoideae liegen vor der Fascia praevertebralis, aber ausserhalb der Capsula int. gland. thyreoideae, so dass man dieselben beim Herausschälen der Drüse leicht schonen kann, wenn man sich unmittelbar an diese Kapsel hält.

Sie zeigen, wie gesagt, zahlreiche Variationen in ihrer Lage und Grösse, was ganz besonders von dem unteren Paare gilt. Dieselben können lateralwärts verschoben sein, häufig liegen sie vor der A. thyreoidea inf. und dem N. laryngeus inf.; sie werden auch in grösserer Entfernung von der Schilddrüse angetroffen, sogar in der Höhe des 8.—10. Trachealringes, manchmal der vorderen Fläche der Trachea angeschlossen. Die Fig. 183 zeigt das obere Paar in einem Querschnitte durch den Hals eines neugeborenen Kindes, hier liegen sie ziemlich symmetrisch zwischen den Lobi laterales der Schilddrüse und dem Oesophagus.

Oesophagus (Pars cervicalis).

Der Halsteil des Oesophagus schliesst sich der Trachea dorsal an und wird bloss durch eine Schicht recht lockeren Bindegewebes von der Fascia praevertebralis getrennt. Er geht in der Höhe des unteren Randes des Cricoidknorpels, also an der unteren Grenze des Kehlkopfes, aus der Pars laryngea pharyngis hervor; nach hinten bezogen entspricht diese Stelle beim Erwachsenen dem VI. Halswirbelkörper. Der Übergang in die Pars thoracalis oesophagi entspricht etwa dem III. Brustwirbelkörper, dort, wo eine durch die Incisura jugularis sterni durchgelegte Horizontalebene die Brustwirbelsäule schneidet.

Die Pars cervicalis oesophagi teilt in hohem Grade die Beweglichkeit, welche auch der Trachea zukommt, indem ihre Elastizität als Muskelschlauch und ihre lockere Verbindung mit der Fascia praevertebralis eine Dehnung sowie auch eine Verschiebung längs der vorderen Fläche der Halswirbelsäule gestattet. Auch in seitlicher Richtung ist die Verschiebbarkeit resp. Ausdehnungsfähigkeit eine beträchtliche; hier stösst der Oesophagus an lockeres Bindegewebe, und auch die Gland. thyreoidea, deren seitliche Lappen häufig bis an den Oesophagus heranreichen, stellt der seitlichen Ausdehnung kein Hindernis entgegen. Die Ausweitung des Oesophagus kann beim Passieren des Bissens eine recht beträchtliche sein.

Die Länge der Pars cervicalis beträgt etwa 5 cm. Der Abgang von dem Pharynx liegt in der Medianebene und bildet eine engere Stelle (obere oder Kehlkopfenge), auf welche ein bis zur Kreuzungsstelle des Oesophagus mit der Aorta (Aortenenge) reichender weiterer Abschnitt folgt. Die Pars cervicalis verläuft nicht in der Medianebene, sondern biegt nach links aus, demnach ist die Bedeckung durch die Trachea keine vollständige, sondern der linke Rand und ein Teil der vorderen Fläche sind links von der Trachea in der Ansicht von vorne zu sehen und operativ zu erreichen. Überhaupt stellt die Pars cervicalis denjenigen Abschnitt des Oesophagus dar, welcher von aussen am zugänglichsten ist und auch tatsächlich am häufigsten aufgesucht wird.

Beziehungen der Pars cervicalis oesophagi. Sie wird von lockerem Bindegewebe umgeben, welches sich abwärts in das Bindegewebe des Mediastinalraumes fortsetzt, doch lässt sich eine eigentliche Scheide für den Oesophagus nicht nachweisen. Beziehungen nach vorne: An dem Abgange vom Pharynx wird der Oesophagus von vorne vollständig durch die Trachea überlagert. Weiter abwärts wird er infolge der Ausbiegung nach links zum Teil von vorne her sichtbar; in der Rinne, welche Oesophagus und Trachea beiderseits miteinander bilden, verläuft der N. recurrens vagi; im obersten Teile der Rinne gesellt sich zu ihm die A. laryngea inf. aus der A. thyreoidea inf. Beziehungen lateralwärts: Das grosse Gefässnervenbündel des Halses liegt 1—2 cm von dem Oesophagus entfernt, doch ist linkerseits, infolge der Krümmung des Oesophagus nach links, der Abstand etwas geringer als rechts (s. die Querschnittsbilder des Halses). Näher liegt der Grenzstrang des Sympathicus und die zweite bogenförmige Strecke der A. thyreoidea inf. Endlich wird der Oesophagus noch von der hinteren Fläche der seitlichen Lappen der Glandula thyreoidea erreicht (s. den Querschnitt, Fig. 175). Beziehungen nach hinten: Der Oesophagus ruht der vorderen Fläche der Halswirbelsäule und den Mm. longi colli et capitis oder, richtiger gesagt, der diese Muskeln bedeckenden Fascia colli profunda seu praevertebralis auf.

Die Nerven und Gefässe der Pars cervicalis des Oesophagus kommen aus den Nn. vagi und den Aa. thyreoideae inf.

Regio sternocleidomastoidea.

Bei dem in Fig. 153 gegebenen Muskelbilde werden drei grosse Abteilungen des Halses durch Farbenunterschiede hervorgehoben. Es sind dies, medianwärts von dem M. sternocleidomastoideus, die Regio mediana colli, welche die Regio suprahyoidea und infrahyoidea umfasst (auch Trigonum suprahyoideum und infrahyoideum genannt), lateralwärts von diesem Muskel die Regio lateralis colli (Trigonum colli laterale). Der M. sternocleidomastoideus stellt ein breites, von dem Processus mastoides und der Linea nuchae sup. schräg nach unten und vorne ziehendes Muskelband dar. Als scharfe Grenze zwischen der Regio colli mediana und der Regio colli lateralis ist also der Muskel nicht zu brauchen; man hat daher die Gegend, welche demselben entspricht, als eine besondere Regio sternocleidomastoidea unterschieden. Die Verlaufsrichtung des Muskels ist bei seitlicher Wendung des Kopfes leicht kenntlich als ein von dem Proc. mastoides schräg abwärts gegen die Incisura jugularis sterni ziehender Wulst. Dem vorderen, für die Aufsuchung der grossen Gefässe und Nerven wichtigen Rande des Muskels entspricht eine von dem Processus mastoideus zur Incisura jugularis sterni gezogene Linie. Die beiden Portionen des Muskels sind häufig gegen ihren Ursprung am Manubrium sterni und am sternalen Ende der Clavicula voneinander getrennt.

Die untere Hälfte des M. sternocleidomastoideus bedeckt eine Rinne, welche durch die Halseingeweide einerseits (Larynx, Trachea und Oesophagus) und die vordere Fläche der Wirbelsäule mit der Fascia praevertebralis andererseits gebildet wird (in dem schematischen Querschnitte Fig. 151 zu erkennen). Sie enthält das grosse Gefässnervenbündel des Halses (A. carotis comm., V. jugularis int., N. vagus) und wird von einigen Autoren geradezu als Sulcus caroticus bezeichnet. Durch die Verbreiterung des Kehlkopfes in der Höhe des Thyreoidknorpels wird der Gefässstrang lateralwärts abgedrängt (Fig. 176); bei stark ausgebildetem M. sternocleidomastoideus wird er

bis zur Teilungsstelle der A. carotis comm. in die Aa. carot. int. und ext., in der Höhe
des oberen Randes des Thyreoidknorpels durch den Muskel bedeckt. Mehr seitlich
überlagert der Muskel die zwischen den Mm. scaleni ant. et medius austretenden
Stämme der Cervikalnerven (s. unten Regio lateralis colli). Auf den obersten Teil
der Regio sternocleidomastoidea folgt die Regio oder Fossa retromandibularis. Der
Muskel wird nach den klassischen Schilderungen von dem oberflächlichen Blatte der
Halsfascie umscheidet und in seinen oberen ⅔ von dem Platysma bedeckt. Der
Fascia colli superficialis liegt (Fig. 162) die Vena jugularis ext. auf, welche sich
aus der V. facialis post. und der V. occipitalis zusammensetzt und annähernd
senkrecht nach unten zieht, um in dem Winkel, den der hintere Rand des M. sternocleidomastoideus mit der Clavicula bildet, die Fascia colli superficialis und media zu
durchbohren und in die V. jugularis int. zu münden. Ungefähr in der halben Höhe
des hinteren Muskelrandes wird die Fascie durchsetzt von den Hautnerven des Halses

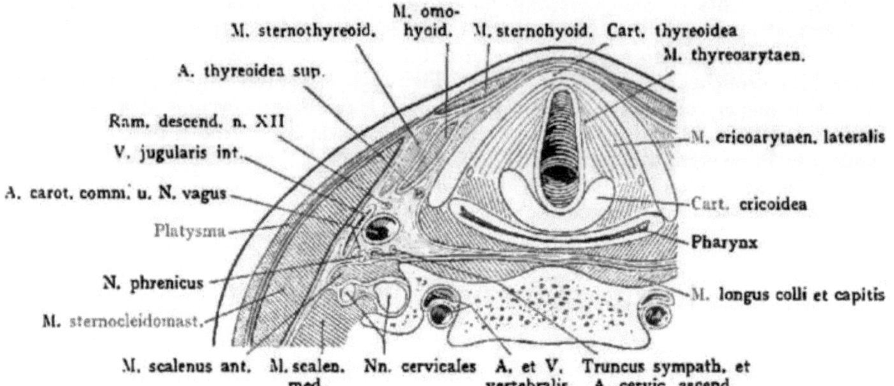

Fig. 184. Horizontalschnitt durch den Hals, unterhalb der Glottis.
Grün: Fascia colli superficialis. Gelb: Fascia colli media. Blau: Fascia colli profunda (praevertebralis).

(aus dem Plexus cervicalis), von denen die Nn. auricularis magnus und occipitalis minor
senkrecht nach oben, die Rami superiores und inferiores des N. cutaneus colli nach
vorne und unten verlaufen. Alle diese Gebilde werden von dem Platysma bedeckt.
Die nach unten verlaufenden Hautäste der Cervikalnerven (Nn. supraclaviculares)
treten gleichfalls am hinteren Rande des M. sternocleidomastoideus, etwas abwärts
von der Mitte desselben, an die Oberfläche und verlaufen zur Haut des Trigonum colli
laterale und über die Clavicula hinweg zur Haut der Regio pectoralis.

    Tiefliegende Gebilde der Gegend. Sie sind leicht darzustellen, wenn am
medialen Rande des M. sternocleidomastoideus ein Schrägschnitt durch die Haut und
die Fascia colli superficialis geführt wird, welcher es erlaubt, den Muskelbauch lateralwärts abzuziehen. Alsdann erhält man das in Fig. 185 dargestellte Bild. Noch über-
sichtlicher wird das Bild, wenn man den M. sternocleidomastoideus aus seiner Fascien-
hülle herausschält und die unteren ⅔ des Muskels abträgt. Alsdann liegt der ganze
Gefässnervenstrang des Halses frei vor, wie es die Fig. 176 linkerseits zeigt.

    Gefässnervenstrang des Halses. Derselbe besteht (s. die typischen Hori-
zontalschnitte durch den Hals, Figg. 175 und 184) aus der A. carotis comm. der
V. jugularis int., welche sich der Arterie lateral anschliesst, und dem N. vagus,
welcher zwischen den beiden Gefässen, etwas nach hinten verlagert, angetroffen wird.
Dazu kommt in der oberen Hälfte des Verlaufes der A. carotis comm. der Ramus

descendens n. hypoglossi, welcher dem vorderen Umfange der Arterie aufliegt. Alle vier Gebilde sind in eine gemeinsame Scheide eingeschlossen. Der Gefässnervenstrang lässt sich in zwei Abschnitte zerlegen, von denen der untere (Fig. 176) von dem M. sternocleidomastoideus bedeckt wird, während der obere, kürzere Abschnitt unter dem vorderen Rande des Muskels hervortritt; hier erfolgt in der Höhe des oberen Randes der Cartilago thyreoidea die Teilung der Arterie in die A. carotis int. und ext. Die erstere setzt die Richtung der A. carotis comm. aufwärts fort und verläuft in dem Bindegewebe des Spatium parapharyngeum (Fig. 107) zur unteren Öffnung des Canals caroticus. Die A. carotis ext. dagegen gibt in der Höhe des grossen Zungenbeinhornes oder selbst etwas tiefer eine Anzahl von fächerförmig auseinander-gehenden Ästen ab (Fig. 176), die abwärts (A. thyreoidea sup.), aufwärts (Aa. maxillaris ext. und lingualis) oder nach hinten verlaufen (A. occipitalis), während der stark reduzierte Stamm der Arterie seinen Weg aufwärts unter den hinteren Bauch des M. digastricus in die Fossa retromandibularis nimmt. Oberflächlich zur Astfolge der A. carotis ext. verläuft der Arcus n. hypoglossi und hinter der Astfolge der N. laryngeus sup. In dieser Gegend sind die topographischen Ver-hältnisse diejenigen eines Grenzgebietes, bestimmt durch den Übergang der Ge-fässe und Nerven auf den Kopf oder doch in Gegenden, welche dem Kopfe an-grenzen.

Der Verlauf des Nervengefässstranges wird durch die Ausbildung des Kehl-kopfes beeinflusst, indem der Strang bei seinem Übergang aus der Brust auf die Halsregion weiter medial liegt als in der Höhe der Carotisteilung, wo die Stämme durch die breiten Platten des Thyreoidknorpels lateralwärts gedrängt werden (Fig. 176). Das Gefässbündel liegt im grossen Bindegewebsraume des Halses, welcher medial durch die Halseingeweide, hinten durch die vordere Fläche der Halswirbelsäule, die Mm. longi colli und capitis (von der Fascia praevertebralis überzogen) und den M. scalenus ant., lateral und vorne durch den M. sternocleidomastoideus be-grenzt wird. Das Bindegewebe, welches die Gefässe und ihre Gefässscheide umgibt, hängt (s. die allgemeine Beschreibung der Fascienräume am Halse und Fig. 151) seitlich mit dem Bindegewebe des Trigonum colli laterale, abwärts längs der Ge-fässstämme und des Oesophagus mit dem Mediastinalraume, aufwärts längs der A. carotis int. und des N. vagus mit dem Bindegewebe des Spatium parapharyngeum zusammen.

Untersuchen wir einen typischen Querschnitt durch den Hals, etwa entsprechend der halben Höhe des M. sternocleidomastoideus (Fig. 184), so finden wir hier im Ge-fässnervenstrang 1. die V. jugularis int., welche am weitesten lateral liegt und mit der die tiefe Fläche des M. sternocleidomastoideus bekleidenden Fascie in Kontakt steht; 2. die A. carotis comm., medial von der V. jugularis int. Der hintere Umfang der Arterie entspricht dem M. scalenus ant. und den Querfortsätzen der Hals-wirbel; doch liegt sie denselben nicht direkt an, sondern wird durch lockeres Binde-gewebe von ihnen getrennt. Der Arterie und der Vene schliesst sich dorsalwärts 3. der N. vagus an, während vor der Arterie, gleichfalls in die Gefässscheide eingeschlossen, 4. der Ramus descendens n. hypoglossi liegt, welcher die vorderen langen Halsmuskeln versorgt. Lateral und vor der V. jugularis int. sind kettenförmig die Lymphoglandulae cervicales prof. angeordnet, welche die Lymphgefässe des Kopfes, der Zunge und des Larynx (Fig. 172) aufnehmen. Die Vasa efferentia dieser Lymphdrüsen gehen kaudal-wärts in den Truncus jugularis über.

An dieser Stelle ist die A. carotis comm. behufs Unterbindung am leichtesten zu erreichen. Bei der Aufsuchung der Arterie führt man den Schnitt längs des vor-deren Randes des M. sternocleidomastoideus; man kommt nach Durchtrennung des hinteren Blattes der Muskelscheide direkt auf den Gefässnervenstrang. „Da inner-halb der Gefässscheide noch Zellschichten die Arterie von der V. jugularis int. und dem N. vagus trennen, so kommt alles darauf an, nur die Loge der Arterie zu eröffnen." (Braunc.)

Der Gefässnervenstrang des Halses findet sich in gleichartiger Zusammensetzung von dem Eintritt der A. carotis comm. in die Halsregion, hinter der Articulatio sternoclavicularis, bis zur Höhe des oberen Randes der Cart. thyreoidea. Beide Gefässstämme zeichnen sich dadurch aus, dass sie weder Äste abgeben, noch solche aufnehmen (höchstens wären die Vv. thyreoideae accessoriae seu mediae zu nennen, welche in die Vv. jugulares int. einmünden können); die arterielle Versorgung des Halses kommt entweder aus Ästen der A. subclavia (Truncus thyreocervicalis, Aa. transversa colli und transversa scapulae) oder von oben aus den Ästen der A. carotis ext. Die Gleichartigkeit der Lagerung und der Beziehungen des Gefässnervenstranges hat auch Veranlassung dazu gegeben, dass die ganze Region als Regio carotica beschrieben wurde.

Beziehungen des Gefässnervenstranges als Ganzes. Wir können, da der Bindegewebsraum des Halses auf dem Querschnitte annähernd dreieckig erscheint, Beziehungen lateralwärts, medianwärts und dorsalwärts unterscheiden.

Lateralwärts wird der Strang durch das tiefe Blatt der Scheide des M. sternocleidomastoideus, ferner durch diesen Muskel selbst, durch das äussere Blatt seiner Scheide (Fascia colli superficialis) und durch das Platysma bedeckt. Er wird in seiner halben Höhe durch den oberen Bauch des M. omohyoideus gekreuzt (Fig. 185), und in seiner unteren Hälfte noch durch die zwischen den Mm. omohyoidei ausgespannte Fascia colli media bedeckt. Zu erreichen ist der Gefässnervenstrang durch einen längs des vorderen Randes des M. sternocleidomastoideus geführten Schnitt; dabei wird der Muskel (Fig. 156) lateralwärts abgezogen, das tiefe Blatt der Muskelscheide und, je nachdem man unterhalb oder oberhalb des M. omohyoideus vordringt, auch die mittlere Halsfascie gespalten. Alsdann wird der Strang sichtbar sowie lateral davon die der V. jugularis int. angeschlossenen Lymphoglandulae cervicales prof.

Dorsal wird der Strang durch lockeres Bindegewebe von der die Mm. longi colli et capitis sowie den M. scalenus ant. überziehenden Fascia praevertebralis getrennt. Nach hinten entspricht die Arterie den Processus transversi der Halswirbel, gegen welche eine Kompression des Gefässes möglich ist (besonders gegen den Processus transversus des VI. Halswirbels). Auf dem M. scalenus ant. liegt, direkt hinter dem Gefässnervenstrang, von der Höhe des dritten Halswirbels abwärts, der N. phrenicus und in grösserer Entfernung, mehr medianwärts, auf der Fascia praevertebralis oder von derselben umschlossen der Grenzstrang des Sympathicus (Fig. 184). Das unterste Drittel des Gefässnervenstranges zeigt nach hinten Beziehungen zu der A. thyreoidea inf., deren Bogen hinter der A. carotis comm. gegen den seitlichen Umfang der Trachea zieht, indem sie die tiefer gelegene, gerade aufwärts zum Foramen transversarium des VI. Halswirbels verlaufende A. vertebralis (aus der A. subclavia), sowie den Grenzstrang des Sympathicus kreuzt (s. Fig. 193). Alle diese Gebilde sind in dem Winkel zusammengedrängt, welchen der M. scalenus ant. mit dem M. longus colli bildet (s. das Muskelbild Fig. 155). Eine besondere Besprechung erfährt die Topographie dieser tiefliegenden Gebilde später (s. Trigonum scalenovertebrale).

Medianwärts liegt der Nervengefässstrang in einiger Entfernung (1—$1^1/_2$ cm) von dem Oesophagus und der Trachea (Fig. 150); die seitlichen Lappen der Glandula thyreoidea bedecken die Arterie ganz oder teilweise von vorne (Fig. 178); der M. sternocleidomastoideus überlagert die Arterie von vorne bis zur Grenze zwischen dem mittleren und oberen Drittel des Muskels, wo sie den vorderen Rand desselben überschreitet, um sich hier, bloss von der Fascia colli superficialis, dem Platysma und dem subkutanen Fett- und Bindegewebe bedeckt, in die Aa. carotis int. und ext. zu teilen. Die unterste Strecke des Arterienstammes, unmittelbar über der Articulatio

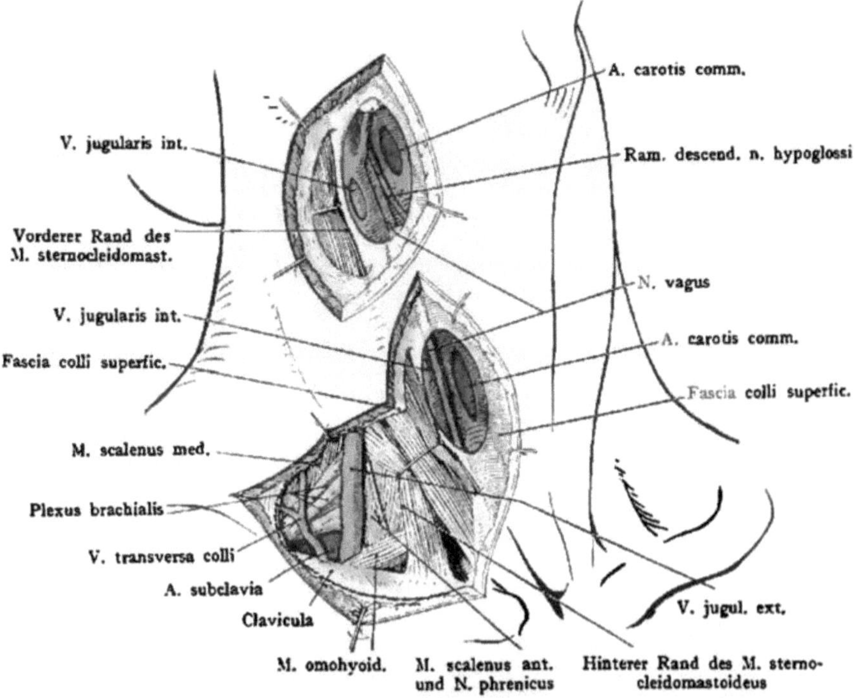

Fig. 185. A. carotis comm. mit der V. jugularis int. in der Gefässscheide. Regio colli lateralis mit der A. subclavia und den Stämmen des Plexus brachialis.

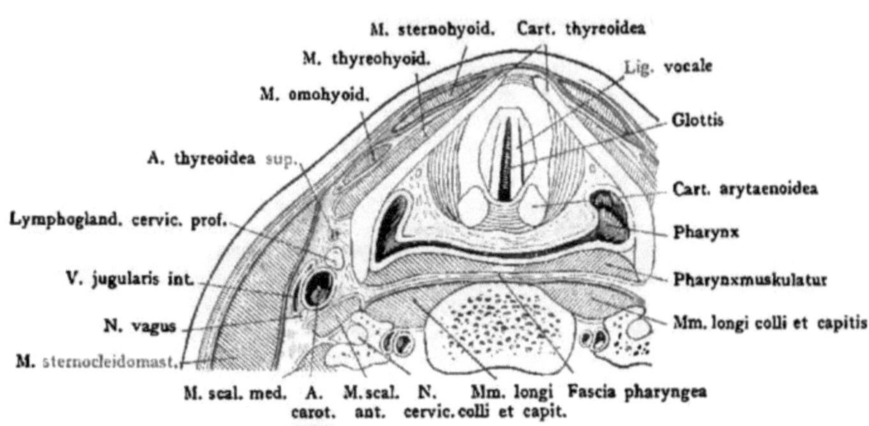

Fig. 186. Horizontalschnitt durch den Hals, oberhalb der Glottis.
Fascia colli superficialis grün. Fascia colli media gelb. Fascia colli profunda (praevertebr.) blau.

sternoclavicularis, entspricht der Lücke zwischen beiden Portionen des M. sternocleidomastoideus bei seinem Ursprunge von dem sternalen Ende der Clavicula und
dem Manubrium sterni; hier entspringt die Arterie rechterseits aus dem Truncus
anonymus.

Bei der Teilung der A. carotis comm. liegt die A. carotis int. lateral
(Fig. 176), sie schiebt sich aber bald medianwärts hinter die A. carotis ext. und verläuft senkrecht im Spatium parapharyngeum zur unteren Öffnung des Canalis
caroticus empor. Die A. carotis ext. hat nur einen relativ kurzen Verlauf (von
der Teilungsstelle der A. carotis comm. bis zum Halse des Unterkiefers), auf welchem
sie eine grosse Anzahl von Ästen abgibt. Ihre Astfolge liegt oberflächlich zur A.
carotis int., unmittelbar unter der Fascia colli superficialis und dem Platysma, so
dass die einzelnen Äste an ihrem Ursprunge aus der A. carotis ext. der Unterbindung
ziemlich leicht zugänglich sind.

Als Hauptabflussweg des Blutes aus den Sinus durae matris geht die Vena
jugularis int. durch die hintere Abteilung des Foramen jugulare und schliesst sich
dem lateralen und hinteren Umfange der A. carotis int. an. Das Gefäss ist sehr
ausdehnungsfähig und kann, wenn es strotzend mit Blut gefüllt ist, auch die Arterie
von vorne bedecken.

Der Ramus descendens n. hypoglossi hat nur zur oberen Hälfte des Gefässnervenstranges Beziehungen. Der Arcus n. hypoglossi kreuzt (Fig. 176) als ein
aufwärts konkaver Bogen die Astfolge der A. carotis ext., indem er oberflächlich zu
derselben liegt, um auf der äusseren Fläche des M. hyoglossus mit der V. lingualis
in die Regio sublingualis einzutreten (Fig. 160). Dort, wo er die Astfolge der A.
carotis ext. erreicht, gibt der Arcus den Ramus descendens n. hypoglossi ab, welcher
in die Arterienscheide eingeschlossen auf dem vorderen Umfange der Arterie abwärts
verläuft, um sich in der Höhe der Zwischensehne des M. omohyoideus mit Zweigen
der Cervicalnerven zur Ansa hypoglossi zu verbinden und die vorderen langen Halsmuskeln sowie den M. omohyoideus zu innervieren.

Der N. vagus liegt in seinem ganzen Verlaufe zuerst der A. carotis int., dann
der A. carotis comm. enge an und wird mit der V. jugularis int. in die gemeinsame
Gefässscheide eingeschlossen. Schon in dem Spatium parapharyngeum wird der Nerv
zwischen der A. carotis int. und der V. jugularis int. angetroffen (Fig. 107); noch
weiter abwärts besitzt er dieselbe Lage in bezug auf die Vene und ist entweder
zwischen der V. jugularis int. und der A. carotis int. oder hinter den Gefässen,
entsprechend der Lücke zwischen denselben zu finden (s. die Querschnittsbilder vom
Halse). Hoch oben geht aus dem unteren Ende des Ganglion nodosum vagi der N.
laryngeus sup. ab, welcher in seinem Verlaufe zum Kehlkopf die Astfolge der A.
carotis ext. in der Tiefe kreuzt.

In der Höhe des oberen Randes der Cart. thyreoidea erleidet die einheitliche
Zusammensetzung des Gefässnervenstranges eine Änderung. Hier findet zunächst die
Teilung der A. carotis comm. in die A. carotis int. und ext. statt. Die erstere setzt
den Verlauf der A. carotis comm. aufwärts fort, bis zu ihrem Eintritt in den Canalis
caroticus der Felsenbeinpyramide. Sie liegt lateral von der A. carotis ext. und etwas
tiefer; die V. jugularis int. schliesst sich ihr hinten an. Bei der Ansicht von der
Seite her wird der N. vagus durch die beiden Gefässe verdeckt. Die A. carotis ext.
hat in der Regel bloss einen kurzen Verlauf, von der Teilungsstelle der A. carotis
comm. in der Höhe des oberen Randes der Cartilago thyreoidea bis zur Höhe des
Unterkieferhalses. Sehr häufig scheint die Arterie gleich nach ihrem Ursprunge in
einen ganzen Fächer von Ästen zu zerfallen, unter denen man den senkrecht verlaufenden, in die A. temporalis superficialis übergehenden Ast als die Fortsetzung
des Stammes ansehen kann. In Fig. 160 ist die Teilung der Arterie mit den topo-

graphischen Verhältnissen ihrer Äste dargestellt. Gleich nach der Teilung geht die
A. thyreoidea sup. bogenförmig abwärts zur vorderen Fläche der Gland. thyreoidea.
Sie gibt die A. laryngea sup. ab, welche unterhalb des grossen Zungenbeinhornes
mit dem N. laryngeus sup. die Membrana hyothyreoidea durchbohrt, um in das
Innere des Kehlkopfes einzutreten. Oberhalb des grossen Zungenbeinhornes und
parallel mit demselben geht die A. lingualis (4) zur tiefen Fläche des M. hyoglossus,
während der N. hypoglossus oberflächlich zur Arterie auf der lateralen Fläche des
Muskels mit der V. lingualis zur Regio sublingualis verläuft. Nach oben geht die
A. maxillaris ext. (3) unter den hinteren Bauch des M. digastricus und den M.

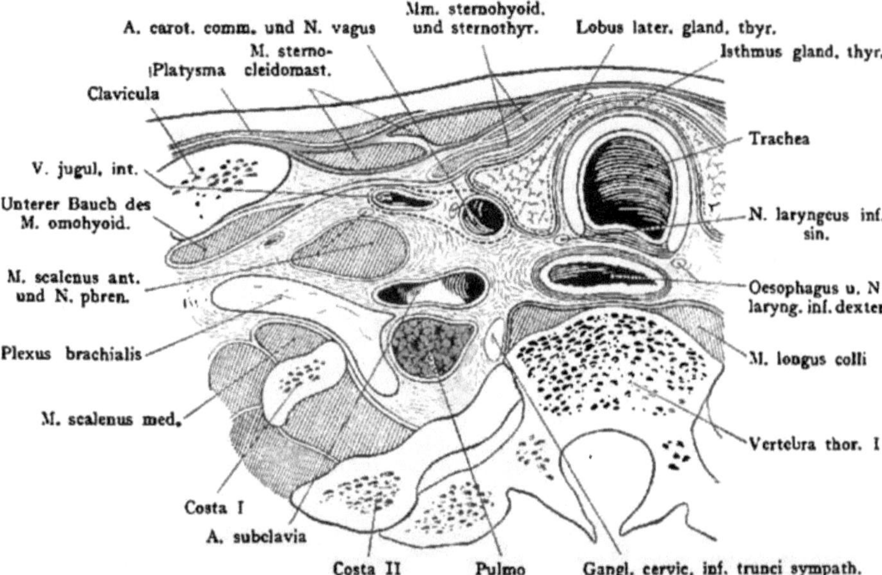

Fig. 187. Horizontalschnitt durch den Hals in der Höhe des ersten Brustwirbelkörpers.
Fascia colli superficialis grün. Fascia colli media gelb. Fascia colli profunda (praevertebralis) blau.

stylohyoideus in das Trigonum submaxillare, und die durch die Abgabe der grossen
Zweige stark geschwächte Fortsetzung der A. carotis ext. (2) gleichfalls unter den
hinteren Bauch des M. digastricus und den M. stylohyoideus empor in die Fossa
retromandibularis. Die A. occipitalis (1) wendet sich, von dem M. sternocleidomastoideus bedeckt nach hinten zur Nackengegend, indem sie die A. carotis int.
und die V. jugularis int. lateralwärts kreuzt. Die A. pharyngea ascendens (Fig. 160
nicht sichtbar) entspringt in der Höhe des Abganges der A. lingualis und geht zur
Pharynxwand und zu der Umgebung des Ostium pharyngeum tubae auditivae.

Alle erwähnten Äste der A. carotis ext. liegen recht oberflächlich und werden
in einem Dreiecke angetroffen, welches seine Abgrenzung durch den M. stylohyoideus
nach oben, den M. sternocleidomastoideus nach hinten und den oberen Bauch des M.
omohyoideus nach vorne und abwärts erhält. Oberflächlich zur ganzen Astfolge der
A. carotis ext. verläuft der Arcus n. hypoglossi (Fig. 160. 6); derselbe muss bei
der Aufsuchung der Arterienäste in Betracht kommen, besonders bei der Aufsuchung der A. lingualis, indem dieselbe dort, wo sie oberhalb des grossen Zungenbeinhornes an die mediale Fläche des M. hyoglossus gelangt, nur durch diesen Muskel

von dem gleichfalls gerade oberhalb des grossen Zungenbeinhornes liegenden N. hypoglossus getrennt wird. Der Arcus n. hypoglossi gibt den Ram. thyreohyoideus ab, welcher
in seinem Verlaufe abwärts und nach vorne zum M. thyreohyoideus das grosse Zungenbeinhorn kreuzt.

Hinter der Astfolge der A. carotis ext. verläuft der N. laryngeus sup., welcher
von dem Ganglion nodosum n. vagi, also hoch oben, abgeht und abwärts und
nach vorne verläuft, um seinen Ramus ext. zum M. cricothyreoideus zu entsenden,
während der Ram. internus unterhalb des grossen Zungenbeinhornes mit der A. laryngea

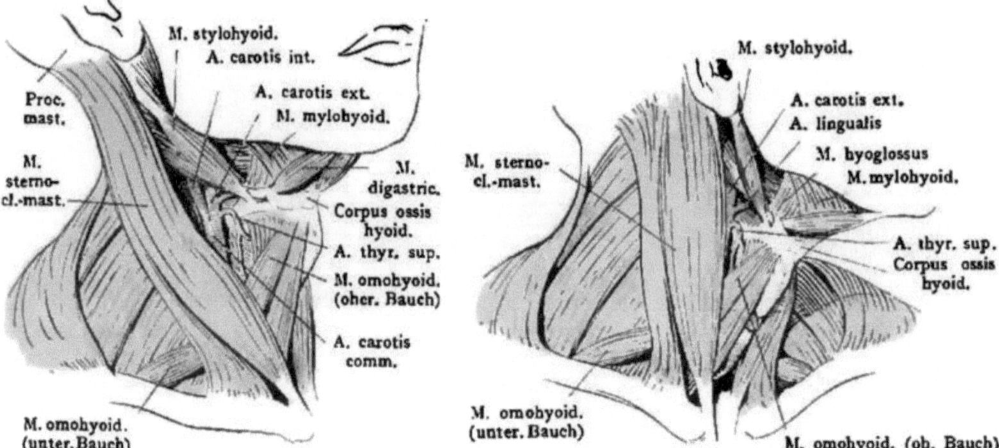

Fig. 188a. Topographie der Teilung der
A. carotis comm. rechterseits bei Wendung
des Kopfes nach rechts.
Zum Teil nach Henke.

Fig. 188b. Topographie der Teilung der A. carotis
comm. rechterseits bei Wendung des Kopfes nach
links.
Zum Teil nach Henke.

sup. die Membrana hyothyreoidea durchbohrt und in das Innere des Kehlkopfes gelangt. Im Recessus piriformis erzeugt der Nerv die Plica n. laryngei (Fig. 166).

Zu erwähnen wären noch in dieser Gegend die Lymphoglandulae cervicales prof.,
welche, längs der V. jugularis int. angeordnet, Lymphgefässe aus dem Rachen, der
Zunge und dem Kehlkopf aufnehmen (Fig. 172).

Die Venen der Gegend entsprechen den Arterien, sie liegen oberflächlich zu denselben und können die Aufsuchung der Arterien erschweren. Die V. lingualis verläuft nicht mit der A. lingualis an der medialen Fläche des M. hyoglossus, sondern
begleitet den N. hypoglossus auf der lateralen Fläche dieses Muskels.

Die A. carotis comm. und die von der A. carotis ext. in der Höhe des
grossen Zungenbeinhornes abgehenden Äste sind nicht bei jeder Stellung des Halses
mit gleicher Leichtigkeit zu erreichen. Bei Drehung des Kopfes nach derselben Seite
(Fig. 188a) wird der M. sternocleidomastoideus in geringerer Ausdehnung die A.
carotis comm. und ihre beiden grossen Äste bedecken, als bei Wendung des Kopfes
nach der entgegengesetzten Seite (Fig. 188b).

Regio (seu Fossa) retromandibularis. Dieselbe kann (Fig. 161) als eine
Übergangsregion vom Halse zum Kopfe angesehen werden; manche rechnen sie auch
zum Kopfe, speziell zur Regio parotidea. Sie erhält ihre Grenzen vorne durch
den hinteren Rand des Unterkieferastes, hinten durch den vorderen Rand des
M. sternocleidomastoideus, abwärts durch den hinteren Bauch des M. digastricus
und dem M. stylohyoideus.

Die Fossa retromandibularis stellt eine Loge dar, welche als Hauptinhalt die hinter dem Unterkieferaste gelegene Partie der Glandula parotis aufnimmt (s. Topographie der Gland. parotis). In Fig. 156 ist der unterste Teil der Loge dargestellt, indem die Parotis in halber Höhe abgetragen wurde. In Fig. 161 ist die hintere und untere Partie der Parotis entfernt worden, um die in der Tiefe der Fossa retromandibularis verlaufenden Gefässe und Nerven darzustellen.

Die Lage und Ausdehnung der Gland. parotis sind schon früher besprochen worden, ebenso ihre Beziehungen zum Spatium parapharyngeum, zur V. jugularis int. und zur A. carotis int. Wenn wir die Fossa retromandibularis als Fortsetzung des Halses betrachten, so werden wir zunächst dem Stamme der A. carotis ext. folgen, welcher (Fig. 160) senkrecht emportretend unter dem hinteren Bauche des M. digastricus in die Fossa retromandibularis und damit in die Parotisloge gelangt. Die Arterie wird vollständig von der Parotis umgeben, an welches sie kleine Äste abgibt; von grösseren Ästen entspringen innerhalb der Fossa retromandibularis die A. auricularis post. und die A. maxillaris int., welch' letztere am Halse des Unterkiefers zur medialen Fläche dieses Knochens tritt, um zur tiefen lateralen Gesichtsregion zu verlaufen. Die A. temporalis superficialis setzt die Verlaufsrichtung des Stammes nach oben fort, indem sie oberflächlich zur Regio temporalis emporzieht (s. Regio temporalis). Die V. jugularis ext. entspricht in ihrem Verlaufe der A. carotis ext.; sie bildet sich in dem obersten Teile der Fossa retromandibularis aus den Vv. temporales superficiales und der V. maxillaris int. und liegt, wie die A. carotis ext. von der Parotis umschlossen, lateral von der Arterie. In der Fossa retromandibularis finden wir eine Anzahl von Lymphdrüsen, welche sich teils der A. carotis ext. anschliessen (Fig. 161), teils oberflächlicher liegen, aber immerhin noch von der Parotis umgeben sind.

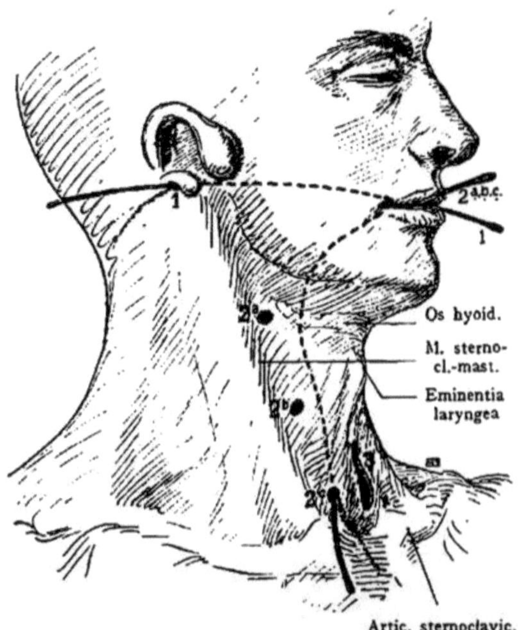

Fig. 189. Schema der äußeren Öffnungen der Halsfisteln. 1 Fistel der ersten Kiemenspalte (R. Virchow in Virchows Archiv XX). 2ᵃ 2ᵇ 2ᶜ: Fisteln der zweiten Kiemenspalte, unter Vermittlung des Sinus cervicalis, vielleicht auch (2ᶜ) der dritten Kiemenspalte. 3 Fistula colli mediana, über der Incisura jugularis sterni.

Zu den beiden grossen Gefässstämmen kommen zwei Nervenstämme hinzu, der N. facialis und der N. auriculotemporalis. Der erstere tritt aus dem Foramen stylomastoideum fast unmittelbar in die Gland. parotis ein, verläuft dann annähernd horizontal, aber oberflächlicher werdend nach vorne, um am hinteren Rande des Unterkieferastes nach vorne auf die seitliche Gesichtsregion überzugehen und hier den gleichfalls in die Parotis eingeschlossenen Plexus parotideus n. facialis zu bilden. Der N. auriculotemporalis aus dem N. mandibularis verläuft im obersten Teile der

Fossa retromandibularis empor und tritt über den Arcus zygomaticus in die Regio temporalis, wo er in der Gesellschaft der A. und der Vv. temporales superficiales angetroffen wird. Der Nerv ist, wie der Plexus parotideus, vollständig von der Gland. parotis umschlossen.

Fistelbildungen in der Regio colli und deren topographische Beziehungen. In der Regio colli kommen Fistelbildungen vor, welche wegen ihrer praktischen Wichtigkeit eine kurze Beschreibung verdienen. Es sind dies die sog. Halsfisteln. In ihrer Entstehung zurückzuführen auf die Vorgänge, welche bei der Entwicklung und Rückbildung der Kiemenspalten auftreten, durchsetzen sie in ihrer vollendetsten,

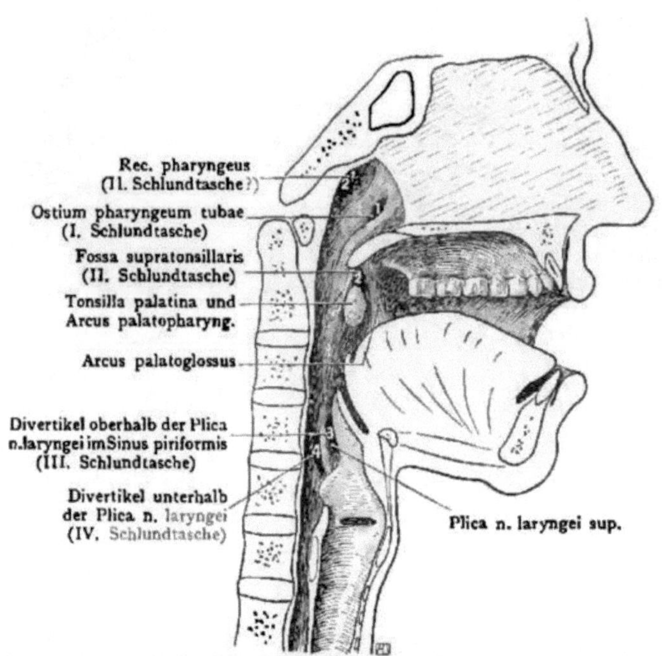

Fig. 190. Laterale Wandung des Pharynx mit Angabe der Stellen, wo Pharynxdivertikel auftreten können, die auf die Persistenz von Schlundspalten und Schlundtaschen zurückzuführen sind. (Schema.)

Mit Benützung der Angaben von K. v. Kostanecki, Zur Kenntnis der Pharynxdivertikel des Menschen, mit besonderer Berücksichtigung der Divertikel im Nasenrachenraum. Virch. Arch. 117, 1889.

allerdings seltensten, Form die seitliche Wandung des Halses, um sich in den Pharynx zu öffnen. Solche Spaltbildungen sind in ihren äusseren Öffnungen in Fig. 189, mit ihren inneren Öffnungen in Fig. 190 dargestellt. Die äusseren Öffnungen liegen ohne Ausnahme am vorderen Rande des M. sternocleidomastoideus, vom Meatus acusticus ext. angefangen, bis dicht über dem Brustbein; die inneren Öffnungen an verschiedenen Stellen des Pharynx, die, wie die äusseren Öffnungen, mit der Zahl der betreffenden Schlundspalte bezeichnet sind. In Fig. 189 ist mit 1,1, ein Fall dargestellt, bei welchem eine Fistel der ersten, zur Bildung des Mittelohres und der Tuba auditiva beitragenden Schlundspalte bestand. Mit 2a, 2b, 2c Fisteln der zweiten Schlundspalte, die sich nach aussen am vorderen Rande des M. sternocleidomastoideus, nach innen am Recessus pharyngeus oder in der Fossa supratonsillaris öffnen können. Es ist fraglich, ob durchgängige Fisteln der III. Spalte überhaupt vorkommen.

Dagegen finden sich nicht selten unvollständige Fisteln, die entweder von aussen, oder von innen ein Stück weit in die Halswandungen vordringen. Solche Ausbuchtungen im Recessus piriformis oberhalb der Plica n. laryngei werden auf die 3., solche unterhalb der Plica auf die 4. Schlundspalte oder Furche zurückgeführt. Unvollständige äussere Fisteln können auch in die beim Überwachsen der Kiemenbogen durch den Proc. opercularis des Hyoidbogens entstehenden Spalt (Sinus cervicalis) hineinführen, der sogar eine Erweiterung erfahren kann. Auf die recht komplizierten embryologischen Verhältnisse einzugehen ist hier nicht der Ort; es sei dafür auf die Lehrbücher der Embryologie verwiesen.

Topographie der Regio colli lateralis (Trigonum colli laterale).

Die Ausdehnung der Gegend ist aus den Muskelbildern (Figg. 153, 154) ersichtlich, wo sie mit violetter Farbe hervorgehoben ist. Vorne wird sie durch den hinteren Rand des M. sternocleidomastoideus abgegrenzt, unten durch die Clavicula, hinten durch eine Linie, welche vom Processus mastoides zum acromialen Ende der Clavicula auf dem M. trapezius gezogen wird. Die Grenzen der Gegend umschliessen ein annähernd gleichschenkliges Dreieck, dessen Basis durch die Clavicula gebildet wird, während die Spitze den hinteren Umfang des Proc. mastoides erreicht. Bei muskulösen Individuen mit dünner Haut und schwach entwickeltem Fettpolster vertieft sich das Trigonum colli laterale nach unten, so dass oberhalb der Clavicula eine, besonders bei Vorwärtsrotation der Scapula um den Brustkorb recht deutliche Grube sichtbar wird (Fossa supraclavicularis). Dieselbe entsteht dadurch, dass die bei den an der Begrenzung des Trigonum colli laterale teilnehmenden Muskeln (Mm. sternocleidomastoideus und trapezius) sich oberflächlicher inserieren, einerseits an der Pars sternalis claviculae und am Manubrium sterni, andererseits an der Pars acromialis claviculae, am Acromion und an der Spina scapulae, während sich die Mm. scaleni, welche eine tiefere Schicht bilden, an der oberen Fläche der ersten und zweiten Rippe inserieren. Zwischen den Ansätzen des M. sternocleidomastoideus und des M. trapezius an der Clavicula fehlt eine oberflächliche Muskelschicht, indem hier die Mm. scaleni bloss durch das subkutane Fett- und Bindegewebe und die Fascia colli superficialis bedeckt werden. Bei mässiger Ausbildung der Fettschicht ist die Fossa supraclavicularis recht deutlich; häufig gelingt es dann, den lateralen Rand des M. sternocleidomastoideus und den medialen Rand des M. trapezius mittelst der Inspektion oder der Palpation nachzuweisen.

Muskulatur der Regio colli lat. (Fig. 154). Innerhalb des Rahmens, den der hintere Rand des M. sternocleidomastoideus und der vordere Rand des M. trapezius mit der Clavicula bilden, sind nach Abpräparation der oberflächlichen Gebilde mit der Fascia colli superficialis, von oben nach unten zu sehen die schief verlaufenden Fasern: 1. des M. splenius, 2. des M. levator scapulae, 3. der Mm. scalenus medius und ant. Der M. levator scapulae entspringt von den hinteren Höckern der Querfortsätze der vier oberen, der M. scalenus medius von den hinteren Höckern der Querfortsätze aller Halswirbel; der M. scalenus ant. endlich von den vorderen Höckern der Querfortsätze des III.—VI. Halswirbels. Die Mm. scaleni med. und ant. begrenzen zusammen eine Rinne (Fig. 155), welche der Austrittstelle der Stämme der Cervicalnerven entspricht und sich kranialwärts zwischen dem M. scalenus medius und den der vorderen Fläche der Querfortsätze und der Wirbelkörper aufgelagerten Mm. longi colli et capitis fortsetzt. Diese Rinne wird abwärts, gegen die Insertion der Mm. scaleni ant. und medius an der oberen Fläche der ersten Rippe weiter und geht in die Lücke über, welche von den beiden Mm. scaleni und der ersten Rippe begrenzt wird (hintere Scalenuslücke). Diese führt aus dem obersten Teile des Thorax-raumes, wo die Pleurakuppel sich auf den Hals erstreckt, lateralwärts und nach vorne und entspricht da, wo sie von der ersten Rippe begrenzt wird, der Spitze der Achsel-höhlenpyramide (s. Axilla). Die letztere steht also hier in Verbindung mit der Fossa supraclavicularis und dem seitlichen Halsdreiecke sowie durch die hintere Scalenus-lücke mit dem Thoraxraume. Die Sehne des M. scalenus ant. begrenzt mit der ein-wärts von dem Tuberculum scaleni liegenden Strecke der ersten Rippe sowie mit der Clavicula und dem der letzteren unten anliegenden M. subclavius, eine zweite Lücke (vordere Scalenuslücke), durch welche gleichfalls eine Verbindung des Thoraxraumes mit der seitlichen Halsgegend zustande kommt (in Fig. 155 durch den vorderen Pfeil linkerseits angegeben), die lateralwärts in die Spitze der Achselhöhlenpyramide übergeht.

Der M. scalenus ant. bildet mit der unteren Partie des M. longus colli einen Winkel, dessen Spitze an dem Querfortsatze des VI. Halswirbels liegt (Angulus scaleno-vertebralis). Derselbe besitzt eine besondere Bedeutung für die tiefgelegenen Gebilde der Region (A. und V. vertebralis, Gangl. cervicale medium et inferius trunci sympathici usw.).

Oberflächliche Gebilde des Trigonum colli laterale (Fig. 162). Die untere Partie der Gegend wird noch von dem Platysma bedeckt. Von den oberfläch-lichen Gefässen und Nerven, welche das Platysma, resp. die Fascia superficialis und das Platysma, durchbohren, um sich an die Haut und das subkutane Gewebe zu ver-breiten, ist zu nennen die Vena jugularis ext., welche (Fig. 162) senkrecht auf dem M. sternocleidomastoideus abwärts verläuft und im Winkel, welchen der hintere Rand dieses Muskels mit der Clavicula bildet, in die Tiefe zur Einmündung in die Vena subclavia gelangt. Die Hautnerven aus dem Plexus cervicalis treten in der halben Höhe des M. sternocleidomastoideus an die Oberfläche und gehen teils abwärts als Nn. supraclaviculares, teils aufwärts als N. occipitalis minor und N. auricularis magnus.

Die Fascia colli superficialis setzt sich (Fig. 151) von dem hinteren Rande des M. sternocleidomastoideus, nach Umscheidung dieses Muskels, auf die Regio colli late-ralis fort, um, am vorderen Rande des M. trapezius angelangt, eine Scheide für den Muskel zu liefern. Nach unten geht die Fascie auf die Brustgegend als Fascia pectoralis superficialis weiter.

Nach Entfernung der Fascia colli superficialis bieten sich verschiedene Verhält-nisse dar, je nachdem man die obere oder die untere (der Fossa supraclavicularis ent-sprechende) Partie der Gegend ins Auge fasst. Der untere Bauch des M. omohyo-ideus, an welchen sich die Fascia colli media ansetzt (Fig. 162), durchzieht schräg den untersten Teil der Regio colli lateralis, indem er mit dem lateralen Rande des M. sternocleidomastoideus und mit der Clavicula zusammen ein Dreieck bildet, welches als Trigonum omohyoideum bezeichnet wird. Hier kann man unterhalb des Omohyoideus-Bauches, aber oberhalb der Clavicula, auf die grossen Gefässe eindringen, welche aus dem Thoraxraume durch die vordere und hintere Scalenuslücke in die Spitze der Achselhöhlenpyramide eintreten (A. und V. subclavia). Die mittlere Halsfascie, bedeutend stärker als die oberflächliche, wird von der letzteren durch lockeres Zellgewebe getrennt.

Die oberflächliche und die tiefe Halsfascie schliessen zusammen einen grossen Bindegewebsraum nach aussen ab, welcher oben bis zur Spitze der Regio colli lateralis hinter dem Processus mastoides hinaufreicht, medianwärts mit dem grossen vorderen Bindegewebsraume des Halses, in welchem der Gefässnervenstrang eingebettet ist, zu-sammenhängt, und abwärts, an der hinteren Scalenuslücke mit dem Bindegewebs-raum der Achselhöhle sowie unter der Clavicula mit dem Bindegewebsspalt zwischen den Mm. pectoralis maj. und minor in Verbindung steht. Der Boden dieses Bindege-websraumes wird durch die oben aufgezählten Muskeln gebildet, von denen die Mm. scaleni ant. und med., höher oben der M. scalenus med. und die Mm. longi colli et capitis, die abwärts breiter werdende Rinne begrenzen, in welcher sich die Stämme der Nn. cervicales zum Plexus cervicalis und zum Plexus brachialis vereinigen. Nach unten, gegen den oberen Rand der Clavicula, wird die Loge nicht bloss weiter, sondern auch tiefer.

Die schematische Figur 151 zeigt die Loge etwa in der Höhe des V. Halswirbels. Hinten wird dieselbe hier durch den M. scalenus med. abgegrenzt, welcher von

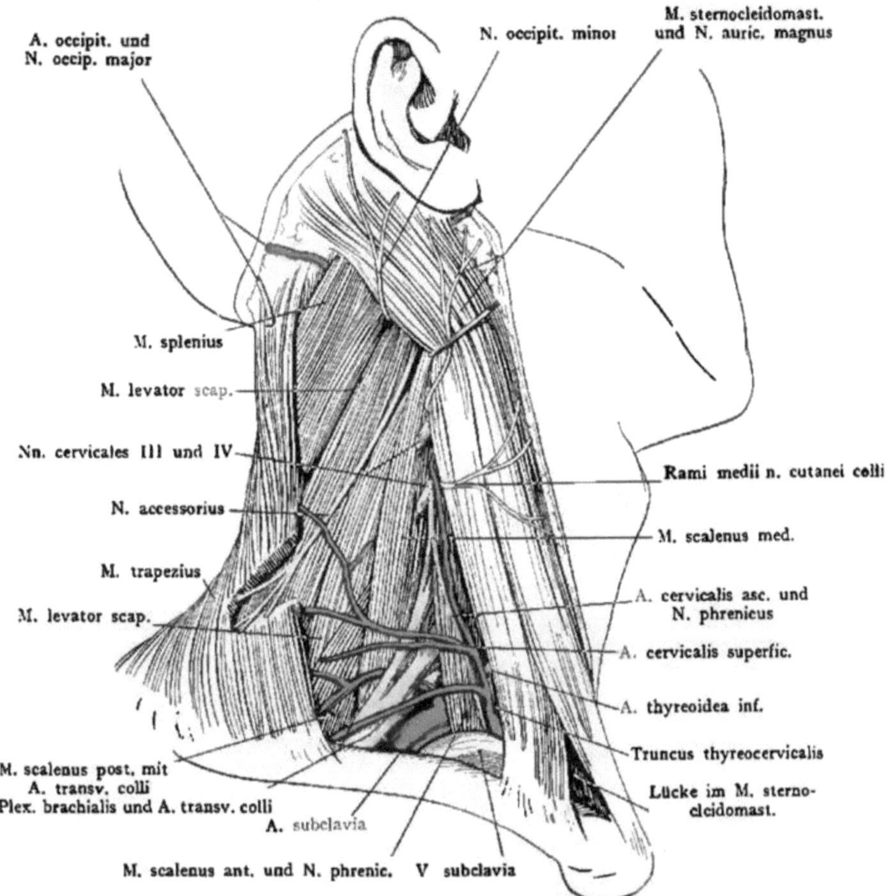

Fig. 191. Topographie des Trigonum colli laterale.

den hinteren Höckern der Querfortsätze entspringt, vorne durch den M. scalenus ant. (von den vorderen Höckern entspringend). In der Rinne zwischen beiden Muskeln gelangen die Stämme des Plexus brachialis in den Raum. Nach aussen schliesst die zwischen den Mm. sternocleidomastoideus und trapezius ausgespannte Fascia colli superficialis den Raum ab. Die Verbindung nach vorne mit dem grossen durch den M. sternocleidomastoideus bedeckten Bindegewebsraum des Halses ist eine weite, ebenso die Verbindung nach hinten mit dem Bindegewebsraume unter dem M. trapezius, welcher in die Nackenregion fällt.

Der Abschluss des Raumes nach unten ist, wie gesagt, kein vollständiger.
Er entspricht einerseits der Ebene des oberen Thoraxeinganges, welche durch das erste
Rippenpaar und die Incisura jugularis sterni durchgelegt wird und schief abwärts und
nach vorne verläuft. Hier erhebt sich von unten her die Pleurakuppel und kommt,
wenn wir an der äusseren Abgrenzung des Halses von der Brust am oberen Rande der
Clavicula festhalten, in den Bereich des Halses zu liegen. Nach vorne und abwärts
geht der Raum teils in den Bindegewebsraum der Achselhöhle über, teils in den durch
den M. pectoralis major und die Fascia intercostalis ext. abgegrenzten Bindegewebsspalt der Regio pectoralis.

Subfasciale Gebilde in der Regio colli lateralis. Die weitaus grössere
von den beiden Abteilungen der Region, welche oberhalb des unteren Omohyoideus-
Bauches liegt, enthält als wichtigste Gebilde die in der Scalenusrinne zum Plexus cervicalis und zum Plexus brachialis zusam-
mentretenden Nervenstämme. Das kleine,
durch den hinteren Rand des M. sternocleidomastoideus, die Clavicula und den
unteren Bauch des M. omohyoideus abgegrenzte Dreieck entspricht denjenigen
Strecken der A. und V. subclavia, welche
lateral von den beiden Scalenuslücken
zusammentreffen und in die Spitze
der Achselhöhlenpyramide eintreten. Die
den Plexus brachialis bildenden Nervenstämme gelangen von oben her an den
hinteren und lateralen Umfang der Arterie
und treten mit derselben in die Achselhöhlenpyramide ein, um sich hier zu
den drei Fasciculi des Plexus brachialis
zu vereinigen (F. medialis, lateralis et
posterior).

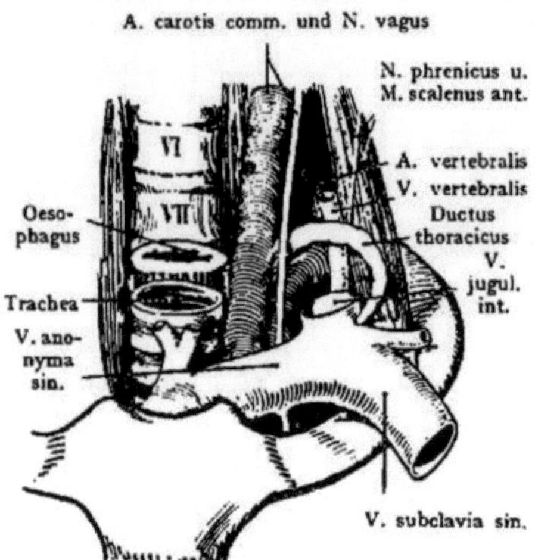

Fig. 192. Einmündung des Ductus thoracicus in
den Angulus venosus sin.
Nach Poirier.

**Lage und Beziehungen der
Arteria subclavia.** Die A. subclavia
entspringt (s. Brust) rechterseits aus der
A. anonyma, linkerseits aus dem Aortenbogen, so dass also die erste Strecke
der Arterie innerhalb des Thorax liegt; beide Arterien bilden einen aufwärts konvexen, der Wölbung der Pleurakuppel entsprechenden Bogen, an welchem wir drei
Abschnitte unterscheiden. Der erste liegt medial von der hinteren Scalenuslücke, der
zweite innerhalb der Scalenuslücke, der dritte nach dem Austritt aus der Scalenuslücke bis zum Eintritt in die Spitze der Achselhöhlenpyramide, am unteren Rande
der ersten Rippe.

Der Bogen der A. subclavia ist kurz, doch ist die Zahl der aus ihr entspringenden Äste eine so grosse, dass auf kleinem Raume eine bedeutende Komplikation entsteht. Die Äste entspringen fast ausnahmslos aus den beiden ersten Strecken des Stammes,
und zwar werden in der Regel acht aufgeführt, von denen die Aa. vertebralis und cervicalis profunda sowie der Truncus thyreocervicalis nach oben, die Aa. intercostalis
suprema und mammaria int. nach unten, die Aa. transversa colli und transversa
scapulae lateralwärts verlaufen. Die beiden letztgenannten sind es, welche sich, zusammen mit Ästen der A. cervicalis profunda, unter der Fascia colli media in der Regio
colli lateralis verbreiten. Ihr Ursprung aus der A. subclavia ist recht variabel, so können
die Aa. transversa scapulae und colli vor oder nach dem Durchtritt durch die hintere
Scalenuslücke aus dem Bogen der A. subclavia entspringen, nicht selten mit einem

gemeinsamen Stamme, von dem sich auch die A. thyreoidea inf. abzweigen kann. In Fig. 191 ist ein Präparat dargestellt, in welchem ein grosser Ast gerade medial von der Scalenuslücke aus der A. subclavia entspringt, um sich alsbald in eine A. thyreoidea inf., eine A. cervicalis ascendens und einen dritten Ast zu teilen, welcher vor dem M. scalenus ant. lateralwärts verläuft und einen Teil des Verbreitungsgebietes der A. transversa scapulae übernimmt. Die A. transversa scap. entspringt hier aus einem

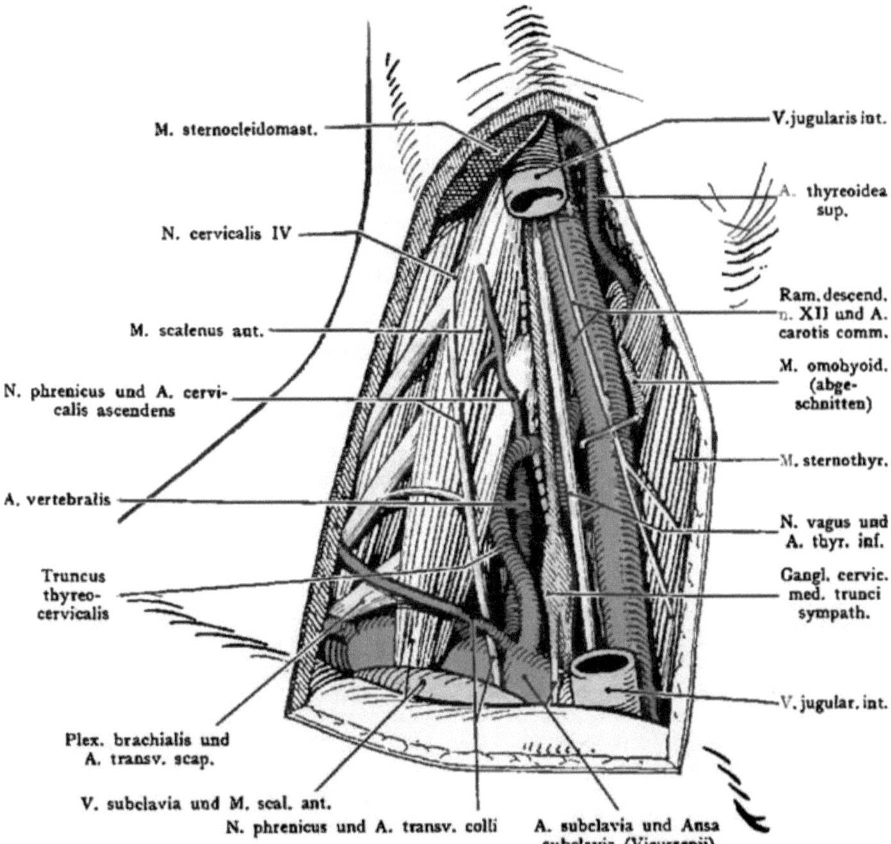

Fig. 193. Seitliches Halsdreieck, nach Entfernung des M. sternocleidomastoideus und des M. omohyoideus. Die A. transv. colli geht nicht durch den Plexus brachialis.

mit der A. cervicalis ascendens gemeinsamen Stamme; in der Regel entspringt die eigentliche A. transversa colli aus der A. subclavia diesseits oder jenseits der Scalenuslücke und geht (ein sehr häufiger Befund) zwischen den zum Plexus brachialis sich vereinigenden Ästen der Cervicalnerven hindurch lateralwärts, um unter den M. trapezius zu treten und sich in einen Ramus ascendens und descendens zu teilen, die der Nackenregion und dem Rücken angehören und sich an die oberflächlichen Rückenmuskeln verzweigen. Die A. transversa scapulae liegt (Fig. 191) der Clavicula näher als die A. transversa colli und verläuft, häufig von der Clavicula bedeckt, lateralwärts, indem sie Äste an das Rete acromiale abgibt, welche mit Ästen aus der A. thoracoacromialis (A. axillaris) anastomosieren; sodann gelangt sie über dem Lig. transversum scapulae an der Incisura scapulae (der N. suprascapularis liegt unter dem Ligament) in die Fossa supra- und infraspinata, wo sie mit Ästen der Aa. circumflexa scapulae und transversa colli anastomosiert. Es kommt ihr auf diese Weise eine Rolle für die Herstellung des Collateralkreislaufs nach Unterbindung der A. axillaris zu. Die A. transversa scapulae wird, besonders wenn sie medial von der Scalenuslücke entspringt, bei der lateral von dem M. scalenus ant. ausgeführten Aufsuchung der A. subclavia angetroffen.

Beziehungen der A. subclavia: Sie sind verschieden, je nach der Strecke, welche wir untersuchen.

Die erste Strecke der Arterie liegt (Fig. 193) von dem M. sternocleidomastoideus sowie von der Fascia colli media bedeckt, medial von dem M. scalenus ant. und entspricht der Öffnung jenes Winkels, welchen der M. longus colli mit dem M. scalenus ant. bildet (Angulus scalenovertebralis). Die Spitze des Winkels liegt am Proc. transversus des VI. Halswirbels; gegen denselben hinauf ziehen die A. vertebralis und die A. thyreoidea inf., welche medial von dem M. scalenus ant. aus der A. subclavia entspringen. Die A. subclavia wird auf der ersten Strecke ihres Verlaufes teilweise durch die V. subclavia bedeckt, deren Bogen oberflächlicher und zugleich etwas weiter abwärts liegt, so dass er zum grössten Teile durch die Clavicula von vorne her überlagert wird. Die Vene wird erst bei starker Anfüllung mit Blut die Konkavität des Bogens der A. subclavia bedecken. Die V. jugularis int. bedeckt rechterseits den Ursprung der Arterie aus der A. anonyma. Der vordere Umfang der ersten Strecke der Arterie wird (Fig. 193 und die spätere Schilderung des Trigonum scalenovertebrale) von drei Nerven gekreuzt; am weitesten medial von dem N. vagus, welcher zwischen der A. carotis comm. und der V. jugularis int. abwärts verlaufend die A. subclavia erreicht und rechterseits den N. recurrens um die Arterie herum nach oben abgibt. Etwas weiter lateral wird die Arterie durch die als Ansa subclavia (Vieussenii) bezeichnete, von dem Ganglion cervicale inf. trunci sympathici abgehende Nervenschlinge umfasst. Noch weiter lateral, hart an dem Eintritt der Arterie in die hintere Scalenuslücke, verläuft der senkrecht auf der vorderen Fläche des M. scalenus ant. herabziehende N. phrenicus über den vorderen Umfang der Arterie hinweg, um sich zwischen der A. und V. subclavia in die Brusthöhle zu begeben.

Vorne wird die erste Strecke der A. subclavia von der Haut, dem Platysma, der Fascia colli superficialis, den beiden Ursprüngen des M. sternocleidomastoideus und der Fascia colli media bedeckt. Die Arterie liegt hier in beträchtlicher Tiefe und ist entweder vom lateralen Rande des M. sternocleidomastoideus aus erreichbar, indem man diesen Muskel stark medianwärts zieht, oder auch in der Lücke zwischen beiden Portionen des Muskels, allerdings an letzterer Stelle bloss in beschränkter Ausdehnung. In jedem Falle ist auf die drei Nerven zu achten, welche den vorderen Umfang der Arterie kreuzen, sowie auf die nach oben abgehenden Äste (Aa. vertebralis und thyreoidea inf.) und auf die Aa. transversa colli und transversa scapulae, welche häufig aus dieser ersten Strecke der A. subclavia entspringen. Auch dürfen die beiden abwärts verlaufenden Äste, die Aa. mammaria int. und intercostalis suprema, von denen die letztere häufig als Truncus costocervicalis mit der A. cervicalis profunda gemeinsam entspringt, nicht ausser acht gelassen werden.

Die zweite Strecke der A. subclavia liegt zwischen den Mm. scalenus ant. und medius in der hinteren Scalenuslücke; hier liegt die Arterie der oberen Fläche der ersten Rippe auf, vorne wird sie durch den M. scalenus ant. von der V. subclavia getrennt. Nach hinten und oben schliessen sich die in der Furche zwischen den Mm. scalenus ant. und medius zum Vorschein kommenden ventralen Stämme der Cervicalnerven an, welche sich lateral von der dritten Strecke der Arterie zum Plexus

brachialis vereinigen. Der N. phrenicus, welcher sich aus dem III. und IV. Cervica-
nerven zusammensetzt (indem er manchmal noch einige Fasern aus dem N. cervile.
V. bezieht), verläuft senkrecht auf dem M. scalenus ant. nach unten und kreuzt die
A. subclavia unmittelbar vor ihrem Eintritte in die hintere Scalenuslücke. An dem
in Fig. 193 dargestellten Präparate wird die äussere Fläche des M. scalenus ant., gerade
oberhalb des Bogens der A. subclavia, von der A. transversa colli gekreuzt.

Die dritte Strecke der A. subclavia reicht von ihrem Austritte aus der hinteren
Scalenuslücke bis zu ihrem Eintritte in die Spitze der Achselhöhlenpyramide. Hier
liegt die Arterie in der Fossa supraclavicularis, oberflächlicher als in den beiden ersten
Strecken ihres Verlaufes, so dass sie hier relativ leicht aufzusuchen ist. Sie liegt
der oberen Fläche der ersten Rippe auf, unmittelbar lateral von dem Tuberculum
scaleni, an welchem sich der M. scalenus ant. inseriert. Dorsal und lateral legen
sich die derben Stränge des Plexus brachialis der Arterie an, mit welcher sie in die Spitze
der Achselhöhlenpyramide eintreten. Vorne wird die Arterie teilweise von der
V. subclavia bedeckt, welche weiter abwärts durch die vordere Scalenuslücke
zwischen dem M. scalenus ant. und der Clavicula hindurchtritt (Fig. 191). Vor der
Arterie liegt sehr häufig die A. transversa scapulae, besonders wenn dieselbe aus der
ersten Strecke der A. subclavia oder aus einem mit der A. thyreoidea inf. gemeinsamen
Stamme entspringt. Die V. jugularis ext. kann bei ihrer Umbiegung in die Tiefe, in
dem Winkel, den die Clavicula mit dem hinteren Rand des M. sternocleidomastoideus
bildet, bis dicht an die Arterie herankommen (Fig. 185). Ferner wird die Arterie
durch den unteren Bauch des M. omohyoideus gekreuzt und bedeckt durch die
Fascia colli media, die Fascia colli superficialis und das subkutane Fett- und Bindegewebe. In Fig. 185 ist die Arterie in der Fossa supraclavicularis durch einen Fensterschnitt aufgesucht und in ihren topographischen Beziehungen dargestellt worden.

Vena subclavia. Über den Verlauf und die Beziehungen der V. subclavia ist
das Wichtigste schon gesagt worden. Ihre Vereinigung mit der V. jugularis int. zur
Bildung der V. anonyma erfolgt hinter dem Sternoclaviculargelenke. Der Verlauf der V.
subclavia ist fast transversal; sie stellt die Sehne des Bogens dar, den die A. subclavia
beschreibt und liegt dieser vorn und abwärts an, indem bloss der M. scalenus
ant. die Vene von der zweiten in der hinteren Scalenuslücke liegenden Strecke der
Arterie trennt. Die Vene tritt bei ihrem Verlaufe lateralwärts durch die vordere
Scalenuslücke, welche durch den M. scalenus ant., die erste Rippe und die untere Fläche
der Clavicula mit dem M. subclavius gebildet wird; dabei hängt die Wandung der Vene
mit der aponeurotischen Fascia colli media, welche sich an der Clavicula festsetzt, zusammen, so dass die Vene, aber nicht die Arterie, eine Fixation an diesen Knochen erhält. Die Verbindung mit der Fascia colli media hat wohl eine gewisse Bedeutung für
die venöse Cirkulation am Halse; auch wird die Vene durch die Fixation ihrer Wandung beim Anschneiden klaffend erhalten.

Lymphgefässe und Lymphdrüsen. Rechterseits wie linkerseits münden
grosse Lymphstämme in die V. subclavia. Rechterseits ist es der Truncus broncho-
mediastinalis (s. Ductus thoracicus), welcher die Lymphgefässe der rechten hinteren
Thoraxwandung sammelt und in den Angulus venosus dexter einmündet, linkerseits
der Ductus thoracicus, welcher (s. Thorax), der Wirbelsäule angeschlossen, bis zur Höhe
des VII. Halswirbelkörpers verläuft, dann im Bogen nach vorne über die erste Strecke
der A. subclavia hinweggeht, um in den Angulus venosus (Vereinigung der V. subclavia
sin. und der V. jugularis interna) oder in die V. subclavia sin. einzumünden (Fig. 192).
Der Ductus thoracicus gehört also zu denjenigen Gebilden, welche, wie der N. vagus,
die Ansa subclavia (Vieussenii) und der N. phrenicus zu dem vorderen Umfange der
ersten Strecke der A. subclavia in Beziehung treten.

In den Angulus venosus oder in die V. subclavia münden beiderseits noch ein:
der Truncus jugularis, welcher die Lymphe von den längs der V. jugularis angeord-

ncten Lymphoglandulae cervicales prof. sammelt und der Truncus subclavius, welcher
von den Lymphoglandulae axillares Abflüsse erhält und, der V. subclavia angeschlossen, aufwärts verläuft. Sowohl der Truncus jugularis als der Truncus subclavius verbinden sich mit Lymphdrüsen, welche in dem lockeren Bindegewebe der
Region unter der Fascia colli media, auch zwischen der letzteren und der Fascia superficialis
liegen (Lymphoglandulae supraclaviculares). Für die Rolle, welche diese Drüsen bei
Carcinom der Mamma für die Weiterverbreitung der bösartigen Neubildung spielen
können, siehe die Lymphgefässe und die regionären Lymphdrüsen der Mamma!

     Nerven. Es kommen in Betracht: der N. phrenicus (aus dem III., IV. und
V. Cervicalnerven, hauptsächlich aus dem IV.) und die Stämme des Plexus brachialis.

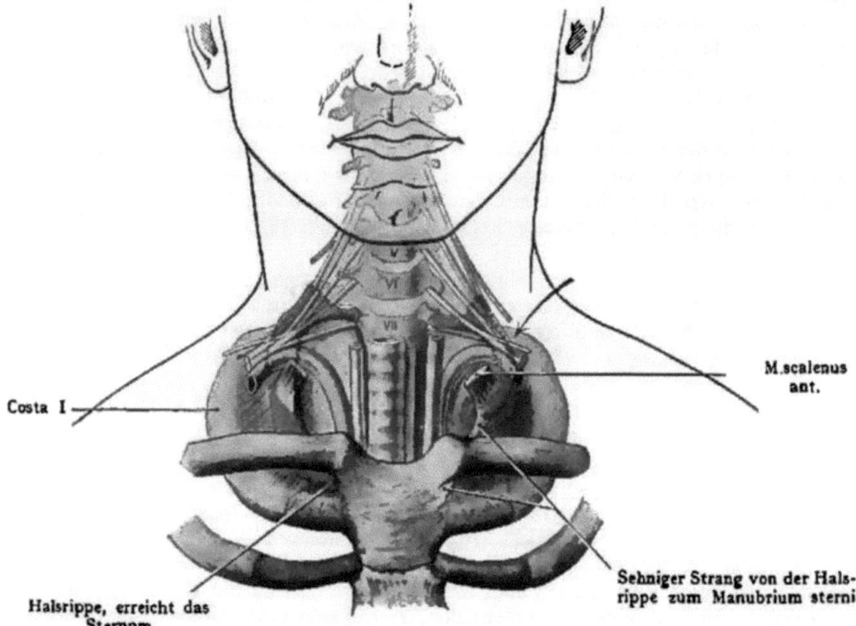

Fig. 194. Topographie der Halsrippen (rot).
Kombiniert nach Abbildungen von Luschka (Denkschr. d. math.-phys. Kl. der Akad. d. Wiss. zu Wien XVI,
1859) und W. Gruber (Mém. de l'Acad. imp. des Sciences de St. Pétersbourg, VII. Serie. T. XIII, 1869).
Der Pfeil gibt die Richtung des auf den Plexus brachialis wirkenden Druckes an.

Der N. phrenicus verläuft auf der vorderen Fläche des M. scalenus ant. abwärts. Da
der Verlauf des Nerven annähernd ein senkrechter, derjenige der Muskelfasern dagegen ein schräg abwärts und lateralwärts gerichteter ist, so muss der Nerv,
dessen Fasern sich in der durch die Mm. scalenus ant. und medius gebildeten Rinne
von den Cervicalnerven abzweigen, allmählich an den medialen Rand des M. scalenus
ant. gelangen und wird hier die A. subclavia vor ihrem Eintritte in die hintere
Scalenuslücke kreuzen (Fig. 193), indem er zwischen A. und V. subclavia in den
Thoraxraum eintritt (s. Brust).

     Die Rami anteriores der vier letzten Cervicalnerven und des ersten Thorakal-
nerven bilden den Plexus brachialis. Die Stämme treten aus den Foramina intervertebralia in die durch die Mm. scalenus ant. und medius gebildete Rinne, in welcher sie

abwärts gegen den lateralen Umfang der A. subclavia, gleich nach dem Austritt derselben aus der hinteren Scalenuslücke verlaufen. Die Stämme des Plexus vereinigen sich noch oberhalb der Clavicula zu drei grösseren Strängen (Fasciculi), einem lateralen (er setzt sich aus den Nn. cervicales V., VI., VII zusammen), einem medialen (aus dem N. cervicalis VIII und Th. I) und einem hinteren Strange (er setzt sich aus allen in die Bildung des Plexus eingehenden Nervenstämmen zusammen). Die Bezeichnung der drei Fasciculi bezieht sich auf ihre Lage zur Arterie, dort wo dieselbe in die Spitze der Achselhöhlenpyramide eintritt, indem die dritte Strecke der A. subclavia bloss mit ihrem lateralen und hinteren Umfange zu den Stämmen des Plexus brachialis Beziehungen eingeht; hinter der Arterie liegen die Stämme des VIII. Cervical- und des ersten Thorakalnerven. Von einem Einschluss der Arterie durch die sekundären Stränge des Plexus kann also hier nicht die Rede sein.

Topographie der Halsrippen. Nicht allzu selten wird durch das Auftreten von Halsrippen das Verhalten der A. subclavia und des Plexus brachialis beeinflusst. Halsrippen gehen von dem VII. Halswirbel aus und können in sehr verschiedener Weise ausgebildet sein. Recht häufig finden wir Rippenrudimente, die sich von dem VII. Halswirbel ganz selbständig gemacht haben, aber durch ihre geringe Länge auffallen (2—2,5 cm). Ferner kommen Halsrippen vor, welche eine grössere Länge besitzen, ohne jedoch das Brustbein zu erreichen. Beträgt ihre Länge mehr als 5,5 cm, so verläuft die A. subclavia mit dem Plexus brachialis über der Rippe; diese kann frei endigen, oder sich auch fibrös oder knorplig mit der ersten (Thorakal-)Rippe verbinden. Oder es kann eine fibröse Verbindung mit dem Sternum stattfinden, oberhalb des Ansatzes der ersten (Thorakal-)Rippe; das sehen wir in Fig. 194 links. Sodann kommen, allerdings am seltensten, Halsrippen vor, welche sich bis zum Brustbein erstrecken und eine knorpelige Verbindung mit demselben eingehen (Fig. 194 rechts).

Die Bedeutung der Halsrippen, insofern sie eine Länge von mehr als 5,5 cm aufweisen, besteht darin, dass der Bogen der A. subclavia sowie die Pleurakuppel weiter in die Halsregion hinaufgerückt werden und damit auch oberflächlicher zu liegen kommen, und dass der Plexus brachialis über die Halsrippe verläuft und leicht durch den Druck von auf der Schulter getragenen Lasten (Gewehr beim Militär usw.) verletzt werden kann. Diese Verhältnisse können sogar zum chirurgischen Eingriffe auffordern.

Oberer Teil der Regio colli lateralis. Derselbe ist (Fig. 191) im Vergleiche mit dem unteren Abschnitte an wichtigen Gebilden arm. Oberflächlich, d. h. ausserhalb der Fascia colli superficialis, welche die ganze Gegend überzieht, haben wir bloss einige Hautvenen (Fig. 162), sowie die Hautnerven des Plexus cervicalis, welche ungefähr in der Mitte des hinteren Sternocleidomastoideus-Randes die Fascie durchbohren und sich nach vorne zur vorderen Halsregion (Rami medii et inf. n. cutanei colli), nach oben (Nn. auricularis magnus und occipitalis minor) und nach unten (Nn. supraclaviculares) verbreiten. Nach Entfernung der oberflächlichen Gebilde samt der Fascia colli superficialis erhalten wir das in Fig. 191 dargestellte Bild. Die Gegend wird vorne durch den M. sternocleidomastoideus, hinten durch den M. trapezius abgegrenzt. Beide Muskeln konvergieren kranialwärts gegen den hinteren Umfang des Processus mastoides. Nach unten wird die Gegend durch den unteren Bauch des M. omohyoideus zu einem Dreiecke ergänzt (Fig. 162). In dem so gebotenen Rahmen liegen als zweite Schicht die Mm. splenius, levator scapulae und scalenus medius.

Nach Abtragung der Fascie finden wir Äste der A. cervicalis ascendens (aus dem Truncus thyreocervicalis) und der A. transversa colli. Die Äste des Plexus cervicalis, welche zu den Muskeln verlaufen, erfordern keine besondere Besprechung; sie versorgen die Mm. scalenus ant. und med., die Mm. longi colli et capitis sowie einen Teil des M. levator scapulae. Bei Operationen in der Gegend ist jedoch der Verlauf des N. accessorius stets im Auge zu behalten; sein Ramus ext. (der Ramus int. geht

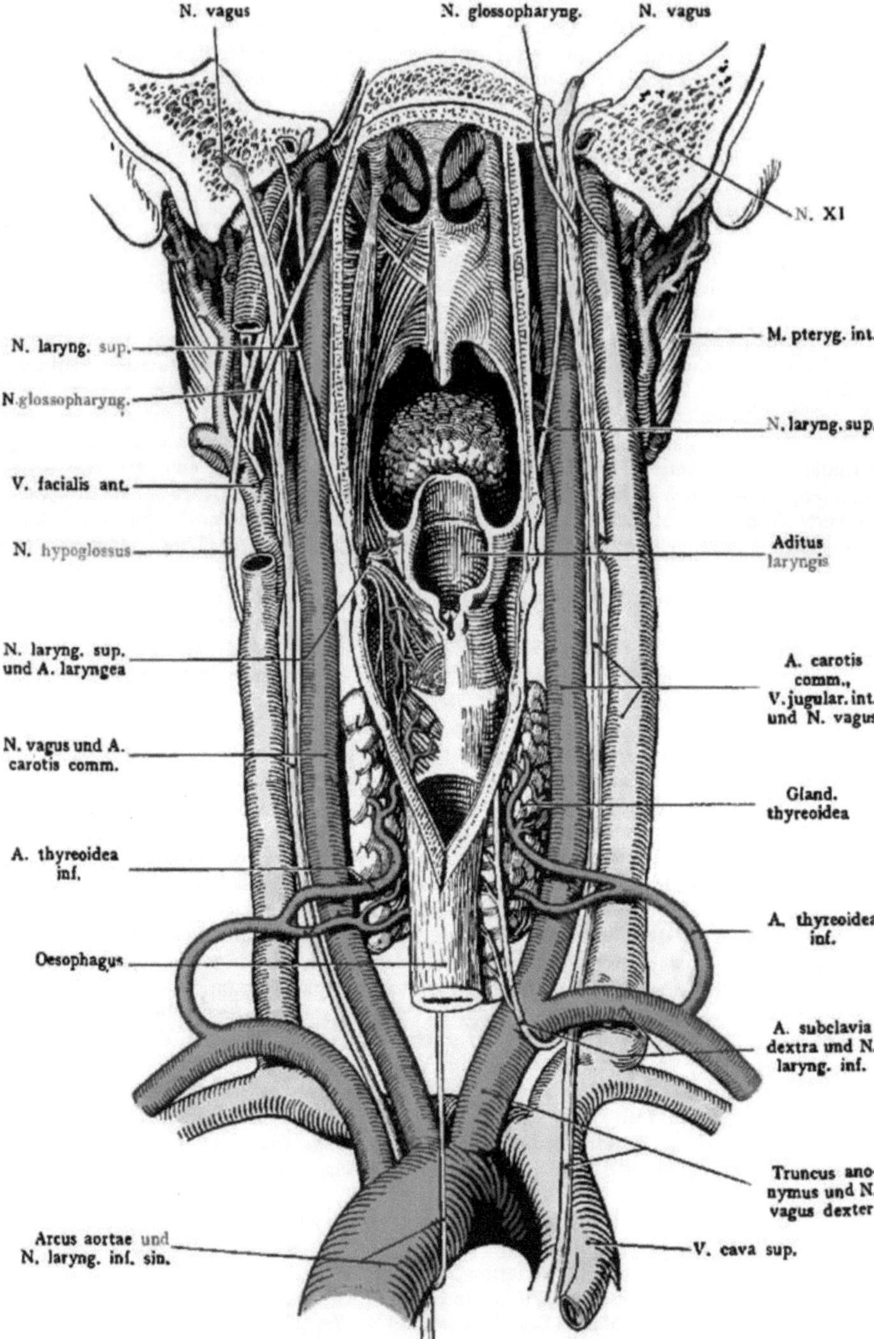

Fig. 195. Beziehungen zwischen dem von hinten eröffneten Pharynx und den grossen Gefässstämmen des Halses. Nach Luschka.

gleich nach dem Austritt des Nerven aus dem Foramen jugulare in das Ganglion nodosum n. vagi ein), verläuft (Fig. 159) hinter der V. jugularis int. zur medialen
Fläche des M. sternocleidomastoideus, gibt an denselben einen Ast ab und durchbohrt
häufig den Muskel, um ziemlich hoch oben am hinteren Rande desselben in das
Trigonum colli laterale einzutreten. Er erhält Verbindungen von dem III.—IV. Cervicalnerven und durchsetzt das Trigonum, indem er schräg abwärts und nach hinten
zum vorderen Rande des M. trapezius verläuft und sich von der tiefen Fläche des Muskels
aus in demselben verbreitet.

Zu erwähnen wären noch in der Regio colli lateralis Lymphdrüsen und Lymphgefässe, welche ihren Abfluss zu den längs der V. jugularis int. angeordneten Lymphoglandulae cervicales prof. finden.

Trigonum scalenovertebrale (Trigonum subclaviae von Waldeyer). Die
Fig. 155 stellt die Halswirbelsäule von vorne dar mit den Mm. longi colli und capitis,
den Mm. scaleni und den beiden ersten Rippen. Rechterseits ist die Clavicula abgetragen worden, die Wölbung der Pleurakuppel ist dargestellt; linkerseits wurde die
Pleurakuppel entfernt, dagegen die Clavicula in ihrer Verbindung mit dem Manubrium
sterni belassen. Die Scalenuslücken sind mittelst Pfeilen angegeben; ein Pfeil führt
parallel mit dem Verlaufe des M. scalenus ant. abwärts und gibt die Rinne zwischen
den Mm. scalenus ant. und medius an.

Der M. scalenus ant. bildet mit der unteren Portion des M. longus colli einen
abwärts offenen Winkel, welcher durch einen Pfeil angedeutet ist. Die Spitze des
Winkels liegt an dem vorderen Höcker des VI. Halswirbelquerfortsatzes, dort, wo die
unterste Zacke des M. scalenus ant. entspringt (Angulus scalenovertebralis), er wird
durch die Pleurakuppel zu einem Dreiecke (Trigonum scalenovertebrale) ergänzt.

Die Unterscheidung dieser Gegend ist deshalb berechtigt, weil sie eine Anzahl von tiefliegenden Gebilden aufnimmt, welche in typischer Anordnung angetroffen
werden (Fig. 193). Sie wird durch die Fascia colli media sowie durch den untersten
Teil des M. sternocleidomastoideus bedeckt. Die Basis des Dreieckes entspricht der
Pleurakuppel oder der ersten Strecke der A. subclavia, welche über die Pleurakuppel zum Eintritte in die hintere Scalenuslücke verläuft. Die im Dreieck liegenden
Gebilde sind 1. die A. vertebralis, von ihrem Ursprunge aus der A. subclavia bis zu
ihrem Eintritt in das Foramen transversarium des VI. Halswirbels, 2. die Pars cervicalis trunci sympathici mit dem Ganglion cervicale medium und inf., 3. die A. thyreoidea inf., welche, oberflächlich zur A. vertebralis ein oder auch zwei Biegungen bildet
und nach oben und medianwärts verläuft, um die A. carotis communis und die
V. jugularis int. dorsal zu kreuzen, die Glandula thyreoidea zu erreichen und sich an die
hintere Fläche derselben zu verbreiten (s. Gland. thyreoidea).

Diese Gebilde werden vorne durch* die V. jugularis int. (Fig. 193 abgetragen)
überlagert, zum Teil auch durch die A. carotis communis, den N. vagus und den M.
omohyoideus.

Nach Entfernung der V. jugularis int. sowie des unteren Bauches des M. omohyoideus, stellen sich die Gebilde der Gegend wie in Fig. 193 dar, nur sind die Tiefen-
dimensionen auf der Abbildung nicht ganz der Wirklichkeit entsprechend wiedergegeben. Die A. vertebralis geht senkrecht von ihrem Ursprunge aus der A. subclavia
zum Foramen transversarium des VI. Halswirbels empor, begleitet von einer V. vertebralis, welche sie gewöhnlich von vorne bedeckt und bei der Aufsuchung der
Arterie erst isoliert werden muss, bevor man die letztere erreicht. Man kann
sowohl von dem medialen als von dem lateralen Rande des M. sternocleidomastoideus
aus auf die Arterie vordringen, indem man den überlagernden Gefässnervenstrang
(A. carotis comm., V. jugularis int. und N. vagus) entweder median, oder lateralwärts
abzieht. Medial von der Arterie liegt der Grenzstrang des Sympathicus mit den
beiden unteren Cervicalganglien, oberflächlich zur A. vertebralis der Bogen der

A. thyreoidea inf., welcher die A. vertebralis auf dem in Fig. 193 abgebildeten Präparate zweimal kreuzt.

Der Grenzstrang des Sympathicus verläuft am Halse auf der Fascia praevertebralis (Fascia colli profunda) oder, richtiger gesagt, mittelst oberflächlicher Fascienzüge in dieselbe eingeschlossen, abwärts, und zwar medial von den vorderen Höckern der Proc. transversi auf den Mm. longi colli et capitis. Der Grenzstrang lässt sich also leicht von den in einer gemeinsamen Scheide eingeschlossenen grossen Gefässstämmen trennen, auch ist eine Verwechslung mit dem N. vagus so gut wie ausgeschlossen, wenn man sich daran erinnert, dass der letztere in engem Anschlusse an die V. jugularis und die A. carotis comm. verläuft.

Der sympathische Grenzstrang kreuzt oberflächlich die A. thyreoidea inf., längs welcher er Äste zur Glandula thyreoidea abgibt. Häufig liegt in dieser Höhe das Ganglion cervicale medium (es fehlte bei dem in Fig. 193 abgebildeten Präparate). Das Ganglion cervicale inf. liegt bedeutend tiefer, vor dem Halse der ersten Rippe im Anschluss an die Pleura costalis; von demselben geht vorne die Ansa subclavia (Vieussenii) ab, welche die A. subclavia umschlingt und sich wieder mit dem Grenzstrang vereinigt. In Fig. 193 ist die tiefe Lage der beiden Ganglien nicht genügend zum Ausdruck gekommen.

Horizontalschnitte durch den Hals (Figg. 196—198). Der erste Horizontalschnitt (Fig. 196) ist in der Höhe des VI. Halswirbels durchgeführt. In der dorsalen Hälfte des Schnittes fällt die massige Entwicklung der Nackenmuskulatur auf, sowie die geringe Grösse der durchschnittenen Blutgefässe. In dem Raume zwischen dem hinteren Rande des M. sternocleidomastoideus und dem vorderen Rande des M. trapezius liegt der Querschnitt des N. accessorius. Der Kehlkopf ist gerade unterhalb der Rima glottidis getroffen; ventral in ihrer ganzen Breite die Cartilago thyreoidea; der hintere Abschluss wird von der Lamina cartilaginis cricoideae gebildet. Die Pars laryngea pharyngis bildet einen quergestellten Spalt, welcher bloss durch die Fascia praevertebralis (Fascia colli profunda) von dem die vordere Fläche der Halswirbelkörper bedeckenden M. longus colli getrennt wird. Die Mm. scalenus ant. und med. sind getroffen; sie bilden eine Rinne, in welcher die Rami anteriores der Nn. cervicales liegen. Die Querschnitte der vorderen langen Halsmuskeln (Mm. sternohyoideus, sternothyreoideus, omohyoideus) bedecken vorne die Cartilago thyreoidea; hinten schliesst sich der M. sternocleidomastoideus an, als oberflächliche Schicht wird das Platysma angetroffen. In dem durch den M. sternocleidomastoideus bedeckten Bindegewebsraume des Halses liegt

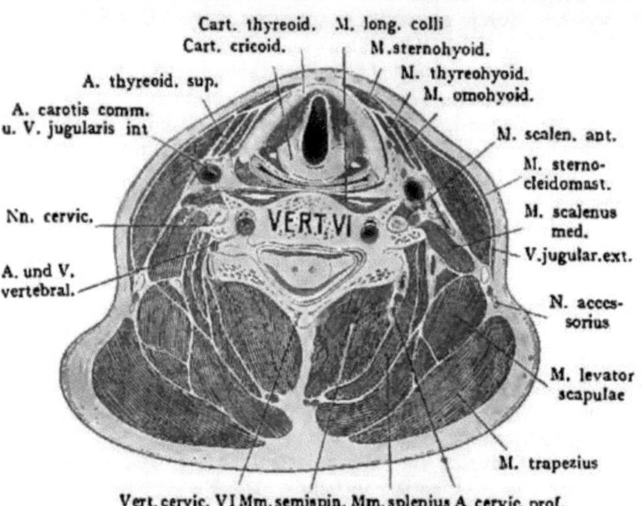

Fig. 196. Horizontalschnitt durch den Hals in der Höhe des VI. Halswirbelkörpers, unterhalb der Rima glottidis.
Nach Braune, Atlas der topogr. Anat. Taf. VI.

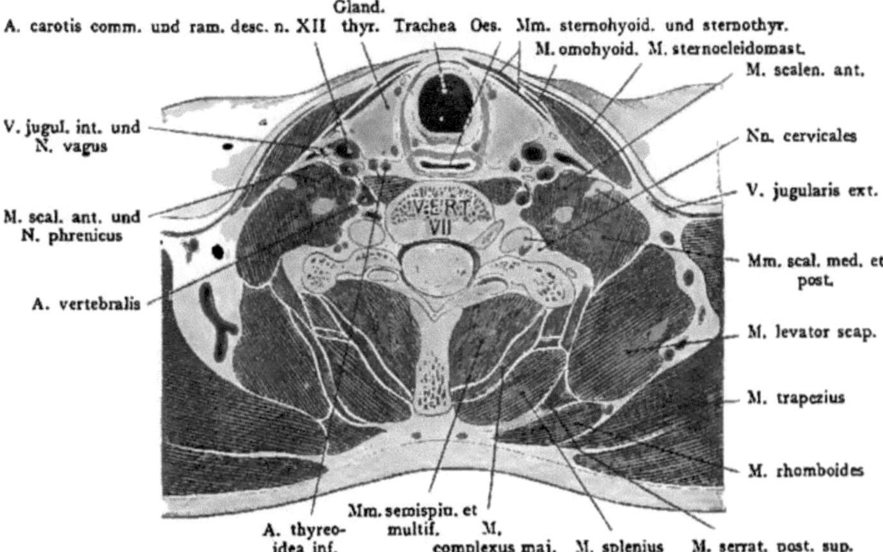

Fig. 197. Horizontalschnitt durch den Hals in der Höhe des VII. Halswirbelkörpers.
Nach W. Braune, Atlas. Taf. VII.

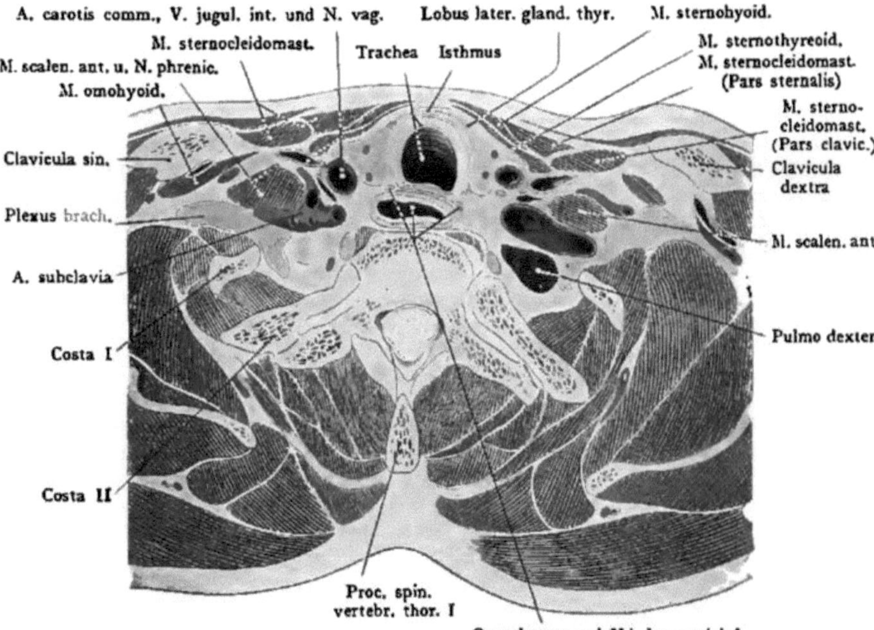

Fig. 198. Horizontalschnitt durch den Hals in der Höhe des ersten Brustwirbelkörpers.
Nach W. Braune, Atlas. Taf. VIII.

die A. carotis comm., lateral von derselben die V. jugularis int., medial der Querschnitt des Lobus lateralis gland. thyreoideae. Auf dem Querschnitte der Arterie
liegt vorne der Ram. descendens n. hypoglossi, hinten, zwischen der A. carotis comm.
und der V. jugularis int., der N. vagus; gleichfalls hinter den Gefässstämmen und auf
der Fascia praevertebralis der Grenzstrang des Sympathicus. (Die Querschnitte der
Nerven sind nicht bezeichnet.) Der Querschnitt der A. thyreoidea sup. ist gerade vor
dem Lobus lateralis gland. thyreoideae zu sehen.

Fig. 197 (Schnitt in der Höhe des VII. Halswirbelkörpers). Die Masse der Nackenmuskulatur ist ebenso beträchtlich, wie bei dem in Fig. 196 dargestellten Schnitte. Der
Processus spinosus des VII. Halswirbels (vertebra prominens) liegt oberflächlich. Seitlich
geht der Hals in die Schulterregion über. Der Oesophagus liegt gerade hinter der Trachea
und in den Rinnen zwischen diesen Gebilden werden die Nn. recurrentes angetroffen. Der
Oesophagus liegt der Fascia colli profunda auf, welch' letztere die Mm. longi colli und
capitis und die vordere Fläche der Halswirbelsäule überzieht. Seitlich von dem Oesophagus und der Trachea treffen wir die Lobi laterales gland. thyreoideae an; dieselben
werden vorne durch die Mm. sternohyoidei und sternothyreoidei bedeckt, auch teilweise durch die Mm. sternocleidomastoidei überlagert, welche seitlich den Bindegewebsraum des Halses abschliessen. In demselben finden wir beiderseits, in der gleichen
relativen Lage zu einander, wie auf der Fig. 196, die A. carotis comm., die V. jugularis
int. und den N. vagus. Auf der vorderen Fläche des M. scalenus ant. liegt, von der
V. jugularis int. bedeckt, der N. phrenicus. Die A. carotis comm. legt sich dem
Lobus lateralis gland. thyreoideae an. Hinter der Arterie und dem Lobus lateralis
gehören drei Arterienquerschnitte dem Bogen der A. thyreoidea inf. an. Zwischen
den Mm. scalenus ant. und medius treten die Rami anteriores der Cervicalnerven zur
Bildung des Plexus brachialis zusammen; zwischen dem M. longus colli und dem M.
scalenus medius (etwa entsprechend der Spitze des Trigonum scalenovertebrale) liegt
der Querschnitt der A. vertebralis, und rechterseits, vor der V. vertebralis, der Grenzstrang des Sympathicus (nicht bezeichnet).

Fig. 198. Der Schnitt ist in der Höhe des ersten Brustwirbelkörpers
durchgeführt. Der Oesophagus liegt dem vorderen Umfange des Wirbelkörpers auf;
er ist hier nach links verschoben und wird von der Trachea nur unvollständig bedeckt,
indem der Querschnitt des Oesophagus die Trachea links überragt und hier dem
Lobus lateralis sin. der Glandula thyreoidea angrenzt. In den beiden Rinnen,
welche die Trachea mit dem Oesophagus bildet, liegen die Querschnitte der Nn. recurrentes. Die seitlichen Lappen der Gland. thyreoidea werden durch den die oberen
Trachealringe von vorne bedeckenden Isthmus gland. thyreoideae verbunden. Die
Schilddrüse wird vorne durch die vorderen langen Halsmuskeln bedeckt, zum Teil auch
durch den M. sternocleidomastoideus, dessen zwei Portionen deutlich unterschieden
sind. Der M. scalenus ant., auf dessen vorderer Fläche wir den N. phrenicus antreffen,
trennt die vordere von der hinteren Scalenuslücke. Durch die letztere verläuft die
A. subclavia, und dem dorsalen und lateralen Umfang der Arterie schliessen sich die
Stränge des Plexus brachialis an. Von der A. subclavia sin. gehen einige Äste kranialwärts ab (nicht bezeichnet), nämlich der Truncus thyreocervicalis, die A. vertebralis
und die Aa. transversae colli et scapulae, welche hier von der ersten, medianwärts von
der Scalenuslücke gelegenen Strecke der Arterie entspringen. Die A. carotis comm.
wird vorne vollständig von dem Lobus lateralis gland. thyreoideae bedeckt, lateral
von der Arterie liegt die V. jugularis int., zwischen beiden der N. vagus. Die V. subclavia ist hier nicht angeschnitten, denn ihr Bogen liegt dem Thoraxeingang näher
als der Bogen der A. subclavia. Rechterseits ist gerade noch die Lungenspitze getroffen, über welche die A. subclavia verläuft.

Literatur.

I. Allgemeines.

Taguchi, K., Der suprasternale Spaltraum des Halses. 1 Taf. Arch. f. Anat. u. Entw.-Gesch. 1890.
Henke, W., Zur Topographie der Bewegungen am Halse bei Drehung des Kopfes nach der Seite. Festschrift für Henle. 1882.
Delitzin, S., Über die Verschiebung der Halsorgane bei verschiedenen Kopfbewegungen. Arch. f. Anat. u. Entw.-Gesch. 1890.
Stahr, Die Zahl und Lage der submaxillaren und submentalen Lymphdrüsen vom topographischen und allgem. anat. Standpunkte. Arch. f. Anat. u. Entw.-Gesch. 1898.
v. Brunn, Die Lymphknoten der Unterkieferspeicheldrüse. Arch. d. chir. Klin. der Univ. Berlin. 2 Figg. 1904.
Waldeyer, W., Das Trigonum subclaviae. Abh. d. Berl. Akad. d. Wiss. 1903.

II. Halsfascien.

Dittel, Die Topographie der Halsfascien. Wien 1857.
Sebilleau, P., Note sur les aponévroses du cou. La capsule et les ligaments du corps thyréoide. Bull. de la Soc. anat. de Paris. Année 73. 1888.
Merkel, F., Über die Halsfascien. Anat. Hefte. I. 1891.

III. Gland. thyreoidea.

Verdun, Contribution à l'étude des glandules satellites de la thyréoide chez les mammifères et en particulier chez l'homme. Thèse de Toulouse. 1897.
Kocher, Th., Über Kropfexstirpationen und ihre Folgen. Langenbecks Archiv. 1883. (Gefässe der Gland. thyreoidea.)
Drobnik, Die Unterbindung der A. thyreoidea inf. Wiener med. Wochenschr. 1887.
Welsh, Concerning the parathyreoid glands. A critical anatomical and experimental study. Journ. of Anatomy and Physiol. 32. 1898.
Drobnik, Topograph.-anat. Studien über den Halssympathicus, mit besonderer Rücksicht auf das Terrain der Kropfoperationen. 1 Tafel. Arch. f. Anat. u. Entw.-Gesch. 1887.
Taguchi, K., Die Lage des N. recurrens vagi zur A. thyreoidea inf. Arch. f. Anat. u. Entw.-Gesch. 1889.

IV. Larynx.

Rouhaud, L., Contribution à l'étude anatomique des lymphatiques du larynx. Thèse de Paris. 1903.
Most, A., Über die Lymphgefässe und Lymphdrüsen des Kehlkopfes. Anat. Anz. XV. 1899.
Taguchi, Die Lage des N. recurrens vagi zur A. thyreoidea inf. Arch. f. Anat. u. Entw.-Gesch. 1889.

V. Halsrippen.

Gruber, W., Über die Halsrippen des Menschen. Mém. de l'acad. imp. des Sciences de St. Pétersbourg. 7e Série. Vol. XIII. 1869.
Luschka, H., Die Halsrippen und die Ossa suprasternalia des Menschen. Denkschr. d. Wien. Akad. d. Wiss. Math.-phys. Klasse. Vol. XVI. 1859.
Fischel, A., Untersuchungen über die Wirbelsäule und den Brustkorb des Menschen. Anat. Hefte. 31. 1906.

Brust (Thorax).

Allgemeines.

Abgrenzung der Brust. Als Brust wird derjenige Abschnitt des Rumpfes bezeichnet, welcher am Skelet durch den knöchernen Thorax dargestellt wird. Dagegen entspricht die Höhle des Thoraxraumes beim Lebenden wie bei der Leiche keineswegs der Ausdehnung des knöchernen Thorax; vielmehr reicht von unten der Bauchraum, resp. die Bauchhöhle, entsprechend der Wölbung des Zwerchfells, über die in dem unteren Rippenbogen gegebene Grenze oder genauer gesagt, über die Ebene der unteren Thoraxapertur (s. Stand des Zwerchfelles) empor, während andererseits die Brusthöhle die von vorne abzutastende, von den Schlüsselbeinen dargestellte Grenze in kranialer Richtung überschreitet und auf den Hals übergreift.

Mit diesem Vorbehalte können als untere Grenzen der Brust angegeben werden der Rippenausschnitt (Rippenbogen) mit dem Processus xiphoides sterni und als Fortsetzung dorsalwärts eine Linie, welche die Spitzen der drei letzten Rippen untereinander verbindet und den Processus spinosus des XII. Brustwirbels erreicht. Kranial wird die Grenze gegen den Hals gebildet: durch die Incisura jugularis sterni, die Clavicula und eine Linie, welche von der Articulatio acromioclavicularis zum Processus spinosus des VII. Halswirbels (Vertebra prominens) verläuft.

Form der Brust. Für die Ausbildung der Brustform ist in erster Linie der knöcherne Thorax bestimmend, in zweiter Linie die Stellung der Schulterblätter sowie die Ausbildung der vom Thorax zu den oberen Extremitäten gehenden Muskulatur. (Mm. pectoralis major und minor, latissimus dorsi.)

Der knöcherne Thorax setzt sich zusammen aus den Brustwirbeln, den Rippen und dem mittelst der Rippenknorpel und dem Rippenbogen mit den neun oberen Rippen in Verbindung stehenden Brustbein. Die in den Spatia intercostalia gebotenen Lücken werden am präparierten Thorax durch die Mm. intercostales ausgefüllt und durch die Ursprünge der thoracohumeralen Muskeln sowie auch teilweise der Bauchmuskulatur überlagert. Wir unterscheiden einen oberen und einen unteren Zugang zum Thoraxraume (Apertura thoracis sup. und inf.). Die Apertura thoracis sup. wird begrenzt durch die Incisura jugularis sterni, durch die obere Fläche der ersten Rippe sowie noch, als dorsaler Abschluss, durch den Körper des ersten Brustwirbels; die Apertura thoracis inf. durch den Processus xiphoides sterni, den Rippenbogen und eine Linie, welche den letzteren fortsetzend, die Spitzen der drei letzten Rippen untereinander verbindet und am XII. Brustwirbelkörper endigt. Ebenen, welche durch die Grenzen der oberen, wie der unteren Thoraxapertur hindurchgelegt werden, weichen von der Horizontalen nicht unbeträchtlich ab; in der Ebene der oberen Thoraxapertur steht der Körper des I. Brustwirbels höher als die Incisura jugularis sterni; es entspricht also ihr Verlauf etwa demjenigen des ersten Rippenpaares; die Ebene der unteren Thoraxapertur fällt in umgekehrter Richtung ab, indem der XII. Brustwirbel tiefer steht, als der Processus xiphoides sterni. Beide Ebenen würden sich, ventralwärts fortgesetzt, vor dem Brustkorbe schneiden.

Der von den Weichteilen überkleidete Brustkorb wird häufig mit einem Kegel verglichen, an dessen Basis sich der Hals und die Extremitäten ansetzen, während die Spitze in den Bauchabschnitt des Rumpfes übergeht. Der aus den Weichteilen herauspräparierte, im Zusammenhang mit den Mm. intercostales belassene Thorax zeigt gerade das umgekehrte Verhalten, indem die weitere Öffnung unten, die engere oben liegt. Die grössere Masse von Weichteilen (Muskeln) umgibt den kranialen Teil des Brustkorbes, indem hier der Schultergürtel und die oberen Extremitäten mit dem Thorax in Verbindung treten und Muskeln von den Thoraxwandungen entspringen, um sich am Humerus und an der Scapula zu inserieren. Von geringerer Massenentfaltung sind die von dem caudalen Thoraxabschnitte entspringenden Bauchmuskeln.

Die Form der Brust zeigt eine nicht unbeträchtliche Variation, indem die einzelnen Durchmesser (Sagittaldurchmesser, Querdurchmesser) sowie auch die Höhe des Thorax wechseln können, ohne dass man deshalb berechtigt wäre, von pathologischen Verhältnissen zu sprechen. Im allgemeinen geben eine starke Wölbung und ein grosser Sagittaldurchmesser einen kräftigen Thoraxbau an, während umgekehrt ein abgeflachter Thorax, oder gar ein solcher, an welchem in der Höhe der Verbindung zwischen Corpus und Manubrium sterni eine Einknickung vorhanden ist (Angulus Ludovici), als schwächlich bezeichnet wird. Durch den Gebrauch des Korsetts kann, ganz besonders beim Weibe, die Thoraxform in hohem Grade verändert werden, indem die untere Partie zusammengeschnürt wird und in allen Durchmessern abnimmt, die mittlere und obere Partie dagegen normale oder sogar vergrösserte Sagittal- und Transversaldurchmesser aufweist.

„Die Form des Thoraxquerschnittes beim Erwachsenen wird mit einem Kartenherz verglichen, hervorgebracht durch das Vorspringen des Wirbelkörpers und das Zurückweichen der Rippenanfänge. Schon Hyrtl hat bemerkt, dass diese Form mit der Bestimmung des Menschen zum aufrechten Gange zusammenhängt, da bei dieser Form der Schwerpunkt der Brusteingeweide näher an die Stütze des Stammes rückt. Bei Tieren fehlt dieser Vorsprung. Beim Neugeborenen, dessen Wirbelsäulenkrümmung $= 0$ ist, ist diese Kartenherzform des Brustkastendurchschnittes schon vorhanden. Beim neugeborenen Kinde verhält sich der Tiefendurchmesser zum Breitendurchmesser wie 1 : 2, beim erwachsenen Manne wie 1 : 3, bei einem alten Manne wie 1 : 2,5." (Braune.)

Masse am Thorax. Die Angabe von Massen hat für den Praktiker nur einen beschränkten Wert, indem derselbe sich bei der Beurteilung der Thoraxform wohl in erster Linie auf den Augenschein verlassen wird. Dagegen sind gewisse Messungen für Militäraushebungen sowie für die Kriminalstatistik von Bedeutung. Man pflegt zu messen:

1. den Sagittaldurchmesser (Diameter sagittalis); er beträgt in der Mitte des Thorax 19,23 cm,
2. den Querdurchmesser (Diameter transversa); er beträgt in der Mitte des Thorax 26,17 cm,
3. den Umfang (die Perimeter)
   a) an der höchsten Stelle der Achselhöhle = 89,5 cm
   b) in der Höhe der Brustwarzen = 86,6 „
   c) am unteren Ende des Corpus sterni = 81,9 „

Bei den Untersuchungen, die zum Zwecke der Einreihung in den Militärdienst angestellt werden, wird in der Regel bloss die mittlere Perimeter (b) gemessen, die bei jungen und kräftigen Männern 84,1—85,7 cm beträgt.

Geschlechtsunterschiede der Brustform werden zunächst durch die Ausbildung der weiblichen Brustdrüse verursacht, auch ist die Diameter transversa der unteren Partie des Thorax normaliter, d. h. wenn der Missbrauch des Korsetts nicht verunstaltend eingewirkt hat, beim Weib grösser als beim Manne.

Einteilung der Brust. Zur Feststellung von Befunden an der Brust kann man zunächst die leicht abzutastenden Rippen benützen. Zur Angabe der Entfernung von der Medianlinie, ventral- und dorsalwärts, wird man sich gewisser senkrecht über den Thorax gezogener Linien bedienen, welche durch leicht kenntliche Punkte gezogen werden. Diese Orientierungslinien sind in Fig. 199 dargestellt. Wir haben

1. die Linea mediana anterior (nicht angegeben); sie teilt das Sternum in zwei symmetrische Hälften.

2. Die Linea parasternalis, in der Mitte zwischen der Linea mediana ant. und der Linea mamillaris.

3. Die Linea mamillaris; sie geht durch die Brustwarze.

4. Die Linea axillaris; sie geht senkrecht von dem höchsten Punkte der Achselhöhle nach unten.

5. Die Linea scapularis, als Fortsetzung der in der Basis scapulae gegebenen Linie (in Fig. 199 punktiert dargestellt).

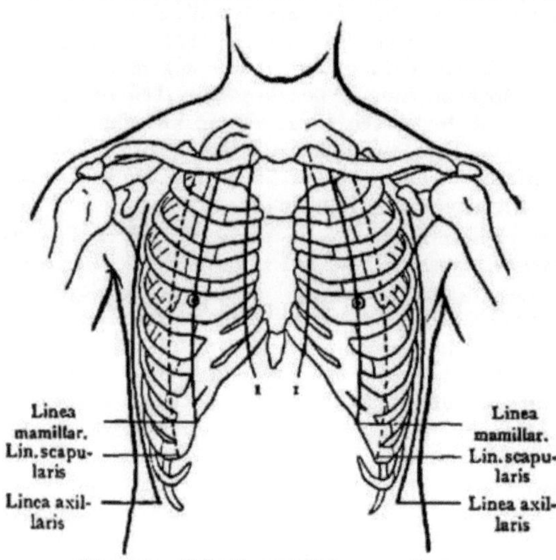

Fig. 199. Orientierungslinien am Thorax.
I Lineae parasternales.

6. Die Linea mediana post., durch die Reihe der Processus spinosi angegeben.

Die Einteilung der Brust in einzelne Unterregionen hat für die Feststellung eines Befundes nur geringen Wert. Genauer ist immer die Bezeichnung mittelst der Rippen und der angegebenen Längslinien. Zum Zwecke der Beschreibung der Wandungen der Brust können wir jedoch eine Regio anterior, zwei Regiones laterales und eine Regio dorsalis unterscheiden, doch unterlassen wir es, eine eigene Regio mamillaris, scapularis, interscapularis usw. aufzuzählen und in bezug auf ihre Sonderheiten zu schildern.

Cavum thoracis. Der durch die Thoraxwandungen abgegrenzte Raum wird als Thoraxraum bezeichnet und zu dem Bauchraume in Parallele gestellt. Der Thoraxraum schliesst aber nicht wie der Bauchraum, einen grossen, einheitlichen serösen Sack ein, dessen Inhalt durch eine grosse Zahl von Eingeweiden mit fast vollständigem serösem Überzug gebildet wird, sondern es bilden sich zwei paarige seröse Säcke (Pleurasäcke), nebst einem zwischen den Pleurasäcken gelegenen medianen Sack (Pericardialsack), von denen jeder einen grossen Eingeweideteil umgibt. Abgesehen von diesen serösen Säcken mit ihrem Inhalt, sind noch Gebilde im Brustraum eingeschlossen, welche nur einen unvollständigen oder auch keinen Überzug durch die Serosa der Pleura oder des Pericards erhalten. Diese Organe sind daher bis zu einem gewissen Grade mit den retroperitonealen Organen des Bauchraumes zu vergleichen; man bezeichnet dieselben in ihrer Gesamtheit als mediastinale Organe und nimmt an, dass dieselben zwischen den Pleurasäcken in einem durch lockeres Bindegewebe ausgefüllten Mediastinalraume (Spatium mediastinale) liegen.

Aus diesen Betrachtungen ergibt sich die Einteilung des Stoffes, welcher in diesem Kapitel zu behandeln ist.

Auf die allgemeinen Bemerkungen über Grenzen, Form, Masse, Einteilung des Thorax folgt:

I. die Besprechung der Wandungen des Thorax (Muskeln, Gefässe, Nerven und Skelet), ferner des Reliefs, welches die dem knöchernen Thorax aufgelagerten Weichteile erzeugen.

II. Thoraxraum. Hier kommt zunächst die Besprechung der drei serösen Höhlen mit ihrem Inhalte (Lungen und Herz), sowie ihre Beziehungen zur Thoraxwandung, darauf die Besprechung des Mediastinalraumes und der mediastinalen Organe (Oesophagus, Trachea und Bronchen, Nn. vagi, Aorta usw.).

III. Besprechung des Situs viscerum thoracis, in der Ansicht von vorne, von rechts, von links und von hinten.

I. Wandungen des Thorax.

Inspektion und Palpation. Durch die Palpation, häufig auch durch die Inspektion, lässt sich die obere Grenze des Thorax in der Vorderansicht feststellen. Dieselbe wird median durch die Incisura jugularis sterni, lateral durch die beiden Claviculae gebildet, welche sich leicht bis zur Articulatio acromioclavicularis verfolgen lassen, indem ihr vorderer Umfang oberflächlich, ja geradezu subkutan liegt. In der ventralen Medianlinie lassen sich das Corpus sterni und der Proc. xiphoides palpieren, im Anschluss daran die am Proc. xiphoides zur Bildung des Angulus infrasternalis zusammenstossenden Rippenbogen (Arcus costarum). Von den Muskeln, welche zum Relief der vorderen Thoraxansicht beitragen, grenzt sich bei idealen Verhältnissen (s. Aktbild im Beginn des Kapitels über die Topographie des Bauches) der M. pectoralis major durch eine in der Mitte der Clavicula als eine leichte Einsenkung (Trigonum deltoideopectorale) beginnende, auf dem vorderen Umfang des Oberarms weiterziehende Furche (Sulcus deltoideopectoralis) gegen den Wulst des M. deltoides ab. Nach unten setzt sich der Muskel scharf gegen eine Fläche ab, welche dem Ursprunge des M. rectus abdominis an der Vorderfläche des V.—VII. Rippenknorpels entspricht. Nach beiden Seiten verläuft die sogenannte Gerdysche Linie, welche auf das zickzackförmige Ineinandergreifen der Ursprünge der Mm. serratus anterior und obliquus abdominis ext. zurückzuführen ist, schief über den seitlichen Umfang des Thorax.

Dorsal lässt sich die ganze Reihe der Processus spinosi der Brustwirbel abtasten, angefangen mit dem stark vorspringenden Processus spinosus des VII. Halswirbels. Eine von dem letzteren zum Acromion gezogene Linie gibt dorsal die Grenze zwischen Hals und Thorax an. Ferner lassen sich, abgesehen von Fällen starker Fettentwicklung, der Margo vertebralis und die Spina scapulae abtasten; von Muskelumrissen sind in der Aktfigur im Kapitel über die Topographie des Rückens diejenigen der Mm. trapezius, latissimus dorsi und deltoides angegeben. Der M. erector trunci bildet zu beiden Seiten der Processus spinosi einen Wulst, welcher weniger mächtig erscheint als in der Lendengegend. Infolge dieser Wulstbildung liegen die Processus spinosi in einer Furche, welche sich kaudalwärts vertieft (Rückenrinne).

Schichten der Thoraxwandung. Der Thorax hat in seinem Aufbau die ursprünglich vorhandene metamere Zusammensetzung des Rumpfes in höherem Grade bewahrt als das bei den Bauchwandungen der Fall ist. Besonders in den tieferen Schichten tritt die Metamerie nicht bloss in der Anordnung der Nerven und Gefässe, sondern auch in den Rippen und in den die Spatia intercostalia ausfüllenden Mm. intercostales klar zutage. Am Bauche sind dagegen Anklänge an die Metamerie nur in dem Verlaufe der segmentalen Nerven und Gefässe sowie in den Inscriptiones tendineae des M. rectus abdominis zu finden. Doch ist auch am Thorax die segmentale Herkunft der oberflächlichen Schichten der Muskulatur verwischt, indem dieselben teils von der oberen Extremität, teils von dem Bauche her auf den Thorax übergreifen und von demselben ihren Ursprung nehmen.

Wir können am Thorax folgende Schichtenkomplexe unterscheiden:

1. Als oberflächliche Schicht die Haut, das subkutane Fettpolster und die Muskelfascien.

2. Mittlere Schichten, die in den verschiedenen Gegenden des Thorax in ihrer Mächtigkeit wechseln; sie werden in der Hauptsache durch die Rücken-, Bauch- und Extremitätenmuskulatur dargestellt, welche ihre Insertion oder ihren Ursprung am knöchernen Thorax nehmen.

3. Die tiefen Schichten, die in der ganzen Ausdehnung des Thorax insofern dieselbe Beschaffenheit zeigen, als sie aus segmental angeordneten, also sich stets wiederholenden Gebilden bestehen, oder sich leicht aus solchen ableiten lassen (knöcherner Thorax mit Intercostalmuskeln, -nerven und -gefässen).

1. **Die oberflächlichen Schichten des Thorax.** Von der Haut ist, abgesehen von ihrer Behaarung, nichts Bemerkenswertes zu erwähnen. Besonders dicht ist dieselbe bei Männern in der vorderen Medianlinie auf dem Sternum, auch seitlich in der Gegend der Brustwarzen kann der Haarwuchs beträchtlich sein und oben in denjenigen der Fossa axillaris übergehen. Vom Fettpolster ist zu erwähnen, dass es beim Weibe in der Regel, bei Männern sehr häufig eine Abrundung der Formen bewirkt, welche das in den beiden Aktfiguren dargestellte Muskelrelief durch Ausfüllung der die Muskel abgrenzenden Furchen und Vertiefungen verdeckt.

Oberflächliche Gefässe und Nerven. Die oberflächlichen Arterien (Hautarterien) kommen teils aus den segmental angeordneten Aa. intercostales, teils aus der A. subclavia (Äste der A. mammaria interna) und der A. axillaris (A. mammaria ext.) (s. die Besprechung der tiefen Arterien der Thoraxwandung). Die oberflächlichen Nerven des Thorax werden im Zusammenhange mit jenen des Bauches als segmentale Hautnerven des Rumpfes besprochen. Die Lymphgefässe der Thoraxwandung, besonders der Brustdrüse, finden unten eine zusammenhängende Besprechung (Mamma).

Von den Gebilden der oberflächlichen Schichten des Thorax ist es vor allem die Brustdrüse, und zwar die weibliche Brustdrüse, deren Lage, Beziehungen zu den Muskelfascien und Gefässversorgung eine grosse praktische Bedeutung besitzen. In erster Linie verdankt sie dieselbe den relativ häufigen Erkrankungen des Drüsengewebes an bösartigen Neubildungen (Carcinom) und der Verbreitung der Geschwulst auf die nähere und fernere Umgebung.

Topographie der weiblichen Brustdrüse. Die weibliche Brustdrüse (Mamma) liegt bei der Erwachsenen in der Höhe der 3.—7. Rippe und erstreckt sich in querer Richtung von der Linea parasternalis bis fast zur Linea axillaris. Sie liegt zum grössten Teile der Fascie des M. pectoralis major, zum kleinsten Teile der Fascie des M. serratus ant. auf, in Fettmassen eingehüllt und von Fett teilweise durchsetzt, was ihre Form ganz wesentlich bestimmt.

Die einzelnen Drüsenläppchen (Fig. 200) werden von einem dichten Bindegewebsstroma umgeben, welches sich als Ganzes aus der Fetthülle der Drüse herauspräparieren lässt. Die Form des so dargestellten Gebildes ist recht unregelmässig, doch lässt sich häufig ein Fortsatz der Drüsenmasse unterscheiden, welcher lateral- und aufwärts gegen die Fossa axillaris hinzieht.

Die Ausführungsgänge (Ductus lactiferi) münden an der Brustwarze (Papilla mammae), einer konischen, stark pigmentierten, von dem Warzenhofe umgebenen Erhebung. Die Höhe derselben wechselt ungemein; es kommen sogar Fälle vor, bei denen die Erhebung überhaupt fehlt (eingezogene Warze) und die Ausführungsgänge in einer Mulde oder auf einem nur leicht gewölbten Höcker ausmünden. Während der

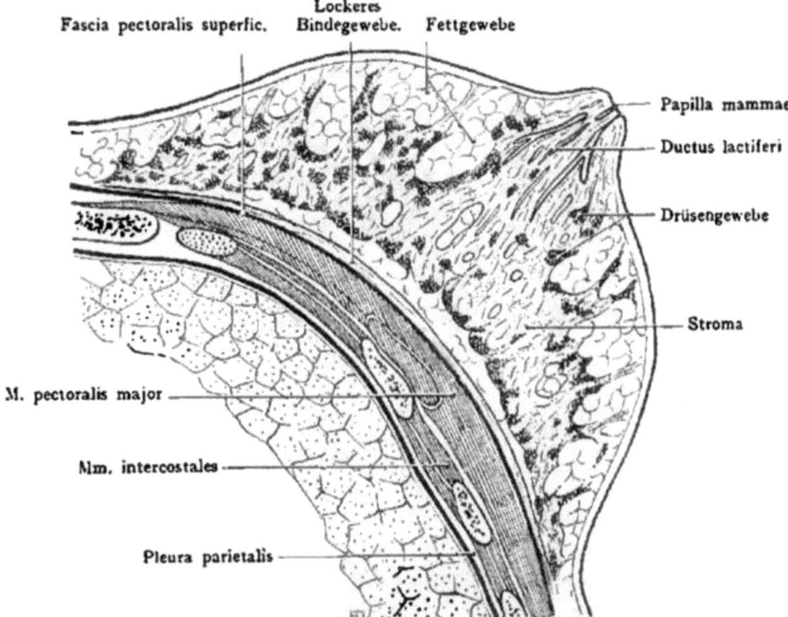

Fig. 200. Sagittalschnitt durch die weibliche Brustdrüse.

Schwangerschaft nimmt das Drüsengewebe an Masse bedeutend zu, dagegen tritt im Vergleich damit das Stroma der Drüse zurück; das Umgekehrte ist der Fall, wenn die Drüse sich nicht in Tätigkeit befindet.

Die Mamma liegt auf der Fascia pectoralis superficialis, welche den M. pectoralis major überzieht und steht mit ihr durch lockeres, leicht dehnbares Bindegewebe im Zusammenhang (Fig. 200). Die normale weibliche Brustdrüse lässt sich auf ihrer Unterlage verschieben, und es erfolgt bei Lockerung der Verbindung mit der Muskelfascie (z. B. nach einer Schwangerschaft oder in höherem Alter) häufig eine Senkung der Drüse (Hängebrust).

Gefässe der Mamma. Die Arterien gelangen aus drei Quellen zur Mamma; 1. Aus der A. mammaria int., einem Aste der A. subclavia, 2. aus der A. thoracica lateralis, einem Aste der A. axillaris; 3. aus der 3.—7. A. intercostalis. Die A. mammaria int. gibt im III., IV. und V. Intercostalraume Rami perforantes ab, von denen Rami mammarii lateralwärts verlaufend in die Drüse eintreten. Aus den Aa. intercostales kommen Rami mammarii laterales, Äste der Rami cutanei anteriores, sowie Rami mammarii mediales, welche die Mm. pectorales major und minor durchbohren, um an

der tiefen, der Fascia pectoralis zugewandten Fläche der Drüse in dieselbe einzudringen. Die A. thoracica lat. versorgt, an der lateralen Wand des Thorax herab-
verlaufend, hauptsächlich den lateralen Umfang der Mamma. Alle diese Arterien zeigen
während der Gravidität eine beträchtliche Volumenzunahme.

Venen. Mit den Rami perforantes der A. intercostales verlaufen Vv. perforantes
zu den Vv. intercostales; sie sammeln sich aus den tiefen, der Fascia pectoralis anliegenden Partien der Drüse; andere Venen finden als Vv. subcutaneae ihren Abfluss
zur V. axillaris.

Lymphgefässe der Thoraxwandungen, insbesondere der Mamma.
Von grösserer Bedeutung als die Blutgefässe sind für den Praktiker die Abflusswege

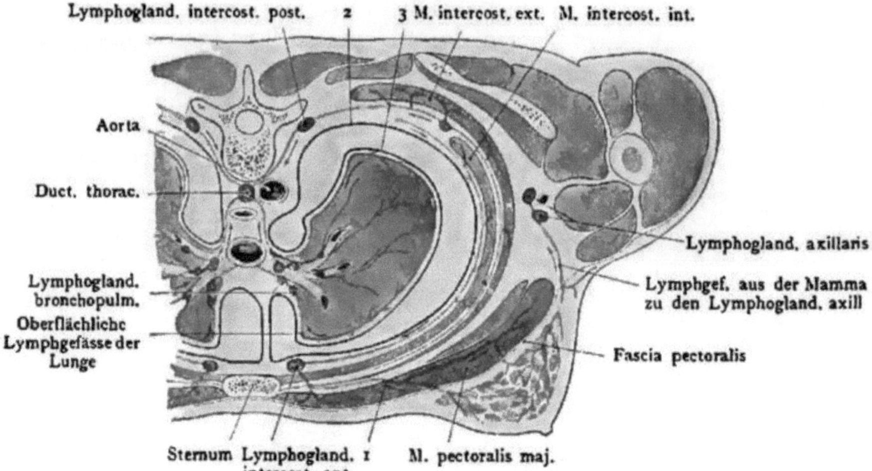

Fig. 201. Schema der Lymphgefässe und Lymphdrüsen der Lungen und der Brustwandungen,
inklusive der Mamma, an einem Horizontalschnitte durch die Brust.
Die Richtung des Lymphstromes ist durch Pfeile angegeben.
1 Lymphgefässe aus der Mamma und dem M. pectoralis major zu den Lymphogland. intercost. ant.
2 Pleura parietalis. 3 Pleura visceralis.

der Lymphflüssigkeit. Die Carcinome der Mamma verbreiten sich hauptsächlich auf
dem Wege der Lymphbahnen, zunächst bis zu den regionären Lymphdrüsen, in welche
die aus der Mamma stammenden Lymphgefässe einmünden, sodann weiter über diese
hinaus. Nicht zum mindesten sind die günstigeren Resultate, welche die neuere Operationstechnik zu verzeichnen hat, auch darauf zurückzuführen, dass man diesen, in
den Lymphgefässen und Lymphdrüsen gegebenen Verbreitungsbahnen der bösartigen
Neubildung nachgeht und durch ihre Entfernung der Möglichkeit zu begegnen sucht,
dass Geschwulstkeime, die sich bereits in mehr oder weniger entfernten Lymphdrüsen
oder Lymphgefässen eingenistet haben, von hier aus weiter gelangen oder sekundäre
Carcinomknoten bilden.

Wir fassen die Schilderung sämtlicher Thorakallymphgefässe zusammen, wie
sie halbschematisch in der Fig. 201 zur Darstellung gebracht sind.

Die Lymphgefässe der Thoraxwandungen haben, je nach den Schichten, aus
welchen sie sich sammeln, einen verschiedenen Verlauf. Wir unterscheiden drei grosse
Gebiete:

1. Aus den Mm. intercostales int. jedes Intercostalraumes sammeln sich Lymphgefässe zu einem Stamme, welcher direkt unter der Pleura ventralwärts zieht und in

Lymphdrüsen am ventralen Ende des Intercostalraumes einmündet (Lymphoglandulae intercostales ant.). Dieselben ziehen mit der A. und den Vv. mammariae int. aufwärts und ihre Vasa efferentia ergiessen sich linkerseits in den Ductus thoracicus, rechterseits in den Truncus bronchomediastinalis dexter.

2. Aus der Schicht der Mm. intercostales ext. sammeln sich Lymphgefässe zu Stämmen, welche an die Aa. und Vv. intercostales angeschlossen dorsalwärts gehen, auf der letzten Strecke ihres Verlaufes direkt der Pleura costalis anliegen, indem sie hier durch

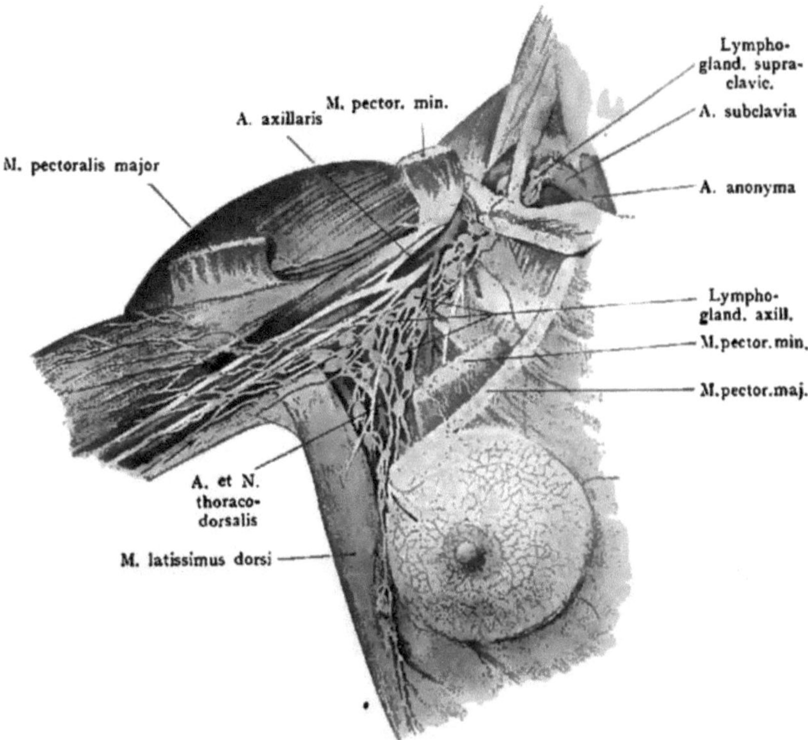

Fig. 202. Lymphdrüsen und Lymphgefässe der Achselhöhle im Zusammenhang mit den Lymphgefässen der Mamma.
Nach einer Figur von Poirier (in Poirier und Charpy, Anatomie humaine. II, 4).

Lymphdrüsen (Lymphoglandulae intercostales post.) unterbrochen werden und in den Ductus thoracicus einmünden.

3. Zu diesen Lymphgefässen kommen noch diejenigen hinzu, welche sich aus den Mm. pectorales major und minor sammeln sowie die subkutanen Lymphgefässe, aus der Cutis und der im oberflächlichen Fettpolster eingelagerten Mamma. Die Lymphgefässe der Mm. pectorales ziehen medianwärts und verbinden sich mit den Lymphoglandulae intercostales ant.; in dieselben münden auch einzelne Lymphgefässe, welche aus den medialen und aus den tiefen Partien der Mamma stammen. Die Haupt-lymphbahnen der Mamma gehen jedoch aus dem lateralen und oberen Umfange der

Drüse hervor und sind als Hautlymphgefässe aufzufassen, welche gegen die Fossa axillaris emporziehend, die Fascia axillaris durchbohren und mit den Lymphoglandulae axillares in Verbindung treten.

Diese zur Achselhöhle verlaufenden Lymphgefässe stellen die Bahnen dar, auf welchen in der Mehrzahl der Fälle die Weiterverbreitung eines Mammacarcinoms erfolgt. Zwar kann die Geschwulst direkt von der tiefen Fläche der Drüse aus in den M. pectoralis maj. vordringen, auch ist eine Verschleppung von Carcinomzellen in die Lymphoglandulae intercostales ant. denkbar, aber tatsächlich kommt eine solche ungleich seltener vor als eine Verschleppung in die axillaren Lymphdrüsen.

Die Lymphgefässe, welche hier in Betracht kommen, vereinigen sich in der Regel zu 2—3 Stämmen, welche aus dem lateralen Umfange der Drüse austreten und sich den oberen Zacken des M. serratus ant. anlagern, um parallel mit dem unteren Rande des M. pectoralis major zur Achselgrube zu verlaufen (Fig. 200). Sie schliessen sich der A. thoracodorsalis aus der A. subscapularis an und münden in diejenigen Lymphoglandulae axillares, welche etwa in der Höhe des Ursprunges der A. subscapularis aus der A. axillaris liegen, sowie in die grossen Lymphstämme der oberen Extremität, welche mit der A. und V. axillaris unter der Clavicula in die Fossa supraclavicularis zu den Lymphoglandulae supraclaviculares gelangen.

Die ersten Axillarlymphdrüsen, in welche die aus der Mamma sich sammelnden Lymphstämme einmünden (Fig. 202), liegen etwa in der Höhe der dritten Rippe, auf der entsprechenden Zacke des M. serratus anterior, von dem M. pectoralis maj. bedeckt. Sie werden auch in der Regel zuerst in Mitleidenschaft gezogen, wenn eine Verschleppung von carcinomatösen Massen stattfindet. Doch gehen durchaus nicht alle in der Mamma entspringenden Lymphbahnen durch diese Drüsen, sondern es sind auch direkte Abflusswege der Lymphe nach oben in die längs der A. und V. axillaris angeordneten Lymphdrüsen nachgewiesen worden. Folglich ist die Annahme nicht zulässig, dass beim Fehlen von carcinomatösen Massen in den auf der dritten Rippe liegenden Lymphdrüsen auch die Axillarlymphdrüsen intakt sein müssen. Im allgemeinen wird bei Exstirpation der Mamma wegen Carcinom ein Rezidiv um so seltener auftreten, je vollständiger man die Lymphdrüsen der Achselhöhle entfernt, ja es kann sogar in manchen Fällen angezeigt erscheinen, nach Durchsägung der Clavicula auch die Lymphoglandulae supraclaviculares zu exzidieren, da sie eine weitere Station bei der Verbreitung des Carcinoms darstellen können.

Die gründliche Ausräumung der Lymphogland. axillares erscheint auch deshalb ratsam, weil Varietäten in dem Verlauf der mammaren Lymphgefässe vorkommen, welche eine direkte Verbindung zwischen dem Lymphgefässnetz der Mamma und den obersten, dicht unterhalb der Clavicula liegenden Lymphdrüsen herstellen können (Fig. 202). Auf diesem Wege, welcher von dem oberen Umfange der Brustdrüse sowie von der mit der Fascia pectoralis in Berührung tretenden Fläche derselben ausgeht, verlaufen Lymphstämme durch den M. pectoralis maj., über die beiden obersten Rippen und die oberen Intercostalräume hinweg, um dicht unterhalb der Clavicula in die Axillarlymphdrüsen oder auch in den mit der A. subclavia verlaufenden Truncus lymphaticus subclavius einzumünden. Da die obersten Lymphoglandulae axillares der Palpation unzugänglich sind, so kann eine Metastasenbildung stattfinden, ohne dass eine Infektion der axillaren Lymphdrüsen nachzuweisen wäre. Solche Fälle sind allerdings selten, doch fordern die anatomischen Verhältnisse zu Vorsicht in der Beurteilung der Befunde auf. Von Seite der Praktiker ist die Bedeutung dieser Tatsachen schon lange erkannt worden. „In einer ganzen Reihe von Fällen werden die supraclavicularen Lymphdrüsen und in wieder anderen die Lymphdrüsen der Achselhöhle überhaupt nicht befallen, sondern es kommt direkt zu inneren (Lungen-, Leber-) Metastasen. Es kann auch vorkommen, dass neben den gleichnamigen Achsellymphdrüsen alsbald auch die der anderen Seite erkranken. Es sind auch Fälle gesehen worden, bei denen die gleichseitigen Lymphdrüsen überhaupt nicht, sondern sofort die der anderen Seite ergriffen wurden. Es handelt sich um Carcinome am medialen (sternalen) Teile der Drüse; die hier gelegenen Lymphgefässe kommunizieren mit denen der anderen Seite" (König).

Mittlere und tiefe Schicht der Thoraxwandung. Als mittlere Schicht haben wir diejenige Muskulatur bezeichnet, welche von dem Schultergürtel und den Extremitäten auf den Thorax übergreift, als tiefe Schicht den knöchernen Thorax mit den Mm. intercostales und der Fascia endothoracica.

2. Mittlere Schicht. Die Muskeln, welche zusammen mit ihren Fascien die mittlere Schicht der Thoraxwandung bilden, zeichnen sich dadurch aus, dass sie zum grössten Teil (abgesehen von den Rückenmuskeln) ihre segmentale Herkunft bloss noch in ihrer Innervation zur Schau tragen.

Wir unterscheiden a) Muskeln, die dem vorderen und dem seitlichen Umfange des Thorax aufliegen von solchen, b) die sich als Rückenmuskeln der Brustwirbelsäule und dem dorsalen Umfange des Thorax anschliessen.

a) Hierher gehören die Mm. pectoralis maj., pectoralis min., serratus anterior, rectus abdominis und obliquus abdom. ext.

Die Mm. pectoralis maj. und min. tragen wesentlich zur Bildung des Reliefs der vorderen oberen Thoraxwandung bei. Der M. pectoralis maj. wird lateralwärts gegen den M. deltoides durch den Sulcus deltoideopectoralis abgegrenzt, welcher, etwa in der Mitte der Clavicula, als eine bei fettarmen und muskelstarken Individuen nach-zuweisende Einsenkung (Trigonum deltoideopectorale) beginnt und als Sulcus bicipitalis lat. auf den Oberarm weitergeht. Der untere Rand des Muskels bildet die vordere Achsel-höhlenfalte. Er entspringt von der Pars sternalis claviculae, von dem Sternum, von den Knorpeln der sechs oberen Rippen und mit einer Zacke von der Scheide des M. rectus abdominis und inseriert sich an der Crista tuberculi majoris humeri. Von dem M. pectoralis maj. bedeckt, entspringt der M. pectoralis min. von der 3.—5. Rippe und inseriert sich am Processus coracoides scapulae.

Der M. rectus abdominis überschreitet mit seinen Ursprüngen vom 5.—7. Rippen-knorpel den Thoraxrand zu beiden Seiten der Medianlinie; die von den sieben bis acht unteren Rippen entspringenden Zacken des M. obliquus abdominis ext. bedecken die laterale Grenze der unteren Thoraxapertur.

Die Fascie des M. pectoralis maj. (Fascia pectoralis) setzt sich oben an der Clavicula, medial an der vorderen Fläche des Corpus sterni fest und geht als Fascia abdominis superficialis auf die Bauchgegend, als Fascia axillaris auf die Regio axillaris weiter. Die Mamma steht durch lockeres Bindegewebe mit der Fascia pectoralis in Verbindung, doch ist sie auf derselben verschiebbar, eine Tatsache, die zunächst dafür spricht, dass eine etwa bestehende Neubildung noch keine Verwachsung mit dem M. pectoralis maj. eingegangen hat. Der M. pectoralis minor wird von einer Fascie um-scheidet (Fascia clavipectoralis), welche von dem oberen Rande des Muskels zur Clavicula und zum M. subclavius weiterzieht und später, bei der Besprechung der Topographie des Trigonum deltoideopectorale, genauere Berücksichtigung erfährt.

Der M. serratus anterior entspringt mit acht bis neun Zacken von den acht bis neun oberen Rippen und liegt dem lateralen Umfange des Thorax an, indem seine Fasern dorsalwärts konvergieren, um sich am Margo vertebralis scapulae festzusetzen.

b) **Die Muskeln am dorsalen Umfange des Thorax.** Sie werden als Rückenmuskeln zusammengefasst. In oberflächlichster Schicht haben wir die Mm. latissimus dorsi und trapezius; der erstere ist ein Extremitätenmuskel, welcher seine Ur-sprünge vom Thorax (von den drei letzten Rippen und den Processus spinosi der unteren Brust- und aller Lendenwirbel) sowie von der Crista iliaca erhält und seine Zugehörigkeit zur oberen Extremität durch seine Innervation aus dem Plexus brachialis kundgibt; der zweite ein Kiemenmuskel, dessen Herkunft gleichfalls aus seiner Innervation (N.

accessorius) erhellt, während er sich in seinem Ursprunge von der Linea nuchae superior bis zum X. Brustwirbel längs des Lig. nuchae und der Processus spinosi der Brustwirbel ausdehnt, um sich an der Spina scapulae, am Acromion und an der Pars acromialis claviculae zu inserieren. Dazu kommen die von den Processus spinosi des VII. Hals- und der vier oberen Brustwirbel zum Margo vertebralis scapulae verlaufenden Mm. rhomboides maj. et min. sowie die Mm. serratus post. sup. und inf. Eine genauere Schilderung des Verlaufes dieser Muskeln sowie der eigentlichen Rückenmuskeln (Mm. sacrospinalis, spinalis, transversospinalis) hat für praktische Zwecke wenig Wert. Sie bilden eine Masse, welche zu beiden Seiten der Processus spinosi die Sulci dorsales des knöchernen Thorax vollständig ausfüllt und den Wirbelbogen, den Ligg. flava, den Processus transversi und den Rippenwinkeln aufliegt.

Gefässe und Nerven der mittleren Schicht der Thoraxwandung. Sie stammen, entsprechend der verschiedenen Herkunft der Muskeln, aus sehr verschiedenen Quellen. Die Rückenmuskeln werden von den Rami dorsales der Nn. intercostales versorgt (Fig. 204), welche auch einen zwischen dem M. erector trunci und den Mm. semispinalis und multifidus durchtretenden Zweig an die Haut abgeben (Ramus perforans post.). Der M. trapezius wird von dem N. accessorius innerviert, der sich an die tiefe, dem Thorax zugewandte Fläche des Muskels verzweigt (Fig. 191). Die Muskeln, welche der anterolateralen Partie des knöchernen Thorax aufliegen, werden von Ästen des Plexus brachialis innerviert; so verlaufen die Nn. thoracales ant. aus dem V.—VII. Cervicalsegmente (Rami ventrales) unter der Clavicula (in dem Winkel zwischen der Clavicula und der ersten Rippe) zu den Mm. pectorales maj. und min. Den M. latissimus dorsi innerviert ein N. subscapularis aus dem Plexus brachialis (s. Topographie der Achselhöhle, sowie Fig. 202); der Nerv wird in der Achselhöhle von den Lymphdrüsen umgeben, welche längs der A. subscapularis angeordnet sind und unterliegt der Gefahr einer Verletzung bei der Ausräumung der Achselhöhlenlymphdrüsen. Zum M. serratus anterior geht der N. thoracalis longus, welcher sich hoch oben in der Achselhöhle von den Stämmen des Plexus brachialis abzweigt, um sich der äusseren Fläche des M. serratus anterior anzuschliessen. Die Mm. rectus abdominis und obliquus abdominis ext. erhalten Zweige aus den Nn. intercostales (s. Bauchwandungen).

Von Arterien haben wir: a) die Arteria thoracoacromialis, die aus der A. axillaris, unmittelbar nach dem Durchtritt der letzteren zwischen der Clavicula und der ersten Rippe entspringt, die Fascia clavipectoralis durchbohrt und Zweige zum Acromion (Ramus acromialis), zum M. pectoralis major und minor (Rami pectorales), sowie zum M. deltoides abgibt (Ramus deltoideus im Sulcus deltoideopectoralis).

b) Die A. thoracalis lateralis, welche aus der unterhalb des M. pectoralis minor gelegenen dritten Strecke der A. axillaris entspringt und mit dem N. thoracalis longus auf dem M. serratus anterior verläuft. Sie gibt Rami mammarii lat. ab.

c) Annähernd parallel mit der A. thoracalis lateralis verläuft am vorderen Rande der Scapula, als Fortsetzung der A. subscapularis, die A. thoracodorsalis (Fig. 202), welche sich hauptsächlich an die Mm. latissimus dorsi und serratus anterior verzweigt, indem sie sich sowohl mit der A. thoracalis lateralis, als mit den Rami perforantes laterales der Intercostalarterien verbindet.

d) Rami dorsales der Aa. intercostales zu den Rückenmuskeln (Sacrospinalis usw.). In Fig. 204 sind zwei Rami dorsales dargestellt, von denen der eine den Ramus spinalis durch das Foramen intervertebrale zum Rückenmark und zu den Rückenmarkshüllen entsendet, während der andere direkt zur Rückenmuskulatur gelangt.

Die Venen der mittleren Schicht der Brustwandung entsprechen im ganzen den Arterien.

3. Tiefe Schicht der Thoraxwandung. Die tiefe Schicht der Thoraxwandung wird von segmental angeordneten Gebilden dargestellt, welche sich am ganzen

Thorax in derselben typischen Anordnung wiederholen. (Knöcherner Thorax mit Inter-costalmuskulatur, Intercostalgefässen und Nerven.)

Knöcherner Thorax mit der Intercostalmuskulatur. Die Zusammen-setzung und Abgrenzung des knöchernen Thorax hat schon oben eine kurze Besprechung erfahren. Wir können für unsere Zwecke an der Wandung desselben einen dorsalen, zwei seitliche und einen ventralen Abschnitt unterscheiden, ferner die obere und die untere Thoraxapertur (Apertura thoracis sup. et inf.).

Die dorsale Wand des Thorax ist bedeutend höher als die ventrale; man ver-gleiche die Länge der Brustwirbelsäule mit derjenigen des Sternum. Sie enthält als eigentlichen Träger des Thorax die Brustwirbelsäule, mit welcher die Rippen in den Articulationes costovertebrales gelenkig verbunden sind. An dem Querschnitte springen die Körper der Brustwirbel stark in die Lichtung des Thoraxraumes vor, so dass zu beiden Seiten der Wirbelsäule Vertiefungen entstehen, welche von dem seitlichen

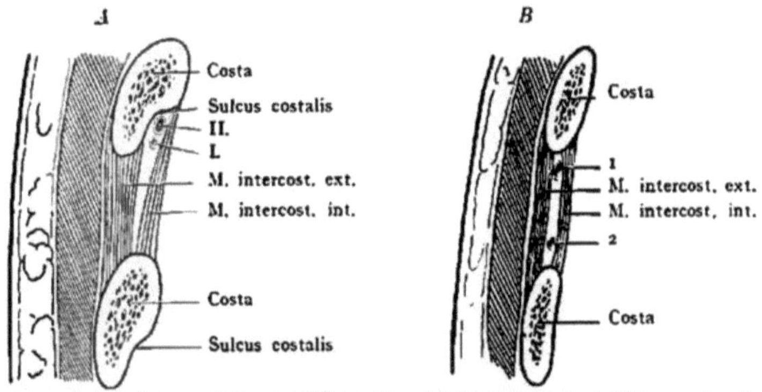

Fig. 203. Lage der A. intercostalis zur Rippe dorsal *(A)* und ventral *(B)* von der Axillarlinie. (Halbschematisch.)

I. A. intercostalis. II. V. intercostalis. 1 Oberer Ast der A. intercostalis post. 2 Unterer Ast der A. inter-costalis post.

Umfange der Brustwirbelkörper, den Artikulationen der Rippenköpfchen mit den Brust-wirbeln, samt den Ligg. radiata und den Rippenbogen bis zu den Anguli costarum hergestellt werden. Die median gelegene Säule der Brustwirbel nimmt kaudalwärts an Mächtigkeit zu, indem die ersten Brustwirbel höher, aber weniger breit sind als die folgenden.

Von der Seite betrachtet springt die Reihe der Processus spinosi stark vor und begrenzt mit den Wirbelbogen und den Rippen, bis zu den Anguli costarum, die Sulci dorsales, welche die Masse der langen Rückenmuskeln aufnehmen.

Die seitliche Wandung des skeletierten Thorax wird durch die Rippenspangen, die ventrale Wandung durch die Rippenknorpel und das Sternum dargestellt. Die Verbindung der sechsten bis neunten Rippe im Rippenbogen erklärt es, wie der ventrale Abschluss des Thorax im Sternum niedriger ausfällt, als die dorsale Wandung in der Brustwirbelsäule. Der knöchern-knorplige Brustkorb erhält eine Vervollständigung durch die von einer Rippe zu der nächstfolgenden verlaufenden Mm. intercostales ext. und int. mit ihrem Fascienüberzuge. Zwischen beiden Muskelschichten liegen die Aa. und Nn. intercostales (Fig. 204), begleitet von den Lymphgefässen, welche sich hauptsächlich aus den Mm. intercostales ext. sammeln. Die Schicht der Mm. inter-costales ext. beginnt dorsal an den Articulationes costotransversariae, nimmt aber schon am Übergang der Rippen in die Rippenknorpel ein Ende, indem sie von hier an bis zum lateralen Rande des Sternum durch die glänzenden, sehnigen Ligg. intercostalia ext. ersetzt wird. Die Mm. intercostales int. dagegen beginnen unmittelbar am lateralen Sternalrande, reichen jedoch dorsalwärts nicht über die Anguli costarum hinaus. Auch in bezug auf Ursprung und Ansatz unterscheiden sich die beiden Muskelschichten. Die Mm. intercostales ext. entspringen von der unteren Kante einer Rippe und setzen sich an den oberen Rand der nächstfolgenden Rippe, während die Mm. intercostales int. oberhalb des Sulcus costalis, von der dem oberen Thoraxlumen zugewandten Fläche einer oberen Rippe entspringen und sich am oberen Rande einer nächstfolgenden Rippe inse-

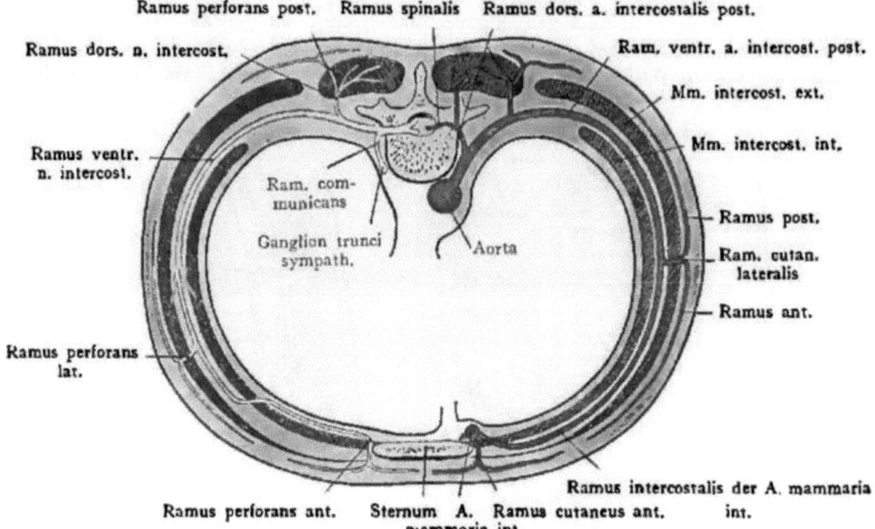

Fig. 204. Schema der Nerven und Gefässverzweigung in der Brustwand.
Zum Teil nach Toldt (Atlas).

rieren. Sie bedecken also, von der Innenfläche der Thoraxwandung aus betrachtet, den Sulcus costalis sowie die im Sulcus costalis verlaufenden Gebilde (A., V., N. intercostalis).

Die Schicht der Mm. intercostales ext. wird aussen von der Fascia intercostalis ext. überzogen, welche auch in Fig. 203 nicht besonders angegeben ist. Dagegen wird die dem Thoraxinneren zugewandte Fläche der Mm. intercostales int. und der Rippen von einer Bindegewebsschicht bedeckt, welche sich auf die hintere Fläche des Sternum, den vorderen Umfang der Brustwirbelkörper und die obere Fläche des Diaphragma fortsetzt. Dieselbe darf als innerer Abschluss der Thoraxwandung gelten, indem sie der Serosa (Pars costalis und diaphragmatica pleurae, sowie Pars sternocostalis und diaphragmatica pericardii) als Grundlage dient und von dem vorderen und seitlichen Umfang der Brustwirbelkörper in das Bindegewebe des Mediastinum übergeht. Wir bezeichnen sie als Fascia endothoracica und stellen sie in Parallele mit der Fascia endogastrica und der Fascia endopelvina, die den inneren Abschluss der Wandungen des Bauch- und Beckenraumes bildet.

Gefässe und Nerven der tiefen Schicht der Thoraxwandungen (Figg. 204 und 205). Die Nerven, welche die tiefe Schicht der Thoraxwandung versorgen, sind als Nn. intercostales segmental angeordnet. Die Arterien dagegen kommen aus zwei Quellen, erstens aus der Aorta thoracica (Aa. intercostales), als segmentale, je einem Intercostalraume entsprechende Gebilde, und zweitens aus der A. subclavia durch Vermittlung der A. mammaria int. (Rami intercostales) und der A. intercostalis suprema (Aa. intercostales I et II). Beide Gefässbezirke stehen in ausgiebigster Anastomose untereinander.

Auf diese Weise wird ein arterieller (und auch ein entsprechender venöser) Gefässring in jedem Intercostalraume, besonders typisch in den 6 ersten, gebildet,

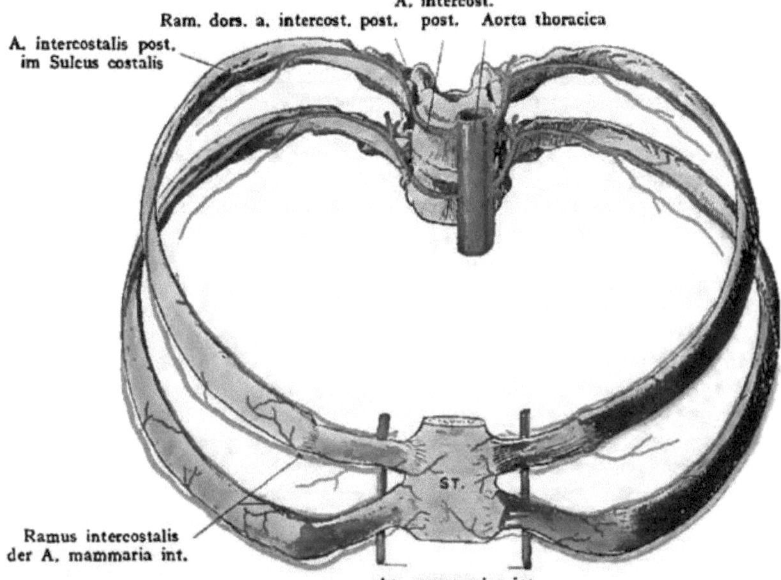

Fig. 205. Beziehungen der Intercostalarterien und ihrer Verzweigungen zu den Rippenbogen. (Halbschematisch.)

der, von dem senkrecht in der Linea parasternalis abwärts verlaufenden Stamme der A. mammaria int. aus dorsalwärts bis zur Aorta führt. Die von der Aorta thoracica abgegebenen Zweige sind die Rami anteriores der Aa. intercostales, während die mit ihnen anastomosierenden Äste der A. mammaria int. als Rami intercostales dieser Arterie von vorneher in die Spatia intercostalia eintreten.

Die Aa. intercostales post. sind in der Neunzahl vorhanden; sie verlaufen rechterseits, der vorderen Fläche der Brustwirbelkörper angeschlossen, dorsal von dem Oesophagus, dem Ductus thoracicus und dem Grenzstrange des Sympathicus (s. Figur des Brustraumes von links, nach Entfernung der Pleura mediastinalis), lateralwärts zu den Rippenhälsen. Linkerseits liegen sie in dieser Figur dorsal von der V. hemiazygos und dem Grenzstrange des Sympathicus. Die obersten Aa. intercostales post., welche aus der Aorta thoracica entspringen, verlaufen unmittelbar nach ihrem Ursprunge schief kranial- und lateralwärts, die folgenden dagegen mehr horizontal. Sie geben zunächst Rami dorsales ab, die nach Versorgung der Rückenmuskulatur als Rami cutanei post. zur Haut des Rückens gelangen. In Fig. 204 sind zwei Rami dorsales dargestellt, von denen einer den Ramus spinalis durch das Foramen intervertebrale zum Rückenmark

und zu den Rückenmarkshüllen entsendet. Nachdem der Hauptstamm jeder A. intercostalis die Rippe erreicht hat, legt er sich der gegen das Innere des Thorax sehenden
Fläche derselben an und verläuft im Sulcus costalis bis zur Axillarlinie ventralwärts.
Gegen das Thoraxlumen wird die Arterie durch die Mm. intercostalis int. und die Fascia
endothoracica bedeckt (Fig. 203 A). Ventralwärts von der Linea axillaris dagegen tritt
die Arteria intercostalis in den Intercostalraum und teilt sich häufig in einen oberen,
stärkeren und einen unteren, schwächeren Ast, die, nicht mehr unter dem Schutze der
Rippenspangen, im Intercostalraume verlaufen und sich mit den Rami intercostales
aus der A. mammaria int. verbinden.

Dieses Verhalten zu den Rippen ist insofern wichtig, als Stiche, die dorsal von
der Axillarlinie durch einen Intercostalraum in die Pleurahöhle vordringen, kaum je
ein Intercostalgefäss oder einen Intercostalnerven verletzen werden, während umgekehrt
Stiche, die ventral von der Axillarlinie den Intercostalraum treffen, eine Blutung aus der
Arterie veranlassen können. Man wird folglich Einstiche wie die Punktion der Pleurahöhle
womöglich dorsal von der Axillarlinie vornehmen.

Die A. mammaria int. entspringt von dem unteren Umfange der A. subclavia,
unmittelbar vor dem Durchtritte derselben durch die hintere Scalenuslücke und wird
hier von der V. subclavia bedeckt. Sie wird lateral von dem N. phrenicus angetroffen, mit welchem sie eine kurze Strecke weit verläuft. An der vorderen Wand
des Thorax angelangt, liegt sie am ventralen Ende der Spatia intercostalia, etwas
lateral von der Parasternallinie, zwischen den Mm. intercostales int. und der Fascia
endothoracica. Der letzteren liegt zunächst beiderseits die Pleura costalis, linkerseits in der Höhe des dritten bis vierten Intercostalraumes auch das Pericardium parietale
an (s. die Figur des Horizontalschnittes durch die Brust am Schlusse des Kapitels).
Abwärts von der III. Rippe liegt die Arterie zwischen dem M. transversus thoracis
einerseits den Mm. intercostales int. und den Rippenknorpeln andererseits. Die
Arterie schliesst sich dem lateralen Rande des Sternum an, ist also hier, im ventralen
Teile der vier bis fünf oberen Intercostalräume, leicht aufzusuchen durch einen Horizontalschnitt, welcher die sternalen Ursprünge des M. pectoralis maj. und die Ligg. intercostalia
ext. durchtrennt. Nur ganz ausnahmsweise verläuft die Arterie in grösserer Entfernung
von dem Sternum oder wird gar durch das Sternum von vorne bedeckt. In dem zweiten
bis dritten Intercostalraume gelingt die Aufsuchung der Arterie leichter als im vierten
bis sechsten, da die Höhe der vorderen Abschnitte der Intercostalräume, vom dritten
bis vierten an, infolge des schrägen Verlaufes der Rippenknorpel abnimmt. Die Arterie
gibt dorsalwärts verlaufende Äste zur Thymus, zum Mediastinum und zum Pericard
(Rami thymici, mediastinales ant., pericardiacophrenici), ventralwärts, in der Parasternallinie die Rami perforantes ant. zur Haut und zum subkutanen Fettgewebe, endlich lateralwärts je zwei in den Intercostalräumen zur Anastomose mit den Aa. intercostales post. verlaufende Aa. intercostales ant. (Fig. 205). Die Fortsetzung des Stammes teilt sich, am Rippenbogen angelangt, in die A. musculophrenica und die A. epigastrica sup. Erstere verläuft
den costalen Ursprüngen des Zwerchfells entlang, um sich sowohl an das Zwerchfell,
als an den Ursprung des M. transversus abdominis zu verzweigen. Die A. epigastrica
sup. (s. vordere Bauchwand) tritt durch das hintere Blatt der Rectusscheide und schliesst
sich in ihrem weiteren Verlaufe der hinteren Fläche des M. rectus abdominis an, um
mit der A. epigastrica inf. aus der A. iliaca ext. die arterielle Längsanastomose der
vorderen Bauchwand zu bilden.

Die Venen der Brustwandung entsprechen in ihrem Verlaufe den Arterien. Die
10 unteren Vv. intercostales post. dextrae münden in die V. azygos, die beiden oberen
entweder in die V. azygos oder in die V. anonyma sinistra. Die unteren Vv. intercostales
post. sin. münden in die Vv. hemiazygos inf. et sup. Ventralwärts anastomosieren die
Vv. intercostales post. mit den Vv. mammariae int., welche zu beiden Seiten der betreffenden A. mammaria int. kranialwärts zur Einmündung in die V. anonyma ziehen.

Die Lymphgefässe sind schon im Zusammenhang besprochen worden (Fig. 201).

Die Nn. intercostales entsprechen in ihrem Verlaufe und in ihren Beziehungen zur vorderen Thoraxwand den Aa. intercostales post. Die Verzweigung eines typischen Intercostalnerven (etwa des fünften bis sechsten) ist aus dem Schema der Fig. 204 ersichtlich. Sofort nach seinem Austritt aus dem Foramen intervertebrale gibt er den Ramus communicans zur Bildung des sympathischen Grenzstranges ab und teilt sich dann in den Ramus dorsalis und den Ramus ventralis. Ersterer versorgt die Rückenmuskeln und endigt als Ramus perforans dorsalis in der Haut des Rückens zu beiden Seiten der Medianlinie. Der Ramus ventralis verläuft eine Strecke weit unmittelbar unter der Pleura, weiterhin in dem Sulcus costalis zwischen den Schichten der Mm. intercostales. Die unmittelbaren Beziehungen zur Pleura costalis erklären es, wie die Intercostalnerven bei Pleuritis in Mitleidenschaft gezogen werden können (Intercostalneuralgien). Weiterhin gibt der Ramus ventralis Äste an die Mm. intercostales ab und in der Axillarlinie einen Ramus cutaneus lat., welcher die Mm. intercostales ext. sowie den M. serratus anterior oder den M. obliquus abdominis ext. durchbohrt und an die Haut gelangt. Die Endstrecke des N. intercostalis durchbohrt den M. intercostalis int., um bis zum lateralen Rande des Sternum zwischen den Mm. intercostales zu verlaufen und am ventralen Ende der Intercostalräume als Ramus perforans ant. die Haut beiderseits von der ventralen Medianlinie zu erreichen.

Unterer Abschluss des Thorax (Diaphragma). Die topographischen Beziehungen des Diaphragma finden erst bei der Besprechung der Wandungen des Bauchraumes eine genauere Berücksichtigung. Hier sei bloss hervorgehoben, dass es als unterer Abschluss der Brusthöhle eine aufwärts stark gewölbte Platte darstellt (Kuppel des Zwerchfells), die rechterseits bis zu einer durch den oberen Rand des Sternalansatzes des IV. Rippenknorpels durchgelegten Horizontalebene reicht, linkerseits um die Höhe eines Rippenknorpels tiefer steht. Die Öffnungen im Zwerchfell dienen teils zum Durchtritt von Gebilden des Thoraxraumes in den Bauchraum (Aorta, Oesophagus, Grenzstrang des Sympathicus), teils umgekehrt zum Übertritt von Gebilden aus dem Bauchraume in den Thorax (V. cava inf., Ductus thoracicus, Vv. azygos und hemiazygos).

II. Thoraxraum.

Allgemeines über den Thoraxraum und seinen Inhalt (Figg. 206 und 207). Der Thoraxraum, welcher vorn, seitlich und dorsal von den Thoraxwandungen, kaudal

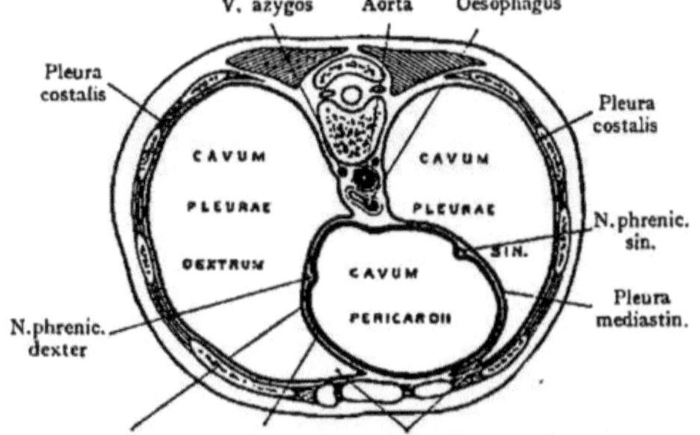

Pleura mediast. Pericardium pariet. Sinus pleurae costomediastinales

Fig. 206. Horizontalschnitt durch die Brust eines 2³/₄ jährigen Kindes.

Nach einem Mikrotomschnitte.

Die Fascia endothoracica und das Bindegewebe des Mediastinalraumes grün.

von dem Diaphragma begrenzt wird, kann, wenn man als inneren Abschluss der Wandung die Fascia endothoracica annimmt, mit dem Bauchraume verglichen werden. Er schliesst aber nicht, wie der Bauchraum, bloss eine einzige seröse Höhle ein, sondern hier finden sich drei seröse Höhlen, welche entwicklungsgeschichtlich aus dem ursprünglich in der ganzen Ausdehnung des Rumpfes einheitlichen

Cölom hervorgegangen sind. Neben den drei serösen Höhlen mit ihrem Inhalte (Herz und Lungen) sind im Brustraume eine Anzahl von grösseren Gebilden eingeschlossen, welche in der Hauptsache einen Längsverlauf zeigen: sie liegen ausserhalb der serösen Höhlen, erhalten höchstens streckenweise einen Überzug durch das parietale Blatt des Pericardium oder der Pleura und sind in lockeres Bindegewebe eingehüllt, welches mit der Fascia endothoracica im Zusammenhang steht (Fig. 207). Solche Gebilde sind: die Aorta thoracica, die Trachea, der Oesophagus, die Nn. vagi, der Ductus thoracicus, die Grenzstränge des Sympathicus und die grossen Gefässe, wie die A. anonyma, die A. carotis und die A. subclavia sinistra mit den grossen, zur Vena cava sup. zusammentretenden Venen. Wenn wir in dem in Fig. 206 dargestellten Querschnitte zunächst bloss die Pleurahöhlen berücksichtigen, so grenzen die medialen Wandungen derselben (Pleura mediastinalis) einen Raum ab, welcher sich von der vorderen

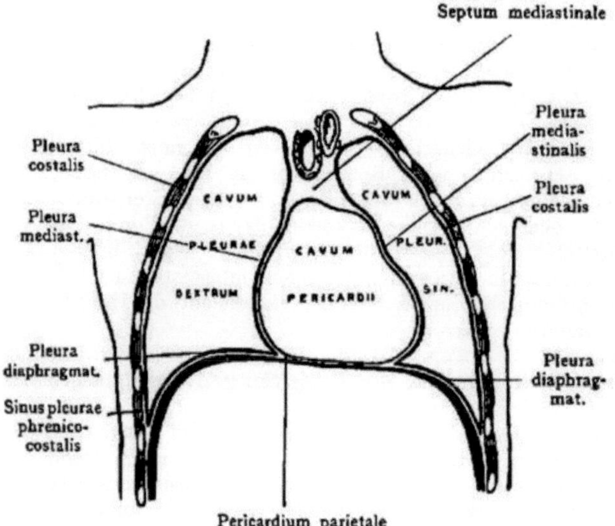

Fig. 207. Frontalschnitt durch den Thorax.
(Halbschematisch.)
Fascia endothoracica und Bindegewebe des Septum mediastinale grün.

Fläche der Brustwirbelkörper bis zu dem Sternum und den Rippenknorpeln sowie den ventralen Enden der Spatia intercostalia I—VI erstreckt. In diesem Raume lagern sich ventral der Pericardialsack mit dem Herzen, dorsal die erwähnten, mehr oder weniger längsverlaufenden, ausserhalb der serösen Säcke liegenden Gebilde ein. Wir bezeichnen den ganzen Raum, der links und rechts von der medianwärts sehenden Partie der Pleurasäcke, dorsal von dem vorderen Umfang der Brustwirbelkörper, ventral von dem Sternum, den fünf bis sechs oberen Rippenknorpeln und den ventralen Enden der fünf bis sechs oberen Intercostalräume begrenzt wird, als Septum mediastinale, die darin enthaltenen Gebilde als Mediastinalgebilde und die Pleura, welche beiderseits den Raum begrenzt, als Pleura mediastinalis.

Wir gliedern demgemäss die Besprechung des Thoraxinhaltes in folgende Abschnitte:

A. Topographie der Pleura und der Pleurahöhlen.
B. Topographie der Lungen.
C. Topographie des Pericardialsackes und des Herzens.
D. Topographie des Mediastinum.

A. Topographie der Pleura und der Pleurahöhlen.

Die beiden Pleurahöhlen stellen, in ähnlicher Weise wie die Peritonaeal- und Pericardialhöhle, seröse Säcke dar, welche durch Eingeweideteile, und zwar von dem medialen Umfang der Säcke aus, eingestülpt werden. Demgemäss unterscheiden wir einen Abschnitt der Pleura, welcher die Lungen unmittelbar überzieht und fest mit ihnen verwachsen ist, als Pleura pulmonalis, von einem Abschnitte, welcher sich der innersten Schicht der Thoraxwandung, der Fascia endothoracica anlegt, der Pleura parietalis. Die Pleura pulmonalis und die Pleura parietalis begrenzen den Pleuraspalt (Cavum pleurae) und gehen dort ineinander über, wo die Lunge den Pleurasack eingestülpt hat, und die Gefässe, Nerven usw. aus dem Mediastinalraum zur Lunge gelangen (Lungenhilus).

Von topographischem Werte ist die Unterscheidung verschiedener Abschnitte an der Pleura parietalis (Fig. 203 und Fig. 207). Derjenige Teil, welcher im Anschlusse an die Fascia endothoracica die Rippen, die Intercostalräume und teilweise auch die hintere Fläche des Sternum überzieht, wird als Pleura costalis, derjenige Abschnitt, welcher, links und rechts in verschiedener Ausdehnung, gleichfalls unter Vermittlung der Fascia endothoracica, mit der oberen Fläche des Diaphragma verbunden ist, als Pleura diaphragmatica bezeichnet. Die Pleura mediastinalis endlich begrenzt nach beiden Seiten das Mediastinum und geht am Hilus pulmonis in die Pleura visceralis über.

Diese drei grossen Abschnitte der Pleura parietalis lassen sich mehr oder weniger genau voneinander abgrenzen. Untersuchen wir die Verhältnisse, wie sie uns in den schematischen Figg. 206 und 207 entgegentreten, so sehen wir die Grenzlinie der Pleura costalis ventralwärts in Fig. 206 mit scharfem Winkel in die Pleura mediastinalis übergehen, während dorsal der Übergang, entsprechend der Ausbuchtung der Thoraxwandung auf beiden Seiten der Brustwirbelsäule, ganz allmählich stattfindet, so dass man erst die Artikulationsstelle der Rippen mit den Wirbelkörpern feststellen muss, um die Grenze zwischen der Pleura costalis und der Pleura mediastinalis angeben zu können. In dem Frontalschnitte Fig. 207 erkennen wir erstens, dass der Übergang der Pleura costalis in die Pleura diaphragmatica am Grunde eines tiefen Spaltes liegt, welcher sich zwischen dem Diaphragma und der Thoraxwandung abwärts zieht, und zweitens, dass die Pleura mediastinalis fast rechtwinklig in die Pleura diaphragmatica übergeht.

Ausbuchtungen, resp. Spalten der Pleurahöhle, an deren Grund die verschiedenen Abschnitte der Pleura parietalis ineinander übergehen, werden als Sinus pleurae angeführt, und zwar als Sinus pleurae costomediastinalis und Sinus pleurae phrenicocostalis. In beiden Sinus pleurae verschieben sich bei der Inspiration die Lungenränder, so dass sie durch ihre Beziehungen zur vorderen und zur seitlichen Brustwand für praktische Zwecke in Betracht kommen. Die Linie, in welcher die Pleura costalis vorne in die Pleura mediastinalis übergeht sowie auch ihre Fortsetzung am seitlichen und dorsalen Umfange des Thorax, welche den Übergang der Pleura costalis in die Pleura diaphragmatica angibt, bestimmen die Ausdehnung der Pleurahöhle nach vorne und unten. Diese Umschlagslinien sind in den Figg. 215—218 in ihren Beziehungen zum Sternum, zu den Rippen und zu den Lungenrändern angegeben.

Die Linie des vorderen Pleuraumschlages verläuft rechts und links verschieden, beiderseits geht sie (grün) von der Articulatio sternoclavicularis aus, indem die Linien gegen den Übergang des Manubrium in das Corpus sterni, etwas links von der Medianlinie, konvergieren. Es wird also an der hinteren Fläche des Manubrium sterni ein dreieckiges Feld von dem Pleuraüberzuge frei bleiben, dessen Basis durch die Incisura jugularis sterni gebildet wird und welches direkt an das lockere Bindegewebe des Mediastinalraumes grenzt. Von der Verbindung des Manubrium mit dem Corpus sterni aus verlaufen die Pleuralinien parallel nebeneinander an der hinteren Fläche des Corpus sterni bis etwa zur Höhe der sternalen Enden des IV. Rippenknorpel. Hier divergieren sie; die linke Pleuragrenze verläuft in leicht geschwungenem Bogen lateralwärts bis zum VI. Rippenknorpel, indem die ventralen Enden des IV. und V. Intercostalraumes des Pleuraüberzuges entbehren; von der Höhe des sternalen Endes des VI. Rippenknorpels an geht die Linie in diejenige des unteren Pleuraumschlages über. Rechterseits dagegen verläuft die Linie ohne laterale Ausbiegung, annähernd parallel dem Rippenbogen, bis zum Ansatze der VII. Rippenknorpels. Von dieser Stelle an geht

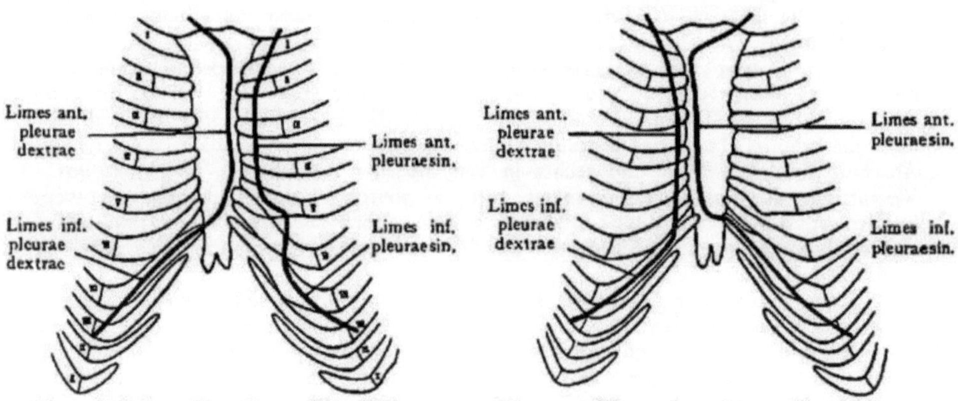

Fig. 208. Schema der extremen Verschiebung der Pleuragrenzen an der vorderen Brustwand. Verschiebung nach links.
Nach Tanja. Morph. Jahrb. XVII. 1891.

Fig. 209. Schema der extremen Verschiebung der Pleuragrenzen an der vorderen Brustwand. Verschiebung nach rechts.
Nach Tanja. Morph. Jahrb. XVII. 1891.

beiderseits die untere Grenze der Pleurahöhle, der tiefsten Ausbuchtung des Sinus phrenicocostalis entsprechend, in abwärts konvexem Bogen lateral- und dorsalwärts; sie liegt in der Mamillarlinie etwa am unteren Rande der VII. Rippe, in der Axillarlinie schneidet sie die zehnte Rippe und erreicht die Brustwirbelsäule in der halben Höhe des XII. Brustwirbels, unterhalb der Artikulationsstelle der XII. Rippe. Die letztere wird also durch die untere Grenzlinie der Pleura gekreuzt, so dass in der Fig. 218 etwa $\frac{1}{3}$ der Rippe oberhalb der Kreuzungsstelle und $\frac{2}{3}$ unterhalb derselben liegen. (Über die Bedeutung dieses Verhältnisses für Operationen an den Nieren, sowie über Variationen der Länge der XII. Rippe siehe Topographie der Niere.)

Der Verlauf der Pleuragrenze an der vorderen Brustwand lässt zwei Stellen von dem Pleuraüberzuge frei. An die obere, welche dem dreieckigen Felde an der hinteren Fläche des Manubrium sterni entspricht, legt sich beim neugeborenen Kinde die Thymus; beim Erwachsenen findet sich hier das fettreiche die Thymusreste enthaltende Bindegewebe des Septum mediastinale. Die untere Stelle entspricht den ventralen Enden des IV. und V. linken Intercostalraumes und dem angrenzenden Teile des Corpus sterni bis zum Abgang des Processus xiphoides, hier legt sich der Pericardialsack direkt an die vordere Brustwand und kann bei typischem Befunde ohne Verletzung der Pleura erreicht werden. Man wird bei der Punktion oder der Eröffnung des Pericardialsackes (bei starken pericarditischen Ergüssen oder bei Operationen am Herzen) von dieser Stelle aus vorgehen, also etwa dicht neben dem Sternum das Spatium intercostale IV oder V eröffnen.

Variationen im Verlaufe der vorderen Pleuragrenze. Dieselben sind recht beträchtlich; man vergleiche beistehende Figuren, welche extreme Fälle darstellen; in Fig. 208 eine starke Verschiebung der Grenze nach links, in Fig. 209 eine solche nach rechts, Variationen, welche für operative Eingriffe, wie z. B. für die Eröffnung des Pericardialsackes, von grosser Bedeutung sind.

Nachdem wir die Ausdehnung der Pleurahöhle sowie ihre Grenzen in bezug auf die Thoraxwandungen festgestellt, hätten wir nunmehr die Beziehungen der einzelnen Abschnitte der Pleura zu untersuchen.

Pleura costalis. Sie ist beim Erwachsenen mit der Fascia endothoracica verwachsen und mittelst derselben mit den Rippenknorpeln und den Rippen so straff verbunden, dass es ohne Einriss der Pleura nicht gelingt, den Pleurasack von den Rippen und den Mm. intercostales int. abzupräparieren. Beim Neugeborenen ist dagegen die Fascia endothoracica weniger derb, folglich auch die Verbindung mit den Rippen eine lockere, so dass es möglich ist, die Pleura costalis von den Thoraxwandungen abzulösen und den Pleurasack präparatorisch darzustellen.

Die Arterien und Venen der Pleura costalis gehören teils zum Gebiete der A. mammaria int. und der gleichnamigen Venen, teils zu demjenigen der Aa. und Vv. intercostales post. Die Lymphgefässe verlaufen (Fig. 201) hauptsächlich ventralwärts zu den Lymphoglandulae intercostales ant.

Die Pleura mediastinalis erstreckt sich von dem Umschlage der Pleura costalis an der vorderen Brustwand dorsalwärts bis zur Wirbelsäule oder bis zu einer Linie, welche den Articulationes costovertebrales entspricht. Nach unten reicht sie bis zum Diaphragma, um hier in die Pleura diaphragmatica überzugehen. Sie wird in der Höhe des Hilus pulmonis durch die zur Lunge verlaufenden Gebilde eingestülpt (Bronchus, A. und V. pulmonalis usw.) und geht auf dieselben sowie auf die Lunge als Pleura pulmonalis über, dabei bildet sie eine vom Lungenhilus an abwärts bis zum Diaphragma verlaufende, auf die Facies mediastinalis der Lunge übergehende drei-eckige Falte (Lig. pulmonale), durch welche die Facies mediastinalis der Lunge so-wohl mit der Pleura mediastinalis, als auch mit der Pleura diaphragmatica in Ver-bindung steht.

Die Pleura mediastinalis stellt beiderseits die Grenze des Septum mediastinale dar und tritt zu einer Anzahl mediastinaler Gebilde in Beziehung. Ventral legt sich (Fig. 206) die Pleura dem parietalen Pericardium an, mit welchem sie durch spär-liches Bindegewebe in Zusammenhang stehen und wird in diesem Bereiche als Pleura pericardiaca bezeichnet. Zwischen den beiden serösen Blättern, dem Pericardium einerseits, der Pleura pericardiaca andererseits verläuft rechts wie links der N. phre-nicus. Im übrigen ist das Verhalten der Pleura mediastinalis rechts und links ver-schieden. Rechterseits überzieht sie (man vergleiche die von der Seite her auf-genommenen Situsbilder der Mediastinalgebilde, auch die Horizontalschnitte durch die Brust am Schlusse des Kapitels) den rechten Umfang der V. cava sup. sowie den der V. cava sup. lateral angeschlossenen N. phrenicus dexter mit der A. und den Vv. peri-cardiacophrenicae dextrae, den rechten Umfang der A. anonyma, ferner den rechten Umfang der Trachea unmittelbar oberhalb der Bifurkation, endlich in grösserer Aus-dehnung die auf den Brustwirbelkörpern aufwärts ziehende V. azygos sowie den Grenzstrang des Sympathicus. Linkerseits überzieht die Pleura mediastinalis den linken Umfang der Aorta thoracica, den linken Grenzstrang des Sympathicus und die V. hemiazygos, sowie den linken Umfang der A. subclavia sin. Streckenweise kann die Pleura mediastinalis dextra und sin. auch noch bis an den Oesophagus heranreichen, und zwar unterhalb seiner Kreuzung durch den Arcus aortae.

Die Pleura diaphragmatica überzieht beiderseits denjenigen Teil der oberen Fläche der Zwerchfellkuppel, welcher von dem Pericardium diaphragmaticum freige-lassen wird. Entsprechend der Verlagerung des Herzens nach links ist die von der

Pleura diaphragmatica überzogene Partie der Zwerchfellkuppel rechterseits grösser als linkerseits. Die Pleura ist mit dem Diaphragma mittelst der Fascia endothoracica fest verwachsen.

Pleurakuppel und Reserveräume der Pleurahöhle. Der oberste Teil der Pleurahöhle, welcher, nach vorne projiziert, über die vordere Abgrenzung des Thorax durch die Incisura jugularis und die Clavicula in die Halsgegend hinaufragt, wird recht passend als Pleurakuppel (Cupula pleurae) bezeichnet (Fig. 210). Sie entspricht in ihrer Wölbung der Lungenspitze, welche sich von unten in den Kuppelraum erhebt und denselben vollständig ausfüllt. Die Pleurakuppel wird nicht bloss durch die Verlötung ihrer Wandung mit der Fascia endothoracica in ihrer Lage fixiert, sondern auch

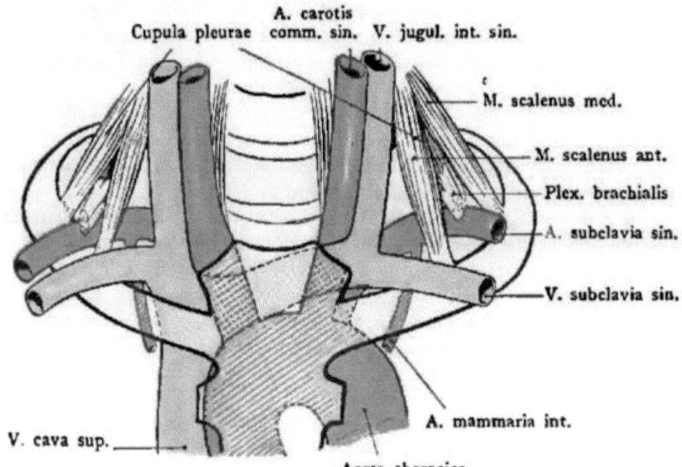

Fig. 210. Topographie der Pleurakuppel.
(Halbschematisch.)

durch derbe Faserzüge, welche sich von der straffen Fascia praevertebralis (Fascia colli prof.) abzweigen und mit der Wandung der Pleurakuppel verbinden. Dorsal liegt sie dem Köpfchen und dem Halse der I. Rippe sowie dem in seinem Ursprunge bis zum III. Brustwirbelkörper herabreichenden M. longus colli an, der von der Fascia praevertebralis überzogen wird. Der Grenzstrang des Sympathicus und sein dem Köpfchen der ersten Rippe aufgelagertes Ganglion cervicale inf. stehen gleichfalls in unmittelbarem Kontakte mit der Pleura (s. Trigonum scalenovertebrale). Die Mm. scaleni gehen über den vorderen und lateralen Umfang der Pleurakuppel zu ihren Insertionen an der oberen Fläche der ersten und zweiten Rippe; sie begrenzen die hintere Scalenuslücke und die Rinne, in welcher von oben her die Stämme des Plexus brachialis abwärts verlaufen, um sich der A. subclavia anzuschliessen. Rechterseits legt sich die A. anonyma sowie ihre direkte Fortsetzung nach oben zum Halse, die A. carotis comm. dextra, an den medialen Umfang der Pleurakuppel, linkerseits die A. carotis comm. sin., während beiderseits die A. subclavia über den vorderen oberen Umfang der Pleurakuppel zur hinteren Scalenuslücke hinwegzieht. Sie wird von vorne teilweise durch die V. subclavia überlagert, welche von dem Angulus venosus, wo sich die V. anonyma durch den Zusammenfluss der V. subclavia und der V. jugularis int. bildet, zur vorderen Scalenuslücke (zwischen dem M. scalenus ant. und der Clavicula) verläuft. Die A. und V. subclavia treten abwärts in die Spitze der Achselhöhlenpyramide ein. Die Clavicula legt sich mit ihrer Pars sternalis vor die Gefässe, gelangt aber nicht in unmittelbare Berührung mit der Pleurakuppel. Letztere überragt eine durch die Clavicula gelegte Horizontalebene um 2—3 cm, kann also ebenso wie die A. und V. subclavia, welche sich der Pleurakuppel anlagern, von oberhalb der Clavicula eindringenden Stich- oder Schussverletzungen erreicht werden.

Zwei Äste der A. subclavia treten in Beziehung zur Pleurakuppel, erstens die A. mammaria int., welche abwärts zieht, um sich dem Sternum anzulegen (Fig. 210) und zweitens die A. vertebralis, welche gegen den Winkel hinaufzieht, der durch den M. scalenus ant. und den M. longus colli gebildet wird (Angulus scaleno-vertebralis) und hier in das Foramen transversarium des VI. Halswirbels eintritt.

Die Pleurakuppel, in welche sich die Lungenspitze einlagert, ist also nicht bloss tief gelegen, sondern steht zu einer Anzahl von wichtigen Gebilden in Beziehung. Die Lungenspitze füllt den Raum sowohl bei der Inspiration als bei der Exspiration vollständig aus; die Wandungen sind infolge ihrer Fixation durch die erwähnten Faserzüge der Fascia praevertebralis, weniger nachgiebig als andere Partien der Pleura, so dass die Lungenspitze ihre Lage bei In- und Exspiration nur wenig ändert. Man spricht infolgedessen geradezu von einer geringeren Ventilation der Lungenspitze und führt, ob mit Recht sei dahingestellt, die Häufigkeit des Auftretens tuberkulöser Prozesse in der Lungenspitze auf die erwähnten Beziehungen der Pleurakuppel zurück.

Reserveräume der Pleurahöhle. Die beiden Sinus pleurae, der Sinus phrenicocostalis und der Sinus costomediastinalis bilden Reserveräume der Pleurahöhle, in welche sich bei der Inspiration die Lunge vorschiebt, während sich diese bei der Exspiration aus ihnen zurückzieht. Bei dem letzteren Vorgange legen sich die beiden den Sinus bildenden Pleurablätter aneinander, bei der Inspiration werden

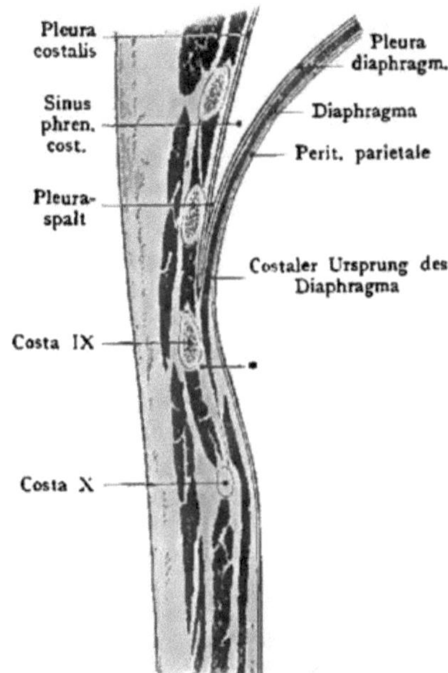

Fig. 211. Sinus phrenicocostalis. Nach einem frontalen Gefrierschnitte durch den Rumpf.

sie dadurch voneinander getrennt, dass der Lungenrand in den Sinus vordringt.

Die Ausdehnung der Sinus pleurae ist in den Figg. 215—218 durch grüne Punktierung angegeben; die Umrisse der Lungen bei mittlerer Inspiration sind schwarz, diejenigen der Pleura grün gehalten. Aus den Figuren geht ohne weitere Erklärung hervor, dass die beiden Sinus pleurae eine recht verschiedene Ausdehnung besitzen, je nachdem wir dieselben vorn, seitlich oder dorsal untersuchen. Der Sinus costomediastinalis bildet einen Reserveraum, welcher bei der Inspiration fast vollständig ausgefüllt wird, indem die Grenzen der Lunge mit den Grenzen der Pleura zusammenfallen. Bloss linkerseits, wo in Fig. 215 ein starker Ausschnitt am vorderen Lungenrande der Ausbiegung der Pleuragrenze lateralwärts im Bereiche des IV. und V. Intercostalraumes entspricht, wird der Reserveraum grösser, und die Untersuchung der Respirationsbewegungen ergibt, dass derselbe niemals, auch nicht bei forcierter Inspiration, vollständig von der Lunge ausgefüllt wird. In noch höherem Grade gilt dies für den Sinus phrenicocostalis, dessen Höhe (bei mittlerer Exspirationsstellung der Lungen gemessen) wechselt, je nachdem man

in den verschiedenen senkrechten Orientierungslinien des Thorax untersucht. Die Höhe
des Sinus beträgt nach Luschka:

in der rechten Sternallinie 2 cm,
„ „ „ Mamillarlinie 2 cm,
„ „ „ Axillarlinie 6 cm,
neben der Wirbelsäule, am unteren Rande des XII. Brustwirbels, 2,5 cm.

Der Sinus phrenicocostalis wird unter normalen Verhältnissen auch bei forcierter
Inspiration niemals vollständig von der Lunge ausgefüllt; immer bleiben die Pleurablätter am unteren Teile des Sinus miteinander in Kontakt. Wenn wir Frontalschnitte
des Rumpfes etwa dort, wo der Sinus seine maximale Höhe besitzt (in der Linea axillaris),
in bezug auf diesen Punkt untersuchen, so sehen wir (Fig. 208) zunächst den Ursprung des
Diaphragma von der X. Rippe und die Schrägschnitte der VII. bis IX. Rippe. Der
Sinus pleurae reicht nicht bis zu den Ursprüngen des Zwerchfells von den Rippen hinunter,
vielmehr ist das Zwerchfell durch Bindegewebe eine Strecke weit mit den Mm. intercostales int. verlötet (* in Fig. 211). An dem Sinus pleurae phrenicocostalis lassen
sich hier zwei Abschnitte unterscheiden. Im Bereiche des unteren Abschnittes
berühren sich die Pleura diaphragmatica und die Pleura costalis, indem sie bloss durch
einen Spalt, in welchen die Lunge niemals herabsteigt, voneinander getrennt werden.
Der obere Abschnitt erscheint bei der Exspiration gleichfalls als Spalt, dagegen
drängt sich bei der Inspiration der untere Lungenrand zwischen die Pleurablätter nach
unten und erweitert den Spalt, so dass er dann einen wirklichen Reserveraum für die
sich ausdehnende Lunge darstellt.

B. Topographie der Lungen.

Die Lungen verhalten sich zur Pleurahöhle in derselben Weise wie etwa das
Herz zur Pericardialhöhle oder ein Darmteil zur Peritonealhöhle. Am Hilusfelde
gelangen zu- und abführende Blutgefässe und Nerven mit dem Bronchus zur Lunge,
indem sie, aus dem Septum mediastinale austretend, sich zum Lungenstiel zusammenlegen
(Radix pulmonis) und einen Überzug von der Pleura mediastinalis erhalten, welcher
hier als Pleura visceralis auf die Lunge übergeht.

Das weiche Lungengewebe schmiegt sich den Thoraxwandungen, genauer gesagt
der von der Pleura parietalis gebildeten Wandung der Pleurahöhle, eng an und erhält
in ähnlicher Weise wie andere Eingeweide Eindrücke, die teils von Gefässen (A. subclavia und Aorta) teils von anderen Eingeweiden (Herz, Oesophagus) herrühren.
Solche Eindrücke (Impressiones) können durch die Injektion der Blutgefässe mit
erhärtenden Flüssigkeiten (Formol oder Chromsäure) in der Leiche fixiert werden;
dabei wird die Form der Lungen im ganzen am besten erhalten und die topographischen Beziehungen lassen sich zum Teil auch ohne weiteres an derartigen Präparaten ablesen.

Man vergleicht in der Regel eine in situ gehärtete, am Hilus abgetrennte
und aus der Pleurahöhle entfernte Lunge mit einem Conus, dessen Basis der
Wölbung des Zwerchfells aufliegt, während die Spitze den Raum der Pleurakuppel
ausfüllt. Der Vergleich mit einem Conus ist jedoch kein genauer, indem wir an jeder
Lunge bestimmte Flächen (Facies) unterscheiden können, die an mehr oder weniger
scharfen Kanten (Margines) ineinander übergehen, so eine Facies diaphragmatica (Basis
pulmonis), eine Facies sternocostalis und eine Facies mediastinalis. Dieselben entsprechen
der Einteilung der Pleura parietalis in eine Pleura diaphragmatica, eine Pleura costalis
und eine Pleura mediastinalis. Ferner haben wir einen Margo ant. (er fügt sich in den Sinus
costomediastinalis ant. ein), einen stumpfen Margo posterior (er entspricht dem Sinus
costomediastinalis post.) und einen Margo inferior (er entspricht dem Sinus phrenico-

costalis). Dazu kommt die Lungenspitze (Apex pulmonis). Sämtliche Flächen der Lunge werden von der Pleura visceralis überzogen; nur das Hilusfeld an der Facies mediastinalis, wo der durch die Pleura mediastinalis gelieferte Überzug der Hilusgebilde auf die Lunge übergeht, macht hiervon eine Ausnahme.

Abgesehen von den Impressiones, welche durch benachbarte Organe an den Lungen erzeugt werden, erhält das Relief derselben noch eine gewisse Abwechslung durch die Lungenfurchen (In-cisurae interlobares), durch welche die rechte Lunge in drei Lappen (Lobus superior, medius und inferior), die linke Lunge in zwei Lappen (Lobus superior und inferior) einge-teilt wird. Der Verlauf der Incisurae interlobares und die Ausdehnung der einzelnen Lungenlappen in ihrer Pro-jektion auf die Brustwandung sind praktisch von nicht geringer Wichtigkeit (Figg. 215—218).

Besprechung der Lun-genflächen und Lungen-kanten (Figg. 212 und 213). Facies sternocostalis. Sie tritt beiderseits in Be-ziehungen zu der vorderen, lateralen und dorsalen Wan-dung des Brustkorbes durch Vermittlung des Pleuraspaltes und der Pleura costalis. Folg-lich ergeben sich Beziehungen: vorn zum Corpus sterni und den Rippenknorpeln, seitlich zu den knöchernen Rippen-spangen bis zur Linie, in wel-cher die Articulationes costo-vertebrales liegen und die Facies

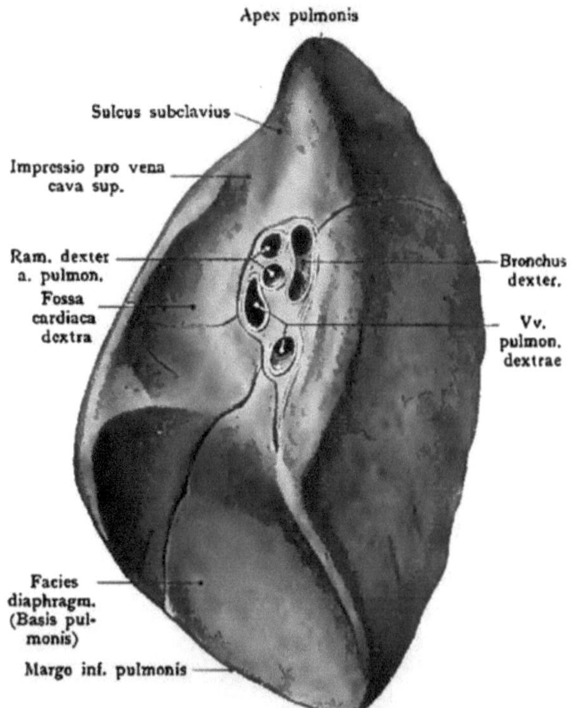

Fig. 212. Mediale Ansicht der rechten Lunge.
Nach dem Hisschen Gipsabguss, unter Zuhilfenahme eines Formol-präparates.

sternocostalis der Lunge in die Facies mediastinalis übergeht. Die Facies sternocostalis erhält durch die Rippen Vorwölbungen, welche sehr schön am gehärteten Präparat zu erkennen sind. Entsprechend den Intercostalräumen finden sich dagegen leichte Ver-tiefungen an der Facies sternocostalis der Lunge. Auf die Lungenwand lastet von innen der atmosphärische Druck, welcher sie auszudehnen sucht, ihm wirkt entgegen der elastische Zug der Bronchen und des gesamten Lungengewebes, welches bestrebt ist, die Lunge gegen den Hilus hin zu kontrahieren und auf ein kleineres Volumen zu reduzieren. Dies gelingt, wenn der Pleuraspalt etwa durch Stichwunden eröffnet wird, indem damit ein Gleichgewicht zwischen dem von aussen und von innen auf die Lunge einwirkenden atmosphärischen Druckes eintritt, welcher dem elastischen Lungengewebe das Über-gewicht verleiht: die Lunge collabiert. Der Luftdruck wirkt auch in demselben Sinne auf die weiten Intercostalräume und bringt so die Vertiefungen auf der Facies sterno-costalis der Lunge hervor, die oben erwähnt wurden. Die Beziehungen zu den Rippen kommen manchmal auch in einer ungleichmässigen Ausbildung des Lungenpigmentes zum Ausdruck, indem dasselbe entsprechend den Intercostalräumen etwas schwächer ausgebildet ist, als an den Stellen, die von den Rippenspangen bedeckt sind. Die Facies sternocostalis beider Lungen sind, entsprechend der Thoraxwandung, sowohl in transversaler als in sagittaler Richtung gewölbt.

Die Facies sternocostalis zeigt infolge der Ausbildung der Incisurae interlobares eine Einteilung in Lappen (Lobi pulmonales). Beiderseits ist eine Hauptfurche zu verfolgen, welche von dem dorsalen Umfange der Lunge, etwa in der Höhe, wo die Spina ihren Anfang am Margo vertebralis scapulae nimmt, schräg ventralwärts verläuft, um am vorderen Rande, beiderseits etwa am VII. Rippenknorpel, auf die Facies mediastinalis überzugehen (siehe die Situsbilder der Brusteingeweide von der Seite). Während die linke Lunge durch diese Furche in einen oberen und einen unteren Lappen geteilt wird, kommt an der rechten Lunge eine zweite Incisura interlobaris hinzu, welche von der ersten etwa in ihrer halben Länge abgeht, horizontal gegen den Margo anterior verläuft und einen keilförmigen, bloss von vorn und von der Seite sichtbaren, mittleren Lappen abgrenzt.

Facies mediastinalis. Ihr Relief (Figg. 212 u. 213) wird durch ihre Beziehungen zu den von der Pleura mediastinalis bedeckten Gebilden des Septum mediastinale bestimmt; es ergeben sich demnach für

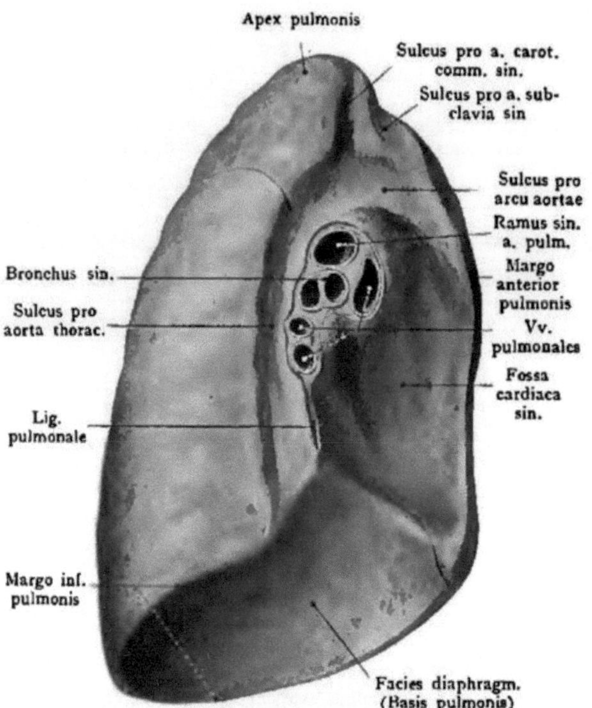

Fig. 213. Mediale Ansicht der linken Lunge.
Nach dem Hisschen Gipsabguss, unter Zuhilfenahme eines Formolpräparates.

beide Lungen verschiedene Verhältnisse. Rechts wie links findet sich, etwa in der halben Höhe der Facies mediastinalis der dorsalen Kante näher als der ventralen, das ovale Hilusfeld mit senkrecht gestellter Längsachse. Von den Rändern des Hilusfeldes aus schlägt sich die Pleura visceralis auf die Gebilde über, welche die Radix pulmonis bilden und am Hilusfelde in die Lunge eintreten (Bronchus, Verzweigungen der A. pulmonalis, Vv. pulmonales, Vasa lymphatica pulmonis und Plexus pulmonalis ant. und post. n. vagi). Von der unteren Grenze des Hilusfeldes zieht sich das Lig. pulmonale als eine Pleuraduplikatur abwärts zum Diaphragma, medianwärts zur Pleura mediastinalis.

Die Gebilde, welche am Hilusfelde in die Lunge eintreten, zeigen rechts und links eine verschiedene Anordnung. Rechterseits (Fig. 212) liegt, etwas dorsal- und kranialwärts, der Querschnitt des rechten Bronchus, ventral davon zwei Äste des Ram. dexter a. pulmonalis und an diese sowie an den Bronchus sich anschliessend, gegen den unteren (kaudalen) Umfang des Hilusfeldes die Querschnitte der beiden

Venae pulmonales. Linkerseits (Fig. 213) haben wir im Hilusfelde kranial den Querschnitt des Ramus sinister a. pulmonalis, ventral davon den Querschnitt des Bronchus
sinister, sowie im kaudalen Teile des Feldes, gegen den Abgang des Lig. pulmonale hin,
die Venae pulmonales.

Abgesehen von dem Hilusfelde zeigt das Relief der Facies mediastinalis, an den in
situ gehärteten Lungen, rechterseits und linkerseits weitere Verschiedenheiten. Es ist
möglich, aus den vorhandenen Eindrücken ohne weitläufige Untersuchung die Beziehungen zu den Gebilden des Mediastinalraumes zu erkennen. An der Facies mediastinalis der rechten Lunge findet sich eine ventral von dem unteren Teile des
Hilusfeldes und dem Lig. pulmonale liegende Vertiefung (Fig. 212), die Fossa
cardiaca dextra, in welche sich der laterale Umfang des rechten Vorhofes einbettet.
Die Fossa cardiaca grenzt ventral an den vorderen Lungenrand. Kranialwärts geht
sie in eine ventral von dem Hilusfelde liegende Furche über, die zur Aufnahme der V.
cava sup. bestimmt ist. Dorsal von dem Hilusfelde, dem hinteren Lungenrande angrenzend, ist eine seichte Längsfurche zu sehen, welche teils den Brustwirbelkörpern,
teils dem Oesophagus ihre Entstehung verdankt.

An der Facies mediastinalis der linken Lunge wird eine tiefere Impressio seu Fossa cardiaca durch die Verlagerung des Herzens nach links hervorgerufen, welche den linken stumpfen Herzrand sowie den linken Ventrikel aufnimmt.
Sie liegt ventral von dem Hilusfelde und dem Lig. pulmonale und grenzt vorn unmittelbar an den vorderen Lungenrand. Von der Fossa cardiaca geht kranialwärts
eine Furche aus, welche bogenförmig die obere Grenze des Hilusfeldes umzieht, um
dorsal von demselben, längs des Margo posterior bis zum Margo inferior zu verlaufen.
Diese Furche wird in dem bogenförmigen Teile ihres Verlaufes durch den Arcus aortae
hervorgerufen, im übrigen durch die Aorta thoracica (Sulcus pro arcu aortae, resp.
pro aorta thoracica). Von der höchsten Stelle derselben gehen zwei weitere Furchen aus,
von denen die eine senkrecht gegen den Apex pulmonis hinaufzieht (Sulcus pro arteria
carotide comm. sin.), während die zweite bogenförmig auf die Facies sternocostalis der
Lunge, etwas unterhalb des Apex pulmonis übergeht (Sulcus pro arteria subclavia sin.).

Die Facies diaphragmatica der Lungen (auch Basis pulmonum) liegt der
Wölbung der Zwerchfellkuppel auf und wird in ihrer Form durch dieselbe bestimmt.
Rechterseits und linkerseits sind die Verhältnisse insofern verschieden, als durch die
Verlagerung des Herzens nach links die Facies diaphragmatica der linken Lunge kleiner
ausfällt als diejenige der rechten Lunge, wie überhaupt auch die Masse der linken Lunge,
infolge der Lage der Hauptmasse des Herzens links von der Medianebene, eine
geringere ist. Die Facies diaphragmatica wird durch den scharfen dem Sinus phrenicocostalis eingelagerten unteren Lungenrand von der Facies sternocostalis getrennt, von
der Facies mediastinalis dagegen durch die Fortsetzung dieses Randes, welche den
Sinus phrenicomediastinalis ausfüllt. Die Form der Lungenbasis wird durch die Kuppel
des Zwerchfells modelliert, so dass sie nur in geringem Grade von denjenigen Organen,
welche der unteren Fläche des Zwerchfells anliegen, Eindrücke erhält.

Beziehungen der Facies pulmonum. Zum Teil sind dieselben an den bei
gehärteten Lungen nachweisbaren Impressiones erkennbar.

Facies sternocostalis. Es ergeben sich durch Vermittlung der Pleura costalis
und der Fascia endothoracica Beziehungen zur inneren Fläche der Rippen und zu
den Gebilden der Spatia intercostalia.

Beziehungen der Facies mediastinalis. Dieselbe tritt rechterseits
in Beziehung zum rechten Umfange des rechten Vorhofes, sowie im Anschluss daran zur
Vena cava sup. und zum N. phrenicus dexter, welcher dem lateralen Umfange der V.
cava sup. angeschlossen nach abwärts verläuft. Dorsal von dem Hilusfelde legt sich
der Oesophagus eine Strecke weit in den parallel mit dem Margo post. verlaufenden
Sulcus oesophageus. Diese Beziehungen verstehen sich natürlich mit der Einschränkung,

dass sich zwischen der Facies mediastinalis und den erwähnten Organen die Pleura
mediastinalis einschiebt und dazu, im Bereiche der Fossa cardiaca, auch noch das Pericardium parietale.

Die Beziehungen der linken Facies mediastinalis ergeben sich gleichfalls
zunächst aus den Impressiones. In die Fossa cardiaca kommt der linke stumpfe Herz-
rand, also in der Hauptsache der linke Ventrikel und dazu auch noch ein Teil der vorderen
Fläche des rechten Ventrikels zu liegen. Der Sulcus pro arcu aortae wird von dem
Arcus aortae eingenommen, die Impressio carotica und die Impressio subclavia von der
A. carotis comm. sin. und der A. subclavia sin. In den Sulcus aorticus legt sich die
Aorta thoracica.

Facies diaphragmatica. Sie hat unmittelbare Beziehungen zur oberen
Fläche des Diaphragma, mittelbare Beziehungen zu denjenigen Organen der Bauchhöhle, welche der unteren Fläche des Diaphragma anliegen, so zur Leber, zum
Magen und zur Milz. Ausserdem kommen auch die Nieren in Betracht, welche in
einem Teile ihrer dorsalen, direkt dem Zwerchfell (s. Topographie der Nieren) angelagerten
Fläche mittelbare Beziehungen zur Facies diaphragmatica der Lungen und zur Pleura
diaphragmatica besitzen.

Die Facies diaphragmatica der rechten Lunge und die Pleura diaphragmatica
dextra werden durch das Zwerchfell von der oberen Fläche (Facies diaphragmatica)
des rechten Leberlappens bis zu dem annähernd median eingestellten Lig. falciforme
hepatis getrennt. Der Sinus phrenicocostalis reicht dorsal so weit nach unten, dass er noch
in den Bereich des oberen Drittels der dorsalwärts projizierten rechten Niere fällt, auch
kann sich der untere Lungenrand bei starker Inspiration noch über dieses Projektionsfeld wegschieben, so dass eine von hinten direkt auf den oberen Nierenpol vordringende
Stich- oder Schusswunde sowohl den Sinus phrenicocostalis, als auch die rechte Lunge
verletzen kann, bevor sie die Niere erreicht. Die Facies diaphragmatica der linken
Lunge steht in Beziehung zu einem Teile der oberen Fläche des linken Leberlappens,
welcher nicht von der Facies diaphragmatica des Herzens überlagert wird, ferner je
nach dem Füllungszustande des Magens, zu einem grösseren oder kleineren Teile des
sich nach oben der Wölbung des Diaphragmas anschliessenden Fundus ventriculi,
endlich zur Facies diaphragmatica der Milz, die, je nach dem Stande der Respiration
(s. Milz), zu mehr als $^2/_3$ ihres Projektionsfeldes von dem linken Sinus phrenicocostalis
oder zu $^1/_3$ von dem unteren Rande der linken Lunge überlagert wird. Das Verhältnis
der Niere zur Pleurahöhle ist auf beiden Seiten dasselbe, jedoch mit dem Unterschiede, dass die linke Niere weiter kranialwärts reicht, als die rechte Niere, so dass sie
in grösserer Ausdehnung von dem linken Sinus phrenicocostalis sowie von dem linken
unteren Lungenrande überlagert wird. Selbstverständlich wechseln diese Beziehungen
rechts wie links mit den Variationen im Höhenstande der Nieren.

Beziehungen zur Lungenspitze. Die Lungenspitze (Apex pulmonis) ragt
über eine Horizontalebene, welche durch den oberen Rand des mit dem Sternum in
Verbindung tretenden ersten Rippenknorpels gelegt wird, hinaus und entspricht so der Ausdehnung der Pleurakuppel. Nach vorne projiziert, wird also der Apex pulmonis in den
Bereich der Halsregion fallen, wenn wir als untere Grenze der letzteren die Incisura
jugularis sterni und den oberen Rand der Clavicula annehmen. Die topographischen
Beziehungen der Lungenspitze sind dieselben, wie diejenigen der Pleurakuppel (Fig. 210),
also nach vorne zu den Mm. scaleni, der V. und der A. subclavia, welch' letztere auf dem
vorderen Umfange des Apex den Sulcus subclavius zurücklässt. Die Stämme des Plexus
brachialis, welche in der Rinne zwischen den Mm. scaleni ant. und med. aus den For.
intervertebralia herauskommen, ziehen über den lateralen und vorderen Umfang der
Pleurakuppel, um mit der A. subclavia zwischen der Clavicula und der ersten Rippe
in die Achselhöhle einzutreten. Vor der Pleurakuppel verläuft die A. mammaria int.
abwärts, medial ziehen linkerseits die A. carotis comm. und die A. vertebralis

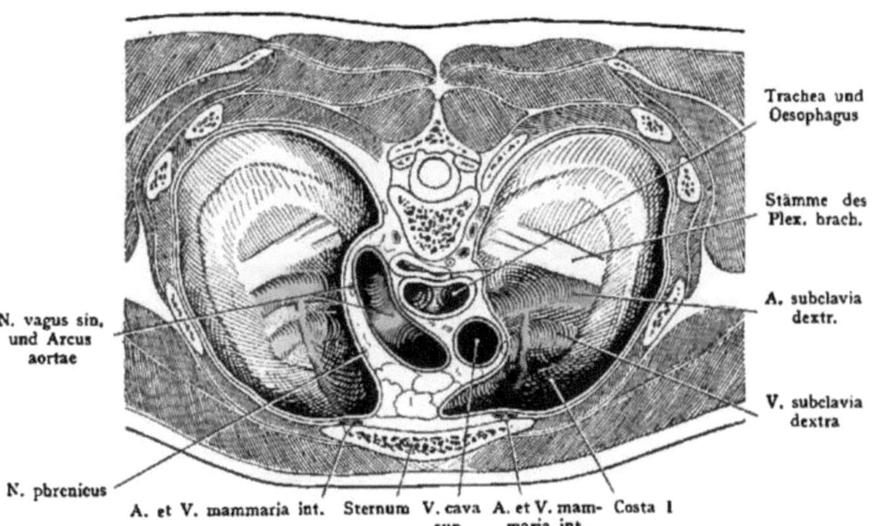

Fig. 214. Topographie der Pleurakuppeln, von unten gesehen.

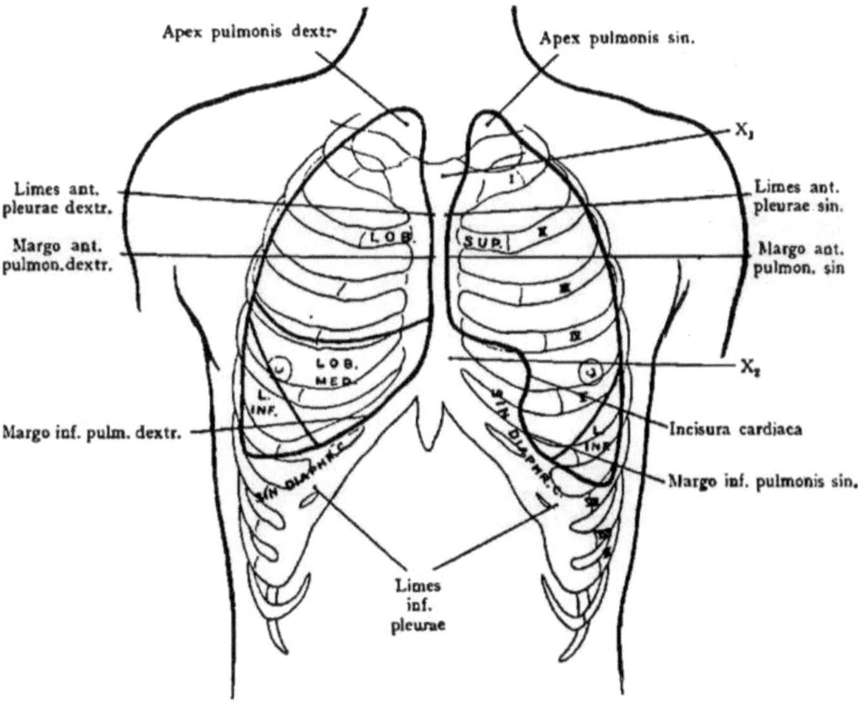

Fig. 215. Lungen und Pleuragrenzen, von vorn gesehen.
X₁ Der dreieckige, von der Pleura unbedeckte Bezirk der hinteren Fläche des Manubrium sterni. X₂ Bezirk, in welchem das Pericard direkt an die vordere Brustwandung anstösst.
Figg. 215—218 zum Teil nach Merkel. — Sin. diaphr. c. = Sinus phrenicocostalis.

empor, während rechterseits die A. anonyma angetroffen wird.   Dorsal von dem
Apex liegt der Grenzstrang des Sympathicus mit seinem Ganglion cervicale inf., welches
eben noch auf dem Köpfchen der ersten Rippe von oben her zu erreichen ist.

Die Fig. 214 gibt die Ansicht der Pleurakuppel von unten mit den grossen
Nerven- und Gefässstämmen, welche über die Pleurakuppel zum Eintritt in die Achselhöhle hinwegziehen.

**Topographie der Lungenränder und der Lungenlappen, bezogen auf
den Thorax** (Figg. 215—218).   Der Verlauf des Margo ant. und des Margo inf. ist
von praktischer Wichtigkeit, weil man denselben beim Lebenden feststellen kann.
Man darf zwar nicht ohne weiteres den Leichenbefund als Typus schildern, denn

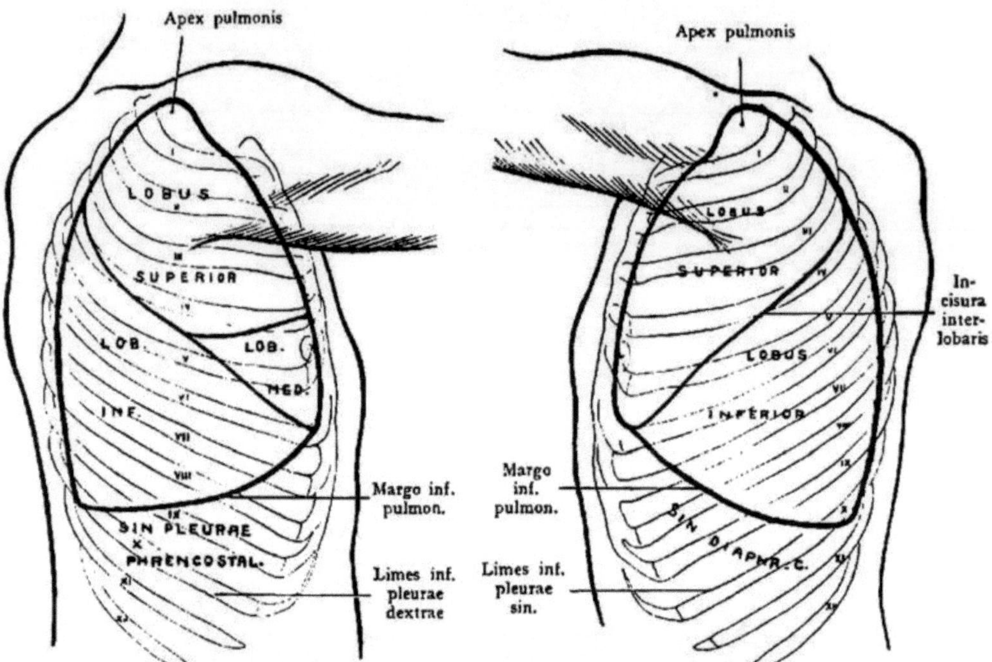

Fig. 216.   Grenzen der rechten Lunge und
untere Pleuragrenze, von rechts gesehen.

Fig. 217.   Grenzen der linken Lunge und untere
Pleuragrenze, von links gesehen.
Sin. diaphr. c. = Sinus phrenicocostalis.

derselbe stellt die Lungengrenzen bei äusserster Exspirationsstellung dar; zur Er-
langung einer richtigen Vorstellung empfiehlt es sich eher, mittelst der Perkussionsmethode die Lungengrenzen beim Lebenden festzustellen und auf dem Thoraxschema
einzutragen.   Aus einer Kombination des Befundes an der Leiche und am Lebenden
sind die Figg. 215—218 entstanden, bei welchen die Lage der Lungenränder in
mittlerer Exspirationsstellung sowie auch der Verlauf der Pleuragrenzen und die
Sinus pleurae (letztere grün punktiert), dargestellt sind.

Die vorderen Ränder beider Lungen entsprechen insofern den vorderen Pleuragrenzen, als sie von den Lungenspitzen aus nach unten konvergieren, um von der
Grenze zwischen Corpus und Manubrium sterni, also etwa von der Höhe des Ansatzes
des II. Rippenknorpels an das Sternum bis etwa zur Höhe des Ansatzes des IV. Rippenknorpels, parallel zu verlaufen.   Sodann weichen sie ebenso wie die vorderen Pleuragrenzen auseinander; der vordere Rand der linken Lunge zeigt die Incisura cardiaca

sin., welche dem sternalen Ende des IV. und V. Intercostalraumes entspricht und etwa
(Fig. 215) bis zur Linea parasternalis reicht. Am VI. Rippenknorpel geht die Incisura
cardiaca in den unteren Lungenrand über. Der vordere Rand der rechten Lunge verläuft senkrecht bis etwa zum Ansatze des VI. Rippenknorpels an das Sternum, um hier,
in derselben Höhe wie linkerseits, in den unteren Lungenrand überzugehen. Manchmal entspricht der Incisura cardiaca des linken Lungenrandes eine kleinere Incisura
cardiaca rechterseits.

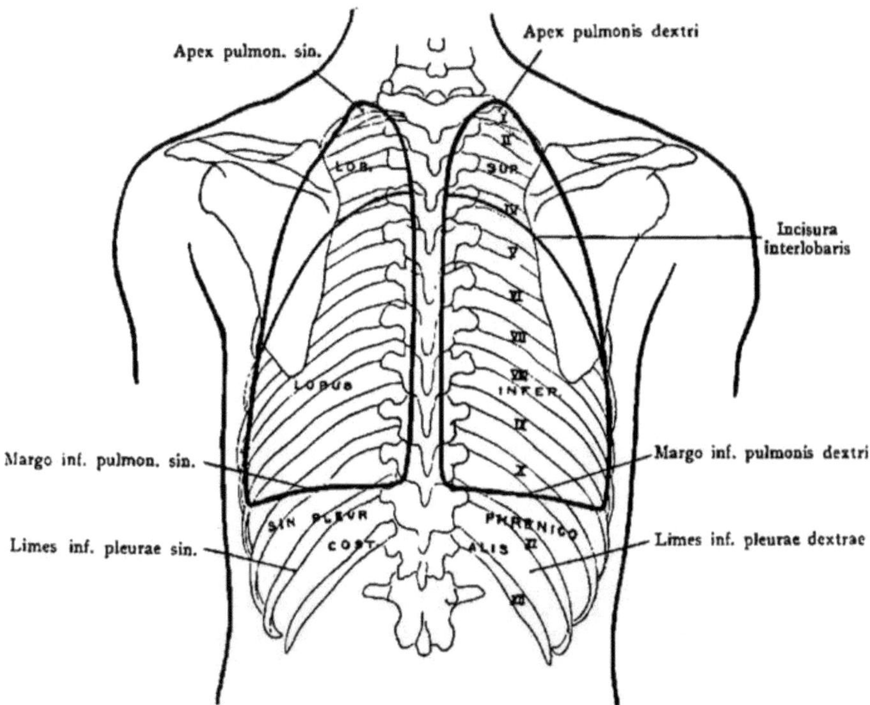

Fig. 218. Lungen von hinten; untere Grenzen der Lungen und der Pleura.

Von dieser Stelle an verläuft der untere Lungenrand in sanftem Bogen lateral-
und dorsalwärts bis zur Artikulationsstelle der XI. Rippe mit dem XI. Brustwirbel
(Figg. 216—218).

Es bleiben also zwei Bezirke der vorderen Brustwand übrig, an welche die
Lunge bei mittlerer Inspiration nicht heranreicht. Der eine (X_1 Fig. 215) entspricht
etwa dem Dreieck am Manubrium sterni, welches von der Pleura freibleibt, der
andere (X_2 Fig. 215) den sternalen Enden des IV. und V. Intercostalraumes linkerseits
sowie dem angrenzenden Teile des Corpus sterni, also der Incisura cardiaca der linken
Lunge und der lateralwärts gehenden Ausbiegung der linken vorderen Pleuragrenze in der Höhe des IV. und V. Intercostalraumes. Der hier vorhandene Reserveraum der Pleurahöhle wird durch den Lungenrand, auch bei der stärksten Inspiration,
nicht ganz ausgefüllt; es bleibt immer ein Pleuraspalt übrig, dessen Wandungen miteinander in Berührung stehen.

Über die Bestimmung der Grenzen einzelner Lungenlappen, sowie über
den Verlauf der die Lappen voneinander trennenden Furchen sind folgende Angaben

zu machen. Die Incisura interlobaris der linken Lunge beginnt (Fig. 213) auf der Facies mediastinalis oberhalb des Hilusfeldes, verläuft dorsalwärts auf die Facies sterno-costalis und schräg über dieselbe hinweg zum Übergange des vorderen in den unteren Lungenrand und, die Fossa cardiaca kreuzend, zum Hilus zurück. Die Richtung ihres Verlaufes wird beim Lebenden durch eine Linie angegeben, die von dem Processus spinosus des III. Brustwirbels bis zum Übergang der VI. Rippe in den Rippenknorpel gezogen wird (Figg. 215 u. 218). Alles, was oberhalb dieser Linie liegt, gehört zum oberen Lappen, alles, was unterhalb derselben liegt, zum unteren Lappen.

Rechterseits verläuft die Hauptincisur in derselben Richtung wie die Incisura interlobaris der linken Lunge. Durch eine zweite Incisura interlobaris, welche von der Hauptincisur dort abgeht, wo dieselbe die Linea axillaris schneidet (Fig. 216) und annähernd horizontal bis zum Ansatze des IV. Rippenknorpels an das Sternum ver-läuft, wird eine Einteilung der rechten Lunge in einen oberen, einen mittleren und einen unteren Lappen hergestellt. Der obere und der mittlere Lappen entsprechen zusammengenommen dem oberen Lappen der linken Lunge.

Für die Bestimmung der Ausdehnung der einzelnen Lungenlappen gelten folgende einfache Regeln. Der Anfang der primären Incisura interlobaris an dem Proc. spinosus des III. Brustwirbels liegt beiderseits in der Höhe der leicht durchzufühlenden Spina scapulae (Fig. 218). Links ist, in der Ansicht von hinten, alles, was oberhalb einer die Spinae scapularum an ihrem Abgange von der Basis scapulae verbindenden Linie liegt, zum Oberlappen, alles, was unterhalb derselben liegt, zum Unterlappen zu rechnen. In der Seitenansicht wird die Grenze durch eine Linie bestimmt, die man von dem medialen, hinteren Ende der Spina scapulae zum Übergange der VI. Rippe in ihren Knorpel zieht. Die ganze Vorderfläche wird linkerseits vom Oberlappen gebildet (Fig. 215).

Rechterseits ist bei der Ansicht von hinten der Befund derselbe wie linkerseits. Seitlich sowie in der Ansicht von vorne lassen sich alle drei Lappen auf die Thorax-wand projizieren; in der Seitenansicht (Fig. 216) findet der obere Lappen seine untere Grenze längs der IV. Rippe, der mittlere Lappen entspricht, von der Axillar-linie an ventralwärts, dem V. und VI. Intercostalraume, während die obere Grenze des Unterlappens durch die schräg vom dorsalen Ende der Spina scapulae bis zum Übergange der VI. Rippe in den Rippenknorpel gezogene Linie angegeben wird.

Gefässe, Nerven und Bronchen in ihren topographischen Beziehungen. Dieselben bilden, indem sie aus dem Mediastinum zum Hilus der Lunge übertreten, die Lungenwurzel (Radix pulmonis), einen kurzen Strang, welcher einen Überzug von der Pleura mediastinalis mitnimmt. Die Lage der einzelnen Gebilde am Hilusfelde ist oben im Anschluss an Figg. 212 und 213 geschildert worden; ihr Verlauf im Mediastinum selbst findet später Berücksichtigung (s. Gebilde des Mediastinum).

Die Blutgefässe der Lunge sind zu unterscheiden in solche, welche zur respi-ratorischen Funktion in Beziehung stehen, und in solche, welche den Stoffwechsel des Lungengewebes besorgen. Zu den ersteren gehören die Äste der A. pulmonalis sowie die Vv. pulmonales, zu den letzteren die Aa. und Vv. bronchiales.

Die A. pulmonalis entspringt aus der rechten Kammer und bildet einen 3 bis 4 cm langen, links von der Aorta ascendens gelegenen Stamm, welcher in einen Ramus dexter und einen Ramus sinister zerfällt. Der Ramus dexter verläuft dorsal von der Aorta ascendens zur rechten Lunge; der Ramus sin. geht, durch das Lig. arteriosum (Botalli) mit der Konkavität des Arcus aortae in Verbindung gesetzt, zur linken Lunge. Am Hilusfelde angelangt, teilt sich der betreffende Ast der A. pulmonalis in sekundäre Äste, die mit den grossen Bronchen zu je einem Lungenlappen gehen. Rechterseits werden also drei, linkerseits zwei sekundäre Äste angetroffen.

Die Vv. pulmonales kommen aus dem Kapillarnetz sowohl der Lungenläppchen als der kleineren Bronchen; sie verlaufen mit den Bronchen und liegen am Querschnitte der letzteren auf der entgegengesetzten Seite, wie die Äste der A. pulmonalis. Im

Lungenhilus bedecken der betreffende Ast der A. pulmonalis und die Vv. pulmonales den Bronchus von vorne.

Gefässe, welche die Ernährung und den Stoffwechsel des Lungengewebes übernehmen, sind die Aa. und Vv. bronchiales. Die Aa. bronchiales sind Äste der Aorta thoracica, welche, je eine für jede Lunge, dem dorsalen Umfange des Bronchus anliegen und den Verzweigungen desselben folgen. Die Vv. bronchiales entsprechen in ihrem Verlaufe den Arterien und beziehen ihr Blut hauptsächlich aus der Wandung der grossen und mittelgrossen Bronchen. Ein Teil der aus dem Kapillarnetz der Bronchen stammenden Venen mündet in die Vv. pulmonales. Übrigens hängen diese mit Venenstämmen zusammen, welche am Oesophagus den Plexus venosus oesophagi

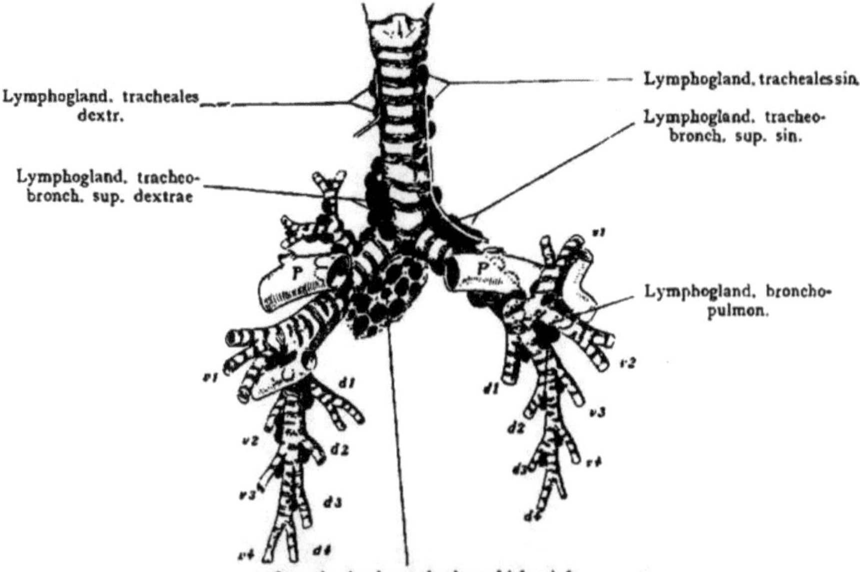

Fig. 219. Topographie der tracheobronchialen und bronchopulmonalen Lymphdrüsen, von vorn gesehen.
Die punktierten Lymphdrüsen und Lymphgefässe sind von vorn nicht sichtbar.
Nach W. Sukiennikow. I.-D. Berlin 1903.
P. P. A. pulmonalis; d_1 d_2 erster, zweiter dorsaler Seitenbronchus; v_1 v_2 erster, zweiter ventraler Seitenbronchus.

bilden; ja es gelingt sogar, Injektionsmasse von den Vv. pulmonales aus bis in die Magenvenen (also in das Pfortadersystem) vorzutreiben.

Die Lymphgefässe der Lunge lassen sich in oberflächliche und tiefe unterscheiden (Fig. 201). Die oberflächlichen bilden unter der Pleura visceralis ein Netz, welches sich mit den Lymphdrüsen am Hilus pulmonis verbindet und von hier aus mit den tiefen Lymphgefässen der Lunge gemeinsame Abflusswege längs der Bronchen und der Trachea nach oben hat. Die tiefen Lymphgefässe und Lymphdrüsen der Lunge sind, wie aus Fig. 219 hervorgeht, mit einer gewissen Regelmässigkeit angeordnet; sie schliessen sich der Trachea, den Hauptbronchen und den Verzweigungen derselben an. Wir können zwei grössere, ineinander übergehende Systeme unterscheiden, erstens die Lymphoglandulae bronchopulmonales mit den dieselben verbindenden Lymphgefässen, zweitens die Lymphoglandulae tracheobronchiales, welche das erstgenannte System längs der beiden Hauptbronchen und der Trachea nach oben fortsetzen. Die Lymphoglandulae bronchopulmonales, welche als die ersten Stationen

für die aus den Lungenläppchen längs der Bronchen sich sammelnden Lymphgefässe
anzuschen sind, liegen einzeln oder auch in der Zwei- oder Dreizahl an dem Abgange
der sekundären Bronchen (Fig. 219), und zwar in den durch den Hauptbronchus und
die sekundären Bronchen gebildeten Winkeln; sie stellen eine Kette dar, welche sich

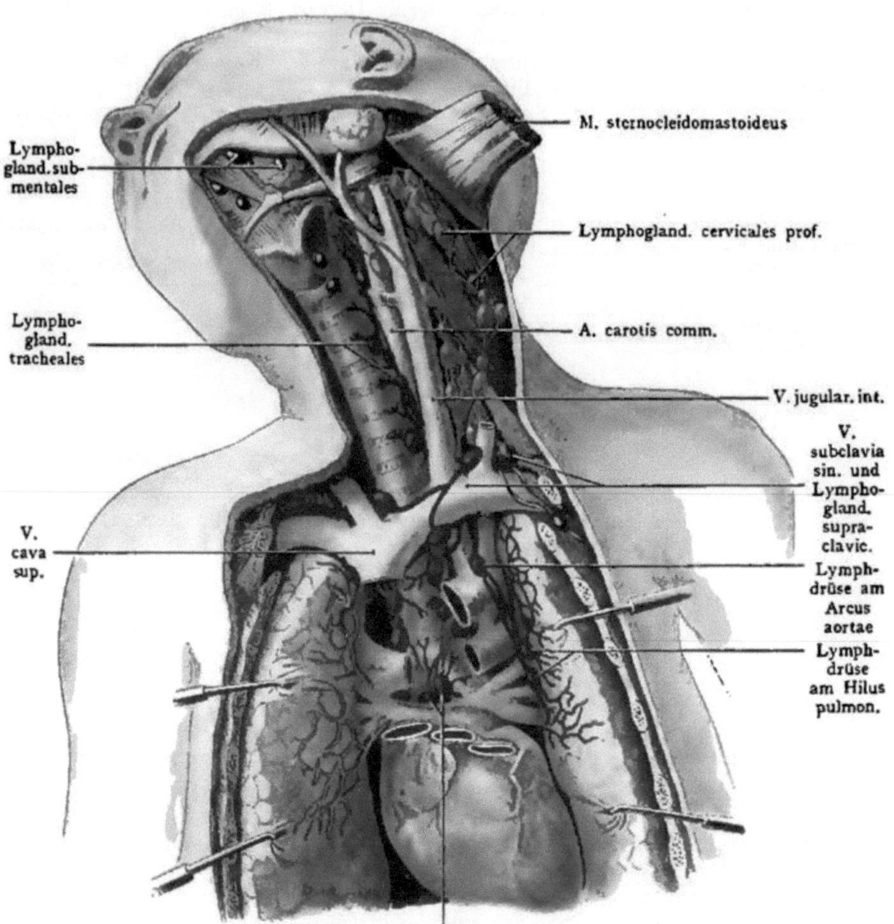

Fig. 220. Topographie der cervicalen, trachealen und pulmonalen Lymphbahnen.
Nach einer Abbildung von A. Most. Untersuchungen über die Lymphbahnen an der oberen Thoraxapertur
und am Brustkorbe. Arch. f. Anat. u. Entw.-Gesch. 1908.
Blau: die regionären Lymphdrüsen des Rachens, der Zunge und der oberen Kehlkopfgegend. Rot: die regionären Lymphdrüsen der Trachea und der Lungen, welche gegen den Angulus venosus ziehen.

gegen die Bifurkationsstelle der Trachea hinaufzieht. Hier liegen drei grössere Gruppen
von Lymphdrüsen in den drei Winkeln (Angulus tracheobronchialis inferior,
dexter und sinister), welche gebildet werden: erstens durch die beiden divergierenden Hauptbronchen, zweitens und drittens durch den rechten oder linken Hauptbronchus und die Trachea. Diese Lymphdrüsen sind die Lymphoglandulae tracheo-

bronchiales inf., superiores dextrae und superiores sinistrae (Fig. 219). Von ihnen aus setzt sich eine Lymphdrüsenkette (Lymphogland. tracheales) beiderseits längs der Trachea nach oben fort. Dieselben finden sich nach M o s t (Fig. 220) in der ganzen Länge der Trachea; sie stellen die regionären Drüsen der Trachealwandungen und der Trachealschleimhaut dar und liegen in der Furche, welche die Trachea mit dem Ocsophagus bildet. Von allen Lymphoglandulae tracheales gehen die abführenden Gefässe zu den Lymphoglandulae cervicales prof. inferiores (supraclaviculares); von den o b e r e n ziehen die Gefässe schief abwärts, von den unteren schief aufwärts (Fig. 220); sie münden entweder in eine Lymphogland. cervicalis prof. inf. oder direkt in den Bulbus venae jugularis.

Aus den u n t e r e n und m i t t l e r e n L u n g e n p a r t i e n gehen die abführenden Lymphgefässe zu den Lymphoglandulae tracheobronchiales inf.; aus den m i t t l e r e n und o b e r e n Lungenpartien zu den Lymphoglandulae tracheobronchiales dextrae und sin. Von dem A p e x p u l m o n i s verlaufen die Lymphgefässe an der medialen Fläche der Lunge herab zum Hilus und zu den dort liegenden Drüsen. Linkerseits gelangen sie dann weiter zu den lateral von dem Aortenbogen und der A. pulmonalis liegenden Drüsen, von denen die Abflusswege subpleural, längs der A. carotis comm. zu den Lymphogland. supraclaviculares verlaufen. Rechterseits ziehen die Lymphgefässe des Apex zu den Lymphoglandulae tracheobronchiales dextrae. Von den letzteren sowie von den Lymphogland. tracheobronchiales sin. ziehen 1—3 grössere Stämme aufwärts hinter den grossen Venenstämmen, um am Angulus venosus auszumünden oder sich mit den Lymphogland. cervicales prof. inf. zu verbinden.

Die Lymphogland. cervicales prof. inf. stellen also die dritte Station der Lungenlymphgefässe dar, im Falle die aus den Lymphogland. tracheobronchiales dextrae und sin. hervorgehenden Stämme nicht direkt in den Angulus venosus einmünden.

Die N e r v e n d e r L u n g e stammen aus Ästen des sympathischen Grenzstranges und des N. vagus der betreffenden Seite. Die ersteren gelangen mit den Verzweigungen der A. pulmonalis zur Lunge, die letzteren gehen dort aus dem Vagusstamme hervor, wo derselbe die zur Radix pulmonis zusammentretenden Gebilde dorsal kreuzt und bilden mit den Ästen aus dem Sympathicus die beiden längs der Bronchen sich verzweigenden Plexus pulmonales ant. und post., welche vielfach ineinander übergehen und sich besonders längs des vorderen (ventralen) Umfanges der Bronchen bis zum Übergange derselben in die Alveolen erstrecken.

Untersuchung der Lungen und der Lungengrenzen beim Lebenden. Durch das Beklopfen des Thorax unter Vermittlung eines aufgelegten Fingers oder eines Elfenbeinplättchens (Plessimeter), wird über dem lufthaltigen Lungengewebe ein heller Schall erzeugt, welcher sich deutlich von dem dumpfen Schall unterscheidet, der beim Beklopfen solider oder mit Blut gefüllter Organe (Leber, Herz, grössere Muskelmassen) entsteht, sowie von dem sog. tympanitischen Schalle, der beim Beklopfen eines mit Luft oder Gasen gefüllten Magens oder eines Darmteiles wahrgenommen wird. Die Grenzen des Gebietes, in welchem der „Lungenschall" erzeugt wird, entsprechen für alle praktischen Zwecke den Grenzen der Lungen, allerdings ist dabei zu berücksichtigen, dass eine dünne Schicht von Lungengewebe, wie wir sie z. B. am unteren Lungenrande oder an der Incisura cardiaca des linken vorderen Lungenrandes antreffen, nicht mehr zur Geltung kommen kann, indem der Schall eines darunter liegenden Organes, in diesem Falle Herz und Leber, den Lungenschall überwiegt. Das gleiche gilt, wenn grössere Massen von Muskulatur oder Knochen die Lunge überlagern, ein Zustand, welcher der Wirbelsäule entlang vorhanden ist, infolge der Masse der in den Sulci dorsales eingelagerten Mm. erectores trunci. Auch hier wird die Abgrenzung des Lungenschalls, entsprechend dem Margo post. der Lunge, entweder gar nicht oder nur schwer gelingen. Dagegen lassen sich beim Lebenden mittelst der Perkussion die Ausdehnung der Lungenspitzen, der Incisura cardiaca und der unteren Ränder der Lunge feststellen. Die vorderen durch das Sternum bedeckten Ränder der Lunge

liegen einander zu nahe, als dass der die Pleuraspalten trennende schmale Streifen
von Gewebe bei der Schallerzeugung zur Geltung käme. Die für die Ausdehnung der
Lungen gewonnenen Aufschlüsse sind jedoch, auch abgesehen von derartigen Ein-
schränkungen, von der allergrössten Wichtigkeit; sie sind in Fig. 221 zur Darstellung gebracht.

Durch die Perkussion lässt sich auch der wechselnde Stand des unteren Lungenrandes bei den Respirationsbewegungen verfolgen. Allerdings ist die Verschiebung des
unteren Lungenrandes bei ruhiger Respiration eine zu geringe (1—2 cm), als dass sie

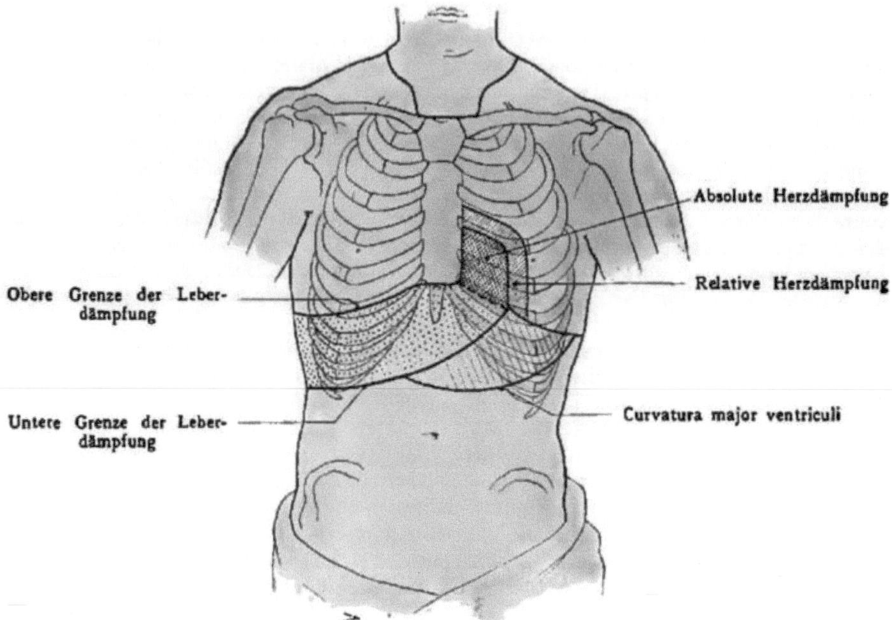

Fig. 221. Die Perkussionsgrenzen des Herzens, der Leber, des Magens und der Lungen, von vorn
gesehen.
Nach Weil, Handbuch und Atlas der topograph. Perkussion. 1880.
Feld der Leberdämpfung punktiert. Magenfeld weit schraffiert.

immer durch die Perkussion nachzuweisen wäre, dagegen gelingt der Nachweis recht
leicht bei forcierter Inspiration und Exspiration, wo der Unterschied zwischen den
beiden Extremen 9—10 cm betragen kann. Wir pflegen die bei ruhiger Respiration
gefundene Grenze als Norm anzugeben.

Die Perkussion der Lungenspitze weist die oberste Grenze in einer Höhe von
3—5 cm über der Clavicula nach; bei Männern steht sie etwas höher als bei Weibern.

Die dünne untere Lungenpartie verläuft beiderseits annähernd in derselben
Höhe; sie kommt bei der Perkussion nicht voll zur Geltung. Der untere Lungen-
rand steht nach dem Perkussionsbefunde: in der Mamillarlinie an der VI. Rippe, in
der Axillarlinie an der VIII. Rippe, in der Scapularlinie an der X. Rippe und an der
Wirbelsäule in der Höhe der Artikulation der XI. Rippe mit dem XI. Brustwirbel
(Fig. 221).

Der Höhenstand des unteren Lungenrandes schwankt beträchtlich, je nach
dem Alter des untersuchten Individuums. Sowohl bei gesunden Kindern als bei

Greisen zeigen die Befunde Abweichungen von der für den Erwachsenen aufgestellten Norm, welche darauf schliessen lassen, dass sich während des Lebens eine physiologische Senkung der Lungen abspielt. Dieselbe hängt mit der Senkung des Zwerchfells und einer Verminderung der Elastizität des Thorax zusammen, welche auch die Tatsache erklärt, dass die Rippen beim Greise einen schrägeren Verlauf zeigen als beim Manne in den mittleren Lebensjahren oder gar beim Kinde. Dass sich damit ein Wechsel in dem Höhenstande des Herzens verbinden muss, ist selbstverständlich. Die beistehende Fig. 222 wird die fraglichen Verhältnisse besser als eine lange Beschreibung vor Augen führen; die Ebene c, welche den Stand des Zwerchfells beim Greise angibt, steht um einen Intercostalraum tiefer als die entsprechende Ebene beim Erwachsenen in mittleren Jahren (b) und die letztere wieder um mindestens $1^1/_2$ Intercosталräume tiefer als beim neugeborenen Kinde (s. auch die Bemerkungen über die physiologische Senkung des Kehlkopfes).

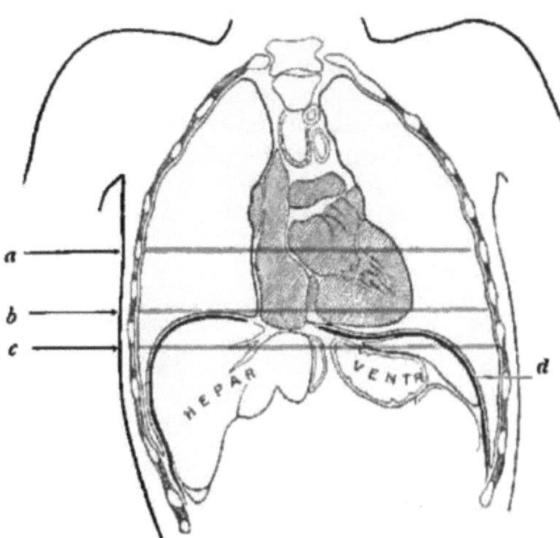

Fig. 222. Höhenstand des Diaphragma in verschiedenen Lebensaltern.

Nach Mehnert, Über topographische Altersveränderungen des Atmungsapparates. Jena 1901.

a beim Neugeborenen. b bei einem 36 jährigen Manne. c bei einem 72 jährigen Manne. d Diaphragma.

C. Topographie des Herzens und des Pericardialsackes.

Das Herz liegt, in dem Pericardialsacke eingeschlossen, im Mediastinalraum zwischen den beiden Blättern der Pleura mediastinalis (s. die schematische Fig. 206). Es reicht von der vorderen Fläche der Wirbelsäule in ventraler Richtung bis zu der hinteren Fläche des Corpus sterni und des IV. und V. linken Intercostalraumes; während also die vordere Fläche und die Herzspitze infolge ihrer Anlagerung an die vordere Brustwand der Untersuchung zugänglich sind, treten der dorsale Umfang des Pericardialsackes und des Herzens in Beziehungen zu den längs der Wirbelsäule im hinteren Teile des Mediastinum verlaufenden Gebilden. Unten ruht das Herz auf der Pars cardiaca des Zwerchfells, mit welcher die Pars diaphragmatica des Pericardium parietale verwachsen ist.

1. Topographie des Pericardialsackes.

An dem Pericardium unterscheidet man wie an jeder serösen Membran zwei grössere Abschnitte, das Pericardium viscerale, welches den Herzmuskel überzieht und das Pericardium parietale, welches die äussere Wand der Pericardialhöhle oder des Pericardialspaltes bildet und zu der Umgebung in Beziehung tritt. Beide Blätter des Pericards gehen in einer besonders an der hinteren Fläche des Herzens verlaufenden Linie ineinander über, so dass sie zusammen einen Sack darstellen, welcher durch das Herz eingestülpt wird.

Das Pericardium viscerale überzieht als dünne Schicht den Herzmuskel, sowie die in den Furchen eingelagerten Gefässe des Herzens; sie ist mit ihrer Unterlage enge verwachsen und lässt sich nur schwer von derselben abpräparieren.

Das Pericardium parietale, welches für die Erkenntnis der Beziehungen des Pericardialsackes in erster Linie in Betracht kommt, steht durch lockeres Bindegewebe (Figg. 206 und 207) mit benachbarten Gebilden im Zusammenhang, so unten mit der Pars cardiaca der oberen Fläche des Diaphragma, vorne mit der hinteren Fläche des Corpus sterni, auf beiden Seiten mit der Pleura mediastinalis, dorsal mit der Aorta thoracica und dem Oesophagus. Man kann aus diesen Verhältnissen die Berechtigung entnehmen, verschiedene Abschnitte des Pericardium parietale zu unterscheiden, und zwar eine Pars diaphragmatica, eine Pars sternocostalis und eine Pars mediastinalis.

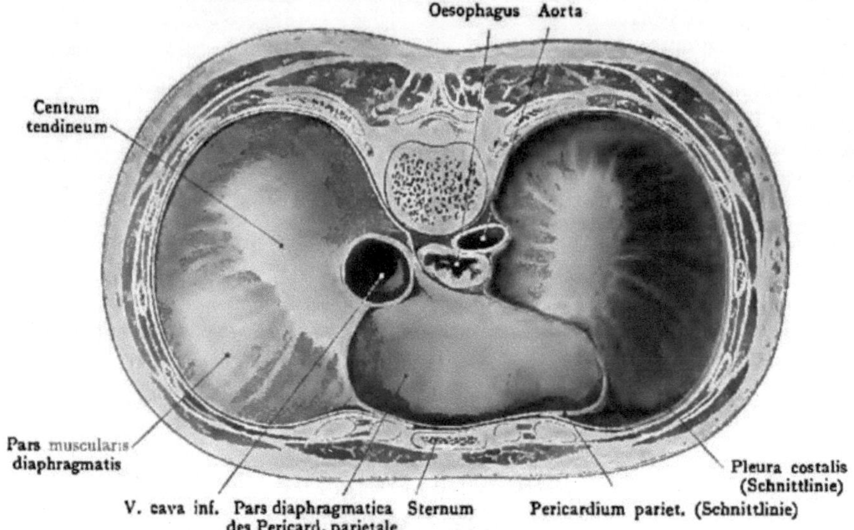

Fig. 223. Diaphragma von oben gesehen, überzogen von der Pleura diaphragmatica und der Pars diaphragmatica pericardii (grün).
Nach einem Formolpräparate.

Die Pars diaphragmatica pericardii ist (Fig. 223) mit der mittleren Partie des Centrum tendineum sowie mit der nach vorne angrenzenden Partie der Pars muscularis diaphragmatis verwachsen. Vorne geht sie in die Pars sternocostalis, lateral- und dorsalwärts in die Pars mediastinalis pericardii über. Rechts und etwas dorsal von dem Felde, in welchem die Pars diaphragmatica pericardii mit der oberen Fläche des Diaphragma verbunden ist, tritt die V. cava inf. durch das Zwerchfell und gelangt nach kurzem Verlauf in den Pericardialsack. Dorsal liegt der Oesophagus dem Verwachsungsfelde an.

Die von dem Pericard überzogene Partie der oberen Fläche des Diaphragma bildet eine Ebene, die von rechts und dorsal schief ventralwärts und nach links abfällt (Planum inclinatum oder Planum cardiacum diaphragmatis). Auf derselben schiebt sich die Facies diaphragmatica des Herzens bei der Systole und Diastole hin und her. Das Planum cardiacum bildet mit der von der Pars sternocostalis des Pericards überzogenen Partie der vorderen Brustwand eine Rinne, die wir insofern mit den Sinus pleurae als Reserveraum vergleichen dürfen, als der durch den rechten Ventrikel gebildete, scharfe, rechte oder untere Herzrand bei der Systole oder Diastole bald aus der Rinne nach oben emporweicht, bald dieselbe vollständig ausfüllt.

Die Pars sternocostalis pericardii ist der kleinste Abschnitt des Pericards; sie legt sich auch nur in recht beschränktem Umfange der vorderen Brustwand an, im Bereiche eines Feldes, welches (Fig. 215) durch die beiden auseinander weichenden vorderen Pleuragrenzen umrandet wird. Dasselbe entspricht dem untersten Teile des Corpus sterni sowie den ventralen Enden des IV. und V. linken Intercostalraumes. Häufig fehlt eine direkte Beziehung der Pars sternocostalis pericardii zu den Intercostalräumen, indem die linke Pleuragrenze sich bis an das Sternum vorschiebt (die Fig. 209) und der Pleuraspalt das Pericard von der vorderen Brustwand abdrängt. Man ist daher keineswegs sicher, am linken Sternalrande im IV. oder V. Intercostalraume das Pericard anzutreffen und wird sich bei der Eröffnung des Pericardialsackes am besten eines in der Höhe des IV. und V. Intercostalraumes am Sternalrande geführten Schnittes bedienen, anstatt, wie das früher angegeben wurde, bei Exsudaten den Troicart hier einzustossen. Bei dem letzteren Operationsmodus ist auch eine Verletzung der $1—1^{1}/_{2}$ cm vom Sternalrande entfernt verlaufenden A. und V. mammaria int. nicht ausgeschlossen. Der längs des Sternalrandes geführte Schnitt wird den M. pectoralis major an seinem sternalen Ursprunge durchtrennen; sodann werden der IV. und V. Rippenknorpel nahe am Sternum reseziert, der M. transversus thoracis durchtrennt und der vordere Umfang des Pericardialsackes erreicht und eröffnet. „Bei der Punktion eines stark gefüllten Herzbeutels ist gerade die Stelle zu vermeiden, wo das Pericardium parietale der vorderen Brustwand direkt anliegt, da man hier auch unmittelbar auf die vordere Fläche des Herzens stösst. Dagegen sammeln sich Ergüsse rechts und besonders links vom Herzen an und dehnen den Herzbeutel lateralwärts resp. nach links und hinten aus" (Kocher). Nach Curschmann soll man linkerseits im V. oder VI. Intercostalraum an der Mamillarlinie, eventuell noch weiter lateral punktieren und gelangt so direkt, allerdings unter Durchbohrung beider Pleurablätter, in das Exsudat.

Die Pars mediastinalis pericardii bildet weitaus den grössten Teil des parietalen Pericards, welches nach beiden Seiten, zum Teil auch nach vorne hin, bloss durch lockeres Bindegewebe von der Pleura mediastinalis getrennt wird. Dieses Bindegewebe steht dorsal mit dem mediastinalen Bindegewebe, ventral mit der Fascia endothoracica im Zusammenhang (Figg. 206 und 207 die grün gehaltene Schicht). Zwischen der Pars mediastinalis pericardii und der Pleura mediastinalis verlaufen beiderseits die Nn. phrenici mit der A. und den Vv. pericardiacophrenicae an dem Herzbeutel vorbei zum Diaphragma. Rechterseits ist der Verlauf der Nerven ein annähernd senkrechter (Fig. 232), linkerseits, entsprechend der Verlagerung der grössten Masse des Herzens nach links, in weitem lateralwärts gehendem Bogen. Die Nn. phrenici gehen rechts und links von dem Pericardialsack an der Grenze zwischen dem Centrum tendineum und der Pars muscularis zum Diaphragma (in Fig. 223 nicht dargestellt). Die A. und die Vv. pericardiacophrenicae (aus den Vasa mammaria interna) geben Äste zur Pleura mediastinalis, zum Pericardium parietale und in beschränktem Umfange zum Diaphragma ab.

Dorsal grenzt die Pars mediastinalis pericardii an das lockere Bindegewebe, welches die im unmittelbaren Anschluss an die Wirbelsäule verlaufenden Gebilde des Mediastinalraumes umhüllt (Fig. 206). Sowohl der Oesophagus, als die V. azygos und die Aorta thoracica liegen dem Pericardialsacke an, welcher bloss durch diese Gebilde von der Brustwirbelsäule getrennt wird. An dem Situsbilde der Brusteingeweide von hinten sind die Beziehungen der Aorta thoracica und des Oesophagus zum Pericardialsacke zu übersehen; ganz konstant ist das Verhältnis zum Oesophagus, während die Aorta thoracica in wechselnder Ausdehnung an den Pericardialsack herantritt (s. Aorta).

Der Übergang des Pericardium parietale in das Pericardium viscerale lässt sich vorn und hinten verfolgen. Vorne liegen die Verhältnisse recht einfach, indem der Umschlag in einer Linie erfolgt, welche (Fig. 225) am rechten Um-

fange der V. cava sup. unmittelbar oberhalb ihrer Einmündung in den rechten Vorhof
beginnt und nach links über den vorderen Umfang der Aorta ascendens bis etwa 1 cm
unterhalb des Ursprunges der A. anonyma verläuft. Von hier aus tritt die Umschlagslinie auf die vordere Fläche der A. pulmonalis, unterhalb des Lig. arteriosum (Botalli)
und erreicht den rechten Umfang der Arterie etwas oberhalb ihres Ursprunges aus
dem rechten Ventrikel.

Weniger einfach verläuft die Umschlagslinie an der hinteren Fläche des Herzens
(Fig. 224).

Die Kenntnis der Entwicklung des Herzens ist zum Verständnis der Verhältnisse unerlässlich (Gaupp, Barge). Das Herz entsteht ursprünglich aus zwei
Endothelröhrchen, welche vom kranialen Abschnitte der linken und rechten Leibes-
höhle umgeben wird. Diese bilden nach der Entstehung des Septum transversum und
des Zwerchfells zunächst die Pleuropericardialhöhlen. Sie zerfallen durch Entstehung

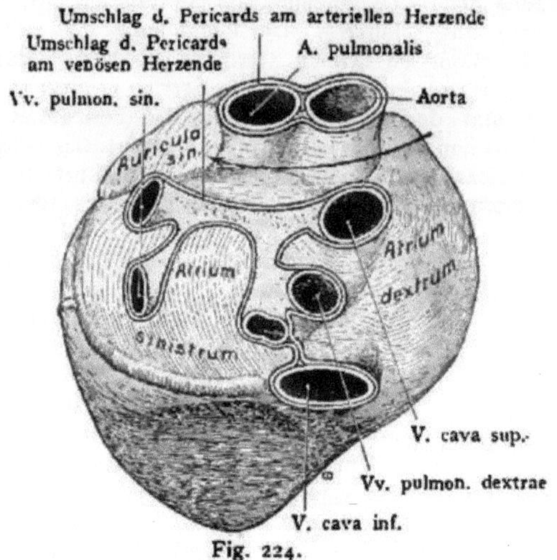

Fig. 224.

eines mehr oder weniger frontal eingestellten Septum in die beiden Pleurahöhlen und
in die Pericardialhöhle. Letztere wird noch eine Zeitlang durch eine, das nunmehr
einheitliche Endothelrohr einschliessende Pericardialduplicatur durchsetzt, welche
dorsal vom Rohr das Mesocardium dorsale, ventral das Mesocardium ventrale darstellt.
Beide Mesocardia bilden sich frühzeitig zurück, so dass sich nunmehr bloss eine
vordere Umschlagslinie des Pericardium parietale findet, dort wo die grossen arteriellen
Gefässstämme aus dem Herzen austreten (Fig. 224), an der Porta arteriosa (Gaupp)
und eine hintere Umschlagslinie, dort wo die Venen in das Herz eintreten (Porta
venosa). Mit der weiteren Entwicklung wird nun die Porta venosa dorsal vom Herz-
schlauch in kranialer Richtung verlagert (Sförmige Herzkrümmung) und der Porta
arteriosa genähert. Dabei wird der ventrale Teil der Pericardialhöhle ein Übergewicht
über den dorsalen Teil erlangen, welcher bloss dem konkaven Teil des stark gebogenen
Herzschlauches anliegt. Sie wird zwischen den beiden einander genäherten arteriellen
und venösen Ansatzröhren zusammengepresst und zu einem relativ engen, beiderseits
mit der grösseren ventralen Partie der Pericardialhöhle kommunizierenden kanalförmigen
Raum, den wir am ausgewachsenen Herzen als Sinus transversus pericardii kennen.

Am fertigen Herzen hat die Porta venosa die Form eines liegenden T, dessen
longitudinaler Schenkel die V. cava sup. et inf. und die Vv. pulmonale dextrae umzieht, der horizontale Schenkel dagegen die Einmündungstellen der linken Vv. pul-

monales in das Herz (Fig. 224). An der Porta arteriosa verläuft die Umschlagslinie hinten bis zum oberen Umfange der A. pulmonalis an ihrer Teilungsstelle. Der hintere Umfang der V. cava sup., in welchen die V. azygos einmündet, entbehrt des Pericardialüberzuges, ebenso der hintere und vordere Umfang des Ramus dexter und sin. a. pulmonalis. Die Umschlagslinie zieht sich abwärts zur V. cava inf., welche jedoch nur an ihrem vorderen Umfange von dem visceralen Pericard überzogen wird.

2. Topographie des Herzens.

Wir unterscheiden an dem in situ fixierten Herzen (Formolinjektion) (Figg. 225 und 226) eine Facies anterior, posterior und inferior, eine Herzspitze (Apex cordis), einen linken stumpfen Herzrand (Margo sinister) und einen rechten scharfen Herzrand (Margo dexter). Als Gegensatz zur Herzspitze ist die Herzbasis (Basis cordis) zu erwähnen, von welcher die grossen Gefässstämme ausgehen (V. cava sup., Aorta, A. pulmonalis, Vv. pulmonales). Die Herzbasis gehört grösstenteils der Facies posterior an.

Das Herz liegt schief im Brustraume, indem die Basis nach rechts und etwas dorsal-, die Spitze nach links und ventralwärts gerichtet ist, um im fünften Intercostalraume medial von der Mamillarlinie die vordere Brustwand zu erreichen. Eine von der Mitte der Basis zur Herzspitze gezogene Linie wird als Achse des Herzens bezeichnet; sie gibt, auf eine Horizontalebene bezogen, den Schiefstand des Herzens an.

Die vordere Fläche liegt der vorderen Wand des Thorax teilweise an und wird zum

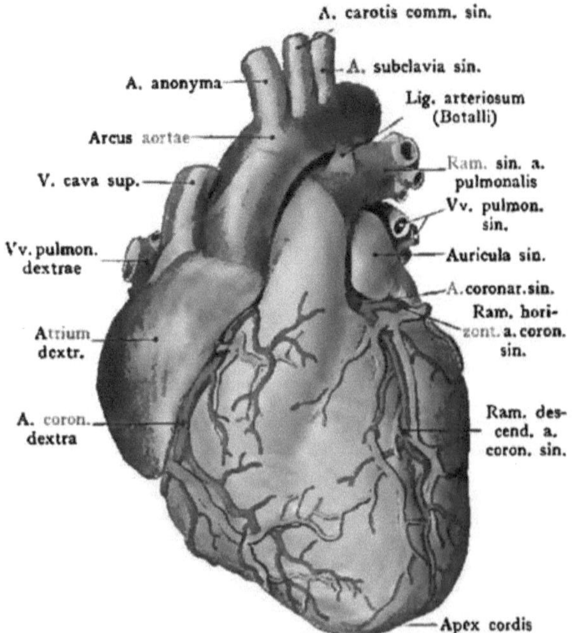

Fig. 225. Herz von vorn, nach einem in Formol gehärteten Präparat.

Teil durch den Pleuraspalt bedeckt, welcher rechterseits wie linkerseits den vorderen Lungenrand aufnimmt. Die hintere Fläche (Facies post.) sieht gegen die Brustwirbelsäule, die untere Fläche ruht auf dem vom Pericardium parietale überzogenen Planum cardiacum des Zwerchfells. Das Herz ist zum grössten Teile in die weichen elastischen Lungen eingebettet, Beziehungen, welche in der Ausbildung einer Fossa cardiaca an beiden Lungen zum Ausdrucke kommen.

Die Facies anterior cordis (Fig. 225) wird zum grössten Teile von der vorderen Wand des rechten Ventrikels gebildet, von welchem der kurze Stamm der A. pulmonalis abgeht. Dazu kommt, rechts und oben, die vordere Wand des rechten Vorhofs mit dem rechten Herzohr, welches sich der Aorta ascendens vorne auflagert und den Ursprung derselben teilweise verdeckt; der rechte Vorhof wird von der rechten Kammer durch den Sulcus coronarius cordis getrennt, in welchem die A. coronaria cordis dextra um den rechten scharfen Rand zur Facies posterior und zum

Sulcus longitudinalis post. verläuft. Der linke Ventrikel beteiligt sich nur mit einem
schmalen Streifen an der Bildung der vorderen Fläche des Herzens, zum grössten
Teile bildet er den linken Herzrand und die Facies post. und inf. Die Grenze zwischen
linkem und rechtem Ventrikel im Sulcus longitudinalis ant. ist in der Ansicht von
vorne zu sehen; in demselben lassen sich der Ramus descendens der A. coronaria sinistra
mit kleinen in die V. magna cordis mündenden Venen bis zur Herzspitze verfolgen.
Die Vene verläuft mit dem Ramus horizontalis der A. coronaria sin. im Sulcus
coronarius cordis um den linken Herzrand zur Einmündung in den Sinus coronarius.
Nur mit der Spitze des Aurikels beteiligt sich der linke Vorhof an der Bildung der
vorderen Herzfläche; derselbe legt sich von links her dem Stamme der A. pulmonalis an.

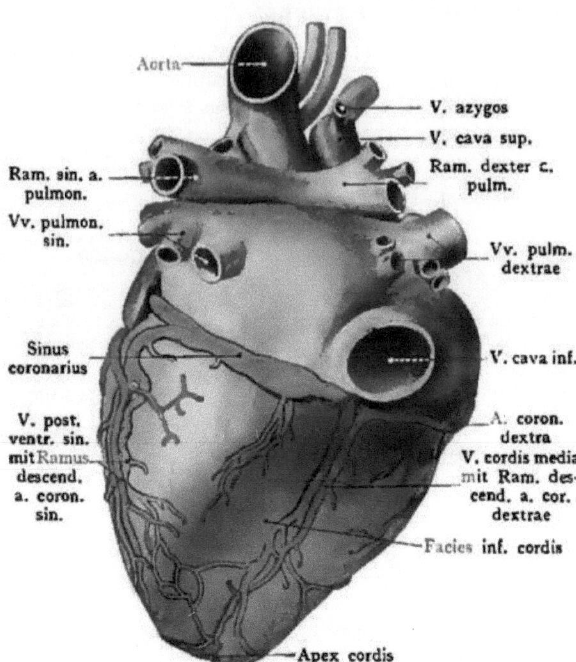

Fig. 226. Herz von hinten, nach einem in Formol gehärteten
Präparat.
Figuren 225 und 226 mit Benützung des Hisschen Gipsabgusses.

Die Facies posterior cordis (Fig. 226) wird in der Hauptsache durch die
hintere Wandung des linken Vorhofes dargestellt, dazu kommt noch ein kleiner Teil
der Wandung des linken Ventrikels und des rechten Vorhofes. Die Vorhöfe werden
von den Ventrikeln durch den Sulcus coronarius cordis abgegrenzt, in welchem sich der
Sinus coronarius und der Ram. horizontalis der A. coronaria cordis sin. einlagern.
An die Facies post. treten von rechts und links die Vv. pulmonales zur Einmündung
in den linken Vorhof heran, kranial liegen die beiden Äste der A. pulmonalis.

Die Facies inferior cordis, welche dem Planum cardiacum des Diaphragma
aufruht (daher auch Facies diaphragmatica genannt), wird von dem linken Ventrikel
und zum kleineren Teile auch von dem rechten Ventrikel gebildet (Fig. 226), ferner von
einem Teile der Wandung des rechten Vorhofs, in welchen die Vena cava inf. einmündet.
Die Facies inf. wird durch den rechten scharfen Herzrand von der Facies ant. getrennt,
die Grenze gegen die hintere Fläche ist nach links nicht so scharf, indem sie hier
durch den stumpfen linken Herzrand gebildet wird, der zu einem kleinen Teile in die
Bildung der Facies post. einbezogen wird. Der rechte Vorhof wird von der rechten
Kammer durch den Sulcus coronarius abgegrenzt, in welchem die A. coronaria dextra
bis zum Sulcus longitudinalis post. verläuft, um in dem letzteren mit der V. cordis media
die Herzspitze zu erreichen. Die Facies inf. des in situ gehärteten Herzens erhält ihr
Relief von dem Planum cardiacum des Diaphragma, wird sich also mehr abgeflacht
darstellen als die beiden anderen Herzflächen.

Man hat das Herz als Ganzes von alters her mit einem Conus verglichen, von
dessen Basis die A. pulmonalis und die Aorta entspringen, während die beiden Vorhöfe sich hier mit dem Herzen verbinden und mit den Vv. pulmonales sowie den Vv.

cavae sup. und inf. das Bild vervollständigen. Sie bilden zusammen die Basis cordis; die Spitze des Conus wird durch die Herzspitze dargestellt. Der Herzconus stellt sich schief in dem Thoraxraume ein, indem die Basis rechts und dorsal, der Apex links und ventral liegt und die vordere Thorax-wand im V. Intercostalraume etwas medial von der Mamillarlinie erreicht. Diese schiefe Lage geht sowohl aus Sagittal- wie aus Frontalschnitten hervor. Durch einen Me-dianschnitt wird das Herz in zwei ungleiche Teile zerlegt (Fig. 227); es besteht demnach eine Asymmetrie der Lage, indem annähernd $^2/_3$ der Herzmasse links, $^1/_3$ rechts von der Medianebene angetroffen werden. Rechts von der Medianebene liegen: der rechte Vor-hof, ein kleiner Teil der rechten Kammer und ein kleiner Teil des linken Vorhofes; links: ein grosser Teil der rechten Kammer, die ganze linke Kammer, die grösste Partie des linken Vorhofes und das rechte Herz-ohr. Auf Horizontalschnitten (s. die Figur am Schlusse des Kapitels) erkennt man so-

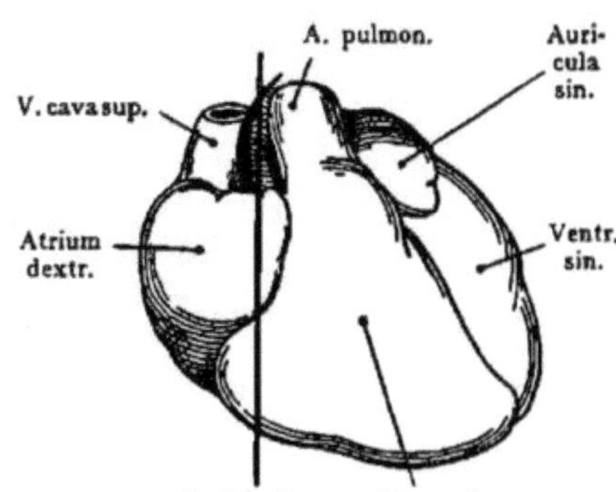

Fig. 227. Massenverteilung des Herzens in bezug auf die Medianebene.
Nach Braune. Atlas der topogr. Anatomie.

fort, dass die Basis des Herzens und die Vorhöfe weiter dorsal im Thoraxraume liegen, als die an die vordere Brustwand anstossende Herzspitze.

Die Herzflächen in ihren topographischen Beziehungen. Von den drei Herzflächen ist die vordere für praktische Zwecke insofern die wichtigste, als ihre Pro-jektionsfigur an der vorderen Brustwand durch Perkussion direkt nachzuweisen ist und sich daraus bestimmte Schlüsse über die Grösse und Lage des Herzens ergeben. Ferner wird man bei chirurgischen Eingriffen von vorne her das Herz erreichen, und endlich ist die Lage der Ostien in Beziehung auf die vordere Brustwand von der grössten Wichtigkeit für die Auskultation der an den Ostien erzeugten Klappentöne.

Die Beziehungen der vorderen Fläche ergeben sich aus Fig. 228. Eine kleine Partie, welche der vorderen Wand des rechten Ventrikels angehört, stösst direkt an die vordere Brustwand (ventrale Enden der IV. und V. Intercostalräume und hintere vom M. transversus thoracis überdeckte Fläche des Sternum). Im übrigen wird das Herz, resp. das Pericardium parietale, von der vorderen Brustwand durch den Sinus costomediastinalis ant. getrennt, in welchem sich die vorderen Lungenränder einlagern. Es treten also in Beziehung zur vorderen Fläche des Herzens: 1. die vordere Brustwand, 2. die Pleurahöhle und 3. beide Lungen (Fig. 206).

Mittelst der Perkussionsmethode ist am Lebenden ein der vorderen Herzfläche zum Teil entsprechendes Feld nachzuweisen, in dessen Bereich ein dumpfer, durch die starken Wandungen des Herzens hervorgerufener Schall erzeugt wird (Feld der absoluten Herzdämpfung, Fig. 221). Die Grenze dieses Feldes erstreckt sich von dem Sternal-ansatze des IV. Rippenknorpels lateralwärts bis über die Parasternallinie hinaus, so-dann senkrecht nach unten zum VI. Rippenknorpel, dann längs dieses Rippenknorpels medianwärts zum Sternum und längs des linken Sternalrandes weiter zum Ansatze des IV. Rippenknorpels. Das Feld der absoluten Herzdämpfung ist demnach grösser als derjenige Teil der vorderen Fläche der Herzwandung, welcher mit der vorderen Brust-wand in direkte Berührung tritt, ein Umstand, der sich dadurch erklärt, dass der dünne vordere Rand der linken Lunge, welcher sich in den linken Sinus costomediastinalis ant. auf der Höhe des IV. und V. Intercostalraumes einlagert, zu dünn ist, als dass er eine wesentliche Änderung des dumpfen Herzschalles bewirken könnte. Eine solche Beeinflussung kommt dagegen in einem Felde zustande, welches die obere und die laterale Grenze des Feldes der absoluten Herzdämpfung etwa daumenbreit umzieht: hier mischt sich der Schall der Lunge mit demjenigen des Herzens, so dass der erzeugte Schall heller ist als innerhalb des Feldes der absoluten Herzdämpfung, aber dumpfer als über der Lunge (Feld der relativen Herzdämpfung). Die untere Grenze

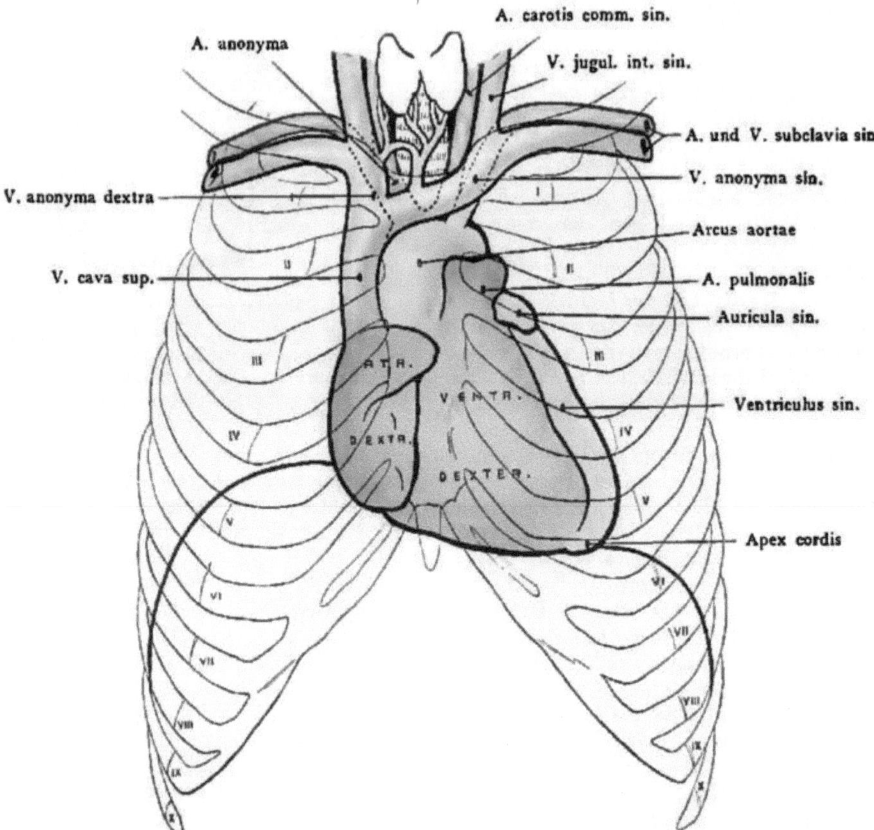

Fig. 228. Herz und grosse Gefässstämme in ihrer Lage zur vorderen Brustwand.
(Halbschematisch.)

der absoluten Herzdämpfung geht abwärts, längs des VI. Rippenknorpels, in das Feld der Leberdämpfung über (Fig. 221).

Die Facies inferior cordis, welche dem Planum cardiacum des Diaphragma aufliegt, wird durch das Diaphragma von der oberen Fläche des linken Leberlappens getrennt, an welcher bei Härtung der Organe in situ häufig eine Impressio cardiaca nachzuweisen ist. Ferner können sich auch Beziehungen zum Magen ergeben, die allerdings je nach der Ausdehnung des linken Leberlappens wechseln, indem derselbe sich zwischen dem Magen und dem Zwerchfell im Bereiche des Planum cardiacum einlagern kann. Nur ein Teil der Herzspitze entspricht nach unten der oberen Fläche des Magens. In diesem Zusammenhange wird gewöhnlich angeführt, dass ein stark ausgedehnter Magen das Zwerchfell und damit auch das Herz empordrängen und die Herztätigkeit beeinflussen kann. Auch kann die Flexura coli sin. einen Einfluss auf

die Brusteingeweide gewinnen, indem sie, bei starker Anfüllung mit Gasen, besonders
dann, wenn der Magen leer ist, in die Höhe steigt und einen tympanischen Perkussions-
schall in der linken unteren Brusthälfte erzeugt.

Die Facies posterior cordis hat Beziehungen zu den Gebilden, welche im
Cavum mediastinale post. liegen. Der Oesophagus und die Aorta thoracica können,
bei in situ gehärteten Brusteingeweiden, einen leichten Eindruck am hinteren Umfange
des linken Vorhofes erzeugen (Fig. 249); im übrigen tritt die Facies posterior in Beziehung zur Facies mediastinalis der Lungen, unterhalb des Hilus.

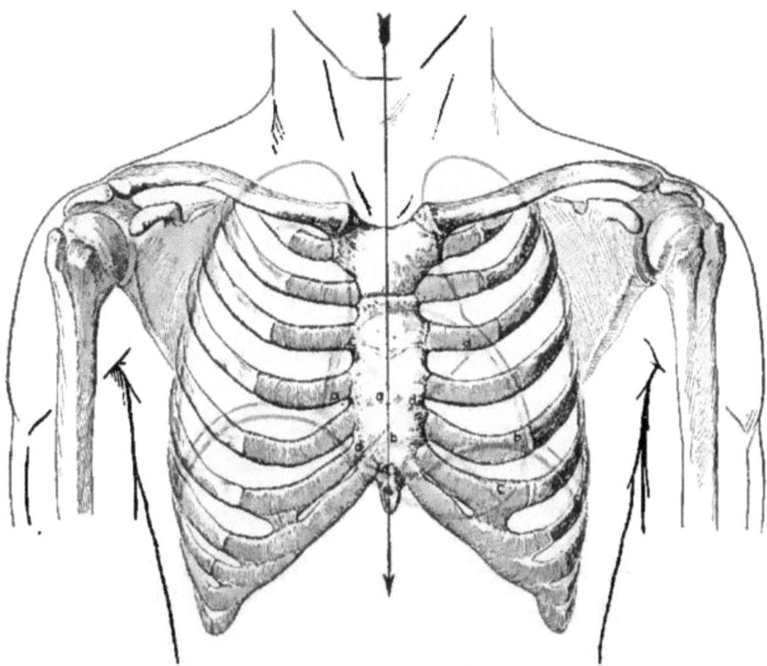

Fig. 229. Orthodiagramm des Herzens.
Nach Müller-Seifert, Medizin. Diagnostik 1907.

Blau: Grenzen der Lungenprojektion. Grün: Grenzen des Projektionsfeldes des Herzens. Rot: Diaphragma.
aa Breite der Herzprojektion rechts von der Medianebene. bb Breite der Herzprojektion links von der Medianebene. cc Längsdurchmesser des Herzprojektionsfeldes. ddd Breite des Herzprojektionsfeldes.

Je nach der Höhe, in welcher wir untersuchen, sind die Verhältnisse etwas verschieden; auch wechseln sie mit den Variationen in der Lage des Oesophagus und
der Aorta thoracica zueinander. So sehen wir in Fig. 248 die Facies post. cordis
in Beziehung sowohl zum Oesophagus und zur Aorta thoracica, als auch zu den beiden
Nn. vagi und zum Ductus thoracicus. In diesem Situsbilde der Brustorgane von
hinten reichen der Ductus thoracicus und der N. vagus dexter nicht bis an den dorsalen
Umfang des Pericardialsackes heran.

Untersuchung des Herzens beim Lebenden mittelst Röntgenstrahlen.
Die Lage des Herzens in der Leiche weicht in nicht unerheblichem Grade von dem
Befunde ab, den wir mittelst der Röntgenstrahlen am Lebenden aufnehmen können.
Besonders wertvoll ist die in neuerer Zeit von Moritz ausgebildete orthodiagraphische

Aufnahme des Herzens geworden, welche eine direkte und genaue Messung der auf die vordere Brustwand projizierten Herzfigur gestattet (Fig. 229). Während bei der Aufnahme des Herzschattens bei festgestelltem Röntgenrohr und vorne der Brust aufgelegter Platte der Herzschatten um so grösser ausfällt, je näher das Rohr dem Rücken des zu untersuchenden Individuums liegt, so wird beim orthodiagraphischen Verfahren die Röntgenröhre in einer dem Rücken des horizontal gelagerten Patienten parallelen Ebene nach allen Richtungen bewegt. „Durch Arme, welche über den Patienten herübergreifen, ist mit dieser beweglichen Röntgenröhre ein Visierungsapparat fest verbunden; dieser steht der Röntgenröhre gegenüber und macht alle ihre Bewegungen in demselben Sinne mit. Indem man den Visierungsapparat über den Thorax des Patienten vorschiebt, kann man die Grenzen des Herzschattens abtasten und auf einem durchsichtigen Papier aufzeichnen, das dem Thorax aufgelegt wird." (F. Müller und O. Seifert.)

Auf diese Weise erhält man ein Orthodiagramm des Herzens, welches (Fig. 229) ein längliches, schief eingestelltes Ovoid darstellt. Man kann in demselben einen Längsdurchmesser ziehen, welcher etwa der Verbindungslinie der Herzbasis und der Herzspitze entspricht. Durch zwei auf die Längsdurchmesser rechtwinklig gezogene Linien wird die Breite des rechts und links von der Medianlinie liegenden Abschnittes der Herzsilhouette angegeben, welche durch Addition die maximale Breite des Herzschattens ergeben. Zwei weitere Linien, welche rechtwinklig auf die Medianlinie gezogen werden, geben die Breite des Herzabschnittes an, welcher rechts und links von der Medianebene liegt.

Zur Beurteilung der am Herzschatten des Orthodiagramms gewonnenen Masse ist namentlich zu berücksichtigen, dass sie mit zunehmender Körpergrösse und besonders auch mit zunehmendem Körpergewichte steigen.

„Das Orthodiagramm zeigt, dass die Lage des Herzens mit dem Stand des Zwerchfells wechselt. Steht das Zwerchfell sehr hoch, so dass die rechtsseitige Kuppe bis zur dritten Rippe oder bis zum dritten Intercostalraum hinaufreicht, so ist die eiförmige Herzsilhouette mehr quergelagert und der Längsdurchmesser des Herzens bildet mit der Medianlinie einen grösseren Winkel: bei langem Thorax und tiefstehendem Zwerchfell, dessen rechtseitige Kuppe der V. Rippe entspricht, hängt das Herz steil in der Brusthöhle herab, sein Längsdurchmesser bildet mit der Medianlinie einen spitzen Winkel und der Transversaldurchmesser des Herzens ist gering." (Müller und Seifert.)

Lage der einzelnen Herzabschnitte in bezug auf die vordere Brustwand und die Brustwirbelsäule (Fig. 225). Rechter Vorhof. Er wird durch den vorderen Rand der rechten Lunge sowie durch den Sinus costomediastinalis von der vorderen Brustwand getrennt. Auf dieselbe projiziert, reicht er vom III. bis zum VI. Rippenknorpel und ragt 1—2 cm über die rechte Sternallinie nach rechts hinaus. Das rechte Herzohr liegt in der Höhe des III. Intercostalraumes, hinter dem Sternum.

Rechte Kammer: Die vordere Fläche der rechten Kammer wird teilweise durch den Sinus costomediastinalis und die vorderen Lungenränder von der vorderen Brustwand getrennt; ihr Projektionsfeld reicht vom III. bis zum VI. linken Rippenknorpel und entspricht der linken Hälfte des Sternum und den III., IV. und V. Intercostalräumen medial von der Parasternallinie; der rechte Ventrikel bildet den grössten Teil der vorderen Wand, ist also bei Stich- und Schusswunden, welche von vorne eindringen, am meisten gefährdet.

Linker Vorhof: Von demselben ist in der Ansicht von vorne bloss das linke Herzohr zu sehen, welches sich in der Höhe des Sternalansatzes des III. Rippenknorpels linkerseits projiziert. Der dorsale Umfang des linken Vorhofes liegt in der Höhe des VII.—IX. Brustwirbels.

Linke Kammer: Von vorne ist (Fig. 225) nur ein schmaler Streifen zu sehen, welcher vom III. bis zum VI. Rippenknorpel reicht und die Herzspitze bildet. Dieselbe liegt bei der Systole des Herzens im V. Intercostalraume, etwas medial von der Mamillarlinie. Tief- oder Hochstand des Diaphragma (s. Altersvariationen im Stande des Diaphragma und der Lungen) bringen selbstverständlich eine Änderung dieser Angaben um $1-1^{1}/_{2}$ Intercostalräume mit sich.

Lage der Herzostien, bezogen auf die vordere Thoraxwand. In dem Situsbilde Fig. 245 sind die Herzostien an einem in situ gehärteten Herzen dargestellt;

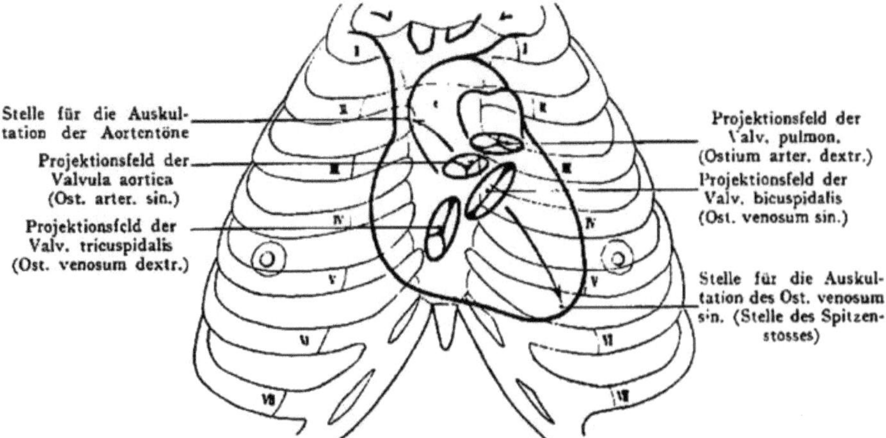

Fig. 230. Projektion der Herzostien und der Klappen auf die vordere Brustwand. (Halbschematisch.)

die Fig. 230 gibt dieselben in ihrer Projektion auf die vordere Brustwand wieder, mit Angabe derjenigen Stellen, an denen man die Auskultation der betreffenden Ostien vorzunehmen pflegt.

Das Projektionsfeld des Ostium venosum dextrum (Valvula tricuspidalis) liegt auf einer Linie, welche von dem sternalen Ende des III. linken Rippenknorpels bis zum Sternalansatze des VI. rechten Rippenknorpels gezogen wird, und zwar etwas abwärts von der Mitte dieser Linie; man setzt daher zur Auskultation der an dem Ostium erzeugten Töne das Stethoskop auf das Sternum, in der Höhe des Ansatzes des V. rechten Rippenknorpels oder in der Höhe des sternalen Endes des IV. rechten Intercostalraumes.

Die Projektionsfelder der übrigen Herzostien liegen nahe zusammen, und zwar links von der Medianlinie am Sternalansatze des III. und IV. Rippenknorpels sowie hinter dem Sternum in der Höhe des III. Intercostalraumes.

Das Ostium arteriosum dextrum (Ostium pulmonale) wird am oberflächlichsten (vergl. das Situsbild Fig. 245), unmittelbar hinter dem Ansatze des III. linken Rippenknorpels an das Sternum angetroffen, dementsprechend liegt auch das Projektionsfeld, und, da die Töne des Ostium pulmonale direkt auf diese Stelle der vorderen Brustwand fortgeleitet werden, so werden sie auch hier am besten auskultiert. Man setzt das Stethoskop gewöhnlich am sternalen Ende des II. linken Intercostalraumes, dicht neben dem Sternum auf.

Das Ostium venosum sinistrum (Valvula bicuspidalis) und das Ostium arteriosum sinistrum (Ostium aorticum) liegen tiefer im Thoraxraume als das

Ostium arteriosum dextrum (Fig. 245). Das Ostium arteriosum sin. wird teilweise durch das Ostium arteriosum dextrum überlagert, noch tiefer liegt das Ostium venosum sinistrum. Das Projektionsfeld des letzteren entspricht dem sternalen Ansatze des IV. linken Rippenknorpels und teilweise dem sternalen Ende des III. Intercostalraumes, doch sind die Töne der Valvula bicuspidalis in dem Projektionsfelde des Ostium nicht deutlich von den Tönen des oberflächlicher gelegenen Ostium pulmonale zu unterscheiden. Man pflegt daher zur Auskultation der Valvula bicuspidalis das Stethoskop an der Stelle des Spitzenstosses im V. linken Intercostalraum, gerade medial von der Mamillarlinie aufzusetzen, da erfahrungsgemäss die Töne mittelst der Wandung des linken Ventrikels bis zu dieser Stelle fortgeleitet werden. Die Richtung der Fortleitung ist in Fig. 230 durch einen Pfeil angegeben. Die Töne des Ostium arteriosum sin. werden durch die Aorta ascendens bis zu der Stelle fortgeleitet, wo sich der Arcus aortae am sternalen Ende des II. rechten Intercostalraumes der vorderen Brustwand nähert. Hier wird das Stethoskop zur Auskultation der Töne des Ostium aorticum aufgesetzt.

Wenn wir die Regeln für die Auskultation der Herztöne kurz wiederholen, so sind es folgende:

Ostium venosum dextrum (Valv. tricuspidalis) rechterseits am Sternum, in der Höhe des IV. Intercostalraumes.

Ostium venosum sinistrum (Valv. bicuspidalis) an der Stelle des Spitzenstosses, im V. linken Intercostalraume, gerade medial von der Mamillarlinie.

Ostium arteriosum dextrum (A. pulmonalis) linkerseits neben dem Sternum im II. Intercostalraum.

Ostium arteriosum sinistrum (Aorta) rechterseits neben dem Sternum im II. Intercostalraum.

Fixation des Herzens in seiner Lage. Das Herz wird hauptsächlich durch den Druck benachbarter Eingeweideteile in seiner Lage erhalten. Hier kommen vor allem die Lungen in Betracht; sie bilden beiderseits weiche Kissen, in welche sich das Herz einbettet, indem es die als Impressiones cardiacae bezeichneten Eindrücke an den Facies mediastinales beider Lungen erzeugt. Unten kommen die Zwerchfellkuppel und die oberen Baucheingeweide (Leber, Magen und Milz) in Betracht, welche sich der Wölbung der Zwerchfellkuppel anlegen und damit auch den Höhenstand des Herzens im Thoraxraum beeinflussen. Dass dagegen die Kontraktionen des Zwerchfells bei der Atmung nur eine geringe Verlagerung des Herzens zur Folge haben, wird sofort klar, wenn man sich vergegenwärtigt, dass das Centrum tendineum (und damit auch das Planum cardiacum) seine Einstellung nicht so stark ändert, indem es hauptsächlich die Pars muscularis ist, welche durch ihre Kontraktion bei der Inspiration den Thoraxraum erweitert. Eine gewisse Fixation an das Diaphragma erhält der rechte Vorhof wohl durch die V. cava inf., deren Wandung mit dem Umfange des Foramen venae cavae verwachsen ist; eine weitere Fixation erhält die Basis cordis durch den Ein- und Austritt der grossen Gefässe.

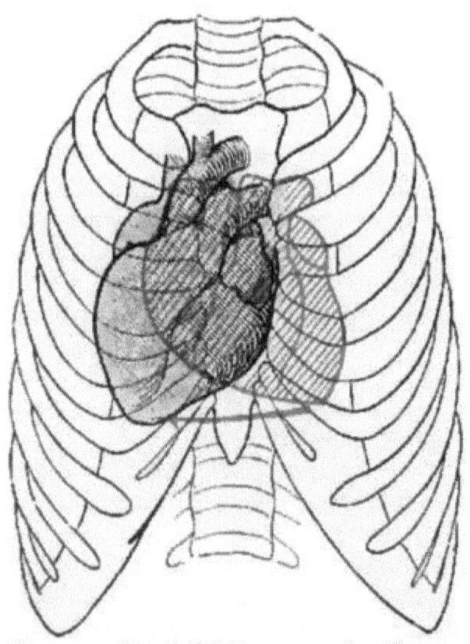

Fig. 231. Starke Verlagerung des Herzens nach rechts, verursacht durch ein linksseitiges Pleuraexsudat.

Nach W. Braune. Atlas d. topogr. Anat.

Unter pathologischen Verhältnissen genügen diese Einrichtungen jedoch nicht, um das Herz in seiner Lage zu erhalten. Besonders können starke Ergüsse in die Pleurahöhle einer Seite eine hochgradige Verlagerung des Herzens nach der anderen Seite herbeiführen, bei welcher die Herzspitze eine Bogenlinie beschreibt. Ein solcher

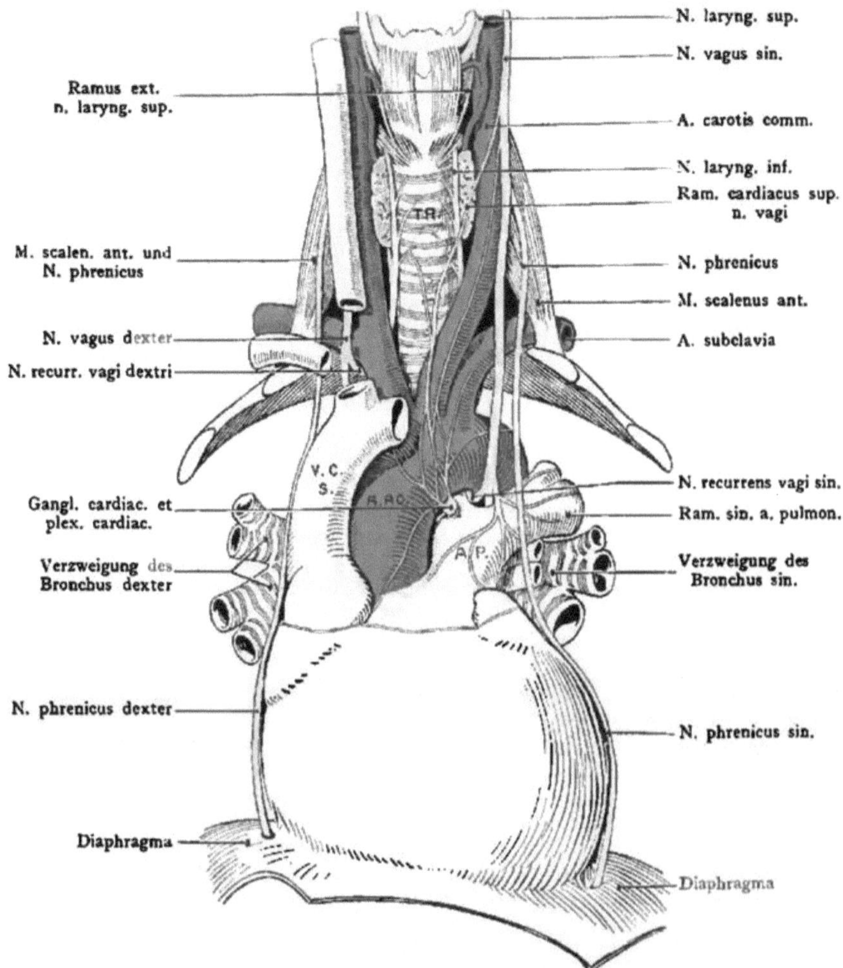

Fig. 232. Topographie der Nn. vagi und phrenici und der grossen Gefässstämme im Thoraxraume. Mit Benützung einer Figur von Leveillé und Hirschfeld.
V. C. S. Vena cava sup. Tr. Trachea. A. Ao. Arcus aortae. A. P. Arteria pulmonalis.

Fall ist in Fig. 231 dargestellt, wo die Hauptmasse des Herzens rechts von der Medianebene liegt und die Herzspitze im V. rechten Intercostalraume angetroffen wird. Die Verlagerung der Herzbasis ist in solchen Fällen infolge der Fixation, welche sie durch den Ansatz der grossen Gefässe erhält, eine geringere, als diejenige der Herzspitze.

Gefässe und Nerven des Herzens. (Figg. 225 und 226.) Arterien. Das Herz wird mit arteriellem Blute durch die Aa. coronaria cordis dextra und sinistra versorgt. Die A. coronaria dextra entspringt aus dem rechten, die A. coronaria sin. aus dem linken Sinus aortae (Valsalvae). Die Ursprünge der Arterien werden vorne von dem rechten Herzohr und dem Ursprung der A. pulmonalis bedeckt.

Die A. coronaria dextra verläuft im Sulcus coronarius zwischen rechtem Vorhofe und rechter Kammer (Fig. 225) um den rechten Herzrand herum zur Facies posterior und zur Facies inferior cordis, wo sie als Ramus descendens post. die Herzspitze erreicht. Sie gibt zur Wandung des rechten Vorhofs und der rechten Kammer Äste ab.

Die A. coronaria sinistra wird an ihrem Ursprunge aus dem linken Sinus aortae (Valsalvae) durch die A. pulmonalis bedeckt. Der kurze Stamm (Fig. 225) teilt sich in einen Ramus descendens ant., welcher in dem Sulcus longitudinalis ant. bis zur Herzspitze verläuft und einen Ramus horizontalis, welcher in dem Sulcus coronarius um den linken Herzrand zur Facies posterior gelangt. Die Verzweigung findet hauptsächlich an die linke Kammer und den linken Vorhof statt.

Die Hauptvene des Herzens ist die V. magna cordis, welche in den Sinus coronarius übergeht. Die Mündung des letzteren in den rechten Vorhof wird durch die Valvula sinus coronarii (Thebesii) eingeengt; er ist als die Endstrecke eines embryonal vorhandenen linken Ductus Cuvieri aufzufassen und liegt im Sulcus coronarius, zwischen dem hinteren Umfange des linken Ventrikels und des linken Vorhofs. Die V. magna cordis nimmt an der Herzspitze ihren Anfang, verläuft in dem Sulcus longitudinalis ant., dann im Sulcus coronarius um den linken Herzrand abbiegend zum Sinus coronarius (Fig. 226). In denselben münden noch kleinere Venen (V. posterior sin., V. media und V. parva cordis).

Von grösseren Gefässstämmen, die auf der Facies ant. verlaufen und etwa von Stichverletzungen betroffen werden können, sind hervorzuheben: der Stamm der A. coronaria sin., und der Ram. descendens ant. mit dem entsprechenden Venenstamme, ferner die erste Strecke der A. coronaria cordis dextra.

Lymphgefässe des Herzens. Sie ziehen am dorsalen Umfange des Arcus aortae und der A. pulmonalis zur Einmündung in die Glandulae tracheobronchiales an der Bifurkation der Trachea.

Nerven des Herzens. Die Herznerven (Fig. 232) bilden ein Geflecht (Plexus cardiacus), an welches Fasern der Nn. vagi und der sympathischen Grenzstränge sich begeben. Mit den Vagusästen verlaufen Äste aus allen drei Cervikalganglien des sympathischen Grenzstranges.

Lage des Herzens beim Kinde. Der Spitzenstoss liegt bis zum 4. Lebensjahre lateral von der Mamillarlinie, wenigstens in der Mehrzahl der Fälle; dieser Befund wird während der folgenden Jahre nach und nach seltener und kommt vom 13. Lebensjahre an überhaupt nicht mehr vor. Im ersten Lebensjahre liegt der Spitzenstoss im IV. Intercostalraume, dann nimmt dieser Befund an Häufigkeit ab. Im V. Intercostalraume liegt der Spitzenstoss während der beiden ersten Lebensjahre sehr selten, in den nächsten Jahren häufiger, vom 7. an in der Mehrzahl der Fälle, vom 13. an fast ausschliesslich.

D. Topographie des Mediastinalraumes.

Als Mediastinum (in medio stans) bezeichnen wir den Raum, welcher nach beiden Seiten durch die Pleura mediastinalis, dorsal durch die Brustwirbelsäule und die Rippenhälse, ventral durch das Sternum abgegrenzt wird. Der Mediastinalraum geht aufwärts in die mediane Halsregion über, unten bildet das Diaphragma einen Abschluss.

Vom Standpunkte des topographischen Anatomen aus betrachtet, stellt das Mediastinum einen einheitlichen Raum dar, d. h. es fehlt eine Trennung in einzelne

Abteilungen durch Fascienblätter oder Muskelmassen. Man hat jedoch, mittelst einer Ebene, welche frontal durch die Trachea und die Bronchen gelegt wird, den Mediastinalraum in eine hintere und eine vordere Abteilung zerlegt (Cavum mediastini anterius et posterius), eine Unterscheidung, welcher, wie gesagt, die anatomische Grundlage durchaus fehlt, obgleich sie zum Zwecke der Beschreibung eines Befundes nicht ohne Wert ist.

Die Höhe des Mediastinalraumes wird ventral durch die Länge von Manubrium plus Corpus sterni angegeben, dorsal entspricht sie den zehn bis elf obersten Brustwirbeln. Der sagittale Durchmesser nimmt nach unten zu, indem der Abstand der Incisura jugularis sterni von den oberen Brustwirbeln geringer ist, als derjenige der Verbindung zwischen dem Corpus sterni und dem Processus xiphoides von den unteren Brustwirbeln. Der Transversaldurchmesser ist gleichfalls sehr verschieden, je nach der Höhe, in welcher untersucht wird (man vergleiche die Querschnittsbilder Figg. 259—262); so ist der Transversaldurchmesser oben, am Übergange in die mediane Halsregion, geringer als unten, wo das Herz den grössten Teil des Mediastinalraumes einnimmt. Durch die schräge Lage des Herzens kommt auch eine gewisse Asymmetrie in der Ausbildung der unteren Partie des Raumes zustande.

Allgemeines über die Lage der Gebilde im Mediastinalraume. Sehen wir zunächst vom Herzen ab, so ist von den Hauptgebilden des Mediastinum im allgemeinen zu sagen, dass sie, entsprechend der Höhenentfaltung des Raumes, vorwiegend einen Längsverlauf aufweisen. Hier sind zu nennen: der Oesophagus, die Aorta thoracica, die Nn. vagi et phrenici, die Grenzstränge des Sympathicus, die Trachea, der Ductus thoracicus, die V. cava sup. Doch gibt es zahlreiche Ausnahmen. Die vom Herzen ausgehenden, resp. zum Herzen gelangenden grossen Gefässstämme zeigen bald einen Längsverlauf (V. cava sup.), bald sind sie mehr quer (Vv. pulmonales und Äste der A. pulmonalis) oder schräg (Arcus aortae, A. pulmonalis, A. anonyma, Vv. anonymae) in den Mediastinalraum eingestellt. Die Trachea verläuft in der Längsrichtung, die grossen Bronchen dagegen schräg, zum Teil gleichfalls schräg die Rami ant. der Aa. und Vv. intercostales.

Der Übersicht halber halten wir an der ersten Einteilung des Raumes fest und unterscheiden Gebilde des vorderen und des hinteren Mediastinum; zu den ersteren rechnen wir die Thymus, den Arcus aortae, die A. pulmonalis, die Nn. phrenici, die Trachea und die Bronchen, zu den letzteren den Oesophagus, die Aorta thoracica, die V. azygos und die V. hemiazygos, ferner die beiden Nn. vagi und den Ductus thoracicus. Das Herz liegt teils im hinteren, teils im vorderen Mediastinalraume.

1. Gebilde im Cavum mediastini anterius.

Nach Wegnahme des Sternum und der Rippenknorpel sowie des M. transversus thoracis liegt der Zugang zum Mediastinalraume von vorne her frei. Die A. und Vv. mammariae int. schliessen sich der vorderen Wand des Thorax an; sie sind schon früher besprochen worden, denn sie liegen ausserhalb des Mediastinalraumes teils unmittelbar an der Pleura costalis, teils durch den M. transversus thoracis von der letzteren getrennt. Sie geben aber Äste zu Mediastinalgebilden ab, so zur Thymus (Rami thymici) und zum Fettgewebe des vorderen Mediastinum (Rami mediastinales).

Der Zugang zum Mediastinum von vorne wird durch die beiderseitigen vorderen Pleuragrenzen angegeben (Fig. 206). Bloss hinter dem Manubrium sterni, in dem dreieckigen, des Pleuraüberzuges entbehrenden Felde, sowie an dem Corpus sterni linkerseits von der Medianebene in der Höhe des V. und VI. Rippenknorpels, tritt das Gewebe des Mediastinum mit dem Fettgewebe, welches sich oft in ziemlich beträchtlichen Mengen zwischen dem Sternum und den Pleurasäcken einlagert, in Verbindung.

In der Höhe des II., III. und IV. Rippenknorpels erreichen sich die beiderseitigen Pleurasäcke, so dass hier der Mediastinalraum nach vorne ganz abgeschlossen erscheint.

Hinter der vom Pleuraüberzuge freien dreieckigen Fläche des Manubrium sterni liegt zunächst lockeres Fett- und Bindegewebe mit Resten der Thymus, welche nicht selten die Form der Drüse wiedergeben, wenngleich starke Veränderungen in dem Gewebe selbst erfolgt sind. Das war bei dem 21 jährigen Manne der Fall, dessen Thymus in Fig. 242 abgebildet ist. Ihre maximale Ausbildung besitzt die Drüse am Ende des zweiten Lebensjahres, dann treten Rückbildungsprozesse auf, welche das lymphatische Thymusgewebe bis auf geringe Reste zum Schwunde bringen. Diese Reste liegen in dem lockeren Fett- und Bindegewebe, welches die grossen Gefässstämme im Cavum mediastini ant. überlagert. Die Aa. der Thymus kommen aus den Aa. mammariae int. (Rami thymici), die Venen gehen zu den benachbarten Venenstämmen (Vv. anonymae, mammariae int.). Beim Neugeborenen sowie beim Kinde während der zwei bis drei ersten Lebensjahre, setzt sich die relativ grosse Thymus aus zwei mehr oder weniger miteinander verschmolzenen Lappen zusammen, die sich von der oberen Thoraxapertur bis zur vorderen Umschlagslinie des Pericards auf die grossen Gefässe erstrecken. In dieser Lage bedecken sie die V. cava sup., zum Teil auch die Vv. anonymae, ferner den Arcus aortae und die A. pulmonalis. Sie können nach oben bis zum unteren Rande der Glandula thyreoidea reichen.

Nach Entfernung der Thymusreste, sowie nach Eröffnung der Pleurasäcke und Abziehen des Lungenrandes lateralwärts, gelangen die grossen im vorderen Mediastinalraume verlaufenden Gefässe zur Ansicht (Fig. 243). In oberflächlicher Schicht liegen unter allen Umständen die zur Bildung der V. cava superior zusammenmündenden Vv. anonymae, welche die grossen aus dem Arcus aortae entspringenden Stämme (A. anonyma und die Aa. carotis comm. sin. und subclavia sin.) überlagern. In der leicht schematisch gehaltenen Fig. 228 bedeckt die V. anonyma sin. den Abgang und die erste Strecke des Verlaufes der aus dem Arcus entspringenden Stämme, die Aorta ascendens und der Arcus aortae bleiben dagegen frei und werden bloss durch den Sinus costomediastinalis ant. von der hinteren Fläche des Sternum getrennt. (Man vergleiche auch die Darstellung der Pleuragrenze in Fig. 215.) Links von der Aorta ascendens liegt der kurze Stamm der A. pulmonalis, deren Teilung in den Ramus dexter und sinister eben noch sichtbar ist. Rechts von der Aorta ascendens und dem Übergange in den Arcus aortae verläuft die V. cava sup. annähernd senkrecht abwärts zur Einmündung in den rechten Vorhof. Bei dem den Situsbildern Figg. 243 und 244 zugrunde liegenden Präparate waren die Venen im Cavum mediastini ant. maximal gefüllt und verdeckten in grösserer Ausdehnung die tiefer gelegenen Arterienstämme sowie den Arcus aortae.

Über die Lage der V. cava sup., der Aorta ascendens und der A. pulmonalis zu einander gibt ein Horizontalschnitt Aufschluss (Fig. 233). Derselbe ist in der Höhe des VI. Brustwirbels durchgeführt, und trifft noch den obersten Teil der Pericardialhöhle sowie die A. pulmonalis und die Aorta gerade über ihren Klappen. Das Pericard wird vorne durch das Fett- und Bindegewebe des Cavum mediastini ant. überlagert; die beiden Sinus pleurae costomediastinales kommen hinter dem Sternum fast bis zur Berührung. Von den drei grossen Gefässstämmen liegt die A. pulmonalis am oberflächlichsten (sie gibt hier den hinter der Aorta ascendens und der V. cava sup. zum rechten Lungenhilus verlaufenden Ramus dexter ab), dann folgt die Aorta ascendens und nach rechts der Querschnitt der V. cava sup., welche von den drei grossen Gefässstämmen am tiefsten im Thoraxraume liegt. Gegen die obere Thoraxapertur hin liegt die V. cava sup. und der Arcus aortae etwas oberflächlicher (Fig. 233), doch werden beide Gefässe normalerweise immer durch die Sinus pleurae costomediastinales und die Lungen von der vorderen Thoraxwand getrennt.

Die **Vena cava sup.** setzt sich aus einer längeren V. anonyma sinistra und einer kürzeren V. anonyma dextra zusammen, welche sich in der Höhe des Sternalendes der ersten Rippe oder am sternalen Ende des ersten rechten Intercostalraumes vereinigen. In den Winkel, den die beiden Vv. anonymae miteinander bilden (oder auch in eine V. anonyma) mündet häufig die V. thyreoidea ima ein, welche sich von dem unteren Umfange der Glandula thyreoidea sammelt und nicht selten durch ihre beträchtliche Grösse auffällt (s. auch das Situsbild Fig. 244). Sie liegt direkt vor der Trachea und kommt bei der Eröffnung der Trachea unterhalb der Glandula thyreoidea in Betracht.

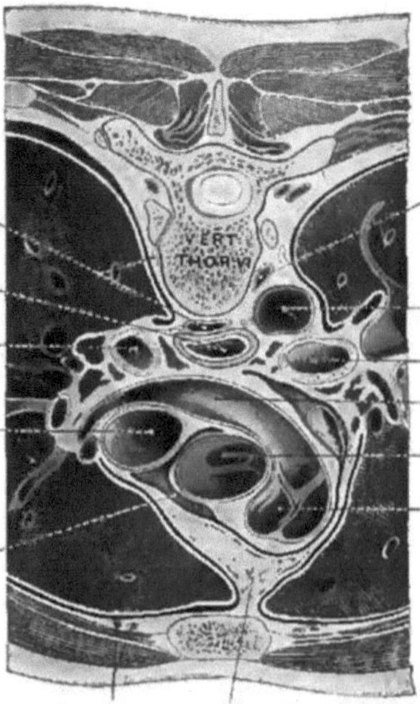

Die Vv. anonymae bilden sich ihrerseits durch den Zusammenfluss der V. jugularis int. und der V. subclavia (Angulus venosus), welcher beiderseits hinter der Articulatio sternoclavicularis stattfindet. Die V. anonyma sin. ist die längere, da die Bildung der V. cava sup. rechterseits vom Sternum stattfindet; sie verläuft von der linken Articulatio sternoclavicularis schräg an der hinteren Fläche des Manubrium sterni vorbei zum sternalen Ende des ersten Intercostalraumes, kreuzt also den Stamm der A. subclavia sin. und der A. carotis comm. sin. sowie die A. anonyma, kurz nach dem Ursprunge desselben aus dem Arcus aortae.

Fig. 233. Querschnitt durch das Mediastinum, in der Höhe des VI. Brustwirbelkörpers.
Nach W. Braune. Topogr. anat. Atlas.

Die Vena cava sup. bildet einen kurzen (4—5 cm), aber mächtigen Stamm, welcher, auf die vordere Brustwand projiziert (Fig. 228), den ventralen Enden des ersten und zweiten Intercostalraumes sowie dem sternalen Ende der dritten Rippe entspricht, also dem rechten Sternalrande angrenzt. Sie wird an ihrem vorderen Umfang unmittelbar über ihrem Eintritte in den Vorhof vom Pericard überzogen, ihr dorsaler und ihr lateraler Umfang liegen ausserhalb der Pericardialhöhle (Fig. 224). Sie wird durch den rechten Pleurasack von der vorderen Brustwand getrennt, ihr rechter Umfang wird von der Pleura mediastinalis überzogen, und hier verläuft zwischen der V. cava sup. und der Pleura der N. phrenicus dexter senkrecht zum Zwerchfell hinunter.

Die **A. pulmonalis** liegt von den drei grossen mit der Basis cordis in Verbindung tretenden Stämmen am oberflächlichsten und am weitesten links; sie entspringt in der Höhe des Sternalansatzes des dritten linken Rippenknorpels aus der rechten Herzkammer und bildet einen Teil einer Spirale, deren direkte Fortsetzung durch den Ramus dexter der Arterie dargestellt wird. Die Spirale ist, ebenso wie diejenige des Arcus aortae, schräg in den Thoraxraum eingestellt, aber in einer Richtung, welche die letztere kreuzt, indem der Ramus dexter a. pulmonalis dorsal von der Aorta ascendens und der V. cava sup. zum rechten Lungenhilus geht (Fig. 233). Der Ramus sinister verläuft auf dem kürzesten Wege zum linken Lungenhilus, indem er den linken Bronchus kreuzt. Der Ramus dexter entspricht in seiner Stärke der grösseren Entfaltung der rechten Lunge; er gibt einen oberen Zweig zum oberen, einen unteren Zweig zum mittleren und unteren Lungenlappen. Der Ram. sinister bedeckt von vorne den linken Bronchus und teilt sich am Lungenhilus in zwei Äste, die je zum oberen und unteren Lungenlappen gelangen.

Von der Konkavität des Aortenbogens, in der Nähe des Ursprunges der A. carotis comm. sin., geht zur Teilungsstelle der A. pulmonalis oder auch zum Ramus sinister das Lig. arteriosum (Botalli), welches während des Fetallebens als Ductus Botalli (Fig. 247) eine Verbindung zwischen dem Arcus aortae und der A. pulmonalis herstellte, um das Blut aus der rechten Kammer, mit Umgehung des Lungenkreislaufs, direkt in die Aorta und damit in den Körperkreislauf zu leiten.

Das Projektionsfeld der A. pulmonalis auf die vordere Brustwand erstreckt sich linkerseits von dem Ansatze des dritten bis zum Ansatze des zweiten Rippenknorpels an das Sternum (Fig. 228), entspricht also dem vorderen Ende des zweiten Intercostalraumes und dem benachbarten Teile des Sternum, von welchem die Arterie durch den Pleurasack sowie durch den vorderen Rand der linken Lunge getrennt wird.

Aorta ascendens, Arcus aortae und Aorta thoracica. Der dritte der drei in der Höhe des Schnittes Fig. 233 nebeneinander gelagerten Gefässstämme ist die Aorta. Man unterscheidet an derselben innerhalb des Thoraxraumes drei Abschnitte: 1. Die Aorta ascendens, von dem Ursprunge aus dem linken Ventrikel bis zur Stelle, wo (etwa 1 cm unterhalb der A. anonyma) der Pericardialüberzug des Gefässes ein Ende nimmt; 2. den Arcus aortae, d. h. den bogenförmigen Abschnitt, welcher, schief im Mediastinalraume eingestellt, von dem Ende der Pars ascendens bis zum linken Umfange des vierten Brustwirbelkörpers verläuft; endlich 3. die Aorta thoracica, welche von dem vierten Brustwirbelkörper bis zum Hiatus aorticus des Diaphragma am elften Brustwirbel reicht.

Die Aorta ascendens entspringt aus dem linken Ventrikel in der Höhe des dritten Intercostalraumes hinter dem Sternum; die Projektion ihres Ostiums auf die vordere Brustwand reicht bis zum linken Sternalrande (Fig. 230). Der Ursprung liegt tiefer im Thoraxraume als derjenige der A. pulmonalis (s. die Darstellung der Herzostien im Situspräparate Fig. 245). Die Aorta ascendens bildet mit dem Arcus aortae einen Teil einer Spiralwindung, welche in der Tiefe, am Ostium arteriosum sin. (aorticum) beginnend gegen das sternale Ende des zweiten rechten Intercostalraumes aufsteigt, dann in einen kranialwärts konvexen Bogen, entsprechend dem Manubrium sterni, dorsalwärts und nach links verläuft, um die Wirbelsäule am linken Umfange des vierten Brustwirbels zu erreichen und hier in die Aorta thoracica überzugehen. Die Konvexität der Spirale sieht also ventralwärts und nach rechts.

Die Beziehungen der Aorta sind auf den beiden ersten Strecken ihres Verlaufes sehr mannigfaltige. Der Ursprung der Aorta ascendens wird durch das Ostium arteriosum dextrum (Ostium pulmonale) teilweise überdeckt. Rechts liegt die V. cava sup., links die A. pulmonalis. Das rechte Herzohr berührt den vorderen Umfang der Aorta ascendens. Von rechts und links legen sich die Pleurasäcke dem vorderen Umfange des Arcus aortae auf und schliessen denselben von der Berührung mit der hinteren Fläche des Sternum aus. Die Konvexität des Bogens mit den Ursprüngen der grossen Arterien wird von der V. anonyma sin. bedeckt und in die Konkavität des Arcus legt sich der Ramus dexter a. pulmonalis, welcher dorsal von der Aorta ascendens zum rechten Lungenhilus geht (Fig. 233). Die Teilungsstelle der A. pulmonalis wird mittelst des Lig. arteriosum (Botalli) mit der Konkavität des Aortenbogens verbunden.

Der Aortenbogen kreuzt den linken Umfang der Trachea am Angulus tracheobronchialis sinister, ferner in der Höhe des III. Brustwirbels den Oesophagus, welcher, dorsal von der Trachea gelegen, die Aorta mit seinem linken Umfange gerade

noch berührt. Von dem Arcus aortae werden von vorne die Lymphoglandulae bronchotracheales sup. sinistrae bedeckt. Man vergleiche Fig. 235, welche die Lagebeziehungen zwischen Arcus aortae, Trachea und Oesophagus darstellt. Die Aorta thoracica verläuft am linken Umfange der Brustwirbelkörper, indem sie in recht verschiedener Höhe von dem Oesophagus ventral gekreuzt wird und tritt durch den Hiatus aorticus am XI. Brustwirbelkörper aus der Brust- in die Bauchhöhle.

Lage der grossen aus dem Arcus aortae entspringenden Stämme. Von rechts nach links aufgezählt entspringen aus dem Aortenbogen: die A. anonyma, die A. carotis comm. sin. und die A. subclavia sin. Die schräge Einstellung des Arcus in dem Thoraxraum erklärt die

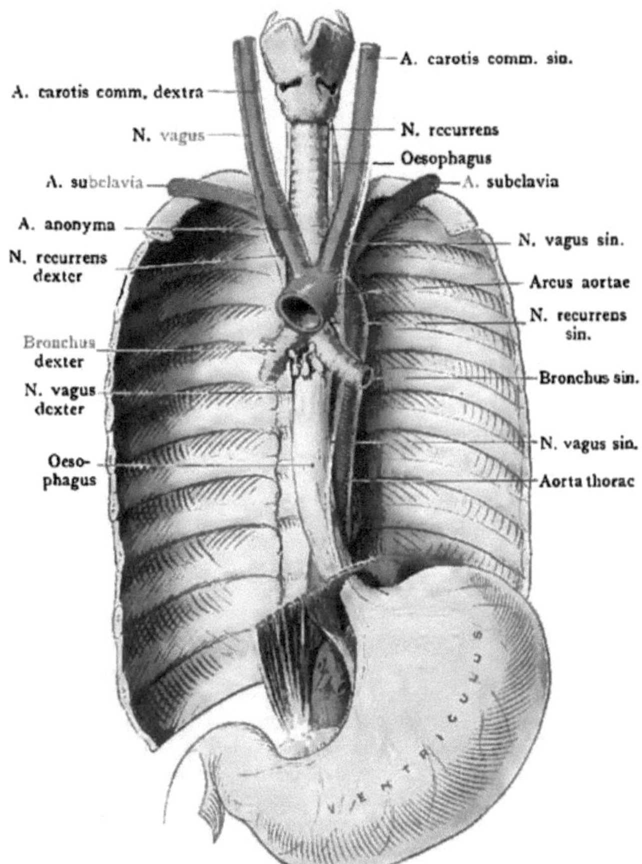

Fig. 234. Topographie von Oesophagus, Trachea, Nn. vagi und Aorta, von vorn gesehen.

Tatsache, dass die Ursprungsstellen der A. anonyma und der A. carotis comm. sin. oberflächlicher liegen, als diejenige der A. subclavia sin. Der Ursprung der A. anonyma liegt, auf die vordere Brustwand bezogen, in der Höhe des sternalen Endes des II. rechten Rippenknorpels; sie verläuft (Fig. 234) schräg über den vorderen Umfang der Trachea als kurzer kaum 2 cm langer Stamm, der von vorne her von der V. anonyma sin. und teilweise auch von der V. cava sup. überlagert wird und sich in die A. subclavia dextra und die A. carotis comm. dextra teilt. Letztere setzt die Richtung der A. anonyma fort, während die A. subclavia dextra bogenförmig über die Pleurakuppel zur hinteren Scalenuslücke und zur Fossa supraclavicularis gelangt. Die Arterie wird vorne teilweise von der V. subclavia bedeckt. Der rechte Umfang der A. anonyma wird von der Pleura mediastinalis dextra überzogen, auch liegt die A. subclavia unmittelbar der Pleurakuppel auf (s. die Besprechung der Facies mediastinalis der rechten Lunge p. 273). Die A. carotis comm. sin. kreuzt gleichfalls den vorderen Umfang der Trachea, oberhalb der Bifurkation und geht links von der Trachea und dem Oesophagus durch die obere Thoraxapertur zum Halse empor. Die A. subclavia sin. endlich entspringt am weitesten links und dorsal aus dem Arcus aortae und verläuft bogenförmig über die linke Pleurakuppel zur hinteren Scalenus-

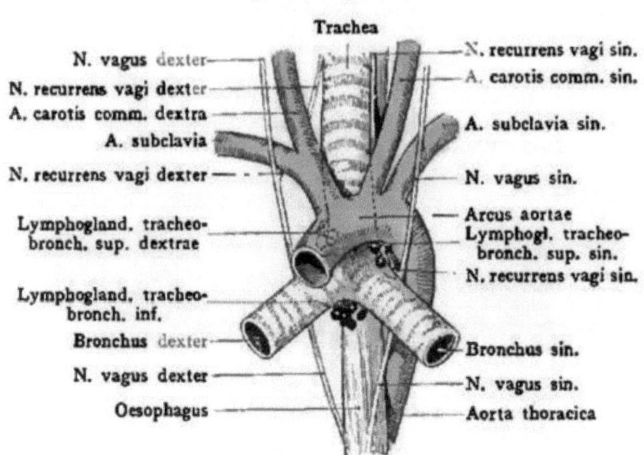

Fig. 235. Topographie der Trachea, des Arcus aortae, des Oesophagus und der Lymphoglandulae tracheobronchiales.
(Halbschematisch.)

lücke und zur Fossa supraclavicularis. Beide Gefässe werden von der Pleura mediastinalis sin. überzogen (Fig. 255).

Topographie der Thymus. Die Thymus ist ein Organ, welches während der beiden ersten Lebensjahre seine maximale Entwicklung erlangt, um vom Ende des zweiten Jahres an eine Rückbildung zu erfahren, so dass beim Erwachsenen bloss noch geringe Reste des ursprünglich voluminösen Gebildes nachweisbar sind. Nur ganz ausnahmsweise bleibt das Organ nicht

bloss bestehen, sondern nimmt eine der Körpergrösse entsprechende weitere Entwicklung (Status thymicus), welcher neuerdings besonders von dem Pathologen ein erhöhtes Interesse zugewandt wird.

Beim Neugeborenen zeigt die aus zwei Lappen zusammengesetzte Thymus eine Länge von ca. 5, eine Breite von 1½ cm. Die beiden Lappen sind selten symmetrisch zur Medianebene entwickelt; das Organ liegt (Fig. 237) im oberen Teile des Cavum mediastini ant., doch reicht es noch über die Incisura jugularis sterni in den unteren Teil des Halses und kann die Gland. thyreoidea berühren oder sogar lateral von der letzteren noch höher hinaufreichen. Nach Entfernung des Sternum und der Rippenknorpel sieht man die Thymus im lockeren Gewebe des Mediastinum vorliegen; ein grosser Teil ihrer vorderen und lateralen Fläche ist von der Pleura mediastinalis bedeckt, hier wird die Drüse von ihren aus der A. und V. mammaria interna kommenden Gefässen erreicht. Sie bedeckt von vorne die im vorderen Mediastinalraume liegenden grossen Gefässstämme, also die Vv. anonymae zum Teil, dann die V. cava sup., den Arcus aortae und die grossen aus dem Arcus aortae entspringenden Stämme. Endlich reicht sie bis auf den vorderen und lateralen Umfang des Pericardialsackes herab, den sie in stark wechselnder Ausdehnung bedeckt.

Abweichend von dem gewöhnlichen Verhalten, bei dem die Thymus des Neugeborenen nur in die unmittelbar oberhalb der Incisura jugularis sterni liegende Partie des Halses hinaufreicht, kann sie ausnahmsweise die Höhe des Zungenbeins erreichen (Fig. 236) und hier grössere oder geringere Massen darstellen (Thymus accessoria), die mit der unteren Hauptmasse der Drüse durch eine schmälere Verbindungsbrücke im Zusammenhang stehen. Der Zustand ist im Anschluss an die embryonalen Verhältnisse zu beurteilen, indem die Thymus aus einer epithelialen Ausstülpung der III. Schlundtasche hervorgeht, die ursprünglich in dieser Höhe lag, so dass der Fall gewissermassen als ein Erhaltenbleiben der Verbindung mit dem Mutterboden aufgefasst werden kann.

Die **Nn. vagi und phrenici** (Fig. 232) gehen bestimmte Beziehungen zu den grossen Gefässen ein, auf welche an dieser Stelle kurz hingewiesen sei (siehe Topographie des Halses). Die Nn. vagi treten beiderseits zwischen der A. carotis comm. und der V. jugularis int. in den Thoraxraum; der rechte Vagus kreuzt den vorderen Umfang der A. subclavia dextra unmittelbar nach ihrem Ursprunge aus der A. anonyma (er wird hier von der V. subclavia überlagert), gibt den N. recurrens dexter um den dorsalen Umfang der A. subclavia dextra oder der A. anonyma ab und verläuft, dem rechten Umfange der Trachea angeschlossen, dorsal von der Radix pulmonis zum Oesophagus, an dessen dorsale Fläche er sich verzweigt und mit welchem er durch den Hiatus oesophageus zum Magen gelangt. Der N. vagus sin. kreuzt den vorderen Umfang des Arcus aortae unterhalb des Lig. arteriosum (Botalli) und gibt um die Konkavität des Arcus links vom Lig. arteriosum den N. recurrens sin. ab, welcher in der Rinne zwischen Trachea und Oesophagus zum Larynx emporzieht. Sodann verläuft der Stamm dorsal von der linken Lungenwurzel weiter, gibt den Plexus pulmonalis zum linken

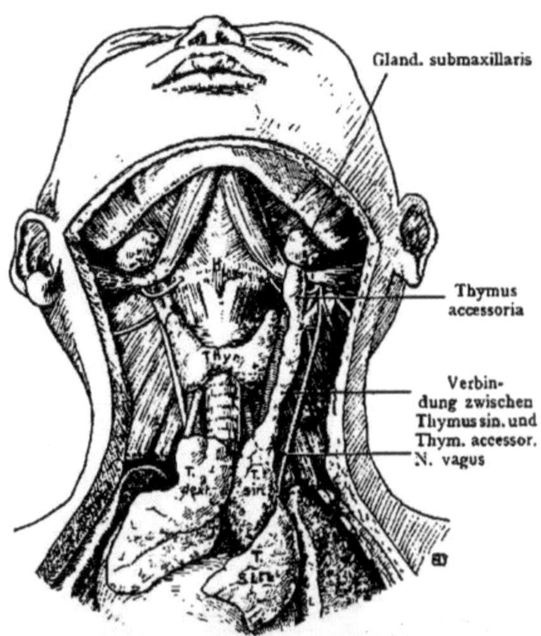

Fig. 236. Starke Ausbildung einer Thymus accessoria, die bis an das Os hyoides heranreicht.

Nach Gertrud Bien. Über accessor. Thymuslappen im Trigonum caroticum. Anat. Anz. XXIX. 1906.

H. Corpus ossis hyoidei. Thyr. Gland. thyreoidea. T. dext. T. sin. Thymus dexter und sinister.

Bronchus und schliesst sich zuerst dem linken, dann dem vorderen Umfang des Oesophagus an, mit welchem er durch den Hiatus oesophageus hindurchtritt, um die vordere Wand des Magens als Plexus gastricus anterior zu innervieren und mit einigen Ästen auch noch in den Plexus suprarenalis und renalis sin. einzutreten.

Die Nn. phrenici liegen im Bereiche des Halses beiderseits der vorderen Fläche der Mm. scaleni ant. auf, nähern sich dann (s. Fig. 232) am Thoraxeingange dem medialen Rande der Muskeln und treten zwischen der A. und V. subclavia in den Thorax- resp. in den Mediastinalraum ein. Der Nerv kreuzt also linkerseits wie rechterseits die A. subclavia, unmittelbar vor ihrem Eintritte in die hintere Scalenuslücke und liegt hier lateral vom Vagusstamme. Der N. phrenicus dexter verläuft mehr senkrecht, der N. phrenicus sin. in weit lateralwärts gerichtetem Bogen zum Zwerchfell. Der N. phrenicus dexter kreuzt die A. mammaria int., liegt dann zwischen dem rechten Umfange der V. cava sup. und der Pleura mediastinalis dextra und, von der Einmündungsstelle der V. cava sup. in den rechten Vorhof an, zwischen dem Pericardium

mediastinale und der Pleura mediastinalis, entsprechend der lateralen Wandung des
rechten Vorhofes. Der N. phrenicus sin. verläuft, nachdem er die A. mammaria int.
gekreuzt, der Pleura mediastinalis sin. angeschlossen, dann zwischen dieser und dem
Pericard im Bogen dem linken stumpfen Herzrande entlang zum Diaphragma. Er liegt

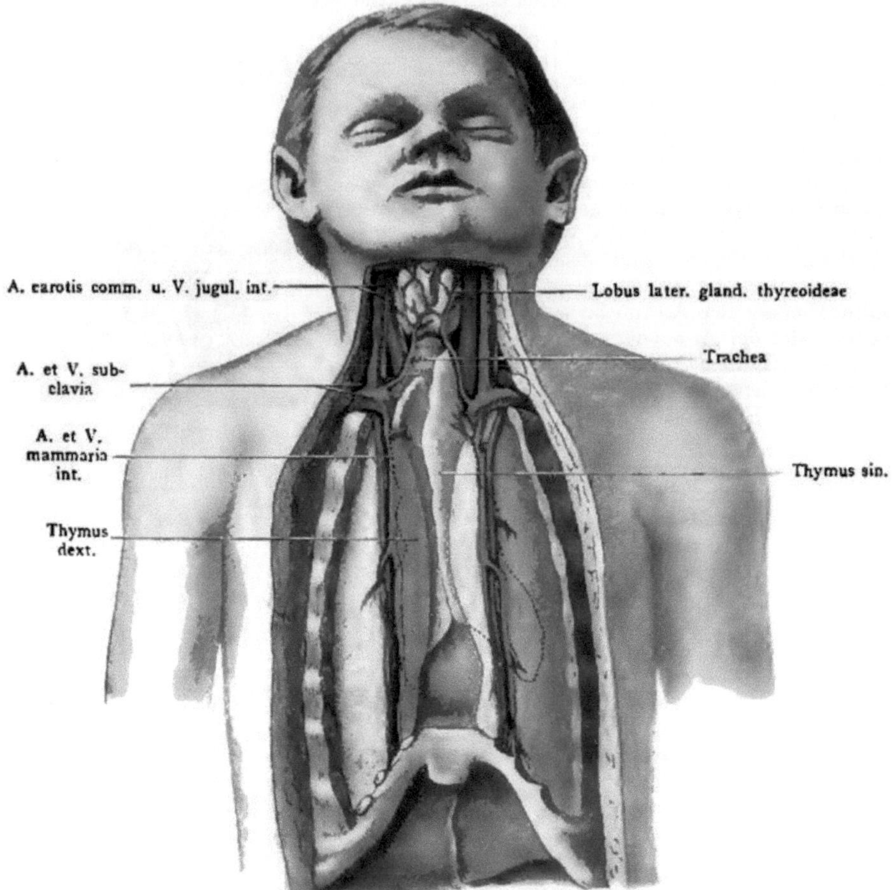

Fig. 237. Topographie der Thymus beim Neugeborenen.
Nach Luschka, Topographie der Brustorgane.
Umrisse der Thymus punktiert.

tiefer im Thorax als der N. phrenicus dexter und verteilt sich hauptsächlich an die
untere Fläche des Diaphragma, indem er dasselbe durchsetzt, während der N. phrenicus dexter zur oberen Fläche des Diaphragma geht. Die Nn. phrenici verlaufen also
ventral von den zur Bildung der Radices pulmonum zusammentretenden Gebilden, die
Nn. vagi dagegen dorsal von denselben.

Topographie der Trachea und der grossen Bronchen (Fig. 138). Auf
die Wirbelsäule bezogen nimmt die Trachea ihren Anfang in der Höhe der Interverte-

bralscheibe zwischen dem VI. und VII. Halswirbel, ihr unteres Ende (die Bifurkation der Bronchen) entspricht dem IV.—V. Brustwirbelkörper. Ihre Gesamtlänge beträgt beim Erwachsenen ca. 13 cm.

Die Trachea setzt sich aus Knorpelringen und elastischem Gewebe zusammen, welche, abwechselnd angeordnet, ein recht dehnbares Rohr herstellen; sie kann deshalb bei Beugung und Streckung in der Halswirbelsäule den Bewegungen des Halses und des Kopfes folgen, indem ihre Elastizität eine Verlängerung des Rohres zulässt und eine Zerrung oder Verlagerung der an die Lungenwurzeln sich ansetzenden Lungen ausschliesst. Die Dehnbarkeit in die Länge beträgt (Messungen an der Leiche) $2\frac{1}{2}$ cm, beim Lebenden ist sie wohl etwas grösser; sie erklärt das starke Klaffen der Trachealwunden bei Streckung der Halswirbelsäule.

Wir unterscheiden an der Trachea eine Pars cervicalis von einer Pars thoracalis. Die Pars cervicalis liegt oberflächlicher (s. Hals), von der Fascia colli superficialis und media, sowie von den vorderen langen Halsmuskeln (Mm. sternohyoideus und sternothyreoideus) bedeckt. Die 2—3 oberen Trachealringe werden von dem Isthmus glandulae thyreoideae überlagert, von dessen unterem Umfang die Vv. thyreoideae inf. zur Einmündung in die V. anonyma sin. herabziehen. Dorsal und etwas nach links von der Trachea liegt am Eintritt derselben in den Thoraxraum der Oesophagus (Fig. 259).

Von praktischer Bedeutung ist die veränderte Lage zur Oberfläche, welche die Pars cervicalis bei abwechselnder Beugung und Streckung der Halswirbelsäule einnimmt; es wird dadurch auch die Stellung der Trachea am Übergange in den Thoraxraum beeinflusst. Bei starker Streckung (Hebung des Kinnes und Dehnung der Trachea) liegt der untere Teil der Pars cervicalis oberflächlicher und wird für operative Eingriffe leichter zugänglich. Überhaupt werden bei Streckung der Hals- und Brustwirbelsäule (Dorsalflexion) diejenigen Gebilde, welche im Cavum mediastini ant. hinter dem Manubrium sterni liegen (Aortenbogen und A. anonyma), der oberen Thoraxapertur genähert und sind vom Halse aus leichter zu erreichen als bei gesenktem Kopfe. Die Trachea weicht, wie aus Fig. 187 zu ersehen ist, etwas nach rechts hin von der Medianebene ab; ihr Durchmesser ist am Anfange geringer als in der Mitte und nimmt gegen die Bifurkation hin etwas ab (Braune und Stahel), so an dem in Fig. 238 dargestellten Präparate, wo sie vielleicht infolge der Methode der Herstellung (Ausgiessen mit Woodschem Metall) etwas übertrieben erscheint.

Unmittelbar nach ihrem Eintritt in den Thoraxraum erhält die Pars thoracalis tracheae Beziehungen zu den aus dem Arcus aortae entspringenden grossen Arterienstämmen (Fig. 235). Der Arcus aortae legt sich an ihren linken Umfang gerade oberhalb der Bifurkation, die A. anonyma verläuft schräg über ihren vorderen Umfang und setzt sich in der A. carotis comm. dextra aufwärts fort. Die A. carotis comm. sin. schliesst sich bei ihrem Ursprunge aus dem Arcus aortae der Trachea nach links an, um sich erst am Halse von ihr zu entfernen.

Im oberen Thoraxeingange liegt der Oesophagus dorsal und etwas links von der Trachea (Fig. 187); er ist also hier von vorne am leichtesten zu erreichen; in die Rinne, welche sein vorderer Umfang mit der Trachea bildet, legen sich die Nn. recurrentes vagi, von denen der rechte um die A. subclavia dextra verlaufend, weiter oben an die Trachea gelangt, während der linke um den Arcus aortae und das Lig. arteriosum zieht und um 1—2 Fingerbreiten weiter abwärts als der Nerv der anderen Seite die Trachea erreicht. Unten berührt die letzte Strecke der V. cava sup. den rechten Umfang der Trachea und kreuzt den rechten Bronchus und den Ramus dexter a. pulmonalis, um in den rechten Vorhof einzumünden. Über den rechten Bronchus verläuft die V. azygos, die in den dorsalen Umfang der V. cava sup. einmündet (Fig. 253). In den beiden Winkeln, welche die Trachea mit den Bronchen bildet (Angulus bronchotrachealis dexter und sinister), liegen die Lymphoglandulae bronchiotracheales dextrae und sinistrae; in dem Winkel, welchen die beiden Bronchen miteinander bilden (Angulus tracheobronchialis inf.), die Lymphoglandulae tracheobronchiales inf.

Die Bifurkation der Trachea, aus welcher die Stammbronchen hervorgehen, entspricht dem IV.—V. Brustwirbelkörper und liegt unmittelbar über der höchsten Stelle des linken Vorhofs, indem sie vorne durch den Ramus dexter a. pulmonalis überlagert wird, welcher zwischen dem Arcus aortae und der Trachea zum rechten Lungenhilus verläuft. Der rechte Stammbronchus besitzt, entsprechend der grösseren Entfaltung der rechten Lunge, auch ein grösseres Kaliber, ferner zeichnet er sich durch seinen kürzeren Verlauf aus (s. Fig. 247). Er wird vorne teilweise von

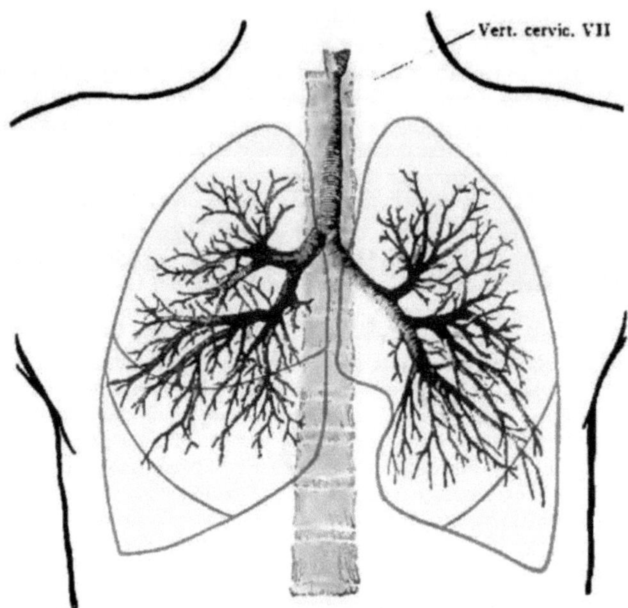

Fig. 238. Trachea und Verzweigung der grossen Bronchen.
Nach einem Röntgenbilde des mit Metall ausgegossenen und in situ belassenen Bronchialbaumes, von Dr. Stegemann in Freiburg i. Br., mit Zuhilfenahme eines Bronchialausgusses der Basler Sammlung.
Lungengrenzen rot.

dem Ram. dexter a. pulmonalis bedeckt, und über seinen dorsalen Umfang zieht die V. azygos zur Einmündung in die V. cava sup., welche den rechten Stammbronchus und den rechten Ast der A. pulmonalis vorne kreuzt. Der linke Stammbronchus, von geringerem Kaliber, aber etwas länger als der rechte, wird vorne von dem linken Aste der A. pulmonalis gekreuzt. Der Arcus aortae legt sich oberhalb des Bronchus in den Angulus tracheobronchialis sin. Abwärts grenzen die Vv. pulmonales an die Bronchen (Fig. 247).

Die Lymphoglandulae tracheobronchiales haben schon früher eine Besprechung erfahren (Lymphgefässe der Lungen). Sie nehmen die Lymphgefässe auf, welche längs der Bronchen nach oben ziehen und mit den Lymphoglandulae bronchiales (in den spitzen Winkeln der Bronchialverzweigungen) das tiefe Lymphgefässsystem der Lunge herstellen.

Die Verzweigung der Bronchen in den Lungen ist eine gesetzmässige (Aeby). Dieselbe ist im Schema in Fig. 219 und in Fig. 238 nach einem in situ injizierten Bronchialausgusse und einer Röntgenaufnahme dargestellt. Es ist sofort zu ersehen, dass rechterseits wie linkerseits der Stammbronchus seine Richtung gegen die Lungenbasis fortsetzt und im spitzen Winkel dorsale und ventrale Seitenbronchen abgibt. Ein starker Ast, von welchem nicht festgestellt ist, ob er als dorsaler oder ventraler Seitenbronchus aufzufassen sei, geht bald nach dem Eintritt des Stammbronchus in die Lunge zur Lungenspitze und zum oberen Lungenlappen (Fig. 238). Der erste ventrale Seitenbronchus rechterseits gelangt zum mittleren Lappen, die übrigen dorsalen und ventralen Seitenbronchen gehen mit der Fortsetzung des Stammbronchus in den Unterlappen. Die beiden Äste der A. pulmonalis kreuzen die Stammbronchen, indem sie an den lateralen Umfang derselben gelangen. Der Ramus dexter verläuft dabei unterhalb, der Ramus sinister oberhalb der Abgangsstelle des apikalen (zur Lungenspitze gehenden) Bronchus, man stellt deshalb den rechten apikalen und eparteriellen Seitenbronchus dem linken apikalen Seitenbronchus, sowie allen übrigen Seitenbronchen beider Lungen als hyparteriellen Bronchen gegenüber. Eine praktische Bedeutung hat diese Unterscheidung nicht, wohl aber der Verzweigungstypus der Bronchen überhaupt, und zwar für die neuerdings ausgeführten Sondierungen der Luftwege, wobei es gelingt, bis zu einer Tiefe von 35 cm vom Zahnrande in den unteren Lungenlappen vorzudringen.

2. Gebilde im Cavum mediastini posterius.

Wenn wir an der etwas gekünstelten, aber für praktische Zwecke doch wertvollen Einteilung in einen vorderen und hinteren Mediastinalraum festhalten, so erübrigt nunmehr die Untersuchung derjenigen Gebilde, die wir im Anschlusse an die Wirbelsäule im Cavum mediastini post. antreffen. Wir finden hier den Oesophagus mit der Fortsetzung der beiden Nn. vagi, da, wo sie nach Abgabe der Rami pulmonales den Oesophagus erreichen, ferner die Aorta thoracica in sehr inniger Beziehung zum Oesophagus einerseits und zum vorderen Umfange der Brustwirbelsäule andererseits, dann den Ductus thoracicus, die Vv. azygos und hemiazygos und endlich die der Vv. und Aa. intercostales.

a) Oesophagus und Aorta thoracica.

Zur Veranschaulichung der Verhältnisse dient die Fig. 231

Der Oesophagus erstreckt sich von seinem Abgang aus dem Pharynx in der Höhe des VI. Halswirbels (bei mittlerer Kopfhaltung), bis zu dem Übergange in die Cardia des Magens auf der Höhe des XI. Brustwirbels, etwa 3 cm unterhalb des Hiatus oesophageus des Zwerchfells. Wir treffen also den Oesophagus am Halse, in der Brust- und in der Bauchhöhle an und unterscheiden demnach eine Pars cervicalis, eine Pars thoracalis und eine Pars abdominalis. Für die Pars cervicalis und die Pars thoracalis ist bei dem Wechsel der sonstigen topographischen Beziehungen der enge Anschluss an den vorderen Umfang der Wirbelkörper auf einer grossen Strecke des Verlaufes bezeichnend, indem erst der unterste Abschnitt der Pars thoracalis durch die Aorta descendens von der Wirbelsäule abgedrängt wird. Die Strecke, innerhalb welcher diese engeren Beziehungen zur Wirbelsäule bestehen, reicht vom VI. Hals- bis zum IX. Brustwirbel. Der Oesophagus bildet ein muskulöses Rohr mit einer inneren Ring- und äusseren Längsmuskelschicht; die Schleimhaut steht durch eine lockere Submucosa mit der Muscularis in Verbindung und begrenzt in leerem Zustande des Rohres ein sternförmiges Lumen, indem die Schleimhaut sich in Falten zusammenlegt.

Länge des Oesophagus. Der Oesophagus geht am unteren Rande des Cricoidknorpels aus der Pars laryngea pharyngis hervor, auf die Wirbelsäule bezogen in der Höhe des Processus transversus des VI. Halswirbels (Tuberculum caroticum), einem Punkte, dessen Entfernung von dem Zahnwall annähernd 15 cm beträgt. Der Übergang der Pars abdominalis in den Magen findet am linken Umfange des XI. Brustwirbelkörpers statt, der, ventralwärts projiziert, dem Ansatze des VII. Rippenknorpels an das Sternum entspricht. Die Länge des bei mittlerer Kopfhaltung in situ gemessenen Oesophagusrohres beträgt 25 cm, addiert man dazu 15 cm (die Entfernung vom Zahnwalle bis zum Anfang des Oesophagus am unteren Rande des Cricoidknorpels), so erhalten wir bei Erwachsenen 40 cm als die Entfernung vom Zahnwalle bis zur Cardia, eine Zahl, welche bei Sondierungen des Oesophagus im Gedächtnis zu behalten ist. Es ist selbstverständlich, dass diese Zahlen nur ein Mittel für den Erwachsenen darstellen und dass neben individuellen Variationen abweichende Masse zu verzeichnen sein werden, z. B. bei Kindern. Es ist daher von Wert beim Lebenden die Länge des Oesophagus abschätzen zu können. Joessel hat dafür folgende Angaben gemacht: „Man lässt den zu Untersuchenden mit nach hinten gebeugtem Kopfe sich niedersetzen und misst mit der Sonde den Abstand von dem Dornfortsatze des XI. Brustwirbels bis zur Vertebra prominens und von hier aus über die Schulter zum Mund." Hiermit ist die Gesamtlänge des Oesophagus gegeben.

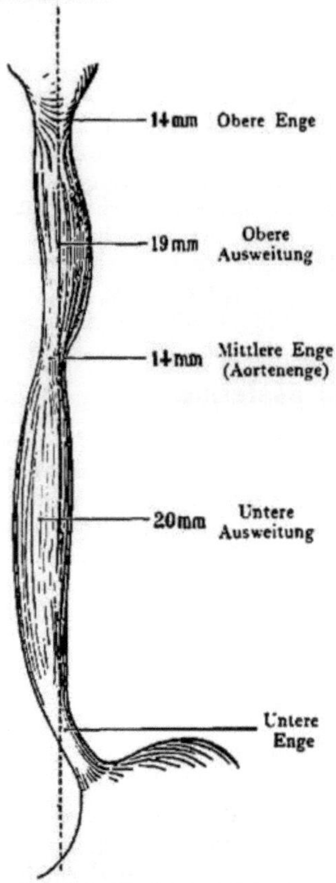

Biegungen des Oesophagus. Zum Zwecke der Sondierung kann man den Verlauf des Oesophagus als geradlinig betrachten, doch weicht er in Wirklichkeit nicht unerheblich von einer Geraden ab. Bei in situ mit Gips ausgegossenen Speiseröhren finden wir transversale Krümmungen (nach rechts und links) und sagittale Krümmungen, welche sich der Krümmung der Wirbelsäule anschliessen. Die letzteren sind selbstverständlich von grosser Regelmässigkeit, während die Transversalkrümmungen eine verschiedene Ausbildung zeigen können, aber doch im ganzen konstant sind. Auf den in der Medianlinie gelegenen Anfang des Oesophagus folgt in der Höhe der letzten Hals- und der oberen Brustwirbel eine Ausbiegung nach links, welche ihr Maximum etwa auf der Höhe des III. Brustwirbels erreicht. Dieselbe ist in Fig. 239 dargestellt und überragt, von vorne betrachtet, den linken Rand der Trachea, so dass der Oesophagus an dieser Stelle leichter aufzusuchen ist, als rechterseits (s. Hals). Am IV. Brustwirbel, wo der Oesophagus durch den in die Aorta descendens übergehenden Arcus aortae gekreuzt wird, liegt er wieder in der Medianebene und behält diese Lage bis zur Höhe des VII. Brustwirbels bei, wo er wieder nach links abweicht, um in der Höhe des XI. Brustwirbels links von der Medianebene in den Magen überzugehen.

Weite des Oesophagusrohres. Dieselbe ist nicht gleichmässig, sondern schwankt, je nach der Höhe, in welcher untersucht wird, von 7—22 mm (Mouton). Diese Masse sind aus Gipsabgüssen entnommen, welche von dem in situ befindlichen Oesophagus hergestellt wurden, sie entsprechen also nicht absolut den Verhältnissen

Fig. 239. Oesophagus von vorn, mit den „Engen" und „Weiten". Nach einem mittelst Formolinjektion der Arterien in situ gehärteten Oesophagus eines 21 jährigen Mannes. Medianebene punktiert.

beim Lebenden. Auch an Präparaten, die durch Gefässinjektion mittelst Formol in situ gehärtet wurden, lassen sich Unterschiede der Weite in verschiedener Höhe nachweisen. Von einem solchen Präparate stammt die Fig. 239. Die Weite des Oesophagus, besonders des Halsabschnittes, ändert sich, je nach der Stellung der Wirbel zueinander. „Bei hintenüber gebeugtem Kopfe wird die Speiseröhre zwischen Trachea und Wirbelsäule eingeklemmt und dadurch der etwaige Inhalt nach unten ausgepresst. Der Ringknorpel legt sich dabei so fest auf die Wirbelsäule, dass man Mühe hat, mit einer Schlundsonde an ihm vorbeizukommen" (Merkel).

Erweiterungen und Verengerungen (Oesophagusweiten und Oesophagusengen) sind in jeder Höhe am Oesophagus beobachtet worden, am häufigsten jedoch an drei Stellen (Fig. 239), nämlich erstens am Anfang der Pars cervicalis (obere Enge), zweitens hinter der Bifurkation der Trachea, dort, wo der Arcus aortae den Oesophagus kreuzt, um in der Höhe des IV. Brustwirbels mit der Wirbelsäule in Kontakt zu treten (mittlere Oesophagusenge oder Aortenenge). Die dritte Enge findet sich an jenem Abschnitte, welcher durch den Hiatus oesophageus in die Bauchhöhle eintritt. Die Engen wechseln mit Weiten ab, so haben wir eine Hals- und Brustweite (obere und untere Weite).

Die obere (Hals) Enge entspricht in der Regel dem hinteren Umfange oder dem unteren Rande der Cartilago cricoidea, also dem Übergange der Pars laryngea pharyngis in den Oesophagus. Darauf folgt im Bereiche der unteren Hals- und oberen Brustwirbel ein erweiterter Abschnitt (obere Weite), welcher nach links ausbiegt und am IV. Brustwirbel in die mittlere Enge (Aortenenge) übergeht (Fig. 239 und das Situsbild von hinten Fig. 248). Darauf folgt ein weiterer Abschnitt, der vom IV.—IX. Brustwirbel reicht und dann, im Hiatus oesophageus, die untere Enge. Dieselbe beansprucht die ganze Pars abdominalis oesophagi und endigt an der Cardia des Magens.

Die Engen des Oesophagus sind geeignet, verschluckte Fremdkörper (Knochenstückchen usw.) aufzuhalten, indem dieselben sich in die Oesophaguswand einkeilen. Dabei ist zu bedenken, dass die oberste Enge (am Cricoid) operativ erreichbar, die untere Enge ausserordentlich dilatationsfähig ist, so dass sie seltener die Bedingungen für eine Einkeilung der Fremdkörper darbietet. Zweitens kommen an den Engen die Folgen von Verletzungen der Oesophaguswandung (Verschlucken von Salzsäure usw.), besonders stark auch die dadurch bedingte Narbenbildung, zur Geltung. Bösartige Neubildungen (Carcinome) sollen auch häufiger an den Engen als an anderen Stellen des Oesophagus auftreten.

Die Bestimmung der Ausdehnungsfähigkeit des Oesophagusrohres ist für die Sondierung wichtig; dabei ist selbstverständlich für die Grösse der eingeführten Sonden die engste Stelle massgebend. Die beiden oberen Engen lassen sich in der Leiche bis auf 18—19 mm ausdehnen, die untere bis auf 22 mm, einzelne Stellen bis auf 35 mm im Maximum, doch sind derartige Angaben nicht ohne weiteres auf den Lebenden zu übertragen. Man darf jedenfalls auf eine minimale Weite von 10 mm rechnen.

Die Bedingungen für die Entstehung der Oesophagusweiten und -engen sind unbekannt. Nach einer Hypothese von Mehnert sollen sie embryonal in segmentaler Anordnung vorhanden sein und im Laufe der Ontogenese an Zahl abnehmen, eine Annahme, welche die starke Variabilität in ihrer Anordnung erklären würde.

Beziehungen des Oesophagus in seinen einzelnen Abschnitten. Pars cervicalis: Sie reicht vom VI. Halswirbel bis zum II. Thoracalwirbel und liegt der Fascia praevertebralis an, welche die vordere Fläche der Hals- und Brustwirbelkörper, sowie die Mm. longi colli et capitis überzieht (Fig. 187). Mit der Fascie steht die Wand des Oesophagus in einer lockeren Verbindung, welche seitliche Verschiebungen bis zu einem gewissen Grade gestattet. Ventral wird die Pars cervicalis sowie der

obere Teil der Pars thoracalis bis zur Höhe des IV. Thoracalwirbels, von der Trachea
überlagert, deren stark elastische Pars membranacea mit dem vorderen Umfange des
Oesophagusrohres durch Bindegewebe im Zusammenhang steht. Die Ausbiegung der
Pars cervicalis nach links ist mehrmals erwähnt worden (s. Hals). In den durch den
Oesophagus und die Trachea gebildeten Rinnen verlaufen beiderseits die Nn. recurrentes,
der linke etwas oberflächlicher, der rechte von der Trachea vollständig überlagert.
Beiderseits treten die Lobi laterales der Glandula thyreoidea mit dem lateralen Um-
fange der Pars cervicalis in Kontakt.

Die beiden Aa. carotides comm. entfernen sich je weiter nach oben um so mehr
vom Oesophagus, schiebt sich doch in der Höhe des unteren Randes des Cricoidknorpels
die Glandula thyreoidea mit ihren Seitenlappen zwischen den Oesophagus und die
A. carotis comm. ein (Fig. 248). Auf der Höhe des II. Thoracalwirbels kreuzt die
A. carotis comm. sin. den Oesophagus (Fig. 235), und in der Höhe des VI. Halswirbels
liegen die Aa. carotides comm. etwa 12 mm von dem Oesophagus entfernt. Beim Eingehen auf die Pars cervicalis ist die Lage der A. carotis comm. sin. zu beachten. Die
A. thyreoidea inf. aus dem Truncus thyreocervicalis der A. subclavia verläuft dorsal
von der A. carotis comm. am lateralen Umfange der Pars cervicalis oesophagi zur
Glandula thyreoidea. Der Grenzstrang des Sympathicus mit seinem Ganglion cervicale
medium et inf. hat keine unmittelbaren Beziehungen zum Oesophagus; er liegt ca. 1 cm
lateral von demselben auf oder in der Fascia praevertebralis.

Pars thoracalis. Sie liegt bis zur Höhe des VIII. oder IX. Thoracalwirbels
dem vorderen Umfange der Wirbelkörper an (prävertebrale Lage) und entfernt sich dann
allmählich von der Wirbelsäule, um den Hiatus oesophageus des Zwerchfells zu erreichen,
dessen Entfernung von der Wirbelsäule 2—3 cm beträgt. Nicht selten verläuft nach
Mehnert die Aorta auf dem linken seitlichen Umfange der Thoracalwirbelkörper, ein
Verhalten, das besonders bei älteren Individuen angetroffen wird und das im Gegensatz zur prävertebralen Lage als paravertebrale Lage zu bezeichnen wäre. Vielleicht
findet mit der Zeit eine Verschiebung der Aorta nach links statt. Zwischen die
Wirbelsäule und den Oesophagus schiebt sich vom VIII.—IX. Brustwirbelkörper an
nach unten die Aorta thoracica ein (Fig. 234). Das Verhältnis zwischen Aorta und
Oesophagus ist einer starken Variation unterworfen; in den als Norm beschriebenen
Fällen verläuft die Aorta thoracica von dem linken Umfang des IV. Brustwirbelkörpers
an (Fig. 234), nach abwärts, um durch den median gelegenen Hiatus aorticus in den
Bauchraum einzutreten. Das Gefäss wird also eine Strecke weit mit dem linken Um-
fange des Oesophagus in Berührung stehen, und erst allmählich schiebt es sich zwischen
Wirbelsäule und Oesophagus ein, um beim Austritt aus dem Thoraxraume entweder
dorsal (ist beim Situsbilde von hinten, Fig. 248, der Fall) oder auch rechts von dem
Oesophagus zu liegen.

Die aus der Aorta descendens entspringenden Aa. intercostales sin. haben keine
Beziehungen zum Oesophagus, dagegen ziehen die Aa. intercostales dextrae quer an
der vorderen Fläche der Wirbelkörper, also an dem dorsalen Umfange des Oesophagus
vorbei, zu den Spatia intercostalia dextra. Sie kreuzen den Ductus thoracicus, welcher
in der Rinne zwischen Oesophagus und Aorta der Wirbelsäule anliegt (s. Situsbild von
hinten Fig. 248) und dann weiter oben, zwischen dem Oesophagus und der A. subclavia sin. aufwärts zur Einmündung in den Angulus venosus sin. verläuft (s. Ductus
thoracicus).

Vorne wird die Pars thoracalis bis zur Höhe des IV. Brustwirbels von der
Trachea überlagert, und mit dem linken Umfange des Oesophagus tritt in dieser
Höhe der Arcus aortae in Berührung sowie etwas weiter kranial die A. carotis
comm. sin. und die A. subclavia sin. (Fig. 234). Unterhalb der Bifurkation der Trachea
berührt der Oesophagus das Pericardium parietale, entsprechend der dorsalen gegen die
Wirbelsäule sehenden Wandung des linken Vorhofes (s. Situsbild Fig. 248); hier

schliessen sich die Stämme der Nn. vagi dem Oesophagus an (Fig. 247), nachdem sie dorsal die Hauptbronchen gekreuzt. Der N. vagus dexter geht an den dorsalen Umfang des Oesophagus, mit welchem er durch den Hiatus oesophageus zur hinteren

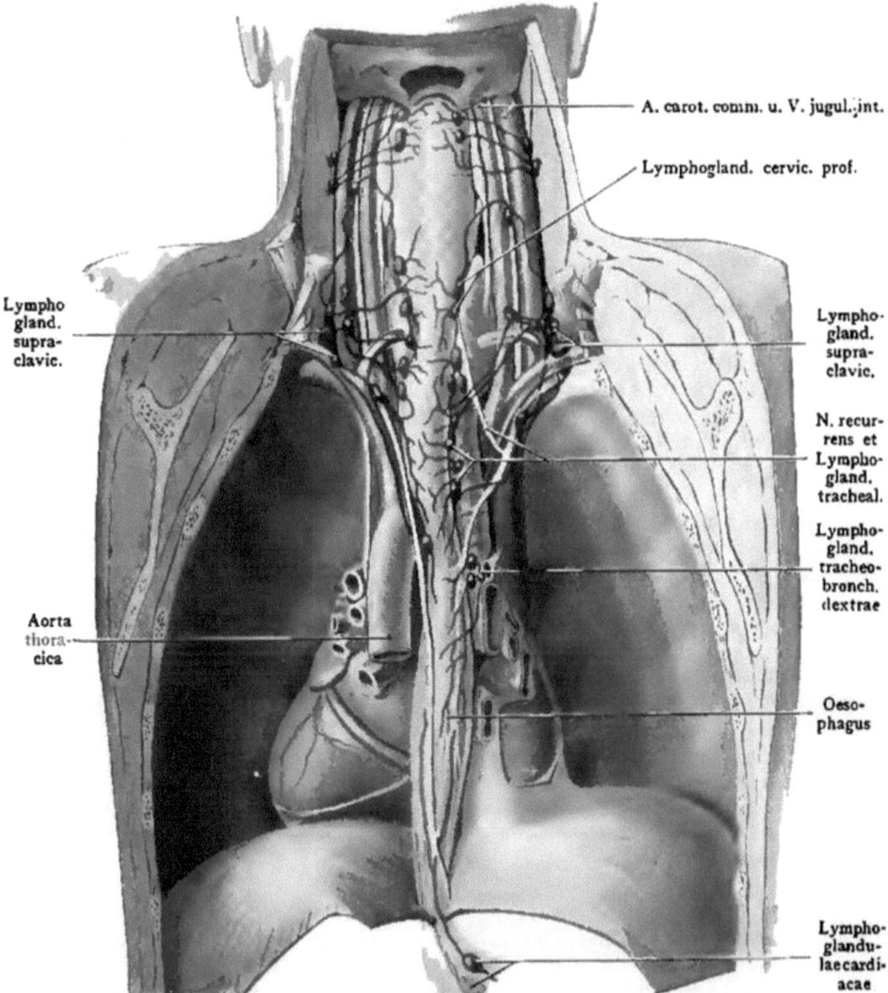

Fig. 240. Lymphgefässe und regionäre Lymphdrüsen des Oesophagus. (Ansicht von hinten.) Mit Benützung der Angaben und Abbildungen von Sakata. Mitteilungen aus den Grenzgeb. der Med. u. Chir. XI. 1903.

Fläche des Magens verläuft (Plexus gastricus posterior); der N. vagus sinister gelangt an den linken und vorderen Umfang des Oesophagus und hilft den Plexus gastricus ant. bilden.

Die Beziehungen der Pars thoracalis oesophagi zur Pleura mediastinalis sind je nach der Höhe, in welcher wir dieselben untersuchen, verschieden. Man orientiert sich am besten an den Situsbildern (Fig. 251 bis Fig. 253), welche die Gebilde des Mediastinalraumes von der Seite her mit und ohne Überzug durch die Pleura mediastinalis darstellen. Aus Fig. 255 (von links) ist ersichtlich, dass nur ein Teil des linken Oesophagusumfanges mit der Pleura mediastinalis in Kontakt steht und dass diese sich weiterhin auf den linken Umfang der A. subclavia sin., der A. carotis comm. sin., des Arcus aortae und der Aorta descendens begibt. Erst kurz oberhalb des Hiatus oesophageus wird der Oesophagus wieder eine kurze Strecke weit von der Pleura mediastinalis sinistra überzogen. Rechterseits wird (Fig. 251) der Oesophagus unterhalb der Lungenwurzel an seinem rechten und teilweise auch an seinem dorsalen Umfange von der Pleura mediastinalis überzogen (s. den Horizontalschnitt Fig. 262). Es ist auch diese Ausbuchtung der Pleura, welche sich zwischen den Oesophagus und den vorderen Umfang der Brustwirbelkörper einschieben kann (Fig. 262), von grosser praktischer Bedeutung beim operativen Eingehen auf die Pars thoracalis oesophagi von hinten. Übrigens weisen diese Verhältnisse zahlreiche individuelle Variationen auf.

Pars abdominalis oesophagi. Sie erstreckt sich vom Hiatus oesophageus bis zum Übergang des Oesophagus in den Magen als ein 2—3 cm langer Abschnitt, welcher mit den Rändern des Hiatus oesophageus in lockerer Verbindung steht und einen vollständigen Peritonealüberzug erhält. Dorsal liegt sie dem linken Zwerchfellschenkel auf, ventral berührt sie den Lobus caudatus (Spigeli) und den linken Leberlappen, an deren hinterer Fläche sie den Sulcus oesophageus bildet (s. Leber). Die A. phrenica inf. sin. (aus der Aorta abdominalis) verläuft dorsal von der Pars abdominalis oesophagi zum Diaphragma; der N. vagus dexter liegt auf dem hinteren, der N. vagus sin. auf dem vorderen Umfange des Rohres.

Gefässe und Nerven des Oesophagus. Die Aa. und Vv. gehören den verschiedensten Gefässgebieten an. Zur Pars cervicalis gehen Äste aus dem Truncus thyreocervicalis (Ast der A. subclavia), zur Pars thoracalis 7—8 kleine Aa. oesophageae direkt aus der Aorta thoracica. Die Pars abdominalis endlich erhält Äste aus der A. gastrica sin. sowie aus den Aa. phrenicae inf. Dass die Arterien des Oesophagus zahlreiche Anastomosen untereinander bilden, ist selbstverständlich. Die Venen bilden einen Plexus, welcher nach unten zur V. coronaria ventriculi Abflüsse hat (also in das Gebiet der V. portae), nach oben zu verschiedenen Venen (Vv. azygos und hemiazygos, V. thyreoidea inf.).

Die Lymphgefässe des Oesophagus sowie seine regionären Lymphdrüsen sind in Fig. 240 dargestellt. Die in verschiedener Höhe liegenden regionären Lymphdrüsen erhalten die Lymphe nicht immer aus gleich hohen Teilen des Oesophagus. Ein Teil der Drüsen liegt der Oesophaguswand direkt an, so die Lymphoglandulae bronchiales und mediastinales post., andere in grösserer Entfernung von dem Oesophagus, so die Lymphoglandulae cervicales prof. inferiores (supraclaviculares) in dem Winkel, den die V. jugularis int. mit der V. subclavia bildet. Diese Drüsen erhalten Lymphgefässe sowohl aus der Pars cervicalis oesophagi, als aus der Pars thoracalis; die letzteren steigen oft als dicke Stämme zu den Lymphogland. cervicales prof. inf. auf. In diese Lymphstämme sind Lymphdrüsen besonders rechterseits eingeschaltet, welche den N. recurrens dexter umgeben. Aus dem Brustabschnitte gehen Lymphgefässe zu den an der Bifurkation der Trachea gelegenen Lymphoglandulae tracheobronchiales sowie zu Lymphoglandulae bronchiales, welche in dem Winkel liegen, den der Oesophagus mit der Trachea bildet (auch zu Lymphogland. mediastinales inf.). Aus dem untersten Teil der Pars thoracalis oesophagi, sowie aus der Pars abdominalis gehen die Lymphgefässe abwärts zu Lymphdrüsen, die der Cardia anliegen (Lymphoglandulae cardiacae).

Die Nerven des Oesophagus kommen sämtlich aus den Nn. vagi, im Bereiche der Pars cervicalis durch Vermittlung der Nn. recurrentes, an der Pars thoracalis und abdominalis direkt aus den Vagusstämmen. Diese Nerven bilden einen Plexus oesophageus.

Variabilität des Oesophagus, in bezug auf Lage, Form und Beziehungen.
Die Variationen des Oesophagus in bezug auf Lage und Form sind wie folgt einzuteilen:

1. Altersveränderungen.
2. Individuelle Variationen.
3. Physiologische Lageveränderungen, verursacht durch die Verschiebung benachbarter Organe.

Die Angabe über die Lage des Oesophagusumfanges, bezogen auf die Halswirbel, gilt nur bei einer mittleren Kopfhaltung, indem bei Beugung, resp. Streckung eine Verschiebung des Oesophagusumfanges um eine ganze Wirbelhöhe stattfinden kann. Die Variationsbreite in der Lage der Cardia ist eine recht beträchtliche; sie beträgt drei Brustwirbel oder eine Höhe von etwa 8 cm, d. h. es kann die Differenz in der Höhenlage der Cardia, bezogen auf die Wirbelsäule, bei zwei Individuen mittleren Lebensalters bis 8 cm betragen. Zieht man die Altersveränderungen in Betracht, die durch die Senkung des Zwerchfells beim Greise entstehen, so nimmt die Variationsbreite noch zu.

Die seitlichen Krümmungen des Oesophagus sind gleichfalls individuell recht verschieden, in manchen Fällen können sie fast ganz fehlen, indem der Oesophagus einen geradlinigen Verlauf aufweist. Auch die Engen und Weiten des Oesophagus sind in sehr verschiedener Höhe ausgebildet. Ausser an den drei typischen Stellen (am Oesophagusanfange, in der Höhe der Bifurkation der Trachea und am Hiatus oesophageus) können in verschiedener Höhe abwechselnd Engen und Weiten vorkommen; von Mehnert ist durch Kombination der beobachteten Fälle die Möglichkeit der Bildung von 13 Engen in verschiedener Höhe festgestellt worden.

b) Venen, Nerven und Lymphgefässe des Cavum mediastini post.

Wir fassen hier eine Anzahl von Gebilden zusammen, welche der Wirbelsäule, resp. den Rippenköpfchen und den dorsalen Abschnitten der Intercostalräume unmittelbar anliegen. Wir sehen dabei von der Aorta descendens und dem Oesophagus ab. Solche Gebilde sind die Vv. azygos und hemiazygos, die Aa. und Vv. intercostales, der Ductus thoracicus, die beiden Grenzstränge des Sympathicus mit ihren Ganglien und die Nn. splanchnici major und minor. Alle diese Gebilde sind in dem lockeren Bindegewebe des Septum mediastinale eingeschlossen.

Vv. azygos und hemiazygos. Sie bilden ein System von zwei parallelen, longitudinal verlaufenden Venen, welche beiderseits die Vv. intercostales aufnehmen und durch eine schräg über den Körper des VIII.—IX. Brustwirbels verlaufende Anastomose verbunden sind. Da die V. azygos regelmässig über den rechten Bronchus emporzieht, um in die V. cava sup. auszumünden, so wird das Blut aus der V. hemiazygos in die V. azygos und in die V. cava sup. seinen Weg finden. Nicht selten besteht auch eine Verbindung der V. hemiazygos mit der V. subclavia sin. oder mit der V. anonyma sin.

Die Vv. azygos und hemiazygos setzen die Vv. lumbales ascendentes in die Brusthöhle fort. Die letzteren nehmen in sehr verschiedener Ausbildung ihre Zusammensetzung aus den segmental angeordneten Vv. lumbales, oder, richtiger gesagt, sie bilden eine der vorderen Fläche der Lendenwirbelsäule aufliegende Längsanastomose dieser Venen. Diese gelangt beiderseits durch Spalten im medialen (vertebralen) Zwerchfellschenkel mit dem N. splanchnicus major in den Brustraum, um, die V. hemiazygos links, die V. azygos rechts, auf den Brustwirbelkörpern kranialwärts zu verlaufen. Die V. azygos liegt dabei rechts von der Aorta und vom Ductus thoracicus, kreuzt die Aa. intercostales dextrae, indem sie ventral von denselben liegt, und biegt auf der

Höhe des III. Brustwirbels im Bogen ab, um über dem rechten Bronchus in die V. cava sup. auszumünden (Fig. 252). Die V. hemiazygos entsteht aus der V. lumbalis ascendens sin. und aus den drei bis fünf unteren linken Vv. intercostales; sie wird durch die Aorta descendens von der V. azygos getrennt, mit welcher sie durch die starke Anastomose am VIII.—IX. Brustwirbelkörper in Verbindung tritt. Mit derselben Anastomose verbindet sich auch der kraniale Abschnitt der V. hemiazygos, welcher die drei bis sieben oberen linken Intercostalvenen aufnimmt und an der linken Seite der Brustwirbelkörper abwärts verläuft.

Die Vv. azygos und hemiazygos nehmen, abgesehen von den Vv. intercostales, auch noch Vv. bronchiales, mediastinales und oesophageae auf.

Es soll später die Bedeutung des Systems der Vv. azygos und hemiazygos bei Unwegsamwerden der V. cava inf. hervorgehoben werden. In diesem Falle können die Vv. azygos und hemiazygos zusammen mit den oberflächlichen und tiefen Venen der vorderen Bauchwand, einen Ausgleich des venösen Kreislaufes der unteren Körperhälfte herstellen. Verbindungen mit der V. cava inf. und den Vv. lumbales ascendentes sind ja in grosser Zahl vorhanden und können in kurzer Zeit eine starke Ausweitung erfahren.

Ductus thoracicus. Er geht in der Höhe des 1.—2. Lumbalwirbels aus der Cisterna chyli hervor, in welche von unten die beiden längs der Lumbalwirbelsäule aufwärts ziehenden Trunci lymphatici lumbales, von vorne der aus den Lymphoglandulae coeliacae und mesentericae sich bildende Truncus intestinalis einmünden.

Aus der Cisterna chyli verläuft der Ductus thoracicus (s. Fig. 241, sowie das Situsbild in der Ansicht von hinten, Fig. 248) rechts von der Aorta, häufig von derselben überlagert, durch den Hiatus aorticus in die Brusthöhle und liegt hier auf den Brustwirbelkörpern, zwischen der Aorta thoracica links und der V. azygos rechts, von dem Oesophagus ventral bedeckt. In dieser Lage verbleibt er bis zur Höhe des III.—IV. Brustwirbels, dann wendet er sich etwas nach links, indem er den Arcus aortae kreuzt, um weiter kranial über die A. subclavia sinistra kurz vor dem Ursprunge der A. vertebralis im Bogen ventralwärts abzubiegen und in den Angulus venosus sin. oder in die V. anonyma sin. einzumünden. Im Bereiche der letzten Strecke seines Verlaufes ist der Ductus thoracicus Verletzungen ausgesetzt, welche denselben von vorne gerade oberhalb der Clavicula erreichen können.

Aus den 6—7 unteren Lymphoglandulae intercostales post. sammeln sich zwei Trunci descendentes, welche mit der Aorta durch den Hiatus aorticus verlaufen und in die Cisterna chyli münden. Gleich nach dem Durchtritt in die Brusthöhle gehen einige Lymphgefässe von der oberen Fläche der Leber zum Ductus thoracicus, dann solche aus den oberen Lymphogland. intercostales sin. (aus der linken Lunge und Pleura). Die Lymphgefässe der oberen Lymphoglandulae intercostales dextrae und der rechten Lunge sammeln sich zu einem Stamme, welcher rechterseits von der Medianebene aufwärts verläuft und mit den Lymphstämmen des Halses und der oberen Extremität den in den Angulus venosus dexter mündenden Truncus lymphaticus dexter bildet.

Grenzstränge des Sympathicus. Sie liegen von allen Gebilden des hinteren Mediastinalraumes am weitesten lateral, auf den Rippenköpfchen und der Fascia endothoracica, bedeckt von der Pleura, unter welcher sie leicht zu erkennen sind (die Situsbilder des Mediastinum von der Seite, Figg. 253 und 257).

Der Halsteil des Grenzstranges geht am Köpfchen der ersten Rippe in den Thoracalteil über. Derselbe weist 10—11 Ganglien auf, von denen das erste, auf dem ersten Rippenköpfchen gelegene, das mächtigste ist und häufig mit dem Ganglion cervicale inf. verschmilzt. Dasselbe gibt Äste zu benachbarten Arterien (A. subclavia und ihre Äste), sowie zum Herzen ab (N. cardiacus inf.). Aus den Grenzsträngen gehen Äste zum Plexus aorticus und zu den Plexus pulmonales, ferner zwei grössere Nerven,

welche aus mehreren Ästen des Brustsympathicus innerhalb der Brusthöhle entstehen
und das Diaphragma durchsetzen, um zu den sympathischen Geflechten der A. coeliaca
und der A. mesenterica sup. zu gelangen. Es sind dies die Nn. splanchnicus major und
minor. Der erstere entsteht aus Ästen, welche sich vom 5.—9. Ganglion thoracale

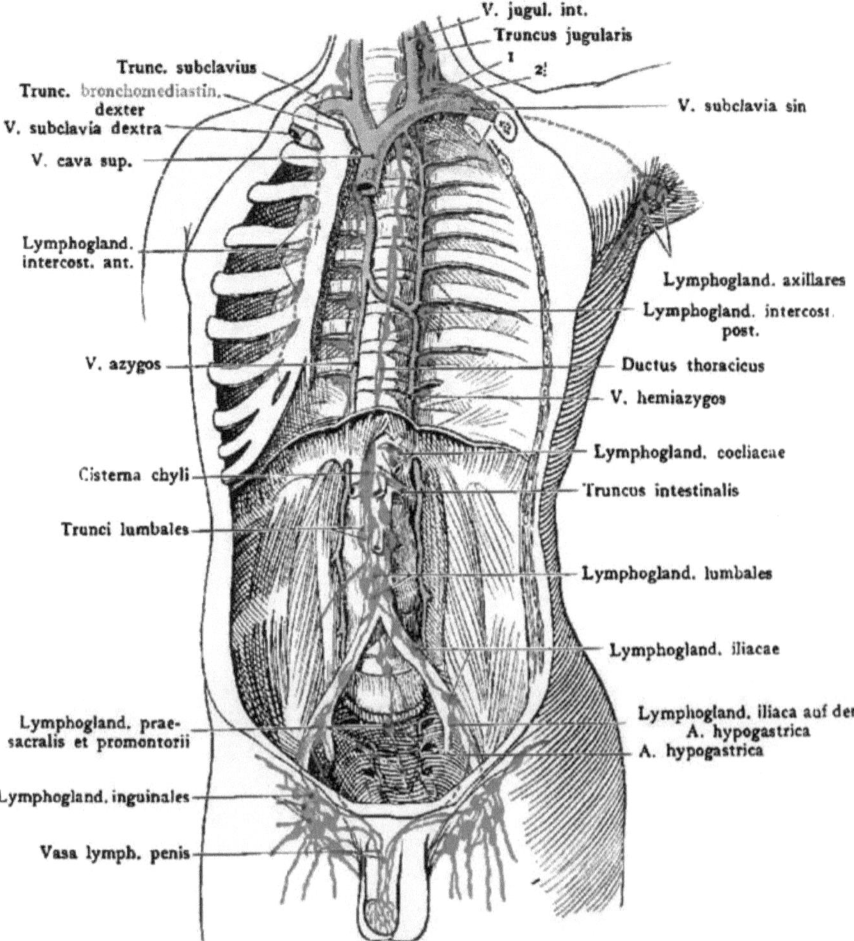

Fig. 241. Topographie der grossen Lymphgefässstämme innerhalb der Brust- und Bauchhöhle.
(Schematisch.)

1 Einmündung des Ductus thoracicus in den Angulus venosus sin. 2 Lymphogland. supraclaviculares.

abzweigen (Figg. 253 und 257), verläuft schief median- und kaudalwärts und gelangt
durch dieselbe Öffnung im Zwerchfell, in welcher rechts die V. azygos, links die V.
hemiazygos durchtritt, in den Bauchraum, um sich mit dem Plexus coeliacus in der
Höhe des Ursprunges der A. coeliaca aus der Aorta zu verbinden. Der N. splanchnicus
minor wird durch Äste aus den beiden untersten Thoracalganglien gebildet; er durchsetzt das Zwerchfell lateral von dem N. splanchnicus major und gibt Fasern zum Plexus
coeliacus und zum Plexus renalis.

Situs der Brustorgane.

1. Brustsitus von vorn. (Figg. 242—247.) Fig. 242. Hier wurden zur
Darstellung des Situs viscerum thoracis das Brustbein, die Rippenknorpel, sowie
der ventrale Teil der Rippenspangen abgetragen, das sternale Ende der Clavicula

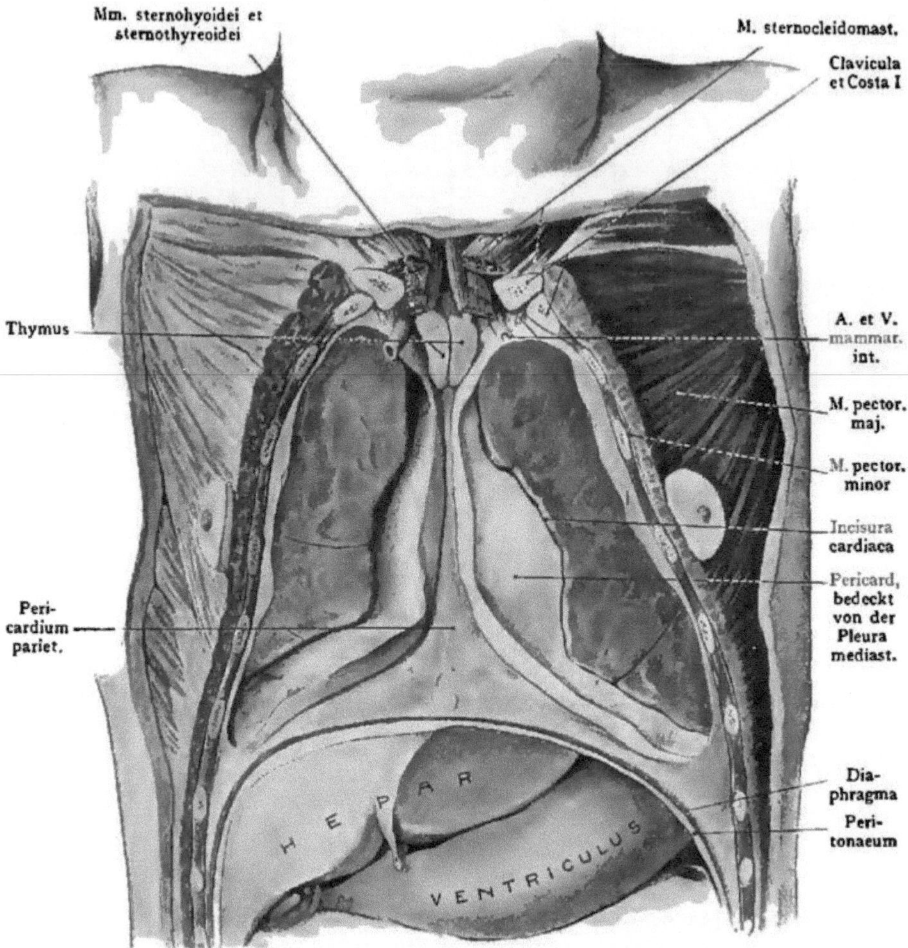

Fig. 242. Ansicht der Brustorgane von vorn nach Entfernung des Sternum und der Rippenknorpel.
Die Pleurahöhlen sind eröffnet.
Formolpräparat von einem 21 jährigen Manne.

reseziert. Der sternale Ursprung des M. sternocleidomastoideus ist durchtrennt
worden, ebenso die Mm. sternohyoidei und sternothyreoidei, welche den oberen
medialen Abschluss bilden. Von den Muskelschichten der Thoraxwandung sind die
Mm. pectoralis maj. und min.; sowie die Mm. intercostales durchschnitten; unten
wird das Bild durch das Diaphragma und das Peritonaeum parietale abgeschlossen,

an welche sich Leber und Magen anlegen. Die Pleurasäcke sind eröffnet und die vorderen Lungenränder zur Ansicht gebracht worden, allerdings in stark retrahiertem Zustande (Leichenstellung). Man beachte die Incisurae cardiacae dextra und sinistra der vorderen Lungenränder sowie den Übergang der letzteren in die unteren Lungen-

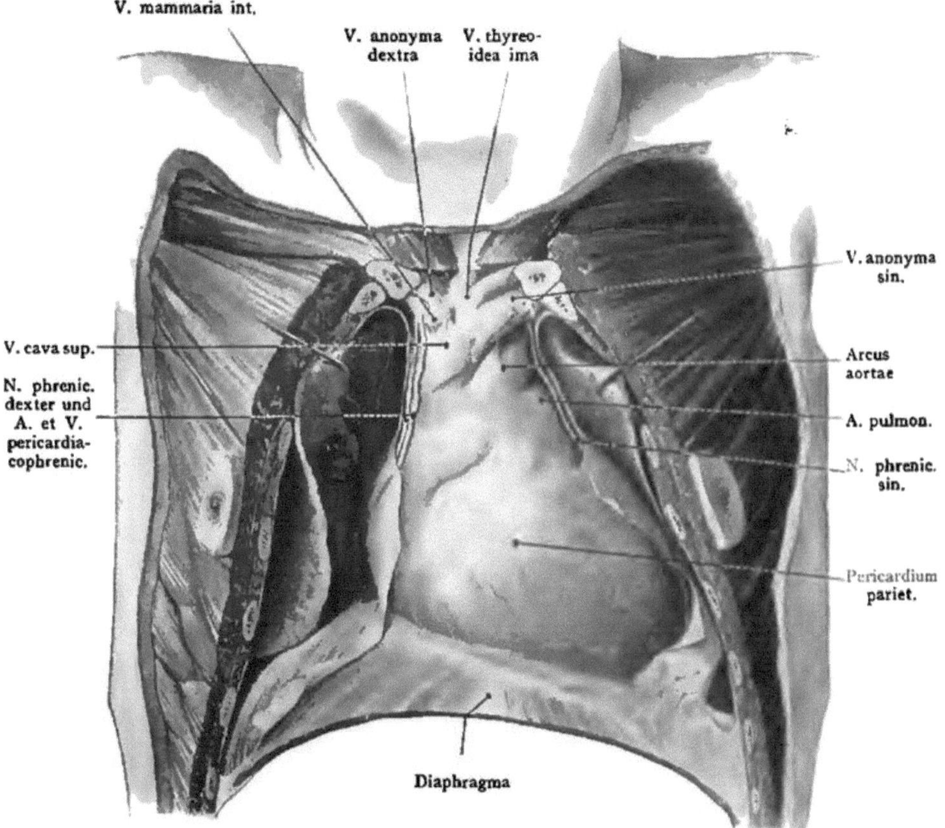

Fig. 243. Ansicht der Brusteingeweide von vorn.
Die Pleurahöhlen sind eröffnet, die Pleura mediastinalis ist teilweise entfernt worden, um den Herzbeutel zur Ansicht zu bringen. Die Thymus ist abgetragen worden. Die grossen Venen sind strotzend gefüllt.
Formolpräparat von einem 21jährigen Manne.

ränder. Zwischen den beiden Incisurae cardiacae macht sich die Wölbung der Facies anterior des Herzens bemerkbar, welche vom Pericardium parietale und ausserdem von der Pleura mediastinalis bedeckt wird. Man beachte die Übergangslinien der Pleura costalis in die Pleura mediastinalis; oben lagern sich zwischen denselben, entsprechend der hinteren Fläche des Manubrium sterni, die Thymusreste; die A. und Vv. mammariae int. sind auf dem vorderen Umfange der Pleurakuppel durchschnitten. Das Pericardium parietale tritt nur in einem ganz eng begrenzten Felde, zwischen den divergierenden vorderen Grenzen der Pleurasäcke, an die vordere Brustwand, so dass, bei dieser Leiche wenigstens, die Eröffnung der Pericardialhöhle durch Einstich am vorderen Ende des V. linken Intercostalraumes nicht ohne Verletzung der Pleura erfolgt wäre.

Fig. 243. Die Pleura mediastinalis ist beiderseits zurückpräpariert, und die Lungen sind lateralwärts abgezogen worden, um den Pericardialsack zur Ansicht zu bringen. Die Thymus wurde entfernt. Einzelne Teile des Herzens sind durch das Pericard zu erkennen, so die Abgrenzung des rechten Vorhofes gegen den rechten Ventrikel. Von den grossen Gefässen sind die nebeneinander gelagerten, in Fig. 242 von der Pleura bedeckten Stämme der V. cava sup., der Aorta ascendens und der A. pul-

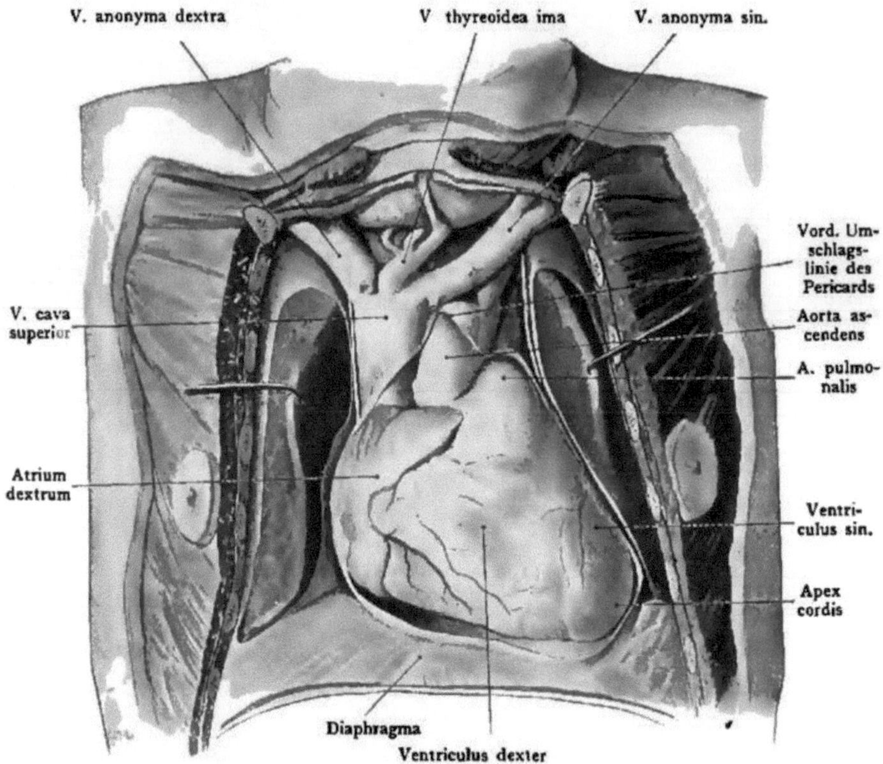

Fig. 244. Ansicht der Brusteingeweide von vorn.
Der Pericardialsack ist eröffnet, die untere Grenze der etwas vergrösserten Gland. thyreoidea ist freigelegt worden. Die vorderen Lungenränder sind lateralwärts abgezogen.

monalis zu erkennen; die V. cava sup., am meisten rechts und am oberflächlichsten gelegen, ist durch die Injektion stark ausgedehnt, sie entsteht aus der Vereinigung der Vv. anonymae dextra und sin., in welche eine sehr starke V. thyreoidea ima einmündet (es war eine mässige Vergrösserung der Gland. thyreoidea vorhanden). Die drei grossen Äste des Arcus aortae werden von der V. anonyma sin. vollständig bedeckt. Der Ursprung der A. pulmonalis aus dem rechten Ventrikel ist gerade noch zu erkennen. Die Aa. und Vv. mammariae int. sind kurz abgeschnitten, man beachte rechterseits und linkerseits die Nn. phrenici, die sich zwischen Pericardium parietale und Pleura mediastinalis lagern, rechterseits am lateralen Umfange der V. cava sup. in Gesellschaft der A. pericardiacophrenica aus der A. mammaria int.

Fig. 244. Das Pericardium parietale ist über der vorderen Fläche des Herzens entfernt worden. Man sieht den rechten Vorhof, die rechte Kammer, den Sulcus longitudinalis ant., einen schmalen Streifen der linken Kammer mit der Herzspitze, endlich die grossen mit dem Herzen in Verbindung tretenden Gefässe sowie die Umschlagslinie des Pericards auf die letzteren, am höchsten auf der Aorta, nach beiden Seiten

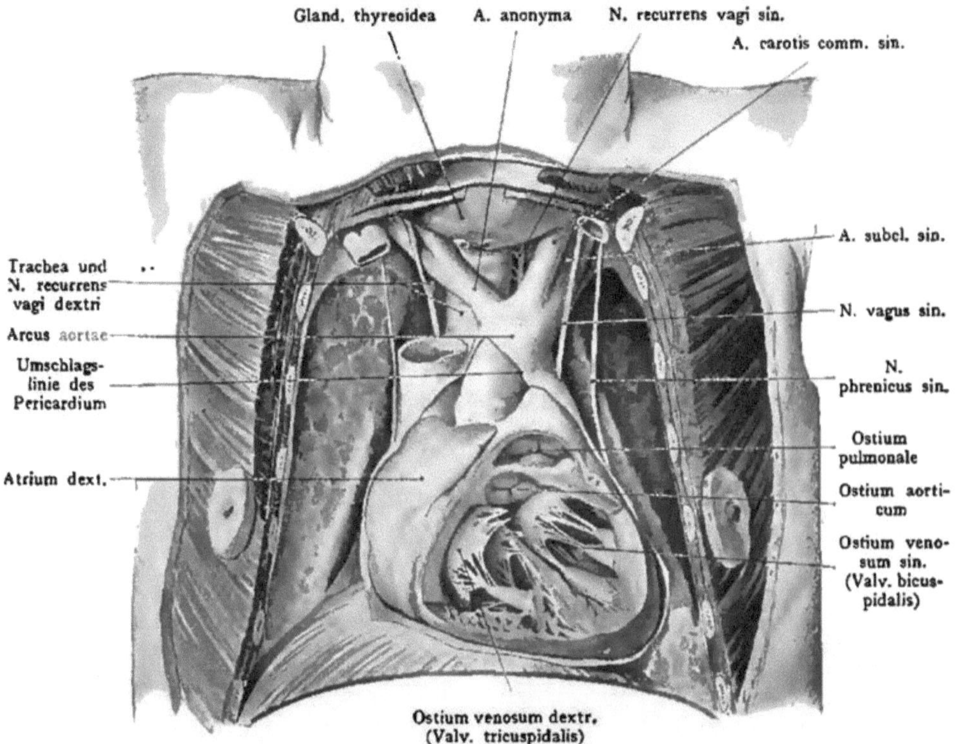

Fig. 245. Herz in situ, nach Eröffnung des Pericardialsackes und Abtragung der vorderen Wand der Ventrikel. Lage der Herzostien.
Die Gland. thyreoidea ist etwas hypertrophisch.
Formolpräparat. 21 jähriger Mann.

auf die V. cava sup. und die A. pulmonalis abfallend. Die Nn. phrenici sind in derselben Lage, wie in Fig. 243 sichtbar.

Fig. 245. Die vordere Wand beider Ventrikel ist abgetragen worden, um die Herzostien zu zeigen, ferner die Vv. anonymae und der oberste Abschnitt der V. cava sup., um den Arcus aortae und die drei grossen, aus demselben entspringenden Stämme, sowie die Trachea zur Ansicht zu bringen.

Die Herzklappen und die Herzostien sind zu übersehen. Am oberflächlichsten liegt das Ost. arteriosum dextrum (pulmonale), etwas tiefer und weiter medial das Ostium arteriosum sin. (aorticum); noch tiefer das Ostium venosum sin. (Valv. bicuspidalis), oberflächlich und rechts das Ostium venosum dextrum (Valv. tricuspidalis). Diese Figur liegt dem Schema Fig. 230 (Projektion der Ostien auf die vordere Brustwand) zugrunde.

Die Äste des Arcus aortae überlagern zum Teil die Trachea; dieselbe wird schräg gekreuzt durch die A. anonyma, während der Arcus aortae nach links über ihren vorderen Umfang verläuft, um sich im Bogen oberhalb des Bronchus sin. zur Wirbelsäule zu wenden (Fig. 235). Die A. subclavia sin. steht in keiner Beziehung zur Trachea; die A. carotis comm. sin. entfernt sich rasch von ihrem linken Rande.

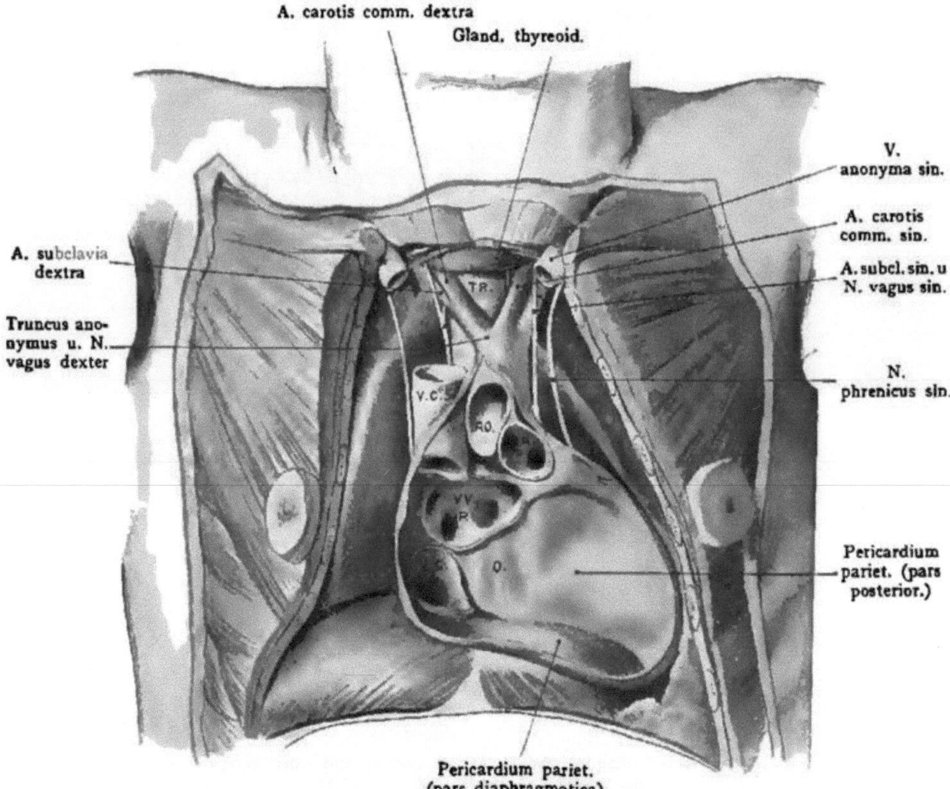

Fig. 246. Topographie des Pericardium parietale und der grossen Gefässe nach Herausnahme des Herzens.

Tr. Trachea. V. c. s. V. cava superior. Ao. Aorta. A. p. A. pulmonalis. V. c. i. V. cava inferior. Vv. p. Venae pulmonales. O. Oesophagus.

Formolpräparat. 21 jähriger Mann.

Die Nn. phrenici sind beiderseits dargestellt. Der N. vagus sin. verläuft über die A. subclavia abwärts und gibt den N. recurrens sin. um den Aortenbogen herum zur linksseitigen, von der Trachea und dem Oesophagus gebildeten Rinne ab, wo der Nerv eben noch in der Tiefe sichtbar ist. Rechterseits kreuzt der N. vagus die A. subclavia und gibt den N. recurrens dexter um die Arterie nach oben ab.

Fig. 246. Die in Verbindung mit dem Herzen stehenden Gefässstämme sind durchtrennt und das Herz entfernt worden; wir sehen von vorne in den Pericardialsack und haben die grossen Gefässstämme bei ihrem Austritte aus demselben vor uns. Oben liegen die V. cava sup. (V. c. s.) und die Aorta (Ao.), sowie das Lumen der A. pulmonalis (A. p.), in welche wir bis zur Teilungsstelle hineinsehen. Darauf folgen in einem gemeinsamen Felde, dessen Grenze durch die Umschlagslinie des Pericards dargestellt wird, die Vv. pulmonales (Vv. p.), endlich am Zwerchfell das Lumen der V. cava inf. (V. c. i.). Zwei flache Wülste unterhalb der Vv. pulmonales entsprechen der Anlagerung des Oesophagus (O) (rechts) und der Aorta descendens (links) an das Pericardium parietale.

Fig. 247. Hier sind nach vollständiger Entfernung des Pericardium parietale die austretenden Gefässstämme durchschnitten und die Lungen lateralwärts abgezogen

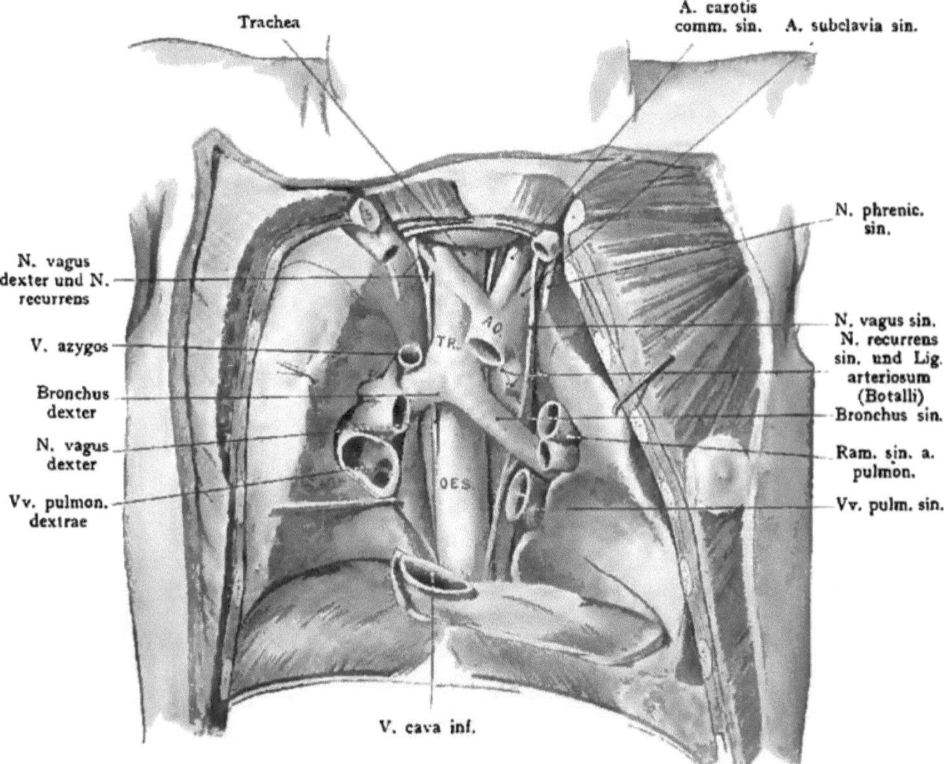

Fig. 247. Topographie der retrocardialen Gebilde des Spatium mediastinale nach Entfernung des Pericardialsackes mit dem Herzen.
Formolpräparat. 21 jähriger Mann.
Ao. Arcus aortae. Tr. Trachea. Oes. Oesophagus.

worden, so dass man die Hilusgebilde in ihrer gegenseitigen Lagerung erkennt. Beiderseits werden die Bronchen vorne von dem Ramus dexter und sinister der A. pulmonalis bedeckt, dagegen treten die Vv. pulmonales weiter unten in das Hilusfeld ein. Die Trachea, die Bifurkation und die beiden Bronchen liegen vor, der rechte etwas kürzer und stärker als der linke; der Oesophagus ist von der Bifurkation der Trachea an eine Strecke weit zu sehen, links davon die Aorta thoracica; zwischen der Trachea und dem Arcus aortae bestehen dieselben Beziehungen, wie in den früheren Figuren. Die Stämme der Nn. vagi sind, von ihrem Eintritt in den Thorax bis zu der

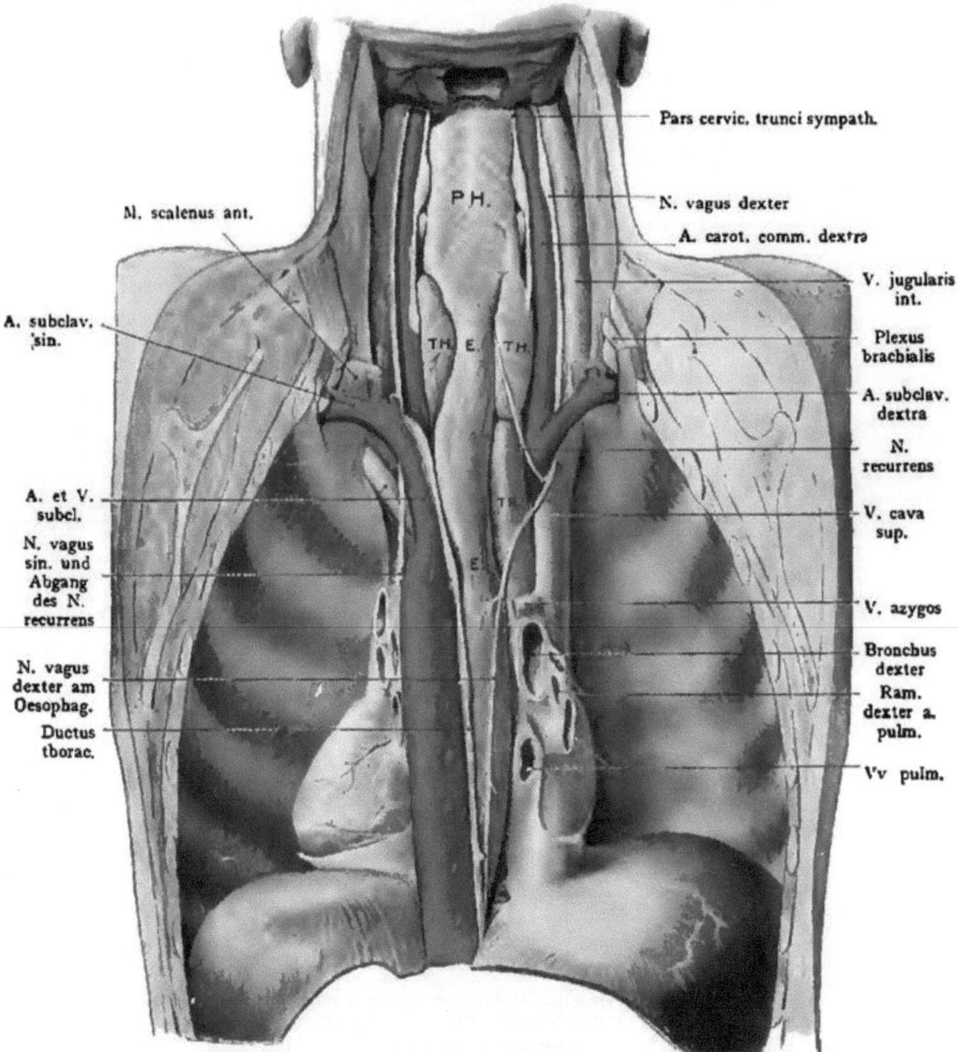

Fig. 248. Ansicht der Gebilde des Mediastinum und des Halses von hinten nach Entfernung der Hals- und Brustwirbelsäule sowie der dorsalen Hälften der Rippenspangen.
P H. Pharynx. T H. Gland. thyreoidea. E E¹. Obere und mittlere Oesophagusenge.
Formolpräparat von einem 23jährigen Manne.

Stelle, wo sie sich dem Oesophagus anschliessen, zu verfolgen, ebenso der Verlauf der Nn. recurrentes, rechterseits um die A. subclavia, linkerseits um den Arcus aortae, unterhalb des Lig. arteriosum (Botalli).

2. **Situs viscerum thoracis in der Ansicht von hinten.** Fig. 248. Das Präparat ist durch die Entfernung der Hals- und Brustwirbelsäule, nebst der dorsalen Hälfte der Rippenspangen, der Scapula, der Hals- und Schultermuskulatur her-

gestellt worden. Die Lungen sind ganz, das Pericardium parietale ist teilweise abgetragen worden.

Man verfolge zunächst den Oesophagus, von seinem Abgang aus dem Pharynx
bis zu der Stelle, wo er sich von der Wirbelsäule entfernt, um den Hiatus oesophageus
zu erreichen. Die obere Enge (nach beiden Seiten grenzen die seitlichen Lappen der
Gland. thyreoidea an dieselbe) und die mittlere Enge (Aortenenge) sind typisch ausgebildet; zwischen der Hals- und der Aortenenge liegt die obere, unterhalb der Aorten-

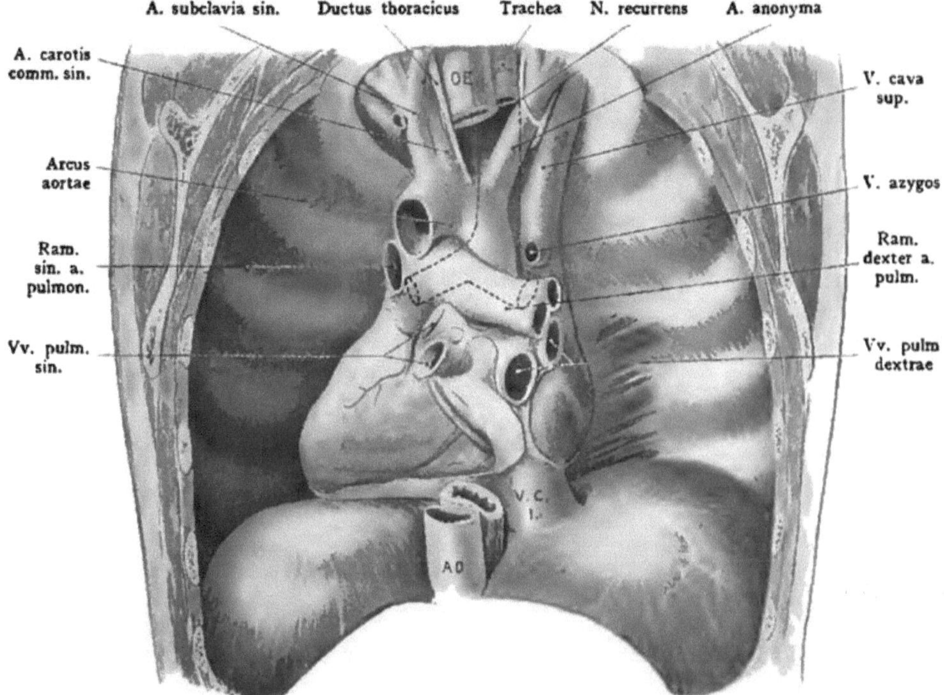

Fig. 249. Herz und grosse Gefässstämme in situ von hinten gesehen.
Trachea und grosse Bronchen punktiert. Der Oesophagus und die Aorta descendens sind entfernt worden.
O E. Oesophagus. A O. Aorta. V. C. I. Vena cava inf.
Formolpräparat von einem 23jährigen Manne.

enge die untere Oesophagusweite. Dem Oesophagus liegen oberhalb der Aortenenge,
linkerseits die A. subclavia sinistra, sowie die Endstrecke des Ductus thoracicus an;
rechterseits ist ein Teil des hinteren Umfanges der Trachea zu sehen, denn in dieser
Höhe (s. Hals) geht die Ausbiegung des Oesophagus nach links, so dass ein Teil der
Trachea in der Ansicht von hinten zu erkennen ist. Unterhalb der Aortenenge legt
sich die Aorta thoracica eine Strecke weit dem linken Umfange des Oesophagus
an, nachdem der Arcus aortae den Oesophagus an der Aortenenge erreicht und gekreuzt
hat. In der von dem Oesophagus und der Aorta thoracica gebildeten Rinne finden
wir den Ductus thoracicus bei seinem Verlaufe von dem Hiatus aorticus aus kranialwärts. Die Aorta schiebt sich, je weiter abwärts um so mehr an den dorsalen Umfang des Oesophagus, welcher auf diese Weise von der Wirbelsäule abgedrängt wird.
Der ganze thorakale Verlauf des N. vagus dexter ist zu übersehen, auch die Abgabe

des N. recurrens dexter um die A. subclavia dextra, ferner die Verzweigung des Stammes
an die dorsale Wand des Oesophagus. Von dem linken Vagus ist bloss eine kurze
Strecke zwischen der A. subclavia sin. und dem linken Lungenhilus zu sehen.

Die V. cava sup. grenzt links an die Trachea und nimmt die im Bogen über
den rechten Bronchus verlaufende V. azygos auf. Die Gebilde beider Radices pulmonum sind kurz vor ihrem Eintritt in die Lungen durchtrennt; die Anordnung derselben ist eine typische, indem der Bronchus ventral von den Ästen der A. pulmonalis
überlagert wird, die Vv. pulmonales dagegen erst im Anschluss an den Bronchus in den
distalen Teil des Hilusfeldes eintreten.

Fig. 249. Hier sind der Oesophagus, die Aorta descendens, der Ductus thoracicus
und die Trachea vollständig entfernt worden, um das Herz und die grossen Gefässe
in der Ansicht von hinten darzustellen. Von dem Herzen ist die hintere Wand des
linken Ventrikels und des linken Vorhofes zu sehen, ferner ein Teil der hinteren Wand des
rechten Vorhofes mit der Einmündung der Vv. cavae sup. und inf., das linke Herzohr,
der Sulcus coronarius mit dem Sinus coronarius. Man beachte den Verlauf der Umschlagslinie des visceralen in das parietale Blatt des Pericards, welcher dem Schema
der Fig. 224 entspricht. Die Trachea ist in ihren Beziehungen zum Herzen mittelst
punktierter Linien angegeben; sie wird oberhalb ihrer Bifurkation nach vorne von
dem Arcus aortae überlagert; den Bronchen liegen die beiden Äste der A. pulmonalis
ventralwärts an.

3. Situs viscerum thoracis von rechts. (Figg. 250 bis 253.)

Fig. 250. Ansicht der rechten Lunge (von aussen) nach Abtragung der seitlichen Wand des Brustkorbes, sowie der rechten oberen Extremität und der Schultermuskulatur. Die erste Rippe ist mit dem Ansatz des M. scalenus ant. erhalten. Man
beachte die Anordnung der Gebilde in der hinteren Scalenuslücke (A. subclavia und
Stämme des Plexus brachialis), sowie in der vorderen Scalenuslücke die V. subclavia, welche
vorne durch den M. subclavius, die Clavicula und den clavicularen Ursprung des M.
pectoralis major überlagert wird. An der lateralen Fläche der Lunge ist die Einteilung
in drei Lappen zu erkennen, ferner die Impressiones costales. Die Lunge befindet
sich in Leichenstellung (ausserster Exspiration) und vom unteren Lungenrande an ist
das Diaphragma zu sehen.

Fig. 251. Die Lunge ist am Lungenhilus abgetrennt und entfernt worden.
Man sieht die Gebilde des Mediastinum durch die Pleura mediastinalis durchschimmern, ventralwärts das Herz im Pericardialsacke, sowie, zwischen dem Pericardium parietale und der Pleura mediastinalis, den N. phrenicus dexter. Vor den
Gebilden der Radix pulmonis zieht die V. cava superior senkrecht herab; in dieselbe
mündet die V. azygos ein. Dorsal von dem Herzen liegt der an seinem rechten Umfange von der Pleura mediastinalis überzogene Oesophagus, auf welchem das Lig.
pulmonale vom Hilus pulmonis abwärts zum Diaphragma zieht. Auf den Rippenköpfchen schimmern der rechte Grenzstrang des Sympathicus und der N. splanchnicus
major durch.

Die Gebilde der Radix pulmonis sind: oben und dorsal der Bronchus dexter,
vorne bedeckt von dem Ramus dexter a. pulmonalis, weiter unten die Vv. pulmonales.
Von dem unteren Teile des Hilus zieht das Lig. pulmonale zum Diaphragma.

Fig. 252. Dasselbe Bild, nach Entfernung der Pleura mediastinalis nebst eines
Teiles der Pleura diaphragmatica. Auf dem rechten Umfange des Herzbeutels verläuft vor dem Lungenhilus der N. phrenicus dexter, oben schliesst er sich der V. cava
sup. an und gelangt lateral von der V. cava inf. zum Diaphragma. Die V. azygos
zieht im Bogen über den rechten Bronchus zur Einmündung in die V. cava sup. Der
N. vagus dexter gibt um die eben noch sichtbare A. subclavia dextra den Ramus
recurrens dexter ab und verläuft zunächst im Anschlusse an die Trachea weiter, dann

dorsal vom rechten Lungenhilus, um zum dorsalen Umfange des Oesophagus zu treten. Der letztere ist dorsal von dem Pericardialsacke zu sehen; er liegt der Wirbel-

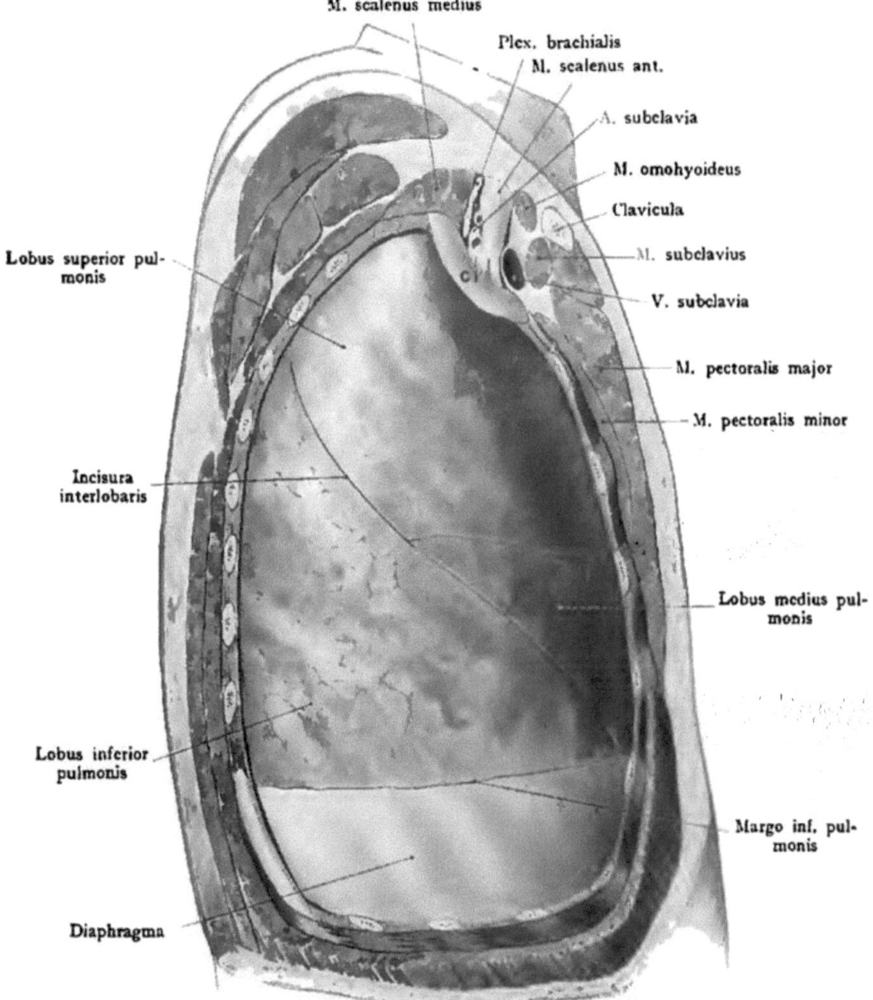

Fig. 250. Ansicht der rechten Lunge in situ, von der Seite gesehen, nach Abtragung der 2. bis 10. Rippe, der Scapula und der lateralen Hälfte der Clavicula.
Figg. 250—254. Formolpräparate eines 23jährigen Mannes.
C I Costa L

säule und teilweise der V. azygos auf Die Vv. und Aa. intercostales verlaufen zu den Intercostalräumen und werden durch den Grenzstrang des Sympathicus und den N. splanchnicus major gekreuzt

Fig. 253. Dasselbe Bild nach Entfernung des rechten Umfanges des Pericardialsackes. Man beachte den Umschlag des Pericardium visccrale auf die V. cava sup.

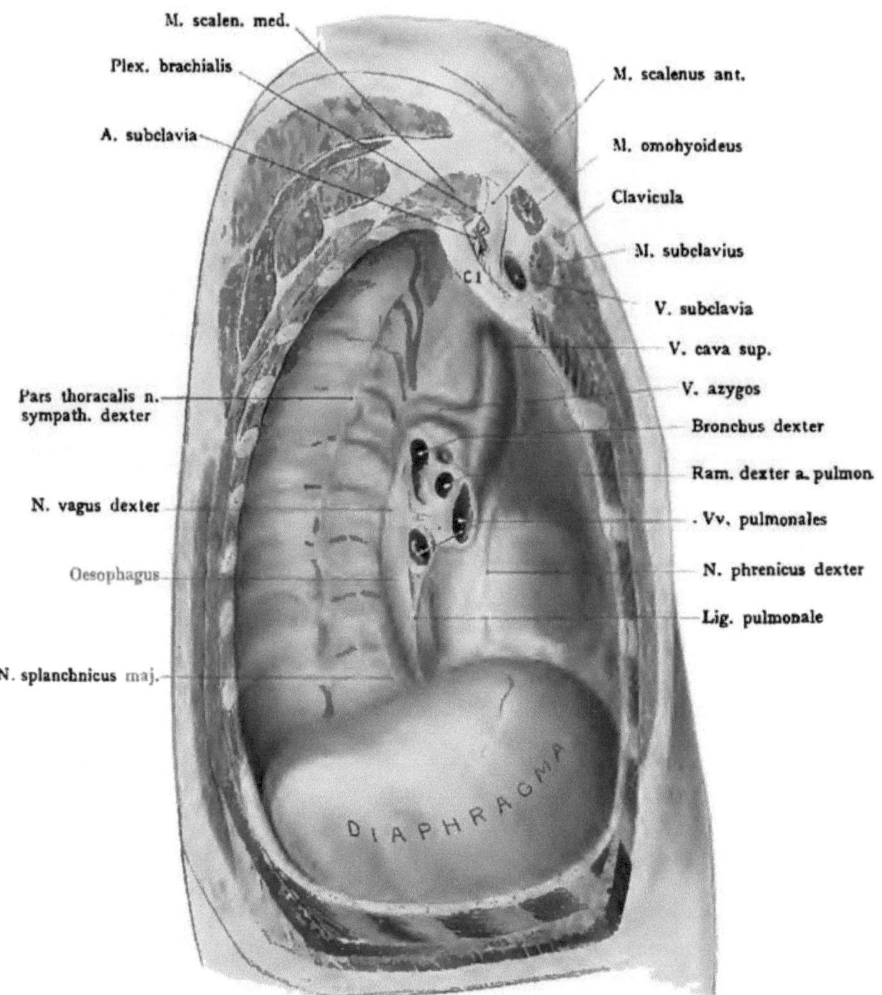

Fig. 251. Brustraum von rechts, nach Entfernung der seitlichen Brustwandung sowie der rechten Lunge.
Pleura grün.

und auf die Aorta ascendens, nach unten auf die V. cava inf., deren laterale und hintere
Wand ausserhalb des Pericardialsackes zu liegen kommt.

4. Situs viscerum thoracis von links. (Figg. 254 bis 257.)

Fig. 254. Man überblickt die laterale Fläche der linken Lunge mit der Incisura
interlobaris, welche schräg gegen den unteren Lungenrand verläuft. Das Präparat ist
auf dieselbe Weise gewonnen, wie dasjenige, welches der Fig. 250 zugrunde liegt. Man
beachte den wagerechten Verlauf des unteren Lungenrandes.

Fig. 255. Die linke Lunge ist am Hilus abgetrennt worden, so dass man von links verschiedene im Mediastinum liegende Gebilde sieht, welche durch die Pleura mediastinalis durchschimmern. Ventral sind im Pericardialsacke die Umrisse des

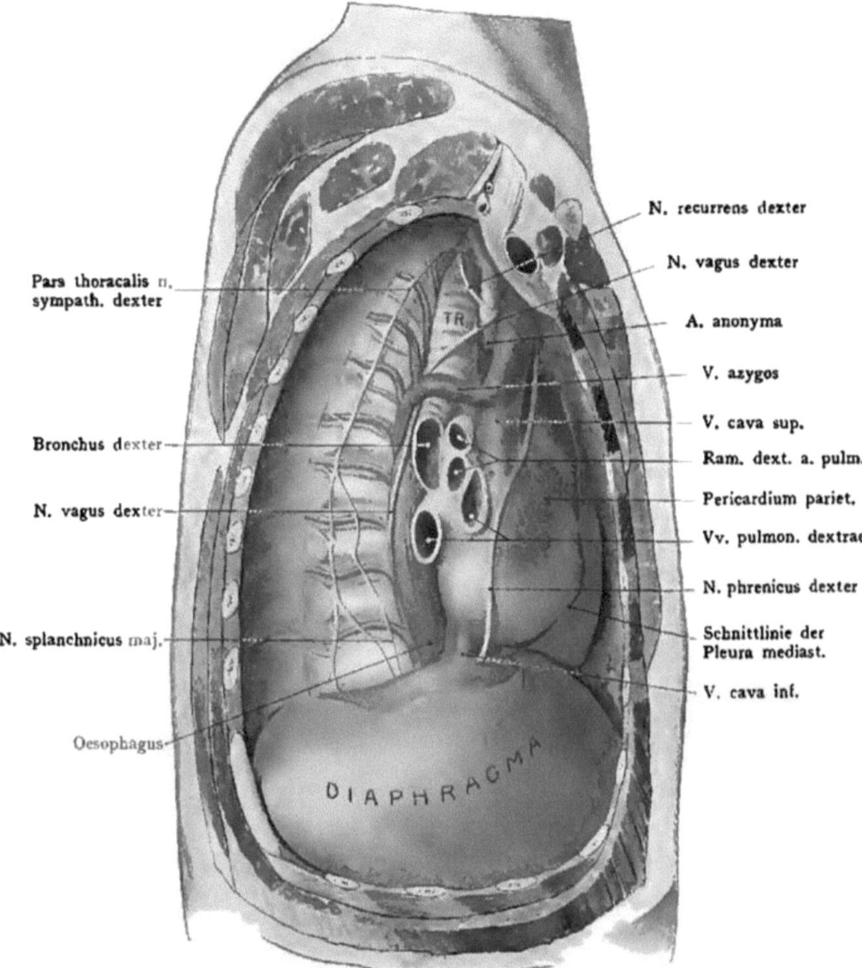

Fig. 252. Brustraum von rechts nach Entfernung der Brustwandung, der rechten Lunge und eines Teiles der Pleura mediastinalis und diaphragmatica.

Pleura grün. Der Pericardialsack ist nicht eröffnet worden.

Tr. Trachea

linken stumpfen Herzrandes und an demselben, abwärts zum Diaphragma verlaufend, der N. phrenicus sinister zu sehen (vor der Radix pulmonis). Derselbe liegt zwischen dem Pericardium parietale und der Pleura mediastinalis. Dorsal von der Radix pulmonis zieht der Arcus aortae und die Aorta thoracica, von der Pleura mediastinalis bedeckt, nach unten. Auch der Grenzstrang des Sympathicus und die Nn. splanchnici major und minor schimmern durch die Pleura mediastinalis.

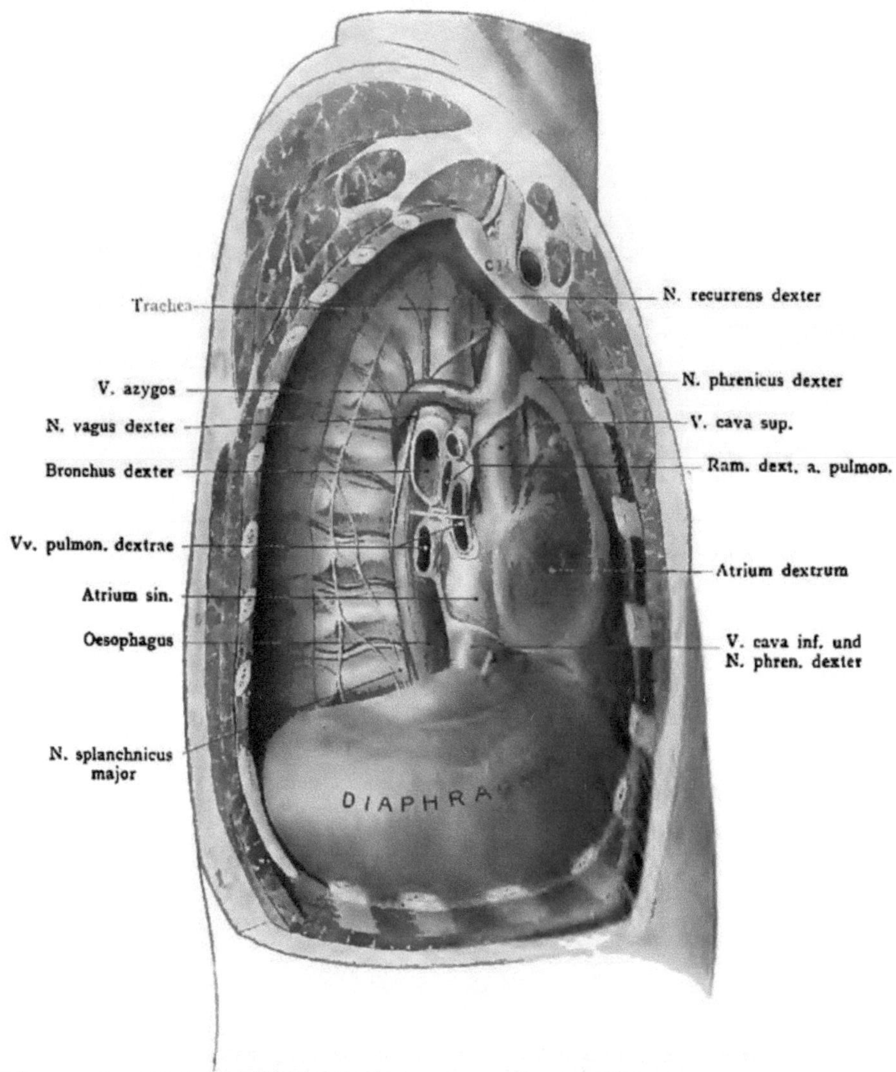

Fig. 253. Ansicht der Gebilde des Mediastinum von rechts, nach Abtragung der rechten Lunge, der Pleura mediastinalis und des Pericardium parietale.

Fig. 256. Die Pleura mediastinalis ist entfernt worden. Am Querschnitt der Radix pulmonis liegt oben das Lumen des Ramus sin. a. pulmonalis, weiter unten, von einer V. pulmonalis vorne bedeckt, der Querschnitt des Bronchus sin. Der Arcus aortae zieht über den Ramus sinister a. pulmonalis, um sich als Aorta thoracica der Wirbelsäule anzulagern. Aus der Aorta kommen die Aa. intercostales (mit Ausnahme der A. intercostalis suprema); die aus der ersten Strecke der Aorta thoracica entspringenden verlaufen schräg kranialwärts, um ihre Intercostalräume

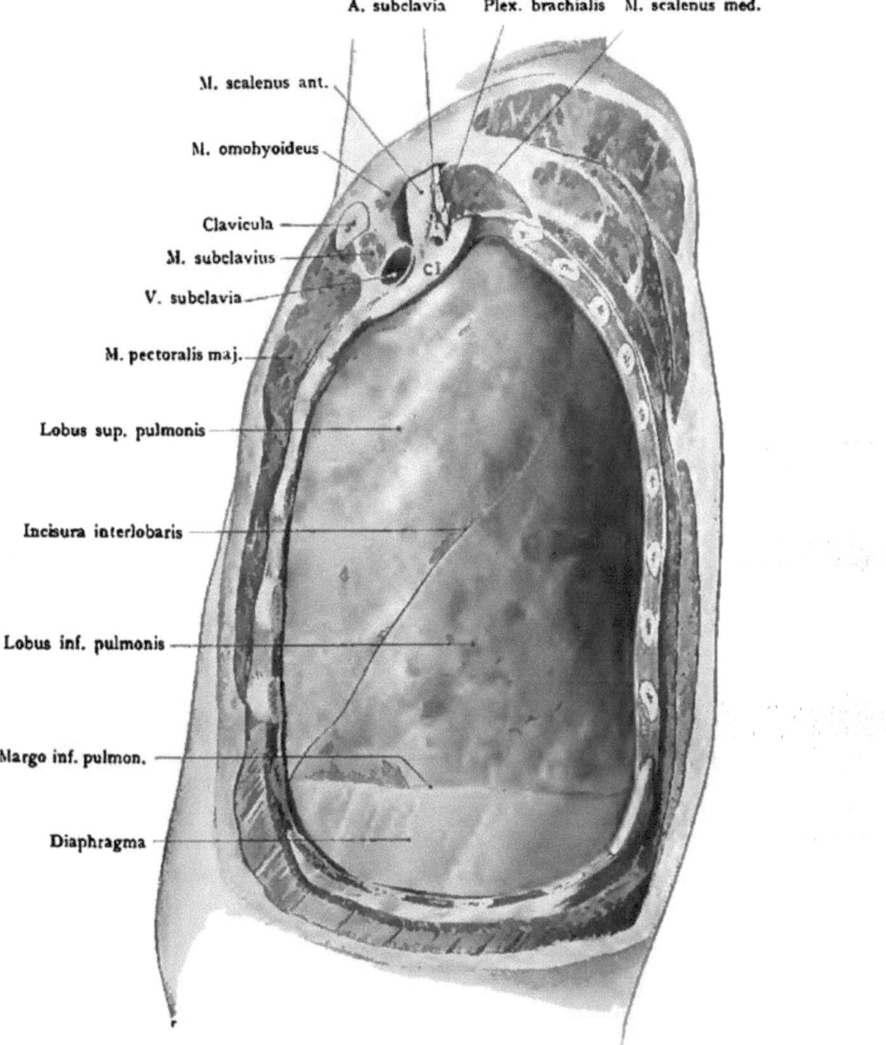

Fig. 254. Ansicht der linken Lunge in situ, von der Seite gesehen, nach Abtragung der 2.—10. Rippe, der Scapula und der Pars acromialis claviculae.

zu erreichen, die folgenden dagegen quer. An die Aa. intercostales schliessen sich die Vv. intercostales an, welche in die V. hemiazygos einmünden. In der oberen Partie des Bildes erkennt man die nach links ausbiegenden, im Anschluss an die obere Weite des Oesophagus verlaufenden Aa. carotis comm. sin. und subclavia sin., sowie den N.

vagus, welcher den Arcus aortae kreuzt und um die Konkavität desselben den N. recurrens sin. nach oben abgibt.

    Fig. 257. Hier ist nur noch das Pericardium parietale entfernt worden, um die

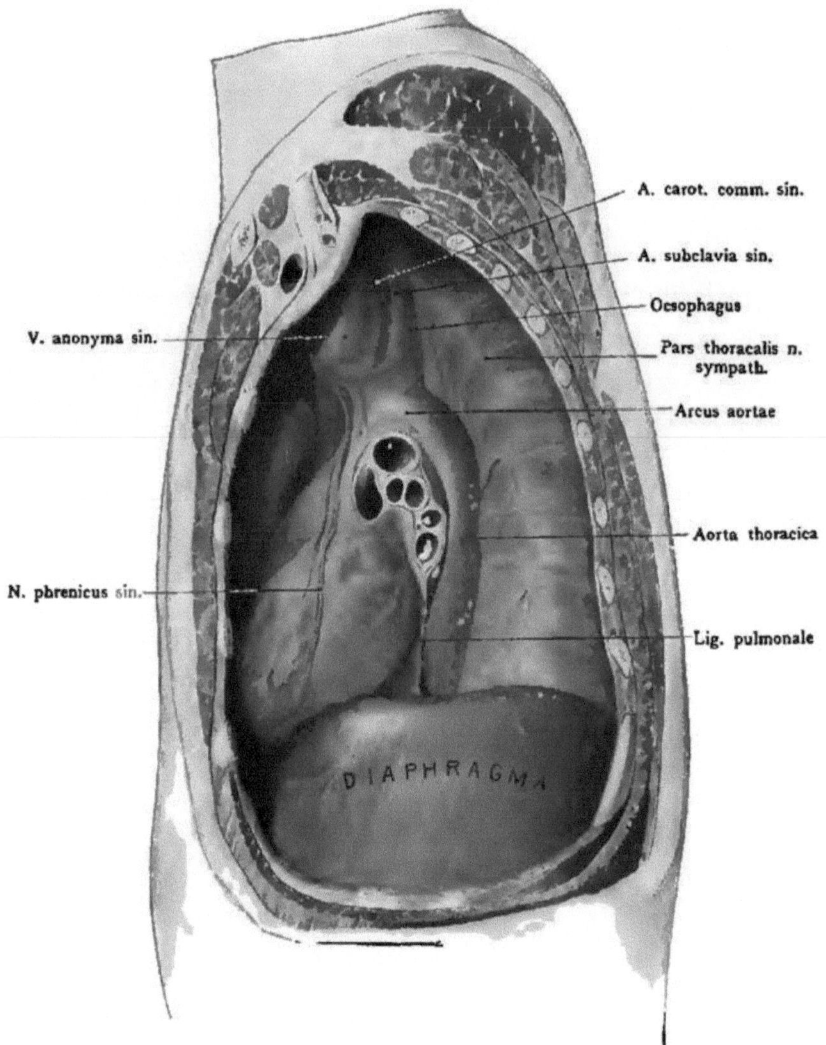

Fig. 255. Brustraum von links, nach Entfernung der Brustwandung und der linken Lunge. Die Pleura mediastinalis (grün) überzicht die von links sichtbaren Gebilde des Mediastinalraumes.

Ansicht des Herzens von links zu erhalten. Man hat vor sich den Ursprung der A. pulmonalis, eine kleine Partie der rechten Kammer, den Sulcus longitudinalis ant. mit dem Ram. descendens ant. der A. coronaria cordis sin., den linken Umfang des linken Ventrikels, das linke Herzohr und eine kurze Strecke des Sinus coronarius. Ferner beachte man den unmittelbaren Anschluss der Aorta thoracica an den dorsalen Umfang des Pericardialsackes.

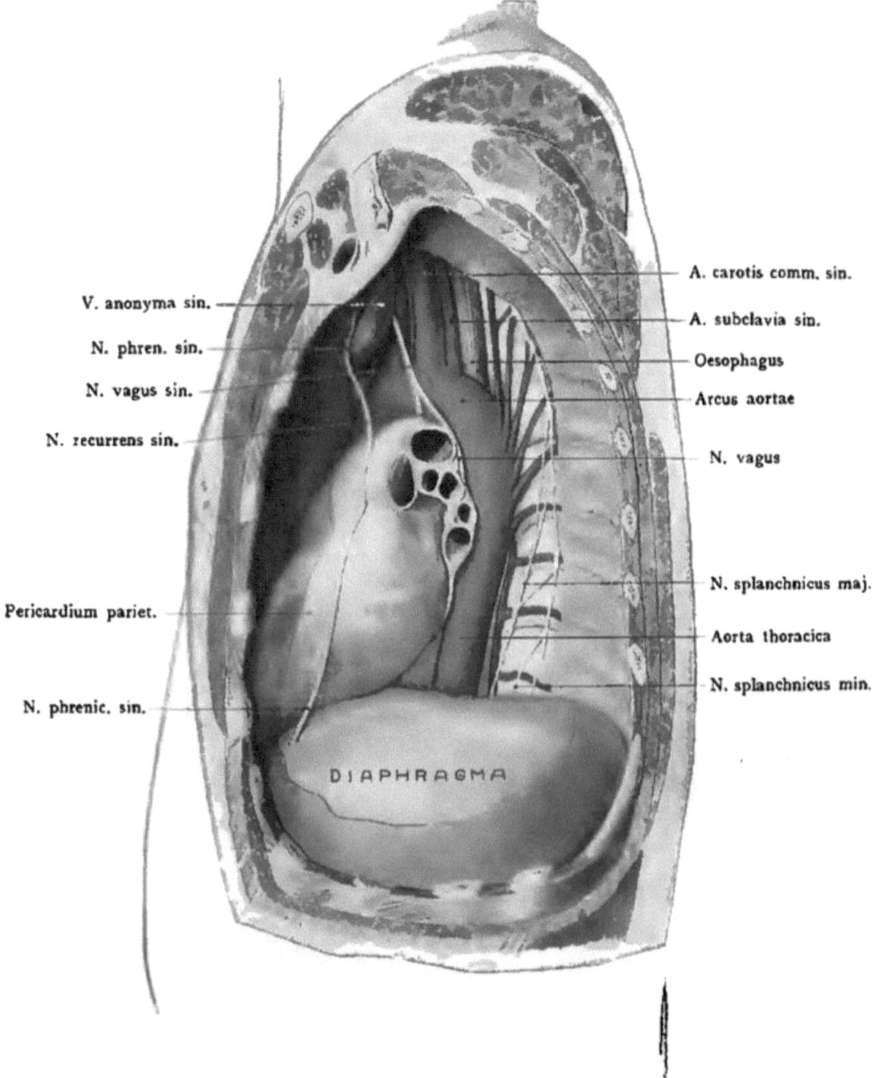

Fig. 256. Brustraum von links nach Entfernung der linken Lunge und eines Teiles der Pleura mediastinalis.
Der Pericardialsack ist nicht eröffnet worden.
Die Aa. intercostales 7, 8, 9 entspringen aus einem gemeinsamen Stamme (Varietät).

5. Horizontalschnitte durch die Brust. (Figg. 258—262.)

Fig. 258. Der Schnitt geht durch den oberen Rand des III. Brustwirbels. Die sternalen Enden der Claviculae und das Manubrium sterni sind gerade oberhalb der

Incisura jugularis sterni getroffen. Die erste Rippe ist schräg durchschnitten; dorsal geht der Schnitt durch den Körper des III. Brustwirbels, sowie durch einen Teil der Bandscheibe zwischen II. und III. Brustwirbel.

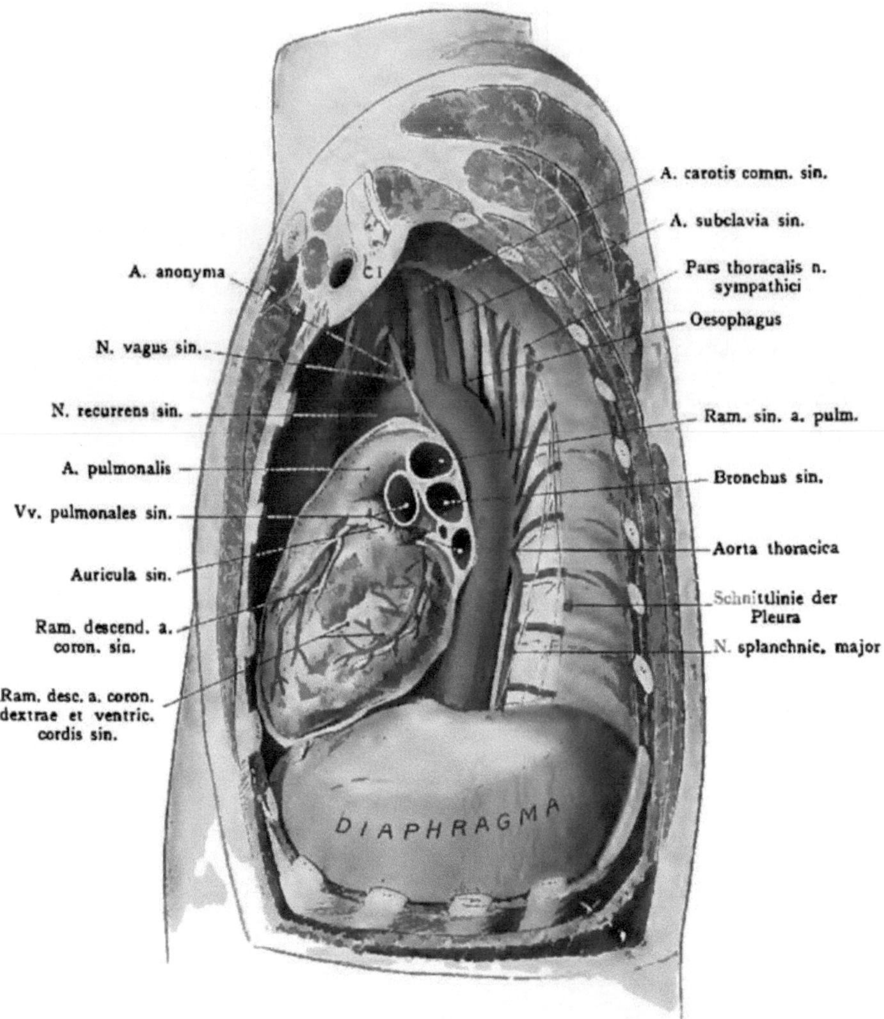

Fig. 257. Brustraum von links nach Entfernung der linken Lunge und eines Teiles der Pleura mediastinalis.
Das Pericard ist teilweise abgetragen worden, um den linken Umfang des Herzens zur Ansicht zu bringen.
Die Aa. intercostales 7, 8, 9 entspringen aus einem gemeinsamen Stamme (Varietät).

Das Mediastinum wird nach beiden Seiten durch die Pleura abgegrenzt, welche einen Teil der vorderen Fläche des Wirbelkörpers überzieht, dann ventralwärts abbiegt, um zur ersten Rippe zu verlaufen. Im Mediastinum haben wir ventral, dem

Manubrium sterni und der Clavicula angeschlossen, die Querschnitte der Mm. sternohyoidei und sternothyreoidei. Linkerseits bedecken dieselben den Querschnitt des
linken Lappens der etwas vergrösserten Glandula thyreoidea, welche bis in das Mediastinum hinunterreicht. Durch dieselbe ist die Trachea etwas nach rechts verschoben,
der Oesophagus schliesst sich, direkt der Wirbelsäule aufliegend, dorsal an, und in
den durch den Oesophagus und den hinteren Umfang der Trachea gebildeten Winkeln

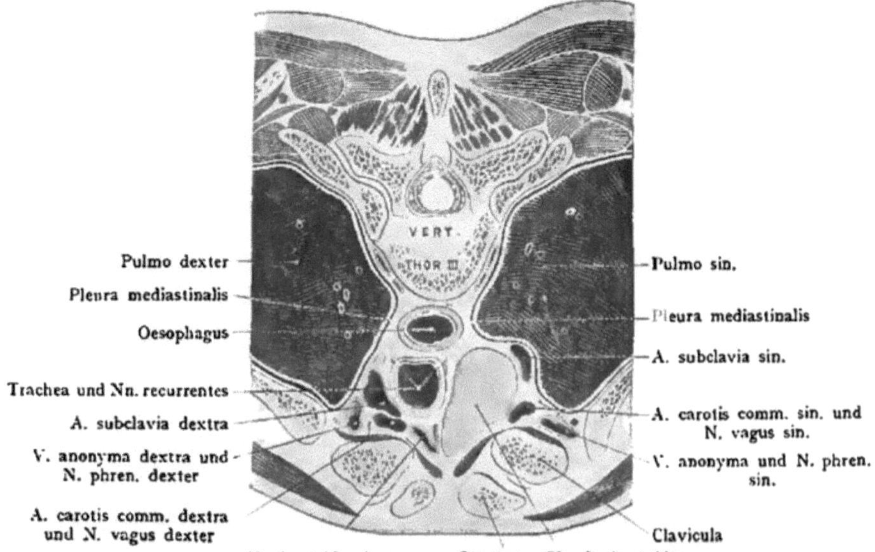

Fig. 258. Horizontalschnitt durch das Mediastinum in der Höhe des unteren Randes des dritten
Brustwirbelkörpers.
Nach W. Braune. Topogr. anat. Atlas.

liegen beiderseits die Nn. recurrentes. Von Gefässen finden wir mehr oberflächlich
von rechts nach links aufgezählt, die V. anonyma dextra und die A. carotis comm. dextra
zwischen beiden den N. vagus dexter, etwas tiefer, dem rechten Umfange der Trachea
angelagert, die A. subclavia dextra und vor der Trachea eine starke V. thyreoidea ima.
An den linken Umfang der Gland. thyreoidea legt sich die A. carotis comm. sin. mit
dem N. vagus; etwas oberflächlicher befindet sich die V. anonyma sinistra, welche von
vorne den N. phrenicus sin. bedeckt. Noch tiefer liegt der Querschnitt der A. subclavia sin.

Fig. 259. Der Schnitt geht durch den unteren Rand des III. Brustwirbels. Das
Manubrium sterni ist gerade unterhalb der Incisura jugularis durchschnitten; die Mm.
sternohyoidei und sternothyreoidei sind noch getroffen. Hinter dem Manubrium sterni
und der Pars sternalis claviculae liegt der Schrägschnitt der V. anonyma sin. und zwischen
der letzteren und der Pleura der N. phrenicus sin. In demselben Verhältnis zur Oberfläche liegen rechts die V. thyreoidea ima und die V. anonyma dextra, an deren
lateralen Umfang sich der N. phrenicus dexter anschliesst. Der Querschnitt der Trachea
wird genau in der Medianebene angetroffen; dorsal und in diesem Falle stark nach links
verschoben, der Querschnitt des Oesophagus; links, in der Rinne, die der Oesophagus
und die Trachea miteinander bilden, der N. recurrens sin. Der dorsale Umfang des Oesophagus wird gerade noch von dem Pleuraspalte des linken Sinus costomediastinalis

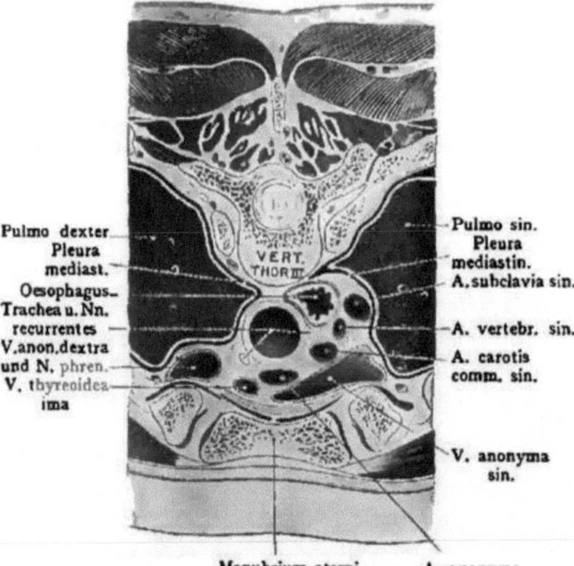

Fig. 259. Horizontalschnitt durch das Mediastinum in der Höhe
des dritten Brustwirbelkörpers.
Nach W. Braune, Topogr. anat. Atlas.

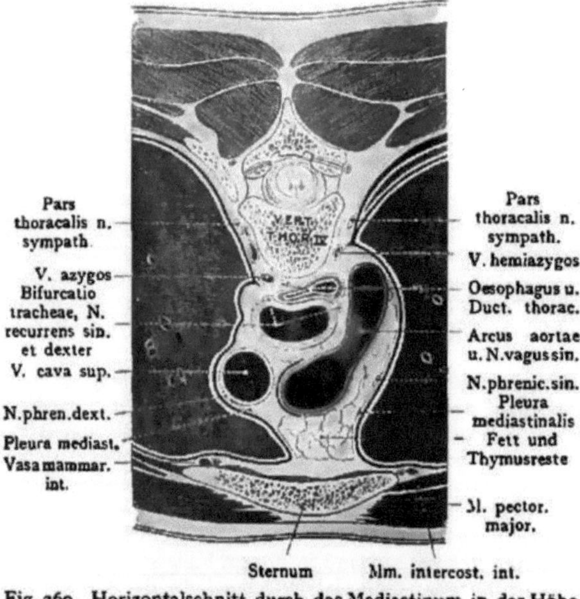

Fig. 260. Horizontalschnitt durch das Mediastinum in der Höhe
des vierten Brustwirbelkörpers.
Nach W. Braune, Topogr. anat. Atlas.

post. erreicht. Um den vorderen und linken Umfang von Oesophagus und Trachea angeordnet und von dem Schrägschnitt der V. anonyma sin. bedeckt, finden sich die Querschnitte der drei grossen Äste des Arcus aortae: zwischen Oesophagus und Pleura mediastinalis die A. subclavia sin., dem linken Umfange der Trachea anliegend die A. carotis comm. sin. und gerade vor der Trachea die A. anonyma. Dazu kommt noch die A. vertebralis sin. zwischen den Querschnitten der A. subclavia und der A. carotis comm. sinistra, unmittelbar dem Oesophagus angeschlossen; sie entspringt in diesem Falle, abweichend von der Norm, direkt aus dem Arcus aortae.

Fig. 260. Die Querschnittsbilder werden, je weiter abwärts, um so einfacher. Der Schnitt der Fig. 260 liegt in der Höhe des IV. Brustwirbels; das Sternum ist rechterseits in der Höhe eines Rippenansatzes durchschnitten; am Sternalrande, der Pleura angrenzend, liegen die Querschnitte der Aa. u. Vv. mammariae int. und beiderseits von der Medianebene die Sinus pleurae costomediastinales ant., fast ganz von den Lungen ausgefüllt. In dieser Höhe (hinter dem Manubrium sterni) berühren sich die Umschlagslinien der Pleura costalis in die Pleura mediastinalis noch nicht. Der Sinus costomediastinalis post. erreicht weder den Oesophagus, noch die Trachea. Vorn im Mediastinum findet sich, zwischen der hinteren Fläche des Sternum und den grossen Gefässen, lockeres Fett- und Bindegewebe. Von Gefässen haben wir in dieser Höhe den Arcus aortae und einen Teil der von dem Pericard überzogenen Aorta ascendens; die letztere wird durch den Pericardialspalt von dem Querschnitt der V. cava sup. getrennt. Lateral von dieser finden wir den N. phrenicus dexter. Der Übergang des Arcus aortae in die Aorta thoracica wird durch Fett- und Bindegewebe von dem Körper des IV. Brustwirbels getrennt und liegt dem lateralen Umfange, sowohl der Trachea als des Oesophagus, eng an. Man sicht von oben auf die Bifurkation der Trachea. Der Oesophagus liegt, von vorn nach hinten etwas abgeplattet, dorsal von der Trachea, unmittelbar auf dem Körper des IV. Brustwirbels und bedeckt etwas rechts von der Medianebene den Querschnitt des Ductus thoracicus.

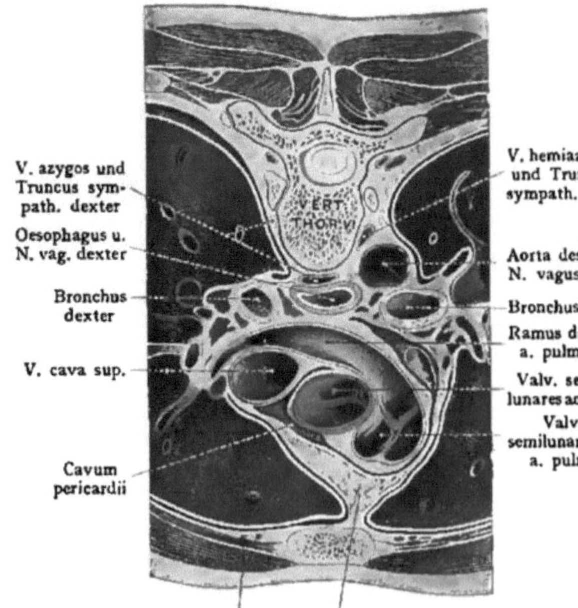

Fig. 261. Querschnitt durch das Mediastinum, in der Höhe des VI. Brustwirbelkörpers.
Nach W. Braune, Topogr. anat. Atlas.

Die V. azygos liegt gleich lateral von dem Ductus thoracicus, der N. recurrens dexter rechterseits in der von dem Oesophagus und der Trachea gebildeten Rinne, in entsprechender Lage linkerseits der N. recurrens vagi sin.

Fig. 261. Der Schnitt geht durch den VI. Brustwirbel und trifft die Aorta und die A. pulmonalis knapp über ihrem Ursprunge aus dem Herzen, so dass man von oben auf die Klappen des Ostium aorticum und des Ostium pulmonale sieht. Das Sternum ist entsprechend einem Intercostalraume getroffen; lateral vom Sternalrande liegen die Querschnitte der A. und Vv. mammariae int. Die Umschlagslinien der Pleura costalis in die Pleura mediastinalis rechts und links kommen einander fast bis zur Berührung nahe. Die Anordnung der drei grossen Gefässstämme ist typisch, am weitesten links und am oberflächlichsten die A. pulmonalis, in der Mitte die Aorta, rechts und am tiefsten die V. cava sup. Der Ramus dexter a. pulmonalis ist in seinem ganzen Verlauf, dorsal von der Aorta und der V. cava sup., bis zum rechten Lungenhilus getroffen. Das Pericardium viscerale überzieht den vorderen Umfang der Gefässe sowie eine kurze Strecke des Ramus dexter a. pulmonalis. Links liegt zwischen dem Pericardialsacke und der Pleura mediastinalis der N. phrenicus sin., rechts zwischen der V. cava sup. und der Pleura mediastinalis der N. phrenicus dexter. An den Querschnitt des Oesophagus, welcher fast bis zum Ram. dexter a. pulmonalis heranreicht, schliesst sich rechts und dorsal der N. vagus dexter, dagegen hat der N. vagus sin. den Oesophagus in dieser Höhe noch nicht erreicht, sondern liegt dorsal von dem Querschnitt des linken Bronchus,

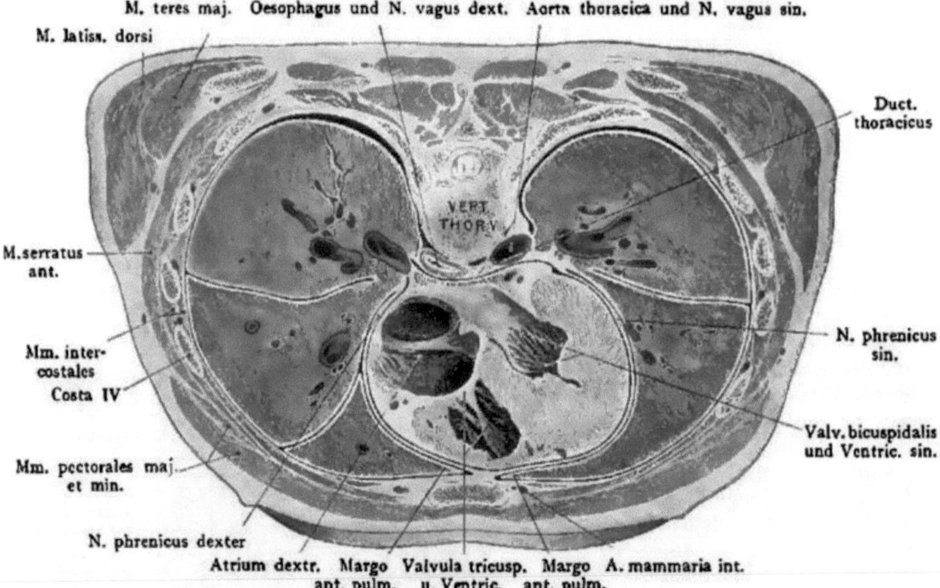

Fig. 262. Horizontalschnitt durch die Brust, in der Höhe des VIII. Brustwirbelkörpers.
Nach W. Braune, Topogr. anat. Atlas.

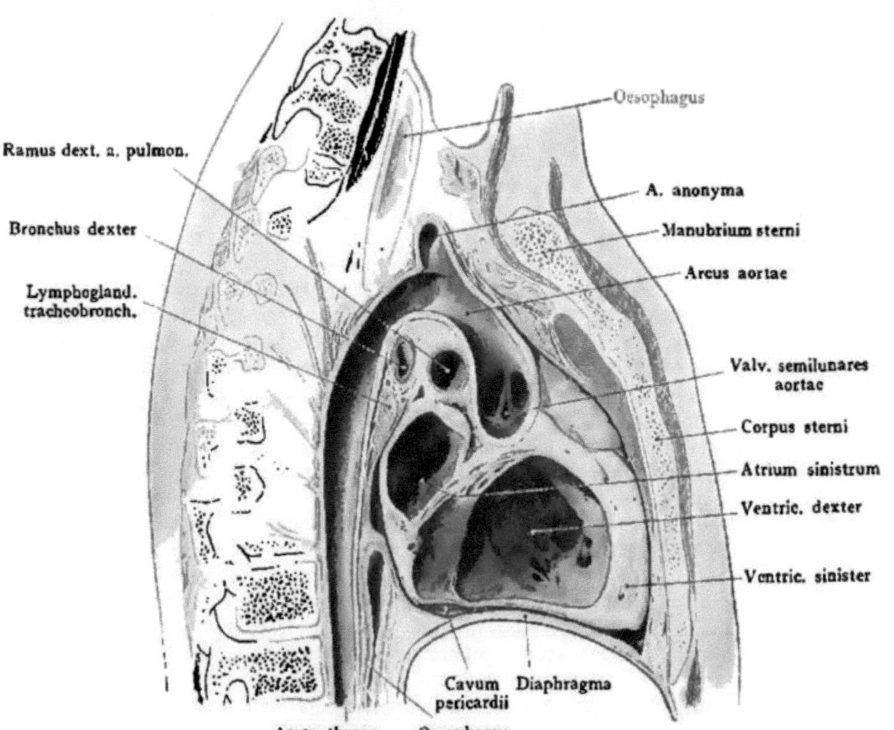

Fig. 263. Sagittalschnitt durch den Thorax (nicht ganz genau median).
Gefrierschnitt aus der Basler Sammlung.

da, wo derselbe zum Eintritt in den linken Lungenhilus schräg über den vorderen Umfang der Aorta thoracica hinwegzieht. Beide Bronchen sind in der Radix pulmonum schräg durchschnitten, hier finden sich auch Quer- und Schrägschnitte von Lungengefässen, Hilusdrüsen usw. Links grenzt an den Oesophagus der Querschnitt der Aorta thoracica, deren linker Umfang von den Pleura mediastinalis überzogen wird. Zwischen Aorta und Oesophagus liegt das infolge einer Inselbildung doppelte Lumen des Ductus thoracicus; rechts und links finden wir an der Wirbelsäule, entsprechend der Artikulation der Rippen mit den Wirbelkörpern, die Grenzstränge des Sympathicus.

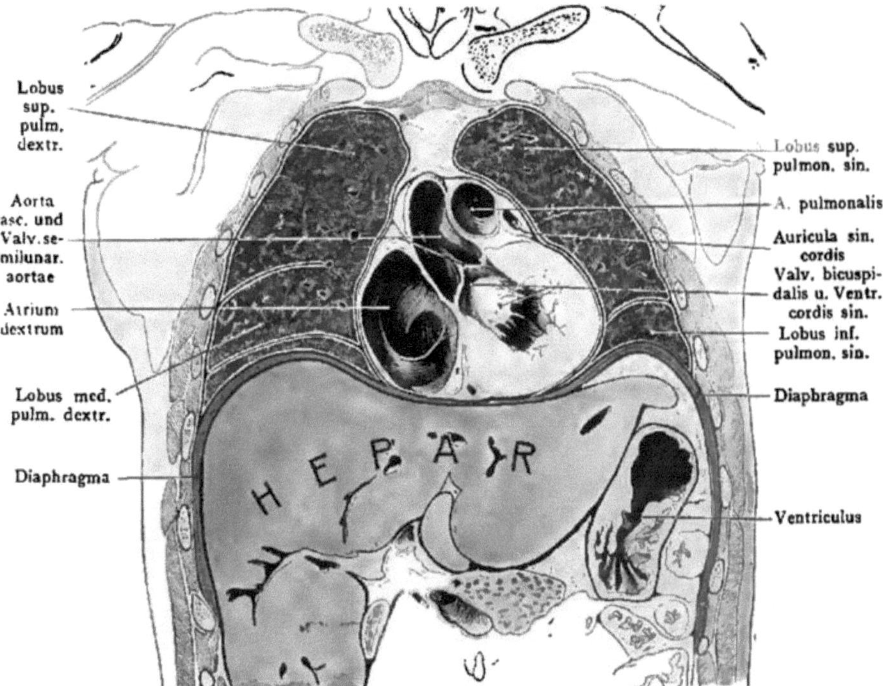

Fig. 264. Frontalschnitt durch den Thorax eines 26jährigen Mannes in der Mitte zwischen Mamillar- und Axillarlinie (von vorn gesehen).
Gefrierschnitt aus der Basler Sammlung.

Fig. 262. Schnitt in der Höhe des VIII. Brustwirbels. Das Herz ist in seiner maximalen Ausdehnung in dorsoventraler Richtung getroffen, es reicht von der hinteren Fläche des Sternum fast bis zur Wirbelsäule. Hinter dem Sternum kommen die vorderen Umschlagslinien der Pleura fast zur Berührung miteinander. Man beachte die tiefer ausgehöhlte Fossa cardiaca der linken Lunge. Das Herz ist, entsprechend seiner Schieflage, auch schief durchschnitten, wir sehen den Anschnitt beider Kammern mit dem Ostium venosum dextrum und sinistrum und einen Teil des rechten Vorhofes. Das Herz wird fast vollständig von dem Pericardialsack eingeschlossen, mit welchem ein grosser Abschnitt der Pleura mediastinalis durch Bindegewebe im Zusammenhang steht. Zwischen dem Pericardium parietale und der Pleura mediastinalis sind beiderseits die Nn. phrenici eingeschlossen.

Die Gebilde, welche dorsal von dem Pericardialsacke liegen, werden in ihrer Lage und Form durch die starke Ausdehnung des Herzens in dorsoventraler Richtung beeinflusst. Der Querschnitt des Oesophagus und der Aorta thoracica liegen nebeneinander an der Wirbelsäule; zwischen beiden der Querschnitt der V. azygos. Der ventrale Umfang des Oesophagus wird von dem Pericardium parietale überzogen und ein Teil seines dorsalen Umfanges grenzt an die Pleura, welche in dieser Höhe fast

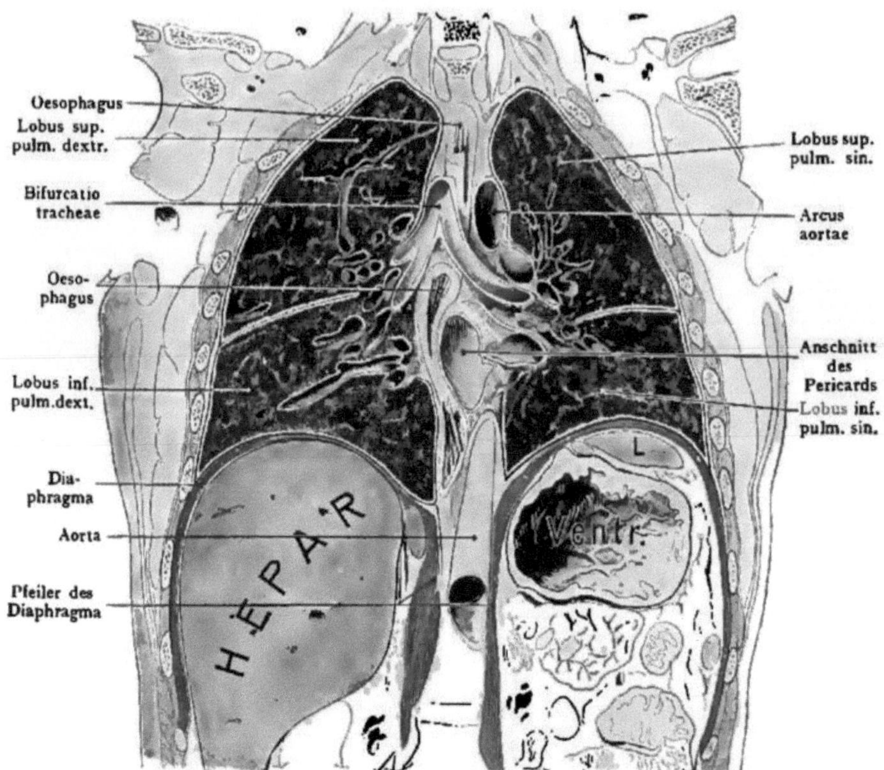

Fig. 265. Frontalschnitt durch den Thorax eines 26jährigen Mannes in der Axillarlinie, von vorn gesehen.
Gefrierschnitt aus der Basler Sammlung.
L Milz.

bis zur Medianlinie reicht. Die Aorta thoracica wird ventral gleichfalls vom Pericardium parietale bedeckt.

Medianschnitt durch die Brust.

Fig. 263. Der Schnitt zeigt das Verhalten des Herzens und des Herzbeutels zur vorderen Brustwand in der Medianebene. Ventral wird der Brustraum durch das Sternum, dorsal durch die Brustwirbel, unten durch das Diaphragma begrenzt. Das Pericardium ist grün angegeben. Vom Herzen ist die rechte Kammer und die linke dorsal gelegene Vorkammer angeschnitten. Man beachte die dem Diaphragma sich anpassende Facies diaphragmatica cordis, sowie die Facies posterior und die Facies anterior; die letztere zum Teil durch den rechten, über die Medianlinie hinübergreifenden Lungenrand von der hinteren Fläche des Sternum getrennt. Der ganze Arcus aortae und die Aorta thoracica sind getroffen und man sieht von rechts auf die Valvulae seminulares aortae. Aus dem Arcus entspringt die A. anonyma. An die Aorta ascendens schliesst sich das Lumen des Ram. dexter a. pulmonalis; noch weiter dorsal liegt, die erste Strecke der Aorta thoracica kreuzend, der Schiefschnitt des rechten Bronchus. Der Oesophagus liegt in der unteren Partie der Figur direkt vor der Aorta thoracica und grenzt hier an das Pericardium parietale.

Frontalschnitte durch die Brust.

Fig. 264. Der Schnitt geht zwischen der Mamillarlinie und der Axillarlinie durch. Man beachte die Rippen mit der Intercostalmuskulatur, den costalen Ursprung des Diaphragma mit dem tiefen Sinus phrenicocostalis, die Anlagerung der Leber an die untere Fläche des Zwerchfelles, sowie der Pars diaphragmatica pericardii und der Facies diaphragmatica des Herzens an die obere Fläche. Das Herz ist zwischen den beiden Lungen eingebettet; von den Höhlen des Herzens und den Herzgefässen sind an-geschnitten: der linke Ventrikel, der rechte Vorhof, die Aorta ascendens, die A. pul-monalis und das linke Herzohr.

Fig. 265. Der Schnitt geht durch die Axillarlinie; beide Lungen sind in maxi-maler Ausdehnung getroffen, die Lungenspitzen in den Pleurakuppeln, die Lungenbasen dem Zwerchfell aufruhend. Die Trachea ist in ihrer Bifurkation getroffen, die Bronchen sind bis zu ihrem Eintritt in die Lungenhili zu verfolgen. Der Oesophagus ist in grösserer Ausdehnung zweimal angeschnitten. Der dorsale Umfang des Pericardialsackes liegt noch im Bereiche des Schnittes. An die untere Fläche des Zwerchfells legen sich rechter-seits der rechte Leberlappen, linkerseits der Magen und die Milz (L.).

Literatur.

I. Brustwandung.

Mehnert, E., Über topographische Veränderungen des Atmungsapparates und ihre mechanischen Verknüpfungen an der Leiche und am Lebenden untersucht. G. Fischer. 1901.

Sorgius, Über die Lymphgefässe der weiblichen Brustdrüse. I.-D. Strassburg 1890.

Sandmann, S., Über das Verhalten der A. mammaria int. zum Brustbein. I.-D. Königsberg 1894.

Gerota, Nach welchen Richtungen kann sich der Brustkrebs weiterverbreiten? Arch. f. klin. Chir. 1895.

Rieffel, De quelques points rélatifs aux récidives et aux généralisations des cancers du sein de la femme. Thèse de Paris 1890.

Oelsner, Anat. Untersuchungen über die Lymphwege der Brust, mit Bezug auf die Ausbreitung des Mammacarcinoms. I.-D. Breslau 1901. Auch Arch. f. klin. Chir. 64. 1901.

II. Herz und Pericardium.

Luschka, H., Der Herzbeutel und die Fascia endothoracica. Denkschr. d. Wiener Akad. d. Wiss. Band XVII. 1859.

Henke, W., Die Konstruktion des Herzens in der Leiche. Programm. Tübingen 1883.

Luschka, H., Der Brustteil der unteren Hohlader. Arch. f. Anat. 1860.

Gaupp, E., Zum Verständnis des Pericardium. Anat. Anz. 43. 1913. 562—568.

Dietlen, Hans, Über Grösse und Lage des normalen Herzens und ihre Abhängigkeit von physiologischen Bedingungen. Deutsch. Arch. f. klin. Med. 88. 1907.

III. Pleura.

Ruge, G., Die Grenzlinien der Pleurasäcke und die Lagerung des Herzens bei Primaten, insbesondere bei den Anthropoiden. Zeugnisse für die metamere Verkürzung des Rumpfes. 40 Fig. Morph. Jahrb. XIX. 149—249.

Schmidt, C., Über die abweichenden Verhältnisse der unteren Lungengrenzen in verschiedenen Lebensaltern, nach den Ergebnissen der Perkussion. I.-D. Giessen 1864.

Sick, C., Einige Untersuchungen über den Verlauf der Pleurablätter am Sternum, die Lage der arteriellen Herzklappen zur Brustwand und den Stand der rechten Zwerchfellkuppe. Arch. f. Anat. u. Entw.-Gesch. 1885.

Luschka, H., Über das Lagerungsverhältnis der vorderen Mittelfelle. Virchows Archiv. XV. 1858.

Pansch, Ad., Über die unteren und oberen Pleuragrenzen. Arch. f. Anat. u. Entw.-Gesch. 1881.

Tanja, Über die Grenzen der Pleurahöhlen bei den Primaten und bei einigen Säugetieren. Morph. Jahrb. XVII. 1891.

IV. Lungen.

Lejars, La forme et le calibre physiologique de la trachée. Revue de Chir. 1891.

Braune, W. und Stahel, Über das Verhältnis der Lungen als zu ventilierender Lufträume zu den Bronchien als luftzuleitenden Röhren. Arch. f. Anat. u. Entw.-Gesch. 1886.

Aeby, Der Bronchialbaum der Säugetiere und des Menschen. Leipzig 1880.

Zuckerkandl, O., Über die Anastomosen der Vv. pulmonales mit den Bronchialvenen und mit den mediastinalen Venennetzen. Sitz.-Ber. d. k. k. Akad. d. Wiss. zu Wien. Bd. 84. 1881.

Feitelberg, Der Stand der normalen unteren Lungenränder in den verschiedenen Lebensaltern, nach den Ergebnissen der Perkussion. I.-D. Dorpat 1884.

Krönig, Die Frühdiagnose der Lungentuberkulose. Deutsche Klinik XI. 1907.

V. Mediastinum.

Sakata, K., Über die Lymphgefässe des Oesophagus und über seine regionären Lymphdrüsen, mit Berücksichtigung der Verbreitung des Karzinoms. 3 Taf. Grenzgeb. der Med. u. Chir. XI. 1903.

Kolster, Rud., Über Längenvarietäten vom Oesophagus und deren Abhängigkeit vom Alter. Zeitschr. f. Morphol. u. Anthr. VII.

Mehnert, L., Über die klinische Bedeutung der Oesophagus- und Aortenvarietäten. Arch. f. klin. Chir. 58.

Mouton, Du calibre de l'oesophage et du cathéterisme oesophagien. Thèse de Paris 1874.

Enderlen, E., Ein Beitrag zur Chirurgie des hinteren Mediastinum. Deutsche Zeitschr. f. Chir. 61.

Wood, J., The topographical relations of the Arch. of the Aorta and the posterior mediastinum to the vertebral column. Journ. of Anat. u. Physiol. III.

Waldeyer, Die Rückbildung der Thymus. Sitz.-Ber. der Berl. Akad. der Wiss. XXV. 1890.

Bauch (Abdomen).

Abgrenzung des Bauches.

Als Bauch wird derjenige Abschnitt des Rumpfes bezeichnet, welcher abwärts auf die Brust folgt, um seine untere Grenze an dem Becken und an der Plica inguinalis zu finden. Äusserlich werden diese Grenzen dargestellt: gegen die Brust durch die untere Thoraxapertur, gegen die Oberschenkel und die Beckenregion durch sichtbare oder fühlbare Teile des grossen Beckens, die Crista iliaca, die Symphyse mit dem Tuberculum pubicum und dem zwischen der Symphyse und der Spina iliaca anterior superior ausgespannten Lig. inguinale (Pouparti), welchem äusserlich die Plica inguinalis entspricht.

Bauchraum. Peritonaealhöhle (Bauchhöhle) und Retroperitonaealraum. Der von den Wandungen des Bauches eingeschlossene Raum wird als Bauchraum bezeichnet; seine Wandungen bestehen aus der Haut mit dem subkutanen Fett- und Bindegewebe, den Schichten der breiten Bauchmuskulatur, der Lendenwirbelsäule und der unteren Partie der Rückenmuskulatur. Seine Ausdehnung entspricht nicht den soeben angegebenen, von aussen sichtbaren oder fühlbaren Grenzen des Bauches, vielmehr greift er oben, in der Wölbung des Zwerchfells auf die Brust, unten an den Darmbeinschaufeln auf das grosse Becken über. Streng genommen gehört zum Bauchraum auch der Raum des kleinen Beckens (Cavum pelvis proprium), doch pflegt man aus praktischen Rücksichten den letzteren mit seinem Inhalte in einem besonderen Kapitel zu behandeln.

Innerhalb des Bauchraumes unterscheiden wir einen ventralen, durch den Peritonaealsack dargestellten Abschnitt als Cavum peritonaei (Bauchhöhle) von einem dorsalen zwischen dem Peritonaealsacke und der dorsalen und lateralen Wand des Bauchraums gelegenen Abschnitt, dem Cavum oder Spatium retroperitonaeale (Retroperitonaealraum). Das Peritonaeum schlägt sich als Lamina visceralis auf die in der Bauchhöhle liegenden Eingeweideteile über und verbindet dieselben durch Peritonaealduplikaturen mit der Lamina parietalis peritonaei. Die letztere legt sich oben und unten, sowie ventral- und lateralwärts den entsprechenden Wandungen des Bauchraumes an, mit welchen sie durch mehr oder weniger lockeres Bindegewebe (Fascia endogastrica) verbunden wird. Dorsalwärts sind dagegen die Beziehungen zwischen dem Peritonaeum parietale und der Wandung des Bauchraumes insofern andere, als sich hier Eingeweide befinden, welche an ihrem ventralen Umfange einen Überzug durch das Peritonaeum erhalten, während sie dorsal direkt der hinteren Wand des Bauchraumes anlagern. Diese retroperitonaealen Organe (Nieren, Nebennieren, Aorta abdominalis, V. cava inf., Ureteren)

sind in Fett- und Bindegewebe oder auch in besondere Differenzierungen der Fascia endogastrica eingehüllt (Fascia renalis), entweder vor oder auf beiden Seiten der Lumbalwirbelsäule. Wenn wir
uns dieselben mitsamt
ihren Hüllen entfernt
denken, so erhalten
wir zwischen dem Peri-
tonaealsacke und der
hinteren Wandung des
Bauchraumes einen
zweiten, innerhalb des
letzteren liegenden,
Raum, den Retroperi-
tonaealraum (Cavum
retroperitonaeale). Wir
hätten also aus prakti-
schen Rücksichten eine
Einteilung des Bauch-
raumes in die Perito-
naealhöhle (= Bauch-
höhle) und den Retro-
peritonaealraum vor-
zunehmen und bei der
topographischen Be-
schreibung durchzu-

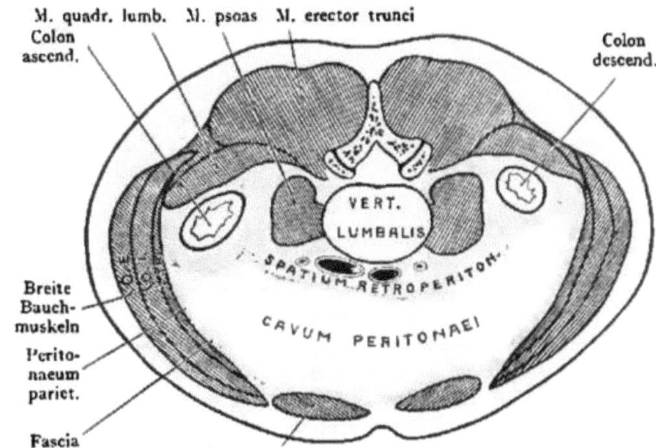

Fig. 266. Horizontalschnitt durch den Rumpf, in der Höhe des Nabels.
Peritonaeum parietale grün. Das Spatium retroperitonaeale und die Fascia endo-
gastrica sind punktiert angegeben, die Wandungen des Bauchraumes schraffiert.
(Schematisch.)

führen. Eine zusammenhängende Höhlenbildung erblicken wir nur in der Peritonaealhöhle, während der Retroperitonaealraum durch die in ihm eingelagerten Eingeweideteile sowie durch Fett und lockeres Bindegewebe vollständig ausgefüllt wird und eher
als ein grosser Bindegewebsraum aufzufassen ist.

Die Schilderung der Topographie des Bauches zerfällt demnach in drei Abschnitte:

A. Topographie der Wandungen des Bauchraumes.

B. Topographie der Peritonaealhöhle und der von dem Peritonaeum viscerale
überzogenen Eingeweide.

C. Topographie des Retroperitonaealraumes und der in demselben gelegenen
Eingeweide, Gefässe und Nerven.

A. Wandungen des Bauchraumes.

Allgemeine Bemerkungen über Form und Einteilung des Bauches und der Wandung des Bauchraumes.

Form des Bauches. Sie wird bedingt, einerseits durch Weichteile (Muskulatur, Sehnen, subkutanes Fett, Bindegewebe und Baucheingeweide), andererseits durch
die Ausbildung der von aussen sichtbaren knöchernen Grenzen des Bauches (untere
Thoraxapertur und grosses Becken). Die Fettschicht wird, je nach ihrer Ausbildung,
die Form des Bauches verschieden gestalten; eine stärkere Fettschicht trägt dazu
bei, die abgerundeten Formen herzustellen, die den weiblichen Bauch auszeichnen, so
dass die Muskelumrisse selten zur Geltung kommen und nur ausnahmsweise für die
topographische Orientierung von Wert sind. Bloss bei fettarmen und zugleich muskulösen
Individuen kann von bestimmten, die Grenzen einzelner Muskeln darstellenden Linien
gesprochen werden (Fig. 267). Die Linea alba wird durch eine von dem Processus
xiphoides bis zur Symphyse verlaufende seichte Furche angedeutet, welche etwas
unterhalb ihrer Mitte durch die Nabelgrube unterbrochen wird; sie entspricht den

medialen Rändern der Mm. recti abdominis. Die lateralen Ränder dieser Muskeln bilden
gleichfalls eine Furche, welche der Linea semilunaris (Spigeli) entspricht, in welcher die
Aponeurosen der breiten Bauchmuskeln auseinanderweichen, um die vordere und hintere
Wand der Rectusscheide zu bilden. Endlich gibt eine dritte zickzackförmig über die

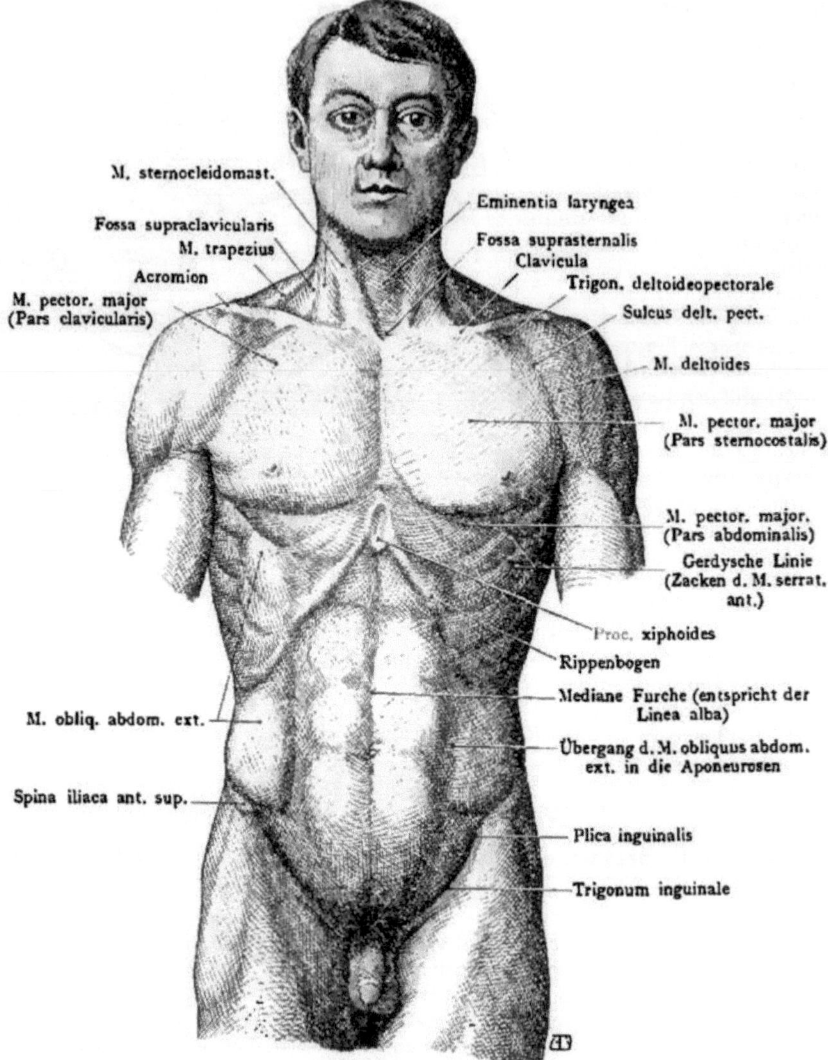

Fig. 267. Rumpf eines muskulösen Mannes von vorn.

untere Partie der lateralen Thoraxwand herunterziehende Linie die ineinandergreifenden
Ursprungszacken der Mm. obliquus abdominis ext. und serratus anterior an (Gerdysche
Linie). Manchmal entsprechen den Inscriptiones tendineae der Mm. recti zwei bis
drei querverlaufende Furchen an der vorderen Partie des Bauches und ganz ausnahms-

weise setzt sich bei Athleten der platte Bauch des M. obliquus abdominis ext. von seiner Sehne in einer an der unteren Hälfte des Bauches sichtbaren Furche ab.

In der Regel wird der Bauch durch das Fettpolster gleichmässig abgerundet und die erwähnten Furchen versagen dann jeden Dienst für die topographische Orientierung. Häufig kann man übrigens die medialen Ränder der Mm. recti abdominis auch in Fällen durchfühlen, wo die Inspektion den Nachweis der Muskelgrenzen nicht liefert, und zwar dann, wenn nach lange andauernder Ausdehnung des Bauches die Bauchdecken plötzlich in einen schlaffen Zustand übergehen und die Mm. recti, die auseinandergedrängt waren, sich noch nicht zusammenschliessen konnten (Diastase der Mm. recti abdom. während und nach der Schwangerschaft).

Was das weitere für die Formgestaltung in Betracht kommende Moment anbelangt, nämlich die Ausbildung des in der unteren Thoraxapertur sowie in dem grossen Becken gegebenen Rahmens, in welchen die weichen Bauchdecken eingespannt sind, so bestimmt derselbe den Typus des Bauches. Bei grosser unterer Thoraxapertur und schmalem Becken, ein Verhalten, das wir bei Neugeborenen beiderlei Geschlechter antreffen, erscheint die obere Partie des Bauches im Vergleiche mit der unteren etwas aufgetrieben. Als Ursache dieser Erscheinung haben wir beim Neugeborenen, nebst der relativ geringen Grösse des Beckens hauptsächlich die mächtige Entfaltung der Leber anzusehen, welche die untere Thoraxapertur ausweitet. Dieser Typus der Bauchform (männlicher Typus) findet sich, allerdings weniger stark ausgeprägt, auch beim Manne, dessen untere Thoraxapertur im Vergleiche zum Becken weiter ist als beim Weibe. Bei letzterem dagegen bedingt die starke Breitenentfaltung des Beckens auch eine grössere Breite der unteren

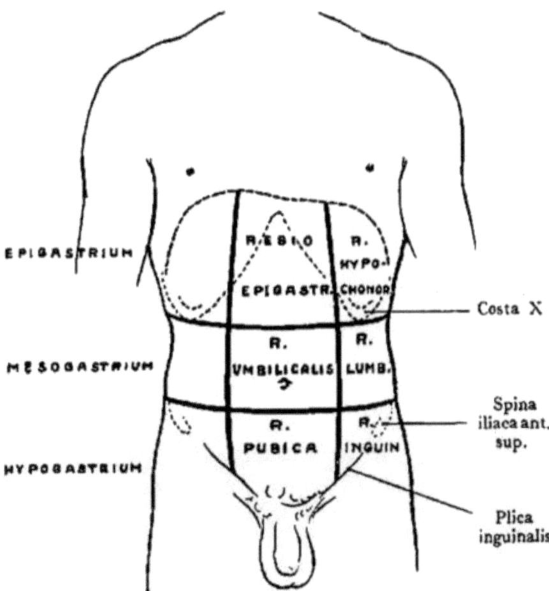

Fig. 268. Einteilung des Bauches in Regionen.

Partie des Bauches (weiblicher Typus). In diesem Zusammenhange werden gewöhnlich auch die Veränderungen in der Form des Bauches genannt, welche der Gebrauch des Korsetts mit sich bringt. Dieselben machen sich im Sinne einer Verstärkung des weiblichen Typus geltend, indem die untere Thoraxapertur durch den an der engsten Stelle des Korsetts erzeugten Ring eingeschnürt und verkleinert wird, folglich werden die Baucheingeweide nach unten gedrängt und der untere Abschnitt des Bauches nimmt sowohl im Transversal- als im Sagittaldurchmesser zu.

Einteilung des Bauches in einzelne Gegenden. Der Bauch wird in althergebrachter Weise durch Linien, welche bestimmte Punkte (meist Knochenvorsprünge) verbinden, in einzelne Felder oder Gegenden (Regiones) eingeteilt. Dieselben sind zur Beschreibung eines Befundes von Wert (Fig. 268). Zwei Horizontallinien, von denen die obere die tiefsten Punkte des zehnten Rippenpaares, die untere dagegen die höchsten von vorne sichtbaren Punkte der Cristae iliacae verbindet, teilen den Bauch in drei Abschnitte ein, die man zu „Etagen" ergänzt, wenn man Horizontalebenen in der Höhe dieser Linien durchlegt. Diese „Etagen" werden als Epigastrium, Mesogastrium und Hypogastrium bezeichnet. Das Epigastrium reicht über die in den Rippenbogen gegebenen, von aussen sichtbaren Grenzen des Bauches nach oben in die Wölbung des Zwerchfells hinauf; das Hypogastrium findet seine untere Grenze an der Symphyse, den Ligg. inguinalia und den Cristae iliacae. Durch Zuhilfenahme von zwei weiteren je auf der Mitte der Ligg. inguinalia errichteten Senkrechten werden die drei Etagen des Bauches in neun Gegenden (Regiones) zerlegt. Eine Übersicht gibt Fig. 268, sowie folgende Zusammenstellung:

Epigastrium	Regio hypochondriaca dextra.
	„ epigastrica.
	„ hypochondriaca sin.
Mesogastrium	Regio lumbalis dextra.
	„ umbilicalis.
	„ lumbalis sinistra.
Hypogastrium	Regio inguinalis dextra.
	„ pubica.
	„ inguinalis sinistra.

Unterscheidung einzelner Abschnitte an der Wandung des Bauchraumes.

Der Bauchraum wird durch Wandungen begrenzt, die zum grössten Teile aus Weichgebilden, zum kleineren Teile aus Knochen bestehen. Wir unterscheiden behufs der topographisch-anatomischen Beschreibung folgende grössere Abschnitte der Wandung:

a) Die anterolaterale Wand des Bauchraumes (Bauchdecken),

b) die dorsale Wand (auch unterster Teil des Rückens),

c) die obere Wand (durch das Diaphragma dargestellt),

d) die untere Wand, gebildet durch die Darmbeinschaufeln mit den Mm. iliopsoas.

Die anterolaterale Wand unterscheidet sich dadurch von der hinteren Wand, dass sie bloss aus Weichgebilden (Haut, subkutanes Fettpolster, Muskeln und Fascien) besteht, während die hintere Wand, zugleich der unterste Abschnitt des Rückens, die Lendenwirbelsäule einschliesst, ein Pfeiler, welchem sich hinten die Masse der langen Rückenmuskeln, seitlich der M. quadratus lumborum und der M. psoas anlagern, während die Zwerchfellschenkel auf der vorderen Fläche der Lendenwirbelkörper weit abwärts reichen. Die obere Wand besteht bloss aus der Muskelplatte des Diaphragma, welche die Grenze zwischen Brust- und Bauchraum bildet. Einen besonderen Charakter verleihen ihr die Öffnungen (Hiatus oesophageus, aorticus, Foramen venae cavae), welche zum Durchtritt längsverlaufender Gebilde aus dem Brustraum zum Bauchraum (oder umgekehrt) dienen. Die untere Wand besteht in der Hauptsache aus den Darmbeinschaufeln und den Mm. iliaci. Sie ist infolge der Einfügung des kleinen Beckens, gegen welches sie sich an der Linea terminalis abgrenzt, unvollständig.

Anterolaterale Wand. Sie grenzt sich von der dorsalen Wand durch eine von der Spitze der letzten Rippe senkrecht nach unten zur Crista iliaca gezogene Linie ab. Die Grenze gegen die Brust wird durch die Rippenbogen dargestellt, diejenige gegen den Oberschenkel und die Regio glutaea durch die Symphyse, das Lig. inguinale und die Crista iliaca.

Die Bauchmuskulatur ist gewissermassen in einen Rahmen eingespannt, der oben durch die Begrenzung der unteren Thoraxapertur (Rippenbogen und Processus xiphoides sterni), unten durch die Cristae iliacae, die Spinae iliacae ant. sup. und die Ligg. inguinalia mit der Symphyse gebildet wird. Dorsal kommen noch die Proc.

laterales der Lendenwirbel in Betracht. Der Ursprung resp. die Insertion der breiten Bauchmuskeln am Thorax, an der Lendenwirbelsäule und am Becken, sowie ihr Übergang ventralwärts in breite Aponeurosen, welche in der Linea alba zur Verschmelzung kommen, schafft Verhältnisse, wie wir sie anderswo im Körper nicht antreffen, indem die so erzeugte Muskelplatte mit mehr oder weniger fixierten Ursprüngen, resp. Ansätzen, einen Hohlraum umschliesst und durch ihre Kontraktion, resp. ihre Erschlaffung den im Hohlraume herrschenden Druck bald erhöht, bald herabsetzt (Bauchpresse). In welcher Weise die Anordnung der Muskelbündel und der Aponeurosen dieser Funktion angepasst ist, wird später Erwähnung finden. Wir unterscheiden an der anterolateralen Bauchwand folgende Schichten:

Oberflächliche Schicht: Haut mit subkutanem Fett- und Bindegewebe und der Fascia superficialis.

Mittlere Schicht: Bauchmuskulatur.

Tiefe Schicht: Fascia transversa und Peritonaeum.

Oberflächliche Schicht (Haut, subkutanes Fett- und Bindegewebe und Fascia abdominis superficialis). C. Langer hat zuerst darauf hingewiesen, dass die Spannung der menschlichen Haut in zwei aufeinander senkrechten Richtungen verschieden ist, so dass die Ränder eines in gewisser Richtung angelegten Schnittes klaffen, während die Ränder eines senkrecht dazu angelegten Schnittes in Berührung miteinander bleiben. Die anatomischen Struktureigentümlichkeiten, welche diesem Verhalten zugrunde liegen, sind noch nicht klargestellt; wahrscheinlich spielt der Verlauf der Bindegewebsbalken in der Cutis sowie die Anordnung der elastischen Fasern eine Rolle. Bei der Anlegung von Operationsschnitten ist immer die Berücksichtigung der Spaltbarkeit der Haut zu empfehlen, wenn nicht gewisse Umstände eine bestimmte Schnittrichtung vorschreiben. So wird die fächerförmige Verzweigung des N. facialis am Gesichte in allen Fällen, wo dieser Nerv geschont werden soll, eine Schnittführung erfordern, welche den Facialisästen parallel verläuft. Im allgemeinen werden jedoch wegen des Verlaufes der Spaltlinien in der Haut gewisse Normalschnitte (Kocher) angegeben, bei deren Ausführung die Schnittränder möglichst wenig klaffen und infolgedessen nur eine geringe oder gar keine Narbenbildung erfolgt.

Die Spaltrichtung der Bauchhaut geht im allgemeinen von oben und lateral nach unten und medial, während sie am unteren Teile des Thorax fast horizontal verläuft.

Die Behaarung ist besonders auf der Linea alba eine dichte; sie kann hier vom Mons veneris bis zum Nabel oder sogar bis zum Sternum reichen und in die beim Manne oft stark entwickelte Behaarung der vorderen Brustwand übergehen.

Die Mächtigkeit des subkutanen Fettpolsters ist individuell ausserordentlich verschieden; bei starkem Fettpolster kommt es häufig zur Bildung von einzelnen Fettschichten, welche durch Fascienblätter voneinander getrennt werden. Die letzteren stehen durch Bindegewebsbalken mit der Fascia abdominis superficialis, welche den M. obliq. ext., resp. die Rectusscheide, bedeckt, in Zusammenhang; besonders an der Linea alba sind diese in dem starken Fettpolster entstandenen Fascien mit ihrer Unterlage fester verwachsen und können sich bei fettreichen Individuen auf den Oberschenkel und das Scrotum weiter erstrecken. Sie sind als Differenzierungen des subkutanen Bindegewebes zu betrachten und unterscheiden sich dadurch wesentlich von der Fascia superficialis abdominis, welche im Anschluss an die Muskulatur entsteht. Mit letzterer können sie jedoch auf den ersten Blick verwechselt werden, so dass man häufig beim Einschneiden in die Bauchdecken schon die Fascia superficialis und damit den Muskel oder die Aponeurose erreicht zu haben glaubt, während die Fettschicht noch nicht ganz durchtrennt ist.

Die Fascia abdominis superficialis setzt sich als Abschluss der Muskelschicht auf alle benachbarten Regionen weiter fort, so nach oben als Fascia pectoralis superficialis auf die Mm. pectoralis major und serratus ant., nach unten als Fascia

cremasterica (Cooperi) auf das Scrotum und auf den Samenstrang, als Fascia penis auf
den Penisschaft und als Fascia perinei superficialis auf die Regio perinealis. Sie befestigt sich an das Lig. inguinale, an die Ränder des Annulus inguinalis subcutaneus
und an das Labium ext. cristae iliacae. Über der Symphyse bildet sie durch stärkere
Entwicklung von elastischen, mit der Linea alba im Zusammenhang stehenden Fasern
das Lig. suspensorium penis.

Oberflächliche Gefässe und Nerven. Die oberflächlichen Gefässe gehören teils in das Gebiet der segmental angeordneten, zwischen den Schichten der
Muskulatur verlaufenden Aa. und Vv. intercostales, resp. lumbales, die besonders lateral
mit Rami perforantes an die Ober-
fläche gelangen, teils treffen wir
zwei längsverlaufende Arterien,
(A. epigastrica superficialis und
A. circumflexa ilium superficialis),
die aus der A. femoralis gleich
unterhalb des Lig. inguinale entspringen. Die A. epigastrica superficialis verläuft etwa bis zur
Nabelhöhe, indem sie zahlreiche
feine Zweige abgibt, während die
A. circumflexa ilium superficialis
die Richtung gegen die Spina
iliaca ant. sup. einschlägt. Dazu
kommen noch Äste der A. epigastrica inf. (aus der A. iliaca
ext.) und der A. epigastrica sup.
(aus der A. mammaria int.), welche die vordere Wand der Rectusscheide durchbohren, um sich in
den Hautdecken zu verbreiten.
Dementsprechend verlaufen auch
die Venen. Sie bilden auf der
Fascia superficialis abdominis, sowie in der subkutanen Fettschicht,
ein ziemlich dichtes Netz, welches
sich bei Stauungen im Gebiete
der V. cava inf. oder bei Verschluss
dieser Vene ausweiten und einen
Kollateralkreislauf für das venöse
Blut der unteren Körperhälfte herstellen kann. Es geht dann das
venöse Blut aus den unteren Extremitäten durch die oberflächlichen, in die V. femoralis ein-

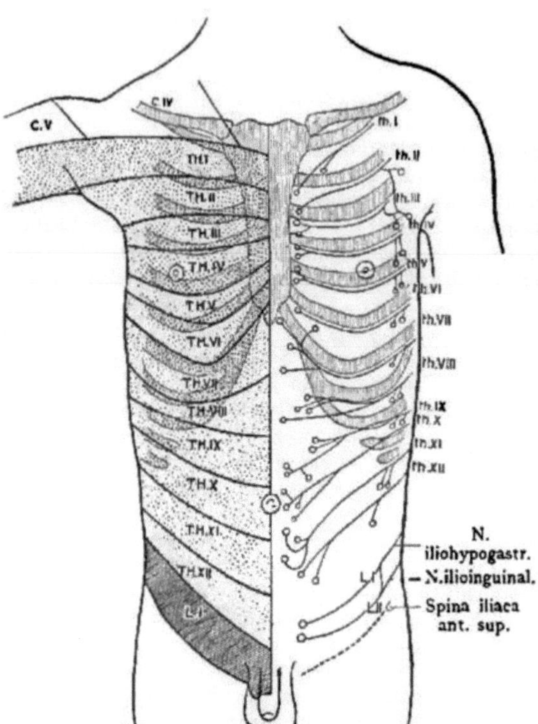

Fig. 269. Rumpf von vorn mit der Darstellung der Dermatome (nach Bolk) und des Verlaufes der Intercostalnerven
(nach Grosser und Fröhlich, Morph. Jahrb. Bd. 30, 1912).
Rechts die Dermatome, links der Verlauf des segmentalen Nerven.
Die Eintrittstellen der Hauptnerven in das subkutane Gewebe sind
durch Kreise angegeben.

mündenden Vv. epigastricae superfic. und circumflexae ilium superfic. sowie durch die Vv.
epigastricae inf. nach oben in die Vv. mammariae internae und damit in die Vv.
anonymae oder auf dem Wege der Vv. intercostales in die Vv. azygos und hemiazygos.

Die Nerven (Fig. 269) entstammen als Rami cutanei den Rami anteriores der Nn.
intercostales. Die Rami cutanei abdom. laterales der 6 unteren Intercostalnerven treten
in der zackigen Ursprungslinie des M. obliquus abdominis ext. durch die Fascia superficialis
abdominis und teilen sich entweder vor oder gleich nach ihrem Durchtritt in einen stärkeren
Ramus ventralis und einen schwächeren Ramus dorsalis. Die Ram. cutanei abdom.

ant. kommen aus den unteren Intercostalnerven und gelangen, häufig in der Zweizahl, an die Oberfläche; ein Ast durchbohrt die Linea alba, während ein zweiter lateral von der Linea semilunaris (Spigeli), entsprechend dem lateralen Rande des M. rectus, durch die Aponeurose des M. obliquus ext. zur Haut geht. Die von den Hautnerven des Rumpfes versorgten Bezirke (Dermatome), sowie die Verteilung der Hautnerven an dieselben sind aus Fig. 269 ersichtlich; die Eintrittsstellen der Hautnerven in das subkutane Gewebe sind mittelst Kreisen angegeben. Es muss übrigens hervorgehoben werden, dass die einzelnen Segmentgebiete nicht scharf gegeneinander abgegrenzt sind; denn in jedem einzelnen Segmente verbreiten sich zugleich auch die Spinalnerven des nächst höheren und des nächst tieferen Segmentes, so dass jeder Punkt der Haut von drei, vielleicht auch von vier Spinalnerven innerviert wird. (Seifferth.) Die zugehörigen Rückenmarksegmente liegen höher als die Segmentbezirke der Haut; diese Tatsache erklärt sich aus dem absteigenden Verlaufe sowohl der Nervenwurzeln zu den Foramina intervertebralia als auch der Spinalnerven zur Haut. Der Höhenunterschied zwischen den Rückenmarkssegmenten und den Segmentbezirken der Haut nimmt kaudalwärts zu. Die Lymphgefässe (Fig. 270) gehen aus der oberen Hälfte der oberflächlichen Schichten im Bereiche der anterolateralen Bauchwand zu den Lymphoglandulae axillares, dagegen aus der unteren Hälfte zu den Lymphoglandulae inguinales; sie stehen auch in Verbindung mit den Lymphstämmen, welche zwischen den Schichten der breiten Bauchmuskeln längs der Aa. und Vv. intercostales zu den Lymphoglandulae intercostales post. sowie zu den Lymphoglandulae lumbales verlaufen.

Mittlere Schicht: Bauchmuskulatur. Die Anordnung der Bauchmuskulatur entspricht ihrer

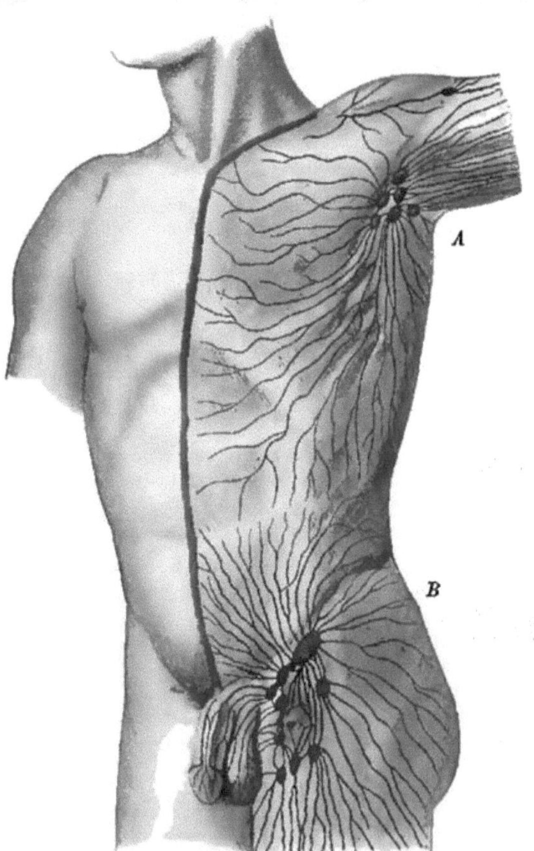

Fig. 270. Lymphgefässgebiete der vorderen Brustwand. Nach Sappey, Anat., Physiol. et Pathol. des vaisseaux lymphatiques.

A Gebiet der in die Lymphogland. axillares ausmündenden oberflächlichen Lymphgefässe. *B* Gebiet der in die Lymphogland. inguinales ausmündenden oberflächlichen Lymphgefässe.

Funktion als Bauchpresse; es sind Längs-, Rings- und Schrägfasern, die sich in Schichten sondern. Die Längsmuskulatur (M. rectus abdom. und M. pyramidalis) ist auf die ventrale Partie der Wandung beiderseits von der Medianlinie beschränkt; die schräg und rings verlaufende Muskulatur dagegen ist in dreifacher Schicht (Mm. obliquus abdom. ext., obliquus. abdom. int. und transversus abdom.) angeordnet und beteiligt sich auch noch (M. transversus abdom.) an der Bildung der hinteren Wand des Bauchraumes.

M. rectus abdominis und Rectusscheiden. Der M. rectus bildet einen platten Muskelbauch, welcher von seinem Ursprunge am fünften bis siebenten Rippenknorpel, sowie am Proc. xiphoides sterni, nach unten gegen seine Insertion am Os pubis zwischen Tuberculum pubicum und Symphyse etwas schmäler wird. Der M. pyramidalis entspringt am Os pubis, zum Teil vor der Rectusinsertion und geht nach oben zur Linea alba als Spanner derselben.

Die 3—4 Inscriptiones tendineae des M. rectus sind mit der vorderen Wand der Rectusscheide verwachsen. Beide Muskeln liegen in einem durch die Aponeurosen der breiten Bauchmuskeln gebildeten Sacke oder einer Loge (Rectusscheiden und Rectusloge, s. Fig. 272). Diese Aponeurosen ziehen vor und hinter dem M. rectus gegen die ventrale Medianlinie, wo sie mittelst ihrer Durchflechtung den sehnigen, von dem Processus xiphoides bis zur Symphyse sich erstreckenden, die beiden Rectusschläuche voneinander trennenden Streifen der Linea alba herstellen. Was die Beschreibung der einzelnen zur Bildung der Rectusscheiden beitragenden Aponeurosen anbelangt, so

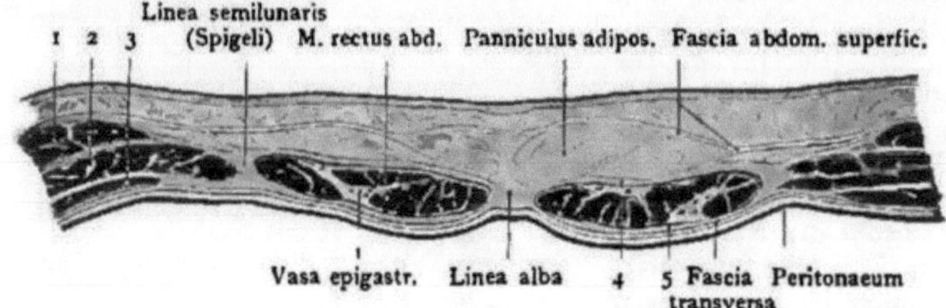

Fig. 271. Querschnitt durch die vordere Bauchwand oberhalb des Nabels.
Mm. recti abdominis in ihren Scheiden. Linea alba und Fascia abdominis superficialis.
Nach einem Mikrotomschnitte.
1 M. obliq. abd. ext. 2 M. obliq. abd. int. 3 M. transv. abd. 4 Vordere Wand der Rectusscheide.
5 Hintere Wand der Rectusscheide.

sei hier nur daran erinnert, dass die vordere Wand der Scheide eine derbe, sehnige Membran darstellt, mit welcher die Inscriptiones tendineae verwachsen sind, so dass, nach Entfernung der Fettschicht, seichte, querverlaufende, den Inscriptiones entsprechende Furchen zu sehen sind. Die hintere Wand der Scheide ist dagegen bloss in ihrer oberen Partie sehnig; unterhalb einer nach abwärts vom Nabel quer, oder leicht bogenförmig verlaufenden Linie (Linea semicircularis Douglasi) wird sie bloss noch von einer gewöhnlichen Fascie dargestellt, welche sich als die der inneren Fläche des M. transversus anliegende Muskelfascie erweist (Fascia transversa). An diese unterhalb der Linea semicircularis (Douglasi) liegende Partie der hinteren Wand der Scheide stösst sofort das durch lockeres Gewebe mit derselben verbundene parietale Peritonaeum an. Im Anschluss an die Fascia transversa, welche allein unterhalb der Linea semicircularis die hintere Wand der Rectusscheide bildet, findet sich in der Regel eine gewisse Menge von Fettgewebe, das sowohl mit der Fascia transversa, als mit dem Peritonaeum locker zusammenhängt. Die hintere Wand der Scheide ist niemals mit der hinteren Fläche des M. rectus verwachsen, höchstens findet sich ein leicht zu trennender Zusammenhang mittelst lockeren Bindegewebes.

Gefässe und Nerven des M. rectus. In den Rectusschlauch treten von der Seite zu den Mm. rectus und pyramidalis die Nn. intercostales mit den Vv. und Aa. intercostales, von unten die A. epigastrica inf. mit den Vv. epigastricae inf. (aus der A. und V. iliaca ext.), von oben aus der A. mammaria int. die A. epigastrica sup. mit ihren Begleitvenen. Die Aa. intercostales werden in der Hauptsache durch die A. epigastrica sup. und inf. ersetzt, doch dringen auch die vorderen Enden der segmentalen Arterien in den Rectusschlauch ein, indem sie die Nn. intercostales begleiten und mit den beiden längsverlaufenden Stämmen anastomosieren.

An dem in Fig. 272 dargestellten Präparate ist die vordere Wand der Rectusscheide, sowie ein grosser Teil des M. rectus beiderseits abgetragen worden, um die Linea semicircularis (Douglasi), die Linea semilunaris (Spigeli) und die längsverlaufende, durch die Aa. epigastricae sup. und inf. gebildete Anastomosenkette zu zeigen, sowie

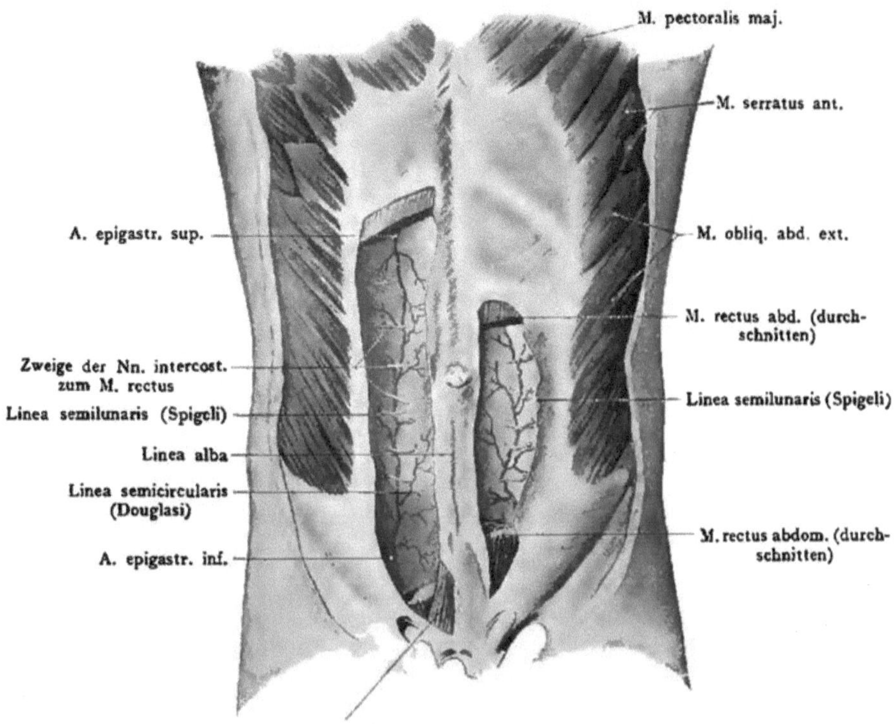

Fig. 272. Bauchwandung von vorn.

Die vordere Wand der Rectusscheiden ist entfernt worden, um die Aa. epigastricae sup. et inf., sowie die zum M. rectus gehenden Äste der Nn. intercostales zur Ansicht zu bringen.

deren Verbindung mit den Aa. intercostales und den Eintritt der letzteren mit den Nn. intercostales in die Rectusloge.

Die A. epigastrica inf. entspringt aus der A. iliaca ext. unmittelbar vor ihrem Durchtritte unter dem Lig. inguinale in das Trigonum iliopectineum des Oberschenkels und verläuft medial von dem Annulus inguinalis abdominalis, zwischen der Fovea inguinalis medialis und lateralis (s. Trigonum inguinale und Figuren), nach oben. Kurz nach ihrem Ursprunge wird die Arterie von dem Ductus deferens gekreuzt, welcher von dem Annulus inguinalis abdominalis zum Rande des kleinen Beckens verläuft. Die A. epigastrica inf. liegt zuerst, unmittelbar nach der Kreuzung mit dem Ductus deferens, zwischen der Fascia transversa und dem Peritonaeum und erzeugt häufig die Plica epigastrica, welche für die Abgrenzung der Fovea inguinalis medialis von der Fovea inguinalis lat. eine gewisse Bedeutung besitzt. Sodann tritt sie durch die Fascia transversa in die Rectusloge und verläuft, der hinteren Fläche des Muskels angeschlossen, nach oben, indem sie mit den Aa. intercostales und der A. epigastrica sup. Anastomosen eingeht.

Die aus der A. subclavia entspringende A. mammaria int. verläuft dicht neben dem lateralen Rande des Sternum hinter den Rippenknorpeln, den Mm. intercostales int. angeschlossen, resp. zwischen denselben und dem M. transversus thoracis, nach unten, um sich am Rippenbogen in die A. musculophrenica (zum Diaphragma) und die in die Rectusloge von oben eintretende A. epigastrica sup. zu teilen. Das knorpelige Ende der VII. Rippe entspricht der Eintrittstelle der Arterie in die Loge. Hier liegt sie zwischen der hinteren Fläche des Muskels und der hinteren Wand der Rectusscheide, verzweigt sich an den M. rectus und verbindet sich mit den Aa. intercostales und der A. epigastrica inf. Die vordersten Enden der sechs untersten Intercostalarterien gelangen mit den zugehörigen Nerven von der Seite her in die Rectusloge. Die Venen entsprechen in ihrem Verlaufe den Arterien und besitzen, wie die oberflächlichen Bauchvenen, eine gewisse praktische Bedeutung für die Herstellung eines venösen Kollateralkreislaufes bei Verlegung der V. cava inf.

Im allgemeinen lässt sich über die Anordnung der Gefässe in der Rectusloge sagen, dass durch einen Medianschnitt zur Eröffnung der Bauchhöhle grössere Gefässe nicht durchtrennt werden, bei Querschnitten dagegen die Längsanastomose der Aa. epigastrica sup. und inf., bei seitlichen Längsschnitten die in die Rectusloge eindringenden Aa. intercostales mit den Nn. intercostales. Am empfehlenswertesten dürfte daher ein medianer Längsschnitt sein.

Die Lymphgefässe verlaufen teils mit der V. epigastrica inf. zu den untersten Lymphoglandulae iliacae, längs der A. iliaca ext., teils gehen sie längs der Vv. epigastricae sup. zu der Kette der Lymphoglandulae intercostales ant., welche in Begleitung der Vv. mammariae int. in den ventralen Enden der Intercostalräume nach oben ziehen und ihre Lymphe linkerseits in den Ductus thoracicus, rechterseits in den Truncus subclavius dexter ergiessen.

Der M. rectus wird von den vorderen Ästen des VII. bis XII. Intercostalnerven innerviert, sowie noch von einem Zweige des Ramus anterior des I. Lumbalnerven. Die Nerven gelangen zwischen dem M. transversus abdominis und dem M. obliquus int. ventralwärts, durchsetzen die Rectusscheide und verzweigen sich unter Bildung mehrerer schlingenförmiger Verbindungen.

Linea alba. Die Linea alba kommt dadurch zustande, dass die Aponeurosen der breiten Bauchmuskeln, welche die Rectusscheide bilden, medial von den Mm. recti zur Vereinigung kommen, sich durchflechten und so eine sehnige Platte bilden, welche sich in der Medianlinie von dem Processus xiphoides bis zur Symphyse erstreckt. Ihre Breite ist am grössten in der Höhe des Nabels, wo sie sich auch durch die Ausbildung des Nabelringes (s. unten) auszeichnet.

Bei Erhöhung des intraabdominellen Druckes kann sich die Linea alba bedeutend verbreitern, indem die Mm. recti auseinander weichen (Diastase der Mm. recti); der Zustand kommt physiologisch bei der Schwangerschaft, dann aber auch bei verschiedenen Erkrankungen vor, die eine hochgradige Ausdehnung der Bauchhöhle herbeiführen.

Nabel und Nabelring. Der Nabel liegt beim Erwachsenen ungefähr in der Mitte einer von der Basis des Processus xiphoides bis zur Symphyse gezogenen Linie. Auf die Wirbelsäule projiziert entspricht er der Bandscheibe zwischen dem dritten und vierten Lendenwirbel.

Von aussen betrachtet stellt er eine Grube dar, in deren Tiefe der Rest des Ansatzes der Nabelschnur als eine kleine Papille (Papilla umbilicalis) zu erkennen ist. Die Nabelgrube kommt dadurch zustande, dass im Bereiche der Papilla umbilicalis das

Fettpolster fehlt, so dass die Papille unter das Niveau der Bauchhaut zu liegen kommt, welch' letztere mit ihrem Fettgewebe den Rand der Grube bildet. Dieselbe entspricht einer in der Linea alba ausgesparten, scharfrandigen Lücke, dem Annulus umbilicalis, der seine Begrenzung durch bogenförmig verlaufende sehnige Fasern erhält.

Die äussere Haut zieht sich von den Rändern der Nabelgrube in dieselbe hinein und verwächst mit der Papilla umbilicalis, so dass der Boden der Grube durch ein narbenartiges, wenig elastisches Gewebe gebildet wird (Nabelplatte Fig. 273). Gegen die Bauchhöhle wird die Nabelplatte von der Fascia transversa abdominis überzogen, mit welcher das Peritonaeum der vorderen Bauchwand ziemlich eng verbunden ist.

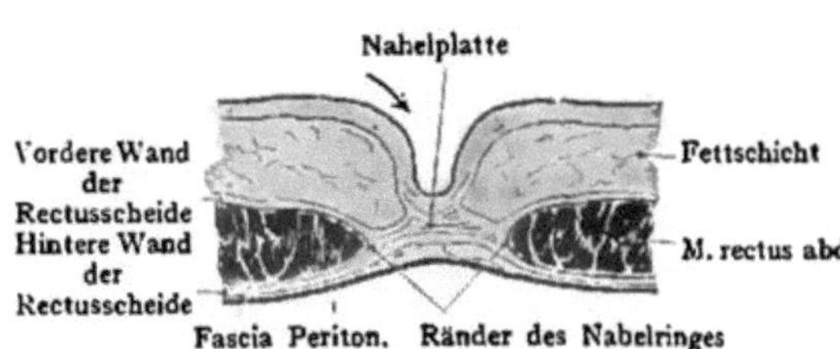

Fig. 273. Horizontalschnitt durch den Nabel eines Erwachsenen.
Nach einem Mikrotomschnitte

Gegen den Annulus umbilicalis konvergieren vier der vorderen Bauchwand anliegende, vom Peritonaeum überzogene Stränge (Fig. 274). Drei derselben kommen von dem seitlichen und oberen Umfange der Harnblase (Ligg. umbilicalia lat. und Lig. umbilicale medium), ein vierter zieht als Lig. teres hepatis von dem Sulcus longitudinalis sin. der Leber im freien abwärts konkaven Rande des Lig. falciforme zum Nabel. Diesen vier am Nabelringe zusammentreffenden Strängen liegen Gebilde zugrunde, die während des fetalen Lebens wichtige Bestandteile der Verbindung zwischen Mutter und Frucht bilden. Die Ligg. umbilicalia lat. gehen aus den obliterierten Aa. umbilicales hervor, welche als Zweige der A. hypogastrica zu beiden Seiten des spindelförmig zur Harnblase erweiterten Urachus gegen den Nabelring verlaufen, um hier in den Nabelstrang einzutreten und zur Placenta zu gelangen. Das Lig. vesicoumbilicale medium stellt den obliterierten Urachus dar, welcher vom Apex der Harnblase zum Nabel verläuft, und beim Neugeborenen sowie beim Fetus, infolge der Hochlagerung und der spindelförmigen Gestalt der Harnblase relativ kürzer erscheint als beim Erwachsenen. Das Lig. teres geht aus Resten der durch die Nabelpforte eintretenden V. umbilicalis hervor, welche beim Fetus in späteren Monaten der Entwicklung in den linken Ast der V. portae ein-

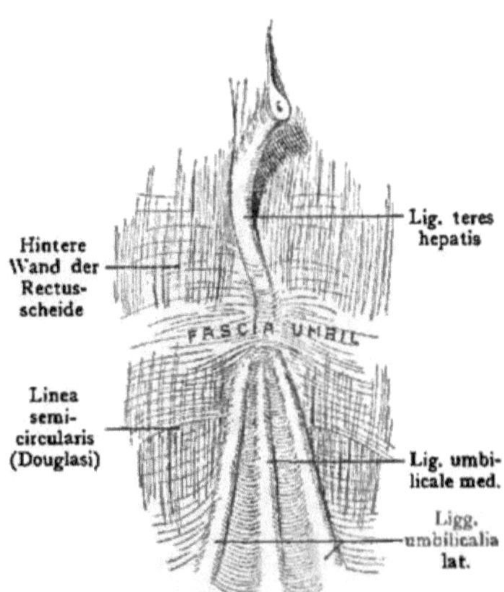

Fig. 274. Innenansicht der Bauchwand in der Gegend des Nabels.

mündet und arterielles Blut aus der Placenta führt; als Fortsetzung geht der Ductus venosus (Arantii) an der unteren Fläche der Leber in der linken Längsfurche zur V. cava inf., welche so mit dem linken Aste der V. portae in Verbindung gesetzt wird. Durch Obliteration der V. umbilicalis entsteht der derbe Strang des Lig. teres hepatis, welcher sich von oben an den Nabelring begibt und mit der Nabelplatte verschmilzt. Abgesehen von den Resten der unwegsam gewordenen V. umbilicalis verlaufen in dem Ligamentum teres noch eine Anzahl kleiner Venen (Vv. parumbilicales), welche bei Störungen des Kreislaufs der V. cava inf. oder der V. portae (z. B. bei gewissen Leberkrankheiten) ausgeweitet werden, um eine Verbindung zwischen den Venen der vorderen Bauchwand und dem Pfortaderkreislauf herzustellen.

Die vier gegen den Nabel konvergierenden Stränge werden (Fig. 274) von sehnigen Faserbündeln der Fascia transversa (Fascia umbilicalis) überzogen, und an die hintere Fläche der Rectusscheide oberhalb der Linea semicircularis (Douglasi) sowie an den Nabelring fixiert. Ausserdem erhalten sie durch das Peritonaeum parietale einen Überzug, welcher sich über den Strängen als Faltenbildung erhebt. Die Stränge gehen durch den in der Linea alba ausgesparten Nabelring und verschmelzen mit dem Narbengewebe der Papilla umbilicalis.

Hernia umbilicalis. Wir haben den Nabel als ein Punctum minoris resistentiae aufzufassen, an welchem Eingeweideteile die Bauchwand ausstülpen und einen Eingeweidebruch (Nabelbruch, Hernia umbilicalis) bilden können. Die Entstehung derartiger Brüche wird in vielen Fällen durch den Umstand begünstigt, dass die Nabelpapille mit den in sie übergehenden Enden der erwähnten Stränge ein Narbengewebe darstellt, dem nur eine geringe Elastizität zukommt, und welches zusammen mit der Fascia transversalis (Fascia umbilicalis) und dem Peritonaeum parietale den einzigen Abschluss der im Nabelring vorhandenen Lücke darstellt. Man unterscheidet Hernienbildungen, die nach vollendetem Abschluss des Nabels entstehen, als Herniae acquisitae von solchen, die auf einer Entwicklungshemmung mit unvollkommenem Verschluss des Nabelringes beruhen, den Herniae congenitales. Im dritten Monate der embryonalen Entwicklung entsteht physiologisch eine Nabelhernie dadurch, dass das Längenwachstum des Darmes der Raumentfaltung der Bauchhöhle vorauseilt, so dass Darmschlingen das weiche Gewebe des Ansatzes der Nabelschnur

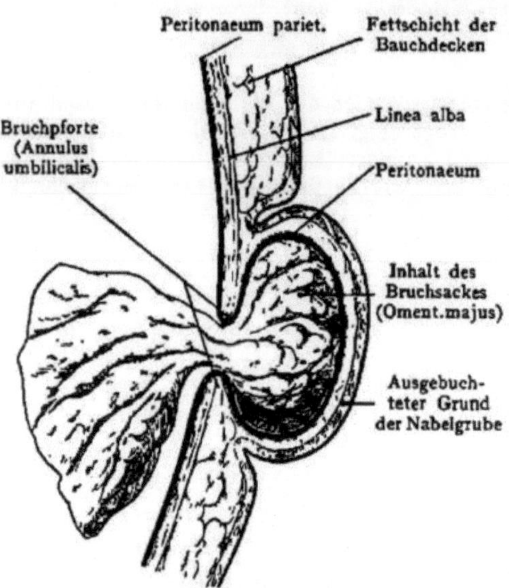

Fig. 275. Hernia umbilicalis acquisita, Längsschnitt. Nach Nuhn, chirurgisch-anatom. Atlas.

an die Bauchwandung ausbuchten und innerhalb der ersten Strecke der Nabelschnur und ausserhalb der eigentlichen Bauchhöhle angetroffen werden (Mall). Bei normalem Ablaufe der Entwicklung ziehen sich diese Darmschlingen wieder in die Bauchhöhle zurück, der Bruchsack, welcher sich in der ersten Strecke der Nabelschnur gebildet hatte, verschwindet und die im Nabelring gegebene Bruchpforte schliesst sich. Anormalerweise kann jedoch dieser Verschluss ausbleiben, wenn die physiologische Nabelhernie sich in höherem oder geringerem Grade erhält und bei der Geburt den congenitalen Nabelbruch bildet. Derselbe unterscheidet sich von dem erworbenen Nabelbruch dadurch, dass der Bruchsack innerhalb der Nabelschnur liegt und seinen Abschluss nach aussen durch den Amnionüberzug der Nabelschnur erhält, nicht wie bei der Hernia acquisita, durch das Narbengewebe der Papilla umbilicalis und die Haut der Umgebung der Nabelgrube.

Eine Prädisposition zur Entstehung der Nabelhernien wird dadurch gegeben, dass das Gewebe der Nabelpapille in der ersten Zeit nach der Geburt weich ist und

der infolge starken Schreiens des Kindes stattfindenden Erhöhung des intraabdominellen
Druckes oft keinen genügenden Widerstand entgegenzusetzen vermag. Bei Erwachsenen
können, allerdings weit seltener, Nabelhernien zur Ausbildung kommen, wenn die Bauchwandung bei rasch aufeinander folgenden Schwangerschaften usw. eine Schwächung
erfährt.

In allen Fällen wird die Austrittspforte (Bruchpforte) durch den in der Linea
alba ausgesparten sehnigen Ring des Annulus umbilicalis dargestellt. Die Nabelbrüche
der Kinder gehen gewöhnlich von dem oberen Umfange des Nabelringes rechts oder
links von dem Ansatze des Lig. teres hepatis aus.

Ein häufig anzutreffender Befund bei Nabelhernien ist in Fig. 275 dargestellt.
Die Bruchpforte des Nabelrings ist hier nicht durch die Einlagerung grosser Mengen
von Darmschlingen in den Bruchsack ausgeweitet; dieser wird nach der Oberfläche
teils durch das Gewebe der Nabelpapille, teils durch die angrenzende Haut mit
der subkutanen Fettschicht gebildet. Als Inhalt haben wir einen Teil des grossen
Netzes (Omentum majus), welches häufig in Umbilicalhernien angetroffen wird.

Breite Bauchmuskeln. Die breiten Bauchmuskeln bilden, in drei Schichten
angeordnet, einen Teil der anterolateralen und der hinteren Bauchwand. Der M. transversus abdominis stellt die innerste Schichte dieser Wandung dar und reicht bei Horizontalschnitten in der Höhe des Nabels, von der Linea alba bis zu den Processus
laterales der Lendenwirbel.

Die Beschreibung wird sich zunächst mit dem Ursprung, dem Verlauf und der
Insertion der breiten Bauchmuskeln zu beschäftigen haben, sodann mit der Zusammensetzung und den topographischen Beziehungen der vorderen Bauchwand in einem dreieckigen, über dem medialen Drittel des Lig. inguinale gelegenen Felde (Trigonum
inguinale), wo Eingeweidebrüche (Herniae inguinales) häufig entstehen.

M. obliquus abdom. ext. Der Übergang des platten Muskels in seine
Aponeurose findet in einer Linie statt, die in Fig. 267 deutlich zu verfolgen
ist, wo sie bogenförmig von dem lateralen Rande des M. rectus abwärts verläuft. Unterhalb des Nabels weicht diese Linie weit von dem lateralen Rande des
M. rectus ab, so dass in einem Felde, welches unten von den medialen zwei Dritteln
oder der medialen Hälfte des Lig. inguinale, medial von dem lateralen Rande des
M. rectus und lateral von der erwähnten bogenförmig verlaufenden Linie begrenzt wird, das Muskelfleisch in dieser Schicht fehlt. Hier wird die Bauchwandung
(abgesehen von der oberflächlichen Schicht) gebildet durch die Aponeurose des M.
obliquus ext., durch die von dem lateralen Drittel des Lig. inguinale entspringenden
Fasern des M. obliquus int., und durch die Fascia transversalis mit dem Peritonaealüberzuge der vorderen Bauchwand· (s. unten die ausführliche Besprechung des Trigonum
inguinale).

Die breite flache Aponeurose geht auf den M. rectus als Teil der vorderen
Wand seiner Scheide über und hilft die Linea alba bilden. Sie zeigt, besonders in
ihrer unteren Partie, zahlreiche schräg medianwärts verlaufende Fasern, welche den
straffen, von der Spina iliaca ant. sup. zum Tuberculum pubicum verlaufenden Strang
des Lig. inguinale bilden. Von dem medialen Ende des Lig. inguinale zweigen sich
Sehnenfasern ab, welche die dreieckige, am Pecten ossis pubis sich inserierende
Platte des Lig. lacunare (Gimbernati) herstellen. Dasselbe füllt den durch das Pecten
ossis pubis und das Lig. inguinale gebildeten Winkel aus, sein konkaver freier Rand
sieht lateralwärts und die Platte liegt bei aufrechter Körperhaltung annähernd horizontal (Fig. 279).

Unmittelbar oberhalb der Stelle, wo sich das Lig. lacunare von dem Lig. inguinale abzweigt, also im Trigonum inguinale, wird die Aponeurose des M. obliquus
ext. von dem Schlitze des Annulus inguinalis subcutaneus durchbrochen, der dadurch
zustande kommt, dass die Fasern der Aponeurose auseinanderweichen, um dem Ductus

deferens und den Samenstranggebilden beim Manne, dem Lig. teres uteri beim Weibe den Durchtritt zu gestatten.

Der M. obliquus abdom. int. entspringt am ganzen Labium medium des Darmbeinkammes bis zur Spina iliaca ant. sup., ferner von der lateralen Hälfte des Lig. inguinale, sowie dorsal von dem tiefen Blatte der Fascia lumbodorsalis. Die hintersten Fasern verlaufen annähernd senkrecht zu den knorpligen Enden der X.—XII. Rippe; die übrigen Bündel gehen in die Aponeurose über, welche die vordere und hintere Wand der Rectusscheide bilden hilft und sich oben am Rippenrande befestigt. Die Aponeurose spaltet sich im Bereiche desjenigen Teiles des M. rectus, welcher oberhalb der Linea semicircularis (Douglasi) liegt, in zwei Lamellen, von denen die vordere in die Bildung der vorderen Wand der Rectusscheide eingeht, die hintere zur hinteren Wand der Scheide verläuft. Unterhalb der Linea semicircularis geht die ganze Aponeurose des M. obliquus int. in die Bildung der vorderen Wand der Rectusscheide ein. Die untersten, von der lateralen Hälfte des Lig. inguinale entspringenden Muskelbündel gehen zum Teil nicht an die Aponeurose, sondern bilden den M. cremaster, welcher sich zum Samenstrang und zu den Hodenhüllen begibt (Fig. 280); sie werden im Bereiche des Trigonum inguinale von der untersten Partie der Aponeurose des M. obliquus ext. bedeckt.

Die Faserrichtungen der Mm. obliquus ext. und int. kreuzen sich rechtwinklig, und es lässt sich nachweisen, dass Sehnenbündel des M. obliquus ext. der einen Seite in Sehnenbündel des M. obliquus int. der anderen Seite übergehen, so dass beide Muskeln sich nach Art eines M. digastricus ergänzen und dementsprechend bei der Bauchpresse zusammenwirken (Luschka).

Der M. transversus abdominis bildet die innerste Schicht der muskulösen Bauchwand und auch für sich genommen den vollständigen Abschluss des Bauchraumes (ventral-, lateral- und dorsalwärts), welcher durch einen einzelnen Muskel hergestellt wird. Er entspringt von der Innenfläche der Knorpel der 6 untersten Rippen, alternierend mit Zacken des Zwerchfells, mittelst der Lamina profunda fasciae lumbodorsalis von den Processus laterales der Lendenwirbel, von dem Labium int. cristae iliacae und von dem lateralen Drittel des Lig. inguinale. An der Linea semilunaris (Spigeli) geht der Muskel in seine Aponeurose über, die oberhalb der Linea semicircularis hinter dem M. rectus verläuft und einen Teil der hinteren Wand der Rectusscheide bildet, während sie unterhalb der Linea semicircularis mit der vorderen Wand der Scheide verschmilzt.

Der M. transversus abdom. wird auf seiner tiefen, dem Bauchraum zugewendeten Fläche von der Fascia transversalis überzogen, auf welche nach innen das Peritonaeum folgt. Die Fascie geht über den Bereich des M. transversus hinaus auf den oberen im Diaphragma gegebenen Abschluss des Bauchraumes weiter, ferner auf die Mm. iliopsoas, auf den vorderen Umfang der Lumbalwirbelsäule, sowie in das kleine Becken hinunter. Im Bereiche des Retroperitonealraumes steht sie mit dem Bindegewebe im Zusammenhang, welches die retroperitonaeal gelagerten Organe umhüllt. Man kann also die Fascia transversalis als einen Teil der Bindegewebsschicht auffassen, welche die innerste Schicht des Bauchraumes bildet und dem Peritonaeum zur Grundlage dient. Dieselbe wird mit einer ähnlichen Schicht des Thoraxraumes (Fascia endothoracica) und des kleinen Beckens (Fascia endopelvina) verglichen und in ihrer Gesamtheit als Fascia endogastrica bezeichnet.

Gefässe und Nerven der Muskelschichten der anterolateralen Bauchwandung. Für die arterielle Versorgung kommen die Rami ant. der sechs letzten Intercostalarterien und aller vier Lumbalarterien in Betracht. Die Hauptstämme verlaufen mit den Nn. intercostales zwischen dem M. transversus und dem M. obliquus int. Rami cutanei laterales der Arterien gehen mit den gleichnamigen Zweigen der Nerven zur Haut. Die Arterien bilden in der Rectusloge Anastomosen mit den längsverlaufenden Aa. epigastricae sup. et inf. Die Nn. intercostales verlaufen zunächst mit den Gefässen in den Spatia intercostalia, dann zwischen den Mm. transversus und obliquus int., indem sie die Rami laterales abgeben, und endigen in dem M. rectus, sowie mit einem Ram. perforans ant. in der Haut beiderseits von der Linea alba.

Die Venen und die Lymphgefässe schliessen sich in ihrem Verlaufe den Arterien an, die Lymphgefässe münden teils in die Lymphoglandulae lumbales, teils in den Ductus thoracicus. Die tiefen Lymphgefässe des Nabels schliessen sich in ihrem Verlaufe der A. epigastrica inf. an und gehen zu den längs der A. iliaca ext. angeordneten Lymphoglandulae iliacae. Die Lymphgefässe des Nabels verbinden sich längs der V. umbilicalis mit den Lymphgefässen der Leber und längs des Lig. umbilicale med. mit den Lymphgefässen der Harnblase. Längs der A. epigastrica inf. liegen einige kleine Lymphdrüsen.

Die Gefässe und besonders auch die Nerven der tiefen Schichten der anterolateralen Bauchwand verdienen Berücksichtigung bei der Ausführung von Schnitten zur Eröffnung der Bauchhöhle. Die Vorzüge des ventralen Medianschnittes sind bereits hervorgehoben worden. Durch seitliche Längsschnitte oder durch Schrägschnitte, welche die Verlaufsrichtung der Nerven in rechtem Winkel kreuzen (also von der Linea alba aus schräg dorsalwärts und nach unten ziehen), werden die Nerven ebenso wie bei der Ausführung von seitlichen Längsschnitten in grosser Zahl durchtrennt. Das hat eine partielle Lähmung des M. rectus und der breiten Bauchmuskeln der betreffenden Seite zur Folge. Bei der Ausführung der Punktion der Bauchhöhle hat man auf die Gefässe zu achten; der Einstich wird gewöhnlich in der halben Entfernung des Nabels von der Spina iliaca ant. sup. vorgenommen. Hier vermeidet man die A. epigastrica inf., welche, der hinteren Fläche des M. rectus angeschlossen, nach oben verläuft und die vom Nabel zur Spina iliaca ant. sup. gezogene Linie auf der Grenze zwischen ihrem oberen und mittleren Drittel kreuzt; ausserdem durchsticht man an dieser Stelle bloss die zur vorderen Wand der Rectusscheide sich vereinigenden Aponeurosen der breiten Bauchmuskeln sowie die dünne Muskelschicht des M. obliquus int.; man vermeidet also die Verletzung von grösseren Muskelmassen und Arterien.

Tiefe Schicht der anterolateralen Bauchwand. Das Peritonaeum überzieht die gegen das Innere des Bauchraums sehende Fläche der anterolateralen Bauchwand und ist mit der Fascia transversalis (endogastrica), der sie aufliegt, mehr oder weniger verbunden. Mit der Linea alba ist das Peritonaeum fest verwachsen, ganz besonders auch mit der Fascia umbilicalis und der Umgebung des Nabels, während im übrigen die Verbindung teilweise eine so lockere ist, dass es leicht gelingt, sie mit stumpfen Instrumenten oder mit dem Finger zu lösen. Im allgemeinen ist dieses Verhalten unterhalb des Nabels deutlicher als oberhalb desselben und steht in Zusammenhang mit der Ausdehnung der sich füllenden Harnblase längs der inneren Fläche der vorderen Bauchwand, wobei sich das Organ zwischen Fascia transversalis und Peritonaeum einschiebt. Das Peritonaeum überzieht die von der Harnblase zum Nabel verlaufenden Stränge, um mit denselben Falten zu bilden (Plicae umbilicales laterales und Plica umbilicalis media) und so bestimmte Felder an der Innenfläche der vorderen Bauchwand unterhalb des Nabels abzugrenzen, die eine besondere Beziehung zu den Austrittstellen der Herniae inguinales besitzen (s. unten).

Schnitte zur Eröffnung der Bauchhöhle. Es ist durchaus nicht gleichgültig, in welcher Richtung und an welcher Stelle die Bauchhöhle eröffnet wird. Fig. 276 veranschaulicht die Verhältnisse. Die Schnitte 1, 2, 3 liegen in der Linea alba; sie empfehlen sich erstens, weil hier keine grösseren Gefässe und Nerven verlaufen, und zweitens, weil ein Schnitt sich hier sowohl kranial- als kaudalwärts verlängern lässt, ohne dass wichtige Gebilde durchtrennt werden. Der Schnitt 4 liegt parallel mit dem lateralen Rande des M. rectus in der Linea semilunaris (Spigeli), derselbe ist mit dem Nachteile verknüpft, dass er zum M. rectus verlaufende Nervenäste durchtrennen wird. Die Schnitte 5 und 6 trennen den M. obliquus ext. parallel mit seiner Faserrichtung, die Mm. obliquus int. und transversus werden quer zu ihrer Faserrichtung durchtrennt, doch ist es bei kleineren Incisionen auch möglich, die Wundränder auseinander zu ziehen und in dem so gebotenen Rahmen die Mm. obliquus int. und transversus gleichfalls parallel zu ihrer Faserrichtung zu durchtrennen, ohne eine grössere Zahl von Nervenstämmen zu verletzen. Der Schnitt kann auch durch den M. rectus bis zur Medianlinie verlängert werden. Schnitt 7 verläuft quer zu den Fasern des M. obliquus ext.; auch hier gelingt es oft, nach Durchtrennung dieser Fasern parallel mit den Fasern der Mm. obliquus int. und transversus und unter Schonung der Intercostalnerven die Bauchhöhle zu eröffnen. Schnitt 7 führt auf die Gallenblase. Schnitt 8 entspricht linkerseits dem Schnitte 7. Schnitt 9 verläuft parallel zu den Rectusfasern und durchtrennt die zu den betreffenden Partien des Rectus verlaufenden Äste der Intercostalnerven.

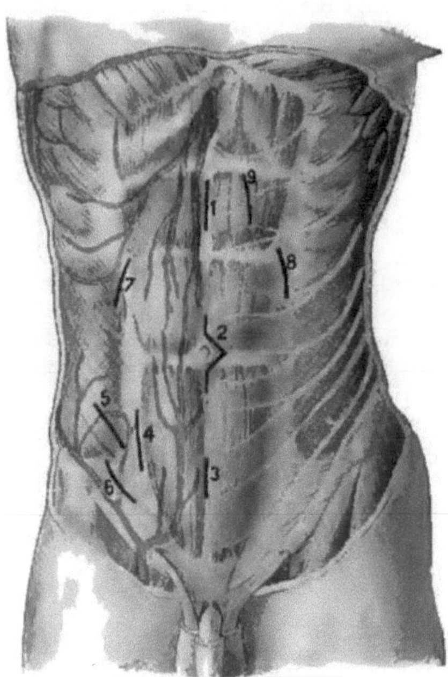

Fig. 276. Schema des Verlaufes der Gefässe und Nerven an der vorderen Bauchwand mit Angabe verschiedener Laparotomieschnitte.

Z. T. nach Piersol, Human Anatomy, Philadelphia 1907.

Trigonum inguinale.

Als Trigonum inguinale bezeichnen wir eine Gegend der vorderen Bauchwand, welche oben durch eine horizontale an dem Übergange von dem lateralen zum mittleren Drittel des Lig. inguinale beginnende Linie, medial durch den lateralen Rand des M. rectus, unten durch die medialen $^2/_3$ des Lig. inguinale abgegrenzt wird (Fig. 277). Die Struktur der Bauchwandung im Bereiche dieses Dreiecks sowie die Beziehungen zu durchtretenden Gebilden (Ductus deferens, A. und V. spermatica int. usw. beim Manne, Lig. teres uteri beim Weibe) bewirken hier von vornherein eine Schwächung der Bauchwand. Dazu kommen häufig entwicklungsgeschichtliche Vorgänge, resp. Hemmungsbildungen höheren oder geringeren Grades, die eine Ausstülpung der Peritonaealhöhle an dieser Stelle veranlassen und die Bildung von Eingeweidebrüchen (Herniae inguinales) begünstigen.

Wir besprechen:

1. Die Schichten der Bauchwand im Bereiche des Trigonum inguinale.

2. Das Verhalten des Peritonaeum an der inneren Fläche der Bauchwand, entsprechend dem Trigonum inguinale.

3. Gebilde, welche das Trigonum inguinale durchsetzen, in ihren Beziehungen zu den Schichten der Bauchwand an dieser Stelle.

4. Die Entstehung von Hernien im Bereiche des Trigonum inguinale.

Schichten der Bauchwandung im Trigonum inguinale. Die oben erwähnte Schwächung der Bauchwand im Bereiche des Trigonum inguinale ist auf zwei Momente zurückzuführen. Erstens fehlt hier die mächtige Muskelschicht des M. obliquus ext., welcher schon an der lateralen Grenze des Trigonum in seine als Teil der vorderen Wand der Rectusscheide zur Linea alba verlaufende Aponeurose übergeht, und zweitens erfährt das Trigonum inguinale bei der Senkung der Keimdrüsen (Descensus testiculorum und Descensus ovariorum) eine Ausstülpung. Hier liegt schon in frühfetaler Zeit die Ansatzstelle des Leitbandes der Urniere (Gubernaculum Hunteri beim Manne, Lig. teres uteri beim Weib), welches durch die Bauchwand hindurch nach aussen vorgestülpt wird, so dass es bei beiden Geschlechtern an den Grund eines die Bauchwand ausstülpenden Peritonaealsackes (Processus vaginalis peritonaei) zu liegen kommt. Während sich dieser Sack beim weiblichen Fetus vollständig schliesst, nimmt er beim männlichen Fetus den Hoden auf, welcher dem Leitbande der Urniere folgend die Bauchwand durchsetzt und liefert die seröse, durch die Tunica vaginalis propria begrenzte, den Hoden umgebende Höhle. Der Kanal, welcher diese Höhle mit der Bauchhöhle in Verbindung setzte, schliesst sich nach der Geburt.

Die Ausstülpung der Bauchwand, welche mit dem Descensus der Keimdrüsen einhergeht, ist beim Manne beträchtlicher als beim Weibe, indem die Ovarien bloss bis in den Raum des kleinen Beckens herabsteigen, während die Hoden

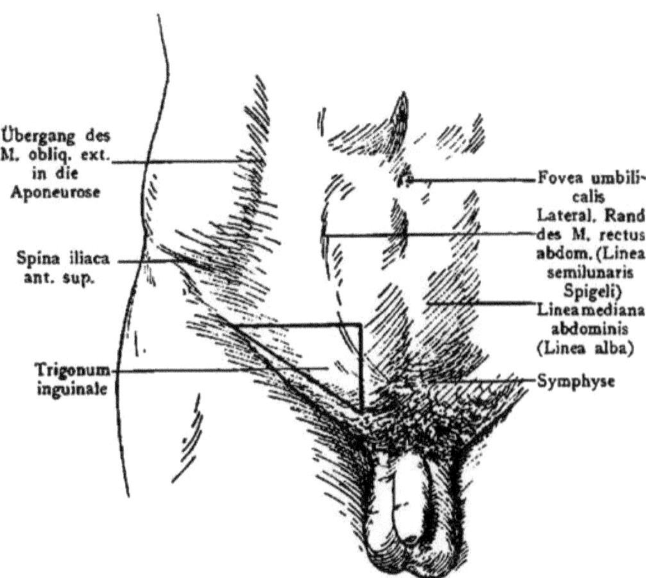

Fig. 277. Relief der vorderen Bauchwand rechterseits, mit Angabe des Trigonum inguinale.

dem Gubernaculum Hunteri folgen und von einer Ausstülpung der Bauchwand aufgenommen werden, welche von allen Schichten derselben gebildet wird. Selbstverständlich nimmt der Hoden seine Gefässe und Nerven (A. und V. spermatica int., Plexus spermaticus, Vasa lymphatica) sowie den Ductus deferens mit; alle diese Gebilde durchsetzen die Bauchwand in schiefer Richtung, indem sie einen Überzug durch die ausgestülpten Schichten erhalten. Dieselben bilden den Funiculus spermaticus, welcher den Canalis inguinalis durchläuft. Beim Weibe sind die Verhältnisse insofern einfachere, als bloss das Lig. teres uteri in Begleitung des in der Haut der grossen Labien endigenden N. spermaticus ext. (aus dem N. genitofemoralis) durch den Canalis inguinalis tritt.

Nach diesen einleitenden Bemerkungen soll zunächst die Schilderung der Schichten, einschliesslich des Peritonaeum, sodann die Beschreibung des Canalis inguinalis und der in demselben die Bauchwand durchsetzenden Gebilde erfolgen.

Schichten im Bereiche des Trigonum inguinale beim Manne. Nach Entfernung der Haut, des Fettpolsters und der Fascia superficialis tritt die Faserung in der Aponeurose des M. obliquus ext. deutlich zutage (Fig. 278). Die Muskelplatte geht in einer leicht gebogenen, ihre Konvexität medianwärts richtenden Linie in ihre Aponeurose über. Die Grenzen des Trigonum inguinale sind leicht festzustellen: unten das Lig. inguinale am Grunde der Plica inguinalis, oben eine Horizontale,

welche von der Grenze zwischen lateralem und mittlerem Drittel des Lig. inguinale
ausgeht. Die mediale, in dem lateralen Rande des M. rectus gegebene Grenze ist in
Fig. 278 infolge der starken Ausbildung der Muskulatur etwas lateralwärts verschoben. Im Bereiche des Trigonum inguinale haben wir erstens Fasern der Aponeurose des M. obliquus ext., welche den schrägen Verlauf der Muskelbündel fortsetzen und in die vordere Wand der Rectusscheide übergehen, zweitens solche, welche
vom Lig. inguinale abbiegend senkrecht oder schräg die ersteren kreuzen und
gleichfalls in die Bildung der Rectusscheide übergehen. Eine schematische Darstellung
des Faserverlaufes gibt Fig. 279. Diejenigen Fasern, welche die Richtung der Muskelbündel fortsetzen, weichen oberhalb des medialen Drittels des Lig. inguinale aus-

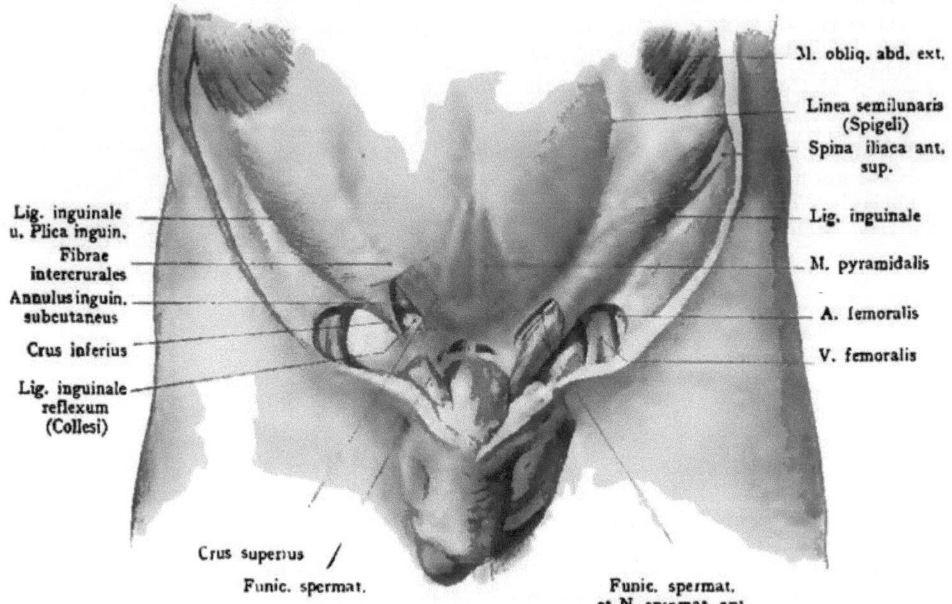

Fig. 278. Regio inguinalis eines muskulösen 21 jährigen Mannes.
Formolpräparat.

einander, um die schlitzförmige Öffnung des Annulus inguinalis subcutaneus in der Aponeurose des M. obliquus ext. zu begrenzen. Dieselbe wird erst recht deutlich, wenn wir
den Samenstrang entfernen (Fig. 278 rechts). Diese Fasern der Aponeurose bilden
als Crus superius und Crus inferius die mediale und die laterale Umgrenzung des
Annulus inguinalis subcutaneus. Als Vervollständigung derselben kommen noch sehnige
Faserzüge hinzu (Fibrae intercrurales), welche sich von dem Lig. inguinale ablösen und schräg nach oben oder auch horizontal verlaufend, den Annulus inguinalis
subcutaneus lateral und oben abschliessen. Durch diese Fasern werden die Crura
dort, wo sie zur Bildung des Annulus inguinalis subcutaneus auseinanderweichen,
zusammengehalten, folglich müssen die Fibrae intercrurales durchtrennt werden,
bevor eine Erweiterung des Schlitzes nach oben und lateralwärts möglich wird. Die
Ausbildung dieser Fasern ist sehr verschieden; am schönsten werden sie bei muskulösen Individuen angetroffen.

Medial und unten wird der Annulus inguinalis subcutaneus durch Fasern abgeschlossen, welche von der Insertion des Lig. lacunare an das Pecten ossis pubis ausgehen und gewissermassen eine Fortsetzung dieser dreieckigen Bandplatte nach oben und medianwärts darstellen. Diese Fasern kreuzen sich an der Linea alba mit entsprechenden Fasern der anderen Seite und bilden das Lig. inguinale reflexum seu Collesi (Fig. 279).

Als offener Ring oder Schlitz erscheint der Annulus inguinalis subcutaneus erst dann, wenn man die Fascia abdom. superficialis vollständig entfernt und den aus der Öffnung herausgezogenen Samenstrang abträgt. Die Fascia superficialis ist die ober-

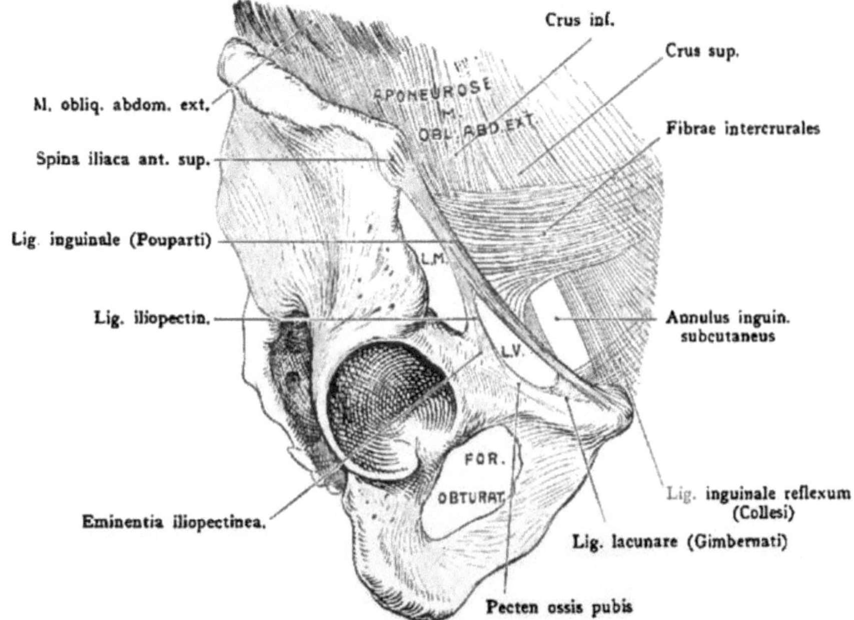

Fig. 279. Lig. inguinale von vorn mit der Aponeurose des M. obliquus abdom. ext., dem Annulus inguinalis subcutaneus, der Lacuna vasorum (L. v.) und der Lacuna musculorum (L. m.). Schema.

flächlichste Schicht der vorderen Bauchwand, welche bei dem Descensus testium ausgestülpt wird und als Fascia cremasterica (Cooperi) auf den Samenstrang und den Hoden übergeht. Sie verbindet sich fest mit den sehnigen Rändern des Annulus inguinalis subcutaneus, welcher sich folglich erst nach Entfernung der Fascie als Öffnung darstellen lässt.

Die in Figg. 280 und 281 abgebildeten Präparate geben den Schichtenbau im Bereiche des Trigonum inguinale wieder. In Fig. 280 ist der M. obliquus ext. entfernt und die Schicht des M. obliq. int. dargestellt worden. In Fig. 281 ist der M. obliquus int. durchtrennt und zurückgeschlagen worden, um die Schicht des M. transversus und die Fascia transversalis zur Ansicht zu bringen.

In Fig. 280 ist die untere mediale Partie des M. obliquus int. zu sehen, welche von der Spina iliaca ant. sup. und der lateralen Hälfte des Lig. inguinale entspringt. Sie bildet eine dünne, aber ziemlich vollständige Schicht im Bereiche des Trigonum inguinale. Von ihr zweigen sich Muskelbündel an den lateralen Umfang der

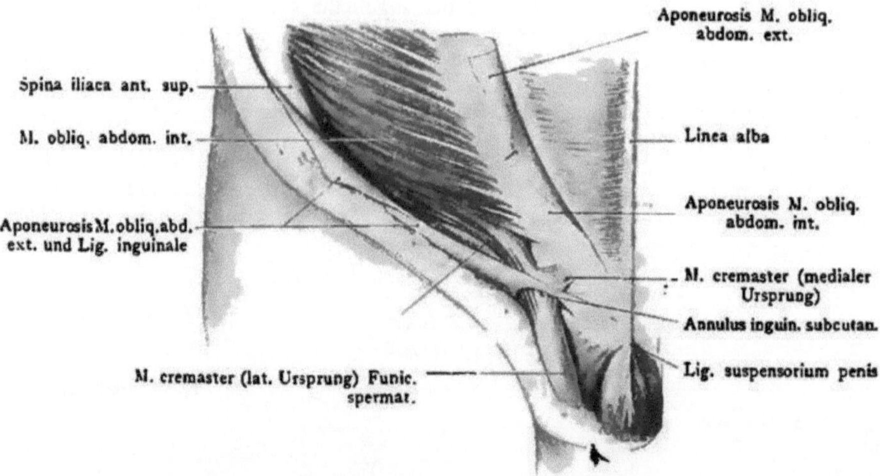

Fig. 280. Trigonum inguinale beim Manne.

Der M. obliquus abdom. ext. ist entfernt worden, um den Samenstrang und den M. obliq. abd. int. zu zeigen.
Formolpräparat.

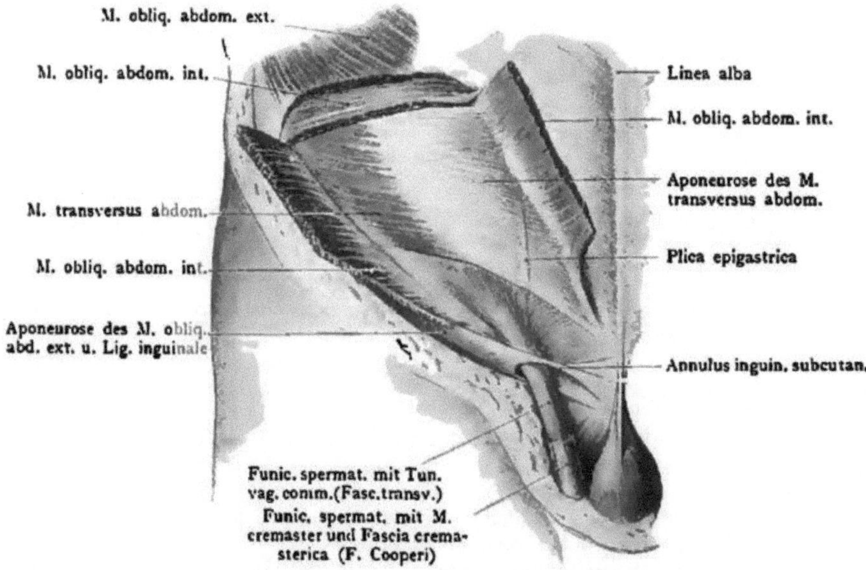

Fig. 281. Trigonum inguinale beim Manne.

Schicht des M. transversus abdominis und der Fascia transversalis (letztere grün).
Formolpräparat.

den Samenstrang zusammensetzenden Gebilde ab, um dieselben sowie die Hüllen des Hodens als M. cremaster schleifenförmig zu umgeben. Die Muskelplatte des M. obliquus int. zieht horizontal oder leicht absteigend zur Linea semilunaris am lateralen Rande des M. rectus, wo sie in ihre zur Bildung der vorderen Wand der Rectusscheide beitragende Aponeurose übergeht. Der Muskel lässt für den Durchtritt des Samenstranges eine Lücke frei, die oben durch den Rand der Muskelplatte, unten durch das Crus inferius, medial durch das Lig. inguinale reflexum (Collesi) begrenzt wird. Zwischen dem M. obliquus int. und der Aponeurose des M. obliquus ext. verläuft der N. ilioinguinalis aus dem I. Lumbalnerven (in Fig. 280 nicht dargestellt); in der ersten Strecke seines Verlaufes liegt er zwischen dem M. obliquus int. und dem M. transversus, und erst unterhalb der Spina iliaca ant. sup. durchbohrt er den M. obliquus int., um dann zwischen diesem Muskel und der Aponeurose des M. obliquus ext. an den lateralen Umfang des Samenstranges zu gelangen, mit demselben durch den Annulus inguinalis subcutaneus zu treten und in der Haut des Mons pubis zu endigen.

Nach Abtragung resp. nach Durchtrennung und Auseinanderziehen des M. obliq. int. kommt als tiefste Schicht des Trigonum inguinale der M. transversus zum Vorschein. Die Muskelschicht wird hier in grosser Ausdehnung durch die Fascia transversalis ersetzt, welche jedoch nicht wesentlich zur Verstärkung der Bauchwandung beitragen kann (Fig. 281). Diejenigen Bündel des M. transversus nämlich, welche von der Spina iliaca ant. sup. sowie von dem lateralen Drittel des Lig. inguinale entspringen, endigen an einer abwärts konkaven Linie. Zwischen dieser und dem Lig. inguinale wird die Schicht nur noch durch die von der hinteren (tiefen) Fläche des M. transversus abdom. weiterziehende Fascia transversalis dargestellt (Fig. 281 grün), welche als Tunica vaginalis communis trichterförmig auf den Samenstrang übergeht. Medial von dem Trigonum inguinale stellt die Fascia transversa den einzigen Bestandteil der hinteren Wand der Rectusscheide dar, den wir unterhalb der Linea semicircularis antreffen.

Die dritte und tiefste Schicht der Bauchwandung im Bereiche des Trigonum inguinale wird also in der Hauptsache bloss durch die dünne und wenig resistente Fascia transversalis gebildet, an welche sich nach innen das Peritonaeum anschliesst.

Canalis inguinalis. Wenn wir nun bei der Präparation der oberflächlichen Schicht, wie sie in Fig. 278 zur Darstellung gebracht wurde, den Samenstrang nach Lösung der Verbindung zwischen der Fascia abdom. superficialis und dem Rande des Annulus inguinalis subcutaneus nach abwärts ziehen und entfernen, so stellen wir künstlich den Canalis inguinalis dar, welcher die Bauchwand schräg durchsetzt. Man kann sich durch Einführung des Fingers von dem Vorhandensein des Kanals, von seiner Weite und von seiner Verlaufsrichtung überzeugen. Wenn man das Peritonaeum, welches das Trigonum inguinale innen überzieht, entfernt, so erhält man für den Canalis inguinalis zwei Öffnungen (Annulus inguinalis subcutaneus und abdominalis) und vier Wandungen, eine vordere, obere, hintere und untere.

Die vordere Wand wird hauptsächlich durch die Aponeurose des M. obliquus ext. gebildet, besonders durch die Fasern, welche sich als Fibrae intercrurales von dem Lig. inguinale ablösen.

Die untere Wand wird durch das Lig. inguinale hergestellt, welches sich rinnenförmig einrollt, so dass die nach oben sehende Konkavität der Rinne den Samenstrang aufnimmt.

Die obere Wand wird von der Muskelschicht des M. obliq. int. und des M. transversus gebildet (s. Fig. 280 und Fig. 281).

Die hintere Wand besteht hauptsächlich aus jenem Teile der Fascia transversa, welcher den Muskel abwärts bis zum Lig. inguinale ergänzt und als Tunica vaginalis communis auf den Samenstrang übergeht.

Trigonum inguinale, von hinten gesehen. Die Bildung und die Beziehungen des Annulus inguinalis subcutaneus sind besprochen worden; zum Verständnis
der Beziehungen des Annulus inguinalis abdominalis ist es notwendig, die vordere
Bauchwand von innen sowie das Verhalten des Peritonaeum zu derselben zu schildern
(Figg. 280 und 283).

Die Fig. 282 entspricht der Fig. 278 (von hinten gesehen), nach Entfernung
des Peritonaeum parietale der vorderen Bauchwandung. Es sind zu sehen: die hintere
Fläche der beiden Mm. recti, das Lig. inguinale mit der dreieckigen Platte des Lig.

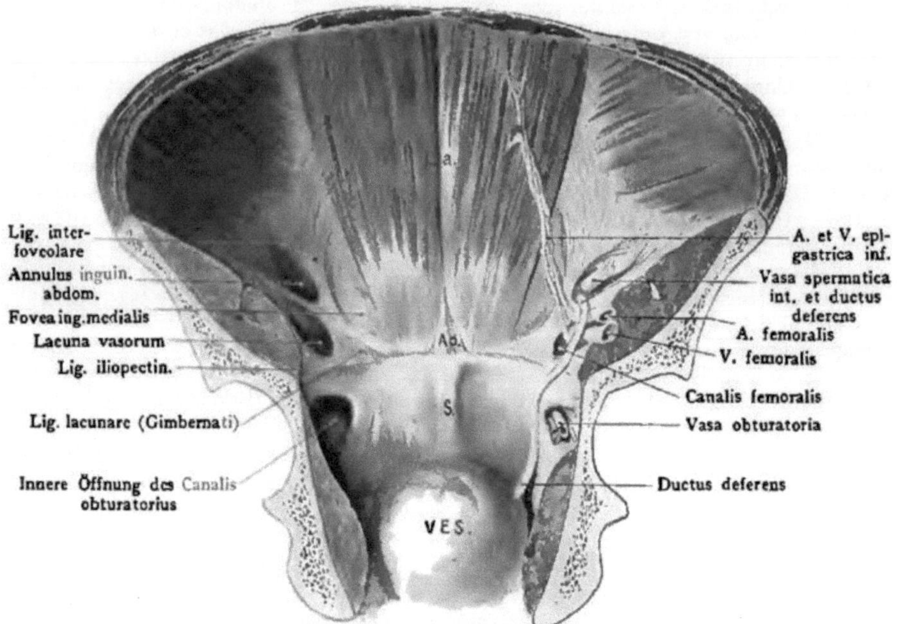

Fig. 282. Ansicht der unteren Partie der vorderen Bauchwand von hinten, nach Entfernung des
Peritonaeum.
Linkerseits sind auch die Vasa spermatica int., die Vasa epigastrica, der Ductus deferens, mit der A. und
V. femoralis und der A. und V. obturatoria entfernt worden, um die Bruchpforten in dieser Gegend darzustellen.
La. Linea alba. Ad. Adminiculum lineae albae. S. Symphyse. Ves. Vesica.

lacunare, linkerseits, unterhalb des Lig. inguinale, das Lig. iliopectineum, welches die
Lacuna musculorum (für den M. iliopsoas und den N. femoralis) von der Lacuna
vasorum (für die A. und V. femoralis) trennt. Oberhalb des Lig. inguinale ist linkerseits die tiefste Schicht im Bereiche des Trigonum inguinale dargestellt, welche, nach
Entfernung des Peritonaeum, von der Fascia transversalis gebildet wird. Dieselbe erhält unmittelbar oberhalb der Platte des Lig. lacunare eine Verstärkung durch schnige
Fasern, welche, von dem Lig. inguinale breit ausgehend, ein geschlossenes nach
oben verlaufendes Bündel herstellen und dann allmählich in die Fascia transversalis übergehen (Lig. interfoveolare Hesselbachi). Einzelne Züge lösen sich von dem
Ligamente ab und gehen bogenförmig zur Linea alba, indem sie an der Bildung der
Linea semicircularis teilnehmen.

Durch die in dem Lig. interfoveolare gegebene schnige Verstärkung der Fascia
transversalis erfährt das Trigonum inguinale in der Ansicht von hinten eine Scheidung

in zwei Felder, die sich an Präparaten mit in situ belassenem Peritonaealüberzuge als leichte Einsenkungen oder Gruben bemerkbar machen und als Foveae inguinales medialis et lateralis eine grosse Rolle bei der Bildung der Leistenbrüche spielen. In unserer Fig. 282 hat der lateral von dem Lig. interfoveolare gelegene Abschnitt des Trigonum folgende Begrenzung: medial das Lig. interfoveolare, unten das Lig. inguinale, lateral Züge der Fascia transversalis, welche ringförmig verlaufen, so dass eine ovale Öffnung (Annulus inguinalis abdominalis) zustande kommt, welche gerade medial von der Mitte des Lig. inguinale liegt. Hier treffen die Hauptgebilde des Samenstranges zusammen (Ductus deferens, A. und V. spermatica int.; in Fig. 282 rechterseits dargestellt), um in den Canalis inguinalis einzutreten. Die A. und V. spermatica interna liegen auf dem M. iliopsoas, lateral von der A. und V. iliaca ext., während der Ductus deferens (in der Richtung von seiner Ausmündung in die Pars prostatica urethrae gegen den Hoden hin verfolgt) an der lateralen Wand des kleinen Beckens emporzieht, dann oberhalb des Beckenrandes die A. und V. iliaca ext. kreuzt, um den scharfen, die mediale Begrenzung des Annulus inguinalis abdominalis bildenden Rand des Lig. interfoveolare verläuft und in den Canalis inguinalis eintritt.

Die mediale Abteilung des Trigonum inguinale, die Fovea inguinalis medialis (Fig. 282) bildet eine seichte Grube, die begrenzt wird: unten durch das Lig. inguinale, lateral durch das Lig. interfoveolare und medial durch den lateralen Rand des M. rectus. Sie stellt den unteren medialen Winkel des Trigonum inguinale dar und entspricht, nach vorne projiziert, annähernd dem Annulus inguinalis subcutaneus. Die Schichten, welche die Fovea inguinalis medialis von dem Annulus inguinalis subcutaneus trennen, sind bloss die Fascia transversalis und die untere, stark verdünnte Partie der Muskelplatte des M. obliquus int. (Figg. 280 u. 281). Es ist begreiflich, dass die Resistenz dieser Schichten gegen erhöhten intraabdominellen Druck eine geringe sein wird und tatsächlich kommen hier nicht selten Ausbuchtungen der Bauchwand vor (Herniae inguinales mediales), welche nach aussen hin gegen den Annulus inguinalis subcutaneus die Bauchwandung vorstülpen und dann direkt unter die Haut zu liegen kommen.

Gebilde, welche sowohl in operativer Hinsicht, als auch wegen ihrer Bedeutung als Leitgebilde Interesse beanspruchen, liegen der Fascia transversalis entsprechend dem Lig. interfoveolare auf. Es sind das die A. und die Vv. epigastricae inf., welche dort aus den Vasa iliaca ext. entspringen, wo dieselben unter dem Lig. inguinale in der Lacuna vasorum zum Oberschenkel verlaufen (Fig. 282 rechts). Sie halten annähernd die Richtung des Lig. interfoveolare inne, indem sie manchmal den obersten Teil der Fovea inguinalis medialis schräg kreuzen, um die hintere Fläche des M. rectus zu erreichen und in die Rectusloge einzutreten. Mit dem Lig. interfoveolare geben sie die Grenze zwischen der Fovea inguinalis medialis und lat. an. Dort, wo sie über dem Lig. inguinale emportreten, werden sie durch den Ductus deferens gekreuzt, welcher aus dem Annulus inguinalis abdominalis tretend sich um das Lig. interfoveolare und die Aa. et Vv. epigastricae inf. medianwärts herumbiegt und in das kleine Becken herabsteigt. Mit diesen Gefässen verlaufen auch die Lymphgefässe der Nabelgegend und der tiefen Schichten der vorderen Bauchwand zu den Lymphoglandulae iliacae.

Die zweite, der Erläuterung dieser Verhältnisse dienende Fig. 283 stellt die vordere Bauchwand und das Trigonum inguinale von hinten gesehen im Zusammenhang mit ihrem Peritonaealüberzuge dar.

Hier wird durch die Ausbildung von Peritonaealfalten die vordere Bauchwand unterhalb des Nabels in bestimmte topographisch wichtige Felder eingeteilt. Von dem Apex der Harnblase gehen zum Nabel das spulrunde Lig. umbilicale medium, sowie beiderseits, von dem seitlichen Umfange der Harnblase aus, die Ligg. umbilicalia lateralia.

Die Bezeichnung „Ligament" bezieht sich nicht bloss auf die Stränge, sondern auch auf das Peritonaeum, welches sich faltenförmig auf denselben erhebt; man ging bei der Bezeichnung von der Vorstellung aus, dass diese Falten eine Rolle für die Sicherung der Harnblase in ihrer Lage spielen müssten.

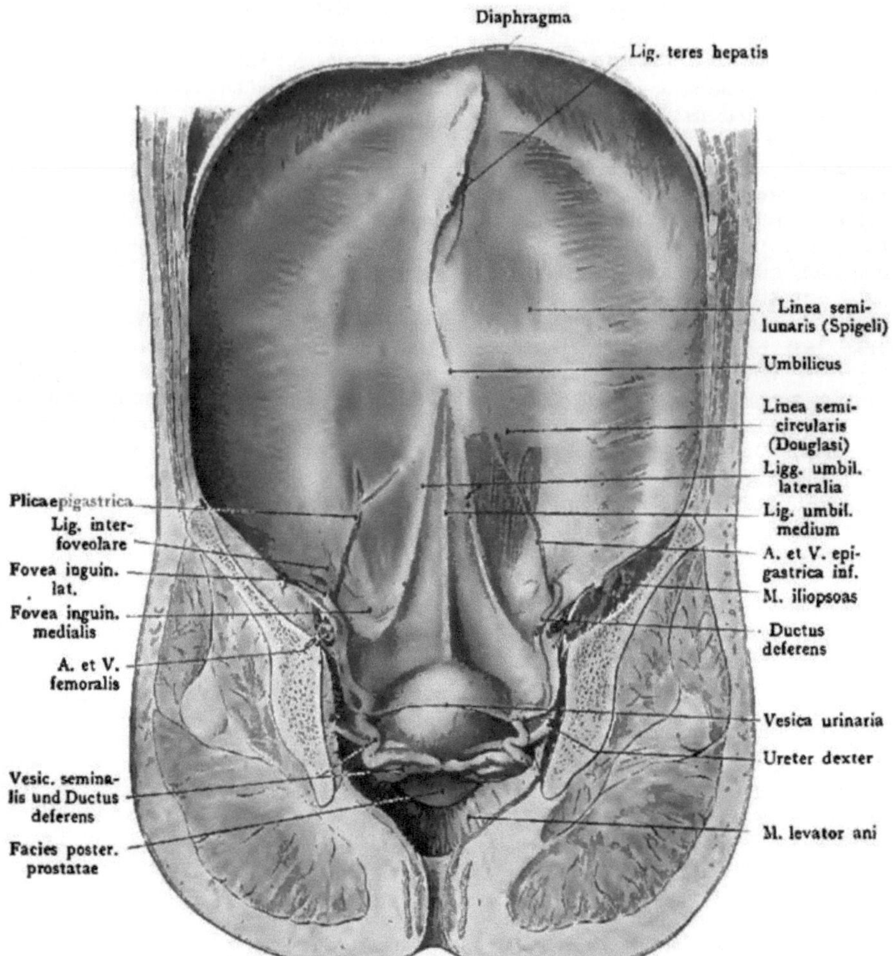

Fig. 283. Ansicht der vorderen Bauchwand von hinten.
Die dorsale Beckenhälfte ist behufs Darstellung der Harnblase und der Ligg. umbilicalia entfernt worden.
Zwischen d. Ligg. umbilicale lat., medium und der Harnblase die Fovea supravesicalis.
Formolpräparat von einem 21 jährigen Manne.

Zu den drei Ligg. umbilicalia kommt noch als weitere Orientierungslinie der Gefässstrang der A. et Vv. epigastricae inf. hinzu, welcher an der Grenze zwischen der Fovea inguinalis medialis und dem Annulus inguinalis abdominalis hinaufzieht. Häufig schimmert er durch das Peritonaeum hindurch, in anderen Fällen erhebt sich das Peritonaeum auf demselben in Gestalt einer Falte (Plica epigastrica).

Durch diese fünf mehr oder weniger senkrecht verlaufenden Stränge erhalten wir eine Einteilung der vorderen Bauchwand, unmittelbar über der Symphyse und der medialen Hälfte des Lig. inguinale, in einzelne Felder, welche zu den hier entstehenden Eingeweidebrüchen (Leistenhernien, Herniae inguinales) in bestimmter Beziehung stehen. Das dreieckige Feld, welches unmittelbar oberhalb der Symphyse zu beiden Seiten des Lig. umbilicale medium liegt und lateralwärts durch das Lig. umbilicale laterale abgegrenzt wird, ist die Fovea supravesicalis. Ihr Boden wird durch die untere Partie des zu seinem Ansatze am Os pubis sich verschmälernden M. rectus, ferner durch die Fascia transversalis und das Peritonaeum gebildet. Die leichte Einbuchtung, welche sich zwischen dem Lig. umbilicale laterale und der Plica epigastrica unmittelbar über der medialen Strecke des Lig. inguinale befindet, ist die Fovea inguinalis medialis. Die Schichten der Bauchwandung innerhalb ihres Bereiches sind oben aufgeführt worden; auch wurde erwähnt, dass sie, auf die Oberfläche der Bauchwandung projiziert, dem Annulus inguinalis subcutaneus entspricht. Lateral von der Plica epigastrica liegt, gleichfalls unmittelbar über dem Lig. inguinale, als dritte Vertiefung, die Fovea inguinalis lat., welche dem Annulus inguinalis abdominalis ihre Entstehung verdankt. Man sieht hier, durch das Peritonaeum durchschimmernd, den Ductus deferens, welcher sich um die Aa. und Vv. epigastriae inf. und das Lig. interfoveolare herumschlingt und den Annulus inguinalis abdominalis erreicht. Nicht selten zieht sich an der Fovea inguinalis lat. eine kurze, trichterförmige Ausbuchtung der Peritonaealhöhle in den Canalis inguinalis als Andeutung des schräg median- und abwärts gehenden Processus vaginalis peritonaei, welcher während der fötalen Entwicklung den absteigenden Hoden bis in den Hodensack umgab und später bloss noch als Tunica vaginalis propria testis erhalten bleibt; eine ähnliche Divertikelbildung kommt manchmal auch beim Weibe vor (Diverticulum Nucki).

Herniae inguinales. Ausbuchtungen im Bereiche des Trigonum inguinale führen zur Bildung von Herniae inguinales (Leistenbrüchen), welche immer oberhalb des Lig. inguinale entweder von der Fovea inguinalis medialis oder von der Fovea inguinalis lat. aus entstehen. Die Fovea supravesicalis kommt so gut wie gar nicht in Betracht, oder doch so selten, dass eine nähere Beschreibung der in ihrem Bereiche entstehenden Hernien unterbleiben darf. Die beiden Mm. recti, die sich hier nahe zusammenschliessen und ausserdem noch eine Verstärkung durch die Mm. pyramidales erhalten, genügen vollständig, um auch einem stark erhöhten intraabdominellen Drucke Widerstand zu leisten. Anders steht es mit der Bauchwandung im Bereiche der Fovea inguinalis medialis und lat. Hier ist erstens durch den Verlauf des Canalis inguinalis, zweitens infolge der Reduktion der Muskelschicht (Ersatz des Muskelfleisches des M. obliquus ext. durch seine Aponeurose und des M. transversus abdom. durch die Fascia transversalis) eine relative Schwächung der Bauchwandung gegeben, die zu Hernienbildung führen kann oder richtiger gesagt zur Bildung von Hernien prädisponiert. Beide Foveae inguinales sind als Puncta minoris resistentiae anzusehen und als solche in bezug auf ihre anatomische Beschaffenheit zu prüfen; es ergeben sich daraus bestimmte Anhaltspunkte zur Unterscheidung der hier auftretenden Hernien, die sowohl für die Diagnose, als auch für das operative Vorgehen von Wichtigkeit ist.

Die Herniae inguinales mediales und laterales unterscheiden sich voneinander zunächst durch die Richtung, in welcher sie die Bauchwand vorstülpen. Die Herniae inguinales lat. bilden eine Vorstülpung der Fovea inguinalis lat., welche dem Annulus inguinalis abdominalis entspricht. Sie werden bei ihrem Vordringen dem Verlaufe des Leistenkanales folgen, als schräg von oben und lateral nach unten und medianwärts die Bauchwandung durchsetzen (daher auch als H. inguinales obliquae bezeichnet), um in Fällen stärkerer Ausbildung den Leistenkanal auszuweiten und am Annulus inguinalis subcutaneus zum Vorschein zu kommen. Die Herniae inguinales mediales dagegen bilden sich von der Fovea inguinalis medialis aus, welche, auf die äussere Oberfläche der Bauchwandung projiziert, dem Annulus inguinalis subcutaneus entspricht. Hier wird die Bauchwandung bloss durch das parietale Peritonaeum, die Fascia transversalis und die Muskelschicht des M. obliquus int. gebildet, folglich wird eine hier entstehende Hernie, der Linie des geringsten Widerstandes folgend, gerade abwärts vordringen und an der äusseren Mündung des Leistenkanals zum Vorschein kommen. (Herniae inguinales mediales oder Herniae inguinales directae.) Zweitens unterscheiden sich die beiden in Frage stehenden Hernienarten durch ihre Beziehungen zu den Vasa epigastrica inf. und zum Ductus deferens.

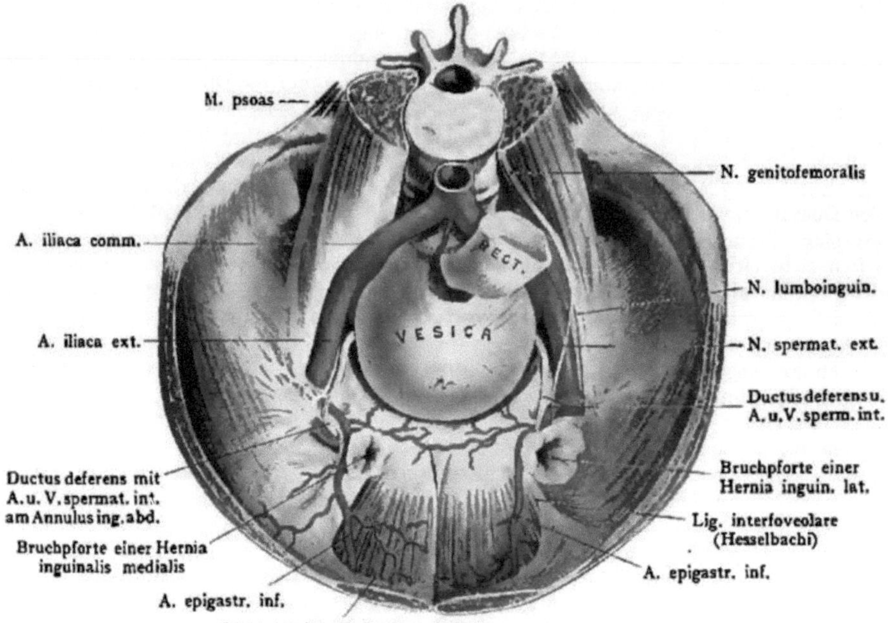

Fig. 284. Inguinalgegend von innen.

Rechterseits (im Bilde) eine Hernia inguinalis lateralis (obliqua), linkerseits eine Hernia inguinalis medialis (directa). Nach Nuhn, Atlas der chirurg. Anatomie.

Dieselben werden in Fig. 284 veranschaulicht. Hier ist die vordere Bauchwand oberhalb der Symphyse und der Ligg. inguinalia dargestellt, mit der Bruchpforte einer Hernia inguinalis medialis linkerseits im Bilde und einer Hernia inguinalis lat. rechterseits im Bilde. Bei der Hernia inguinalis lat. liegen die Vasa epigastrica auf dem Lig. interfoveolare medial, bei der Hernia inguinalis medialis dagegen lateral von dem Bruchsackhalse. Die Vasa spermatica int. (A. spermatica int. und V. spermatica) und der Ductus deferens liegen direkt unterhalb der Bruchpforte bei einer Hernia inguinalis lat., während sie lateral von der Bruchpforte einer Hernia inguinalis medialis liegen. Drittens unterscheiden sich die beiden Hernienarten auch dadurch, dass die Herniae inguinales mediales immer erworben sind (Herniae acquisitae) und vorzugsweise beim Erwachsenen entstehen, während die Herniae inguinales lat. sowohl erworben als congenital vorkommen können und häufig, besonders wenn sie in der ersten Zeit nach der Geburt entstehen, mit den im Anschluss an den Descensus der Keimdrüsen erfolgenden Entwicklungsvorgängen zusammenhängen. Die Herniae inguinales lat werden demgemäss häufig bei Kindern angetroffen. Viertens ergibt sich ein Unterschied zwischen den beiden Hernienarten in der Häufigkeit ihres Vorkommens. Unter 100 Fällen von Inguinalhernien finden wir 80% Herniae inguinales lat. und bloss 20% Herniae inguinales mediales. Die ersteren sind übrigens bei Männern häufiger als bei Weibern. Fünftens findet sich ein Unterschied in den Schichten, welche ausgestülpt werden (Fig. 285). Die Hernia inguinalis medialis, links im Bilde, erhält einen Überzug durch das Peritonaeum, welches die innerste Schicht des Bruchsackes bildet,

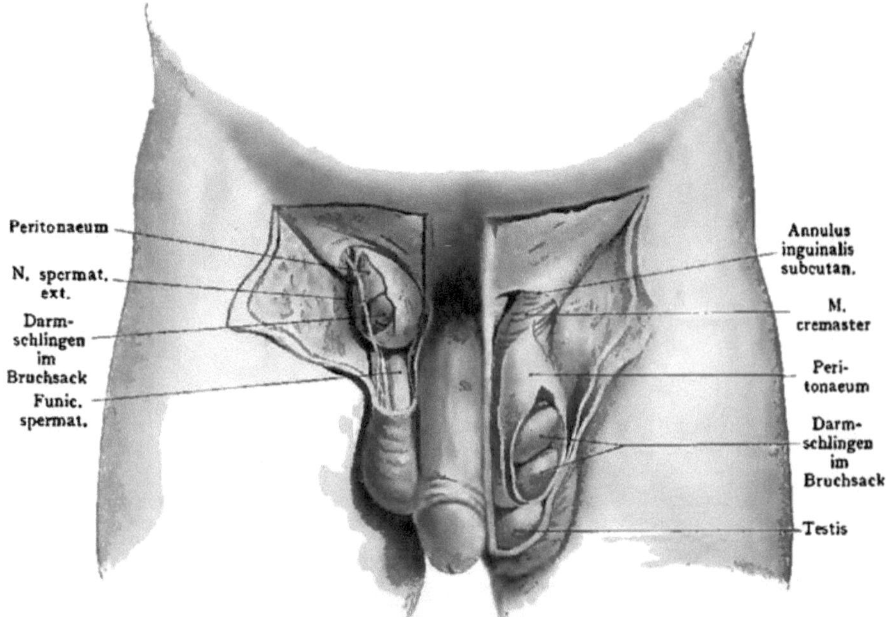

Fig. 285. Regio inguinalis, von vorn gesehen.
Rechts im Bilde eine Hernia inguinalis lat. (obliqua), links eine Hernia inguinalis medialis (directa).
Nach Nuhn, Chirurgisch-anatom. Atlas.

dann durch die Fascia transversalis und etwa noch durch die Muskelschicht des M. obliquus int., endlich durch die Fascia superficialis abdominis, welche an dem Annulus inguinalis subcutaneus ausgestülpt wird. Der Samenstrang liegt dem lateralen Umfange einer typischen Hernia inguinalis medialis an. Ganz anders verhält sich die Hernia inguinalis lat. (Fig. 285, rechts im Bilde). Bei der häufigen Form der Hernia congenita wird die peritonaeale Schicht des Bruchsackes von dem Processus vaginalis peritonaei gebildet, welchen der Hoden bei seinem Descensus einstülpt, um den serösen Überzug der Tunica vaginalis propria zu erhalten. Angenommen, es bliebe das Lumen dieser Ausstülpung auf der ganzen Strecke zwischen dem Annulus inguinalis abdominalis und dem Hoden erhalten, so würde damit ein präformierter Raum gegeben sein, der bloss ausgeweitet zu werden braucht, um die innerste Schicht eines Herniensackes herzustellen. Bei einer Hernia inguinalis lat. congenita (Fig. 286) wird der ganze Kanal ausgeweitet, indem sich die den Bruchinhalt bildenden Eingeweideschlingen in demselben unten und in den Hodensack gelangen. Die übrigen Schichten des Bruchsackes werden in einem solchen Falle durch dieselben Teile

der Bauchwand, welche wir als Hüllen des Samenstranges oder des Hodens finden,
dargestellt. Es folgt also auf das Peritonaeum die Fascia transversalis, dann die von
dem M. obliquus int. gelieferte Schicht des M. cremaster, die Fascia abdominis superficialis (Fascia Cooperi) und als Abschluss die Tunica dartos und das Scrotum. Tatsächlich ist die Unterscheidung der Schichten bei einem Bruchsacke nicht immer
durchführbar, indem bei grossen Hernien eine Verdickung oder eine Verschmelzung,
auch eine Rückbildung einzelner Schichten erfolgen kann, so dass die schematische
Beschreibung nicht immer zutrifft. Die Herniae inguinales lat. acquisitae (Fig. 287)
gehen häufig von einer kleinen, in den Leistenkanal sich erstreckenden Ausbuchtung
des Peritonaeum aus, die jedoch nicht mehr den Zusammenhang mit der den Hoden

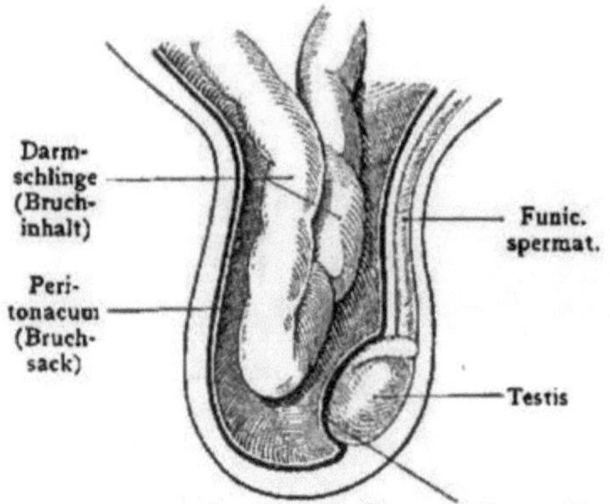

Peritonaeum (Tunica vaginalis propria)

Fig. 286. Hernia inguinalis lat. congenita.
Die Wandung der peritonaealen Schicht des Bruchsackes
hängt continuierlich mit der Tunica vaginalis propria
zusammen.
Nach Gray, Human Anatomy.

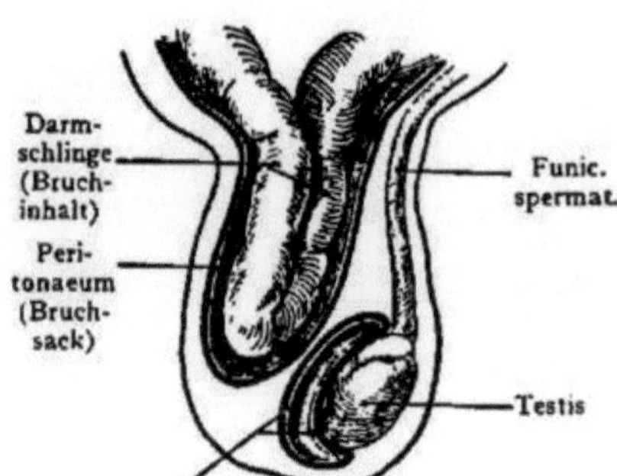

Peritonaeum (Tunica vaginalis propria)

Fig. 287. Hernia inguinalis lat. acquisita.
Das Peritonaeum des Bruchsackes hängt nicht
mit der Tunica vaginalis propria zusammen.
Nach Gray, Human Anatomy.

umgebenden serösen Höhle besitzt, sondern bloss noch die Stelle bezeichnet, von
welcher ursprünglich beim Descensus testium die Ausbuchtung der Bauchwand ausging. Dieser Rest des Processus vaginalis peritonaei wird dann abwärts in
der Substanz des Samenstranges vergrössert, tritt durch den Leistenkanal und stellt
die innerste Schicht eines Bruchsackes dar, welcher sich bis in das Scrotum erstreckt
und dieselben Verhältnisse in bezug auf die Schichtenbildung (selbstverständlich auch mit
derselben Einschränkung) aufweist, wie sie soeben für die Hernia inguinalis lat. congenita geschildert wurden (Fig. 286). Endlich kann es auch zur Bildung einer Hernie
in der Fovea inguinalis lat. kommen, ohne dass auch nur die Andeutung eines Processus
vaginalis peritonaei vorhanden wäre.

Dass unser anatomisches Schema bei der Ausbildung sehr grosser Herniensäcke
eine gewisse Änderung erleiden muss, geht aus der Erwägung hervor, dass grosse
Herniensäcke infolge ihrer Schwere die Neigung zeigen werden, ihre Bruchpforte zu
vergrössern. Beide Hernienarten werden den Annulus inguinalis subcutaneus erweitern,
so dass es bei starker Grössenzunahme schwer sein kann, die ursprüngliche Richtung
der Ausstülpung zu erkennen. Immer liegt jedoch die Bruchpforte einer Hernia inguinalis, gleichgültig ob medialis oder lateralis, oberhalb des Lig. inguinale, dessen Nachweis ohne weiteres die Unterscheidung von jenen Hernienbildungen ermöglicht, welche
unterhalb des Lig. inguinale in der durch die Ligg. lacunare, ileopectineum und ingui-

nale begrenzten Lacuna vasorum mit der A. und V. femoralis auf die vordere Fläche
des Oberschenkels gelangen (s. Herniae femorales).

Das Trigonum inguinale beim Weibe. Es zeigt in bezug auf Lage
und Schichtenbau dieselben Verhältnisse wie beim Manne, ebenso sind von der
Peritonaealhöhle aus eine Fovea supravesicalis, eine Fovea inguinalis medialis und lateralis zu erkennen. Auch entspricht ein Canalis inguinalis mit einem Annulus inguinalis
abdominalis und subcutaneus, bis auf Grössenverhältnisse und Inhalt, den gleichnamigen
Bildungen beim Manne. Die Weite des Canalis inguinalis ist jedoch beim Weibe bedeutend geringer, indem derselbe bloss zum Durchtritt des Lig. teres uteri bestimmt

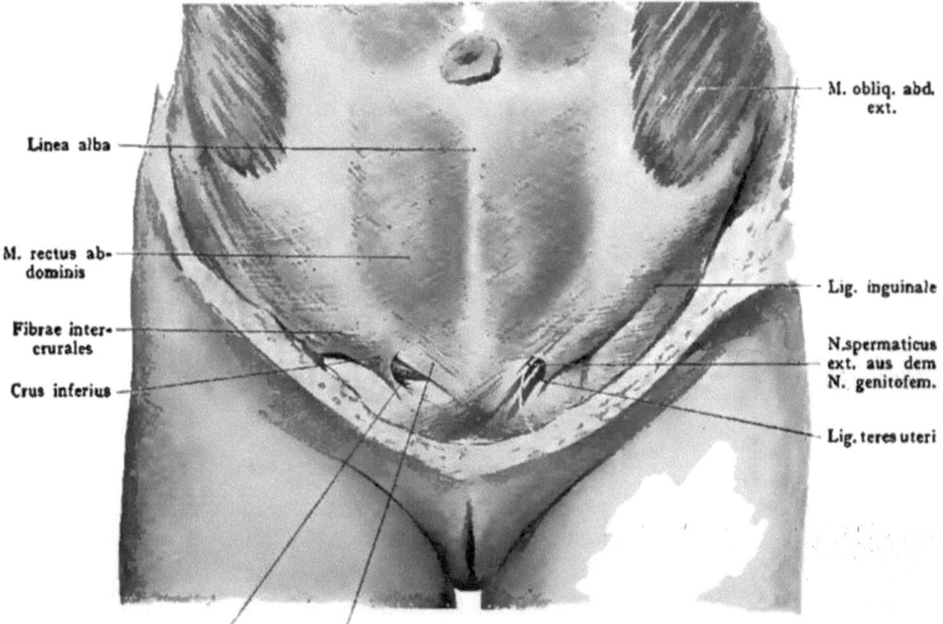

Fig. 288. Inguinalgegend beim Weibe.

Linkerseits im Bilde ist, nach Entfernung des Lig. teres uteri, der Annulus inguinalis subcutaneus dargestellt
worden.

Formolpräparat eines 23jährigen Weibes.

ist und nicht durch einen ausserhalb der Bauchhöhle fortgesetzten Descensus der Keimdrüse eine Ausweitung erfährt. Die Bildung des Canales, sowie die Faserung, welche
den Annulus inguinalis subcutaneus und abdominalis herstellt, ist dieselbe; so kann
man (Fig. 288) am Annulus inguinalis subcutaneus ein Crus superius von einem Crus
inferius unterscheiden, ferner Fibrae intercrurales, die sich vom Lig. inguinale abzweigen,
endlich die Fasern des Lig. inguinale reflexum (Collesi). Das Lig. teres uteri geht
von dem Winkel aus, den das Corpus uteri mit der Tube bildet (Tubenwinkel) und liegt
zunächst zwischen den Blättern des Lig. latum. uteri, gelangt sodann an die seitliche
Wandung des kleinen Beckens, wo es die A. und Vv. obturatoriae und den N. obturatorius kreuzt, um, wie der Ductus deferens, vom Peritonaeum bedeckt, über das
Lig. inguinale emporzuziehen und, die A. und Vv. epigastricae inf. kreuzend, den Annulus inguinalis abdominalis zu erreichen. Der spulrunde Strang verläuft durch den

Leistenkanal und tritt am Annulus inguinalis subcutaneus aus, um sich in dem Fett-
und Bindegewebe der grossen Labien zu verlieren. Dem oberen Umfange des Lig.
teres uteri angeschlossen, verläuft im Leistenkanal der N. spermaticus ext. aus dem
N. genitofemoralis; er verbreitet sich an die Haut der grossen Labien.

   Das Lig. teres uteri besteht zum grossen Teile aus glatten Muskelfasern und soll
für die Sicherung des Uterus in seiner Lage von einer gewissen Bedeutung sein. Die
Funktion des Stranges knüpft sich wohl an die Ausbildung der glatten Muskulatur
und geht verloren, wenn dieselbe infolge andauernder Dehnung eine Atrophie erleidet.
In neuerer Zeit ist die Aufsuchung des Lig. teres uteri ausserhalb des Annulus inguinalis subcutaneus bei der sogenannten Alexandérschen Operation zur Fixation
eines retroflektierten Uterus vorgenommen worden; der Strang ist leicht zu finden,
wenn man von der Spina iliaca ant. sup. zum Tuberculum pubicum eine Linie zieht
und auf der medialen Hälfte derselben einschneidet.

Hintere Wand des Bauchraumes.

   Dieselbe wird durch die Lendenwirbelsäule und die an die Lendenwirbelsäule
sich anschliessende Muskulatur gebildet. Die Lendenwirbelsäule stellt gewissermassen
einen „medianen Strebepfeiler" (Luschka) dar, welcher den Muskeln und Fascien
(resp. Aponeurosen) Ursprung oder Ansatz gewährt.

   Die **Muskulatur** wird durch den Ursprung des M. transversus abdominis von
den Processus laterales der Lendenwirbel in zwei grosse Abteilungen getrennt. Dieser

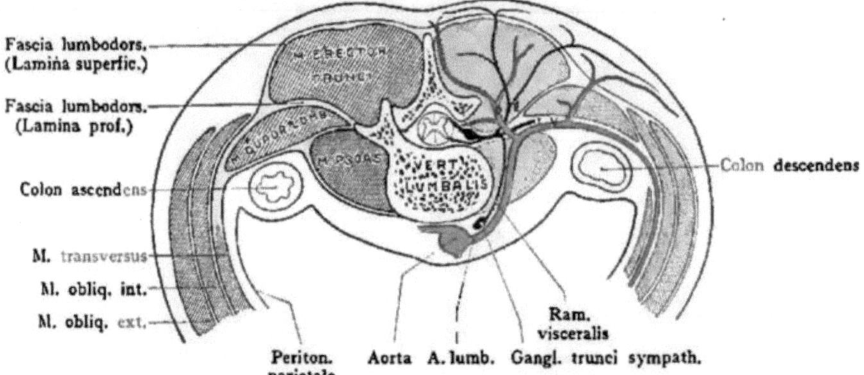

Fig. 289. Horizontalschnitt durch das Spatium retroperitonaeale und die hintere Wand des Bauchraumes.

Rechts der Verlauf der Muskeln und Fascienblätter, links derjenige der Gefässe und Nerven.
Halbschematisch.

D. Ram. dorsalis a. lumbalis.   V. Ram. ventralis a. lumbalis.   d. Ram. dorsalis nervi lumbalis.
v. Ram. ventralis nervi lumbalis.

Ursprung (s. Fig. 289) bildet eine derbe, platte Aponeurose, welche erst in einiger Entfernung von den Processus laterales in die Muskelplatte des M. transversus übergeht.
Die Aponeurose (auch Lamina profunda fasciae lumbodorsalis genannt) scheidet eine
ventral gelegene Muskulatur, bestehend aus dem M. quadratus lumborum und dem
M. iliopsoas, von einer dorsalen Muskelmasse, welche sich aus dem M. erector trunci
und dem M. latissimus dorsi zusammensetzt.

   Diese beiden Muskelgruppen werden durch Fascien, resp. Aponeurosen, in Logen
eingeschlossen (dorsale und ventrale Muskelloge der hinteren Wandung des Bauchraumes).

Von dem aponeurotischen Ursprunge des M. transversus (Fig. 289) zweigt sich einerseits ein Fascienblatt ab, welches die ventrale Fläche der Mm. quadratus lumborum und psoas überzieht und sich mit den Lendenwirbelkörpern verbindet. Diese Fascie grenzt mit der Aponeurose des M. transversus und dem lateralen Umfange der Lendenwirbel-

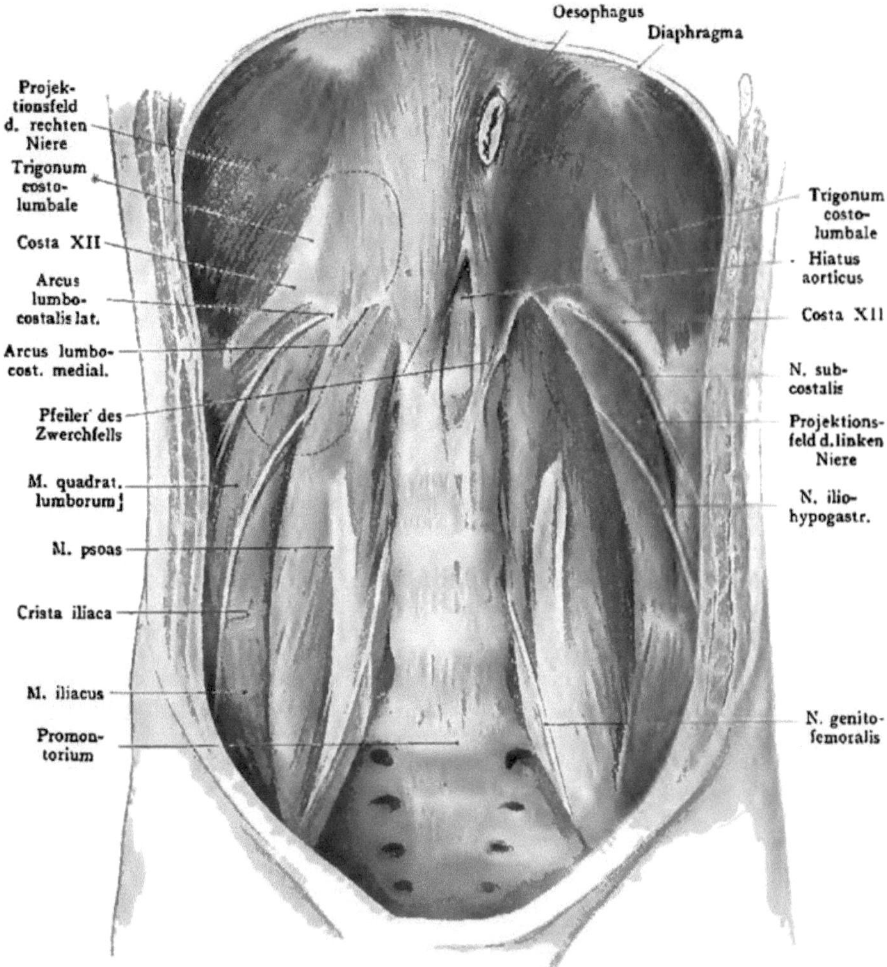

Fig. 290. Hintere Wand des Bauchraumes mit den lumbalen Ursprüngen des Zwerchfells. Nach dem Formolpräparate eines 21 jährigen Mannes.

körper eine ventrale Loge ab, welche die Mm. quadratus lumborum und psoas enthält. Eine zweite Fascie, welche geradezu aponeurotischen Charakter besitzt, zweigt sich von der dorsalen Fläche der Transversusaponeurose ab (Fig. 289), bedeckt den M. erector trunci und inseriert sich an den Processus spinosi der Lendenwirbel. Dieselbe wird als Lamina superficialis fasciae lumbodorsalis bezeichnet, zum Unterschiede

von der Aponeurose, welche den Ursprung des M. transversus von den Processus laterales
der Lendenwirbel vermittelt, der Lamina profunda fasciae lumbodorsalis. Beide Blätter
zusammengenommen begrenzen mit den Bogen der Lendenwirbel eine Loge für den M.
erector trunci. Dieselbe wird oberflächlich noch überlagert von dem an der Fascia
lumbodorsalis entspringenden Teil des M. latissimus dorsi.

Die hintere Bauchwand unterscheidet sich in mehrfacher Beziehung von der
anterolateralen Wand. Erstens enthält sie als medianen Stützpfeiler die Lendenwirbelsäule. Zweitens ist ihre Höhe eine geringere; während die Entfernung der Basis des
Processus xiphoides sterni von der Symphyse etwa 30 cm beträgt, wird die Höhe der
Lendenwirbelsäule auf 17—18 cm angegeben. Drittens ist die hintere Bauchwand weit
mächtiger als die vordere Wand; besonders trifft das für den medialen Teil derselben zu, während lateralwärts die Dicke der Schichten abnimmt, eine Tatsache, die
beim operativen Eingehen Beachtung verdient (s. operative Erreichbarkeit der Niere
von hinten). Ein vierter Unterschied besteht darin, dass der hinteren Bauchwand
verschiedene Eingeweideteile direkt anliegen (siehe das Verhalten des Colon ascendens
und descendens in Fig. 289), die von hinten ohne Eröffnung des Peritonaealsackes
zugänglich sind, während man von vorne und von der Seite her die Eingeweide erst
nach Eröffnung des Peritonaealsackes erreicht. Mit anderen Worten, man gelangt nach
Durchtrennung der hinteren Bauchwand nicht in die Peritonaealhöhle, sondern in den
Retroperitonaealraum und zu den retroperitonaeal gelegenen Eingeweiden (Nieren,
Nebennieren, Pankreas, Aorta, V. cava inf., Colon ascendens und descendens). Die
Zugänglichkeit derselben von hinten her wird nach dem Gesagten um so grösser sein, je
weiter lateral sie liegen, da die Mächtigkeit der hinteren Bauchwandung lateralwärts
abnimmt. Gebilde, die median vor der Lendenwirbelsäule liegen, sind nicht von hinten
aus zu erreichen, da die Lendenwirbelsäule in der Medianebene ein nicht zu überwindendes
Hindernis für das operative Vorgehen bildet.

Loge der Streckmuskulatur des Rumpfes (M. erector trunci). Die
dorsale Muskelloge enthält den M. erector trunci (Fig. 289); ihr äusserer Abschluss
wird durch die Fascia lumbodorsalis hergestellt, welche den Ursprung für einen Teil
des M. latissimus dorsi bietet. Die Fascie setzt sich medianwärts an den Processus
spinosi der Lendenwirbel, abwärts am Labium ext. cristae iliacae, an der Spina iliaca
post. sup., und an der hinteren Fläche des Sacrum fest. In dieser durch die Fascia
lumbodorsalis, den lateralen Umfang der Wirbelbogen mit den Processus laterales und
dem aponeurotischen Ursprunge des M. transversus von den Processus laterales (tiefes
Blatt der Fascia lumbodorsalis) gebildeten osteofibrösen Loge, liegt der gemeinsame
Bauch des M. sacrospinalis, aus welchem, im Bereiche des Thorax und des Halses, die
Mm. longissimus (dorsi, cervicis und capitis) und iliocostalis (lumborum, dorsi und
cervicis) hervorgehen. Bei sehr muskelstarken Individuen fällt der laterale Rand des
Muskelbauches steil ab, so dass derselbe mit den breiten Bauchmuskeln (M. obliquus
ext.) eine Einsenkung begrenzt (s. Fig. 289), welche in der Regel durch Fett ausgefüllt
und am Lebenden bloss bei starker Ausbildung der Muskulatur zu sehen ist. Man kann
jedoch leicht durch Palpation den M. erector trunci lateralwärts abgrenzen und hier
ohne Verletzung grösserer Muskelmassen, durch einen parallel mit dem lateralen Rande
des Muskels geführten Schnitt, den Retroperitonaealraum eröffnen.

M. transversus abdom. Er schiebt sich mit seinem breiten aponeurotischen
Ursprunge von den Processus lat. der Lendenwirbel zwischen der Muskelloge des M.
erector trunci und derjenigen der Mm. quadratus lumborum und psoas ein, indem er
beide Logen voneinander trennt. Der Ursprung des Muskels geht zur XII. Rippe
als Lig. costolumbale, zur Spina iliaca post. sup. und zur Crista iliaca als Lig. ilio-
lumbale. Die Aponeurose (auch als tiefes Blatt der Fascia lumbodorsalis bezeichnet)
vereinigt sich lateral von der durch den steilen Abfall des M. erector trunci erzeugten
Rinne mit der von den Processus spinosi ausgehenden Lamina superficialis fasciae lumbo-

dorsalis zu einer breiten sehnigen Platte, von welcher sowohl der M. latissimus dorsi als der M. obliquus int. Ursprungsfasern beziehen.

Ventrale Muskelloge. Sie wird ventralwärts (Fig. 289) durch eine Fascie abgeschlossen, welche sich von der Ursprungsaponeurose des M. transversus abzweigt und zu dem vorderen Umfange der Lendenwirbelkörper begibt. Die Loge enthält die Mm. quadratus lumborum und psoas.

Der M. quadratus lumborum wird in seiner medialen Partie von dem ventralwärts liegenden M. psoas überlagert. Letzterer entspringt von dem seitlichen Umfange des letzten Brust- und der 4 oberen Lendenwirbel sowie von den Processus laterales aller 5 Lendenwirbel. Die Fascie, welche den M. psoas ventral abgrenzt und sich an dem vorderen Umfange der Lendenwirbelkörper befestigt (Fascia m. psoas), geht auch auf den M. iliacus über und befestigt sich an der Linea terminalis des Beckens, sowie an dem Labium internum cristae iliacae. Es kommt auf diese Weise eine osteofibröse Muskelloge zustande (Loge des M. iliopsoas), welche von der höchsten Stelle des Psoasursprunges bis zum Ansatz des M. iliopsoas an dem Trochanter minor des Femur reicht und für die Ausbreitung von Abscessen, die an der Lendenwirbelsäule entstehen, den Weg angibt (s. Fossa iliaca).

Gefässe und Nerven der hinteren Bauchwand (Fig. 289). In beiden Logen werden die Gefässe und Nerven von segmentalen Gebilden geliefert; die Arterien kommen direkt aus der Aorta als Aa. lumbales, die Venen (Vv. lumbales) münden in die V. cava inf., resp. in die Vv. lumbales ascendentes; die Nerven kommen aus den Nn. lumbales, resp. aus dem Plexus lumbalis.

In der dorsalen Muskelloge verbreiten sich die Rami dorsales der Nn. lumbales, welche teils den M. sacrospinalis versorgen, teils die Lamina superficialis fasciae lumbodorsalis durchbrechen, um zur Haut des Rückens beiderseits von den Processus spinosi der Lendenwirbel zu gehen. Die Rami post. der beiden letzten Lumbalnerven gelangen überhaupt nicht mehr bis zur Haut, sondern sind nur motorisch; von den drei oberen gehen auch Äste (Nn. cutanei clunium sup.) über die Crista iliaca in die Glutaealgegend. Mit den Nerven verlaufen zwischen den Processus laterales der Lendenwirbel die Rami posteriores der Aa. lumbales, die sich teils an den M. sacrospinalis, teils an die Haut verbreiten.

Das Verhalten der Gebilde in der ventralen Loge ist weniger einfach (Fig. 289). Die Aa. lumbales gelangen durch Öffnungen, welche in dem Ansatze der Fascie des M. psoas ausgespart sind, in die Psoasloge und teilen sich hier in Rami dorsales und ventrales. Die ersteren geben einen Ramus spinalis durch das Foramen intervertebrale zum Rückenmark und die Rami ventrales verlaufen dorsal von dem M. quadratus lumborum zu den breiten Bauchmuskeln.

Die Rami ventrales der Nn. lumbales, welche den Plexus lumbalis und einen Teil des Plexus sacralis bilden, kommen aus dem I.—IV. Lumbalnerven, an welche sich noch ein Teil des XII. Thoracalnerven (N. subcostalis) anschliesst. Die Nerven treten zwischen dem M. psoas und dem M. quadratus lumborum zum Plexus lumbalis zusammen; teilweise liegt derselbe auch im Fleische des M. psoas. Über die ventrale Fläche des M. quadratus lumborum verlaufen die beiden ersten Nerven des Plexus, Nn. iliohypogastricus und ilioinguinalis, häufig zu einem einheitlichen Stamme vereinigt (Fig. 290); beide Nerven durchbohren den M. transversus abdom., um weiterhin zwischen diesem Muskel und dem M. obliquus int. ihren Weg ventralwärts zu nehmen. Der N. genitofemoralis bildet sich aus dem I. und II. Lumbalnerven innerhalb des M. psoas und verläuft dann auf der vorderen Fläche des M. psoas abwärts. Der N. cutaneus femoris lat. kommt bereits unterhalb der Crista iliaca lateral von dem M. psoas zum Vorschein und nimmt seinen Weg über dem M. iliacus gegen die Spina iliaca ant. sup. Der N. obturatorius entsteht aus dem II., III. und IV. Lumbalnerven, liegt in der Muskelmasse des Psoas und gelangt medial von dem Muskel

an die seitliche Wand des kleinen Beckens, wo er zur oberen Öffnung des Canalis obturatorius verläuft. Der N. femoralis setzt sich aus Fasern des I.—IV. Lumbalnerven
zusammen, liegt in dem Muskelbauch des Psoas und gelangt dort, wo der Psoas sich
mit dem M. iliacus zum M. iliopsas vereinigt, in der Rinne zwischen den beiden, zur
Lacuna musculorum und zum Oberschenkel (s. Regio iliaca).

Trigonum Petiti. Über der hinteren Strecke der Crista iliaca befindet sich
eine Stelle, wo, allerdings sehr selten, Brüche entstehen oder Abscesse des Retro-

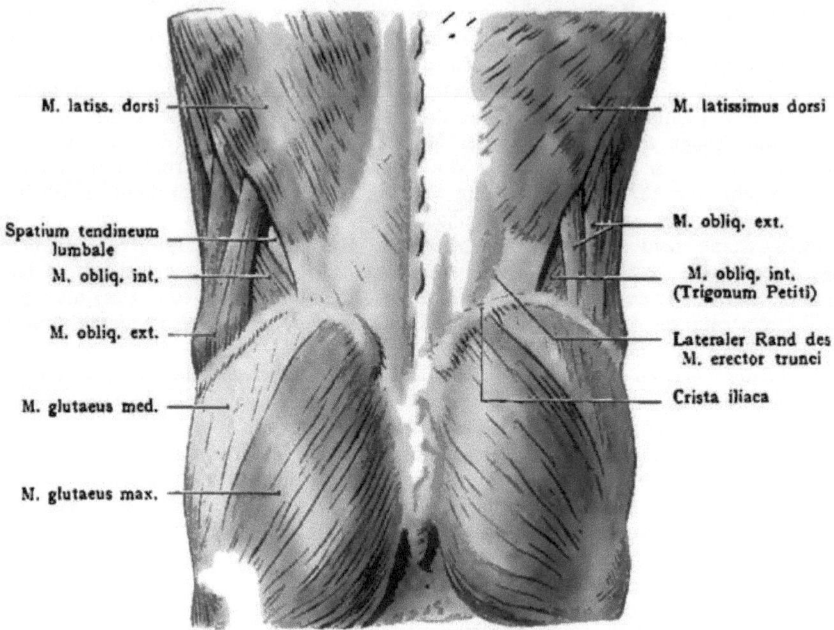

Fig. 291. Regio lumbalis.
Rechterseits ist ein Trigonum Petiti, linkerseits ein Teil des Spatium tendineum lumbale oberhalb des M. obliquus
int. zu sehen.
Beobachtet in dem Basler Seziersaal.

peritonaealraumes ihren Weg nach aussen nehmen können. Es ist dies das sog. Trigonum Petiti. Dasselbe ist in etwa $^2/_3$ der Fälle vorhanden als ein dreieckiges Feld,
dessen Basis durch die Crista iliaca gebildet wird, während die beiden Schenkel hergestellt werden: medial durch die platte, an der Crista iliaca entspringende Aponeurose des M. latissimus dorsi, lateral durch den hinteren Rand der Muskelplatte des
M. obliquus abd. ext., welcher senkrecht von der letzten Rippe zur Crista iliaca verläuft.
In dem so begrenzten Dreieck liegt der M. obliquus abd. int. vor (Fig. 291 rechterseits).
In einem Drittel der Fälle schliessen sich die Ränder der Mm. obliquus abd. ext. und
latissimus dorsi zusammen, so dass das Dreieck nicht nachzuweisen ist. (Baracz.)
Oberhalb des Dreiecks, das zuerst 1774 von J. L. Petit beschrieben wurde, befindet
sich, von dem M. latissimus dorsi bedeckt, ein Feld, in welchem sowohl der M. obliquus
abdom. ext. als der M. obliquus abdom. int. fehlen, und die Wandung des Bauchraumes,
abgesehen von dem M. latissimus dorsi, bloss von dem tiefen Blatte der Fascia lumbodorsalis gebildet wird. Dieses Feld (Spatium tendineum lumbale) ist in ca. 93%
der Fälle nachzuweisen und wird kranial durch die XII. Rippe mit dem unteren

Rande des M. serratus post. inf. begrenzt (Fig. 292), medial durch den M. erector trunci, lateral durch den M. obliquus abdom. ext. und den M. obliquus int.; im Grunde des Feldes liegt die Aponeurose des M. transversus abdom. (Lamina prof. fasciae lumbodorsalis). Bedeckt wird es von dem M. latissimus dorsi.

Im Bereiche des Spatium tendineum lumbale treten die A. und Vv. subcostales mit dem N. subcostalis durch die Aponeurose des M. transversus abdominis und bewirken eine Schwächung der Fascie, welche zur Bildung von Hernien an dieser Stelle führen kann, ferner aber auch den Senkungsabscessen, welche von den Lendenwirbeln ausgehen, die Möglichkeit bietet, hier an die Oberfläche zu gelangen. Im Trigonum Petiti werden die Verhältnisse wegen der grösseren Resistenz der am Grunde des Dreiecks vorliegenden Muskelplatte (M. obliquus abdom. int.) weniger günstig sein.

Bei dem in Fig. 291 abgebildeten Präparate fand sich linkerseits ganz ausnahmsweise ein Spatium tendineum lumbale, das den obersten Teil des Petitschen Dreiecks einnahm und vom M. latissimus dorsi nicht bedeckt war; hier tritt die Aponeurose des M. transversus abdom. in direkten Kontakt mit der subkutanen Fettschicht und es ist ersichtlich, dass dadurch die Entstehung einer Hernienbildung begünstigt wird.

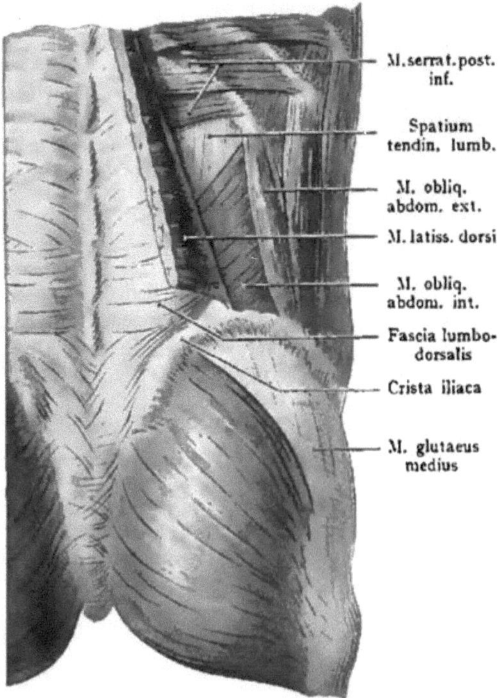

Fig. 292. Der M. latissimus dorsi ist durchtrennt und medianwärts umgelegt worden, um das von dem M. sacrospinalis, dem unteren Rande des M. serratus post. inf. und dem oberen Rande des M. obliq. abd. int. begrenzte Spatium tendineum lumbale zu zeigen, in dessen Bereiche die Fascia transversalis zutage tritt.

Oberer Abschluss des Bauchraumes durch das Diaphragma.

Das Diaphragma kann entweder als oberer Abschluss des Bauchraumes oder als unterer Abschluss des Brustraumes beschrieben werden. Aus praktischen Rücksichten wird die Beschreibung an dieser Stelle vorgenommen, da sich von unten aus die Ursprünge des Zwerchfells, sowie die verschiedenen Öffnungen in demselben samt den durchtretenden Gebilden, am vollständigsten übersehen lassen.

Das Diaphragma bildet eine gewölbte, abwärts konkave Platte mit sehnigem Centrum (Centrum tendineum) und muskulösen Randteilen (Pars muscularis). Sie ist in die untere Thoraxapertur, von deren Rand sie entspringt, eingelassen, und ragt mit ihrer Konvexität in den Thoraxraum hinauf. Die topographische Anatomie kann die Einteilung der Platte in eine Pars tendinea und eine Pars muscularis annehmen oder einen mehr oder weniger horizontalen centralen Abschnitt (Pars horizontalis) von einem Randabschnitte unterscheiden, welcher senkrecht (Pars verticalis) oder doch ziemlich steil nach oben verläuft, um in die Pars horizontalis überzugehen. Die Pars verticalis entspricht bloss einem Teile der Pars muscularis, die Pars horizontalis entspricht der Pars tendinea und einem Teile der Pars muscularis. Die Pars verticalis zeigt vorne die geringste Höhe, nach den Seiten und dorsalwärts nimmt ihre Höhe zu, um an der Lendenwirbelsäule das Maximum zu erreichen.

Ursprünge des Diaphragma. Das Zwerchfell entspringt in drei Portionen, von dem Processus xiphoides sterni (Pars sternalis), von der Innenfläche der sechs unteren Rippen (Pars costalis) und von der vorderen Fläche der Lendenwirbel sowie von sehnigen Faserzügen, welche vom Körper zum Processus lateralis des ersten Lendenwirbels und von diesem zur letzten Rippe ziehen (Pars lumbalis). Die einzelnen Ursprungsportionen werden durch grössere oder kleinere Lücken voneinander getrennt, ferner sind in der aus den Ursprüngen hervorgehenden Platte noch Öffnungen, zum Teil mit sehniger Umrandung, vorhanden, durch welche verschiedene aus der Bauchhöhle zur Brusthöhle oder umgekehrt verlaufende Gebilde hindurchtreten (Oesophagus, Aorta abdominalis, Ductus thoracicus, V. cava inf.).

1. **Pars sternalis:** Ein paar kleine Muskelzacken, die von der hinteren Fläche des Proc. xiphoides sterni entspringen und in das Centrum tendineum übergehen.

2. Die **Pars costalis** entspringt von der Innenfläche der Knorpel der sechs untersten Rippen, alternierend mit Zacken des M. transversus abdom. Zwischen der Pars sternalis und der Pars costalis bleibt eine kleine Lücke von geringer praktischer Bedeutung übrig (Spatium sternocostale oder **Larreyscher Raum**).

3. **Pars lumbalis** (Fig. 290). Sie zerfällt in eine Pars medialis und eine Pars lateralis. Die Pars medialis entspringt aus zwei mit dem Lig. longitudinale ant. der Lendenwirbel verschmolzenen Sehnen, von welchen die rechte bis auf die vordere Fläche des dritten bis vierten, die linke auf den zweiten bis dritten Lumbalwirbel hinunterreicht. Die aus diesen Sehnen hervorgehenden Muskelbündel kreuzen sich und begrenzen mit dem XII. Brust- und I. Lendenwirbel den Hiatus aorticus. Dieselben Bündel, welche den Hiatus aorticus bilden, weichen oberhalb desselben wieder auseinander, um den Hiatus oesophageus zu umranden. Dieser Öffnung fehlt die sehnige Begrenzung, die den Hiatus aorticus auszeichnet; wir sind vielleicht durch diesen Umstand berechtigt anzunehmen, dass die Kontraktionen des Zwerchfells·das Lumen des Oesophagus an dem Hiatus oesophageus etwas einschnüren dürften, während eine Unterbrechung des Blutstromes in der Aorta infolge der Ausbildung der sehnigen Umrandung des Hiatus aorticus ausbleibt.

Die **Pars lateralis** entspringt von zwei sehnigen Bogen, Arcus lumbocostalis medialis und lateralis (Fig. 290), die als Verstärkungen in den Fascienüberzug der Mm. psoas und quadratus lumborum eingeflochten sind. Der **Arcus lumbocostalis medialis** geht vom Körper zum Processus lateralis des ersten Lendenwirbels, überbrückt also den M. psoas; eine Fortsetzung wird durch den **Arcus lumbocostalis lateralis** gebildet, welcher von dem Processus lateralis des ersten Lendenwirbels ausgehend, den M. quadratus lumborum überbrückt und sich an der letzten Rippe inseriert. Von beiden Arcus lumbocostales entspringen platte Muskelbündel, welche aufwärts in die Pars muscularis übergehen. Zwischen dieser Portion des Zwerchfells und der Pars costalis findet sich oberhalb der letzten Rippe eine dreieckige Lücke (Fig. 290), das Trigonum costolumbale diaphragmatis.

Die **Pars tendinea** (Centrum tendineum), in welche als centraler Teil der gewölbten Platte die Pars muscularis übergeht, wird gewöhnlich mit einem Kleeblatte verglichen, an welchem ein vorderer Abschnitt von zwei seitlichen Abschnitten zu unterscheiden ist. Zwischen mittlerem und rechtem Abschnitte liegt das Foramen venae cavae mit sehnigen Rändern rechts und weiter ventral als der Hiatus oesophageus.

Lücken im Zwerchfell. Von den angeführten Lücken zwischen den Ursprungsportionen des Diaphragma hat das Spatium sternocostale (Larreyscher Raum) zwischen der Pars costalis und der Pars sternalis keine praktische Bedeutung. Dasselbe ist in der Regel sehr schwach entwickelt und wird gegen den Bauchraum von dem Peritonaeum parietale, gegen den Brustraum von dem Pericardium diaphragmaticum überzogen.

Eine grosse praktische Bedeutung kommt dem Trigonum costolumbale zwischen der Pars lumbalis und der Pars costalis diaphragmatis zu (Fig. 290). In der Regel legen sich diejenigen Ursprungsbündel des Zwerchfells, welche von der lateralen Strecke des Arcus lumbocostalis lat. entspringen, nicht unmittelbar an die erste costale Ursprungszacke, so dass zwischen beiden eine Lücke in Form eines gleichschenkligen Dreieckes übrig bleibt, dessen Basis von dem oberen Rande der XII. Rippe gebildet wird, während die Spitze des Dreieckes kranialwärts liegt. Diese Lücke wird von seiten des Brustraumes ganz oder teilweise von der Pleura überlagert, von seiten des Bauchraums liegt ihr die hintere Fläche der Niere oder, genauer gesprochen, die Capsula adiposa renis an. Dieselbe wird also bloss durch eine dünne Bindegewebsschicht von der Pleura und der Pleurahöhle getrennt und gerade diese Lücke kann von Eiterungen, welche von der Niere oder von der Capsula adiposa renis ausgehen, benutzt werden, um sich nach oben durch das Zwerchfell auszubreiten und die Pleurahöhle in Mitleidenschaft zu ziehen (subphrenische Abscesse, s. Niere).

Ausser den erwähnten Lücken kommen auch solche innerhalb der Pars lumbalis vor. Regelmässig findet sich in der Pars medialis eine Lücke zwischen der Portion, welche von dem vorderen Umfange der Lendenwirbelkörper entspringt und den lateralwärts sich anschliessenden Fasern. Diese Lücke dient rechts der V. azygos und dem N. splanchnicus major dexter, links der V. hemiazygos und dem N. splanchnicus major sin. zum Durchtritte. Weiter lateral findet sich in der Pars lateralis eine Öffnung für den Durchtritt des sympathischen Grenzstranges. Der N. splanchnicus minor verläuft entweder mit dem N. splanchnicus major oder auch durch eine besondere Öffnung in der Pars medialis.

Bedingungen für die Bildung von Zwerchfellshernien (Herniae diaphragmaticae). Ausbuchtungen des Zwerchfells oder das Fehlen einzelner Partien

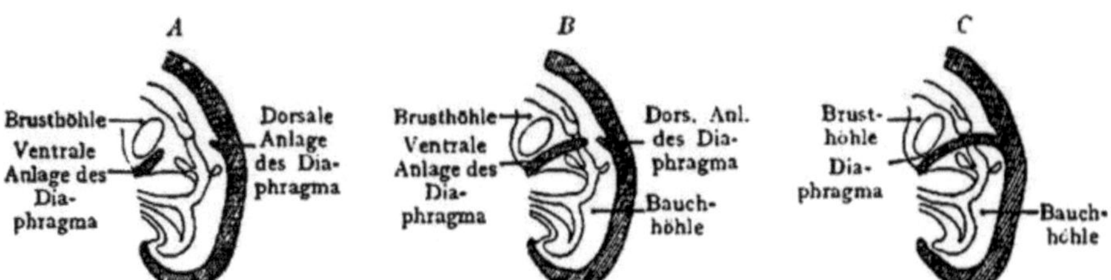

Fig. 293. Entwicklung des Diaphragma. Schema.
Nach Poirier und Charpy, Anat. humaine.

der Platte können die Veranlassung zur Bildung von Zwerchfellsbrüchen (Herniae diaphragmaticae) geben. Dieselben sind im ganzen selten; sie können erworben oder angeboren sein. Nicht selten treten die Herniae diaphragmaticae acquisitae im Anschluss an Stich- oder Schussverletzungen des Diaphragma auf, dagegen beruhen die Herniae diaphragmaticae congenitales auf einer Hemmungsmissbildung, bei welcher der Abschluss der Diaphragmaplatte nur unvollständig erfolgte. Ein Verschluss solcher Defekte durch das Bindegewebe der Fascia endogastrica erweist sich nicht als genügend, um dem intraabdominellen Drucke Widerstand zu leisten und es werden alsdann Baucheingeweide die Pleura diaphragmatica ausbuchten und in den Raum der Brusthöhle hinaufrücken.

Die Diaphragmaplatte stammt, wie ihre Innervation durch den N. phrenicus (aus dem III., IV. und V. Cervicalnerven) angibt, aus Halsmyotomen, welche abwärts wandern. Bei dem Vorgange, welcher zum Abschluss einer Pleuropericardialhöhle von einer Peritonaealhöhle führt (Fig. 293), wachsen eine dorsale und eine ventrale Anlage einander entgegen, und zwar wird der grössere Teil des Diaphragma von der ventralen Anlage geliefert. Es ist selbstverständlich, dass bei unvollständiger Entwicklung der einen oder der anderen Anlage eine Lücke bestehen bleibt, durch welche sich die Baucheingeweide nach oben in den Brustraum vordrängen können.

Lage der Öffnungen im Zwerchfell. Der Hiatus aorticus liegt etwas links von der Medianebene und der sehnige Rand der Öffnung reicht bis zur Mitte des XII. Brustwirbelkörpers hinauf. Mit demselben ist die Aorta inniger verbunden als mit dem vorderen Umfange der Wirbelkörper. Rechts und etwas dorsal von der Aorta verläuft der Ductus thoracicus durch den Hiatus aorticus in den Brustraum.

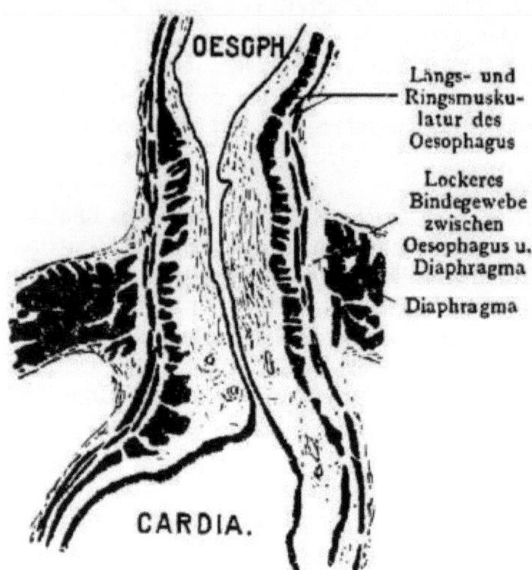

Fig. 294. Längsschnitt durch den Oesophagus im Hiatus oesophageus.
Nach einem Mikrotomschnitte.

Der Hiatus oesophageus liegt gleichfalls links von der Medianebene, etwas weiter ventral als der Hiatus aorticus; seine Umrandung wird von Muskulatur gebildet, welche durch lockeres Bindegewebe mit der Pars diaphragmatica des Oesophagus in Verbindung steht (Fig. 294). Die Verbindung ist leicht zu lösen, eine Tatsache, welche dann von Bedeutung werden kann, wenn man bei gewissen Operationen am Magen die innerhalb der Bauchhöhle gelegene Pars abdominalis des Oesophagus (normalerweise bloss 2—3 cm lang) durch Herabziehen der Pars diaphragmatica zu verlängern wünscht (Totalexzision des Magens und Verbindung des Oesophagus mit der Duodenalschlinge).

Das Foramen venae cavae liegt rechts von der Medianebene und noch weiter ventral als der Hiatus oesophageus, zwischen dem rechten und dem mittleren Abschnitte des Centrum tendineum. Der sehnige Rand der Öffnung hängt mit der Wand der V. cava inf. innig zusammen, welch' letztere gewissermassen in dem durch das Foramen dargebotenen Rahmen eingespannt ist und, wohl infolge dieser innigen Verbindung mit dem Zwerchfell, bei der Respiration abwechselnd erweitert und verengt wird (Hyrtl).

Gefässe und Nerven des Zwerchfells. Die Arterien kommen entweder aus der A. mammaria int. (Aa. pericardiacophrenicae und Aa. musculophrenicae) oder aus der Aorta abdominalis (Aa. phrenicae inf.), ferner gelangen von der Seite her kleine Äste der Aa. intercostales zur Pars costalis.

Die A. musculophrenica geht von vorne, dort wo die A. mammaria int. unter dem Rippenbogen hervortritt, gerade nach hinten zum Diaphragma. Die Aa. pericardiacophrenicae (Fig. 243) kommen beiderseits aus der ersten Strecke der A. mammaria int. und verlaufen mit dem N. phrenicus zum Zwerchfell. Die Aa. phrenicae inf. entspringen aus der Aorta unmittelbar nach ihrem Eintritt in die Bauchhöhle und verlaufen beiderseits über die medialen Pfeiler des Zwerchfells zur Pars lumbalis.

Die Venen stimmen in ihrem Verlaufe mit den Arterien überein.

Die Lymphgefässe verbinden sich mit denjenigen der Pleura und des Peritonaeum, daher kann auch eine Entzündung der einen serösen Höhle auf die andere übergreifen, indem sie das Zwerchfell durchsetzt. Die Lymphgefässe sammeln sich zu vorderen und hinteren Stämmen; die ersteren gehen zu den Lymphoglandulae sternales, die, an der Basis des Processus xiphoides gelegen, ihre Abflusswege aufwärts längs der Vv. mammariae int. rechterseits in den Truncus bronchomediastinalis, linkerseits in den Ductus thoracicus senden. Die hinteren Stämme enden in den am Eintritt der Aorta in die Bauchhöhle liegenden Lymphoglandulae coeliacae. Ausgedehnte Verbindungen lassen sich zwischen den Lymphgefässen der Leber und denjenigen des Zwerchfells nachweisen; starke Lymphstämme gehen im Lig. falciforme zum Diaphragma, durchbohren dasselbe nahe an seinem vorderen Rande und ziehen mit den Vasa mammaria int. (Lymphoglandulae sternales) aufwärts, um in der Regel zur linken, seltener zur rechten Fossa supraclavicularis zu gelangen.

Nerven. Die Nn. phrenici, aus dem III. und IV. Cervicalnerven, manchmal auch noch aus dem V., zeigen die ursprüngliche Herkunft des Diaphragma aus Cervicalmyotomen an. Über ihren Verlauf am Halse s. Fig. 232; innerhalb der Brusthöhle verlaufen sie zwischen dem Pericardium parietale und der Pleura mediastinalis, der rechte mehr senkrecht, der linke, entsprechend der Verlagerung des Herzens nach links, in einem weiten Bogen. Deshalb wird auch linkerseits der N. phrenicus weiter lateral das Zwerchfell erreichen, als rechterseits. Der N. phrenicus sin. durchbohrt das Zwerchfell und verbreitet sich an die untere Fläche desselben, während sich der N. phrenicus dexter an die obere Fläche verzweigt.

Höhenstand des Diaphragma. Man hat strenge zu unterscheiden zwischen dem Höhenstande des Diaphragma an der Leiche und am Lebenden. Der erstere lässt sich mittelst der Methode der Gefrierschnitte leicht und sicher bestimmen; er ist ein für allemal gegeben und entspricht der forcierten Exspirationsstellung beim Lebenden. Der Höhenstand des Diaphragma beim Lebenden schwankt, je nach der Tiefe der Respiration, man muss daher die letztere angeben, und spricht von dem mittleren Höhenstand des Diaphragma und von dem Höhenstand bei (mässiger) Exspiration und Inspiration.

Leichenstellung des Diaphragma. Der höchste Punkt der Zwerchfellskuppel steht in den Leichen gesunder Menschen aus den mittleren Lebensjahren rechterseits in der Höhe einer Horizontalebene, welche gerade über dem Sternalansatze der IV. Rippenknorpel durchgelegt wird, linkerseits um einen Intercostalraum tiefer (Luschka). In der Regel steht das Zwerchfell bei jugendlichen Individuen höher, indem die Kuppel eine Horizontalebene erreichen kann, welche dem Sternalansatze des III. Rippenknorpels entspricht. Bei älteren Personen dagegen kann sich die Zwerchfellkuppel bis zu einer Horizontalebene senken, die durch den Sternalansatz des V. Rippenknorpels durchgelegt wird. Der Altersdescensus des Zwerchfells beträgt demnach 2 Intercostalräume oder, auf die Wirbelsäule bezogen, mehrere Wirbelhöhen. Der Descensus hängt mit der grösseren Neigung der Rippen beim Greise zusammen, während die Rippen des Neugeborenen mehr wagerecht verlaufen (vergl. die Beschreibung der physiologischen Senkung der Hals- und Brustorgane mit zunehmendem Alter, sowie Fig. 222). Im allgemeinen ist aber auch die Variationsbreite im Höhenstande des Diaphragma bei Menschen in demselben Lebensalter nicht unbeträchtlich. Die bekannten Variationen in der Form des Brustkorbes sind natürlich auch mit Variationen in dem Höhenstande des Zwerchfells verknüpft.

Höhenstand des Zwerchfells beim Lebenden. Respiratorische Verschiebungen. Die seitlichen Teile des Diaphragma (Pars verticalis) erfahren bei der Respiration stärkere Lageveränderungen als das Centrum tendineum (Fig. 295 a und b). Bei der Inspiration verlieren sie ihre Wölbung; „sie verlaufen auf dem kürzesten Wege von ihrem Ursprunge an der seitlichen Thoraxwand bis zu ihrem Übergang in das Centrum tendineum" (Henke). Der einerseits durch Rippen und Intercostalmuskulatur, andererseits durch das Zwerchfell begrenzte Spalt (Sinus phrenicocostalis) wird dabei zu einem Raume, welcher der Lunge die Ausdehnung abwärts gestattet. Das Centrum tendineum muss eine gewisse Senkung bei der Inspiration erfahren, doch ist dieselbe unbeträchtlich, besonders bleibt die Lage des Planum cardiacum, auf welchem das Herz ruht, fast unverändert.

Die Kontraktion des Zwerchfells bei der Inspiration hat eine Form- und Volumenveränderung des Thoraxraumes zur Folge. Derselbe wird erstens infolge des Verhaltens der Pars verticalis diaphragmatis unten und seitlich erweitert; zweitens wird das Diaphragma bei seiner inspiratorischen Kontraktion die vorderen Enden der sechs letzten

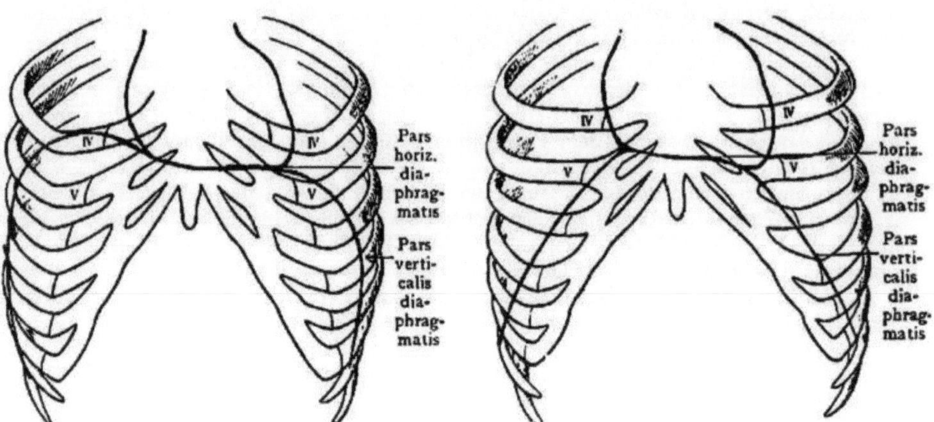

Fig. 295a. Stellung des Zwerchfells bei der Exspiration. Schema.

Fig. 295b. Stellung des Zwerchfells bei der Inspiration. Schema.

Rippen heben und da dieselben schief abwärts verlaufen, werden sowohl der transversale als der anterolaterale Durchmesser eine Vergrösserung erfahren: die untere Thoraxapertur wird weiter, und das Sternum mit den Ansätzen der Rippenknorpel hebt sich.

Form und Höhenstand des Diaphragma werden zum Teil durch die Eingeweide, welche sich demselben von seiten der Brust- wie der Bauchhöhle anlagern, bestimmt. Von seiten der Bauchhöhle sind es die obere und die hintere Fläche der Leber, der Fundus des Magens und die Facies diaphragmatica der Milz, welche sich in die Wölbung der Zwerchfellkuppel hineinlegen. Der mächtigeren Entfaltung des rechten Leberlappens ist es auch zuzuschreiben, dass die rechte Hälfte der Kuppel etwa um die Höhe eines Intercostalraumes weiter in den Thoraxraum hinaufreicht als die linke Hälfte. Von seiten des Thoraxraumes treten das Herz mit seiner Facies diaphragmatica, sodann die beiden Lungen mit ihrer Basis in Beziehung zur oberen Fläche des Zwerchfells. Das Herz lagert einem Teile des Centrum tendineum auf und schiebt sich mit seinem nach rechts und abwärts sehenden Rande (rechter Herzrand) in den Spalt, der durch die vordere Brustwand und die vordere Partie der Pars verticalis diaphragmatis gebildet wird. Es ruht auf dem nach vorne und links abfallenden Planum cardiacum und erzeugt durch das Zwerchfell hindurch eine leichte Delle auf der oberen Fläche der Leber (Impressio cardiaca hepatis), welche bei Formolinjektion der Arterien besonders deutlich ist. Die Bases pulmonum legen sich vollständig der oberen Wölbung des Zwerchfells an.

Verhalten der serösen Häute (Peritonaeum, Pleura und Pericard) zum Diaphragma. Die obere und die untere Fläche des Diaphragma werden von einer Bindegewebsschicht überzogen, die wir, auf der unteren Seite der Fascia endogastrica, auf der oberen Seite der Fascia endothoracica zurechnen. Sie gehört zur innersten bindegewebigen Auskleidung des Bauchraumes wie des Brustraumes und dient der serösen Schicht, welche als Peritonaeum, Pleura oder Pericard das Diaphragma überzieht, als Grundlage.

Das Peritonaeum bedeckt den grössten Teil der gegen die Bauchhöhle sehenden Fläche des Diaphragma, fehlt jedoch in dem Felde, wo die hintere Fläche des rechten Leberlappens sich direkt mittelst der Fascia endogastrica mit dem Diaphragma in Verbindung setzt (s. Leber). Auch am Eintritt des Oesophagus in den Bauchraum fehlt der Peritonaealüberzug in einem kleinen Felde links von dem Hiatus oesophageus. Das Foramen venae cavae liegt noch innerhalb des grossen Feldes, in dessen Bereich die hintere Fläche der Leber in direkten Kontakt mit dem Zwerchfell tritt (Fig. 397, Ausbreitung des Peritonaeum an der hinteren Bauchwand am Schluss des Kapitels). Die ganze Pars lumbalis sowie die von der letzten Rippe entspringende Zacke der Pars costalis entbehrt des Peritonaealüberzuges; hier legen sich beiderseits von der Wirbelsäule die Nieren und die Nebennieren unter Vermittlung ihrer Capsula adiposa an das Diaphragma, indem sie die Lücke zwischen der costalen und lumbalen Ursprungsportion bedecken. Ferner liegen der Pars lumbalis unmittelbar an: die V. cava inf., das Pancreas und das Duodenum (im Retroperitonaealraume), so dass wir unterhalb einer die oberen Nierenpole verbindenden Querlinie einen Peritonaealüberzug der Pars lumbalis vermissen. Die Beziehungen der Pleura diaphragmatica und des Pericardium diaphragmaticum zur oberen Fläche des Zwerchfells haben bei der Besprechung der Topographie der Pleural- und Pericardialhöhle Berücksichtigung erfahren.

B. a) Topographie des Peritonaeum und der Peritonaealhöhle.

Die Peritonaealhöhle (Cavum peritonaei) ist in der Weise im Bauchraume eingeschlossen, dass ihre anterolaterale und ihre obere Wandung sich unmittelbar an die gleichnamigen Wandungen des Bauchraumes anschliessen und durch die Fascia endogastrica (resp. die Fascia transversalis) mit ihnen verbunden werden. Nach unten reicht der Peritonaealsack in das kleine Becken und bildet hier einen Abschnitt, den wir als Cavum pelvis peritonaeale unterscheiden. Die hintere Wand des Peritonaeal·sackes dagegen legt sich nicht unmittelbar an die hintere Wandung des Bauchraumes, sondern hier schieben sich eine Anzahl von Eingeweideteilen ein, welche in Fett- und Bindegewebe oder auch in Fascien eingehüllt, höchstens an ihrem ventralen Umfange einen Peritonaealüberzug erhalten. Dieselben liegen im Cavum retroperitonaeale (Fig. 266).

Das Peritonaeum bildet einen serösen Sack, welcher besonders an seiner dorsalen und an seiner oberen Wandung von verschiedenen Eingeweideteilen eingestülpt wird. Man unterscheidet folglich den Abschnitt, welcher an die Wandungen des Bauchraumes resp. des Retroperitonaealraumes anstösst, als Peritonaeum parietale von dem Abschnitte, welcher die in den Peritonaealsack sich einstülpenden Eingeweide überzieht, dem Peritonaeum viscerale.

Bei der Einstülpung des Peritonaeum durch Eingeweide nehmen dieselben ihre Gefässe und Nerven mit; diese liegen in den Mesenterien, welche die Darmteile an das Peritonaeum parietale befestigen, und entspringen aus den grossen Stämmen des Cavum retroperitonaeale, resp. gehen zu denselben.

Zwischen dem Peritonaeum parietale und der inneren Schicht der Bauchwandung liegt, die Verbindung beider vermittelnd, die **Fascia endogastrica**, welche auch als subperitonaeales Bindegewebe die Unterlage für das Peritonaeum parietale darstellt. Man könnte an dieser Schicht, wie am Peritonaeum selbst, wieder eine parietale und eine viscerale Abteilung unterscheiden; die letztere umhüllt die Gefässe, welche in den Mesenterien zu den verschiedenen in den Peritonaealsack eingestülpten Eingeweideteilen verlaufen und hängt dorsalwärts mit der parietalen Abteilung zusammen. Während die Ausbildung der visceralen Abteilung in allen Mesenterien ziemlich gleich bleibt, indem hier ein spärliches, die Gefässstämme umgebendes Bindegewebe vorhanden ist, das mit Fett mehr oder weniger durchsetzt ist, zeigt die parietale Abteilung recht weitgehende lokale Unterschiede. Besonders in der Wandung des kleinen Beckens, in der Fossa iliaca sowie im Retroperitonaealraume, ist diese subperitonaeale Schicht von Bindegewebe mächtig entwickelt, während sie im Bereiche der anterolateralen Partie des Peritonaealsackes spärlicher auftritt. Längs der Linea alba sowie besonders auch am Nabel, zeigt sie straffere Fasern (Fascia umbilicalis), die inniger mit der Wandung des Bauchraumes zusammenhängen. Überall da, wo eine stärkere Verschiebung des Peritonaeum stattfindet, besteht die Fascia endogastrica aus

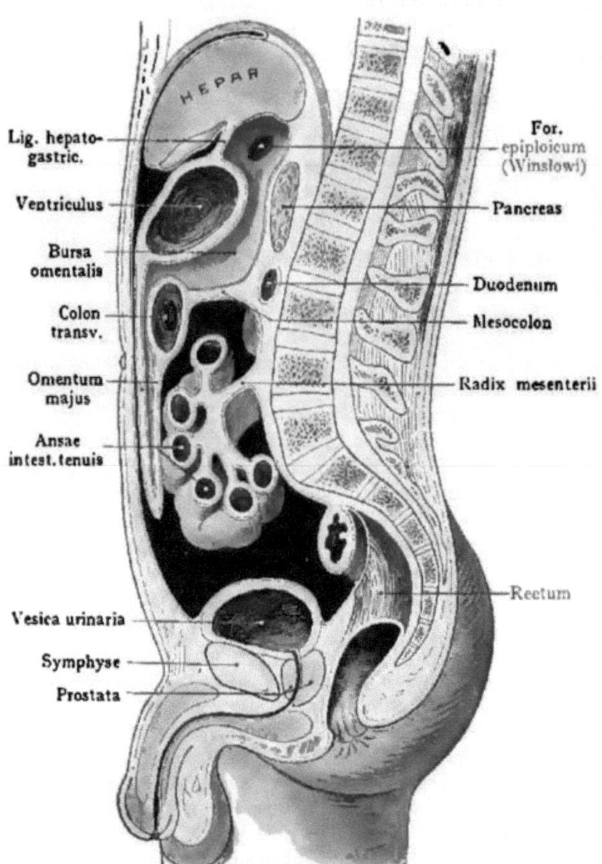

Fig. 296. Medianschnitt durch die Bauchhöhle. Topographie des Peritonaeum.
Bursa omentalis grün.
Mit Benützung einer Figur von W. Braune, Atlas der topograph. Anatomie.

lockerem Bindegewebe, so an der vorderen Bauchwand oberhalb der Symphyse, wo bei stärkerer Füllung der Harnblase das Peritonaeum in grösserer Ausdehnung von der vorderen Bauchwandung abgehoben wird. Auch innerhalb des Beckens ist wohl die lockere Beschaffenheit der Fascia endopelvina, welche die Fortsetzung der Fascia endogastrica bildet, auf den wechselnden Füllungszustand der Eingeweide zurückzuführen.

Der Peritonaealsack umgrenzt einen grossen einheitlichen Hohlraum, von welchem jedoch manche Spalten und Buchten ausgehen. Wir können den Raum von zwei Gesichtspunkten aus einteilen. Durch Vorgänge, die später in Zusammenhang zu besprechen sind, wird der obere Teil des in der Medianebene verlaufenden dorsalen Mesenterium, an welchem der in früheren Stadien der Entwicklung spindelförmige Magen befestigt ist, nach links ausgestülpt. Indem dieser Prozess weitergeht und die dorsale Wandung der Ausstülpung mit dem Peritonaeum parietale verwächst, wird ein Sack gebildet, der durch eine engbegrenzte Öffnung mit der übrigen Peritonaealhöhle in Verbindung steht und von der letzteren, dem Cavum peritonaei majus, als Cavum peritonaei minus oder als Bursa omentalis unterschieden wird. Dieselbe ist in Fig. 296 durch einen grünen Ton angegeben; beide Abteilungen der Peritonaealhöhle stehen durch das Foramen epiploicum (Winslowi) miteinander in Verbindung.

Eine andere Einteilung der Bauchhöhle erhalten wir durch die beiden grossen Peritonaealduplikaturen, welche den Darm an die dorsale Wandung des Peritonaealsackes befestigen. Quer in die Bauchhöhle eingestellt, zieht die Haftlinie des Mesocolon transversum, welche rechterseits von der Pars descendens duodeni und dem Pankreaskopfe ausgeht, über die Lendenwirbelsäule hinweg bis zur linken Niere (Fig. 397 des Peritonaeum parietale der hinteren Bauchwand am Schluss des Kapitels). Ferner erstreckt sich von der Bandscheibe zwischen dem II. und III. Lumbalwirbel linkerseits die Radix mesenterii schräg über die Wirbelsäule bis zur rechten Fossa iliaca. Wenn wir den unterhalb der Linea terminalis des kleinen Beckens gelegenen Teil des Peritonaealsackes als Cavum pelvis peritonaeale unterscheiden, so erhalten wir innerhalb des Cavum peritonaeale proprium drei Abteilungen, die jedoch in weiter Verbindung untereinander stehen; erstens eine Abteilung oberhalb des Mesocolon transversum, zweitens und drittens je eine Abteilung rechts und links zwischen dem Mesocolon oben und der Beckeneingangsebene unten und dem schräg eingestellten Mesenterium medianwärts, endlich viertens, unterhalb der Beckeneingangsebene, das Cavum pelvis peritonaeale. Für die Schilderung der Topographie der Baucheingeweide ist diese Unterscheidung von geringem Werte, praktisch kann es von einiger Wichtigkeit sein, festzustellen, ob ein Befund sich oberhalb oder unterhalb des Mesocolon, rechts oder links von dem Mesenterium lokalisieren lässt.

Die Art und Weise, wie sich die Befestigung der einzelnen Eingeweideteile an die dorsale Wandung des Peritonaealsackes vollzieht, bestimmt die Beweglichkeit derselben sowohl unter normalen als auch (z. B. bei Bildung von Eingeweidebrüchen) unter pathologischen Bedingungen. Bei ausgiebiger und direkter Befestigung eines Eingeweideteiles an die Wandung des Bauchraumes (z. B. der hinteren Leberfläche an das Zwerchfell) wird eine Verlagerung des Eingeweideteiles bloss dann stattfinden, wenn der betreffende Teil der Wandung seine Lage ändert (Verschiebungen der Leber auf- oder abwärts infolge der Respirationsbewegungen des Zwerchfelles), oder wenn die Verbindung des Eingeweideteiles mit der Wandung sich lockert. Die Verbindung mit der dorsalen Wand des Peritonaealsackes durch ein Mesenterium (Dünndarm, Colon transversum und Colon sigmoideum) bringt eine Beweglichkeit des Darmteiles mit sich, die mit der Länge des Mesenteriums wächst. Infolgedessen ist es nicht möglich, von einer konstanten Lage dieser Darmabschnitte zu sprechen, sondern höchstens von einer typischen Lage, die etwa bei gewissen Füllungszuständen der Eingeweide angetroffen wird. Eine solche typische Lage (besonders des Darmes) kann von anderen Lagen unterschieden werden, ohne jedoch die letzteren als abnorm zu bezeichnen.

Entwicklung des Peritonaeum. Dem Verständnis der Ausbildung des Peritonaeum beim Erwachsenen, sowie der Lage des Dünndarms dienen folgende Bemerkungen über die Entwicklung des Peritonaeum sowie des Darmes in seinen Hauptzügen, welche durch Figg. 297—299 veranschaulicht werden.

Der Darm verläuft in frühen Stadien der Entwicklung in gerader Richtung von dem Kiemendarme bis zur Kloake und wird in seiner ganzen Ausdehnung durch

ein dorsales Mesenterium mit der dorsalen Wandung der embryonalen Bauchhöhle
verbunden, ferner in seiner kranialen Partie bis zu der Stelle, wo sich Leber und Pankreas
durch Ausstülpungen des Darmes entwickeln, auch durch ein Mesenterium ventrale
mit der ventralen Brust- und Bauchwand. Durch die Ausbildung des Diaphragma
wird die ursprünglich einheitliche Pleuroperitonaealhöhle in die Peritonaealhöhle und die
Pleuropericardialhöhle getrennt. Die Leberanlage beginnt zwischen die Blätter des
ventralen Mesenteriums auszuwachsen, die Pankreasanlage in der Hauptsache in das dorsale Mesenterium.

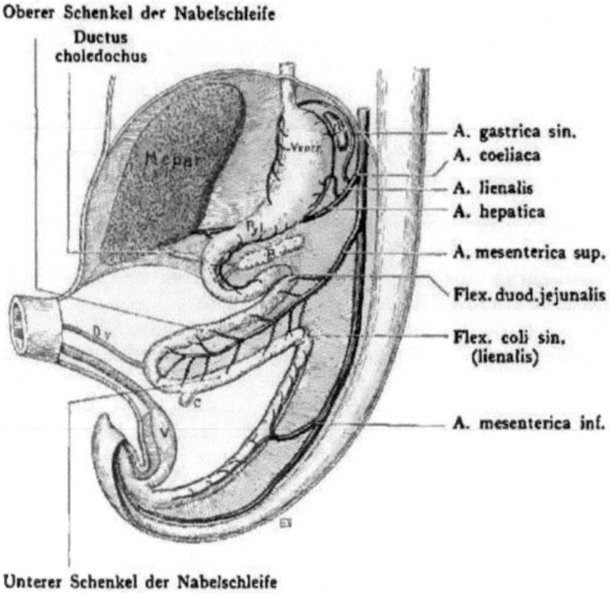

In der sechsten Woche der Entwicklung (annähernd dem Schema Fig. 297 entsprechend) besitzt das Darmrohr im wesentlichen noch einen sagittalen Verlauf, zeigt aber bereits eine Gliederung in einzelne Abschnitte, die schon den grossen Darmabschnitten beim Erwachsenen entsprechen. Unterhalb des Diaphragma folgt auf eine kurze Pars abdominalis oesophagi eine Ausweitung des Darmrohrs, welche schon deutlich die Magenform erkennen lässt; doch ist die kleine Kurvatur ventral-, die grosse Kurvatur dorsalwärts gerichtet. Der

Oberer Schenkel der Nabelschleife

Ductus choledochus

Unterer Schenkel der Nabelschleife

Fig. 297. Schema der Verlagerung der einzelnen Abschnitte des Darmrohres sowie der Verteilung der Blutgefässe an dieselben. Mit Benützung der Schemata von Toldt.

Schema I.

Fundus und der Pylorus sind bereits angedeutet. Die Milzanlage liegt als ein
bohnenförmiger Körper zwischen den beiden Blättern des dorsalen Mesenterium
(Mesogastrium) und schliesst sich der grossen Kurvatur des Magens an. Auf
den Pylorus folgt eine Biegung des Darmes, welche, sagittal eingestellt, ihre Konkavität dorsalwärts richtet (Duodenum oder Pars duodenalis) und mit einer scharfen
Biegung (Flexura duodenojejunalis) in den folgenden Abschnitt übergeht. In das
Duodenum mündet von vorne der Ductus choledochus als Ausführungsgang der
Leberanlage, welche, zwischen den beiden Blättern des ventralen Mesenterium ein-
geschlossen, ventral von der kleinen Kurvatur des Magens liegt. Aus der zwischen den
beiden Blättern des dorsalen Mesenterium eingeschlossenen Pankreasanlage geht der
Ductus pancreaticus (Wirsungi) hervor und mündet in die Duodenalschlinge aus.

Der folgende Abschnitt bildet eine grosse Schleife (Nabelschleife), deren Konvexität ventralwärts gerichtet ist, indem ihre Kuppe bis in die Gegend des Nabels
reicht, wo der Ductus vitellinus als die ursprüngliche Verbindung zwischen Darm und
Dottersack von ihr abgeht. Man unterscheidet an der Nabelschleife, die durch ein
teilweise sehr langes Mesenterium an die dorsale Bauchwand befestigt wird, einen
oberen und einen unteren Schenkel und an dem letzteren als kleine Ausbuchtung die
erste Anlage des Caecum. Die Nabelschleife geht mit einer scharfen Biegung, welche

als Flexura coli sin. erhalten bleibt, in den Endabschnitt des Darmes über. Die Strecke zwischen der Flexura duodenojejunalis und der Anlage des Caecum wird zum Dünndarm, der übrige Teil des unteren Schenkels zum Colon ascendens und transversum; der Endabschnitt des Darmes von der Flexura coli sin. bis zur Ausmündung in die Kloake liefert das Colon descendens, das Colon sigmoideum und das Rectum.

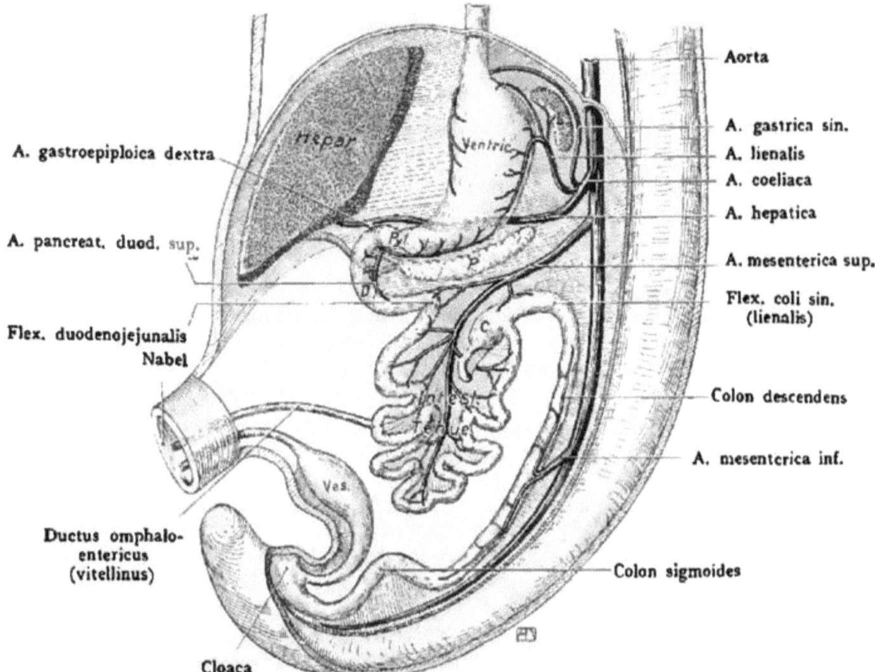

Fig. 298. Schema der Verlagerung der einzelnen Abschnitte des Darmrohres sowie der Verteilung der Blutgefässe an dieselben.
Mit Benützung der Schemata von Toldt.
Schema II.

Entsprechend den in diesem Stadium abgegrenzten grösseren Darmabschnitten kann man auch einzelne Abschnitte des Mesenterium, sowie die zum Darm tretenden Gefässe unterscheiden.

Ein Mesogastrium dorsale verbindet die grosse Kurvatur des Magens mit der dorsalen Wandung der Bauchhöhle, ein Mesogastrium ventrale geht von der Curvatura minor und dem Duodenum bis zur Einmündungsstelle des Ductus choledochus zur ventralen Wand der Bauchhöhle sowie zur unteren Fläche des Diaphragma. Die beiden Blätter des Mesogastrium ventrale werden durch die an Masse rasch zunehmende Leber immer weiter auseinander gedrängt; die im Mesogastrium dorsale eingeschlossene Milz legt sich der Cardia des Magens an. An den durch das Mesogastrium dorsale und ventrale mit der Bauchwand in Verbindung stehenden Teil des Darmes (Pars abdominalis oesophagi, Magen und Duodenum) verzweigt sich die A. coeliaca, deren Äste an die Curvatura minor des Magens (A. gastrica sin.), zur Curvatura major und zur Milz (A. lienalis), endlich zum Pankreas, zur Leber und zur Duodenalschlinge verlaufen (A. hepatica).

Unterhalb des Duodenum fehlt das Mesenterium ventrale; von hier aus ist nur noch das Mesenterium dorsale vorhanden. Das lang ausgezogene Mesenterium der Nabelschleife schliesst zwischen seinen Blättern den Stamm und die Äste der zum unteren Teil des Duodenum sowie zu beiden Schenkeln der Nabelschleife verlaufenden A. mesenterica sup. ein, deren Verbreitungsgebiet später den Dünndarm, das Caecum, das Colon ascendens und etwa die Hälfte des Colon transversum umfasst.

Der Endabschnitt des Darmes, in welchen die Nabelschleife mittelst der Flexura coli sin. übergeht, hat ein kürzeres Mesenterium, welches die A. mesenterica inf. einschliesst. Dieser Endabschnitt wird zum Colon descendens, Colon sigmoideum und Rectum.

Der in Fig. 297 veranschaulichte Zustand des Darmes kann insofern noch ein primitiver genannt werden, als die Schleifen, in welche der Darm sich gelegt hat, noch nicht wesentlich aus der Medianebene abweichen. Bei der weiteren Entwicklung werden Änderungen herbeigeführt, erstens durch das ungleichmässige Längenwachstum der einzelnen Darmabschnitte, verbunden mit einer Schlingenbildung derselben und einer Verlagerung dieser Schlingen in der Peritonaealhöhle; zweitens durch sekundäre Verwachsungen einzelner Abschnitte des Peritonaeum parietale und viscerale, so dass eine Fixation gewisser Darmabschnitte in ihrer neuerworbenen Lage zustande kommt. Erst durch die Berücksichtigung dieser Vorgänge werden die Lage der Baucheingeweide, der Verlauf des Peritonaeum beim Erwachsenen und die häufig anzutreffenden Variationen in der Lage und Fixation der Darmabschnitte verständlich.

Veränderungen am Magen und am Mesogastrium dorsale. Der Magen dreht sich zunächst aus der in Fig. 297 abgebildeten Stellung um seine Längsachse, und zwar so, dass die ursprünglich dorsalwärts gerichtete grosse Kurvatur nach links und abwärts rückt, indem sich die rechte Fläche des sagittal eingestellten Magens dorsalwärts, die linke Fläche ventralwärts wendet. Das dorsale Mesogastrium, welches beim sagittal eingestellten Magen in der Medianebene von der Wirbelsäule zur grossen Kurvatur verlief, macht gleichfalls infolge der Drehung des Magens eine Verlagerung durch und wird frontal eingestellt, erfährt dabei eine beträchtliche Verlängerung und stellt eine Ausbuchtung der Peritonaealduplikatur dar, die sich nach links erstreckt und rechts mit der Peritonaealhöhle in weiter Kommunikation steht. Diese Bucht wird dadurch bedeutend vertieft, dass die Peritonaealduplikatur unterhalb ihres Ansatzes an die Curvatura major bedeutend auswächst, so dass ein weiter Sack entsteht, in welchen man von der rechts offenen Einstülpungsstelle des ursprünglich in der Medianebene liegenden dorsalen Mesogastrium gelangt. Dieser Sack, das Omentum majus, zeigt dann eine vordere und eine hintere Wand, die am blinden Ende des Sackes, nach links, sowie abwärts, ineinander übergehen. In der die hintere (dorsale) Wand bildenden Peritonaealduplikatur liegt das von dem Duodenum ausgehende Pankreas, in der vorderen Wand, nahe am Fundus des Magens, die Milz. Die Wandungen der Bursa omentalis sind zunächst nach allen Richtungen frei, später tritt eine sekundäre Verwachsung der dorsalen Wand mit dem parietalen Peritonaeum auf, durch welche das in der dorsalen Wand der Bursa omentalis eingeschlossene Pankreas quergelagert und an die Wirbelsäule sowie an die hintere Wandung der Bauchhöhle fixiert wird.

Das Mesogastrium ventrale, welches von der kleinen Kurvatur des Magens zur vorderen Bauchwand und zum Diaphragma verläuft, erfährt durch die Drehung des Magens gleichfalls eine Änderung in seiner Einstellung. Der Abschnitt, welcher sich von der kleinen Kurvatur sowie vom Duodenum zur unteren Fläche der Leber erstreckt, bildet die späteren Ligg. hepatogastricum (Omentum minus) und hepatoduodenale, von denen das letztere den Ductus choledochus, die A. hepatica und die V. portae einschliesst. Der Verlauf des Mesogastrium ventrale erfährt eine weitere

Änderung durch die mächtige Entfaltung der Leber, welche die Blätter der Peritonaealduplikatur auseinander drängt und bloss noch schmale Streifen des Mesogastrium
ventrale übrig lässt, durch welche die Leber mit der vorderen Bauchwand, resp. mit
dem Diaphragma in Verbindung steht. Einen solchen Rest stellt das von der oberen
Fläche der Leber zum Zwerchfell und zur vorderen Bauchwand verlaufende Lig. falciforme hepatis dar, ferner ein Teil des Lig. coronarium am linken Leberlappen und die

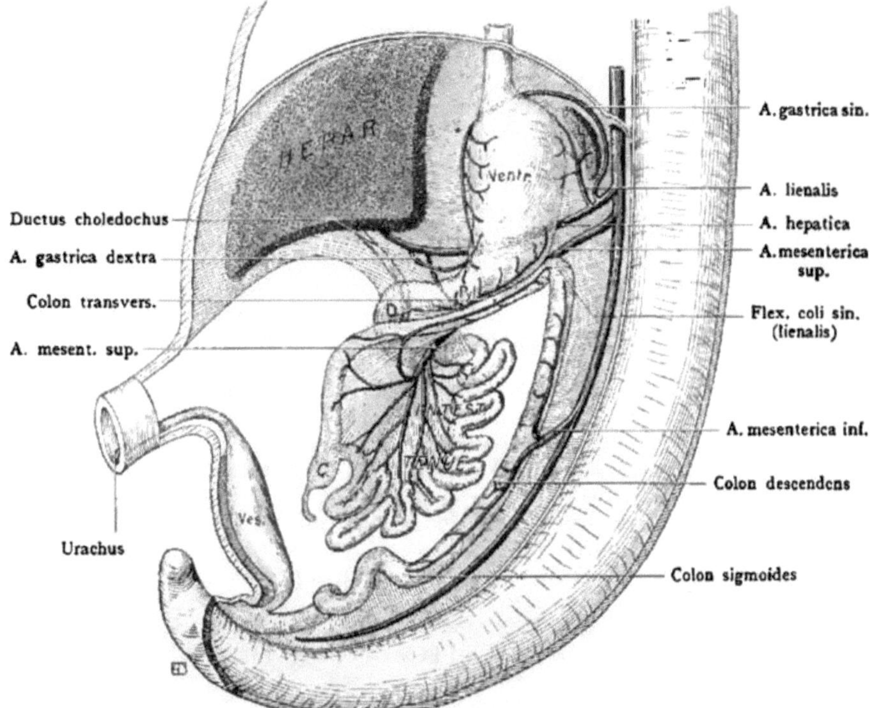

Fig. 299.   Schema der Verlagerung der einzelnen Abschnitte des Darmrohres sowie der Vertei-
lung der Blutgefässe an dieselben.
Mit Benützung der Schemata von Toldt.
Ductus omphalentericus (vitellinus) nicht dargestellt.
Schema III.
L. Lien.   Pyl. Pylorus   C. Caecum.   D. Duodenum.

beiden Ligg. triangularia hepatis. Die Ausdehnung, besonders des rechten Leberlappens, ist eine so beträchtliche geworden, dass die Blätter des Mesogastrium ventrale
vollständig auseinandergedrängt werden und ein grosser Teil der hinteren Fläche des
rechten Lappens unmittelbar an das Diaphragma anstösst und durch Bindegewebe an
dasselbe befestigt wird.

Die Duodenalschleife, welche ihre Konkavität dorsalwärts richtet und durch die
als Mesoduodenum bezeichnete Fortsetzung des Mesogastrium dorsale an die dorsale
Bauchwand befestigt ist, besitzt zunächst eine freie Beweglichkeit. Allmählich geht
dieselbe verloren, indem der ursprünglich sagittal eingestellte Darmteil sich erstens

nach rechts verlagert und zweitens die ursprünglich nach rechts sehende Fläche des Mesoduodenum mit dem parietalen Peritonaeum der dorsalen Bauchwandung verwächst.

Die Veränderungen an der Nabelschleife (Fig. 298) bestehen zunächst in einem starken Längenwachstum des oberen Schenkels, welcher sich in Windungen legt (Dünndarmschlingen). Damit geht einher, erstens eine entsprechende Verlängerung des an die Dünndarmschlingen gehenden Mesenterium, durch welche denselben eine freiere Beweglichkeit gesichert wird und zweitens eine Verdrängung des unteren Schenkels der Nabelschleife aus seiner ursprünglichen Lage. Derselbe hat in geringerem Grade an dem Längenwachstum teilgenommen als der obere Schenkel und wird durch die in der unteren rechten Partie der Peritonaealhöhle eingelagerten Dünndarmschlingen aufwärts verschoben, so dass die Anlage des Caecum zunächst in die Höhe des Nabels zu liegen kommt, dann in die Höhe der grossen Kurvatur des Magens und sich zum Schlusse der unteren Fläche des linken Leberlappens nähert. Während dieses Vorganges nimmt der Colonschenkel der Schleife an Länge zu und senkt sich nach Erreichung der unteren Leberfläche durch die Caecumausstülpung, an dem Duodenum und der rechten Niere vorbei, bis in die rechte Fossa iliaca (Fig. 299). Dabei wird der Darmabschnitt über das ganze Paket der Dünndarmschlingen nach rechts hinübergeschlagen, ist aber noch frei beweglich, da er an einem langen Mesocolon hängt, welches das Mesenterium der Dünndarmschlingen kreuzt. Dieser Zustand erfährt eine Veränderung, indem der auf das Caecum nach oben folgende Abschnitt des Darmes durch die Verwachsung der rechten Fläche seines Mesocolon sowie des Peritonaeum viscerale mit der dorsalen Wandung der Bauchhöhle, eine sekundäre Fixation erhält und das Colon ascendens des Erwachsenen darstellt, welches von dem Caecum bis zur Flexura coli dextra reicht. Das Mesocolon, welches das quergestellte Stück der grossen Colonschleife mit der hinteren Wand der Peritonaealhöhle verbindet, bleibt erhalten, gewinnt aber eine neue Haftlinie, welche sich von der Pars descendens duodeni bis etwa zum Hilus der linken Niere erstreckt (Mesocolon transversum) (s. Fig. 397, am Schlusse des Kapitels, das den Verlauf des Peritonaeum parietale an der hinteren Bauchwand darstellt). Der quergelagerte Abschnitt der Colonschleife ist das Colon transversum, welches sich nach rechts in der Flexura coli dextra von dem Colon ascendens, nach links in der Flexura coli sin. von dem Colon descendens abgrenzt.

Die Flexura coli sin. stand zunächst in der Medianebene, wird aber bei der Bildung der Dünndarmschlingen nach links verlagert, zusammen mit dem letzten Abschnitt des Darmes, welcher von der Flexura coli sin. bis zur Kloake reicht. Ähnlich wie rechterseits entsteht auch hier eine Verwachsung des Mesocolon und des Peritonaeum viscerale mit dem Peritonaeum parietale, welche sich von der Flexura coli sin. bis in die linke Fossa iliaca erstreckt. Abwärts von dieser Stelle beginnt im Laufe des dritten Monats der embryonalen Entwicklung eine Schlingenbildung, die an einem langen Mesenterium befestigt ist; sodann lassen sich die beim Erwachsenen abzugrenzenden Abschnitte erkennen, das Colon descendens, von der Flexura coli sin. bis zur Fossa iliaca sin. oder bis zum Darmbeinkamme reichend, dann das Colon sigmoideum mit dem Mesocolon sigmoideum und, als letzter Abschnitt, das Rectum mit unvollständigem oder gänzlich fehlendem Peritonaealüberzug.

Man kann die Vorgänge, welche zur Ausbildung der Topographie der Baucheingeweide führen, in ihrem zeitlichen Ablauf mehr oder weniger genau in drei Stadien einteilen. Das erste Stadium ist dasjenige der Verlängerung des Darmes, das zweite dasjenige der Verlagerung einzelner Darmabschnitte, in dem dritten Stadium erfahren einzelne Darmteile durch die sekundäre Verwachsung ihres Peritonaealüberzuges sowie ihrer Mesenterien eine Fixation an die dorsale Wandung der Peritonaealhöhle, während die übrigen Teile des Mesenterium, welche aus dem ursprünglich sagittal verlaufenden Mesenterium dorsale hervorgegangen sind, ihre Haftlinien ändern; so verläuft das

Mesocolon transversum in der oben erwähnten Richtung fast quer, das Mesenterium der Dünndarmschlingen dagegen schief, von dem linken Umfange des zweiten Lumbalwirbels bis zur Fossa iliaca dextra.

Die Vorgänge, welche in der dritten Periode zur Fixation der Darmteile durch die sekundäre Verwachsung von einander zugewandten Peritonaealblättern führen, bieten die Erklärung für einige später zu besprechende Variationen in der Befestigung des Darmes, besonders des Colon ascendens, descendens und sigmoideum.

Die dorsale Wand der Bursa omentalis, welche das Pankreas einschliesst, verwächst mit dem parietalen Peritonaeum, dadurch erhält das Pankreas seine Fixation an die dorsale Bauchwandung. Nach links geht die Verwachsung bis zur Milz, welche auf diese Weise an das Diaphragma fixiert wird (Lig. phrenicolienale).

Die Fixation der Duodenalschlinge an die dorsale Wand der Peritonaealhöhle beginnt an der Flexura duodenojejunalis und geht allmählich nach oben weiter, bis über die Stelle hinaus, wo die Papilla duodeni (Santorini) die Einmündung des Ductus choledochus und des Ductus pancreaticus in das Duodenum bezeichnet. Der ursprünglich nach rechts sehende Umfang des Duodenum und der rechte Umfang des Mesoduodenum werden in der Höhe des rechten Nierenhilus an die hintere Bauchwand befestigt.

Die Verwachsung des Colon ascendens und descendens mit der hinteren Wand der Bauchhöhle beginnt am Ende des vierten Monats der Entwicklung. Das Caecum und der Proc. vermiformis bleiben frei. Der obere Teil des Colon ascendens verwächst mit der bereits an die hintere Bauchwand fixierten Pars descendens duodeni, sowie mit dem Peritonaealüberzuge der vorderen Fläche der rechten Niere; je nachdem sich diese Verwachsung mehr oder weniger weit nach unten erstreckt, kann ein grösserer oder geringerer Abschnitt des Colon ascendens frei bleiben oder durch ein Mesocolon ascendens an die hintere Bauchwand befestigt sein. Die Befestigung des Colon descendens beginnt an der unteren Hälfte der linken Niere, und zwar so, dass zuerst das Peritonaeum viscerale des Colon descendens mit dem Peritonaeum parietale verwächst, dann erst das ursprünglich freie Mesocolon descendens. Die Folge davon ist, dass zunächst zwischen dem Colon descendens und der Abgangslinie seines Mesocolon eine Tasche mit abwärts gerichteter Öffnung gebildet wird, die sich später durch Verklebung ihrer Wandungen fast ganz schliesst. Eine Andeutung derselben findet sich noch beim Erwachsenen in dem Recessus intersigmoideus (s. Colon sigmoideum), der sich abnormerweise als Blindsack an der linken Seite der Lendenwirbelsäule bis zur Höhe des unteren Poles der linken Niere erstrecken kann.

Das Endresultat der Umlagerung und sekundären Fixation der Eingeweide, welches wir beim Erwachsenen vor uns sehen, erleidet in allerdings sehr seltenen Fällen eine Störung, indem eine sekundäre Fixation der Eingeweide überhaupt ausbleiben kann. Die Eingeweide nehmen eine normale Lage ein; die einzelnen Abschnitte sind voneinander unterschieden, aber die Ausbildung der Mesenterien steht auf embryonaler Stufe, indem der ganze Eingeweideschlauch unterhalb des Pylorus an einem freien, nirgends mit dem Peritonaeum parietale verwachsenen Mesenterium aufgehängt ist (Mesenterium commune). Dem entspricht auch der Verlauf der Gefässe; der Ansatz des Mesenterium findet in der Medianlinie statt. Ein derartiges Verhältnis ist bei einigen Säugetieren als Norm nachgewiesen, so z. B. bei der Fledermaus (Faraboeuf), deren Darm vollständig an einem Mesenterium commune aufgehängt ist und jeder sekundären Fixation an die Bauchwand entbehrt.

Baucheingeweide und Bauchwand.

Die Beziehungen der Baucheingeweide zur anterolateralen Bauchwand sind entweder unmittelbare oder mittelbare. Einzelne Eingeweide liegen der inneren Fläche der anterolateralen Bauchwand direkt an, folglich sind sie der Untersuchung von aussen ohne weiteres zugänglich (Inspektion, Palpation, Perkussion, Auskultation). Andere liegen in der Tiefe und sind deshalb der Untersuchung weniger zugänglich, ohne sich ihr jedoch ganz zu entziehen. Alle Organe der Bauchhöhle lassen sich auf die Ober-

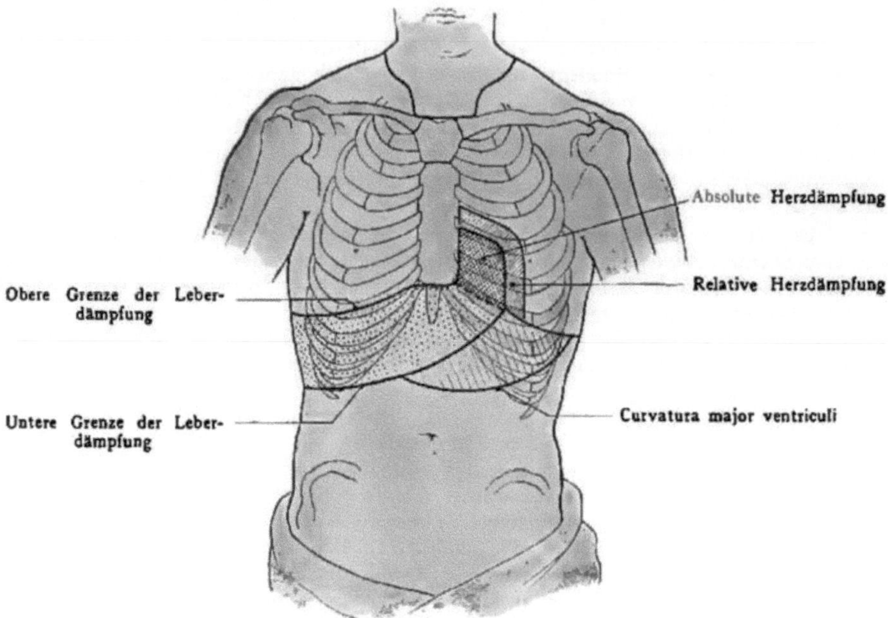

Fig. 300. Die Perkussionsgrenzen des Herzens, der Leber, des Magens und der Lungen, von vorn gesehen.
Nach Weil. Handbuch und Atlas der topograph. Perkussion. 1880.
Feld der Leberdämpfung punktiert. Magenfeld weit schraffiert.

fläche des Körpers projizieren und so in ihrer Lage zur Bauchwand feststellen; selbstverständlich sind verschiedene Projektionsfiguren von ein und demselben Eingeweideteil auf verschiedene Abschnitte der Bauchwand möglich, so könnte man von Leber und Magen ein Projektionsfeld auf die anterolaterale und ein solches auf die hintere Wand unterscheiden, die selbstverständlich recht verschieden ausfallen müssten. Man pflegt nun bei Besprechung der Topographie besonders diejenigen Projektionsfelder zu berücksichtigen, welche für die Untersuchung des Zustandes der Organe (z. B. Feststellung der Ausdehnung der Leber und des Magens durch Perkussion) oder für operative Eingriffe an denselben von Wichtigkeit sind (Projektion der Nieren auf die hintere, der Harnblase, der Leber, des Magens auf die vordere Wand des Bauchraumes). Die Grösse des Projektionsfeldes eines Hohleingeweides wird selbstverständlich von seinem Füllungszustande abhängen; wir müssen deshalb bei Bestimmung des

Projektionsfeldes einen mittleren Füllungszustand als Norm annehmen, von welchem
aus das Verhalten des leeren oder des stark gefüllten Organes zu beurteilen ist.

Durch die Methode der Perkussion, d. h. der Erzeugung eines Schalles durch
Beklopfen der Bauchwandung, welcher je nach der Beschaffenheit des unterliegenden

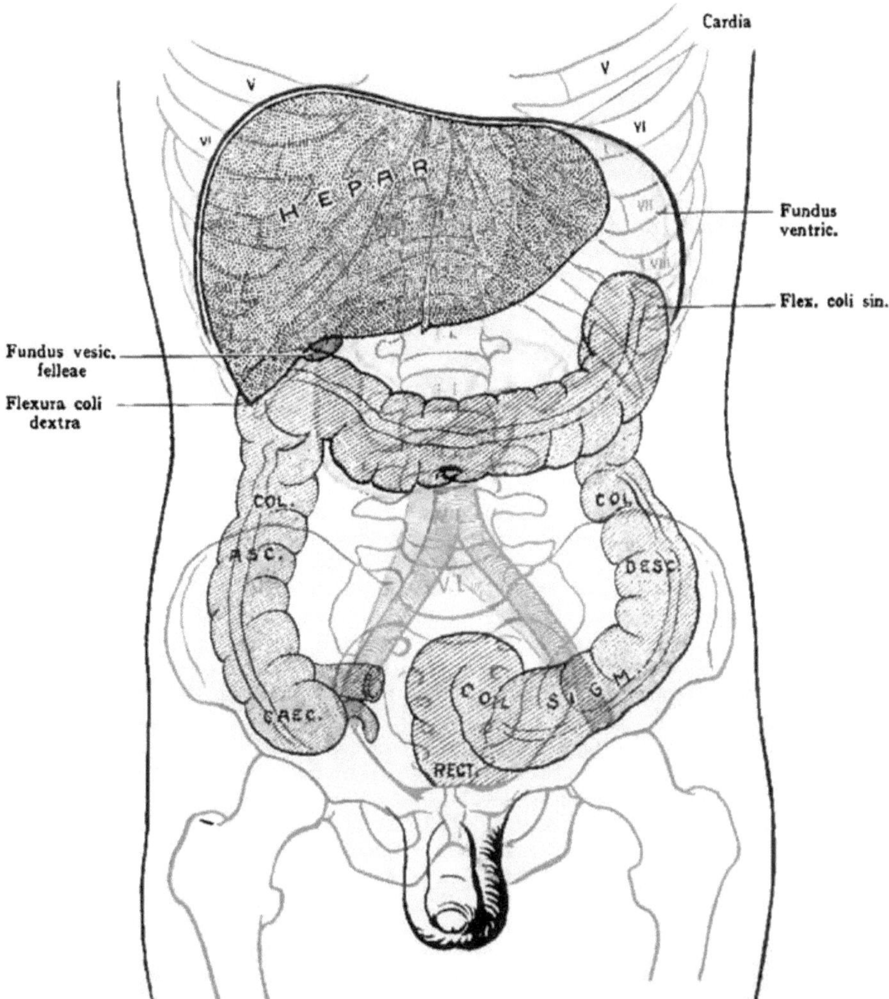

Fig. 301. Baucheingeweide, in ihrer Projektion auf die vordere Bauchwand. Schema.
Mit Benützung der Gipsabgüsse von His.

Organes wechselt (der Magen erzeugt einen hellen, die Leber einen dumpfen Schall),
lassen sich die Projektionsfelder verschiedener Bauchorgane, besonders solcher, die der
unteren Bauchwand unmittelbar anliegen, leicht bestimmen. Die Fig. 300 gibt solche
Felder für Leber und Magen an, die bei der Besprechung der Topographie der einzelnen Organe besondere Berücksichtigung finden sollen. Wenn wir teils nach den Be-

funden der Perkussion, teils nach der Untersuchung von in Formol gehärteten Leichen, die Beziehungen zwischen den Baucheingeweiden und der anterolateralen Bauchwand kurz zusammenfassen, so ergibt sich folgendes (Figg. 300 und 301):

Die Leber liegt mit ihrer Hauptmasse in der Regio hypochondriaca dextra und der Regio epigastrica und zieht sich zum Teil noch in die Regio hypochondriaca sin. hinüber, indem der linke Leberlappen die Curvatura minor und einen Teil der vorderen Magenfläche bedeckt. Ihre Projektionsfigur auf die vordere Bauch- und Brustwand ist eine grosse, kann aber durch die einzige beim Lebenden anwendbare Methode, diejenige der Perkussion, bloss in ihrem unteren Teile nachgewiesen werden, denn der obere Teil des Organs wird von der Lunge überlagert, deren heller Schall bei der Beklopfung den dumpfen Leberschall überwiegt. Die untere Partie der vorderen Leberfläche liegt der vorderen Bauchwand direkt an. Von der vorderen Wand des Magens liegt eine dreieckige Partie (Fig. 300 schraffiert) der vorderen Bauchwand unmittelbar an (sog. Magenfeld); durch Bestimmung derselben, besonders ihrer unteren Grenze, kann die Ausdehnung des Magens nach unten angegeben werden. Die Cardia des Magens liegt in der Höhe des X. Thorakalwirbels, auf die Bauchwand bezogen annähernd gegenüber dem Ansatze des VII. Rippenknorpels an den Rippenbogen. Der Pylorus liegt rechts von dem ersten Lumbalwirbel und wird vorne von der Leber bedeckt. Die Duodenalschlinge liegt mit ihrer Pars descendens rechts von dem II. und III. Lumbalwirbel, die Pars ascendens kreuzt den dritten Lumbalwirbel, um in die Flexura duodenojejunalis überzugehen, welche links von der Verbindung zwischen I. und II. Lumbalwirbel liegt. Die Pars descendens und die Pars inferior duodeni werden vorne von dem Colon transversum überlagert; bestimmte Beziehungen zur vorderen Bauchwand lassen sich für dieselben nicht feststellen. Zuweilen liegt die Gallenblase der vorderen Bauchwand direkt an in einem kleinen Felde unterhalb des Rippenrandes rechterseits, in der Höhe des VIII.—IX. Rippenknorpels. Die mittlere Partie des Colon transversum gewinnt direkte Beziehungen zur vorderen Bauchwand, während die beiden Flexurae coli der hinteren Bauchwand anliegen. Das letztere gilt vom Colon ascendens und vom Colon descendens. In der unteren Hälfte des Bauches kommt, je nach seinem Füllungszustande, das Caecum mit der rechten Bauchwandung in Kontakt, und zwar oberhalb des rechten Lig. inguinale in der rechten Regio inguinalis.

In der mittleren Region des Bauches, entsprechend der Regio umbilicalis, finden wir Dünndarmschlingen, von denen die Jejunumschlingen mehr links und oben, die Ileumschlingen mehr rechts und unten angetroffen werden. Über der Symphyse und dem linken Lig. inguinale ist häufig die Schlinge des Colon sigmoideum zu finden, welche bei starker Füllung mit Kotmassen bis zum Nabel oder sogar bis zur Curvatura major ventriculi aufsteigen kann. Die Harnblase liegt je nach ihrem Füllungszustande in sehr wechselnder Ausdehnung der vorderen Bauchwand oberhalb der Symphyse an.

B. b) Topographie der Baucheingeweide.

Wir halten uns hier an die Unterscheidung von Eingeweiden, die von dem Peritonaealsack eingeschlossen sind (Eingeweide der Bauchhöhle), und solchen, die hinter dem Peritonaealsack im Retroperitonaealraume liegen (Eingeweide des Retroperitonaealraumes). Wir beschreiben hier alle diejenigen Eingeweide, welche beim Erwachsenen oder während der fetalen Entwicklung einen vollständigen Peritonaealüberzug erhalten. Zu denselben gehören auch die Duodenalschlinge und das Pankreas, das Colon ascendens und descendens, welche beim Erwachsenen mit der hinteren

Bauchwand verlötet sind und in dieser Hinsicht eigentlich ebensogut die Bezeichnung „retroperitonaeale Organe" verdienen, wie etwa Nieren, Nebennieren und Ureteren.

Man pflegt die Eingeweide der Bauchhöhle in obere und untere Baucheingeweide einzuteilen. Die oberen Baucheingeweide liegen zwischen dem Diaphragma, als oberer Abschluss der Bauchhöhle und der quer eingestellten Lamelle des Mesocolon transversum; hierher gehören die Leber mit der Gallenblase, der Magen, die Milz, das Duodenum und das Pankreas. Die unteren Baucheingeweide liegen zwischen dem Mesocolon transversum und der Linea terminalis des kleinen Beckens, umfassen also den Dünndarm, das Caecum mit dem Processus vermiformis, das Colon ascendens, transversum, descendens und sigmoideum.

Obere Baucheingeweide.

Dieselben (Magen, Leber, Duodenum, Pankreas und Milz) gehören auch entwicklungsgeschichtlich zusammen, indem sie aus jener Strecke des Darmes (Magen und Duodenalschleife) hervorgehen, welche ursprünglich ein dorsales und ventrales Mesenterium besass; auch sind sie durch Peritonaealduplikaturen untereinander verbunden und beeinflussen sich gegenseitig in ihrer Form und Lage. So wird die untere Fläche des linken Leberlappens durch die vordere Fläche des Magens geradezu modelliert; die Milz gestaltet sich dem Raum entsprechend, welcher zwischen Magen, Diaphragma und oberem Pole der linken Niere übrig bleibt und folgt auch den Verschiebungen des Magens; der Anfangsteil des Duodenum wird bei stärkerer Füllung des Magens bald sagittal eingestellt, bald verläuft er bei leerem Zustande des Magens mehr transversal usw.

Magen.

Die spindelförmige Erweiterung des Mitteldarms, welche in frühen Embryonalstadien den Magen darstellt, ändert ihre Form schon vor der Drehung des Magens um seine Längsachse (Figg. 297 und 299), indem die dorsale Ausbiegung der Spindel stärker ausgebuchtet erscheint als die ventrale und sich scharf von der Pars abdominalis oesophagi absetzt. Sehr frühzeitig lässt sich also ein Fundusabschnitt, eine dorsalwärts gerichtete Curvatura major und eine ventralwärts gerichtete Curvatura minor unterscheiden.

Nach erfolgter Drehung des Magens sieht die grosse Kurvatur nach links und abwärts, die kleine Kurvatur nach rechts gegen die Wirbelsäule, der Übergang der Pars abdominalis oesophagi in den Magen setzt sich deutlich als Cardia ab. Nach oben legt sich der Fundus an das Diaphragma; der Übergang des Magens in das Duodenum (Pylorus) markiert sich durch den ringförmigen Sulcus pyloricus.

Form des Magens. Der mässig gefüllte Magen ist mit einem Posthorn verglichen worden, das der vorderen Fläche der Wirbelsäule in der Höhe des XII. Brust- und I. Lendenwirbelkörpers angelagert ist. Die weite Öffnung des Hornes würde bei diesem Vergleiche der Cardia und dem Fundus entsprechen, welch' letzterer tief in dem linken Hypochondrium der unteren Fläche des Diaphragma anliegt, das Mundstück entspricht dem Pylorus und der mittlere Teil ist um den letzten Brust- und den ersten Lendenwirbel abgebogen. Die wirkliche Form des Magens ist nur dann zu erhalten, wenn bei Belassung der Eingeweide in situ eine Injektion der ganzen Leiche von der A. carotis comm. oder von der A. femoralis aus mit Formol vorgenommen wird. Die Form wird wesentlich durch den Druck bestimmt, welchen die benachbarten Ein-

geweide (Leber, Milz, Pankreas) sowie die Wandungen des Bauchraumes (anterolaterale
Bauchwand und Diaphragma) auf den Magen ausüben, ferner auch durch den
Füllungszustand, welcher sich jedoch während des Verdauungsprozesses ändert, indem
der Speisebrei allmählich in den Dünndarm übergeht. Die Befunde an der Leiche sind
deshalb ausserordentlich verschieden, was die zahlreichen voneinander abweichenden
Angaben in der Literatur erklärt (s. unten: Fixation des Magens in seiner Lage).

Lage des Magens. Der Magen liegt zu ³/₄ im linken Hypochondrium und zu
¹/₄ in der Regio epigastrica (Fig. 301). Bei mässiger Füllung steigt die vom Pylorus

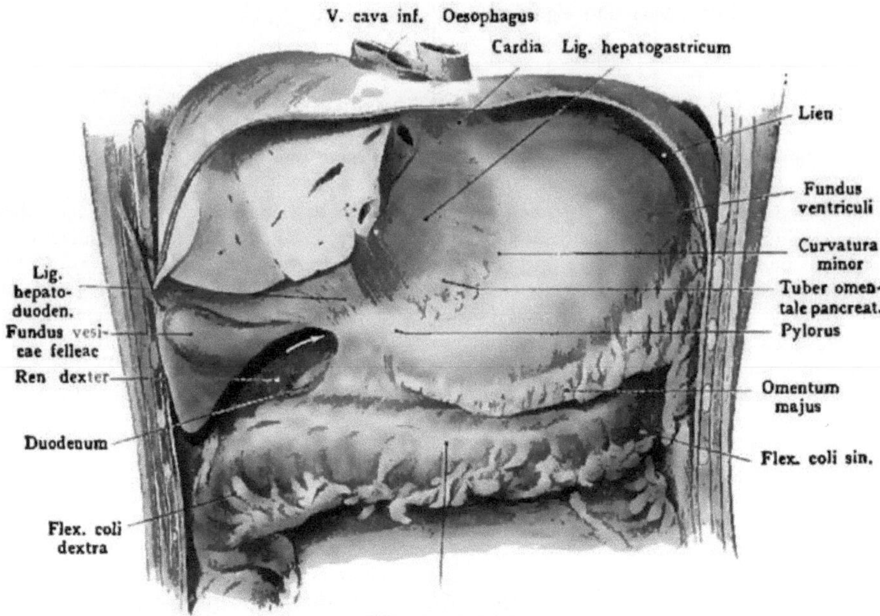

Fig. 302. Vordere Fläche des Magens, Flex. coli dextra und sin. und Colon transversum in situ.
Der ganze linke und ein Teil des rechten Leberlappens sind entfernt, das Omentum majus ist knapp unterhalb seines Abganges von der Curvatura major durchtrennt worden.   Durch das Lig. hepatogastricum
schimmert das Tuber omentale des Pankreas durch.   Der Eingang in das Foramen epiploicum (Winslowi)
ist mittelst eines Pfeiles angedeutet.
Formolpräparat eines 21 jährigen Mannes.

zur Cardia gezogene Verbindungslinie schräg von unten, vorne und rechts nach oben,
hinten und links empor.   Die Längsachse des Magens bildet eine nach rechts abfallende
Spriallinie (Luschka).

Die typische Lage des mässig gefüllten Magens ist eine mehr oder weniger senkrechte, indem sich der Fundus an die untere Fläche des Diaphragma links von
dem Hiatus oesophageus anlegt, während die kleine Kurvatur nach rechts gerichtet
ist und parallel mit der Wirbelsäule verläuft; der Pylorusteil des Magens kreuzt die
Wirbelsäule etwa in der Höhe der Bandscheibe zwischen XII. Thorakalwirbel und
I. Lendenwirbel.   Die Cardia liegt etwa 3 cm unterhalb des Hiatus oesophageus
entsprechend dem linken Umfange des X. Thorakalwirbels, ein Punkt, der nach vorne
hin projiziert, den VII. linken Rippenknorpel 3 cm lateral von seinem Sternalansatze
trifft.   Die Cardia und die kleine Kurvatur ändern bei der Füllung des Magens ihre

Lage gar nicht oder nur wenig. Der Pylorus liegt bei mässig gefülltem Magen dem
Lobus quadratus der Leber an, etwa 3 cm nach rechts von der Medianebene. Bei starker
Füllung des Magens entfernt sich der Pylorus 6—7 cm von der Medianebene; bei leerem
Magen rückt er in die Medianebene und liegt in letzterem Falle gegenüber dem Körper
des I. Lumbalwirbels. Der Fundus legt sich in die Wölbung der linken Zwerchfells-
hälfte hinein, und zwar etwas dorsal, auch etwas lateral von der Stelle, wo das
Herz dem Diaphragma aufruht. Diese Lagebeziehungen des Magenfundus und des
Herzens zur linken Hälfte des Diaphragma erklären den Einfluss, den ein stark ge-

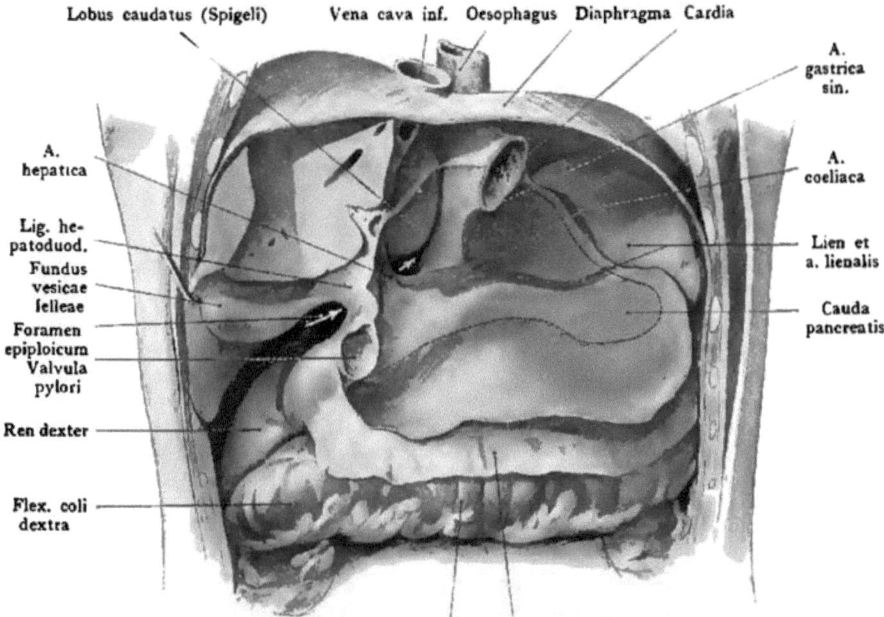

Fig. 303. Ansicht der dorsalen Wand der Bursa omentalis (grün) nach Abtragung des ganzen
linken sowie eines Teiles des rechten Leberlappens.
Der Magen ist vollständig entfernt worden. Der Eingang in das Foramen epiploicum (Winslowi) ist durch
einen Pfeil angegeben. Verzweigung der dorsal von der Bursa gelegenen A. coeliaca. Die Ausdehnung der
Verwachsung der dorsalen Wand der Bursa omentalis mit dem Peritonaeum parietale ist durch eine punktierte
Linie angegeben.
Das Omentum majus ist unterhalb seiner Befestigung an das Colon transversum abgetragen worden.
Formolpräparat. 21 jähriger Mann.

füllter, die linke Zwerchfellshälfte aufwärts drängender Magen auf die Herztätigkeit
ausüben kann.

Der Verlauf der Curvatura minor, insbesondere die Beziehung derselben auf die
vordere Bauchwand ist nicht von praktischer Bedeutung. Ganz anders steht es dagegen
mit der Curvatura major. Sie ist es, welche bei Anfüllung des Magens verschoben
wird; ihr Stand lässt sich auch mittelst der Perkussion nachweisen, da sie die untere
Grenze desjenigen Feldes angibt, in dessen Bereiche die vordere Magenwand direkt
der vorderen Bauchwand anliegt (Figg. 300 und 301). Das Magenfeld, oder das
Magendreieck, hat bei mittlerer Füllung des Magens folgende Grenzen: rechts
den scharfen Rand des linken Leberlappens, der sich gegen das Magenfeld durch

seinen dumpfen Schall abgrenzt; oben wird das Magenfeld durch den unteren
Rand der linken Lunge begrenzt oder durch eine Linie, welche von dem lateralen Ende
des VI. Rippenknorpels schräg lateralwärts zieht, um in der Axillarlinie die VIII. Rippe
zu schneiden. Die untere Grenze des Magenfeldes wird durch eine abwärts leicht
geschweifte Linie dargestellt, welche in der Medianlinie etwa in der halben Entfernung
zwischen der Spitze des Processus xiphoides und dem Nabel beginnt und zum unteren
Lungenrande in der Axillarlinie verläuft. In diesem Felde wird man einen mässig oder
stark gefüllten Magen immer erreichen können, wenn man parallel mit dem VII.—VIII.
Rippenknorpel etwa fingerbreit unterhalb des Rippenrandes einschneidet. Nur der ganz
leere Magen zieht sich vom Kontakt mit der vorderen Bauchwand im Bereiche
dieses Dreiecks zurück.

Peritonaealüberzug und Peritonaealverbindungen des Magens. Der
Magen erhält einen vollständigen Peritonaealüberzug, der sich in der Linie der grossen
und der kleinen Kurvatur ansetzt und von hier aus auf die vordere und auf die hintere
Magenfläche übergeht. Die Peritonaealduplikatur, welche den Magen in frühfetalen
Stadien einhüllt, geht als das ursprüngliche Mesenterium ventrale von der kleinen Kurvatur, von dem Pylorus und von dem Anfangsteil des Duodenum weiter zur unteren
Fläche der Leber sowie zur unteren Fläche des Diaphragma (Fig. 297). Zieht man
die Leber aufwärts gegen das Diaphragma und trägt man einen grossen Teil des
rechten und den ganzen linken Lappen ab, so gewinnt man eine Übersicht über
diese von dem Magen und dem Duodenum zur Leber ziehende Peritonaealduplikatur
(Fig. 302). Soweit sie vom Magen abgeht (Lig. hepatogastricum oder Omentum minus),
ist sie ganz dünn und durchsichtig und lässt in der Regel das Tuber omentale des
retroperitonaeal gelegenen Pankreas, das sich über die Curvatura minor des Magens
erhebt, durchschimmern. Diejenige Partie der Peritonaealduplikatur, welche von dem
Anfangsteile des Duodenum zur Porta hepatis verläuft (Lig. hepatoduodenale) ist derb,
da sie die A. hepatica, den Ductus choledochus und die V. portae einschliesst. Rechts
begrenzt sie mit einem scharfen konkaven Rande den Eingang in die Bursa omentalis (Foramen epiploicum Winslowi) und dient als Leitgebilde bei der Aufsuchung
dieser Öffnung mittelst des längs der unteren Fläche des rechten Leberlappens nach
links eingeführten Fingers. Das Lig. hepatogastricum und das Lig. hepatoduodenale
gehören zusammen, indem sie das ursprünglich in der Medianebene verlaufende ventrale Mesogastrium bilden, welches von der ventralwärts gerichteten kleinen Kurvatur
des Magens zur Leber geht und erst durch die Drehung des Magens eine frontale Einstellung gewinnt.

Von der grossen Kurvatur des Magens ging die Peritonaealduplikatur in Stadien,
wo die Drehung des Magens sich noch nicht vollzogen hatte, direkt als Mesogastrium
dorsale an die dorsale Bauchwand weiter und heftete sich längs der Wirbelsäule in der
Medianebene an (ursprüngliche Haftlinie des Mesogastrium dorsale). Durch
die Ausbildung der Bursa omentalis sowie durch die sekundäre Verlötung der dorsalen
Wand derselben mit dem parietalen Peritonaeum ändert sich dieses Verhalten; später
entspricht die ursprüngliche Haftlinie des Mesogastrium dorsale dem Verlaufe der
A. gastrica sin. (Fig. 303), welche von dem Stamme der A. coeliaca senkrecht nach
oben verläuft, um die Curvatura minor in der Nähe der Cardia zu erreichen. Die
sekundäre Haftlinie des Mesogastrium dorsale wird in Fig. 303 durch die
nach links ausbiegende punktierte Linie dargestellt, welche an der Cardia beginnend,
in die Haftlinie des Mesocolon transversum übergeht und nach rechts verlaufend an
den Pylorus zurückkehrt. Dadurch, dass das Mesogastrium dorsale als Bursa omentalis über das Colon transversum abwärts wächst, um im Anschluss an das Mesocolon transversum die Wirbelsäule wieder zu erreichen (s. die Besprechung der Bursa
omentalis und Fig. 296), wird die grosse Kurvatur des Magens mit dem Colon transversum durch eine Peritonaealduplikatur (Lig. gastrocolicum), in Verbindung gesetzt,

die einen Abschnitt der vorderen Wandung der Bursa omentalis darstellt (Fig. 302, wo das Omentum majus abgetrennt ist, um das Colon transversum, sowie die Verbindung mit der grossen Kurvatur zur Ansicht zu bringen).

Fixation des Magens in seiner Lage und Änderung der Form bei Änderung des Füllungszustandes. Die Peritonaealduplikaturen, welche von der grossen und der kleinen Kurvatur ausgehen, sind wohl ohne Bedeutung für die Fixation des Magens. Am ehesten könnte dies noch von dem Lig. hepatogastricum und dem Lig. hepatoduodenale behauptet werden, von denen das letztere infolge seiner Einschlüsse (A. hepatica, Ductus choledochus und V. portae) eine derbere Beschaffenheit zeigt. Die Leber wird ihrerseits weniger durch die sog. „Ligamenta" hepatis (Lig. falciforme und Lig. coronarium), als durch die Verwachsung der hinteren Fläche des rechten Lappens mit der unteren Fläche des Diaphragma in ihrer Lage fixiert. Durch die, allerdings etwas dehnbare, Verbindung des Oesophagus mit dem Diaphragma, sowie des Pylorus und des Duodenum mit der Porta hepatis mittelst des Lig. hepatoduodenale, wird eine gewisse Fixation der kleinen Kurvatur erzielt, allerdings mit der Einschränkung, dass der Pylorusteil je nach dem Füllungszustande des Magens einen beträchtlichen Spielraum besitzt und in der Medianebene (bei leerem Magen) oder bis zu 6—7 cm rechts von der Medianebene (bei stark gefülltem Magen) anzutreffen ist. Da die dem Magen oben und rechts anliegende Leber eine Ausdehnung nach dieser Richtung verhindert, so wird die Hauptausdehnung des sich füllenden Magens entsprechend der grossen Kurvatur nach oben und links (Fundus) sowie nach unten gehen. Hier liegt die grosse Kurvatur dem Colon transversum an; ein Teil der dorsalen Fläche ruht auf dem Mesocolon transversum, welches bei seiner queren Einstellung in der Bauchhöhle gewissermassen ein Bett für die Auflagerung des Magens abgibt (Fig. 303). Bei der Ausdehnung des Organs wird

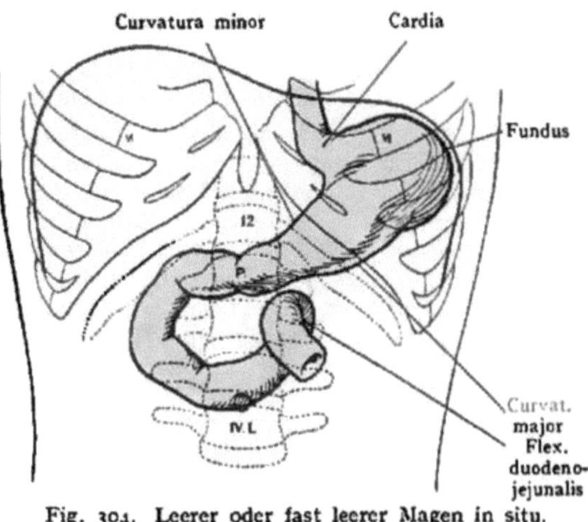

Fig. 304. Leerer oder fast leerer Magen in situ.
Pylorus (P) in der Medianebene.
Mit Benützung der Angaben und Abbildungen von W. His, Arch. f. Anat. u. Entw.-Gesch. 1903.

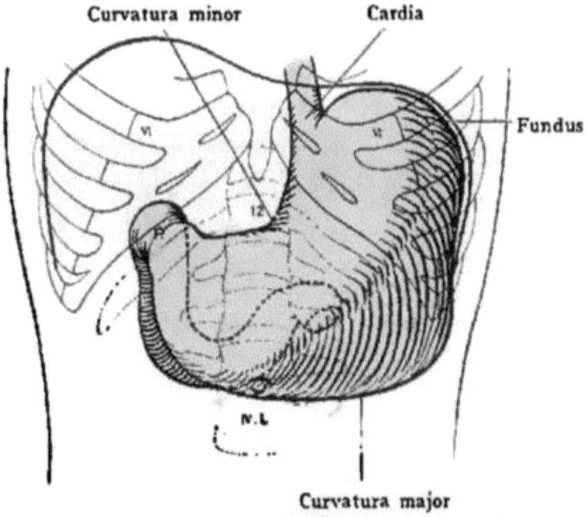

Fig. 305. Stark gefüllter Magen in situ.
Pylorus (P). 6—7 cm rechts von der Medianebene.
Die Pars superior des Duodenum ist sagittal eingestellt.
Nach einer Abbildung von W. His (Arch. f. Anat. u. Entw.-Gesch. 1903) und den Angaben von W. Braune (Topogr.-anat. Atlas).

folglich das Colon transversum mit dem Mesocolon abwärts verschoben; umgekehrt können diese Gebilde bei Entleerung des Magens wieder aufwärts rücken und bei starker Füllung des Colon transversum mit Gasen kann dasselbe sogar einen Teil der vorderen Magenfläche überdecken. Kurz gesagt, es besteht zwischen Magen und Colon transversum ein Wechselverhältnis, indem bei stark gefülltem Magen das Colon transversum nach unten, bei leerem oder fast leerem Magen dagegen nach oben rücken kann.

Die Form und Ausdehnung eines gefüllten und eines leeren Magens werden durch die Figg. 304 und 305 veranschaulicht. Die Form hängt von drei Faktoren ab: erstens von dem Füllungszustande, zweitens von der physiologischen Tätigkeit, in welcher sich der Magen befindet, drittens von dem Drucke, den benachbarte Eingeweide auf den Magen ausüben. Das Zusammenwirken dieser drei Faktoren, wobei bald der eine, bald der andere überwiegt, erklärt die Schwierigkeit, eine typische Magenform aufzustellen. Wenn man aus Beobachtungen an der Leiche und aus Tierexperimenten auf die Vorgänge beim lebenden Menschen einen Schluss ziehen darf, so haben wir uns wohl vorzustellen, dass ein stark gefüllter Magen sich allmählich entleert, indem bis zuletzt im Fundus Speisebrei verweilt, welcher durch die peristaltischen Bewegungen der Magenwandung gegen den Pylorus befördert wird und in das Duodenum gelangt. Ausgenommen bei einem sehr stark angefüllten Magen (Fig. 305), können wir also zwei Abschnitte unterscheiden: erstens ein Reservoir für den Speisebrei und zweitens einen mit der fortschreitenden Entleerung des Magens auf Kosten des ersten Abschnittes länger werdenden Teil, welcher an dem Pylorus in das Duodenum übergeht. Beide Abschnitte sind in Fig. 304, wo die Entleerung des Magens schon weit fortgeschritten ist, recht deutlich zu erkennen.

Beziehungen des Magens zu anderen Eingeweiden (Syntopie des Magens). Der Magen hat Beziehungen: nach oben zum Zwerchfell und zur Leber, nach links zur Milz, dorsalwärts zu den von der hinteren Wand der Bursa omentalis bedeckten Organen des Retroperitonaealraumes (Pankreas, A. und V. lienalis, linke Niere und Nebenniere), nach unten zum Mesocolon und zum Colon transversum, nach vorne zur vorderen Bauchwand im Bereiche des Magenfeldes und zur unteren Fläche des linken Leberlappens.

Die beiden Figg. 306 und 307 geben die Beziehungen des Magens zu benachbarten Eingeweiden wieder. Fig. 306 stellt die Beziehungen der vorderen, Fig. 307 diejenigen der hinteren Magenwand dar.

Beziehungen der vorderen Wand. Annähernd die obere Hälfte derselben mit dem Pylorus wird von dem linken Leberlappen überlagert, dessen Tuber omentale sich auf das Omentum minus (Lig. hepatogastricum) und in die kleine Kurvatur des Magens einbettet, während der Lobus quadratus mit dem Pylorus in Berührung tritt (Fig. 325). Nach rechts liegt der Fundus der Gallenblase diesem Abschnitte des Magens sowie dem Anfangsteile des Duodenum an. Auch die Cardia wird von dem linken Leberlappen überlagert: die Pars abdominalis oesophagi legt sich in den Sulcus oesophageus der hinteren Leberfläche und grenzt hier nach rechts an den Lobus caudatus (Spigeli) oberhalb des Processus papillaris (Fig. 324 und die Beschreibung der hinteren Leberfläche). Dem nach links sehenden Fundus liegt die Facies gastrica der Milz an. Sie ist in Fig. 302 eben noch von vorne sichtbar. Die Beziehungen der grossen Kurvatur zum Mesocolon und zum Colon transversum sind erwähnt worden. Ganz ausnahmsweise kann bei starker Ausdehnung durch Kot oder Gase die Schleife des Colon sigmoideum so weit aufsteigen, dass sie, das Omentum majus beiseite schiebend, die grosse Kurvatur des Magens, ja sogar den unteren Leberrand erreicht.

Die Organe, welche zur vorderen Wand des Magens Beziehungen erlangen, werden, wie der Magen selbst, von dem Peritonaeum überzogen. Das gleiche gilt von

den Organen, welche der hinteren Fläche des Magens anliegen, indem dieselben
sämtlich von der hinteren Wand der Bursa omentalis bedeckt sind; in Fig. 307
sind sie in ihrer Projektion auf den hinteren Umfang des Magens dargestellt. Abge-

sehen von der Milz, deren
Facies gastrica sich dem
Fundus anschliesst, kommt
hier vorzugsweise das Pankreas mit seinem Körper und
seinem Schwanze in Be-
tracht, dazu die A. et V. lienalis (in Fig. 307 ist bloss die
A. lienalis dargestellt), soweit sie nicht in ihrem
Verlaufe nach links von
dem Pankreaskörper bedeckt
sind. In grösserer Tiefe
und von einer Schicht
fettreichen Gewebes vorn
überlagert, wäre noch ein
Teil der linken Neben-
niere und der obere Pol der
linken Niere zu erwähnen.
Durch den Peritonealspalt
der Bursa omentalis wird die
hintere Fläche des Magens

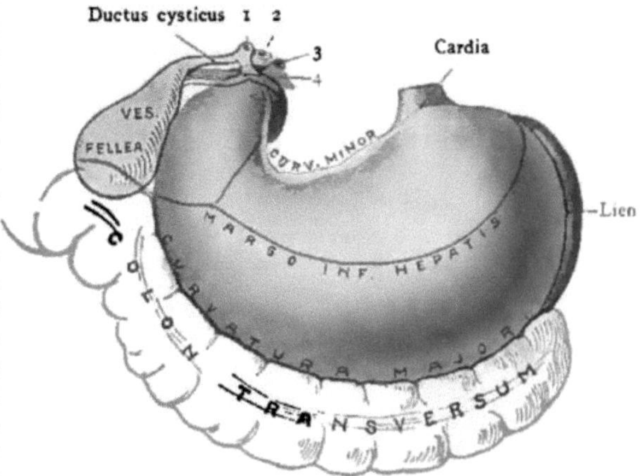

Fig. 306. Syntopie des Magens. Ansicht von vorn.
Halbschematisch, mit Benützung des Hisschen Gipsabgusses.
1 Ductus choledochus. 2 V. portae. 3 A. hepatica. 4 Ductus hepaticus.

von den dorsal gelegenen Organen getrennt. Es ist sehr lehrreich, diese Verhältnisse
an Formolleichen zu untersuchen, bei denen durch Abtrennung und Entfernung des
Magens die hintere Wand der Bursa zur Ansicht gebracht wurde (Fig. 303). Die

der hinteren Magenfläche anliegenden
retroperitonaealen Organe werden durch
den Magen gewissermassen modelliert, so
dass sie eine Unterlage oder ein Bett für
den dorsalen Umfang der Magenwandung
bilden, welches abwärts durch das Mesocolon transversum fortgesetzt wird.
Ein grosser Teil des Magens mit dem
Fundus legt sich in die tiefe Bucht, welche
nach links von der Wirbelsäule durch den
Pankreasschwanz und die Facies gastrica
der Milz geboten wird. Der übrige Teil
des Magens bedeckt von vorn den Pankreaskörper, der sich in der Regel mit
dem Tuber omentale pancreatis etwas
über die Linie der kleinen Kurvatur erhebt und hier nach Durchtrennung des
Lig. hepatogastricum leicht zugänglich ist.
Die Beziehungen der hinteren Magenwand
zu der A. und V. lienalis sind ausser-

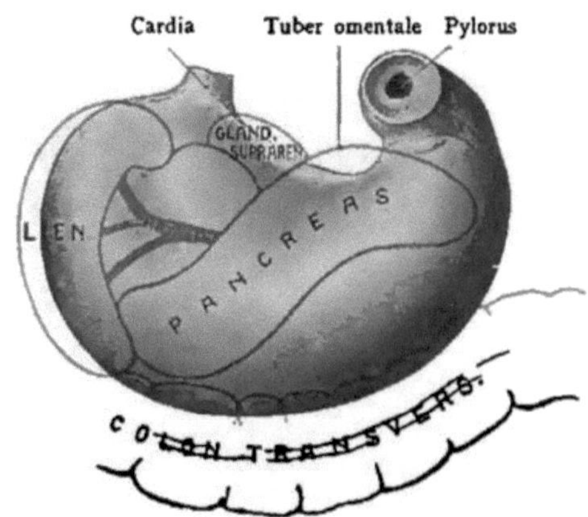

Fig. 307. Syntopie des Magens. Ansicht von hinten.
Halbschematisch, mit Benützung des Hisschen Gipsabgusses.

ordentlich verschieden, je nachdem die letzteren mehr oder weniger von dem Pankreas bedeckt sind; in der Regel liegen die Gefässe, eine Strecke weit vor ihrem
Eintritt in den Hilus der Milz, unmittelbar unter dem Peritonaeum der Bursa omentalis und werden hier bloss durch den spaltförmigen Raum der Bursa von der

hinteren Fläche des Magens getrennt, eine Beziehung, welche bei gewissen Erkrankungen des Magens (Ulcus rotundum) von Wichtigkeit sein kann, indem Fälle bekannt sind, in welchen eine Geschwürbildung vom Magen auf die A. lienalis übergriff und durch Arrosion derselben eine tödliche Blutung verursachte.

Gefäss- und Nervenversorgung des Magens. Die Arterien und die Lymphgefässe des Magens haben ihren Ursprung, resp. ihren Abfluss, an einer Stelle, die unmittelbar unterhalb des Hiatus aorticus gelegen ist.

Die Strecke der Aorta abdominalis zwischen dem Hiatus aorticus und dem Tuber omentale pancreatis ist sehr kurz, in der Regel kaum mehr als 1—2 cm lang. Hier ent-

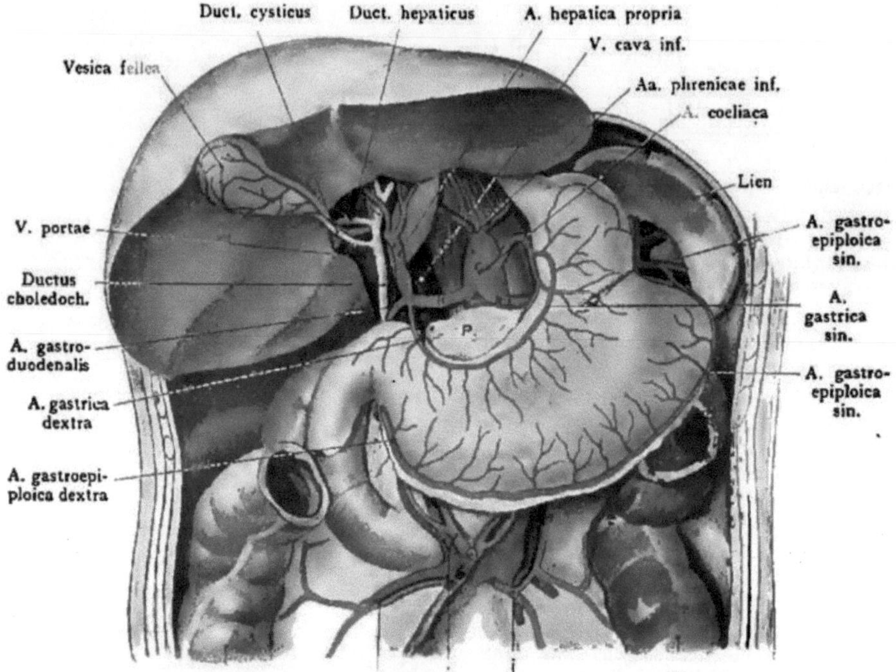

Fig. 308. Gefässverzweigung an Magen und Leber.
Die Leber ist nach oben gezogen. Mit Benützung des Hisschen Gipsabgusses.
H = A. hepatica. C = A. coeliaca. A L = A. lienalis. P Tuber omentale des Pankreas.

springen erstens die beiden Aa. phrenicae inf., welche über die Zwerchfellschenkel zur lumbalen Portion des Zwerchfells verlaufen (Fig. 308) und zweitens der bloss 1—1½ cm lange Stamm der A. coeliaca.

Von den drei Ästen der letzteren verläuft die A. gastrica sin., von dem Peritonaeum der hinteren Wand der Bursa omentalis bedeckt (Fig. 303), nach oben gegen den Anfang der Curvatura minor an der Cardia des Magens und biegt hier abwärts um, indem sie längs der Curvatura minor verlaufend, Äste an die vordere und an die hintere Fläche des Magens abgibt, mit der A. gastrica dextra aus dem Ramus ascendens der A. hepatica anastomosiert und den Arterienring der kleinen Kurvatur schliesst.

Die A. lienalis verläuft von ihrem Ursprunge aus der A. cocliaca quer oder
ctwas aufstcigend, zum Teil durch das Tubcr omcntale, dann durch die hintere Wand
der Bursa omentalis bedeckt zum Hilus der Milz. Von hier aus gelangen in der Pcritonacal-
duplikatur, welche die Milz mit dem Fundus des Magens in Verbindung sctzt (Lig.
gastrolienale), die Rami gastrici brcvcs zum Fundus. Ein starker Endast der A. lienalis
verläuft vom Schwanze des Pankreas nach rechts zur grossen Kurvatur als A. gastroepiploica sin., um mit der A. gastroepiploica dcxtra aus dcr A. hepatica zu anastomo-

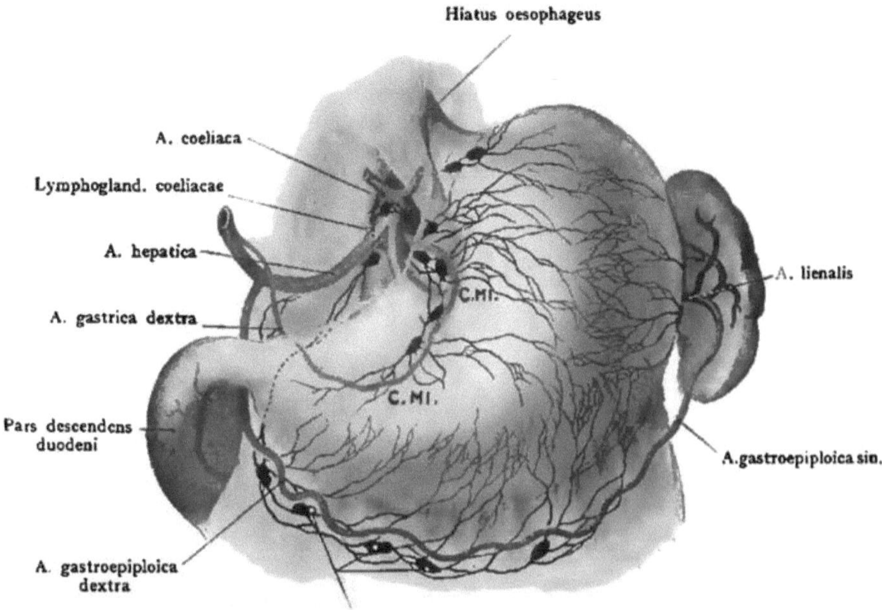

Fig. 309. Lymphgefässe und Lymphdrüsen des Magens mit ihren Abflusswegcn.
Nach Cuneo und Delamare. Journal de l'anat. Vol. 36. 1900. Taf. 12.
C.MI. C.MI. Lymphgefässe und Lymphdrüsen längs der Curvatura minor (Lymphogland. gastr. sup.).

sieren und den Arterienring längs dcr grossen Kurvatur zu schliessen, welcher Rami
gastrici zum Magen und Rami cpiploici zum Omentum majus abgibt.

Der drittc Ast dcr A. cocliaca, die A. hepatica, wendet sich nach rechts
und teilt sich hinter dem Pylorus oder etwas oberhalb desselben in die A. hepatica
propria und die A. gastroduodenalis. Die A. hepatica propria verläuft, im Lig. hepatoduodenale eingeschlossen, zur Porta hepatis empor, indem sie die A. gastrica dextra
abgibt, welche zur kleinen Kurvatur gelangt und mit der A. gastrica sin. den Gefässring der Curvatura minor schliesst. Die A. gastroduodenalis gcht zwischen dem Pylorus und dem Kopfe des Pankreas abwärts und gibt dic A. gastroepiploica dextra zur
grossen Kurvatur ab sowie dic A. pancreaticoduodenalis sup. zum Kopfe des Pankreas
und zur Duodenalschlinge.

Die Venen des Magens gehören zum Gebiete der V. portae; sie cntsprechen
in ihrer Anordnung den Magcnartcricn und bildcn an der kleinen und der grossen
Kurvatur zwci anastomosicrcnde Gefässstämme. Dcr Stamm der V. portae setzt sich

hinter dem Kopfe des Pankreas aus der V. mesenterica sup. und der V. lienalis zusammen. Die Vv. gastroepiploicae münden links in die V. lienalis, rechts in die V. mesenterica sup.; eine V. coronaria sin. fehlt, doch kommt an der Cardia eine Verbindung vor zwischen den Magenvenen (zum Gebiete der V. portae gehörig) und den Vv. oesophageae, welche in die V. azygos ihren Abfluss haben (s. Oesophagus). Die längs der kleinen Kurvatur nach rechts verlaufende V. coronaria ventriculi mündet in den Stamm der V. portae, unmittelbar nach ihrer Bildung aus der V. mesenterica sup. und der V. lienalis.

Lymphgefässe des Magens. Die Anordnung der Lymphgefässe und der regionären Lymphdrüsen des Magens ist von der grössten Wichtigkeit, da sie Bahnen darstellen, auf welchen sich Magencarcinome weiter verbreiten (metastasieren) können.

Wir unterscheiden am Magen drei Lymphgefässgebiete (Fig. 309 und das Schema Fig. 310), aus denen sich die Lymphgefässe in grösseren Stämmen längs der Curvatura major und minor sammeln. In diese Stämme sind kleine Lymphdrüsen eingeschaltet, welche kettenförmig angeordnet sind. Das erste der drei Lymphgefäss-

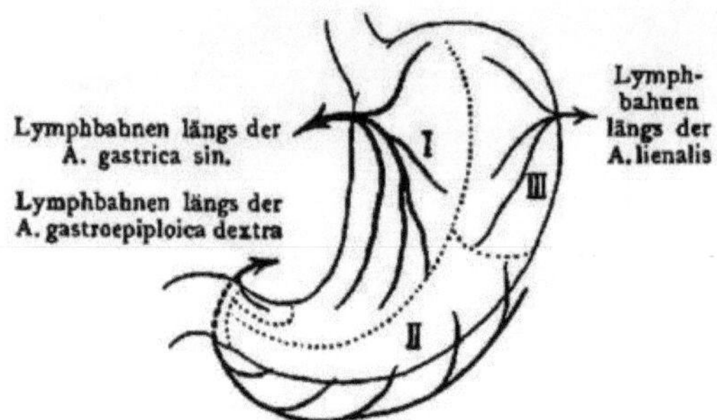

Fig. 310. Lymphgefässgebiete am Magen und Abflusswege derselben.
Schema nach Cuneo und Delamare.

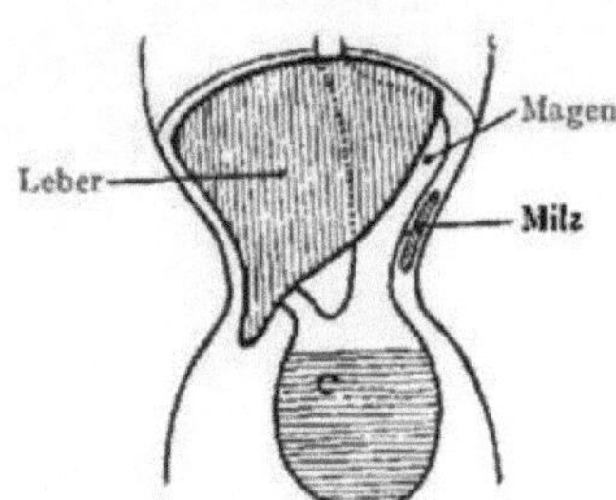

Fig. 311. Hochgradige Deformation des Magens und der Leber durch das Korsett.
Nach Chapotot, Thèse de Lyon 1891.

gebiete (Fig. 309) umfasst die Gegend der Curvatura minor; ihre Lymphgefässe sammeln sich in Lymphdrüsen (Lymphoglandulae gastricae superiores) und Lymphstämmen, welche mit der A. gastrica sin. bis zum Ursprunge derselben aus der A. coeliaca verlaufen, wo sie sich mit den hier gelegenen Lymphoglandulae coeliacae verbinden. Die Vasa efferentia dieser Drüsen gehen zum Ductus thoracicus, welcher durch den Hiatus aorticus in den Brustraum eintritt.

Ein zweites grösseres Gebiet (Fig. 310 II) umfasst die grosse Kurvatur mit den angrenzenden Partien der vorderen und hinteren Magenfläche. Die Lymphgefässe dieses Gebietes sammeln sich in Stämmen und Lymphdrüsen, welche mit der A. gastroepiploica dextra nach rechts hinter dem Pylorus verlaufen (Lymphoglandulae gastricae inf.) und sich weiterhin dem Stamme der A. hepatica anschliessen, um zu den Lymphoglandulae coeliacae zu gelangen. Ein drittes Gebiet (Fig. 310 III) umfasst den Fundus; die abführenden Stämme verlaufen im Lig. gastrolienale zum Hilus der Milz und münden hier in die Lymphoglandulae lienales, welche sich längs der A. und V. lienalis bis zur A. coeliaca erstrecken. Diese Bahn ist von geringerer praktischer Wichtigkeit als die beiden anderen. Die Lymphoglandulae gastricae sup. und inf. sowie die Lymphoglandulae lienales sind die ersten regionären Lymphdrüsen des Magens; die zweite Station erblicken wir in den Lymphoglandulae coeliacae, welche um den Stamm der A. coeliaca angeordnet sind.

Nerven des Magens. Sie kommen, wie diejenigen der Leber, aus zwei Quellen, einerseits aus den beiden mit dem Oesophagus in die Bauchhöhle gelangenden Nn. vagi, andererseits aus den sympathischen Geflechten, welche die zum Magen verlaufenden Äste der A. coeliaca begleiten. Die Fasern verbinden sich zu einem Plexus gastricus ant. und post. Der linke Vagus geht, entsprechend seiner Lage an der vorderen Fläche des Oesophagus, in den Plexus gastricus ant., der N. vagus dexter in den Plexus gastricus post. über.

Altersveränderungen am Magen. Schnürmagen. Variationen der Form und Lage sind beim Magen sehr häufig und müssen wohl auf verschiedene Ursachen zurückgeführt werden. Im allgemeinen hat der Magen bei älteren Personen einen tieferen Stand als bei jugendlichen Individuen; eine Tatsache, welche mit der Senkung der Hals- und Brustorgane sowie mit dem Tiefstande des Diaphragma bei zunehmendem Alter in Verbindung stehen dürfte (für den physiologischen Tiefstand der Brust- und Bauchorgane als Altersveränderung s. Brustorgane).

Der weibliche Magen verläuft in der Regel steiler als der männliche, doch steht es nicht fest, ob dies von der verschiedenen Bekleidung herrührt oder einen wirklichen Geschlechtsunterschied darstellt. Ohne Zweifel wird der Gebrauch des Korsetts in vielen Fällen eine steilere Lage sowie ausserdem noch gewisse charakteristische Formänderungen am Magen herbeiführen. Fig. 311 gibt einen solchen „Schnürmagen" wieder, welcher stark in die Länge gezogen ist und durch eine auf die Wirkung des Korsetts zurückzuführende Einschnürung in einen oberen und unteren Abschnitt zerfällt. Eine ähnliche, nur weniger weitgehende Einschnürung erleidet die Leber.

Operative Erreichbarkeit des Magens. Der mässig gefüllte Magen liegt normalerweise den Bauchdecken direkt an im Bereiche eines Dreiecks, welches begrenzt wird links oben von dem Rippenbogen, rechts und oben von dem unteren scharfen Rande des linken Leberlappens, unten von dem querverlaufenden Colon transversum. Die Feststellung dieses Dreiecks und der Nachweis der Anlagerung der vorderen Magenwand an die Bauchdecken gelingt leicht mittelst der Perkussion.

Hier wird der Magen am besten durch einen Schnitt erreicht, welcher parallel mit dem linken Rippenrande in der Höhe des Knorpels der VIII. Rippe durchgelegt wird oder auch durch einen Schnitt, welcher vom Rippenrande senkrecht abwärts verläuft. Dabei werden die drei breiten Bauchmuskeln sowie das Peritonaeum parietale durchtrennt. Zur Aufsuchung des Pylorus, welcher bei mässiger Füllung des Magens etwa 3 cm rechts von der Medianebene liegt, wird ein Längsschnitt von der Spitze des Processus xiphoides gegen den Nabel in der Medianlinie geführt, man kommt hier auf den unteren Leberrand und die vordere Fläche des Magens (Pylorusteil), welcher nach rechts verfolgt wird, indem man den Lobus quadratus nach oben schlägt. Der Pylorus legt sich der unteren Fläche des Lobus quadratus links von dem Fundus der Gallenblase an. Durch Auseinanderziehen der Schnittränder gelingt es, den ganzen Pylorusteil zur Ansicht zu bringen; besonders bei leerem Magen weicht der Pylorus nur wenig von der Medianebene nach rechts ab, während sich bei gefülltem Magen der Übergang in das Duodenum sogar 6—7 cm nach rechts von der Medianebene verschieben kann.

Duodenum.

Das Duodenum bildet eine nach links hin konkave Darmschleife, welche eine Länge von annähernd 25—30 cm erreicht. Das beim Fetus in frühen Stadien vorhandene Mesoduodenum besass eine Haftlinie an der Wirbelsäule (s. Fig. 298); dasselbe gestattete dem Darmstück eine freiere Beweglichkeit, welche in späteren Stadien dadurch verloren geht, dass sich die Duodenalschleife auf der rechten Seite der Wirbelsäule der hinteren Wand des Peritonaealsackes anlagert und durch die Verschmelzung seines

Peritonaealüberzuges sowie der ursprünglich nach rechts sehenden Lamelle des Mesoduodenum mit dem Peritonaeum parietale eine sekundäre Fixation erhält.

Infolge dieses Vorganges liegt das Duodenum beim Erwachsenen eigentlich
retroperitonaeal, indem bloss seinem vorderen Umfange ein Peritonaealüberzug zukommt, der hintere dagegen direkt durch Bindegewebe an den Hilus der rechten Niere
sowie an die Aorta und die V. cava inf. fixiert wird. Dadurch, dass sich ferner die
Flexura coli dextra und der Anfangsteil des Colon transversum von vorne dem
Duodenum auflagern, wird die Verborgenheit seiner Lage noch erhöht; das Darmstück
liegt so tief, dass man sogar den Vorschlag gemacht hat, dasselbe von hinten her
operativ zu erreichen. Charakteristisch für das Duodenum ist, abgesehen von der
histologischen Struktur seiner Wandung (starke Ausbildung der tubuloacinösen Glandulae
duodenales, welche bis zur Flex. duodenojejunalis reichen), die Verschiedenartigkeit
seiner topographischen Beziehungen (Einmündung des Ductus choledochus und des
Ductus pancreaticus, Beziehungen zum Pankreaskopf, zum Hilus der rechten Niere,
zur V. cava inf. und zur Aorta).

Die relative Kürze des Duodenum und die retroperitonaeale Lage des Darmabschnittes finden sich erst bei den Primaten; bei den übrigen Säugetieren bildet das
Duodenum eine Schlinge mit gut entwickeltem Mesoduodenum.

Form und Lage des Duodenum. Die Form ist individuell ausserordentlich
verschieden, so dass die Aufstellung eines allgemein gültigen Typus nicht möglich ist.
Die Duodenalschlinge ist bald mit einem Hufeisen, bald mit einem Ringe, oder mit der
Windung einer Spirale verglichen worden, doch scheint im allgemeinen die Ringform insofern
die ursprünglichste zu sein, als sie bei Feten und Neugeborenen die Regel bildet. Von
dieser eigentlich infantilen Form führen eine Reihe von Übergängen zu einer Form, die
man mit einem horizontal gestellten U verglichen hat.

Von alters her hat man am Duodenum drei Abschnitte unterschieden. Bei einer
typischen U-Form, welche annähernd mit der nach altem Brauche mit einem Hufeisen
verglichenen Form übereinstimmt, folgt der erste Abschnitt als Pars superior unmittelbar auf den Sulcus pyloricus und geht rechtwinklig in die ziemlich parallel mit der
Wirbelsäule in der Höhe des II.—III. Lumbalwirbels verlaufende Pars descendens über,
auf welche der dritte, die Wirbelsäule in der Höhe des dritten Lendenwirbels kreuzende
Abschnitt, die Pars inferior, folgt. Das Endstück biegt häufig kurz vor der Flexura duodenojejunalis nach oben um und wird dann noch als Pars ascendens bezeichnet.
Der Übergang eines Abschnittes in den nächstfolgenden kann bald in einem Winkel
stattfinden, bald mehr oder weniger abgerundet sein. Wir halten an dieser Einteilung
fest, auch sind die Beziehungen der einzelnen Abschnitte verschiedene und müssen
besonders beschrieben werden.

Wie die Form, so unterliegt auch die Lage einer starken Variation, besonders
auch die Höhenlage, bezogen auf die Wirbelsäule. Das als Schulfall beschriebene Verhalten ist in Fig. 312 A dargestellt, wo das Duodenum (eine U-Form) an dem Sulcus
pyloricus des Magens als Pars superior etwas rechts von dem Körper des ersten
Lendenwirbels beginnt und nach einem Verlaufe von etwa 3—4 cm mit scharfer Biegung
in die Pars descendens übergeht. Bei mässig oder stark gefülltem Magen verläuft die
Pars superior fast genau sagittal, bei leerem Magen dagegen quer, indem sich der Pylorus
in die Medianebene einstellt (s. die Schemata der Topographie des Magens bei wechselnder
Füllung, Figg. 304 und 305). Die Pars descendens liegt rechterseits neben der
Wirbelsäule in der Höhe des II. Lumbalwirbels, und der Übergang in die Pars inferior
in der Höhe des III. Lumbalwirbels, welch' letzterer von dem Darmabschnitt gekreuzt
wird. Der letzte Abschnitt steigt häufig wieder auf (er wird von einigen Autoren auch
als Pars ascendens unterschieden, Fig. 312 D), so dass die Flexura duodenojejunalis am linken Umfange des II. Lendenwirbels angetroffen wird, wo auch die

schräg über die Lendenwirbelsäule zum oberen Ende der rechten Articulatio sacroiliaca
hinwegziehende Radix mesenterii ihren Anfang nimmt.

Die **Variationen der Form** werden durch die Fig. 312 A-E veranschaulicht.
Fig. 312 A stellt eine U-Form, B eine unvollständige, D eine fast vollständige Ringform dar. C und E sind Variationen, die seltener vorkommen; in C fehlt eine Pars
inferior, indem die Pars descendens direkt in eine Pars ascendens übergeht, bei
E fehlt sogar eine Pars des-
cendens und die Schleife besteht
bloss aus einem oberen und einem
unteren Schenkel, deren Um-
biegungsstelle weit nach rechts
hin verschoben ist.

Variationen in der Form
des Duodenum gehen selbstverständlich mit Variationen in der
Lage und den Beziehungen des
Darmstückes einher. Die Stelle, an
welcher die Pars inferior die Wirbelsäule kreuzt, weicht häufig von
der Norm ab; sie kann in extremen Fällen am Promontorium
liegen, seltener rückt sie aufwärts auf den Körper des I. Lendenwirbels (Tiefstand und Hochstand des Duodenum). In beiden

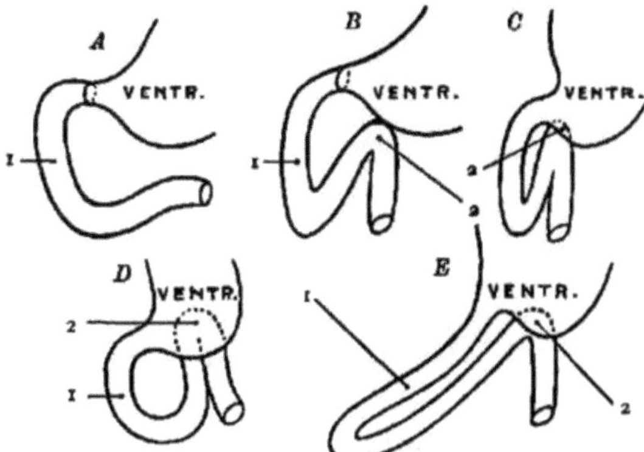

Fig. 312. Variationen in der Form des Duodenum.
Nach Fromont, Thèse de Lille 1890.
1 Duodenum. 2 Flex. duodenojejunalis.

Fällen ändern sich mit der Verschiebung des Duodenum die Beziehungen seiner Abschnitte
zur Niere, zur Nebenniere, zur V. cava inf. usw.

Duodenum und Peritonaeum. Beim Erwachsenen besitzt bloss die unmittelbar auf den Sulcus pyloricus folgende Strecke der Pars superior einen vollständigen
Peritonaealüberzug, indem sich von oben her das Lig. hepatoduodenale an diesen Abschnitt ansetzt und die Peritonaealduplikatur des Omentum majus, das hier einen
noch freien Abschnitt des Mesoduodenum darstellt, von dem Darmstück abwärts
an das Colon transversum weiterzieht. Dieser erste Abschnitt verhält sich in
bezug auf seine Beweglichkeit wie ein Teil des Magens und liegt auch, je nach
dem Füllungszustande des Magens, bald transversal (bei ganz leerem Magen), bald
sagittal (bei stark gefülltem Magen). Die anderen Abschnitte zeigen bloss an ihrem
vorderen Umfange einen Peritonaealüberzug, welcher dieselben an die hintere Bauchwand fixiert. Eine weitere Sicherung in seiner Lage erhält das Duodenum noch dadurch, dass die Haftlinie des Mesocolon transversum an dem vorderen Umfange der
Pars descendens beginnt und nach links hin auf den Kopf und die vordere Kante des
Pankreaskörpers übergeht. Wenn man noch berücksichtigt, dass der Kopf des Pankreas
in die Konkavität der Duodenalschlinge eingelagert ist und mit der Wandung derselben
durch Bindegewebe im Zusammenhang steht, dass ausserdem die A. und V. mesenterica
sup. den vorderen Umfang der Pars inferior kreuzen (Fig. 308) und eine weitere
Fixation derselben bewirken, so versteht man, dass die Beweglichkeit der einzelnen
Abschnitte des Duodenum (die Pars superior ausgenommen) eine geringe sein muss.
Am meisten in seiner Lage fixiert ist die Pars inferior, während das Colon ascendens bei
starker Füllung die Pars descendens von rechts nach links der Medianebene zuschieben
kann (Braune).

**Beziehungen des Duodenum zu benachbarten Gebilden (Syntopie des
Duodenum).** Die Duodenalschlinge weist Beziehungen zu einer Anzahl von Gebilden auf, welche teils im Retroperitonaealraume (Hilus der rechten Niere, rechte

Nebenniere, V. cava inf., Pankreaskopf), teils in der Peritonaealhöhle (untere Fläche der Leber, Gallenblase, Colon transversum, Dünndarmschlingen) liegen. Zu den einzelnen Organen wechseln, wie gesagt, die Beziehungen, je nach dem Höhenstand der Duodenalschlinge; wir gehen bei der Schilderung von dem als Norm bezeichneten Verhalten aus, bei welchem die Pars inferior die Lendenwirbelsäule in der Höhe des III. Lendenwirbels kreuzt (Fig. 313).

Die Pars superior liegt in der Höhe des I. Lendenwirbels, ausnahmsweise des XII. Brustwirbels, bei leerem Magen transversal, bei vollem Magen sagittal eingestellt. Nach oben ruft sie durch ihre Anlagerung an die untere Fläche der Leber im Bereiche der hinteren Partie des Lobus quadratus die Impressio duodenalis hervor (Fig. 325); dann kreuzt sie den rechten Ast der A. hepatica und den Ductus hepaticus, um dorsal oder etwas nach rechts von dem Halse der Gallenblase in die Pars descendens überzugehen.

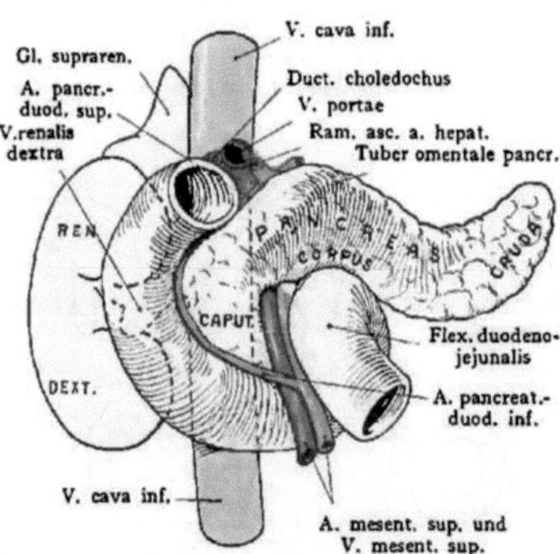

Fig. 313. Duodenum mit Pankreas und rechter Niere, von vorn.
Norm. Nach dem Hisschen Gipsabguss.

zugehen. Selbstverständlich wechseln diese Beziehungen bis zu einem gewissen Grade bei verschiedener Einstellung der Pars superior, doch findet in fast allen Fällen ein Kontakt des Duodenum mit dem Halse der Gallenblase statt (daher die Möglichkeit des Durchbruchs von Gallensteinen in das Duodenum). Abwärts berührt die Pars superior den oberen Umfang des Pankreaskopfes sowie das Colon transversum, besonders wenn letzteres stark ausgedehnt und nach oben gedrängt ist. Dorsalwärts verlaufen die im Lig. hepatoduodenale eingeschlossenen Gebilde (der Ductus choledochus rechts, die A. hepatica links, die V. portae hinten) herab (Fig. 314), um unterhalb der Pars superior auseinanderzuweichen, indem sich der Ductus choledochus in die Rinne zwischen dem hinteren Umfange der Pars descendens und dem Kopfe des

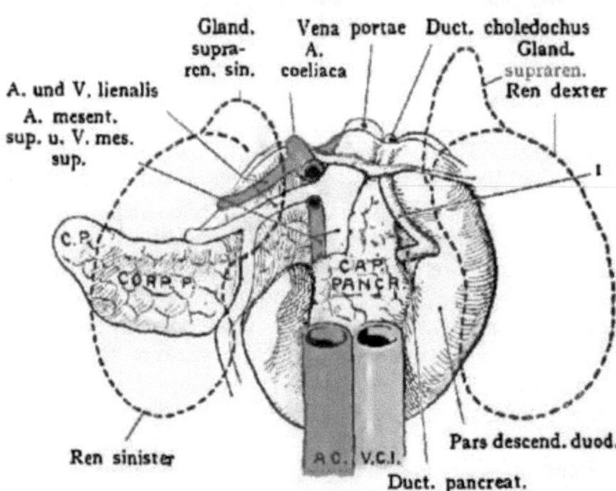

Fig. 314. Topographie des Duodenum und des Pankreas.
Ansicht von hinten.
Die Umrisse der beiden Nieren und Nebennieren sind punktiert angegeben; sie legen sich von hinten den Organen auf.
1 Duct. choledochus. Ao. Aorta. V. c. i. Vena cava inf.
Halbschematisch, mit Benützung der Hisschen Gipsabgüsse.

Pankreas zur Einmündung an der Papilla duodeni (Santorini) begibt, während die V. portae hinter dem Pankreaskopfe aus der V. mesenterica sup. und der V. lienalis entsteht.

Die Pars descendens entspricht in der Norm dem rechten Umfange des III. Lumbalwirbelkörpers, bei Tiefstand dem III.—IV., bei Hochstand dem I. Lumbalwirbel. Dorsal bedeckt sie den Hilus der rechten Niere (Fig. 313), bei starker Ausbiegung der Duodenalschlinge lateralwärts auch noch einen Teil der vorderen Nierenfläche, ferner das Nierenbecken und den obersten Teil des Ureters. Medial streift sie gerade noch die V. cava inf. Der Übergang der Pars superior in die Pars descendens berührt die rechte Nebenniere. Der Ductus choledochus liegt in der Rinne zwischen dem Pankreaskopfe und der Pars descendens duodeni, wo er sich mit dem Ductus pancreaticus vereinigt, um etwa in der halben Höhe der Pars descendens an der Papilla duodeni auszumünden (s. Verlauf und topographische Beziehungen des

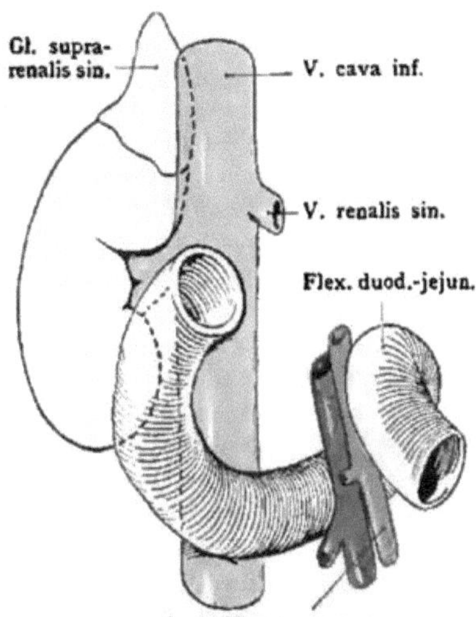

Fig. 315. Duodenum und rechte Niere. Tiefstand des Duodenum.
Zum Teil nach D. J. Cunningham, Manual of practical Anatomy 1893.

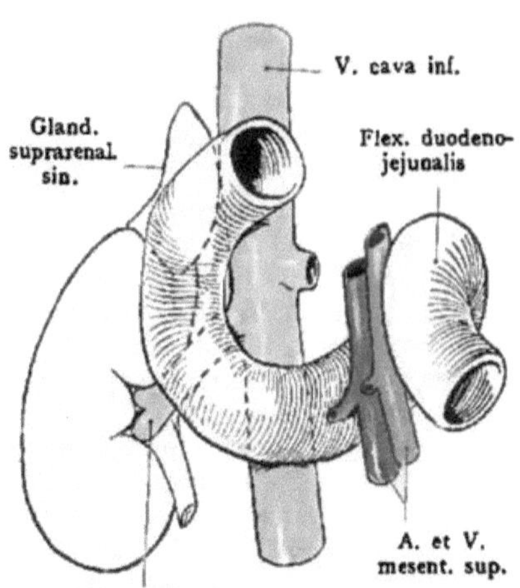

Fig. 316. Duodenum und rechte Niere. Hochstand des Duodenum.
Zum Teil nach D. J. Cunningham, Manual of practical Anatomy 1893.

Ductus choledochus). Der vordere Umfang der Pars descendens wird etwa in der halben Höhe des Darmabschnittes von der hier beginnenden Haftlinie des Mesocolon transversum gekreuzt (Fig. 397, Verlauf des Peritonaeum parietale am Schlusse des Kapitels), welche sich auf den Pankreaskopf und die vordere Kante des Pankreas weiterzieht. Links grenzt die Pars descendens an den Pankreaskopf und ist etwa zur Hälfte ihres Umfanges mit der Pankreaskapsel innig verbunden. In der Rinne zwischen Pankreaskopf und vorderem Umfang der Pars descendens verläuft die A. pancreaticoduodenalis sup. aus dem Ram. descendens der A. hepatica und anastomosiert hier mit der A. pancreaticoduodenalis inf. aus der A. mesenterica sup. (Fig. 313).

Die Pars inferior mit der in die Flexura duodenojejunalis übergehenden Pars ascendens kreuzt etwas aufsteigend den III. Lumbalwirbel, so dass die höchste Stelle der Flex. duodenojejunalis links auf dem II. Lumbalwirbel oder auf der Scheibe zwischen I. und II. Lumbalwirbel liegt. Über den vorderen Umfang der Pars inferior verlaufen die am unteren Rande des Pankreas austretenden Vasa mesenterica sup. (Fig. 313), von denen die A. mesenterica sup. links, die V. mesenterica sup.

rechts liegt. Die Gefässe, welche unmittelbar unterhalb der Pars inferior in die Radix mesenterii eintreten, bilden mit der Aorta abdominalis einen Winkel, in welchen sich die Pars inferior duodeni einlagert. Die Pars ascendens, wenn man eine solche unter-scheiden will, erstreckt sich von dem Übertritte der A. und V. mesenterica sup. auf den vorderen Umfang der Pars inferior bis zum Anfang des Jejunum, d. h. bis zu jener Stelle, wo der Darm ein Mesenterium und damit auch eine freiere Beweglich-keit erhält.

Dorsal liegen der Pars inferior die Aorta (links), die V. cava inf., (rechts) an; aufwärts grenzt sie an den Pankreaskopf (Fig. 314). Die vordere Fläche wird vom Peritonaeum überzogen und von Dünndarmschlingen überlagert.

Figg. 315 und 316 veranschaulichen extreme Lagevariationen des Duodenum im Sinne des Hoch- und Tiefstandes. Es ist selbstverständlich, dass damit auch die Be-ziehungen der einzelnen Abschnitte wechseln. So steht bei Hochstand eine grössere Partie der vorderen Fläche der rechten Nebenniere sowie der vorderen Fläche der rechten Niere, unterhalb des rechten Nierenpoles, im Kontakt mit der Pars descendens, während der Hilus der Niere und das Nierenbecken frei bleiben. In Fig. 315 (Tief-stand) ist der Nierenhilus zwar ebenfalls frei, dagegen legt sich die Pars descendens an die untere Partie der vorderen Nierenfläche medial von dem unteren Nierenpole.

Gefässversorgung des Duodenum. Längs der Konkavität der Duodenal-schlinge verlaufen in der Rinne zwischen dem Duodenum und dem Pankreaskopf (Fig. 313) die beiden Aa. pancreaticoduodenales, die superior aus dem Ramus descendens der A. hepatica entspringend, die inferior aus der A. mesenterica sup., dort, wo dieser Stamm den vorderen Umfang der Pars inferior duodeni kreuzt, um in die Radix mesenterii einzutreten. Die Gefässversorgung des Duodenum hängt so innig mit derjenigen des Pankreas zusammen, dass für Einzelheiten auf die letztere verwiesen werden muss, hier genüge die Bemerkung, dass die Duodenalschlinge als ein Grenzgebiet zwischen der A. coeliaca und der A. mesenterica sup. aus beiden an-nähernd gleich starke Äste erhält.

Die Lymphgefässe gehen zu Lymphdrüsen, welche vor und hinter dem Pan-kreaskopfe liegen und ihre abführenden Stämme längs der A. pancreaticoduodenalis sup. und der A. hepatica zu den Lymphoglandulae coeliacae senden.

Erreichbarkeit des Duodenum. Das Duodenum ist, wenigstens theoretisch, sowohl von der ventralen als von der dorsalen Bauchwandung aus zu erreichen. Von hinten wird man bei Nierenexstirpationen (rechts) bis zu der Pars descendens vordringen, welche bei mittlerem Höhenstande des Darmteils (s. die Norm Fig. 314) sich vor dem Nierenhilus und dem Nierenbecken befindet; ohne Nierenexstirpation ist jedoch das Duodenum von hier aus nicht zu erreichen. Es muss also der Weg von vorne eingeschlagen werden. Die Pars superior ist relativ leicht im Anschluss an die Auf-suchung des Pylorus zu finden, auch die Pars ascendens auf der linken Seite des II. Lum-balwirbels; die Pars descendens dagegen wird etwa in ihrer halben Höhe von der Flexura coli dextra oder von dem Anfang des Colon transversum und der Haftlinie des Mesocolon transversum überlagert, was ihre Aufsuchung nicht unerheblich er-schwert.

Pankreas.

Das Pankreas (Fig. 313) stellt eine längliche Drüsenmasse dar, welche von der Facies pancreatica der Milz linkerseits bis in die Konkavität der Duodenalschlinge rechterseits reicht und um die Lendenwirbelsäule abgebogen ist. Wir unterscheiden das stark aufgetriebene, der Duodenalschlinge angelagerte Caput pancreatis von dem in der Höhe des II. Lumbalwirbels um die Wirbelsäule abgebogenen Corpus, das sich teilweise als Tuber omentale pancreatis über die kleine Kurvatur des Magens erhebt, endlich den schmächtigen, zungenförmigen Pankreasschwanz (Cauda pancreatis), welcher bis zum Milzhilus reicht.

Die Form des Pankreas, wie sie sich uns an Formolleichen darbietet, wird wesentlich durch den von benachbarten Organen (Leber, Magen, Milz, grossen Gefässen) auf die weiche Drüsenmasse ausgeübten Druck bestimmt; so passt sich das Pankreas, soweit es von der dorsalen Lamelle der Bursa omentalis überzogen wird, der hinteren Fläche des Magens an und bildet einen Teil des sog. Magenbettes (Fig. 303).

In dem Sagittalschnitte zeigt der Pankreaskörper einen prismatischen Durchschnitt, so dass wir eine hintere (dorsale), eine vordere und eine untere Fläche unterscheiden können. Die vordere und die untere Fläche stossen in einer vorderen Kante zusammen, an welcher sich das Mesocolon transversum befestigt (Haftlinie des Mesocolon transversum; s. Fig. 397, Verlauf des Peritonaeum parietale). Der Pankreaskopf ist in dorsoventraler Richtung etwas abgeplattet und bildet eine breite, oft mit einem Hammerkopfe verglichene Masse, welche ihre Grenze gegen den Körper dort findet, wo die A. und V. mesenterica sup. an ihrem unteren Rande auf den vorderen Umfang der Pars inferior duodeni übertreten, um in die Radix mesenterii zu gelangen (Fig. 313). Hier ist auch der Kopf durch eine Furchenbildung gegen den Körper der Drüse abgesetzt.

Die hintere Fläche des Pankreas sieht gegen die Lendenwirbelsäule und erhält durch diese sowie durch die Aorta und die V. cava inf. einen sagittal verlaufenden Eindruck; ein solcher wird auch durch die A. und V. mesenterica sup. hervorgerufen, welche zwischen dem unteren Rande des Pankreas und der Pars inferior duodeni in die Radix mesenterii eintreten.

Lage und Beziehungen der einzelnen Abschnitte des Pankreas. Der Kopf legt sich in die Konkavität der Duodenalschlinge und verbindet sich besonders innig mit der Pars descendens duodeni, in welche auf halber Höhe der Ductus pancreaticus, nach seiner Vereinigung mit dem Ductus choledochus, an der Papilla duodeni ausmündet. Die Konkavität der Schlinge wird nicht vollständig durch den Pankreaskopf ausgefüllt, vielmehr ist, etwa entsprechend der Grenze zwischen Pars inferior und Pars ascendens duodeni, eine Lücke ausgespart (Fig. 313), durch welche die V. mesenterica sup. aus der Radix mesenterii nach oben verläuft, um mit der V. lienalis zur Bildung der V. portae zusammen zu münden. Durch dieselbe Lücke gelangt in umgekehrter Richtung die A. mesenterica sup. zur Radix mesenterii. In der von vorne sichtbaren Rinne zwischen dem Caput pancreatis und der Konkavität der Duodenalschlinge liegt eine Anastomose der A. pancreaticoduodenalis inf. (aus der A. mesenterica sup.) mit der A. pancreaticoduodenalis sup. (aus dem Ram. descendens der A. hepatica). Die Anastomose stellt einen Gefässbogen her, welcher die arteriellen Gefässe für das Caput pancreatis und für das Duodenum liefert.

Der dorsale Umfang des Pankreaskopfes (Figg. 313 und 314) überlagert die V. cava inf. und die V. renalis dextra, ferner, gegen die Medianebene, auch die durch die Zusammenmündung der V. lienalis und der V. mesenterica sup. entstandene V. portae auf der ersten Strecke ihres Verlaufes (etwa 1 cm), bevor sie zwischen die Peritonaealblätter des Lig. hepatoduodenale tritt, um hier ihren Weg aufwärts zur Porta hepatis zu nehmen. Der Ductus choledochus liegt rechts von der V. portae in der Rinne zwischen dem dorsalen Umfange des Pankreaskopfes und dem Duodenum bis zur halben Höhe der Pars descendens (Fig. 314), wo er sich in der Regel mit dem horizontal verlaufenden, aus der Drüsenmasse des Pankreaskopfes heraustretenden Ductus pancreaticus vereinigt. Sehr häufig ist der Ductus choledochus vollständig in die Drüsenmasse des Kopfes eingeschlossen.

Pankreaskörper. Die vordere Fläche des Pankreaskörpers (Fig. 303) wie des Pankreasschwanzes wird von dem Peritonaeum der dorsalen Wand der Bursa

omentalis überzogen und durch diesen Peritonaealspalt von der hinteren Fläche des
Magens getrennt. Die hintere (dorsale) Fläche ist über den II. Lumbalwirbel und
die Zwerchfellschenkel abgebogen und hier durch retroperitonaeales Bindegewebe fixiert.
Der hinteren Fläche des Pankreaskörpers angelagert (Fig. 314), verlaufen die A. und
V. lienalis nach links gegen den Hilus der Milz; in der Regel treten beide Gefässe am
Pankreasschwanze über den oberen Rand der Drüse hervor, so dass sie in der Ansicht
von vorne durch die dorsale Wand der Bursa omentalis durchschimmern. Die untere
Fläche des Pankreaskörpers ist schmal; sie wird von der oberen Fläche durch die
vordere Kante, auf welcher die Haftlinie des Mesocolon transversum verläuft, getrennt

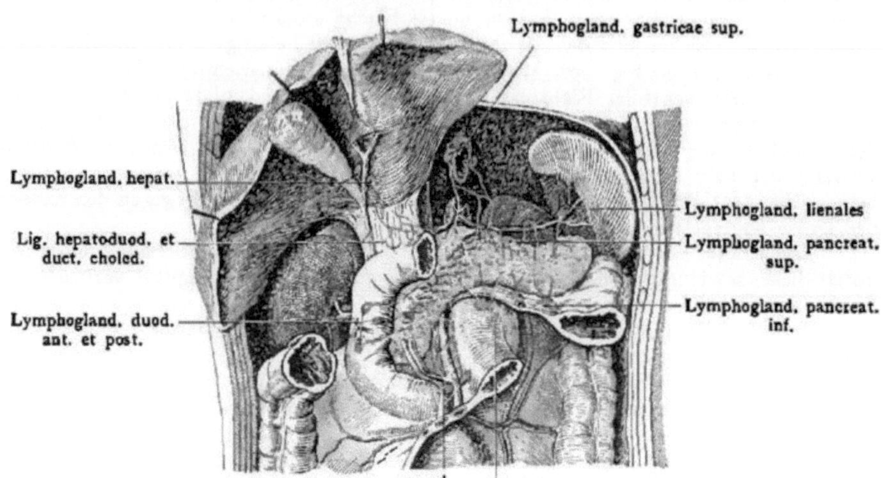

Fig. 317. Topographie der Lymphgefässe und der regionären Lymphdrüsen des Pankreas, leicht
schematisiert.
Mit Benützung einer Abbildung von P. Bartels: Über die Lymphgefässe des Pankreas III. Die regionären
Lymphgefässe des Pankreas beim Menschen. Arch. f. Anat. u. Entw.-Gesch. 1907.

und erhält einen Überzug von dem Peritonaeum parietale. Von unten treten Dünndarmschlingen mit ihr in Kontakt.

Der Pankreasschwanz ist zur Aufnahme des Fundus ventriculi ausgehöhlt
und zieht sich retroperitonaeal (Fig. 303) bis zur Milz, um sich, unterhalb des Hilus,
der Facies pancreatica der medialen Milzfläche anzulagern. Der Pankreasschwanz
bedeckt die A. und V. renalis sin. ganz oder teilweise, sowie auch den Hilus und die
vordere Fläche der linken Niere derart, dass oft nur die untere Hälfte der Niere, manchmal nur der untere Nierenpol, bei in situ belassenem Pankreas von vorne zu sehen ist.
Übrigens wechseln diese Beziehungen sehr stark je nach dem Höhenstand der Niere.
(Man vergleiche die Bemerkungen über die Variationsbreite in dem Höhenstand der
Nieren.)

Gefässe des Pankreas und Gefässstämme in der Nähe des Pankreas.
Infolge der centralen Lage des Pankreas und auch wegen seiner langgestreckten Gestalt
erhält eine Anzahl von Gefässstämmen topographische Beziehungen zur Drüse.
Die A. coeliaca, welche unmittelbar oberhalb des Pankreaskörpers aus der Aorta abdominalis entspringt, teilt sich manchmal oberhalb des Pankreas, manchmal hinter
demselben in ihre drei Äste, von denen die A. gastrica sin. gar nicht in Beziehung
zum Pankreas tritt, die A. hepatica manchmal am oberen Rande, manchmal hinter

dem Pankreas zum Lig. hepatoduodenale verläuft. Ihr Ram. descendens verläuft in der Rinne zwischen Pankreaskopf und Duodenum abwärts und gibt an beide Äste ab. An der hinteren Fläche und am oberen Rande des Körpers und Schwanzes zieht die A. lienalis zum Hilus der Milz. Die A. mesenterica sup. entspringt dorsal vom

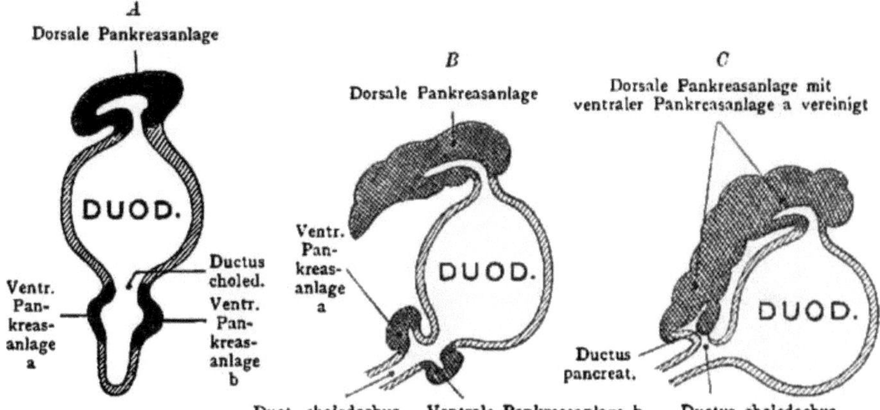

Fig. 318. Schema der Entwicklung des Pankreas aus einer ventralen und einer dorsalen Anlage. Nach Charpy in Poirier et Charpy, Traité d'anat. humaine.

Pankreaskörper und verläuft nach unten und etwas nach rechts, um mit der V. mesenterica sup. zwischen der Pars inferior duodeni und dem Pankreaskopf auszutreten. Dabei kreuzt der Stamm die V. mesenterica inf., welche gleichfalls an der hinteren Fläche des Pankreaskopfes bis zu ihrer Einmündung in den durch die Vv. mesenterica sup. und lienalis gebildeten Winkel verläuft. Diese beiden Venen und die aus ihnen hervorgehende V. portae liegen dorsal vom Pankreaskopfe und vor der V. cava inf. Wenn wir noch die A. pancreaticoduodenalis inf. nennen, welche aus der A. mesenterica sup. gleich nach ihrem Durchtritt zwischen dem Pankreaskopfe und der Pars inf. duodeni hervorgeht, so haben wir sämtliche Gefässstämme erwähnt, welche in Beziehung zur Drüse treten und arterielle Äste an dieselbe abgeben, resp. Venen aus ihr aufnehmen. Von Arterien haben wir, abgesehen von der A. pancreaticoduodenalis sup. und inf., noch kleine Äste aus der A. lienalis. Die Venen des Pankreas gehen zum Stamme der V. portae oder zur V. lienalis.

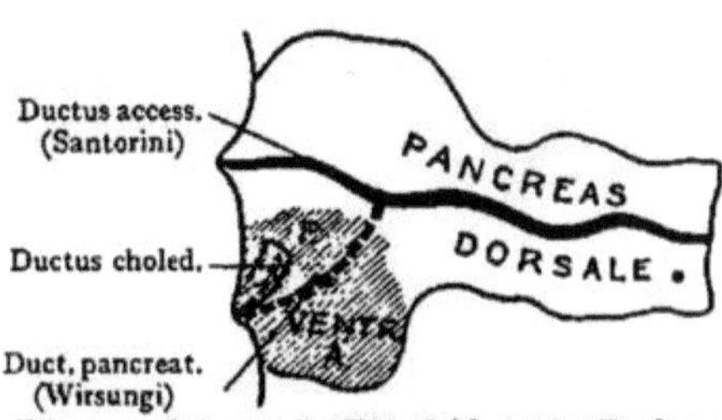

Fig. 319. Schema der Entwicklung des Pankreas und seiner Ausführungsgänge. Nach Charpy in Poirier et Charpy, Traité d'anatomie humaine.

Die Lymphgefässe des Pankreas (Fig. 317) verlaufen nach links zu den Lymphogland. pancreaticolienales am Hilus der Milz, nach rechts zu den Lymphoglandulae pancreaticoduodenalis ant. und post., nach unten zu den Lymphoglandulae aorticae, mesentericae, mesocolicae, pancreaticae inf., nach oben zu den Lymphoglandulae pancreaticae sup. resp. pancreaticolienales, ferner zu den Lymphogland. gastricae sup., besonders zu den der Cardia dicht anliegenden Drüsen. Kaum ein anderes Organ der Bauchhöhle besitzt so weit auseinanderliegende regionäre Lymphdrüsen.

**Entwicklung des Pankreas und Topographie seiner Ausführungs-
gänge.** Die Lage des Pankreas und die Topographie seiner Ausführungsgänge finden ihre
Erklärung in der Entwicklung der Drüse. Wir unterscheiden (Fig. 318) eine dorsale
Anlage von zwei ventralen Anlagen. Die dorsale Anlage, früher als die einzige angesehen, wächst in denjenigen Teil des Mesogastrium dorsale aus, welcher bei der Entstehung der Bursa omentalis die hintere, mit dem Peritonaeum parietale verschmelzende
Wand der Bursa darstellt. Die beiden ventralen Anlagen bilden sich als eine links-
und rechtsseitige Ausstülpung des Ductus choledochus, unmittelbar vor der Einmündung desselben in das Duodenum, die sich durch sekundäre Sprossenbildung
vergrössern. Die linksseitige ventrale Pankreasanlage (b) gibt sehr frühzeitig ihre Ver-

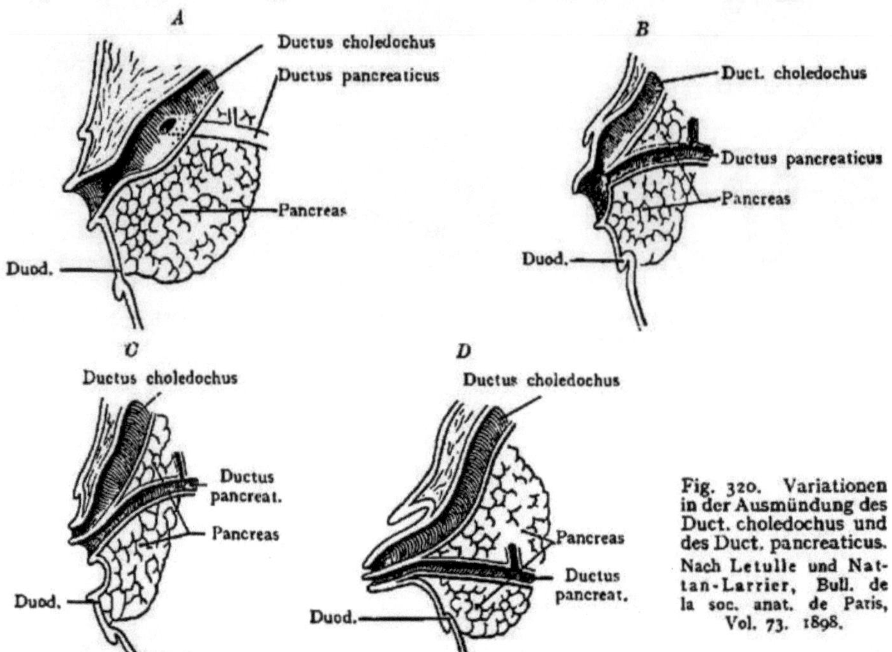

Fig. 320. Variationen
in der Ausmündung des
Duct. choledochus und
des Duct. pancreaticus.
Nach Letulle und Nat-
tan-Larrier, Bull. de
la soc. anat. de Paris,
Vol. 73. 1898.

bindung mit dem Ductus choledochus auf und verschmilzt mit der rechtsseitigen ventralen Anlage (a), um eine gemeinsame Drüsenmasse zu bilden, welche dorsalwärts
auswächst und sich der dorsalen Pankreasanlage anschliesst. Der Ausführungsgang der
letzteren verliert dagegen seine Verbindung mit dem Duodenum und gibt seine Rolle an
den Ausführungsgang der rechtsseitigen ventralen Anlage ab, welcher mit dem Ductus
choledochus vereinigt an der Papilla duodeni ausmündet (Ductus pancreaticus seu Wirsungi). Der häufig vorkommende, oberhalb des Ductus pancreaticus in das Duodenum aus-
mündende Ductus pancreaticus accessorius seu Santorini stellt den persistierenden Ausführungsgang der dorsalen Hauptanlage dar, welcher nicht, wie das der Norm entspricht, rückläufig wird, um sich mit dem Ductus pancreaticus zu verbinden, sondern
das ursprüngliche Verhalten wahrt und direkt in das Duodenum ausmündet. Seltener
bleibt der Ductus accessorius als alleiniger Ausführungsgang erhalten oder übertrifft
den Ductus pancreaticus (Wirsungi) an Durchmesser und Länge.

In der Regel verläuft der Ductus pancreaticus, der hinteren Fläche der Drüse
näher als der vorderen, von links nach rechts, um im Kopfteil den Ductus accessorius

aufzunehmen und mit dem Ductus choledochus zusammen an der Papilla duodeni auszumünden. Das Verhältnis der beiden Pankreasgänge zueinander, in Beziehung auf ihre
Herkunft aus den dorsalen und ventralen Anlagen, wird durch die Fig. 319 veranschaulicht.

Die Art und Weise der Ausmündung in das Duodenum variiert sehr stark
(Fig. 320). Sehr häufig münden beide Gänge zusammen und bilden die Erweiterung,
welche als Diverticulum Vateri bezeichnet wird (Fig. 320 A). Von diesem Zustande
führen Übergänge (Fig. 320 B) zu Zuständen, bei denen die beiden Gänge mit oder
ohne Bildung einer Papille getrennt in das Duodenum ausmünden. Niemals mündet der
Duct. pancreaticus über dem Ductus choledochus aus. Am häufigsten findet sich nach
Letulle und Nattan-Larrier der in Fig. 320 B und C dargestellte Befund, am
seltensten derjenige in Fig. 320 A.

Erreichbarkeit des Pankreas. Bei Operationen am Pankreas verursachen
die Beziehungen zu den grossen Gefässen, sowie die tiefe und verborgene Lage des
Organs, nicht geringe Schwierigkeiten. Praktisch sehr wichtig sind die Beziehungen
zwischen dem Pankreas und den grossen Gefässstämmen, welche der Drüse anlagern
oder doch in nächster Nähe derselben angetroffen werden. (Man vergleiche
Figg. 387 und 388.) Abgesehen von der Verbindung der beiden Aa. pancreaticoduodenales in der Rinne zwischen der vorderen Fläche des Kopfes und dem Duodenum liegt
die A. renalis dextra der dorsalen Fläche des Kopfes an, während die A. renalis sin.,
je nach dem Höhenstand des Pankreaskörpers, bald von denselben bedeckt ist, bald
an seinem unteren Rande zum Vorschein kommt. Die Aa. hepatica und lienalis werden
auf der ersten Strecke ihres Verlaufes von dem Pankreas bedeckt; das gleiche gilt
von den Vv. lienalis, renalis dextra und sin. sowie von der V. mesenterica inf. Die
V. portae setzt sich hinter dem oberen Teile des Kopfes aus den Vv. lienalis, mesenterica sup. und mesenterica inf. zusammen. Auch die V. cava inf. und die Aorta liegen
der dorsalen Fläche des Pankreaskopfes, resp. des Pankreaskörpers an. Die Gefässstämme werden jedoch durch eine derbe Bindegewebsschicht (Kapsel des Pankreas)
von der Drüse getrennt, so dass eine Ausschälung der letzteren ohne Verletzung der
angelagerten Gefässstämme möglich ist.

Bei stark abwärts gezogenem Magen oder auch bei Tiefstand dieses Organes
(Gasteroptose) kann man oberhalb der kleinen Kurvatur nicht bloss das Tuber omentale
pancreatis, sondern auch einen Teil der vorderen Fläche des Corpus übersehen (s. Fig. 308).
Es ist also möglich, nach Durchtrennung des Lig. hepatogastricum (Omentum minus) an
dieser Stelle auf das Pankreas vorzudringen, doch kann von hier aus weder der Pankreaskopf noch der Pankreasschwanz erreicht werden. Am ausgiebigsten legt man die Drüse
frei, wenn man, nach Durchtrennung des Lig. gastrocolicum, unterhalb der grossen
Kurvatur und oberhalb der Platte des Mesocolon transversum in die Tiefe vordringt;
dabei werden bloss die unwichtigen zum Omentum majus verlaufenden Rami epiploici
der Aa. gastroepiploicae durchtrennt und man kann, besonders wenn die grosse Kurvatur aufwärts gezogen wird, die ganze vordere Fläche des Pankreas von der Konkavität der Duodenalschlinge rechterseits bis zum Hilus der Milz linkerseits übersehen. Der Zugang zum Pankreas von unten, nach Durchtrennung des Mesocolon,
ist deshalb zu verwerfen, weil die Anastomosenbildungen zwischen den Ästen der A.
colica media (Ast der A. mesenterica sup.) und der A. colica sin. (aus der A. mesenterica
inf.), welche das Colon transversum versorgen, nicht genügend sind, um bei Durchtrennung der im Mesocolon transversum verlaufenden Stämme die Blutzufuhr zu sichern
und eine Gangrän des Darmabschnittes zu verhindern.

Bei der Exstirpation der rechten Niere wird man bis an den Pankreaskopf
gelangen, besonders in jenen Fällen, wo die Pars descendens duodeni weit lateralwärts
dem Nierenhilus aufliegt und der Pankreaskopf dementsprechend bis auf die Niere oder
bis an das Nierenbecken heranreicht (s. Topographie der Niere).

Leber.

Die Leber liegt, unmittelbar der unteren Fläche des Zwerchfells angeschlossen, im oberen Teile der Bauchhöhle und wird von den Rippen in grosser Ausdehnung bedeckt, indem sich nur ein kleiner Teil ihrer vorderen Fläche in direktem Kontakte mit der vorderen Bauchwand befindet. Ihre Hauptmasse liegt im Hypochondrium dextrum und im Epigastrium, doch reicht der linke Lappen bis in das Hypochondrium sin. hinüber (Fig. 321). Das Lig. falciforme hepatis, welches die Grenze zwischen rechtem und linkem Leberlappen angibt, entspricht in seinem Ansatz an die obere Leberfläche der Medianebene, so dass der rechte Leberlappen rechts, der linke Lappen links von der Medianebene zu liegen kommt und ein Medianschnitt durch den Bauch die beiden Lappen voneinander trennen wird.

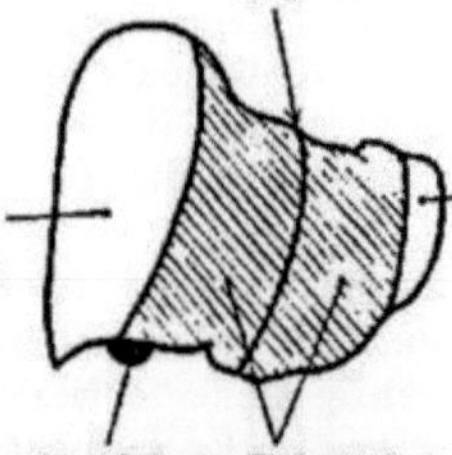

Fig. 321. Verteilung der Leber auf das Epigastrium und auf das linke und rechte Hypochondrium.
Nach Cunningham, Manual of practical Anatomy 1893.

Form und Lagebeziehungen der Leber im allgemeinen. Für die Untersuchung der Form der Leber sowie ihrer Beziehungen zu anderen Organen ist es unbedingt notwendig, der Herausnahme des Organs die Härtung in situ vorauszuschicken. Die weiche Drüsenmasse erhält von benachbarten Organen Eindrücke (Impressiones), welche die Form bestimmen, zum Teil auch die Beziehungen des Organes angeben und an der weichen aus ihrem Zusammenhange gelösten Leber nicht mehr nachweisbar sind.

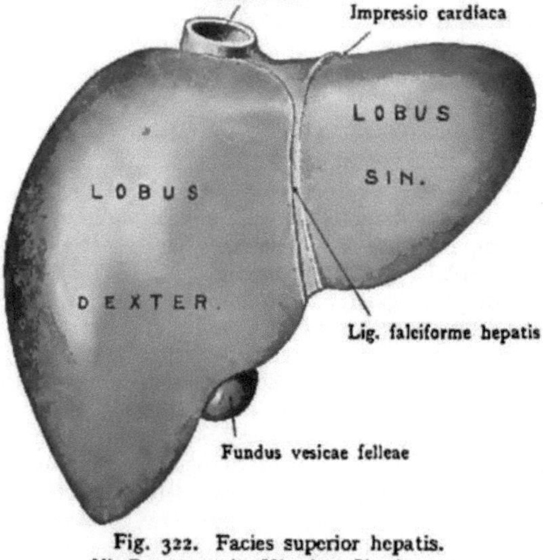

Die Untersuchung einer solchen in situ gehärteten Leber ergibt, besonders im Bereiche des rechten Lappens, eine Keilform, die auch an Medianschnitten gefrorener Leichen zu erkennen ist. Die Schneide des Keils sieht nach vorn und abwärts, die Basis liegt dorsalwärts der Wirbelsäule und der Pars lumbalis des Zwerchfells an; sie ist dort am höchsten, wo sich die V. cava inf. der Leber anschliesst, um durch das Foramen venae cavae in die Brusthöhle zu gelangen. Wir unterscheiden also, besonders im Bereiche des rechten Lappens, eine obere, eine untere und eine dorsale (hintere) Leberfläche sowie einen vorderen, einen oberen und einen unteren Leberrand. Die beiden letztgenannten Ränder gehen am linken Lappen in den hinteren stumpfen Leberrand über.

Fig. 322. Facies superior hepatis.
Mit Benützung des Hisschen Gipsabgusses.
Peritonaeum grün.

Der vordere Rand ist immer scharf, der obere und der untere Rand sind mehr oder weniger abgerundet. Die obere Fläche (Fig. 322) legt sich in die Wölbung der Zwerchfellkuppel auf der rechten Seite sowie an das Centrum tendineum, ferner an die vordere Bauchwand unterhalb des rechten Rippenbogens. Sie wird durch den Ansatz des von dem Zwerchfell zur Leber ziehenden Lig. falciforme hepatis (ein Teil des Mesogastrium ventrale) in einen rechten und linken Lappen zerlegt und durch das Diaphragma von der Basis der Lungen sowie von der Facies diaphragmatica des Herzens getrennt, welch' letztere einen seichten Eindruck auf der oberen Fläche des linken Leberlappens hervorruft (Impressio cardiaca). Während die obere Fläche durch ihre Anpassung an das Zwerchfell eine mehr gleichmässige Wölbung erhält, gestaltet

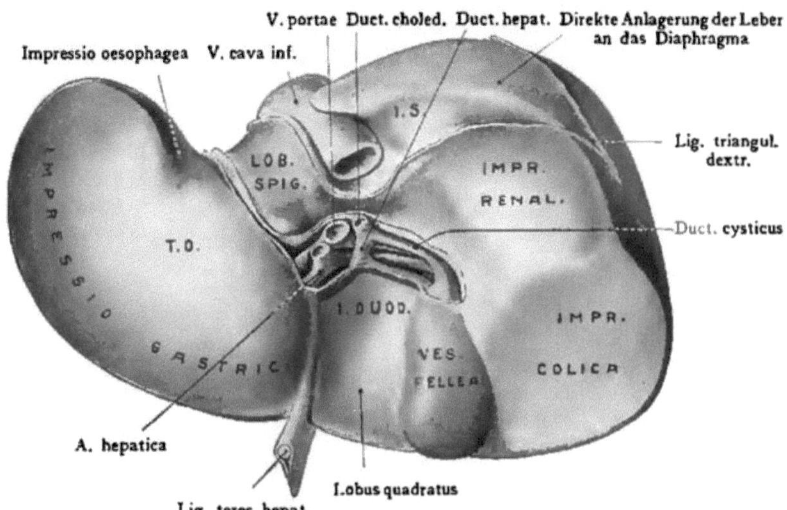

Fig. 323. Facies inferior hepatis.
Peritonaeum grün. Mit Benützung des His schen Gipsabgusses.
T. O. Tuber omentale. I. S. Impressio suprarenalis. I. DUOD. Impressio duodenalis.

sich das Relief der unteren Fläche (Fig. 323) unregelmässiger, indem erstens die grossen Gefässe hier an der Porta hepatis in die Leber eintreten und zweitens die der unteren Fläche anliegenden Eingeweide Eindrücke erzeugen, welche für die Kenntnis der topographischen Beziehungen wichtig sind (Impressio gastrica, duodenalis, colica, renalis, suprarenalis). Dazu kommen Furchen, die sich mit dem Sulcus transversus der Porta hepatis verbinden (Fossa sagittalis dextra und sin.). Diese H-förmig untereinander zusammenhängenden Furchen teilen die untere Leberfläche in Felder ein, die für die erste Orientierung sowie für die Beschreibung von Befunden wichtig sind. Die Fossa sagittalis sinistra entspricht der Ansatzlinie des Lig. falciforme auf der oberen Leberfläche; sie trennt den linken von dem rechten Leberlappen und zerfällt in zwei Abschnitte. Der vordere, Fossa venae umbilicalis (Fig. 323), enthält die vom Nabel zur Leber hinaufziehende obliterierte V. umbilicalis, welche als Lig. teres hepatis im Lig. falciforme eingeschlossen ist und ursprünglich an der Porta hepatis in den linken Ast der V. portae einmündete. Die hintere Hälfte der Fossa sagittalis sin. (Fossa ductus venosi), enthält den Rest des Ductus venosus (Arantii), welcher den linken Ast der V. portae mit der V. cava inf. in Verbindung setzte. Die Fossa sagittalis dextra zerfällt in einen vorderen und hinteren Abschnitt; der vordere ist als Fossa vesicae felleae zur Aufnahme der Gallenblase erweitert; in den hinteren Abschnitt, die Fossa venae cavae, legt sich die V. cava inf.

Die Porta hepatis bildet eine transversal verlaufende Einsenkung, an welcher die Äste der A. hepatica und der V. portae in die Leber eindringen, während der Ductus hepaticus die Drüse verlässt. Das Feld, welches seitlich durch den vorderen Abschnitt beider Fossae sagittales, hinten durch die Porta hepatis und vorne durch den Leberrand abgegrenzt wird, ist der Lobus quadratus. Durch die Porta hepatis nach vorne und die hinteren Abschnitte der beiden Fossae sagittales nach beiden Seiten wird ein Abschnitt an der unteren Leberfläche begrenzt, der sich teilweise auf die hintere Leberfläche als Lobus caudatus (Spigeli) weiterzieht. Unmittelbar hinter der Porta hepatis erhebt sich der Processus papillaris. Der übrige Teil der unteren Leberfläche rechts von der Fossa sagittalis dextra wird als Lobus dexter bezeichnet, obgleich der Lobus dexter eigentlich auch den Lobus quadratus und den Lobus caudatus (Spigeli) umfasst.

Die topographischen Beziehungen der Leber. Facies superior (Fig. 322). Verglichen mit der hinteren oder gar mit der unteren Fläche ist ihr Relief etwas einförmig und wird durch die Wölbung des Zwerchfells bestimmt, dem sie zum grössten Teile anliegt. Hier zeigt die obere Leberfläche die von der Facies diaphragmatica des Herzens herrührende Impressio cardiaca, welche hauptsächlich dem linken Leberlappen angehört.

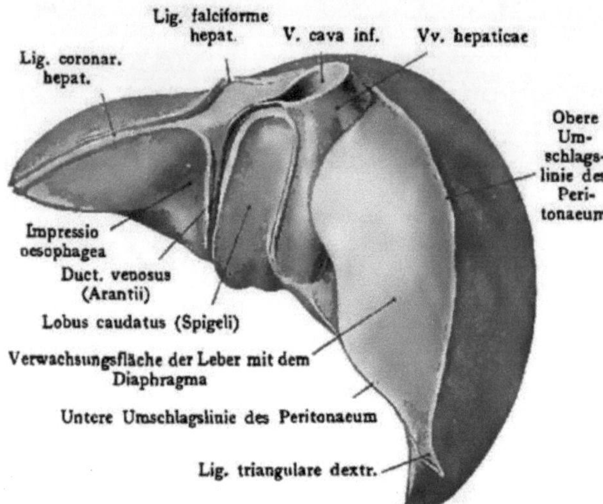

Fig. 324. Facies posterior hepatis. Mit Benützung des Hisschen Gipsabgusses. Peritonaeum grün.

Die obere Leberfläche liegt unten und vorn den costalen Zwerchfellursprüngen bis zum Rippenbogen an. Unterhalb des Rippenbogens gewinnt sie direkte Beziehungen zur vorderen Bauchwand im Bereiche des durch die beiden Rippenbogen gebildeten Winkels. Hier wird sie von den Mm. recti abdominis, obliquus ext. und int., transversus, der Fascia transversa und dem Peritonaeum bedeckt. Die Ausdehnung dieses unterhalb des Rippenbogens liegenden Feldes kann beim Lebenden mittelst der Perkussion nachgewiesen werden (Fig. 300); der im Bereiche desselben erzeugte dumpfe Schall grenzt sich oben deutlich von dem hellen Lungenschalle sowie unten von dem durch die Eingeweide und den Magen erzeugten Schalle ab.

Die Facies inferior kann (Fig. 323) auch, im Hinblick auf ihre Beziehungen zu den Baucheingeweiden, als Facies visceralis bezeichnet werden. Ihr Relief wird durch anliegende Eingeweide bestimmt, sei es, dass dieselben solide Massen darstellen (rechte Niere und Nebenniere), sei es, dass sie als Hohlorgane einem Wechsel in ihrem Füllungszustande sowie in der Spannung ihrer Wandung unterliegen (Magen, Colon transversum, Flexura coli dextra, Duodenum). So entstehen an der unteren Leberfläche die erwähnten Impressiones, welche zusammen mit der durch die Fossa sagittalis dextra und sinistra und die Porta hepatis bewirkten Einteilung ein charakteristisches Relief herstellen. Die Leber wird durch die ihr anliegenden Eingeweide geradezu modelliert, allerdings in sehr verschiedener Weise, je nach dem Füllungszustande derselben. Wir beschreiben die Verhältnisse bei Annahme eines mittleren Füllungszustandes von Magen, Duodenum und Colon transversum.

Der unteren Fläche des Lobus sinister liegt ein Teil der vorderen Wand des Magens mit der Curvatura minor an. Die Wölbung der Magenwandung (bei mässiger oder starker Füllung) erzeugt hier die Impressio gastrica, welche annähernd parallel mit dem scharfen vorderen Leberrande verläuft (Fig. 323). Andererseits legt sich die Leber in den Ausschnitt der kleinen Kurvatur und bildet hier einen Wulst (Tuber omentale hepatis), welcher dorsalwärts gerichtet ist, und bloss durch das Lig. hepatogastricum von der Bursa omentalis sowie von dem der dorsalen Wand der Bursa anliegenden Tuber omentale des Pankreas getrennt wird.

Selbstverständlich wird, je nach dem Füllungszustande des Magens, ein grösserer oder geringerer Teil der unteren Leberfläche mit der vorderen Magenwand in Berührung treten. Der Pylorusteil des Magens (Fig. 325) und der durch den Sulcus pyloricus markierte Übergang des Magens in das Duodenum liegen dem Lobus quadratus links von dem Fundus und dem Halse der Gallenblase an (Impressio pylorica). Die Pars superior duodeni kreuzt den rechten Ast des Ductus hepaticus, der A. hepatica und der V. portae sowie den Ductus cysticus und legt sich dem rechten Umfange des Gallenblasenhalses an, indem sie auf der unteren Fläche des rechten Leberlappens und des Lobus quadratus die Impressio duodenalis erzeugt. Diese Beziehungen erklären die Tatsache, dass Gallensteine nach Verlötung der Wandungen der Gallenblase und des Duodenum in den letztgenannten Darmabschnitt durchbrechen können.

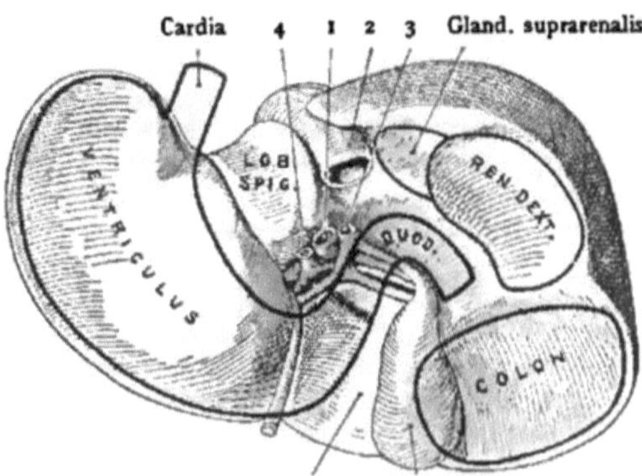

Lobus quadratus   Vesica fellea

Fig. 325. Projektion der Baucheingeweide auf die untere Leberfläche.
Mit Benützung einer Figur von A. Charpy in Poirier et Charpy. Traité d'anatomie humaine. Vol. IV.
1 Vena portae. 2 V. cava inf. 3 Ductus choledochus. 4 A. hepatica.

Der unteren Fläche des rechten Leberlappens, rechts von dem Gallenblasenkörper, legt sich, in grösserer oder geringerer Ausdehnung, das Colon transversum an (Impressio colica); auch hier kann ein Durchbruch von Gallensteinen in den Darm stattfinden.

Dorsal von dem Colon transversum und der Flexura coli dextra erzeugen die rechte Niere und Nebenniere an der unteren Fläche des rechten Lappens die Impressio renalis und die Impressio suprarenalis. Die letztere grenzt unmittelbar an den rechten Umfang der V. cava inf., dort, wo das Gefäss die hintere Fläche des rechten Leberlappens erreicht, um in der Fossa venae cavae zum Foramen venae cavae des Zwerchfells zu verlaufen. Häufig greift die Impressio suprarenalis auf die hintere Fläche der Leber über, indem hier ein Peritonaealüberzug fehlt, so dass sich die Kapsel der Nebenniere direkt mit der Leberkapsel verbindet, dagegen wird der grösste Teil der Impressio renalis von dem Peritonaeum überkleidet.

Die Facies posterior hepatis (Fig. 324), deren topographische Beziehungen etwa in der Bezeichnung als Facies diaphragmaticovertebralis zusammengefasst werden können, ist bloss im Bereiche des rechten Leberlappens vorhanden, während sie am linken Leberlappen in einen zunächst stumpfen, dann nach links schärfer werdenden Rand übergeht. Sie legt sich in der Höhe des X.—XII. Brustwirbels an die vordere Fläche der Zwerchfellschenkel, weiter lateral direkt an die Pars lumbalis des Zwerchfells, mit welcher sie durch Bindegewebe verlötet ist. Links wird dieses Feld durch die tiefe, sagittal verlaufende, zur Aufnahme der V. cava inf. bestimmte **Fossa venae cavae** (dem hinteren Abschnitte der Fossa sagittalis dextra) von demjenigen Teile des Lobus caudatus getrennt, welcher der hinteren Leberfläche angehört, im Gegensatze zu dem unmittelbar hinter der Porta hepatis liegenden Processus papillaris. Der **Lobus caudatus** besitzt einen Peritonealüberzug, welcher sich erst in der Höhe der oberen Leberkante auf die untere Fläche des Zwerchfells überschlägt. Links von dem Lobus caudatus zieht der Ductus venosus (Arantii) nach oben, um in die V. cava inf. unmittelbar vor ihrem Durchtritte durch das For. venae cavae überzugehen. Ebenfalls links von dem Lobus caudatus wird die hintere Fläche der Leber durch die sagittal verlaufende **Impressio oesophagea** ausgehöhlt, welche die Pars abdominalis oesophagi aufnimmt. Auch hier ist ein Peritonaealüberzug vorhanden. In dieser Höhe wird also die V. cava inf. bloss durch die Breite des Lobus caudatus von der Pars abdominalis oesophagi getrennt.

Die ganze hintere Fläche des Lobus caudatus bildet einen Teil der Begrenzung der Bursa omentalis; man kann also durch Einführen des Fingers in das Foramen epiploicum dorsal von der Leber, einerseits bis zum Foramen venae cavae, andererseits bis zum Hiatus oesophageus vordringen. Links von der Impressio oesophagea ist eine hintere Leberfläche nicht mehr nachzuweisen, indem die obere und die hintere Leberfläche zusammenfliessen, um einen stumpfen, dorsalwärts gerichteten Rand zu bilden. Ein Teil der Impressio suprarenalis liegt an der hinteren Leberfläche, rechts von dem Stamme der V. cava inf. im Anschluss an das untere Ende der Fossa venae cavae.

Projektionsfeld der Leber auf die vordere Bauchwand. Da die Leber im Bereiche eines grossen Teiles ihrer hinteren Fläche eine direkte Verbindung mit dem Zwerchfell eingeht und sich im übrigen enge an die untere von dem Peritonaeum überzogene Fläche des Zwerchfells anschliesst, so wird ihre Stellung in der Bauchhöhle ganz wesentlich auch durch den Höhenstand des Zwerchfells bestimmt. Bei der Exspiration rückt sie aufwärts, bei der Inspiration abwärts, und zwar betragen diese respiratorischen Verschiebungen, an dem vorderen Leberrande gemessen, bis 3 cm. Rechterseits wird also, entsprechend dem Stande des Zwerchfells, die Leber höher stehen als linkerseits, und wenn wir die früher für das Zwerchfell gemachten Angaben auch für die Leber gelten lassen, so ist anzunehmen, dass in der Leiche ihre obere Fläche rechterseits bis zu einer durch den Sternalansatz des IV. rechten Rippenknorpels durchgelegten Ebene reicht, während sie linkerseits um eine Rippe tiefer steht. Der oberen Fläche der Leber entsprechend lagern sich die Bases beider Lungen der oberen, von der Pleura diaphragmatica überzogenen Fläche des Zwerchfells auf, die Basis der rechten Lunge in grösserer Ausdehnung als diejenige der linken Lunge (Fig. 223), indem der linke Leberlappen bloss etwa bis zur linken Mamillarlinie in das linke Hypochondrium hinüberreicht. Wenn man die obere Fläche der Leber auf die anterolaterale Bauch- und Brustwand projiziert, so kann man an der so gewonnenen Projektionsfigur drei Abschnitte unterscheiden. Oben wird die Leber von der Lunge bedeckt, welche sich bei der Respiration im Sinus phrenicocostalis verschiebt; eine Stich- oder Schussverletzung, welche hier von vorne eindringt, wird die Pleurahöhle eröffnen, die Lunge verletzen und durch das Diaphragma auch die Bauchhöhle und die Leber erreichen. Weiter unten wird die Leber nur noch von demjenigen Abschnitt des Sinus phrenicocostalis bedeckt, in welchen der untere Lungenrand höchstens bei extremen Inspirationsbewegungen herabsteigt; eine Verletzung wird hier bloss die Pleurahöhle eröffnen und durch das Zwerchfell in die Bauchhöhle und auf die Leber vordringen. In einem dritten Felde endlich liegt die Leber der vorderen Bauchwandung direkt an; hier wird eine Verletzung bloss die Bauchhöhle und die Leber betreffen und hier ist auch die Leber operativ ohne weiteres zugänglich.

Die Projektion der Leber auf die anterolaterale Brustwand ist beim Lebenden nur insoweit nachzuweisen, als das Organ nicht durch eine mächtige Schicht von Lungengewebe überlagert wird, dessen heller Schall den dumpfen Ton der tiefer gelegenen soliden Drüsenmasse übertönt. Das durch die Perkussion nachweisbare Feld der Leberdämpfung hat folgende Grenzen (Fig. 300). Die obere Grenze beginnt rechterseits am Sternalrande des VI. Rippenknorpels, entspricht dem Verlaufe des Knorpels bis zum Übergang desselben in die VI. Rippe und steigt an der seitlichen und hinteren Brustwand schräg abwärts, um neben der Wirbelsäule die XI. Rippe zu erreichen. Diese Linie entspricht annähernd der unteren Grenze der rechten Lunge. Die untere Grenze des Leberfeldes entspricht dem Verlaufe des vorderen, scharfen Leberrandes; sie wird angegeben durch eine gleichfalls bogenförmig verlaufende Linie, welche linkerseits etwa in der Mitte zwischen Parasternallinie und Mamillarlinie beginnt, in der Medianlinie die Entfernung zwischen der Basis des Processus xiphoides und dem Nabel halbiert, in der rechten Mamillarlinie den Rippenbogen schneidet und in der Scapularlinie die XI. Rippe erreicht.

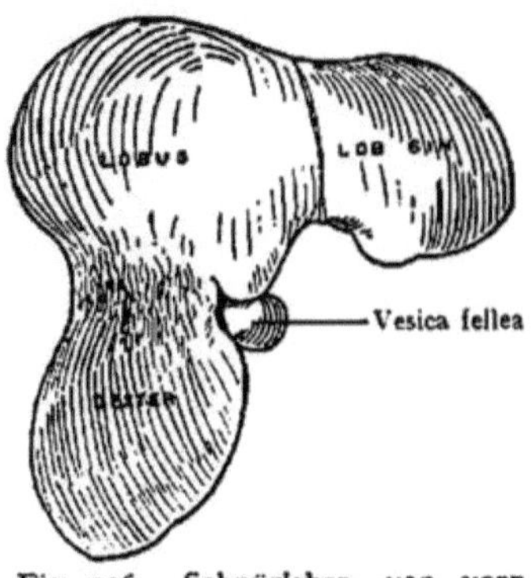

Fig. 326. Schnürleber, von vorn gesehen.

Die Bestimmung des Projektionsfeldes der Leber mittelst der Perkussion, besonders auch diejenige der unteren Grenze, lässt bestimmte Schlüsse auf die Grösse und Lage des Organes zu. Bei Vergrösserung der Leber, ebenso bei Senkung derselben, wird die untere Grenze abwärts rücken, wobei jedoch zu berücksichtigen ist, dass die Leber, wie auch die Brusteingeweide und das Zwerchfell, eine physiologische Senkung in höherem Lebensalter erfährt, bei welcher selbstverständlich die untere Lebergrenze abwärts verschoben wird. Der Nachweis der oberen Grenze ist für die Kenntnis der Lage der Leber nicht entscheidend, da ihre Bestimmung wesentlich von der Ausdehnung der Lunge abhängt. Bei stark ausgedehnter Lunge kann z. B. die obere Grenze der Leberdämpfung abwärts rücken, ohne dass man deshalb berechtigt wäre, eine Verlagerung oder eine Vergrösserung der Leber anzunehmen, solange die untere Grenze einen normalen Verlauf zeigt.

Innerhalb gewisser Grenzen kommen normalerweise Veränderungen in der Lage der Leber vor. Die Respiration beeinflusst gleichzeitig die Lage von Leber, Magen und Milz. Bei der Inspiration findet eine Kompression der Leber, bei der Exspiration eine Ausdehnung derselben statt, die wohl nicht ohne Bedeutung für den Abfluss des venösen Blutes durch die Vv. hepaticae in die V. cava inf. erscheint. Der respiratorischen Verschiebungen ist oben schon gedacht worden; sie betragen (bei ruhiger Respiration) 2—3 cm und sind durch die Feststellung des unteren Leberrandes mittelst der Perkussion nachzuweisen.

Die Leber wird sich auch bei Änderung der Körperlage bis zu einem gewissen Grade verschieben. Bei horizontaler Lage wird sie die Neigung zeigen, sich der dorsalen Bauchwand zu nähern, bei vertikaler Körperhaltung sich zu senken. Für praktische Zwecke kommen jedoch diese Verlagerungen nicht in Betracht.

Von pathologischen Änderungen der Leberform sei hier nur die Schnürleber erwähnt, welche häufig gleichzeitig mit dem Schnürmagen auftritt. Die Figg. 311 und 326 veranschaulichen die Beeinflussung der Leberform durch den Druck der ringförmigen Einschnürung. Eine typische Schnürleber ist hoch und schmal, die untere

Lebergrenze verläuft steil und der rechte Leberlappen zeigt eine ringförmige Furche, die, je nach dem Grade der Einschnürung, seichter oder tiefer ausfällt. Dass diese Veränderung bei Weibern häufiger vorkommt als bei Männern, ohne jedoch bei letzteren ausgeschlossen zu sein, bedarf keiner näheren Begründung.

Peritonealüberzug der Leber. Die Leber besitzt als Ausstülpung der ventralen Wand der Duodenalschleife zwischen die Blätter des Mesogastrium ventrale, einen in frühen Stadien vollständigen Peritonaealüberzug, der sich ventral- und aufwärts zur vorderen Bauchwand und zum Diaphragma fortsetzt. (Lig. falciforme und Lig. coronarium hepatis), und dorsalwärts die Porta hepatis mit der kleinen Kurvatur des Magens und mit dem Duodenum in Verbindung setzt (Ligg. hepatogastricum und hepatoduodenale, Figg. 302 und 303). Bei der Vergrösserung der Leber werden immer grössere Teile der das Mesogastrium ventrale bildenden Peritonaealblätter zur Bedeckung der Oberfläche des Organs herangezogen, so dass eine merkliche Verkürzung der übrig bleibenden Abschnitte eintritt. Ausserdem drängt der mächtige rechte Lappen bei seinem Wachstum gegen die untere Fläche des Diaphragma die beiden Peritonaealblätter vollständig auseinander und lagert sich mit seiner hinteren Fläche direkt dem Diaphragma an, indem hier die Leberkapsel mit der Fascia endogastrica, welche die untere Fläche des Diaphragma überzieht, eine Verbindung eingeht.

An dem fertigen Organe (Figg. 322—324) können wir Peritonaealduplikaturen, die sagittal und frontal verlaufen, von einer solchen unterscheiden, die transversal von der Leber abgeht. Beide sind aus dem ursprünglichen Mesogastrium ventrale hervorgegangen, jedoch ist die transversale Duplikatur (Lig. coronarium) sekundär durch die Breitenentfaltung der Leber zustande gekommen, während die sagittale und die frontale Duplikatur (Lig. hepatogastroduodenale und Lig. falciforme hepatis) das ursprüngliche Mesogastrium ventrale darstellen. Das Lig. hepatogastroduodenale war ursprünglich auch sagittal eingestellt; die Änderung ist nicht etwa, wie bei dem Lig. coronarium auf das Breitenwachstum der Leber zurückzuführen, sondern ist mit der Bildung der Bursa omentalis sowie mit der Drehung des Magens und des Duodenum aus ihrer ursprünglich medianen Lage verknüpft (s. Entwicklung des Peritonaeum).

Das Lig. falciforme hat noch am meisten das frühere Verhalten des Mesogastrium ventrale bewahrt, indem es vom Nabel ausgeht und in seinem konkaven, dorsalwärts gerichteten, scharfen Rande die obliterierte Umbilicalvene (Lig. teres hepatis) enthält, welche in der linken Fossa sagittalis an die untere Leberfläche tritt, um in den linken Ast der V. portae einzumünden. Beide Blätter des Lig. falciforme gehen auf die obere Leberfläche über, um dieselbe zu überziehen; die Linie des Ansatzes verläuft annähernd median. Ventral setzt sich das Lig. falciforme hepatis an das Zwerchfell und an die vordere Bauchwand in der Medianebene fest.

Die Ligg. hepatogastricum und hepatoduodenale sind morphologisch bloss Teile der einheitlichen Peritonaealduplikatur, welche von dem rechten Umfang der Cardia ausgeht und längs der Curvatura minor bis zum Duodenum weiterzieht, um den Magen mit der Leber in Verbindung zu setzen. Die Unterscheidung von zwei Abschnitten wird durch Strukturdifferenzen gerechtfertigt. Während das Lig. hepatogastricum eine Peritonaealduplikatur darstellt mit spärlichen Einschlüssen (Bindegewebe und Ästen der Plexus gastrici der Nn. vagi, die zur Leber verlaufen), stellt das Lig. hepatoduodenale, das nach rechts mit freiem Rande endigt, einen derben Strang dar, welcher die an der Porta hepatis ein- oder austretenden Gebilde, die V. portae, den Ramus ascendens der A. hepatica und den Ductus choledochus einschliesst (s. Topographie der Porta hepatis und des Lig. hepatoduodenale).

Das Lig. hepatogastroduodenale verläuft von seinem Ansatze am Magen, resp. an der Pars superior duodeni, in schräger oder frontaler Einstellung zur Porta hepatis sowie zur hinteren Abteilung der Fossa sagittalis sinistra (Fig. 302). Die Blätter der Peritonaealduplikatur weichen an der Leberpforte auseinander, um die untere Leberfläche und den unteren Umfang der in der Fossa sagittalis dextra eingelagerten Gallenblase zu überziehen. Das Lig. hepatogastricum, dessen Peritonaealblätter an der hinteren Abteilung der Fossa sagittalis sinistra, links von dem Lobus caudatus, auf den letzteren sowie auf die untere und hintere Leberfläche übergehen, schliesst an seiner Ansatzlinie den vom linken Pfortaderaste zur V. cava inf. verlaufenden Ductus venosus (Arantii) ein.

Die auf Breitenwachstum der Leber zurückzuführende transversale Peritonaealduplikatur (Lig. coronarium hepatis) ist in Fig. 324 (hintere Fläche der Leber), zu verfolgen. An dem linken Leberlappen ist eine von dem linken Umfange der V. cava inf., dort, wo der Ductus venosus (Arantii) ursprünglich einmündet, ausgehende Peritonaealduplikatur vorhanden, die zur unteren Fläche des Zwerchfells zieht und seitlich als Lig. triangulare sin. ausläuft. An der hinteren Fläche des rechten Leberlappens liegen die Verhältnisse anders, indem hier die Peritonaealblätter, welche die Facies superior und die Facies inferior überziehen, überhaupt nicht mehr zur Vereinigung kommen (Fig. 324), sondern die erwähnte für die Fixation der Leber sehr wichtige direkte Verlötung der Facies posterior mit der unteren Fläche des Zwerchfells stattfindet.

Rechts von dieser Stelle vereinigen sich der Peritonaealüberzug der oberen und der unteren Fläche zu einer Duplikatur, welche als Lig. triangulare dextrum auf dem Zwerchfell ausläuft.

Fixation der Leber in ihrer Lage. Die Bezeichnung der von benachbarten Organen, von der vorderen Bauchwandung und vom Zwerchfell zur Leber ziehenden Peritonaealduplikaturen als „Bänder" (Ligamenta) ist eine irreleitende. Peritonaealduplikaturen können bloss dann die Rolle eines Befestigungsapparates übernehmen, wenn sie bindegewebige Einschlüsse derberen Charakters besitzen. Von den an die Leber gelangenden Peritonaealduplikaturen kommt bloss dem Lig. hepatoduodenale diese Eigenschaft zu; doch stellt dasselbe, da es von der Porta hepatis aus abwärts verläuft, eher eine Befestigung für die Pars superior duodeni und den Pylorus dar, als für die Leber, welche infolge ihrer Schwere doch die Neigung haben wird, sich zu senken.

Die Fixation der Leber wird in erster Linie durch die Verbindung der hinteren Fläche des rechten Leberlappens mit der unteren Fläche des Diaphragma bewirkt, in zweiter Linie durch den Druck, den die der Facies inferior angelagerten Eingeweide von unten her auf die Leber ausüben. Man kann geradezu sagen, dass die Leber an der unteren Fläche des Zwerchfells aufgehängt ist und auf einem weichen durch verschiedene Eingeweideteile gebildeten Kissen ruht. Dazu kommt drittens der Druck der Bauchwandung. Bei Veränderungen im Stande des Zwerchfells oder der oberen Baucheingeweide kann die Fixation der Leber eine ungenügende werden, sie senkt sich sodann und wird besonders in denjenigen Fällen, wo ihre straffere Verbindung mit dem Zwerchfell nachgibt, eine nicht unbeträchtliche Dislokation erfahren (Wanderleber, Hepar mobile). Es verlängern sich das Lig. suspensorium und das Lig. coronarium, indem die Peritonaealüberzüge der oberen und der unteren Leberfläche sich auch im Bereiche der hinteren Fläche des rechten Lappens mehr oder weniger zusammenschliessen. Die ausführliche Schilderung dieser Veränderungen gehört nicht hierher.

Topographie der Porta hepatis und des Lig. hepatoduodenale. In die Porta hepatis (Fossa transversa hepatis) tritt der Ram. ascendens a. hepaticae und der Stamm der V. portae ein, während der Ductus hepaticus als Ausführungsgang die Leber verlässt, um sich unterhalb der Porta hepatis im Lig. hepatoduodenale mit dem Ductus cysticus zum Ductus choledochus zu vereinigen. Die Lage der Gebilde an der Porta hepatis geht aus Fig. 323 hervor. Am weitesten rechts liegt der Ductus hepaticus, der sich aus einem Ramus sin. und einem Ramus dexter zusammensetzt. Dieselben liegen vor den Zweigen der A. hepatica. Am tiefsten, unmittelbar vor dem Processus papillaris des Lobus caudatus, tritt die V. portae in die Leber ein und teilt sich gleichfalls in einen linken und rechten Ast, die von den Verzweigungen der A. hepatica und des Ductus hepaticus in der Ansicht von vorne bedeckt werden. Alle diese Gebilde sowie die an der Porta hepatis ein- resp. austretenden Lymphgefässe und Nerven werden durch Bindegewebe zusammengefasst, welches

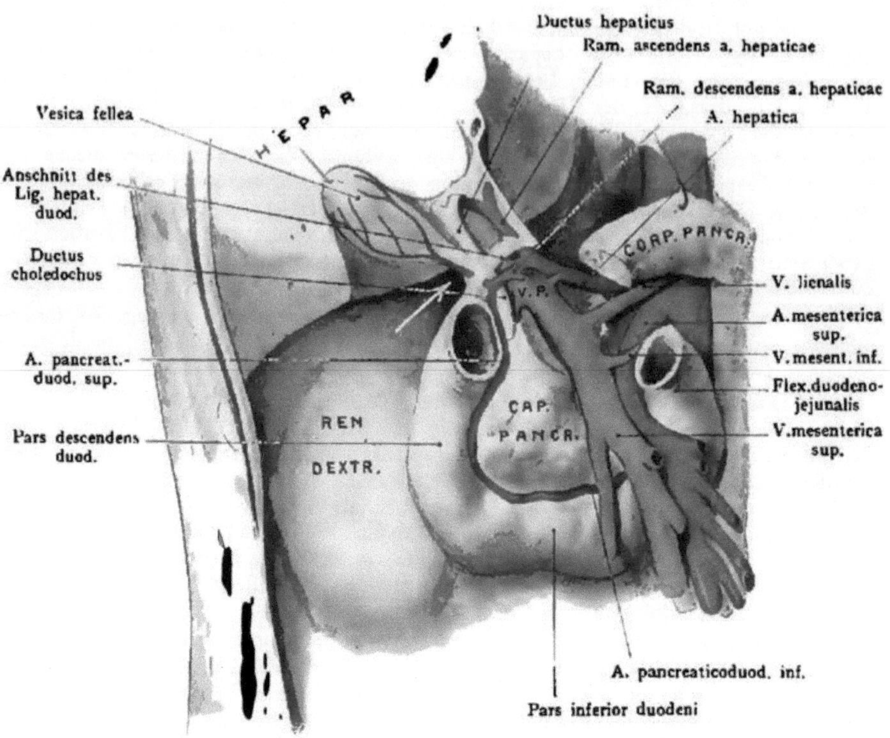

Fig. 327. Topographie des Lig. hepatoduodenale und der V. portae.
Ein Teil des Pankreaskörpers ist abgetragen worden. Der Pfeil gibt das Foramen epiploicum an.
V. P. V. portae.
Nach einem Formolpräparate.

die Verzweigungen der V. portae, der A. hepatica und des Ductus hepaticus begleitet (Capsula fibrosa Glissoni).

Die Gebilde, welche an der Porta hepatis ihre Verzweigung beginnen, sind in das Lig. hepatoduodenale eingeschlossen (Fig. 327), wo sie, durch Bindegewebe zusammengehalten, einen von der Porta hepatis bis zur Pars superior duodeni verlaufenden Strang bilden. Das Lig. hepatoduodenale stellt die vordere Wand des For. epiploicum (Winslowi) her, welches aus dem Cavum peritonaei majus nach links in die Bursa omentalis (Cavum peritonaei minus) führt. Man kann den Strang leicht zwischen die Finger fassen, wenn man an der unteren Fläche des rechten Leberlappens entlang, etwa entsprechend dem Halse der Gallenblase, den Finger nach links in das For. epiploicum einführt; dabei liegt das Lig.

hepatoduodenale dem Finger ventralwärts auf. Die Übersicht wird erleichtert, wenn man den Magen und die Pars superior duodeni entfernt, indem man das vordere Blatt des Lig. hepatoduodenale von dem Duodenum loslöst, das Pankreas am Übergange des Kopfes in den Körper durchtrennt und die beiden Teile auseinanderzieht. Ein solches Bild ist in Fig. 327 dargestellt. In dem Lig. hepatoduodenale sind die Gebilde so an- geordnet, dass zunächst, nach der Vereinigung des Ductus hepaticus und des Ductus cysticus zum Ductus choledochus, der letztere rechts am freien Rande des Lig. hepatoduodenale liegt, um weiter abwärts in der Rinne zwischen der hin- teren Fläche des Pankreaskopfes und dem hinteren Umfang des Duodenum zur Papilla duodeni zu gelangen. Links von dem Ductus choledochus, jedoch in der- selben Ebene, liegt der Ramus ascendens a. hepaticae, welcher an unserem Prä- parate die aus einem gemeinsamen Stamme entspringende A. pancreaticoduodenalis sup. und die A. cystica abgibt. In einer tieferen Ebene liegt die V. portae, die sich hinter dem Pankreaskopf aus der V. mesenterica superior und der V. lienalis zusammensetzt. Die erstere verläuft aus der Radix mesenterii über die Pars inferior duodeni, dann, der dorsalen Fläche des Pankreas angelagert, nach oben, um mit der von links kommenden, gleichfalls von dem Pankreas überlagerten V. lienalis zusammen zu münden. Der Stamm der V. portae hat eine Länge von annähernd 5—6 cm, was nach Abzug von 1—2 cm für diejenige Strecke, welche von dem Pankreaskopfe bedeckt wird, eine Länge des Lig. hepatoduodenale von etwa 4 bis 5 cm ergibt.

Variationen der Leberarterie sind im ganzen selten und stellen sich ge- wöhnlich als eine mehr oder weniger frühzeitige Teilung des Ram. ascendens der A. hepatica im Lig. hepatoduodenale dar. Andere Fälle, bei denen sich die A. mesen- terica sup. an der Ver- sorgung der Leber be- teiligt, sind praktisch nicht unwichtig. Ich habe zwei Fälle beob- achtet, in welchen die A. mesenterica sup. bei normalem Verlaufe des Ram. ascendens der A. hepatica einen Ast zur Leber sandte. In dem einen Falle kreuzte der aus der A. mesenterica sup. entspringende Ast den vorderen Umfang der Pars superior duodeni, um weiterhin in dem Lig. hepatoduodenale zu verlaufen, in die Porta hepatis einzu- treten und den Ram. cysticus abzugeben. In einem anderen Falle (Fig. 328) entsprang eine sehr starke, dem Ram. ascendens a. hepaticae an Grösse

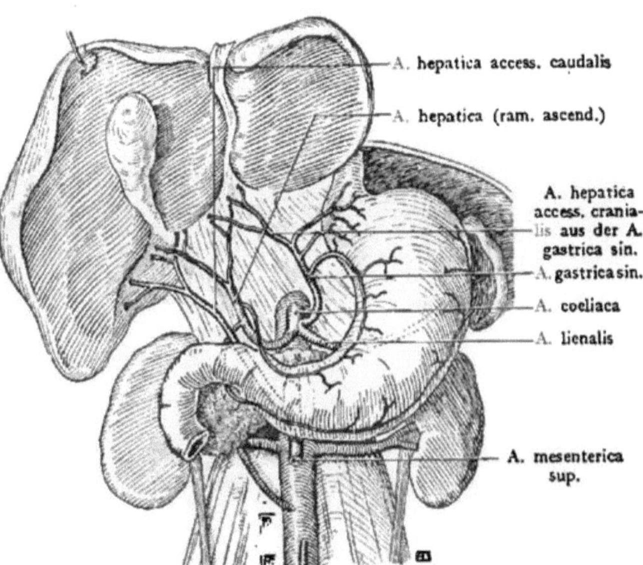

Fig. 328. Accessorische Aa. hepaticae.

Eine obere (craniale) accessorische Leberarterie kommt aus der A. gastrica sin., eine untere (caudale) accessorische Leberarterie aus der A. mesenterica sup. Die A. hepatica ist nicht stärker als die untere (caudale) A. hepatica accessoria.

Beobachtet in dem Basler Seziersaale.

fast gleichkommende Arterie aus der A. mesenterica sup., verlief hinter dem Pankreaskopfe und der Pars superior duodeni zum Lig. hepatoduodenale empor, an dessen freiem, nach rechts sehenden Rande sie angetroffen wurde. Sie gab gleichfalls die A. cystica ab. In diesem Falle fand sich auch ein dem Ramus ascendens a. hepaticae an Volumen gleichkommender Ast aus der A. gastrica sin., welche im Lig. hepatogastricum zur Porta hepatis verlief und sich an den rechten Leberlappen verzweigte.

Lymphgefässe der Leber. Man unterscheidet oberflächliche und tiefe Lymph-gefässe. Die oberflächlichen Lymphgefässe der Konvexität der Leber sammeln sich zu Stämmen, welche die V. cava inf. begleiten und in unmittelbar über der Durchtrittsstelle der Vene auf der oberen Fläche des Zwerchfells gelegene Lymphdrüsen endigen. Andere Stämme, die sich von der Oberfläche des linken Lappens sammeln, gelangen zur Pars abdominalis oesophagi und münden in Lymphdrüsen, welche unterhalb des Diaphragma liegen. Tiefe Lymphgefässe sammeln sich längs der Verzweigungen des Ram. ascendens a. hepaticae und finden zum Teil ihre erste Station in Lymphdrüsen an der Porta hepatis, teils verlaufen sie längs der A. hepatica zu den Lymphoglandulae coeliacae an dem Ursprunge der A. coeliaca. Die Lymphgefässe der Gallenblasenwandung verlaufen im Lig. hepatoduodenale, teils zu den Lymphoglandulae retropyloricae, teils zu der Lymphdrüsenkette längs der A. gastroduodenalis, zu welcher sich auch die Lymphgefässe des Duodenum und des Pankreaskopfes begeben.

Topographie der Gallenblase.

Die birnförmige Gallenblase liegt im vorderen Abschnitte der Fossa sagittalis dextra (Fig. 323), die als Fossa vesicae felleae zu ihrer Aufnahme ausgeweitet ist, zwischen dem Lobus quadratus und dem Lobus dexter hepatis. Der Stiel der Birne bildet den Hals (Collum vesicae felleae); derselbe ist dorsalwärts gegen die Porta hepatis gerichtet und geht in den 2—3 cm langen Ductus cysticus über, welcher sich unmittelbar unterhalb der Porta hepatis im Lig. hepatoduodenale mit dem Ductus hepaticus zum Ductus choledochus vereinigt (Fig. 327). Wir unterscheiden an der Gallenblase ausser dem Halse (Collum vesicae felleae) noch den Körper (Corpus) und den blinden nach vorn und abwärts gerichteten Fundus. Die Gallenblase hat eine Länge von 7—8 cm und am Fundus einen Durchmesser von 2—3 cm. Der

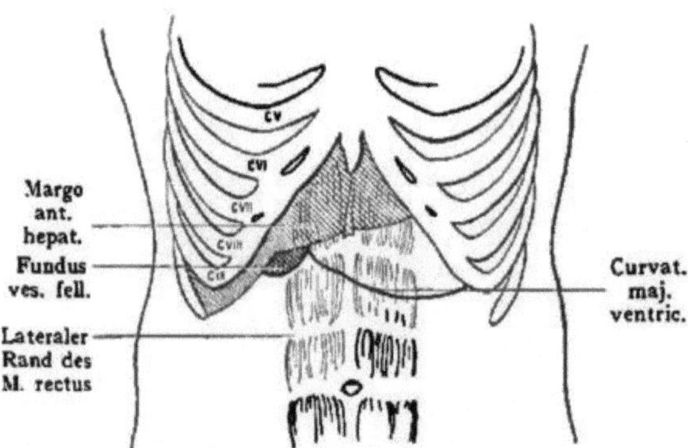

Fig. 329. Projektion der Leber, des Magens und des Fundus vesicae felleae auf die vordere Bauchwand.

Fundus überragt bei normaler Füllung der Blase den vorderen scharfen Leberrand, welcher hier eine leichte Einbuchtung (Incisura vesicalis) aufweist (Fig. 322). Die obere Wandung ist durch Bindegewebe mit der Leberkapsel verlötet; das den Lobus quadratus und den Lobus dexter hepatis überkleidende Peritonaeum geht bloss auf die untere Wandung weiter, indem nur der Fundus in seinem ganzen Umfange vom Peritonaeum überzogen wird. Gegen die Porta hepatis hin reicht der Peritonaealüberzug der unteren Wandung bis zum Abgang des Ductus cysticus aus der Gallenblase.

Die Incisura vesicalis und der Fundus entsprechen, auf die vordere Bauchwand bezogen, dem Winkel, den der Rippenbogen der rechten Seite mit dem lateralen Rande des M. rectus bildet, etwa in der Höhe des Überganges des VIII. Rippenknorpels in den Rippenbogen (Fig. 329). Die vordere Fläche der Leber, mithin auch der Fundus, im Falle derselbe an der Incisura vesicalis den vorderen Leberrand überragt, stossen direkt an das Peritonaeum parietale der vorderen Bauchwand; bei starker Ausdehnung der Gallenblase (etwa durch Gallensteine) werden diese direkten Beziehungen zwischen der Gallenblase und der vorderen Bauchwand in noch grösserer Ausdehnung statthaben, so dass in manchen Fällen die Gallenblase mittelst der Perkussion oder sogar der Palpation nachweisbar wird.

Topographische Beziehungen der Gallenblase. Nach rechts und abwärts bilden die Flexura coli dextra und das Colon transversum (Fig. 301), wenn sie stark gefüllt sind, ein Kissen, auf dem die Gallenblase ruht. Medial liegen der Pylorus und die Pars superior duodeni, welche sich noch bis zum rechten Umfange des Collum vesicae weiterzieht, um hier in die Pars descendens überzugehen (Fig. 325). Die Pars superior duodeni kreuzt den rechten Ast des Ductus hepaticus. Diese Lagebeziehungen werden häufig an der Leiche dadurch markiert, dass der Pylorus, die Pars superior duodeni und die Flexura coli dextra von der diffundierenden Galle eine gelbliche Färbung annehmen.

Gefässe der Gallenblase. Die Wandungen der Gallenblase werden mit arteriellem Blute versorgt durch die A. cystica (Fig. 327), welche aus dem Ram. ascendens a. hepaticae oder aus ihrem rechten Hauptaste oder auch aus dem Ram. descendens entspringt und am Halse der Gallenblase in einen rechten und einen linken Ast zerfällt, die gegen den Fundus vesicae verlaufen. Die Lymphgefässe sammeln sich in einer Drüse am Collum, deren Vasa efferentia sich mit den Lymphdrüsen hinter dem Pankreaskopfe sowie mit der Lymphoglandulae retropyloricae verbinden.

Erreichbarkeit der Gallenblase. Der Fundus ist leicht zu erreichen durch einen Schnitt, welcher in der Höhe des Ansatzes des VIII.—IX. Rippenknorpels an den rechten Rippenbogen in einer Entfernung von 4—6 cm, dem letzteren parallel geführt wird (Fig. 329). Es werden durchtrennt: die Haut, das subkutane Fett- und Bindegewebe, die Fascia abdominalis superficialis, die Mm. obliquus ext., obliquus int. und transversus abdominis. Die A. epigastrica sup. (aus der A. mammaria int.) verläuft, dem hinteren Umfange des M. rectus angeschlossen, nach unten, kommt aber, so lange dieser Muskel bei der Schnittführung geschont wird, nicht in Betracht. Nach Eröffnung der Peritonaealhöhle wird der vordere Leberrand, häufig auch die Gallenblase, in der Incisura vesicalis hepatis sichtbar, besonders in Fällen von Gallenstauung oder beim Vorhandensein von Gallensteinen, welche eine Vergrösserung der Gallenblase bewirken.

Verlauf und Topographie des Ductus choledochus. Der Ductus choledochus stellt eine direkte Fortsetzung des Ductus hepaticus dar, indem die Gallenblase mit dem Ductus cysticus als blind endender Anhang des eigentlichen Gallenganges aufzufassen ist. Die Länge des Ductus choledochus beträgt 4—5 cm; er verläuft im Lig. hepatoduodenale schräg ventralwärts und etwas nach rechts, indem er mit der Achse der Gallenblase einen nach rechts und abwärts offenen Winkel bildet, der in Fig. 327 durch die Verlagerung der Leber und der Gallenblase nach oben ausgeglichen ist. Im Lig. hepatoduodenale liegt der Ductus choledochus rechts von der A. hepatica und vor der V. portae im freien Rande der Peritonaealduplikatur und gelangt mit der A. hepatica (Figg. 308 und 327) hinter die Pars superior duodeni, um sich in die Rinne einzulagern, welche der hintere Umfang der Pars descendens mit dem Pankreaskopfe bildet. In 75% der Fälle wird hier der Ductus choledochus von dem Pankreasgewebe vollständig umschlossen. Die Ausmündung mit dem Ductus pancreaticus (Wirsungi) an der Papilla duodeni (Santorini) liegt etwa in der halben Höhe der Pars descendens duodeni.

Wir unterscheiden an dem Ductus choledochus einen oberen Abschnitt, welcher im Lig. hepatoduodenale oberhalb der Pars superior duodeni liegt, als Pars supraduodenalis ductus choledochi, von einem unteren Abschnitt, Pars infraduodenalis, welcher den hinteren Umfang der Pars superior duodeni kreuzt, um sich der Pars descendens duodeni und dem Pankreaskopfe anzulegen. Die Beziehungen der Pars supraduodenalis zu der A. hepatica und der V. portae, mit welchen sie im Lig. hepatoduodenale zusammenliegt, sind oben erwähnt worden. Die Pars infraduodenalis liegt dort, wo sie die Pars superior duodeni kreuzt, der ersten Strecke der

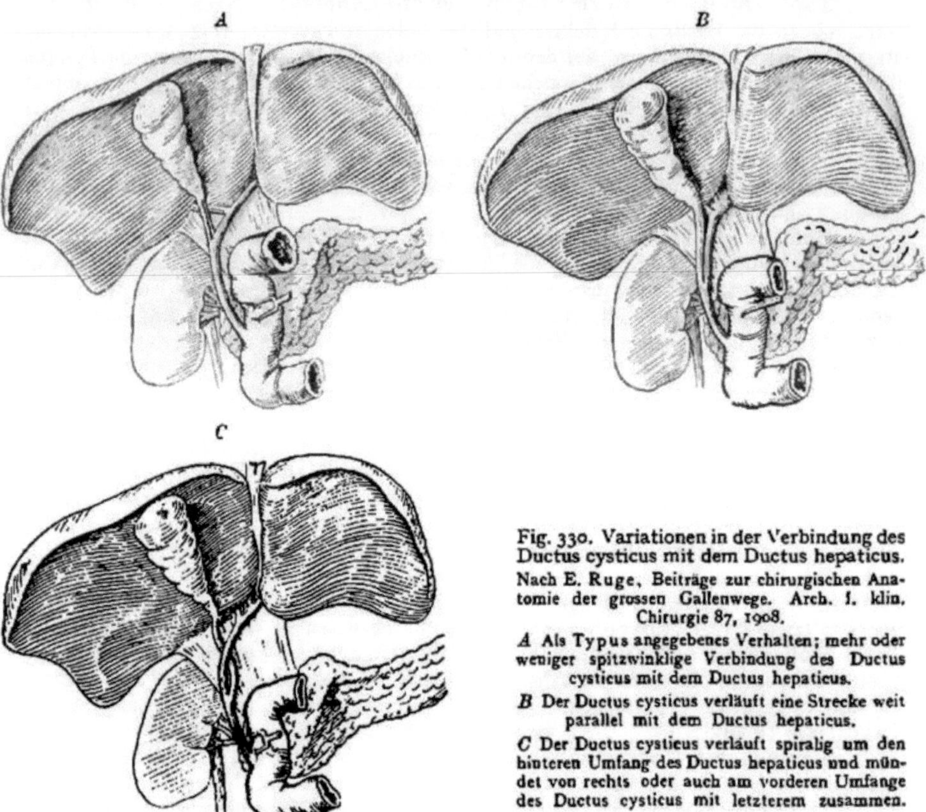

Fig. 330. Variationen in der Verbindung des Ductus cysticus mit dem Ductus hepaticus. Nach E. Ruge, Beiträge zur chirurgischen Anatomie der grossen Gallenwege. Arch. f. klin. Chirurgie 87, 1908.

A Als Typus angegebenes Verhalten; mehr oder weniger spitzwinklige Verbindung des Ductus cysticus mit dem Ductus hepaticus.

B Der Ductus cysticus verläuft eine Strecke weit parallel mit dem Ductus hepaticus.

C Der Ductus cysticus verläuft spiralig um den hinteren Umfang des Ductus hepaticus und mündet von rechts oder auch am vorderen Umfange des Ductus cysticus mit letzterem zusammen.

V. portae unmittelbar nach rechts an (Fig. 327) und wird dorsalwärts häufig bloss durch eine Bindegewebsschicht von der V. cava inf. getrennt. Über die Variationen in der Ausmündung des Ductus choledochus und des Ductus pancreaticus siehe Fig. 320 A—D.

Variationen in der Verbindung des Ductus cysticus und des Ductus hepaticus zum Duct. choledochus. Dieselben sind im Hinblicke auf die Häufigkeit operativer Eingriffe an den Gallenwegen von erheblichem Interesse. E. Ruge unterscheidet (Fig. 330 A, B, C) dreierlei Typen der Verbindung des Ductus cysticus mit dem Ductus hepaticus:

1. Eine spitzwinklige Einmündung (A), die früher überhaupt als typisch beschrieben und abgebildet wurde; sie findet sich in 30% aller Fälle.

2. Beide Gänge verlaufen auf eine längere Strecke parallel und sind in eine gemeinsame Scheide eingeschlossen (B). Dieses Verhalten wird in ca. 27% der Fälle angetroffen.

3. Der Ductus cysticus geht um den hinteren Umfang des Ductus hepaticus spiralig herum, um an dem hinteren oder dem linken oder dem vorderen Umfange des Ductus hepaticus auszumünden (C). Die Spirale ist in allen Fällen eine rechtsgewundene. Der Typus 3 fand sich in 40% der Fälle.

Die Durchschnittslänge des Ductus cysticus betrug 4,3 cm und diejenige des Ductus hepaticus 7,4 cm, bei einer Variationsbreite von 2—12 cm.

Topographie der Milz.

Die Milz entwickelt sich im Anschluss an den Fundus des Magens zwischen den Blättern des Mesogastrium dorsale, welches sich zur Bildung der Bursa omentalis nach links ausbuchtet. Nachdem sich die dorsale Wand der Bursa omentalis sekundär mit dem Peritonaeum parietale verlötet hat, wird die Milz sowohl mit der

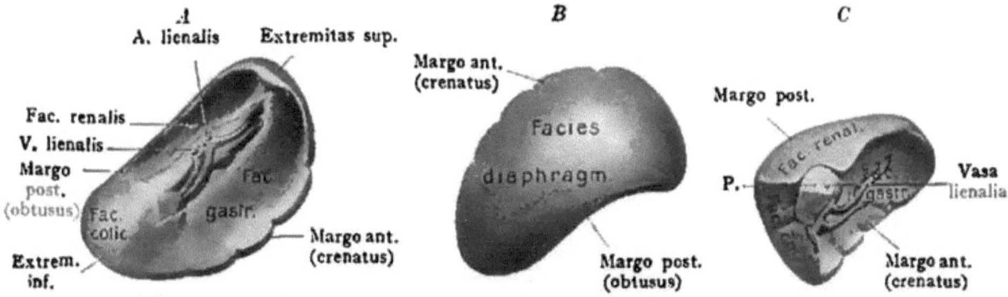

Fig. 331. A, B mediale und laterale Ansicht der Milz des Erwachsenen.
Nach den Hisschen Gipsabgüssen.
C mediale Ansicht der Milz eines Kindes.
Nach einem Gipsabguss von D. J. Cunningham.
P. Cauda pancreatis.

dorsalen Wandung der Bauchhöhle als auch mit dem Fundus des Magens durch Peritonaealduplikaturen in Verbindung gesetzt (Lig. phrenicolienale und Lig. gastro-lienale).

Form der Milz. Die Milz liegt in der Tiefe des Hypochondrium sinistrum oben und lateral der unteren Fläche der linken Zwerchfellhälfte, medial und vorne dem Magenfundus, medial und dorsal der linken Niere und Nebenniere, nach unten dem Colon transversum und der Flexura coli sin. angelagert.

In der Leiche weich, oft zerfliesslich, zeigt das Organ bei Härtung in situ bestimmte Formverhältnisse, indem es in derselben Weise von den Nachbarorganen modelliert wird, wie wir das auch für die Leber nachweisen konnten. Die so erzeugten Eindrücke (Impressio gastrica, Impressio renalis, Impressio colica) werden, soweit sie auf Hohlorgane (Magen, Colon) zurückzuführen sind, je nach dem Füllungszustande der letzteren, verschieden ausfallen.

Die Milz ist mit einem regelmässigen Tetraëder verglichen worden (Cunningham), dessen Basis unten liegt und dessen Spitze aufwärts gerichtet ist

(Fig. 331 C), eine Form, welche am deutlichsten bei Kindern zur Ausbildung kommt. Beim Erwachsenen ist die Milz mehr in die Länge gezogen, auch lassen sich die einzelnen Felder und Eindrücke nicht so scharf voneinander unterscheiden. Wir sprechen von einer lateralen dem Diaphragma anliegenden Fläche, der Facies lateralis seu diaphragmatica, und einer medialen Fläche, der Facies medialis. Die letztere wird durch einen längsverlaufenden Wulst in ein vorderes Feld (Facies gastrica) und ein hinteres Feld (Facies renalis) eingeteilt. Im Anschluss an den Längswulst findet sich im Bereiche der Facies gastrica der Hilus lienis, wo die A. und V. lienalis mit Lymphgefässen und Nerven eintreten. An der unteren Partie der medialen Milzfläche ist noch ein leichter Eindruck nachzuweisen, welcher durch das Colon transversum hervorgerufen wird (Facies colica). Die längliche Milz des Erwachsenen zeigt ein oberes und ein unteres abgestumpftes Ende, Extremitas superior und Extremitas inferior, ferner einen vorderen Rand, Margo anterior seu crenatus und einen hinteren Rand, Margo posterior seu obtusus.

Sei es nun, dass die Milz die in Fig. 331 C dargestellte kindliche Form bewahrt, sei es, dass sie beim Erwachsenen eine mehr längliche Form aufweist, so bleiben ihre Beziehungen zu benachbarten Organen dieselben. Die Facies diaphragmatica legt sich der Pars costalis des Zwerchfells in der Höhe und entsprechend dem Verlaufe der IX.—XI. Rippe an (s. Fig. 332), folglich wird die Milz, solange ihre Grösse und Fixation normal bleiben, nirgends in Kontakt mit der anterolateralen Bauchwand treten, sondern es fällt ihr Projektionsfeld auf den untersten Teil der seitlichen Wandung des Thorax. Sie wird von derselben durch den Sinus phrenicocostalis getrennt und teilweise auch durch den unteren Rand der linken Lunge, welcher sich bei der Respiration im Sinus phrenicocostalis auf und ab bewegt. Von den Feldern, welche auf der medialen Fläche der Milz wahrnehmbar sind, legt sich das vordere umfangreichste (die Facies gastrica) dem Fundus des Magens an; es geht an unserer Fig. 331 A ohne scharfe Grenze in das untere in Berührung mit dem Colon transversum stehende Feld (Facies colica) über. Beim Kinde (Fig. 331 C) ist dagegen die Abgrenzung beider Felder eine recht scharfe, ebenso der Wulst, welcher die Facies gastrica von der Facies renalis trennt. Die letztere legt sich dem lateralen Rand der linken Niere sowie der linken Nebenniere an. Am Hilus der Milz, welcher entweder auf dem die Facies gastrica von der Facies renalis trennenden Wulste oder auf der Facies gastrica liegt, treten die grossen Gefässe (A. und V. lienalis) und mit ihnen das Peritonaeum zur Milz heran; unterhalb des Hilusfeldes berührt der Pankreasschwanz die Milz im Bereiche ihrer Facies pancreatica.

Lage der Milz. Sie ist eine recht verborgene, wenigstens in bezug auf die Erreichbarkeit des Organs von der vorderen Bauchwand aus. Stich- und Schussverletzungen ist sie dagegen relativ leicht zugänglich, da sie linkerseits in der Höhe der IX.—XI. Rippe nur durch die fast senkrecht aufsteigende, zum Teil mittelst Bindegewebes mit der seitlichen Thoraxwand verlötete costale Ursprungsportion des Zwerchfells sowie durch den Spalt des Sinus phrenicocostalis von der unteren Partie der seitlichen Brustwand getrennt wird. Der obere Teil der Milz wird ausserdem durch den bei der Inspiration absteigenden unteren Rand der linken Lunge bedeckt, so dass Stich- oder Schusswunden, welche etwa im X. Intercostalraume auf die Milz eindringen, sowohl die Pleurahöhle erreichen als auch die Lunge und das Zwerchfell verletzen werden, bevor sie die Milz erreichen. Dagegen werden Stiche, welche die untere Partie des Projektionsfeldes der Milz treffen, bloss die mit der lateralen Thoraxwand bindegewebig vereinigten costalen Ursprungszacken des Zwerchfells durchdringen und ohne Verletzung der Pleurahöhle die Bauchhöhle eröffnen.

Die Lage der Milz wird wesentlich beeinflusst durch den Füllungszustand des Magens und des Colon transversum sowie durch den Stand des Zwerchfells. Als klassische Beschreibung ihrer Lage gilt folgendes: Die Längsachse des Organs verläuft parallel mit der IX.—XI. linken Rippe, ist also schief von dorsal und kranial, ventral- und kaudalwärts gerichtet; das Projektionsfeld der Milz auf die seitliche Brustwand entspricht dem IX. und X. linken Intercostalraume. Dorsalwärts erreicht sie die Wirbelsäule nicht und ventralwärts soll die vordere Grenze ihrer Projektionsfigur bei normaler Grösse und Beweglichkeit des Organs eine Linie nicht überschreiten, welche von der linken Articulatio sternoclavicularis bis zur Spitze der XI. Rippe gezogen wird (Linea costoarticularis, Fig. 332). Der vordere und untere Teil des Pro-

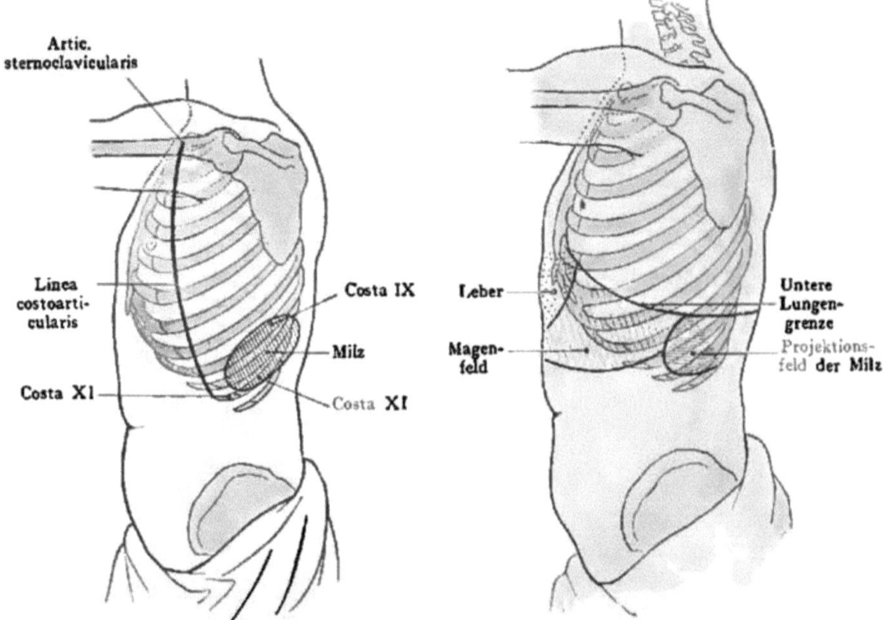

<table>
<tr><td>Fig. 332. Lage der Milz mit der Linea costo-
articularis.
Mit Benützung einer Figur von Weil, Handbuch u.
Atlas der topograph. Perkussion 1880.</td><td>Fig. 333. Perkussionsgrenzen des Magens, der
Milz und der linken Lunge, von links gesehen.
Nach Weil, Handbuch und Atlas der topogr. Per-
kussion 1880.</td></tr>
</table>

jektionsfeldes lässt sich durch die Perkussion abgrenzen, während der obere von der mächtigen Muskulatur des M. erector trunci überlagerte Teil sich der Feststellung entzieht.

Besonders eng schliesst sich die Milz dem Fundus des Magens an, und nach Massgabe der Ausdehnung und der Lage dieses Organes ändert sich auch die Lage der Milz bis zu einem gewissen Grade. Bei stärkerer Füllung des Magens stellt sie sich mehr vertikal ein, bei starker Ausdehnung des Colon transversum dagegen zeigt sie das Bestreben, eine horizontale Lage einzunehmen. Die Respirationsbewegungen des Zwerchfells beeinflussen gleichfalls die Lage der Milz; bei der Inspiration rückt sie in der Richtung ihrer Längsachse nach unten und ventralwärts, bei der Exspiration in umgekehrter Richtung nach oben und dorsalwärts. Eine in normaler Stellung befindliche Milz ist bei ruhiger Respiration unter dem linken Rippenrande nicht zu palpieren; dagegen kann bei starker Inspiration und damit verbundener Senkung der Milz der direkte Nachweis mittelst der Palpation gelingen.

Peritonaealüberzug der Milz. Die Milz erhält einen fast vollständigen Peritonaealüberzug, der bloss den Hilus und das abwärts davon befindliche Feld, wo der Pankreasschwanz sich anlagert, frei lässt. Zur links sich ausbiegenden Ansatzlinie der Bursa omentalis erstreckt sich vom Hilus aus das als Teil der Wandung der Bursa aufzufassende Lig. phrenicolienale, nach vorne zur grossen Kurvatur am Magenfundus das Lig. gastrolienale, welch' letzteres nach unten in das Lig. gastrocolicum übergeht. Diese drei Peritonaealduplikaturen sind als Abschnitte der Wandung der Bursa omentalis aufzufassen und ihre Verbindung mit dem Zwerchfell, dem Magenfundus und dem Colon transversum als sekundär erfolgende Verwachsungen (Fig. 336). Zwischen den Blättern des Lig. phrenicolienale eingeschlossen erreichen der Pankreas-

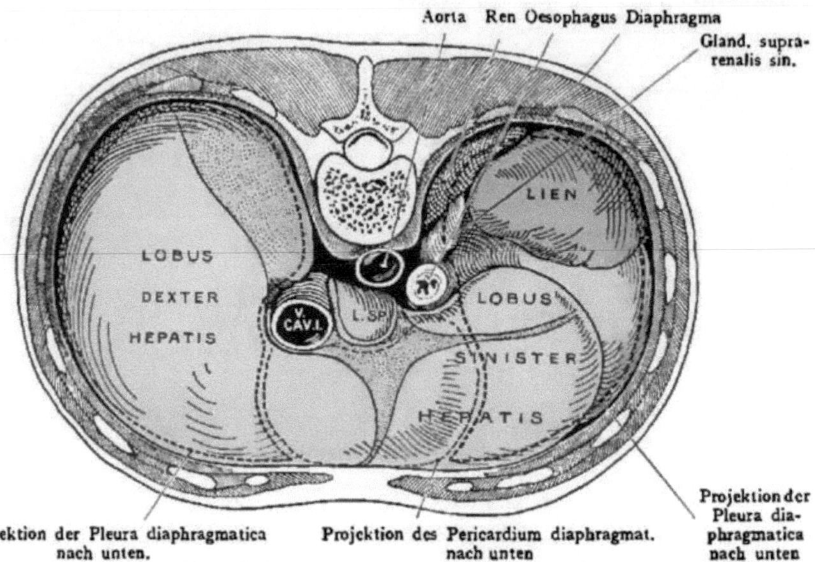

Projektion der Pleura diaphragmatica nach unten.

Projektion des Pericardium diaphragmat. nach unten

Projektion der Pleura diaphragmatica nach unten

Fig. 334. Leber, Magen, Milz und linke Niere, von oben gesehen, nach Abtragung des Zwerchfells. Projektion des Herzens und der Lungen auf die obere Fläche von Leber, Magen und Milz.
Leber rot, Magen blau, Milz violett.
Nach einem Formolpräparate mit Benützung der Hisschen Gipsabgüsse.

schwanz, die A. lienalis und die V. lienalis den Milzhilus; in dem Lig. gastrolienale gehen die aus der A. lienalis kurz vor ihrem Eintritt in die Milz entspringenden Aa. gastricae breves zum Magenfundus, während die Lymphgefässe des Fundus auf demselben Wege zu den Lymphoglandulae lienales am Hilus lienis gelangen.

Eine wirkliche Fixation erhält die Milz durch keine der genannten Peritonaealduplikaturen. Sie kommt zustande erstens durch den Druck der benachbarten Eingeweide und zweitens durch das Lig. phrenicolicum, welches von der Flexura coli sin. zur unteren Fläche des Zwerchfells verläuft (s. Fig. 397 des Verlaufes des Peritonaeum parietale an der dorsalen Wand der Bauchhöhle). Dasselbe bildet eine etwa horizontal eingestellte Platte, auf welcher der untere Pol der Milz aufruht; sie wird oft durch die Milz zu einem kranialwärts offenen Sacke ausgestülpt und wirkt der Senkung des Organes entgegen. Bei bedeutender Verlagerung der Milz (Wandermilz) kann das Organ im kleinen Becken angetroffen werden, doch bloss unter Verlängerung der Peritonaealverbindungen sowie der im Hilus eintretenden Gefässstämme.

Die **Beziehungen der Milz zu benachbarten Eingeweiden (Syntopie)** (man vergleiche die Situsfiguren am Schlusse des Kapitels) finden in der Bezeichnung ihrer Flächen einen Ausdruck. Die Facies diaphragmatica legt sich an die Pars costalis der linken Zwerchfellshälfte in der Höhe des IX.—X. Intercostalraumes und wird durch das Zwerchfell von der linken Lunge getrennt, welche, auf die Facies diaphragmatica projiziert, die obere Hälfte oder die oberen zwei Drittel derselben bedeckt, je nachdem bei Inspiration oder Exspiration untersucht wird. Die Beziehungen der Facies gastrica zum Magenfundus sind konstante und bis zu einem gewissen Grade durch das Lig. gastrolienale gesicherte; bei Ausdehnung resp. bei Entleerung des Magens bleibt die Facies gastrica der Milz in Kontakt mit dem Fundus. Die Facies renalis legt sich dem lateralen Rande und der vorderen Fläche der linken Niere an, soweit dieselbe einen Peritonaealüberzug erhält. Die linke Nebenniere wird nur in geringem Umfange oder auch gar nicht, von der Milz überlagert. Etwas unterhalb des Hilus tritt der Pankreasschwanz mit der Milz in Berührung. Die Facies colica legt sich dem Colon transversum am Übergange in die Flexura coli sin. an.

Gefässe der Milz. Oberhalb der Stelle, wo sich der Pankreasschwanz der medialen Fläche der Milz anlagert, liegt der Hilus lienis, die Eintritt- resp. Austrittstelle der Milzgefässe. Der Verlauf der aus der A. coeliaca entspringenden A. lienalis ist auch früher erwähnt worden; in der Regel kommt die Arterie erst kurz vor dem Hilus lienis unter dem Pankreas hervor und wird von vorne sichtbar (Fig. 337). Ähnlich verhält sich die V. lienalis; beide Gefässe liegen also eine Strecke weit unmittelbar unter dem Peritonaeum, welches die dorsale Wandung der Bursa omentalis bildet. Kleine, vor der Endverzweigung der A. lienalis abgehende Äste verlaufen als Aa. gastricae breves zum Fundus des Magens.

Die Lymphgefässe der Milz münden in Lymphdrüsen (Lymphogland. lienales), welche sich vom Hilus aus längs der A. lienalis bis zu den Lymphoglandulae coeliacae hinziehen (s. Lymphgefässgebiete des Magens).

Topographie der Bursa omentalis.

Die Bursa omentalis (Cavum peritonaei minus) erfordert eine besondere Besprechung, welche sich erstens auf ihre Ausdehnung und zweitens auf die Gebilde bezieht, die von ihren Wandungen überzogen sind.

Wenn wir ohne Rücksicht auf die früher behandelte Entwicklung der Bursa, die Zustände ins Auge fassen, wie sie uns beim Erwachsenen entgegentreten, so können wir die Bursa omentalis als eine Ausstülpung der zum Magen gehenden Peritonaealduplikatur bezeichnen, welche bloss noch durch die enge Öffnung des For. epiploicum (Winslowi) mit der Bauchhöhle in Verbindung steht. In bezug auf die sekundäre Verklebung ihrer dorsalen Wandung mit dem Peritonaeum parietale und dem Mesocolon transversum sowie über das Auswachsen der Bursa nach unten vor dem Colon transversum, sind dem früher Gesagten noch einige Bemerkungen hinzuzufügen, zu deren Erläuterung die Figg. 335 A B C dienen. Sie stellen als Medianschnitte die Vergrösserung der Bursa omentalis und ihre Fixation an die dorsale Wand der Peritonaealhöhle dar.

In Fig. 335 A ist die Bursa omentalis noch frei und reicht bis gerade unterhalb der Curvatura major des Magens, letzterer ist zwischen den beiden Blättern der vorderen Wand der Bursa eingeschlossen, während in der hinteren Wand das Pankreas liegt. Der Ursprung des die Bursa bildenden Mesogastrium dorsale, ebenso der Abgang des Mesocolon von der Wirbelsäule, sind zu sehen. In Fig. 335 B ist die Bursa nach unten weitergewachsen und stellt in dem Medianschnitte einen

Schlauch dar, welcher das Colon transversum und das Mesocolon vorne bedeckt. In Fig. 335 C endlich hat sich die dorsale Wandung der Bursa mit dem Peritonaeum parietale verlötet (die ursprüngliche Trennung ist durch punktierte Linien angedeutet), und ebenso ist weiter unten die ursprünglich hintere Wand mit der oberen Fläche des Mesocolon sowie mit dem Colon transversum verwachsen. Erst spät kommt die Verwachsung der unterhalb des Colon transversum die Dünndarmschlingen überdeckenden vorderen und hinteren Wandung des Sackes zustande, so dass nur ausnahmsweise beim Erwachsenen hier noch eine Fortsetzung der Bursa omentalis vorhanden ist, während in der Mehrzahl der Fälle die Blätter des fettreichen, schürzenförmig herabhängenden Omentum majus miteinander sowie mit dem Mesocolon transversum verwachsen sind.

Das Foramen epiploicum (Winslowi) ist für 1—2 Finger durchgängig; man gelangt in dasselbe, indem man an der unteren Fläche des rechten Leberlappens die Hand nach links führt, das Lig. hepatoduodenale aufsucht und hinter dem

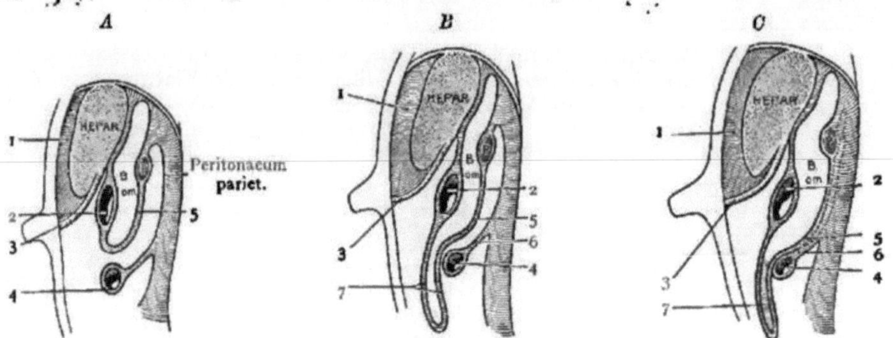

Fig. 335. Schemata, zur Erläuterung der Bildung der Bursa omentalis (B. om.).
Zum Teil nach Kollmann, Lehrbuch der Entwicklungsgeschichte 1898.
1 Lig. falciforme hepat. 2 Ventriculus und vordere Wand der Bursa omentalis. 3 Lig. teres hepatis. 4 Colon transversum. 5 Hintere Wand der Bursa omentalis. 6 Mesocolon. 7 Blätter des Omentum majus, in Fig. 335 C verschmolzen.

selben einen Finger vorschiebt. Die Öffnung wird begrenzt (Fig. 303) vorne durch den derben Strang des Lig. hepatoduodenale, oben durch den Lobus caudatus (Spigeli), dorsal durch die V. cava inf., welche hier, bevor sie die hintere Fläche der Leber erreicht, auf eine kurze Strecke weit einen Peritonaealüberzug erhält, unten durch die Pars superior duodeni. Nicht selten wird der Eingang in das Foramen epiploicum durch eine Peritonaealduplikatur, welche die untere Fläche des rechten Leberlappens mit dem oberen Pol der rechten Niere verbindet (Lig. hepatorenale) schärfer markiert.

Das Lumen der Bursa omentalis stellt normalerweise bloss einen Spalt dar, indem die ventrale und die dorsale Wandung sich berühren, und dehnt sich (Fig. 303, in welcher die ventrale Wandung zusammen mit dem Magen entfernt worden ist) nach links bis zur Milz und zur Flexura coli sinistra, nach unten bis zum Colon transversum aus, nach oben reicht sie an demjenigen Teile des Lobus caudatus, welcher zur hinteren Fläche gehört (Fig. 324), fast bis zur Höhe des For. venae cavae hinauf.

Die vordere Wand der Bursa omentalis wird durch die Ligg. hepatogastricum und hepatoduodenale, ferner durch die dorsale Wandung des Magens und die von der Curvatura major zum Colon transversum verlaufende, mit letzterem verwachsene Peritonaealduplikatur (Lig. gastrocolicum) gebildet, welche sich nach unten in das Omentum

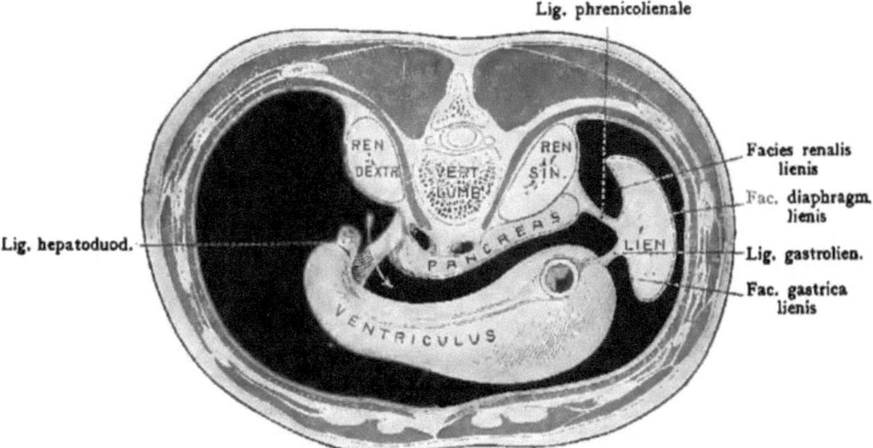

Fig. 336. Wandungen der Bursa omentalis auf einem Horizontalschnitte durch den Bauch. Schematisch.
Der Pfeil führt durch das For. epiploicum (Winslowï) in die Bursa omentalis.

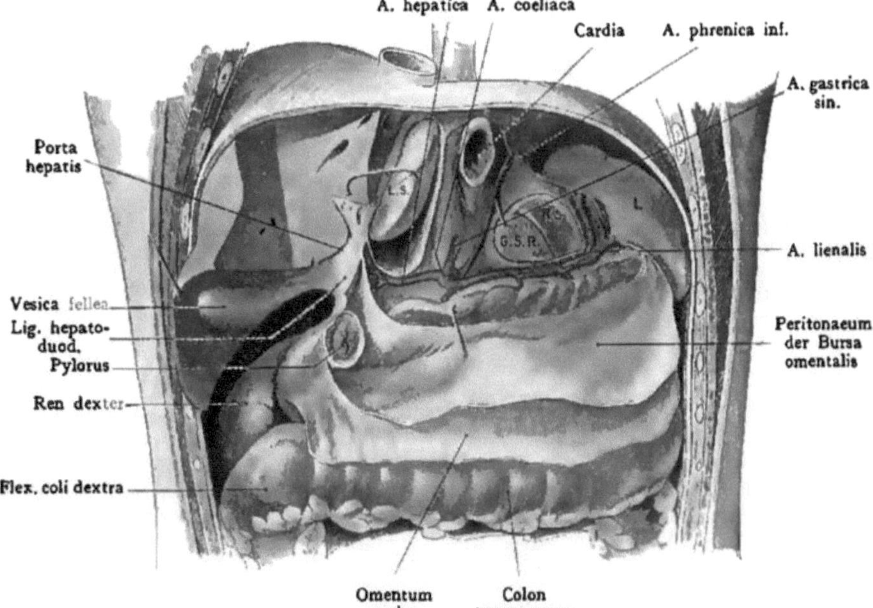

Fig. 337. Topographie der Bursa omentalis. Darstellung der retroperitonaeal gelegenen Gebilde, nach Abtragung der hinteren Wand der Bursa omentalis. Verzweigung der A. coeliaca.
Der obere Pol der linken Niere mit der linken Nebenniere ist nach Abtragung der Capsula adiposa renis dargestellt.
L. s. Lobus caudatus, R. s. Ren sinister, G. s. r. Glandula suprarenalis sinistra, L. Lien.
Formolpräparat von einem 21jährigen Manne.

majus fortsetzt. Oben wird die vordere Wand noch durch den Lobus caudatus dargestellt. Die hintere resp. hintere und untere Wand ist mit dem Peritonaeum parietale sowie mit der oberen Fläche des Mesocolon transversum verwachsen. In Fig. 303 ist die Grenze der Verwachsungsfläche mit dem Peritonaeum parietale durch eine punktierte Linie angegeben, auf welche nach unten die Verwachsungsfläche mit dem Mesocolon transversum folgt. In derselben Figur ist die dorsale Wand der Bursa mittelst grüner Farbe hervorgehoben worden. Gerade oberhalb der Haftlinie des Mesocolon transversum, welche durch den annähernd wagerechten Teil der punktierten Linie dargestellt wird, sind der Körper und der Schwanz des Pankreas sowie der Vorsprung des Tuber omentale sichtbar. Dieselben werden durch die Auflagerung des Magens modelliert, indem die links und oben liegende, der Aufnahme des Fundus dienende Partie besonders tief ausgehöhlt ist. Man sieht in Fig. 302 auch den Abgang der Ligg. hepatoduodenale und hepatogastricum von der Porta sowie von der hinteren Strecke der Fossa sagittalis sin. hepatis. Über dem Tuber omentale ist auch durch die hintere Wand der Bursa hindurch die A. coeliaca zu sehen, sowie die drei von ihr abgehenden Äste, nämlich die A. hepatica (nach rechts und oben in das Lig. hepatoduodenale eintretend), die A. gastrica sin., die gerade kranialwärts geht und umbiegend die kleine Kurvatur in der Nähe der Cardia erreicht, und die A. lienalis, welche in dem vorliegenden Falle, vom Pankreas unbedeckt und in ihrer ganzen Länge sichtbar, gegen den Hilus der Milz verläuft.

Bei dem in Fig. 337 dargestellten Präparate ist ein grosser Teil der dorsalen Wand der Bursa entfernt worden, um die Beziehungen zu dorsal gelegenen Gebilden zu zeigen. Der obere Rand des Pankreas ist freigelegt und etwas nach unten gezogen; die drei grossen Äste der A. coeliaca sind in ihrem Ursprunge und ihrem Verlaufe zu verfolgen, dazu kommt eine A. phrenica inf., welche direkt aus der A. coeliaca entspringt und einen Ast zur linken Nebenniere abgibt. Die A. coeliaca entspringt knapp unterhalb des Hiatus aorticus; es ist also weder dieser noch die Aorta abdominalis zu sehen. Die vordere Fläche der linken Niere sowie die linke Nebenniere sind nach Entfernung der Fettkapsel freigelegt; sie werden durch die letztere von der hinteren Wand der Bursa omentalis getrennt, so dass also bei linksseitiger Nierenexstirpation (von hinten) erst dann eine Verletzung der dorsalen Wand der Bursa omentalis zu befürchten sein wird, wenn man die Fettkapsel an der vorderen Nierenfläche entfernt.

Untere Baucheingeweide.

In der unteren Partie der Bauchhöhle liegt das Konvolut der Dünndarmschlingen, welches von dem Dickdarm gleichsam eingerahmt wird. Diese unteren Baucheingeweide besitzen zum grössten Teil eine weitgehende Verschiebbarkeit, wovon bloss das Colon ascendens und descendens eine Ausnahme machen, indem ihnen in der Regel der vollständige Peritonaealüberzug sowie die Ausbildung eines Mesocolon fehlt. Folglich ist die Lage der Dünndarmschlingen, des Colon transversum und des Colon sigmoideum einem starken Wechsel unterworfen, welcher in dem verschiedenen Füllungszustande des Darmes (mit Kot oder Gasen) seinen Grund hat. Man kann von einer typischen Lage der unteren Baucheingeweide sprechen, darf jedoch die häufigen physiologischen Varianten nicht ausser acht lassen.

Topographie des Dünndarms.

Die Dünndarmschlingen liegen unterhalb des Mesocolon transversum, zum grössten Teile in der Regio umbilicalis, mit einzelnen Schlingen in dem Raume des kleinen Beckens, soweit der Füllungszustand der Beckeneingeweide dies zulässt. Sie werden von dem

Omentum majus bedeckt, welches schürzenförmig von dem Colon transversum herab-hängt, so dass erst nach Abtrennung des Omentum majus am Colon transversum oder nachdem man das Colon transversum mit dem Omentum majus nach oben geschlagen hat, die Dünndarmschlingen zur Ansicht kommen (Fig. 395). In Übereinstimmung mit der landläufigen Schilderung ist anzugeben, dass das Konvolut der Dünndarm-schlingen von dem Colon ascendens, transversum und descendens „eingerahmt" wird, ein Verhalten, das bei Anblick des Situsbildes nicht ohne weiteres als richtig anerkannt wird, indem, wie an dem mit Formol injizierten Präparate, welches der Fig. 395 zu-grunde lag, das Colon ascendens und descendens häufig, das Colon transversum seltener, von Dünndarmschlingen überlagert sind. In der Regel grenzt das Colon transversum nach oben hin das Bild ab.

Lage der Dünndarmschlingen bei der Untersuchung des Situsbildes. Die Lage der Dünndarmschlingen ist, wie gesagt, einem beträchtlichen Wechsel unter-worfen, so dass von den in einer Bauchwunde vorliegenden Schlingen nicht ohne weiteres festgestellt werden kann, ob dieselben dem Jejunum oder dem Ileum angehören. Eine sichere Entscheidung wird bloss ermöglicht durch die Verfolgung des Mesenterium

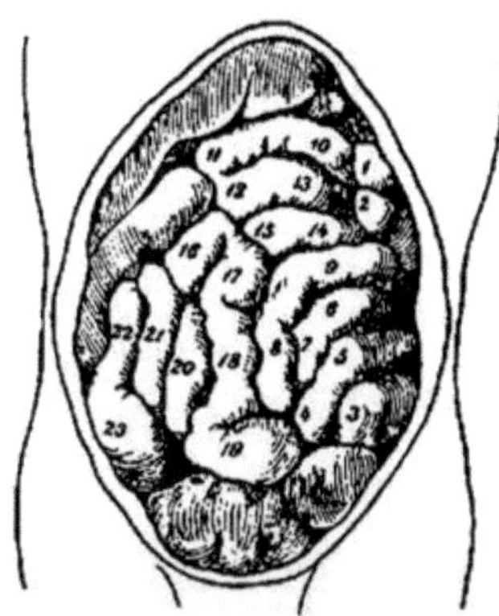

Fig. 338. Lage der Dünndarmschlingen in ihrer Reihenfolge mittelst Zahlen angegeben.
Nach Sernoff aus Raubers Lehrbuch der Ana-tomie. 6 Auflage.

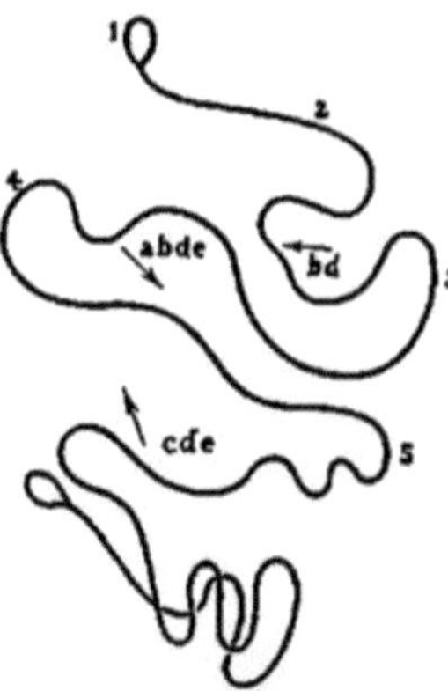

Fig. 339. Schema der Variation in der Lage der Dünndarmschlingen.
Die Pfeile zeigen die Abweichungen an; a und b sind die häufigsten Variationen.
Nach Mall, Arch. f. Anat. u. Entw.-Gesch. Suppl.-Band 1897.

entweder bis zur Flexura duodenojejunalis oder bis zum Übergange des Ileum in das Caecum. Doch hat man schon lange die Erkenntnis gewonnen, dass die Schlingen der beiden grossen Abteilungen des Dünndarms sich bis zu einem gewissen Grade auf bestimmte Gebiete der Bauchhöhle beschränken und auch in ihrer Anordnung eine ge-wisse Beständigkeit aufweisen. In der Regel lässt sich feststellen (Fig. 338, sowie das Situsbild Fig. 395 und der Frontalschnitt durch den Bauch Fig. 406), dass die-jenigen Schlingen, welche nach unten auf das Colon transversum folgen, horizontal und zugleich transversal verlaufen; dasselbe gilt für die Dünndarmschlingen, die sich im kleinen Becken einlagern, während die nach rechts und links von der Wirbelsäule gelegenen Schlingen mehr sagittal angeordnet sind. Am unregelmässigsten verlaufen diejenigen Schlingen, welche man in der Regio umbilicalis antrifft. Die links gelagerten Horizontal- und Sagittalschlingen, sowie ein Teil der am Nabel gelegenen Schlingen gehören zum Jejunum, die rechts von der Wirbelsäule liegenden Sagittalschlingen und die Schlingen, welche im kleinen Becken angetroffen werden, gehören zum Ileum. In

Fig. 338 (nach Sernoff) ist die Reihenfolge der Schlingen mittelst Zahlen angegeben worden.

Diese Angaben beziehen sich bloss auf einen Typus in der Anordnung der Dünndarmschlingen und die zahlreichen Ausnahmen sind teils als individuelle Variationen
aufzufassen, teils als Verschiebungen und Verlagerungen einzelner Darmabschnitte,
welche mit dem Füllungszustande derselben im Zusammenhang stehen. Auch die Beziehungen zum Colon und zum Caecum unterliegen einem steten Wechsel, indem besonders das Colon ascendens und descendens sich bald der vorderen Bauchwand nähern
und dann Dünndarmschlingen verdrängen, bald sich im leeren Zustand dorsalwärts
zurückziehen und dann von Dünndarmschlingen bedeckt werden. Die Fig. 339 gibt
schematisch den Verlauf der Mesenterialfalten und der Darmschlingen an (sie beginnen
bei I an der Flexura duodenojejunalis). Die Pfeile deuten die Richtungen der häufigsten
Lagevariationen an.

An zwei Stellen erfährt der Dünndarm eine Fixation an die dorsale Wandung
der Bauchhöhle, welche gestattet, diese Teile des Darmes als festgelegt zu betrachten,
nämlich: 1. am Übergang des Duodenum in das Jejunum, entsprechend dem linken
Umfange des zweiten Lendenwirbelkörpers (Flex. duodenojejunalis) und 2. am Übergange des Ileum in das Caecum in der rechten Fossa iliaca.

Ein besonderes Interesse verdienen die Dünndarmschlingen, welche sich in dem
Raume des kleinen Beckens einlagern, da sie in nähere Beziehung zu den Beckeneingeweiden treten und auch als Inhalt der vom Raume des kleinen Beckens ausgehenden
Hernien angetroffen werden. Beim Fetus befinden sich infolge der geringen Entwicklung
des Beckenraumes bloss die eigentlichen Beckenorgane in demselben; doch legen sich
bald nach der Geburt Darmschlingen in den Raum, die dem Ileum angehören, und zwar
demjenigen Teile desselben, welcher das längste Mesenterium und infolgedessen die
freieste Beweglichkeit besitzt; hier können Schlingen angetroffen werden, welche am
Mesenterialansatze gemessen 2—3 m auseinander liegen. Die Länge der im Becken
sich einlagernden Schlingen ist selbstverständlich sowohl von dem Füllungszustande des
Dünndarms, als von demjenigen der Beckeneingeweide abhängig; sie kann unter günstigen
Verhältnissen bis 2 m betragen (Treves).

Die Lageveränderungen der Dünndarmschlingen überhaupt sind abhängig: erstens
von der Länge des gesamten Dünndarms, zweitens von der Länge des Mesenterium,
welches den Darm an die dorsale Wandung der Bauchhöhle befestigt.

Die mittlere Länge des Dünndarms beträgt, nach den Angaben von Treves,
im Alter von 20—25 Jahren 6 m 75 cm, dabei sind Variationen zwischen Längen
von 9,5 m als Maximum und von 4,5 m als Minimum nachgewiesen. Möglicherweise
hängt die grosse Variationsbreite mit physiologischen Faktoren zusammen, indem die
Art der Nahrung bis zu einem gewissen Grade das Längenwachstum des Dünndarms
beeinflussen dürfte.

Das Mesenterium bildet jene Peritonaealduplikatur, welche ursprünglich
(Figg. 297 und 298) den bis zur Anlage des Caecum reichenden Abschnitt der Nabelschleife mit der dorsalen Wand der Bauchhöhle verband und sich hier in einer median
verlaufenden Haftlinie ansetzte. Sie schliesst die zum Dünndarm gehenden Äste der A.
mesenterica sup. ein, ferner die Wurzeln der V. mesenterica sup. sowie Lymphgefässe
und mesenteriale Lymphdrüsen. Ihre ursprünglich sagittale Haftlinie wird mit der Zunahme der Länge des Dünndarms verlagert und geht dann als Radix mesenterii von
der Flexura duodenojejunalis am linken Umfange des II. Lumbalwirbelkörpers schief
nach rechts und abwärts zur rechten Articulatio sacroiliaca oder bis in die rechte
Fossa iliaca, wo das Ileum in das Caecum übergeht. In die Radix mesenterii treten
die am unteren Pankreasrande zum Vorschein kommenden grossen Gefässstämme
ein, welche über die vordere Fläche der Pars inferior duodeni abwärts verlaufen
(Fig. 308); dabei liegt die V. mesenterica sup. rechts, die A. mesenterica sup. links.

Durch diese Stämme sowie durch die eingelagerten Lymphdrüsen (Lympho-glandulae mesenteriales) und das reichliche Fettgewebe wird die Radix mesenterii zu einer dicken Platte, deren Mächtigkeit erst allmählich gegen den Ansatz am Darme hin abnimmt. Man kann an ihr ein rechtes oberes und ein linkes unteres Blatt unter-scheiden, welche lateralwärts als Peritonaeum parietale weiterziehen und die Organe des Retroperitonaealraumes überkleiden. Die schräg verlaufende Linie der Radix mesen-terii kreuzt die Aorta gerade oberhalb ihrer Teilung in die Aa. iliacae communes auf dem Körper des IV. Lumbalwirbels, sodann den Stamm der V. cava inf. oder auch die V. iliaca communis dextra, den rechten Ureter und die Vasa spermatica dextra (s. Situsbilder).

Die Länge der Radix mesenterii beträgt etwa 15 cm und die Länge des von ihr abgehenden Mesenterium nimmt von dem oberen Ende der Radix mesenterii an der Flexura duodenojejunalis nach unten rasch zu, um schon in einer Entfernung von 30 cm von dem genannten Punkte 15 cm zu betragen und weiterhin ein Maximum von 20—23 cm zu erreichen (Treves). Die längste Partie des Mesenterium geht zu Dünn-darmschlingen, die, längs des Mesenterialansatzes am Darm gemessen, 1,8 bis 3,3 m von der Flexura duodenojejunalis entfernt liegen; auf dieser Strecke erreicht das Mesen-terium nicht selten eine Länge von 25 cm.

Die Länge des Mesenterium ist unter normalen Verhältnissen nie so gross, dass Dünndarmschlingen durch einen künstlich erweiterten Canalis inguinalis in das Scrotum, oder durch den Canalis femoralis auf die vordere Fläche des Oberschenkels herunter-gezogen werden könnten (Treves). Bei der Entstehung einer Femoral- oder Inguinal-hernie, in welcher sich Dünndarmschlingen als Inhalt vorfinden, muss vielleicht eine ab-norme Länge des Mesenterium angenommen werden. Nicht selten findet man in den Leichen von Frauen in mittleren Lebensjahren ein sehr langes Mesenterium, welches gestattet, Dünndarmschlingen durch den Canalis inguinalis oder femoralis abwärts auf die vordere Fläche des Oberschenkels zu ziehen.

Den Variationen in der Lage der Dünndarmschlingen entsprechen selbstver-ständlich auch Variationen in dem Verlaufe des Mesenterialansatzes an den Dünndarm. Sie sind in Fig. 339 dargestellt. Das Mesenterium legt sich gegen den Ansatz am Darme in Falten, die mit 1—5 bezeichnet sind und deren Verlauf in $50^0/_0$ aller Fälle der stark ausgezogenen Linie entspricht. Die Richtung der Abweichungen von diesem als Norm zu bezeichnenden Verlaufe und damit verbunden auch der Lage der Dünn-darmschlingen ist durch Pfeile angegeben und mit Buchstaben sind diejenigen Ab-weichungen von der Norm bezeichnet, welche gleichzeitig vorkommen. So erfolgt z. B. bei der Anomalie d d d eine Abweichung der zweiten Schlinge nach rechts, der vierten Schlinge nach links, der fünften und sechsten Schlinge nach oben.

Einteilung des Dünndarms. In der deskriptiven Anatomie werden die oberen $^3/_5$ des Dünndarms zum Jejunum, die unteren $^2/_5$ zum Ileum gerechnet; beide Ab-schnitte gehen ohne scharfe Grenze ineinander über. Das Lumen des Dünndarms ist an der Flexura duodenojejunalis etwas weiter als in den unteren Partien, die Plicae circulares (Kerkringsche Falten) sind oben dichter zusammengelagert als unten, die Menge von lymphatischem Gewebe (Solitärfollikel und Noduli lymphatici aggregati, Peyersche Plaques) nimmt abwärts zu. Die Peyerschen Plaques liegen immer am freien Teile des Darmumfanges.

Flexura duodenojejunalis und Übergang des Ileum in das Caecum. Diese Stellen sind als fixe Punkte des Dünndarms anzusehen, welche durch die schräg verlaufende Linie der Radix mesenterii untereinander verbunden werden (Fig. 397). Die Flexura duodenojejunalis liegt in der Regel am linken Umfang des II. Lum-balwirbelkörpers als Übergang der mit der hinteren Wand der Bauchhöhle verlöteten Pars inferior duodeni in den vom Peritonaeum umgebenen, an ein Gekröse befestigten Dünndarm. Die Variationen in der Form und Lage des Duodenum bedingen auch

häufig Variationen in dem Höhenstande der Flex. duodenojejunalis (Figg. 315 u. 316).
Links von der Flexur finden sich im Übergang des Peritonaeum viscerale auf das
Peritonaeum parietale zwei Falten (Fig. 340), welche gewöhnlich eine, die Kuppe des
kleinen Fingers aufnehmende Grube abgrenzen (Recessus duodenojejunalis).
Dieselbe wird erst dann sichtbar, wenn man die obersten Jejunumschlingen nach rechts
hinüberschlägt. In der oberen der beiden Falten (Plica duodenojejunalis sup.) verläuft
häufig die V. mesenterica inf. Anstatt einer einheitlichen Vertiefung kann man oft
eine obere von einer unteren Bucht unterscheiden und wird dann von einem Recessus
duodenojejunalis sup. und inf. sprechen. Die Bedeutung dieser Zustände liegt in der
Gelegenheit, welche sie für die Entstehung der allerdings sehr seltenen Herniae retro-

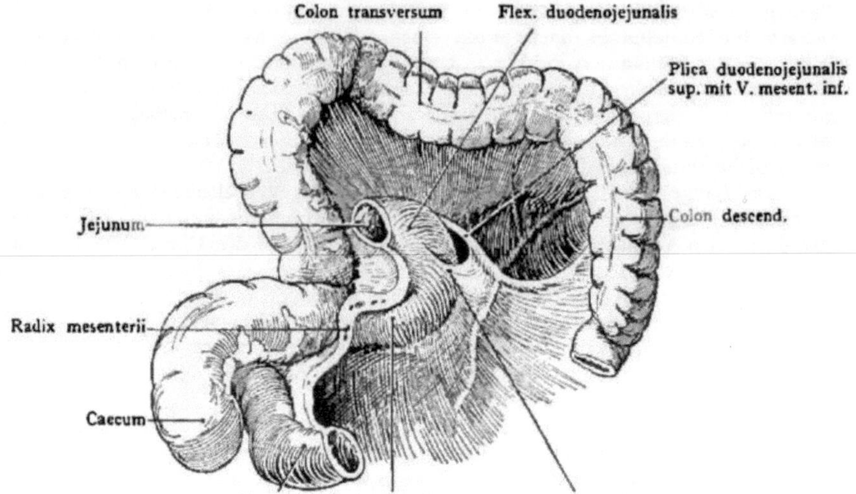

Fig. 340. Recessus duodenojejunalis bei einem einjährigen Kinde.
Formolpräparat.

peritonaeales (Treitzsche Hernien) darbieten, wobei der Recessus duodenojejunalis
zu einem Bruchsack ausgeweitet wird, der durch die erwähnten Peritonaealfalten gegen
die Peritonaealhöhle hin seine Abgrenzung erhält.

Die Fixation der Flexura duodenojejunalis in ihrer Lage wird, ausser durch den
Übergang des Peritonaeum viscerale in das Peritonaeum parietale auch noch durch den
M. suspensorius duodeni (Treitz) hergestellt, welcher von dem Bindegewebe in der
Nähe der A. coeliaca sowie von dem linken Zwerchfellschenkel entspringt und in die
Längsmuskulatur des Dünndarms an der Flexur übergeht.

Der Übergang des Ileum in den Dickdarm (Caecum) liegt in der rechten
Fossa iliaca, indem das Ileum sich aus dem Raume des kleinen Beckens, in welchem
bei mässiger Füllung der Beckeneingeweide seine letzten Schlingen gelagert sind,
emporschlägt und den M. psoas dexter sowie die A. und V. iliaca communis dextra
kreuzt, um in den Dickdarm überzugehen. An der Einmündungsstelle ist das Ileum
gewissermassen in das Lumen des Dickdarms eingestülpt, so dass Falten entstehen,
an deren Bildung jedoch bloss die Schleimhaut, die Submucosa und die Ringsfaser-
schicht der Muskulatur teilnehmen, während die Längsmuskulatur und das Peritonaeum
gleichmässig von dem Ileum auf den Dickdarm übergehen. Gewöhnlich wird eine
obere und eine untere, die Öffnung des Ileum in den Dickdarm umrandende Lippe

(Labium sup. und inf. valvulae coli) gebildet, die eine schlitzförmige Öffnung begrenzen; übrigens ist die Ausbildung der Klappe sowie die Form der Öffnung variabel.

Die Gefässe und Nerven des Dünndarms sollen später mit denjenigen des Dickdarms zusammen abgehandelt werden.

Colon.

Das Colon mit dem Enddarm wird schon sehr früh als ein besonderer Darmabschnitt abgegrenzt, welcher mit der Caecumausbuchtung des unteren Schenkels der Nabelschleife beginnt und in seiner ganzen Länge ein Mesenterium dorsale besitzt (Fig. 297).

Es unterscheidet sich schon durch seine makroskopische Struktur von dem Dünndarm, so dass wir zur Vergleichung der beiden Darmabschnitte in bezug auf ihre mit blossem Auge zu erkennenden Merkmale aufgefordert werden (Figg. 341 und 342).

1. Der Durchmesser des mit Faeces oder Gasen gefüllten Dickdarms ist im allgemeinen grösser als derjenige des Dünndarms, doch unterliegt der Dickdarm in seinem Füllungszustande einem ganz ausserordentlichen Wechsel; es können stark erweiterte auf stark kontrahierte Strecken folgen, sowohl an der Leiche, als höchst wahrscheinlich auch beim Lebenden.

2. Während das Lumen einer Dünndarmschlinge mehr gleichmässig ist, kann der Dickdarm mit einem durch Längsbänder zusammengerafften Puffärmel verglichen werden; als Bänder stellen sich die drei Tänien dar, $^3/_4$—1 cm breite Streifen glatter Muskulatur, welche am Abgang des Processus vermiformis ihren Anfang nehmen, in der ganzen Länge des Colon transversum verlaufen und sich erst an der Grenze des Colon gegen das Rectum in die gleichmässig angeordnete Längsmuskulatur des Rectum

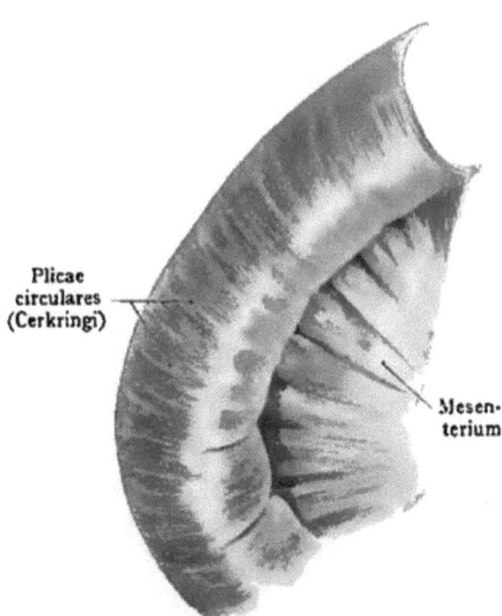

Fig. 341. Ein Stück Dünndarm.

auflösen. Am Caecum und am Colon ascendens unterscheiden wir eine vordere von einer hinteren-medialen und einer hinteren-lateralen Tänie. Am Colon transversum rückt die vordere Tänie abwärts (Taenia omentalis), die hintere-laterale Tänie wird zu einer Taenia posterosuperior (Taenia mesocolica) und die Taenia postero-interna zu einer Taenia posteroinferior (Taenia libera). Am obersten Teile des Rectum sind nur noch zwei Tänien vorhanden, eine vordere und eine hintere. Im Gegensatze zu diesen Verhältnissen ist die Längsmuskulatur des Dünndarms durchweg gleichmässig ausgebildet.

3. Der durch die Tänien zusammengeraffte Puffärmel des Colon zeigt Ausbuchtungen (Haustra coli), welche mit Einschnürungen abwechseln. Die letzteren bilden faltenartige Vorsprünge in das Lumen des Darmes (Plicae semilunares coli), welche wohl kaum mit den durch die Wandungen des Dünndarms sichtbaren Plicae circulares verwechselt werden können (Figg. 341 und 342).

4. Als viertes Unterscheidungsmerkmal sind die Appendices epiploicae anzuführen, die am Colon ascendens und descendens längs der vorderen und medialen-hinteren Tänie

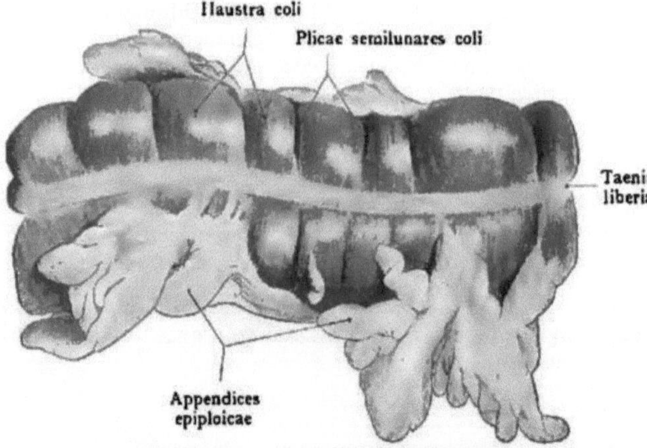

Fig. 342. Ein Stück Dickdarm.

in zwei Reihen ange-
ordnet sind, während
sie am Colon trans-
versum nur e i n e Reihe
bilden. Solche gestielte
Fettmassen fehlen am
Dünndarm gänzlich.

5. Die Farbe. Beim
Lebenden ist der Dünn-
darm rosarot, der Dick-
darm grau.

Durch die Beachtung
dieser fünf Merkmale
wird man wohl kaum
bei der Unterscheidung
der Darmschlingen
fehlgehen. Zur letzten
Entscheidung   kann
immer noch die Unter-

suchung einer grösseren Darmstrecke und die Feststellung des Verhaltens des Peritonaeums, resp. des Mesenterium vorgenommen werden.

Die Länge des Dickdarms, von der Spitze des Processus vermiformis bis
zu der Stelle, wo das Colon sigmoidcum sein Mesocolon verliert und an der vorderen
Fläche des III. Sacralwirbels in das Rectum übergeht, beträgt im Mittel 1,45 m (bei

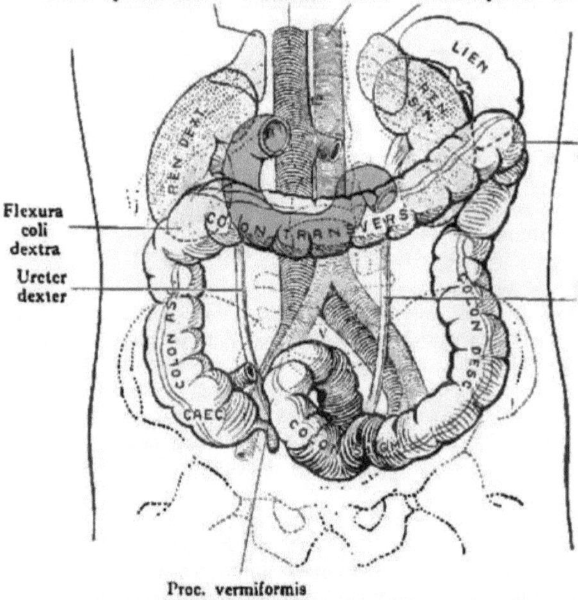

Fig. 343. Verlauf und Beziehungen des Dickdarms (gelb).
Duodenum blau; in der vom Colon transversum bedeckten Partie grün
12. zwölfter Thorakalwirbel.   V. fünfter Lumbalwirbel
Halbschematisch.

einer Variationsbreite
von 1,1—2,0 m). Da-
von entfallen auf das
Colon   ascendens   +
Caecum   25   cm,   auf
das Colon transversum
50 cm, auf das Colon
descendens 25 cm und
auf das Colon sigmo-
ideum   45   cm.   Am
meisten   variiert   die
Länge des Colon trans-
versum   (Variations-
breite 30—83 cm) und
des Colon sigmoideum
(15—67 cm).   Beim
Neugeborenen ist das
Colon sigmoideum re-
lativ sehr lang, im Mit-
tel 35 cm, die Länge
aller übrigen Colon-
abschnitte zusammen
bloss 30 cm. Während
die Gesamtlänge des
Colon   innerhalb   der
vier   ersten   Lebens-
monate zunimmt, wird
das Colon sigmoideum

relativ kürzer; mit anderen Worten, das Längenwachstum des Colon ascendens, transversum und descendens ist in den ersten Monaten nach der Geburt stärker als dasjenige des Colon sigmoideum (Treves).

Der Durchmesser des Dickdarms nimmt allmählich vom Caecum gegen das Colon sigmoideum hin ab; der Durchmesser des Caecum beträgt ca. 5 cm, derjenige des Colon sigmoideum 3,8 cm. Am engsten ist der Übergang des Colon sigmoideum in die Ampulla recti (Treves).

Die Lage des Colon und sein Verhalten zum Peritonaeum deutet die Trennung in einzelne Abschnitte an, welche, jeder für sich, in ihren topographischen Beziehungen zu besprechen wären (s. auch die Entwicklung des Darmes und Fig. 343). Wir unterscheiden 1. Caecum, 2. Colon ascendens, 3. Colon transversum, 4. Colon descendens, 5. Colon sigmoideum (Flexura sigmoidea seu S romanum).

I. Caecum. Das Caecum ist derjenige Abschnitt des Colon, welcher unterhalb der Einmündungsstelle des Ileum in den Dickdarm liegt. Die obere Lippe der Valvula coli gehört dem Colon, die untere dem Caecum an. Es stellt ursprünglich einen läng-

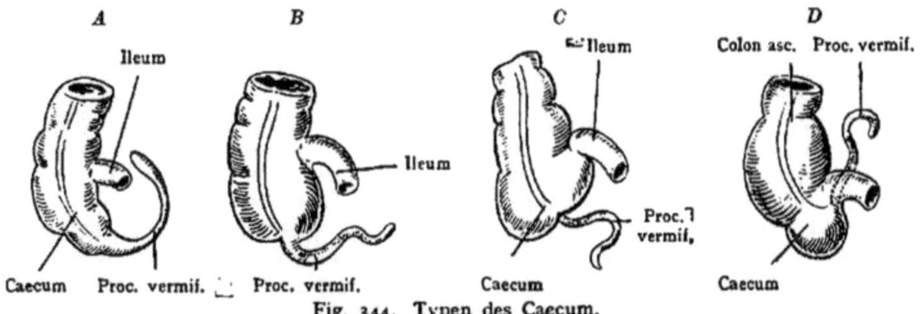

Fig. 344. Typen des Caecum.
Nach Treves, British medical journal, 1885.

lichen Sack mit gleichförmigem Lumen dar (primitives Caecum), denn erst im dritten Monat der embryonalen Entwicklung beginnt die Abgrenzung des Processus vermiformis.

Form des Caecum. Es ist fast unmöglich, eine typische Form des Caecum anzugeben; im allgemeinen lässt sich bloss sagen, dass es einen Blindsack darstellt, welcher die charakteristischen Merkmale des Dickdarms an sich trägt (Tänien, Haustren) und von dessen Wandung, besonders von dem unteren Umfange derselben, der blind endende Anhang des Processus vermiformis ausgeht. Die Form des Caecum und des Processus vermiformis sind einer so starken Variation unterworfen, dass eine genauere Schilderung notwendig wird. Wir fassen die Variationen nach Treves in vier Haupttypen zusammen (Fig. 344).

1. Typus (fetaler); derselbe stellt mit dem Proc. vermiformis einen Conus dar, indem der Proc. vermiformis sich nicht scharf gegen den übrigen Teil des Caecum absetzt (Fig. 344 A). Die drei Tänien des Colon ascendens gehen in gleichen Abständen voneinander auf das Caecum und auf den Proc. vermiformis weiter.

2. Typus (Fig. 344 B). Eine buchtige Form. Der Processus vermiformis ist scharf von dem übrigen Caecum abgesetzt und geht von der tiefsten Stelle desselben ab. Das gleiche Verhalten der Tänien wie bei Typus 1.

3. Typus (Fig. 344 C). Der rechte Umfang der Wandung ist stärker gewachsen als der linke, ebenso die vordere Wandung stärker als die hintere; dadurch wird der wahre Apex des Caecum, von welchem bei Typus 1 und 2 der Proc. vermiformis abgeht, gegen den Winkel, den das Ileum mit dem Caecum bildet, verschoben. Je nach

den Wachstumsvorgängen an der vorderen und hinteren Wand wird die Abgangsstelle des Processus vermiformis mehr oder weniger weit nach hinten verlagert und ist in vielen Fällen von vorne nicht zu sehen. Typus 3 findet sich, verschieden stark ausgebildet, in der Mehrzahl der Fälle.

4. Typus (Fig. 344 D). Übermässige Entwicklung des rechten Umfanges des Caecum. Die Taenia libera verläuft zu dem Winkel, den das Ileum mit dem Caecum bildet und hier geht auch der Processus vermiformis ab.

Die verschiedensten Formen des Caecum werden auf verschiedene Wachstumsintensität der einzelnen Abschnitte der Wandung zurückgeführt und zur Erklärung der letzteren ist auch angenommen worden, dass der rascher wachsende Teil der Wandung unter günstigeren Ernährungsbedingungen stehe. So sollen die Hauptäste der A. ileocolica in der Regel zu demjenigen Abschnitte der Wandung gehen, welcher rechts von der Taenia libera liegt, womit die Annahme verknüpft wird, dass dieser Abschnitt der Wandung günstigere Ernährungsbedingungen aufweise (Treves).

Lage des Caecum und des Proc. vermiformis. Das Caecum liegt auf dem M. iliopsoas dexter, z.T. in der rechten Fossa iliaca, und zwar so, dass es bei mässiger Füllung den mittleren Rand des M. psoas gerade überragt. In einem solchen Falle wird das Caecum nur geringe oder auch gar keine Beziehungen zum M. iliacus aufweisen. Gewöhnlich entspricht der Apex einem Punkte, der etwas medial von der Mitte des Lig. inguinale liegt. In vielen Fällen steht das Caecum weder zum M. iliacus noch zum M. psoas in näherer Beziehung, sondern hängt frei über den Rand des kleinen Beckens hinunter, ja es kann ganz ins kleine Becken hinabsteigen, indem es dem Beckenboden aufliegt und teils mit den Endschlingen des Ileum, teils mit den Beckeneingeweiden (Rectum, Uterus, Harnblase) in Kontakt tritt. Diese Verhältnisse erklären sich durch die Tatsache, dass das Caecum in der Regel einen vollständigen Peritonaealüberzug besitzt und infolgedessen ausserordentlich beweglich ist. Das gleiche gilt für den Processus vermiformis. Bei 10 % der untersuchten Leichen fand Treves Verhältnisse, die es erlaubten, das Caecum mit der unteren Leberfläche sowie mit der linken Beckenwandung in Berührung zu bringen, ja es sind sogar Fälle beschrieben worden, bei denen das Caecum als teilweiser Inhalt einer linksseitigen Schenkelhernie angetroffen wurde. In mehreren Fällen konnte Treves das Darmstück bis in die Höhe des Trochanter major herunterziehen.

Der **Processus vermiformis** bildet einen Anhang des Caecum, welcher sich im Laufe des dritten Monats der embryonalen Entwicklung dadurch abgrenzt, dass er im Vergleiche mit dem übrigen Caecum im Wachstum zurückbleibt. Die durchschnittliche Länge des Processus beträgt 9 cm, bei einer Variationsbreite von 2,5 bis 24 cm. Die mit dem Wachstum der Caecumwandung in Verbindung stehende Variabilität in dem Abgange des Processus wurde oben erwähnt; einem ebenso starken Wechsel ist auch die Lage dieses Gebildes unterworfen. Als typisch wird der in Fig. 396 dargestellte Befund angesehen, bei welchem der Proc. vermiformis frei über den Rand des kleinen Beckens herabhängt. In anderen Fällen kann er sich vor oder hinter das Caecum hinaufziehen, auch lateral dem Caecum angelagert sein, häufig durch eine sekundäre Verwachsung seiner Serosa mit dem Peritonaeum parietale in einer solchen Lage fixiert. Von besonderer Bedeutung ist die retrocaecale Lage des Processus vermiformis mit sekundärer Fixation an das Peritonaeum parietale für die Entstehung von retrocaecalen Abscessen, bei Entzündungen des Processus vermiformis (Fig. 350c).

Beim Weibe tritt der Processus vermiformis häufig im kleinen Becken in Beziehung zu der hinteren Fläche des Lig. latum uteri oder auch zum oberen Umfange der Harnblase.

Von grosser praktischer Bedeutung sind die Verlagerungen des Caecum und des Proc. vermiformis während der Schwangerschaft. Häufig, wenn nicht in der Regel, wird dabei das Caecum mit dem Proc. vermiformis gehoben (Füth), indem das Colon

ascendens eine fast transversale Richtung erhält und das Caecum der unteren Leberfläche genähert wird. Diese Verlagerung bleibt selbstverständlich so lange aus, als der
Uterus noch nicht über die Beckeneingangsebene emporgetreten ist; erst vom vierten
oder fünften Monate an gewinnt der sich stärker ausdehnende Uterus einen Einfluss
auf die Lage des Caecum. Erkrankungsherde, welche von dem Caecum ausgehen, werden
sich dann beträchtlich höher in der Bauchhöhle befinden, als es bei Nicht-Graviden in
der Regel der Fall ist.

    Diese Verhältnisse werden durch die Fig. 345 veranschaulicht. Hier ist bei einer
Gravida vom achten Monate das Caecum weit über die Verbindungslinie der Spinae iliacae
ant. sup. gehoben worden, nähert sich dem
unteren Leberrande und wendet sich etwas
medianwärts. Der Proc. vermiformis ist
nach hinten geschoben und infolgedessen
nicht sichtbar.

    Die Variation in der Lage des Caecum
und des Proc. vermiformis werden durch
die Figg. 346—349 belegt. In Fig. 346
liegt das Caecum normgemäss in der
rechten Fossa iliaca. Der 12 cm lange
Processus vermiformis geht links von dem
tiefsten Punkte des Caecum ab, macht
eine kleine, von vorne sichtbare Biegung,
deren Konkavität nach rechts sieht und
verschwindet hinter dem Caecum, wo er
mit dem Peritonaeum parietale verwachsen
ist (zum Teil ist dies auch mit der hinteren
Wand des Caecum der Fall); dann wird
er am lateralen Rande des Colon ascendens
wieder sichtbar, ist auch hier mit der
Wand des Darmes verwachsen und zieht
sich in dieser Lage bis zur Flexura coli
dextra hinauf. Die sonst durch die Aus-
bildung des Mesenteriolum gesicherte Beweglichkeit des Proc. vermiformis ist in diesem
Falle vollständig verloren gegangen.

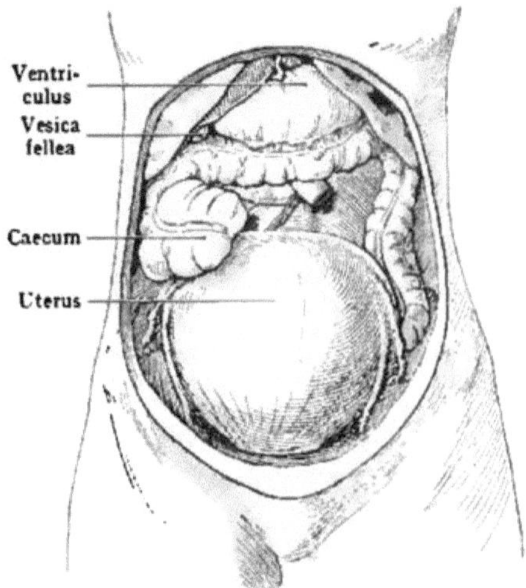

Fig. 345. Verlagerung des Caecum und des Proc.
vermiformis nach aufwärts während der Gravidität.
Nach einem Diapositive von His.

    Fig. 347 zeigt ein höchst eigenartiges Verhalten sowohl des Proc. vermi-
formis als des Colon sigmoideum. Das Caecum steht hoch, indem es mit seinem tiefsten
Punkte bis etwas unterhalb der Crista iliaca hinunterreicht. Der 12 cm lange Proc. vermiformis geht nach rechts hin ab und ist mit der Radix mesenterii, der er sich von unten
her anschliesst, vollständig verwachsen; das blinde Ende liegt am Anfang der Radix
in der Höhe des linken Umfanges des zweiten Lumbalwirbels. Das Colon sigmoideum
liegt zu einem grossen Teile in der rechten Fossa iliaca; es wendet sich gleich unterhalb
der Crista iliaca sinistra nach rechts, erhält ein zunächst kurzes, dann allmählich
höher werdendes Mesosigmoideum und verläuft quer über den fünften Lumbalwirbel zur rechten Fossa iliaca, wo es eine mit einem langen Mesosigmoideum
versehene Schlinge bildet, die sich von rechts her in das kleine Becken begibt
und ins Rectum übergeht. Auf der vorderen Fläche des V. Lendenwirbelkörpers öffnet sich ein 5 cm langer, den Zeigefinger aufnehmender Recessus intersigmoideus.

    Zwei weitere Abbildungen (Figg. 348 u. 349) zeigen Verlagerungen des Caecum
und des Proc. vermiformis beim Vorhandensein eines direkt vom Ileum weiterziehenden
Mesocolon ascendens (sog. Mesenterium ileocaecale commune). Dasselbe hat auch
an der Flex. coli dextra eine Länge von 4—5 cm und infolgedessen (s. die Bemerkungen

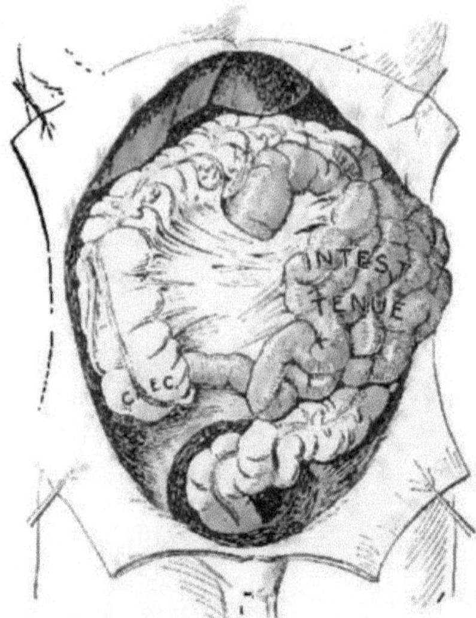

Fig. 346. Beispiel einer atypischen Lage des
Proc. vermiformis.
s. Text.
Beobachtet auf dem Basler Seziersaale.

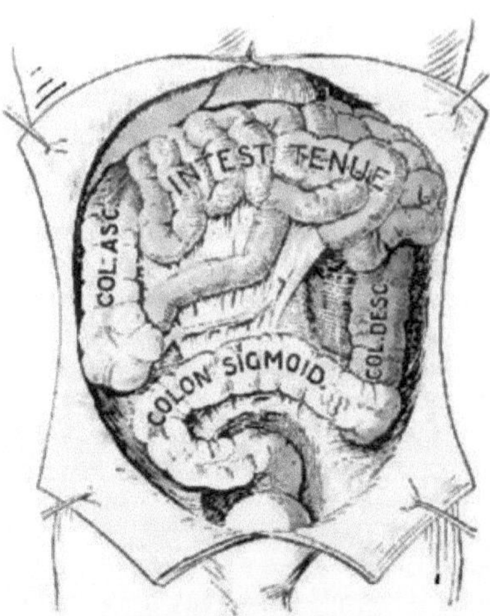

Fig. 347. Anomalie der Lage des Colon sigmoideum,
des Caecum und des Proc. vermiformis bei einem
45 jährigen Manne.
Das Colon sigmoideum ist in der rechten Fossa iliaca
durch ein Mesocolon sigmoideum befestigt. Das Caecum
steht in der Höhe der Crista iliaca, der Proc. vermiformis ist an die Radix mesenterii fixiert.
Beobachtet auf dem Basler Seziersaale.

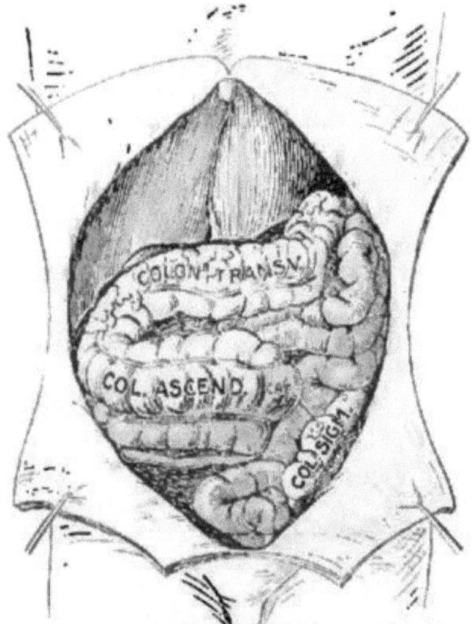

Fig. 348. Mesenterium ileocaecale commune
bei einem 13 jährigen Knaben. Verlagerung
des Caecum nach links; dasselbe ist ausserordentlich beweglich.
Beobachtet auf dem Basler Seziersaale.

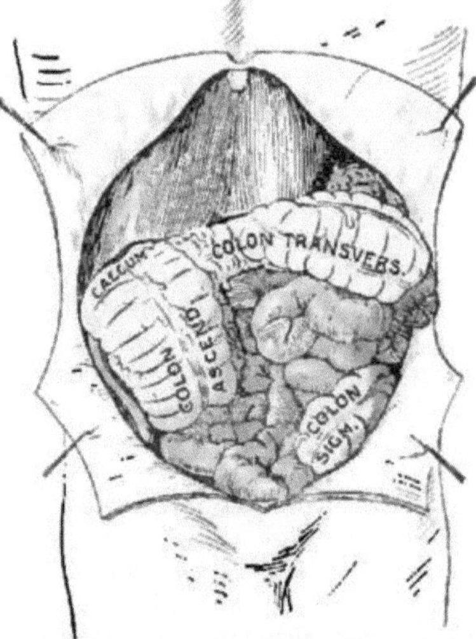

Fig. 349. Mesenterium ileocaecale commune bei
einem 13 jährigen Knaben. 13 cm langer Proc.
vermiformis.
Das Caecum ist nach oben geschlagen und berührt die
untere Fläche des rechten Leberlappens. Der Proc.
vermiformis verläuft lateral vom Caecum nach unten.
Beobachtet auf dem Basler Seziersaale.

über Mesenterialbildungen und Beweglichkeit des Darmes p. 438) ist sowohl das Caecum,
als auch der mit einem langen Mesenteriolum versehene Proc. vermiformis ausserordentlich
beweglich und kann ganz ungezwungen und ohne Zerrung in die verschiedensten Lagen

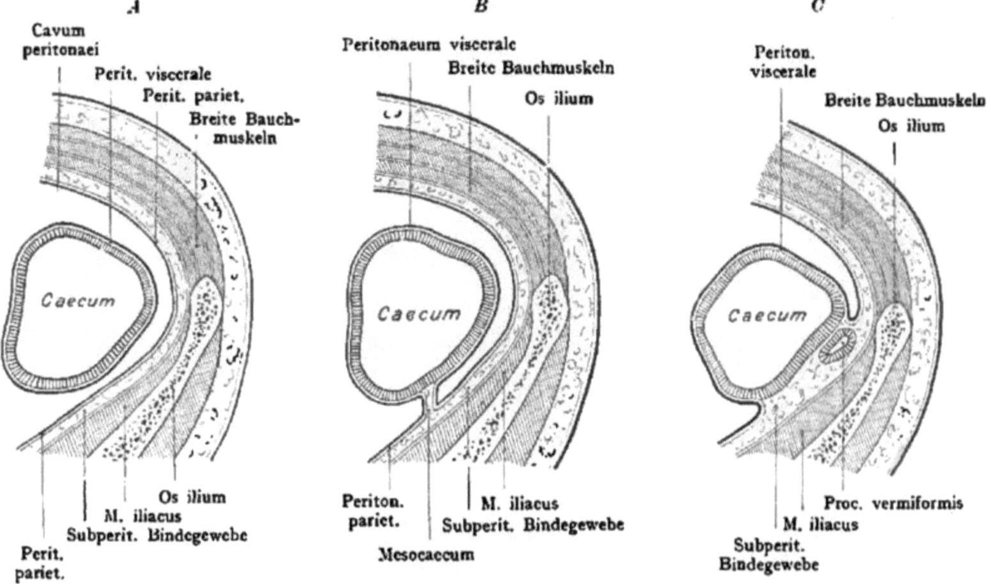

Fig. 350. Verhalten des Caecum zum Peritonaeum.
Z. T. nach Testut und Jacob.

gebracht werden. Bei einer derselben (Fig. 348) verläuft das Colon ascendens nach
links, der Abgang der Proc. vermiformis liegt links von der Medianebene und ist von
vorne nicht sichtbar; der Processus zieht nach rechts und endigt in der Höhe der Spina
iliaca ant. sup. Bei dem in Fig. 349 dargestellten Verhalten ist das Caecum mit dem
Abgang des Proc. vermiformis nach oben
geschlagen und legt sich an die untere
Fläche des rechten Leberlappens und an
die vordere Fläche der rechten Niere. Der
Proc. vermiformis zieht lateral von dem
Caecum abwärts und erreicht das Lig.
inguinale.

**Verhalten des Peritonaeum
zum Caecum und zum Processus
vermiformis.** In der überwiegenden
Mehrzahl der Fälle (92 %) besitzen Caecum
und Processus vermiformis einen vollständigen Peritonaealüberzug; in einer
geringen Zahl von Fällen (8 %) ist das
Peritonaeum viscerale an dem dorsalen
(hinteren) Umfang des Caecum mit dem
Peritonaeum parietale mehr oder weniger
verwachsen, ausnahmsweise liegt die

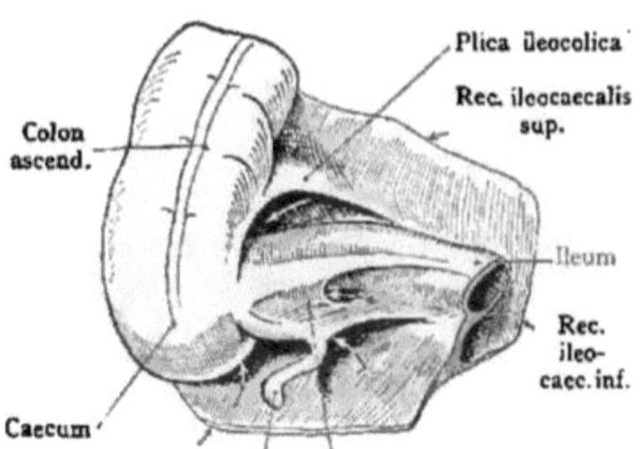

Fig. 351. Die Peritonaealfalten und Peritonaealtaschen in der Umgebung des Caecum.
Nach einer Figur von Lockwood und Rolleston
im Journ. of Anat. and Physiology. Vol. 26. 1892.

hintere Wand des Caecum geradezu retroperitonaeal. Es kann auch zur Bildung eines Mesocaccum kommen, welches als Peritonaealduplikatur das Caecum an die hintere Bauchwand befestigt. In der Regel ist eine solche Bildung für den Proc. vermiformis nachzuweisen (Mesenteriolum), durch welche derselbe an das Caecum, häufig auch an die Endstrecke des Ileum befestigt wird. Alle drei Zustände des Peritonaeum werden durch die Figg. 350 A—C veranschaulicht; Fig. 350 A stellt das ge-

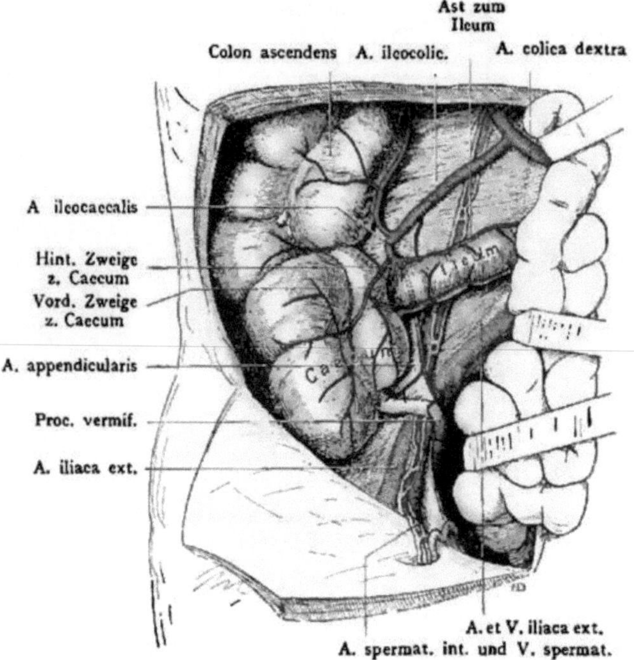

Fig. 352. Verzweigung der Arterien an das Caecum und den Proc. vermiformis.

wöhnliche Verhalten dar, bei welchen das Caecum einen vollständigen Peritonaeal überzug erhält, in Fig. 350 B ist ein Mesocaecum dargestellt, in Fig. 350 C grenzt die hintere Wand des Caecum direkt an das subperitonaeale Bindegewebe, auch ist der Proc. vermiformis nach oben hinter das Caecum verlagert und hier fixiert. Fig. 350 C stellt einen für das Entstehen von retrocaecalen Abscessen sehr wichtigen Fall dar.

In der Umgebung des Caecum und des Processus vermiformis finden sich eine Anzahl von Buchten, welche von Peritonaealfalten begrenzt und in recht verschiedenem Grade ausgebildet sind; eine halbschematische Darstellung gibt Fig. 351. Es werden unterschieden: 1. ein Recessus ileocaecalis sup., in dem oberen Winkel, den das Ileum mit dem Dickdarm bildet, 2. ein Recessus ileocaecalis inf. zwischen dem Mesenteriolum, dem Ileum und einer die beiden verbindenden Peritonaealduplikatur, 3. ein Recessus retrocaecalis (auch Fossa caecalis); derselbe reicht hinter dem Caecum bis zum Umschlag des Peritonaeum viscerale in das Peritonaeum parietale. Dass die Ausbildung dieser Peritonaealtaschen sehr variabel ist, geht aus dem über den Peritonaealverlauf Gesagten hervor; in seltenen Fällen kann von denselben die Bildung von Herniae retroperitonaeales ausgehen (s. Recessus duodenojejunalis).

Beziehungen des Caecum und des Proc. vermiformis. Es ist schon hervorgehoben worden, dass dieselben durchaus nicht konstant sind, was erstens mit der freien Beweglichkeit des Darmteiles und zweitens mit seinem wechselnden Füllungszustande zusammenhängt (Kot oder Gase). In Figg. 343 und 395 ist der Inhalt des Caecum nur gering und die Lage und Beziehungen desselben sind diejenigen, welche man als typische zu beschreiben pflegt, auf dem M. psoas dexter, zum Teil auf dem M. iliacus, dabei kreuzt der Proc. vermiformis die A. und V. iliaca communis und erreicht den Rand des kleinen Beckens. Häufig überlagert das Caecum oder der Proc. vermiformis den Ureter dexter an der Stelle, wo er die A. und V. iliaca communis kreuzt, um an die seitliche Wandung des kleinen Beckens zu gelangen (Fig. 343). Vorne wird das Caecum in leerem Zustande von Dünndarmschlingen bedeckt, bei starker Anfüllung mit Kot oder Gasen drängt es dagegen die Dünndarmschlingen zurück und tritt direkt mit der Innenfläche der vorderen Bauchwand oberhalb der Mitte des Lig. inguinale in Kontakt.

Blut- und Lymphgefässe des Caecum und des Processus vermiformis. Von Arterien (s. arterielle Versorgung von Dünn- und Dickdarm) kommt die A. ileocolica aus der A. mesenterica sup. in Betracht, welche den untersten Teil des Ileum, das Caecum und den Proc. vermiformis versorgt (Fig. 352). Sie verläuft gegen den Winkel, welchen das Ileum mit dem Caecum und dem Colon ascendens bildet und teilt sich hier in vier Äste, die zum Ileum, zum vorderen und hinteren Umfange des Caecum und zum Proc.

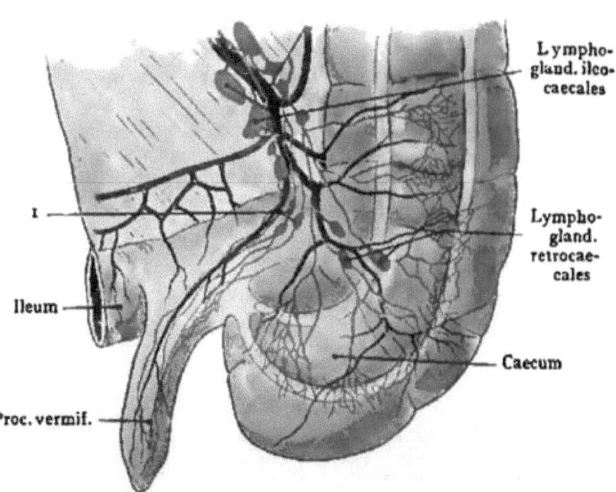

Fig. 353. Hintere Wand des Caecum, mit den ileocaecalen und retrocaecalen Lymphdrüsen und den Verzweigungen der A. ileocolica. Nach Poirier in Poirier et Charpy, Traité d'anat. humaine, Vol. II. 1 Lymphogland. ileocaecales.

vermiformis (A. appendicularis) verlaufen. Das Gebiet des Ramus appendicularis ist insofern abgeschlossen, als sich nur feine Verbindungszweige mit den Ästen zum Caecum nachweisen lassen. Die V. ileocolica begleitet die A. ileocolica aufwärts und mündet in die V. mesenterica sup. ein.

Die Lymphgefässe gehen (Fig. 353) sowohl vom Caecum als von dem Proc. vermiformis zu Lymphdrüsen, die in dem Winkel zwischen dem Colon ascendens und dem Ileum längs der A. ileocolica liegen (Lymphoglandulae ileocaecales). Dieselben können bei Entzündungsprozessen am Proc. vermiformis anschwellen. Ferner befinden sich auch einzelne Lymphdrüsen hinter dem Caecum (Lymphoglandulae retrocaecales). Ob Lymphgefässe vom Proc. vermiformis und vom Caecum aus längs des Colon ascendens nach oben ziehen und durch das Zwerchfell hindurch mit den Lymphgefässen an der oberen Fläche des Zwerchfells und mit der Pleurahöhle kommunizieren, ist nicht sicher nachgewiesen; von einigen Autoren wird dies behauptet und für die Erklärung des Vorkommens von perinephritischen Abszessen oder von rechtsseitiger Pleuritis bei Appendicitis herangezogen (Lockwood, Sallet u. a.).

2. Colon ascendens. Das Colon ascendens stellt denjenigen Abschnitt des Dickdarms dar, welcher oberhalb der Einmündung des Ileum beginnt und bis zur Flexura coli dextra reicht, wo er in das Colon transversum übergeht. Das Colon ascendens hat einen annähernd senkrechten Verlauf und geht von der rechten Fossa iliaca aus über die Crista iliaca empor, um sich in die von den Mm. quadratus lumborum und transversus abdominis einerseits und den M. psoas andererseits gebildete Rinne einzulagern und den unteren Pol der rechten Niere zu erreichen (Fig. 343). Hier vermittelt die Flexura coli dextra, welche die untere Partie der rechten Niere und die Pars descendens duodeni kreuzt, den Übergang in das Colon transversum. Die durchschnittliche Länge des Colon ascendens beträgt 20 cm, doch ist dieselbe recht verschieden, je nachdem der Anfang am Caecum und das Ende an der Flexura coli dextra hoch oder tief stehen. Liegt das Caecum im kleinen Becken, so verläuft das Colon ascendens schräg durch die Fossa iliaca dextra; liegt dagegen das Caecum hoch, so wird das Colon ascendens entweder kurz sein oder sich in sagittal und frontal eingestellte Windungen legen (das war bei dem in Fig. 396 dargestellten Präparate der Fall). Es spielen bei diesen Variationen neben der Verlagerung nach unten, welche auch die rechte Niere durch die mächtige Entfaltung des rechten Leberlappens erfährt, die entwicklungsgeschichtlichen Vorgänge eine Rolle, indem, je nach dem Grade der Senkung der Colonschleife, das Caecum einen höheren oder tieferen Stand einnimmt.

Colon ascendens und Peritonaeum. Das Colon ascendens und descendens zeigen insofern dasselbe Verhalten zum Peritonaeum, als beide in der Mehrzahl der Fälle nur an ihrem vorderen Umfange einen Peritonaealüberzug aufweisen, während ihr hinterer Umfang direkt an retroperitonaeales Gewebe grenzt. Dies ist aus Fig. 397 zu ersehen, welche den Verlauf des Peritonaeum an der hinteren Wand der Bauchhöhle zeigt. Hier ist links und rechts die senkrecht verlaufende Rinne dargestellt, in welche sich die hintere Wand des Colon ascendens rechterseits, des Colon descendens linkerseits einlagert und von deren Rändern das Peritonaeum über den vorderen Umfang der Darmteile hinwegzieht.

Wir können jedoch sowohl physiologische als individuelle Variationen in dem Verhalten des Peritonaealüberzuges an den beiden senkrecht verlaufenden Abschnitten des Dickdarms nachweisen. Physiologisch wechselt das Verhalten ganz erheblich, je nach der Füllung und der Ausdehnung des Darmes. Diese Tatsache wird durch die Figg. 354 und 355, welche sich auf das Colon descendens beziehen, veranschaulicht. Bei dem Colon ascendens und descendens wird eine starke Füllung zur Folge haben, dass der Peri-

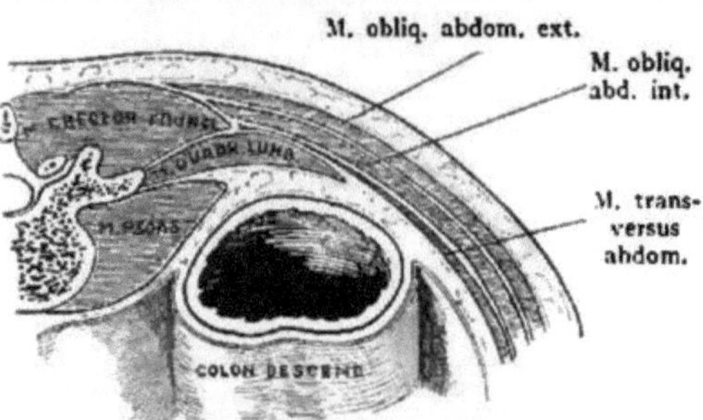

Fig. 354. Verhalten des Peritonaeum zum Colon descendens bei starker Füllung desselben. Halbschematisch. Peritonaeum grün.

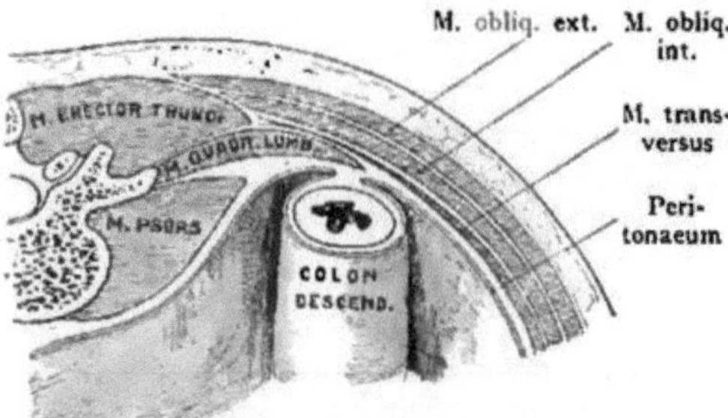

Fig. 355. Verhalten des Peritonaeum zum leeren Colon descendens. (Schematisch.)

tonaealüberzug der vorderen Fläche des Darmteiles gedehnt wird und ein grösserer
Abschnitt der hinteren Fläche in direkten Kontakt mit retroperitonaealem Gewebe tritt (Fig. 354). Bei leerem oder gar bei stark kontrahiertem Darme wird der
Peritonaealüberzug ausreichen, um den grösseren Teil der Wandung zu bedecken, so
dass nur ein kleiner Abschnitt derselben retroperitonaeal zu liegen kommt (Fig. 355).
Für die Aufsuchung des Darmteiles von hinten (Colotomie), besonders des Colon descendens, sind diese physiologischen Variationen von einiger Bedeutung. Daneben kommen
auch individuelle Variationen vor. In 52 % der Fälle findet sich weder rechts
noch links ein Mesocolon, sondern die hintere Fläche des Colon ascendens und descendens grenzt direkt, wie oben beschrieben wurde, dem retroperitonaealen Gewebe
an. In 48 % der Leichen, also in fast der Hälfte der Fälle, findet sich entweder ein
Mesocolon ascendens oder descendens; d. h. der Darmteil wird durch eine Peritonaealduplikatur an die hintere Bauchwand befestigt. In 36 % sämtlicher Fälle findet
sich ein Mesocolon ascendens, in 26 % ein Mesocolon descendens (Treves). Es
wird also das als klassisch beschriebene Verhalten (unvollständiger Peritonaealüberzug)
beim Colon ascendens in etwa $^2/_3$, beim Colon descendens in etwa $^3/_4$ der Fälle angetroffen.

  Flexura coli dextra. Die Flexura coli dextra bildet den Übergang von dem
Colon ascendens zum Colon transversum. Sie geht dort aus dem Colon ascendens hervor,
wo dasselbe den unteren Pol der rechten Niere erreicht (Fig. 343), doch wird nicht selten

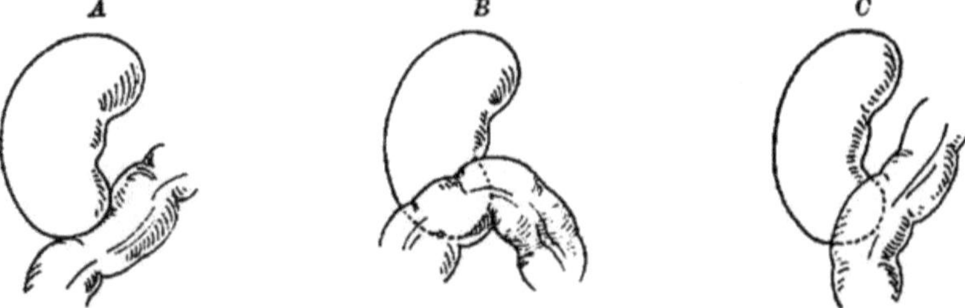

Fig. 356. Variationen in den Beziehungen zwischen der Flexura coli dextra und der rechten
Niere.
Nach Helm, I.-D. Berlin 1895.

eine scharfe Ausbiegung des Colon ascendens beim Übergang in das Colon transversum
vermisst.

  Die Flexur liegt gewöhnlich im Bereiche der vorderen Fläche des unteren
Drittels der Niere und der hintere Umfang des Darmes befindet sich hier in direkter
Berührung mit der Capsula adiposa renis (Fig. 397). Sodann kreuzt die Flexur
die Pars descendens duodeni, mit deren vorderer Wandung sie gleichfalls bindegewebig
vereinigt ist, biegt nach links um, erhält am Pankreaskopfe ein Mesocolon und bildet
von hier an das Colon transversum.

  Das Verhalten der Flexura coli dextra zur rechten Niere weist so häufig individuelle Variationen auf, dass man Bedenken tragen könnte von einer Norm zu sprechen.
Sehr oft zeigt die Flexur geradezu das Bestreben, dem unteren Nierenpole auszuweichen,
ein Verhalten, welches die Fig. 356 A veranschaulicht; in anderen Fällen wird bloss
der untere Nierenpol von der Flexur überlagert (Fig. 356 C).

  3. Colon transversum. Das Colon transversum bildet den quer oder schräg
verlaufenden Abschnitt, welcher sich zwischen den beiden Flexurae coli ausdehnt und,
an einem langen Mesocolon aufgehängt, eine grössere Beweglichkeit besitzt, als der
übrige Dickdarm, mit Ausnahme vielleicht des Colon sigmoideum. Die Länge des Colon
transversum beträgt im Mittel 50 cm, mit einer Variationsbreite von 30—83 cm (Treves);

es verläuft leicht aufsteigend (Fig. 343) aus dem rechten Hypochondrium durch die Regio umbilicalis in das linke Hypochondrium, wo die Flexura coli sin. den Übergang in das Colon descendens vermittelt. An beiden Enden des Colon transversum in den Flexurae coli ist das Darmstück an die hintere Wandung der Bauchhöhle fixiert; dagegen legt sich das Colon transversum der Innenfläche der vorderen Bauchwand an und bildet einen Bogen, dessen Konkavität dorsalwärts gerichtet ist.

Mesocolon und Colon transversum. Der Darmabschnitt wird durch die Peritonaealduplikatur des Mesocolon transversum an die dorsale Wand der Bauchhöhle befestigt. Dasselbe stellt eine Platte dar, mit deren oberer Fläche die hintere untere Wand der Bursa omentalis verwachsen ist; die Haftlinie der Platte geht (Fig. 397), von der Pars descendens duodeni aus, leicht nach links aufsteigend, dem vorderen Rande des Pankreas entlang und erreicht in sehr verschiedener Höhe die vordere Fläche der linken Niere, wo das Colon descendens sich direkt dem vorderen und lateralen Umfange der Niere anlegt. Die Haftlinie des Mesocolon bildet die kürzeste Verbindung zwischen den beiden Enden des im Anschluss an die vordere Bauchwand bogenförmig verlaufenden Colon transversum; die längste Partie des Mesocolon geht

A　　　　　　B　　　　　　C

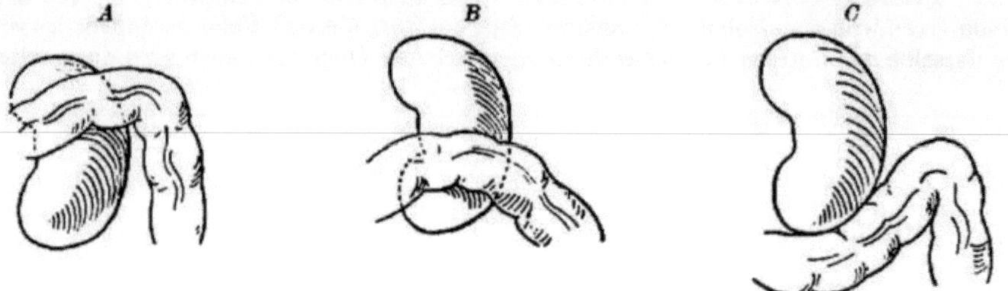

Fig. 357. Variation in den Beziehungen zwischen der Flexura coli sinistra und der linken Niere. Nach Helm, I.-D. Berlin 1895.

zu der mittleren Strecke, indem die Länge der Peritonaealduplikatur nach beiden Seiten abnimmt. Da nun die Beweglichkeit eines Darmteiles in hohem Grade von der Länge der Peritonaealduplikatur abhängt, welche dasselbe an die Bauchwand befestigt, so ergibt das Verhalten des Mesocolon eine grössere Beweglichkeit für die mittlere Partie (etwa die mittleren $^2/_4$) des Colon transversum, als für das rechte und das linke Viertel; auch werden besonders diese mittleren zwei Viertel (s. die Besprechung der Variation der Lage des Darmes) in den verschiedensten Lagen angetroffen. Die Länge des Mesocolon beträgt in der Mitte 10—16, an beiden Enden 2—3 cm, erreicht also nicht die maximale Länge des Mesenterium.

Die **Flexura coli sin.** liegt, entsprechend der geringeren Entfaltung des linken Leberlappens, bedeutend höher als die Flexura coli dextra; ferner bildet sie einen spitzeren Winkel als die letztere. Sie ist während der embryonalen Entwicklung schon sehr frühzeitig nachzuweisen als der Übergang des unteren Schenkels der Nabelschleife in denjenigen Abschnitt des Dickdarms, welcher mittelst einer sagittal eingestellten Peritonaealduplikatur an die Wirbelsäule befestigt ist (Fig. 297); auch ändert sie ihre Form und Lage nur wenig während der Ausbildung und Verlagerung des Colonschenkels der Nabelschleife. Ihre Beziehungen zur linken Niere sind recht variabel; im allgemeinen zeigt sie das Bestreben über die vordere Fläche der Niere hinweg an deren lateralen Rand zu gelangen, wo sie in das Colon descendens übergeht. Die Niere wird in verschiedener Höhe gekreuzt, nur selten (Fig. 357 C) umzieht die Flexur den oberen oder unteren Pol, ohne mit der vorderen Fläche in Kontakt zu treten, immer liegt aber der Anfang des Colon descendens weiter lateral als das Ende des Colon ascendens.

Lage des Colon transversum. Für das Colon transversum lässt sich ebensowenig wie für den Dünndarm eine bestimmte Lage als Norm angeben; auch hier
sind die Variationen teils physiologische durch den wechselnden Füllungszustand des
Darmteiles bedingte, teils individuelle und
bleibende. Bei den letzteren findet sich
eine Ausbiegung des Colon transversum
nach unten in Form eines V oder eines
U, wobei die Spitze des V oder die Konvexität des U manchmal bis zur Harnblase
hinunterreicht. Nicht selten sind zwei
Schlingen statt einer einzigen grossen
Schleife vorhanden. Solche Ausbiegungen
des Colon transversum nach unten kommen bei Frauen 3½ mal häufiger vor als
bei Männern. Physiologische Verschiebungen sind innerhalb sehr weiter Grenzen
möglich, so kann sich der Darmteil bei
starker Anfüllung mit Gasen vor den Magen
lagern, auch in das kleine Becken hinabsteigen oder mit dem Colon sigmoideum
zusammen in der Fossa iliaca sinistra angetroffen werden. Eine recht eigentüm-
liche Lage des Colon transversum zeigt
Fig. 358; hier ist der Darmteil oder
wenigstens die Flexura coli dextra vor der
Leber emporgestiegen und bedeckt einen
Teil des rechten Leberlappens. Bei sehr
weitgehenden Verlagerungen des Colon
transversum, z. B. in Fällen, wo Teile desselben als Inhalt von Inguinal- oder Fe-
moralhernien angetroffen werden, ist vielleicht eine Verlängerung des Mesocolon

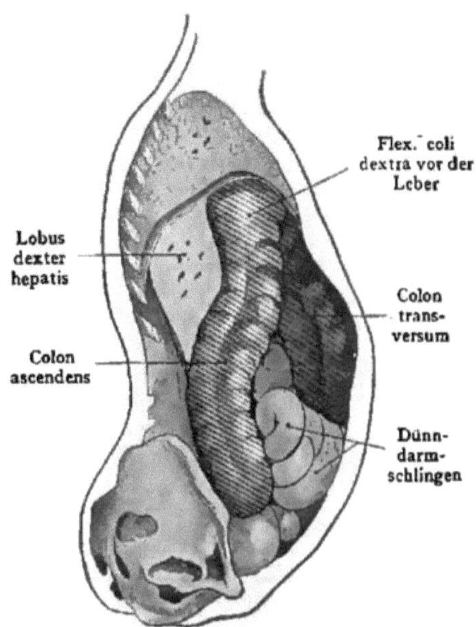

Fig. 358. Abnorme Lage des Colon transversum.
Die vordere Fläche der Leber wird von einer enormen
Colonschlinge überlagert.
Nach Curschmann, Archiv f. klin. Medizin.
Vol. 53. 1894.

anzunehmen, welche auf eine Dehnung desselben durch das mit Kotmassen stark an-
gefüllte Colon zurückzuführen ist (chronische Obstipation). Verlagerungen des Colon
transversum sollen beim Weibe häufiger vorkommen als beim Manne.

**Beziehungen des Colon transversum und der Flexurae coli zu anderen
Baucheingeweiden.** Die Flexura coli dextra und der Anfangsteil des Colon transversum lagern sich der unteren Fläche des rechten Leberlappens im Bereiche der Impressio colica an (Fig. 323). Bei mässiger Füllung des Darmes und der Gallenblase
wird die letztere mit dem Colon transversum in Berührung treten. Bei typischem bogen-
förmigem Verlaufe legt sich das Colon transversum der Curvatura major des Magens an,
mit welcher sie durch das von der grossen Kurvatur über die vordere Fläche des Colon
transversum herabverlaufende und mit dem Darm verwachsene Omentum majus (zwischen
Curvatura major und Colon transversum als Lig. gastrocolicum bezeichnet) verbunden
ist. Die direkten Beziehungen zwischen der Flexura coli dextra, der Pars descendens
duodeni und dem Pankreaskopfe sind früher erwähnt worden. Nach links reicht das Colon
transversum bis zur Milz, an deren Facies colica die Flexura coli sin. sich anlegt. Nach
unten steht das Colon transversum in Beziehung zu Dünndarmschlingen, die sowohl
dem Ileum als dem Jejunum angehören.

4. Colon descendens. Das Colon descendens erstreckt sich von der Flexura
coli sin. bis zur Crista iliaca, wo das Colon sigmoideum seinen Anfang nimmt. Ebenso
inkonstant in bezug auf seine Höhenlage wie der Anfang des Colon descendens ist auch

sein Ende; gewöhnlich erhält der Dickdarm in der Höhe der Crista iliaca ein Mesocolon und bildet die bewegliche Schleife des Colon sigmoideum, doch kann der Anfang dieses Darmteiles bis zur Mitte der Fossa iliaca vorrücken oder weiter unten an der Articulatio sacroiliaca stattfinden. Das Colon descendens wird in der Regel weiter lateral angetroffen als das Colon ascendens, besonders in seiner oberen Strecke. Nach unten liegt es lateral von dem M. psoas, auf dem M. quadratus lumborum und dem M. transversus abdominis, vorne wird es von Dünndarmschlingen überlagert und kommt nur bei starker Füllung mit der vorderen Bauchwand in direkten Kontakt.

Die Beziehungen des Peritonaeum zum Colon descendens sind oben erwähnt worden.

5. **Colon sigmoideum.** Das Colon sigmoideum (Flexura sigmoidea, S romanum) erstreckt sich gewöhnlich von einem Punkte der Crista iliaca, welcher bald weiter medial, bald weiter lateral liegt, bis zu der Stelle (Grenze zwischen II. und III. Sacralwirbel), wo das Mesocolon sigmoideum ein Ende nimmt und der Darm nunmehr nur einen unvollständigen Peritonaealüberzug besitzt. Hier beginnt das Rectum.

Charakteristisch für das Colon sigmoideum ist der Besitz eines Mesocolon, welches dem Darmabschnitte eine freiere Beweglichkeit gestattet. Dieser bildet, wenn wir ihn nach oben schlagen, eine grosse Schleife, welche eher einem Ω als einem Σ gleicht (Fig. 362), doch lassen sich häufig bei Untersuchung in situ zwei Schlingen unterscheiden, so dass eine gewisse Ähnlichkeit mit einem Σ oder mit einem S zu erkennen ist. Die obere Strecke wird als Colonschleife, die untere als Rectumschleife bezeichnet.

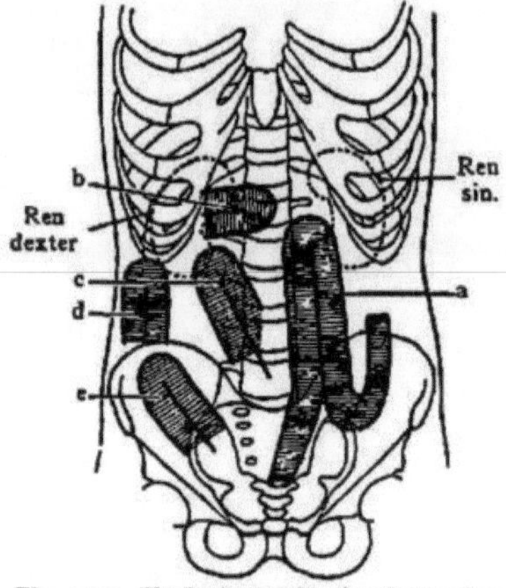

Fig. 359. Variationen in der Lage des Colon sigmoideum (a—e).
Nach von Samson, Arch. f. klin. Chirurgie. Vol. 24. 1892.

Die mittlere Länge des Colon sigmoideum beträgt 45 cm mit einer Variationsbreite von 15—67 cm (Treves).

Die **Lage des Colon sigmoideum** ist infolge des wechselnden Füllungszustandes sowohl des Darmabschnittes selber, als auch der benachbarten Bauch- und Beckeneingeweide, ausserordentlich verschieden. Bei leerem Zustande von Colon sigmoideum, Rectum und Harnblase hängt das Colon sigmoideum in das Cavum pelvis peritonaeale hinunter und tritt hier mit dem Beckenboden, den Ileumschlingen, dem vorderen Umfange des Rectum oder auch mit der Harnblase in Kontakt. Der Darmabschnitt kann aus der Beckenhöhle in die Bauchhöhle aufsteigen, entweder wenn die Beckeneingeweide infolge stärkerer Füllung den Raum des kleinen Beckens für sich in Anspruch nehmen, oder wenn das Colon sigmoideum durch Kotmassen oder Gase ausgedehnt ist; alsdann wird sich die Kuppe der Schlinge zunächst in die Fossa iliaca dextra einlagern, bei starker Ausdehnung in die Regio umbilicalis aufsteigen und schliesslich das Colon transversum oder die untere Fläche des rechten Leberlappens erreichen. Ein solcher Fall ist in dem Situsbilde Fig. 360 dargestellt. Die Lage eines solchen stark ausgedehnten Colon sigmoideum beim Erwachsenen erinnert an diejenige des mit Meconium angefüllten Darmabschnittes beim reifen Fetus.

Die Variationen der Lage werden durch das Schema Fig. 359 veranschaulicht, in welchem die Kuppe der Schleife in den verschiedensten Lagen dargestellt ist. Tatsächlich kann der Darmteil innerhalb weiter Grenzen angetroffen werden, wie es die Figur ohne weitere Erklärung zeigt. Als typische Lage bei mässiger Füllung ist folgende

festgestellt: Der Darmabschnitt geht am lateralen Rande des M. psoas, dort, wo der Muskel
über die Crista iliaca abwärts tritt, aus
dem Colon descendens hervor, verläuft schräg
über den M. psoas zum Rande des kleinen
Beckens linkerseits, senkrecht an der Beckenwandung hinunter in die Excavatio rectovesicalis, resp. rectouterina, biegt bis zur Medianebene um und geht an der Grenze zwischen
dem II.—III. Sacralwirbel in das Rectum über.

Die Fig. 360 stellt ein Colon sigmoideum
dar, das sich durch seine beträchtliche Länge
und Beweglichkeit auszeichnet. Der Gesamt-
darm hatte eine Länge von 11,55 m, das Colon
sigmoideum mass 1 m. Der Recessus intersigmoideus war sehr gross (in der Figur punktiert angegeben) und reichte bis zum unteren
Rande des II. Lumbalwirbels hinauf. Die grosse
Schlinge des Colon sigmoideum liess sich nach
oben bis zur unteren Fläche der Leber und
zur Curvatura major ventriculi hinaufschlagen
und grenzte in dieser Lage rechts an das Colon
ascendens, indem es die Dünndarmschlingen
und das Omentum majus bedeckte.

Mesocolon sigmoideum. Charakteristisch für das Colon sigmoideum ist seine
Verbindung mit dem Peri-
tonaeum parietale durch ein
langes Mesosigmoideum, welches dem Darmteil eine für
dasselbe geradezu charak-
teristische freiere Beweglichkeit sichert. Die maximale
Länge des Mesocolon sig-
moideum beträgt ca. 9 cm;
seine Haftlinie beginnt (Fig.
361) an der Crista iliaca
und bildet eine zickzack-
förmige Linie, deren erste
kürzere Zacke auf dem M.
iliacus nach unten verläuft
und am lateralen Rande des
M. psoas in die zweite
Zacke übergeht, welche einen
spitzen, nach unten offenen
Winkel darstellt. Die Linie
der zweiten Zacke kreuzt
die vordere Fläche des M.
psoas und den Ureter, indem
die Spitze des Winkels beim
Erwachsenen etwa in der
Höhe des Promontorium

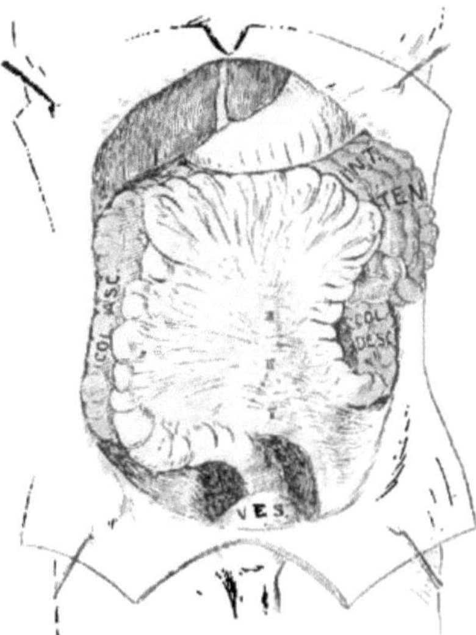

Fig. 360. Anomalie des Colon sigmoideum.
Gesamtlänge des Darmes 11 m 55 cm. Länge
des stark ausgedehnten, bis zur Curvatura
major ventriculi und zur unteren Leberfläche
hinaufreichenden Colon sigmoideum 1 m.
Beobachtet auf dem Basler Seziersaale.

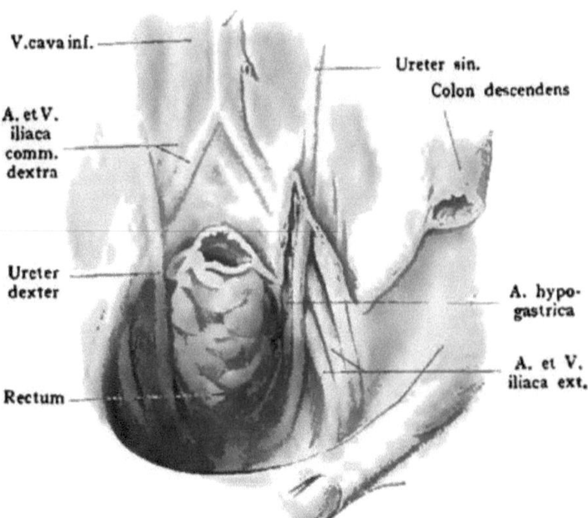

Fig. 361. Verlauf der Haftlinie des Mesocolon sigmoideum
(grün).
Formolpräparat. 21 jähriger Mann.
Der Pfeil führt in den Recessus intersigmoideus.

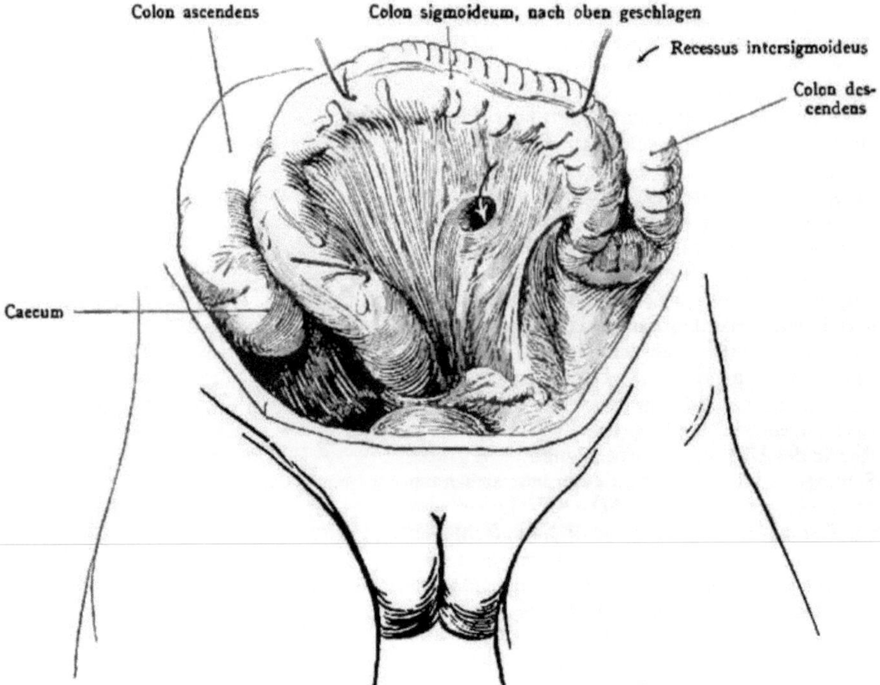

Fig. 362. Recessus intersigmoideus bei einem einjährigen Kinde.
Das Colon sigmoideum ist nach oben geschlagen worden.

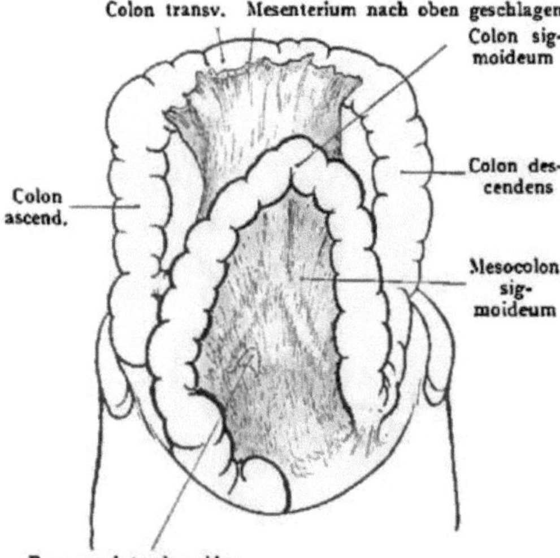

Fig. 363. Anomalie in der Lage des Colon sigmoideum;
Verlagerung desselben nach rechts und oben und sekundäre Fixation an das Peritonaeum parietale bis zur Radix
mesenterii hinauf.

liegt, beim Neugeborenen etwas höher. Von diesem höchsten Punkte aus geht die Haftlinie wieder nach unten, kreuzt die A. und V. iliaca communis unmittelbar über ihrer Teilung und gelangt in der Median-ebene auf die vordere Fläche des I. und II. Sacralwirbels, wo sie ein Ende nimmt, indem das Rectum keinen vollständigen Peritonaeal-überzug und infolgedessen auch kein Mesorectum besitzt.

An dem durch die zweite Zacke der Haftlinie gebildeten Winkel findet sich eine Peritonaealausbuch-tung, welche gewöhnlich kaum die Kuppe des kleinen Fingers auf-nimmt und am deutlichsten zu er-kennen ist, wenn man die Schleife des Colon sigmoideum nach oben und rechts umlegt (Fig. 362). Dies ist der Recessus intersigmo-ideus, dem nur ganz ausnahmsweise eine Bedeutung für die Bildung von retroperitonaealen Hernien zukommt (s. Recessus duodenojejunalis).

Eine wohl recht seltene Anomalie in der Befestigung des Colon sigmoideum ist in Fig. 363 dargestellt. Hier ist dasselbe nach rechts und aufwärts geschlagen, indem die Kuppe der Schlinge sich von unten dem Mesocolon transversum anlegt und in dieser Lage fixiert ist; der ursprünglich nach rechts schauende Umfang des Mesosigmoideum ist vollständig mit dem Peritonaeum parietale und mit der Radix mesenterii verwachsen.

Das Colon sigmoideum ist der Untersuchung vom Anus aus mittelst der Einführung von Sonden sowie des Rectoskops zugänglich; auf diese Weise können Verengerungen des Darmabschnittes nachgewiesen oder auch eine Inspektion der Wandung vorgenommen werden. Solche Untersuchungen bestätigen auch beim Lebenden die starken physiologischen Lagevariationen des Colon sigmoideum, wie aus Figg. 364 A und B hervorgeht, an denen durch Zahlen die Stellen, bis zu welchen das Rectoskop vordringt, sowie ihre Entfernung von dem Anus angegeben sind. Sie entsprechen dem Übergang des Rectumschenkels in den Colonschenkel oder auch der höchsten Stelle der einheitlichen Sigmoidschlinge.

Blutgefässversorgung des Darmes. Der Darm wird mit arteriellen Gefässen versorgt durch die Aa. mesenterica sup. und inf., deren Gebiet mit der A. pancreaticoduodenalis inf. an der unteren Hälfte des Duodenum beginnt und mit der A. haemorrhoi-

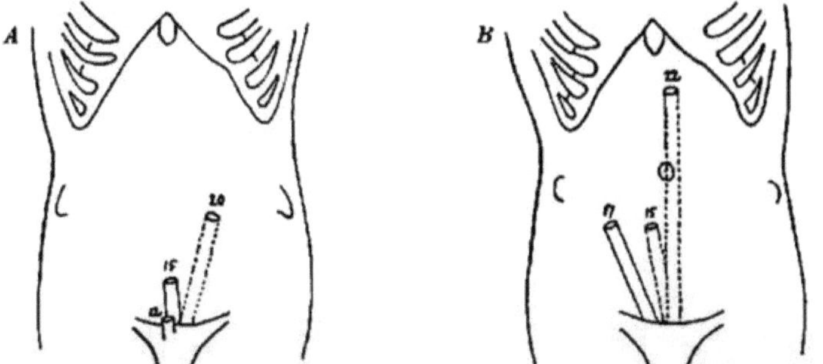

Fig. 364. Lage der höchsten Stelle des Colon sigmoideum nebst Angabe der Entfernung vom Anus (in cm). Feststellung der Verhältnisse durch Einführung des Rectoskopes. Nach Jul. Schreiber, Die Recto-Romanoskopie. Berlin 1903.

dalis sup., deren Äste fast bis zum Anus reichen, endigt. Die Venen sammeln sich nach oben in die Vv. mesenterica sup. und inf., welche den Gebieten der Aa. mesenterica sup. und inf. entsprechen.

Die A. mesenterica sup. tritt mit der V. mesenterica sup. hinter dem Pankreaskopfe zusammen, indem die Arterie links, die Vene rechts liegt (Fig. 365). In dieser Lagerung kommen die Gefässe am unteren Rande des Pankreaskopfes zum Vorschein und verlaufen über die vordere Fläche der Pars inferior duodeni abwärts, um in die Radix mesenterii einzutreten. Da, wo die Arterie die Pars inf. duodeni kreuzt, gibt sie nach oben zum Duodenum und zum Pankreaskopfe die A. pancreaticoduodenalis inf. ab. Die zu Dünndarmschlingen verlaufenden Äste der Arterie gehen aus dem linken Umfange des Stammes hervor, während rechterseits die A. ileocolica, die zum Colon ascendens verlaufende A. colica dextra und die A. colica media entspringen, von denen die letztere etwa $^2/_3$ des Colon transversum versorgt und mit der A. colica sin. aus der A. mesenterica inf. anastomosiert.

Für die arterielle, wie für die venöse Gefässversorgung des Darmes sind die Anastomosen der zwischen den Blättern des Mesenterium eingeschlossenen Gefässe

von Wichtigkeit (Gefässarkaden). Ein typisches Bild ihrer Anordnung gibt für eine
Dünndarmschlinge die Fig. 366. Man sieht, dass, je näher der Radix mesenterii ein
Schnitt von gegebener Länge liegt, desto grössere Äste durchschnitten werden und

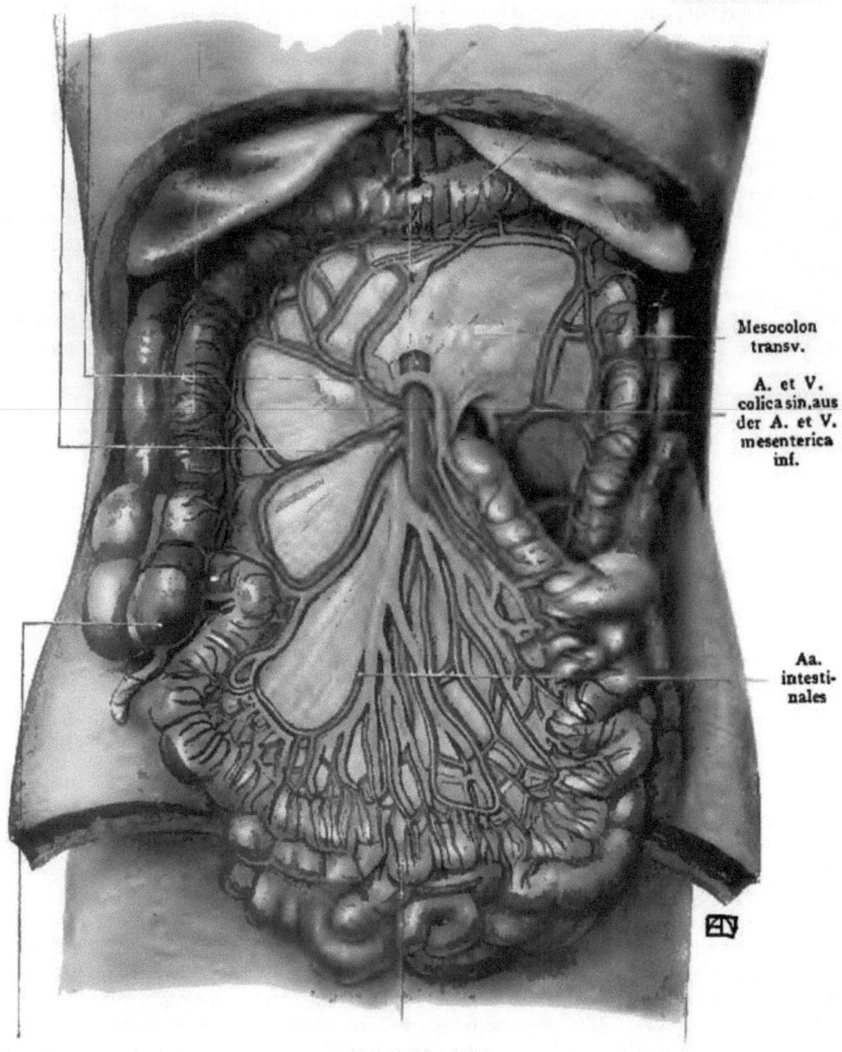

Fig. 365. Arterien und Venen des Dünn- und Dickdarms.
Das Colon transversum ist nach oben geschlagen.

desto schwieriger auch die Herstellung eines Kollateralkreislaufs werden muss. Physiologisch haben die Arkadenbildungen wohl den Zweck, für die Ausgleichung der Blutzufuhr bei verschiedenen Füllungszuständen des Darmes zu sorgen.

Die A. mesenterica inf. verläuft mit der V. mesenterica inf. und ist im wesentlichen die Arterie desjenigen Darmabschnittes, welcher unterhalb der Flex. coli sinistra liegt, also des Colon descendens, des Colon sigmoideum und des Rectum. Die Arterie

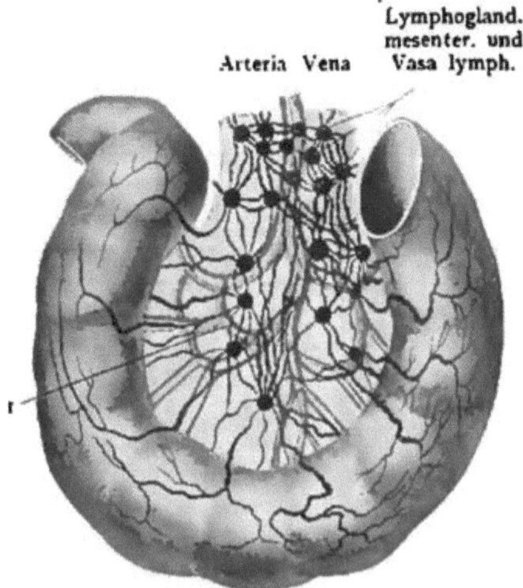

Fig. 366. Dünndarmschlinge mit Blutgefässen, Lymphgefässen und Lymphdrüsen.
Nach Sappey, Atlas des vaisseaux lymphatiques.
1 Arkadenbildungen der Vene und Arterie.

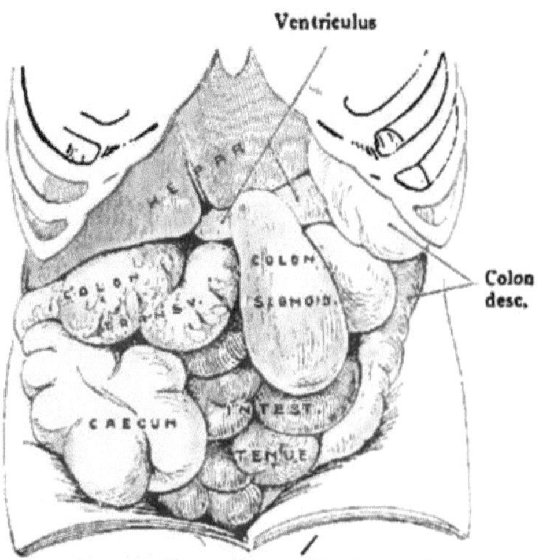

Fig. 367. Situs der Baucheingeweide eines 29jährigen Mannes.
Die stark gefüllte Schlinge des Colon sigmoideum reicht bis zum unteren Rande des linken Leberlappens hinauf.

und die Vene sind häufig links von der Flex. duodenojejunalis durch das Peritonaeum parietale hindurch zu erkennen (Fig. 365); ein oberer Ast geht als A. colica sin. an das linke Drittel des Colon transversum und verbindet sich mit der A. colica media; nach unten versorgt derselbe das Colon descendens; weitere Äste (Aa. sigmoideae)

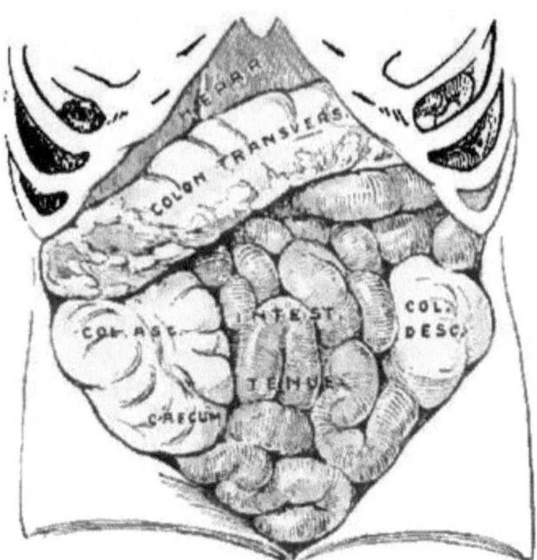

Fig. 368. Situs der Baucheingeweide eines 23jährigen Mannes.
Der Dickdarm ist durch Gase ziemlich stark ausgedehnt. Verschiebung des Colon transversum nach oben bis zum unteren Leberrande.

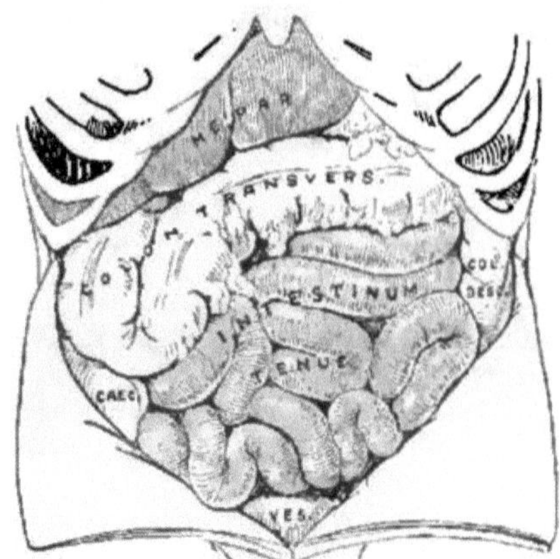

Fig. 369. Situs der Baucheingeweide eines 40jährigen Mannes nach Abtragung des Omentum majus.
Magen stark retrahiert, Schlingenbildung des Colon transversum.

verlaufen im Mesosigmoideum zur Flexura sigmoidea und als Endast geht die
A. haemorrhoidalis sup. zum Rectum. Denselben Verlauf wie die Arterien zeigen
auch die Venen.

Die Lymphgefässe des Dünndarms nehmen als Chylusgefässe in den Darm-
zotten ihren Anfang und bilden innerhalb der Darmwandung zwei Lymphgefässplexus
(Plexus lymphaticus submucosus und subserosus), aus welchen dieLymphstämmezwischen den Blättern des Mesenterium gegen die Radix verlaufen, um in Lymphdrüsen einzumünden, welche, je näher der Radix, desto grösser und zahlreicher werden. Die Vasa efferentia dieser Drüsen bilden den Truncus intestinalis, der mit den Trunci lumbales zusammen in die Cisterna chyli einmündet.

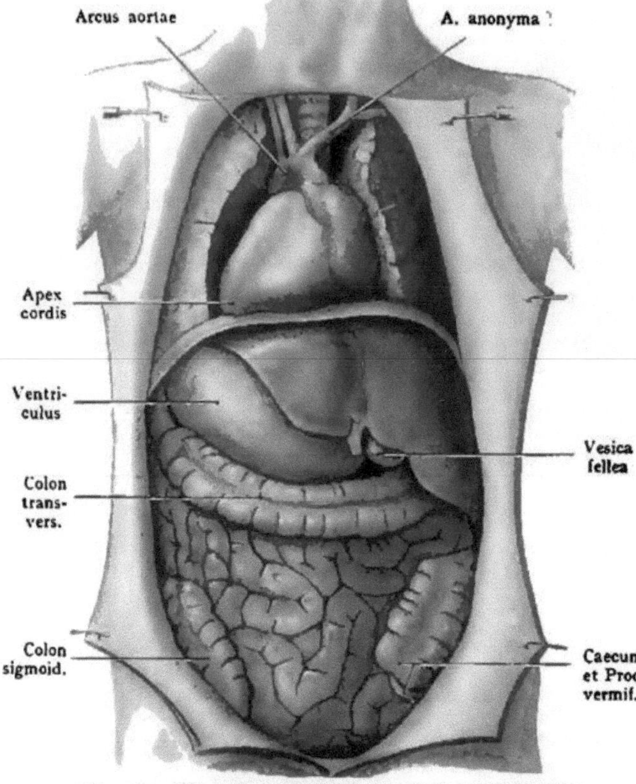

Variation in der Lage der Darmschlingen. Die Figg. 367—369 sollen die Lagevariationen veranschaulichen, welche wohl zum grössten Teil auf den wechselnden Füllungszustand der einzelnen Darmschlingen durch Gase und mehr oder weniger flüssigeMassen zurückzuführen sind. Die Bilder sprechen für sich; sie sind bald nach dem Tode aufgenom-

Fig. 370. Situs inversus totalis thoracis et abdominis.
Präparat aus der Basler anatom. Sammlung (Fall Koller).

men worden, um den Einfluss der Leichenveränderungen möglichst auszuschliessen.
Das Colon transversum und das Caecum waren bei den in Figg. 367 und 368 dargestellten Präparaten durch Gase stark ausgedehnt; in Fig. 367 ist auch das Colon
sigmoideum stark nach oben verlagert und bedeckt zum Teil das Colon transversum.
In Fig. 369 bildet das Colon transversum eine mit ihrer Konvexität nach unten
gerichtete Schleife.

Andere Variationen in der Lage des Darmes beruhen auf Bildungsanomalien,
welche entweder den Darm selbst oder die Befestigung desselben an die Bauch-
wand betreffen. Unter den ersteren ist die seltenste die totale Inversion der
Baucheingeweide, welche mit einer solchen der Brusteingeweide aufzutreten pflegt
(Fig. 370). Hier sind sämtliche Eingeweide normal ausgebildet, nur bieten sie das
Spiegelbild des gewöhnlichen Befundes dar. Die Herzspitze liegt rechts, die linke

Lunge weist drei Lappen auf, die V. cava sup. liegt links von der Medianebene, die Leber mit ihrer Hauptmasse wird links angetroffen, ebenso die Gallenblase. Der Fundus des Magens liegt der Wölbung des Zwerchfells rechterseits an, die Konvexität der Duodenalschlinge wendet sich nach links und erreicht den Hilus der linken Niere. Caecum und Colon ascendens liegen links, das Colon sigmoideum rechts. Die V. cava inf. verläuft links, die Aorta abdominalis rechts auf der Wirbelsäule. Solche Fälle sind auch intra vitam beobachtet worden und bieten nicht geringes Interesse für den Praktiker.

Weit häufiger als der Situs inversus totalis kommt die abnorme Lagerung des Darmes allein vor. So kann der Dickdarm hinter dem Dünndarm liegen, ein Verhalten, das sich durch eine fehlende Drehung der Nabelschleife (Fig. 299) erklärt. Bei unvollständiger Drehung der Nabelschleife wird der ganze Dickdarm auf der linken Seite der Bauchhöhle angetroffen, manchmal an einem Mesenterium commune aufgehängt, manchmal unter mehr oder weniger vollständiger Verlötung des dem Dickdarm zukommenden Mesenterium mit dem Peritonaeum parietale. Wenn die Drehung der Nabelschleife sich vollständig, aber in unrichtigem Sinne, vollzieht, so erhalten wir eine Überkreuzung von Dünn- und Dickdarm mit verkehrter Anlage (Situs inversus abdominalis) nach links, statt nach rechts. Geringere Grade der verschiedenen Anomalien sind nicht selten, so ist schon früher (S. 445 und Fig. 348) auf die Bedeutung des im Bereiche des Caecum und des Colon ascendens in $10^0/_0$ aller Fälle vorkommenden Mesenterium ileocaecale commune hingewiesen worden, welches dem Caecum und mit ihm auch dem Proc. vermiformis eine grössere Beweglichkeit gestattet und damit auch die Freiheit, die verschiedensten Lagen innerhalb der Bauchhöhle einzunehmen.

C. Cavum retroperitonaeale (Retroperitonaealraum).

Bei der allgemeinen Beschreibung des Bauches ist die Unterscheidung eines Cavum peritonaeale und Cavum retroperitonaeale begründet worden.

Die Eingeweide des Retroperitonaealraumes können von vornherein als wandständig bezeichnet werden; sie liegen alle zwischen der hinteren Wand des Bauchraumes und dem hinteren Umfange des Peritonaealsackes, von welchem sie in verschiedener Ausdehnung einen Überzug ihrer vorderen Fläche erhalten. Es kommen hier in Betracht: die Nieren, Nebennieren und Ureteren, ferner die grossen, längs der Wirbelsäule verlaufenden Gefässstämme (Aorta und Vena cava inf.), die Grenzstränge des Sympathicus usw.

Im weitesten Sinne könnten wir als retroperitonaeal alle diejenigen Eingeweide bezeichnen, welche von hinten ohne Verletzung des Peritonaealsackes zu erreichen sind (an der Leiche). Diese Definition schliesst auch das Colon ascendens und descendens, das Duodenum und das Pankreas ein, doch sind diese Organe im Hinblick auf ihre Entwicklungsgeschichte und ihre sekundär erfolgende Anlagerung an die hintere Wand des Bauchraumes im Zusammenhang mit den Eingeweiden des Cavum peritonaeale abgehandelt worden.

Grenzen und Ausdehnung des Retroperitonaealraumes. Die dorsale Wand des Retroperitonaealraumes fällt mit der dorsalen Wand des Bauchraumes zusammen. Dieselbe ist in der Ansicht von vorne in Fig. 290 dargestellt. Querschnitte geben Figg. 266 und 289. Bei der Ansicht von vorne haben wir median den Pfeiler der Lendenwirbelkörper mit den beiden Schenkeln des Zwerchfells, seitlich den M. psoas mit dem M. quadratus lumborum, welcher der Ursprungsaponeurose des M. transversus abdominis (Lam. prof. fasciae lumbodorsalis) auflagert, oben diejenige Partie der Pars lumbalis diaphragmatis, welche von dem über die Mm. psoas und quadratus lumborum hinwegziehenden Arcus lumbocostalis entspringt; dazu kommt

die dreieckige Lücke zwischen der Pars lumbalis und der Pars costalis diaphragmatis
oberhalb der letzten Rippe, sowie endlich, etwas links von der Medianebene, die
Öffnung des Hiatus aorticus.

Der vordere Abschluss des Retroperitonaealraumes wird durch das dorsale
Peritonaeum parietale gebildet.

Die Ausdehnung des Retroperitonaealraumes geht in proximaler Richtung bis
zu der Stelle, wo sich das Peritonaeum auf Leber, Magen und Milz überschlägt; die
distale Grenze kann am Promontorium angenommen werden. Das lockere Bindegewebe des Retroperitonaealraumes steht mit dem lockeren Bindegewebe der Fossae
iliacae im Zusammenhang; seitlich zieht sich das Bindegewebe des Retroperitonaealraumes als Fascia endogastrica, d. h. als innerste Schicht der anterolateralen Bauchwand weiter.

Inhalt des Cavum retroperitonaeale. Die Organe, welche wir im Cavum
retroperitonaeale finden, betten sich in Bindegewebe ein oder sind auch zum Teil
durch eigene Bindegewebsmembranen eingehüllt, welche sie an die Lendenwirbelsäule
und an die Muskeln der dorsalen Wandung des Bauchraumes befestigen (z. B. die Fascia
renalis). Wir besprechen in diesem Abschnitte die Topographie folgender Organe:

Die Nieren, Nebennieren und Ureteren.

Die grossen Gefässstämme der Bauchhöhle (Aorta abdominalis, V. cava inf.
mit ihren paarigen und unpaaren Wurzeln).

Die Pars lumbalis des sympathischen Grenzstranges und die Verzweigungen
der sympathischen Nerven.

Die Lymphoglandulae lumbales und die Cisterna chyli.

Nieren und Nebennieren.

Die abgeflacht bohnenförmigen Nieren liegen mit den kranialwärts sich anschliessenden Nebennieren im obersten Teile des Cavum retroperitonaeale auf beiden
Seiten der oberen Lenden- und der unteren Brustwirbel. Man unterscheidet eine Facies
anterior, welche dem Peritonaealsacke zugewendet ist und einen teilweisen Überzug von
dem Peritonaeum parietale erhält, und eine Facies posterior, welche der hinteren Wandung des Bauchraumes anliegt, ferner einen oberen und einen unteren Nierenpol (Extremitas sup. und inf.), einen lateralen und einen medialen Rand (Margo lateralis und
medialis) und an dem letzteren den Nierenhilus (Hilus renalis). Die vordere Fläche der
Nieren kann an dem in situ gehärteten Präparate schwache Eindrücke aufweisen,
welche von den benachbarten Organen (Pankreas, Milz, Leber und Magen) herrühren.

Die Längsachsen der Nieren verlaufen schief nach oben und etwas ventralwärts.
Der Abstand der unteren Nierenpole voneinander beträgt ca. 11 cm, derjenige der
oberen Pole ca. 7 cm. Auf die Wirbelsäule bezogen, entsprechen die Nieren den beiden
letzten Brust- und den drei oberen Lendenwirbeln; die klassische Angabe lautet:
die linke Niere erstreckt sich von der Höhe des XI. Brustwirbels bis zur Inter-
vertebralscheibe zwischen dem II. und III. Lendenwirbel; die rechte Niere liegt infolge
der mächtigeren Entfaltung des rechten Leberlappens in $^2/_3$ der Fälle tiefer, indem
sie von der Höhe des XII. Brustwirbels bis zur Mitte des III. Lendenwirbels reicht.
Der Unterschied in der Höhenlagerung beider Nieren lässt sich an der Leiche mittelst
Palpation von dem Sinus phrenicocostalis aus nachweisen. Die rechte Niere lässt
sich nur wenig abtasten, während die linke Niere in ihren oberen $^2/_3$ durchzufühlen
ist. Der mediale Rand der Niere erreicht gerade noch die Processus laterales der Lendenwirbel. Die hintere Fläche liegt (Fig. 290) der Pars lumbalis des Diaphragma,
der letzten Rippe und einem Teile der Pars costalis des Diaphragma an, ferner dem
obersten Teile der vorderen Fläche der Mm. psoas und quadratus lumborum und be-

deckt die zwischen Pars lumbalis und Pars costalis diaphragmatis oberhalb der letzten Rippe vorhandene Lücke im Zwerchfell (Trigonum costolumbale), wo die Fascia endogastrica und die Fascia endothoracica aneinander grenzen. Dorsalwärts pro-

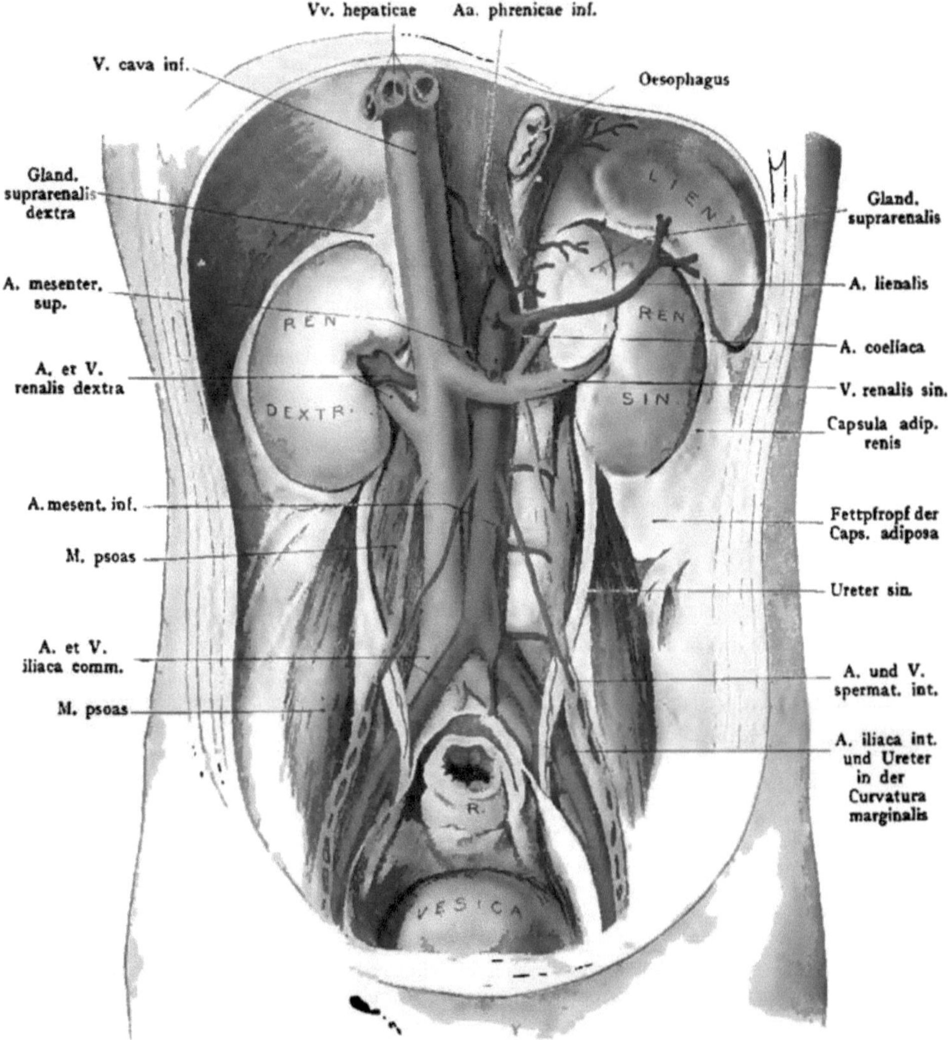

Fig. 371. Ansicht der hinteren Bauchwand nach Entfernung des Peritonaeum. Nieren, Nebennieren und grosse Gefässstämme. Nach einem Formolpräparate.

jiziert ragen die Nieren etwas über den lateralen Rand des M. erector trunci hinaus, was die Unmöglichkeit eines ganz genauen perkussorischen Nachweises der Nierenprojektion auf die dorsale Rumpfwand erklärt, indem der durch die tiefliegende

Niere erzeugte Schall sich nicht von demjenigen der darüber liegenden Muskelmasse abgrenzen lässt.

Variationen im Höhenstande der Nieren. Dieselben sind recht beträchtlich; ganz besonders ist es die Lage des unteren Nierenpols in bezug auf die Crista iliaca, welcher Aufschluss über den Stand der Niere gibt. Die Fig. 372 fasst in schematischer Form die Ergebnisse einer von Helm ausgeführten Untersuchung zusammen. Es sind beiderseits je zwei Nieren dargestellt; die obere kürzere zeigt die äusserste Variation in der Ausdehnung der Niere in proximaler Richtung, während die lange, durch Schraffierung gekennzeichnete Niere in distaler Richtung die Crista iliaca beträchtlich überschreitet und mit ihrem unteren Pole in die Fossa iliaca fast auf der Höhe des Promontorium zu liegen kommt. Die Variationsbreite in der Lage der Nieren ist demnach eine beträchtliche, indem dieselben in der Ausdehnung der zwei untersten Brust- und aller 5 Lendenwirbel angetroffen werden können. Häufiger als der Hochstand ist der Tiefstand. Bei Männern erreicht die rechte Niere den Darmbeinkamm einmal in 9 Fällen, bei Weibern rechterseits einmal in $2^1/_2$ Fällen, linkerseits einmal in 7 Fällen (Helm). Übrigens kann die Crista iliaca auch dann überschritten werden, wenn von einem eigentlichen Tiefstand der Niere, bezogen auf die Lendenwirbelsäule, nicht die Rede sein kann; man muss in solchen Fällen eher von einem Hochstand der Crista sprechen.

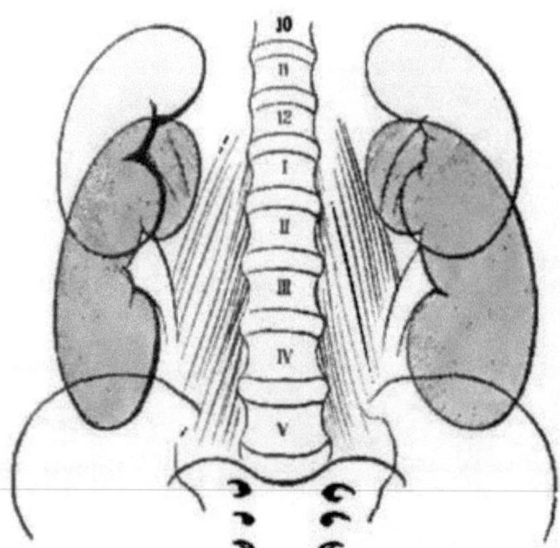

Fig. 372. Extreme der Variationen in der Länge und der Lage der Nieren.
Mit Benützung der Angaben von Fr. Helm, I.-D. Berlin 1895.

Beim Neugeborenen sind die Nieren relativ gross, während die Lendenwirbelsäule relativ kurz ist, so dass eine Tieflage der Nieren in bezug auf die Cristae iliacae statthat. Es mag dabei auch die Grösse der Leber eine Rolle spielen. Die Lage der Nieren ein paar Jahre nach der Geburt ist nicht wesentlich verschieden von derjenigen beim Erwachsenen (Symington).

Die **Nebennieren** sind mit den Nieren innig verbunden, indem sie einem Teile des oberen Poles und der vorderen Fläche der Nieren aufliegen und in bindegewebigem Zusammenhang mit der Nierenkapsel stehen. Die rechte Nebenniere stellt eine dreieckige Pyramide dar (Fig. 371), während die linke Nebenniere die Form eines Halbmondes besitzt. Dementsprechend sind die Beziehungen zu den Nieren rechts und links verschieden; rechterseits sitzt die Nebenniere dem oberen Nierenpole kappenförmig auf, linkerseits liegt sie der vorderen Nierenfläche und dem medialen Nierenrande bis zum Hilus auf. Von den Flächen der linken Nebenniere sieht die eine nach vorne, die andere nach hinten; von den Flächen der dreiseitigen Pyramide der rechten Nebenniere bedeckt die Basis den oberen Nierenpol, eine Fläche sieht nach vorne, eine Fläche nach hinten und lateralwärts und eine Fläche nach hinten und medianwärts.

Der enge Anschluss an die Nieren beeinflusst selbstverständlich die Lage der Nebennieren im Sinne des Hoch- oder Tiefstandes. Nach der klassischen Angabe entsprechen sie dem XI. und XII. Brustwirbel; die rechte Nebenniere liegt (Fig. 371) mit ihrer hinteren und medialen Fläche der Pars lumbalis des Diaphragma auf und ist mit der die untere Fläche des Diaphragma überziehenden Fascia endogastrica verbunden. Von der linken Nebenniere tritt ein Teil der hinteren Fläche in Beziehung zur vorderen Fläche der linken Niere, ein anderer Teil zu der Pars lumbalis des Diaphragma, mit dessen Fascie sie gleichfalls Verbindungen eingeht.

Hüllen und Befestigung der Nieren und Nebennieren. Die in Betracht kommenden Organe werden in Hüllen eingeschlossen, welche teils jedem Organe für sich zukommen, teils beide Organe zusammen umfassen. Besonders an der Niere ist die eigentliche Drüsenkapsel, welche jeder Drüse zukommt, als Capsula fibrosa renis stark ausgebildet.

Die Hüllen, welche beide Organe umfassen (Fig. 373), sind die Capsula adiposa renis und die Fascia renalis. Die erstere besteht aus lobulärem Fettgewebe, welches in besonderer Mächtigkeit an der dorsalen Fläche der Nieren und Nebennieren entwickelt, an der Konvexität der vorderen Fläche dagegen sehr dünn ist oder ganz fehlt, indem das Bauchfell bloss durch die Fascia renalis von der Capsula fibrosa getrennt wird. Nach unten setzt sich die Capsula adiposa in eine Fettmasse fort, welche (Fig. 371) sich in die Furche zwischen M. psoas und M. quadratus lumborum einlagert und rechterseits mit dem hinteren Umfange des Colon ascendens, linkerseits mit dem Colon descendens in Berührung tritt.

Die zweite der Niere und der Nebenniere gemeinsame Hülle, welche ganz wesentlich auch zur Fixation dieser Organe in ihrer Lage beiträgt, ist die Fascia renalis (Fig. 373). Dieselbe umhüllt als eine Verdichtung des retroperitonaealen Bindegewebes beide Organe samt ihrer Capsula adiposa und zieht von den Nieren aus als einheitliches Blatt medianwärts zum vorderen Umfange der Lendenwirbelkörper, während sie nach oben und lateralwärts in die Fascia endogastrica übergeht. Im Bereiche der Nieren und Nebennieren trennt sich die Fascia renalis in ein ventrales und ein dorsales Blatt, von denen das erstere dem Peritonaeum zur Unterlage dient.

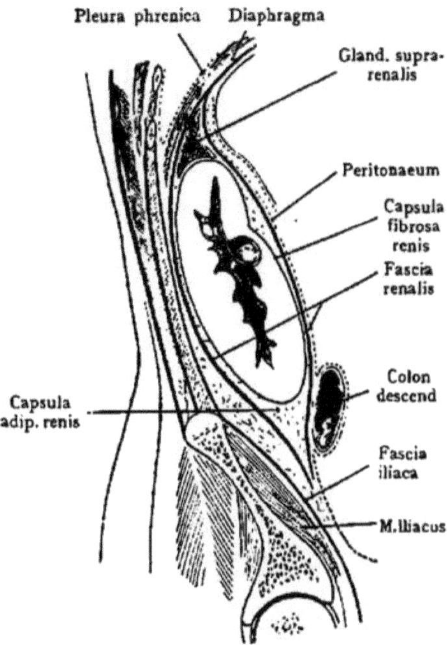

Fig. 373. Längsschnitt durch die Niere, Nebenniere und Fascia renalis.
Nach Gerota.

Die Fascia renalis kommt durch ihre Verbindung mit den Lendenwirbeln und dem Zwerchfell für die Befestigung der Nieren und Nebennieren in Betracht. Im gleichen Sinne wirkt auch die Verwachsung der Nebennierenkapsel mit der Fascia endogastrica im Bereiche der Pars lumbalis des Zwerchfells, sowie mit dem Bindegewebe, welches die Aorta (linke Nebenniere) und die V. cava inf. (rechte Nebenniere) umgibt. Die Fettkapsel ist nicht unmittelbar für die Befestigung der beiden Organe von Wert, doch folgt auf einen plötzlichen Schwund derselben häufig eine Erschlaffung der Fascia renalis, so dass dann die Niere in einem Sacke liegt, welcher ihr eine gewisse Beweglichkeit gestattet. Sie wird infolge ihrer Schwere die Neigung haben, sich zu senken, besonders dann, wenn eine Erschlaffung der Bauchdecken hinzutritt, z. B. beim Weibe nach wiederholten und rasch aufeinanderfolgenden Schwangerschaften, eine Tatsache, welche die grössere Häufigkeit von Verlagerungen der Nieren (sog. Wandernieren) beim weiblichen Geschlechte erklärt. Rechterseits kommt die Wanderniere häufiger vor als linker-

seits; sie kann in die Fossa iliaca, ja sogar bis in den Raum des kleinen Beckens hinabsteigen.

**Beziehungen der Nieren und der Nebennieren zu benachbarten
Organen (Syntopie der Nieren und Nebennieren).** Die Beziehungen sind rechts
und links verschieden. Die Figg. 374 und 375 stellen die beiden Nieren von vorne,
nach Härtung in situ dar. Wie an der
unteren Fläche der Leber, so
können auch hier die benachbarten Organe Reliefverhältnisse
hervorrufen, welche die Beziehungen
der Nieren und Nebennieren ohne
weiteres angeben. Die obere Hälfte
der rechten Niere und die vordere
Fläche der rechten Nebenniere erzeugen an der unteren Fläche der
Leber sowie an dieser hinteren Fläche
dicht neben der V. cava inf., die
Impressio renalis und suprarenalis.
Die entsprechende Partie der vorderen Nieren- und Nebennierenfläche
ist als Facies hepatica abzugrenzen (Fig. 374 Hepar); dieselbe
wird an der Niere von dem Peritonaeum überzogen, während die

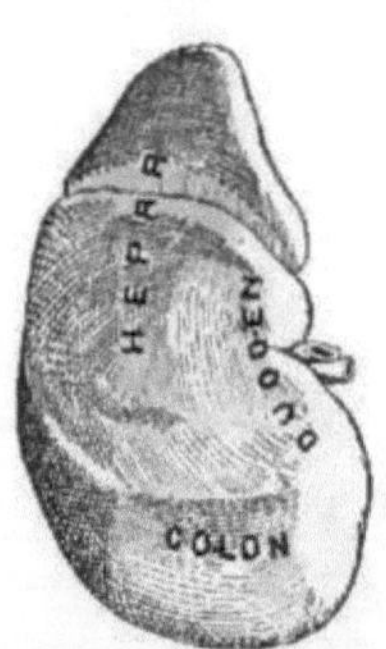

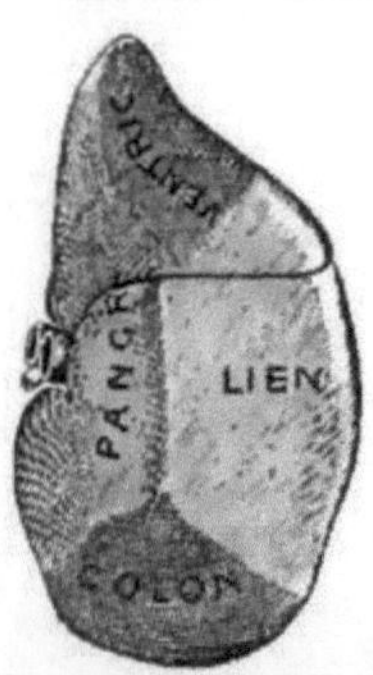

Fig. 374. Rechte Niere eines
Kindes von vorn mit den
Feldern, an welche sich be-
nachbarte Organe anlegen.
Nach Cunningham, Practical
Anatomy, 1893.

Fig. 375. Linke Niere von
vorn mit den Feldern,
an welche sich benach-
barte Organe anlegen.
Nach Cunningham, Prac-
tical Anatomy, 1893.

Facies hepatica der Nebenniere sich direkt mit der Leberkapsel verbindet. Die untere
Hälfte der vorderen Nierenfläche (rechts) wird von der Flexura coli dextra (Facies
colica) und der Pars descendens duodeni überlagert (Facies duodenalis). Das
letztere Feld liegt bei mittlerem Höhenstande des Duodenum lateral vom Hilus der
Niere. Die Beziehungen zum Duodenum und zur Flexura coli dextra sind unmittelbare,
d. h. die beiden Darmabschnitte liegen der Fascia renalis direkt an und das Duodenum
bedeckt in der Regel auch das Nierenbecken und den Abgang des Ureters aus demselben.

Die V. cava inf. streift, je nach dem Höhenstande der rechten Niere und der Einstellung ihrer Achse, den medialen Rand des oberen Nierenpoles; regelmässig steht die
Wandung der Vene mit der medialen-hinteren Fläche der Nebenniere durch Bindegewebszüge im Zusammenhang.

Die Beziehungen der linken Niere und Nebenniere sind noch mannig-
faltigere (Fig. 375). Hier kommen in Betracht: die Milz, der Magen, das Pankreas,
die Flexura coli sinistra und das Colon descendens. An die vordere Fläche der Nebenniere, sowie an die obere Partie der vorderen Nierenfläche legt sich der Fundus des
Magens (Facies gastrica), allerdings nicht unmittelbar, sondern getrennt durch den
Spalt der Bursa omentalis sowie durch die Fascia renalis und die Capsula adiposa renis
(Fig. 337). Lateral und unten folgt die Facies lienalis für die Anlagerung der
Facies renalis der Milz, dann wird ein Feld (Facies pancreatica) in der Höhe
des Nierenhilus von dem Pankreas bedeckt, dessen Schwanz bis zum Hilus lienis
hinaufzieht; dabei steht die dorsale Fläche des Pankreas direkt mit der Fascia renalis
in Kontakt. Der untere Pol der linken Niere und ein Teil ihrer vorderen Fläche wird
von der Flexura coli sinistra (Facies colica) überlagert, deren Wandung gleichfalls direkt an die Fascia renalis grenzt.

Es muss noch hervorgehoben werden, dass diese als typisch geschilderten Beziehungen individuell stark variieren können, indem mit den Variationen in der Lage
und dem Verlaufe des Duodenum und der Flexurae coli (Figg. 315—316) auch die
Beziehungen dieser Organe zur vorderen Nierenfläche andere werden.

Beziehungen der Nieren und Nebennieren zum Peritonaeum. Dieselben sind linkerseits und rechterseits verschieden. In Figg. 376 und 377 sind die Beziehungen zwischen dem Peritonaeum und der vorderen Fläche der Nieren und Nebennieren dargestellt (das Peritonaeum ist mit grüner Farbe angegeben). Rechterseits erhält ein Teil der vorderen Nieren- und Nebennierenfläche, welcher der Facies hepatica entspricht, einen Peritonaealüberzug. Der grösste Teil der vorderen Fläche der Nebenniere liegt in der Impressio suprarenalis, rechts von der V. cava inf., der hinteren Leberfläche direkt an. Der Facies duodenalis fehlt der Peritonaealüberzug, ebenso einem Teile des unteren Drittels der Niere, wo sich die Flex. coli dextra anlagert; dagegen kommt dem unteren Nierenpole in kleiner Ausdehnung ein Peritonaealüberzug zu. Man vergleiche mit diesem Bilde die

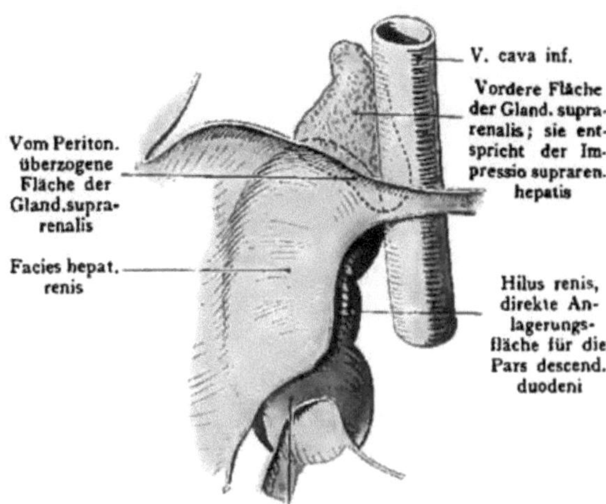

Fig. 376. Beziehungen zwischen dem Peritonaeum parietale und der vorderen Fläche der rechten Niere.
Peritonaeum grün. Halbschematisch.
Mit Benützung einer Figur von D. J. Cunningham, Practical Anatomy, 1893.

Ansicht des dorsalen Peritonaeum parietale (Fig. 397). Der Peritonaealüberzug der Facies hepatica zieht sich nach links über den Stamm der V. cava inferior hinweg als Begrenzung des For. epiploicum (Winslowi).

Linkerseits (Fig. 377) erhält die Facies lienalis einen Peritonaealüberzug und ebenso auch die Facies gastrica der Niere und der Nebenniere. Der Schwanz des Pankreas überlagert den Nierenhilus und biegt mit der A. und V. lienalis zwischen den beiden Peritonaealblättern der Bursa omentalis zum Hilus der Milz ab. Am vorderen Rande des Pankreas verläuft das Mesocolon transversum bis zur Niere und über das untere Drittel derselben hinweg; die hintere Wand des Colon descendens legt sich gerade noch dem lateralen Rande der Niere an. Im übrigen wird das untere Drittel der Niere (Facies colica) vom Peritonaeum überzogen.

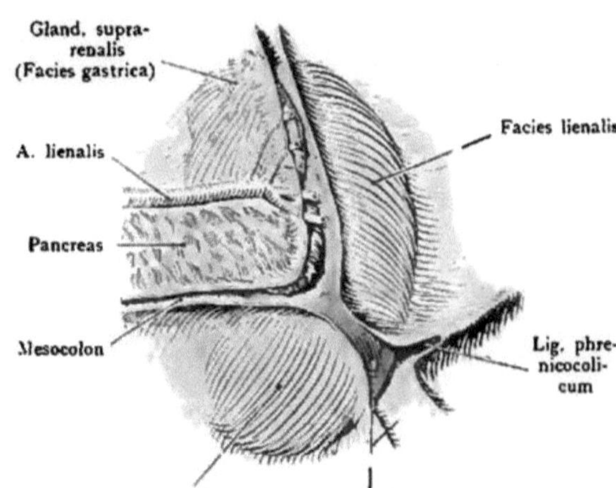

Fig. 377. Beziehungen zwischen dem Peritonaeum parietale und der vorderen Fläche der linken Niere.
Peritonaeum grün. Halbschematisch.
Mit Benützung einer Figur von Cunningham, Practical Anatomy 1893.

Von der Stelle, wo das Mesocolon transversum ein 'Ende nimmt, läuft die Peritonaealduplikatur als Lig. phrenicocolicum lateralwärts auf das Zwerchfell aus und
bildet den Boden, auf welchem die Extremitas inf. der Milz ruht (Saccus lienalis).

Nierenbecken, Nierenhilus und Nierengefässe.   Am Nierenhilus treten
das Nierenbecken, die Nierenvene und die Vasa lymphatica renalia aus, die Nierenarterie
ein. Das Nierenbecken geht aus den Nierenkelchen hervor, in welche die Nierenpapillen
einmünden, und geht nach unten trichterförmig in den Ureter über.

Die Form des Nierenbeckens ist verschieden (Fig. 378 A-C). Die Nierenkelche können kürzer oder länger sein und je nachdem ist auch das Nierenbecken geräu-
miger oder geringer entwickelt; durch die Verschmelzung einzelner Nierenkelche untereinander entsteht die gespaltene Form des Nierenbeckens (Fig. 378 C).

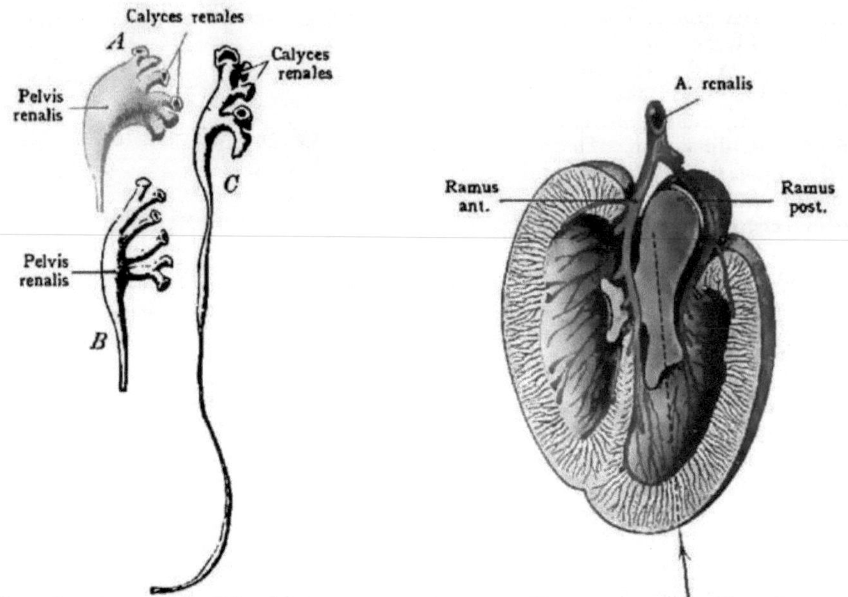

Fig. 378. Ausgüsse des Nierenbeckens.
Nach Poirier in Poirier et Charpy, Traité
d'anat. humaine. Vol. V.

Fig. 379. Gefässversorgung der Niere, in einem
Querschnitte dargestellt.
Der Ramus ant. a. renalis versorgt $^3/_4$, der Ramus
post. $^1/_4$ der Nierenmasse.
Nach M. Brödel.

Vorne wird das Nierenbecken von der A. und V. renalis überlagert, die
hier in ihre Endäste zerfallen. Die Vene liegt am weitesten ventral, dann folgt die
Arterie und dorsal von der letzteren das Nierenbecken. Wenn bloss eine einzige Nierenarterie vorhanden ist, so teilt sich dieselbe am Hilus renis in Rami anteriores und
posteriores (Fig. 379), indem die Arterie bei der Teilung auf dem Nierenbecken reitet;
die Äste sind ungleich stark, so dass annähernd $^3/_4$ der Blutzufuhr durch die Rami
anteriores, $^1/_4$ durch die Rami posteriores übernommen wird. Diese typische Verteilung
der Arterien, denen die Venenstämme entsprechen, ist von praktischer Bedeutung für
die Eröffnung des Nierenbeckens, welches von dem lateralen Rande der Niere aus (in
der Richtung des Pfeiles in Fig. 379) ohne Durchtrennung grösserer Gefässstämme
erreichbar ist, indem man auf der Grenze zwischen dem vorderen und hinteren Gefässgebiete einschneidet.

Das Situsbild, Fig. 371, stellt beiderseits eine einzige Nierenarterie dar, welche die Niere und zum Teil auch die Nebenniere mit arteriellem Blute versorgt, ein Verhalten, welches wir als typisch bezeichnen können. Die Höhe des Ursprunges der Arterie aus der Aorta ist, je nach der Lage der Niere, eine verschiedene; in etwa $^2/_3$ aller Fälle entspringt sie in der Höhe der Bandscheibe zwischen I. und II. Lendenwirbel; in der Hälfte der Fälle entspringen beide Nierenarterien in gleicher Höhe und bei verschieden hohem Ursprung entspringt die rechte Arterie tiefer als die linke.

Die arterielle Verzweigung an die Nieren und Nebennieren in einem typischen Falle ist in Fig. 380 dargestellt. Hier ist die A. renalis die einzige in die Niere eindringende Arterie (Endarterie). Sie gibt aus-

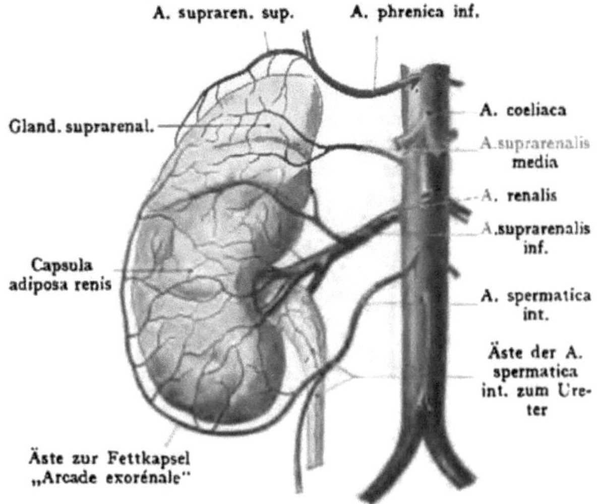

Fig. 380. Arterien der Niere, der Nebenniere und der Capsula adiposa renis. Norm.
Nach Schmerber, Thèse de Lyon 1895.

serdem Äste an die Fettkapsel ab, welche mit Ästen aus benachbarten Arterien anastomosieren, ferner eine A. suprarenalis inf., sowie Äste an das Nierenbecken. Die A. spermatica int., resp. die A. ovarica, gibt einen Ast zur Capsula adiposa, welcher am lateralen Rande der Niere und der Nebenniere verläuft und mit den anderen zur Fettkapsel gelangenden Ästen anastomosiert (Arcade exorénale der Franzosen), ferner gehen auch kleinere Äste an das Nierenbecken und an die obere Strecke des Ureters. Die Glandula suprarenalis erhält ihre arteriellen Äste aus drei verschiedenen Quellen: 1. aus einer A. suprarenalis sup. (gewöhnlich ein Ast der A. phrenica inf.), 2. aus einer A. suprarenalis media, welche direkt aus der Aorta kommt und 3. aus der A. suprarenalis inf., einem Zweig der A. renalis. Übrigens variieren die Aa. suprarenales noch mehr als die Aa. renales.

In etwa 25 % aller Fälle kommen accessorische Nierenarterien vor, deren Entstehung vielleicht auf frühfetale oder embryonale Vorgänge zurückzuführen ist, indem die Niere sich aus einzelnen Lappen zusammen-

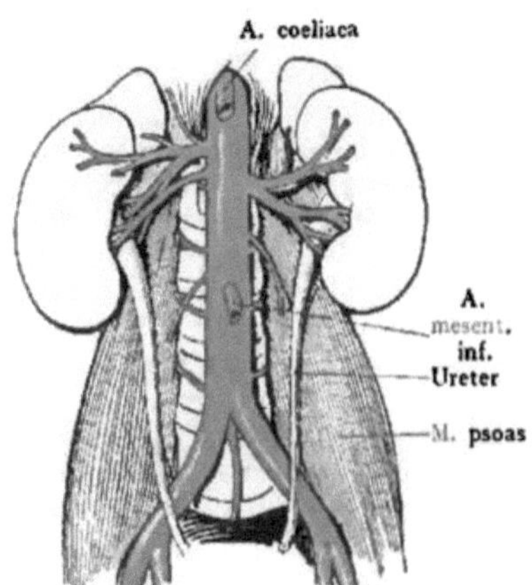

Fig. 381. Accessorische Nierenarterien.

setzte, von denen jede ihre eigene Arterie besass. Der Vorgang der Konzentration und Verschmelzung der Lappen war wohl auch von einer Konzentration der Arterien begleitet, die mit der Bildung einer einzigen Nierenarterie den höchsten Grad erreichte. Fälle mit einer oder auch mehreren accessorischen Nierenarterien bilden dazu Übergänge. Solche

Variationen, welchen bei Nierenoperationen eine gewisse Bedeutung zukommt, sind in Figg. 381—383 dargestellt; denselben lagen Präparate zugrunde, die kurz nacheinander zur Beobachtung kamen. In einem Falle ist der Stamm der A. renalis sehr kurz und teilt sich sofort nach seinem Ursprunge in mehrere Äste (Fig. 381, linkerseits), in anderen Fällen sind mehrere Aa. renales vorhanden, welche selbständig aus der Aorta entspringen (Fig. 383, beiderseits). Die Eintrittstellen der accessorischen Aa. renales sowie der Äste einer frühzeitig sich teilenden einzigen A. renalis, bleiben nicht immer auf den Hilus renis beschränkt, im Gegenteil, es können die Arterien sowohl gegen den oberen als gegen den unteren Nierenpol, also ausserhalb des Hilusfeldes, in die Nieren eintreten.

Die Nierenvenen liegen weiter ventral und auch weiter unten als die Arterien. Infolge der Lage der V. cava inf. rechts von der Medianebene ist die V. renalis sin. bedeutend länger als die V. renalis dextra und geht vor der Aorta, unterhalb des

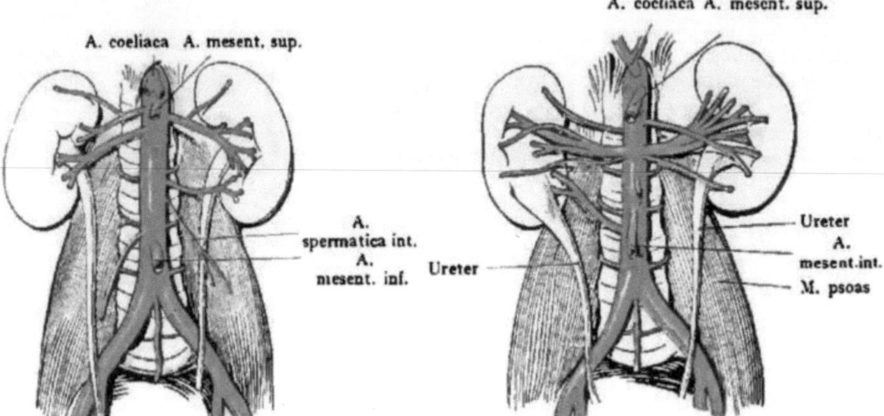

Fig. 382. Accessorische Nierenarterien.   Fig. 383. Accessorische Nierenarterien.

Ursprunges der A. mesenterica sup., zum Hilus der linken Niere. In die V. renalis sin. mündet die V. spermatica sin. (Plexus pampiniformis), die V. spermatica dextra dagegen verbindet sich direkt mit der V. cava inf. unterhalb der V. renalis dextra. Die Anordnung der Venenwurzeln ist im wesentlichen dieselbe, wie diejenige der Arterien, so dass auf die Beschreibung der letzteren verwiesen werden kann. Accessorische Nierenvenen kommen vor, brauchen aber nicht in Gesellschaft von accessorischen Nierenarterien aufzutreten.

Die Lymphgefässe der Nieren treten am Hilus zu mehreren Stämmen zusammen, welche mit der V. renalis verlaufen, um sich mit den längs der Aorta und der V. cava inf. angeordneten Lymphoglandulae lumbales zu verbinden.

Lage der Nieren zur hinteren Wand des Bauchraumes. Von besonderer Wichtigkeit für das operative Eingehen auf die Nieren ist die Lage derselben zur dorsalen Wandung des Bauchraumes, denn obgleich sie von vorne gleichfalls zu erreichen sind, muss doch dabei die Peritonaealhöhle eröffnet werden und ein operativer Eingriff wird ausserdem noch durch die Organe erschwert, welche die vordere Fläche der Nieren überlagern. Dem Wege von hinten stehen solche Bedenken nicht entgegen; hat man einmal die Schichten der dorsalen Bauchwand durchtrennt, so liegt die Capsula adiposa renis vor, aus welcher sich die Niere leicht ohne Verletzung des Peritonaeum herausschälen lässt.

Die mediale Hälfte oder die medialen zwei Drittel der Nieren werden von der mächtigen Masse der Mm. erectores trunci überlagert (Fig. 384), welche sich im Sulcus dorsalis beiderseits von den Processus spinosi der Lendenwirbel einbetten. Sie kommen für die Niere bloss insofern in Betracht, als ihr lateraler Rand die Linie angibt, in welcher man durch die Schichten der breiten Bauchmuskeln auf den lateralen Rand der Niere vordringt. Oberflächlich zum M. erector trunci liegt die Lamina superficialis fasciae lumbodorsalis, von welcher der M. latissimus dorsi entspringt. Die laterale

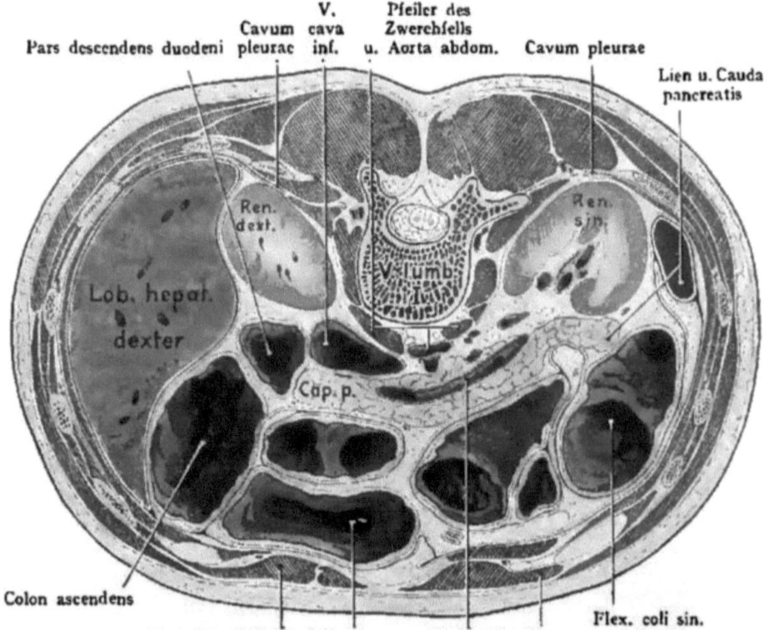

Fig. 384. Horizontalschnitt durch den Bauch, in der Höhe des I. Lumbalwirbels. Nach W. Braune, Atlas der topogr. Anat. 1875.

Partie der hinteren Nierenfläche wird von den breiten Bauchmuskeln überlagert (Fig. 384); hier kommen die Mm. obliquus int. und transversus abdominis in Betracht, ferner der M. quadratus lumborum, auf dessen vorderer Fläche die Niere teilweise ruht und dessen lateralen Rand sie überschreitet, um mit dem M. transversus abdominis in direkte Berührung zu treten. In dem Fette, welches hinter der Niere und ausserhalb der Fascia renalis auf dem M. quadratus lumborum liegt, verlaufen schräg lateral- und abwärts die Nn. subcostalis, ileoinguinalis und ileohypogastricus, welche bei entzündlichen Veränderungen an der Nierenkapsel oder in dem umgebenden Gewebe (perinephritische Abszesse) in Mitleidenschaft gezogen werden können.

Die obere Partie der hinteren Nierenfläche liegt dem Zwerchfell an und bedeckt die Lücke zwischen der Pars costalis und lumbalis diaphragmatis, welche wir als Trigonum costolumbale bezeichnet haben (Fig. 290). Das Zwerchfell vermittelt also auch Beziehungen zwischen den Nieren und den Sinus phrenicocostales pleurae. Für die Ausführung der Nierenexstirpation sind diese Beziehungen, sowie die Lage der Nieren in bezug auf die beiden letzten Rippen im Auge zu behalten (Fig. 385). Die hintere Fläche

beider Nieren wird oben von dem Spalt des Sinus phrenicocostalis überlagert,
indem die Umschlagslinie der Pleura normalerweise etwas unterhalb der Artikulations-

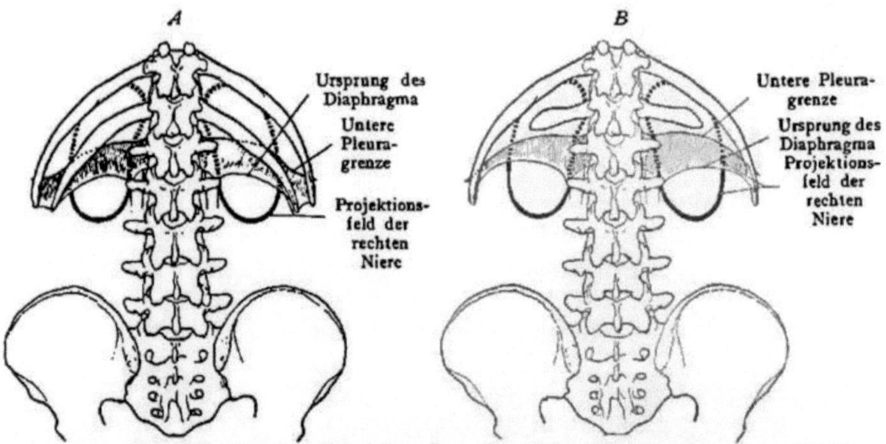

Fig. 385. Beziehungen zwischen den Nieren einerseits und der unteren Pleuragrenze mit der XII. Rippe
andererseits, bei verschiedener Länge der XII. Rippe.
A entspricht der Mehrzahl der Fälle.
Nach Récamier, Thèse de Paris. 1889.

stelle der XII. Rippe mit dem XII. Brustwirbel beginnt und in annähernd horizontalem
Verlaufe die XII., XI. und X. Rippe kreuzt. Da die XII. Rippe regelmässig, ausser

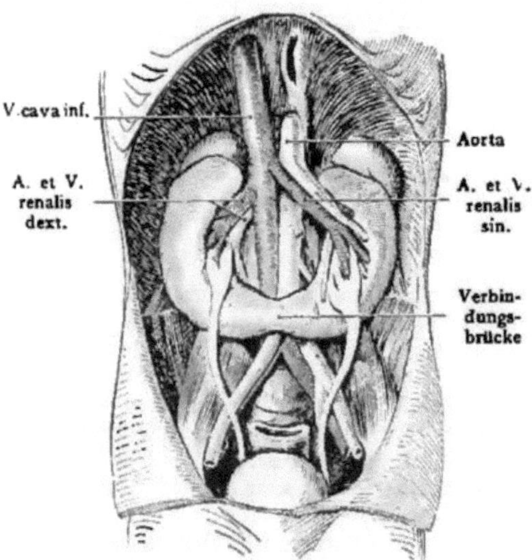

Fig. 386. Topographie einer Hufeisenniere.
Beobachtet in dem Basler Seziersaale.

bei Tiefstand der Niere, die hintere
Fläche der letzteren erreicht, so
muss ein Teil der hinteren Nierenfläche über die Umschlagslinie der
Pleura zu liegen kommen und wird
dorsal von dem Sinus phrenicocostalis überlagert. Der letztere wird
niemals gänzlich durch den bei der
Respiration auf- und absteigenden
unteren Lungenrand ausgefüllt, so
dass wir an den Nieren, wie an der
Milz, einen Abschnitt unterscheiden
können, der von der Lunge und der
Pleurahöhle überlagert wird, einen
Abschnitt, welcher bloss von dem
Sinus phrenicocostalis überlagert
wird, und einen Abschnitt, der sich
direkt den Muskeln der hinteren
Wandung des Bauchraumes anlegt.

Die XII. Rippe zeigt in bezug
auf Länge und Verlauf Variationen,
deren Beachtung sich für den Chirurgen empfiehlt. In Fig. 385 stellen
A und B extreme Fälle dar. Die
Länge der XII. Rippe schwankt zwischen 1,5 und 14 cm. Ist die XII. Rippe lang,
so wird sie der XI. Rippe parallel und schief nach unten verlaufen (Fig. 385 A); ist

sie dagegen kurz, so verläuft sie mehr horizontal (Fig. 385 B). Von einer langen
XII. Rippe kann man beim Eingehen auf die Niere, zur Vergrösserung des Operationsfeldes, das laterale Drittel resezieren, ohne dabei Gefahr zu laufen, die Pleurahöhle zu
eröffnen; bei kurzer XII. Rippe würde eine Resektion des lateralen Endes der Rippe
die Eröffnung der Pleurahöhle zur Folge haben. Man muss sich also in allen Fällen
zunächst von der Länge und dem Verlaufe der Rippe überzeugen, bevor man etwa, zur
Vergrösserung des Operationsfeldes, die Resektion derselben vornimmt.

In bezug auf das Situsbild der Nieren von hinten vergleiche man Fig. 405.

Anomalien der Nieren. Abgesehen von den Verschiedenheiten im Höhenstande der Nieren, deren normale Variationsbreite durch Fig. 372 veranschaulicht
wird, kommen auch Dystopien und andere abnorme Formentwicklungen der Nieren vor,
die praktisch von grosser Bedeutung sind. Am häufigsten findet man eine mehr oder
weniger weitgehende Verschmelzung beider Nieren, deren höchster Grad durch die
sog. Kuchenniere dargestellt wird, mit zwei aus einer einheitlichen Masse von Nierensub-
stanz hervorgehenden Ureteren. Bei der in Fig. 386 dargestellten Hufeisenniere dagegen
wird die Verbindung beider Nieren bloss durch eine von den beiden unteren Polen ausgehende Brücke hergestellt, welche in solchen Fällen entweder rein fibrös ist oder
auch aus Nierengewebe bestehen kann. Diese Brücke legt sich quer vor die untere
Strecke der Aorta abdominalis und der V. cava inf. Die Ureteren gehen beiderseits aus der vorderen Fläche der Nieren hervor, indem, gewissermassen durch eine
Drehung der letzteren um ihre Längsachse, der Nierenhilus nicht medianwärts, sondern
ventralwärts sieht.

Grosse Gefässstämme, Grenzstränge des Sympathicus und Ureteren im Retroperitonaealraume.

Die beiden seitlichen Abschnitte des Retroperitonaealraumes, in deren oberster
Partie die Nieren und Nebennieren sich einlagern, werden verbunden durch einen median
vor der Lendenwirbelsäule gelegenen Abschnitt, welcher sich bis zum Promontorium
erstreckt. In demselben sind die grossen längsverlaufenden Gefässstämme eingelagert
(Aorta und V. cava inf.), deren paarige Äste (Aa. und Vv. renales und suprarenales)
in die seitlichen Abteilungen des Retroperitonaealraumes eintreten, während die grossen
unpaaren Äste der Aorta direkt nach vorne abgehen (Aa. coeliaca, mesenterica sup.
und inf.). Dazu kommen die Grenzstränge des Sympathicus sowie die längs der grossen
Äste der Aorta verlaufenden sympathischen Geflechte.

Die erwähnten Gebilde sind von lockerem Bindegewebe umgeben und in der
oberen Strecke ihres Verlaufes vorne von dem Pankreas und der Pars inferior
duodeni bedeckt; weiter abwärts erhalten sie einen Überzug von dem Peritonaeum. In der schräg über die Aorta und die V. cava inf. verlaufenden Linie der
Radix mesenterii begibt sich das Peritonaeum von der hinteren Wand der Bauchhöhle
zu den Dünndarmschlingen.

Aorta abdominalis und V. cava inf. Beide Stämme sind mit ihren Verzweigungen in Fig. 371 dargestellt, während die Figg. 387 und 388 Einzeldarstellungen
der Aorta und der grossen Venenstämme geben. In der Höhe des II.—IV. Lumbalwirbels liegen Aorta und V. cava inf. nebeneinander; in der Höhe der unteren Hälfte
des IV. oder der Bandscheibe zwischen IV. und V. Lumbalwirbel findet die Teilung
in die Vasa iliaca communia statt; in der Höhe der Scheibe zwischen I. und II. Lumbalwirbel weicht die V. cava inf. nach rechts und ventralwärts ab, indem sie an der
rechten Nebenniere und dem obersten Teile der rechten Niere vorbei zum Foramen
venae cavae emporzieht. Die Aorta abdominalis gelangt etwas links von der

Medianebene durch den Hiatus aorticus am vorderen Umfange des XII. Brustwirbelkörpers in den Retroperitonaealraum.

Im ganzen genommen ist also der Verlauf der Aorta etwa senkrecht, derjenige
der V. cava inf. schief und noch dazu nicht gerade, indem die Strecke vom
For. venae cavae bis zum I. Lendenwirbel einen Winkel mit der unteren Strecke
bildet, welche letztere auf dem II. bis III. Lendenwirbelkörper annähernd parallel mit
der Aorta verläuft.

Die **Aorta abdominalis** reicht von dem Hiatus aorticus bis zu ihrer Teilung
in die Aa. iliaca comm. dextra und sinistra auf der unteren Hälfte des IV. Lumbalwirbelkörpers; auf dieser Strecke, welche nur den unteren $^2/_3$ der V. cava inf. entspricht,

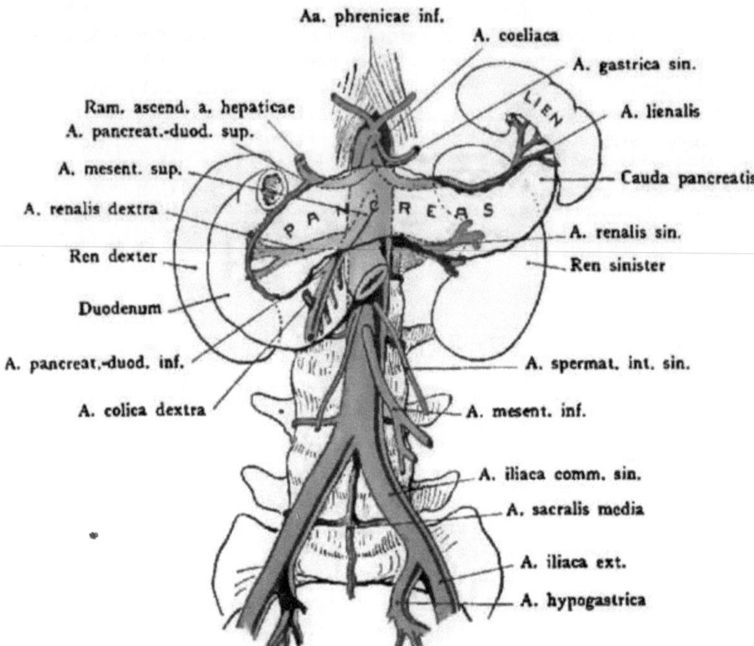

Fig. 387. Topographie der Aorta abdominalis und ihrer Äste.

entspringen sowohl paarige als unpaare Äste. Unpaare Äste gehen ausschliesslich
ventralwärts zum Darme. Es sind dies die Aa. coeliaca, mesenterica superior und
mesenterica inf.

Der Ursprung der A. coeliaca findet unmittelbar unterhalb des Hiatus aorticus
von dem vorderen Umfange der Aorta statt; in den meisten Fällen liegt das Peritonaeum
der dorsalen Wand der Bursa omentalis dem 1—2 cm langen Stamme direkt an, während
die beiden grösseren Äste (A. hepatica und A. lienalis) von dem Pankreas überlagert
sind und die A. gastrica sin. direkt nach oben zur Cardia des Magens und zur Curvatura minor gelangt (Fig. 308).

Die A. mesenterica sup. entspringt in der Höhe des I. Lumbalwirbels, manch-
mal in unmittelbarem Anschlusse an die A. coeliaca (Fig. 387). Sie wird in ihrem
Ursprunge und in der ersten Strecke ihres Verlaufes bis zu der Stelle, wo sie am unteren
Rande des Pankreas und oberhalb der Pars inferior duodeni zum Vorschein kommt,

vorne von dem Pankreaskörper bedeckt, welcher sich zwischen der A. coeliaca und der A. mesenterica sup. einschiebt und an seiner dorsalen Fläche eine Furche zur Aufnahme der A. und V. mesenterica sup. aufweist. Rechts von der Flex. duodenojejunalis tritt die A. mesenterica sup. über die Pars inferior duodeni in die Radix mesenterii ein. Als Variation ist das Vorkommen eines gemeinsamen Ursprungsstammes für die A. coeliaca und die A. mesenterica sup. anzuführen.

Der Ursprung der A. mesenterica inf. liegt in den meisten Fällen zwischen dem Abgange der Aa. lumbalis III und IV; sie entspricht dem III. Lumbalwirbel.

Paarige Äste der Aorta. Wir haben die Aa. phrenicae inf., suprarenales, renales, spermaticae int. resp. ovaricae und lumbales. Von diesen entspringen die Aa. phrenicae inf. unmittelbar nach dem Durchtritt der Aorta durch den Hiatus aorticus und gehen an die Pars lumbalis des Zwerchfells, indem sie in der Regel je eine A. suprarenalis sup. zu den Nebennieren abgeben. Die Aa. renales und suprarenales sind schon besprochen worden; die A. renalis dextra wird häufig auf ihrem ganzen Verlaufe von dem Pankreaskopfe überlagert (Fig. 387), die A. renalis sin., je nachdem sie höher oder tiefer entspringt, von dem Pankreaskörper; oder sie kommt auch am unteren Rande des Pankreas in der Ansicht von vorn zum Vorschein. Die

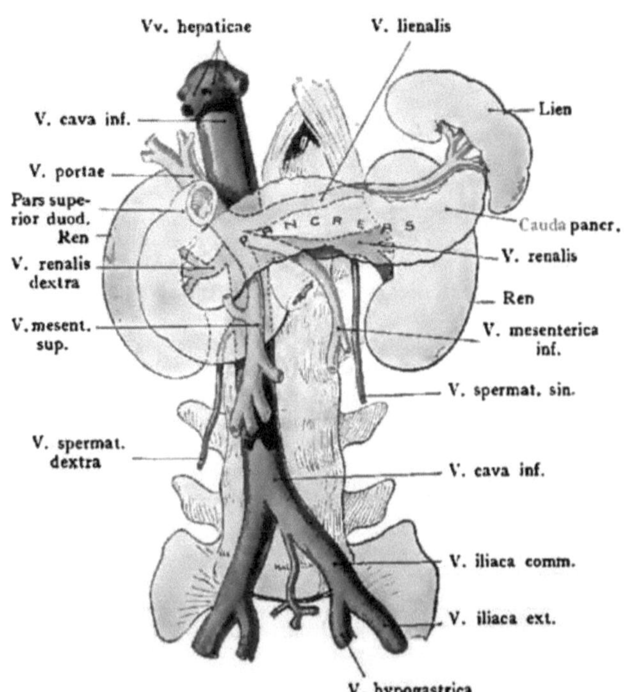

Fig. 388. Topographie der V. cava inf. (blau) und der V. portae (grün). Schematisch.

Aa. spermaticae int. entspringen aus derjenigen Strecke der Aorta, welche zwischen dem Ursprunge der Aa. mesenterica sup. und inf. liegt; die A. spermatica dextra verläuft im retroperitonaealen Bindegewebe auf dem Stamme der V. cava inf. gegen den rechten Umfang der Vene und trifft hier mit der V. spermatica dextra zusammen (Fig. 371), welch' letztere die Arterie als Plexus pampiniformis umgibt. Sodann kreuzen die A. und V. spermatica dextra zusammen den Ureter und begeben sich, lateral von den Vasa iliaca ext., zum Annulus inguinalis abdominalis. Abgesehen von den Beziehungen zur V. cava inf. gilt das Gesagte auch für die A. spermatica int. sin. und den Plexus pampiniformis der linken Seite.

Die vier Aa. lumbales verlaufen quer über die Körper der Lendenwirbel, um am medialen Rande des M. psoas unter die sehnigen Bogen zu treten, welche in den Ursprüngen des Muskels am lateralen Umfange der Lendenwirbelkörper ausgespart sind. Eine A. lumbalis teilt sich in den Ramus dorsalis zum M. erector trunci und den Ramus ventralis, welcher zwischen den Mm. transversus und obliquus int. ventralwärts verläuft

(Fig. 289). Die letzte Lumbalarterie anastomosiert mit der A. iliolumbalis und der A. circumflexa ilium profunda.

Die **Vena cava inf.** zeigt während ihres Verlaufes von dem unteren Rande des IV. Lumbalwirbelkörpers bis zum For. venae cavae eine Reihe von wichtigen Beziehungen. Dorsal liegt sie dem rechten Umfange der Lendenwirbelkörper auf, zum Teil von ihnen getrennt durch den rechten Truncus sympathicus, die Aa. und Vv. lumbales und den rechten Zwerchfellpfeiler. Ventralwärts ergeben sich Beziehungen zu der Radix mesenterii, von der die Vene in der Höhe des III. Lumbalwirbelkörpers schräg überkreuzt wird, dann wird sie von der Pars inferior duodeni, dem Kopfe des Pankreas und der V. portae überdeckt, endlich in den Sulcus venae cavae der hinteren Leberfläche aufgenommen. Medial schliesst sich die V. cava inf. der Aorta an. Lateralwärts berührt sie die Pars abdominalis des Ureters, den medialen Rand der rechten Niere und die mediale Fläche der rechten Nebenniere.

Die Vena cava inf. hat nur paarige Äste resp. Wurzeln, indem die V. portae mit ihren Wurzeln die Ableitung des venösen Blutes aus dem Darm zur Leber übernimmt. Diese paarigen Wurzeln entsprechen im Bereiche des Cavum retroperitonaeale den paarigen Ästen der Aorta abdominalis; demnach können wir Vv. phrenicae inf., Vv. suprarenales, Vv. renales, Vv. spermaticae und Vv. lumbales unterscheiden. Die Vv. lumbales stehen durch längsverlaufende Anastomosen untereinander in Verbindung und werden durch die Vv. azygos und hemiazygos innerhalb der Brusthöhle fortgesetzt, so dass ein doppelter Abflussweg für das venöse Blut des Retroperitonaealraumes zustande kommt, erstens durch die V. cava inf., zweitens durch die im hinteren Mediastinalraume verlaufenden Vv. azygos und hemiazygos zur V. cava sup. Eine starke Ausbildung der zweiten Bahn ist dann zu erwarten, wenn bei Unwegsamwerden der V. cava inf. das venöse Blut der unteren Körperhälfte neue Bahnen suchen muss, die es teils in der V. azygos und V. hemiazygos, teils in der Kette von Anastomosen zwischen den Venen der vorderen Bauchwand findet (Fig. 389).

Die Vv. renales nehmen auch kleine Äste aus der Capsula adiposa renis und den Nebennieren auf. Die linke V. renalis ist bedeutend länger als die rechte und verläuft über die Aorta hinweg zur Niere. In Fig. 371 wird die linke A. renalis von der linken V. renalis von vorne bedeckt.

Die Vv. spermaticae resp. die Vv. ovaricae gehen aus dem Hilus des Hodens resp. des Ovarium als ein Geflecht kleinerer Venen hervor, die sich innerhalb des Cavum retroperitonaeale auf 2—3 mit der A. spermatica int. verlaufende Stämme reduzieren. Für ihre Lage gilt das oben von der A. spermatica int. Gesagte. Hervorzuheben ist die Einmündung der linken V. spermatica in die linke V. renalis, während die V. spermatica dextra sich direkt mit der V. cava inf. verbindet.

Die Vv. hepaticae münden als 2—3 kurze aber starke Stämme in den vorderen Umfang der V. cava inf. aus, unmittelbar unterhalb ihres Eintrittes in das Foramen venae cavae.

Verbindungen zwischen dem Gebiete der Vv. cava inf. und sup. einerseits und der V. portae anderseits. In Fig. 389 sind in schematischer Form die Verbindungen der Venen der Körperwandungen mit den grossen Eingeweidevenen dargestellt. Die Figur dient auch dazu, um die ventralen Längsanastomosen innerhalb der Bauchdecken zu veranschaulichen, welche die V. iliaca ext., resp. die V. femoralis, mit der V. subclavia und dem Gebiete der V. cava sup. eingeht. An diesen Anastomosen beteiligen sich unten die Vv. epigastrica superficialis und profunda, oben die V. mammaria int., welche in die V. subclavia mündet. Man beachte auch die Verbindung zwischen diesen Längsvenen der Bauchwand und der V. portae, welche in dem Lig. teres hepatis als Vv. parumbilicales nachzuweisen sind, und besonders bei Verlegung des Pfortaderkreislaufes innerhalb der Leber, eine Ausweitung erfahren. Noch an zwei anderen Stellen verbinden sich Wurzeln der Pfortader mit solchen der Körpervenen, erstens an der Cardia des Magens, wo die V. coronaria ventriculi mit den in die V. azygos Abfluss findenden Vv. oesophageae anastomosiert, und zweitens im Bereiche des Rectum, wo die V. haemorrhoidalis sup. (eine Wurzel der V. mesenterica inf.) sich im Plexus haemorrhoidalis mit der V. haemorrhoidalis media aus der V. pudenda int. verbindet.

Lymphgefässe und Lymphdrüsen im Retroperitonaealraume. Der Retroperitonaealraum ist ganz besonders reich an Lymphdrüsen und Lymphgefässen. Es sammeln sich hier: 1. die Lymphgefässe der unteren Extremitäten und der Beckenorgane, 2. die Lymphgefässe eines grossen Teiles der tieferen Schichten der Bauchwandung, 3. die Lymphgefässe (Chylusgefässe) des Darmes, welche an der Radix mesenterii, resp. der Haftlinie des Mesocolon transversum, längs der Aa. mesenterica sup. und inf. in den Retroperitonaealraum treten, 4. die Lymphgefässe aus den Nieren, Nebennieren und der unteren Fläche des Diaphragma, 5. die Lymphgefässe aus Magen, Pankreas, Leber und Milz, welche sich mit den am Ursprung der A. coeliaca gelegenen Lymphoglandulae coeliacae verbinden.

Die Lymphdrüsen des Retroperitonaealraumes bilden mit längsverlaufenden Lymphstämmen zusammen eine Kette, die sich längs der Aorta abdominalis und der Vena cava inf. hinaufzieht (Lymphoglandulae lumbales). Mit diesen Lymphdrüsen setzen sich von unten die längs der A. und V. iliaca communis verlaufenden Lymphoglandulae iliacae in Verbindung. Die beiden Trunci lumbales münden mit dem Truncus intestinalis, welcher die Lymphgefässe des Dünndarms sammelt, zusammen und bilden, gewöhnlich

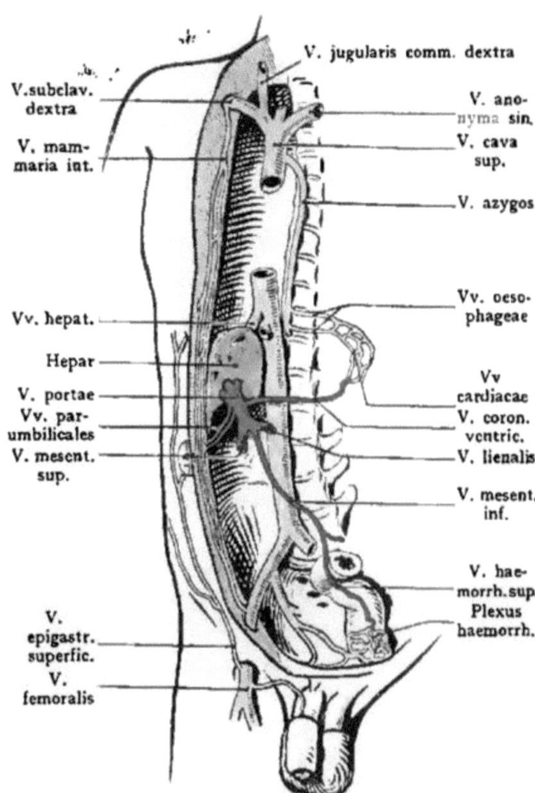

Fig. 389. Anordnung der grossen Rumpfvenen und Verbindungen derselben mit dem Pfortaderkreislauf., Mit Benützung einer Figur von O. Schultze, Atlas der topographischen Anatomie.

auf dem Körper des I. Lumbal- bis XII. Thorakalwirbels, die Cisterna chyli, aus welcher der Ductus thoracicus hervorgeht. Dieser verläuft rechterseits von der Aorta abdominalis durch den Hiatus aorticus, um innerhalb der Brusthöhle zwischen der Aorta thoracica und der V. azygos seinen Verlauf kranialwärts fortzusetzen (siehe Brusthöhle).

Nervenstämme und Nervengeflechte im Retroperitonaealraume. In dem Retroperitonaealraume liegen von Nervenstämmen und Nervengeflechten (Fig. 390): 1. die Pars lumbalis des sympathischen Grenzstranges beiderseits von der Medianlinie auf den Lendenwirbelkörpern, 2. die längs der grossen Gefässe zu den verschiedenen

Baucheingeweiden ziehenden Plexus sympathici, 3. die Äste der Nn. vagi, welche zum Plexus solaris, resp. zu den Ganglia semilunaria verlaufen.

Die Grenzstränge des Sympathicus (Fig. 390) gehen zwischen dem medialen und dem lateralen Zwerchfellschenkel aus der Brust- in die Bauchhöhle und

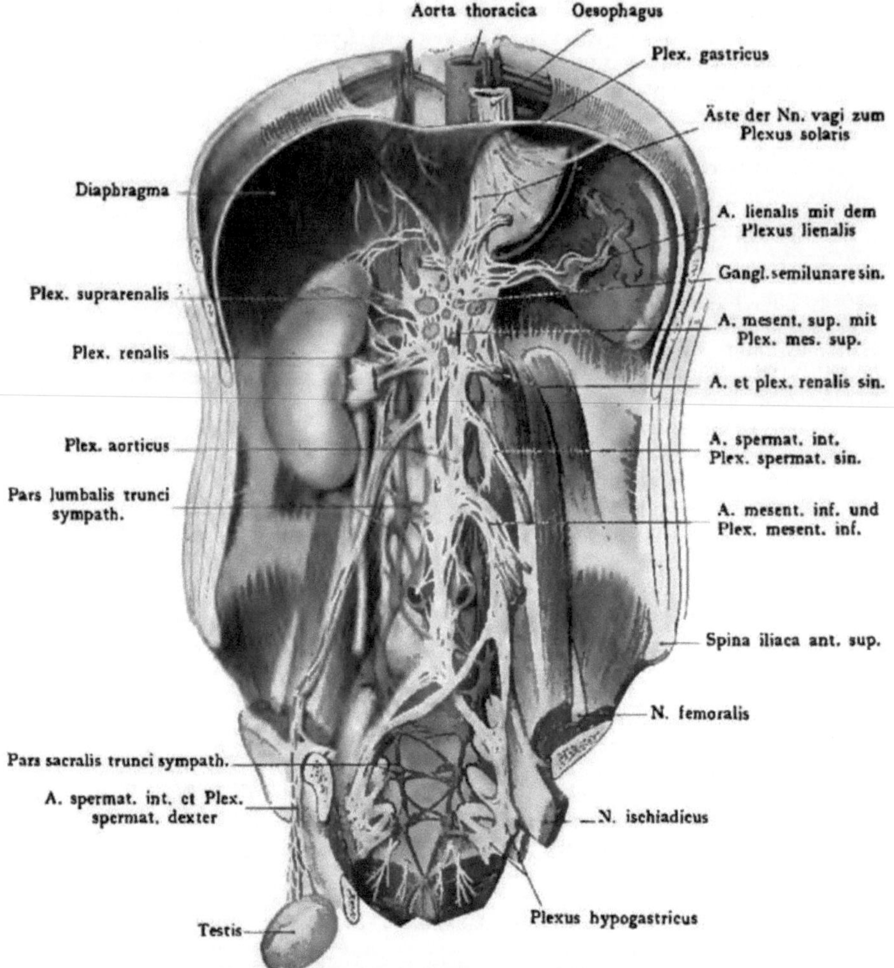

Fig. 390. Topographie der sympathischen Grenzstränge und der sympathischen Geflechte in der Bauch- und Beckenhöhle.
Sympathische Geflechte gelb, Grenzstrang braun.
Nach L. Hirschfeld und J. B. Léveillé, Traité et iconographie du système nerveux. 2 éd. Paris 1866.

liegen im Retroperitonaealraume der vorderen Fläche der Lendenwirbelkörper an; die Rami viscerales der Lumbalnerven, welche den Grenzstrang zusammensetzen, verlaufen mit den Aa. lumbales in den im Ursprunge des M. psoas ausgesparten von Sehnenbündeln überbrückten Öffnungen. In der Regel finden sich vier Ganglien in der Pars lumbalis. Von den Grenzsträngen gehen Fasern zur Bildung der sympathischen Nervengeflechte ab.

Die sympathischen Nervengeflechte liegen der Aorta abdominalis in ihrer ganzen Länge auf und geben sekundäre, die Arterien der Eingeweide umspinnende Geflechte ab. Wir können also zunächst einen Plexus aorticus unterscheiden, der in der Höhe des Abganges der A. coeliaca infolge der Einlagerung grauer Massen besonders mächtig ist. In der Regel lassen sich zwei grössere Ganglien darstellen (Ganglia semilunaria) auf den vertebralen Ursprungschenkeln des Zwerchfells, zwischen den Nebennieren und der Aorta, und oberhalb des Pankreas (s. auch die Ansicht von der dorsalen Seite, Fig. 405). Vorne werden sie von der hinteren Wand der Bursa omentalis bedeckt. Mit dem Ganglion semilunare einer Seite tritt der ganze N. splanchnicus major der betreffenden Seite in Verbindung (aus den 6—8 oberen Ganglien der Pars thoracalis des Grenzstranges hervorgehend), ferner ein Ast des gleichfalls aus der Pars thoracalis (2—3 unteren Ganglien) kommenden N. splanchnicus minor sowie ein Ast des N. vagus. Aus dem konvexen, nach unten sehenden Umfange der Ganglia semilunaria entspringt eine grosse Zahl von Ästen, die sich in der Höhe des Ursprunges der Aa. coeliaca und mesenterica sup. durchflechten und, mit kleineren Anhäufungen grauer Substanz untermengt, die Aorta fast vollständig verdecken (Fig. 390). Von diesem Plexus gehen nach verschiedenen Richtungen Äste ab, so dass er, im ganzen herauspräpariert, die Bezeichnung als Plexus solaris verdient.

Der Verlauf der sekundären Plexusbildungen ist aus Fig. 390 ohne eingehende Beschreibung ersichtlich. Allen aus der Aorta entspringenden Stämmen schliessen sich sympathische Geflechte an, die je nach dem Gefässstamme benannt werden; so der Plexus suprarenalis, renalis, hepaticus, lienalis, mesentericus sup. und inf., spermaticus.

Der Plexus aorticus (Stammplexus) teilt sich nach unten, entsprechend der Teilung der Aorta, in zwei Plexus, die sich längs der A. hypogastrica in den Beckenraum erstrecken (Plexus hypogastricus).

Verlauf und Beziehungen der Ureteren im Retroperitonaealraume (Fig. 371). Wir unterscheiden an den Ureteren eine Pars abdominalis von einer Pars pelvina; bloss die erstere kommt hier in Betracht. Sie liegt der Fascie auf, welche die vordere Fläche des M. psoas überzieht und wird hier von dem Peritonaeum parietale bedeckt. Das Nierenbecken und sein Übergang in den Ureter werden vorne beiderseits von den Nierengefässen, ferner rechterseits von der Pars descendens duodeni, linkerseits auch von dem Colon transversum überlagert. Variationen in der Lage dieser Darmteile sind natürlich bei dieser Angabe zu berücksichtigen (s. oben). Die Ureteren kommen nach Entfernung der oberen und unteren Baucheingeweide sowie des Peritonaeum parietale am medialen Nierenrande unterhalb des Hilus, manchmal erst am unteren Nierenpole (so in Fig. 371), zum Vorschein und verlaufen schräg medianwärts und nach unten, häufig auch mit leichter lateralwärts gerichteter Biegung, der vorderen Fläche des M. psoas angeschlossen, gegen den Rand des kleinen Beckens. Sie werden von der A. und V. spermatica der betreffenden Seite ventral gekreuzt und erhalten von der A. spermatica int. eine kleine A. ureterica. Sodann kreuzt der Ureter die A. und V. iliaca communis, annähernd in der Höhe ihrer Teilung in die A. und V. iliaca ext. und hypogastrica, rechterseits etwas weiter unten als linkerseits (die Kreuzung kann rechterseits auch unterhalb der Teilungsstelle liegen) und tritt im Anschluss an die Wandung des kleinen Beckens als Pars pelvina die zweite Strecke seines Verlaufes an (s. Becken). Die Aa. und Vv. colicae sin. kreuzen bei ihrem Verlaufe lateralwärts zum Colon descendens sowie zum Colon sigmoideum die Pars abdominalis ureteris und können bei der Aufsuchung der letzteren durchschnitten werden. Der rechte Ureter kann die V. cava inf. streifen.

Anomalien der Ureteren. Eine Anomalie, welche in sehr verschiedenem Grade ausgebildet sein kann, ist die Spaltung des Ureters. Dieselbe kann sich auf den

obersten Teil des Ureters beschränken und ist mit einer Teilung des Nierenbeckens
verknüpft, sie kann sich auch weiter gegen die Blase hin erstrecken, ja es kommen
Fälle vor, in denen der ganze Ureter verdoppelt ist.   So fanden sich bei einem im
Basler Seziersaale beobachteten Falle (Fig. 391) rechterseits zwei Ureteren, welche
erst 5 cm oberhalb der Ausmündung in die Harnblase in einen weiten gemeinsamen
Abschnitt übergingen.   Linkerseits fanden sich gleichfalls zwei Ureteren, die jedoch

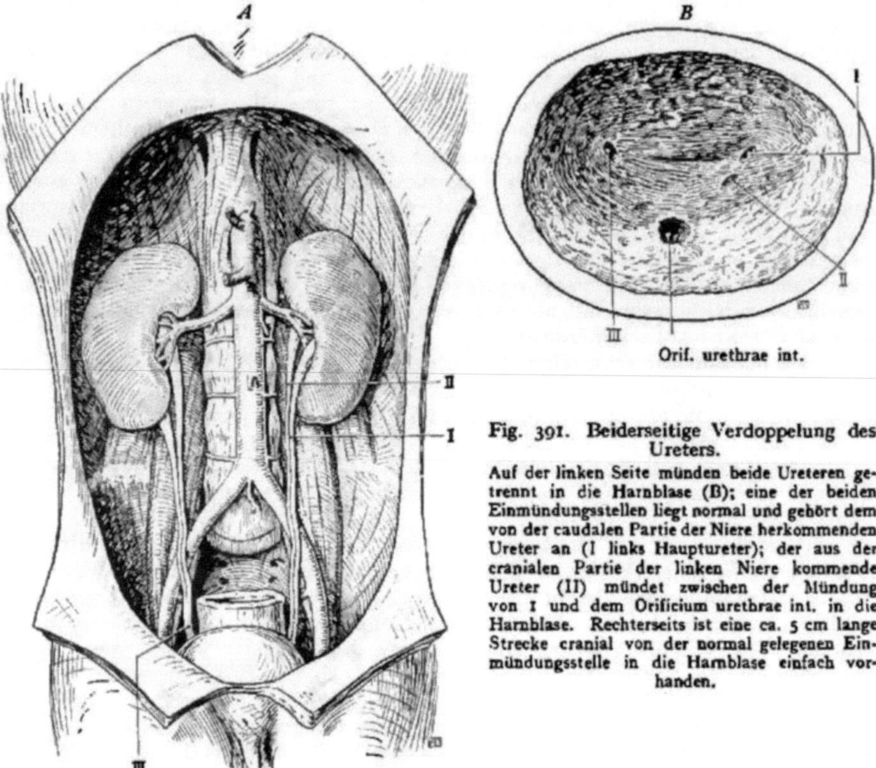

Fig. 391. Beiderseitige Verdoppelung des
Ureters.

Auf der linken Seite münden beide Ureteren getrennt in die Harnblase (B); eine der beiden
Einmündungsstellen liegt normal und gehört dem
von der caudalen Partie der Niere herkommenden
Ureter an (I links Hauptureter); der aus der
cranialen Partie der linken Niere kommende
Ureter (II) mündet zwischen der Mündung
von I und dem Orificium urethrae int. in die
Harnblase. Rechterseits ist eine ca. 5 cm lange
Strecke cranial von der normal gelegenen Einmündungsstelle in die Harnblase einfach vorhanden.

vollständig getrennt voneinander in die Harnblase ausmündeten; der eine an normaler
Stelle, der andere in der Nähe des Orificium urethrae int. In allen Fällen von doppeltem
Ureter entspricht die tiefer liegende Ausmündungsstelle in die Blase dem Ureter, der
vom oberen Nierenbecken kam, die andere demjenigen, der vom unteren Nierenbecken
entspringt.

      Topographie der Fossa iliaca. Die Besprechung der Fossa iliaca schliesst
sich an diejenige des Retroperitonaealraumes an; sie hätte auch bei der Schilderung
der hinteren Wandung des Bauchraumes, von welcher sie, streng genommen, einen Abschnitt darstellt, erfolgen können.

      Die knöcherne Grundlage der Region wird durch die Fossa iliaca der Darm-
beinschaufel gebildet, an welcher der M. iliacus seinen Ursprung nimmt. Mit demselben
vereinigt sich der M. psoas (Ursprung von dem lateralen Umfange der Lendenwirbelkörper sowie von den Processus laterales der Lendenwirbel) zu dem gemeinsamen Muskelbauche des M. iliopsoas, welcher durch die Lacuna musculorum unter dem Lig. inguinale
zum Trochanter minor femoris verläuft.

Der M. iliacus und der M. psoas gehören nicht bloss infolge der Verschmelzung zu einer gemeinsamen Muskelmasse zusammen, sondern sie sind auch in eine gemeinsame osteofibröse Loge eingeschlossen, welche durch die Fossa iliaca des Darmbeins, den lateralen Umfang der Lendenwirbelkörper und die Fascien beider Muskeln gebildet wird. Der M. psoas wird von einer Fascie eingehüllt, welche (Fig. 392) sich an die Lendenwirbelkörper und die Processus laterales ansetzt und nach unten in die an der Crista iliaca sich inserierende Fascia iliaca übergeht. Medial von dem M. psoas, dort, wo der Muskel den Rand des kleinen Beckens erreicht, wird die Fascie geradezu sehnig (oder richtiger gesagt, die Sehne des M. psoas minor geht hier in sie über) und befestigt sich an der Linea terminalis des kleinen Beckens. Auf diese Weise kommt ein osteofibröser Raum (Loge des M. iliopsoas) zustande, welcher sich von dem höchsten Ursprunge des M. psoas an dem XII. Brustwirbel bis zum Trochanter minor erstreckt.

Dieser Raum hat eine Bedeutung für die Ausbreitung von Eiterungen, welche von der Lendenwirbelsäule ausgehen. Solche Psoasabszesse zeigen die Neigung, sich innerhalb des M. psoas gegen die Lacuna musculorum zu senken; dabei werden sie durch den sehnigen Ansatz der Fascie an der Linea terminalis von dem Eintritt

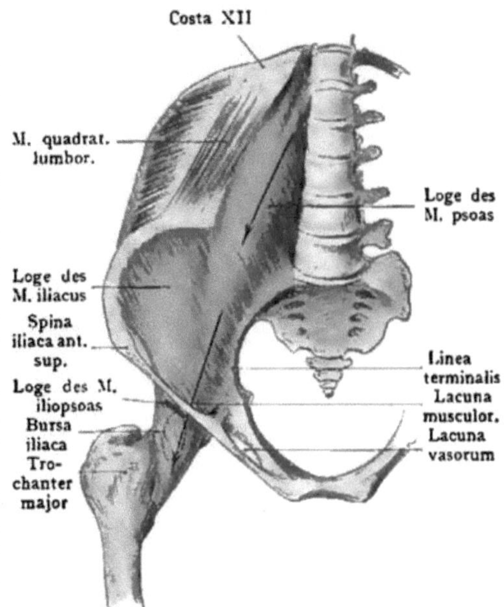

Fig. 392. Loge des M. iliopsoas (blau). Die Pfeile geben die Richtung an, welche die Psoasabszesse bei ihrer Senkung einschlagen. Halbschematisch.

in das kleine Becken abgehalten und müssen da, wo sie dem geringsten Widerstande begegnen, nämlich im Muskelfleische des Psoas, ihren Weg durch die Lacuna musculorum gegen den Trochanter minor hin nehmen. Auf dieser Strecke, die in Fig. 392 mittelst Pfeilen angegeben ist, kann der Abszess auch in die durch den M. iliopsoas überlagerte Bursa mucosa iliaca am vorderen Umfange der Kapsel des Hüftgelenkes durchbrechen und, falls die Bursa mit der Gelenkhöhle in Verbindung steht, auch auf die letztere übergreifen.

Die Gefässe und Nerven der Fossa iliaca liegen teils innerhalb, teils ausserhalb der osteofibrösen Loge. Innerhalb der Loge liegen die grossen Nervenstämme des Plexus femoralis, nebst kleineren Gefässstämmen; ausserhalb der Loge in erster Linie die A. und V. iliaca communis und ext., der N. genitofemoralis und die A. spermatica int. sowie die V. spermatica.

Der vorderen und medialen Fläche des M. psoas (Fig. 393) liegen die A. und V. iliaca communis an sowie in ihrer Fortsetzung nach unten die A. und V. iliaca ext. Die V. iliaca communis dextra liegt eine kurze Strecke weit lateral von der gleichnamigen Arterie und wird bei ihrer Teilung in die V. iliaca ext. und hypogastrica von der A. iliaca ext. gekreuzt, so dass die V. iliaca ext. dextra medial von der gleichnamigen Arterie zu liegen kommt. Die V. iliaca communis sin. dagegen wird an ihrer Zusammenmündung mit der V. iliaca comm. dextra zur Bildung der V. cava inf. von der A. iliaca comm. dextra gekreuzt und legt sich weiter unten der A. iliaca ext. sin. medial

an. Mit den Blutgefässen verläuft die Kette der Lymphoglandulae iliacae (in Fig. 393
nicht dargestellt), welche teils die Lymphe der unteren Extremität, teils diejenige der
Beckenorgane nach oben führt. Mit der A. und V. iliaca comm. verläuft auch der
N. genitofemoralis, welcher innerhalb des M. psoas aus den Rami ventrales des I. und
II. Lumbalnerven entsteht, die Muskelfascie durchbricht und sich dem vorderen Um-
fange der A. iliaca comm. anschliesst.

Die A. und V. iliaca comm. werden beiderseits kurz vor ihrer Teilung von dem
Ureter gekreuzt (Fig. 371); lateralwärts liegt der Strang der A. spermatica int. und der

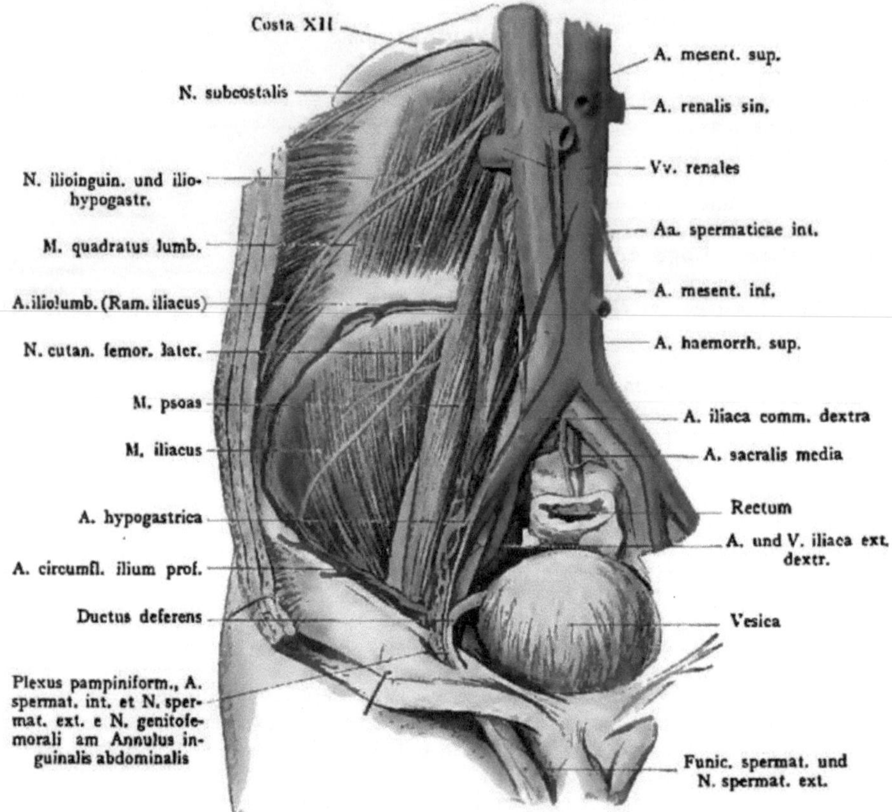

Fig. 393. Topographie der Fossa iliaca dextra.
N. genitofemoralis medianwärts abgezogen.

V. spermatica, welcher zuerst auf der vorderen Fläche des M. psoas abwärts zieht und
sich dann auf den grossen Gefässen zum Annulus inguinalis abdominalis begibt.

Die A. und V. iliaca comm., die A. und V. iliaca ext. sowie die A. und V. spermatica werden unmittelbar von dem Peritonaeum parietale überzogen und liegen
im subperitonaealen Bindegewebe der derben Fascie des M. psoas auf; es gelingt deshalb auch, von einem parallel mit dem Lig. inguinale und oberhalb desselben durch-
geführten Schnitte aus das Peritonaeum zurückzuschieben und bis an die Stelle vorzudringen, wo der Ureter die A. iliaca comm. kreuzt. Die A. iliaca ext. kann auf
diese Weise ohne Eröffnung des Peritonaealsackes unterbunden werden.

Innerhalb der Loge des M. iliopsoas liegen:

1. die Stämme des Plexus lumbalis, die sich in dem M. psoas aus den Rami ventrales der Lumbalnerven zusammensetzen (Nn. femoralis, genitofemoralis, obturatorius, cutaneus femoris lat.),

2. die Verzweigungen der A. circumflexa ilium profunda und der A. iliolumbalis.

Für die Bildung des Plexus lumbalis kommen in Betracht: der XII. Thorakalnerv, die drei oberen Lumbalnerven und ein Teil des IV. Lumbalnerven, während ein Teil des IV. und der ganze V. Lumbalnerv über den Rand des kleinen Beckens herabziehen und zur Bildung des Plexus sacralis beitragen. Von den Stämmen des Plexus tritt der N. obturatorius alsbald nach seiner Bildung aus dem II., III. und IV. Lumbalnerven, von dem M. psoas und der A. und V. iliaca comm. bedeckt, medianwärts in das kleine Becken, um, der seitlichen Wandung desselben angeschlossen, die innere Mündung des Canalis obturatorius zu erreichen.

Der N. cutaneus femoris lat. (aus dem II. und III. Lumbalnerven) wird zunächst von dem M. psoas bedeckt, kreuzt dann den M. iliacus in der Richtung gegen die Spina iliaca ant. sup. und tritt hier unter dem Lig. inguinale zur Haut am lateralen Umfange des Oberschenkels.

Der N. femoralis setzt sich, von dem M. psoas bedeckt, aus sämtlichen Wurzeln des Plexus lumbalis zusammen (also aus Th. XII. + L. I—IV), legt sich sodann in die durch den Mm. psoas und iliacus gebildete Rinne (in Fig. 393 ist der Nerv von vorne gerade noch sichtbar) und geht durch die Lacuna musculorum an den Oberschenkel. Die Bildung des N. genitofemoralis innerhalb des M. psoas sowie der Verlauf an der seitlichen Beckenwand, ist oben erwähnt worden.

Von Gefässen haben wir innerhalb der Loge: erstens die Aa. und Vv. lumbales, die aus der Aorta, resp. der V. cava inf. entspringen, in den an den Ursprüngen des M. psoas ausgesparten Öffnungen in die Loge eintreten und nach Abgabe von Ästen an den M. psoas zur breiten Bauchmuskulatur weiterziehen. Die A. iliolumbalis entspringt aus der A. hypogastrica und tritt sofort in die Loge des M. iliopsoas ein, wo sie sich in den Ram. ascendens und den längs der Crista iliaca zur Anastomose mit der A. circumflexa ilium prof. verlaufenden Ramus descendens seu iliacus teilt. Die A. circumflexa ilium prof. entspringt an der Durchtrittsstelle der A. iliaca ext. durch die Lacuna vasorum unter dem Lig. inguinale und verläuft, den Stamm des N. femoralis kreuzend, gegen die Spina iliaca ant. sup. und längs der Crista iliaca zur Anastomose mit der A. iliolumbalis.

Situs viscerum abdominis.

Auf die Besprechung der Topographie einzelner Baucheingeweide folgt als Zusammenfassung die Schilderung des nach der Eröffnung der Bauchhöhle von vorne, von den Seiten und von hinten sichtbaren Situs. Zur Veranschaulichung dienen die Figg. 394 bis 405 (nach Formolpräparaten), welche die Eingeweidetopographie in der Ansicht von vorne, von rechts, von links und von hinten darstellen.

Situs viscerum abdominis von vorne (Figg. 394—397.) Fig. 394 stellt den Situs der Baucheingeweide eines 21jährigen Mannes von vorne dar nach Abtragung der vorderen Bauchwand. Oben wird das Bild durch den Rippenrand und den Processus xiphoides sterni abgeschlossen, seitlich sind die Schichten der Bauchwandung (Mm. obliq. ext., obliq. int., transversus, die Fascia transversalis und das Peritonaeum) etagenweise abgetragen. Unten sind die Mm. recti quer durchtrennt, ebenso die den Ligg. umbilicalia zugrunde liegenden Stränge.

In dem so geschaffenen Rahmen ist oben rechts derjenige Teil der oberen und vorderen Leberfläche zu sehen, welcher der vorderen Bauchwand unmittelbar anliegt, mit dem unteren scharfen Leberrande, dem Lig. falciforme und dem Lig. teres hepatis

(letzteres durchtrennt). Entsprechend dem VIII.—IX. Rippenknorpel sieht der Gallen-
blasenfundus am unteren scharfen Leberrand hervor. Links liegt ein Teil der vorderen Magenfläche, die unten in der Curvatura major ihren Abschluss findet. Von

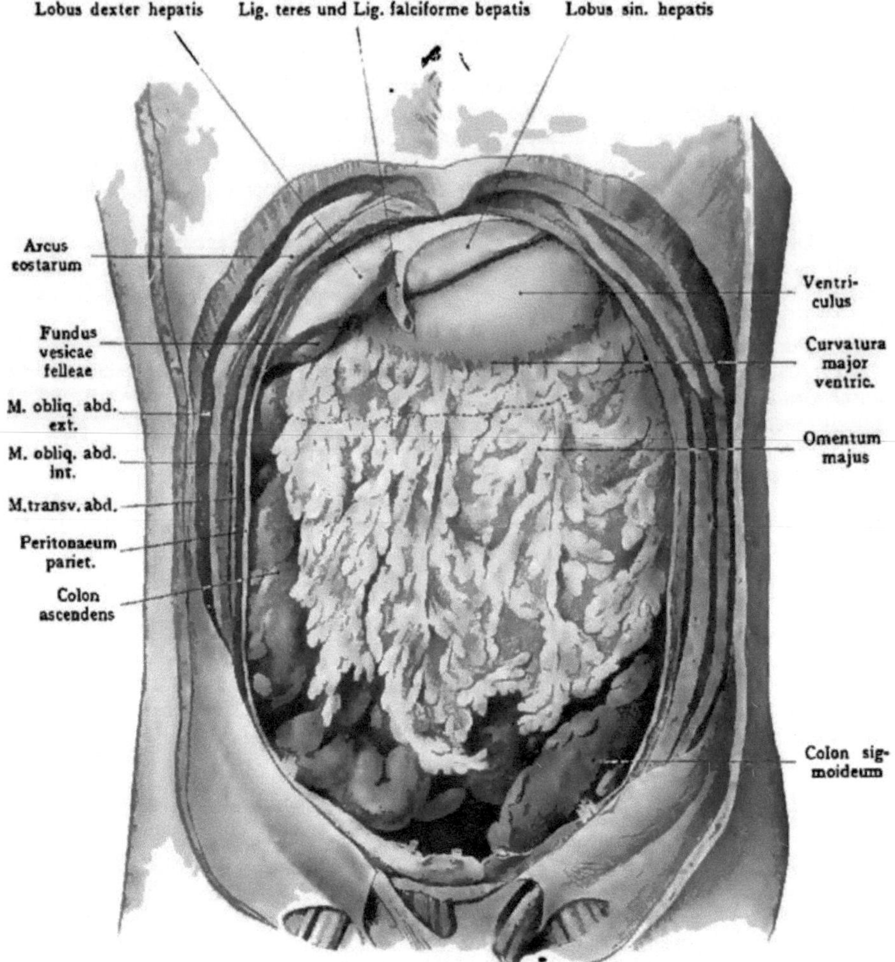

Fig. 394. Ansicht der Baucheingeweide und des grossen Netzes von vorn nach Abtragung der
vorderen Bauchwand.
Die untere Grenze des (leeren) Colon transversum ist punktiert angegeben.
Formolpräparat. 21 jähriger Mann.

der letzteren hängt das Omentum majus herunter, schürzenförmig die Dünndarmschlingen bedeckend; letztere sind teilweise in Umrissen zu erkennen. Nur wenige
Darmschlingen bleiben von dem Omentum majus unbedeckt, darunter das Colon ascendens sowie ein Teil des Colon descendens und des Colon sigmoideum.

Fig. 395. An dem Präparate, welches der Fig. 394 zugrunde lag, wurde das Omentum majus am Colon transversum abgetrennt und dieses nach oben geschlagen; sodann waren die Dünndarmschlingen in typischer Anordnung zu übersehen, links, mehr horizontal angeordnet, Jejunumschlingen, rechts, mehr vertikal gelagert, die Schlingen

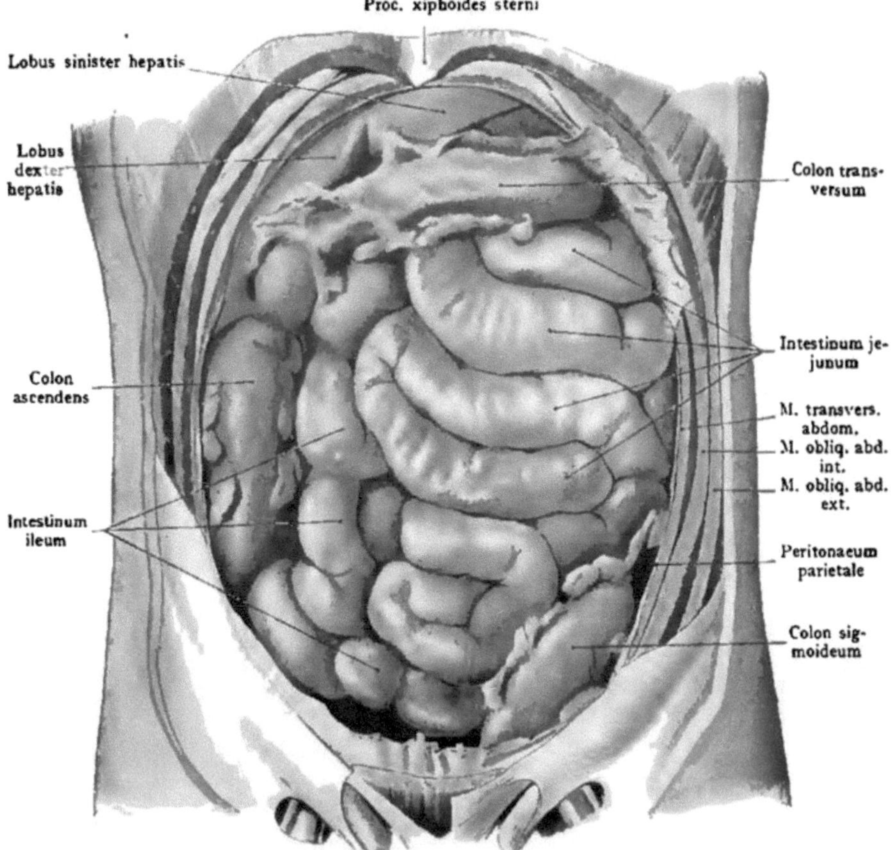

Fig. 395. Baucheingeweide, von vorn gesehen, nach Abtragung der vorderen Bauchwand und Entfernung des grossen Netzes.
Das Colon transversum, etwas nach oben geschlagen, bedeckt teilweise die vordere Fläche des Magens.
Typische Lagerung der Dünndarmschlingen.
Formolpräparat. 21 jähriger Mann.

des Ileum. Das mässig gefüllte Colon ascendens ist sichtbar; das fast leere Colon descendens sowie das Caecum werden von Dünndarmschlingen überlagert.

Fig. 396. Die Dünndarmschlingen sind entfernt worden; man übersieht den Dickdarm in seinem ganzen Verlaufe, vom Caecum angefangen, dessen Processus vermiformis, die A. und V. iliaca ext. dextra kreuzend, gerade noch den Eingang in das kleine Becken erreicht. Der Dickdarm ist fast leer; seine einzelnen Abschnitte, Colon ascendens, transversum, descendens und sigmoideum mit den beiden Flexurae

coli sind leicht zu erkennen. Durch das Peritonaeum parietale schimmern die Äste
der A. und V. mesenterica inf. Von dem Duodenum ist die Pars inferior zu sehen

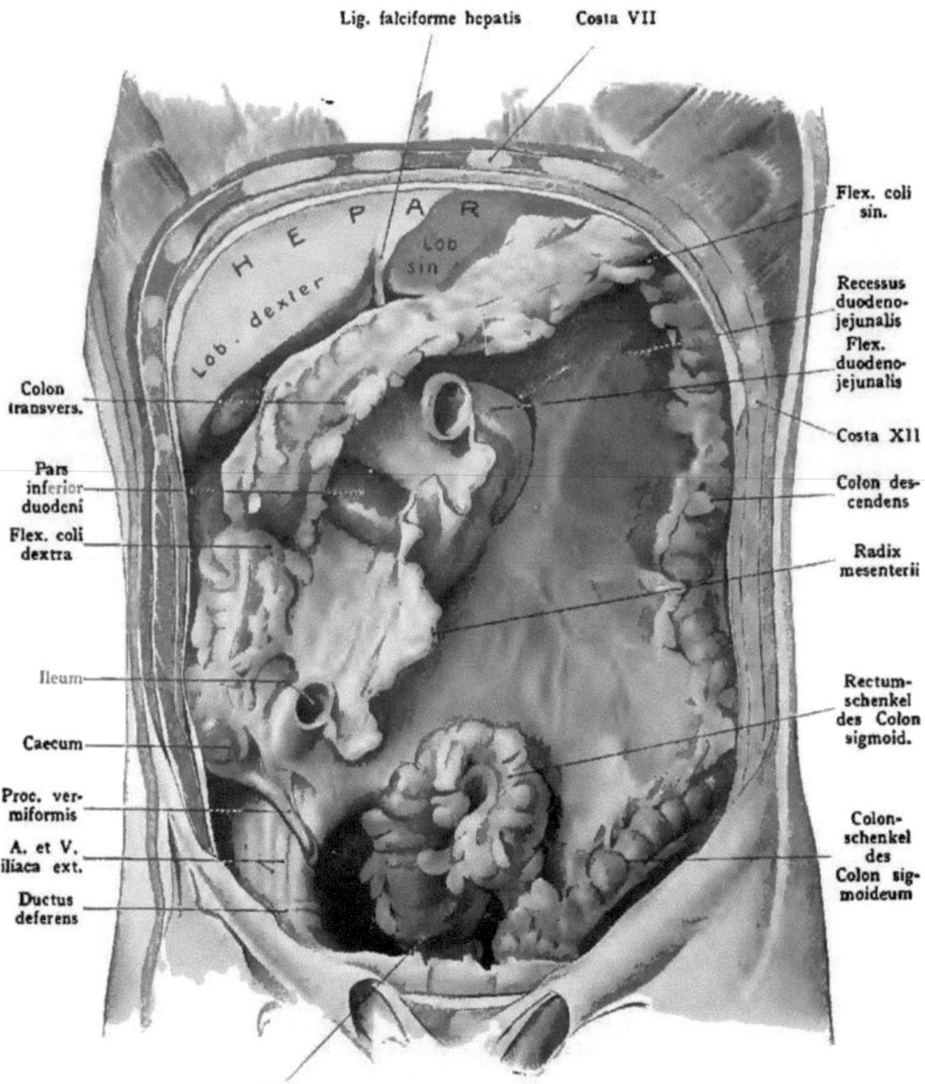

Fig. 396. Situs viscerum abdominis nach Entfernung des ganzen Dünndarms.
Die vordere Fläche des Magens wird von dem nach aufwärts geschlagenen Colon transversum bedeckt.
Formolpräparat. 21 jähriger Mann.

sowie die Flex. duodenojejunalis; von dieser aus zieht sich bis zum Caecum in der
Fossa iliaca dextra die Radix mesenterii, welche die Wirbelsäule, die V. cava inf. und
die Aorta schräg kreuzt.

In Fig. 397 ist ein Situsbild wiedergegeben, welches nach Abtragung der Dünn-darmschlingen, des Dickdarms, des Magens und der Leber, den Verlauf des Peritonaeum

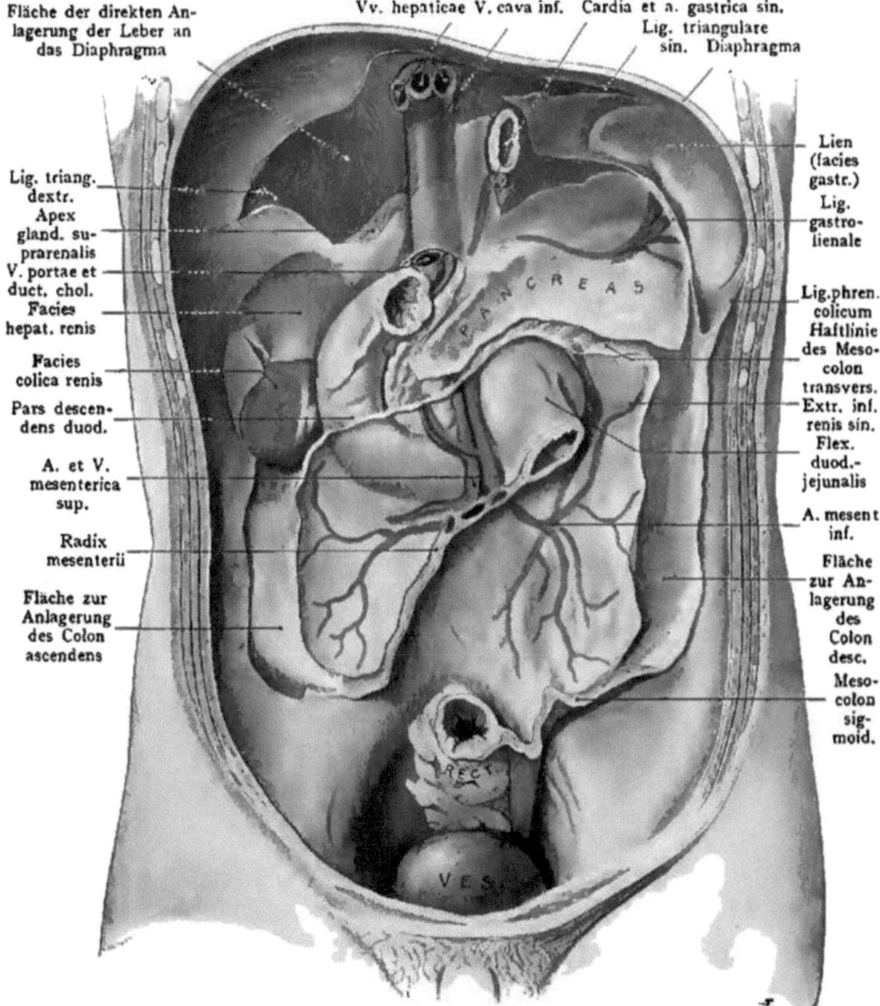

Fig. 397. Verlauf des Peritonaeum an der hinteren Bauchwand nach Entfernung des Dünn- und Dickdarms, der Leber und des Magens.
Formolpräparat. 21 jähriger Mann.
Einzelnes nach dem Hisschen Gipsabguss.

(grün angegeben) an der dorsalen Wandung des Bauchraumes darstellt, sowie die Haftlinien der beiden grossen Peritonaealduplikaturen (Mesocolon transversum und Radix mesenterii). Rechts oben ist das dreieckige Feld zu sehen, in dessen Bereich die dorsale Fläche des rechten Leberlappens direkt mit der unteren Fläche des Diaphragma in Verbindung tritt, sowie die oberste Strecke der V. cava inf., welche sich in den Sulcus venae cavae der hinteren Leberfläche einlagert. Nach links und rechts läuft dieses Feld in die beiden Ligg. triangularia hepatis aus. Die dorsale Wandung der Bursa omentalis erstreckt sich von der V. cava inf. rechterseits bis zum Hilus

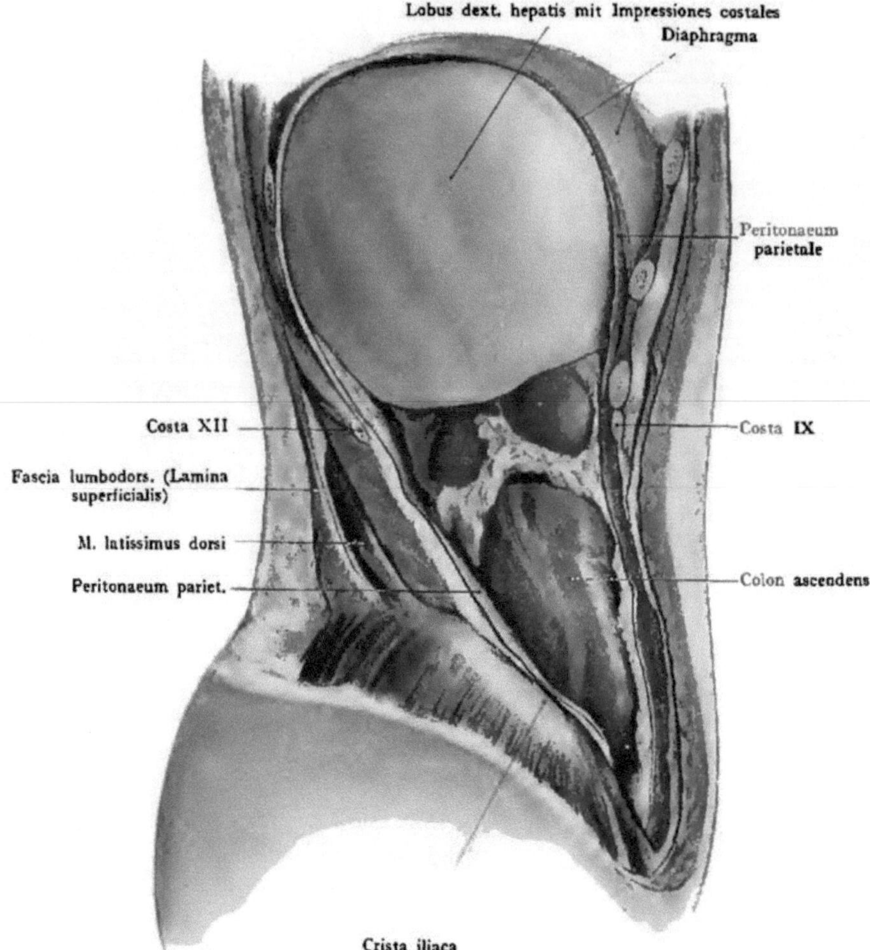

Fig. 398. Ansicht der Baucheingeweide von rechts nach Entfernung der seitlichen Bauchwand. Formolpräparat. 21 jähriger Mann.

der Milz linkerseits, nach oben, neben der V. cava inf., entsprechend dem Lobus caudatus (Spigeli) der Leber, bis zum Hiatus oesophageus, nach unten bis zur Haftlinie des Mesocolon transversum. Die letztere verläuft, von rechts nach links leicht ansteigend, von dem unteren Pole der rechten Niere über die Pars descendens duodeni und längs des vorderen Pankreasrandes bis etwa zum Hilus der linken Niere.

Rechts und links lassen sich die Flächen nachweisen, innerhalb welcher das Colon ascendens und das Colon descendens bei mässiger Füllung direkt an retroperitonaeales
Gewebe anlagern; dazu kommt die schräg verlaufende Linie der Radix mesenterii

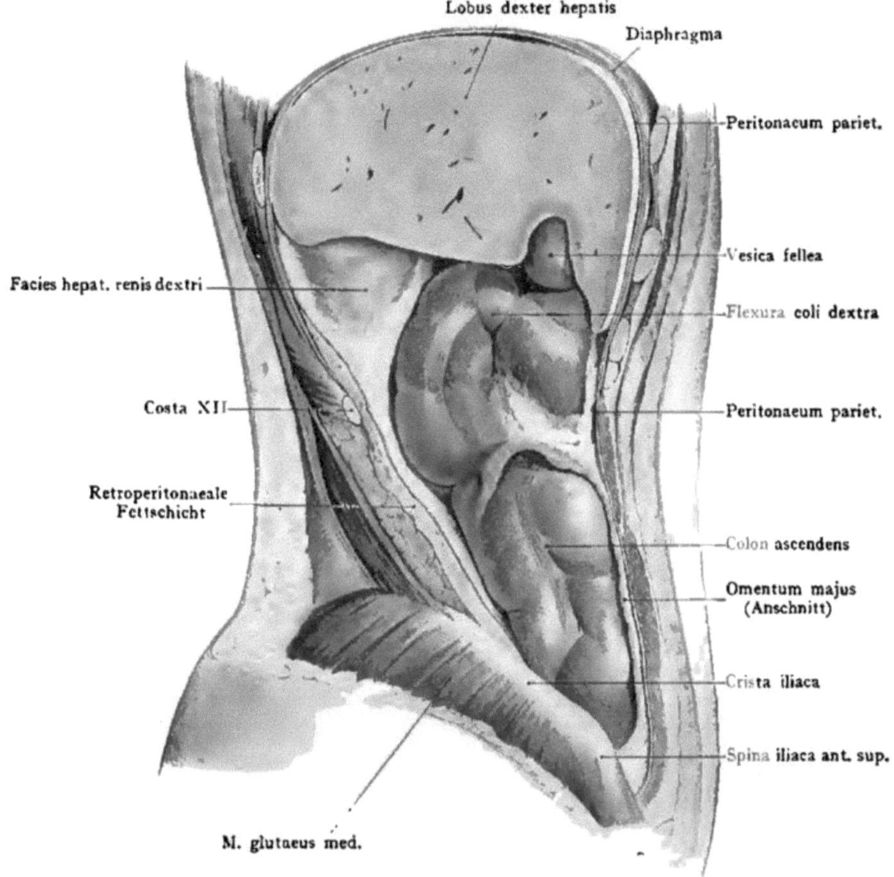

Fig. 399. Ansicht der Baucheingeweide von rechts nach Abtragung der seitlichen Bauchwandung,
sowie eines grossen Teiles des rechten Leberlappens.
Formolpräparat. 21 jähriger Mann.

und das Mesocolon sigmoideum. Rectum und Harnblase sind im Raume des kleinen
Beckens sichtbar.

Situs viscerum abdominis von rechts (Figg. 398—400).

Fig. 398. Die seitliche Bauchwand ist rechterseits vollständig entfernt worden,
und zwar von der Crista iliaca bis zur Höhe der Zwerchfellskuppel. Die unteren
Rippen sind zum Teil abgetragen worden, doch sieht man noch den Ursprung des
Zwerchfells von der letzten Rippe. Der rechte Leberlappen schliesst sich der Wölbung
des Zwerchfells unten an und zeigt die Impressiones costales. Auf die Leber folgt unten
der laterale Umfang des Colon ascendens, leicht kenntlich an der Tänia und den

Haustren. Das mächtig entwickelte Omentum majus schiebt sich zwischen dem Colon ascendens und der vorderen Bauchwand ein.

Fig. 399. Hier ist ein grosser Teil des rechten Leberlappens abgetragen worden, um die Flexura coli dextra zur Ansicht zu bringen sowie die Gallenblase, welche der Flexur aufgelagert ist. Die Facies hepatica renis ist teilweise sichtbar.

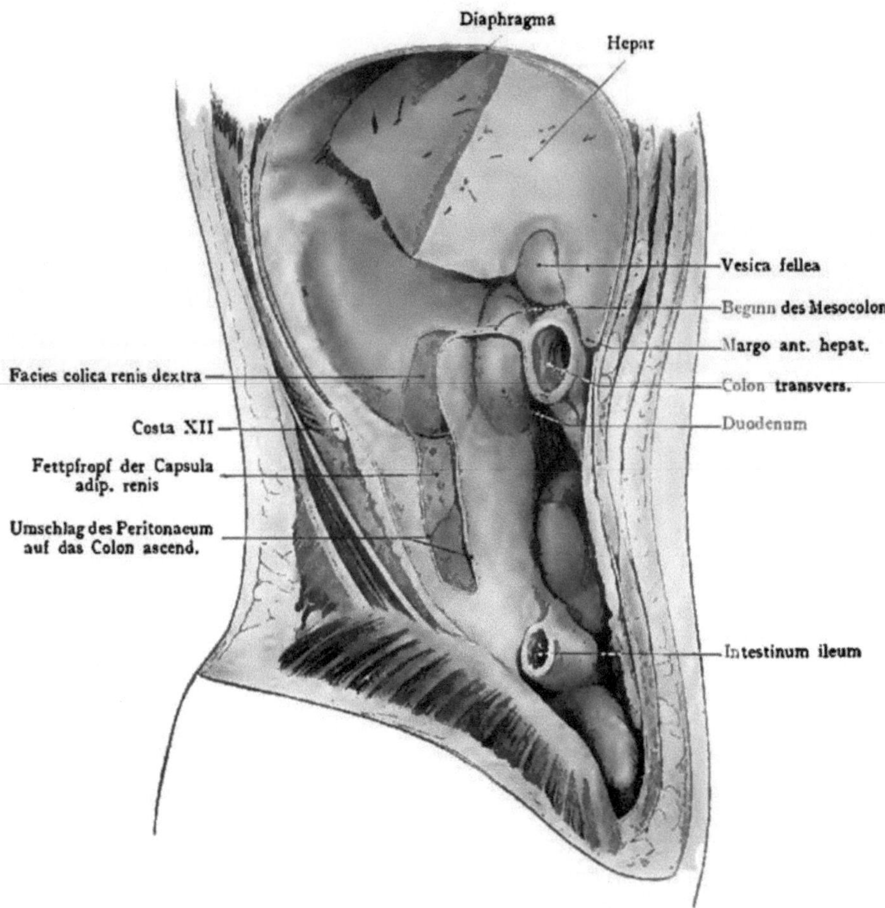

Fig. 400. Ansicht der Bauchhöhle von rechts nach Entfernung des Caecum, des Colon ascendens, der Flex. coli dextra und des Intestinum ileum.
Ein grosser Teil des rechten Leberlappens ist entfernt worden.
Formolpräparat. 21 jähriger Mann.

Fig. 400. Das Colon ascendens und das Caecum sind samt der Flexura coli dextra entfernt worden. Der Lobus dexter hepatis wurde noch weiter abgetragen, um die von dem Peritonaeum überzogene Facies hepatica renis und die Pars descendens duodeni zu zeigen. Das Feld, in welchem das Colon ascendens direkt mit retroperitonaealem Gewebe in Berührung tritt, ist durch die Entfernung des Darmteiles dargestellt; die zum Colon ascendens verlaufenden Gefässe sind durchtrennt worden, der Fettpfropf ist zu sehen, welcher die Capsula adiposa renis nach unten fortsetzt, sowie auch ein Teil der Capsula fibrosa renis, mit welcher der dorsale Umfang des Colon ascendens in Berührung tritt. Der untere Teil des Feldes wird durch den M. quadratus lumborum gebildet. Von der Niere aus zieht sich die Haftlinie des Mesocolon transversum quer auf die Pars descendens duodeni; hier ist auch der Querschnitt des Colon

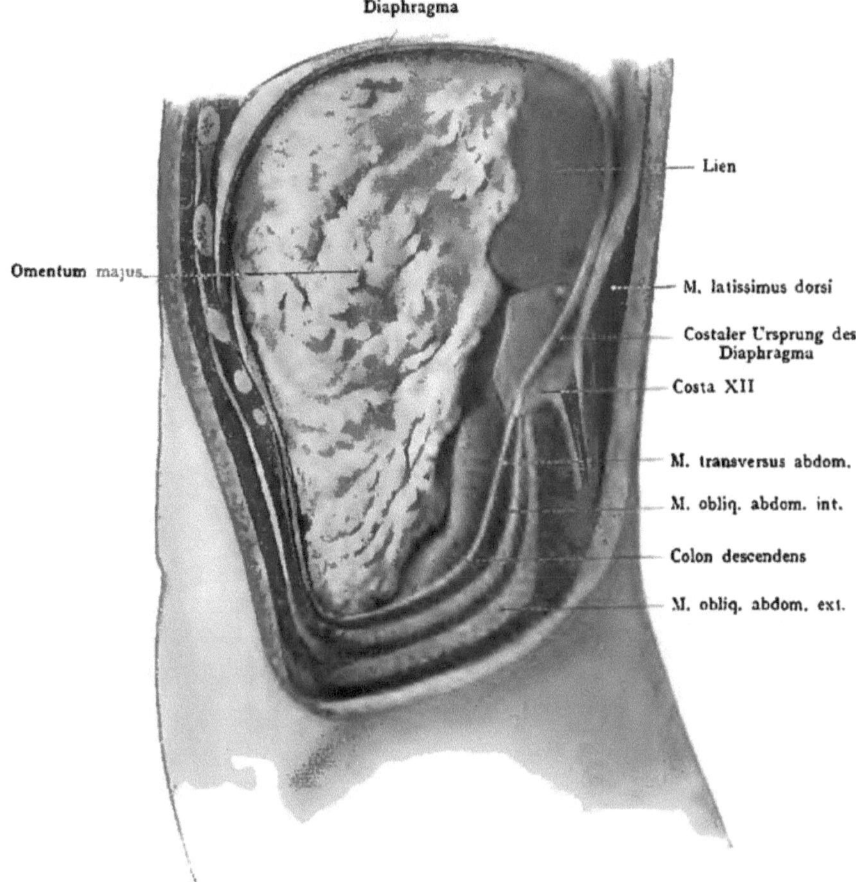

Fig. 401. Ansicht der Baucheingeweide von links nach Entfernung der seitlichen Bauchwandung. Formolpräparat. 21 jähriger Mann.

transversum sichtbar. Die Gallenblase liegt sowohl dem Duodenum als auch dem Colon transversum an.

Situs viscerum abdominis von links (Figg. 401—404).

Fig. 401. Die linke Wand des Bauchraumes und ein Teil der Zwerchfellkuppel sind abgetragen worden. Die Schichten der Wandung wurden über der Crista iliaca etagenweise durchtrennt. In grosser Ausdehnung sind die Darmschlingen von dem Omentum majus bedeckt; nur ein Teil des Colon descendens ist sichtbar, sodann die der Zwerchfellswölbung angeschlossene Facies diaphragmatica der Milz.

Fig. 402. Das Omentum majus wurde am Colon transversum abgetragen, um
die Flexura coli sin. und das Colon descendens zur Darstellung zu bringen; am Colon
descendens eine Tänie und zahlreiche Appendices epiploicae. Die Facies diaphragmatica der Milz ist in grosser Ausdehnung sichtbar. Ventral vom Colon descendens
liegen Jejunumschlingen, die durch den Anschnitt des Omentum majus von der vorderen
Bauchwand getrennt sind.

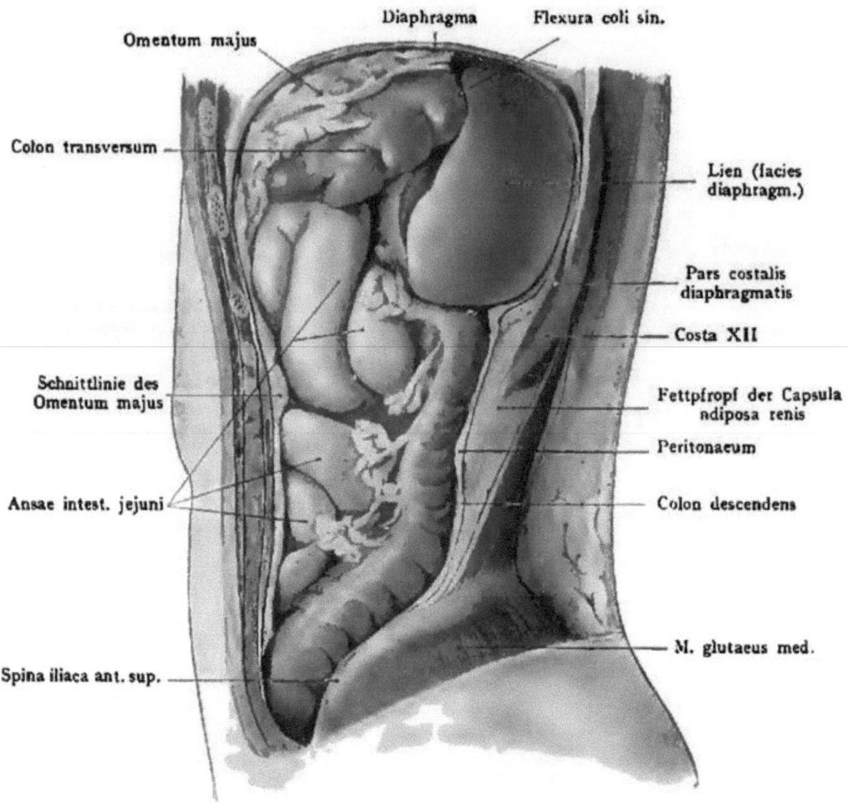

Fig. 402. Ansicht der Baucheingeweide von links nach Entfernung der seitlichen Bauchwandung
und des Omentum majus.
Formolpräparat. 21 jähriger Mann.

Fig. 403. Hier sind die in Fig. 402 sichtbaren Dünndarmschlingen entfernt
worden, ebenso das linke Drittel des Colon transversum und die obere Hälfte des Colon
descendens mit der Flexura coli sin. Das Omentum majus wurde dicht am Abgang von der Curvatura major abgetragen, der rechte Umfang des Magens und der
Spalt der Bursa omentalis mit deren unteren Abgrenzung durch das Mesocolon transversum sind zu erkennen. Die Milz wurde an ihrem Hilus abgetrennt und entfernt.
Die linke Strecke des Mesocolon transversum, dann weiter unten das Feld, innerhalb

dessen das Colon descendens direkt an retroperitonaeales Gewebe angrenzt, ist sichtbar sowie die zum Colon descendens verlaufende Äste der A. colica sin. (aus der A. mesenterica inf.) und der V. mesenterica inf.

Fig. 404. Das Colon descendens, die Milz und das Peritonaeum parietale wurden in grösserer Ausdehnung entfernt, um die linke Niere und den Schwanz des Pankreas

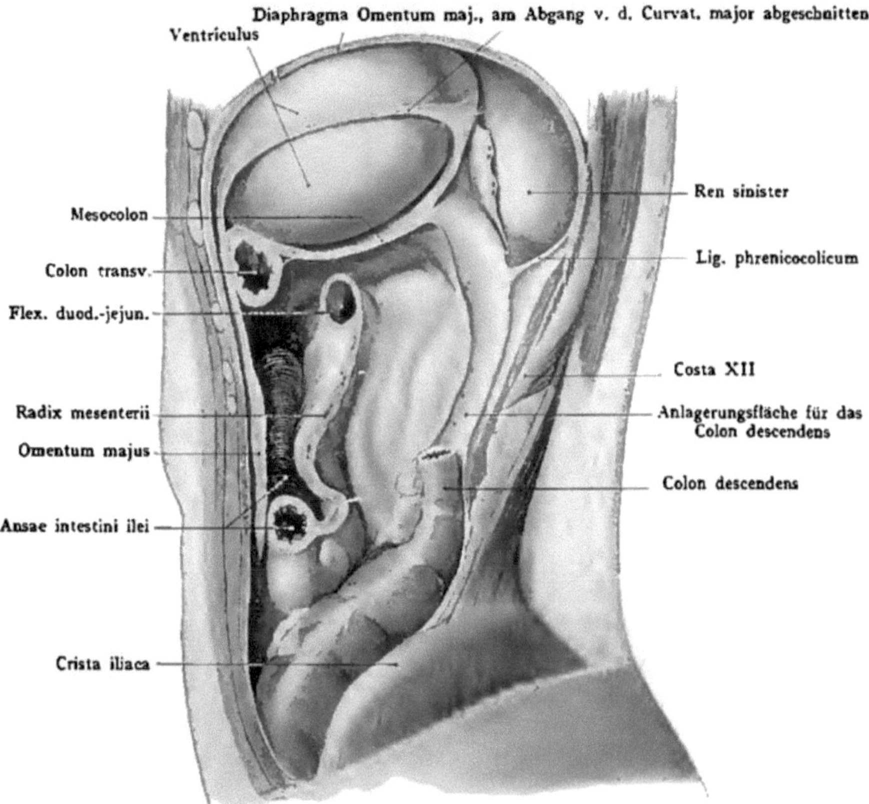

Fig. 403. Bauchhöhle von links nach Entfernung der Milz, des linken Endes des Colon transversum und der Flex. coli sin. sowie des grössten Teiles des Intestinum jejunum.
Formolpräparat. 21 jähriger Mann.

sowie die Capsula adiposa renis darzustellen. Die letztere ist auf der Niere entfernt; sie setzt sich vom unteren Nierenpole nach unten als Fettpfropf fort.

Situs viscerum abdominis in der Ansicht von hinten (Fig. 405).

Das Bild ist nach dem Formolpräparate der Leiche eines 23jährigen Mannes gezeichnet worden. Die Lenden- und ein Teil der Brustwirbelsäule mit der dorsalen Hälfte der Rippen wurden entfernt; ebenso die dorsale Hälfte des Beckenringes mit dem Sacrum. Die vertebralen Ursprünge des Zwerchfells wurden in der Höhe der oberen Nierenpole abgetragen.

Die Lage der Nieren ist eine durchaus typische, indem die Entfernung der unteren Pole voneinander eine beträchtlich grössere ist, als die der oberen Pole. Dem lateralen Rande der linken Niere schliesst sich die Milz an. Die rechte Niere zeigt in ausgedehntem Masse Beziehungen zur unteren Fläche des rechten Leberlappens (Impressio renalis); der untere Pol wird von dem Colon ascendens erreicht und mit dem

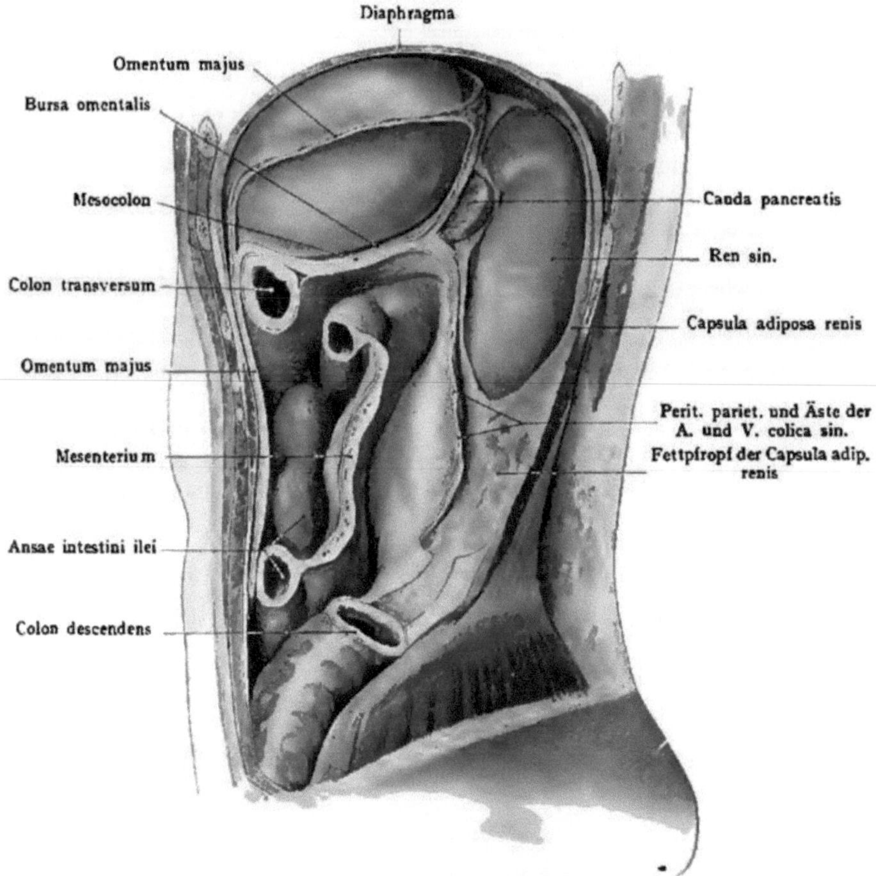

Fig. 404. Bauchhöhle von links, nach Entfernung der Milz, der Flex. coli sinistra, des Colon descendens und einer Anzahl Dünndarmschlingen.
Die linke Niere ist freigelegt worden.
Formolpräparat. 21 jähriger Mann.

Hilus tritt die Pars descendens duodeni in Berührung. Die V. cava inf. streift den oberen Pol der rechten Niere.

Die Aorta und die Vena cava inf. bedecken einen grossen Teil des Pankreaskörpers, sowie des Duodenum. In der Höhe der oberen Nierenpole liegen die Ganglia coeliaca, das eine links von der Aorta, das andere dem dorsalen Umfange der V. cava inf. aufgelagert. Von der Aorta entspringen die Aa. renales und in die V. cava inf. münden in sehr ungleicher Höhe (linkerseits viel tiefer als rechterseits) die Vv.

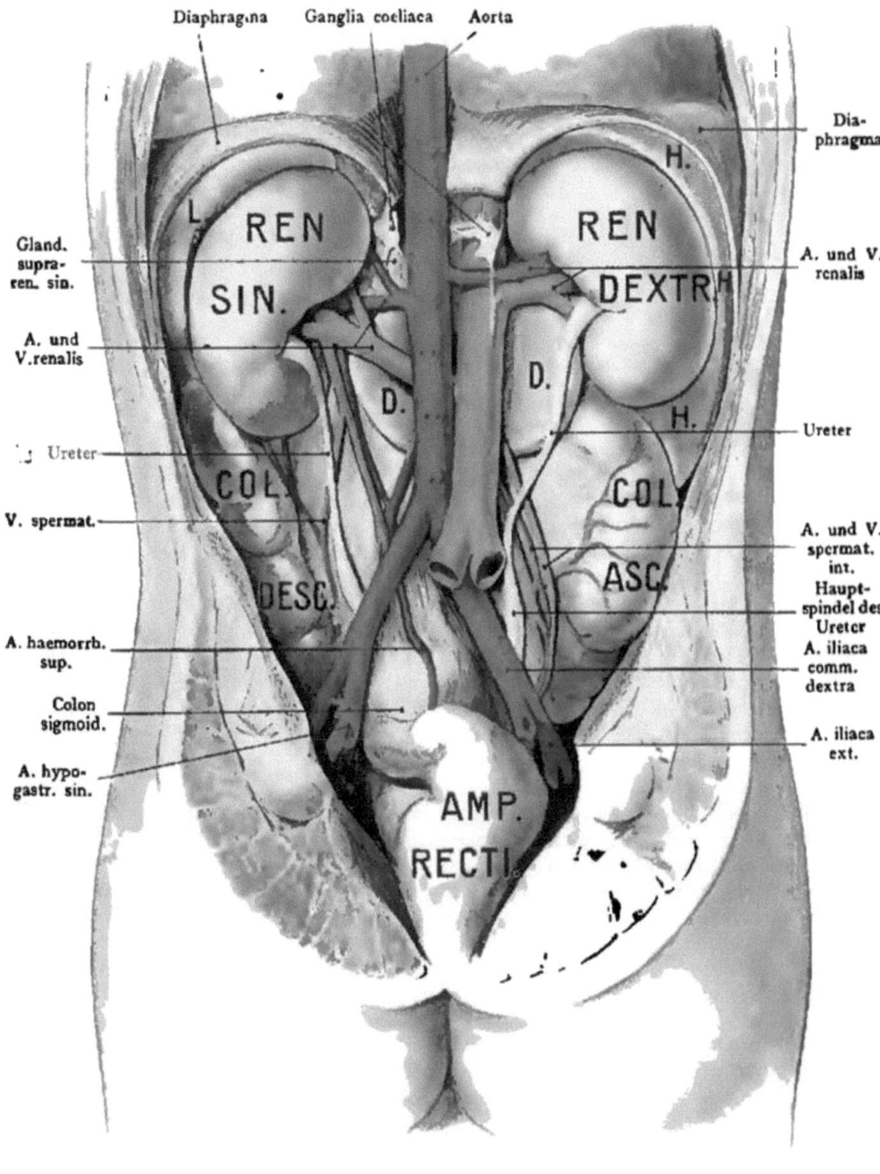

Fig. 405. Situs viscerum abdominis von hinten nach Entfernung der dorsalen Hälfte des Becken-ringes, der Lendenwirbelsäule und der unteren Brustwirbel mit den Rippen und den Ursprüngen der Pars lumbalis diaphragmatis.

D. D. Duodenum. L. Lien. H. H. Hepar.

Formolpräparat. 23jähriger Mann.

renales. Die Unmöglichkeit, das Duodenum und das Pankreas von hinten zu erreichen, ist wohl ohne weiteres zu verstehen. Rechterseits, vom unteren Nierenpole an, ist das Colon ascendens, linkerseits das Colon descendens, und zwar die dorsale (retroperitonaeale) Wand desselben zu sehen, im Raume des kleinen Beckens die Ampulla recti. Der rechte Ureter streift die Pars descendens duodeni und bildet vor dem Eintritt in das kleine Becken und über der Stelle, wo er die A. und V. iliaca communis kreuzt, eine spindelförmige Erweiterung, die sich auch am linken Ureter annähernd in derselben Höhe findet.

Frontalschnitt und Querschnitt durch den Bauch (Figg. 406—407).

Der Frontalschnitt (Fig. 406) erhält einen oberen Abschluss durch das Diaphragma; unten ist die Symphyse angeschnitten und nach beiden Seiten wird der Rahmen des Bildes durch die seitlichen Wandungen mit dem Diaphragma vervollständigt.

Rechts oben schmiegt sich die Leber der Konkavität des Zwerchfells an. Den linken Lappen berührt unten der Magen, welcher sich in mässig ausgedehntem Zustande befindet. Der unteren Fläche des rechten Leberlappens liegt die Gallenblase an, links, in nächster Nähe derselben das Duodenum, noch weiter unten das Colon ascendens. Links vom Duodenum ist der Körper des Pankreas angeschnitten und unterhalb desselben die A. mesenterica superior (nicht bezeichnet). Die Schlingen des Dünndarms (Jejunum) sind linkerseits horizontal angeordnet (s. auch Fig. 395), rechterseits ist eine typische Anordnung nicht nachzuweisen; hier liegt der Längs- und Schrägschnitt des Colon ascendens den Bauchwandungen unmittelbar an. Über der Symphyse ist das Lig. umbilicale medium angeschnitten.

Fig. 407 stellt einen Querschnitt durch die Bauchhöhle in der Höhe des XI. Brustwirbels dar. Verglichen mit Querschnitten durch die untere Partie der Bauchhöhle (Fig. 384) sind die Verhältnisse relativ einfache. Der Rahmen des Bildes wird zunächst durch die Schichten der unteren Partie der Thoraxwandung hergestellt, dorsal durch die Masse der Rückenmuskulatur mit dem M. latissimus dorsi. Das Diaphragma bildet einen vollständigen Ring, der durch den Pleuraspalt von der Brustwandung getrennt wird; gegen die Bauchhöhle erhält es einen Überzug von dem Peritonaeum.

Bloss drei grössere Baucheingeweide sind angeschnitten, nämlich die Leber, der Magen und die Milz. Die rechte Hälfte der Bauchhöhle wird von dem rechten Leberlappen vollständig ausgefüllt; an den linken Lappen schliesst sich dorsal und links der in dieser Höhe vollständig von demselben bedeckte Magen an. Von dem Magen zur Porta hepatis erstreckt sich das Lig. hepatogastricum. Der Lobus caudatus (Spigeli) wird durch die höchste Ausbuchtung der Bursa omentalis von dem Diaphragma getrennt. Rechts vom Lobus caudatus liegt der Querschnitt der V. cava inf., welche fast unmittelbar an die untere Fläche des Diaphragma anstösst.

Mit der Wandung des Magens wird nach links die Milz durch das Lig. gastrolienale verbunden; am Hilus lienis sind die A. und V. lienalis durchschnitten. Die Facies diaphragmatica der Milz legt sich dem Diaphragma an, von welchem sie durch den Spalt der Peritonaealhöhle getrennt wird.

Man beachte den starken Vorsprung, den der Brustwirbel bildet. Demselben liegt ventral, gleich links von der Medianebene, der Querschnitt der Aorta (gerade oberhalb des Hiatus aorticus) auf, rechts von der Aorta findet man den Ductus thoracicus (doppeltes Lumen) und mehr seitlich die Grenzstränge des Sympathicus.

Die Figg. 408 und 409 stellen den Bauchsitus eines neugeborenen Kindes in zwei Ansichten dar.

Fig. 408 gibt das Bild wieder, welches sich darbietet, wenn man nach Ausführung eines Kreuzschnittes die Bauchdecken auseinander legt. Vor allem imponiert die mächtige Leber, welche mehr als die Hälfte der im Rahmen der Bauchdecken dargebotenen Fläche einnimmt und bis weit unterhalb des Rippenbogens herabsteigt. Der linke Lappen tritt zwar an Grösse gegenüber dem rechten Lappen zurück, doch dehnt er sich, im Vergleich mit dem Zustande beim Erwachsenen, nicht bloss beträchtlich weiter nach unten, sondern auch weiter nach links aus. Er überlagert den aller-

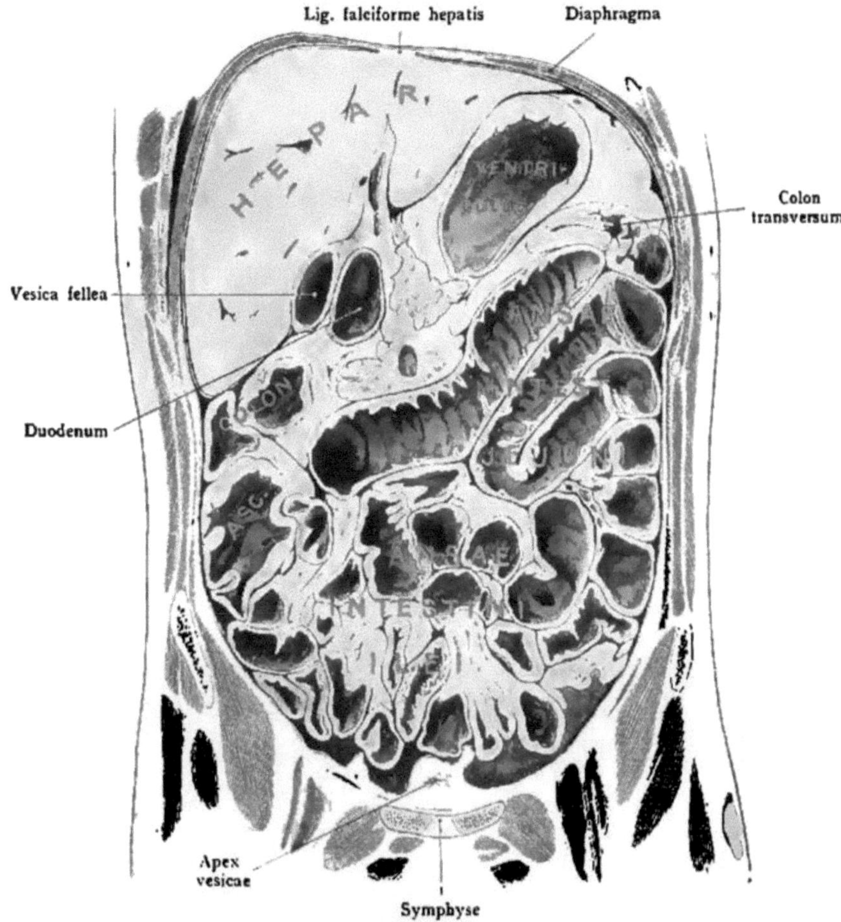

Fig. 406. Frontalschnitt durch die Bauchhöhle. (Ansicht von vorn.)
Nach einem Gefrierschnitte aus der Basler Sammlung.

dings stark kontrahierten Magen so vollständig, dass von dem letzteren nichts zu sehen ist. Auch das Colon transversum wird von der Leber bedeckt, wie überhaupt von dem Dickdarm bloss eine Strecke des Colon sigmoideum zu sehen ist, die sich der Harnblase und der vorderen Bauchwand oberhalb der Symphyse anlagert. Die Gallenblase erreicht den unteren Leberrand nicht, indem ihr Fundus, wie eine Untersuchung der unteren Leberfläche lehrt, besonders tief in die Lebersubstanz eingelagert ist. Das Verhalten ist nicht typisch, denn in den meisten Fällen überragt der Fundus der Gallenblase den unteren Leberrand.

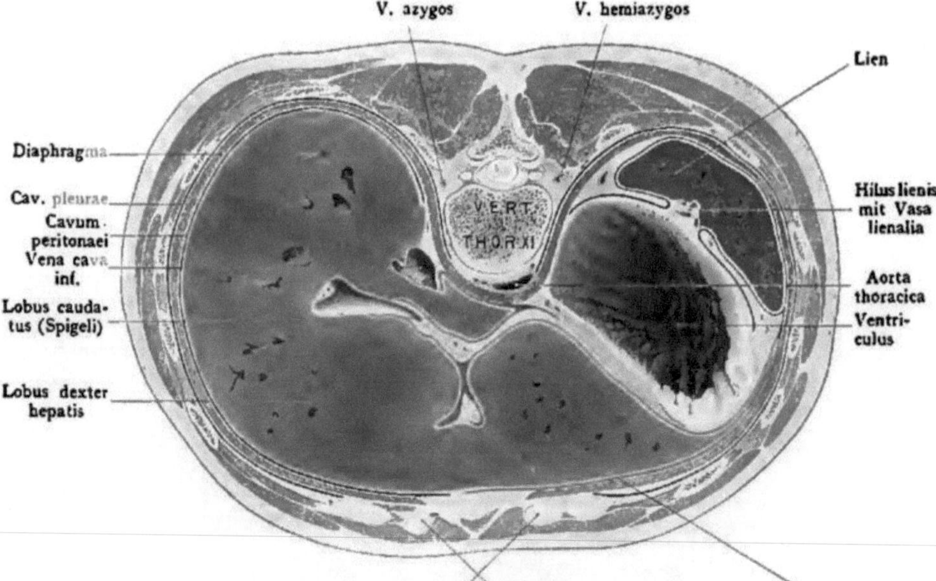

Fig. 407. Horizontalschnitt durch die Bauchhöhle, in der Höhe des XI. Brustwirbelkörpers.
Nach W. Braune, Atlas der topogr. Anatomie.

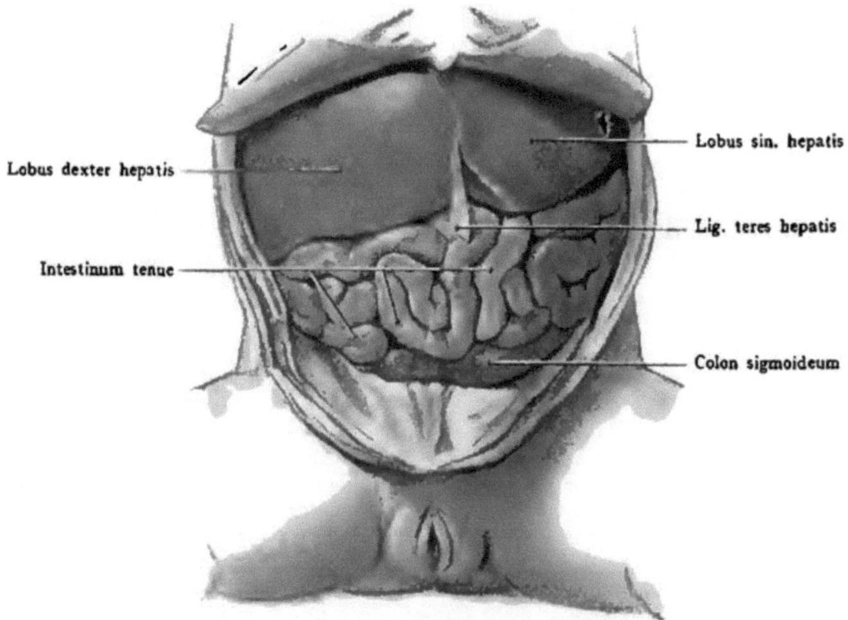

Fig. 408. Bauchsitus. Neugeborenes Mädchen.

Die Fig. 409 stellt das Bild dar, welches nach Entfernung eines grossen Teiles der Leber, sowie des ganzen Dünndarms gewonnen wurde. Das Omentum majus ist knapp unterhalb der grossen Kurvatur des Magens abgetrennt worden. Der Magen hat einen steilen Verlauf, indem sich die kleine Kurvatur annähernd parallel mit der Wirbelsäule hinzieht („Luschka-Magen"). Der obere Teil mit dem Fundus ist stärker

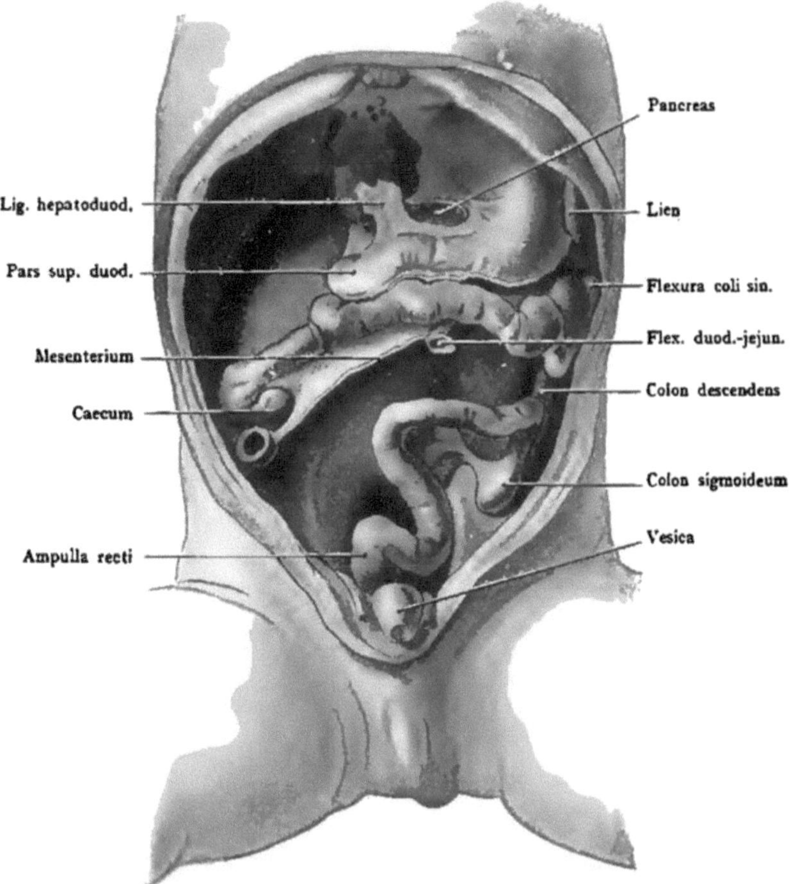

Fig. 409. Bauchsitus. Neugeborener Knabe.
Gipsabguss aus der Basler anatomischen Sammlung.

ausgedehnt als der untere gegen den Pylorus sich hinziehende Abschnitt, welcher sich im Volumen kaum von der Pars superior duodeni unterscheidet. Verhältnismässig lang erscheint das Colon. Das Caecum mit dem Processus vermiformis steht hoch, entsprechend etwa dem Körper des IV. Lumbalwirbels. Ein Colon ascendens ist als solches eigentlich gar nicht vorhanden, indem der auf das Caecum folgende Darmteil mit einer Ausbiegung nach rechts in das Colon transversum übergeht. Die Verlaufs-richtung dieses Darmteiles ist, wie beim Erwachsenen, eine nach links leicht ansteigende; am linken Ende finden sich zwei vertikal eingestellte Schleifen und der Übergang in das Colon descendens erfolgt in spitzem Winkel. Das Colon descendens markiert sich gegen das Colon sigmoideum scharf ab, indem letzteres etwa in der Höhe der Crista iliaca seinen Anfang nimmt, dort wo die Peritonaealblätter den Darm wieder vollständig umschliessen, um ein Mesocolon sigmoideum herzustellen. Das Colon sigmoideum wendet sich zunächst in einer scharfen Biegung kranialwärts, dann verläuft es annähernd transversal bis zu einem Punkte, welcher, nach hinten projiziert, der Mitte des I. Lendenwirbelkörpers entspricht. Von hier aus wendet es sich kaudalwärts, streift den Beckeneingang links und gelangt dann ins kleine Becken, um in die Ampulla recti überzugehen.

Das Colon sigmoideum erscheint, wenn man es mit dem Colon transversum oder gar mit dem Colon descendens vergleicht, unverhältnismässig lang; tatsächlich ist die relative Länge des Darmteiles, bezogen auf das Colon transversum, grösser als beim Erwachsenen (Treves).

Literatur.

I. Wandungen des Bauches.

Mall, Development of the ventral abdominal walls in man. Journ. of Morphology 1898.
Zuckerkandl, E., Über den Scheidenfortsatz des Bauchfells. Arch. f. klin. Chirurgie 1877.

II. Magen und Duodenum.

Cunningham, D. J., The varying form of the stomach in man and the anthropoid apes. 4 plates. Transact. Roy. Soc. Edinburgh. Vol. 45. 1906.
Luschka, H., Die Lage des menschlichen Magens. Prager Vierteljahrsschrift 101. 1869.
Luschka, H., Die Lage der Bauchorgane des Menschen. Karlsruhe 1873.
Cunéo und Delamare, Les lymphatiques de l'estomac. Journ. de l'anat. et de la physiol. Année 36.
Chapolet, L'estomac et le corset. Thèse de Lyon 1892.
Braune, W., Über die Beweglichkeit des Pylorus und des Duodenum. Arch. f. Heilkunde 1874.
Mehnert, E., Welches ist die normale Lage des menschlichen Magens? Verh. d. Ges. deutscher Naturforscher und Ärzte in München 1899. Vol. 2, 2. Hälfte.
Braune, W., Über die Ringform des Duodenum. Arch. f. Anat. u. Entw.-Gesch. 1877.
Braune, W., Über die operative Erreichbarkeit des Duodenum. Arch. f. Heilkunde 17. 1876.
Ballowitz, Bemerkungen über die Form und Lage des menschlichen Duodenum. Anat. Anz. X. 1895.
Poisson, J., Les fossettes périduodénales et leur rôle dans la pathologie des hernies rétropéritonéales. Thèse de Lille 1895.
Schiefferdecker, Beiträge zur Topographie des Darms. Arch. f. Anat. u. Physiol. Anat. Anat. 1886.

III. Leber.

Symington, S., On certain physiological variations in the shape and position of the liver. Edinburgh. med. Journ. 1888.
Faure, De l'apparail suspenseur du foie. Thèse de Paris 1892.
Luschka, H., Die Lage der Bauchorgane des Menschen. 1873.
Luschka, H., Die Pars intestinalis des gemeinsamen Gallenganges. Prager Vierteljahrsschrift f. prakt. Heilkunde. 1869.
Ruge, G., Die äusseren Formverhältnisse der Leber bei den Primaten. VI. Die Leber des Menschen. Morph. Jahrb. XXXVII.

IV. Colon.

Treves, Fr., Hunterian Lectures. Brit. med. Journ. 1885.
Waldeyer, W., Die Colonnischen, die Aa. colicae und die Arterienfelder der Bauchhöhle etc. Abh. der Kgl. Akad. d. Wiss. in Berlin 1900.
Toldt, C., Die Formbildung des menschlichen Blinddarms und die Valvula coli. 3 Taf. Denkschr. der Wien. Akad. d. Wiss. Math.-phys. Kl. B. 103.
v. Samson, C., Einiges über den Darm, besonders die Flex. sigmoidea. Arch. f. klin. Chir. 1892, auch I.-D. Dorpat 1890.

Lockwood, C. B. und Rolleston, H. D., On the fossae around the Caecum and the position of the vermiform appendix, with special reference to retroperitoneal hernia. Journ. of Anat. and Physiol. 26. and 1892.

Symington, J., The relations of the peritonaeum to the descending Colon in the human subject. Journ. of Anat. and Physiol. 26. 1892.

Cohn, M., Der Verlauf der appendikulären Lymphgefässe. Arch. f. Anat. u. Entw.-Gesch. 1895.

Funke, K., Über die Lymphgefässe des Dickdarms. Arch. f. Anat. u. Entw.-Gesch. 1910.

V. Nieren.

Zondek, Zur Topographie der Niere. Berlin 1903.

Helm, Beiträge zur Kenntnis der Nierentopographie. I.-D. Berlin 1895, auch Anat. Anz. XI. 1896.

Cunningham, D. J., On the form of the spleen and kidneys. Journ. of Anat. and Physiol. 29. 1895.

Récamier, J., Étude sur les rapports du rein et son exploration chirurgicale. Thèse de Paris 1889.

Holl, Die Bedeutung der XII. Rippe bei der Nephrotomie. Arch. f. klin. Chir. 25. 1880.

Gerota, Beiträge zur Kenntnis des Befestigungsapparates der Nieren. Arch. f. Anat. u. Entw.-Gesch. 1895.

Tuffier, La capsule adipeuse du rein au point de vue chirurgicale. Rev. de chir. X. 1890.

Brödel, Max, The intrinsic blood vessels of the kidney and their significance in nephrotomy. Proc. Assoc. Amer. Anatomists. 1900.

Schmerber, F., Recherches sur l'artère rénale. Thèse de Lyon 1895.

Kolster, R., Studien über die Nierengefässe. Zeitschr. f. Morph. u. Anthrop. Bd. IV. 1902.

Stahr, Der Lymphapparat der Nieren. Arch. f. Anat. u. Entw.-Gesch. 1900.

Becken.

Allgemeine Bemerkungen über die Topographie des Beckens.

Das Becken umfasst im Sinne des topographischen Anatomen die Wandungen des kleinen Beckens mit dem Inhalte desselben. Die Grenzen der Region entsprechen folglich nicht den Grenzen des als Becken bezeichneten Knochenkomplexes, indem das grosse Becken, welches über der Linea terminalis liegt, teils die Grundlage der Fossa iliaca, teils diejenige der Regio glutaea liefert und entweder zu den Wandungen des Bauchraumes oder zur unteren Extremität gerechnet wird.

Die Berechtigung der Unterscheidung und besonderen Besprechung der Beckenregion entnehmen wir zunächst den für die Praxis massgebenden Verhältnissen. Die Beckeneingeweide bilden einen Komplex, dessen einzelne Teile sich dadurch von den Baucheingeweiden unterscheiden, dass physiologische und pathologische Prozesse von bestimmtem Charakter an ihnen ablaufen (Füllung der Harnblase, Vergrösserung und Verlagerung des Uterus durch Schwangerschaft, ferner Erkrankungen des Uterus, der Ovarien, der männlichen Harnröhre usw.), welche die Topographie des ganzen Beckeninhaltes mehr oder weniger beeinflussen können. Ferner werden gewisse typische Operationen an den Beckeneingeweiden vorgenommen, welche zur Ausbildung von Spezialfächern mit eigener Technik Veranlassung gegeben haben (Gynäkologie, Geburtshilfe, Urologie). Die operativen Zugänge zum Beckenraume sind so zahlreich (von oben, und unten, vorne hinten) und in ihren topographischen Beziehungen so eigenartig, dass auch aus diesem Grunde eine gesonderte Besprechung der Beckentopographie erforderlich wird.

Die innerhalb des kleinen Beckens liegenden Eingeweide sind zunächst solche, die aus der Bauchhöhle in den Beckenraum hinuntersteigen, bei gewissen Füllungszuständen der Becken- und Baucheingeweide jedoch über den Rand des kleinen Beckens den Rückweg in die Bauchhöhle nehmen (Dünndarmschlingen und Colon sigmoideum). Dieselben werden, da sie ihre Befestigung innerhalb der Bauchhöhle erhalten (Mesenterium, Mesosigmoideum), zu den Baucheingeweiden gerechnet. Andere Eingeweide dagegen erhalten durch die Muskeln und Fascien der Beckenwandungen und besonders des Beckenverschlusses eine Befestigung und damit auch den Charakter von Beckeneingeweiden (Harnblase, Prostata, Samenblasen, Rectum beim Manne; Uterus, Ovarien, Harnblase, Rectum beim Weibe). Je nach der Art der Befestigung sind die Eingeweide auf das Becken beschränkt oder können (Harnblase, Uterus) bei stärkerer An-

füllung aus dem Raume des kleinen Beckens in die Bauchhöhle aufsteigen und sich
hier ausdehnen.   Bei diesem Vorgange werden jene Darmschlingen, welche sich bei
leerem Zustande der Beckeneingeweide sensu strictiori in den Raum des kleinen Beckens
einlagern, in die Bauchhöhle zurückgedrängt (Dünndarmschlingen und Colon
sigmoideum).   Es ist also bei den Beckeneingeweiden in noch höherem Grade als bei
den Baucheingeweiden der Füllungszustand sowohl für die Lage als auch für die topographischen Beziehungen (Syntopie) der Organe massgebend.

Das kleine Becken bildet einen Kanal mit einer oberen Öffnung (Beckeneingang) und einer unteren Öffnung (Beckenausgang). Die innere Fläche des knöchernen
Beckenkanales wird durch Muskeln, Fascien und Bänder vervollständigt, welche mit
dem Knochen zusammengenommen die Wandung des Beckenkanales herstellen.   Der
Beckenausgang wird durch Schichten von Muskeln und Fascien verschlossen (als Diaphragma pelvis zusammengefasst), welche beim Manne eine Unterbrechung durch die
Urethra und das Rectum erfahren, beim Weibe durch die Urethra, die Scheide und
das Rectum.   Von unten betrachtet haben wir in der Ebene des Beckenausganges
den Damm (Perineum), an welchem beim Weibe hinten der After, vorne die Öffnung
des Sinus urogenitalis liegt.   Beim Manne rückt dagegen die Mündung des Sinus urogenitalis infolge des Verschlusses der Penisrinne auf die Glans penis.   Bei beiden Geschlechtern wird die Topographie der äusseren Geschlechtsteile und der Keimdrüsen
im Anschluss an die Topographie des Beckens, resp. der Regio perinealis abgehandelt.

I. Bänderbecken.

Bänderbecken.   Das Bänderbecken im Zusammenhang mit seinen Weichteilen
(Muskeln, Fascien usw.) ist mit zwei Hohlzylindern verschiedener Grösse verglichen

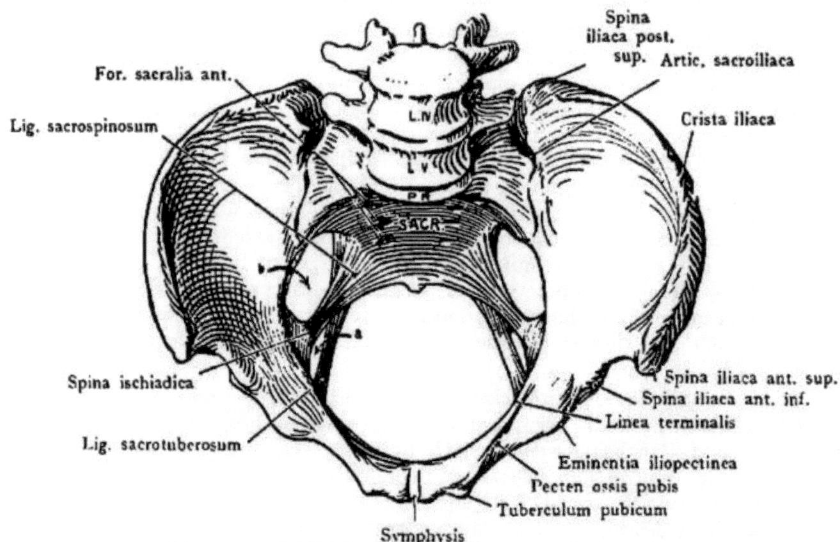

Fig. 410.   Weibliches Bänderbecken, von oben gesehen.
a Foramen ischiadicum minus.   b Foramen ischiadicum majus.   Pr. Promontorium.   Sacr. Sacrum.

worden, von denen der kleinere (kleines Becken) in den Boden des grösseren (grosses
Becken) eingelassen ist, während sein unterer Abschluss (Diaphragma pelvis und Damm)

von dem Anus und der Mündung des Sinus urogenitalis durchbrochen wird. Wenn
wir uns nun denken, dass die innere Oberfläche des kleineren Hohlzylinders von Weichgebilden (Muskel und Fascien) überzogen wird, so erhalten wir ein Schema, welches
ziemlich genau den wirklichen Verhältnissen entspricht.

Die Wandung beider Abschnitte weist Lücken auf; am grossen Becken sehen
wir den vorderen Ausschnitt zwischen den beiden Spinae iliacae ant. sup., am kleinen
Becken das Foramen ob-
turatum und die Incis-
ura ischiadica major und
minor. Diese Lücken wer-
den aber, wenigstens zum
Teil, durch Bandmassen
verschlossen, welche in
ihrer mächtigen Entfal-
tung und straffen Be-
schaffenheit den fehlen-
den Knochen ersetzen, so
durch die Ligg. sacrospi-
nosum und sacrotubero-
sum und die Membrana
obturatoria, von denen
die letztere geradezu als
Membrana interossea auf-
zufassen ist.

Die beiden Abteilungen
des Beckens werden
durch die Linea termi-
nalis voneinander abge-
grenzt (Fig. 410). Die-
selbe zieht sich von der
Symphyse bis zum Pro-
montorium, indem sie den

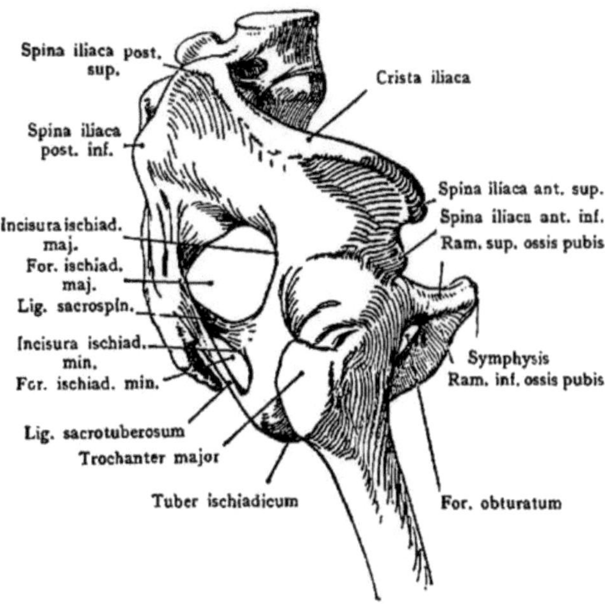

Fig. 411. Weibliches Bänderbecken von der Seite.

Eingang in das kleine Becken angibt. Die oberhalb der Linie sich ausbreitenden Knochenteile (in der Hauptsache die Darmbeinschaufeln) bilden das grosse Becken, die unterhalb der Linie liegenden Knochenteile dagegen stellen mit den breiten Bändern des
Beckens zusammen die Wandungen des kleinen Beckens oder den Beckenkanal der
Geburtshelfer dar.

Grosses Becken. Dasselbe wird durch die Darmbeinschaufeln dargestellt,
zwischen welchen sich die stark verbreiterten Partes laterales ossis sacri einlagern. Wir
unterscheiden eine mediale, resp. obere Fläche als Fossa iliaca, eine laterale resp. untere
Fläche als Facies glutaea (Fig. 410 und Fig. 411), einen oberen Rand (Crista iliaca
mit dem Labium int. und ext. und der Linea intermedia) der vorne als Spina iliaca
ant. sup. endigt und von hier aus in einem scharf markierten Ausschnitte zur Spina
iliaca ant. inf. abfällt. Hinten endigt die Crista in der Spina iliaca post. sup.; darunter
liegt die Spina iliaca post. inf.

Die Fossa iliaca, in ihrer vorderen Partie glatt und leicht ausgehöhlt, geht
unten an der Linea terminalis in diejenige Fläche des Os ilium über, welche sich an der
Bildung der Wandung des kleinen Beckens beteiligt. Die hintere Partie der medialen
Fläche artikuliert in der Facies articularis mit dem Sacrum, während die Tuberositas
iliaca eine rauhe Fläche bildet, welche mit dem Sacrum durch die Ligg. iliosacralia
post. verbunden ist. An der Facies glutaea des Os ilium entspricht eine Einteilung in Felder
(durch die Linea glutaea ant. und post.) dem Ursprunge der Glutaealmuskeln (s. Regio

glutaea). Die Facies glutaca geht in denjenigen Abschnitt des Knochens über, welcher den Beckenkanal begrenzen hilft. Zwischen den beiden Spinae iliacae ant. sup. fehlt der grossen Beckenhöhle die vordere Wand, doch wird der hier vorhandene grosse Ausschnitt teilweise durch das vom Tuberculum pubicum zur Spina iliaca ant. sup. verlaufende Lig. inguinale überbrückt und erhält im übrigen einen Verschluss durch die Mm. recti und obliqui abdominis, sowie durch die unterhalb des Lig. inguinale durch die Lacuna musculorum und die Lacuna vasorum zum Oberschenkel verlaufenden Gebilde (M. iliopsoas, A. und V. femoralis); zur Begrenzung des grossen Beckens kann man auch noch den nach oben sehenden Umfang des Os pubis mit dem Tuberculum pubicum und dem Pecten ossis pubis, ferner die Eminentia iliopectinea rechnen.

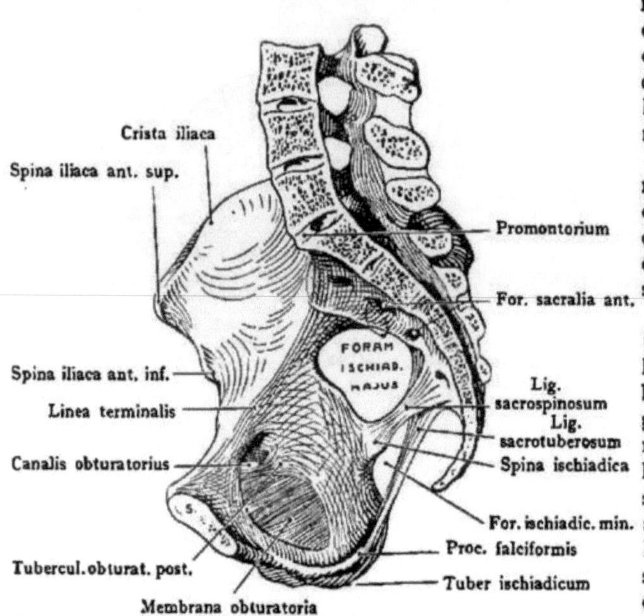

Fig. 412. Rechte Hälfte eines weiblichen Bänderbeckens, von innen gesehen.

Wandung des kleinen Beckens. Die knöcherne Wandung wird durch einen in der Höhe des Beckeneingangs vollständigen, nur in zwei Knochenverbindungen (Symphyse und Articulatio sacroiliaca) unterbrochenen Knochenring gebildet, der, je nachdem man vorne, seitlich oder hinten untersucht, verschiedene Mächtigkeit aufweist (Fig. 410). Der Ring wird durch die Rami superiores der beiden in der Symphyse zusammenstossenden Ossa pubis gebildet, ferner noch durch die Ossa ilium, sowie durch die Partes laterales ossis sacri und die ersten Sakralwirbel. Dieser Knochenring entspricht der Linea terminalis, welche das kleine von dem grossen Becken abgrenzt.

Die knöcherne Wandung des Pelvis minor, die wir als eine Fortsetzung des in der Höhe der Linea terminalis gelegenen Knochenringes ansehen dürfen, setzt sich verschieden weit nach unten fort, so dass dementsprechend die Höhe der Wandung verschieden ausfällt. Am niedrigsten ist sie vorne in der Medianebene, wo sie bloss durch die Symphyse dargestellt wird; seitlich nimmt die Höhe der Wandung zu, indem sie hier teils durch die Umrandung des For. obturatum (Schambeinkörper mit dem Ramus superior und inferior ossis pubis sowie das Os ischii) mit der Membrana obturatoria gebildet wird, teils durch das Os ischii mit dem Tuber ischiadicum. Diese Partie ist die mächtigste und ihre lateralwärts sehende Fläche ist als Acetabulum zur Aufnahme des Femurkopfes ausgehöhlt. Hinter demselben ist die seitliche Wandung, soweit ihre knöchernen Teile in Betracht kommen, auf den Knochenring des Beckeneinganges beschränkt, denn es werden bei der Betrachtung des halbierten Beckens von der medialen Seite her (Fig. 412) die seitlichen Massen des III.—V. Sakralwirbels von dem durch das Os ischii gebildeten senkrechten Knochenpfeiler durch einen tiefen Einschnitt getrennt,

an dessen vorderer Grenze die Spina ischiadica einen spitzen Vorsprung darstellt. Von
dieser geht das Lig. sacrospinosum aus, um sich breit und fächerförmig am Sacrum
zu inserieren und vom Tuber ischiadicum verläuft das Lig. sacrotuberosum zu den
seitlichen Massen der letzten Sakralwirbel, indem seine Fasern diejenigen des Lig. sacrospinosum kreuzen. So wird ein gewisser Ersatz für die fehlende Knochenwand geliefert,
indem die Lücke zwischen dem Os ischii und dem Sacrum durch die beiden Bänder in
zwei Öffnungen zerlegt wird, For. ischiadicum majus und For. ischiadicum
minus, welche beim Bänderbecken aus dem Beckenkanal lateralwärts führen. Wenn
wir das Os ischii als seitlichen Pfeiler der Beckenwandung bezeichnen, so kommt als

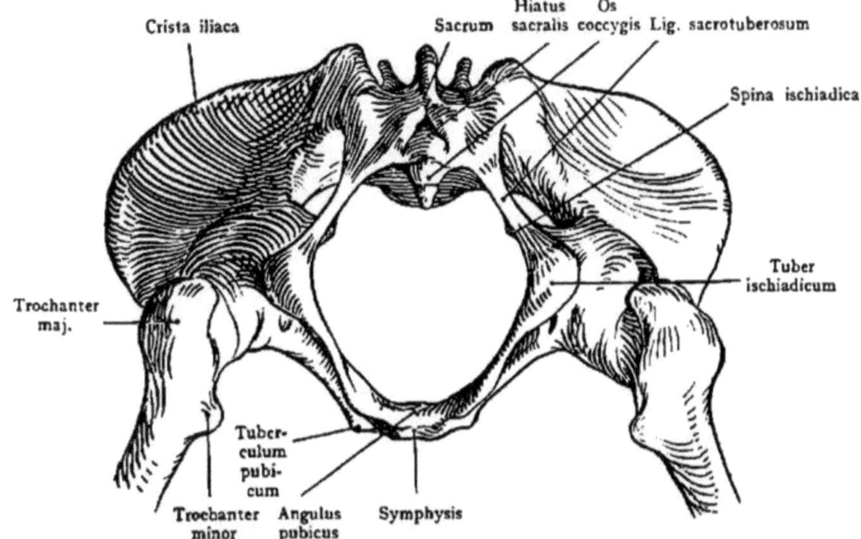

Fig. 413. Weibliches Bänderbecken von unten.

hinterer Pfeiler das Sacrum mit seiner Fortsetzung im Steissbein hinzu, welche eine
keilförmige Ergänzung des Beckenringes bilden, denselben dorsalwärts abschliessen
und mit ihrer vorderen konkaven Fläche einen beträchtlichen Abschnitt der Wandung
des Beckenkanals herstellen.

Aus den geschilderten Verhältnissen lassen sich in bezug auf die Resistenz
einzelner Teile des Beckens gegen äussere Gewalt Schlüsse ableiten, welche für
den Verlauf von Beckenfrakturen massgebend sind (s. auch die Bemerkungen über
Frakturen der Schädelbasis). Die Frakturlinien vermeiden in der Regel den Körper
des Schambeins sowie den lateralen und den hinteren Knochenpfeiler des kleinen
Beckens. Häufig gehen sie dagegen durch die von den Schambeinästen gebildete Umgrenzung des For. obturatum oder auch in der Nähe der Articulatio sacroiliaca hindurch. Bei jugendlichen Individuen kann die einwirkende Gewalt die Knorpelfuge
des Acetabulum sprengen und das Gelenk eröffnen. Die mechanischen Verhältnisse
und die exponierte Lage des Knochenteiles erklären die Häufigkeit der Frakturen des
Steissbeines.

Beckenkanal. Wir können den Raum des kleinen Beckens, besonders dann,
wenn die Ergänzung der Wandungen durch die Membrana obturatoria, die Ligg. sacro-
spinosa und sacrotuberosa geschont wird, als einen Kanal bezeichnen mit einer oberen
und einer unteren Öffnung. Die obere Öffnung (Apertura pelvis superior) wird von

der Linea terminalis begrenzt und kann als eine Ebene dargestellt werden, welche durch das Promontorium (Bandscheibe zwischen dem V. Lumbal- und dem ersten Sakralwirbel), den oberen Rand der Symphyse und die Linea terminalis gelegt wird (Ebene des Beckeneinganges). Die untere Öffnung (Apertura pelvis inferior) erhält ihre Begrenzung (Fig. 413) hinten durch die Spitze und die Seitenränder des Steissbeins, durch die Ligg. sacrotuberosa, die Tubera ischiadica, die aufsteigenden Sitz- und absteigenden Schambeinäste und den Symphysenwinkel mit dem Lig. arcuatum pubis. Der Beckenausgang stellt demnach zwei Dreiecke dar, deren gemeinsame Basis von der Verbindungslinie der Tubera ischiadica gebildet wird; die Spitze des hinteren Dreieckes liegt an der Spitze des Steissbeins, diejenige des vorderen Dreieckes am Symphysenwinkel. Die Grenzen des Beckenausganges liegen nicht in einer Ebene, deshalb vermeiden wir es, von einer Ebene des Beckenausgangs zu sprechen; übrigens dient die Ebene des Beckeneingangs bloss dazu, die Beckenneigung festzustellen und für die Praxis genügen die Ausdrücke Beckeneingang und Beckenausgang (Apertura pelvis sup. und inf.).

Masse im Beckenkanale. Sie erleichtern den Vergleich des männlichen und weiblichen Beckens, auch sind einige in der Praxis von Bedeutung, indem sie den Geburtshelfer über die Weite des Beckenkanales, sowie über das Bestehen von etwaigen Hindernissen für die Geburt des Kindes aufklären.

Die letztere Erwägung wird uns zunächst auf die Prüfung des Beckeneinganges und des Beckenausganges hinweisen, denn in der Regel wird bei normaler Grösse der Masse an diesen Stellen kein weiteres Hindernis für den Durchtritt des kindlichen Kopfes nach unten vorliegen (Figg. 414—415).

Am Beckeneingang unterscheiden wir folgende Masse (Durchmesser: Diameter):

1. Den geraden Durchmesser (Diameter recta, gewöhnlich Conjugata vera genannt), d. h. die kürzeste Verbindung zwischen der Mitte der Symphyse und dem Promontorium (C. V. = 11 cm),

2. den queren Durchmesser (Diameter transversa = D. tr.) als Verbindung der beiden am weitesten voneinander abstehenden Punkte der Linea terminalis (in der Querrichtung) (D. tr. = 13 ½ cm),

3. den schrägen Durchmesser (Diameter obliqua = D. obl.) von der Articulatio sacroiliaca der einen Seite zur Eminentia iliopectinea der anderen Seite (D. obl. = 12 ¾ cm).

Am Beckenausgang unterscheidet man:

1. die Diameter recta, von der Spitze des Steissbeins zum Angulus pubicus (9—9 ½ cm); sie kann beim Austritt des kindlichen Kopfes durch Zurückdrängen des Steissbeins um etwa 2 cm zunehmen,

2. die Diameter transversa, welche die beiden Tubera ischiadica verbindet (11 cm).

Auch noch in einer anderen Ebene, nämlich derjenigen der sog. „Beckenweite", werden eine Diameter transversa und recta gemessen. Diese Ebene wird durch die Mitte der Symphyse, die höchsten Punkte der Acetabula und die Verbindung zwischen II. und III. Sakralwirbel gelegt.

Wenn man (Fig. 415) die am Beckeneingang, in der Ebene der Beckenweite und am Beckenausgang gezogenen geraden Durchmesser halbiert und durch eine Linie verbindet, so gibt dieselbe die Verlaufsrichtung des Beckenkanales an und entspricht der Richtung, in welcher der Kopf des Kindes bei der Geburt im Becken tiefer tritt; die Führungslinie des Beckens. Diese bildet einen Bogen, dessen Konkavität gegen die Symphyse sieht.

Die oben angegebenen Masse sind diejenigen des weiblichen Beckens, welche für die Beurteilung des Geburtsverlaufes in Betracht kommen. Beim männlichen

Becken sind die Zahlen durchweg um 1 ½—2 cm kleiner; übrigens ist ihre praktische Bedeutung eine geringe, daher die Angabe von genauen Zahlen überflüssig erscheint.

Die Beckenmasse sind nicht alle unmittelbar an der Lebenden zu messen. Ohne weiteres lässt sich die Grösse der Diameter transversa und der Diameter recta des Beckenausganges feststellen. Der Messung unzugänglich sind die Diameter transversa und obliqua des Beckeneinganges. Ebensowenig kann die Conjugata vera (Diameter recta des Beckeneinganges), welche für die Feststellung der Form des Beckens weitaus am wichtigsten ist, direkt an der Lebenden gemessen werden. Dagegen kann man durch Einführung eines Fingers in die Scheide das Promontorium erreichen und die Entfer-

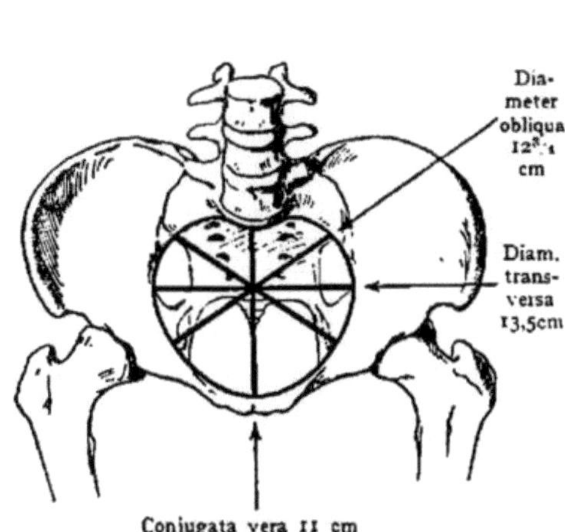

Fig. 414. Beckeneingang beim Weibe mit Angabe der Beckenmasse.
Nach E. Bumm.

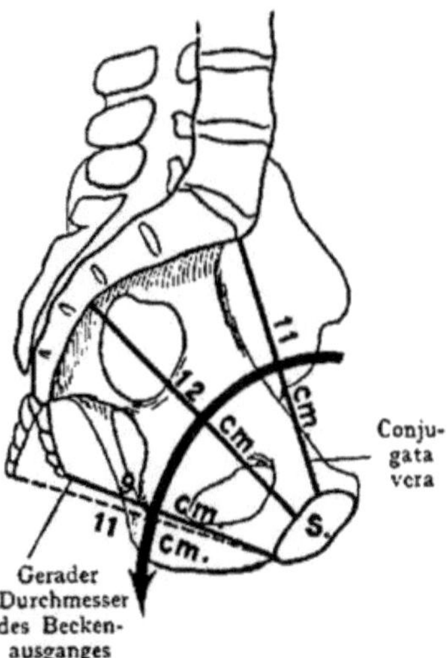

Fig. 415. Linke Hälfte des weiblichen Bänderbeckens. Beckenmasse und Führungslinie des Beckens (Pfeil).
Nach E. Bumm.

nung desselben von dem Symphysenwinkel feststellen. Diese (Conjugata diagonalis) beträgt ca. 13 cm, also etwa 1 ½—2 cm mehr als die Conjugata vera, welche sich leicht daraus berechnen lässt.

Beckenneigung. Die Stellung des Beckens im Körper wird durch den Winkel angegeben, welchen die Ebene des Beckeneingangs mit der Horizontalebene bildet (Inclinatio pelvis). Derselbe ist an Medianschnitten direkt messbar, schwankt übrigens bei demselben Individuum je nach der Stellung der Femora im Hüftgelenke. Bei Rotation nach einwärts beträgt er 40—45 °, beim gewöhnlichen Stehen 54—55 ° (Schröder).

Das skelettierte Becken wird die im Lebenden bei aufrechter Körperstellung eingenommene Lage dann erhalten, wenn die Spinae iliacae ant. sup. und die Symphyse sich in derselben Frontalebene befinden.

Geschlechtsunterschiede zwischen männlichem und weiblichem Becken. Geschlechtsunterschiede treten erst zur Zeit der Pubertät stärker hervor, wenngleich schon vom 5. Monate der fetalen Entwicklung an die sekundären Geschlechtsmerkmale des Beckens in ihren Anfängen zu erkennen sind. Der Angulus pubicus des männlichen Neugeborenen ist spitzer als derjenige des Mädchens; auch erscheint bei der Betrachtung von vorne das Becken des ersteren höher und schmäler, beim Mädchen niedriger und breiter. Erst nach der Pubertät machen sich diese Unterschiede auch in der äusseren Erscheinung geltend. Es genügt, sie kurz anzudeuten. In der Regel ist der weibliche Beckenkanal niedriger und weiter als der männliche, die Darmbeinschaufeln sind flacher, die Wandungen mehr senkrecht, während der Beckenkanal des Mannes nach unten etwas enger wird. Der Angulus pubicus des männlichen Beckens beträgt 70—75°, derjenige des weiblichen Beckens 90—100°. Zu diesen Unterschieden kommen noch diejenigen hinzu, welche durch die Verschiedenheit der Beckenmasse ausgedrückt werden, indem dieselben beim Weibe durchwegs grösser sind als beim Manne. Die Form des Beckeneinganges ist beim Weibe mehr oval, beim Manne mehr herzförmig, mit stark vorspringendem Promontorium.

Palpation des knöchernen Beckens. Der Palpation des knöchernen Gesamtbeckens tritt selbstverständlich die Überlagerung durch Weichteile hindernd in den Weg. Die Symphyse und das Tuberculum pubicum sind in allen Fällen zu fühlen, bei mageren Individuen auch die Eminentia iliopectinea. Die Adduktorenmuskulatur des Oberschenkels überlagert die Membrana obturatoria sowie die Grenzen des Foramen obturatum. Die Spina iliaca ant. sup. ist immer durchzufühlen; an ihr beginnt die Crista iliaca, welche sich in ihrer ganzen Ausdehnung bis zur Spina iliaca post. sup. verfolgen lässt. Von dem Sacrum sind die Processus spinosi und gewöhnlich auch der dorsale Umfang der Bogenbildungen abzutasten und als Fortsetzung des Sacrum in der tiefen Furche (Crena ani), welche die Nates trennt, auch das Steissbein. Vom Gesäss aus sind die Tubera ischiadica und, je nach der Entfaltung des Fettpolsters, der Ramus sup. oss. ischii und der Ramus inf. oss. pubis bis zum Symphysenwinkel zugänglich.

Durch Einführung des Fingers in die Scheide ist häufig das Promontorium zu erreichen, und durch Palpation im Rectum lässt sich auch, je nach den speziellen Verhältnissen, noch die seitliche Wand des Beckenkanals untersuchen.

II. Muskeln und Fascien der Beckenwandung.

Die Wandung des Beckenkanales erhält einen Überzug und eine Vervollständigung durch Muskeln und Fascien, während für den Beckenausgang ein Verschluss geliefert wird, der bloss an jenen Stellen eine Durchbrechung erfährt, wo Eingeweideteile (Urethra, Rectum, Scheide) denselben durchsetzen. Wir können also diese Weichgebilde in zwei Abteilungen bringen, je nachdem sie sich den Wandungen des Beckenkanales anschliessen, ohne unmittelbar zu den Eingeweiden in Beziehung zu treten (parietale Muskeln und Fascien des Beckens, siehe Schema Fig. 417) oder an den Beckenwandungen entspringen und zu den aus dem Becken austretenden Eingeweiden verlaufen, indem sie in die Wandungen derselben übergehen und einen Abschluss des kleinen Beckens nach unten herstellen (viscerale Muskeln und Fascien des Beckens). Teils besorgen sie die Fixation der Eingeweide (s. Fascia trigoni urogenitalis inf. und Urethra), teils beeinflussen sie die Lage derselben (M. levator ani).

Parietale Muskeln des Beckens. Die parietale Muskulatur des Beckens besteht aus den Mm. obturator int. und piriformis, welche von den Wandungen des Beckenkanales entspringen und durch die als For. ischiadicum majus und minus beschriebenen Lücken der Wandung aus dem Becken in die Regio glutaea eintreten, um zu ihren Insertionen am Femur zu gelangen.

Der M. obturator int. entspringt von der Begrenzung des For. obturatum (Fig. 416), von der inneren Fläche der Membrana obturatoria und von der medialen Fläche des Os pubis, soweit dasselbe an der Begrenzung des For. obturatum teilnimmt, ferner auch von der medialen Fläche des Os ischii bis zur Incisura ischiadica major hinauf. Die Muskelbündel konvergieren stark gegen das For. ischiadicum minus, welches sie fast vollständig ausfüllen, indem sie aus dem Becken austreten und mit den beiden ausserhalb des Beckens an der Spina ischiadica und am Tuber ischiadicum entspringenden Mm. gemelli zur Insertion an der Innenfläche des Trochanter major gelangen. Der M. piriformis entspringt von der Vorderfläche des 2.—4. Sakralwirbels lateral von dem 2.—4. Foramen sacrale ant.; seine Fasern konvergieren nach unten, um durch das For. ischiadicum maj.

aus dem Becken auszutreten und sich mittelst einer runden Sehne an der medialen Fläche des Trochanter major oberhalb der Insertion des M. obturator int. zu inserieren.

Die stark zusammengedrängten Fasern des M. obturator int. füllen das For. ischiadicum minus fast vollständig aus, dagegen wird durch den M. piriformis das Foramen ischiadicum majus bloss in eine obere und eine untere Abteilung zerlegt (Fig. 416 a und b), das For. supra- und infrapiriforme. Wir erhalten auf diese Weise drei Öffnungen an der seitlichen, von der parietalen Beckenmuskulatur überzogenen Wand, zu welchen als vierte der Canalis obturatorius hinzukommt, von dessen unterem Rande Fasern des M. obturator int. entspringen. Diese vier Öffnungen dienen zum

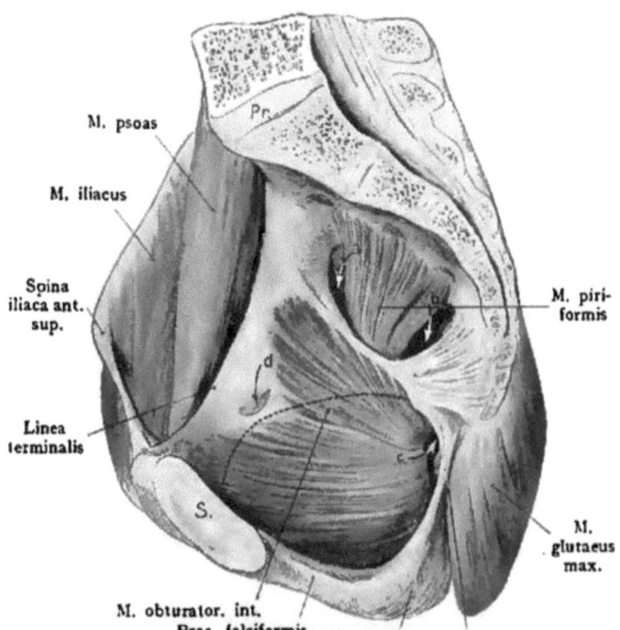

Fig. 416. Seitliche Wandung des Beckens, von der Muskulatur überkleidet.

Der Ursprung des M. levator ani (Arcus tendineus) ist punktiert angegeben. Die Pfeile bezeichnen die Lücken in der seitlichen Beckenwandung. a obere Abteilung des For. ischiad. maj. (For. suprapiriforme). b untere Abteilung des For. ischiad. maj. (For. infrapiriforme). c For. ischiadicum minus. d Canalis obturatorius. S. Symphyse. Pr. Promontorium.

Durchtritt von Gefässen und Nerven, die entweder in die Regio glutaea (durch das Foramen supra- und infrapiriforme) oder in die Regio perinealis (For. ischiadicum minus) der zur medialen Partie des Oberschenkels (Canalis obturatorius) verlaufen. Auf die Bedeutung dieser Lücken als Puncta minoris resistentiae, an denen sich, allerdings recht selten, Brüche bilden können, sei jetzt nur vorübergehend hingewiesen.

Das For. suprapiriforme wird begrenzt durch die Incisura ischiadica major und den oberen Rand des M. piriformis, dem man eine gewisse Nachgiebigkeit gegen austretende Eingeweideteile zuschreiben darf. Das For. infrapiriforme wird (Fig. 416) oben durch den unteren Rand des M. piriformis, unten durch die Spina ischiadica und das Lig. sacrospinosum gebildet. Das Foramen ischiadicum minus wird von der Fasermasse des M. obturator int. fast vollständig ausgefüllt, indem derselbe um die Incisura ischiadica minor zum Austritt aus dem Becken verläuft. Die innere Öffnung des Canalis obturatorius wird unten durch einen scharfen Ausschnitt der Membrana obturatoria gebildet, von welchem Fasern des M. obturator int.

entspringen, oben durch den Anfang des Sulcus obturatorius, welcher sich parallel mit der Linea terminalis zum oberen Umfange des For. obturatum weiterzieht und mit der Membrana obturatoria zusammen den Canalis obturatorius begrenzt (s. Topographie des Canalis obturatorius). Der starren, unnachgiebigen Beschaffenheit der Membran ist es zuzuschreiben, wenn ein hier austretender Eingeweidebruch (Hernia obturatoria) zwar in der Regel klein bleibt, dagegen leicht durch den scharfen Rand der Membrana obturatoria abgeschnürt wird, so dass ein operativer Eingriff von der vorderen Fläche des Oberschenkels aus notwendig erscheint.

Lamina parietalis fasciae pelvis. Die parietale Muskulatur des Beckens (Mm. obturator int. und piriformis) wird von einer Fascie überzogen, die als Lamina

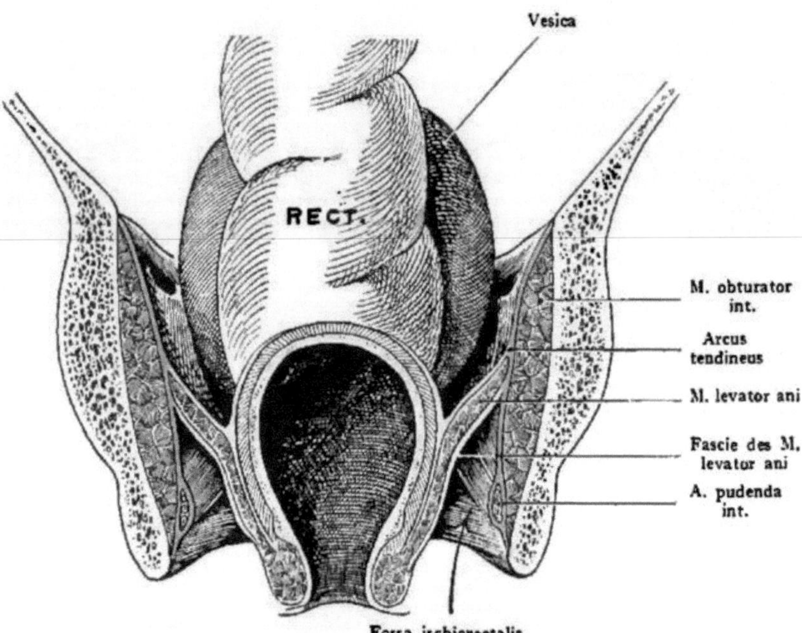

Fig. 417. Frontalschnitt durch das männliche Becken (hinten). Rectum und Beckenfascien. Lamina pariet. fasc. pelvis blau. Lamina visceralis fasc. pelvis grün. Halbschematisch. Nach Drappier, Thèse de Paris 1893.

parietalis fasciae pelvis im Zusammenhang zu schildern ist. Sie verbindet sich (Fig. 417) sowohl mit dem Fett- und Bindegewebe, welches die aus den Öffnungen der Beckenwandung austretenden Gebilde umhüllt, als auch mit den Rändern dieser Öffnungen selbst. Sie bildet folglich den Abschluss der Beckenwandung nach innen und wird am For. supra- und infrapiriforme, am Foramen ischiadicum minus und an der inneren Öffnung des Canalis obturatorius nicht etwa von den austretenden Gebilden durchbrochen, sondern schlägt sich auf dieselben über, indem sie mit der Scheide der Gefässe und Nerven verschmilzt. Das Verhältnis wird durch beistehendes Schema, Fig. 418, erläutert und gilt nicht bloss für die Beziehungen zwischen der Lamina parietalis fasciae pelvis und den aus dem Becken austretenden Gefässen und Nerven, sondern auch für den Überschlag der Beckenfascien auf die aus dem Beckenraum austretenden

Eingeweideteile (in Fig. 421 grün angegeben). Dieselben erhalten eine Verstärkung ihrer bindegewebigen Hülle durch die Fascie; nirgends zeigt die letztere etwa Öffnungen, durch welche Eingeweide austreten, sondern stets schlägt sie sich auf die Eingeweideteile über. Diese erhalten dadurch eine gewisse Fixation im Beckenraume, welche im Zusammenhang mit der Pars visceralis der Beckenmuskulatur und der Beckenfascie zu behandeln ist.

Viscerale Muskulatur des Beckens. Als viscerale Muskulatur des Beckens wird eine Muskelplatte bezeichnet (M. levator ani), deren Fasern in einer bogenförmigen von dem hinteren Umfang des Schambeinkörpers bis zur Spina ischiadica reichenden Linie (Fig. 419) von dem durch die Lamina parietalis fasciae pelvis dargestellten Abschlusse der seitlichen Beckenwandung entspringen. Die Fasern dieser Muskelplatte konvergieren gegen den Beckenausgang (Fig. 419) und gehen teilweise auf das Rectum über, indem sie sich mit der Muskelschicht desselben durchflechten, teilweise am Rectum vorbei zum Steissbein.

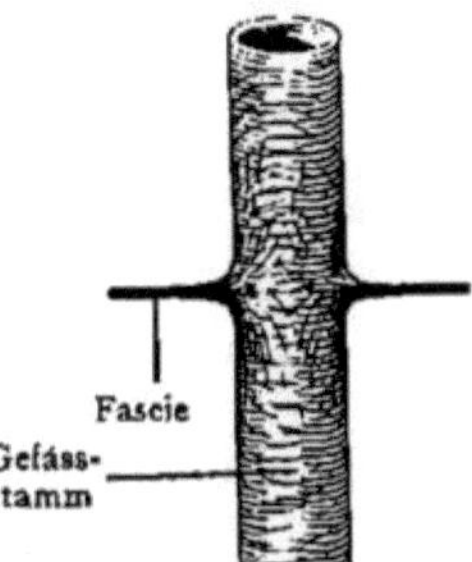

Fig. 418. Verhalten der Beckenfascie zu einem aus dem Becken austretenden Gefässe. Schema.

Die Ursprungslinie des M. levator ani reicht als eine sehnige Verstärkung der Lamina parietalis fasciae pelvis (Arcus tendineus) von der hinteren Fläche des Scham-

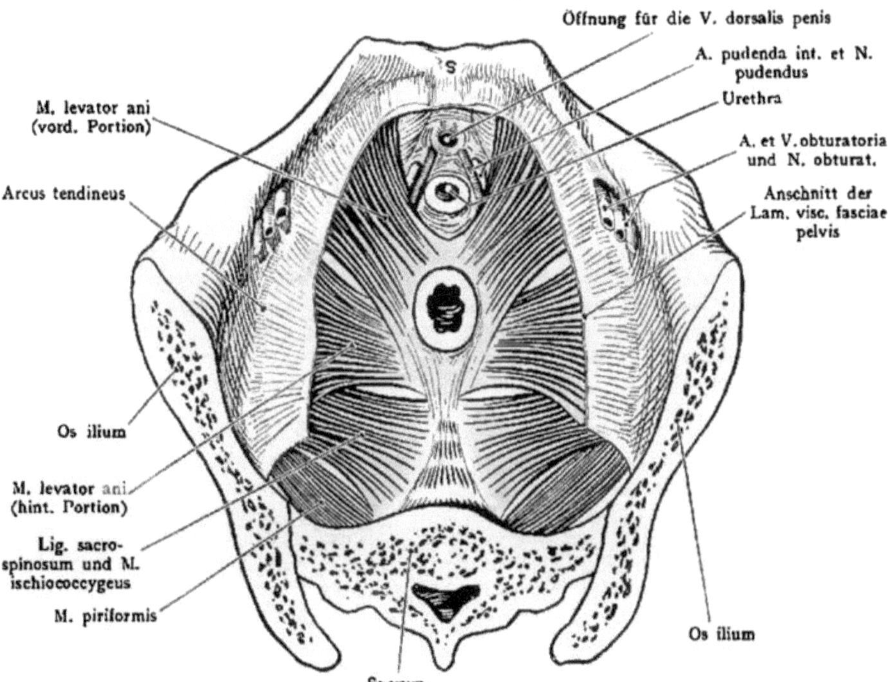

Fig. 419. Diaphragma pelvis und Trigonum urogenitale von oben; die Lamina visceralis fasciae pelvis ist gleich unterhalb des Arcus tendineus m. levatoris ani abgeschnitten, die Harnblase und die Ampulla recti sind entfernt worden.

Diaphragma pelvis: pars muscularis rot; pars membranacea = Trigonum urogenitale: grün.

Halbschematisch.

beinkörpers bis zur Spina ischiadica. Sie ist in Fig. 419, welche den Ursprung und Verlauf des M. levator ani in der Ansicht von oben darstellt, zu erkennen, sowie auch in Fig. 420 und Fig. 421, wo der Muskel im Zusammenhang mit den ihn überziehenden Fascienblättern belassen ist. Die dreieckige Lücke, welche vorne, entsprechend dem Angulus pubicus, zwischen den beiden Platten des M. levator ani übrig bleibt, wird von einer sehnigen, im Angulus pubicus eingelassenen Membran (Trigonum urogenitale) ausgefüllt, an welcher wir ein oberes und ein unteres Blatt nachweisen können (Fascia sup. und inf. trigoni urogenitalis).

Der M. levator ani und das Trigonum urogenitale werden unter der Bezeichnung Diaphragma pelvis zusammengefasst, an welchem wir also eine Pars muscularis (M. levator ani) und eine Pars membranacea (Trigonum urogenitale) unterscheiden können. Das Diaphragma pelvis wird von Eingeweideteilen (Rectum, Urethra, Vagina) durchsetzt und trennt den Beckenkanal in eine obere und eine untere Abteilung.

Die obere Abteilung umfasst erstens denjenigen Abschnitt der Peritonaealhöhle, welcher sich unterhalb der Linea terminalis im Raume des kleinen Beckens befindet (Cavum pelvis peritonaeale), zweitens einen Bindegewebsraum, der sich zwischen dem Peritonaeum und der oberen Fläche des Diaphragma pelvis ausdehnt (Cavum pelvis subperitonaeale). Unterhalb des Diaphragma pelvis folgt als unterste Abteilung des Beckenraums das Cavum pelvis subcutaneum, das vom Damme aus zu erreichen ist (Fig. 422).

An der Platte des M. levator ani (Pars muscularis diaphragmatis pelvis) lässt sich eine vordere von einer hinteren Partie unterscheiden. Die vordere (Fig. 419) verläuft beim Manne am lateralen Umfange der Prostata, beim Weibe an dem lateralen Umfange der Scheide vorbei, indem sie beim Manne sowohl zur Prostata als zur Harnblase, beim Weibe zur Scheide, einige Fasern abgibt, in der Hauptsache aber in die Längsmuskulatur des Rectum übergeht. Ein Teil dieser vorderen Ursprungsportion schliesst sich den Fasern der hinteren Portion an und gewinnt mit ihnen einen Ansatz an der Spitze des Steissbeins. Von der hinteren Portion verläuft ein grosser Teil trichterförmig zum Rectum und geht in die längsverlaufende Rectalresp. Analmuskulatur über; der übrige Teil des Muskels geht hinter dem Anus in eine sehnige Platte über, die von den an der Steissbeinspitze sich inserierenden Fasern des M. sphincter ani von unten bedeckt ist und sich an der Spitze sowie an dem lateralen Rande des Steissbeins inseriert. Man könnte auch noch den M. coccygeus zur Pars muscularis des Diaphragma pelvis rechnen (Fig. 419); derselbe liegt dem Lig. sacrospinosum oben auf und geht als eine dünne Muskelplatte von der Spina ischiadica zum Rande des Steissbeins.

Aus dem Verlaufe der Fasern geht nun hervor, dass der M. levator ani nicht bloss den Analkanal heben, sondern ihn auch nach vorne und oben gegen die vordere Beckenwand anziehen muss, so dass die Analöffnung rückwärts gewendet und die hintere Rectalwand, welche zuerst mit den abwärts drängenden Kotmassen in Berührung kommt, über dieselben gewissermassen abgestreift wird. Die hinterste Partie des Muskels, welche sich, ohne Beziehungen zum Canalis analis einzugehen, am Steissbein inseriert oder sich mit den Muskelfasern der anderen Seite in der Raphe verbindet, besitzt wohl wenig Einfluss auf das Rectum, sondern hat hauptsächlich als ein Teil des Diaphragma pelvis Bedeutung.

Die Pars membranacea diaphragmatis pelvis (Trigonum urogenitale) soll später bei der Besprechung des Dammes genauer geschildert werden; hier sei nur hervorgehoben, dass sie von unten her die Lücke ausfüllt, welche hinter dem Körper des Schambeins zwischen den beiden Mm. levatores ani übrig bleibt und dass sie beim Manne von der Urethra, beim Weibe von der Scheide und der Urethra durchsetzt wird.

Lamina visceralis fasciae pelvis.

Die Lam. visc. fasciae pelvis liegt der oberen Fläche des M. levator ani auf. In Figg. 420 und 421 ist sie mit grüner Farbe angegeben. Die Lamina parietalis (blau) zieht sich von der Linea terminalis bis zum Beckenausgange hin, wo sie sich an das Tuber ischiadicum, an das Lig. sacrotuberosum und an den Angulus pubicus befestigt. In Fig. 420 geht von dem Ursprunge des M. levator ani an dem Arcus tendineus auch die Lamina visceralis fasciae pelvis aus und verläuft, die obere Fläche des M. levator ani überziehend, medianwärts gegen die Beckeneingeweide, um sich auf dieselben umzuschlagen. Der Übergang des Fascienblattes beim Manne auf die Harnblase und das Rectum ist schematisch in Fig. 423 dargestellt; ebenso in einfachster Weise an dem schematischen Frontalschnitte der Fig. 417. Der Umschlag findet so statt, dass die Lamina visceralis nach oben wie nach unten eine Verstärkung der Scheide des Eingeweideteiles bildet.

Die eingehende Besprechung der einzelnen Beziehungen sowie die Abschätzung ihrer Bedeutung für die Fixation der Eingeweideteile kann erst nach der Schilderung der letzteren erfolgen (s. Fascien und männliche Beckeneingeweide mit Figuren). Vorläufig sind, nebst dem Verlaufe der Lamina visceralis und parietalis sowie ihren Beziehungen zur parietalen und visceralen Beckenmuskulatur, noch einige Bemerkungen über die daraus sich ergebende Einteilung des Beckens in topographischer Hinsicht anzufügen. Wir lassen dabei vorderhand die Geschlechtsunterschiede ausser Betracht.

Fig. 422 stellt einen schematischen Frontalschnitt durch das weibliche Becken mit Uterus und Scheide dar. Das Peritonaeum ist als Abschluss nach oben in seinem Übergang auf den Uterus dargestellt,

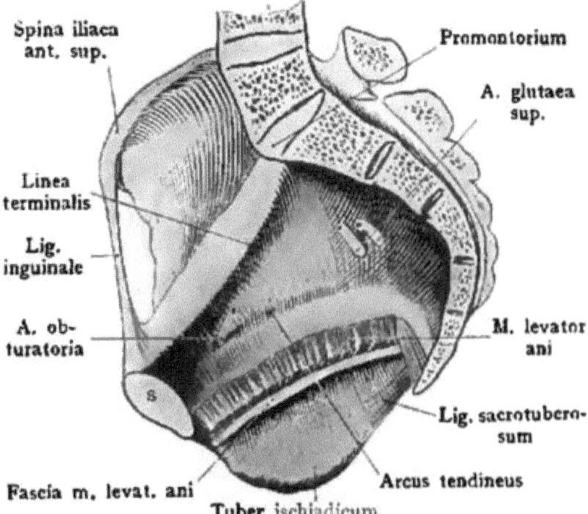

Fig. 420. Beckenfascien, halbschematisch dargestellt. Mit Benützung einer Figur von Cunningham (Manual of practical Anatomy).
Die viscerale Lamelle der Fascia pelvis und der M. levator ani sind nach Entfernung der Beckeneingeweide durchtrennt worden.
Lamina parietalis fasciae pelvis: blau.
Lamina visceralis fasciae pelvis: grün.

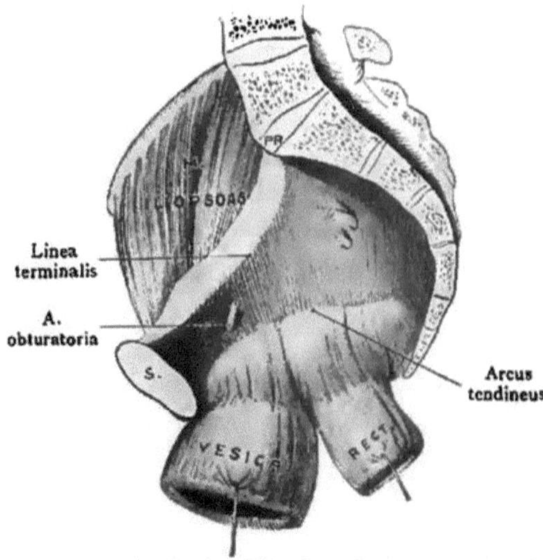

Fig. 421. Beckenfascien. Umschlag der Lamina visceralis fasciae pelvis auf die Harnblase und das Rectum. Mit Benützung einer Figur von Cunningham (Manual of practical Anatomy).
Lamina parietalis fasciae pelvis: blau.
Lamina visceralis fasciae pelvis: grün.
Pr. Promontorium. S. Symphyse.

ferner der M. levator ani mit der Lamina visceralis fasciae pelvis, welche gegen den Canalis
analis zieht.   Seitlich ist der Muskelüberzug des Beckenkanales (M. obturator int.) mit

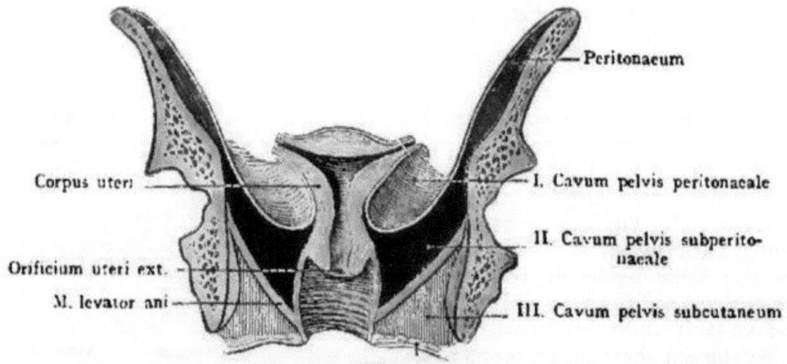

Fig. 422. Schematischer Frontalschnitt durch das weibliche Becken, mit den drei „Etagen" des
Beckens (Cavum pelvis peritonaeale, Cavum pelvis subperitonaeale und Cavum pelvis subcutaneum).
Nach einer Figur von Bandl in A. Martin, Pathologie und Therapie der Frauenkrankheiten.

der Lamina parietalis fasciae pelvis dargestellt. Unten wird das Bild von der Fascia
perinei superficialis und der Haut abgegrenzt.

Wir können an einem solchen Schema drei grosse Abteilungen oder „Etagen"
des Beckenraumes unterscheiden.   Die oberste „Etage" wird begrenzt von der Beckeneingangsebene und dem Peritonaeum, welches sich in das Becken hinabbegibt und

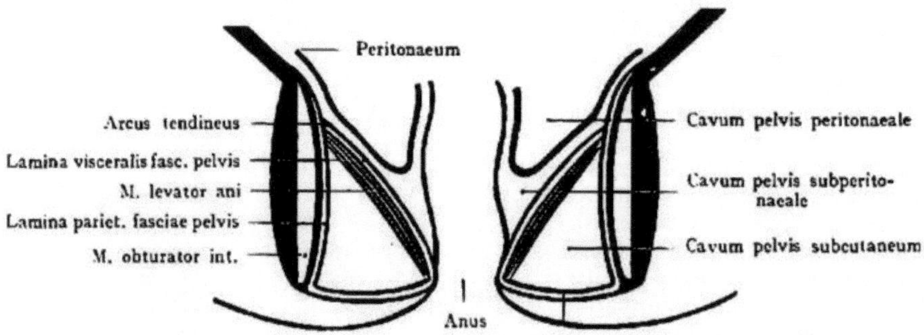

Fig. 423. Schematischer Frontalschnitt durch das Becken, zur Veranschaulichung der Einteilung
in das Cavum pelvis peritonaeale, Cavum pelvis subperitonaeale und Cavum pelvis subcutaneum.
Grün: viscerale Gebilde (M. levator ani und Lamina visceralis fasciae pelvis), blau: parietale Gebilde (M. obturator int. und Lamina parietalis fasciae pelvis).

auf die Beckeneingeweide (Blase, Rectum, Uterus usw.) überschlägt. Diese Abteilung
wird als Cavum pelvis peritonaeale bezeichnet. Eine zweite, in dem Schema
Fig. 422 schwarz gehaltene Etage wird durch das Peritonaeum sowie durch die von
der Lamina visceralis fasciae pelvis überzogene obere Fläche des M. levator ani begrenzt. (Cavum pelvis subperitonaeale): hier befinden sich eine grosse Anzahl
von Gefässen und Nerven, besonders solche, die zu den Beckeneingeweiden verlaufen,
eingehüllt in lockeres Bindegewebe, welches sowohl dem Peritonaeum zur Grundlage

dient, als auch mit der parietalen und visceralen Lamelle der Fascia pelvis in Zusammenhang steht. Eine dritte „Etage“, die unterste, liegt auf beiden Seiten des
austretenden Eingeweideteiles; im vordersten Teile des Beckenausgangs ist ihr Transversaldurchmesser geringer als hinten, wo sie entsprechend der Diameter transversa
am breitesten ist. Sie bildet das Cavum pelvis subcutaneum, welches seine
Grenzen erhält: oben durch die untere Fläche des Diaphragma pelvis (M. levator
ani und Lig. triangulare), seitlich durch denjenigen Teil der Beckenwandung, welcher
unterhalb der Ursprungslinie des Diaphragma pelvis liegt, unten durch die Fascia
perinei superficialis und die Haut des Dammes.

Man pflegt die beiden oberen „Etagen“ im Zusammenhang mit den Beckeneingeweiden zu beschreiben und in einem besonderen Kapitel die dritte Etage (Cavum
pelvis subcutaneum) als Dammgegend, Reg. perinealis, abzugrenzen und mit den äusseren
Genitalien zu behandeln.

Nerven und Gefässe im Becken. Die Nerven und Gefässe des Beckens
liegen entweder oberhalb oder unterhalb des Diaphragma pelvis. Oberhalb desselben
sind sie in dem Bindegewebe des Cavum pelvis subperitonaeale eingebettet; zum
Teil treten sie mit ihren Endästen durch das Diaphragma (z. B. die A. pudenda int.
und der N. pudendus) und liegen alsdann auf ihrem weiteren Verlaufe im Cavum
pelvis subcutaneum. Diejenigen Gefässe und Nerven, welche oberhalb des Diaphragma
pelvis liegen, werden als Gefässe und Nerven des Beckens bezeichnet; diejenigen
Stämme, welche das Diaphragma pelvis durchbohren und ihren weiteren Verlauf im
Cavum pelvis subcutaneum nehmen, werden zur Regio perinealis gerechnet und mit
dieser sowie mit den äusseren Geschlechtsteilen besprochen.

Die Gefäss- und Nervenstämme, welche wir im Cavum pelvis subperitonaeale
antreffen, können wir, wie die Muskeln und Fascien, in parietale und viscerale einteilen.
Die ersteren liegen demjenigen Teile der seitlichen Wandung des Beckenkanales an,
welcher oberhalb des Arcus tendineus von der Lamina parietalis fasciae pelvis
überzogen wird (Fig. 424). Sie versorgen die Muskeln und Fascien der Beckenwandung.
Von ihnen entspringen die Rami viscerales, welche auf der oberen Fläche des Diaphragma pelvis zu den Beckeneingeweiden verlaufen. Zweitens treten Stämme, sowohl
der Nerven als der Blutgefässe, durch das Diaphragma pelvis nach unten in das
Cavum pelvis subcutaneum. Drittens endlich gelangen andere Stämme durch die
Öffnungen in der Wandung des Beckenkanales aus dem Beckenraume, entweder durch
das For. supra- und infrapiriforme in die Regio glutaea oder durch den Canalis obturatorius zur Adduktorenmuskulatur am Oberschenkel.

Sämtliche Nerven und Gefässe des Beckens sind in mehr oder weniger reich-
liches Bindegewebe eingehüllt und einer gewissen Verschiebbarkeit fähig, welche dem
stark wechselnden Füllungszustande der Beckeneingeweide entspricht. Die Verschiebbarkeit der grossen Nervenstämme ist eine geringere als diejenige der Gefässe, so dass
bei der physiologischen Vergrösserung, welche der Uterus während der Schwangerschaft
erfährt, nicht selten, besonders beim Durchtritt des kindlichen Kopfes durch den Beckenkanal, ein Druck auf die den Beckenwandungen anliegenden Stämme des Plexus ischiadicus resp. auf den N. obturatorius ausgeübt wird, der sich in Parästhesien und An-
ästhesien im Bereiche dieser Nerven kundgibt, oder sogar zu Lähmungen einzelner
Muskelgruppen führen kann.

Parietale Gefässe und Nerven. Als Hauptarterie des Beckens entspringt
die A. hypogastrica aus der A. iliaca communis und geht medial von dem M.
psoas, entsprechend der Gelenklinie der Articulatio sacroiliaca in das kleine Becken
hinab (Fig. 424), um hier alsbald in eine Anzahl von Ästen zu zerfallen. Von
diesen verlaufen als Rami parietales die A. obturatoria parallel mit der Linea
terminalis zur inneren Öffnung des Canalis obturatorius, die Aa. glutaeae sup. und inf.
durch das For. supra- und infrapiriforme zur Regio glutaea, die A. pudenda int. durch

das For. infrapiriforme und um die Spina ischiadica zum Cavum pelvis subcutaneum
und zu den äusseren Geschlechtsteilen; ausserdem sind die Aa. iliolumbalis und
sacralis lat. anzuführen. Als Rami viscerales gehen: die A. uterina zum Uterus
und zur Scheide, die Aa. vesicales zur Harnblase, zur Prostata und zum Ductus
deferens, die A. haemorrhoidalis media zum Rectum. Den Arterien schliessen sich
die Venen an; die parietalen Venen sind je in der Zweizahl, entsprechend den Arterien vorhanden, die visceralen Venen bilden die Plexus venosi des Beckens (Plexus
haemorrhoidalis, Plexus vesicalis, Plexus pudendalis, Plexus uterovaginalis), deren

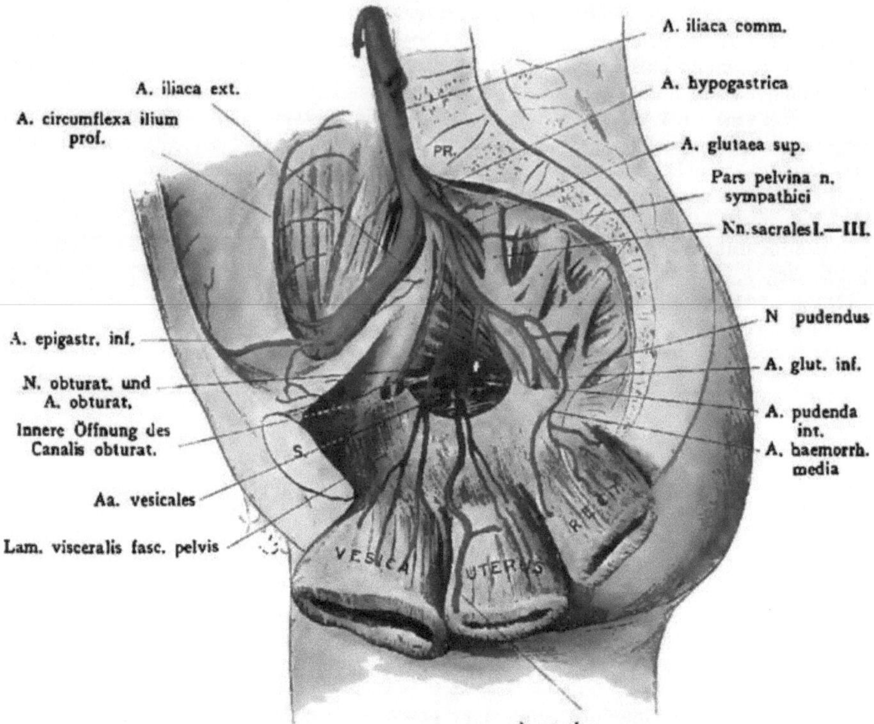

Fig. 424.   Seitliche Wandung des kleinen Beckens beim Weibe von innen mit den Gefässen
und Nerven.
Die Beckeneingeweide sind im Zusammenhang mit der Lamina visceralis fasciae pelvis belassen.

mächtige Entfaltung wohl im Zusammenhang mit dem starken Wechsel im Füllungszustande der Beckenorgane steht. Die Venen sammeln sich zur V. hypogastrica,
welche sich dem entsprechenden Arterienstamme hinten anschliesst.

Die **Nervenstämme des Beckens** liegen der Wandung enger an als die
Aa. und Vv., von welchen sie an ihrem medialen Umfange gekreuzt werden. Abgesehen
von den Partes sacrales der Grenzstränge des Sympathicus sind es (Fig. 424):
1. der N. obturatorius, aus den Nn. lumbales II—IV, der am medialen Rande des
M. psoas, entsprechend der Articulatio sacroiliaca, an die seitliche Wandung
des kleinen Beckens gelangt, von der A. und V. hypogastrica überlagert, um parallel
mit der Linea terminalis, etwas oberhalb der A. obturatoria zur inneren Öffnung des
Canalis obturatorius zu verlaufen; 2. der sakrale Abschnitt des Plexus lumbosacralis,

der sich aus einem Teile des Truncus lumbosacralis des IV. Lumbalnerven, aus dem V. Lumbal- und dem I.—III. Sakralnerven zusammensetzt. Diese Stämme treten über die Linea terminalis, resp. aus den For. sacralia anteriora, in das kleine Becken hinab. Aus dem Plexus gehen hauptsächlich Äste hervor, welche die beiden Abteilungen des For. ischiadicum majus (For. supra- und infrapiriforme) benutzen, um das Becken zu verlassen; durch das For. suprapiriforme geht mit der A. glutaea sup. der N. glutaeus sup. und durch das For. infrapiriforme die Nn. glutaeus inf., cutaneus femoris post. und ischiadicus mit der A. glutaea inf. Diesen Gebilden schliesst sich ferner der N. pudendus aus dem II., III. und IV. Sakralnerven an, indem er gleichfalls, und zwar mit der A. pudenda int., durch das For. infrapiriforme aus dem Becken austritt, um sich weiterhin an die Dammgegend und an die äusseren Genitalien zu verbreiten.

Charakteristisch für die parietalen Gefässe und Nerven ist die Lage der Hauptstämme in der Höhe der Articulatio sacroiliaca oder auf den Partes laterales des Sacrum. Diese Stelle entspricht dem lateralen und hinteren Umfange der Wandung des Beckenkanales über dem höchsten Punkte der Incisura ischiadica major. Von hier aus verlaufen Äste zu den Beckenwandungen und zu den Eingeweiden des Beckens oder durch das For. supra- und infrapiriforme zur Glutaealgegend und zur Dammgegend.

Im einzelnen sind zu besprechen: der Verlauf der A. und des N. obturatorius an der Wandung des Beckens und im Canalis obturatorius, die Lage der durch das For. supra- und infrapiriforme austretenden Gefässe und Nerven und die Erreichbarkeit der grossen Stämme (besonders der A. hypogastrica) in operativer Hinsicht.

N. obturatorius, A. und V. obturatoria und Canalis obturatorius.

Parallel mit der Linea terminalis verlaufen der Nerv und die Arterie zur inneren Mündung des Canalis obturatorius. Der Nerv liegt etwas höher, d. h. dem Beckeneingang näher, als die Arterie und ihre Begleitvenen. Die Arterie entspringt entweder direkt aus dem Stamme der A. hypogastrica kurz nach ihrem Eintritt in das Becken oder aus einem Hauptaste derselben, z. B. der A. glutaea sup. oder inf. Beachtenswert ist der nicht seltene Ursprung der A. obturatoria aus der A. epigastrica inf., indem die normalerweise vorhandene, in Fig. 425 links angegebene Anastomose der Rami pubici beider Arterien sich zu einem starken Stamme ausbildet. In Umkehr dieses Verhältnisses kann auch die A. epigastrica inf. aus der A. obturatoria entspringen. Die A. obturatoria entspringt in 75% der Fälle aus der A. hypogastrica, in 25% der Fälle aus der A. epigastrica inf.

Das Peritonaeum überzieht die Wandung des Beckenkanales von der Linea terminalis an bis zum Arcus tendineus m. levatoris ani, um sich, der oberen Fläche der Lamina visceralis fasciae pelvis angeschlossen, auf die Beckeneingeweide überzuschlagen; es werden daher sowohl die A. und Vv. obturatoriae mit dem N. obturatorius als auch die innere Mündung des Canalis obturatorius von dem Peritonaeum überzogen; ein Umstand, welcher für die Bildung des Bruchsackes einer Hernia obturatoria in Betracht kommt.

An der inneren Mündung des Canalis obturatorius bildet der Ramus sup. ossis pubis den Beginn des nach unten gegen das For. obturatum offenen Sulcus obturatorius. Den unteren Rand der inneren Öffnung des Kanales stellt ein scharfer Ausschnitt der Membrana obturatoria dar. Der Kanal selbst hat eine Länge von 2—3 cm und einen schrägen, von oben und lateral nach unten und medianwärts gehenden Verlauf; seine Begrenzung erhält er einerseits durch den Sulcus obturatorius, andererseits durch die Membrana obturatoria, die sich an die Ränder des Sulcus ansetzt. Der Membrana obturatoria schliesst sich gegen das Lumen des Beckenkanales der M. obturator int., gegen den Oberschenkel der M. obturator ext. an. Der Inhalt des Kanales besteht aus den Nerven und Gefässen und einem Fettpfropfe, welcher die Gefässe mehr oder weniger einhüllt und mit dem subperitonaealen Bindegewebe in Zusammenhang steht. Die Gefässe und der Nerv teilen sich schon innerhalb des Kanals in Äste, die in typischer Verteilung zu der Adduktorenmuskulatur des Oberschenkels verlaufen.

Foramen ischiadicus majus. Die Stämme des Plexus sacralis, welche den N. ischiadicus zusammensetzen, bilden infolge ihrer Mächtigkeit eine nicht unwesentliche Verstärkung der Beckenwandung. Sie liegen zum Teil der Innenfläche des M. piriformis an, also auch der parietalen Lamelle der Fascia pelvis und sind von dem lockeren Bindegewebe des Cavum pelvis subperitonaeale umgeben. Medial werden sie von einem Teile der Astfolge der A. hypogastrica und der V. hypogastrica überlagert.

Von den aus dem Plexus sacralis hervorgehenden grösseren Stämmen verlassen fünf das Becken. Es sind dies: durch das For. suprapiriforme der N. glutaeus

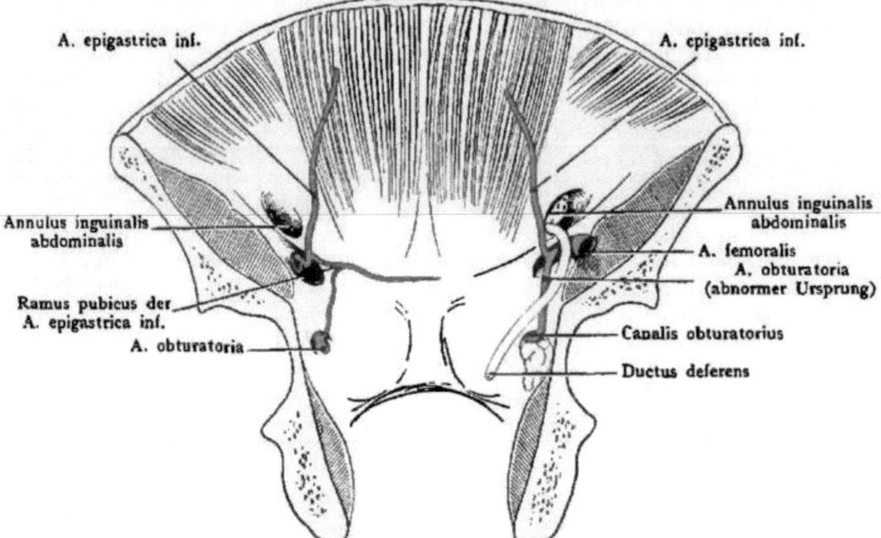

Fig. 425. Variationen im Ursprunge und im Verlaufe der A. obturatoria. Linkerseits die Norm mit der von den Rami pubici der Aa. obturatoria und epigastrica inf. gebildeten Anastomose; rechterseits entspringt die A. obturatoria aus der A. epigastrica. Rechterseits ist auch der Ductus deferens dargestellt.

sup. mit der A. glutaea sup. und den zugehörigen Venen, durch das For. infrapiriforme die Nn. ischiadicus, glutaeus inf., cutaneus femoris post. und pudendus mit den Aa. glutaea inf., pudenda int. und den Begleitvenen dieser Arterien. Über die Lage der austretenden Gebilde in dem For. supra- und infrapiriforme sei erwähnt, dass die A. glutaea sup. häufig in dem Winkel zwischen dem V. Lumbal- und dem I. Sakralnerven verläuft, um sich hier dem N. glutaeus sup., der aus dem Truncus lumbosacralis (IV. Lumbalnerv) und einem Aste des N. sacralis I entsteht, anzuschliessen. Nerv und Arterie liegen dem Knochenausschnitte der Incisura ischiadica major eng an (siehe Regio glutaea).

Die zur Bildung des N. ischiadicus beitragenden Stämme konvergieren nach unten gegen das For. infrapiriforme. Sowohl der N. ischiadicus als seine Wurzeln liegen der inneren Fläche des M. piriformis auf. Die Aa. glutaea inf. und pudenda int. mit ihren Begleitvenen liegen gegen das Innere des Beckenkanales dem N. ischiadicus auf und Fig. 424 zeigt beide Arterien von einem gemeinsamen Stamme entspringend;

die A. pudenda int. verläuft um die äussere Fläche der Spina ischiadica, indem sie durch das Foramen ischiadicum minus in das Cavum pelvis subcutaneum eintritt. Mit der A. pudenda int. verläuft der N. pudendus aus dem II.—IV. Sakralnerven (siehe Topographie der Regio glutaea). Mit dem N. ischiadicus verlassen der N. glutaeus inf. (aus dem I.—III. Sakralnerven) und der N. cutaneus femoris post. (aus dem III. Sakralnerven) das Becken; der letztere wird von dem Stamme des N. ischiadicus vorne bedeckt.

Erreichbarkeit der parietalen Gefässe und Nerven des Beckens. Was die Aufsuchung der Arterien zum Zwecke der Unterbindung anbelangt, so kommt wohl bloss der Stamm der A. hypogastrica hier in Betracht. Unterbindungen der aus dem Becken tretenden Äste der A. hypogastrica können von der Regio glutaea (Aa. glutaea sup. und inf.) oder von dem Damme (A. pudenda int.) oder von der vorderen Seite des Oberschenkels aus (A. obturatoria) vorgenommen werden. Dagegen wird die Unterbindung der A. hypogastrica innerhalb des Beckens ausgeführt, und zwar an der Stelle, wo der kurze, kaum mehr als 4—5 cm lange Stamm in der Höhe der Articulatio sacroiliaca die Wandung des kleinen Beckens erreicht. Er kreuzt hier den N. obturatorius und in der Regel auch den Truncus lumbosacralis, die beide dem Stamme lateral anliegen. Hinten wird die V. hypogastrica angetroffen und unmittelbar vor der Arterie der Ureter, dort, wo er an der Teilung der A. iliaca comm. den Rand des kleinen Beckens erreicht und in seine Pars pelvina übergeht (s. Ureter).

Unter Berücksichtigung dieser Beziehungen kann die A. hypogastrica sogar extraperitonaeal durch einen Schnitt aufgesucht werden, der die Bauchdecken parallel mit dem Lig. inguinale durchtrennt.

Die Beckenvenen sammeln sich nach oben zu der V. hypogastrica, einem höchstens 5 cm langen Stamme, welcher der A. hypogastrica hinten anliegt und die oberen Stämme des Plexus sacralis kreuzt. Ihre Wurzeln entsprechen im allgemeinen den Ästen der A. hypogastrica; sie gehen zahlreiche Anastomosen untereinander ein, die an der Beckenwandung, noch mehr aber in jenen Abschnitten der Beckenvenen, welche den Eingeweiden unmittelbar anliegen, den Charakter venöser Geflechte annehmen (s. Uterus und Harnblase).

Die Lymphgefässe der Beckenwandung folgen meist dem Verlaufe der Venen und weisen eingeschaltete Lymphdrüsen auf, von denen diejenigen im Winkel der Teilung der A. iliaca comm. (Lymphoglandulae hypogastricae) als Sammelstelle einer grossen Anzahl von Lymphgefässen aus den Beckeneingeweiden eine praktische Bedeutung besitzen. Die Topographie der Beckenlymphgefässe und -drüsen im einzelnen soll bei der Besprechung der Beckeneingeweide Berücksichtigung finden (Lymphgefässe der Harnblase, der Prostata, des Rectum, des Uterus, der Scheide usw.).

Viscerale Gefässe und Nerven des Beckens. Eine eingehende Beschreibung derselben kann erst im Zusammenhang mit der Topographie der Beckeneingeweide erfolgen. Im allgemeinen sei hier auf ihre Lage in dem lockeren Bindegewebe des Cavum pelvis subperitonaeale hingewiesen, sowie auf die Herkunft der Arterien aus dem Stamme der A. hypogastrica und auf die Plexusbildung seitens der Venen, die zum grössten Teil in die V. hypogastrica ihren Abfluss haben. Dieselben erstrecken sich von der Symphyse bis zum Rectum, auf beiden Seiten der Beckeneingeweide oberhalb des Diaphragma pelvis. Sie sind sowohl topographisch, wie funktionell als ein Ganzes aufzufassen und zeichnen sich, besonders beim Weibe an den seitlichen Wandungen des Uterus, durch eine reichliche Entfaltung von glatten Muskelzellen aus, welche ihnen geradezu den Charakter von Schwellgewebe verleiht. Klappen fehlen vollständig. Sie sind in lockerem Bindegewebe eingebettet, welches wegen seiner praktischen Wichtigkeit für Entzündungsvorgänge im Becken, besonders beim Weibe, genauer zu berücksichtigen sein wird (s. Topographie des Beckenbindegewebes).

Die visceralen Nerven des Beckens kommen aus den sympathischen Nervengeflechten, welche die grossen Gefässe, so die A. mesenterica inf., die A. hypogastrica
und ihre Äste umgeben (Fig. 390). Sie erhalten Verstärkungen durch Fasern
aus dem sakralen Abschnitte des sympathischen Grenzstranges. An den Eingeweiden
angelangt, werden die einzelnen visceralen Nervenplexus nach dem betreffenden Eingeweideteil unterschieden und benannt, so der Plexus vesicalis, haemorrhoidalis, uterinus
usw.; dieselben sind dort am dichtesten, wo sie in Begleitung der Gefässe zuerst an
die Eingeweide herantreten, unmittelbar oberhalb des Diaphragma pelvis (s. Nervenversorgung des Uterus und der Harnblase).

III. Eingeweide des männlichen Beckens.

Als Eingeweide des männlichen Beckens pflegen wir diejenigen Organe zu bezeichnen, welche erstens eine Fixation durch die viscerale Muskelplatte oder Fascien-
platte des Beckens erhalten und zweitens bei mittlerem Füllungszustande im Raume des
kleinen Beckens, und zwar im Cavum pelvis proprium, oberhalb des Diaphragma pelvis,
angetroffen werden. Hierher gehören: das Rectum, die Harnblase, die Prostata, die
Samenblasen und die Ductus deferentes.

Diejenigen Baucheingeweide (Ileumschlingen, Colon sigmoideum, Proc. vermiformis), welche sich bei gewissen Füllungszuständen der Becken- und Baucheingeweide
in dem Beckenraume einlagern, unterscheiden sich dadurch von den eigentlichen Beckeneingeweiden, dass sie ihre Fixation ausserhalb des Beckens an den Wandungen der Bauchhöhle erhalten und, bei Ausdehnung der Beckeneingeweide, aus dem Cavum pelvis peritonaeale nach oben in die Bauchhöhle zurückgedrängt werden.

Rectum.

Allgemeines über das Rectum. Das Rectum stellt als Endabschnitt des
Darmes einen „Kotschlauch" dar (Ampulla), welcher in einen bloss während der
Defäkation erweiterten, sonst schlitzförmigen Kanal, die Pars analis recti, übergeht,
um sich am Anus zu öffnen.

Die Grenze des Rectum gegen das Colon sigmoideum liegt dort, wo das Mesocolon sigmoideum ein Ende nimmt und infolgedessen ein Teil des hinteren Umfanges
des Darmes direkt mit dem Bindegewebe, welches die vordere konkave Fläche des
Sacrum überzieht, in Kontakt kommt. Diese Stelle liegt in der Höhe des III. Sakralwirbelkörpers. Ein Mesorectum ist also nicht anzunehmen, denn soweit der Darm
durch eine Peritonaealduplikatur an die vordere Fläche des Sacrum befestigt wird,
müssen wir ihn zum Colon sigmoideum rechnen.

Das Mesocolon sigmoideum erreicht das Sacrum (Fig. 426) am Promontorium
und verläuft von hier an median- und abwärts auf der vorderen Fläche der beiden
ersten Sakralwirbel, allmählich an Höhe abnehmend, bis es am III. Sakralwirbel ein
Ende nimmt, indem die Peritonaealblätter auseinanderweichen und einen nach unten
immer grösser werdenden Teil der hinteren Darmwandung freilassen. Es müsste also auch
streng genommen der unterste Abschnitt des Colon sigmoideum, von dem Promontorium
an bis zum III. Sakralwirbel, den Beckeneingeweiden zugerechnet werden; tatsächlich
wird auch von vielen Seiten (auch B.N.A.) die Abgrenzung des Rectum gegen das Colon
sigmoideum dort angenommen, wo das Mesocolon sigmoideum etwas nach links von
der Medianebene das Promontorium erreicht und so wird auch folgerichtig von einem
Mesorectum gesprochen. Diese Einteilung entspricht jedoch weder der Verschiedenheit der Struktur beider Darmabschnitte, noch ihrer Funktion. Das wesentliche Merkmal, gerade des Colon sigmoideum, ist seine Beweglichkeit, welche auf der Ausbildung
eines „Meso" beruht; das Kennzeichen des Rectum, wenigstens der Ampulle, ist

die Dilatationsfähigkeit, welche durch die Ausbildung eines Mesorectum nicht erhöht, durch das lockere Beckenbindegewebe, an welches die Wandung des Darmabschnittes angrenzt, nicht verringert wird. Es ist folglich die Abgrenzung eines als Kotschlauch dienenden Darmabschnittes am III. Sakralwirbel auch für die Betrachtung vom Standpunkte des Praktikers aus zweckmässiger als die willkürliche Grenze, welche in dem Übergang der Haftlinie des Mesosigmoideum auf die Wandung des kleinen Beckens gegeben ist.

Einteilung des Rectum. Das Rectum erstreckt sich in einer Gesamtlänge von 12 bis 14 cm von der Vorderfläche des III. Sakralwirbelkörpers bis zum Anus und zerfällt in zwei Abschnitte, welche sich in bezug auf ihre Struktur, ihre Funktion und ihre Lage unterscheiden. Der obere Abschnitt, die Ampulla recti, ist als der eigentliche Kotbehälter einer sehr beträchtlichen Ausdehnung fähig. Der untere als Pars analis recti bezeichnete Abschnitt klafft bloss bei der Defäkation und bildet sonst einen sagittal eingestellten Spalt, dessen Wandungen sich von beiden Seiten aneinander legen. Selbstverständlich ist diese Tatsache bloss an Frontalschnitten zu erkennen, an Sagittalschnitten dagegen (Fig. 430 vom Manne, und die entsprechende Fig. 477 vom Weibe) setzt sich das Lumen der Pars analis ohne weiteres in dasjenige der Ampulla fort.

Auch von dem Standpunkte des topographischen Anatomen aus erscheint die Einteilung des Rectum in die beiden erwähnten Abschnitte insofern berechtigt, als die Am-

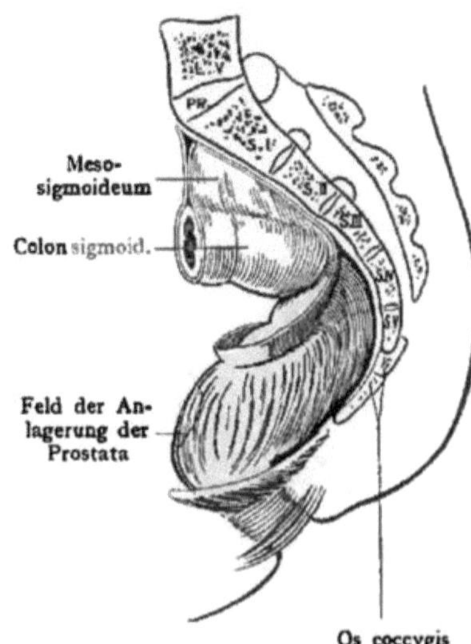

Fig. 426. Rectum, von der Seite gesehen. Ampulla blau, Pars analis gelb. Umschlag des Peritonaeum auf die Ampulla. Die letztere ist durch Kotmassen stark ausgedehnt.

pulla oberhalb des Diaphragma pelvis, also im Cavum pelvis proprium liegt, dagegen die Pars analis im Cavum pelvis subcutaneum (= Regio perinealis). Folglich wird sich die Unterscheidung einer Pars pelvina und einer Pars perinealis recti mit der auf der Funktion und der Morphologie des Darmabschnittes beruhenden Unterscheidung einer Ampulla und einer Pars analis decken. Eine dritte, den Verlauf der Abschnitte kennzeichnende Unterscheidung ist diejenige einer Flexura sacralis recti und einer Flexura perinealis recti. Die erstere geht an der vorderen Fläche des Sacrum und des Steissbeins bis etwa 2 cm über die Steissbeinspitze nach vorne hinaus; die Konkavität des Bogens richtet sich gegen die Symphyse. Am Durchtritte durch das Diaphragma pelvis wendet sich das Rectum nach hinten und bildet einen kürzeren Bogen, dessen Konkavität nach hinten und oben sieht (Flexura perinealis).

Es stimmen also die Einteilungen des Rectum, welche wir vom physiologischen, topographisch-anatomischen oder rein deskriptiven Standpunkte aus vornehmen, miteinander überein. Ampulla recti = Pars pelvina = Flexura sacralis; Pars analis recti = Pars perinealis = Flexura perinealis.

Abgesehen von Differenzen in der Ausdehnbarkeit, der Lage zum Diaphragma pelvis und dem Verlaufe zeigen die beiden Abschnitte des Rectum auch noch Verschiedenheiten der Struktur. Die Wandung der Ampulla bildet die an 2 bis 3 Stellen quer oder schräg verlaufenden, in die Lichtung des Darmes vorspringenden Plicae transversales recti (früher oft auch unter der ganz unrichtigen Bezeichnung: „Klappen" des Rectum aufgeführt). Dieselben sind nicht einfache Schleimhautfalten.

sondern bleibende Bildungen, von denen die eine, von dem rechten Umfange der
Ampulle ausgehende, etwa 6 cm über der Analöffnung durch ihre beträchtliche Höhe
sowie durch ihre derbe Beschaffenheit auffällt. Sie ist auf dem medianen Sagittalschnitt durch das männliche Becken zu sehen (Fig. 430). Die Plicae transversales verdanken ihre Entstehung dem Umstande, dass das Rectum ursprünglich, wie das Colon,
starke Ausbuchtungen (Haustren) besass, welche später zum Teil ausgeglichen wurden.
Die Falten der Wandung, welche die Haustren voneinander trennten, können bestehen
bleiben und bilden die Plicae transversales oder „Rectumklappen", denen eine ihrem

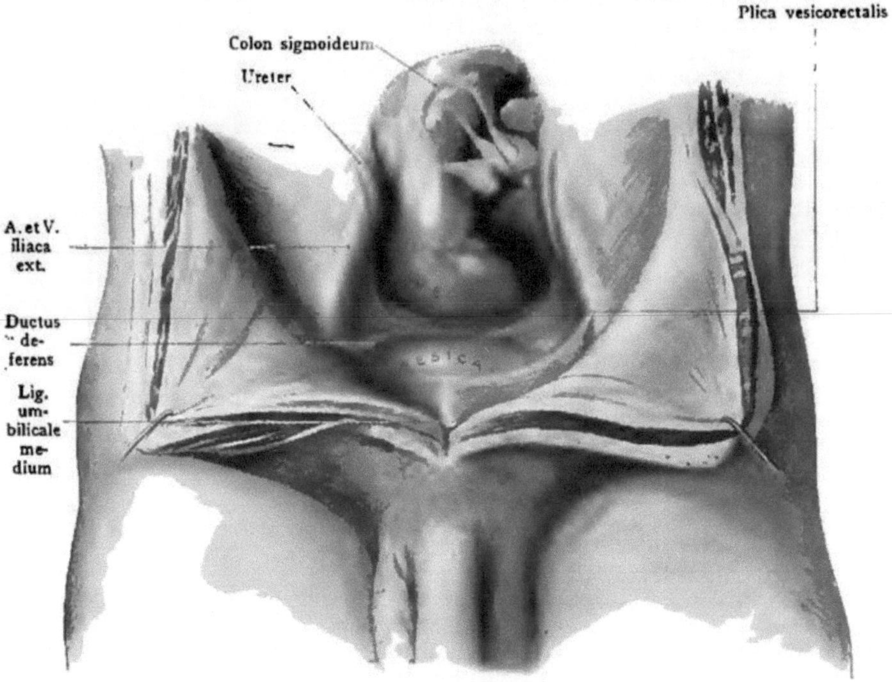

Plica vesicorectalis

Colon sigmoideum

Ureter

A. et V.
iliaca
ext.

Ductus
de-
ferens

Lig.
um-
bilicale
me-
dium

Fig. 427. Eingang in das männliche Becken.
Formolpräparat.

Namen entsprechende Funktion selbstverständlich abgeht. Bei anormaler Entwicklung
derselben können Verengerungen des Lumens entstehen, welche von praktischer Bedeutung sind (Stenosen des Rectum).

Die am Colon als Tänien ungleichmässig ausgebildete glatte Längsmuskulatur
verteilt sich beim Übergang auf die Ampulla recti und bildet eine gleichmässige
Schicht, mit deren Fasern sich im Bereiche der Pars analis die Fasern des M. levator
ani verflechten. Die glatte Ringmuskelschicht ist an der Pars analis als M. sphincter
ani int. verstärkt, während aussen, im untersten Teile der Pars analis und um die
Analöffnung herum, die Fasern des M. sphincter ani ext. eine weitere Verstärkung bilden.
In der Pars analis finden sich, an Stelle der Quer- oder Schrägfalten der Ampulla,
die Längsfalten oder Längswülste der Columnae rectales (Morgagni), welche der Ausbildung von Venengeflechten oder Venenkonvoluten ihre Entstehung verdanken (s. unten
die Venen des Rectum und Fig. 429). Die Columnae rectales werden durch Vertiefungen (Sinus rectales) voneinander getrennt.

An der Pars analis können wir drei Abschnitte unterscheiden (F. P. Johnson), nämlich

1. eine Zona columnaris mit einfachem und geschichtetem Cylinderepithel, nach unten in geschichtetes Plattenepithel übergehend. Hier ist die Schleimhaut in Längsfalten gestellt, die Columnae rectales, welche, durch die Sinus rectales voneinander getrennt, besondere Erweiterungen der Venae haemorrhoidales beherbergen;

2. die Zona intermedia. Hier findet sich geschichtetes Plattenepithel mit Papillen, aber ohne Haare und Schweissdrüsen. Diese Zone setzt sich von der Zona columnaris ziemlich scharf ab;

3. die Zona cutanea mit Schweissdrüsen und circumanalen Drüsen; sie entspricht im wesentlichen dem vom Ectoderm zur Bildung des Rectum gelieferten Anteil.

Embryonal bildet die Pars analis einen viel beträchtlicheren Abschnitt des Rectum, als das später der Fall ist; auch steht sie bedeutend höher im Becken.

Zu den genannten Merkmalen kommt noch der Unterschied in der Ausdehnungsfähigkeit und der Beweglichkeit beider Abschnitte hinzu. Die Ampulla wird in dem oberen Abschnitte ihrer vorderen und lateralen Wand von dem Peritonaeum überzogen; dagegen grenzt der übrige Teil der Wandung direkt an das lockere Zellgewebe des Beckens; der hintere Umfang des Rectum wird durch dasselbe von der vorderen Fläche des Sacrum getrennt.

Die Ampulla kann sich demgemäss nicht nach hinten, wohl aber nach den Seiten und nach vorne ausdehnen. Bei der Ausdehnung nach vorne erfahren die Prostata, der Harnblasenfundus und das Orificium urethrae int. eine Verlagerung, die nach den Versuchen von Garson (s. Harnblase) in einer Hebung dieser Gebilde im Beckenraume besteht. Eine stark gefüllte Ampulla kann mehr als die Hälfte des Beckenlumens einnehmen. Die Beziehungen, welche dieselbe zu den parietalen Beckengebilden eingeht, sollen später berücksichtigt werden.

Verglichen mit der Ampulla lässt sich die Pars analis nur in geringer Ausdehnung verschieben, auch ist die Ausdehnung dieses Darmabschnittes beim Durchtritt der Fäces eine gleichmässigere; seitliche Verschiebungen sind dabei so gut wie ausgeschlossen.

Beziehungen der Rectumampulle zum Beckenbindegewebe und zum Peritonaeum. Die Lamina visceralis fasciae pelvis verläuft, der oberen Fläche des M. levator ani angeschlossen, zum Rectum und schlägt sich auf dasselbe über, indem sie mit seiner bindegewebigen Hülle verschmilzt (Fig. 417). Sie setzt sich aber auch am vorderen und hinteren Umfange des Rectum fort, mit der Lamina visceralis der anderen Seite Lamellen oder Septa bildend, welche die Umscheidung des Rectum durch die Fascie vervollständigen. Besonders stark ist das Septum vorne entwickelt, wo es als derbe Membran (Septum rectovesicale) die vordere Wand des Rectum von dem hinteren Umfange der Prostata, der Samenblasen und der Harnblase trennt (s. Topographie des Beckenbindegewebes). Der hintere Umfang des Rectum wird dagegen nur durch lockeres Zellgewebe mit der vorderen Fläche des Sacrum verbunden, eine Tatsache, welche die Blosslegung des Rectum von hinten nach Resektion der unteren Sakralwirbel erleichtert (Fig. 437).

Rectum und Peritonaeum. Das Peritonaeum senkt sich zwischen der Ampulla recti und dem hinteren Umfange der Harnblase zur Bildung der Excavatio rectovesicalis ein; dabei erhält ein Teil der hinteren Harnblasenwand einen Überzug, desgleichen die Spitzen der Samenblasen (Fig. 432 punktierte Linie), während normalerweise die Prostata nicht mehr von dem Peritonaeum erreicht wird. Nach hinten liefert das Peritonaeum der Excavatio rectovesicalis einen partiellen Überzug für die oberen $^2/_3$ der Ampulla, und zwar so, dass von dem Übergang des Colon sigmoideum in die Ampulla (wo der Peritonaealüberzug noch ein vollständiger ist), das Peritonaeum sich zuerst von dem seitlichen, dann von dem vorderen Umfange der Ampulla zurück-

zieht, so dass es sich am Grunde der Excavatio rectovesicalis von dem Rectum auf
die Samenblasen sowie auf die hintere Wand der Harnblase umschlägt. Der Umschlag
erfolgt in einer Linie, welche annähernd die Kuppen der Samenblasen verbindet.

Die Ausdehnung des Peritonaealüberzuges am seitlichen und vorderen Umfange der Ampulla ist individuellen Variationen unterworfen, indem die Tiefe der
Excavatio rectovesicalis wechselt. Beim Neugeborenen überzieht das Peritonaeum die
hintere Fläche der Harnblase, die Samenblasen in toto und einen Teil der hinteren
Fläche der Prostata (Zuckerkandl), reicht also bedeutend weiter nach unten als
beim Erwachsenen, wo das Vorkommen einer tiefen Excavatio rectovesicalis sich als
Persistenz fetaler Zustände deuten lässt.

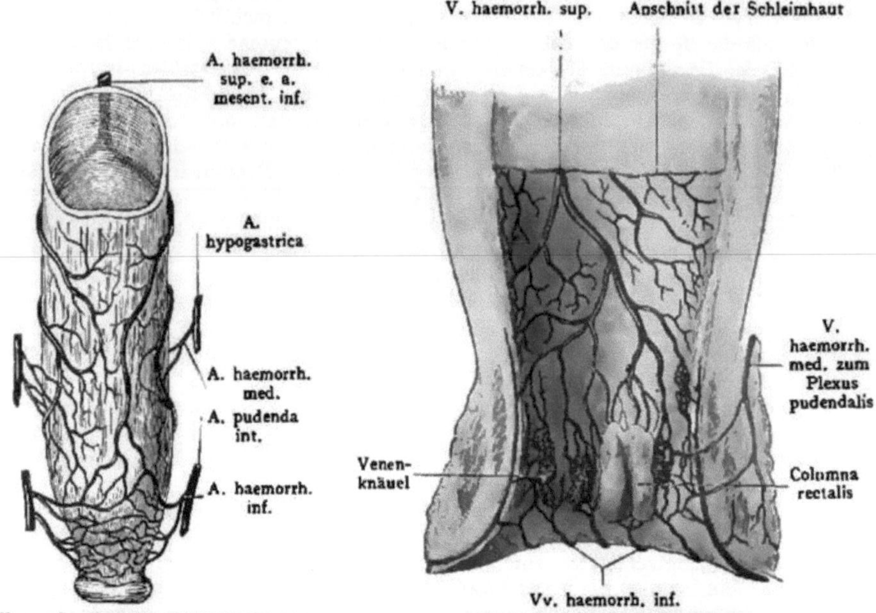

Fig. 428. Arterien des Rectum, von
vorn gesehen.
Nach Bougery und Jacobs.

Fig. 429. Venen des Rectum.
Halbschematisch. Zum Teil nach Mariau, Thèse de Lyon 1893.
Venenknäuel des Annulus haemorrhoidalis.

Wahrscheinlich reichte in einem gewissen Stadium der fetalen Entwicklung
die Excavatio rectovesicalis bei beiden Geschlechtern bis zum Diaphragma pelvis
hinab. Ein Stehenbleiben auf dieser Entwicklungsstufe wird vielleicht die Bildung der
allerdings seltenen Eingeweidebrüche begünstigen, welche von der Excavatio rectovesicalis ausgehend entweder seitlich am Anus (Herniae perineales) oder in der Gegend der
grossen Schamlippen beim Weibe (Herniae labiales post.) zum Vorschein kommen,
auch die hintere Wand der Scheide (Enterocele vaginalis) ausstülpen können.

Wenn man bei mässig gefülltem Rectum die Excavatio rectovesicalis von oben
her untersucht (Fig. 427), so erblickt man zwei Peritonaealfalten, welche von dem
seitlichen Umfange der Harnblase beiderseits zur Pars ampullaris recti verlaufen und
den Eingang in die Excavatio rectovesicalis von dem übrigen Cavum pelvis peritonaeale
abgrenzen. Diese Peritonaealduplikaturen (Plicae vesicorectales) enthalten Züge
glatter Muskulatur, auch ist ihnen eine Rolle für die Befestigung der Harnblase zugeschrieben worden, auf welche die alte Bezeichnung als Ligg. vesicorectalia hinweist.

Sie sind jedoch wohl bloss als Reservefalten des Peritonaeum aufzufassen, die bei stärkerer Füllung der Beckenorgane zur Bedeckung derselben Verwendung finden. Bei leerer Ampulla recti und mässig gefüllter Harnblase liegt beiderseits von der oberen Partie der Ampulla eine Einbuchtung des Peritonaeum, welche lateral von dem Peritonaeum parietale begrenzt wird (Fossa pararectalis) und bei starker Füllung der Ampulla recti verschwindet.

Arterien, Venen und Lymphgefässe des Rectum. Das Rectum wird von einer unpaaren Arterie (A. haemorrhoidalis sup. aus der A. mesenterica inf.) und je zwei paarigen Arterien (Aa. haemorrhoidales mediae aus der A. hypogastrica und Aa. haemorrhoidales inf. aus der A. pudenda int.) versorgt. Die Zweige der Arterien stehen durch zahlreiche Anastomosen untereinander in Verbindung, folglich wird die Unterbindung selbst ziemlich grosser Gefässstämme am Rectum nicht zu einer beträchtlichen Störung der Cirkulation führen, wie sie am Dünndarm oder am Colon vorkommen kann.

Die A. haemorrhoidalis sup. ist die Hauptarterie der Ampulla recti und reicht in ihrer Verbreitung bis zur Pars analis herab (Fig. 428). Der Stamm schliesst sich am Übergange des Colon sigmoideum in das Rectum dem hinteren Umfange des letzteren an und teilt sich alsbald in 2—3 Äste, von denen einer gewöhnlich hinter der Ampulle weiter verläuft, während die beiden anderen sich am seitlichen und vorderen Umfange derselben verzweigen.

Die Aa. haemorrhoidales mediae entspringen entweder direkt aus dem Stamme der A. hypogastrica oder aus der A. pudenda int. und gelangen zur unteren Partie der Ampulle, indem sie auch Zweige zur Prostata und zu den Samenblasen abgeben.

Die Aa. haemorrhoidales inf. aus der A. pudenda int. sind im wesentlichen Hautarterien, welche von beiden Seiten her zur Analöffnung verlaufen, um diese sowie den M. sphincter ani zu versorgen.

Venen des Rectum. Sie sammeln sich aus den Plexus venosi haemorrhoidales zu Stämmen, welche mit den Arterien verlaufen. Wir hätten also eine V. haemorrhoidalis sup., zwei Vv. haemorrhoidales mediae und zwei Vv. haemorrhoidales inf. zu unterscheiden. Die Plexus venosi, aus denen sich die Vv. haemorrhoidales sammeln, liegen teils in der Submucosa (Plexus haemorrh. int.), teils ausserhalb der Muskelschicht des Rectum (Plexus haemorrh. ext.). Die V. haemorrhoidalis sup. bildet den Hauptweg für den Abfluss des venösen Blutes, und ihre untersten Wurzeln kommen aus einer Anzahl von submukös gelegenen Venenknäueln, welche die Wülste der Columnae rectales unmittelbar über dem Anus hervorrufen (Fig. 429). Regelmässig zeigen diese Venenknäuel Erweiterungen oder Venenampullen, welche unter pathologischen Bedingungen eine beträchtliche Vergrösserung erfahren und miteinander in Verbindung treten können (Bildung von Hämorrhoidalknoten). Die Erweiterungen finden sich niemals bei neugeborenen Kindern, dagegen konstant bei Erwachsenen; ihre Entstehung wird also wohl durch den auf die Venen der Pars analis wirkenden Druck veranlasst, welcher bei hochgradiger Steigerung die Venenampullen zu den Hämorrhoidalknoten erweitern kann.

Die Gesamtheit der Columnae rectales stellt einen Ring unmittelbar über der Analöffnung dar (Annulus haemorrhoidalis). Ausser in der V. haemorrhoidalis sup. haben die Venenknäuel der Columnae noch nach zwei Richtungen hin Abflüsse, erstens in Äste, welche die Muskelschicht der Pars analis horizontal durchsetzen und in die Vv. haemorrhoidales mediae münden (Fig. 429), zweitens in Venen, welche, unter der Schleimhaut gelegen, um den Sphincter ani zu den Vv. haemorrhoidales inf. und den Vv. scrotales post. verlaufen.

Wenn nun aus irgend einer Ursache die den Columnae rectales zugrunde liegenden Venenknäuel anschwellen, so erfolgt eine Reizung der Schleimhaut, welche eine reflektorische Kontraktion der Sphinkteren der Pars analis und einen Verschluss der unteren Abflusswege des venösen Blutes herbeiführt. Besteht auch noch Verstopfung, so drücken die Fäkalmassen auf die seitlich und nach oben gehenden Vv. haemorrhoidales sup. und mediae und hemmen auch hier den Abfluss des Blutes. Die Folge davon wird sein, dass die Ausdehnung der Venenampullen und die Vergrösserung der Columnae sich steigern muss; dieselben bilden förmliche Geschwülste, welche zunächst in das Lumen der Pars analis hineinhängen, dann, durch die Analöffnung sich

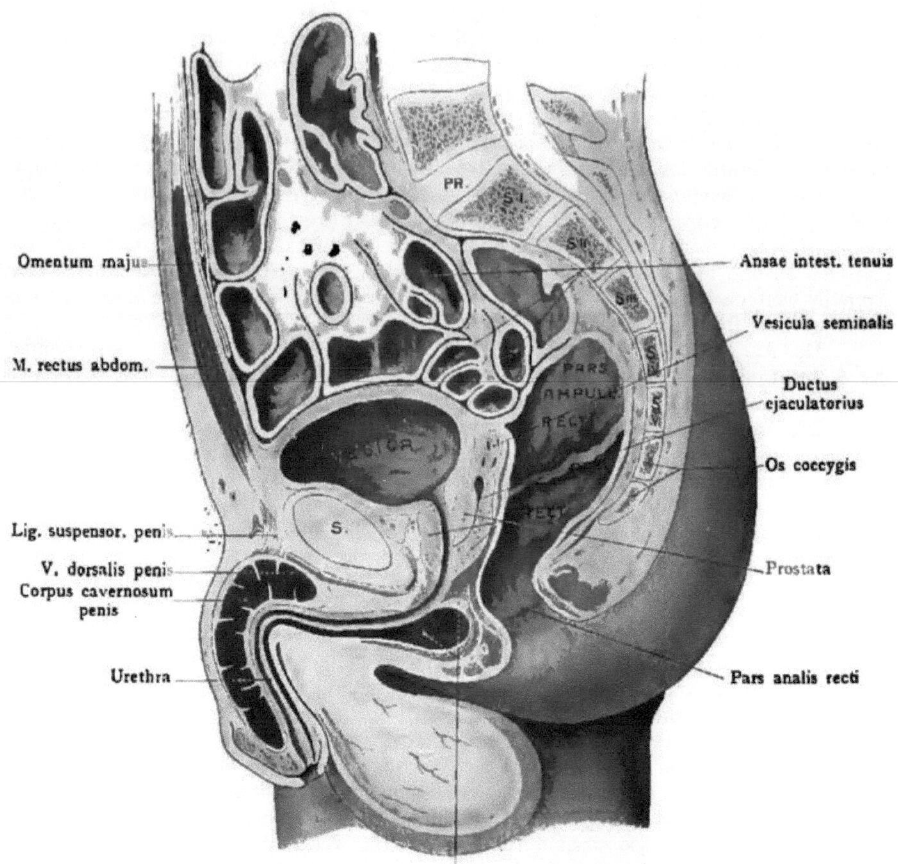

Gland. bulbourethralis (Cowperi) und Bulbus urethrae
Fig. 430. Medianschnitt durch das männliche Becken.
Nach Braune, Atlas der topogr. Anatomie.

vordrängen und von seiten des M. sphincter ani ext. eine Einschnürung erfahren können (äussere Hämorrhoidalknoten). Überhaupt kommt wohl dem M. sphincter ani ext. eine wichtige Rolle für die Entstehung und für die Vergrösserung der Hämorrhoidalknoten zu.

Lymphgefässe und regionäre Lymphdrüsen des Rectum. Drei Lymphgefässgebiete sind zu unterscheiden: 1. Die Lymphgefässe des Anus entsprechen den Aa. und Vv. haemorrhoidales inf. und gehen zu den Lymphoglandulae inguinales, und zwar meist zu der oberen medialen Gruppe derselben; 2. die Lymphgefässe

welche sich aus der Schleimhaut und der Muscularis sowohl der Ampulla als der
Pars analis recti sammeln, schliessen sich weiterhin entweder der A. haemorrhoidalis
sup. oder den Aa. haemorrhoidales mediae an. Die ersteren werden durch einige
an der hinteren Wand des Rectum gelegene, von der Lam. visceralis fasciae pelvis
bedeckte untere Lymphoglandulae sacrales unterbrochen, während die erste Haupt-
station für die übrigen Lymphgefässe des Rectum von den oberen Lymphoglandulae
sacrales gebildet wird, welche im untersten Teile des Mesosigmoideum liegen;

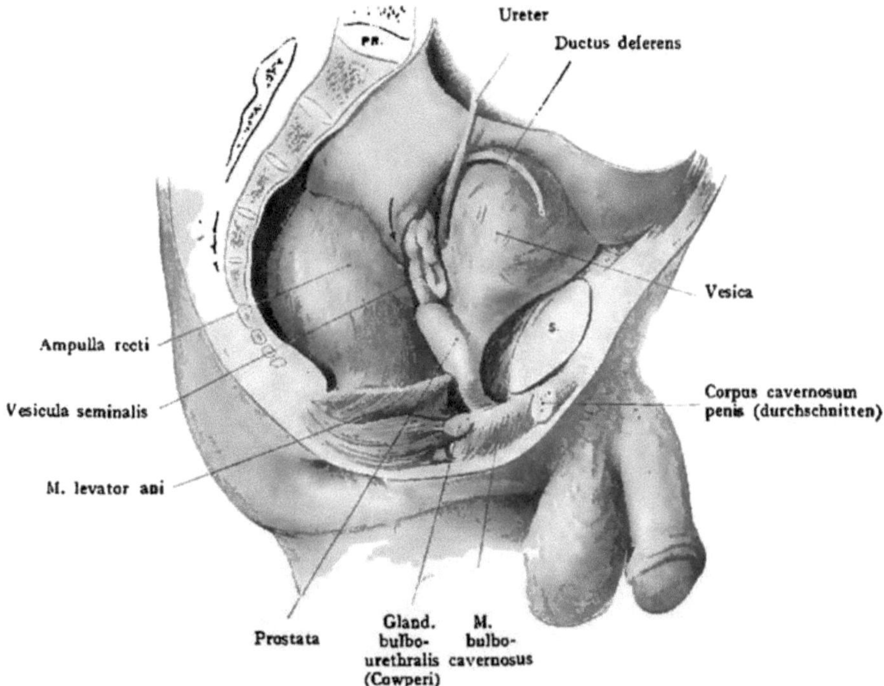

Fig. 431. Männliche Beckenorgane von rechts.
Harnblase und Rectum stark gefüllt. Verhalten des Peritonaeum (grün) zur Harnblase und zum Rectum.
Der Pfeil gibt die Excavatio rectovesicalis an.

3. Lymphgefässe aus der Gegend des Annulus haemorrhoidalis verlaufen mit den Aa.
haemorrhoidales mediae zu Lymphdrüsen, welche längs des Stammes der A. hypogastrica angeordnet sind (Lymphoglandulae hypogastricae). Wir hätten also am Rectum
drei Lymphgefässgebiete zu unterscheiden, ein unteres (Anus) mit Abfluss zu den
Lymphoglandulae inguinales, ein mittleres, entsprechend den Columnae rectales, mit
Abfluss zu den Lymphoglandulae hypogastricae und ein oberes, welches einen Teil
der Pars analis und die ganze Ampulla umfasst, mit Abfluss zu den Lymphoglandulae sacrales.

    Nerven des Rectum. Sie stammen aus den sympathischen Geflechten, welche
die Aa. haemorrhoidales begleiten. Als Stammplexus kommen in Betracht: der Plexus
mesentericus inf. (er gibt Äste längs der A. haemorrhoidalis sup. zum Rectum ab), der
Plexus hypogastricus (die Äste verlaufen mit den Aa. haemorrhoidales media und inf.),

endlich Äste aus den Rami perinei des N. pudendus int., welche die Hauptpartie des Anus versorgen.

Beziehungen des Rectum zu benachbarten Eingeweideteilen (Syntopie des Rectum). Dieselben sind für beide Abschnitte verschieden; auch wechseln sie bei der Ampulla, je nach dem Füllungszustande derselben.

Ampulla recti. Beziehungen nach hinten. Die Ampulla wird hinten durch die Lamina visceralis fasciae pelvis sowie durch lockeres Bindegewebe von der vorderen Fläche des III.—V. Sakralwirbels und des Steissbeins getrennt; es ergeben sich daraus

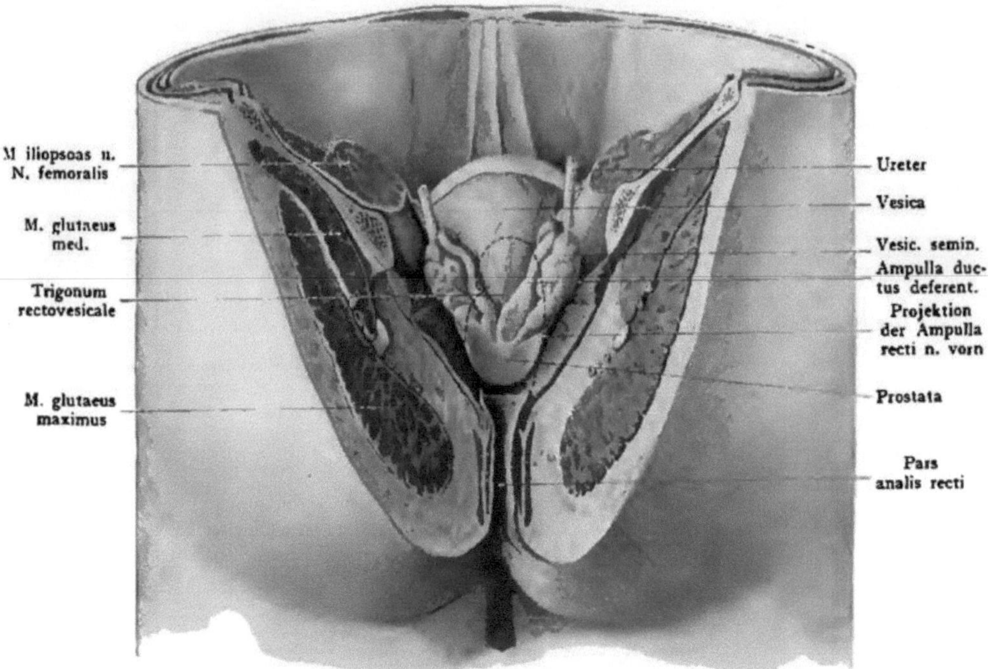

Fig. 432. Harnblase, Prostata, Samenblasen und Ductus deferentes von hinten nach Abtragung der hinteren Hälfte des Beckens sowie des Rectum.
Formolpräparat. 21 jähriger Mann.

Beziehungen zur Pars sacralis der sympathischen Grenzstränge, zur A. sacralis media (direkte Fortsetzung der Aorta abdominalis) und zu den Aa. sacrales laterales aus der A. hypogastrica.

Abwärts von der Steissbeinspitze ruht die untere Partie der Ampulla auf der muskulös-sehnigen Platte, welche durch die hinter dem Anus zur Vereinigung kommenden Fasern der beiden Mm. levatores ani gebildet wird. Abwärts von dieser Muskelplatte, welche den hintersten Abschnitt des Diaphragma pelvis darstellt, liegt im Anschluss an die Steissbeinspitze und dieselbe gewissermassen fortsetzend, eine derbe von Muskelfasern durchzogene Fettmasse (anococcygeale Fettmasse, Fig. 430), um welche das Rectum als Pars analis in der scharfen, nach hinten konkaven Biegung der Curvatura perinealis zum Anus verläuft.

Seitlich von der mässig ausgedehnten Ampulla recti befinden sich die beiden Fossae pararectales des Cavum peritonaei, in denen bei leeren oder mässig gefüllten Beckenorganen die Rectumschlinge des Colon sigmoideum oder Schlingen des Ileum sich einlagern. Bei stärkerer Ausdehnung der Ampulla recti werden die Darmschlingen aus den Fossae pararectales verdrängt, das Peritonaeum der Fossae wird teilweise zur Bedeckung der Ampulla verwendet und die letztere kann dann direkte Beziehungen erlangen sowohl zum Plexus sacralis als auch zu den in der unteren Abteilung des For. ischiadicum majus aus dem Becken austretenden Aa. glutaea inf. und pudenda int. Bei starker Ausdehnung (s. die Horizontalschnitte durch das männliche Becken, Figg. 433 und 434) füllt die Ampulla fast den ganzen hinteren Abschnitt des Beckens aus und kann auf die seitlich gelegenen Gefässe, besonders auf die dünnwandigen Venen, einen Druck ausüben.

Nach vorne hat die Rectumampulle Beziehungen zum Peritonaeum der Excavatio rectovesicalis und den eingelagerten Darmschlingen, ferner, von dem Grunde der Excavatio an nach unten, zur hinteren Wand des Fundus vesicae, zur Prostata, zu den Samenblasen und zu den Ductus deferentes. Form und Inhalt der Excavatio wechseln: bei starker Füllung der Rectumampulle und der Harnblase ist sie mehr spaltförmig, indem sich die Darmschlingen, welche häufig als Inhalt vorgefunden werden, in die Bauchhöhle zurückziehen. Der vordere Umfang der Ampulla recti wird durch die Scheide, welche die Lamina visceralis fasciae pelvis an das Rectum abgibt, von´der Prostata, den Samenblasen und dem Fundus vesicae getrennt; hier ist die Fascie häufig recht derb ausgebildet und stellt das Septum rectovesicale dar, welches nicht bloss einen Teil der Fascienscheide für die Rectumampulle abgibt, sondern auch die Ductus deferentes und die Samenblasen einhüllt (s. Fascien der männlichen Beckeneingeweide).

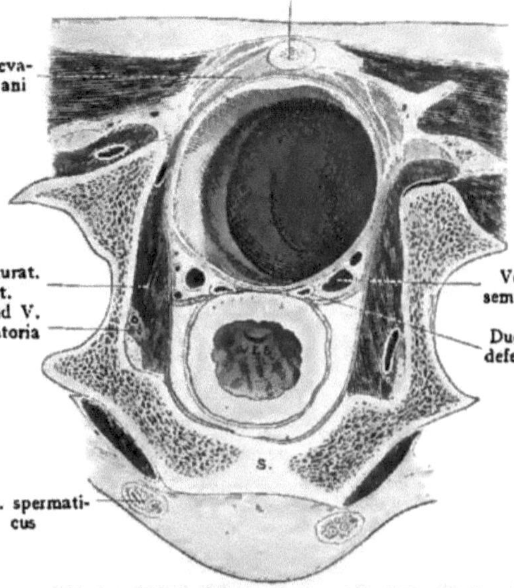

Fig. 432 stellt die Prostata und die Samenblasen nach Wegnahme des Septum rectovesicale von hinten her dar, mit Angabe der Beziehungen, welche der vordere Umfang der Ampulla recti (punktierte Linie) zu denselben eingeht. Unmittelbare Beziehungen zur hinteren Wand der Harnblase bestehen bloss in einem dreieckigen Felde, welches oben als Basis etwa die Verbindungslinie der Kuppen der Samenblasen, als seitliche Begrenzungen die Ductus deferentes, resp. deren Ampullen aufweist (Trigonum rectovesicale). Die Basis des dreieckigen Feldes ent-

Fig. 433. Horizontalschnitt durch das männliche Becken in der Höhe des oberen Randes der Symphyse und der Incisurae ischiad. minores.

Rectumampulle stark ausgedehnt.

Nach Pirogoff, Anat. topogr. Fasc. III, Taf. 16, Fig. 1.

Lamina parietalis fasciae pelvis blau. Lamina visceralis fasciae pelvis grün.

spricht der Umschlagslinie des Peritonaeum von der hinteren Wand der Harnblase auf die vordere Wand der Ampulla recti am Grunde der Excavatio rectovesicalis;
die Höhe des Dreiecks beträgt im Maximum 2,5 cm. Im Bereiche desselben wird
die vordere Wand der Ampulla recti bloss durch das Septum rectovesicale von der
hinteren Wand der Harnblase getrennt; es wäre also, wenigstens theoretisch, möglich, die Harnblase von dieser Stelle aus ohne Verletzung des Peritonaeum zu eröffnen.
Die Samenblasen, die Ampullen der Ductus deferentes und der hintere Umfang der
Prostata werden in ihrer Form durch die Ampulla recti beeinflusst, was in Fig. 432
(nach einem Formolpräparat) zu erkennen ist. Bei starker Erweiterung der Rectum-

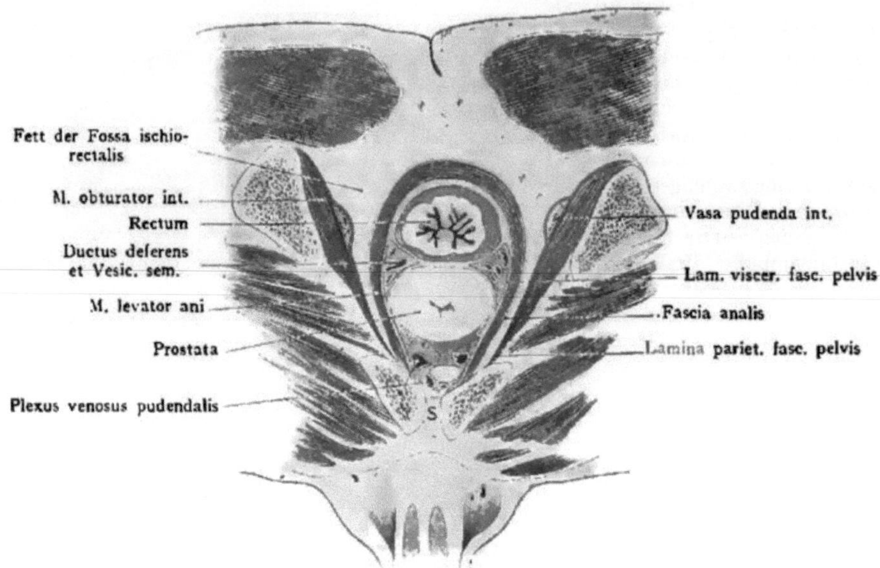

Fig. 434. Horizontalschnitt durch das männliche Becken in der Höhe der Mitte der Symphyse
der Tubera ischiadica und der Trochanteres majores.
Nach Pirogoff, Anatome topogr. Fasc. III. Taf. 17. Fig. 3.
Lamina pariet. fasciae pelvis blau. Lamina visceralis fasciae pelvis grün.

ampulle liegen die Samenblasen und die Ductus deferentes in grösserer Ausdehnung
der vorderen Wand derselben an; in Fig. 432 ist das Verhalten bei mittlerer Füllung
des Rectum angegeben.

Die Pars pelvina der Ureteren liegt beiderseits noch im Bereiche der Fossae
pararectales an der seitlichen Wandung des Becken. Bei leerem Rectum beträgt die
Entfernung zwischen dem lateralen Umfange der Ampulla recti und dem Ureter beiderseits 2—2^1/$_3$ cm; bei Füllung der Ampulle nimmt die Entfernung ab. Unmittelbare
Beziehungen zwischen den Ureteren und der Wandung der Rectumampulle sind jedoch
niemals vorhanden; bei dem schiefen Verlaufe der Ureteren an der seitlichen Beckenwandung nach vorne und abwärts kommen sie zwischen Samenblasen und hinterer
Wand der Harnblase zu liegen, werden also von dem Kontakte mit der vorderen
Wandung der Ampulle ausgeschlossen (Fig. 432).

Beziehungen der Pars analis recti. Die Pars analis zeichnet sich durch
die muskulöse Verstärkung der Wandung aus, welche teils von den beiden Sphinkteren

(M. sphincter ani int. aus glatter, M. sphincter ani ext. aus quergestreifter Muskulatur bestehend), teils von den Mm. levatores ani geliefert wird.

Auf beiden Seiten der Pars analis bilden die Fossae ischiorectales mit ihrem nachgiebigen, aus Fett- und Bindegewebe bestehenden Inhalte (s. Regio perinealis) zwei Polster, welche der Erweiterung des Analschlitzes bei der Defäkation keinen Widerstand entgegensetzen. Hinten ruht die Pars analis der anococcygealen Fettmasse auf, welche bis zu einem gewissen Grade eine Fortsetzung des Steissbeins als Unterlage für die hintere Wand des Rectum bildet. Die Pars analis verläuft etwas nach hinten (Fig. 430, vielleicht noch deutlicher am Medianschnitt durch das weibliche Becken zu sehen), ihre vordere Wandung wird bloss durch die im Centrum perinei zusammenstossende Muskulatur von dem Bulbus urethrae getrennt (Fig. 430). Eine in die Harnröhre eingeführte und bis zur Harnblase vorgestossene Sonde kann, besonders wenn sie nach hinten gedrängt wird, durch den in die Pars analis eingeführten Finger gefühlt werden.

Untersuchung des Rectum. Für die Dehnbarkeit sowohl der Pars analis, als auch der Ampulla spricht die Tatsache, dass in der Narkose mehrere Finger in das Rectum eingeführt werden können, so dass die Schleimhaut, sowie die der Rectumwand angrenzenden Organe der Palpation zugänglich werden. Tumoren der hinteren Hälfte der Beckenwandung können nachgewiesen werden, auch der Blasengrund, besonders wenn derselbe durch eine Steinbildung eine Erweiterung erfahren hat, ferner der hintere Umfang der Prostata mit den Samenblasen (Prostatavergrösserungen, Erkrankungen der Samenblasen). Zur Untersuchung einer vergrösserten Prostata genügt häufig die blosse Einführung eines Fingers, indem die Kuppe desselben die ca. 6 cm oberhalb des Anus gelegene Prostata noch erreichen kann.

In neuerer Zeit ist auch die Endoskopie des Rectum und des Colon sigmoideum ausgebildet worden (Schreiber), mittelst welcher es gelingt, die Schleimhaut sowohl der Ampulla, als zum Teil auch noch der Rectumschlinge des Colon sigmoideum genauer zu untersuchen. „Bei starker Füllung des Rectum fühlt man dasselbe linkerseits in der Gesässspalte als einen in der Regel reichlich daumendicken, oder noch etwas dickeren Wulst, welcher lateral von der Steissbeinspitze oder noch etwas höher beginnend sich zum Anus erstreckt" (Epstein). Nach Merkel handelt es sich um die Füllung des letzten der Sacculi, welcher sich linkerseits an der unteren Fläche der Ampulla recti befindet.

Operative Erreichbarkeit des Rectum. Ein operatives Eingehen auf die Ampulla recti von vorne oder von der Seite ist nicht möglich; es bleibt also bloss der Zugang von unten, von oben (Beckeneingang) oder von hinten. Die letztgenannte Methode, welche die ausgedehntesten operativen Eingriffe am Rectum gestattet, erfordert eine genaue Kenntnis der Topographie des hinteren und lateralen Umfanges

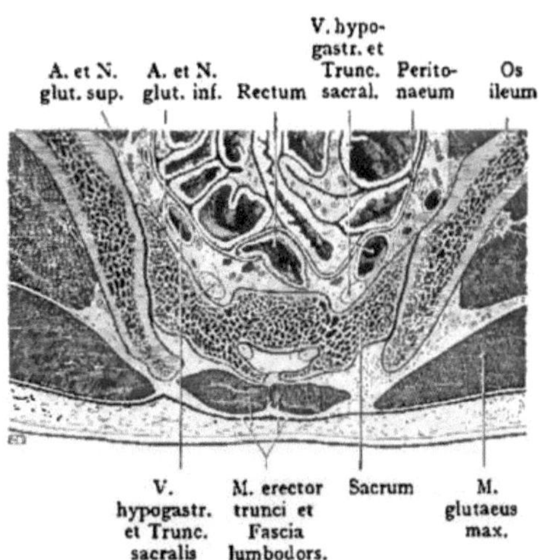

Fig. 435. Horizontalschnitt durch das männliche Becken. Beziehungen zwischen dem Peritonaeum, dem Rectum und dem Sacrum.

der Rectumampulle sowie der Schichten, welche dieselbe hinten bedecken (Figg. 435 bis 437).

Das Rectum wird durch lockeres Fett- und Bindegewebe von der vorderen Fläche des Sacrum und des Steissbeines getrennt und kann leicht nach Entfernung dieser Knochen dargestellt werden. Das Verhältnis der Knochen zum Rectum ist aus Fig. 437 ersichtlich. Die Schilderung der Operationsmethoden gehört nicht hierher; man ist dabei bis zum zweiten Foramen sacrale hinauf gegangen und kann sogar 20 cm der hinteren Fläche des Rectum blosslegen. Dabei kommen die Rami coccygei und der unterste Teil der Grenzstränge des Sympathicus in Betracht, ferner die genau median auf der vorderen Fläche des Sacrum verlaufende A. sacralis media. Weiter lateral liegen die Stämme des Plexus ischiadicus bei ihrem Austritte aus den For. sacralia ant. (Fig. 437), sowie medial an denselben angeschlossen, die Aa. pudenda int. und glutaea inf. (in Fig. 437 ist mit dem Sacrum auch noch ein Teil des Os ilium abgetragen worden). Unmittelbar der hinteren Wand des Rectum angelagert verläuft die A. haemorrhoidalis sup., die sich weiter in ihre beiden, den seitlichen Umfang der Ampulla umgreifenden Äste teilt; den Arterien schliessen sich die Vv. haemorrhoidales sup. an. Auch die Aa. haemorrhoidales mediae sind in Fig. 437 zu sehen. Beiderseits von der Ampulla recti bildet das Peritonaeum die Fossae pararectales; die Ureteren sind von der Stelle an-

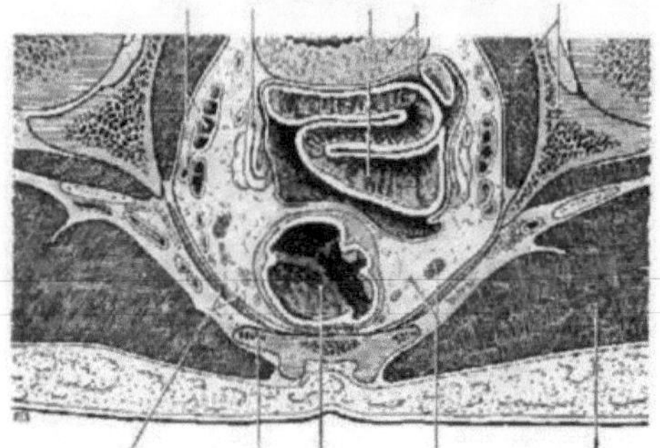

Fig. 436. Horizontalschnitt durch das männliche Becken. Beziehungen zwischen dem Rectum, dem Peritonaeum und dem letzten Sakralwirbel.

gegeben, wo sie, die A. iliaca comm. kreuzend, in das Becken herabtreten bis dort, wo sie nach vorne konvergierend, an der stark gefüllten Rectumampulle vorbei zur Einmündung in die Harnblase gelangen. Zur Freilegung der hinteren Wand des Rectum gehört selbstverständlich auch noch die Abtrennung des M. levator ani von seinem Ansatze am seitlichen Rande und an der Spitze des Steissbeins.

Missbildungen des Rectum. Das häufige Vorkommen derselben rechtfertigt wohl in den Augen der Praktiker eine kurze Darstellung ihrer Ausbildung, welche durch die Figg. 438 und 439 veranschaulicht wird. Der Enddarm und die vor Bildung der Nieren in frühembryonaler Zeit allein bestehenden Wolffschen und Müllerschen Gänge münden in einen gemeinsamen Raum, die entodermale Kloake, welche durch die aus einer ectodermalen und einer entodermalen Epithellamelle bestehende Kloakenmembran nach aussen abgeschlossen wird (Fig. 438 A). Dieser ursprünglich einheitliche Raum wird durch die Ausbildung einer zunächst als Falte von der oberen und lateralen Strecke der Wandung ausgehenden frontalen Scheidewand (Septum urorectale) in einen ventralen Hohlraum, aus dem ein Teil der Harnblase sowie der Sinus urogenitalis entstehen, und einen dorsalen Hohlraum, das Rectum, geschieden. Die während der Entwicklung des Sinus urogenitalis bestehende Kommunikation zwischen beiden Räumen wird allmählich, infolge des Auswachsens des Septum urorectale eingeengt (Fig. 438 B und C), und endlich, nachdem das Septum die Kloakenmembran erreicht hat und mit derselben verschmolzen ist, wird die Scheidung zwischen den beiden Hohlräumen eine vollständige (Fig. 438 D).

Die Kloakenmembran wird seitlich durch Mesodermwucherungen eingeengt, so
dass sie in etwas späteren Stadien (Fig. 438 C) nicht mehr wie früher eine beträchtliche Breitenentfaltung besitzt, sondern einen hohen Epithelkiel darstellt, welcher
auch auf den unteren Umfang des an der vorderen Grenze der Kloakenplatte auftretenden
Geschlechtsgliedes übergeht, und hier beim männlichen Fetus zur Pars cavernosa
urethrae ausgehöhlt wird.

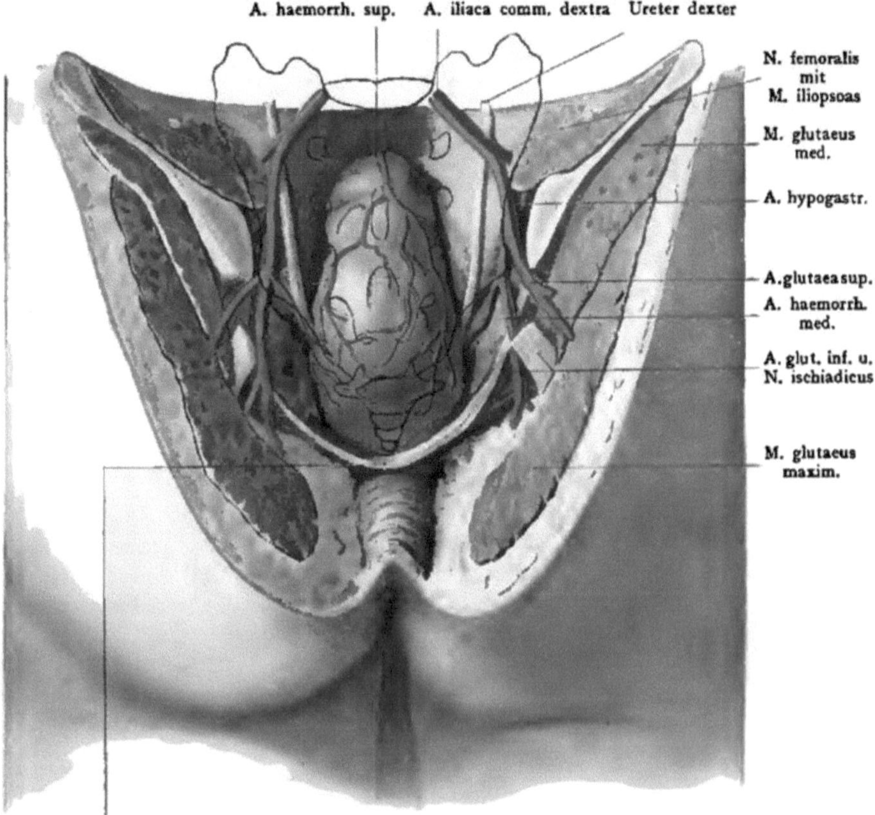

Fig. 437. Ansicht des Rectum mit den Beckengefässen und dem Ureter von hinten nach Abtragung
der hinteren Wandung des Beckens.
Peritonaeum grün.

Die Kloakenplatte wird nicht durchbrochen, solange die Kloake noch nicht
durch das Auswachsen des Septum urorectale in die Harnblase und den Sinus urogenitalis einerseits, in die Ampulla recti andererseits aufgeteilt wurde. Nachdem das
Septum mit der Kloakenmembran verschmolzen ist, erfolgt ein doppelter Durchbruch
der Epithellamelle, zuerst vor dem Damm, sodann, bedeutend später, hinter demselben.

Der Damm kommt dadurch zustande, dass nach Verschmelzung des Septum
urorectale mit der Kloakenmembran seitliche Mesodermwülste vorwachsen, welche in
der Medianebene miteinander sowie mit dem unteren Ende des Septum urorectale zur
Vereinigung kommen.

An beide, durch das Septum urorectale voneinander geschiedene Hohlräume
werden nach dem Durchbruch Abschnitte angefügt, welche sich vom Ectoderm der

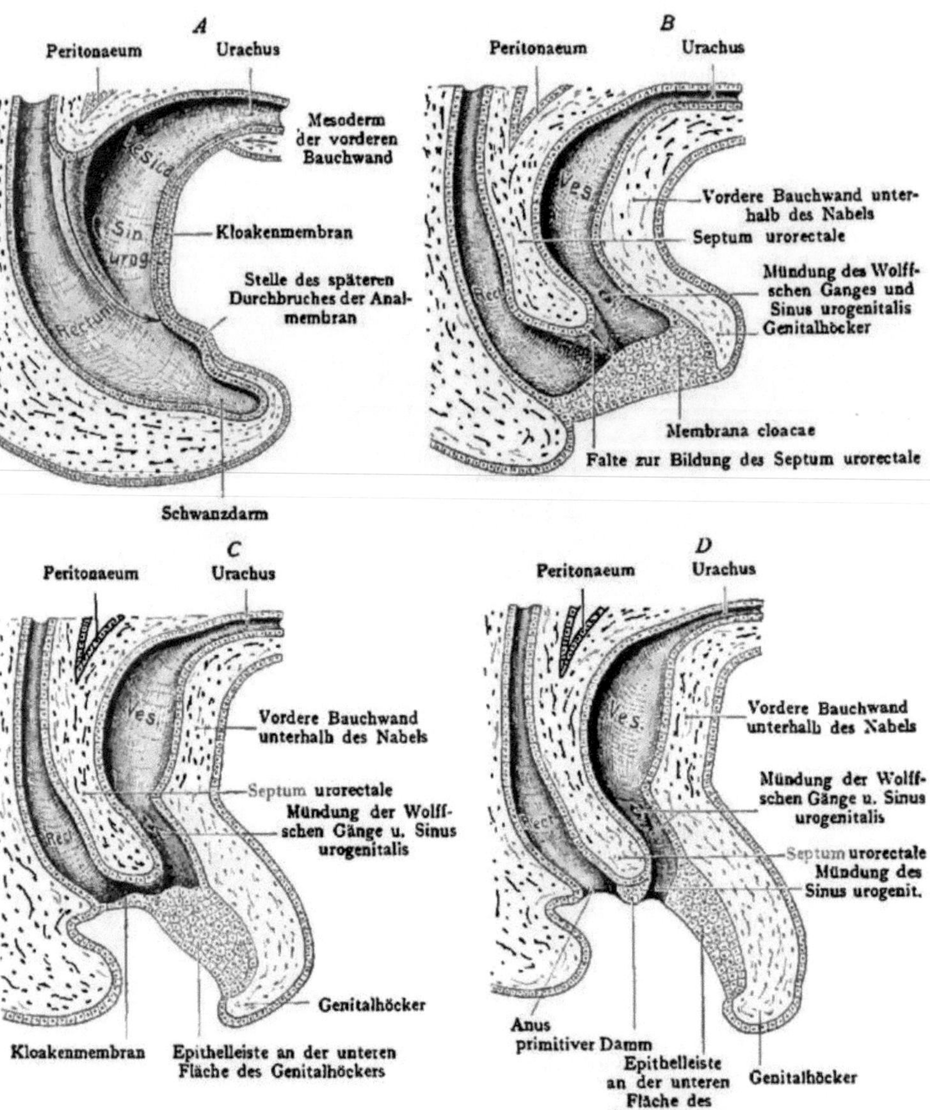

Fig. 438. Entwicklung des Rectum und der Harnblase.
Schemata.

Grube bilden, in deren Tiefe die Kloakenmembran ursprünglich lag. An den Sinus
urogenitalis schliesst sich beim männlichen Fetus, aus dem Ectoderm stammend,
wahrscheinlich die ganze Pars cavernosa penis an, beim Weibe ein Teil des Vestibulum

vaginae. Was die vom Ectoderm gelieferte Ergänzung des Rectum anbelangt, so wird von einigen Autoren angenommen, dass ein grosser Teil der Pars analis vom Ectoderm gebildet wird, während andere die Beteiligung des Ectoderms auf die Aftergrube beschränken, soweit ein mehrschichtiges Plattenepithel reicht.

Aus der Entwicklungsgeschichte des Rectum ergibt sich auch die Erklärung der am häufigsten hier vorkommenden Missbildung, der Atresia ani. Dieselbe ist als eine Hemmungsbildung aufzufassen, die zum Ausbleiben des Durchbruches der Analmembran, verbunden mit dem Mangel der Pars ectodermalis ani führt. Häufig verknüpft sich mit

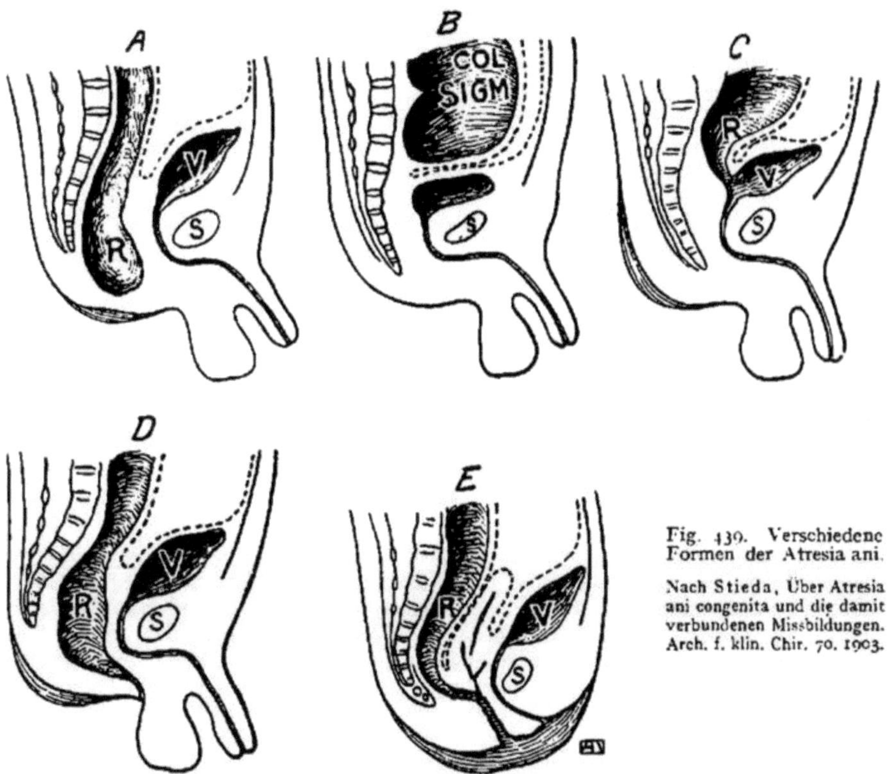

Fig. 439. Verschiedene Formen der Atresia ani.

Nach Stieda, Über Atresia ani congenita und die damit verbundenen Missbildungen. Arch. f. klin. Chir. 70. 1903.

der Atresia ani auch eine abnorme Verbindung des Rectum mit dem Sinus urogenitalis, indem das Septum urorectale den vollständigen Abschluss des Rectum nach vorne nicht mehr bewirkt. In Fig. 439 A—E sind einige Formen dieser besonders auch den Chirurgen interessierenden Missbildungen dargestellt. Fig. 439 A zeigt eine typische Atresia ani, bei welcher das Rectum weit herabreicht, um blind zu endigen. In Fig. 439 B fehlt das Rectum überhaupt; wahrscheinlich hat es eine sekundäre Rückbildung erfahren. In Fig. 439 C öffnet sich das Rectum in den Sinus urogenitalis des männlichen Fetus. In Fig. 439 D ist nur eine kleine fistelartige Öffnung hinter dem Scrotum vorhanden; in Fig. 439 E führt ein Fistelgang aus dem blind endigenden Rectum in die Scheide. Bei niederen Graden der Atresia ani (z. B. Fig. 439 A und D) kann ein operativer Eingriff Erfolg haben, bei anderen Fällen (Fig. 439 B und C) versagt die Kunst des Chirurgen.

Topographie der Harnblase.

Die Harnblase liegt mit der Prostata, welche als Ring den ersten Abschnitt der Harnröhre (Pars prostatica urethrae) umgibt, sowie mit den Samenblasen und den Ampullen der Ductus deferentes, oberhalb des Diaphragma pelvis zwischen der Symphyse nach vorne und der Ampulla recti nach hinten. Ihre hauptsächlichste Befestigung erhält sie am Blasenfundus, indem hier die Lamina visceralis fasciae pelvis in Form sehniger Faserzüge (Ligg. puboprostatica und pubovesicalia) von der hinteren Fläche der Symphyse zur Prostata und zur Harnblase verläuft; ausserdem erhält die Harnröhre und damit auch die Harnblase eine Fixation durch das Diaphragma pelvis.

Form der Harnblase. Man vergleicht die mässig ausgedehnte Harnblase mit einem Ovoid, dessen Spitze (Apex) oben, dessen breitere Partie (Basis oder Fundus) unten liegt. In den Fundus münden die Ureteren ein und hier geht am Orificium urethrae int. die Harnröhre ab. An der gefüllten Harnblase unterscheiden wir ferner eine vordere, eine hintere und zwei seitliche Flächen, an der leeren Harnblase eine obere und eine untere Fläche, die mittelst seitlicher Ränder ineinander übergehen.

Von dem Apex der Harnblase zum Nabel verläuft das Lig. umbilicale medium als ein Rest des obliterierten Urachus, ferner gehen von dem seitlichen Umfange der Harnblase die beiden Ligg. umbilicalia lateralia als Reste der obliterierten Nabelarterien zum Nabel empor. Der unterste Teil des Fundus vesicae ist mit der Prostata innig verbunden.

Kapazität der Harnblase. Die Harnblase besitzt als Harnbehälter eine Kapazität, welche ausserordentlich variiert. Es werden Füllungszustände von 40 bis 510 ccm angegeben, bei welchen Harndrang auftritt, während eine stärkere Füllung bei Lähmung der Blasenmuskulatur vorkommen kann, ohne dass eine Ruptur erfolgt. Bei künstlicher Anfüllung der Harnblase (Ausspülungen usw.) soll man jedoch nie mehr als 200—300 ccm Flüssigkeit einführen.

Innenansicht der Harnblase. Bemerkenswerte Einzelheiten im Relief der inneren Fläche der Harnblasenwandung bieten sich im Bereiche des Fundus vesicae dar. Bei Besichtigung dieser Partie von oben her an einer mit Formol mässig gefüllten und in situ gehärteten Harnblase (Fig. 440) wird durch den Abgang der Urethra (Orificium urethrae int.) und die beiden schlitzförmigen Einmündungsstellen der Ureteren, das Trigonum vesicae (Lieutaudi) angegeben. Die Spitze desselben liegt vorne, im Orificium urethrae int., die Basis wird durch einen transversal verlaufenden, die beiden Öffnungen der Ureteren verbindenden Wulst (Area oder Plica interureterica) gebildet, welcher sich beiderseits in die Plicae uretericae fortsetzt. Den letzteren liegen die schief durch die Harnblasenwandung verlaufenden Ureteren zugrunde. Die Area interureterica begrenzt eine nach hinten sich anschliessende Ausbuchtung der Harnblasenwand, Fossa retroureterica, deren Tiefe recht verschieden sein kann. Unmittelbar hinter dem Orificium urethrae int. liegt der Wulst der Uvula vesicae, welcher durch den Lobus medius der Prostata hervorgerufen wird und bei älteren Leuten häufig eine stärkere Entwicklung erfährt. Die Schleimhaut ist im Bereiche des Trigonum vesicae (Lieutaudi) glatt und unterscheidet sich recht auffällig von der übrigen Partie der Harnblasenwandung, welche durch die Bündel des M. detrusor urinae ein netzförmiges Relief erhält. Der Querwulst der Area interureterica verdankt seinen Ursprung der stärkeren Ausbildung glatter Muskelfasern. Auf der Plica ureterica liegen die schlitzförmigen Mündungen der Ureteren.

Diese Verhältnisse unterliegen sehr starken individuellen Variationen. Oft fehlt ein eigentlicher Querwulst, welcher die beiden Plicae uretericae verbindet; alsdann erscheint die Bezeichnung Area interureterica besonders angebracht. Je nach der Tiefe der Fossa retroureterica ist der dieselbe vorne begrenzende Wulst höher oder niedriger. Besonders bei der Bildung eines Steines in der Harnblase kann eine Ausweitung der Fossa retroureterica stattfinden, indem der Stein sich hier in die tiefste Partie der Harnblase einlagert. Sie entspricht etwa der Partie der hinteren Harnblasenwandung (Trigonum rectovesicale), von welcher die vordere Wand der Rectumampulle bloss durch das Septum vesicorectale getrennt wird (Fig. 444). Bei stärkerer Füllung der Harnblase nimmt die Grösse des Trigonum vesicae zu, indem die Mündungen der Ureteren auseinanderrücken.

Das Trigonum vesicae leitet sich entwicklungsgeschichtlich von demjenigen Teile der Kloakenwand ab, auf welchem die Wolffschen Gänge ausmünden (Waldeyer). Durch Wachstumsvorgänge in dieser Strecke erlangen die als Ausbuchtungen des untersten Abschnittes der Wolffschen Gänge entstandenen Ureteren eine eigene, von derjenigen der Wolffschen Gänge unabhängige Ausmündung in die Harnblase, während sich die Mündungen der

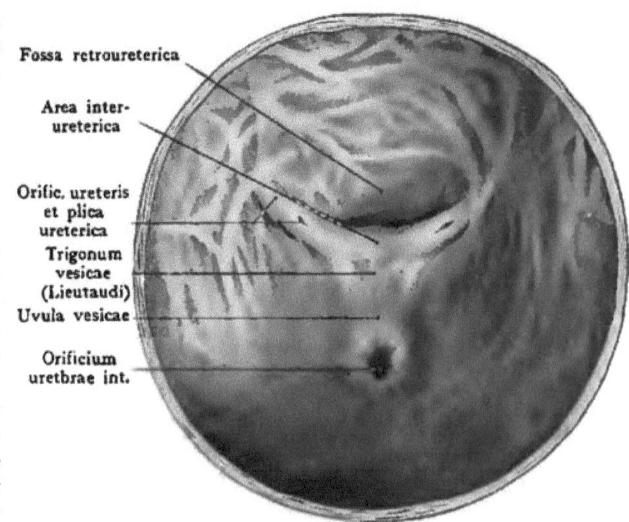

Fig. 440. Blasenfundus von innen.
Durch eine mässige Füllung der Harnblase mit Formol in situ gehärtet.

Wolffschen Gänge, welche später die Ductus deferentes vorstellen, nach unten auf die hintere Wand der Pars prostatica urethrae verschieben und als Ductus ejaculatorii auf dem Colliculus seminalis ausmünden.

Fixation der Harnblase. Die Harnblase ist, wie aus den oben angegebenen Zahlen hervorgeht, einer beträchtlichen Ausdehnung durch den sich ansammelnden Harn fähig. Die Richtung, in welcher die Ausdehnung vor sich geht, wird erstens durch die Lage des Organs in bezug auf die Beckenwandungen und die übrigen Beckeneingeweide, zweitens durch die Art und Weise seiner Befestigung im Becken bestimmt.

Als Fixationsmittel der Harnblase kommen in Betracht:

1. Der vorderste, durch das Lig. triangulare urethrae dargestellte Teil des Diaphragma pelvis (auch als Pars membranacea diaphragmatis pelvis oder als Diaphragma urogenitale bezeichnet).

2. Der Umschlag der Lamina visceralis fasciae pelvis auf die Harnblase.

3. Die Ligg. umbilicalia. Durch 1 und 2 wird der Harnblasenfundus und mit demselben die erste Strecke der Harnröhre so fixiert, dass sich ihre Lage im ganzen nur wenig ändert. Durch 3 wird der sich ausdehnenden Harnblase der Weg nach oben gewiesen, oberhalb der Symphyse im Anschluss an die vordere Bauchwand.

Diaphragma pelvis urogenitale. Dasselbe stellt eine dreieckige, derbe Faserplatte dar, welche als Ergänzung des durch den M. levator ani gebildeten Teiles des Diaphragma pelvis (Figg. 419 u. 441) die Lücke zwischen den vordersten Ursprüngen des M. levator ani ausfüllt. Sie trägt geradezu den Charakter einer Membrana interossea, welche in dem Angulus pubicus eingespannt, ihre Spitze nach vorne, ihre Basis nach hinten richtet und in einer etwas tieferen Ebene liegt als die Pars muscularis diaphragmatica pelvis. Mit dem Lig. arcuatum pubis zusammen bildet sie eine Öffnung (Fig. 441), durch welche die V. dorsalis penis von der dorsalen Fläche des Penis in das Becken tritt, um in die Bildung des Plexus vesicoprostaticus einzugehen. Unmittelbar hinter dieser Öffnung liegt die Durchtrittsstelle der Harnröhre.

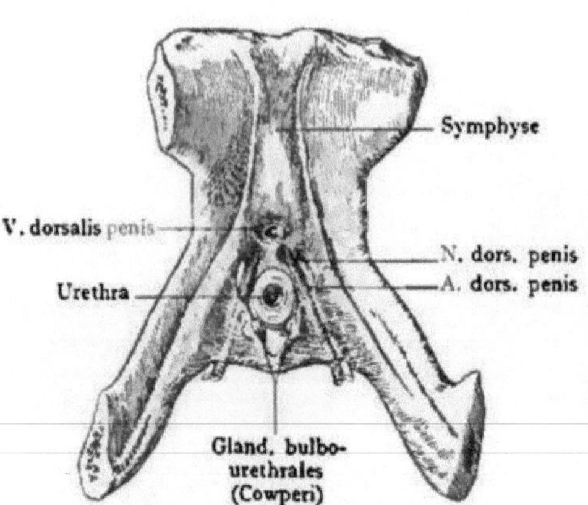

Fig. 441. Trigonum urogenitale beim Manne, von oben gesehen, zum Teil bedeckt von der Lamina visceralis fasciae pelvis (grün).
Zum Teil nach dem Hisschen Gipsabguss.

Fasern des Lig. triangulare gehen auf die Harnröhre über und fixieren dieselbe und mit ihr den Harnblasenfundus an die obere Fläche des Diaphragma urogenitale und nach vorne an den Angulus pubicus.

Die Lamina visceralis fasciae pelvis trägt in noch höherem Grade als das Diaphragma pelvis urogenitale zur Fixation der Prostata und des Blasenfundus im Beckenausgang bei. Die Verhältnisse sind in Fig. 442 schematisch dargestellt. Von der blau angegebenen Lamina parietalis fasciae pelvis aus zieht die Lamina visceralis (grün), der oberen Fläche des M. levator ani angeschlossen, zur Harnblase und zur Prostata, indem sie für beide eine Scheide abgibt, welche sich bis zur oberen Fläche des Diaphragma urogenitale nach unten erstreckt.

Den vordersten Teil des Fascienblattes, welcher beiderseits neben der Symphyse von dem Os pubis ausgeht, bilden zwei sehnige Streifen, welche an den vorderen Umfang der Prostata sowie an den Fundus vesicae verlaufen (Ligg. pubovesicalia resp. puboprostatica); hauptsächlich der Wirkung dieser Bänder ist es zuzuschreiben, wenn die Verlagerung des Fundus bei Ausdehnung der Harnblase eine relativ geringe ist.

Die Lamina visceralis fasciae pelvis gibt, indem sie sich auf die Prostata und die Harnblase umschlägt, eine vollständige Scheide für beide Gebilde ab, sowie auch für die Samenblasen und für die letzte Strecke der Ductus deferentes mit ihren Ampullen. Hier verdichtet sie sich zur Bildung der Fascienmembran, welche den vorderen Umfang der Ampulla recti von der hinteren Wand der Harnblase, der Samenblasen und der Prostata trennt (Septum rectovesicale). Dieselbe ist nichts anderes als der durch die Lamina visceralis fasciae pelvis gebildete Überzug der Samenblasen, der Harnblase und der Prostata. Eine besonders derbe Beschaffenheit zeigt die Umhüllung der Prostata, daher dieselbe häufig auch als Capsula prostatica bezeichnet wird.

Die Ligg. umbilicalia stellen ziemlich derbe, von der Spitze und dem seitlichen Umfang der Harnblase bis zum Nabel emporziehende Stränge dar, denen die obliterierten Nabelarterien und der Urachus zugrunde liegen. Für ihren Verlauf von der Harnblase zum Nabelringe vergleiche man Fig. 283. Sie können kaum als „Bänder" der Harnblase betrachtet werden, höchstens geben sie den Weg an, auf welchem die sich füllende Harnblase im Anschluss an die vordere Bauchwand aus dem Becken in die Bauchhöhle emporsteigt.

Verhalten des Peritonaeum zur Harnblase. In letzter Linie kommt noch das Peritonaeum für die Fixation der Harnblase in Betracht. Es steht durch lockeres Bindegewebe mit der Harnblasenwandung, besonders mit der durch die Lamina visceralis fasciae pelvis gelieferten Scheide im Zusammenhang, kann jedoch leicht von derselben abpräpariert werden. Dieser Umstand deutet darauf hin, dass bei der Füllung der Harnblase eine beträchtliche Verschiebung des Peritonaeum stattfinden muss, um die Bedeckung grösserer Flächen zu ermöglichen. Wenn wir von dem Zustande mittlerer Füllung ausgehen (Fig. 443 und Fig. 444), so haben wir einen Peritonaealüberzug der oberen Wandung, welcher sich (s. auch Fig. 430) oberhalb der Symphyse auf die Harnblase umschlägt und, an dem Medianschnitte verfolgt, die obere und zum Teil auch die hintere Wand überzieht bis etwa zu der Höhe einer Linie, welche

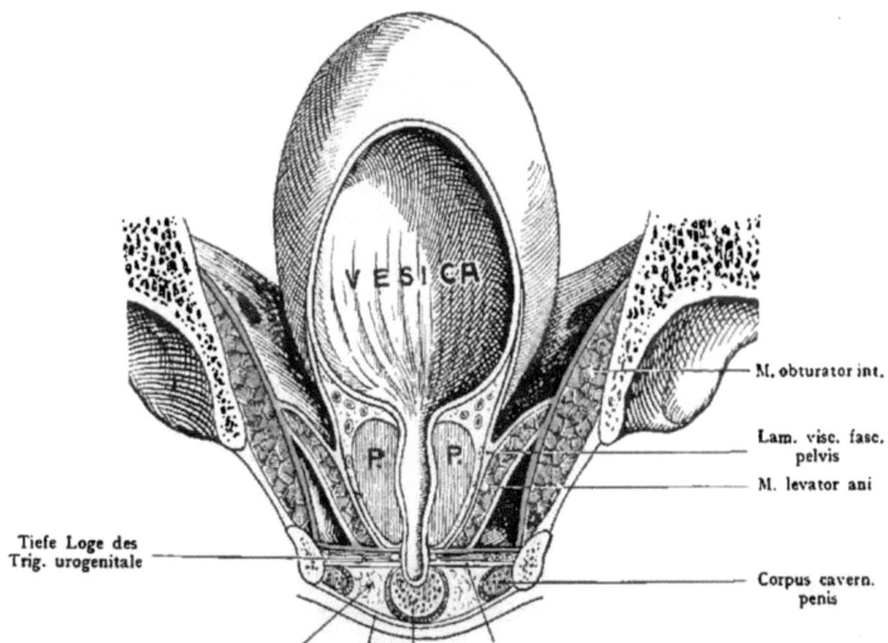

Fig. 442. Frontalschnitt durch das männliche Becken (vorn). Harnblase und Prostata (P) in ihren Beziehungen zur Lamina visceralis fasciae pelvis.

Lamina pariet. fasc. pelvis blau. Lamina viscer. fasc. pelvis grün

Schematisch, nach Drappier, Thèse de Paris 1893.

die Eintrittsstellen der Ureteren verbindet. Dabei werden die Ductus deferentes in ihrem Anschlusse an die hintere Wand der Harnblase bis zu der Stelle überzogen, wo sie sich zu ihren Ampullen erweitern; auch die Kuppen der Samenblasen erhalten einen Überzug, dagegen erreicht das Peritonaeum beim Erwachsenen nur ganz ausnahmsweise die Prostata. Seitlich reicht das Peritonaeum nicht über die durch die obliterierten Nabelarterien gebildeten, mit dem Lig. umbilicale medium nach oben zum Nabel verlaufenden Ligg. umbilicalia lat. hinaus.

Falten des Peritonaeum, welche von dem Rectum (Plicae rectovesicales) oder von der seitlichen Wandung des Beckens auf die Harnblase übergehen, haben lediglich die Bedeutung von Reservefalten und finden bei der Ausdehnung der Harnblase Verwendung. Die Bezeichnung derselben als Ligamente entspricht also durchaus nicht ihrer Funktion.

Beziehungen der Harnblase zu benachbarten Organen (Syntopie). An die obere und die hintere Wand der Harnblase, soweit sie einen Peritonaealüberzug erhalten, lagern sich Schlingen des Ileum sowie, je nach ihrer Füllung, die Rectumschlinge des Colon sigmoideum. Ferner kann es vorkommen, dass der seitliche Umfang der sich ausdehnenden Harnblase rechterseits mit dem Proc. vermiformis und dem Caecum in Berührung kommt.

Vorne wird die leere oder mässig ausgedehnte Harnblase durch lockeres Fett- und Bindegewebe von der hinteren Fläche des Schambeinkörpers und der Sym-

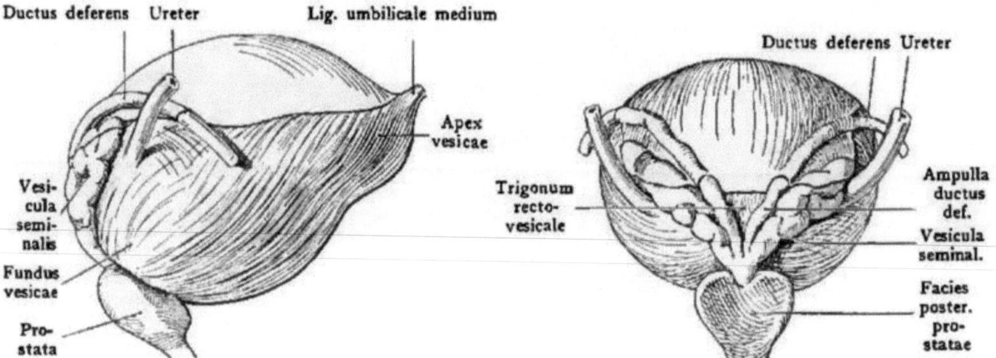

Fig. 443. Harnblase und Prostata von der Seite.
Peritonaeum grün.
Mit Benützung des Hisschen Gipsabgusses.

Fig. 444. Harnblase, Prostata und Samenblasen von hinten.
Peritonaeum grün.
Mit Benützung des Hisschen Gipsabgusses.

physe getrennt (Fig. 430). Von der hinteren Fläche der Schambeine schlägt sich die Lam. visceralis fasciae pelvis in Form der straffen Bündel der Ligg. pubovesicalia und puboprostatica auf den Fundus vesicae und auf die Prostata über. Schneidet man knapp über der Symphyse die Bauchmuskulatur (Mm. pyramidales und die Sehnen der Mm. recti) quer durch, so gelangt die an der hinteren Fläche der Symphyse nach abwärts vorgestossene Hand in einen durch lockeres Fett- und Bindegewebe ausgefüllten Raum (Spatium praevesicale Retzii), welcher nach vorne durch die hintere Fläche der Schambeine und die Symphyse, hinten durch die Wandung der Harnblase, unten durch die Ligg. puboprostatica begrenzt wird. Das Bindegewebe des Spatium praevesicale geht oberhalb der Symphyse in die Fascia transversa über, welche (s. Bauchwandungen) dem Peritonaealüberzuge der vorderen Bauchwand zur Unterlage dient. Die Verbindung zwischen Peritonaeum und Fascia transversa ist jedoch eine derart lockere, dass die bei ihrer Füllung längs der hinteren Fläche der Mm. recti aufsteigende Harnblase das Peritonaeum abhebt und als Überzug in Anspruch nimmt.

Die untere Fläche der Harnblase besitzt einerseits enge Beziehungen zur Prostata, welche sich ringförmig um den ersten Abschnitt der Harnröhre herumlegt, andererseits zum Plexus venosus vesicoprostaticus, welcher, von der visceralen Lamelle der Fascia pelvis bedeckt, die Prostata und den Fundus vesicae umgibt und hinten mit den Vv. haemorrhoidales in Verbindung steht. Der seitliche Umfang des Fundus vesicae berührt ausserdem den M. levator ani, dessen vordere Portion an der Prostata und dem Fundus vesicae vorbeizieht, um zum Anus zu gelangen.

In leerem Zustande geht die Harnblase keine engeren Beziehungen zu den Gebilden an der seitlichen Wand des kleinen Beckens ein. Von der A. und den Vv. obturatoriae und der inneren Mündung des Canalis obturatorius wird sie durch die Fossa paravesicalis peritonaei getrennt, welche auch bei starker Ausdehnung der Harnblase niemals ganz verstreicht.

An den hinteren unteren Umfang der Harnblase schliessen sich die letzten Strecken der Ductus deferentes mit ihren Ampullen an. Dieselben werden mit den lateralwärts anliegenden Samenblasen in die Lamina visceralis fasciae pelvis eingeschlossen, welche die Harnblase hinten und unten überzieht und als Septum rectovesicale von dem Rectum trennt. Der Übergang des Peritonaeum auf diese Gebilde ist oben erwähnt und durch die Fig. 444 veranschaulicht worden, ebenso die Anlagerung der vorderen Wand der Ampulla recti an das kleine Dreieck der hinteren Blasenwand, welches oben durch den Umschlag des Peritonaeum, seitlich durch die beiden Ampullen der Ductus deferentes begrenzt wird.

Verhalten der leeren und der gefüllten Harnblase. Die Füllung der Harnblase bedingt eine Änderung in den Beziehungen des Organs, indem dasselbe im Anschluss an die vordere Bauchwand in die Bauchhöhle aufsteigt. Wenn wir die einzelnen Teile der Harnblase in bezug auf ihre Ortsveränderung während dieses Vorganges untersuchen, so ist festzustellen, dass das Orificium urethrae int. bei mässiger Füllung seine Lage kaum ändert. Dasselbe liegt ca. 6 cm von dem oberen Rande der Symphyse entfernt, etwa 2 cm höher als eine durch den Angulus pubicus und das untere Ende des Sacrum durchgelegte Ebene. Im allgemeinen steht das Orificium urethrae int. beim Manne etwas höher als beim Weibe; auch ist der Höhenstand je nach dem Alter des untersuchten Individuums verschieden. Beim Neugeborenen beiderlei Geschlechts steht es sehr hoch, sogar in der Ebene des Beckeneinganges, und erlangt seinen späteren Tiefstand durch einen physiologischen Senkungsprozess, der während der ersten Lebensjahre ziemlich rasch vor sich geht, dann bis zur Pubertät stillsteht und schliesslich bis zur Vollendung des Wachstums wieder fortschreitet (Descensus vesicae). Wahrscheinlich wirken dabei zwei Momente mit, erstens die zunehmende Schwere der gefüllten Harnblase, welche ein Herabsinken derselben bei aufrechter Körperhaltung zur Folge hat, und zweitens Wachstumsvorgänge in den Wandungen des kleinen Beckens, welche einen Tiefstand des mit der Prostata und der Harnröhre in Verbindung stehenden Diaphragma urogenitale bewirken.

Bei der ausgiebigeren Fixation des Blasenfundus geht die Ausdehnung der Harnblase hauptsächlich nach oben, nach hinten und lateralwärts vor sich. Vorne wird die Ausdehnung durch die Symphyse, unten durch das Lig. triangulare urethrae gehemmt, während der Grad der Ausdehnung nach hinten von dem Füllungszustande der Ampulla recti abhängt. Ist letzterer leer, so kann die aufs Maximum ausgedehnte Harnblase fast den ganzen Raum des Cavum pelvis proprium für sich in Anspruch nehmen; die Excavatio vesicorectalis wird zu einem Spalte, die Dünndarmschlingen werden in die Bauchhöhle zurückgedrängt, und die Harnblase steigt im Anschluss an die Fascia transversa und an die hintere Fläche der Mm. recti in die Bauchhöhle empor.

Die ganz leere Harnblase (Fig. 445) zeigt in der Regel eine obere, von den auflagernden Dünndarmschlingen dellenförmig eingedrückte Fläche und eine untere, der Symphyse und der Prostata angelagerte Fläche; beide gehen an den seitlichen Rändern ineinander über. Besonders häufig finden wir diese Form beim Weibe, indem der Uteruskörper sich der oberen Fläche der Harnblase auflagert. Die Harnblase kann sich auch gleichmässig zusammenziehen; überhaupt sind Verschiedenheiten in der Form der leeren Harnblase nicht von wesentlicher Bedeutung. Sehr wichtig ist aber die Tatsache, dass sich bei leerer oder mässig gefüllter Harnblase der Peritonaealüberzug der oberen Wand knapp oberhalb der Symphyse als innerste Schicht der

vorderen Bauchwandung nach oben umschlägt. Die leere Harnblase ist ohne Eröffnung der Peritonaealhöhle von vorne her durch einen Einschnitt oberhalb der Symphyse erst dann zu erreichen, wenn man das Peritonaeum von dem oberen Rande der
Symphyse abhebt.

Bei der Füllung der Harnblase erhebt sich die obere Fläche, während die seitlichen Ränder sich zu seitlichen Flächen abrunden. Je nach dem Grade ihrer Füllung
steigt die Harnblase über die Beckeneingangsebene empor oder bleibt auf den Becken-

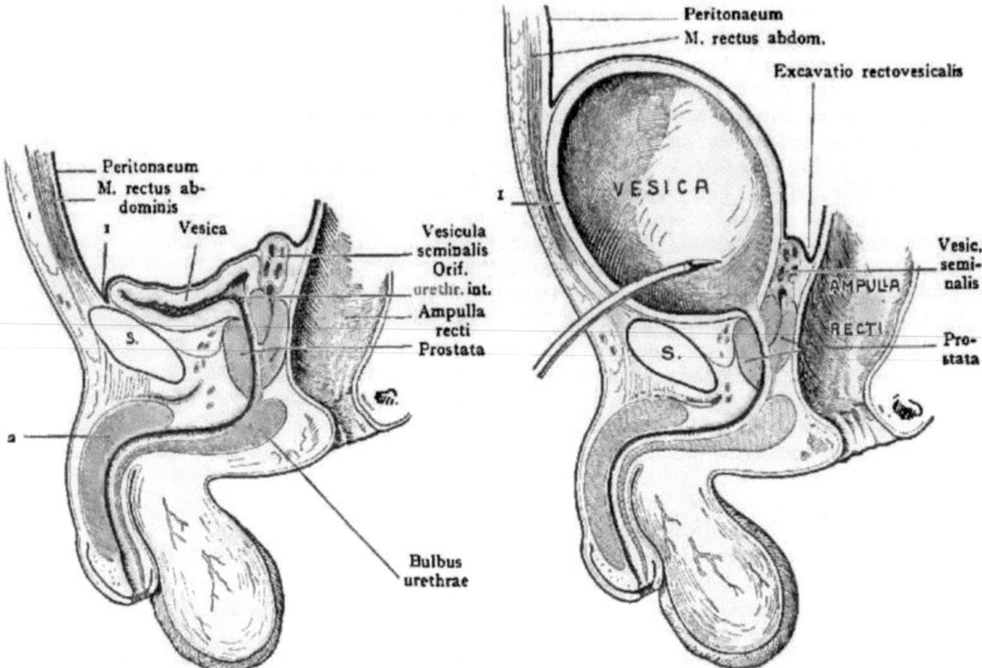

Fig. 445. Medianschnitt durch das männliche
Becken. Harnblase, Peritonaeum und vordere
Bauchwand bei leerer Harnblase.
Halbschematisch.
1 Umschlagstelle des Peritonaeum der vorderen Bauch-
wand auf die Harnblase. 2 Corpus cavernosum penis.
S. Symphyse.

Fig. 446. Harnblase, Peritonaeum und vordere
Bauchwand bei stark gefüllter Harnblase.
Halbschematisch.
1 Vordere Wand der Harnblase.

raum beschränkt. Beim Emporsteigen hebt sie das nur locker mit der Fascia transversa verbundene Peritonaeum von der vorderen Bauchwand ab, indem sie dasselbe
zur Bedeckung ihrer oberen und hinteren Wand verwendet. Ihre vordere Wand liegt
dann direkt der hinteren Wand der Rectusscheide (durch die Fascia transversa gebildet) unterhalb der Linea semicircularis (Douglasi) an, folglich ist sie auch von vorne
her ohne Eröffnung der Peritonaealhöhle zu erreichen (Fig. 446, wo durch die Einführung eines Troicarts auf diesen Umstand besonders hingewiesen wird).

Bemerkenswert ist die Tatsache, dass die Höhenlage der Harnblase in nicht
unbeträchtlichem Grade von dem Füllungszustande der Ampulla recti abhängt. Die
Figg. 447 und 448 (nach Garson) stellen zum Vergleich Medianschnitte durch zwei
männliche Becken bei leerer und gefüllter Rectumampulle dar. In letzterem Falle wird

das Orificium urethrae int., welches den in seiner Lage sonst am wenigsten veränderlichen Punkt der Harnblase darstellt, emporgehoben, bis es sich in die Horizontale des oberen Symphysenrandes einstellt.

Harnblase des Kindes. Die Harnblase entsteht als eine spindelförmige Erweiterung des Allantoisganges (Urachus) und besitzt diese Form noch beim Neugeborenen. Entsprechend dem Höhenstande der Harnblase beim Kinde befindet sich der obere Teil innerhalb der Bauchhöhle, in engem Anschlusse an die vordere Bauchwand, mit welcher ihre vordere Fläche, auch in leerem Zustande des Organs, durch Bindegewebe verlötet ist (Fig. 449). Das Orificium urethrae int. liegt natürlich gleichfalls höher als beim Erwachsenen, häufig in der Ebene des Beckeneinganges,

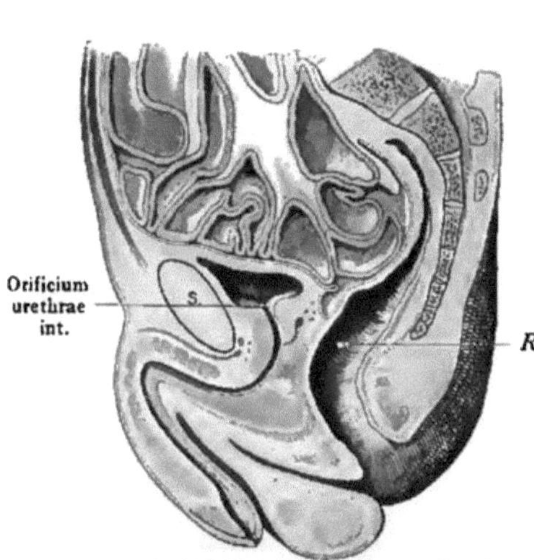

Fig. 447. Medianschnitt durch ein männliches Becken, den Tiefstand des Orificium urethrae int. bei leerer Ampulla recti (R) zeigend.
Nach Garson, Arch. f. Anat. u. Entw.-Gesch. 1878.

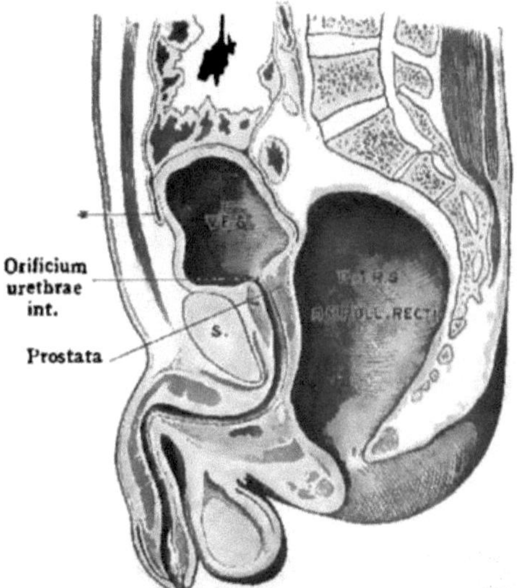

Fig. 448. Medianschnitt durch ein männliches Becken bei gefüllter Ampulla recti.
Die stark ausgedehnte Rectumampulle hat einen Hochstand des Orificium urethrae int. bewirkt.
* Umschlag des Peritonaeum pariet. auf die vordere Wand der Harnblase.
Nach Garson.

in Fig. 449 etwas unterhalb derselben; in derselben Höhe liegen auch die Einmündungsstellen der Ureteren. Der Fundus der Harnblase fehlt beim Kinde oder ist nur schwach ausgeprägt. Der enge Anschluss an die Bauchwand erleichtert die Eröffnung der kindlichen Harnblase oberhalb der Symphyse ohne Verletzung des Peritonaeum.

Gefässe und Nerven der Harnblase. Sie gelangen als Zweige der parietalen Stämme des Beckens an den Blasenfundus, indem sie oberhalb des Diaphragma pelvis, von der Lamina visceralis fasciae pelvis bedeckt, zur Blase verlaufen. Vom Fundus aus verbreiten sie sich an die Harnblasenwandung bis gegen den Apex vesicae.

Die Arterien kommen zunächst aus dem noch durchgängigen Abschnitte der A. umbilicalis als Aa. vesicales sup., welche hauptsächlich die obere Partie der Blase bis zum Apex vesicae versorgen. Die Aa. vesicales inf. entspringen, 2—3 an Zahl,

direkt aus der A. hypogastrica und gehen zum Fundus vesicae sowie zur unteren
Partie des Blasenkörpers. Kleine Äste aus der A. haemorrhoidalis media gelangen
zur Prostata und in geringer Aus-
dehnung auch zum Fundus vesicae.

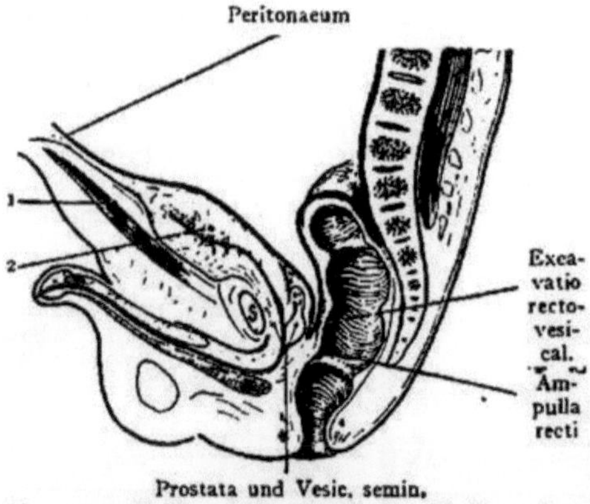

Die Venen der Harnblase münden
in den dichten, dem seitlichen und
unteren Umfange des Fundus sowie
der Prostata eng anliegenden Plexus
vesicalis. Von unten mündet die
unmittelbar unterhalb der Symphyse
durch das Diaphragma urogenitale
hindurchtretende V. dorsalis penis
ein; der vorderste Teil des Plexus
wird auch als Plexus Santorini oder
Plexus pudendalis bezeichnet; nach
hinten steht er mit den Vv. haemorrhoidales im Zusammenhang. Die Prostata und die Pars membranacea
urethrae sind von dem Venengeflechte dicht umgeben, indem dasselbe
durch die Lamina visceralis fasciae
pelvis (hier als Capsula prostatica ausgebildet) gegen das Cavum pelvis ab-

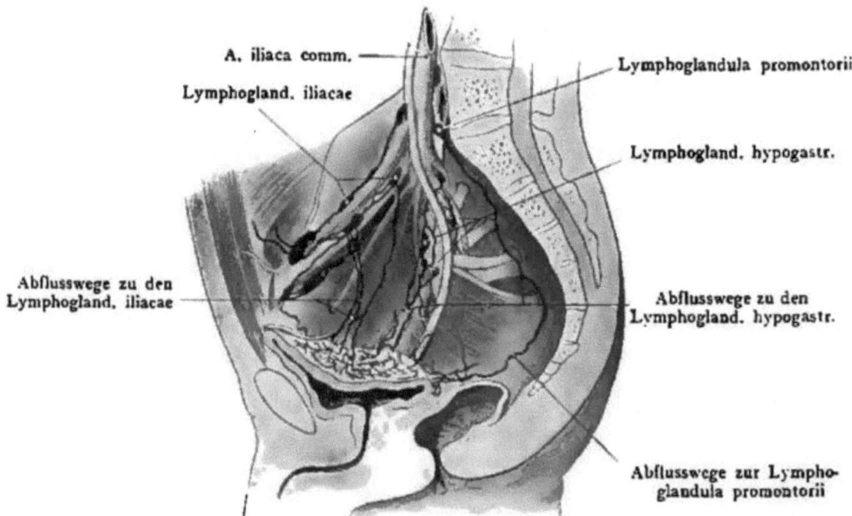

Fig. 449. Medianschnitt durch das Becken eines
neugeborenen Knaben.
Gefrierschnitt aus der Basler Sammlung.
1 M. rectus abdominis. 2 Vesica.

geschlossen wird (Fig. 442). Die Ureteren werden an ihrer Einmündung in die
Harnblase von den Venen des Geflechtes umsponnen, welches auch die Venen der Samenblasen und der Ductus deferentes aufnimmt.

Die abführenden Venen des Plexus vesicalis gehen zur V. hypogastrica, indem
sie den Arterien der Blase entsprechen, aber zahlreiche Anastomosen untereinander bilden.

Fig. 450. Lymphgefässe und regionäre Lymphdrüsen der Harnblase beim Manne.
Nach Cunéo und Marcille in Poiriers Système lymphatique.
(Poirier Charpy, Traité d'anat. humaine. Vol. II.)

Wir haben Vv. vesicales sup. und inf., Vv. haemorrhoidales und eine Verbindung des vordersten Abschnittes des Plexus zur V. obturatoria.

Lymphgefässe der Harnblase (Fig. 450). Die Lymphgefässe, welche aus der oberen Wand der Harnblase kommen, gehen teils, indem sie die A. obturatoria und die Vv. obturatoriae kreuzen, zu den längs der A. iliaca ext. angeordneten Lymphoglandulae iliacae ext., teils zu den Lymphdrüsen, die längs der A. hypogastrica angeordnet sind (Lymphoglandulae hypogastricae); endlich verlaufen einzelne Stämme, welche sich aus dem Collum vesicae sammeln, mit Stämmen aus der Prostata und den Samenblasen am Rectum vorbei zu unteren Lymphoglandulae lumbales, besonders zu einer dem Promontorium aufliegenden Lymphoglandula promontorii. In den Lymphgefässen der Harnblasenwandung sind auch einzelne kleine Lymphdrüsen (Lymphoglandulae vesicales) eingestreut.

Nerven der Harnblase. Sie stammen erstens aus dem die Arterien umspinnenden Teile des sympathischen Plexus hypogastricus, welcher auch Fasern aus den beiden oberen Lumbalnerven erhält, zweitens aus dem III.—IV. Sakralnerven. Die Nervenäste aus beiden Quellen vereinigen sich zu einem Plexus vesicalis, welcher sich von dem seitlichen Umfange des Blasengrundes aus verbreitet.

Untersuchung der Harnblase beim Lebenden. Dieselbe kann von drei verschiedenen Stellen aus vorgenommen werden:

1. Bei starker Ausdehnung der Harnblase lässt sich ihr Projektionsfeld auf die vordere Bauchwand oberhalb der Symphyse mittelst der Perkussion feststellen,

2. lässt sich die Untersuchung von der Urethra aus durch die Einführung von Sonden, Kathetern oder des Cystoskops vornehmen (s. Urethra),

3. kann auch eine Untersuchung vom Rectum aus erfolgen. Auf diesem Wege gelingt es, mittelst des in den Anus eingeführten Zeigefingers den hinteren Umfang der Harnblase sowie der Samenblasen und der Prostata in grösserem Umfange zu palpieren. Besonders bei Steinbildungen, welche sich in die Fossa retroureterica einlagern, bei Vergrösserungen der Prostata und Erkrankungen der Samenblasen sind auf diesem Wege wertvolle Aufschlüsse zu erhalten.

Fig. 451 veranschaulicht die Untersuchung per rectum. Die Tiefe der Excavatio rectovesicalis ändert sich mit dem Füllungszustande von Harnblase und Rectum;

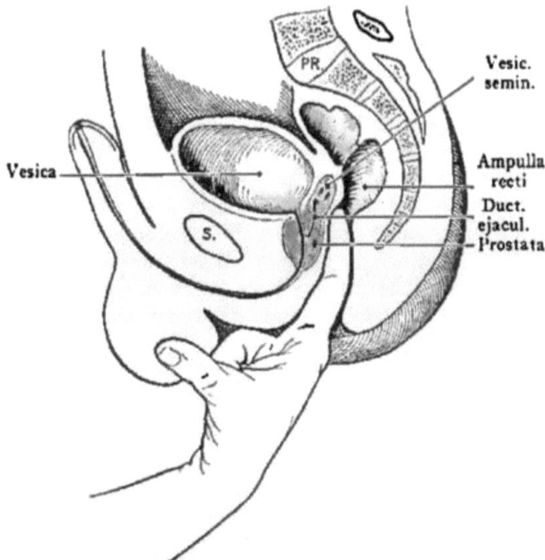

Fig. 451. Palpation der Prostata und der Samenblasen per rectum.

sind beide leer, so liegt ihr Grund etwa 6 cm, sind beide gefüllt, etwa 9 cm über dem Anus. Da man den Füllungszustand beider Organe beeinflussen kann, so dürfte die erstgenannte Zahl für die Rectaluntersuchung der hinteren Harnblasenwandung massgebend sein. Bei einer Länge des Zeigefingers von 8 cm wird man die unterhalb des Peritonaealumschlages der Excavatio rectovesicalis liegenden Gebilde untersuchen können.

Operative Zugänglichkeit der Harnblase. Die Harnblase ist von zwei Stellen aus operativ zugänglich, erstens von oben und vorne unmittelbar über der Symphyse, zweitens vom Damme aus. Der erstere Weg führt, unter Vermeidung des Peritonaeum, direkt auf die vordere Wand der stark gefüllten Harnblase (Fig. 446) und gestattet nach Eröffnung der Harnblase ein Vordringen bis zum Blasengrunde. Der perineale Weg führt von unten aus zur Pars membranacea urethrae sowie zur Prostata (s. Erreichbarkeit der Prostata vom Damme aus).

Topographie der Pars pelvina des Ureters beim Manne. Im Verlaufe des Ureters vom Nierenbecken an bis zur Einmündung in die Harnblase unterscheiden wir zwei grössere Abschnitte, eine Pars abdominalis (im Retroperitonaealraume) und eine Pars pelvina (an der seitlichen Wandung des kleinen Beckens). Mit letzterer haben wir uns hier zu beschäftigen.

Von der 29—30 cm betragenden Gesamtlänge des Ureters entfällt etwas weniger als die Hälfte auf die Pars pelvina. Dieselbe geht am Beckeneingang in der Curvatura marginalis ureteris aus der Pars abdominalis hervor (Fig. 371). Diese Biegung kreuzt entweder den untersten Teil der A. iliaca comm. oder auch die erste Strecke der A. iliaca ext.; in der Regel liegt die Kreuzungsstelle des rechten Ureters mit den Gefässen etwas weiter vorne als diejenige des linken Ureters, so dass der letztere häufiger die A. iliaca comm. kreuzt als das bei dem rechten Ureter der Fall ist.

An der seitlichen Wandung des kleinen Beckens verläuft die Pars pelvina, von dem Peritonaeum bedeckt, medial von sämtlichen Nerven und Gefässen zum Fundus der Harnblase. Sie kreuzt auf ihrem Verlaufe die A. obturatoria und die Vv. obturatoriae, den N. obturatorius und die obliterierte, als Lig. umbilicale laterale zur seitlichen Harnblasenwand ziehende A. umbilicalis. In der Höhe der Spina ischiadica biegen beide Ureteren medianwärts ab und konvergieren gegen den Blasenfundus, indem sie am oberen Ende der Samenblasen vorbeiziehend, die vor ihnen gelegenen Ductus deferentes kreuzen und die Harnblasenwand schräg durchsetzen, um an der Plica ureterica in die Harnblase auszumünden. Bei leerer Harnblase beträgt der Abstand der Eintrittsstellen der Ureteren in die Wand etwa 3 cm; bei Füllung der Harnblase kann der Abstand 6 cm oder noch mehr erreichen.

Der unterste Teil der Pars pelvina ureteris wird von den Venen des Plexus vesicalis umsponnen und erhält ausserdem eine Scheide von der Lamina visceralis fasciae pelvis; die Pars pelvina liegt in ihrem ganzen Verlaufe direkt unter dem Peritonaeum, zum Teil am lateralen und hinteren Umfange der Fossa pararectalis.

Prostata, Ductus deferentes und Vesiculae seminales.

Diese Gebilde gehören insofern zusammen, als sie sich dem Fundus und der hinteren Wand der Harnblase anschliessen und mittelst der Lamina visceralis fasciae pelvis enger mit der Harnblasenwandung verbunden werden.

Die **Prostata** ist ein drüsiges, von mächtigen Muskelbalken durchsetztes Organ, welches ringförmig den Anfangsteil der Urethra umschliesst. Sie liegt innerhalb des Cavum pelvis proprium, also oberhalb des Diaphragma pelvis, und wird im Zusammenhang mit dem Blasenfundus durch den Umschlag der visceralen Lamelle der Fascia pelvis in ihrer Lage fixiert.

Form der Prostata. Sie wird häufig mit einer Kastanie verglichen. Wir unterscheiden den nach unten gerichteten Apex von der nach oben dem Harnblasenfundus anlagernden Basis prostatae, ferner eine hintere und zwei laterale Flächen. Die lateralen Flächen sind leicht gewölbt und stossen vorne in der stumpfen vorderen Kante zusammen. Unten bildet ein Vorsprung der vorderen Kante den sogenannten

Prostataschnabel. Die hintere Fläche ist zur Anpassung an die vordere Wand der Ampulla recti leicht ausgehöhlt (Fig. 432). Der Apex sieht gerade abwärts und liegt der oberen Fläche des Diaphragma urogenitale auf.

Die Prostata wird erstens von der Pars prostatica der Harnröhre, zweitens von den Ductus ejaculatorii durchsetzt. Die Harnröhre tritt mit dem Orificium urethrae int. ungefähr in der Mitte der Basis in die Prostata ein und verlässt dieselbe unmittelbar vor dem Apex. In ihrem Verlaufe durch die Prostata beschreibt die Urethra einen nach vorne konkaven Bogen und liegt auch der oberen Partie der vorderen Kante näher als der hinteren Fläche, so dass weitaus der grösste Teil des Drüsenkörpers seitlich und hinten die Harnröhrenwandung umgibt.

Die Ductus ejaculatorii entstehen durch die Vereinigung der auf die Pars ampullaris folgenden engeren Strecken der Ductus deferentes mit den aus den Samenblasen hervorgehenden Ductus excretorii und treten an der Grenze zwischen der Basis und der hinteren Fläche in die Prostata ein, indem sie medianwärts konvergieren, um auf der Höhe des Colliculus seminalis in die Pars prostatica urethrae oder auch in den Utriculus prostaticus auszumünden. Der keilförmige, durch die beiden Ductus ejaculatorii abgegrenzte Teil der Prostata stellt den Lobus medius dar; die Basis des Keiles liegt oben dem Fundus vesicae an und erzeugt die Uvula vesicae, welche unmittelbar hinter dem Orificium urethrae int. in das Lumen der Harnblase vorspringt.

Bei jüngeren Individuen ist die Uvula vesicae häufig nur schwach ausgeprägt, wenn jedoch, was bei älteren Leuten häufig erfolgt, der Lobus medius an Umfang zunimmt (Prostatahypertrophie), so kann die Uvula eine beträchtliche Höhe erlangen.

Als unpaare in die Prostata eingeschlossene Höhlenbildung mündet der Utriculus prostaticus in die Pars prostatica urethrae aus (Fig. 466); er entspricht der Scheide und reicht von den Öffnungen der Ductus ejaculatorii auf dem Colliculus seminalis fast bis zur Basis der Prostata hinauf.

Gefässe der Prostata. Ihrer Blutgefäss- und Nervenversorgung nach gehört die Prostata zur Harnblase; so kommen die Arterien aus den Aa. vesicales inf. und den visceralen Ästen der Aa. haemorrhoidales mediae, während die zahlreichen und weiten Venen sich in den Plexus vesicalis ergiessen, welcher die ganze Prostata, und zwar in unmittelbarem Anschlusse an die äussere Muskelschicht umgibt.

Die Lymphgefässe der Prostata finden, wie diejenigen des Blasengrundes, ihren Abfluss nach drei Seiten hin (Fig. 450). Ein Abflussweg geht längs der Ductus deferentes an der seitlichen Beckenwandung empor zu den Lymphoglandulae iliacae, ein zweiter zu den Lymphoglandulae hypogastricae, ein dritter längs der vorderen Fläche des Sacrum zu den untersten Lymphoglandulae lumbales.

Fixation der Prostata. Die Lage der Prostata erfährt durch die Ausdehnung der Harnblase nur eine geringe Veränderung. Sie wird unten an das Diaphragma urogenitale fixiert durch den Übergang von Fasern dieser Membran auf die Harnröhre, nach vorne an die Symphyse durch den Überschlag der Lamina visceralis fasciae pelvis auf die Prostata in den Ligg. puboprostatica. Der Überzug, welcher dadurch dem Organe geliefert wird, ist ein recht derber, so dass man von einer Capsula oder Fascia prostatica sprechen kann, welche die Prostata samt dem vordersten Teile des Plexus vesicalis einschliesst (Fig. 442). Hinten bildet dieselbe einen Teil der Membran, welche die Ampulla recti von dem hinteren Umfang der Harnblase, der Samenblasen und der Prostata trennt (Septum rectovesicale).

Die **Lagebeziehungen der Prostata (Syntopie der Prostata)** sind folgende: Die Basis liegt dem Fundus vesicae und dem Blasenhalse an, ferner erreichen die Samenblasen und die Ampullen der Ductus deferentes die Kante, welche die Basis von der hinteren Fläche der Prostata trennt (Fig. 432). Die Beziehungen des

Organs zum Diaphragma urogenitale sind nicht unmittelbare, indem sich die Pars membranacea urethrae und der M. compressor urethrae dazwischen lagern (s. Pars membranacea urethrae). Seitlich wird die Prostata durch die am Schambein entspringende Portion des M. levator ani gestreift, welche nach hinten zum Rectum vorbeizieht. Ausserdem liegt der Prostata seitlich, und zwar unter der durch die Lamina visceralis fasciae pelvis gebildeten Prostatakapsel das Venengeflecht des Plexus vesicalis an.

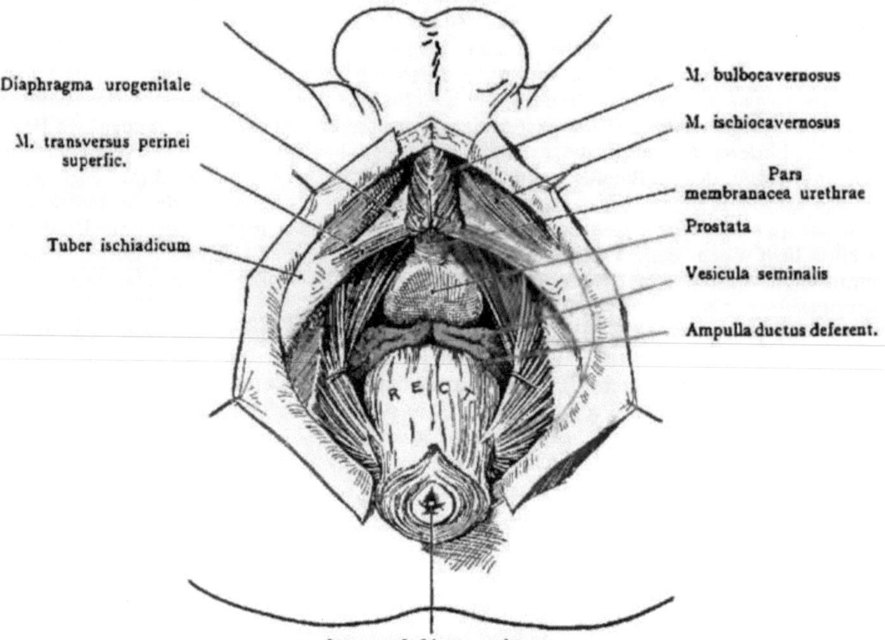

Fig. 452. Prostata, Samenblasen und Ductus deferentes von unten.
Rectum und M. sphincter ani ext. stark nach hinten, der Bulbus urethrae nach vorn gezogen.
Mm. levatores ani seitlich abgezogen.

Die hintere, leicht ausgehöhlte Fläche wird durch das Septum rectovesicale, als Verstärkung der von der Lamina visceralis fasciae pelvis gelieferten Scheide, von der vorderen Wand der Ampulla recti getrennt. Diese Fläche lässt sich noch vom Anus aus abtasten (Fig. 451).

Operative Erreichbarkeit der Prostata. Die Prostata kann von oben her über der Symphyse nach Blosslegung und Spaltung der vorderen Blasenwand erreicht werden. Man wird dabei das Relief des Trigonum vesicae (Lieutaudi), das Orificium urethrae int. und die Fossa retroureterica überblicken (Fig. 440). Auf dem zweiten Wege, vom Damm aus, kann der untere und der hintere Umfang der Prostata in grösserer Ausdehnung freigelegt werden. Die Fig. 452 stellt die Ansicht der Prostata und der Samenblasen von unten dar; das Rectum ist nach hinten stark abgezogen, nachdem die Verbindung des M. sphincter ani ext. mit dem Diaphragma urogenitale durchtrennt wurde; der Bulbus urethrae ist nach vorne verlagert und die hintere Fläche der Prostata mit den Samenblasen ist, allerdings in starker Verkürzung, zu übersehen.

Vesiculae seminales und Ductus deferentes. Die Vesiculae seminales liegen als längliche Hohlgebilde zwischen dem vorderen Umfange der Ampulla recti und der hinteren Wand der Harnblase. Ihre Länge beträgt 6—7 cm. Das obere Ende liegt in einiger Entfernung von der Medianebene der letzten Strecke des Ureters an, kurz vor seiner Einmündung in die Harnblase (Fig. 444). Die Längsachse einer Samenblase ist schief von oben und lateral nach unten und medial gegen die Basis prostatae gerichtet, wo das untere Ende in den Ductus excretorius der betreffenden Seite über-geht. Die beiden Ductus excretorii münden mit den Ductus deferentes zur Bildung der Ductus ejaculatorii zusammen, welche (20—25 mm lang) die Prostata durchsetzen und sich am Colliculus seminalis in die Pars prostatica urethrae öffnen. Man kann an jeder Samenblase eine vordere Fläche, welche sich der Harnblasenwand anschliesst, von einer hinteren Fläche unterscheiden, welche durch das Septum rectovesicale von der vorderen Wand der Rectumampulle getrennt wird; die Flächen gehen mit einem lateralen und einem medialen Rande, welche sich bei starker Ausdehnung der Samenblasen abrunden, ineinander über.

Gefässe der Vesiculae seminales. Die arteriellen Äste kommen teils aus den Aa. vesicales inf., teils aus den Aa. haemorrhoidales mediae. Die Venen ergiessen sich in den Plexus vesicalis. Die Lymphgefässe schliessen sich denjenigen des Harn-blasenfundus an.

Beziehungen der Samenblasen. Ihre Beziehungen zum hinteren Um-fange der Harnblase sind inniger als diejenigen zur vorderen Wand der Ampulla recti, indem sie in die Lamina visceralis fasciae pelvis eingeschlossen sind, welche die hintere Wandung der Harnblase überzieht. Ihre Spitzen erreichen gerade noch das Peritonaeum am Grunde der Excavatio rectovesicalis; lateral berühren sie die Endstrecken der Ureteren; medial liegen ihnen die Ductus deferentes mit ihren Ampullen an, die sich mit den Ductus excretorii der Samenblasen zu den Ductus ejaculatorii vereinigen.

Das Peritonaeum überzieht in der Regel bloss die Kuppen der Samenblasen und nur ausnahmsweise findet sich, bei grösserer Tiefe der Excavatio rectovesicalis, auch ein Peritonaealüberzug für die hintere Fläche. Beim Kinde (Fig. 449) ist, ent-sprechend der grösseren Tiefe der Excavatio rectovesicalis, der vom Peritonaeum be-deckte Teil der Samenblasen grösser als beim Erwachsenen.

Bei stärkerer Füllung der Harnblase und leerer Ampulla recti werden die Vesi-culae seminales etwas nach unten verschoben und schliessen sich der vorderen Wand der Rectumampulle enger an, eine Tatsache, die bei der Untersuchung der Samen-blasen per anum wohl ins Gewicht fallen dürfte.

Ductus deferens. Der Ductus deferens verläuft, von dem Annulus inguinalis abdominalis an von dem Peritonaeum bedeckt, medianwärts über den Beckenrand in das kleine Becken (Fig. 283), indem er zunächst die A. et Vv. epigastricae inf. kreuzt, dann oberhalb der A. et Vv. iliacae ext. zum seitlichen Rande des kleinen Beckens zieht, um hier nach hinten und unten verlaufend, die A. et Vv. obturatoriae mit dem N. obturatorius, die obliterierte A. umbilicalis, die Aa. vesicales sup. et mediae zu kreuzen und zwischen Ureter und Harnblasenwandung vorbei an die mediale Kante der Samenblasen zu gelangen (Fig. 432). Hier erweitert sich der Ductus deferens zur Ampulla ductus deferentis. Die beiden Ampullen konvergieren abwärts und ver-binden sich mit den Ductus excretorii der Samenblasen zu den in die Basis prostatae eindringenden Ductus ejaculatorii. Während ihrer Annäherung erweitern sich die Ductus deferentes, zeigen auch einige Biegungen in der Ampulla, kurz, sie unterscheiden sich in ihrem Charakter von dem spulrunden Strang, welcher sich von der inneren Mündung des Leistenkanales bis zur Kreuzungsstelle mit dem Ureter erstreckt.

Die Kreuzung der A. und Vv. epigastricae inf., gleich nachdem der Ductus deferens die innere Mündung des Leistenkanales verlassen hat (Fig. 283), ist bei Operationen im Bereiche des Trigonum inguinale zu berücksichtigen (s. Regio inguinalis). Der Ductus deferens wird in die gemeinsame Scheide für die Prostata und die Samenblasen eingeschlossen, welche sich als Septum rectovesicale zwischen dem vorderen Umfang der Rectumampulle einerseits und dem hinteren Umfange der Harnblase, der Samenblasen, der Prostata und der Ampullen der Ductus deferentes andererseits, einschiebt. Solange bei Operationen das Septum rectovesicale geschont wird, solange ist auch die Gefahr einer Verletzung der Samenblasen oder der Ampullae ductuum deferentium ausgeschlossen.

Ausdehnung der Excavatio rectovesicalis nach unten. Die Entfernung der tiefsten Stelle der Excavatio rectovesicalis von dem Anus beträgt $5^1/_2$—11 cm; eine Variationsbreite, die nicht unbeträchtlich ist, und mit der auch die Beziehungen der Samenblasen und der Prostata zum Peritonaeum sich ändern. Bei dem Minimum von $5^1/_2$ cm werden die Samenblasen nicht bloss an ihren Kuppen, sondern auch weiter herab einen Peritonaealüberzug erhalten, welcher sich sogar bis unterhalb der Basis prostatae auf die hintere Fläche dieses Organs erstrecken kann.

Ausnahmsweise kommen sogar Fälle vor, bei denen die Excavatio rectovesicalis bis auf den Beckenboden herabreicht und erst kurz (1—2 cm) oberhalb des Anus ein Ende nimmt. In die Excavatio legen sich Darmschlingen, die eine Ausbuchtung höheren oder geringeren Grades, ja eine Hernienbildung am Damme (Hernia perinealis) erzeugen können.

Dieser abnorme Tiefstand des Peritonaeum ist wohl im Hinblick auf die beim Fetus bis zum 5. Monate anzutreffenden Verhältnisse als eine Hemmungsbildung aufzufassen. Im 4.—5. Monate des intrauterinen Lebens reicht die Excavatio bis zum Beckenboden herab, „beim Neugeborenen findet sie ihre obere Grenze an der Basis der Prostata; gegen Ende des 2. Jahres ist sie bereits bis zur Einmündungsstelle der Ureteren emporgestiegen" (Träger). Wahrscheinlich verschwindet dieser untere, bei Feten im 4.—5. Monate noch erhaltene Abschnitt der Excavatio rectovesicalis dadurch, dass die denselben begrenzenden Peritonaealblätter sich verlöten und späterhin bloss das Septum rectovesicale darstellen. Bleibt aber der frühfetale Zustand erhalten, so bildet er ein prädisponierendes Moment für die Entstehung von Perinealhernien, etwa in ähnlicher Weise, wie das Offenbleiben des Processus vaginalis peritonaei die Bildung von Leistenhernien begünstigt.

Regio perinealis.

Die Regio perinealis entspricht dem Abschnitte des Beckenraumes, welchen wir als Cavum pelvis subcutaneum unterschieden haben (Fig. 423). Sie wird oben durch das Diaphragma pelvis abgegrenzt und von dem Cavum pelvis proprium getrennt; den unteren Abschluss bildet die Haut des Dammes. Im Zusammenhang mit der Regio perinealis soll auch die Topographie der äusseren Geschlechtsteile abgehandelt werden.

Die bei der Untersuchung mittelst Palpation festzustellenden **Grenzen der Regio perinealis** entsprechen denjenigen des Beckenausgangs (Fig. 413), d. h. dem Symphysenwinkel, dem Ramus inferior ossis pubis und dem Ramus inferior ossis ischii, den Tubera ischiadica, den Ligg. sacrotuberosa, dem unteren Ende des Sacrum und dem Steissbein. Diese Grenzen bilden annähernd eine Raute, welche durch die Verbindungslinie der Tubera ischiadica in zwei Dreiecke geteilt wird, ein vorderes (Trigonum urogenitale) und ein hinteres (Trigonum rectale) (Fig. 453). Die beiden

Dreiecken gemeinschaftliche Basis wird durch die Verbindungslinie der Tubera gebildet. In dem Bereiche des Trigonum urogenitale nimmt der Durchtritt der Harnröhre durch das Diaphragma pelvis und der Ansatz der äusseren Geschlechtsteile (Scrotum, Corpora cavernosa penis und urethrae) das Interesse in Anspruch; im Trigonum
rectale der Anus und der Canalis analis.

Bei der **Inspektion und Palpation** der Gegend ergibt sich folgendes: Die
beiden Tubera ischiadica sind immer leicht durchzufühlen, ebenso das Steissbein und
der Ramus inferior ossis pubis. Der
Angulus pubis wird von den Corpora
cavernosa penis und dem Bulbus urethrae
bedeckt. Seitlich wird die Region gegen
die Regio glutaea durch den Sulcus glutaeus
abgegrenzt, welcher dem medialen, über
dem Lig. sacrotuberosum verlaufenden Rande
des M. glutaeus max. entspricht. Im Bereiche des Trigonum urogenitale ist bei gespanntem Damme eine leichte mediane Anschwellung zu bemerken, welche unmittelbar
vor dem Anus beginnt, nach vorne auf
die Wurzel des Penis übergeht und durch
den Bulbus urethrae hervorgerufen wird; auf
derselben verläuft vom Anus aus die bräun-
lich pigmentierte Raphe, welche auf das
Scrotum weiterzieht. Scrotum und Penis
können als besondere Region (Regio pudendalis) unterschieden werden, welche nach
vorne auf die Regio perinealis folgt. Der
Anus liegt zwischen den durch die Glutaeal-

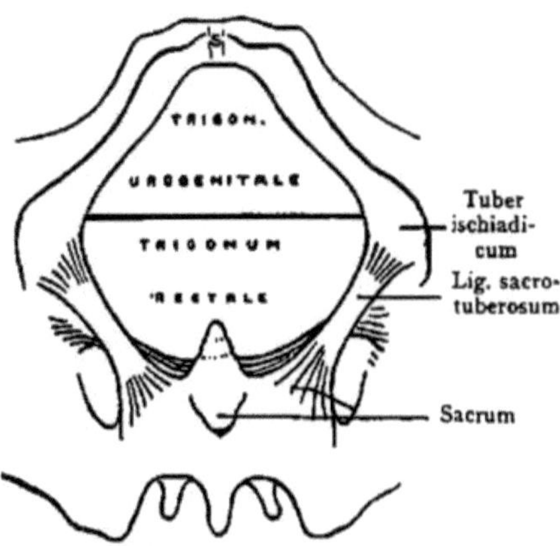

Fig. 453. Männlicher Beckenausgang (Bänderbecken) mit der Einteilung in das Trigonum
urogenitale und das Trigonum rectale.
S. Symphyse.

muskulatur gebildeten Wölbungen der Nates in einer schlitzförmigen Vertiefung und
wird erst bei stärkerer Spannung des Dammes sichtbar.

Die Strecke der Regio perinealis, welche sich zwischen dem vorderen Umfange
des Anus einerseits und dem Zusammentritte der drei Corpora cavernosa zur Bildung
des Penisschaftes andererseits ausdehnt, wird als Perineum oder Damm bezeichnet;
dieser entspricht in der Hauptsache dem Trigonum urogenitale, bildet folglich bloss
einen Teil der Regio perinealis.

In der Regio perinealis werden zweierlei Gebilde angetroffen, erstens solche, die
das Diaphragma pelvis bei ihrem Übertritt aus dem Cavum pelvis subperitonaeale in das
Cavum pelvis subcutaneum durchsetzen (die Urethra, das Rectum, die Äste der A. pudenda
int. und des N. pudendus), zweitens diejenigen Gebilde, welche von vornherein in der
Regio perinealis liegen, so die zwei Corpora cavernosa penis und das Corpus cavernosum
urethrae mit den Mm. bulbocavernosi und ischiocavernosi und die Fettmassen, welche
beiderseits vom Anus die Polster der Fossae ischiorectales bilden.

Untere Fläche des Diaphragma pelvis. Das Diaphragma pelvis verhält
sich in den beiden die Regio perinealis zusammensetzenden Dreiecken verschieden
(Fig. 454). Die Pars muscularis wird durch den M. levator ani dargestellt, dessen
untere Fläche von einer Muskelfascie (Fascia analis) überzogen wird; dieselbe bildet
die mediale Abgrenzung eines auf beiden Seiten des Anus gelegenen, in dem Frontalschnitte (Fig. 417) keilförmigen Raumes, dessen laterale Wand durch die den M. obturator int. überziehende Lamina parietalis fasciae pelvis hergestellt wird. Die Schneide
des Keils liegt oben an dem Arcus tendineus, die Basis unten, beiderseits von der Analöffnung. Im Bereiche des Trigonum urogenitale dagegen wird das Diaphragma pelvis
durch das in dem Angulus pubis eingespannte Diaphragma urogenitale dargestellt

(Pars membranacea diaphragmatis pelvis), welches Öffnungen für den Durchtritt der
Urethra sowie der V. dorsalis penis aufweist.

Der Charakter der beiden Trigona ist also grundverschieden. Im Trigonum rectale der Anus, auf beiden Seiten desselben die Fossae ischiorectales, weit hinaufreichend
bis zum Ursprunge des M. levator ani; im Bereiche des Trigonum urogenitale ist ein
Abschluss gegen das Becken durch das Diaphragma urogenitale gegeben, dem die Crura
penis und der Bulbus urethrae aufgelagert sind. Kurz gesagt, im Bereiche des Tri-

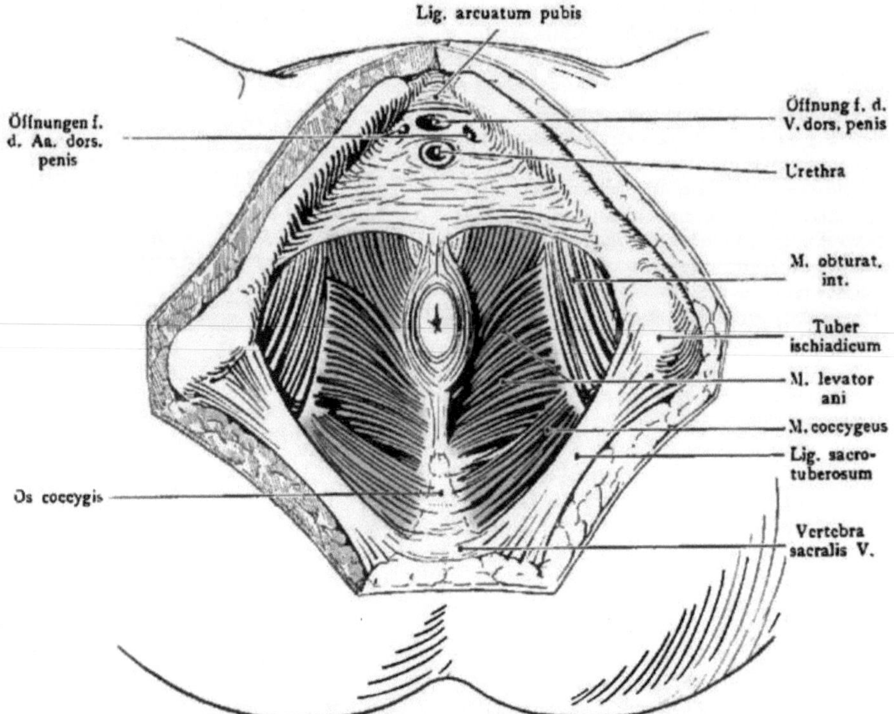

Fig. 454. Diaphragma pelvis beim Manne, von unten gesehen.
Pars muscularis rot. Pars membranacea grün.
Halbschematisch.

gonum rectale werden die Verhältnisse durch die Ausmündung des Rectum (Anus)
beherrscht, im Bereiche des Trigonum urogenitale durch die Urethra sowie durch die
Wurzelgebilde des Penisschaftes.

Topographie des Trigonum urogenitale. Die Abgrenzung des Trigonum
urogenitale ergibt sich aus den allgemeinen Bemerkungen über die Regio perinealis;
dasselbe entspricht den bis zu den Tubera ischiadica fortgesetzten Schenkeln des Angulus
pubis und der Verbindungslinie der Tubera.

Das Diaphragma urogenitale bildet den Boden einer dreieckigen Loge, in welcher
die erste Strecke der Pars cavernosa urethrae, die Crura penis und der Bulbus urethrae
eingelagert sind (Figg. 455—457). Nach Wegnahme der Haut und des subkutanen
Fett- und Bindegewebes gelangt man auf die Fascia perinei superficialis. Dieselbe
setzt sich, nach Art jeder Fascia superficialis, von der Nachbarschaft auf die Regio

perinealis fort (also von der Regio glutaea, von der Regio abdominalis und von der Regio pudendalis) und befestigt sich an die knöchernen Grenzen der Region, d. h. an die Ränder des Beckenausganges, indem sie sowohl das Trigonum rectale als das Trigonum urogenitale gegen die subkutane Fettschicht abschliesst. Nur vorn, dort, wo die Corpora cavernosa penis und urethrae zusammentreten, um den Penisschaft zu bilden, unterbleibt die Verbindung mit dem Knochen, oder, richtiger gesagt, die Fascie geht hier sowohl auf den Penis (als Fascia penis), wie auf das Scrotum (als Tunica dartos) über. Sie zeigt reichliche Fetteinlagerungen, so dass manchmal zwei Fascienblätter unterschieden werden können. Besonders fettreich ist die Fascie über den Fossae ischiorectales, indem sie mit dem Fettpfropfe, welcher den Inhalt derselben bildet, zusammenhängt. Auf den Tubera ischiadica ist die Fascie bedeutend verdickt und schliesst

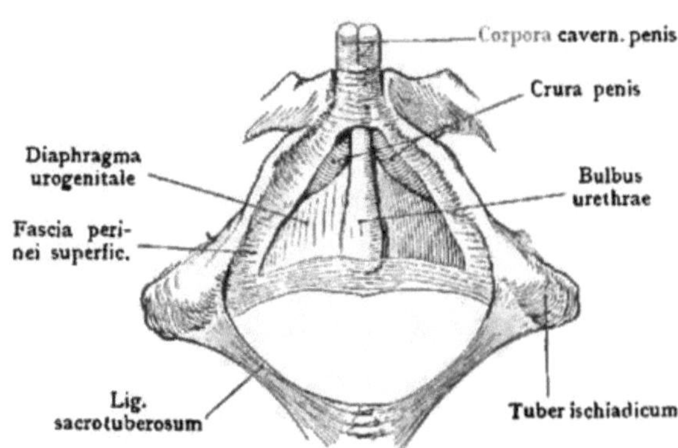

Fig. 455. Fascienloge des Trigonum urogenitale.
Die Fascia perinei superficialis ist zum Teil abgetragen worden, um die in der Loge liegenden Corpora cavernosa penis mit dem Bulbus urethrae zu zeigen. In der Tiefe das Diaphragma urogenitale. Schematisch.
Nach Cunningham, Manual of practical Anatomy 1893.

oft eine Bursa mucosa ein, welche den Tubera gewissermassen als Polster aufliegt. Im Bereiche des Trigonum urogenitale dagegen verliert die Fascie ihren Fettreichtum und am Scrotum treten allmählich glatte Muskelfasern auf, welche die Tunica dartos bilden.

Hinten gewinnt die Fascia perinei superficialis eine Befestigung an die Basis des Diaphragma urogenitale (Fig. 455), so dass sie dann mit diesem eine Loge abgrenzt, welche hinten abgeschlossen ist, während der Schaft des Penis sich durch den Zusammentritt der drei innerhalb der Loge gelegenen Corpora cavernosa bildet und aus der Fascienloge oder dem Sacke des Trigonum urogenitale nach vorne austritt. Die Figg. 455 und 456 stellen diese Verhältnisse dar; Fig. 455 die Loge des Trigonum mit den Corpora cavernosa penis und urethrae als Inhalt; die Fascia superficialis

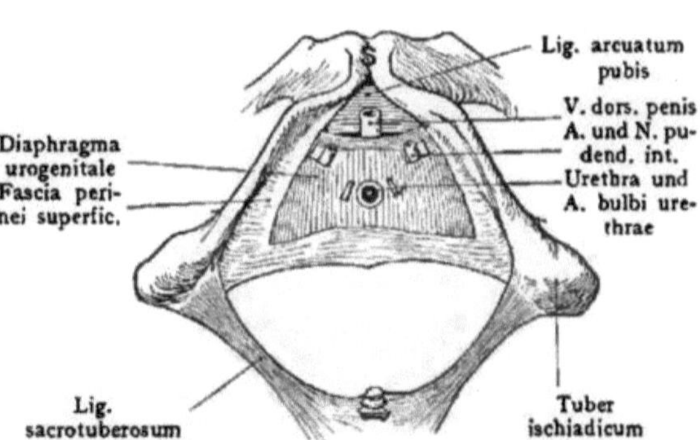

Fig. 456. Fascienloge des Trigonum urogenitale nach Entfernung der Corpora cavernosa penis und des Bulbus urethrae, mit dem Diaphragma urogenitale und den dasselbe durchsetzenden Gefässen und Nerven. Schematisch.
Nach Cunningham, Manual of practical Anatomy 1893.

ist teilweise entfernt worden; Fig. 456 den Boden des Fasciensackes nach Abtragung der Corpora cavernosa penis und urethrae, mit den Öffnungen in dem Diaphragma urogenitale, durch welche die Urethra und die zu den Corpora cavernosa gelangenden Endäste der A. pudenda int. in den Raum eintreten.

Als **Inhalt der Fascienloge des Trigonum urogenitale** finden wir erstens die Corpora cavernosa penis und den Bulbus urethrae, von den Mm. ischiocavernosi und bulbocavernosi bedeckt, zweitens Äste der A. pudenda int. und des N. pudendus, welche das Diaphragma urogenitale durchsetzen, um in der Fascienloge zum Bulbus urethrae (Aa. bulbi urethrae), zu den Corpora cavernosa penis (A. profunda penis) und zur Rückseite des Penisschaftes (Aa. dorsales penis) zu verlaufen. Dazu kommt die V. dorsalis penis, welche durch die vorderste Öffnung in dem Diaphragma urogenitale nach oben zur Einmündung in den Plexus vesicalis gelangt.

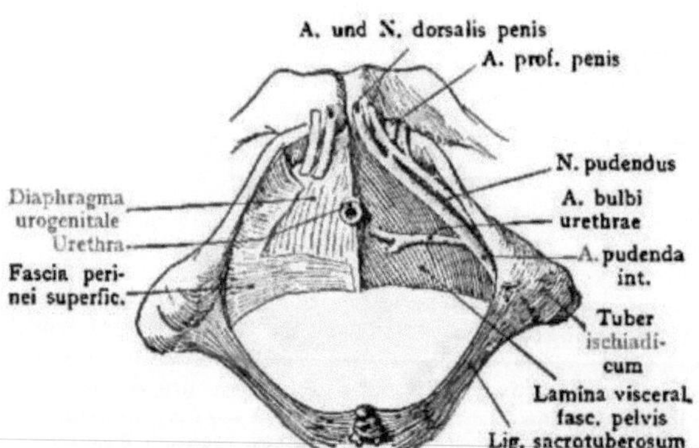

Fig. 457. Tiefe Fascienloge des Trigonum urogenitale beim Manne.

Auf der rechten Seite des Bildes ist das Diaphragma urogenitale entfernt worden, um die Gefäss- und Nervenstämme in der tiefen Loge zu zeigen. (A. pudenda int. und N. pudendus.)

Schematisch.

Nach Cunningham, Manual of practical Anatomy 1893.

Corpora cavernosa penis und Bulbus urethrae. Die Corpora cavernosa penis entspringen als Crura penis mit spindelförmigen Verdickungen von dem Ramus inferior ossis pubis und werden von der Tunica albuginea eingehüllt, einer derben, sehnigen Membran, die festen Ansatz an den Knochen gewinnt. Sie werden (Fig. 458) durch die Mm. ischiocavernosi überlagert, welche von dem Ramus inferior ossis ischii und dem Ramus inferior ossis pubis entspringen und in die Tunica albuginea des gleichseitigen Schwellkörpers übergehen. Der Bulbus urethrae erreicht mit seinem hinteren, kolbig angeschwollenen Ende die Basis des Diaphragma urogenitale und hängt hier mit dem M. sphincter ani zusammen, welcher einige Fasern an den M. bulbocavernosus abgibt. Der letztere entspringt von der Raphe auf der unteren Seite des Bulbus urethrae, den er umgreift, um auf seiner dorsalen Fläche in ein Sehnenblatt überzugehen; die vordersten Bündel dagegen umgreifen den Schaft des Penis und gehen am Dorsum in die Fascia penis über.

Die drei in der Fascienloge eingeschlossenen Schwellkörper sind so dicht zusammengelagert, dass man erst durch Auseinanderziehen derselben das Diaphragma urogenitale mit den Gefässen und Nerven der Loge darstellen kann (Fig. 459). Sämtliche Arterien kommen aus der A. pudenda int., deren Stamm in der Fossa ischiorectalis medial vom Tuber ischiadicum etwa 4—5 cm oberhalb des Beckenausgangs in Gesellschaft des N. pudendus angetroffen wird, dort, wo beide Gebilde um die Spina ischiadica verlaufen (s. auch Fig. 462, welche die Arterien und Venen des Penis darstellt). Der Stamm geht, dem Ramus inf. ossis ischii angeschlossen, gegen den Angulus pubicus, in der Rinne, welche der Knochen mit der als Lig. falciforme zum Angulus pubicus verlaufenden Fortsetzung des Lig. sacrotuberosum bildet. Die Arterie liegt bei diesem Verlaufe oberhalb des Diaphragma urogenitale und zerfällt hier in ihre Endäste (Fig. 457): 1. die A. bulbi urethrae, welche lateral vom Bulbus urethrae das Diaphragma durchbohrt, um in den Bulbus einzutreten; 2. die A. profunda penis, welche durch den vordersten Teil des Diaphragma urogenitale zur medialen oder zur unteren Fläche des Corpus cavernosum penis gelangt; 3. die A. dorsalis penis, welche beiderseits von der V. dorsalis penis durch den vordersten Teil des Diaphragma urogenitale in die Fascienloge eintritt und sich mit der V. dorsalis penis in den Sulcus dorsalis penis einlagert.

Trigonum rectale. Dasselbe hat als Grenzen, vorne die Basis des Diaphragma urogenitale, seitlich die Tubera ischiadica, die Ligg. sacrotuberosa und die seitlichen Ränder des Steissbeins.

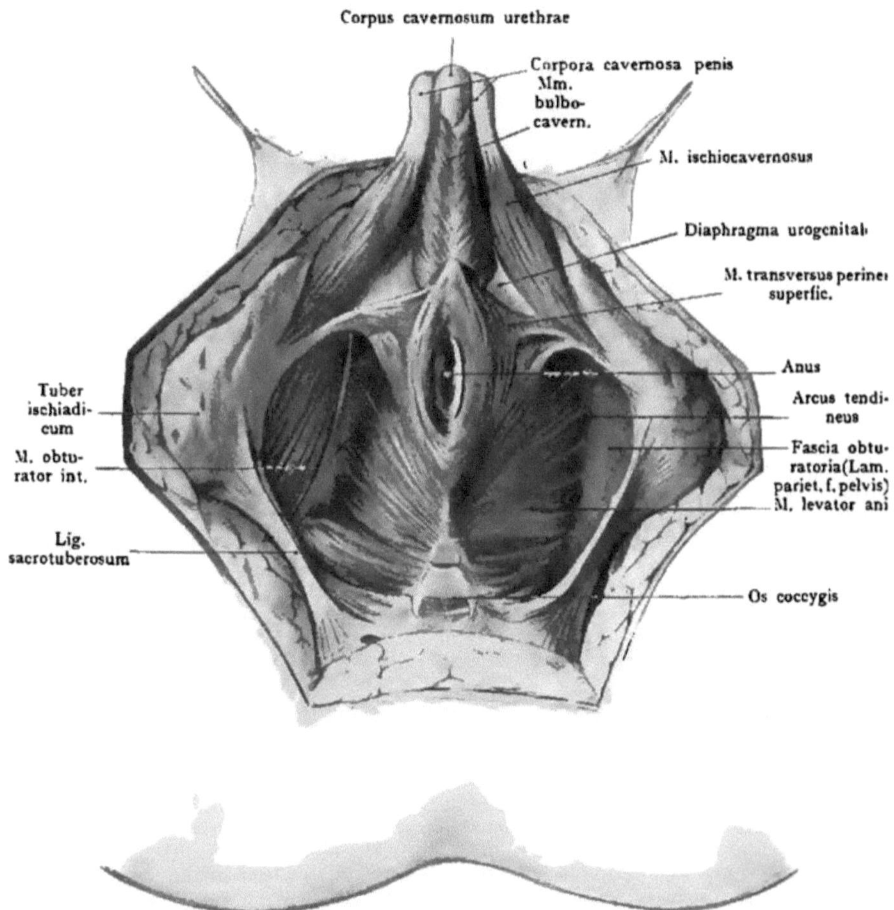

Fig. 458. Muskulatur des Beckenausganges von unten.
Mit Benützung des Hisschen Gipsabgusses.
Pfeil: Fossa ischiorectalis.

Im Trigonum rectale liegt, etwa 5 cm vor der Spitze des Steissbeins der Anus (Fig. 458); zwischen Anus und Steissbein die Platte, in welcher sich die Fasern der hinteren Portion des M. levator ani vereinigen, und, nach vorne sich anschliessend, diejenigen Fasern des M. levator ani, welche sich mit der Längsmuskulatur der Pars analis recti verflechten. Dieselben bilden die mediale Wand der Fossa ischiorectalis, jenes an dem Frontalschnitte keilförmigen Raumes auf beiden Seiten des Anus, dessen laterale Wand von der Lamina parietalis fasciae pelvis hergestellt wird (s. den schematischen Frontalschnitt Fig. 423).

Anus. Derselbe liegt unmittelbar hinter der Basis des Diaphragma urogenitale, welches sich hier zu einem kleinen Vorsprung auszieht und dem M. sphincter ani ext. Ursprung gewährt. Dieser Muskel befestigt sich hinten an die Spitze des Steiss-

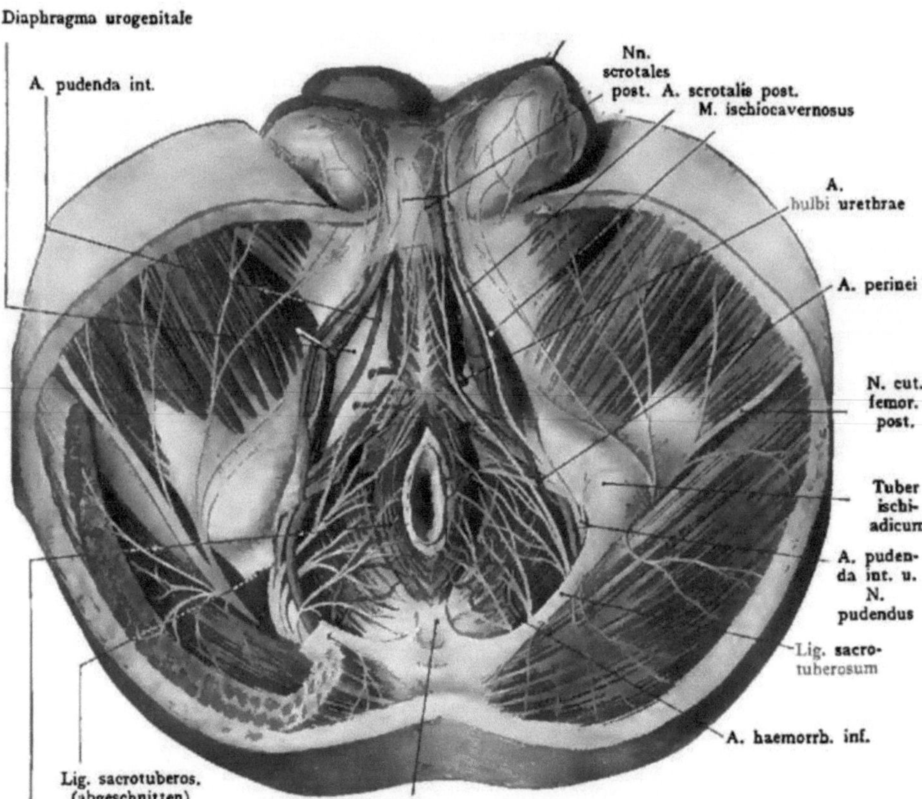

Fig. 459. Regio perinealis des Mannes mit Arterien und Nerven.
Nach Léveillé und Hirschfeld.

Das Crus penis der rechten Seite ist lateralwärts abgezogen worden, um das Diaphragma urogenitale und den Verlauf der A. pudenda int. oberhalb desselben zu zeigen.

beins, so dass seine Fasern ringförmig den Anus umziehen. Er liegt teilweise der hinteren Partie jener durch die Mm. levatores ani gebildeten sehnigen Platte auf und bedeckt auch von unten her die Steissdrüse, welche unmittelbar vor der Steissbeinspitze auf der Sehnenplatte der Mm. levatores ani oder in einer Ausbuchtung derselben liegt. An den kleinen Vorsprung der Basis des Diaphragma urogenitale setzt sich auch der M. transversus perinei superficialis an, welcher von der medialen Fläche des Os ischii entspringt und quer medianwärts verläuft. Ausserdem gewinnen sowohl der M. sphincter ani als der M. transversus perinei superficialis Ansatz an den Überzug des Bulbus urethrae, so dass hier eine Fasermasse entsteht, welche häufig als centraler Punkt des Dammes bezeichnet wird.

Der Anus wird in der Regel erst beim Auseinanderziehen der Nates sichtbar der Übergang der Schleimhaut in die äussere Haut ist scharf, die Haut in der Umgebung reichlich pigmentiert und in radiär vom Anus ausgehende Falten gelegt.

Die **Nerven und Gefässe** des Anus kommen von den in der Fossa ischiorectalis verlaufenden Stämmen der A. pudenda int. und des N. pudendus (Fig. 459). Dieselben geben kleine Äste (A. haemorrhoidalis inf. und N. haemorrhoidalis inf.) zur Haut des Anus und zum M. sphincter ani ext. ab (s. unten).

Fossa ischiorectalis. Sie wird lateral durch die Lamina parietalis fasciae pelvis begrenzt, welche den M. obturator int. bis zu seinem Austritte aus dem Becken überzieht; medial durch den Fascienüberzug der unteren Fläche des M. levator ani (Fascia analis, Fig. 417). Der Raum reicht an der Wandung des Beckens bis zum Ursprung des M. levator ani von dem Arcus tendineus empor, also bis 5—6 cm oberhalb der Ebene des Beckenausgangs. Die Fossa ischiorectalis wird unten durch die Fascia perinei superficialis geschlossen, welche mit dem Fettinhalt der Fossa in Verbindung steht. Der letztere bildet eine beträchtliche, von Bindegewebsbalken durchzogene Masse, welche die von den grösseren Stämmen quer zum Anus verlaufenden Gefässe und Nerven einhüllt. Diese Stämme (A. pudenda int. sowie der N. pudendus) verlassen das Becken durch das For. infrapiriforme, die Arterie und die Vene etwas medial von dem Nerven, und liegen der äusseren Fläche der Spina ischiadica auf, um welche sie verlaufen, um durch das For. ischiadicum minus (Fig. 459) wieder in das Becken einzutreten und oberhalb des Diaphragma urogenitale den Angulus pubis zu erreichen. Die Endäste der Arterie gehen durch das Diaphragma zu den Schwellkörpern des Penis und der Urethra (Aa. profunda penis, bulbi urethrae und dorsalis penis). In ihrem Verlaufe um die Spina ischiadica liegen die Stämme in der Regio glutaea und werden vom M. glutaeus max. bedeckt; dort, wo sie in die Fossa ischiorectalis eintreten, sind sie etwa 3—4 cm über dem Tuber ischiadicum anzutreffen und werden durch Faserzüge der Lamina parietalis fasciae pelvis an diese befestigt. Die Arterie kann entweder von der Regio glutaea aus behufs Unterbindung aufgesucht werden oder in der Fossa ischiorectalis durch einen medial von dem Tuber ischiadicum geführten Schnitt.

Quer durch das Fett der Fossa ischiorectalis verlaufen die Äste der A. und V. pudenda int. zum Anus und zur Haut des Trigonum rectale (Aa. und Vv. haemorrhoidales inf.); mit ihnen der N. haemorrhoidalis inf. zum M. sphincter ani und zur Haut der Umgebung des Anus. Für die Hautinnervation der Gegend kommen noch die Nn. cutanei perinei aus dem N. cutaneus femoris post. in Betracht, von denen einer lateral von den Nn. scrotales bis zum Scrotum verläuft.

Die **Lymphgefässe** des Anus verlaufen nach vorne und gehen mit den oberflächlichen Lymphgefässen des Scrotum und des Penis zu den Lymphoglandulae inguinales.

Die Fossa ischiorectalis stellt eine Loge dar, welche mit ihrem Inhalt an Fett- und Bindegewebe ganz besonders geeignet erscheint, den Boden für entzündliche Prozesse abzugeben und denselben eine weite Verbreitung zu sichern. Ein hier entstehender Abszess kann sich senken und auf beiden Seiten des Anus die Haut durchbrechen, in anderen Fällen auch die Pars analis recti mit der Oberfläche durch Fistelbildungen (Analfisteln) in Verbindung setzen.

Glandula coccygea. In den Bereich des Trigonum rectale fällt auch die Glandula coccygea (Steissdrüse). Dieselbe hat eine Länge von 4 und eine Breite von 3 mm und liegt unmittelbar vor dem Steissbein. Hier bilden die beiden Mm. levatores ani bei ihrem Ansatze an dem Steissbein eine mediane, rinnenförmige Vertiefung, in welcher die Steissdrüse, bedeckt von der hinteren Partie des M. sphincter ani, angetroffen wird. Sie wird von einem Aste der A. sacralis media versorgt.

Oberflächliche Gebilde der Regio perinealis. Sie sind in der Gesamtfigur 459 dargestellt. Von oberflächlichen zur Haut tretenden Arterien haben wir die

Aa. haemorrhoidales inf., die A. perinei und die Aa. scrotales post., alle aus der A. pudenda int.; von Nerven: hinten die Nn. cutanei perinei aus dem N. cutaneus femoris post., im übrigen Bereiche des Trigonum rectale die Nn. haemorrhoidales inf. aus dem N. pudendus und, nach vorne über dem Trigonum urogenitale zum Scrotum verlaufend, die Nn. scrotales post.

Regio pudendalis.

Die Besprechung der äusseren Geschlechtsteile des Mannes schliesst sich naturgemäss an diejenige der Regio perinealis an, erstens weil die beiden Gegenden aneinander grenzen, zweitens weil die Gefäss- und Nervenstämme der Regio perinealis zum Teil erst in der Regio pudendalis ihr Ende finden (A. pudenda int. und N. pudendus). Hier ist auch im Zusammenhang der Verlauf und die Topographie der Urethra zu schildern.

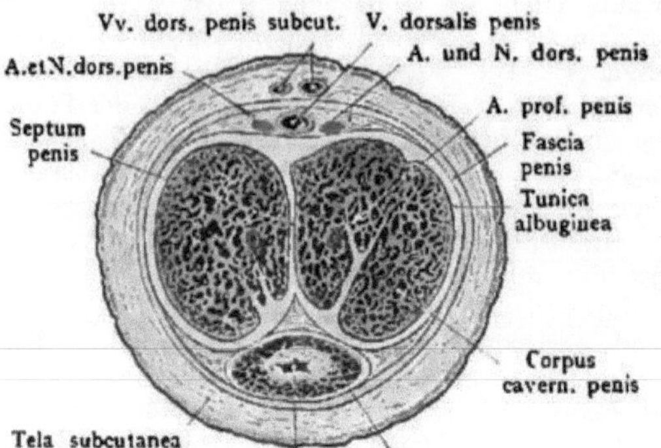

Fig. 460. Querschnitt durch den Penis.
Die Corpora cavernosa penis und das Corpus cavernosum urethrae sind mit Talg injiziert worden. Fascia penis grün. Nach einem Mikrotomschnitte.

Die Besprechung zerfällt in folgende Abschnitte:

1. Penis (anhangsweise die Topographie der Urethra).
2. Hoden und Hodenhüllen.
3. Samenstrang und Ductus deferens (ausserhalb des Beckens).

Penis. Der Penis wird durch die beiden Corpora cavernosa penis und das Corpus cavernosum urethrae gebildet. Soweit dieselben innerhalb der Loge des Trigonum urogenitale liegen und entweder an die Schenkel des Angulus pubicus oder an das Diaphragma urogenitale befestigt sind, bilden sie die Pars fixa penis; diese geht dort, wo die drei Schwellkörper unter der Symphyse aus der Loge austreten, in die Pars mobilis penis (Penisschaft) über, indem die beiden Corpora cavernosa penis sich dorsal dem Corpus cavernosum urethrae auflagern. Die Glans penis setzt sich mit ihrem aufgeworfenen Rande (Corona glandis) und dem Sulcus coronarius von dem Penisschafte scharf ab.

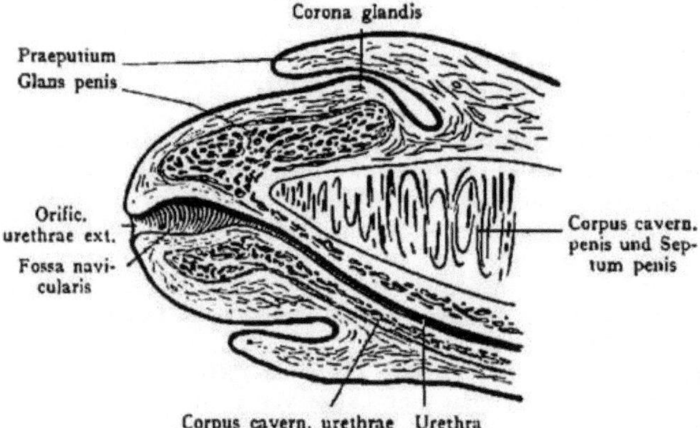

Fig. 461. Längsschnitt durch die Glans penis.
Nach einem Mikrotomschnitte.

Die Beziehungen der Corpora cavernosa in dem Trigonum urogenitale sind oben geschildert worden. Beim Austritte aus der Loge unterhalb der Symphyse erhalten sie als gemeinsamen Überzug die Fascia penis, welche eine Fortsetzung der Fascia perinei bildet und mit der Haut des Penis durch lockeres Bindegewebe im Zusammenhang steht. Die Corpora cavernosa penis werden nach aussen hin durch die sehnige Tunica albuginea abgegrenzt, welche dort, wo die Corpora cavernosa zur Berührung kommen (Fig. 460), das derbe, unvollständige Septum penis bildet. Auf dem Dorsum penis liegt die V. dorsalis penis, zwischen den beiden Aa. dorsales penis (Fig. 460); unten legt sich das Corpus cavernosum urethrae an, welches an Grösse hinter dem Corpus cavernosum

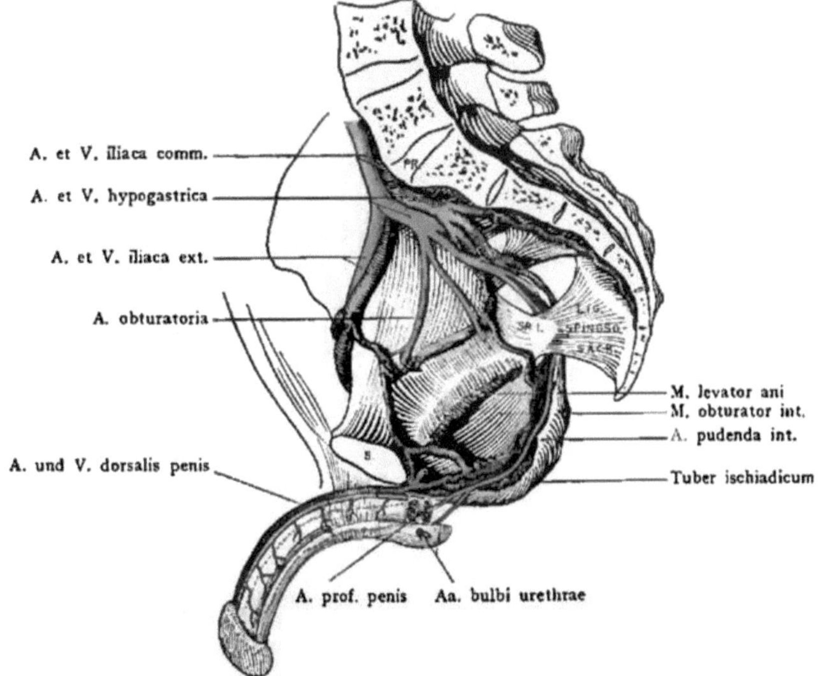

Fig. 462. Parietale Beckengefässe mit den Gefässen des Penis.
Nach einem Präparat aus der Basler Sammlung, mit Benützung einer Figur von Testut.

penis zurücksteht, auch ist das Schwellgewebe weniger reichlich und die Tunica albuginea dünner.

Die Haut des Penis ist sehr dehnbar, das subkutane Bindegewebe fettarm und elastisch, so dass eine Verschiebung der Haut auf der Fascie in grösserem Umfange stattfinden kann.

Der Penis erhält eine Befestigung durch die Ausbildung von Faserzügen an zwei Stellen. Durch eine Verstärkung der Fascia penis dort, wo die Pars fixa in die Pars mobilis übergeht, wird der Penis an den Angulus pubis befestigt. Eine weitere Befestigung wird durch eine Abzweigung von Fasern der Fascia abdominis superficialis dargestellt, welche vor der Symphyse zum Dorsum penis verlaufen und, durch starke elastische Einlagerungen ausgezeichnet, das Lig. suspensorium penis bilden, welches sich von der Linea alba zum Dorsum penis erstreckt.

Gefässe und Nerven des Penis. Die Arterien des Penis kommen sämtlich aus der Endstrecke der A. pudenda int. und gelangen schon innerhalb der Loge des Trigonum urogenitale zu den Corpora cavernosa (siehe oben), indem sie das Diaphragma

urogenitale durchbohren. Es kommen hier (Fig. 462) die Aa. bulbi urethrae, die
Aa. profundae penis und die Aa. dorsales penis in Betracht. Was ihre Verbreitung
an die Pars mobilis penis anbelangt, so können wir zwei Gebiete unterscheiden, welche
in der Glans penis ausgedehnte Verbindungen untereinander eingehen; einerseits das
Gebiet der Aa. profundae penis und der Aa. dorsales penis und andererseits das Gebiet der
Aa. bulbi urethrae. Die Aa. profundae penis verlaufen, in die Corpora cavernosa penis
eingeschlossen, bis an deren vorderes Ende; die Aa. dorsales penis, welche von der Fascia
penis bedeckt werden, gehen zur Glans penis als Hauptarterien derselben, indem sie

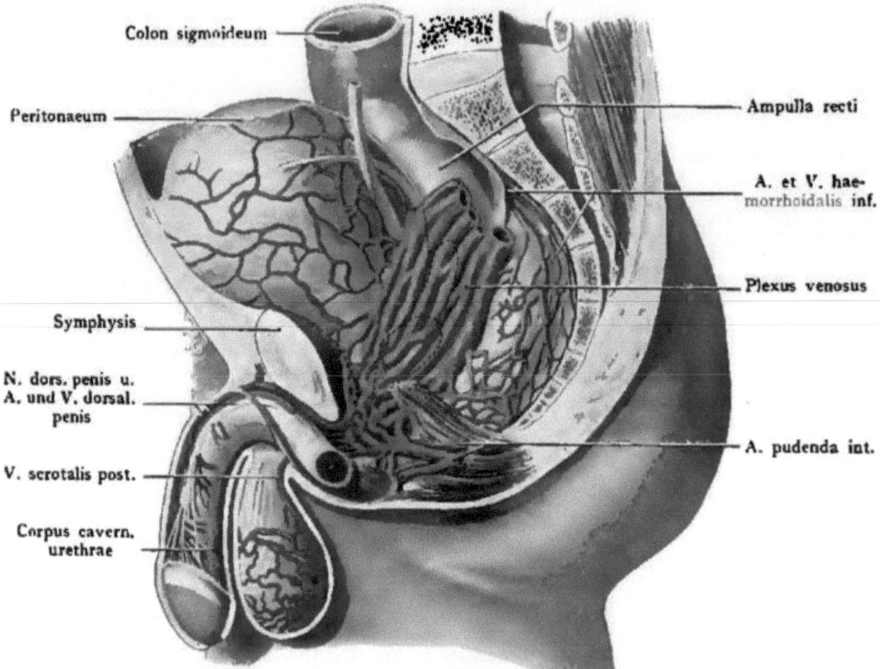

Fig. 463. Venen der männlichen Beckeneingeweide, von links gesehen, nach Abtragung der linken
Beckenhälfte.
Nach Nuhn. Chirurgisch-anatom. Tafeln. Mannheim 1846.

reifenförmig um die Corpora cavernosa penis verlaufende Äste abgeben, welche von den
Seiten her in dieselben eindringen und mit den Ästen der Aa. profundae penis anastomosieren. Die Aa. bulbi urethrae beschränken sich in der Hauptsache auf das Corpus
cavernosum urethrae, gehen aber doch Verbindungen mit dem Gefässbezirk der A. profunda und dorsalis penis ein.

Die Venen des Penis lassen sich in oberflächliche und tiefe einteilen. Die
oberflächlichen liegen ausserhalb der Fascia penis und vereinigen sich in der Regel zu
2—3 oberflächlich verlaufenden Ästen, welche von der Wurzel des Penis lateralwärts
ziehen und in die V. saphena major einmünden, auch wohl durch die Fascia cribrosa
der Fossa ovalis direkt zur V. femoralis gelangen (Vv. pudendae externae). Die
Fig. 463 stellt die Abflüsse der aus den äusseren Geschlechtsteilen sich sammelnden
Venen im Zusammenhang mit den parietalen und visceralen Venen des männlichen
Beckens dar (s. letztere).

Die tiefen Venen sammeln sich aus den Corpora cavernosa und liegen subfascial. Die Venen der Glans penis verbinden sich an der Corona glandis mit den oberflächlichen Venen und lassen die V. dorsalis penis hervorgehen, welche als Hauptvene zwischen den Aa. dorsales penis zum Angulus pubis verläuft (Fig. 463), hier durch das Diaphragma urogenitale in das Cavum pelvis proprium gelangt und einen Hauptzufluss des Plexus vesicalis darstellt. Sie erhält Zuflüsse aus den Corp. cavernosa penis.

Lymphgefässe des Penis (Fig. 464). Wir unterscheiden oberflächliche und tiefe Lymphgefässe. Die oberflächlichen bilden ein Geflecht am Praeputium und stellen mit ihren Abflüssen zwei bis drei ausserhalb der Fascia penis verlaufende Stämme her, welche von der Haut des Penis weitere Zuflüsse aufnehmen und sich mit der medialen Gruppe der Lymphoglandulae inguinales verbinden. Von dem dorsalen oberflächlichen Stamme kann auch eine direkte Verbindung durch den Canalis inguinalis zu den Lymphogland. iliacae ext. (längs der A. iliaca ext.) mit Umgehung der Lymphoglandulae inguinales gelangen. Diese Tatsache erklärt das allerdings recht seltene Vorkommen von Fällen syphilitischer Infektion, bei denen eine Allgemeininfektion auf dem Wege der Lymphbahnen eintritt ohne bemerkbare Schwellung der inguinalen Lymphdrüsen.

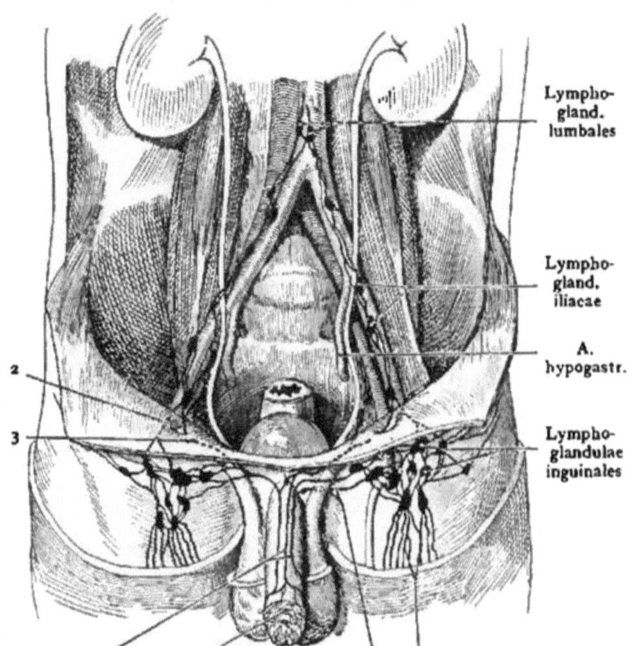

Fig. 464. Lymphgefässe und regionäre Lymphdrüsen des Penis. Nach Horovitz und Zeissl, Wiener mediz. Presse 1897.

1 Abflusswege der Lymphgefässe des Penis zu den Lymphogland. inguinales. 2 Annulus inguinalis abdom. 3 Direkte Verbindung der Vasa lymphat. penis mit den Lymphogland. iliacae.

Die tieferen Lymphgefässe bilden auf der Glans penis ein dichtes Netz, welches an der Corona glandis in einen Ringstamm einmündet. Derselbe steht einerseits mit dem Lymphgefässnetz des Praeputium in Verbindung, andererseits geht aus ihm ein subfascial verlaufender Lymphstamm, der Truncus dorsalis prof. hervor, welcher mit der V. und den Aa. dorsales penis zur Wurzel des Penis verläuft und von hier aus entweder zu den Lymphoglandulae inguinales (dicht unterhalb des Lig. inguinale) oder durch den Canalis inguinalis zu den Lymphoglandulae iliacae ext. seinen Abfluss findet.

Nerven des Penis. Sie sind entweder spinaler oder sympathischer Herkunft. Von den ersteren versorgt der N. ilioinguinalis einen kleinen dorsalen an der Wurzel des Penis gelegenen Bezirk. Der N. pudendus gibt innerhalb des Trigonum urogenitale Äste ab zum Corpus cavernosum urethrae und zu den Corpora cavernosa penis, dann verläuft die Fortsetzung des Stammes mit der A. dorsalis penis als N. dorsalis penis bis zur Glans und versorgt die Haut des Penis sowie die Glans. Die sympathischen Fasern verlaufen mit den Arterien.

Topographie der Urethra beim Manne.

Die männliche Harnröhre besitzt von ihrem Abgang aus der Harnblase (Orificium urethrae int.) bis zur Mündung auf der Spitze der Glans penis (Orificium urethrae ext.) eine Länge von ca. 26 cm. Sie bildet ein Rohr mit ungleichmässiger Lichtung, in welchem engere und weitere Abschnitte abwechseln (Fig. 465). Eine „Enge" findet sich am Orificium urethrae int.; eine zweite dort, wo die Urethra durch das Diaphragma urogenitale tritt; „Weiten" sind in der Pars prostatica, ferner unterhalb des Diaphragma urogenitale, dort, wo die Harnröhre in den Bulbus urethrae eintritt (Fossa bulbi), nachzuweisen, endlich unmittelbar vor dem Orificium urethrae ext. (Fossa navicularis).

Die männliche Urethra zeigt in Medianschnitten gefrorener Leichen zwei Krümmungen, die obere (Curvatura pubica) richtet ihre Konkavität nach vorn gegen die Symphyse und reicht von dem Orificium urethrae int. bis zu der Stelle, wo die Urethra unter dem Angulus pubis in die Pars fixa penis eintritt; die untere Krümmung ist im Penisschafte eingeschlossen (Curvatura penis) und richtet ihre Konkavität nach hinten. Bei Annäherung des Penis an die Bauchdecken werden diese Krümmungen in eine einheitliche Krümmung übergeführt, deren Konkavität nach vorne und oben gerichtet ist (Fig. 467).

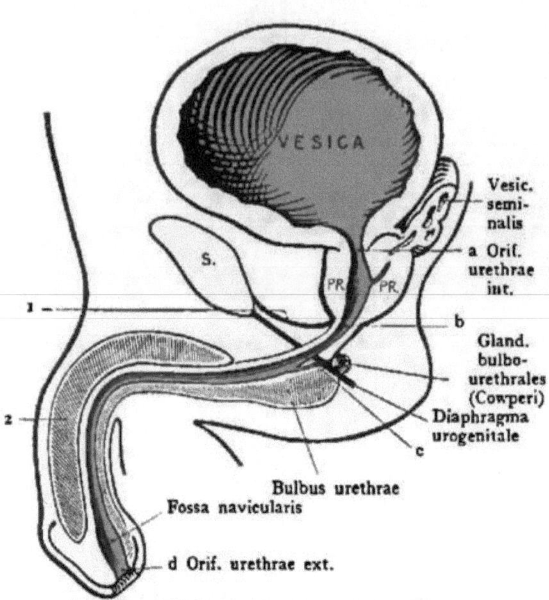

Fig. 465. Männliche Urethra; halbschematisch.
a—b Pars prostatica urethrae. b—c Pars membranacea urethrae. c—d Pars cavernosa urethrae. 1 Lig. puboprostaticum (Lamina visceralis fasciae pelvis). 2 Corpus cavernosum penis.

Einteilung der Urethra. Wir können die Urethra, wie in der deskriptiven Anatomie, je nach der Beschaffenheit der Gebilde, von welchen sie umschlossen wird, in drei Abschnitte einteilen: 1. Die Pars prostatica (hier wird die Urethra von der Prostata eingeschlossen), 2. die Pars membranacea (hier entbehrt die Wandung einer Verstärkung), 3. die Pars cavernosa (die Urethra ist von dem Schwellgewebe des Bulbus urethrae, dann des Corpus cavernosum urethrae umgeben). Oder wir unterscheiden eine Pars fixa urethrae (im Cavum pelvis und im Trigonum urogenitale) von einer Pars mobilis urethrae (im Penisschafte eingeschlossen). Endlich kann eine Pars pelvina von einer Pars perinealis und einer Pars penis unterschieden werden, je nachdem der betreffende Abschnitt innerhalb des Beckens, in der Regio perinealis oder im Penisschafte liegt. Die erstgenannte Einteilung in eine Pars prostatica, eine Pars membranacea und eine Pars cavernosa ist wohl die gebräuchlichste und wird auch unserer Darstellung zugrunde gelegt. Sie deckt sich auch beispielsweise mit der von anderen

Gesichtspunkten aus vorgenommenen Einteilung, indem die Pars prostatica und Pars membranacea der Pars pelvina entsprechen, während die Pars cavernosa sowohl die Pars perinealis als die Pars penis umfasst.

Pars prostatica urethrae. Sie folgt in einer Länge von etwa 4 cm auf das Orificium urethrae int. und zeichnet sich dadurch aus, dass sie vollständig von der Prostata umschlossen ist. Das Orificium urethrae int. ist von der Ringmuskulatur umgeben (Annulus urethralis) und ihr Lumen ist enger als das der übrigen Pars prostatica (Fig. 465). Das Lumen der letzteren erscheint auf dem Sagittalschnitte mehr oder weniger spindelförmig; das Rohr ist als Teil der Curvatura pubica um die Sym-

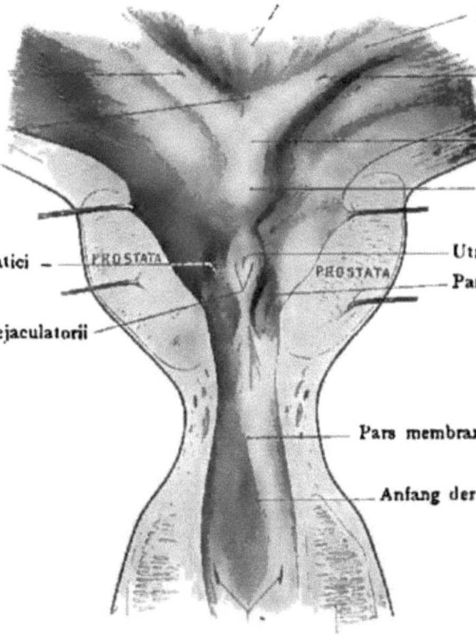

Fig. 466. Hals der Harnblase und Pars membranacea urethrae von vorn aufgeschnitten. Formolpräparat. 24 jähriger Mann.

physe abgebogen. Nach unten geht die Pars prostatica in die Pars membranacea über, welche den engsten Abschnitt der Harnröhre darstellt. Die weichelastische Prostata gestattet eine gewisse Ausdehnung der ohnedies weiten Harnröhre, welche der vorderen Kante der Prostata näher liegt als der hinteren Fläche, so dass die Hauptmasse der Drüse hinter der Harnröhre angetroffen wird.

An der hinteren Wand der Pars prostatica springt die längliche Erhebung des Colliculus seminalis in die Lichtung der Harnröhre vor (Fig. 466). In den Vertiefungen auf beiden Seiten des Colliculus münden die aus den Seitenlappen der Prostata kommenden Ductus prostatici aus, auf der Höhe des Colliculus seminalis der Utriculus prostaticus. Derselbe zieht sich in einer Länge von $1-1^{1}/_{2}$ cm in die Prostata hinauf und mündet verengt in die Harnröhre. Die zwischen dem Lobus medius und den Lobi laterales verlaufenden Ductus ejaculatorii münden schlitzförmig gerade innerhalb der Mündung des Utriculus prostaticus oder auf der Höhe des Colliculus seminalis.

Da dieser stark in die Lichtung der Harnröhre vorspringt, so wird sich bei Horizontalschnitten eine halbmondförmige Figur des Lumens ergeben, deren Konkavität sich nach hinten richtet.

Pars membranacea urethrae. Sie bildet den kürzesten (etwa 1 cm langen) und zugleich engsten Abschnitt, und ihre Wandung erhält durch die anlagernden Gebilde nur eine geringe Verstärkung; sie reicht von der Stelle, wo die Harnröhre die Prostata verlässt (Fig. 465), bis zur Durchtrittsstelle durch das Diaphragma urogenitale, liegt also oberhalb des Diaphragma pelvis, und zwar in einem Raume, welcher unten von dem Diaphragma urogenitale, oben von der Lamina visceralis fasciae pelvis begrenzt wird. In diesem Raume oder richtiger gesagt Spalte liegen: 1. die Pars membranacea urethrae, 2. die Fasern des M. compressor urethrae, welche beiderseits von den Schenkeln des Angulus pubicus entspringend die Pars membranacea urethrae umspinnen und dessen Faserbündel keine einheitliche Muskelplatte bilden, indem sich zwischen ihnen 3. die Venen des Plexus pudendalis einlagern, in welchen von unten her die V. dorsalis penis, durch die vorderste Öffnung im Diaphragma urogenitale durchtretend, einmündet; 4. liegen die Glandulae bulbourethrales (Cowperi) dem hinteren Umfange der Pars membranacea, unmittelbar vor ihrem Durchtritte durch das Diaphragma urogenitale an; die Ausführgänge der Drüsen durchbohren das Diaphragma und münden in die Pars cavernosa urethrae, 5. finden wir hier die Endstrecke der A. pudenda int. (Fig. 419) mit dem N. pudendus, auch entspringen hier die drei Endäste der Arterie (A. bulbi urethrae, A. profunda penis und A. dorsalis penis) und gelangen durch das Diaphragma urogenitale in die Loge des Trigonum urogenitale.

Die Pars membranacea erhält durch das Diaphragma urogenitale eine Befestigung im Beckenausgange. Fasern desselben schlagen sich sowohl nach oben auf die Pars prostatica, als nach unten auf die Pars cavernosa urethrae über, so dass der Übergang der Pars membranacea in die Pars cavernosa geradezu in den Angulus pubicus eingespannt wird. Infolgedessen ist auch die Beweglichkeit der Pars membranacea nur eine geringe.

Pars cavernosa urethrae. Sie erstreckt sich von der Durchtrittsstelle der Urethra durch das Diaphragma urogenitale bis zum Orificium urethrae ext., setzt sich also aus einer Pars perinealis und einer Pars penis zusammen. Sie wird in das Schwellgewebe des Corpus cavernosum urethrae aufgenommen, dessen hinterer bis zum Centrum perinei reichender kolbenförmiger Abschnitt als Bulbus urethrae unterschieden wird.

Der untere Umfang der Urethra tritt sofort nach dem Durchtritt durch das Diaphragma urogenitale in Berührung mit dem Bulbus urethrae (Fig. 430), erfährt aber erst jenseits der Durchtrittsstelle einen vollständigen Einschluss durch das Schwellgewebe des Bulbus. In dieser Ausdehnung liegt die obere Fläche der Urethra direkt der unteren Fläche des Diaphragma urogenitale an. Die Ausführgänge der Glandulae bulbourethrales (Cowperi) verlaufen eine Strecke weit zwischen dem unteren Umfange der Harnröhre und dem Bulbus urethrae, um in einiger Entfernung von dem Übergange der Pars membranacea in die Pars cavernosa in die letztere auszumünden.

Die Pars cavernosa liegt excentrisch in dem Corpus cavernosum urethrae, dem oberen Umfange näher als dem unteren. Sie besitzt zwei Erweiterungen, von denen die eine (Fossa bulbi) im Bulbus urethrae, die andere (Fossa navicularis) in der Glans penis liegt; auf der Zwischenstrecke ist das Lumen der Harnröhre gleichmässig und etwas weiter, als in der Pars membranacea. Das Orificium urethrae ext. (meatus urinarius) ist wieder enger. An dem dorsalen Umfange der Pars cavernosa sind die Lacunae urethrales (Morgagnii) als Vertiefungen in der Schleimhaut nachzuweisen.

Gefässe der Urethra. Die Aa. kommen aus den verschiedenen Quellen. Äste der Aa. haemorrhoidales mediae und der Aa. vesicales inf. gehen zur Pars prostatica; die Pars cavernosa wird von den Aa. bulbi urethrae und perinei versorgt, beides Äste der A. pudenda int.

Syntopie der einzelnen Abschnitte der Urethra. Pars prostatica. Sie liegt bei aufrechter Körperhaltung hinter der Symphyse, und zwar entspricht sie deren unterer Hälfte, indem das Orificium urethrae int. annähernd in der halben Höhe der Symphyse angetroffen wird. Sie ist vollständig von der Prostata umschlossen.

Pars membranacea. Die Pars membranacea liegt in der Loge oder dem Spalte zwischen dem Diaphragma urogenitale und der Lamina visceralis fasciae pelvis; sie ist umgeben von den Bündeln des M. compressor urethrae und den Venen des Plexus pudendalis; hinten liegen ihr die Glandulae bulbourethrales (Cowperi) an, auf beiden Seiten die Aa. pudendae int. mit den Nn. pudendi; vor der Pars membranacea tritt die V. dorsalis penis durch das Diaphragma urogenitale, um sich in den Plexus pudendalis zu ergiessen.

Pars cavernosa. Ihre Beziehungen zum Bulbus urethrae sind schon hervorgehoben worden.

Krümmungen der Harnröhre. Die männliche Harnröhre weist zwei Krümmungen auf, von denen die obere von dem Orificium urethrae int. bis zur Peniswurzel reicht (Curvatura subpubica), die zweite am Übergange der Pars fixa in die Pars mobilis penis liegt (Curvatura praepubica). Die Curvatura subpubica, deren Konkavität nach vorn und oben gegen die Symphyse sieht, ist eine bleibende, indem die Harnröhre durch das Diaphragma urogenitale eine Fixation erhält; dagegen lässt sich die Curvatura praepubica, deren Konkavität nach hinten und unten sieht, leicht in eine Fortsetzung der Curvatura subpubica umwandeln, wenn der Penis gegen die Bauchdecken hinaufgeschlagen wird. Eine derartige Ausgleichung beider Krümmungen wird bei der Einführung eines Katheters oder einer Sonde

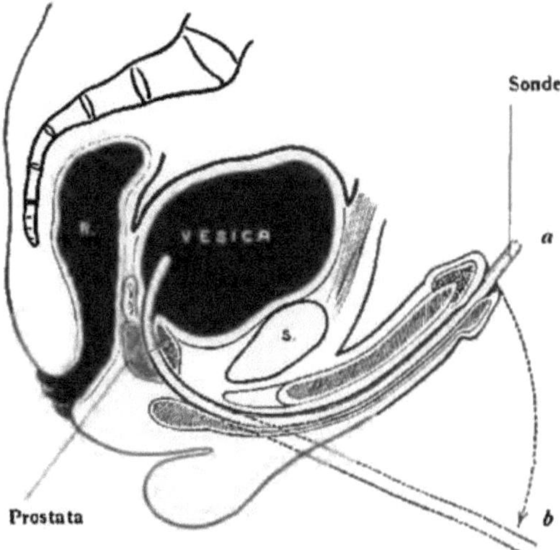

Fig. 467. Harnblase und Harnröhre, zur Veranschaulichung der Einführung der Sonde und des Katheters a Ausgleichung der Harnröhrenkrümmung. Einführung einer elastischen Sonde. b Lage des Metallkatheters beim Abfluss des Harns.

Z. T. nach Le Gendre, Anatomie chirurgicale, Paris 1858.

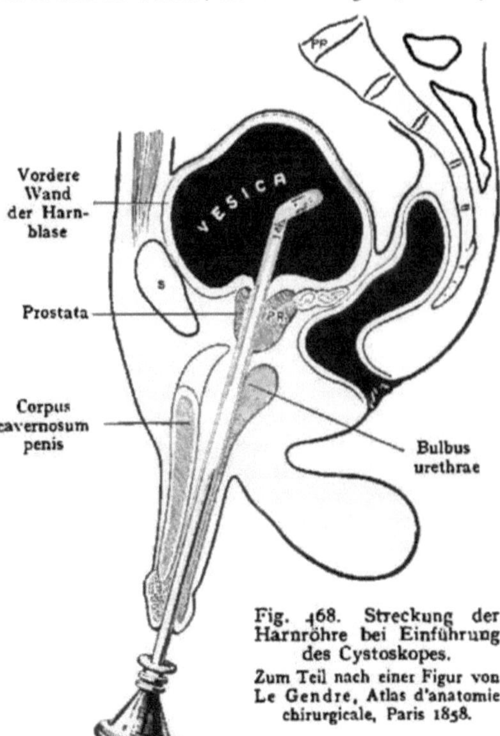

Fig. 468. Streckung der Harnröhre bei Einführung des Cystoskopes.

Zum Teil nach einer Figur von Le Gendre, Atlas d'anatomie chirurgicale, Paris 1858.

vorgenommen. In Fig. 467 a ist der Penis nach oben geschlagen und eine elastische Sonde bis in die Harnblase eingeführt worden, in Fig. 467 b ist ein Katheter dargestellt, dessen Krümmung der Curvatura subpubica entspricht, während der gerade Schaft des Katheters in der Pars cavernosa urethrae liegt. Ein Ausgleich der Krümmungen kann in noch höherem Grade erzielt werden (Fig. 468), wenn man den Penis stark nach unten zieht; sodann gelingt es, gerade Sonden oder auch ein Cystoskop in die Harnblase einzuführen und mit Hilfe des letzteren die Harnblasenschleimhaut zu beleuchten und zu untersuchen.

Die Krümmung am Schnabel des Katheters soll der Curvatura subpubica der Urethra entsprechen.

Operative Erreichbarkeit der Urethra. Die Pars prostatica, die Pars membranacea und die erste Strecke der Pars cavernosa urethrae sind von der Regio perinealis aus operativ zu erreichen. Die Eröffnung der Pars cavernosa gelingt ohne Verletzung des Bulbus urethrae durch einen Medianschnitt, welcher vor dem After beginnt und gegen den Symphysenwinkel verläuft. Nach Durchtrennung der Fascia superficialis kann der Bulbus urethrae lateralwärts abgezogen und die Urethra von der Seite her erreicht werden. Zur Aufsuchung der Pars membranacea und der Pars prostatica wird ein bogenförmig verlaufender Schnitt vor dem Anus angelegt; man geht zwischen der vorderen Wand des Rectum und dem hinteren Ende des Bulbus urethrae ein und findet über dem Diaphragma urogenitale die Pars membranacea, mit den hinten anliegenden Gland. bulbourethrales (Cowperi), umgeben von den Fasern des M. compressor urethrae und den Venen des Plexus pudendalis. Weiter oben kommt man auf die derbe Prostatakapsel (von der Lamina visceralis fasciae pelvis geliefert), nach deren Spaltung die Prostata vorliegt.

Topographie von Hoden, Nebenhoden, Samenstrang und Scrotum.

Wir fassen die Beschreibung dieser Gebilde, als zur Regio pudendalis gehörend, hier zusammen.

Hoden. Sie liegen, von den Hodenhüllen umgeben, schräg in dem Hodensacke, und zwar in der Weise eingestellt, dass die oberen Enden vorne und lateral, die unteren Enden, von welchen das Gubernaculum testis (Hunteri) zum Scrotum verläuft, hinten und medial liegen. Der linke Hoden hängt etwas tiefer als der rechte. Der Kopf des Nebenhodens (Caput epididymidis), welcher sich aus den Ductuli efferentes des Rete testis (Halleri) bildet, liegt dem oberen und hinteren Umfange des Hodens an, während der Schwanz, aus welchem der Ductus deferens hervorgeht, gegen den unteren Pol des Hodens verläuft.

Die Drüsensubstanz des Hodens wird durch die derbe Tunica albuginea testis nach aussen abgeschlossen, welche ihrerseits von dem Peritonaeum (Tunica vaginalis propria) überzogen wird. Die letztere verdankt ihre Entstehung den Vorgängen, welche sich bei dem Descensus testium abspielen. Es sei kurz daran erinnert, dass bei dem Descensus sowohl die Schichten der Bauchwand im Bereiche des Trigonum inguinale als auch das Peritonaeum von dem Hoden ausgestülpt werden. Auf diese Weise kommt derselbe, vom Peritonaeum überzogen, in einen serösen Sack zu liegen, dessen Verbindung mit der Bauchhöhle später obliteriert. Sodann finden wir einen abgeschlossenen serösen Raum oder Spalt, welcher den Hoden umgibt und an dessen Wandungen wir, genau wie an der Wand der Pleurahöhle oder der Pericardialhöhle, eine viscerale und eine parietale Lamelle unterscheiden können, von denen die letztere die Höhle nach aussen abschliesst. Mit dem Kopfe des Nebenhodens verbindet sich die kleine bläschenförmige Appendix testis (Morgagnische Hydatide).

Die genauere Schilderung des Descensus testium gehört nicht hierher; es sei dafür auf die Lehrbücher der Entwicklungsgeschichte verwiesen. Fig. 470 zeigt die Lage der Hoden vor dem Eintritt in den Canalis inguinalis bei einem 5 monatlichen Fetus; man beachte die relative Grösse der Hoden, ihre Befestigung unten durch das Gubernaculum testis, oben durch das Zwerchfellband.

Gefässe und Nerven der Hoden. Sie entspringen innerhalb der Bauchhöhle und weisen, wie die Hüllen, auf eine hohe Anlage der Drüse hin. Die eigentliche Hodenarterie ist die A. spermatica int. aus der Aorta abdominalis (siehe ihren Verlauf innerhalb der Bauchhöhle, Fig. 371). Der Ductus deferens wird durch die A. deferentialis aus der A. vesicalis inf. versorgt. Beide Arterien verbinden sich am Kopfe des Nebenhodens durch eine Anastomose, welche jedoch bloss bis zu einem gewissen Grade einen Kollateralkreislauf bei Unterbindung der A. spermatica int. herstellen kann; die letztere ist also strenggenommen keine Endarterie, wie z. B. die A. renalis. Auch die

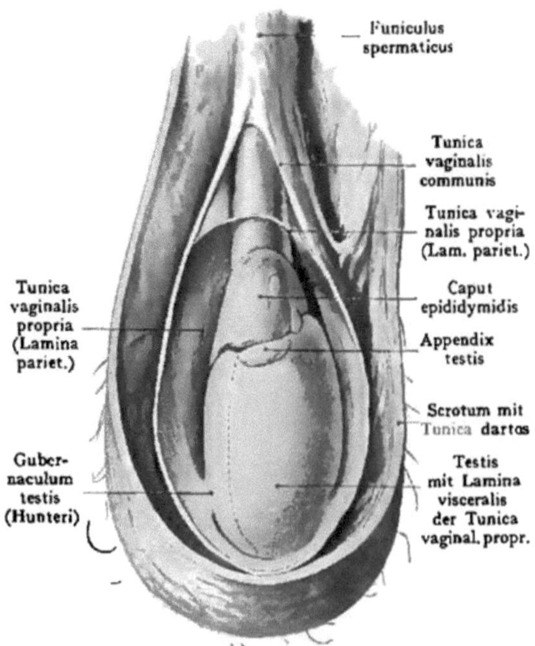

Fig. 469. Rechter Hode und seine Hüllen.
Peritonaeum (Tunica vaginalis propria) grün.

am Annulus inguinalis abdominalis aus der A. epigastrica inf. entspringende und an die Hodenhüllen sich verzweigende A. spermatica ext. verbindet sich regelmässig am Kopfe des Nebenhodens mit der A. spermatica int. Am Hodenhilus zerfällt die A. spermatica int. in 4—5 Äste, welche in den Hoden eindringen.

Die Venen des Hodens sammeln sich, entsprechend den Endästen der Arterie, zu 4—5 Stämmen, welche sich mit den aus dem Nebenhoden kommenden Venen als Vv. spermaticae oder Plexus pampiniformis (seu spermaticus int.) um den Ductus deferens legen und im Samenstrange nach oben verlaufen. Sie gehen Verbindungen mit den Vv. epigastricae inf. ein und münden rechterseits in die V. cava inf., linkerseits in die V. renalis.

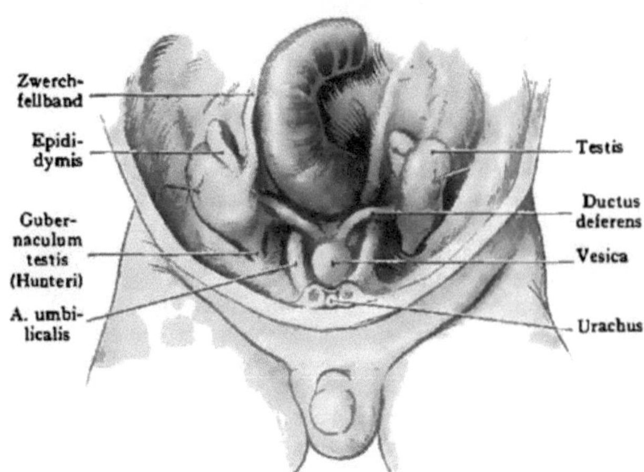

Fig. 470. Topographie des Hodens bei einem 5 monatlichen Fetus.
Die Hoden liegen innerhalb der Bauchhöhle.

Die Lymphgefässe verlaufen mit den Venen und verbinden sich mit den Lymphoglandulae lumbales, welche in der Nähe der Cisterna chyli liegen.

Der Nebenhode (Epididymis) schliesst sich dem hinteren und oberen Umfange des Hodens an; sein oberes, kolbenförmig angeschwollenes Ende (Caput epididymidis) geht allmählich in den Körper (Corpus) über, auf welchen nach unten der Schwanz (Cauda) folgt. Der letztere geht in den Ductus deferens über, welcher ausserhalb der parietalen Lamelle der Tunica vaginalis propria wieder nach oben zieht, um den wesentlichsten Bestandteil des Samenstranges darzustellen. Der Kopf des Nebenhodens ist mit dem Hoden, dem er kappenförmig aufsitzt, durch die aus dem Rete testis austretenden Ductuli efferentes testis verbunden, ausserdem wird er, wie der Hode, von der Lamina visceralis der Tunica vaginalis propria überzogen. Der Körper des Nebenhodens wird jedoch durch eine Ausbuchtung der serösen Hülle von dem Hoden getrennt.

Der Ductus deferens und der Nebenhode sind häufig mit grosser Deutlichkeit durch die Hodenhüllen zu palpieren.

Hüllen des Hodens. Sie stehen entweder direkt mit der Oberfläche des Hodens in Verbindung oder werden durch einen serösen Spalt von demselben getrennt; es ergibt sich so ein Unterschied zwischen den unmittelbaren und mittelbaren Hüllen. Zu den unmittelbaren Hüllen (Fig. 471) gehören: 1. die Tunica albuginea, 2. das viscerale Blatt der Tunica vaginalis propria; zu den mittelbaren Hüllen: 1. das parietale Blatt der Tunica vaginalis propria, 2. die Tunica vaginalis comm., eine Bindegewebsschicht, welche der Fascia transversalis abdom. entspricht, 3. der M. cremaster, durch die Ausstülpung des M. obliquus int. und des M. transversus abdom. beim Descensus testium entstanden; 4. eine äussere Bindegewebsschicht, die Fascia cremasterica (Cooperi), welche der Fascia abdominis superficialis entspricht, endlich 5. das Scrotum mit einer im Unterhautbindegewebe ausgebildeten Schicht glatter Muskulatur (Tunica dartos); Scrotum und Tunica dartos bilden das Integument. Die verschiedenen Schichten der Hodenhüllen können mittelst des Messers voneinander getrennt werden (Fig. 469).

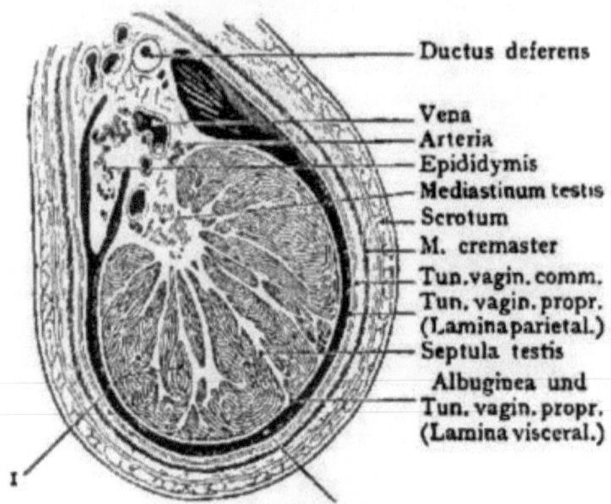

Fig. 471. Rechter Hoden und seine Hüllen auf einem Querschnitte.
1 Lobus testis.
(Nach einem Mikrotomschnitte.)

Die Nerven- und Gefässversorgung der Hodenhüllen ist, entsprechend ihrer Herkunft aus den Bauchdecken, verschieden von derjenigen des Hodens und Nebenhodens. Von Nerven haben wir den N. spermaticus ext. aus dem N. genitofemoralis und, von der Regio perinealis auf das Scrotum übertretend, die Nn. scrotales post. aus dem N. pudendus und die Aa. scrotales post. aus der A. pudenda int.

Samenstrang. Die Leitgebilde des Samenstrangs (Ductus deferens und A. und V. spermatica) treffen am Annulus inguinalis abdominalis zusammen (Fig. 473) und durchlaufen den Leistenkanal, um am Annulus inguinalis subcutaneus eine Vervollständigung durch diejenigen Schichten der Bauchwandung zu erhalten, welche beim Descensus eine Ausstülpung erfahren. Wir können also die Gefässe und Nerven zusammen mit dem Ductus deferens von den Hüllen des Samenstrangs unterscheiden.

Von denjenigen Gebilden, welche zum Hoden resp. zum Nebenhoden in Beziehung treten, ist der Ductus deferens weitaus das wichtigste; es lässt sich deshalb durchaus rechtfertigen, wenn derselbe als „Leitgebilde" des Samenstranges bezeichnet wird. Es bildet einen spulrunden, ziemlich derben Strang, welcher häufig im Samenstrang zu palpieren ist, besonders unterhalb des Annulus inguinalis abdom., wo der Samenstrang über das Pecten ossis pubis verläuft und der Ductus deferens sich auf dem Knochen hin- und herrollen lässt.

Wir unterscheiden vier Abschnitte seines Verlaufes: 1. eine Pars testicularis (im Anschluss an den Hoden und Nebenhoden), 2. eine Pars funicularis im Samenstrange, nach oben bis zum Annulus inguinalis subcutaneus reichend, 3. eine Pars inguinalis, im Canalis inguinalis, 4. eine Pars pelvina, an der Wandung des kleinen Beckens von dem Annulus inguinalis abdominalis bis zur Ampulla ductus deferentis. Von diesen Abschnitten kommen hier bloss 1. und 2. in Betracht; für die beiden anderen vergleiche man die Topographie des Canalis inguinalis sowie die Topographie der Beckeneingeweide.

Die Pars testicularis hat eine Länge von $2^{1}/_{2}$ cm (Waldeyer), sie geht aus dem Schwanze des Nebenhodens hervor und verläuft, dem medialen Umfange des Neben-hodens angeschlossen, nach oben, um dort, wo die Hodenhüllen sich auf den Samenstrang umschlagen (Fig. 469), in letzteren einzutreten. Die Pars funicularis liegt im Querschnitte des Samenstrangs (Fig. 472) dem hinteren Umfange näher als dem vorderen und wird von den Venen des Hodens und Nebenhodens geflechtartig um-sponnen. Beim Eintritt in den Canalis inguinalis liegt der Ductus deferens medial von den Nerven und Gefässen.

Gefässe und Nerven des Samenstrangs. Von Arterien sind zu nennen: die A. spermatica int., die A. deferentialis und als Zweig der A. epigastrica inf. die A. spermatica ext., welche den M. cremaster und die Hüllen des Samenstrangs versorgt. Der Plexus pampiniformis (V. spermatica)

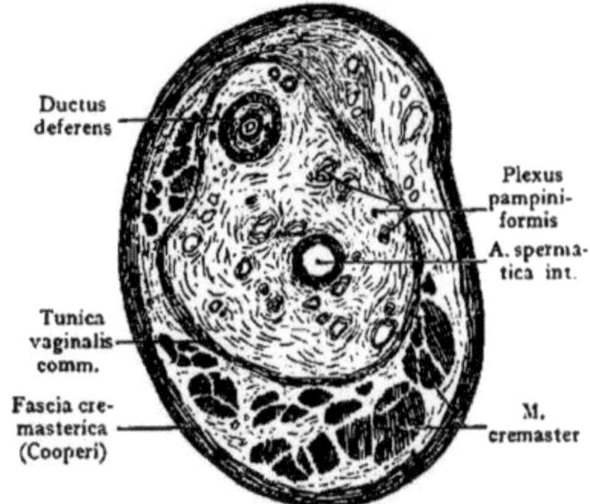

Fig. 472. Querschnitt des Samenstrangs. Nach einem Mikrotomschnitte.

schliesst sich dem Ductus deferens besonders eng an. Von Nerven verläuft mit der A. spermatica int. der Plexus spermaticus als Abzweigung des Plexus aorticus (Fig. 390). Der N. spermaticus ext. aus dem N. genitofemoralis verbreitet sich an die Hüllen des Samenstranges, insbesondere an den M. cremaster.

Sämtliche Gebilde des Samenstranges liegen in lockerem Fett- und Bindege-webe, welches von Hüllen des Stranges eine Abgrenzung nach aussen erhält (Fig. 472). Selbstverständlich setzen sich die Hüllen sowohl von der äusseren Mün-dung des Leistenkanales als von dem Hoden kontinuierlich auf den Samenstrang fort, doch fehlt in der ganzen Ausdehnung des letzteren die Serosa, welche ursprünglich den Spalt der Tunica vaginalis propria mit der Peritonaealhöhle in Verbindung setzte, mit Ausnahme einer kleinen, von der Fovea inguinalis lat. vordringenden trichter-förmigen Ausbuchtung der Peritonaealhöhle (Processus vaginalis peritonaei), die sich beim Neugeborenen häufig, beim Erwachsenen selten findet und für die Bildung der Herniae inguinales in Betracht kommt. Von eigentlichen Hüllen des Samenstrangs finden sich: als äussere, bindegewebige Schicht die Fascia cremasterica (Cooperi), welche der Fascia abdominis superficialis entspricht, die Muskelschicht als M. cremaster und die Tunica vaginalis comm., welche aus der innersten Schicht der Bauchdecken, der Fascia transversalis hervorgegangen ist.

Männliche Beckeneingeweide und Lamina visceralis fasciae pelvis. Die Figg. 474 und 475 veranschaulichen das Verhalten der Lamina visceralis der

Beckenfascie zu den Beckeneingeweiden. In Fig. 474 (schematischer Medianschnitt)
ist das Diaphragma urogenitale und ausserdem die Lamina visceralis mit grüner Farbe
angegeben. Von der Symphyse aus geht die letztere auf die Prostata und die Harnblase über, zieht dann von dem hinteren Umfange der Prostata weiter, indem sie den

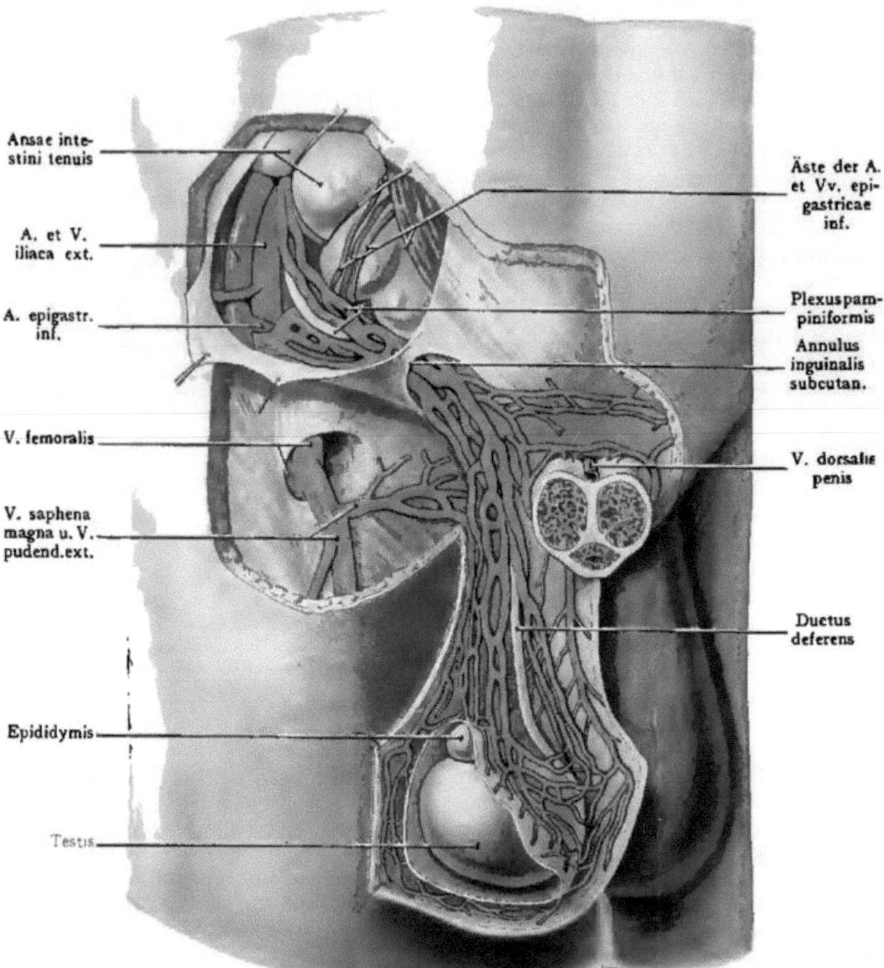

Fig. 473. A. spermatica int. und Plexus pampiniformis.
Nach Ch. Perier, Thèse de Paris 1864.

Samenblasen eine Scheide abgibt, auf die hintere Wand der Harnblase. [Sie trennt
also die letztere sowie die Prostata und die Samenblasen von dem vorderen Umfange
der Ampulla recti, geht übrigens, wie das für die Pars analis recti angedeutet ist,
auch seitlich auf das Rectum über und hängt mit dem lockeren Bindegewebe zusammen, welches das Rectum von der vorderen Fläche des Sacrum trennt.

Mit dem Diaphragma urogenitale zusammen begrenzt der auf die Prostata übergehende Teil der Lamina visceralis fasciae pelvis die Loge, in welcher die Pars membrana-

cea urethrae mit den Fasern des M. constrictor urethrae, dem Plexus pudendalis, der A. pudenda int. und dem N. pudendus eingelagert sind, sowie die Glandulae bulbourethrales (Cowperi), welche letztere bloss durch das Diaphragma urogenitale von

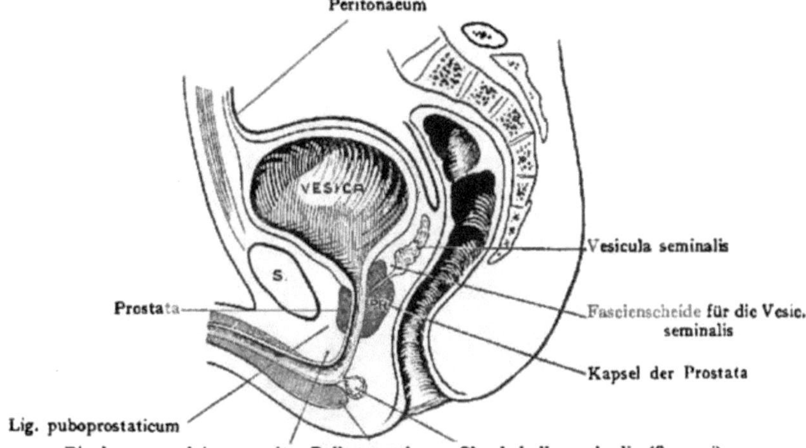

Fig. 474. Die Beckenfascie in ihren Beziehungen zur Harnblase, zur Prostata, zu den Samenblasen und zum Rectum.
In einem Sagittalschnitte dargestellt. Schematisch.
Mit Benützung einer Figur von Cunningham, Practical Anatomy.
Pr. Prostata.

dem Bulbus urethrae getrennt werden. Der untere Überzug des Bulbus urethrae durch die Fascia perinei superficialis ist gleichfalls grün angegeben.

In Fig. 475 sind die Beziehungen der Lamina visceralis fasciae pelvis zur Harnblase, zur Prostata, zu den Samenblasen und zum Rectum körperlich dargestellt. Hier ist auch die Fascia perinei superficialis und die Fascia penis angegeben. In dem Raume zwischen der Lamina visceralis fasciae pelvis und dem Diaphragma urogenitale sieht man die Pars membranacea urethrae und die Glandulae bulbourethrales (Cowperi).

In Fig. 476 kommt eine schematische Ansicht der seitlichen Beckenwandung zur Darstellung, in welcher die Stellen angegeben sind, wo sich Hernien bilden können. Abgesehen von den drei typischen Bruchstellen oberhalb der Linea terminalis (Hernia inguinalis medialis, E., Hernia inguinalis lateralis, F. und Hernia femoralis, D.) sind noch angegeben: die Austrittsstellen einer Hernia obturatoria (C.) durch

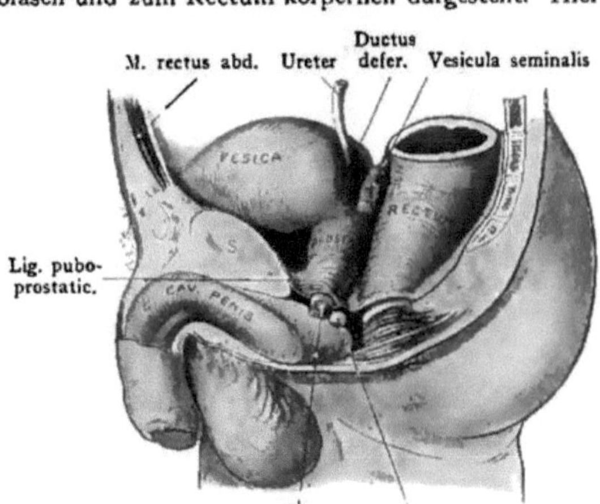

Fig. 475. Verlauf der Lamina visceralis fasciae pelvis.
Verhalten derselben zur Harnblase, zur Harnröhre, zur Prostata und zum Rectum.
Die Fascia penis ist gleichfalls grün angegeben.

die innere Mündung des Canalis obturatorius, einer Hernia ischiadica (A.) durch
das For. infrapiriforme mit dem N. ischiadicus und einer Hernia glutaea durch das
For. suprapiriforme mit der A. glutaea sup. (B.).

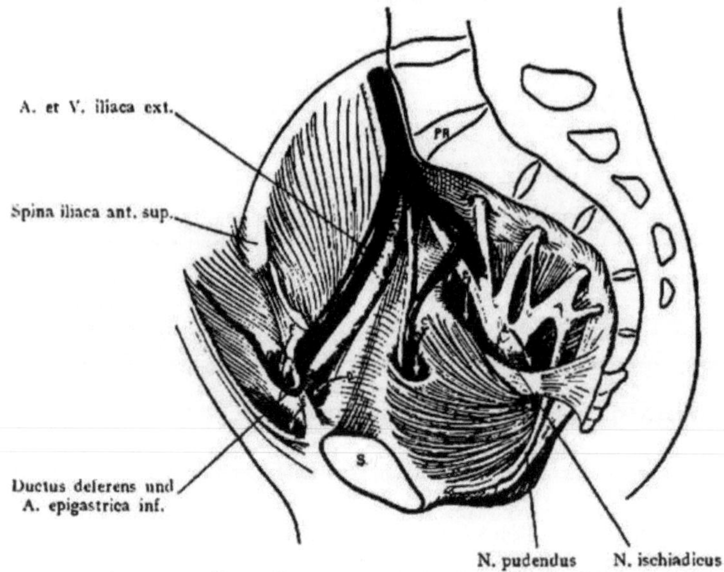

Fig. 476. Schematische Darstellung der möglichen Orte für die Bildung von Hernien in der Regio
inguinalis sowie an der seitlichen Wandung des kleinen Beckens.

A. Hernia ischiadica. B. Hernia glutaea. C. Hernia obturatoria. D. Hernia femoralis. E. Hernia inguinalis
medialis. F. Hernia inguinalis lat.

Topographie des weiblichen Beckens.

Abgesehen von einigen Unterschieden, welche in den Maassen des weiblichen Beckens gegeben werden, sind die parietalen Gebilde dieselben, welche wir
im männlichen Becken antreffen; anders verhält es sich selbstverständlich mit den
visceralen Muskeln, Gefässen und Nerven, die im Anschluss an die weiblichen Genitalien ganz andere Verhältnisse aufweisen. So wird die vordere membranöse
Abteilung des Diaphragma pelvis in so grosser Ausdehnung von der Scheide durchbrochen, dass von der Platte des Diaphragma urogenitale nur wenig übrig bleibt. Das
Verhalten der Lamina visceralis fasciae pelvis zu den weiblichen Beckeneingeweiden
ist derart verschieden, dass sie später eine besondere Besprechung erfahren wird.

Rectum beim Weibe.

Die Beschreibung des Rectum beim Weibe kann auf diejenigen Einzelheiten
beschränkt werden, welche von den beim Manne konstatierten Verhältnissen abweichen, so auf die Beziehungen zur Scheide und zum Uterus, zum Peritonaeum
usw. In allem übrigen, wie Verlauf des Rectum, Unterscheidung verschiedener Abschnitte, Blut- und Lymphgefässversorgung, Fascien usw., sei auf das bereits Gesagte

verwiesen. Wir hätten in der Hauptsache bloss in zwei Punkten die frühere Schilderung zu ergänzen; sie betreffen: 1. die Beziehungen des Peritonaeum zum Rectum, 2. die Lagebeziehungen des Rectum zu den anderen Eingeweiden des weiblichen Beckens.

Rectum und Peritonaeum beim Weibe. An Stelle der Excavatio recto-vesicalis des Mannes finden sich beim Weibe infolge der Einschiebung von Uterus und

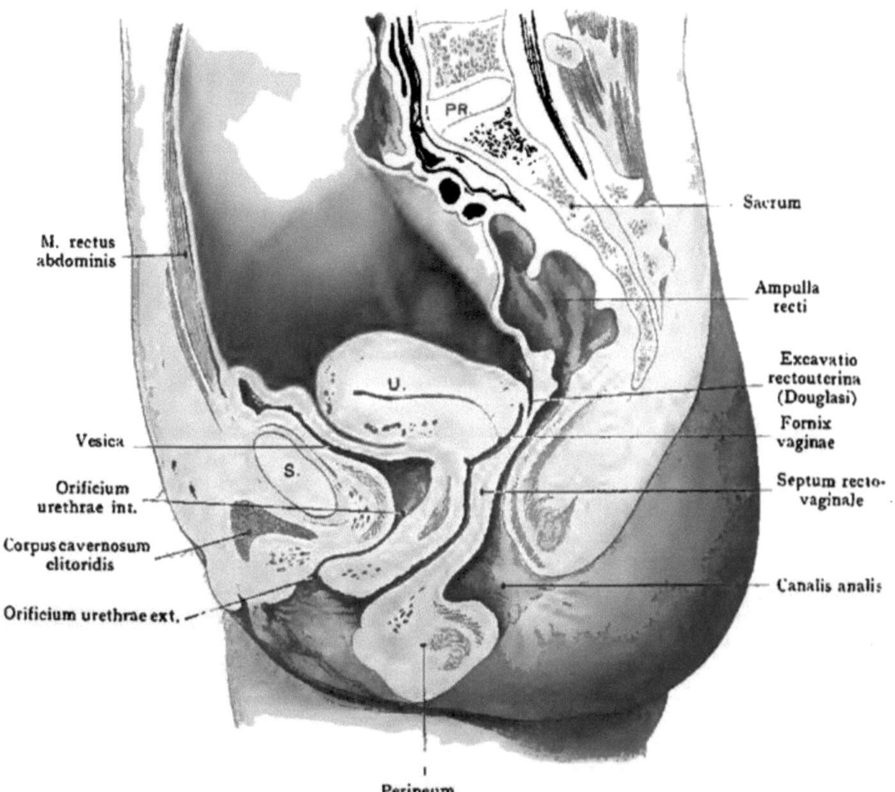

Fig. 477. Medianschnitt durch das Becken eines 21 jährigen Weibes.
Peritonaeum grün. Gefrierschnitt aus der Basler Sammlung.
S. Symphyse. U. Uterus. Pr. Promontorium.

Scheide zwischen Harnblase und Rectum zwei Ausbuchtungen, eine vordere, zwischen Harnblase und Uterus (Excavatio vesicouterina) und eine hintere (Excavatio recto-uterina seu cavum Douglasi) zwischen der Ampulla recti einerseits, dem Uterus und der Scheide andererseits. Vom Gesichtspunkte des Praktikers aus betrachtet hat die Excavatio rectouterina eine ganz besondere Bedeutung. Das Peritonaeum (Fig. 477), welches die ganze hintere Fläche des Uteruskörpers sowie das hintere Scheidenge-wölbe und einen Teil der hinteren Wand der Scheide überzieht, schlägt sich auf den vorderen Umfang des Rectum über, so dass zwischen dem Uterus und dem obersten Teil der Scheide einerseits und der Ampulla recti andererseits eine tiefe, nach unten gehende Bucht der Peritonaealhöhle entsteht. Dieselbe wird von dem übrigen Cavum pelvis peritonaeale durch zwei Peritonaealfalten abgegrenzt, welche horizontal von dem seitlichen und hinteren Umfange des Uteruskörpers zum seitlichen Umfang der Rectumampulle verlaufen (Plicae rectouterinae). Dieselben stellen nicht bloss Reservefalten des Peritonaeum dar, sondern besitzen auch infolge der Einlagerung von glatten Muskelfasern (M. rectouterinus) eine gewisse Bedeutung für die Fixation des Uterus an das Rectum und an das Sacrum.

Die tiefste Stelle der Excavatio rectouterina liegt etwa 5—6 cm über dem Anus, ist also für die Untersuchung per anum und per vaginam zugänglich. Bei Neugeborenen und bei Kindern in den ersten Lebensjahren liegt der Grund der Excavatio bedeutend tiefer, ein Zustand, der sich ausnahmsweise noch bei Erwachsenen findet. Durch die Untersuchungen Zuckerkandls ist es wahrscheinlich geworden, dass beim Embryo in einem gewissen Stadium der peritonaeale Blindsack der Excavatio rectouterina konstant den Beckenboden erreicht. Nicht selten reicht noch beim neugeborenen Kinde das Peritonaeum bis zur Mitte der Höhe der hinteren Scheidenwand herab.

Der Inhalt der Excavatio rectouterina ist von dem Füllungszustande des Uterus und des Rectum abhängig, genau wie beim Manne der Inhalt der Excavatio rectovesicalis von der Füllung der Harnblase und des Rectum. In der Regel sind hier Dünndarmschlingen (Ileum) und der Rectumschenkel des Colon sigmoideum anzutreffen, welche bei Volumenzunahme von Uterus oder Rectum in die Bauchhöhle aufsteigen. Im weiblichen Becken haben wir eben drei Organe, welche infolge ihrer wechselnden Füllung sowohl ihre gegenseitige Lage ändern, als auch die Lage der in den Beckenraum herabsteigenden Baucheingeweide beeinflussen können.

Lagebeziehungen des Rectum. Die Beziehungen der hinteren und der seitlichen Wand ändern sich nicht mit dem Geschlechte, dagegen sind diejenigen der vorderen Wand infolge der Einschiebung des Uterus und der Scheide wesentlich andere als beim Manne. Die hintere Wand des Uterus sowie das hintere Scheidengewölbe werden durch die Excavatio rectouterina von dem vorderen Umfange der Ampulla recti getrennt. In der Excavatio rectouterina liegen die Schlingen des Dünndarms und des Colon sigmoideum, welche sich bei leerem Uterus und mässig gefüllter Rectumampulle unmittelbar dem vorderen Umfange der letzteren anschliessen. Am Grunde der Excavatio rectouterina legen sich die Wandungen des Raumes aneinander, so dass hier ein Spalt entsteht (Fig. 477), in welchen die Darmschlingen nicht mehr eindringen können. Unmittelbare Beziehungen ergeben sich zwischen der vorderen Wand der unteren, nicht mehr vom Peritonaeum überzogenen Strecke der Ampulla und der Pars analis recti zur hinteren Wand der Scheide. Rectum und hintere Scheidenwand sind in grosser Ausdehnung miteinander verbunden durch Bindegewebe, welches als eine Membran ausgebildet ist und sich seitlich in die Lamina visceralis pelvis fortsetzt (Septum rectovaginale). Die maximale Dicke der durch Rectumwand und hintere Scheidenwand gebildeten Schicht beträgt (Fig. 477) etwa 1 cm; nach unten geht sie in den Damm (Perineum) über, welcher sich als eine starke Masse von Muskel-, Fett- und Bindegewebe zwischen dem vorderen Umfange des Anus und der Öffnung des Sinus urogenitalis (Vestibulum vaginae) erstreckt.

Über die Rolle, welche diese Verbindung von Scheide und Rectum für die Erhaltung der ersteren in ihrer Lage spielt, vergleiche man die Bemerkungen über die Fixation des Uterus und der Scheide. Die Verbindung zwischen Scheide und Rectum kann sich bei den während des Gebäraktes auftretenden, oft weit hinaufreichenden Einrissen der hinteren Scheidewand in der Linie des Septum rectovaginale lösen, ohne dass dabei die Wand des Rectum beteiligt ist. Diese kann dann geradezu freipräpariert in der Wunde vorliegen. Erst bei hochgradigen Einrissen wird auch die vordere Wand des Rectum eine Kontinuitätstrennung aufweisen.

Topographie der Harnblase beim Weibe.

Für die Harnblase ergeben sich zahlreichere durch das Geschlecht bedingte Differenzen als für das Rectum; in noch höherem Grade gilt dies für die Topographie der Urethra und der Ureteren; die erstere wird vollständig in die vordere Wand der Scheide aufgenommen, die letzteren besitzen unmittelbare und praktisch sehr wichtige Beziehungen zum Uterus, zur Scheide und zur A. uterina.

In der **Form der weiblichen Harnblase** macht sich, infolge der Anlagerung von Uterus und Scheide, eine gewisse Abplattung in der Richtung von vorne nach hinten geltend. Übrigens ist die Form der Blase je nach ihrem Füllungszustande sehr verschieden; bei voller Blase legt sich die vordere Fläche des Uteruskörpers dem hinteren Umfange der Harnblase an, bei leerer Harnblase sinkt der Uteruskörper nach vorne über und liegt der Harnblase auf (Fig. 477). Füllung und Entleerung der Harnblase haben eine Lageveränderung des Uteruskörpers im Gefolge, indem bei Füllung der Harnblase der Uteruskörper aufgerichtet wird, bei leerer Harnblase dagegen nach vorne sinkt.

Das innere Relief des Harnblasenfundus ist infolge Fehlens der Prostata ein anderes als beim Manne. Die Uvula, welche beim Manne auf die Ausbildung des mittleren Prostatalappens zurückzuführen ist, fehlt; auch ist der Übergang der Harnblase in die Urethra am Orificium urethrae int. mehr trichterförmig und das Trigonum vesicae hebt sich nicht so scharf von der übrigen Wandung der Harnblase ab, wie beim Manne.

Harnblase und Peritonaeum. Von der vorderen Bauchwand (Fig. 477) schlägt sich das Peritonaeum auf die obere Wandung der Harnblase über und in derselben Weise wie beim Manne wird die Umschlagstelle bei Ausdehnung der Harnblase nach oben verschoben, so dass sich dann die vordere Wand in direktem Kontakte mit der Fascia transversalis befindet. Zwischen der hinteren Wand der Harnblase (bei mässiger Füllung) und dem vorderen Umfange des Corpus uteri bildet das Peritonaeum die Excavatio vesicouterina. Der Peritonaealüberzug der Harnblase reicht an der hinteren Wand nicht bis zur Höhe des Orificium urethrae int. herab, indem das untere Drittel der vorderen Wand des Uteruskörpers sowie die Cervix uteri mit dem hinteren Umfange der Harnblasenwandung verlötet ist. Diese Verbindung erstreckt sich weiter abwärts, einerseits auf die vordere Wand der Scheide, andererseits auf die Urethra, und ist hier so innig, dass man geradezu von einem Einschlusse der Urethra in die vordere Scheidenwand gesprochen hat.

Variationen in der Tiefe der Excavatio vesicouterina kommen häufig vor und sind zum Teil wohl als Persistenz der während der fetalen Entwicklung bestehenden Zustände aufzufassen. Beim Fetus und auch noch beim Neugeborenen, ist die ganze hintere Wand der Harnblase bis in die Höhe des Orificium urethrae int. vom Peritonaeum überzogen, ein Zustand, welcher sich eben dadurch ändert, dass die Harnblase bei ihrem auch im weiblichen Geschlechte erfolgenden Descensus den Peritonaealüberzug ihrer hinteren Wand teilweise abstreift, so dass die Umschlagslinie des Peritonaeum von der Harnblase auf den Uterus bei der Erwachsenen bedeutend höher zu liegen kommt. Der Vorgang ist ein allmählicher und vollzieht sich hauptsächlich während der ersten Lebensjahre.

Lagebeziehungen der Harnblase (Syntopie). Nach vorne sind die Beziehungen wesentlich dieselben wie beim Manne. Beim Weibe liegt die Harnblase jedoch etwas tiefer, gleichfalls hinter der Symphyse, von derselben durch lockeres Fett- und Bindegewebe getrennt. Die Lamina visceralis fasciae pelvis schlägt sich von dem hinteren Umfange der Symphyse und des Corpus oss. pubis auf die Harnblase über und bildet hier die Ligg. pubovesicalia. Unterhalb derselben liegt der Plexus pudendalis, welcher die V. dorsalis clitoridis als Zufluss aufnimmt. Der Plexus pudendalis bildet den vordersten Teil eines mächtigen Plexus venosus, welcher oberhalb des Diaphragma pelvis dem Fundus vesicae, der Scheide und dem Rectum anliegt und teilweise mit dem Plexus vesicalis beim Manne zu vergleichen ist. Oben legen sich der vollen Harnblase Dünndarmschlingen an, bei leerer Harnblase die vordere Fläche des Uteruskörpers.

Nach hinten ergeben sich bei gefüllter Harnblase Beziehungen zur vorderen Fläche des Uteruskörpers (Facies vesicalis uteri), welche zum grössten Teil durch die Excavatio vesicouterina von der Harnblase getrennt wird. Der untere Teil der Facies vesicalis uteri und der vordere Umfang der Cervix sowie die vordere Wand der Scheide sind mit der hinteren Wand der Harnblase, insbesondere auch mit dem Fundus vesicae in dem Bereiche des Trigonum vesicae verwachsen. Die Endstrecken der Ureteren liegen zwischen dem Harnblasenfundus und der vorderen Wand der Scheide (siehe Topographie der Ureteren beim Weibe).

Der Blasenfundus wird von den Venen des Plexus pudendalis umgeben.

Uterus und Vagina, Ovarien und Tuba uterina.

Der Uterus und die Scheide liegen zwischen der Harnblase und der Urethra (vorne) und dem Rectum (hinten). Die Ovarien und die Tuben stehen sowohl mit dem Uteruskörper als mit den seitlichen Wandungen des Beckens durch die Peritonaealduplikatur des Lig. latum in Verbindung, welches die zum weiblichen Genitaltractus verlaufenden (visceralen) Gefässe und Nerven zum Teil einschliesst und das lockere Bindegewebe des Cavum subperitonaeale pelvis mit dem das Corpus uteri umhüllenden Bindegewebe in Zusammenhang setzt. Wir untersuchen zuerst die Topographie von Uterus und Scheide, dann im Zusammenhang die Beziehungen dieser Gebilde zur Fascia pelvis.

Uterus und Vagina.

Der Uterus wird häufig als birnförmig beschrieben, der Stiel liegt unten und ist in den oberen Teil des Scheidenkanales eingestülpt (Fig. 479). Wir unterscheiden am Uterus drei Abschnitte: den Fundus uteri, oberhalb der Einmündung der Tuben, einen mittleren Abschnitt, das Corpus uteri, welches nach unten allmählich schmächtiger wird und in die Cervix uteri übergeht. Die seitlichen Ränder des Uterus trennen eine vordere Fläche (Facies vesicalis) von einer hinteren Fläche (Facies intestinalis); erstere sieht gegen die Blase, letztere gegen die Ampulla recti.

Die Cervix uteri (Fig. 479) ist cylindrisch, manchmal scharf vom Corpus abgesetzt, manchmal allmählich in dasselbe übergehend. Ihre Länge beträgt etwa 3 cm; wir unterscheiden den unteren, in die Scheide eingestülpten Teil als Portio vaginalis cervicis von dem oberhalb der Scheide liegenden Teil, der Portio supravaginalis cervicis. Die Öffnung in die Scheide, das Orificium uteri ext., ist bei Nulliparae annähernd rund, dagegen bei Frauen, die mehrfach geboren haben, in einen queren Schlitz verwandelt, welcher durch die vordere und hintere Muttermundslippe begrenzt wird. Das Orificium uteri ext. sieht gegen die hintere Scheidenwand, indem die Cervix nicht an der höchsten Stelle der Scheidenwölbung, sondern etwas nach vorne von derselben in die Scheidenwand eingelassen ist.

Die Höhle des Uterus ist, entsprechend der äusseren Form des Organs, in dem Frontalschnitte (Fig. 479) dreieckig; nach unten geht sie an dem oft scharf ausgeprägten Orificium uteri internum in den Canalis cervicis über. Die

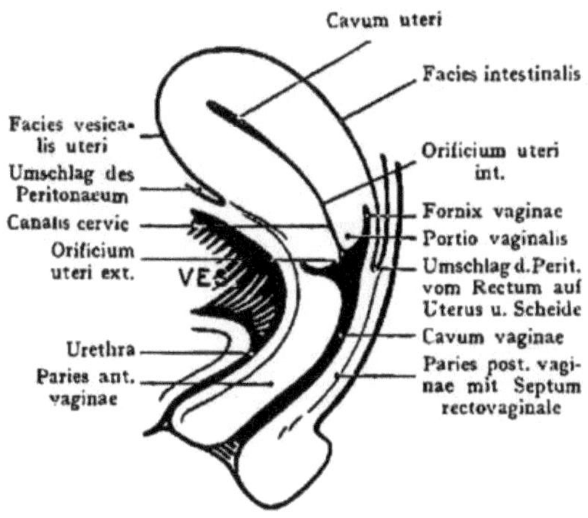

Fig. 478. Sagittalschnitt durch Uterus und Scheide. Schematisch.

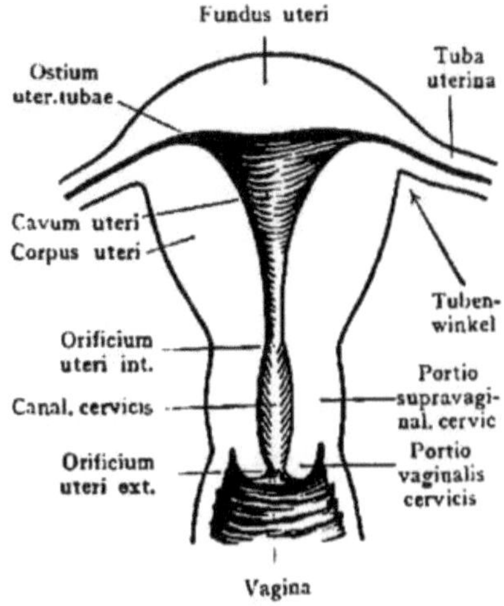

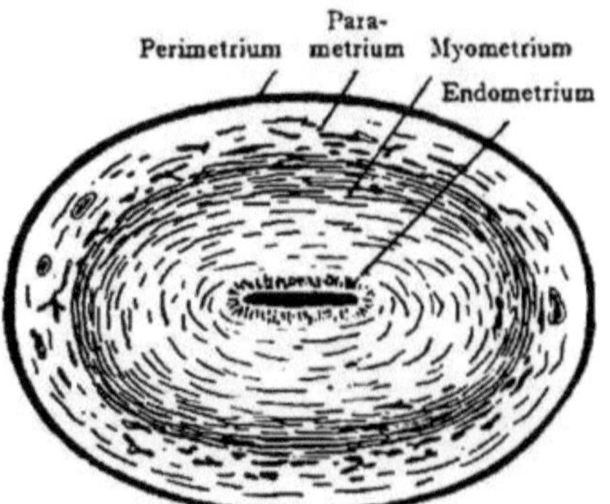

Fig. 479. Frontalschnitt durch den Uterus. Schematisch.

Weite des letzteren ist nicht gleichmässig, indem das Orificium uteri ext. und int. enger sind als die Mitte des Kanales, welcher infolgedessen eine spindelförmige Gestalt aufweist.

Die Wandung des Uterus besteht, von innen nach aussen an einem Horizontalschnitte untersucht, aus folgenden Schichten (Fig. 480):

1. der Schleimhaut (Mucosa) (Endometrium),
2. der glatten Muskulatur (Myometrium),
3. dem subperitonaealen Bindegewebe, resp. dem Beckenbindegewebe (Parametrium),
4. dem Peritonaealüberzuge des Corpus und des Fundus uteri (Perimetrium).

Bei schwacher Vergrösserung oder auch mit blossem Auge sind in dem Myometrium eine Anzahl von Gefässdurchschnitten zu erkennen, hauptsächlich von Venen, welche in den Plexus venosus uterovaginalis einmünden.

Vagina. Sie schliesst sich nach unten der Cervix uteri an, tritt durch das Diaphragma pelvis und öffnet sich in den Sinus urogenitalis (Vestibulum vaginae).

Fig. 480. Querschnitt durch den Uterus. Schichten der Uteruswandung. Schema.

Die Achse der Scheide bildet mit der Achse des Uterus einen nach vorn offenen Winkel, dessen Grösse im Mittel mehr als 90° beträgt, aber mit den Lageveränderungen des Uterus zu- oder abnehmen kann; bei leerer Harnblase und nach vorne gesunkenem Uterus ist der Winkel kleiner als bei voller Harnblase und aufgerichtetem Uterus. Normalerweise berühren sich die vordere und hintere Wand der Scheide, infolgedessen

in Medianschnitten (Fig. 477) das Lumen als Spalt erscheint. Die Cervix uteri tritt
vor der höchsten Stelle des Scheidenkanales durch die Wandung; folglich liegt der
höchste Punkt des Scheidenkanales hinter der Portio vaginalis cervicis und bildet die
Ausbuchtung des Scheidengewölbes (Fornix vaginae), welcher eine kleinere Ausbuchtung vor der Portio vaginalis cervicis entspricht. Die letztere ist praktisch nicht
von Bedeutung, dagegen ist das Scheidengewölbe für den in die Scheide eingeführten
Finger noch erreichbar, und da die Scheidenwand hier bloss noch von dem Peritonaeum der Excavatio rectouterina überzogen wird (Fig. 477), so lassen sich vom
Scheidengewölbe aus gewisse Veränderungen nachweisen, welche im Bereiche der Excavatio
rectouterina vor sich gehen. Die vordere Wand der Scheide ist um 1 ½ bis 2 cm kürzer als

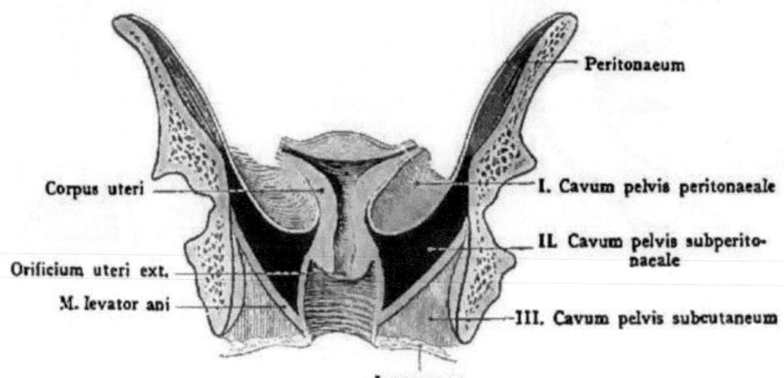

Fig. 481. Schematischer Frontalschnitt durch das weibliche Becken, welches die drei „Etagen"
des Beckens (Cavum pelvis peritonaeale, Cavum pelvis subperitonaeale und Cavum pelvis subcutaneum) zeigt.
Nach einer Figur von Bandl in A. Martin, Pathologie und Therapie der Frauenkrankheiten.

die hintere Wand. Die untere Grenze wird durch die bei manchen Frauen nachweisbaren
Carunculae hymenales als Reste des Hymen angegeben. Die Wandung der Scheide
ist muskulös; ihr hinterer Umfang ist, abgesehen von dem oberen Viertel, welches
einen Überzug von dem Peritonaeum der Excavatio rectouterina erhält, mit der vorderen Wand der Ampulla recti mittelst des Septum rectovaginale verbunden; die
vordere Wand ist mit dem Fundus vesicae und der Urethra nicht bloss verbunden,
sondern umschliesst die letztere sogar vollständig.

  Beziehungen des Peritonaeums zu Uterus und Scheide. Der durch Uterus
und Scheide dargestellte Genitalschlauch hat (Fig. 481) Beziehungen zu allen drei im
Becken unterschiedenen „Etagen", dem Cavum pelvis peritonaeale, dem Cavum pelvis
subperitonaeale und dem Cavum pelvis subcutaneum; der Uterus, für sich betrachtet,
bloss zu den beiden ersten, die Scheide dagegen zu allen dreien.

  Das Peritonaeum überkleidet, in einem Medianschnitte (Fig. 477) verfolgt,
von der Harnblase auf den Uterus weiterziehend, die vordere und die hintere Fläche
des Corpus uteri sowie den Fundus, ferner die hintere Fläche der Portio supravaginalis
cervicis, das Scheidengewölbe und das obere Viertel der hinteren Scheidenwand. Der
vordere Umfang der Portio supravaginalis ist mit der Harnblasenwandung direkt
verbunden.

  Die seitlichen Kanten des Uterus sind durch das Lig. latum uteri mit
der seitlichen Wandung des Cavum pelvis peritonaeale in Verbindung gesetzt. Dasselbe überzieht nach oben die Tube. Bei voller Harnblase und aufgerichtetem

Uterus ist das Lig. latum frontal eingestellt und bildet, mit dem Uterus zusammengenommen, eine transversale Scheidewand in dem Cavum pelvis peritonaeale. Bei leerer Blase dagegen liegt das Lig. latum mehr horizontal; übrigens ist sowohl seine Lage, als auch seine Einstellung in dem Becken zunächst von der Stellung des Uterus abhängig. Es schliesst zwischen seinen Blättern eine gewisse Menge von Bindegewebe ein, welches mit dem lockeren Bindegewebe der seitlichen Wand des Beckens im Zusammenhang steht (Parametrium). An der Basis des Lig. latum verlaufen die Gefässe des Uterus von der seitlichen Beckenwand zur Cervix, eingehüllt in Bindegewebe,

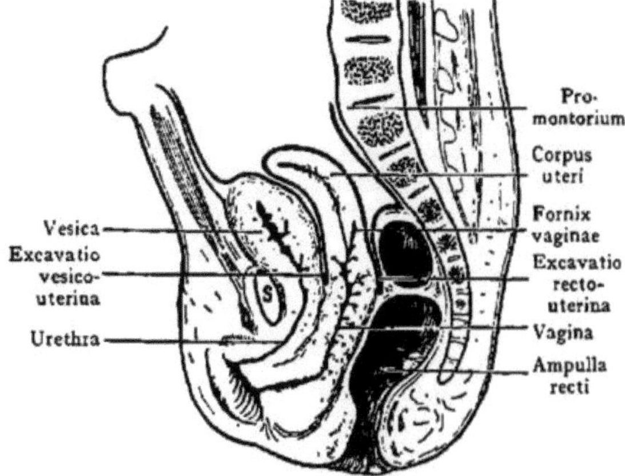

Fig. 482. Sagittalschnitt durch das Becken eines neugeborenen Mädchens.

Gefrierschnitt aus der Basler Sammlung.

das sowohl für die Fixation des Uterus als für die Fortleitung von Erkrankungen der Uteruswand auf die seitliche Beckenwandung von hervorragender Bedeutung ist.

In bezug auf die Art der Verbindung zwischen Uteruswandung und Peritonaeum ist zu bemerken, dass sie im Bereiche des Corpus uteri eine innige ist, indem die bindegewebige Schicht des Parametrium hier schwach entwickelt ist, so dass der Peritonaealüberzug an dem Myometrium haftet und nicht im Zusammenhang abzupräparieren ist. Dagegen gelingt dies recht leicht am hinteren Umfange der Cervix uteri, wo eine grosse Menge von lockerem subperitonaealem Bindegewebe den Zusammenhang vermittelt; je weiter wir dagegen von der Cervix aus nach oben gehen, desto schwieriger wird es, das Peritonaeum von der Uteruswand loszulösen.

Gefässe und Nerven des Uterus und der Scheide.

Der Uterus wird versorgt durch die A. uterina, aus der A. hypogastrica oder einem ihrer grösseren Äste, und die A. ovarica aus der Aorta abdominalis, welche mit der A. uterina anastomosiert.

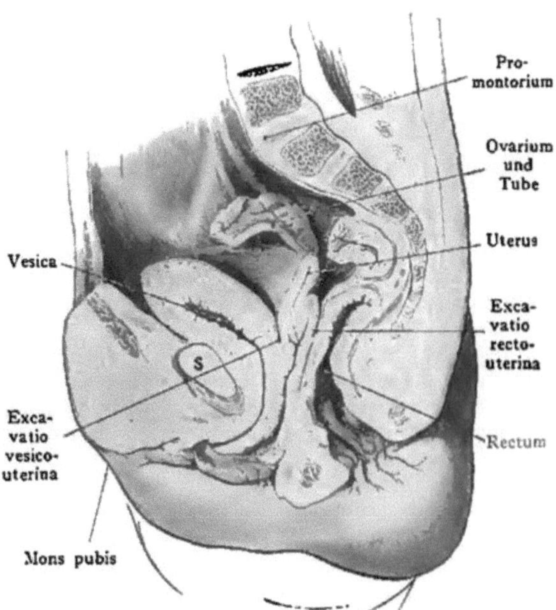

Fig. 483. Sagitalschnitt durch das Becken eines 1 jähr. Mädchens.
Gefrierschnitt aus der Basler Sammlung.

Die A. uterina entspringt häufig aus der nicht obliterierten Strecke der A. umbilicalis und verläuft median- und abwärts zum seitlichen Umfange der Cervix uteri, eingeschlossen von dem Bindegewebe an der Basis des Lig. latum, welchem als Lig. cardinale uteri von manchen Autoren eine wichtige Rolle für die Befestigung des Uterus zugeschrieben wird (Fig. 492). An der Cervix uteri angelangt, gibt die Arterie die A. vaginalis ab, welche unten zur Scheide verläuft (Figg. 484 und 487). Die A. uterina selbst geht im Ansatze des Lig. latum an den seitlichen Rand des Corpus uteri nach oben; ein Ramus ovarii anastomosiert im Lig. latum mit der A. ovarica, und ein

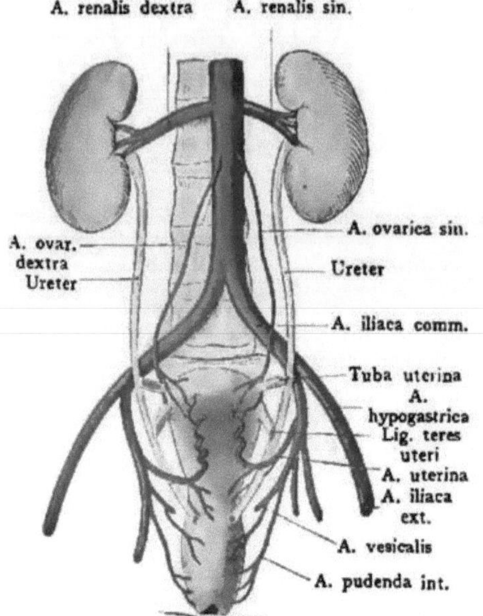

Fig. 484. Arterien des Uterus und der Scheide. Schema.

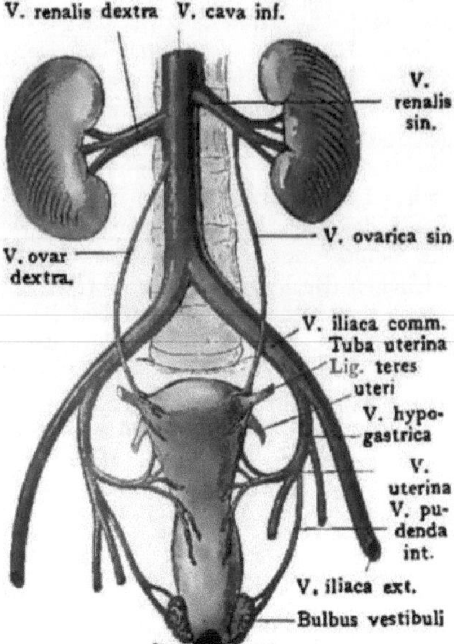

Fig. 485. Venen des Uterus und der Scheide. Schema.

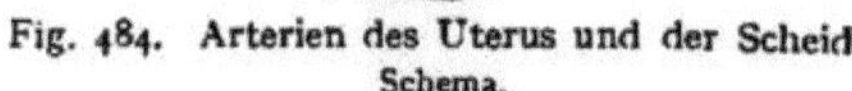

Ramus tubarius geht zur Tube; die A. vaginalis, welche am lateralen Umfange der Scheide nach unten verläuft, anastomosiert mit der A. vesicalis inf. und der A. haemorrhoidalis media, beides Äste der A. hypogastrica, welche sich an den unteren Teil der Scheide verzweigen.

Die A. uterina liegt in der ersten Strecke ihres Verlaufes in Begleitung der Vv. uterinae der seitlichen Beckenwandung an. Sie wird hier von dem Peritonaeum parietale bedeckt und liegt vor dem Ureter, welcher, ebenso wie beim Manne, an der Teilungsstelle der A. iliaca comm. in die Aa. iliaca externa und hypogastrica in das Becken herabtritt (Fig. 487). Dort, wo die Arterie die seitliche Wandung des Beckens verlässt, um an der Basis des Lig. latum zur Cervix zu verlaufen, wird sie von dem Ureter gekreuzt, indem der letztere hier medial von der Arterie angetroffen wird. Die Kreuzungsstelle liegt ca. 2 cm lateral von der Cervix uteri.

Neben den Ästen zum Uterus und zur Scheide gibt die A. uterina auch noch Äste zum Lig. latum, ferner zum Ureter an der Kreuzungsstelle sowie zur hinteren Wand der Harnblase.

Venen des Uterus (Fig. 485). Sie bilden den mächtigen Plexus utero-vaginalis, welcher an den seitlichen Rändern des Uterus und der Scheide nach oben mit den Venen des Ovarium (V. ovarica), nach unten mit den Venen des Bulbus vestibuli (V. pudenda int.) im Zusammenhang steht. Vorne verbinden sich die Uterusvenen mit dem Plexus pudendalis und dem Plexus vesicalis, hinten mit dem Plexus haemorrhoidalis. Auch hängen die beiderseitigen venösen Plexus des Uterus und der Scheide durch zahlreiche Anastomosen untereinander zusammen, so dass wir eigentlich das ganze Venensystem der weiblichen Beckeneingeweide als einen grossen zusammenhängenden Venenplexus aufzufassen berechtigt sind. Der Plexus uterovaginalis setzt sich aus äusserst dünnwandigen, spiralig gewundenen Venenstämmen

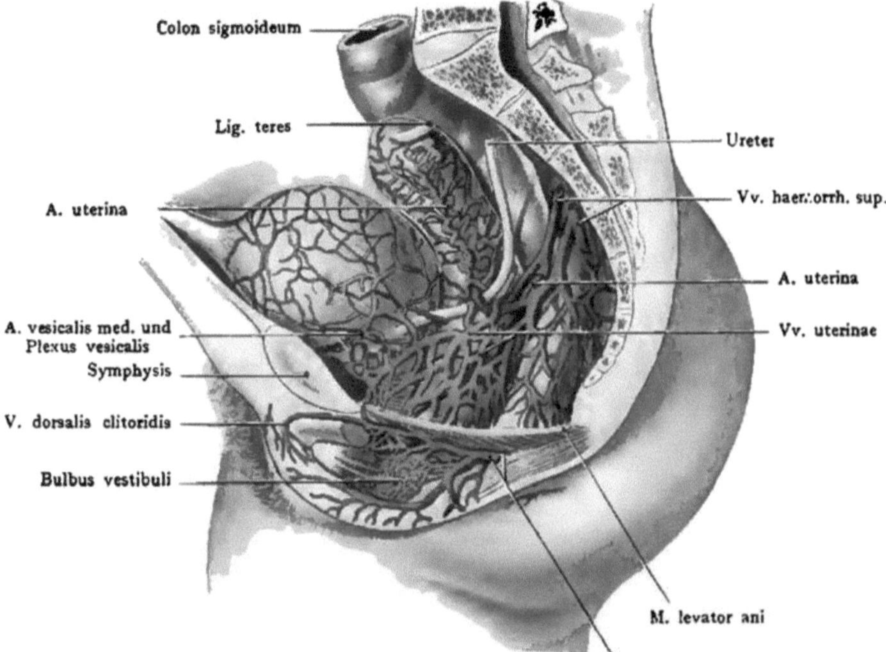

Fig. 486. Venen des weiblichen Beckens von der linken Seite gesehen nach Abtragung der linken Beckenhälfte.
Nach Nuhn, Chirurg.-anat. Tafeln, Mannheim 1846.

zusammen, welche infolge ihrer dichten Zusammenlagerung und der Ausbildung von Balken glatter Muskelfasern als Schwellgewebe bezeichnet wurden. Ihre Anfüllung mit venösem Blute dürfte eine Form- und Lageveränderung des Uterus zur Folge haben. Etwas Derartiges lässt sich bei der künstlichen Injektion der Venen nachweisen; dabei richtet sich das Corpus uteri in der Fortsetzung der Beckenachse im Beckenraume auf; gleichzeitig wird wohl auch die Uterushöhle weiter, indem Uterus und Scheide alsdann einen gleichmässig um die Symphyse abgebogenen Schlauch bilden (Ch. Rouget).

Die Hauptabflusswege des Venengeflechtes der inneren weiblichen Genitalien sind die V. ovarica (besonders aus dem Fundus, den Ovarien und den Tuben sich sammelnd), die Vv. uterinae, die sich etwa in der Höhe des Collum uteri sammeln, und die V. pudenda int., welche aus dem Plexus vaginalis und dem Bulbus vestibuli Wurzeln erhält (Figg. 486 und 488). Diese Venen stehen im Plexus uterovaginalis in einer ausgedehnten Verbindung, welche von der Öffnung der Scheide in den Sinus urogenitalis bis zum Ovarium hinaufreicht. Fig. 486 stellt die Venen der äusseren weiblichen Geschlechtsteile im Zusammenhang mit ihren Abflüssen in die parietalen und visceralen Venen des weiblichen Beckens dar.

Lymphgefässe und Lymphdrüsen von Uterus, Tuben und Ovarien. Die Lymphgefässe der inneren weiblichen Geschlechtsorgane finden ihren Abfluss nach verschiedenen Richtungen, je nach dem Abschnitte der Organe, den wir

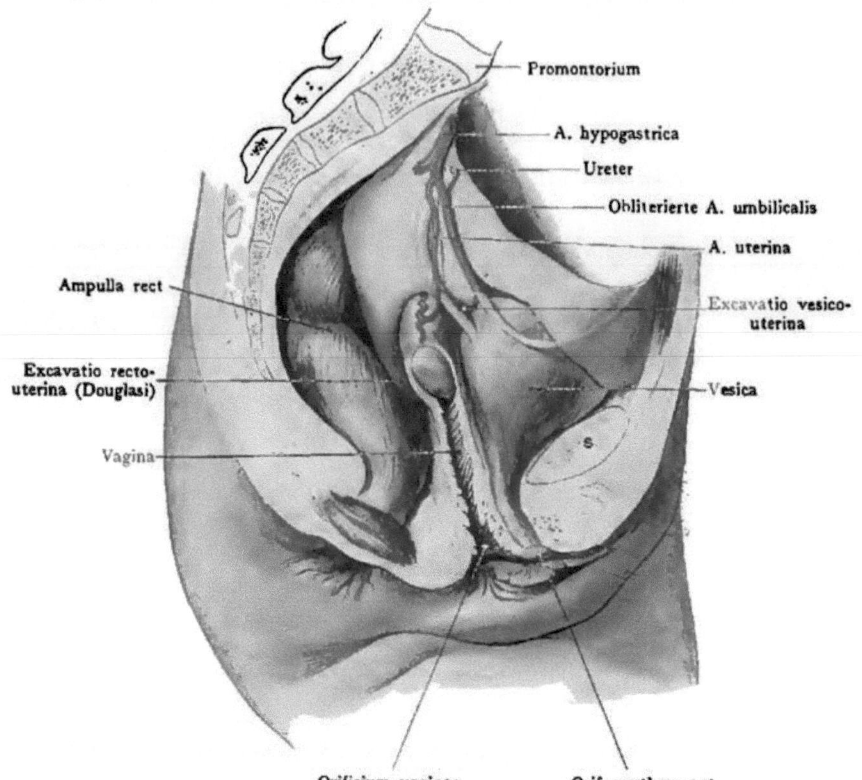

Fig. 487. Weibliche Beckenorgane von rechts; die Scheide ist aufgeschnitten. Verhalten des Peritonaeum zur Harnblase, zur Scheide, zum Uterus und zum Rectum. 17 jähriges Mädchen.

untersuchen (Fig. 489). 1. Aus dem Fundus uteri, den Ovarien und den Tuben sammeln sich die Lymphgefässe zu Stämmen, welche mit der A. und V. ovarica nach oben verlaufen, die Vasa iliaca ext. kreuzen und zu Lymphoglandulae lumbales gelangen, welche vor der Aorta und der V. cava inf. etwa in der Höhe der unteren Nierenpole liegen. 2. Lymphgefässe aus dem Fundus und dem Corpus uteri gehen im Lig. latum oder auch, der A. uterina angeschlossen, zu Lymphoglandulae hypogastricae, welche längs des Stammes der A. hypogastrica sowie in dem Teilungswinkel der A. iliaca comm. liegen. 3. In dem Lig. teres uteri verlaufen einzelne Lymphstämme von dem Tubenwinkel und dem Fundus uteri durch den Canalis inguinalis zu den Lymphoglandulae inguinales. 4. Die Lymphgefässe der Scheide gehen entweder zu den Lymphogland. hypogastricae oder zu den Lymphogland. iliacae (längs der A. iliaca ext.). 5. Von dem untersten Teile der Scheide und ihrer Mündung in den Sinus urogenitalis sowie auch von den Labia pudendi gehen die Lymphgefässe zu den Lymphoglandulae inguinales (s. Regio perinealis).

Von den genannten Lymphdrüsen sind die Lymphoglandulae inguinales der direkten Palpation zugänglich, einzelne Beckendrüsen (Lymphoglandulae hypogastricae)

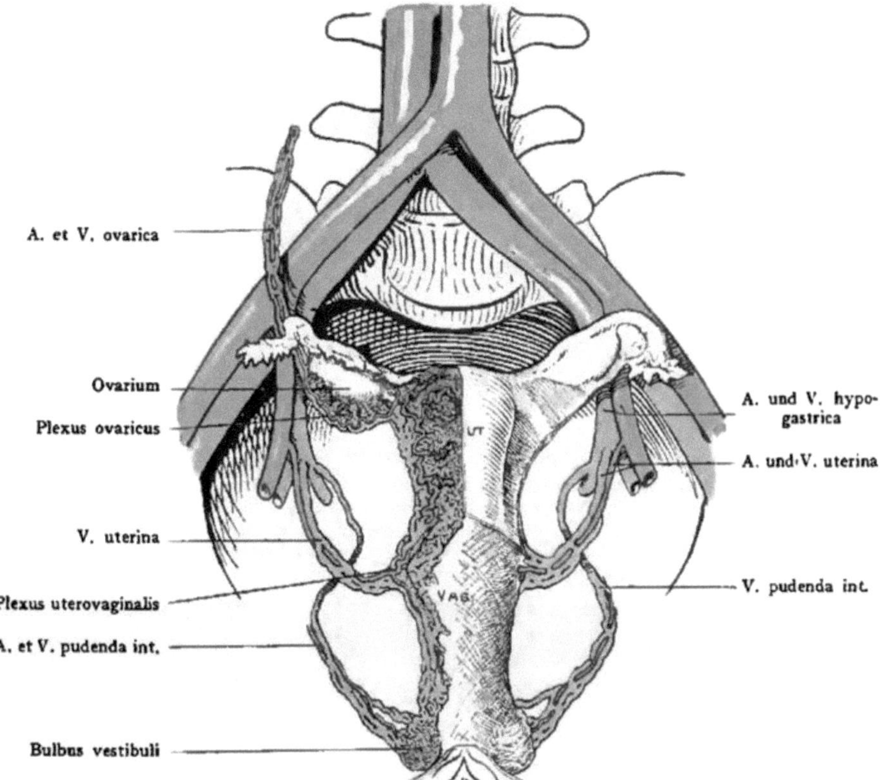

Fig. 488. Blutgefässe von Uterus und Scheide.
Die Venen nach Charles Rouget, Journal de physiol. Vol. 1. 1858.
Halbschematisch.

der Palpation vom Rectum oder von der Scheide aus, jedoch nicht in allen Fällen und nicht in den ersten Stadien ihrer Vergrösserung.

Nerven von Uterus und Scheide. Sie kommen aus einem dichten, durch Einlagerung von Bindegewebe zu einer einheitlichen Masse gestalteten nervösen Plexus in der Gegend der Cervix uteri (Plexus uterovaginalis, Fig. 491). Derselbe hängt mit dem Plexus hypogastricus längs der A. hypogastrica zusammen und erhält auch Äste aus dem II., III. und IV. Sakralnerven. Die zum Ganglion cervicale uteri gehenden Äste des Plexus hypogastricus sind in den Plicae rectouterinae eingeschlossen. Von dem Ganglion cervicale uteri gehen Äste sowohl zum Corpus uteri als zur Scheide und zur Harnblase.

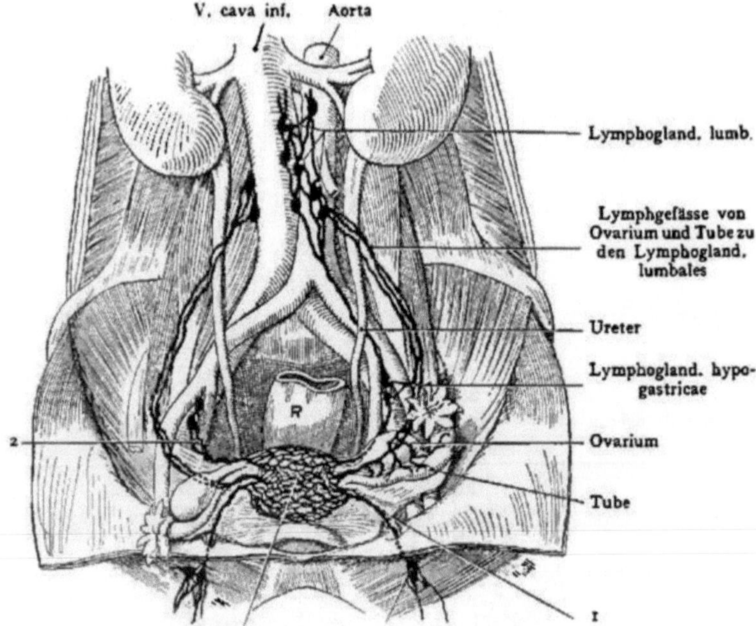

Fig. 489. Lymphgefässe und regionäre Lymphdrüsen von Uterus, Tuben und Ovarien.
Nach Poirier, Progrès médical 1889.

1 Abflusswege der Lymphgefässe des Fundus uteri längs des Lig. teres zu Lymphoglandulae inguinales
2 Abflusswege der Lymphgefässe des Fundus uteri zu Lymphogland. iliacae.

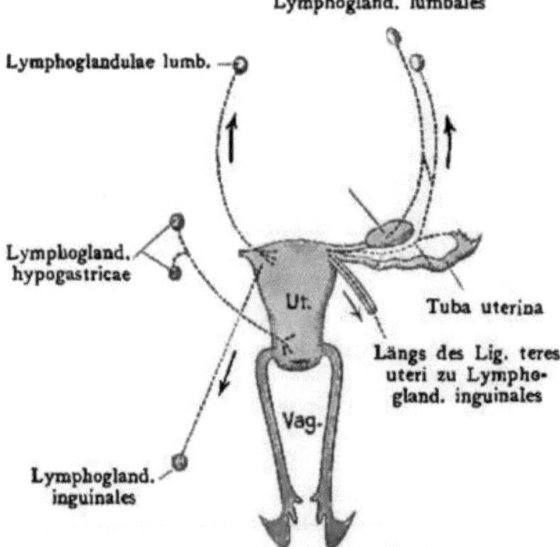

Fig. 490. Schema der Lymphgefässe und der regionären Lymphdrüsen des Uterus, der Ovarien und der Tuben.
Nach Poirier, Progrès médical 1889.

Befestigung von Uterus und Scheide. Bei der Fixation des Uterus und der Scheide wirken verschiedene Momente mit. Erstens kommen in Betracht die Beziehungen zwischen dem Peritonaealüberzuge des Uterus und der denselben mit dem Peritonaeum parietale der seitlichen Beckenwand verbindenden Peritonaealduplikaturen, zweitens die Ausbildung besonderer Bindegewebszüge oder Bänder, welche die Cervix uteri oder die Scheide an bestimmte Stellen der Beckenwandung befestigen (Diaphragma urogenitale und auch Bindegewebsstränge, welche mit den Gefässen des Uterus zur seitlichen Wandung des Beckens verlaufen; Parametrium). Drittens ist hier die mittelbare Befestigung anzuführen, welche die Cervix uteri und die Scheide durch ihre Verwachsung vorn mit der hinteren Wand der Harnblase und der Urethra, hinten mit dem vorderen Umfange des Rectum erhalten. Alle diese Momente wirken zusammen, um, wenigstens für die Cervix uteri und die Scheide, die Fixation in einer bestimmten Lage herzustellen.

Eine geringe Rolle spielen dabei alle Peritonaealduplikaturen, insofern sie nicht Massen von strafferem Bindegewebe enthalten. So haben die vom Corpus uteri zur Blase verlaufenden Plicae vesicouterinae bloss die Bedeutung von Reservefalten, des-gleichen der grössere Teil der Ligg. lata uteri, während die nach hinten ziehenden, als Begrenzung der Excavatio rectouterina sich darstellenden Plicae rectouterinae (Douglasi) Züge von glatter Muskulatur und von straffem Bindegewebe umschliessen, welche vielleicht einer allzustarken Anteflexion des Uteruskörpers entgegen-wirken. Straffe und mächtige Bindegewebsmassen ziehen mit der A. uterina in der Basis des Lig. latum uteri zur seit-lichen Beckenwand, um hier in das lockere subperitonaeale Bindegewebe des Cavum pelvis überzugehen.

Diese Faserzüge, welche in Fig. 492 an der Basis des Lig. latum dargestellt sind, haben auch die Bezeichnung Ligg. cardinalia erhalten, weil sie gewissermassen eine Achse bilden, um welche die Bewegungen des Uteruskörpers nach vorn und hinten vor sich gehen, und demnach als ein Befestigungsmittel des Uterus und der Scheide nach bei-den Seiten angesehen werden könnten. Das eigentliche Lig. latum ist ganz ohne Bedeutung

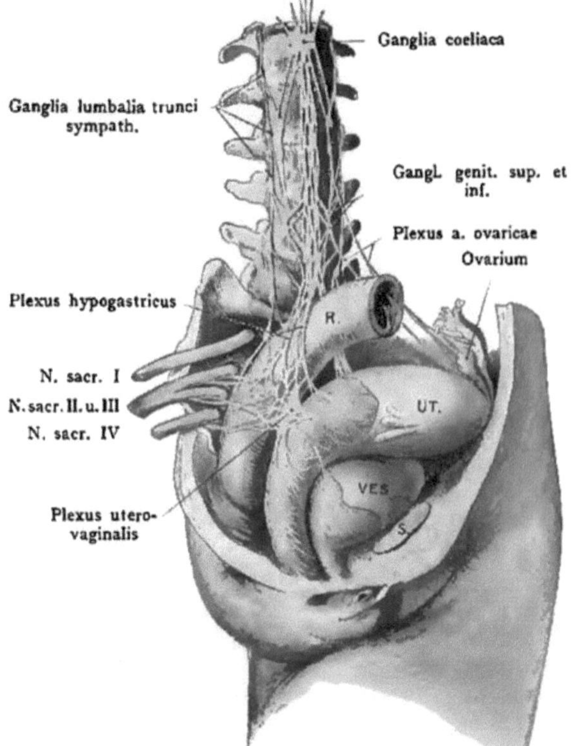

Fig. 491. Nerven des Uterus und der Harnblase. Mit Benützung einer von E. Bumm ergänzten Figur von Franken-haeuser. (Die Nerven des Uterus, Jena 1867.)

für die Fixation des Uterus, vielmehr ändert dasselbe seine Lage mit der Verlagerung des Uterus und der Tuben.

Als ein sehr wesentliches Befestigungsmittel für die Scheide haben wir das Dia-phragma urogenitale anzusehen, das von der Scheide bei ihrem Austritt aus dem Cavum pelvis proprium durchbrochen wird. Durch dasselbe erfährt die Scheide eine Fixation im Angulus pubis (s. Regio perinealis).

Von dem Winkel, welchen die Tube mit dem Uteruskörper bildet, geht nach vorne, in einer Falte des Lig. latum eingeschlossen, das Lig. teres uteri zur seitlichen Beckenwandung (Figg. 492 und 500), kreuzt nach dem Vorbilde des Ductus deferens beim Manne die A. und Vv. epigastricae inf. und durchsetzt den Canalis inguinalis, um in den grossen Labien zu endigen. Sein Verlauf lässt auf eine gewisse Bedeutung für die Fixation des Uterus in anteflektierter Stellung schliessen, doch dürften die beiden Stränge der Aufrichtung des Uterus im Becken bei Füllung der Harnblase keinen grösseren Widerstand entgegensetzen.

Die Scheide stellt den am meisten in seiner Lage gesicherten Teil des Genital- schlauches dar. Die Cervix uteri und die Scheide sind mit der hinteren Wand der Harnblase bloss durch lockeres Zellgewebe verbunden, welches eine Herausschälung der Cervix bei Totalexstirpationen des Uterus gestattet; weiter unten ist dagegen die vordere Wand der Scheide mit der Wandung der Urethra so eng verbunden, dass die Trennung beider Gebilde bloss mit Hilfe des Messers gelingt. Mit anderen Worten,

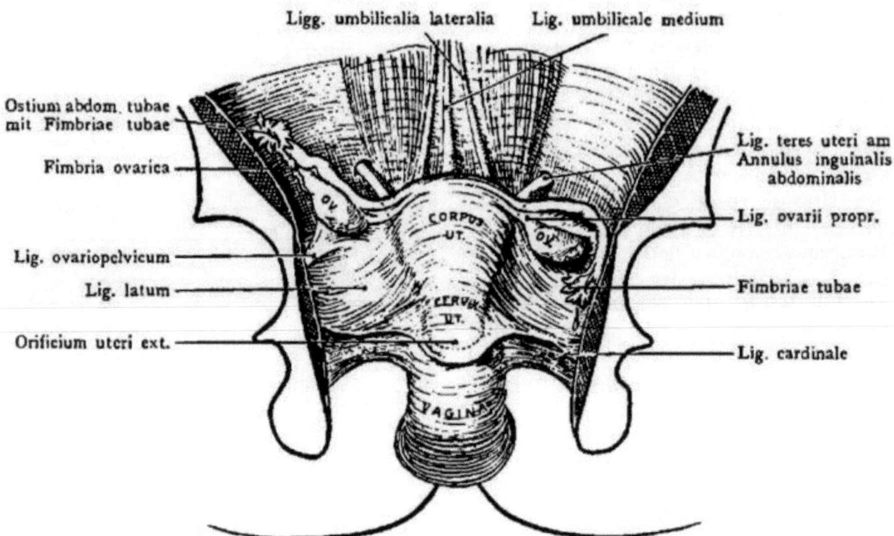

Fig. 492. Schematische Darstellung des Uterus und der Scheide von hinten im Zusammenhang mit dem Lig. latum (grün) zur Veranschaulichung der Befestigungsweise des Uterus an die Becken- wandung.

es findet eine vollständige Verschmelzung der vorderen Scheidenwand mit der Wand der Urethra zu einer recht derben Gewebsmasse statt, die auch unter dem Namen Septum urethrovaginale angeführt wird. Die Beziehungen zwischen der vorderen Wand des Rectum und der hinteren Wand der Scheide sind weniger enge; es findet eine Verschmelzung beider Wandungen nicht statt, sondern bloss eine Verlötung durch das Septum rectovaginale.

Die Beziehungen zu Harnblase und Urethra wirken insofern auch bei der Fixation der Cervix und der Scheide mit, als der Fundus vesicae durch den Umschlag der Lamina visceralis fasciae pelvis auf die Harnblase an die hintere Fläche der Symphyse befestigt wird (Ligg. pubovesicalia). Urethra wie Scheide sind durch die Fasern des Diaphragma urogenitale im Angulus pubis fixiert.

Lage und Lageveränderungen des Uterus. Verlagerungen der Scheide, als des am meisten in seiner Lage gesicherten Teiles des Genitalschlauches, kommen wohl hauptsächlich bei Lockerung der Verbindung mit dem Blasengrund einerseits, der vorderen Wand des Rectum andererseits vor. Eine solche Lockerung muss vielleicht als Vorbedingung für die Entstehung der Scheiden- und Uterusprolapse angenommen werden. Verlagerungen des Uteruskörpers sind dagegen physiologisch und erklären sich durch den fast vollständigen Peritonaealüberzug, welchen dieser Teil des Organs erhält.

Keine Lage des Uterus ist als Norm anzusehen, indem jede je nach dem Füllungszustande des Uterus, der Harnblase, des Rectum und der Venen des Plexus uterovaginalis
eine Veränderung erfährt. Dazu kommt noch der Einfluss der Körperhaltung; beim Stehen
wird der Uteruskörper ceteris paribus die Neigung zeigen, nach vorn über zu sinken;
in der Rückenlage dagegen nach hinten,
in Seitenlage nach der betreffenden
Seite. Alle Lagen des Uterus
können innerhalb gewisser Grenzen als normal gelten.

Der Fundus und das Corpus
uteri sind beweglicher als die Cervix,
indem die letztere mit der hinteren
Wand der Harnblase verbunden ist.
Die Möglichkeiten der Lageveränderung werden in Fig. 493 veranschaulicht; a stellt die Lage des
Uterus bei vollem Rectum und leerer
Harnblase dar, b bei vollem Rectum
und voller Harnblase, c bei voller
Harnblase und leerem Rectum. Bei
vollem Rectum und voller Harnblase
wird der ganze Uterus im Beckenraume gehoben. Häufig tritt eine Ab-
knickung des Uterus an der Grenze
zwischen Corpus und Cervix ein, die
gewöhnlich nach vorn und nach hinten
geht, etwa um die Ligg. cardinalia
als Achse. Es ergibt sich aus diesen
Befunden die Unterscheidung der Lageveränderungen des ganzen Uterus (Fundus + Corpus + Cervix) von den Lageveränderungen des Fundus + Corpus;

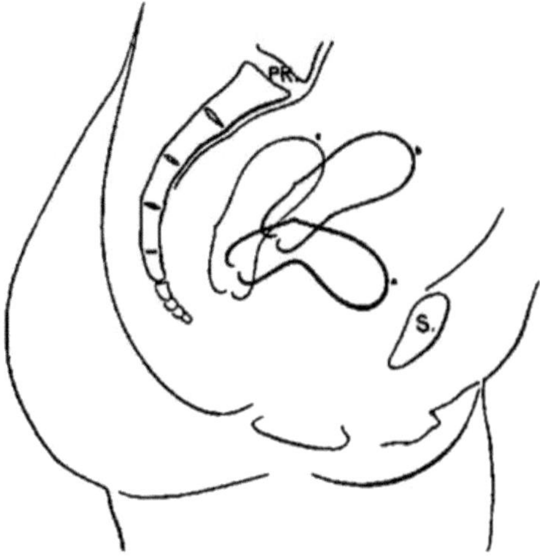

Fig. 493. Lageveränderungen von Uterus und Scheide,
je nach dem Füllungszustand der Harnblase und des
Rectum.

a bei leerer Harnblase und vollem Rectum (typisch!);
b bei voller Harnblase und vollem Rectum;
c bei voller Harnblase und leerem Rectum.

Nach B. Schultze und Fr. Merkel (Topogr. Anatomie).

im ersteren Falle spricht man, je nach der
Richtung der Lageveränderung, von einer Ante-, Retro- und Lateropositio
uteri im zweiten Falle, wenn die Längsachse des Uterus an der Grenze zwischen
Corpus und Cervix abgeknickt ist, von einer Anteflexio, Retroflexio und
Lateroflexio uteri. Entfernt sich endlich die Achse des Uterus nach irgend
einer Richtung von der Führungslinie des Beckens, so spricht man von einer Versio
(Anteversio, Retroversio usw.).

Als abnorm oder als pathologisch kann die Lage des Uterus erst dann bezeichnet
werden, wenn die Verlagerung hochgradig ist, oder wenn das Organ infolge von Verwachsungen zwischen seinem Peritonaealüberzuge und dem Peritonaeum parietale des
Beckens in einer bestimmten Lage fixiert und der freie Übergang aus einer Lage in eine
andere erschwert oder verhindert wird.

Als typische Lage des Uterus (mässige Füllung von Harnblase und Rectum
und aufrechte Körperhaltung vorausgesetzt) können wir eine solche bezeichnen, bei
welcher der Uterus in der Medianebene eingestellt ist und sowohl eine Anteflexio als
eine Anteversio geringeren Grades aufweist. Eine solche Lage ist schon beim Fetus
vorhanden und findet sich ganz regelmässig beim neugeborenen Mädchen.

**Beziehungen des Uterus und der Scheide zu benachbarten Organen
(Syntopie).** Gehen wir von der typischen Lage des Uterus aus, so legt sich die vordere
Fläche des nach vorne geneigten Fundus und Corpus uteri der Harnblase an,
von welcher sie durch die Excavatio vesicouterina getrennt wird. Die vordere Fläche

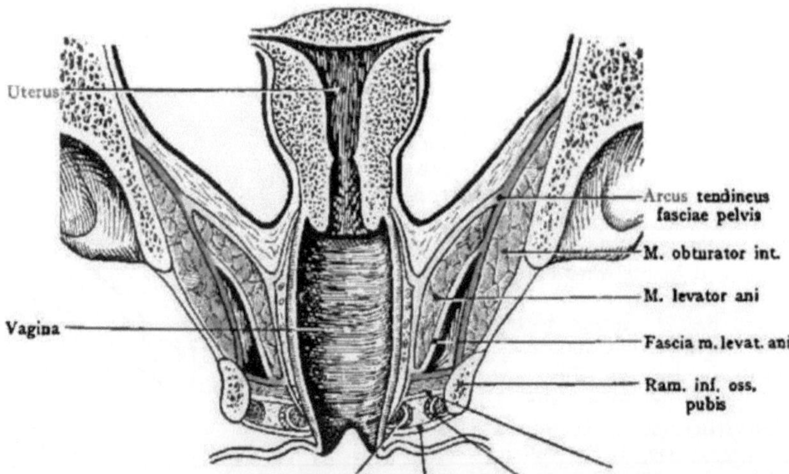

Fig. 494. Frontalschnitt durch das weibliche Becken. Uterus und Scheide in ihren Beziehungen zur Beckenfascie.

Lamina parietalis fasciae pelvis blau. Lamina visceralis fasciae pelvis grün.

Schematisch nach Drappier, Thèse de Paris 1893.

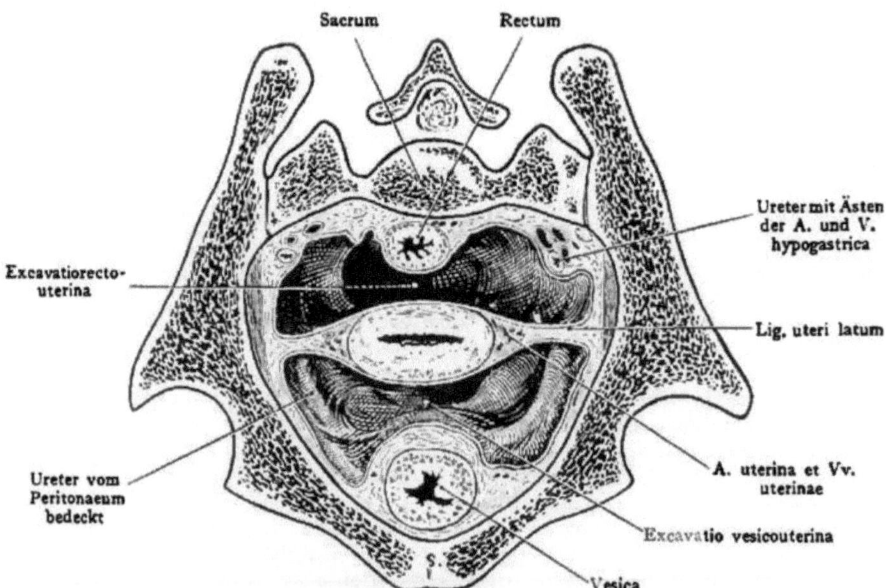

Fig. 495. Horizontalschnitt durch das weibliche Becken.

Beckenbindegewebe grün.

Zum Teil nach Sellheim, Der normale Situs der Organe des weiblichen Beckens. Wiesbaden 1904.

der Cervix ist mit der hinteren Wand der Harnblase bindegewebig vereinigt (Fig. 477).
Auf den Fundus uteri legen sich Schlingen des Dünndarms sowie des Colon sigmoideum, welche auch mit der hinteren Wand von Fundus, Corpus und Cervix in Berührung treten, indem sie bald die Excavatio rectouterina ausfüllen, bald infolge der
Ausdehnung von Rectum und Uterus in die Bauchhöhle zurückgedrängt werden. Bloss
der unterste, spaltförmige Abschnitt der Excavatio rectouterina wird nie von Dünndarmschlingen ausgefüllt (Fig. 477).

Seitlich liegen dem Corpus und der Cervix uteri die mächtigen Plexus venosi
uterovaginales an, dort, wo die beiden Blätter des Lig. latum auseinanderweichen, um
das Corpus uteri zu umkleiden (Fig. 488). Ferner ziehen die Ureteren, etwa 2 cm von
der Cervix uteri entfernt, schräg nach vorne und medianwärts, um an der lateralen,
dann an der vorderen Wand der Scheide vorbei zur Blase zu gelangen (s. unten Ureter
im weiblichen Becken und Fig. 504).

Fascien, Bindegewebe und Bindegewebsräume des weiblichen Beckens.
Das Cavum pelvis proprium (= Cav. pelv. peritonaeale + Cav. pelv. subperitonaeale)
wird durch das Diaphragma pelvis von dem dritten Abschnitt des Beckens (Cav. pelvis
subcutaneum seu Regio perinealis) geschieden (Fig. 481). Wie beim Manne besteht
das Diaphragma pelvis aus einem vorderen aponeurotischen (Diaphragma urogenitale)
und einem hinteren muskulösen Abschnitte (M. levator ani). Das Diaphragma urogenitale wird nicht bloss von der Urethra, sondern auch von der Scheide durchsetzt,
so dass eigentlich von der dreieckigen aponeurotischen Platte, welche beim Manne den
Angulus pubis ausfüllt, bloss noch Fasern übrig bleiben, welche die Scheidenwandung
und die Urethra im Angulus pubis befestigen.

Die Ursprungslinie des M. levator ani erstreckt sich, wie beim Manne, als
eine Verstärkung der parietalen Lamelle der Beckenfascie (Arcus tendineus) von der
hinteren Fläche des Schambeinkörpers bis zur Spina ischiadica. Die vorne entspringende
Partie, welche beim Manne an der Prostata vorbeizieht, streift beim Weibe den seitlichen Umfang der Scheide, mit welcher sie durch Bindegewebe im Zusammenhang
steht. Folglich wird die Scheide nicht etwa bei der Kontraktion des M. levator ani
gehoben, sondern dem Angulus pubis genähert und eingeschnürt (Krampf der Mm.
levatores ani!). Im übrigen sind die Beziehungen des M. levator ani zum Rectum,
sowie die Insertion am Steissbein dieselben wie beim Manne.

Das Diaphragma urogenitale ist (Fig. 510) bei der beträchtlich grösseren
Öffnung des Angulus pubis breiter als beim Manne, aber weniger vollständig, da es
sowohl von der Scheide, als von der Urethra durchsetzt wird. Auch beim Weibe ist
die Membran, oder was davon übrig bleibt, in die Lücke zwischen der vorderen Portion
des M. levator ani eingelassen.

Beckenfascien beim Weibe. Die Lamina parietalis fasciae pelvis bildet,
genau wie beim Manne, den Fascienüberzug der Muskulatur der seitlichen Beckenwandung (Mm. obturator int. und piriformis; Fig. 494). Die Lamina visceralis überkleidet die obere Fläche des Diaphragma pelvis und schlägt sich von dem Os pubis
auf die Harnblase (als Ligg. pubovesicalia), dann auf die Scheide und den Uterus,
nach hinten auf das Rectum über. Zwischen dem vorderen Umfange des Rectum und
der hinteren Wand der Scheide bildet sie das Septum rectovaginale, welches die Wand
des Rectum und der Scheide untereinander verbindet.

Die Lamina visceralis geht also in die bindegewebige Umhüllung der weiblichen
Beckeneingeweide über. Am Blasengrunde und am seitlichen Rande des Uterus
und der Scheide umschliesst sie den venösen Plexus uterovaginalis, von welchem in
Fig. 488 eine Darstellung gegeben ist und steht in ausgedehntem Zusammenhang mit dem
lockeren subperitonaealen Bindegewebe, welches den Raum des Cavum pelvis subperitonaeale ausfüllt. Diese Bindegewebsmassen werden von den oberhalb des Diaphragma
pelvis zu den Beckeneingeweiden gehenden Gefässen und Nerven durchsetzt und geben

auch an die Gefässe Scheiden ab, welche mit den letzteren zusammen als mehr oder
weniger derbe Stränge zu verfolgen sind (sog. Parangien). Ein solcher Strang liegt an
der Basis des Lig. latum dem
Lig. cardinale zugrunde (Fig.
492) und schliesst die A. uterina
und die Vv. uterinae ein, welche
von der seitlichen Wandung des
Beckens zum Corpus uteri
verlaufen. Auf die Rolle dieses
Gebildes für die Fixation des
Uterus ist schon hingewiesen
worden. Die Figg. 495—497
stellen die Topographie des
Becken-Bindegewebes beim
Weibe dar. Dasselbe hängt
mehr oder weniger kontinuierlich in der ganzen Ausdehnung
des Cavum pelvis subperitonaeale zusammen, eine Tat-

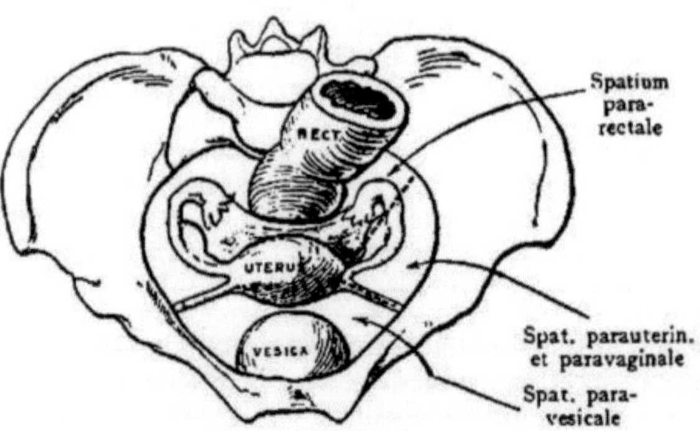

Fig. 496. Bindegewebsräume im weiblichen Becken.
Nach v. Rosthorn. Schematisch.

sache, welche für die Pathologie der weiblichen Beckenorgane von der allergrössten
Wichtigkeit ist, indem entzündliche Prozesse, die z. B. von dem Uterus ausgehen, sich

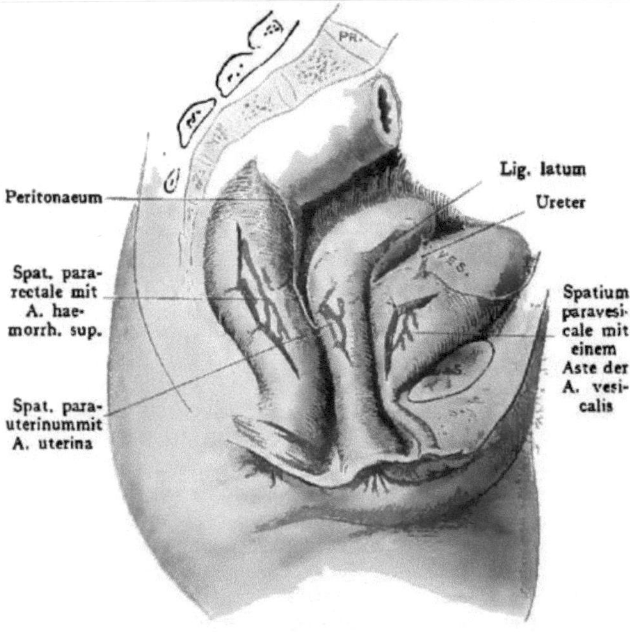

Fig. 497. Bindegewebsräume des Beckens beim Weibe.
Schema.

in diesem lockeren Zell-
gewebe weithin ver-
breiten können. Der
Zusammenhang des
Becken-Bindegewebes
ist deutlich zu er-
kennen an dem leicht
schematisierten Quer-
schnitt, Fig. 495 (in
der Höhe des Corpus
uteri durchgeführt).
Das Beckenbindege-
webe ist hier grün
angegeben; der Schnitt
trifft das Lig. latum,
welches das Corpus
uteri mit der seit-
lichen Beckenwand in
Verbindung setzt. Das
zwischen den Blät-
tern des Lig. latum
eingeschlossene Binde-
gewebe geht einerseits
in das Bindegewebe
über, welches den Ple-
xus venosus uterovagi-
nalis an dem seitlichen
Rande des Uterus und

der Scheide umhüllt, andererseits in das subperitonaeale Bindegewebe, welches sich an
der seitlichen Beckenwand nach hinten zum Rectum, nach vorn zur Harnblase erstreckt.
Dass Krankheitsprozesse auf diesem Wege von den Uteruswandungen zum subperi-

tonaealen Bindegewebe auch der seitlichen Beckenwandung gelangen können, ist einer der wichtigsten Erfahrungssätze der modernen Gynäkologie.

Durch die Injektion von Gelatine oder von gefärbten Flüssigkeiten in das Lig. latum oder in die Nähe des Harnblasenfundus und des Rectum ist experimentell versucht worden, festzustellen, nach welchen Richtungen hin Ergüsse von diesen Stellen aus im Beckenbindegewebe ihre Verbreitung nehmen. Dabei hat sich ergeben, dass durch besondere Verdichtungen von Bindegewebe drei grössere Abteilungen (Spatia) des Beckenbindegewebes voneinander getrennt werden, auf welche sich die Ergüsse mehr oder weniger beschränken (Figg. 496 und 497). Eine derartige Scheidewand entspricht dem Verlaufe des Lig. teres uteri; sie grenzt einen vorderen, hauptsächlich auf beiden Seiten des Fundus vesicae ausgebildeten Raum als Spatium paravesicale von einem Raume ab, der neben dem Uterus und der Scheide liegt (Spatium parauterinum). Das Spatium paravesicale wird lateral von dem M. obturator int. und der Lamina pariet. fasciae pelvis, unten von der Lamina visceralis fasciae pelvis, medial von der Wandung der Harnblase begrenzt. Das Spatium parauterinum wird begrenzt: medial von dem seitlichen Umfang des Uterus und der Scheide, lateral von der Lamina parietalis fasciae pelvis, vorn von der erwähnten Fascienverdichtung am Lig. teres, hinten von einer Verdichtung der Fascie, welche annähernd dem Verlaufe der Plicae rectouterinae entspricht. Das Bindegewebe des Spatium parauterinum setzt sich nach oben in das Bindegewebe der Ligg. lata fort. Als dritter Raum ist das Spatium pararectale zu unterscheiden, welches das Bindegewebe auf beiden Seiten des Rectum sowie an der vorderen Fläche des Sacrum umfasst.

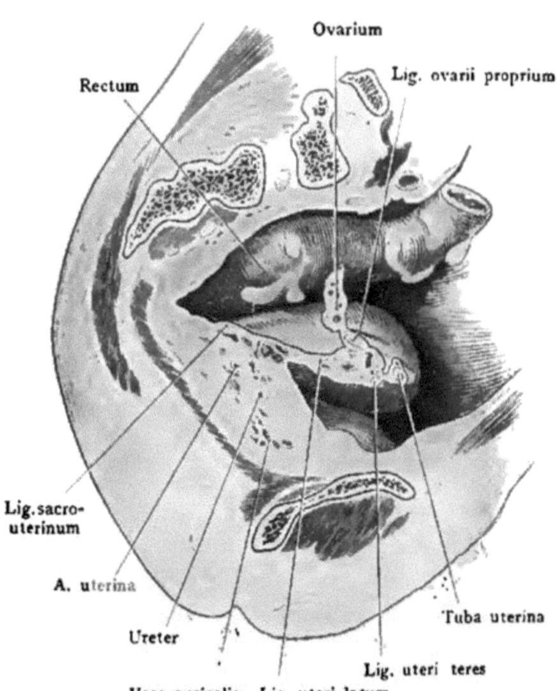

Fig. 498. Seitlicher Sagittalschnitt durch das weibliche Becken. Ligamentum cardinale mit den Querschnitten der Vasa uterina. Nach Sellheim, Der normale Situs der Organe im weiblichen Becken. Wiesbaden 1904.

Das Verständnis für die Ausbreitung und die Beziehungen des Beckenbindegewebes wird durch die Untersuchung seitlicher Sagittalschnitte gefördert. In Fig. 498 ist ein Schnitt dargestellt, in welchem das Lig. latum uteri und die Verdichtung von Bindegewebe zu sehen sind, welche an der Basis des Lig. latum das sogenannte Lig. cardinale darstellt. Hier liegen auch die Venen des Plexus uterovaginalis, welche sich zur V. uterina sammeln und vor denselben der Querschnitt des Ureter. Der Zusammenhang des grün angegebenen Beckenbindegewebes ist von der Blase an bis zum Rectum zu verfolgen.

Untersuchung der weiblichen Beckenorgane. Dieselbe wird sich zunächst auf den Zustand von Uterus und Scheide erstrecken. Dass man durch Einführung eines Fingers in das Rectum die hintere Wand der Scheide und die seitlichen Gebilde der hinteren Hälfte des Beckens abtasten kann, ist ohne weiteres klar. Am häufigsten wird jedoch die Untersuchung per vaginam ausgeführt (Fig. 499). Durch Einführung des Zeigefingers in die Scheide, indem gleichzeitig ein Druck auf die Bauchdecken oberhalb der Symphyse ausgeübt wird, gelingt es, Einzelheiten über Grösse und Lage des Uterus festzustellen. So kann der äussere Muttermund abgetastet werden, ferner

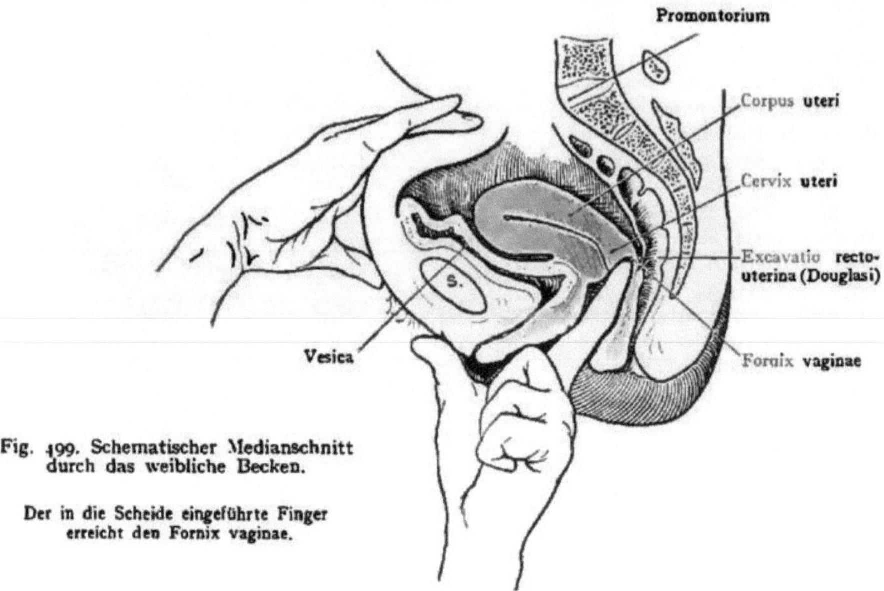

Fig. 499. Schematischer Medianschnitt durch das weibliche Becken.

Der in die Scheide eingeführte Finger erreicht den Fornix vaginae.

kann die Kuppe des eingeführten Zeigefingers das hintere Scheidengewölbe erreichen und sogar pathologische Veränderungen in der Excavatio rectouterina feststellen. Selbstverständlich kann die ganze Wand der Scheide abgetastet werden, so dass, ausser in besonderen Fällen, die Untersuchung per rectum überflüssig erscheint.

Topographie der Tuben und der Ovarien.

Die Tuba uterina (Falloppii) wird von den Peritonaealblättern des oberen, freien Randes des Lig. latum umschlossen, so dass ihre Lage und ihre Beziehungen zu benachbarten Organen wesentlich von der Lage des Uterus und von der Einstellung des Lig. latum im Beckenraume abhängen.

Wir unterscheiden an der Tube vier Abschnitte: 1. eine Pars uterina, welche in die Wandung des Uterus eingeschlossen, an dem Ostium uterinum tubae in den Uterus ausmündet; 2. den Isthmus tubae, einen engeren Abschnitt, welcher 3. in einen erweiterten, in mehrfache Windungen gelegten Abschnitt, die Ampulla tubae übergeht; 4. den letzten Abschnitt der Tube stellt das Infundibulum dar, eine trichterförmige Erweiterung, mit den Falten der Schleimhaut (Fimbriae tubae), an deren Grund sich das Ostium abdominale tubae befindet. Das Infundibulum setzt sich durch die rinnenförmig ausgehöhlte Fimbria ovarica mit dem Ovarium in Verbindung.

Die Ovarien sind als ovale Gebilde in eine von dem hinteren Blatte des Lig. latum abgehende Peritonaealduplikatur (Mesovarium) eingeschlossen. Wir unterscheiden die Ansatzstelle des Mesovarium, wo die Gefässe und Nerven in das Ovarium eintreten als Hilus ovarii, ferner eine Facies medialis und lateralis, eine Extremitas tubaria, gegen die Tubenöffnung gerichtet, und eine Extremitas uterina, gegen den Uterus gerichtet. Von der Extremitas uterina setzt sich die Peritonaealduplikatur des Mesovarium als Lig. ovarii proprium zu dem durch Corpus uteri und Tube gebildeten Tubenwinkel fort; die Extremitas tubaria wird durch die Fimbria ovarica mit dem Infundibulum tubae in Zusammenhang gesetzt.

Gefässe des Ovarium. In demjenigen Abschnitte des Lig. latum, welcher nicht mit der Tube in Zusammenhang steht, sondern mit seinem freien oberen Rande

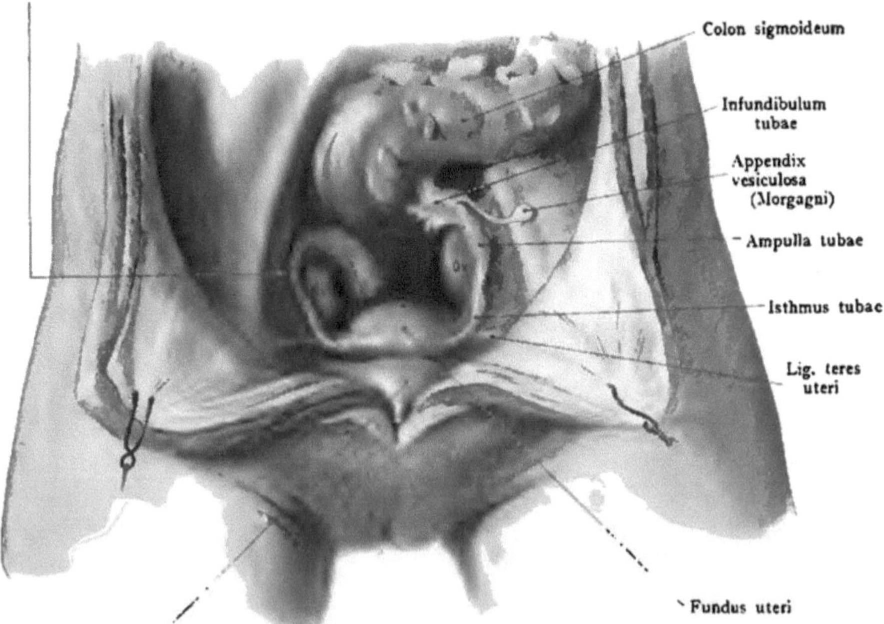

Fig. 500. Lage der seitlichen Beckenorgane, von dem Beckeneingang aus gesehen.
19jähriges Mädchen. — R. Rectum. Ov. Ovarium.

zur seitlichen Beckenwandung verläuft, sind die A. und V. ovarica eingelagert und bilden einen vom Ansatze des Mesovarium an das Lig. latum zur lateralen Beckenwandung ziehenden Strang (Lig. suspensorium ovarii). Die Gefässe liegen also zwischen den Blättern des Lig. latum und anastomosieren mit dem Ram. ovarii der A. uterina, sowie mit dem Plexus venosus uterovaginalis (Fig. 488). Die A. ovarica ist ursprünglich bis zum Descensus ovariorum die Hauptarterie für das Ovarium und erhält erst später durch die Anastomosenbildung mit dem Ramus ovarii der A. uterina einen Kollateralast, welcher der A. ovarica an Grösse fast gleichkommt. Entsprechend dem Orte der ersten Anlage der Keimdrüse entspringt die A. ovarica aus der Aorta abdominalis unterhalb des Abganges der Nierenarterien. Sie verläuft auf dem M. psoas nach unten und kreuzt am Eingang in das kleine Becken den Ureter (gewöhnlich unter Abgabe eines kleinen Astes an denselben), indem sie vor ihn zu liegen kommt, sodann wendet sie sich, im kleinen Becken angelangt, medianwärts und gelangt im Lig. latum, mit den Vv. ovaricae den Strang des Lig. suspensorium ovarii bildend, zum Hilus ovarii.

38*

Hier gibt sie einen Ast zur Ampulla tubae und zum Infundibulum ab (Ram. tubo-
ovaricus) sowie einen Ast zur Anastomose mit dem Ramus ovarii der A. uterina. Vom

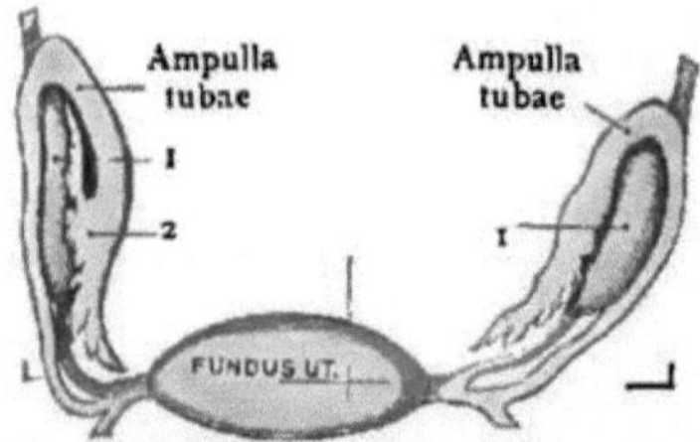

Fig. 501. Lage der Ovarien und der Tuben.
Nach His, Arch. f. Anat. u. Entw.-Gesch. 1881.
1 Ovarium. 2 Infundibulum.

Hilus aus dringen die Endäste radiär in das
Ovarium ein.

Venen. Sie bilden (Fig. 488) am Hilus
des Ovarium den Plexus venosus ovaricus, der
sich mit dem Plexus venosus uterovaginalis
verbindet und seinen Hauptabfluss durch Venen
findet, welche die A. ovarica umgeben und
sich zur V. ovarica vereinigen, um rechterseits
direkt in die V. cava inf., linkerseits in die V.
renalis einzumünden.

Mit der A. ovarica verlaufen die Lymphgefässe des Ovarium und der Tube (Fig.
489), welche auf der Höhe der unteren Nierenpole in die Lymphoglandulae lumbales einmünden.

Lage und Beziehungen der Tuben und der Ovarien. Tuben und Ovarien
besitzen infolge ihrer Befestigung an die Peritonaealduplikatur des Lig. latum eine grosse
Beweglichkeit und werden in ihrer Lage durch alle jene Momente beeinflusst, welche die

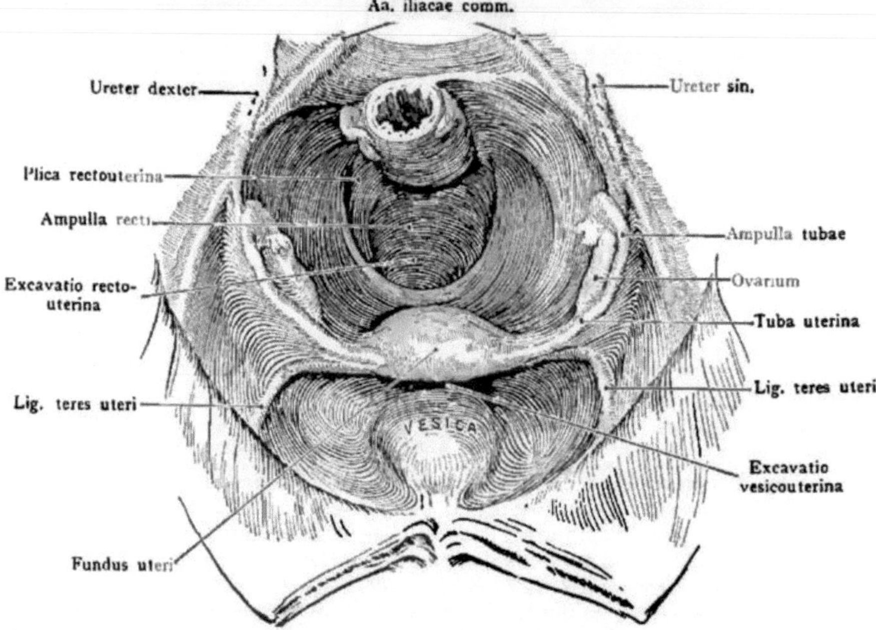

Fig. 502.   Ansicht der weiblichen Beckenorgane von oben bei leerer Harnblase und leicht ante-
vertiertem Uterus.
Die Ampulla recti ist mässig gefüllt.

Einstellung des Lig. latum in dem Beckenraume bestimmen; dieselbe wechselt also zunächst mit der Lage und Grösse des Uterus. Dazu kommen die Beziehungen der
in das kleine Becken herabsteigenden, dem Lig. latum auf- und anliegenden Dünndarmschlingen. Man hat jedoch trotz des steten Wechsels eine bestimmte Lage als typisch

(Waldeyer) bezeichnet: dabei liegt das Ovarium in einer seichten Vertiefung der seitlichen Beckenwand (Fossa ovarica), welche oben von der A. und V. iliaca ext., vorn von dem Ansatze des Lig. latum uteri an die seitliche Beckenwand, unten von den Aa. uterina und umbilicalis, hinten von der A. und V. hypogastrica begrenzt wird. Bei Multiparae senkt sich das Ovarium und liegt dann tiefer am Beckenboden, entsprechend einem Felde (Claudiussche Grube), welche vorn durch den Ureter und die A. uterina, hinten durch das Sacrum begrenzt wird.

Die Ovarien des neugeborenen Kindes liegen im Beckeneingang; bloss die Extremitas uterina reicht bis ins kleine Becken hinunter.

Die Lage von Ovarien und Tuben ist in dem Situsbilde des Beckeneinganges (Fig. 500, Formolpräparat eines 19 jährigen Mädchens) dargestellt. Was die Lage der Tuben anbelangt, so ist sie selbstverständlich ebenfalls einem grossen Wechsel unterworfen, doch lässt sich auch hier eine typische Lage feststellen, die in Fig. 501 schematisch zur Darstellung gebracht ist. Der Isthmus tubae geht horizontal und etwa rechtwinklig vom Fundus uteri ab, indem sich die Pars ampullaris tubae bogenförmig um die freie laterale Fläche des Ovarium legt; an der Extremitas tubaria ovarii liegt eine zweite Biegung, so dass sich der Endabschnitt der Tube mit dem Infundibulum der medialen Fläche des Ovarium anlegt und, dieselbe bedeckend, fast wieder bis an den horizontalen Teil des Isthmus tubae heranreicht. Diese Verhältnisse sind sofort aus der Figur ersichtlich; sie finden sich auch in dem Situsbilde, Fig. 500,

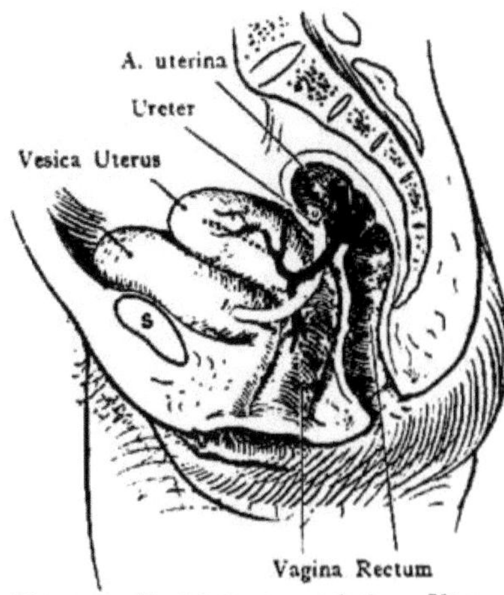

Fig. 503. Beziehungen zwischen Uterus, Ureter und A. uterina. Schematisch.

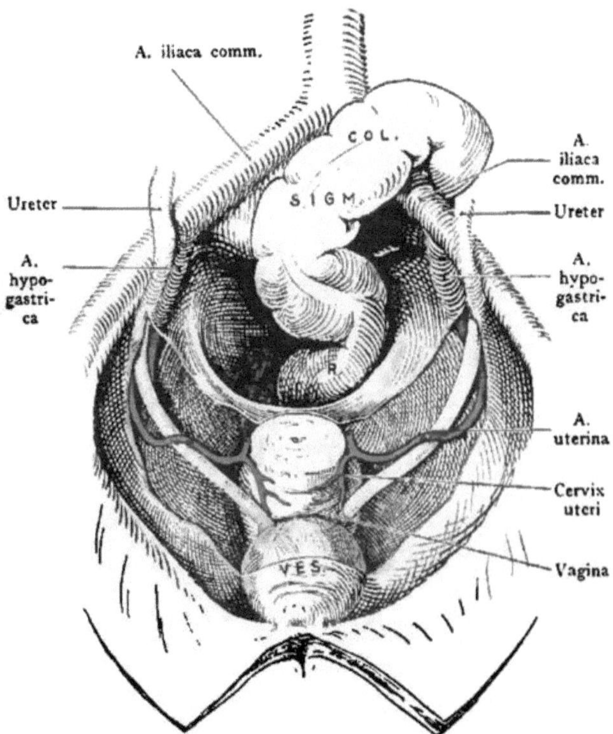

Fig. 504. Lage des Ureter im weiblichen Becken und Beziehungen desselben zur A. uterina, zur A. hypogastrica und zur Scheide. Cervix uteri durchschnitten. Peritonaeum grün. Halbschematisch. Zum Teil nach einer Figur von Tandler und Halban.

rechterseits, während linkerseits das Infundibulum sich nicht in direktem Kontakte mit dem Ovarium befindet. Abweichungen von der als typisch bezeichneten Lage sind ausserordentlich häufig, übrigens findet sich selten derselbe Befund auf beiden Seiten. Man kann einen mehr horizontalen Verlauf der Tube antreffen, auch hat das Herabsinken des Ovarium unterhalb der Fossa ovarica eine Tiefstellung des Infundibulum tubae zur Folge. Das letztere ist ja in allen Fällen mittelst der Fimbria ovarica mit dem Ovarium in Verbindung gesetzt

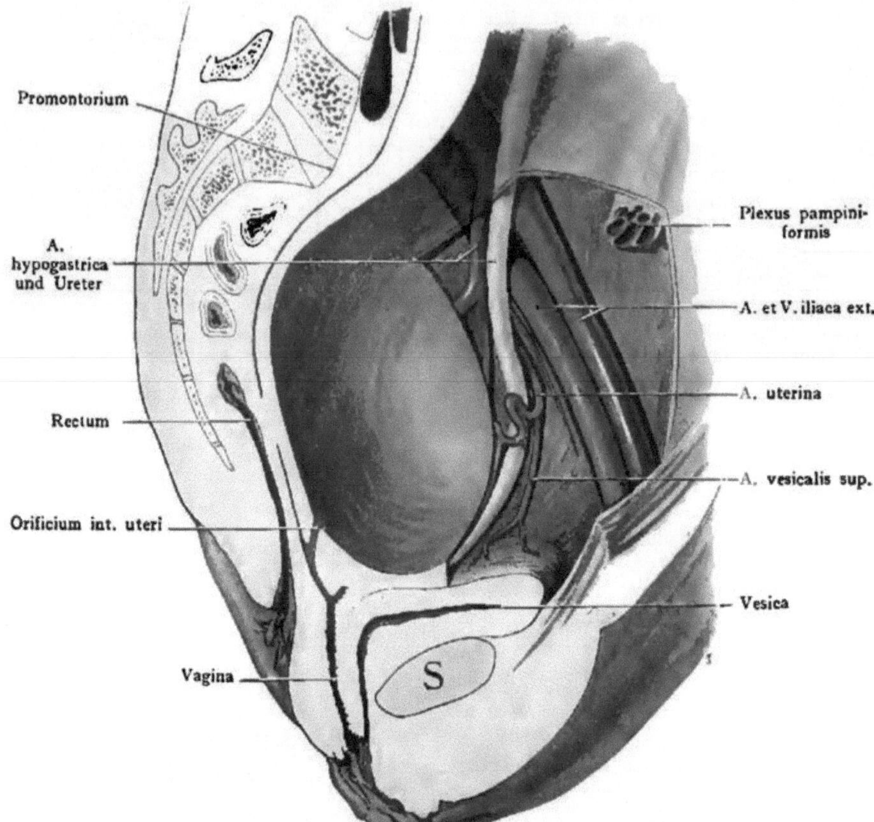

Fig. 505. Ureter und A. uterina in ihrem Lageverhältnis zum schwangeren Uterus. Ein Teil der Uteruswandung ist entfernt worden, um den Verlauf des Ureter zu zeigen. Nach **Tandler** und **Halban**. Anatomie des weiblichen Ureter.

und wird dadurch auch in seiner Lage beeinflusst. Bei Tiefstand des Ovarium, des Infundibulum und der Ampulla tubae kommen die beiden letzteren in die Excavatio rectouterina zu liegen und erlangen so Beziehungen zu der A. und V. hypogastrica, zu Dünndarmschlingen, zum Colon sigmoideum und zur Ampulla recti, welche bei Erkrankungen der Tube (Salpingitis) praktische Bedeutung gewinnen können.

Topographie des Ureter innerhalb des weiblichen Beckens. Der Ureter tritt beim Weibe wie beim Manne etwas distal von der Teilung der A. iliaca comm. in das kleine Becken herab, bildet, von dem Peritonaeum parietale bedeckt, die hintere Grenze der Fossa ovarica und liegt weiterhin in dem lockeren, subperitonaealen Bindegewebe des Cavum pelvis subperitonaeale. Der linke Ureter kreuzt bei seinem Verlaufe ins Becken die A. iliaca comm. sin., der rechte die A. iliaca ext. dextra; beide Ureteren kreuzen die Astfolge der A. hypogastrica, welche nach vorne von dem Hauptstamme abgeht, also die A. obturatoria, die wegsame Strecke der A. umbilicalis, welche die Aa. vesicales abgibt, endlich auch die A. uterina. Auf dem Beckenboden angelangt, treten die Ureteren in das Beckenbindegewebe an der Basis des Lig. latum, liegen also hier im Spatium parauterinum und konvergieren nach vorne und unten zu ihrer Einmündung in den Fundus vesicae. Sie liegen seitlich von der halben Höhe

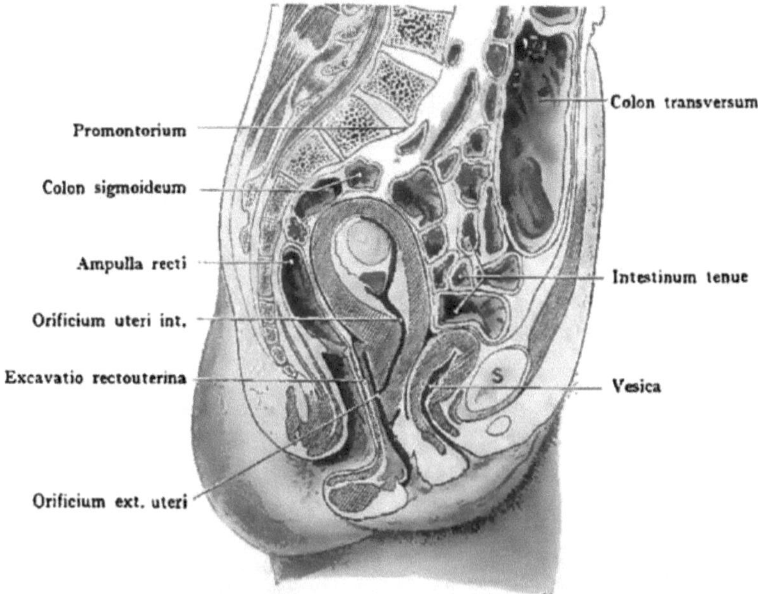

Fig. 506. Medianschnitt durch das Becken einer Gravida im III. Monate.
Nach W. Braune. Topograph.-anat. Atlas 1875.

der Cervix uteri, in einer Entfernung von ca. 0,8—2,5 cm, streifen dann die vordere Wand der Scheide unterhalb des Orificium uteri int., so dass man eine in den Ureter eingeführte Sonde per vaginam durchfühlen kann. Ausnahmsweise gelingt sogar die Palpation der Ureteren von der Scheide aus (Sänger).

Die letzte Strecke der Ureteren ist umgeben von den Venen des Plexus uterovaginalis, ein Verhalten, welches für die Herausschälung des Ureters bei Operationen am Uterus von Bedeutung ist.

Die Figg. 503 und 504 veranschaulichen die Beziehungen, welche die Ureteren zur Scheide, zur Cervix uteri und zur A. uterina eingehen. Man vergleiche ausserdem Fig. 487. Die Verhältnisse sind nach den obigen Angaben wohl ohne weitere Beschreibung verständlich.

Beachtenswert sind die Beziehungen der Pars pelvina ureteris zum schwangeren Uterus (Fig. 505). Es wird angegeben (Pantaloni), dass am Ende der Schwangerschaft die Pars pelvina des Ureters höher im Becken steht als bei nichtschwangerem Uterus, ferner legt sich der Ureter von der Linea terminalis an bis zu seinem Eintritt in die Harnblase dem äusseren Umfange des unteren, natürlich sehr vergrösserten Uterinsegmentes an. Infolgedessen wird der bei nicht schwangerem Uterus noch beträchtliche

(0,8 bis 2,5 cm) Abstand des Ureters von der Cervix uteri verschwinden, ferner werden auch durch die Ausdehnung des Uterus die beiden Ureteren in seitlicher Richtung verschoben, so dass auch im Bereiche des Parametriums die Ureteren weiter voneinander entfernt sind als bei nichtschwangerem Uterus. „Ihre Entfernung entspricht daher dem queren Durchmesser des unteren Uterinsegmentes" (Halban und Tandler).

Die Verhältnisse werden zum Teil durch die Fig. 505 veranschaulicht, welche das untere Uterinsegment sowie die linke Beckenhälfte darstellt. Der Ureter, welcher in der Curvatura marginalis eine ziemlich beträchtliche Erweiterung zeigt, kreuzt die A. und V. iliaca ext. gerade distal von der Teilung der A. iliaca comm., verläuft vor dem Stamme der A. hypogastrica, schmiegt sich dem lateralen Umfange des unteren Uterinsegmentes an und wird vorne von der A. uterina gekreuzt.

Topographie des schwangeren und des puerperalen Uterus.

Es ist selbstverständlich, dass die Topographie des Uterus während der Schwangerschaft eine ganze Reihe von Änderungen erfahren muss, die auch auf die Topographie der Baucheingeweide überhaupt einen Einfluss ausüben werden. Der Veranschaulichung dieser Verhältnisse dienen Figg. 506 und 507. In Fig. 506 ist ein Medianschnitt durch das Becken einer Gravida im III. Monat dargestellt. Der Uterus liegt noch innerhalb des kleinen Beckens, und zwar retrovertiert, vielleicht weil die Leiche in Rückenlage zum Gefrieren gebracht wurde. Rectum und Harnblase sind leer. Bei aufrechter Körperhaltung würde sich wahrscheinlich der Uterus nach vorn wenden und der oberen Fläche der Harnblase aufliegen. Fig. 507 veranschaulicht die Verhältnisse in der Eröffnungsperiode, also am Ende der Schwangerschaft. Der Uterus ist hier stark ausgedehnt, und zwar sowohl in kranialer als auch in ventraler Richtung. Der Kopf des Kindes liegt im kleinen Becken, die Ebene des Beckeneingangs grenzt sich durch einen ins Innere des Uterus vorspringenden Wulst deutlich ab. Mit Ausnahme des untersten Teiles des Colon sigmoideum sind alle Darmschlingen aus dem Raume des kleinen Beckens in die Bauchhöhle hinaufgeschoben, der Uterus legt sich direkt der Wirbelsäule an und reicht nach oben bis zur Pars

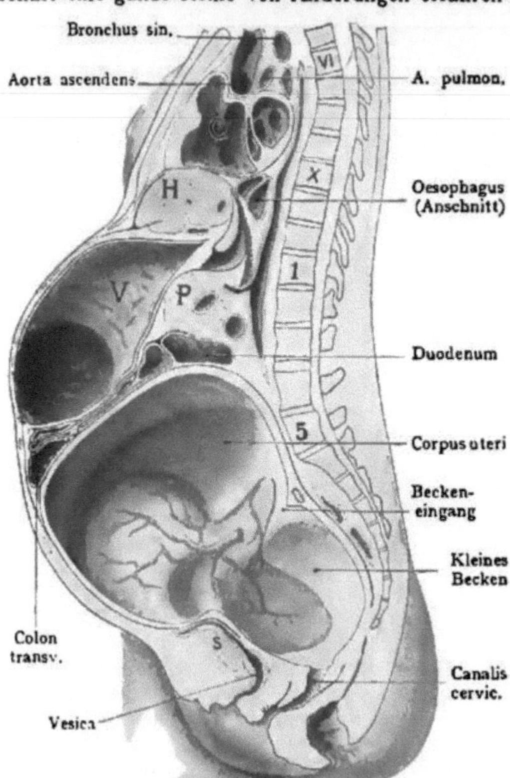

Fig. 507. Medianschnitt durch den Rumpf einer Gravida in der Eröffnungsperiode.
Nach einer Abbildung von Stratz in K. Schröder, Der schwangere und kreissende Uterus. Bonn 1886.
Mit Benützung eines Hisschen Diapositivs.
Tiefer Sitz der Placenta.

inferior duodeni und zum Pankreas heran. Das Caecum wird mit dem Processus vermiformis nach oben verschoben und liegt der Uteruswandung an (Fig. 345

und die Bemerkungen über die Topographie des Caecum während der Schwangerschaft). Die Dünndarmschlingen nehmen den Raum ein, der auf beiden Seiten des Corpus uteri übrig bleibt. In Fig. 507 stösst der Fundus uteri fast an den Magen; dass der letztere während der Schwangerschaft eine beträchtliche Einbusse an seiner Ausdehnungsfähigkeit erfahren muss, ist selbstverständlich. Der Stand des Zwerchfells scheint normal oder nur um ein geringes höher, nur die Kuppe des Zwerchfells wird konvexer und die obere Lebergrenze kommt etwas höher zu liegen (Gerhardt). Die Bauchhöhle soll sich nicht wesentlich auf Kosten der Brusthöhle ausdehnen, der Thorax soll nach Kuchenmeister wäh-

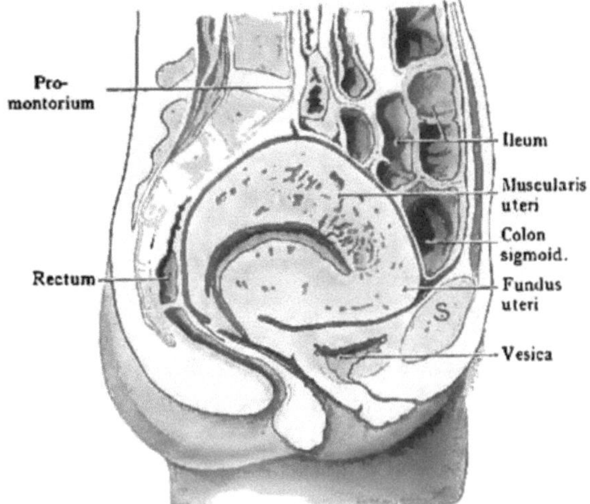

Fig. 508. Medianschnitt durch das Becken einer Wöchnerin am 5. Tage.
Nach E. Schreiber. I.-D. Basel (aus E. Bumm) 1895.
Präparat aus der Basler anatom. Sammlung.

rend der Schwangerschaft an Breite gewinnen, was er an Länge einbüsst. Die Thoraxbasis zeigt dabei einen vergrösserten Transversaldurchmesser gegenüber einem geringeren Sagittaldurchmesser. Die Lungenkapazität nimmt nicht ab, sondern eher zu.

In Fig. 508 von einer am 5. Tage nach der Geburt gestorbenen Wöchnerin befindet sich der Uterus schon unterhalb der Beckeneingangsebene; er nimmt einen grossen Teil des Beckenraumes in Anspruch, so dass die Dünndarmschlingen noch in ihrer Gesamtheit innerhalb der Bauchhöhle angetroffen werden. Der Uterus ist antevertiert und reicht von der vorderen Fläche des Sacrum bis zur Symphyse.

Regio perinealis beim Weibe.

Hier finden sich selbstverständlich, im Anschluss an den Durchtritt der Scheide und die Ausbildung des Sinus urogenitalis, manche Abweichungen von den Verhältnissen in der Regio perinealis des Mannes. Davon wird in erster Linie das Trigonum urogenitale betroffen, während die Gebilde des Trigonum rectale sich in derselben Weise darstellen wie beim Manne.

Trigonum urogenitale. Das Trigonum urogenitale wird durch die Verbindung der Fascia abdominis superficialis mit dem Diaphragma urogenitale und den Schenkeln des Angulus pubis zu einer Loge, aus welcher nach vorne die Corpora cavernosa clitoridis austreten (s. die Beschreibung des männlichen Trigonum urogenitale). Die Loge wird durchbrochen von dem Sinus urogenitalis, welcher in grosser Ausdehnung die Fasern des Diaphragma urogenitale auseinanderdrängt (Fig. 509). Dasselbe ist infolge der grösseren Weite des Angulus pubis breiter als beim Manne, doch durch den Austritt von Scheide und Urethra so reduziert, dass man es beim

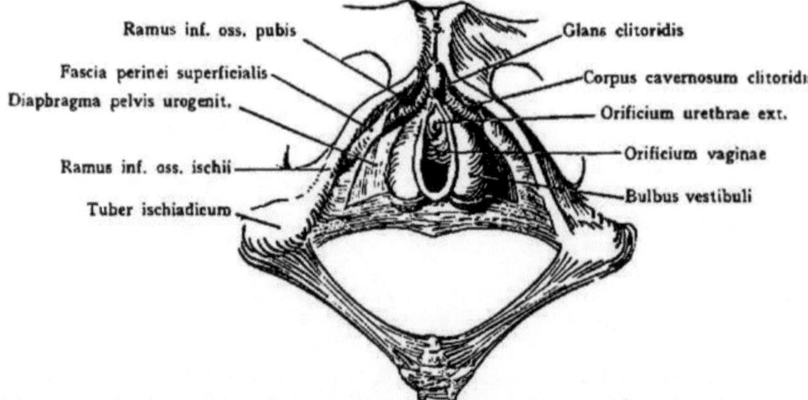

Fig. 509. Trigonum urogenitale des Weibes mit den Bulbi vestibuli und (den Corpora cavernosa clitoridis.

Die Fascia perinei superficialis ist teilweise entfernt worden, um das Diaphragma pelvis urogenitale zu zeigen· (Vgl. Figg. 455 und 456 vom Manne.)
(Schematisch.) Nach einer Figur von Cunningham, Practical Anatomy 1893.

Weibe auch als ein „Band" beschrieben hat, welches den unteren Teil der Scheide, am Übergang in den Sinus urogenitalis, an den Beckenausgang befestigt. An der Basis

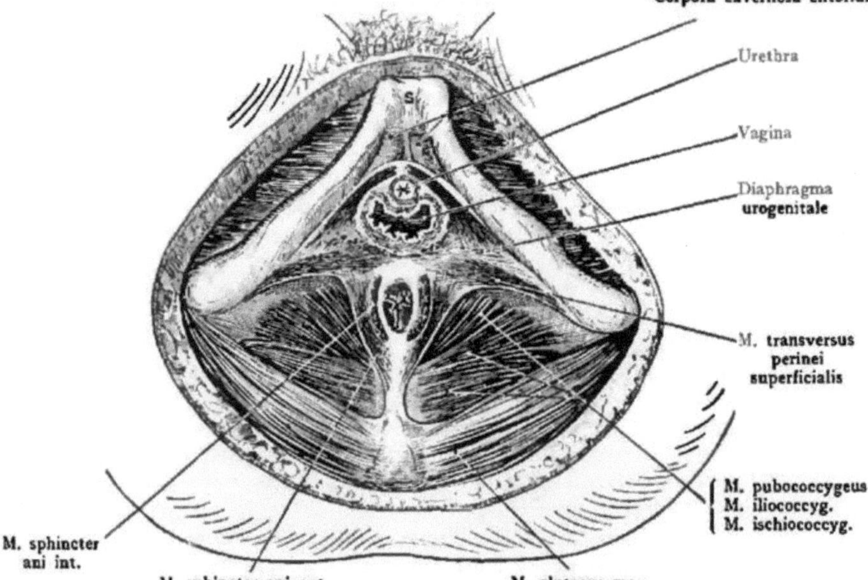

Fig. 510. Darstellung des weiblichen Beckenausganges (von unten gesehen) nach Abtragung der oberflächlichen Schichten durch einen Horizontalschnitt.
. Nach Sellheim.

des Diaphragma urogenitale nimmt der M. sphincter ani seine Insertion, ebenso der M. transversus perinei superficialis.

Der Inhalt der Loge wird zunächst durch die Corpora cavernosa clitoridis und die beiderseits von der Öffnung des Sinus urogenitalis gelegenen Bulbi vestibuli gebildet. Die Corpora cavernosa clitoridis entspringen als Crura clitoridis von den Rami inf. oss. pubis; sie werden durch die Mm. ischiocavernosi überlagert; den beiden Bulbi vestibuli, welche dem einheitlichen Bulbus urethrae des Mannes entsprechen,

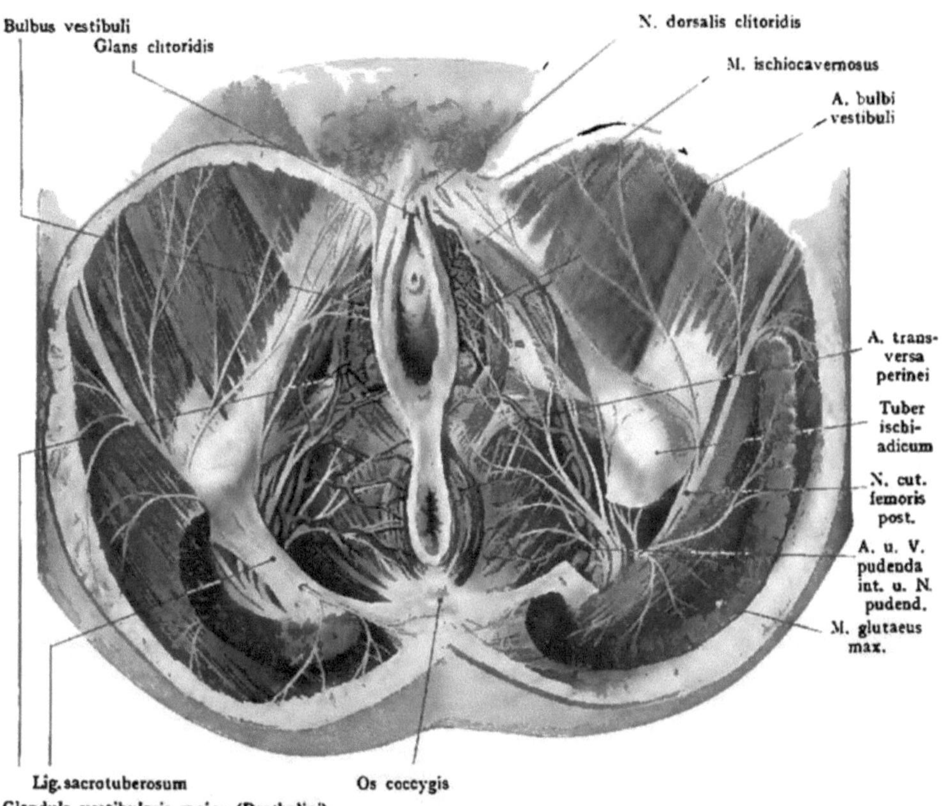

Fig. 511. Regio perinealis beim Weibe.
Nach Léveille und Hirschfeld.
Linkerseits ist das Lig. sacrotuberosum durchtrennt worden; das Corpus cavernosum clitoridis ist lateralwärts abgezogen, um das Lig. triangulare zu zeigen.

lagern sich die platten Mm. bulbocavernosi auf, welche einen muskulösen, die Scheidenöffnung umgebenden Ring herstellen und diese durch ihre Kontraktion zuschnüren können.

Hinter den Bulbi vestibuli, aber oberhalb des Diaphragma urogenitale, liegen die Glandulae vestibulares majores (Bartholini) (Fig. 511), welche mit den Glandulae bulbourethrales (Cowperi) beim Manne zu vergleichen sind. Ihre Ausführungsgänge durchbohren das Diaphragma urogenitale und verlaufen auf beiden Seiten der Scheidenmündung nach vorne, um sich vor dem Hymen oder den Hymenresten in den Sinus urogenitalis zu öffnen. Ihre Lage ist von einiger Wichtigkeit, da sie nicht selten bei

Scheidenerkrankungen in Mitleidenschaft gezogen werden, indem sich in ihnen Abszesse oberhalb des Diaphragma urogenitale bilden.

Nerven und Gefässe des Trigonum urogenitale beim Weibe. Die Anordnung der grossen Gefäss- und Nervenstämme ist im Prinzip dieselbe wie beim Manne, nur zum Teil in schwächerer Ausbildung. Die A. pudenda int. verläuft aus der Fossa ischiorectalis (Fig. 511), oberhalb des Diaphragma urogenitale in das Trigonum urogenitale und teilt sich hier in ihre beiden Endäste, die A. dorsalis clitoridis, entsprechend der A. dorsalis penis und die A. profunda clitoridis, entsprechend der A. profunda penis. Medianwärts gibt der Stamm der A. pudenda int. die A. bulbi vestibuli ab, welche das Diaphragma urogenitale durchbohrt, um in den Bulbus vestibuli einzutreten (linkerseits in Fig. 511 dargestellt). Innerhalb der Fossa ischiorectalis entspringt die A. labialis post., welche nach vorne verläuft, um sich an die grossen und kleinen Labien zu verzweigen. Dazu kommen von Nerven die oberflächlichen Nn. labiales post., gleichfalls aus der Strecke des N. pudendus, welche innerhalb der Fossa ischiorectalis liegt, ferner als Endäste des N. pudendus der N. dorsalis und der N. profundus clitoridis.

Trigonum rectale. Eine grössere Übereinstimmung mit den Verhältnissen beim Manne zeigt sich im Trigonum rectale. Selbstverständlich ist dasselbe beim Weibe breiter, entsprechend dem grösseren Abstande der Tubera ischiadica. Die Begrenzung und der Inhalt der Fossa ischiorectalis sind bei beiden Geschlechtern identisch (vgl. Fig. 459 mit Fig. 511). Die Stämme des N. pudendus und der A. und V. pudenda int. liegen bei ihrem Verlaufe um die Spina ischiadica in der Fossa ischiorectalis und geben hier die A. haemorrhoidalis inf., welche mit den Nn. perinei verläuft, zum Anus ab.

Bemerkenswert ist, dass das durch Rectum und Scheidenwand gebildete Septum rectovaginale (s. den Sagittalschnitt Fig. 477) nach unten eine bedeutende Mächtigkeit erlangt, indem noch Fasern des M. sphincter ani externus, der Mm. bulbocavernosi, der Mm. transversi perinei und des Diaphragma urogenitale hinzukommen, welche eine Masse von durchflochtenen Muskel- und Bindegewebsfasern herstellen. Dieselbe erstreckt sich von der vorderen Grenze der Analöffnung bis zum hinteren Umfange der Öffnung des Vestibulum vaginae und bildet den Damm oder das Perineum; ihre Längsausdehnung ist übrigens individuell sehr verschieden. Bei der Erweiterung der Scheidenmündung während des Geburtsaktes wird der Damm stark gedehnt. Bei raschem Eintritt der Spannung kann die Elastizität des Gewebes nicht genügend zur Geltung kommen, so dass mehr oder weniger beträchtliche Einrisse der Dammgegend erfolgen, welche nach oben am Septum rectovaginale weitergehen, indem sie dasselbe entweder ganz durchtrennen und dann eine Kommunikation zwischen Rectum und Scheide herstellen, oder die Scheidenwand von der Wandung des Rectum gleichsam abpräparieren.

Die äusseren Genitalien beim Weibe. Bei stark gebeugten und nach aussen rotierten Oberschenkeln lässt sich im Bereiche des Trigonum urogenitale der Sinus urogenitalis untersuchen, in welchen sich die Scheide und die Urethra öffnen; hinten liegt in der Tiefe der Crena ani der Anus; zwischen der vorderen Grenze des Anus und der hinteren Grenze des Sinus urogenitalis erstreckt sich das Perineum (Fig. 512).

Das Vestibulum vaginae (Sinus urogenitalis) wird lateral durch die Labia minora begrenzt, auf welchen die Schleimhaut des Vestibulum in die äussere Haut übergeht. Nach vorne und oben ziehen sich die Labia minora auf die Clitoris fort, und zwar teils zur unteren Fläche derselben als Frenulum clitoridis, teils zur dorsalen Fläche, wo sie das Praeputium clitoridis bilden. Hinter dem Vestibulum gehen die Labia minora in einer kleinen Hautfalte, dem Frenulum labiorum pudendi, ineinander über. Vor demselben liegt eine seichte Vertiefung, die Fossa navicularis.

Die Labia minora werden umzogen von den Labia majora, richtigen Hautfalten, welche dem Scrotum des Mannes entsprechen und hinten schmal beginnend, nach vorn breiter werden, um in die durch Fettgewebe gebildete, vor der Symphyse gelegene Erhöhung des Mons pubis überzugehen. Die äussere Fläche der grossen Labien ist ebenso wie der Mons pubis von Haaren bedeckt, die innere Fläche ist glatt. Die Labia majora werden nach hinten flacher und setzen sich hier kaum von dem Damme ab.

Der Sinus urogenitalis oder das Vestibulum vaginae stellt einen seichten Raum dar, dessen Eingang lateral von den Labia minora, vorn von der Clitoris, hinten von dem Frenulum labiorum pudendi begrenzt wird

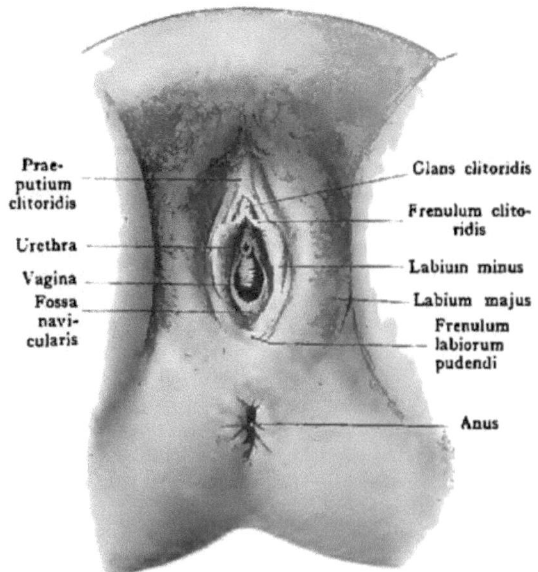

Fig. 512. Regio perinealis des Weibes.

(Fig. 512). In den Sinus mündet die Scheide, deren Öffnung durch den Hymen oder durch Hymenreste von dem Vestibulum abgegrenzt wird (Orificium vaginae). Unmittelbar vor der Scheidenöffnung liegt das Orificium urethrae ext. und auf

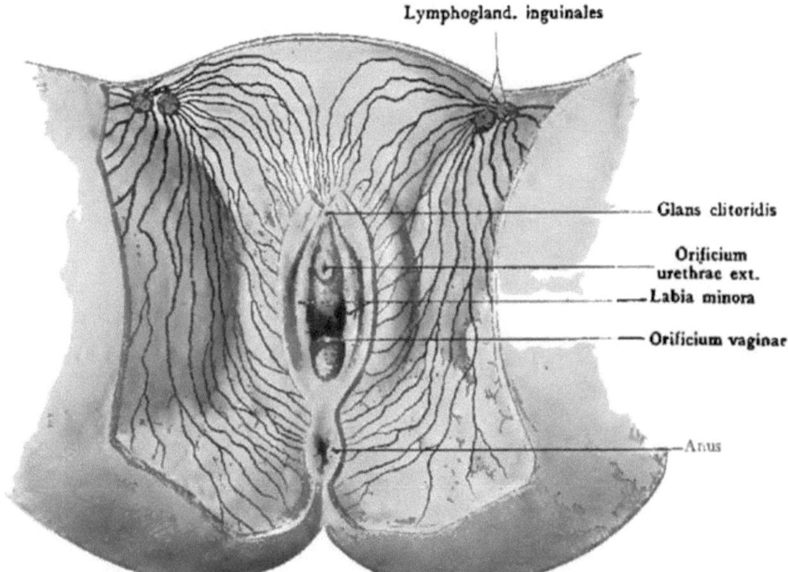

Fig. 513. Lymphgefässe der äusseren weiblichen Genitalien und des Dammes.
Nach Sappey, Anat. physiol. et pathologie des vaisseaux lymphatiques.

beiden Seiten des Orificium vaginae finden sich die Öffnungen der Ausführungsgänge der Glandulae vestibulares majores (Bartholini). Bei Frauen, die noch nicht geboren haben, ist zwischen dem hinteren Umfange der Scheidenöffnung und dem Frenulum labiorum pudendi die Fossa navicularis besonders deutlich ausgeprägt.

Das Orificium urethrae ext. liegt unmittelbar vor dem Orificium vaginae und 2—3 cm hinter der Glans clitoridis. Die seitlichen Ränder des sagittal gestellten Schlitzes legen sich aneinander.

Die Umrandung des Orificium vaginae ist je nach der Ausbildung des Hymen oder der Hymenreste verschieden gestaltet. Der Hymen geht in der Regel von dem hinteren Umfange der Scheidenöffnung aus und verengt dieselbe in der Weise, dass nur vor dem Hymen eine aus der Scheide in den Sinus urogenitalis führende Öffnung übrig bleibt. In anderen Fällen geht der Hymen von dem ganzen Umfange der äusseren Scheiden-öffnung aus (Hymen annularis) oder er zeigt mehrfache Durchbrechungen (Hymen biperforatus, Hymen cribriformis) oder bewirkt endlich eine vollständige Trennung zwischen dem Raum der Scheide und dem Sinus urogenitalis (Hymen imperforatus). Nach der Durchbrechung des Hymen können die Reste desselben das Orificium vaginae als kleine Vorsprünge oder gefranste Anhänge umgeben.

Von den oberflächlichen Gebilden der Regio perinealis des Weibes, sowie der äusseren Genitalien, beanspruchen die Lymphgefässe eine besondere Erwähnung Sie verlaufen, wie diejenigen der Regio perinealis beim Manne, nach vorne zu den Lymphoglandulae inguinales, welche ausserhalb der Fascia lata und unterhalb des Lig. inguinale liegen. Die Lymphgefässe der Clitoris gehen teils wie diejenigen des Penis zu den Lymphoglandulae inguinales, teils kommt längs des Lig. uteri teres durch den Canalis inguinalis eine direkte Verbindung zu den unteren Lymphoglandulae iliacae ext. zustande, mit Umgehung der Lymphoglandulae inguinales und femorales. (Diese Verbindung konnte in Fig. 513 nicht dargestellt werden; man vergleiche Fig. 489.)

Literatur.

I. Wandungen des Beckens, Peritonaeum, Beckenbindegewebe.

Drappier, E. A., Contribution à l'étude du plancher pelvien et de la cavité prévesicale. Thèse de Paris 1893.

Schuttoff, M., Abnormer Tiefstand des Bauchfells im Douglasschen Raume und Senkung der Beckeneingeweide beim Manne. Arch. f. Anat. u. Physiol. Anat. Abteil. 1902.

Cunéo, B., und Marcille, M., Topographie des ganglions ileopelviens. Bull. de la Soc. anat. de Paris, Vol. 76.

Dixon, A. F., The peritonaeum of the pelvic cavity. Journ. of Anat. and Physiol. 36. 1902.

Chrobak und Rosthorn, Die Erkrankungen der weiblichen Beckenorgane. Wien 1896. (Subperitonaeales Bindegewebe des weiblichen Beckens.)

Luschka, Die Muskulatur am Boden des weiblichen Beckens. Denkschr. d. K. Akad. d. Wiss. Wien XX. 1862.

Anderson und Makins, The planes of the subperitonaeal and subpleural connective tissue, with their extensions. Journ. of Anat. and Physiol. 25. 1891.

Krusche, Anatomische Untersuchungen über die A. obturatoria. I.-D. Dorpat 1885.

Lenhossek, J., Das venöse Convolut der Beckenhöble beim Manne. Wien 1871.

Luschka, H., Die Fascia pelvina und ihr Verhalten zur hinteren Beckenwand. Sitz.-Ber. d. K. Akad. d. Wiss. zu Wien. Math.-nat. Kl. XXXV. 1859.

Faraboeuf, Les vaisseaux sanguins des organes génitourinaires, du périnée et du pelvis. Paris 1905.

II. Rectum.

Quénu, Des artères du rectum et de l'anus chez l'homme et la femme. Bull. Soc. anat. de Paris 1893.

Gerota, D., Die Lymphgefässe des Rectum und Anus. Arch. f. Anat. u. Entw.-Gesch. 1895.

Otis, J. W., Anatomische Untersuchungen am menschlichen Rectum und eine neue Methode der Mastdarminspektion. I. Teil. Die Sacculi des Rectum. Leipzig 1887.

Schreiber, Jul., Die Recto-romanoskopie. Berlin 1903.

Mariau, Recherches anatomiques sur la veine porte. Thèse de Lyon 1893.

Duret, H., Note sur la disposition des veines du rectum et de l'anus. Bull. Soc. anat. de Paris 52. 1877.

Merkel, Die Ampulla recti. Bonnet und Merkels Ergebnisse. X. 1900.

Symington, J., The Rectum and Anus. Journ. of Anat. u. Physiol. XXIII. 1889.

Gally, Les Valvules du rectum et leur rôle pathogénique. Thèse de Toulouse 1893.

Johnson, F. P., The Development of the Rectum. Amer. Journ. of Anat. 16. 1914.

III. Harnblase.

Garson, Die Dislokation der Harnblase und des Peritonaeum bei Ausdehnung des Rectum. Arch. f. Anat. u. Entw.-Gesch. 1878.

Takahasi, Beitrag zur Kenntnis der fetalen und kindlichen Harnblase. Arch. f. Anat. u. Entw.-Gesch. 1888.

Gerota, Über die Lymphgefässe und Lymphdrüsen der Nabelgegend und der Harnblase. Anat. Anz. XII. 1896.

Dixon, A. F., The form of the empty bladder. Anat. Anz. XV. 1899.

Fenwick, The venous system of the bladder and its surroundings. Journ. of Anat. and Physiol. XIX. 1885.

Waldeyer, Das Trigonum vesicae. Sitz.-Ber. d. Berl. Akad. d. Wiss. Math.-phys. Kl. 1897.

Gillette, Recherches anatomiques sur les veines de la vessie et sur les plexus veineux intrapelviens. Journ. de l'anat. 1869.

Delbet, Anatomie chirurgicale de la vessie. Thèse de Paris 1895.

IV. Prostata usw.

Bruhns, C., Lymphgefässe und Lymphdrüsen der Prostata beim Menschen. Arch. f. Anat. u. Entw.-Gesch.
    1904.
Ziegler, Circulation veineuse de la prostata. Thèse de Bordeaux 1893.
Stahr, H., Bemerkungen über die Verbindungen der Lymphgefässe der Prostata mit denen der Blase. Anat.
    Anz. XVI. 1899.

V. Hoden, Penis usw.

Cunéo, B., Sur les lymphatiques du testicule. Bull. de la Soc. anat. de Paris 76. 1901.
Bruhns, C., Über die Lymphgefässe der äusseren männlichen Genitalien und die Zuflüsse der Leistendrüsen.
    Arch. f. Anat. u. Entw.-Gesch. 1890.
Haberer, Über die Venen des menschlichen Hodens. Arch. f. Anat. u. Entw.-Gesch. 1898.
Most, A., Über die Lymphgefässe und Lymphdrüsen des Hodens. Arch. f. Anat. u. Entw.-Gesch. 1899.
Horovitz, M. und Zeissl, M., Beiträge zur Anatomie der Lymphgefässe der männlichen Geschlechtsorgane.
    Wiener med. Presse. 1897.
Küttner, Über das Peniskarzinom und seine Verbreitung auf dem Lymphwege. Beitr. z. klin. Chir. XXVI.

VI. Uterus, Scheide usw.

Waldeyer, Beiträge zur Kenntnis der Lage der weiblichen Beckenorgane nebst Beschreibung eines frontalen
    Gefrierschnittes des Uterus gravidus in situ. Bonn 1892.
Schreiber, Beschreibung von Gefrierschnitten durch den Rumpf einer Wöchnerin des fünften Tages. 2 Taf.
    I.-D. Basel 1895.
Freund, H., Zur Lehre von den Blutgefässen der normalen und kranken Gebärmutter. Jena 1904.
Rouget, Ch., Recherches sur les organes érectiles de la femme etc. Journ. de la physiol. I. 1858.
Poirier, P., Lymphatiques des organes génitaux de la femme. Progrès méd. 1889.
Kownatzki, Die Venen des weiblichen Beckens und ihre praktisch-operative Bedeutung. Wiesbaden 1907.
Sellheim, Hugo, Lig. teres uteri und Alexander-Adamsche Operation. Beitr. z. Geburtsh. u.
    Gynäk. IV.
Bruhns, C., Über die Lymphgefässe der weiblichen Genitalien nebst einigen Bemerkungen über die Topo-
    graphie der Leistendrüsen. Arch. f. Anat. u. Entw.-Gesch. 1898.
Peiser, E., Untersuchungen über den Lymphapparat des Uterus usw. I.-D. Breslau 1898.

VII. Ureter.

Solger, B., Zur Kenntnis der spindelförmigen Erweiterungen des menschlichen Harnleiters. Anat. Anz.
    XII. 1896.
Funke, E., Über den Verlauf der Ureteren. Deutsche med. Wochenschr. 1897.
Perez, Exploration des uretères. Thèse de Paris 1888.
Schwalbe, G., Zur Anatomie der Ureteren. Verh. d. anat. Ges. zu Basel 1896.
Waldeyer, Über die sog. Ureterenscheide. Verh. d. anat. Ges. zu Wien 1892.
Sänger, Über Tastung des Ureters beim Weibe. Arch. f. Gynäkol. 28. 1886.
Tandler und Halban, Der Ureter im weiblichen Becken. Wien 1905.

Rücken.

Wir beschreiben als Rücken die Gegend, welche sich von der Linea nuchae sup. bis zum Sacrum erstreckt. Sie entspricht der Wirbelsäule und den angrenzenden Abschnitten der dorsalen Wand von Bauch- und Thoraxraum. Wir rechnen dazu auch die Nackenregion (s. die Besprechung der Einteilung des Halses).

Inspektion und Palpation des Rückens. Fig. 514 stellt die dorsale Ansicht des Rumpfes eines muskulösen Mannes dar. Die Reihe der Processus spinosi wird im Bereiche der Nackengegend durch die mächtige Nackenmuskulatur und das Lig. nuchae überlagert, tritt jedoch am Übergange der Hals- in die Brustwirbelsäule in dem leicht durchzufühlenden Processus spinosus des VII. Halswirbels (Vertebra prominens) an die Oberfläche. Hier beginnt die bis zum Sacrum sich erstreckende Rückenrinne, welche, je nach der Stärke der Muskulatur, tiefer oder seichter ausfällt. Sie wird durch die langen Rückenmuskeln (Mm. sacrospinales) hergestellt, deren Bäuche zu beiden Seiten der Processus spinosi den Wirbelbogen aufliegen und die Processus spinosi überragen. Am deutlichsten ist die Rückenrinne im Bereiche der Brustwirbelsäule ausgebildet, während sie weiter unten beträchtlich seichter wird, doch ist sie bei schön geformten Individuen auch hier noch nachzuweisen.

Die Umrisse der oberflächlichen (breiten) Rückenmuskeln sind infolge der mehr oder weniger starken Ausbildung des Fettpolsters nur selten festzustellen. In Fig. 514 ist der untere Rand des M. trapezius zu erkennen, welcher sich ziemlich deutlich von dem M. latissimus dorsi absetzt. Seitlich von der Reihe der Proc. spinosi ist, besonders im Bereiche der Lendenwirbelsäule, der Wulst des M. erector trunci zu sehen.

Durch Palpation lassen sich feststellen: die Protuberantia occipitalis ext., vom VII. Halswirbel an abwärts die Proc. spinosi, unten die hintere Fläche des Sacrum und die Cristae iliacae mit den Spinae iliacae post. sup.

Allgemeine Bemerkungen über die Topographie des Rückens. Wir unterscheiden, erstens die Topographie des Wirbelkanals und seines Inhaltes, zweitens die Topographie der im Bereiche des Rückens gelegenen Weichteile. Abgesehen von Einzelheiten, die sich am Übergange des Nackens auf das Occiput finden (Regio suboccipitalis, Fig. 526), herrscht eine gewisse Eintönigkeit auf weite Strecken, die besonders auch darin zum Ausdrucke kommt, dass eine Unterscheidung der einzelnen Abschnitte der langen Rückenmuskeln für praktische Zwecke wertlos erscheint und ausserdem die Beziehungen des Wirbelkanals zu seinem Inhalte auf lange Strecken die gleichen bleiben. Ferner sind schon bei der Schilderung der Topographie des Bauches, der Brust und des Beckens, die Beziehungen verschiedener Eingeweide zur Wirbelsäule und zum Rücken geschildert worden. (Nieren, untere Grenzen der Pleura und der Lungen, Beziehungen zwischen dem Rectum und dem Sacrum usw.)

Wirbelkanal und Inhalt des Wirbelkanales. Der Wirbelkanal erstreckt sich in der ganzen Ausdehnung der als Rücken abgegrenzten Gegend von dem Occiput, wo er am Foramen occipitale magnum in die Schädelhöhle übergeht, bis zum letzten oder vorletzten Sakralwirbel, auf dessen hinterer Fläche er im Hiatus sacralis ausmündet. Der Kanal erhält seine Begrenzung: vorne durch die hintere Fläche der

Wirbelkörper und der Intervertebralscheiben, welche von dem Lig. longitudinale posterius bedeckt werden, hinten durch die Wirbelbogen und die stark elastischen Ligg. flava. Seitlich wird der Kanal zum Teil durch die Wirbelbogen abgeschlossen, zum Teil öffnet er sich in den Foramina intervertebralia.

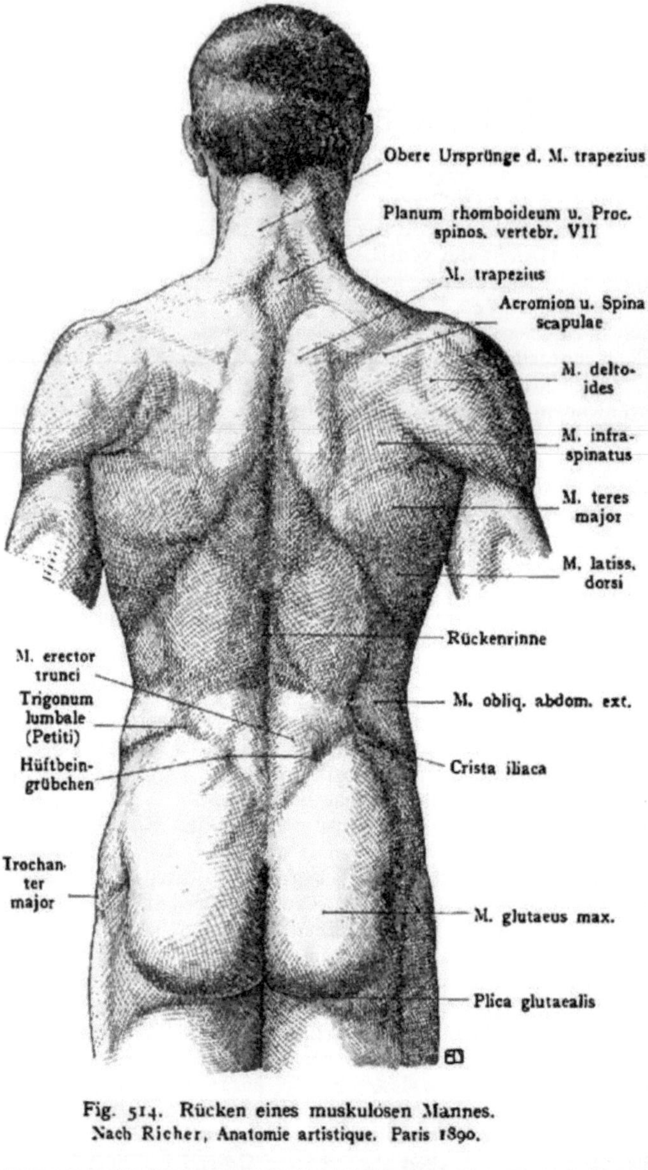

Betrachtet man eine Wirbelsäule von der Seite, so ist leicht ersichtlich, dass sich die aus den Wirbelbogen und den Ligg. flava bestehende hintere Wand je nach dem Abschnitte der Wirbelsäule verschieden verhalten wird. Im Bereiche der Brustwirbelsäule schieben sich die Wirbelbogen und die Processus spinosi mehr dachziegelförmig übereinander, während im Bereiche der Hals- und der Lendenwirbel die von den Ligg. flava überbrückten Räume grösser sind, so dass ein Einschnitt oder Einstich hier leicht bis in den Wirbelkanal vordringen kann.

Form und Weite des Canalis vertebralis. Sie wechseln nicht unbeträchtlich in den verschiedenen Abschnitten der Wirbelsäule (Figg. 515—517); die Form des Querschnittes wird am Halse als dreieckig, in der Brust als rund und in der Lenden- und Sakralwirbelsäule wieder als dreieckig beschrieben; immer ist der Kanal viel weiter als der Duralsack des

Obere Ursprünge d. M. trapezius
Planum rhomboideum u. Proc. spinos. vertebr. VII
M. trapezius
Acromion u. Spina scapulae
M. deltoides
M. infraspinatus
M. teres major
M. latiss. dorsi
Rückenrinne
M. obliq. abdom. ext.
Crista iliaca
M. glutaeus max.
Plica glutaealis
M. erector trunci
Trigonum lumbale (Petiti)
Hüftbeingrübchen
Trochanter major

Fig. 514. Rücken eines muskulösen Mannes. Nach Richer, Anatomie artistique. Paris 1890.

Rückenmarks, welchen er umschliesst, und der nicht unbeträchtliche Zwischenraum zwischen beiden (Epiduralraum) wird sowohl durch lockeres Fett- und Bindegewebe, als auch durch die Plexus venosi vertebrales ausgefüllt.

Inhalt des Canalis vertebralis. Derselbe wird gebildet durch das Rückenmark mit seinen Hüllen, sowie durch das lockere Fett- und Bindegewebe, welches sich zwischen dem Duralsack und den Wandungen des Canalis vertebralis einlagert und die Plexus venosi vertebrales mit den zum Rückenmark gelangenden Rami spinales

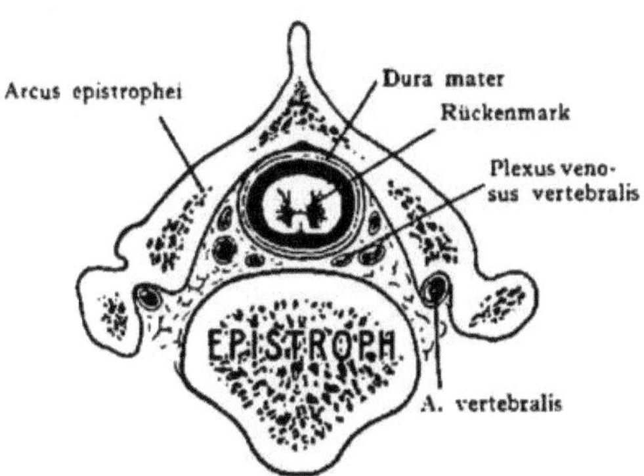

Fig. 515. Horizontalschnitt durch die Wirbelsäule in der Höhe des Körpers und des Proc. spinosus des Epistropheus.
Nach Pirogoff, Anatome topograph. Fasc. l. Taf. 15. Fig. 3.

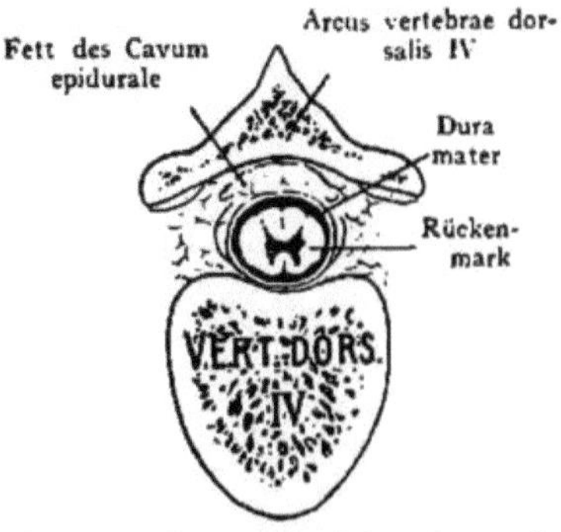

Fig. 516. Horizontalschnitt durch die Wirbelsäule in der Höhe des IV. Brust-wirbelkörpers.
Nach Pirogoff, Anatome topograph. Fasc. I. Taf. 15. Fig. 14.

der Arterien umschliesst. Dazu kommen die Spinalganglien und die aus den Foramina intervertebralia austretenden Spinalnerven.

Die von der Dura mater nach aussen abgeschlossenen Hüllen des Rückenmarks werden durch das erwähnte Fett- und Bindegewebe von den Wandungen des Canalis vertebralis getrennt (Fig. 518). Der so abgegrenzte Raum wird als Cavum epidurale bezeichnet; derselbe erstreckt sich von dem Foramen occipitale magnum bis zu dem unteren Ende des Canalis vertebralis im Hiatus sacralis und ist sowohl dorsal als ventral ausgebildet. Bei der Eröffnung des Canalis vertebralis durch Abtragen der Wirbelbogen wird man also nicht ohne weiteres auf den Sack der Dura mater stossen, sondern muss erst durch das Cavum epidurale auf denselben vordringen. Hier verlaufen die Venen, welche den dichten Plexus venosus vertebralis bilden (Fig. 520).

Hüllen des Rückenmarks. Die Dura mater teilt sich bei ihrem Austritte aus dem For. occipitale magnum in zwei Blätter, von denen sich das äussere den Wandungen des Wirbelkanals anschliesst und mit dem Perioste und dem Bandapparate desselben ziemlich enge Verbindungen eingeht. Das andere Blatt bildet den Duralsack, welcher sich von dem For. occipitale magnum bis zum II.—III. Sakralwirbel erstreckt. Seitlich hängt derselbe mit den Rändern der Foramina intervertebralia zusammen, indem die Dura sich auf die

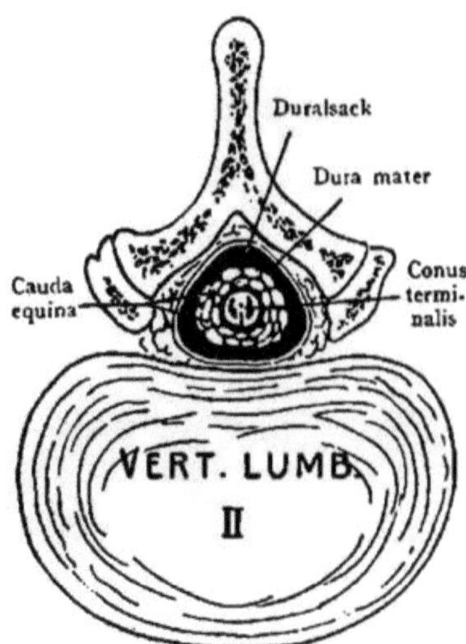

Fig. 517. Querschnitt durch den Wirbelkanal in der Höhe der Bandscheibe zwischen dem 1. und 2. Lumbalwirbel.
Nach Pirogoff, Anatome topograph. Fasc. I. Taf. 15. Fig. 28.

39*

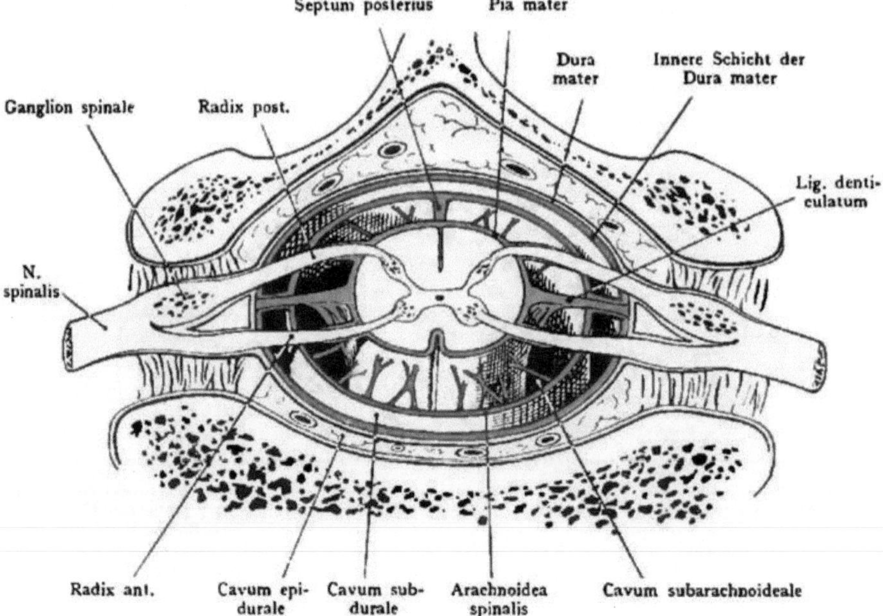

Fig. 518. Hüllen des Rückenmarks in einem schematischen Horizontalschnitte.
Dura mater gelb. Arachnoidea rot. Pia mater blau.

austretenden Nerven als Scheide fortsetzt, so dass die letzteren durch Bindegewebszüge
an die Ränder der Foramina intervertebralia fixiert werden. Von den beiden Blättern
der Dura mater wird das Cavum epidurale begrenzt.

Die Arachnoidea des Rückenmarks stellt eine zarte, durchsichtige Membran dar,
welche durch das weite Cavum subarachnoideale von der Pia mater, durch das Cavum
subdurale von der Dura mater getrennt wird.

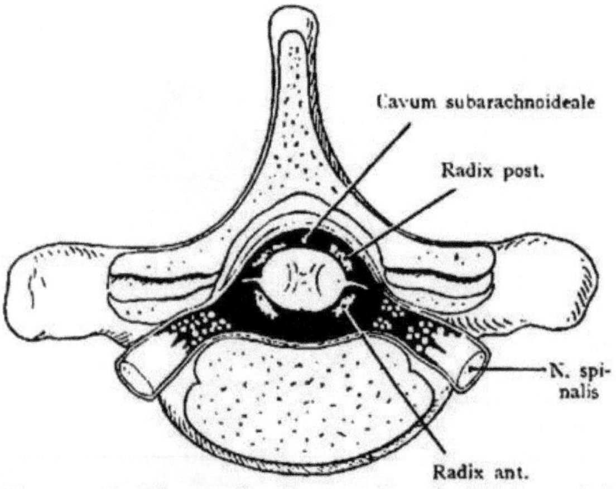

Die Pia mater umgibt unmittelbar das Rückenmark und enthält die Gefässe, welche von der Oberfläche aus oder durch die Fissura longitudinalis ant. in das Rückenmark eindringen. Sie bildet den Abschluss der Meningen, hängt innig mit der Oberfläche des Rückenmarks zusammen und verbindet sich mittelst zahlreicher Bindegewebsbalken, welche das Cavum subarachnoideale durchziehen, mit der Arachnoidea. Besonders stark sind diese Bindegewebsbalken auf beiden Seiten entwickelt, wo sie zwischen den vorderen und

Fig. 519. Beziehungen des Cavum subarachnoideale zu den
austretenden Nervenwurzeln.
Nach G. Retzius.

hinteren Wurzeln bis zur Dura mater reichenden leistenartigen Vorsprünge des Lig. denticulatum bilden (Fig. 518).

Die drei durch die Blätter der Dura mater sowie durch die Arachnoidea und die Pia mater abgegrenzten Räume (Cavum epidurale, Cavum subdurale und Cavum subarachnoideale) finden sich in der ganzen Ausdehnung des Duralsackes. Das Cavum subarachnoideale, welches mit dem Cavum subarachnoideale des Gehirns im Zusammenhang steht, enthält den Liquor cerebrospinalis. Nach unten erstreckt sich der Duralsack (Fig. 520) bis zum II. oder III. Sakralwirbel, während das Rückenmark im Conus terminalis etwa in der Höhe des II.—III. Lumbalwirbels ein Ende nimmt. Der Abschnitt des Duralsackes, welcher sich vom ersten oder zweiten Lumbalwirbel bis zum zweiten oder dritten Sakralwirbel erstreckt, wird teils von der Cauda equina mit dem Filum terminale des Rückenmarks, teils von dem Cavum subarachnoideale eingenommen. Besonders dem letzteren Umstande ist es zuzuschreiben, dass bei der Lumbalpunktion, welche infolge des horizontalen Abganges der Processus spinosi von den Lendenwirbeln ohne Schwierigkeiten auszuführen ist (s. oben), das Rückenmark geschont wird, wenn man etwa zwischen dem zweiten und dritten Lumbalwirbelbogen oder noch weiter unten einsticht.

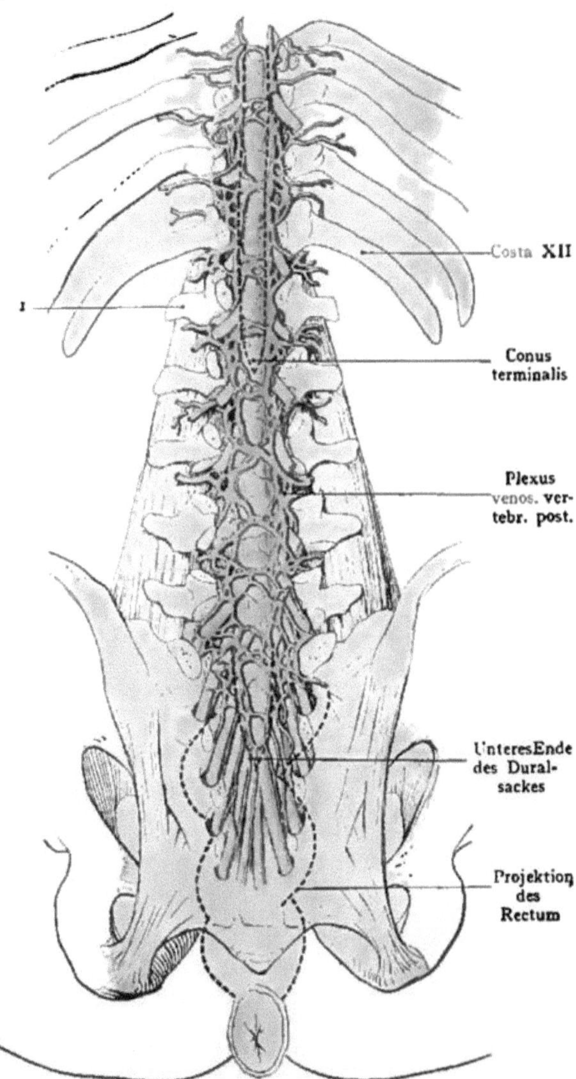

Fig. 520. Wirbelkanal von hinten eröffnet. Ausdehnung des Duralsackes und des Rückenmarkes (Conus terminalis) durch punktierte Linien angegeben. Cauda equina und Rectum (punktiert). Der Plexus venosus post. ist nach einer Figur von Breschet eingezeichnet. I Proc. lateralis vertebr. lumb. I.

Lage der Nervenwurzeln und der Spinalganglien. Die vorderen und die hinteren Wurzeln eines Spinalnerven durchlaufen das Cavum subarachnoideale (Fig. 518), indem sie gegen ein Foramen intervertebrale konvergieren, um sich zum Spinalnerven zu verbinden. Die Strecke der Wurzeln, welche von ihrem Abgang aus dem Rückenmark bis zu ihrer Verbindung miteinander reicht, entspricht selbstverständlich der Trennung in sensible und motorische Fasern; es ist deshalb nur hier möglich, die sensiblen Fasern eines gegebenen Spinalnerven in ihrer Gesamtheit (etwa bei hartnäckiger Neuralgie) zu erreichen und zu durchtrennen, indem man nach Abtragung der Wirbelbogen den Duralsack und den Subarachnoidealraum eröffnet.

Bloss die 3—4 ersten Spinalnerven setzen sich aus horizontal verlaufenden Wurzeln zusammen. Die Wurzeln der folgenden Nerven verlaufen schräg, und zwar um so schräger, je weiter unten ihre Austrittsstelle aus dem Rückenmark liegt. Die Spinalganglien liegen ausserhalb der Foramina intervertebralia (Fig. 521), also auch ausserhalb des Duralsackes.

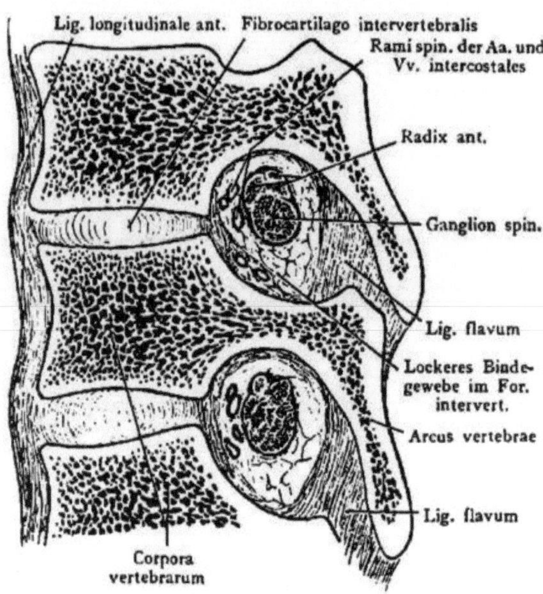

Fig. 521. Seitlicher Sagittalschnitt durch die Wirbelsäule, die Lage der Gebilde in den Foramina intervertebralia zeigend.
Zum Teil nach einem Mikrotomschnitte.

Die Dura mater gibt dort, wo die Wurzeln der Spinalnerven die Arachnoidea durchbrechen, eine Hülle an dieselben ab, welche sie mit dem Spinalganglion bis zu der Stelle umscheidet, wo sie sich zur Bildung der Spinalnerven miteinander vereinigen (Fig. 519). Diese Duralhülle befestigt sich an den Rändern der Foramina intervertebralia und bewirkt sowohl eine Fixation der Nerven als auch des Duralsackes. In den Foramina intervertebralia werden die Nervenwurzeln sowie das Ganglion spinale von den Rami spinales der Arterien und der Venen umgeben, die hier zum Rückenmark vordringen, resp. einen Abfluss des venösen Blutes aus dem Plexus vertebralis zu den Venen ausserhalb des Wirbelkanales herstellen (Figg. 520 und 521), so im Bereiche der Brustwirbelsäule zu den Vv. intercostales, im Bereiche der Lendenwirbelsäule zu den Vv. lumbales.

Topographia vertebromedullaris. Von praktischem Werte ist die Bestimmung der Austrittsstellen der Spinalnervenwurzeln aus dem Rückenmark, bezogen auf die durch Palpation leicht festzustellenden Proc. spinosi der Wirbel. Nach Chipault gilt dafür die Regel, dass man im Hinblick auf den je weiter unten im Rückenmark um so schräger werdenden Verlauf der Spinalwurzeln, im Bereiche der Halswirbelsäule der Nummer eines durchzufühlenden Proc. spinosus die Zahl 1 addiert, so wird z. B. unterhalb des Proc. spinosus des V. Halswirbels der VI. Cervikalnerv austreten; im Bereiche der oberen Partie der Brustwirbelsäule muss man die Zahl 3 addieren; endlich entspricht der Proc. spinosus des XI. Brustwirbels und der Raum zwischen demselben und dem Proc. spinosus des XII. Brustwirbels dem Austritt der drei letzten Lumbalnervenwurzeln, während der Austritt der Sakralnervenwurzeln unmittelbar auf den Proc. spinosus des XII. Brustwirbels folgt.

Horizontalschnitte durch den Rücken. Die Figg. 522 bis 525 stellen Horizontalschnitte durch den Rücken in verschiedener Höhe dar. Fig. 522 zeigt einen

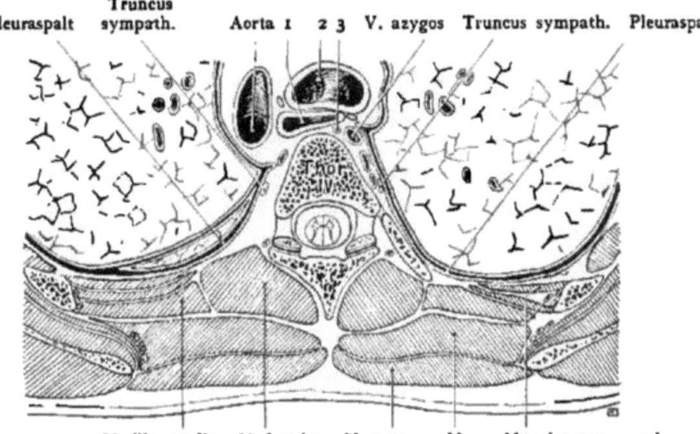

Fig. 522. Horizontalschnitt durch den Rücken in der Höhe des IV. Thorakalwirbels. Nach W. Braune. 1 Oesophagus. 2 Bifurcatio tracheae. 3 Duct. thoracicus.

solchen Schnitt in der Höhe des IV. Brustwirbels. Was die Muskulatur anbelangt, so haben wir oberflächlich den M. trapezius, dann folgt in zweiter Schicht der M. rhomboides,

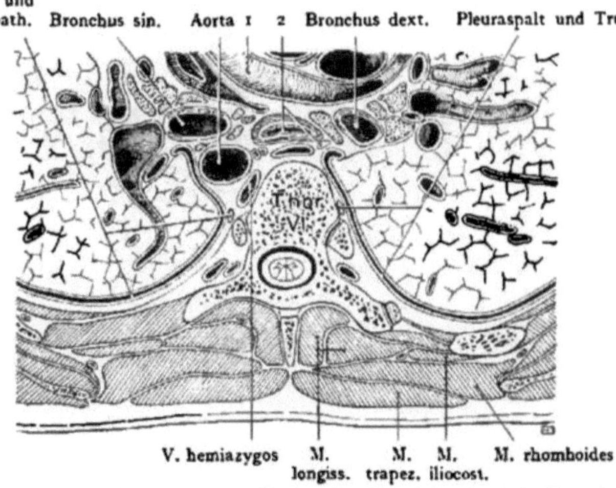

Fig. 523. Horizontalschnitt durch den Rücken in der Höhe des VI. Thorakalwirbels. Nach W. Braune. 1 Ram. dext. a. pulmonalis. 2 Oesophagus und N. vagus dext.

als weitere Schicht treffen wir den M. iliocostalis und longissimus und als tiefste Schicht die Mm. intercostales. An diese tiefste Schicht grenzt die Pleura parietales, welche weiter

medial auf dem seitlichen Umfange des Wirbelkörpers rechterseits den Truncus
sympathicus und die V. azygos, linkerseits den Truncus sympathicus und die V. hemi-

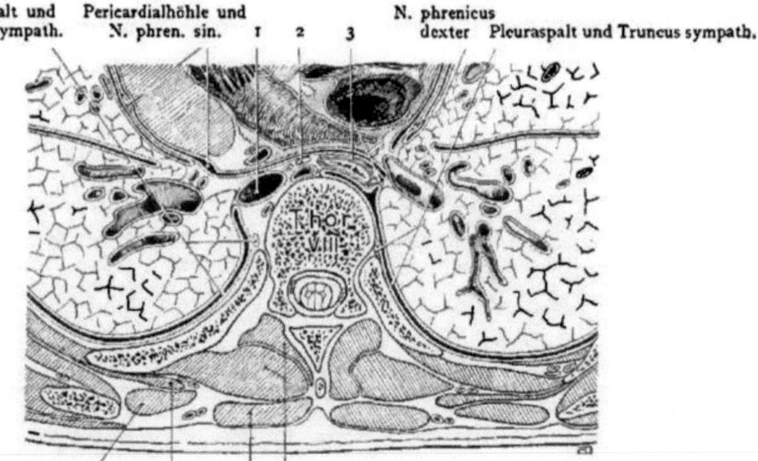

Fig. 524. Horizontalschnitt durch den Rücken in der Höhe des VIII. Thorakalwirbels.
Nach W. Braune.
1 Aorta thoracica.   2 N. vagus sin.   3 Oesophagus und N. vagus dext.

azygos überzieht. Der Arcus aortae nähert sich in dieser Höhe der Wirbelsäule, und berührt fast den linken Umfang des Oesophagus, welcher nach vorne von der gerade ober-

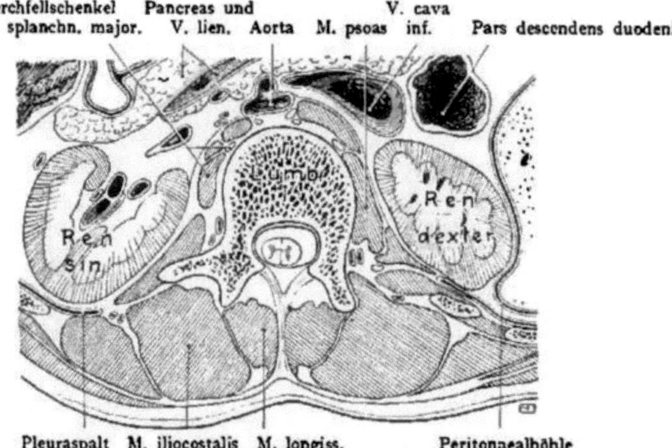

Fig. 525. Horizontalschnitt des Rückens in der Höhe des I. Lumbalwirbels.
Nach W. Braune.

halb der Bifurkation durchschnittenen Trachea überlagert wird und dorsal der
vorderen Fläche des Wirbels anliegt.

In Fig. 523 (Höhe des VI. Brustwirbels) haben sich die Verhältnisse der Muskelschichten nicht geändert. Die V. azygos hat sich vor den Wirbel, zwischen diesem und den Oesophagus eingeschoben, auch liegt die Aorta thoracica nicht direkt dem lateralen Umfange des Wirbelkörpers an, sondern wird durch die V. hemiazygos von demselben getrennt. Der laterale Umfang der Aorta wird von dem Peritonaeum parietale überzogen, der Pleuraspalt reicht rechterseits fast bis an den N. vagus dexter und den lateralen Umfang des Oesophagus heran.

Fig. 524 stellt einen Schnitt dar, welcher in der Höhe des VIII. Brustwirbels durchgeführt ist. Die Muskelschichten sind im Vergleiche mit Fig. 522 etwas reduziert. Die Aorta thoracica liegt links von der Medianebene dem vorderen Umfange des Wirbelkörpers an; gerade vor dem Wirbelkörper in der Medianebene liegt der Durchschnitt der V. azygos; es liegt also hier eine Anomalie in der Ausbildung der im Thorax verlaufenden Rumpfvenen vor. Rechts liegt der Querschnitt des Oesophagus; derselbe wird von dem vorderen Umfange des Wirbelkörpers durch eine Ausbuchtung des Pleuraspaltes getrennt, wäre also von hinten ohne Eröffnung der Pleurahöhle in diesem Falle nicht zu erreichen.

Der in Fig. 525 dargestellte Schnitt geht durch den ersten Lumbalwirbel. Die Masse des M. erector trunci zerfällt hier schon in die Mm. iliocostalis und longissimus; dem vorderen und seitlichen Umfange des Wirbels liegen die Querschnitte der Zwerchfellspfeiler, der Mm. psoas und weiter lateral der Mm. quadrati lumborum auf. Der Pleuraspalt ist hier noch vorhanden und reicht bis an den dorsalen Umfang der Niere heran; es handelt sich also um die Zone der Niere, die vom Recessus phrenicocostalis der Pleurahöhle dorsal überlagert wird.

Nackenregion (Regio nuchae).

Man kann die Nackenregion im Anschluss an den Hals beschreiben (s. allgemeine Bemerkungen über den Hals) oder als besondere Unterregion des Rückens. Wir haben das letztere vorgezogen.

Allgemeine Bemerkungen über die Regio nuchae. Die Grenze der Nackenregion gegen den Hals kann durch eine Linie angegeben werden, die wir von dem hinteren Umfange des Proc. mastoides zum Acromion ziehen. Als obere Grenze können wir die Protuberantia occipitalis ext. und die Linea nuchae sup. ansehen, als untere Grenze eine Linie, welche von dem Dornfortsatze des VII. Halswirbels zum Acromion gezogen wird. Die Proc. spinosi des I.—V. Halswirbels werden von dem Lig. nuchae und der Rückenmuskulatur so überlagert, dass sie der Palpation unzugänglich sind.

Oberflächliche Gebilde. Das subkutane Gewebe ist derb und hängt innig mit der oberflächlichen Fascie der Gegend zusammen, besonders in der oberen Partie derselben am Übergange in die Regio suboccipitalis. Nach unten wird es lockerer. Von oberflächlichen Gefässen und Nerven haben wir kleine Hautarterien aus der A. occipitalis und den Ramus ascendens der A. transversa colli (s. Hals und Fig. 191). Der letztere verläuft zwischen den Mm. splenius und levator scapulae und gibt Hautäste ab, welche den M. trapezius durchsetzen. Die V. cervicalis superficialis sammelt sich in dem subkutanen Gewebe des Nackens und verläuft nach unten und vorne, um in die V. jugularis int. auszumünden.

Muskulatur. Die Muskulatur des Nackens wird oberflächlich durch die Fortsetzung der Fascia colli superficialis abgeschlossen (Fig. 151), welche sich am vorderen Rande des M. trapezius in zwei Blätter teilt und diesen Muskel umscheidet.

Wir können die Nackenmuskulatur in drei Schichten einteilen. Die oberflächliche Schicht wird durch die obere Partie des M. trapezius dargestellt, welche
nach unten allmählich breiter wird und von der Linea nuchae sup., dem Ligamentum nuchae und dem Processus spinosus des VII. Halswirbels entspringt. Die
zweite Schicht wird gebildet durch die Mm. splenius, levator scapulae, rhomboides
major und minor und serratus posticus superior. Die dritte oder tiefe Schicht
besteht aus den langen Rückenmuskeln, die als Mm. longissimi capitis und cervicis,
iliocostalis cervicis, semispinalis cervicis und capitis und multifidus von den Muskeln
der mittleren Schicht bedeckt werden. In der obersten Partie des Nackens, die unmittelbar nach unten auf die Linea nuchae sup. folgt, können wir noch eine vierte

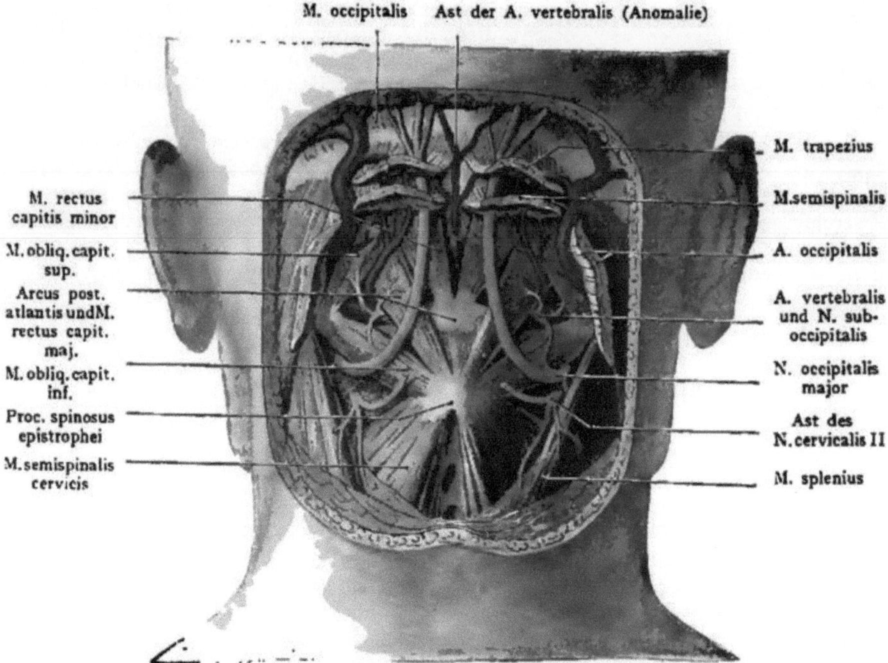

Fig. 526. Topographie der Regio suboccipitalis.

Schicht unterscheiden, welche die kleinen Muskeln zwischen dem Hinterhaupt und
den beiden ersten Halswirbeln umfasst (Mm. recti capitis post. major und minor, rectus
capitis lateralis und obliqui capitis sup. und inf.). Diese Muskeln, welche gegenüber
der in der Anordnung der langen Rückenmuskeln herrschenden Eintönigkeit eine gewisse Abwechselung darbieten, erstrecken sich (Fig. 526) von dem Proc. spinosus
epistrophei zur hinteren Spange des Proc. transversus atlantis (M. obliquus capitis inf.),
resp. von dem Proc. spinosus epistrophei zum mittleren Drittel der Linea nuchae inf.
(M. rectus capitis post. major), ferner von dem Tuberculum posterius atlantis zur Linea
nuchae inf. (M. rectus capitis post minor) und von dem hinteren Höcker des Quer-
fortsatzes des Atlas zur Linea nuchae inf. (M. obliquus capitis sup.). Dazu kommt der
M. rectus capitis lat. von dem Querfortsatz des Atlas zum Os occipitale hinter dem
Foramen jugulare. In dieser Gegend (Regio suboccipitalis) sind auch grössere Arterien

und Nerven anzutreffen (A. vertebralis und N. occipitalis major, Fig. 526), welche in praktischer Hinsicht mehr Beachtung verdienen als die übrigen Arterien und Nerven der Regio nuchae.

Skeletgrundlage der Regio nuchae. Dieselbe wird geboten, oben von der Schuppe des Occipitale, unten von den Wirbelbogen und den Proc. spinosi der Halswirbel. Die Wirbelbogen stehen durch die Ligg. flava untereinander in Verbindung. Besonders gross ist der Abstand zwischen dem Arcus post. atlantis und dem hinteren Umfange des Foramen occipitale magnum, welcher bei Beugung des Kopfes nach vorne noch zunimmt; hier kann ein Stich, der direkt von hinten nach vorne eindringt, den Duralsack eröffnen und sogar die Medulla oblongata verletzen, ohne auf Knochen zu stossen.

Gefässe und Nerven der Nackenregion. Die oberflächlichen Gebilde sind bereits erwähnt worden. Die Muskelschichten werden von den Aa. occipitalis, cervicalis profunda, transversa colli und vertebralis versorgt, welche zahlreiche Anastomosen untereinander eingehen. Die A. occipitalis entspringt aus der A. carotis ext. und verläuft, von dem hinteren Bauche des M. digastricus sowie von den Mm. longissimus capitis, splenius capitis und sternocleidomastoideus bedeckt, nach hinten. Lateral von dem M. trapezius wird die Arterie oberflächlich und geht zur Regio occipitalis empor, indem sie sich lateral dem N. occipitalis major anschliesst, welcher den obersten Teil des M. trapezius durchbohrt (Fig. 526). Rami cervicales der Arterie gehen zur Cervikalmuskulatur. Die Arterie kann am lateralen Rande des M. trapezius aufgesucht werden oder daumenbreit hinter dem Proc. mastoides, wo sie von den Mm. sternocleidomastoideus und splenius bedeckt wird; man muss diese Muskeln durchtrennen, um die Arterie zu erreichen. Die A. transversa colli aus der A. subclavia verläuft oberhalb der Clavicula horizontal gegen den Angulus medialis scapulae, wird von dem M. trapezius bedeckt und teilt sich in einen auf- und absteigenden Ast, von denen der erste sich hauptsächlich an die zweite Schicht der Muskulatur verzweigt (Mm. splenius und levator scapulae). Die A. vertebralis aus der A. subclavia tritt am For. transversarium des VI. Halswirbels in den Canalis transversarius ein, wo sie bis zum For. occipitale magnum emporläuft, indem sie vor den austretenden Stämmen der Spinalnerven liegt. Beim Austritt aus dem Foramen transversarium des Epistropheus biegt der Stamm lateralwärts um, indem er das Foramen transversarium des Atlas erreicht. Nachdem die Arterie aus diesem ausgetreten ist, verläuft sie um den hinteren Umfang der Facies articularis des Atlas und gelangt dann durch die Membrana atlantooccipitalis post. in den Wirbelkanal, um weiterhin durch das For. occipitale magnum in die Schädelhöhle einzutreten. Während ihres Verlaufes um die Facies articularis des Atlas wird die Arterie in dem Dreieck angetroffen, das der M. rectus capitis post. major mit den beiden Mm. obliqui capitis bildet, und ist hier Stichverletzungen ausgesetzt (Fig. 526). In der Regel tritt unterhalb der Arterie (in Fig. 526 oberhalb derselben) der N. suboccipitalis aus, welcher die kleinen suboccipitalen Muskeln (Mm. rectus major et minor, obliquus sup. und inf. und rectus lateralis) versorgt. Die A. vertebralis gibt auf ihrem Wege durch den Canalis transversarius eine Anzahl von Ästen zu den tiefen Schichten der Nackenmuskulatur ab.

Die Venen des Nackens gehen zu den Vv. vertebrales, occipitalis und jugularis externa. Die Lymphgefässe der Haut des Nackens gehen teilweise nach unten zu den Lymphdrüsen der Achselhöhle, teils nach oben zu einigen kleinen Lymphdrüsen (Lymphoglandulae occipitales), welche auch Lymphgefässe der Kopfschwarte aufnehmen und zwischen der oberen Portion der Mm. trapezius und sternocleidomastoideus auf der Linea nuchae sup. liegen. Die Nerven des Nackens kommen aus den Rami posteriores der Cervikalnerven, welche Rami perforantes an die Haut abgeben. Der erste Cervikalnerv (N. suboccipitalis) tritt oberhalb des Arcus post. atlantis aus und verzweigt sich, wie schon erwähnt, bloss an die kleinen Muskeln zwischen Occiput. Atlas und

Epistropheus. Der Ramus post. des II. Cervikalnerven (N. occipitalis major) tritt (Fig. 526) zwischen Atlas und Epistropheus aus und schlingt sich um den hinteren Rand des M. obliquus capitis inf., um die sämtlichen oberflächlich liegenden Muskeln, auch die oberste Partie des M. trapezius, zu durchbohren und sich mit der A. occipitalis an die Haut der Regio occipitalis bis zum Scheitel hinauf zu verbreiten.

Literatur.

Wagner, R., Die Endigung des Duralsackes im Wirbelkanal des Menschen. Arch. f. Anat. u. Entw.-Gesch. 1890.

Chipault, A. M. J., Rapports des apophyses épineuses avec la moëlle, les racines médullaires et les méninges. Thèse de Paris 1894.

Juvara, Topographie de la région lombaire en vue de la ponction du canal rachidien. Semaine méd. 1902.

Chipault, Étude de chirurgie médullaire. Paris 1904.

Obere Extremität.

Allgemeines.

Die oberen Extremitäten stehen mit dem Rumpfe in Verbindung, erstens durch die Knochen des Schultergürtels, zweitens durch die thoracohumeralen und thoracoscapularen Muskeln, welche vom Thorax entspringen, um sich an der Scapula und am Humerus zu inserieren. Die Art der Gelenkverbindung erklärt die freie Beweglichkeit, welche die obere Extremität vor der unteren auszeichnet. Während die Verbindung des Beckengürtels mit der Wirbelsäule in der Articulatio sacroiliaca eine Amphiarthrose darstellt, in welcher die Beweglichkeit nur eine geringe ist, kann die Verbindung zwischen dem sternalen Ende der Clavicula und dem Sternum (Articulatio sternoclavicularis) als ein Gelenk bezeichnet werden, in welchem beschränkte, aber relativ freie Bewegungen ausführbar sind. In erster Linie kommen dabei diejenigen Bewegungen in Betracht, bei welchen eine Verschiebung der Scapula auf dem Thorax erfolgt. Dieselbe fällt recht beträchtlich aus, indem ein kleiner Ausschlag im Sternoclaviculargelenke durch die Clavicula als Radius eines Bogens auf die Scapula übertragen und dementsprechend vergrössert wird.

Die Beweglichkeit kommt als unterscheidendes Merkmal der oberen Extremität nicht bloss in der Verbindung der Clavicula mit dem Sternum, sondern auch in derjenigen zwischen der Scapula und dem Humerus zum Ausdruck, ferner in den Gelenkeinrichtungen, in welchen die einzelnen Abschnitte der freien Extremität voneinander abgesetzt sind. Durch Kombination dieser Gelenke in bezug auf die Bewegung des Endgliedes der Extremität, der Hand, wird der Funktion derselben als Greiforgan Vorschub geleistet. An der unteren Extremität kommt im Gegensatz zu diesem Verhalten die ursprüngliche Funktion der Gliedmassen als Stützorgane zum Ausdruck, sowohl in der breiten Verbindung des Beckengürtels mit dem Sacrum als in der Gestaltung des Knie- und des Fussgelenkes. Hier erfahren die Gelenkenden der Knochen bei Streckung der Gliedmasse in aufrechter Körperhaltung eine Fixation, entweder durch Bänder (es sei an die Unmöglichkeit erinnert, Rotationsbewegung bei gestrecktem Knie auszuführen) oder durch Einkeilung der Talusrolle zwischen den Malleolen bei rechtwinkliger Stellung des Fusses.

Wir unterscheiden zum Zwecke der topographischen Beschreibung der oberen Extremität einzelne grössere Abschnitte (Schultergegend, Oberarm, Ellbogengegend, Vorderarm und Hand), welche der Gliederung der Extremität entsprechen.

Schultergegend (Regio scapularis).

Ihre Grundlage wird durch die Knochen des Schultergürtels (Scapula und Clavicula) sowie durch den Kopf und den obersten Teil des Humerusschaftes gebildet. Bestimmend für die Formbildung im Bereiche der Schultergegend ist die Entfaltung derjenigen Muskulatur, welche vom Thorax sowie von der Halswirbelsäule und vom Kopfe zum Schultergürtel und zum ersten Abschnitte der freien Extremität zieht (Mm. pectorales major und minor, serratus ant., subclavius, trapezius, levator scapulae, rhomboidei, latissimus dorsi). Diese Muskeln bedingen nicht bloss die Form der Schultergegend und der oberen Partie der Brust, sondern begrenzen zum Teil auch

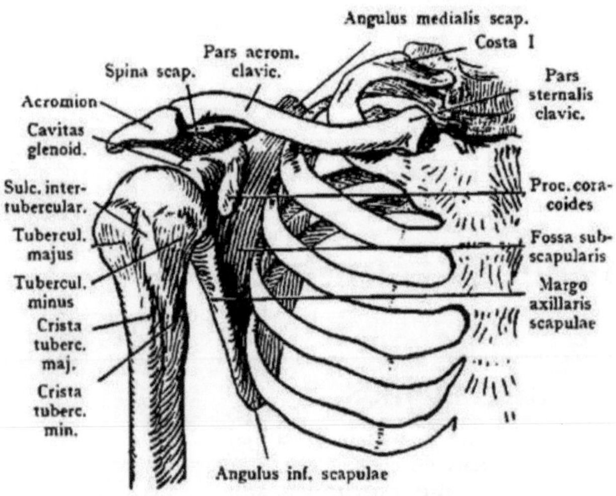

Fig. 527. Schultergürtel von vorn gesehen.

Räume, die als Unterabteilungen der Schultergegend unterschieden werden (die Achselhöhle, die Fossa supra- und infraspinata usw.).

Skelet der Schultergegend. Die Clavicula ist annähernd horizontal eingestellt; ihr laterales Ende ist in der Articulatio acromioclavicularis mit dem Acromion, ihr mediales Ende in der Articulatio sternoclavicularis mit dem Manubrium sterni gelenkig verbunden. Die dreieckige Knochenplatte der Scapula steht nahezu senkrecht zur Clavicula, so dass bei der Abnahme des transversalen Thoraxdurchmessers nach oben ein Raum am Skelet abgegrenzt wird zwischen der Fossa subscapularis und der Thoraxwandung einerseits, der Clavicula und dem oberen Ende des Humerusschaftes andererseits (Fig. 527). Die Breite desselben nimmt

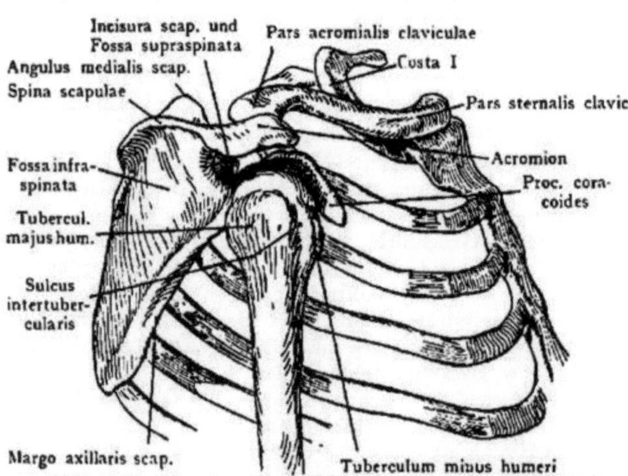

Fig. 528. Knochen des Schultergürtels; laterale Ansicht.

dorsalwärts ab, indem der Margo vertebralis scapulae sich unmittelbar dem Thorax anlegt, der Margo axillaris bloss am Angulus inferior die knöcherne Thoraxwandung berührt und der Angulus lateralis, welcher die Pfanne des Schultergelenkes trägt, vom Thorax absteht.

Der so abgegrenzte Raum zwischen dem lateralen Umfange der knöchernen Thoraxwandung und der medialen Fläche der Scapula (Fossa subscapularis) entspricht der Fossa axillaris. Die Facies dorsalis der Scapula erhält durch die Spina scapulae eine Einteilung in die (grössere) Fossa infraspinata und die (kleinere) Fossa supraspinata. Die Spina scapulae, welche an dem dorsal gegen die Wirbelsäule sehenden Margo vertebralis beginnt, erhebt sich über dem Schultergelenke zum Acromion, mit welchem die Clavicula in der Articulatio acromioclavicularis verbunden ist. Über dem oberen Rande der Cavitas glenoidalis erhebt sich der Processus coracoides, welcher zuerst medianwärts und nach vorne, dann lateralwärts und nach vorne gerichtet ist. Derselbe steht durch das Lig. coracoacromiale mit dem Acromion und durch das Lig. coracoclaviculare mit dem acromialen Ende der Clavicula in Verbindung, Bänder, welche mit dem Acromion und dem Processus coracoides zusammengenommen ein „Dach" über dem Humeruskopfe und dem Schultergelenke bilden (Fig. 531).

Der Margo superior scapulae erstreckt sich von dem Angulus medialis bis zu dem die Cavitas glenoidalis tragenden Angulus lateralis und zeigt die Incisura scapulae, welche von dem Lig. transversum überbrückt wird.

Die Knochen der Schultergegend sind infolge der Überlagerung durch Muskelmassen nur in geringer Ausdehnung der Inspektion oder der Palpation zugänglich. Die Facies dorsalis der Scapula wird von den Mm. supra- und infraspinatus bedeckt, mit Ausnahme des Kammes der Spina scapulae, welche fast immer durch Palpation nachzuweisen ist, ebenso wie das Acromion. Der Margo vertebralis wird von dem M. trapezius bedeckt, welcher über ihn hinwegzieht zu seiner Insertion an der Spina scapulae, am Acromion und an der Pars acromialis claviculae; der Margo vertebralis ist, besonders wenn man Bewegungen nach vorne und nach hinten ausführen lässt, ohne Schwierigkeit abzutasten. Unter denselben Bedingungen ist auch der Angulus inferior scapulae durch die Palpation nachzuweisen. Bei muskelschwachen und noch dazu fettarmen Individuen kann man bei tiefem Eindrücken medial von dem Humeruskopfe den Processus coracoides nachweisen.

Wir teilen die Schultergegend in vier Unterregionen ein:
1. Vordere Schultergegend (Regio scapularis ant., auch Regio infraclavicularis genannt).
2. Laterale Schultergegend (Regio deltoidea).
3. Hintere Schultergegend (Regio scapularis post.).
4. Achselhöhle (Regio seu Fossa axillaris).

1—3 werden in ihrem Relief durch die vom Rumpfe zur freien Extremität verlaufende Muskulatur bestimmt, sowie auch durch die Muskulatur, welche von der Scapula entspringt und sich an der freien Extremität inseriert (Mm. supraspinatus, infraspinatus, deltoides usw.).

Vordere Schultergegend (Regio scapularis ant. seu infraclavicularis).

Die vordere Schultergegend kann abgegrenzt werden oben durch die Clavicula, medial durch eine von der Mitte der Clavicula nach unten gezogene Vertikale. Als Grenzgebiet zwischen der Thoraxwandung und der Extremität könnte ihre Besprechung in beide Kapitel fallen; wir erledigen sie im Zusammenhang mit der Extremität, weil sie teilweise die vordere Wand der Achselhöhle bildet und einen Zugang zu den Gebilden derselben unterhalb der Clavicula darbietet.

Die Schichten, welche wir in der vorderen Schultergegend antreffen, umfassen die Mm. pectorales major und minor mit ihren Fascien, Gefässen und Nerven.

Der untere stumpfe Rand des M. pectoralis maj. bildet den vorderen Rand der Achselgrube.

Inspektion und Palpation. Bei günstigen Verhältnissen kann die Wölbung der Clavicula in ihrer ganzen Ausdehnung von der Articulatio sternoclavicularis bis zum Acromion palpiert werden; bei dünnen Hautdecken ist ihr Verlauf auch durch Inspektion festzustellen (Fig. 150). Unterhalb der Clavicula wird das Relief der Gegend durch die Ausbildung des M. pectoralis major bestimmt; ist die Muskulatur

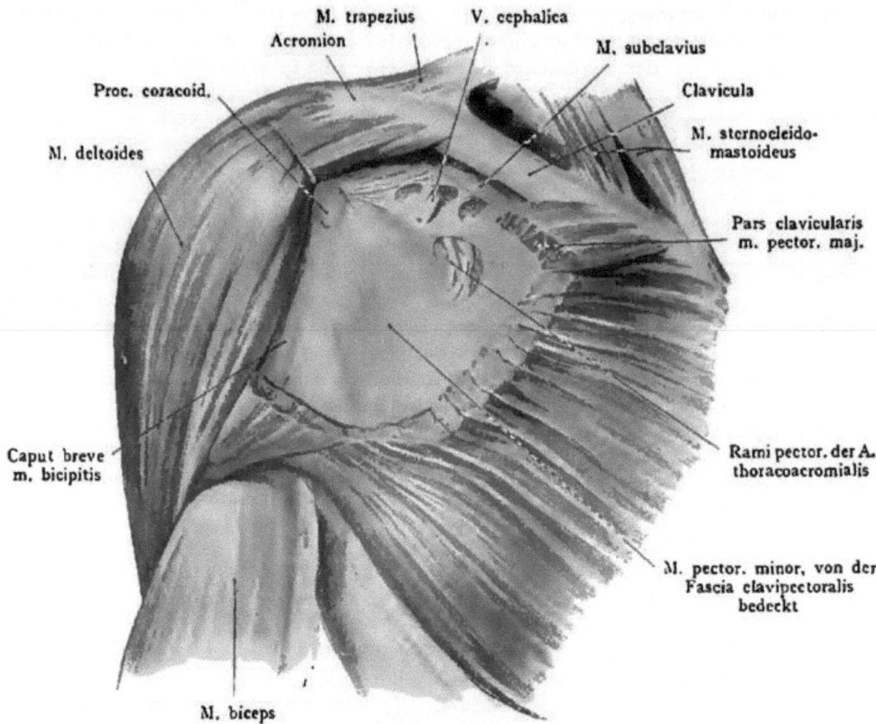

Fig. 529. Fascia clavipectoralis (grün).
Ein Teil des M. pectoralis major ist entfernt worden; der M. deltoides wurde lateralwärts abgezogen.

stark, so erscheint die Gegend gewölbt; ist die Muskulatur schwach, so ist das Relief mehr flach. Nicht selten ist eine kleine Einsenkung oder Grube lateral von der Mitte der Clavicula wahrzunehmen; sie entspricht dem Trigonum deltoideopectorale (Mohrenheimsche Grube) und setzt sich nach unten als Sulcus deltoideopectoralis fort, welcher den M. deltoides von dem M. pectoralis major abgrenzt. Bei starker Entwicklung des Fettpolsters verschwindet diese Grube. In derselben gelingt es manch-mal, den Processus coracoides zu fühlen.

Oberflächliche Gebilde. Ausserhalb der Fascie liegen die zur Haut gehenden Endzweige der Nn. supraclaviculares (aus dem Plexus cervicalis), ferner, je nach der Ausbildung des Muskels, noch ein Teil des Platysma. Die Fascia pectoralis superficialis überzieht die äussere Fläche des M. pectoralis major und geht als Fascia deltoidea über den Sulcus deltoideopectoralis hinweg auf den M. deltoides, ferner am vorderen stumpfen Rande des M. pectoralis major in die Fossa axillaris als

Fascia axillaris und auf den Hals als Fascia colli superficialis weiter. Sie verhält sich
in dieser Hinsicht genau wie eine Fascia superficialis an anderen Gegenden (z. B. die
Fascia abdominis superficialis).

Muskelschichten. Erste Schicht. Nach Entfernung der Fascia pectoralis superficialis wird die vordere Fläche des M. pectoralis major dargestellt. Der laterale Rand
des Muskels wird von dem vorderen Rande des M. deltoides durch den Sulcus deltoideopectoralis getrennt, welcher oben an dem dreieckigen, von der Clavicula, dem M.
deltoides und dem M. pectoralis major begrenzten Trigonum deltoideopectorale

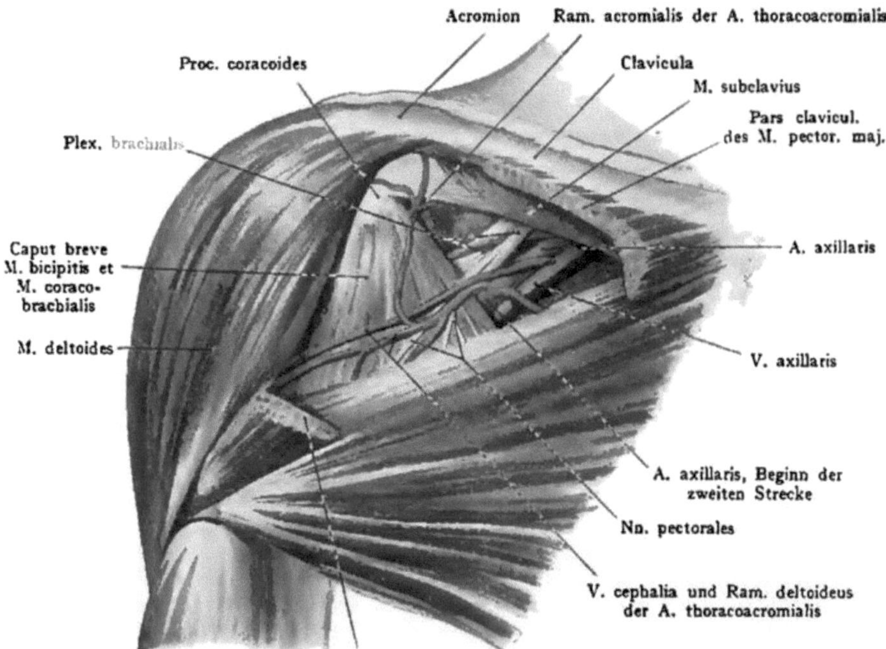

Fig. 530. Lage der grossen Gefässe und Nerven unterhalb der Clavicula nach Entfernung der
Portio clavicularis des M. pectoralis major und der Fascia clavipectoralis.

(Mohrenheimsches Dreieck) ein Ende findet. Distalwärts geht der Sulcus deltoideopectoralis am Oberarme in den Sulcus bicipitalis lat. über, welcher von den
Mm. biceps und brachialis gebildet wird. In demselben verläuft die V. cephalica,
welche in dem Trigonum deltoideopectorale bogenförmig zur Tiefe umbiegt, um in
die V. subclavia einzumünden; sie dient als Leitgebilde bei der Aufsuchung der V.
oder der A. subclavia.

In der zweiten Schicht finden wir den M. subclavius, den M. pectoralis minor
und ein tiefes Fascienblatt, die Fascia pectoralis profunda oder Fascia
clavipectoralis (Fig. 529). Der M. subclavius entspringt von der oberen Fläche
der ersten Rippe lateral von dem Rippenknorpel und verläuft schräg lateralwärts zur unteren Fläche der Pars acromialis claviculae. Der M. pectoralis minor
entspringt mit drei Zacken von der 3.—5. Rippe und inseriert sich am Processus
coracoides.

Der M. subclavius wird von einer derben, sehnigen Fascie umscheidet, welche sich mit dem Perioste der Clavicula verbindet und als Fascia clavipectoralis nach unten weiterzieht, indem sie die Lücke zwischen dem unteren Rande des M. subclavius und dem oberen Rande des M. pectoralis minor überbrückt und auf den letztgenannten Muskel übergeht (Fig. 529). Lateralwärts setzt sich die Fascie mit derben, sehnigen Faserzügen an dem Processus coracoides fest; am unteren Rande des M. pectoralis major verbindet sie sich mit der Fascia pectoralis superficialis und der Fascia axillaris. Die obere Partie der Fascie, welche die dreieckige Lücke zwischen dem M. subclavius und dem oberen Rande des M. pectoralis minor ausfüllt, zeigt, besonders lateral, gegen den Proc. coracoides hin, eine geradezu sehnige Beschaffenheit; Öffnungen in der Fascie gestatten hier Nerven und Gefässen den Durchtritt, darunter auch der V. cephalica, welche wir als Leitgebilde bei der Präparation der Gegend benutzen.

In Fig. 530 ist ein grosser Teil der Fascia clavipectoralis entfernt worden, um die tiefen Gebilde, welche von dem Trigonum deltoideopectorale aus erreicht werden können, darzustellen. Es sind dies die A. und V. axillaris unmittelbar nach ihrem Eintritt in die Achselhöhle durch die Lücke zwischen der Clavicula und der ersten Rippe (s. Fossa axillaris); lateral und dorsal auch noch die Stämme des Plexus brachialis, welche in dieser Höhe die A. subclavia noch nicht umgeben. Medial von den Nervenstämmen liegt die A. subclavia und noch weiter nach vorne und medial die V. subclavia.

Durch die Lücken in der Fascia clavipectoralis, unmittelbar unterhalb des M. subclavius und über dem M. pectoralis minor (Fig. 530) gehen eine Anzahl von Gefässen und Nerven, zunächst die im Sulcus deltoideopectoralis oberflächlich liegende V. cephalica (in Fig. 529 nach Entfernung der Pars clavicularis des M. pectoralis major dargestellt), in umgekehrter Richtung verlaufend die A. thoraco-acromialis.

Letztere entspringt als erster Ast aus der A. axillaris gleich nach dem Eintritte derselben in die Achselhöhle und zerfällt, häufig bevor sie die Fascia clavipectoralis durchbohrt, in ihre Endäste. Von diesen verläuft der Ramus acromialis zum Acromion, um in die Bildung des Rete acromiale einzugehen; Rami pectorales verzweigen sich an die Mm. pectoralis maj. und minor und Ramus deltoideus verläuft im Sulcus deltoideopectoralis distalwärts zu den Mm. pectoralis maj. und deltoides. Endlich gehen die Nn. thoracales ant. (aus dem V.—VII. N. cervicalis) hoch oben von dem Plexus brachialis ab, durchbrechen die Fascia clavipectoralis und verzweigen sich an die Mm. pectorales (zwei dieser Nn. sind in Fig. 530 dargestellt).

Lage und Beziehungen der Clavicula. Die Clavicula bildet, wie früher gesagt, eine leicht abzutastende Grenze zwischen dem Halse einerseits, der Brust und der vorderen Schultergegend andererseits. Die vordere Fläche des Knochens liegt direkt unter der Haut, das gleiche gilt von der Verbindung mit dem Sternum in der Articulatio sternoclavicularis und mit dem Acromion in der Articulatio acromioclavicularis. Frakturen der Clavicula, sowie Luxationen in beiden Gelenken lassen sich also durch Inspektion und Palpation mit grosser Genauigkeit feststellen.

Die an der Clavicula sich ansetzenden, resp. von ihr entspringenden Muskeln bewirken durch ihre Kontraktion die Dislokation der Knochenenden, welche sich so häufig bei Frakturen findet. Von dem unteren Umfange der Pars sternalis entspringt die Pars clavicularis des M. pectoralis major, von der Pars acromialis die Pars clavicularis des M. deltoides. An die untere Fläche der Pars acromialis claviculae setzt sich der M. subclavius, welcher von der derben, mit dem Perioste des Knochens im Zusammenhang stehenden Fascia clavipectoralis bedeckt und eingeschlossen wird. An den oberen Rand der Clavicula setzt sich lateral der M. trapezius, medial, bis zur

Articulatio sternoclavicularis entspringt die Pars clavicularis des M. sternocleidomastoideus.

Etwas lateral von der Mitte der Clavicula treten unter dem Knochen, die Stämme des Plexus brachialis und medial davon die A. und V. subclavia in die Spitze der Achselhöhlenpyramide ein. Die Vene liegt am weitesten medial und geht vor dem M. scalenus anterior durch die vordere Scalenuslücke, dann folgt die A. subclavia (durch die hintere Scalenuslücke) und lateral von derselben liegen die Stämme des Plexus brachialis. Die Gefässe sind von einer Gefässscheide eingehüllt, dazu kommt noch der Schutz, der ihnen von dem M. subclavius (gleichsam als Polster wirkend) gewährt wird, so dass Verletzungen der Gefässe bei Frakturen der Clavicula selten vorkommen.

Laterale Schultergegend (Regio deltoidea).

Das Relief der Gegend wird bestimmt, erstens durch den M. deltoides, zweitens durch die Knochen des Schultergürtels, und den Kopf des Humerus. Hier kommen besonders in Betracht das Acromion, das acromiale Ende der Clavicula, der Processus coracoides, sowie die straffen Bänder, welche diese Knochenteile untereinander verbinden (Ligg. coracoacromiale und coracoclaviculare), endlich auch noch die Spina scapulae, welche an dem Margo vertebralis scapulae beginnt und sich allmählich zum Acromion erhebt. Von der Spina scapulae, dem Acromion und der Pars acromialis claviculae entspringend und an der Tuberositas deltoidea des Humerus sich inserierend, verleiht die dreieckige Platte des M. deltoides der Gegend ihr äusseres Relief.

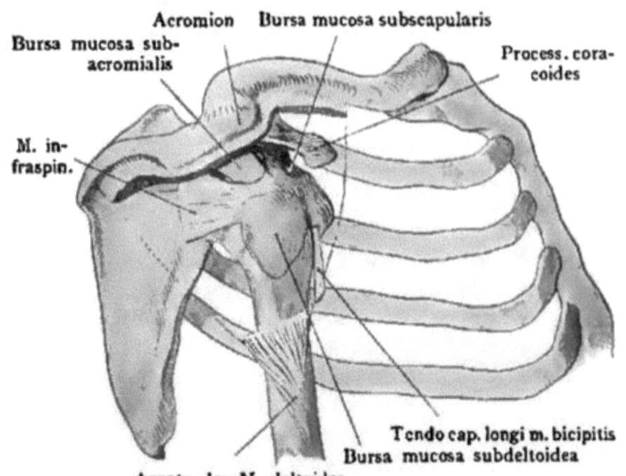

Fig. 531. Schultergelenk von aussen mit Bursa subdeltoidea, subacromialis und subscapularis.

Von **oberflächlichen Gebilden** wäre höchstens der N. cutaneus brachii lat. (aus dem N. axillaris) zu erwähnen, welcher um den hinteren Rand des M. deltoides zur Haut der Gegend verläuft, ferner einzelne Nn. supraclaviculares aus dem Plexus cervicalis.

Als **zweite Schicht** bedeckt der M. deltoides das Schultergelenk, indem er von dem lateralen Umfange der Gelenkkapsel durch lockeres Zellgewebe getrennt wird, welches vorne, unterhalb des Processus coracoides, mit dem lockeren Zellgewebe der Achselhöhle in Zusammenhang steht, hinten längs der A. circumflexa humeri post. mit dem Bindegewebe, welches diese Gefässe einhüllt, und erst in zweiter Linie mit dem Bindegewebe der Achselhöhle. Nach oben setzt sich das lockere Bindegewebe unter dem M. deltoides längs der Sehne des M. supraspinatus in die Fossa supraspinata, nach hinten, im Anschluss an den M. infraspinatus, in die Fossa infraspinata fort. Das Spatium subdeltoideum steht demnach mit allen benachbarten Bindegewebsräumen in Zusammenhang, so mit dem Spatium axillare und dem Spatium supra- und infraspinatum.

Im Spatium subdeltoideum liegen, abgesehen von den Nerven und Gefässen der Gegend (A. circumflexa humeri post. aus der A. axillaris und der N. axillaris) drei Bursae mucosae, nämlich die Bursa subdeltoidea, die Bursa subacromialis und die Bursa subscapularis (Fig. 531). Von diesen ist die Bursa subdeltoidea die wichtigste und zugleich auch in bezug auf ihre Lage und Grösse die konstanteste. Sie kann sich bis zum Acromion ausdehnen und in diesem Falle mit der Bursa subacromialis in Verbindung stehen. Sie liegt auf dem Tuberculum majus humeri und den am Tuberculum majus sich inserierenden Sehnen der Mm. supra- und infraspinatus, welche hier mit der Kapsel des Schultergelenkes verschmolzen sind und die Bursa subdeltoidea von der Gelenkhöhle trennen. Zerreissungen der Kapsel können eine dauernde Verbindung zwischen der Bursa und der Höhle des Schultergelenkes zur Folge haben. Die Bursa subacromialis liegt unmittelbar unterhalb des Acromion, auf der Sehne des M. supraspinatus, die Bursa subscapularis unterhalb des Processus coracoides; sie steht konstant mit der Höhle des Schultergelenkes in Zusammenhang.

Die **Nerven und Gefässe** der Regio deltoidea kommen aus der Regio axillaris, indem sie die laterale Achsellücke (s. Topographie der Fossa axillaris) zu ihrem Austritt aus der Achselhöhle benützen und in Anlagerung an den hinteren Umfang des Collum chirurgicum humeri in die Regio deltoidea gelangen. Es sind hier zu nennen die A. circumflexa humeri post. mit ihren Vv. comitantes und der N. axillaris. Von vorne kommt, gleichfalls aus der Fossa axillaris, die A. circumflexa humeri ant., welche sich im Sulcus intertubercularis verzweigt und mit den Endästen der A. circumflexa humeri post. anastomosiert (s. für die Verbreitung der A. circumflexa hum. post. und des N. axillaris die Fig. 532).

Die letztere entspringt als Hauptarterie der Gegend aus der dritten Strecke der A. axillaris (unterhalb des M. pectoralis minor), in der Regel gerade oberhalb der zur Crista tuberculi minoris verlaufenden Sehne des M. latissimus dorsi, ausnahmsweise unterhalb dieser Sehne aus der A. brachialis oder aus der A. profunda brachii. Die Arterie geht in der Höhe des Collum chirurgicum humeri bogenförmig um den Humerusschaft und gelangt so in das Spatium subdeltoideum, wo sie annähernd horizontal, etwa 2—3 cm unterhalb des Acromion verläuft und sich an den M. deltoides verzweigt. Mit ihr verläuft der N. axillaris, welcher sich aus dem hinteren Stamme des Plexus brachialis abzweigt und gewöhnlich etwas weiter proximal als die Arterie um den Schaft des Humerus geht (an dem in Fig. 532 dargestellten Präparate wurde ein abweichender Befund angetroffen); er gibt Äste an den M. deltoides sowie an den M. teres minor ab, ferner am hinteren Rande des M. deltoides noch den N. cutaneus brachii lat. zur Haut der Regio deltoidea. Die A. circumflexa humeri anterior entspringt gleichfalls aus der A. axillaris, gegenüber der A. circumflexa humeri post. und verläuft um den vorderen Umfang des Humerusschaftes, bedeckt von dem M. coracobrachialis und dem kurzen Kopfe des M. biceps, um sich im Sulcus intertubercularis sowie an den Humeruskopf zu verzweigen.

Hintere Schultergegend (Regio scapularis post.).

Wir verstehen darunter die Gegend, deren Grundlage von der Facies dorsalis scapulae gebildet wird. Betrachten wir den Knochen als Ganzes, so können wir an demselben unterscheiden: eine gegen die Thoraxwandung sehende Facies costalis (an ihrer oberen Partie als Fossa subscapularis stärker ausgehöhlt), eine Facies dorsalis, welche durch die Spina scapulae in die kleinere Fossa supraspinata und die grössere Fossa infraspinata eingeteilt wird. Dazu kommen der Margo superior, axillaris und vertebralis, der Angulus lateralis (mit der Pfanne für den Gelenkkopf des Humerus), der Angulus medialis und der Angulus inferior. An dem Margo sup. liegt die Incisura scapulae, welche von dem Lig. transversum scapulae überbrückt wird.

Die beiden an der Facies dorsalis entspringenden Muskeln sind (Mm. supra-
und infraspinatus) von derben aponeurotischen Fascien überzogen, welche sich an die
Ränder der Fossa supra- und infraspinata ansetzen und, mit dem Knochen zusammen-

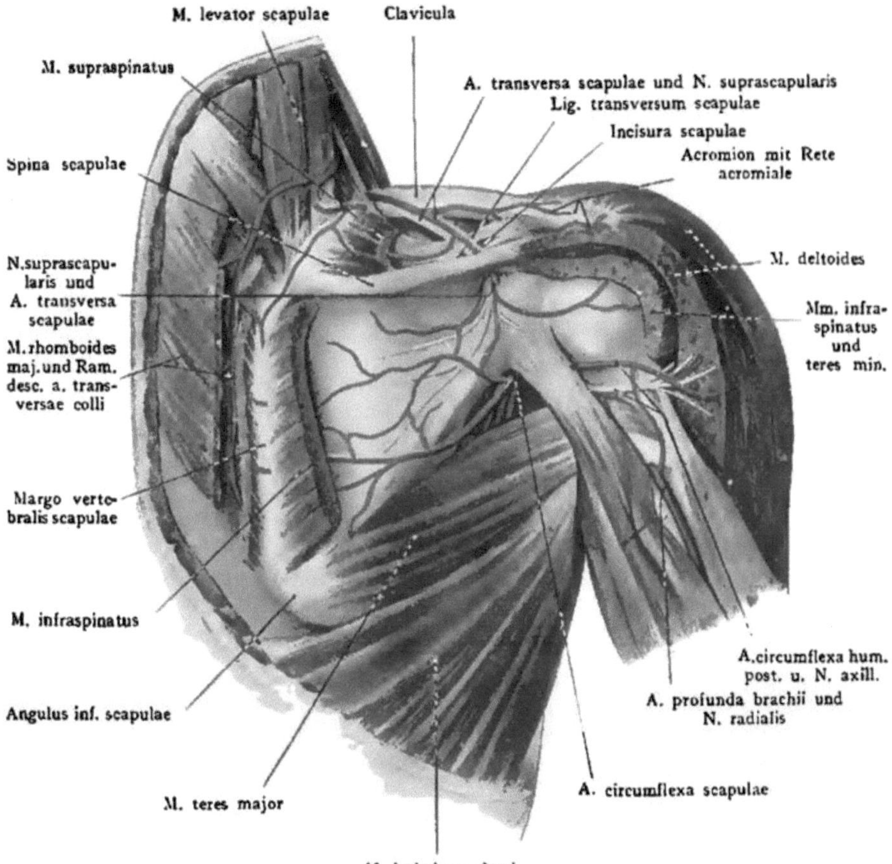

Fig. 532. Hintere Schultergegend nach Entfernung der Mm. supra- und infraspinatus.

genommen, osteofibröse Räume (oder Logen) herstellen, wie wir sie auch an anderen
Stellen antreffen (z. B. die Psoasloge, die Loge der Mm. longi colli und capitis usw.).

Als oberflächliche Schicht überlagert der M. trapezius die Fossa supraspinata,
indem er zu seinem Ansatze an der Pars acromialis claviculae, dem Acromion und der
Spina scapulae verläuft. Unter dem M. trapezius, zwischen der tiefen Fläche des
Muskels und der Fascia supraspinata, liegt eine Schicht von lockerem Fett- und Binde-
gewebe, welches oben in das lockere Bindegewebe der Fossa supraclavicularis am
Hals, vorne in das Bindegewebe der Fossa axillaris übergeht.

Die osteofibrösen Räume der Fossa supra- und infraspinata werden von den
gleichnamigen Muskeln fast vollständig ausgefüllt. Dieselben gehen gegen das Caput
humeri hin in ihre Endsehnen über, welche sich an der oberen (M. supraspinatus) und

der mittleren Facette des Tuberculum majus ansetzen (M. infraspinatus). Die Sehnen beider Muskeln werden von einer gewissen Menge von lockerem Bindegewebe bedeckt, das in das Bindegewebe des Spatium subdeltoideum übergeht; man kann daraus die Vorstellung ableiten, dass die beiden osteofibrösen Räume gegen das Tuberculum majus humeri hin offen stehen und folglich Blutergüsse oder Eiterungen, die in einem der beiden Räume ihren Ausgang nehmen, sich in dieser Richtung ausbreiten werden. Eine Verbindung beider Räume untereinander lässt sich längs der aus dem Spatium supraspinatum in das Spatium infraspinatum eintretenden A. transversa scapulae und dem N. suprascapularis nachweisen, ferner hängt das Bindegewebe des Spatium infraspinatum längs der A. circumflexa scapulae (s. unten) mit dem Bindegewebe der Achselhöhle zusammen.

Die **Gefässe und Nerven** der hinteren Schultergegend (Fig. 532) sind: die A. transversa scapulae, die A. transversa colli und die A. circumflexa scapulae aus der A. subscapularis. Dazu kommt als Nerv, welcher die Mm. infraspinatus und supraspinatus versorgt, der N. suprascapularis aus dem Plexus brachialis.

Die Aa. transversa scapulae und transversa colli entspringen beide aus der A. subclavia vor oder während des Durchtrittes derselben durch die hintere Scalenuslücke. Die A. transversa scapulae verläuft parallel mit der Clavicula, in der Regel von dem Knochen bedeckt, lateralwärts gegen den oberen Rand der Scapula und gelangt oberhalb des Lig. transversum in das Spatium supraspinatum. Der N. suprascapularis liegt der Incisura scapulae dicht an und wird durch das Lig. transversum von der Arterie getrennt. Die letztere versorgt den M. supraspinatus, verläuft, von dem Acromion bedeckt, um die Spina scapulae und verbreitet sich mit ihren Endästen in dem M. infraspinatus, indem sie mit der A. circumflexa scapulae und dem Ram. descendens der A. transversa colli anastomosiert.

Die A. transversa colli entspringt von der ersten Strecke der A. subclavia, medial von der Scalenuslücke oder während des Durchtrittes der A. subclavia durch die Lücke, durchsetzt nicht selten auf ihrem Verlaufe dorsalwärts die Stämme des Plexus brachialis, welche hier lateral von der A. subclavia liegen, und teilt sich in einen Ramus ascendens zu den hinteren Halsmuskeln und einen Ramus descendens, welcher am Angulus medialis scapulae unter den M. rhomboides tritt (Fig. 532) und parallel mit dem Margo vertebralis scapulae nach unten verlaufend die breiten Rückenmuskeln versorgt und Äste in die Fossa supra- und infraspinata entsendet, welche mit den Aa. transversa scapulae und circumflexa scapulae anastomosieren.

Die A. subscapularis entspringt aus der A. axillaris gerade oberhalb der Sehne des M. latissimus dorsi und gibt durch die von dem Caput longum des M. triceps brachii, dem M. teres minor und dem M. teres major gebildete mediale Achsellücke (s. Topographie der Fossa axillaris) die A. circumflexa scapulae dorsalwärts ab, welche in das Spatium infraspinatum eindringt und hier mit den Ästen der Aa. transversa colli und transversa scapulae anastomosiert. Die Anastomosen der Arterien im Bereiche der hinteren Schultergegend sind für das Zustandekommen eines Kollateralkreislaufs bei Unterbindung der A. axillaris von Bedeutung.

Der N. suprascapularis aus den Nn. cervicales V und VI verläuft mit der A. transversa scapulae zur Incisura scapulae und geht unter dem Lig. transversum zur Fossa supraspinata, wo er den M. supraspinatus versorgt und dann am Angulus lateralis scapulae um die Spina scapulae zum M. infraspinatus gelangt.

Achselhöhle (Fossa axillaris seu Regio axillaris).

Äussere Untersuchung der Gegend. Bei Hebung des Armes über die Schulterhöhe wird eine Einsenkung sichtbar (Fig. 533), die vorne von dem vorderen, stumpfen Rande des M. pectoralis major, hinten von dem M. latissimus

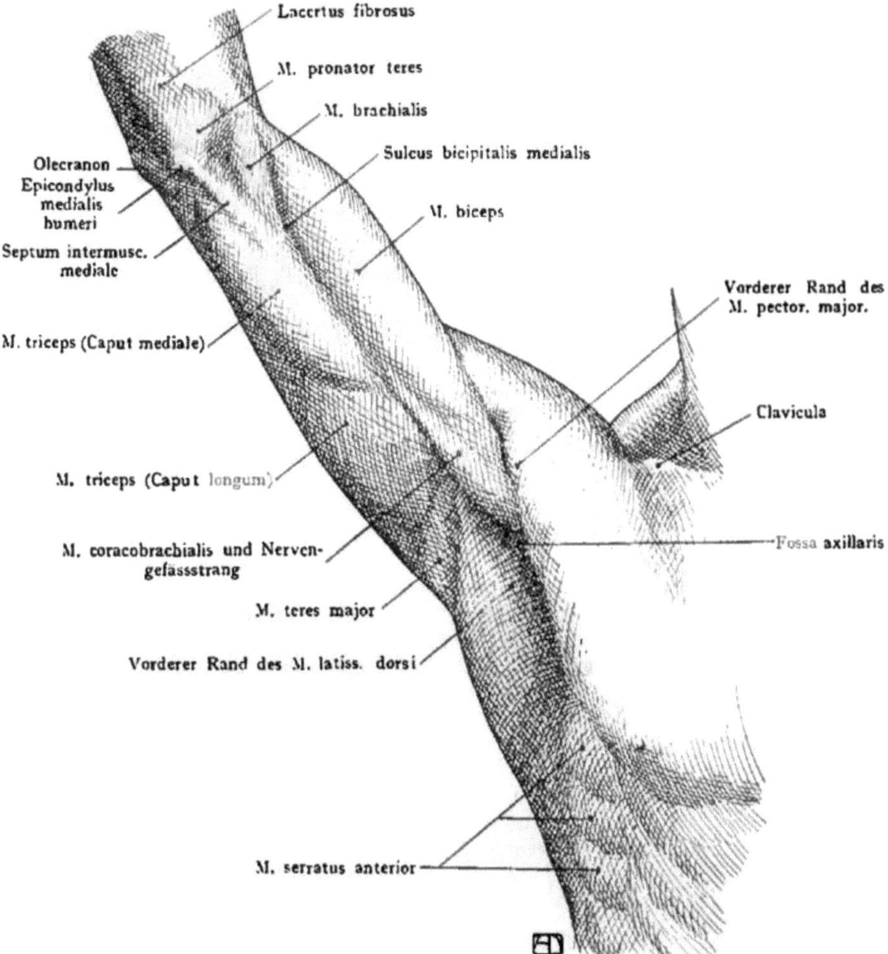

Fig. 533. Fossa axillaris und Beugeseite des Oberarmes.
Nach Richer, Anatomie artistique.

dorsi begrenzt ist. Medianwärts flacht sich dieselbe allmählich gegen die seitliche Thoraxwand, deren oberflächliche Schicht durch den M. serratus anterior dargestellt wird, ab. Gegen die Beugefläche des Oberarms dagegen geht die Fossa axillaris in eine Furche über, welche am medialen Rande des M. biceps brachii bis zur Fossa cubiti verfolgt werden kann (Sulcus bicipitalis medialis). Am Übergange der Fossa axillaris in die seitliche Brustwand kann man durch den M. serratus anterior die Rippen abtasten. Bei Abduktion des Armes ist manchmal eine rundliche Wölbung, die durch das Caput humeri hervorgerufen wird, zu erkennen (Fig. 533); in allen Fällen kann der Gelenkkopf bei tiefem Eindrücken palpiert werden. Zwischen dieser Wölbung und dem vorderen Rande des M. pectoralis major zieht sich ein Wulst, welchem der M.

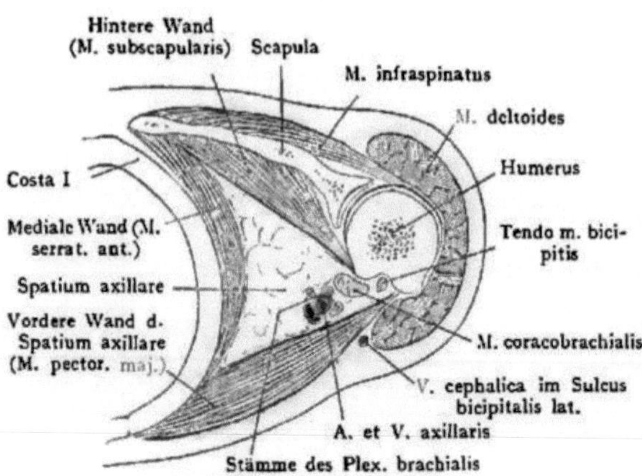

Fig. 534. Schematischer Querschnitt der Achselhöhle zur Darstellung ihrer Wandungen. Fascien grün.

coracobrachialis und der kurze, vom Proc. coracoides entspringende Kopf des M. biceps zugrunde liegen, auf den Oberarm und hilft den Sulcus bicipitalis medialis lateral begrenzen. Medial von diesem Wulste kommt manchmal noch ein zweiter von der Fossa axillaris auf den Oberarm übergehender Längswulst zur Ansicht; derselbe ist auf den Nervengefässstrang zurückzuführen, welcher aus der Fossa axillaris in den Sulcus bicipitalis medialis eintritt (A. brachialis, V. brachialis mit den Nn. medianus, radialis und ulnaris). Dieser Längswulst lässt sich, auch wenn ein stark ausgebildetes Fettpolster die Inspektion erschwert, doch in seiner Lage zum Humeruskopfe und zum M. coracobrachialis durch die Palpation feststellen. Bei schön entwickelter Muskulatur und dünnem Fettpolster ist nach Erhebung und Abduktion des Armes die Sehne des langen Tricepskopfes zu sehen (Fig. 533).

In dieser Stellung sind die grossen Nerven und Gefässe innerhalb der Achselhöhle sowie auch die Muskeln, welche die Wandungen derselben bilden, in gespanntem Zustande. Behufs Abtastung einzelner Gebilde (Nervengefässstrang, Humeruskopf, Lymphdrüsen usw.) ist die Adduktionsstellung des Armes günstiger; die Muskeln, die Kapsel des Schultergelenkes und ganz besonders auch die Fascia axillaris sind dann entspannt und gestatten die Palpation in grösserer Tiefe.

Abgrenzung der Wandungen der Achselhöhle. Die Achselhöhle stellt einen zwischen der seitlichen Brustwand und dem Oberarm gelegenen Raum dar, welcher von den aus der unteren Halsgegend (Regio supraclavicularis) kommenden Gefässen und Nerven durchsetzt wird, bevor dieselben zur freien Extremität gelangen. Der durch Muskeln und Fascien begrenzte Raum steht mit den benachbarten Räumen (der vorderen, der hinteren und der lateralen Schultergegend) in Verbindung; die Gefässe der Achselhöhle bilden auch die Hauptquelle der Blutversorgung für die ganze Schulterregion.

Die Untersuchung der Wandung und der Verbindungen der Fossa axillaris wird, wie die Inspektion, bei abduziertem Arme vorgenommen. Nach Ausräumung des Inhaltes der Achselhöhle an Nerven, Gefässen, Lymphdrüsen, Fett- und Bindegewebe lässt sich der Raum mit einer vierseitigen Pyramide vergleichen, deren Basis unten und lateral liegt und deren Spitze annähernd der Mitte der Clavicula entspricht, wo die A. axillaris aus der Fossa supraclavicularis in die Achselhöhle eintritt. Der Vergleich mit einer vierseitigen Pyramide ist bloss bei Hebung und Abduktion des Armes aufrecht zu erhalten; bei Adduktion der Extremität nähern sich die laterale und die mediale Wandung und der Raum ist alsdann eher mit einem Spalte zu vergleichen.

Die Wandungen der Pyramide werden von Muskeln und Fascien gebildet. Wir unterscheiden eine vordere, eine hintere, eine laterale und eine mediale Wand.

Die vordere Wand (Fig. 534) wird in grösserer Ausdehnung durch den M. pectoralis major hergestellt, zum Teil auch durch den M. pectoralis minor. Zusammengenommen bilden diese Muskeln eine Schicht, welche von dem vorderen Umfange des Brustkorbes und von der Clavicula zur freien Extremität (Insertion des M. pectoralis maj. an der Crista tuberculi maj.) und zur Scapula (Insertion des M. pectoralis minor am

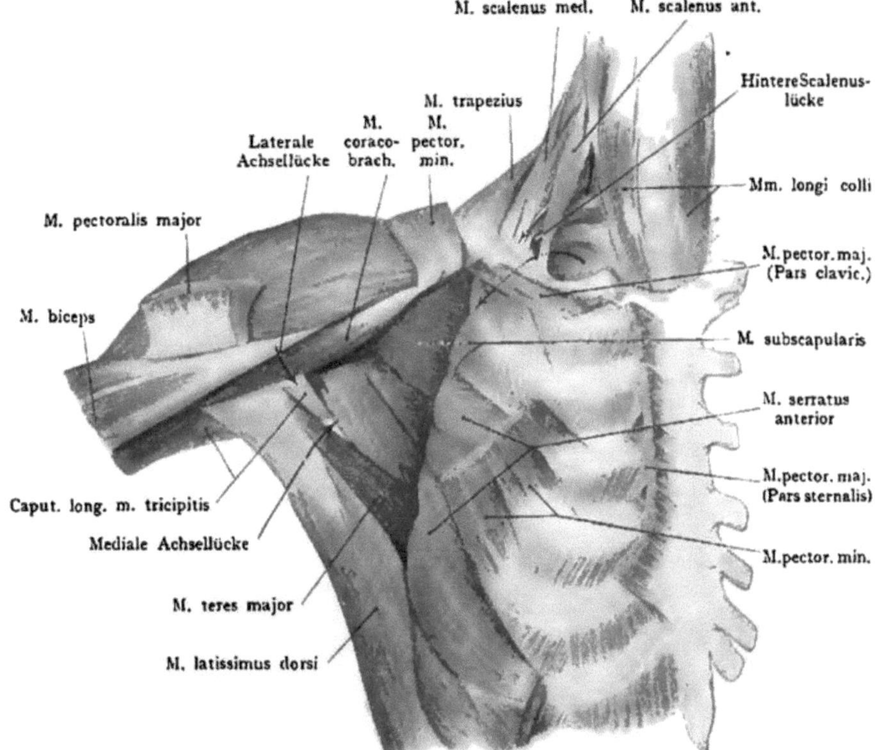

Fig. 535. Muskulöse Wandungen der Achselhöhle.
Der M. pectoralis major wurde zum grössten Teile abgetragen; der M. pectoralis minor ist durchgetrennt worden.

Proc. coracoides) zieht. Der Zugang zur Achselhöhle von vorne in dem Trigonum deltoideopectorale ist oben beschrieben ; worden (Fig. 530). Die Mm. pectorales sind in der Fig. 535 grösstenteils abgetragen worden, um den Einblick in die Fossa axillaris von vorne zu gestatten.

Die mediale Wand wird durch die seitliche von dem M. serratus anterior überzogene Brustwand gebildet. Dieser Muskel entspringt mit 8—9 Zacken von den 8—9 obersten Rippen und inseriert sich, am lateralen Umfange des Brustkorbes dorsalwärts verlaufend, am Margo vertebralis scapulae.

Die laterale Wand wird durch den Kopf des Humerus und den am Proc. coracoides entspringenden und am Humerus unterhalb der Crista tuberculi minoris sich inserierenden M. coracobrachialis sowie durch den kurzen Kopf des M. biceps gebildet (Figg. 534 und 535).

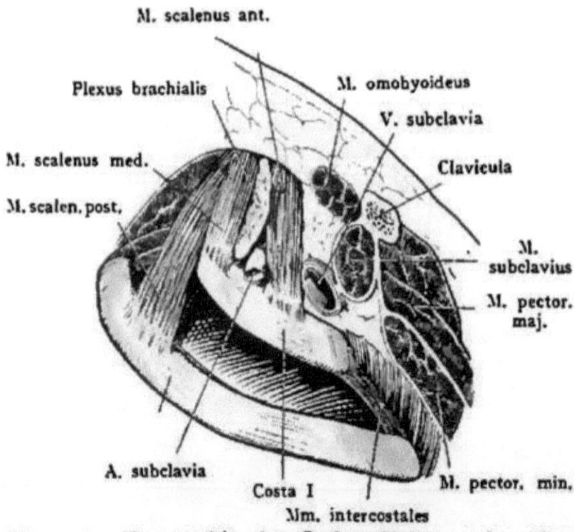

Fig. 536. Topographie der Scalenuslücken rechterseits; laterale Ansicht.

Die hintere Wand wird dargestellt durch den in der Fossa subscapularis entspringenden und am Tuberculum minus humeri sich inscrierenden M. subscapularis sowie im Anschluss daran distalwärts durch die Mm. latissimus dorsi und teres major, deren Endsehnen zusammen an die Crista tuberculi minoris gehen.

Die Spitze der Achselhöhlenpyramide reicht oben bis zu den lateralen Öffnungen der vorderen und hinteren Scalenuslücke an der oberen Fläche der ersten Rippe, wo die A. subclavia, die V. subclavia und die Stämme des Plexus brachialis in die Achselhöhle eintreten (Fig. 536). Die vordere Scalenuslücke wird durch die Clavicula mit dem M. subclavius, die obere Fläche der ersten Rippe und den an dem Tuberculum scaleni sich inserierenden M. scalenus ant. begrenzt; die hintere Sca-

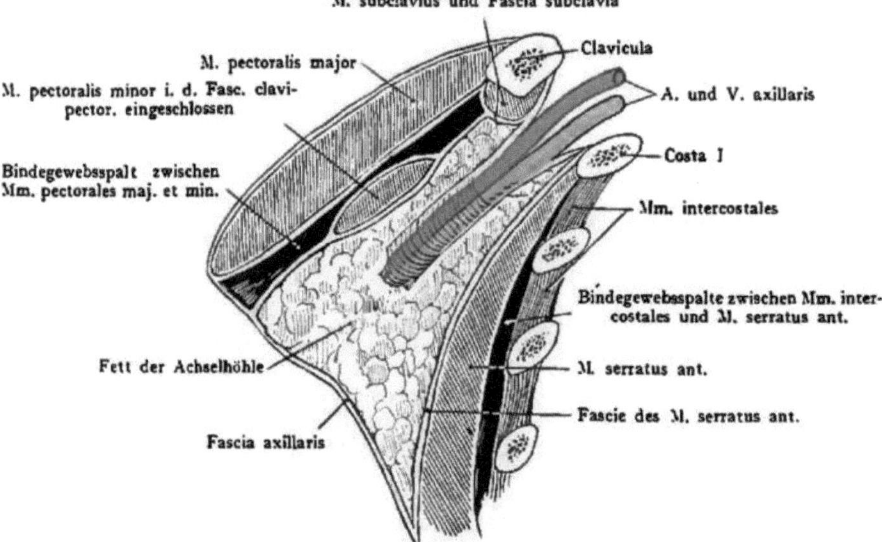

Fig. 537. Schematischer Längsschnitt durch die Achselhöhle zur Veranschaulichung des Verhaltens der Fascien.

lenuslücke wird von den M. scalenus ant. und med. gebildet (s. Hals) und geht am Halse in eine durch den Ursprung beider Muskeln an den vorderen und hinteren

Höckern der Processus transversi hergestellte Rinne über, in welcher die Nn.
cervicales IV bis VIII nach unten zur lateralen Öffnung der hinteren Scalenuslücke
ziehen, um hier den Plexus brachialis zu bilden. Durch die vordere Scalenuslücke
(Fig. 536) tritt die V. subclavia in die Achselhöhle, durch die hintere Scalenuslücke die A. subclavia und dorsal an dieselbe angeschlossen die Stämme des
Plexus brachialis. Die Wand der V. subclavia schliesst sich unmittelbar der
Fascia subclavia an (Fig. 537) und ist durch straffe Bindegewebszüge mit derselben verbunden, so dass die Vene bei ihrem Eintritt in die Achselhöhle eine Fixation
erhält, welche der Arterie abgeht. Sie wird hier von dem lateralen Bauche des M.
omohyoideus überlagert.

Die Basis der Achselhöhlenpyramide sieht bei abduziertem Arme nach unten und
lateralwärts und wird durch die Fascia axillaris abgeschlossen, welche sich von den

die Begrenzung der Fossa axillaris
bildenden Muskeln (unterer Rand
des M. pectoralis major, vorderer
Rand des M. latissimus dorsi, M.
serratus anterior und M. coracobrachialis) auf die Fossa axillaris
weiterzieht. Besonders innig hängt
sie mit der Fascia clavipectoralis
zusammen und wird von einigen
Autoren geradezu als eine Fortsetzung dieser Fascie beschrieben.
Der Zusammenhang der Fascien wird
durch das Schema Fig. 537 veranschaulicht.

Die Fascia axillaris zeigt Öffnungen, durch welche Nerven und
Arterien aus dem Raume der Achselhöhle zur Haut der Gegend verlaufen,
resp. Venen und Lymphgefässe zu
den Venen und Lymphdrüsen der
Achselhöhle gelangen.

Nicht selten finden sich in
Verbindung mit der Fascia axillaris

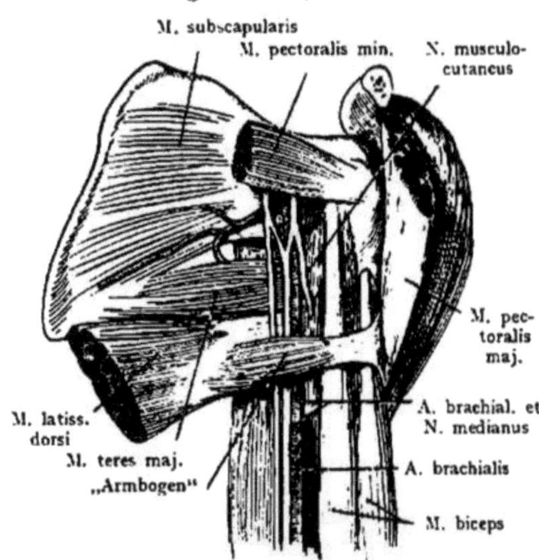

Fig. 538. „Armbogen" und Nervengefässstrang der
Achselhöhle.

zwei Muskelanomalien, welche beim Aufsuchen der Arterie und der Nervenstämme
berücksichtigt werden müssen. In dem einen (häufigeren) Falle (Fig. 538) zweigen sich
Muskelzüge von der Sehne des M. latissimus dorsi ab und verlaufen über den Nervengefässstrang und die Mm. coracobrachialis und biceps hinweg an den M. pectoralis major,
resp. an die Endsehne desselben (Langerscher Armbogen). Seltener gewinnen derartige oberflächlich gelagerte Muskelbündel eine Insertion am Processus coracoides
(Langerscher Achselbogen). In beiden Fällen stellen die Muskelbündel wahrscheinlich Reste einer ursprünglich weit verbreiteten Hautmuskulatur dar, von der beim
Menschen bloss das Platysma und die mimische Gesichtsmuskulatur eine nennenswerte
Ausbildung zeigen (Tobler).

Die Achselhöhlenpyramide kann als ein grosser Bindegewebsraum aufgefasst
werden, welcher mit benachbarten Bindegewebsräumen im Zusammenhang steht. Der
unmittelbare Anschluss wird vorne durch die Fascia clavipectoralis, medial durch die
Fascie des M. serratus anterior, dorsal durch die Fascien der Mm. latissimus dorsi,
teres maj. und subscapularis gegeben (s. die Schemata Figg. 534 und 537). An
der Spitze der Pyramide gehen die Fascien zum Teil Verbindungen mit den Hüllen
des Nervengefässstranges ein (Fig. 537); längs der A. und V. subclavia hängt der

Achselhöhlenbindegewebsraum mit dem mittleren Bindegewebsraume des Halses oberhalb der Clavicula zusammen (Regio supraclavicularis).

Gegen die Basis der Pyramide hin lassen sich an ihrer hinteren Wand zwei Lücken nachweisen (laterale und mediale Achsellücke, Fig. 535), welche den Achselhöhlenraum mit dem Spatium subdeltoideum sowie mit dem Spatium infraspinatum in Verbindung setzen. Beide Achsellücken liegen am axillaren Rande der Scapula. Die laterale Achsellücke wird lateral durch den Humeruskopf und das Collum chirurgicum humeri, resp. durch die Kapsel des Schultergelenkes begrenzt, medial durch das unterhalb der Cavitas glenoidalis entspringende Caput longum des M. triceps brachii, unten durch die an der Crista tuberculi minoris sich inserierenden Sehnen der Mm. latissimus dorsi und teres major. Sie dient der A. circumflexa humeri post. und dem N. axillaris zum Durchtritte bei ihrem Verlaufe um den Humerusschaft zur Regio deltoidea. Die mediale Achsellücke wird begrenzt durch das Caput longum des M. triceps, den axillaren Rand der Scapula und den M. teres major, welcher am Angulus inferior scapulae entspringt.

Zwei grosse Bindegewebsräume, der eine unter dem M. pectoralis major, der andere unter dem M. serratus anterior liegen in der nächsten Nähe der Achselhöhle (s. das Schema Fig. 537). Der erstere wird durch den M. pectoralis minor und die Fascia clavipectoralis von der Achselhöhle getrennt; eine Verbindung dieses Raumes mit dem Achselhöhlenraume ist längs der aus dem Sulcus deltoideopectoralis in die Tiefe verlaufenden V. cephalica zu suchen. Der zweite Raum wird durch die tiefe Fläche des M. serratus anterior sowie durch die seitliche Thoraxwand (Schicht der Mm. intercostales ext. und Rippen) begrenzt; ein direkter Zusammenhang mit dem Raume der Achselhöhle fehlt.

Inhalt der Achselhöhle. Die Achselhöhle enthält zunächst Gefäss- und Nervenstämme (A. und V. axillaris, Stämme des Plexus bráchialis), welche auf ihrem Wege von der Regio supraclavicularis zur freien Extremität die Gegend durchlaufen, indem sie an der Spitze der Achselhöhlenpyramide in dieselbe eintreten und an der Basis austreten, um zum Oberarm weiterzuziehen. Innerhalb der Achselhöhle geben sie Äste ab, die teilweise zu den Wandungen derselben verlaufen, teilweise in benachbarte Gegenden (Regio deltoidea, Fossa supra- und infraspinata) eintreten. Die Stämme des Plexus brachialis, die sich dem Stamme der A. subclavia bei ihrem Durchtritte durch die hintere Scalenuslücke dorsal anlagern, ordnen sich innerhalb der Achselhöhle um; sie geben nebst Ästen zur Wandung des Raumes die 7 Hauptstämme des Plexus zur freien Extremität ab.

Der grosse Nervengefässstrang der Achselhöhle setzt sich zusammen aus der V. axillaris (vorne und medial), der A. axillaris und den Stämmen des Plexus brachialis, welche oben der A. axillaris dorsal anliegen, weiter distalwärts in mehr oder weniger konstanter Weise sich um den Stamm der Arterie zu den aus dem Plexus hervorgehenden 7 Stämmen gruppieren. Der Nervengefässstrang liegt in der oberen Partie der Achselhöhle den beiden obersten Zacken des M. serratus anterior an (Fig. 539), dann dem M. subscapularis, dort, wo die Fasern desselben gegen den Ansatz an das Tuberculum minus humeri konvergieren, und schliesst sich zuletzt dem medialen Umfange des M. coracobrachialis an, um die untere Grenze der Achselhöhle (unterer Rand der Sehne des M. latissimus dorsi) zu erreichen. Man kann an der Arterie, oder am Nervengefässstrang überhaupt, drei Abschnitte unterscheiden, einen oberen, der über dem oberen Rande des M. pectoralis minor liegt und von der Fascia clavipectoralis bedeckt wird, einen mittleren, der von dem M. pectoralis minor bedeckt wird und einen unteren Abschnitt, welcher von dem unteren Rande des M. pectoralis minor bis zum Austritt des Stranges aus der Regio axillaris auf den Oberarm reicht. Im obersten Abschnitte liegt die V. axillaris (Fig. 539) medial von der A. axillaris; die Nervenstämme des Plexus brachialis befinden sich lateral von der Arterie. Hinter dem M. pectoralis minor geht die Umordnung der Nervenstämme vor sich; dieselben umgeben die Arterie (s. unten die Besprechung der Nervenstämme); die Vene rückt medianwärts. Das gleiche Verhältnis finden wir noch unterhalb des M. pectoralis minor, doch ist hier die Umordnung der Nervenstämme erfolgt und dieselben beginnen sich zum Teil (Nn. axillaris und musculocutaneus) wieder von der Arterie zu entfernen.

Topographie der A. axillaris. Die A. axillaris reicht von der Stelle, wo die A. subclavia aus der hinteren Scalenuslücke unter der Clavicula in die Spitze der

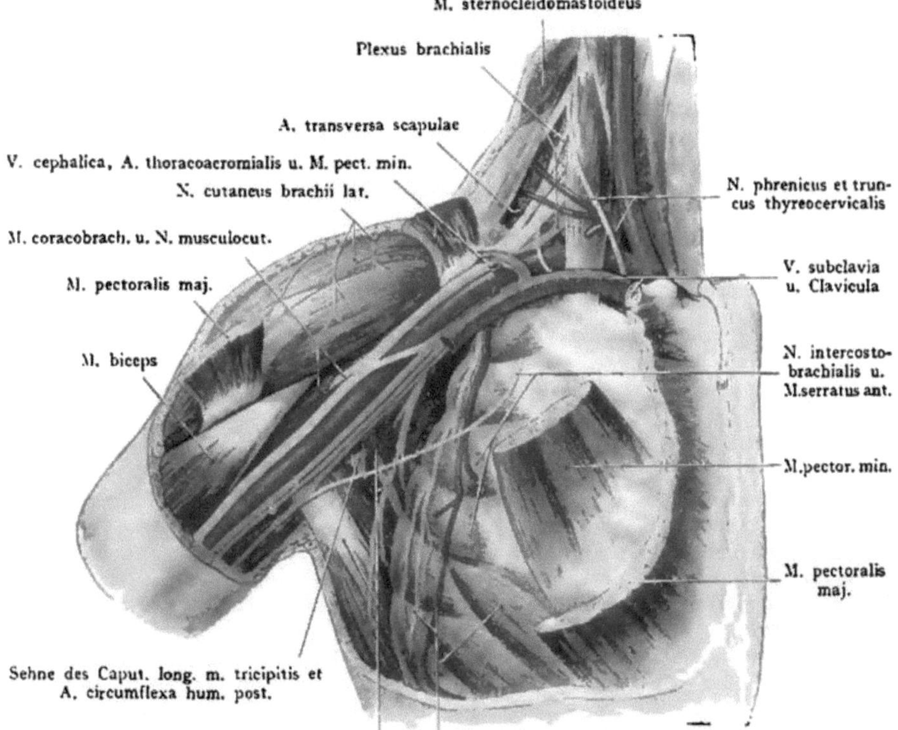

Fig. 539. Topographie der Achselhöhle von vorn nach Abtragung der Mm. pectorales major u. minor. 1 N. medianus. 2 N. ulnaris. 3 N. cut. antibrachii medialis. 4 N. cut. brachii medialis.

Achselhöhlenpyramide eintritt (sie entspricht ungefähr der Mitte der Clavicula) bis zum unteren Rande der Sehne des M. latissimus dorsi. Hier setzt sie sich als A. brachialis im Sulcus bicipitalis medialis auf den Oberarm fort.

Erstes Segment der Arterie. Es reicht von der Clavicula bis zum oberen Rande des M. pectoralis minor (Fig. 539). Die Arterie legt sich den obersten Zacken des M. serratus anterior in der Höhe der II.—III. Rippe an; vorne wird sie von dem M. subclavius und der Fascia clavipectoralis und in oberflächlicher Schicht von dem M. pectoralis major bedeckt. Medial und vor der Arterie liegt die V. axillaris, lateral finden wir die Stämme des Plexus brachialis, welche sich schon in der hinteren Scalenuslücke der Arterie anschlossen. In diesem Segmente gibt die A. axillaris ab: nach vorne die A. thoracoacromialis, welche dicht unterhalb der Clavicula die Fascia clavipectoralis durchbohrt, um in den Ramus acromialis und deltoideus sowie die Rami pectorales zu zerfallen. Nach vorne geht auch die A. thoracalis suprema zu den Mm. pectorales ab; häufig entspringt sie aus der A. thoracoacromialis. Aus dem ersten Segmente entspringt ferner auch die A. thoracalis lateralis, die auf dem M. serratus anterior nach unten verläuft, um die seitliche Brustwand und teilweise auch die Brustdrüse mit Ästen zu versorgen.

Das zweite Segment der Arterie wird vorne von dem M. pectoralis minor bedeckt; bei adduziertem Arme liegt die Arterie auf dem M. serratus anterior, bei abduziertem und erhobenem Arme auf derjenigen Partie des M. subscapularis, welche über den Humeruskopf zu ihrer Insertion am Tuberculum minus humeri verläuft. Die Nervenstämme beginnen sich um die Arterie zu gruppieren. Der Nervus medianus wird von zwei Stämmen gebildet (Fig. 539), welche medial und lateral die Arterie umgreifen und sich zu dem vor der Arterie liegenden Stamme des Nerven vereinigen („Zinken" des N. medianus). Von der medialen „Zinke" gehen der N. ulnaris und die beiden Nn. cutanei brachii und antibrachii mediales ab, welche dem medialen und dem vorderen Umfange der Arterie anliegen. Von der lateralen Zinke geht der N. musculocutaneus aus, welcher sofort lateralwärts von der Arterie abweicht, um den M. coracobrachialis zu durchbohren, mit seinen motorischen Fasern die Beugemuskulatur des Vorderarmes zu versorgen und mit sensiblen Fasern als N. cutaneus antibrachii lateralis auf den Vorderarm überzugehen. Hinter der Arterie liegt ein Stamm, welcher schon hier in den N. radialis und den N. axillaris zerfällt.

Das dritte Segment der Arterie reicht von dem unteren Rande des M. pectoralis minor bis zum Austritt der Arterie aus der Fossa axillaris am unteren Rande der Sehne des M. latissimus dorsi. Die Arterie liegt hier, umgeben von den sieben zur freien Extremität gehenden Stämmen des Plexus brachialis, dem M. coracobrachialis medial an. Hinter der Arterie finden wir die Nn. radialis und axillaris; der letztere biegt durch die laterale Achsellücke nach hinten zum M. deltoides ab in Begleitung der A. circumflexa humeri post. Vor und etwas lateral von der Arterie liegt der N. medianus, medial liegen der N. ulnaris und die beiden Nn. cutanei brachii und antibrachii mediales. Lateral ist zuerst der N. musculocutaneus der Arterie angeschlossen, doch entfernt er sich bald, um in den M. coracobrachialis einzutreten. Die V. axillaris wird durch den N. ulnaris, dem sie medial anliegt, von der Arterie getrennt.

Abgesehen von dem Lageverhältnis zu den grossen Stämmen des Plexus brachialis wird das dritte Segment der Arterie noch dadurch charakterisiert, dass von ihm die Hauptäste abgehen, welche sich einerseits in der Achselhöhle verzweigen, andererseits aus der Achselhöhle in benachbarte Gegenden gelangen (in die Regio deltoidea und in das Spatium infraspinatum). Hier sind zu nennen die Aa. circumflexae humeri ant. und post., die A. subscapularis und manchmal kleine Äste zu den Lymphdrüsen der Achselhöhle.

Die beiden Aa. circumflexae humeri entspringen oberhalb der Sehne des M. latissimus dorsi; die A. circumflexa ant. geht als schwacher Ast unter dem M. coracobrachialis zum Sulcus intertubercularis, den sie, ebenso wie die Kapsel des Schultergelenkes und das Caput humeri, mit Zweigen versorgt. Die stärkere A. circumflexa humeri post. verläuft zur lateralen Achsellücke, wo sie in Gesellschaft des N. axillaris um das Collum chirurgicum humeri, verläuft, um sich im Spatium subdeltoideum an den M. deltoides zu verzweigen und mit der A. circumflexa scapulae zu anastomosieren. Der N. axillaris gibt um den hinteren Rand des M. deltoides den N. cutaneus brachii lateralis zur Haut der Regio deltoidea ab und verteilt sich mit motorischen Zweigen im M. deltoides. Die A. subscapularis entspringt häufig mit der A. circumflexa humeri post. von einem gemeinsamen Stamme, in der Regel jedoch direkt aus der A. axillaris.

Sie folgt in ihrem Verlaufe dem axillaren Rande der Scapula, versorgt die angrenzende Muskulatur (Mm. latissimus dorsi, teres maj. und subscapularis), gibt durch die mediale Achsellücke die A. circumflexa scapulae in die Fossa infraspinata ab und verläuft weiter als A. thoracodorsalis am Margo axillaris scapulae zur seitlichen Brustwand. Die A. circumflexa scapulae gelangt in den osteofibrösen Raum der Fossa infraspinata und anastomosiert hier mit den Endästen der Aa. transversa colli und transversa scapulae.

Die A. subscapularis wird von den Nn. subscapulares gekreuzt, welche zu den Mm. latissimus dorsi und teres major verlaufen.

Vena axillaris. Bei ihrem Durchtritte durch die vordere Scalenuslücke liegt sie medial von der Arterie, von welcher sie auf der oberen Fläche der I. Rippe durch den Ansatz des M. scalenus ant. getrennt wird. In der Achselhöhle liegt sie der A. axillaris zunächst medial an und ist mit der Arterie in eine gemeinsame Gefässscheide eingeschlossen. Im zweiten und dritten Segmente der Arterie wird die Vene durch die Nn. ulnaris und cutaneus antibrachii medialis von der Arterie abgedrängt und kommt von da an bei der Aufsuchung der Arterie nicht unmittelbar in Betracht.

Dicht unterhalb der Clavicula mündet die V. cephalica in die V. axillaris; die übrigen Venen, welche sich aus der Achselhöhle sammeln, schliessen sich als Vv. comitantes den entsprechenden Ästen der A. axillaris an, bedürfen also keiner besonderen Beschreibung. Nicht selten findet sich ein längs des lateralen Umfanges der A. axillaris verlaufender kleinerer Venenstamm, der etwa als eine V. comitans der Arterie aufzufassen wäre und in wechselnder Höhe in die V. axillaris einmündet.

„Die V. axillaris kann ohne Bedenken für die Cirkulation unterbunden werden, solange noch durch die V. cephalica und die Anastomosen mit den Schulterblattvenen der Weg für den Abfluss des venösen Blutes freisteht" (Schüller).

Lage der Nervenstämme innerhalb der Achselhöhle. Abgesehen von dem N. intercostobrachialis (hinterer Zweig des Ram. lateralis des II. Intercostalnerven) kommen alle aus den Stämmen, welche den Plexus brachialis bilden (Cervic. V bis VIII + Thorac. 1). Die Trunci ventrales dieser Spinalnerven vereinigen sich nach ihrem Austritt aus den Foramina intervertebralia (Fig. 539) in der Rinne, welche von den Mm. scalenus ant. und medius gebildet wird (s. Hals) zu mehreren Strängen, welche an der hinteren Scalenuslücke den lateralen Umfang der A. subclavia erreichen und mit derselben in die Spitze der Achselhöhlenpyramide eintreten. Die Umlagerung der Nervenstämme in bezug auf die Arterie hat die Unterscheidung von drei grösseren Primärstämmen des Plexus brachialis zur Folge; ein lateraler bildet sich aus dem C. V. VI. VII., ein medialer aus C. VIII + Th. I und ein hinterer Stamm aus allen Nerven des Plexus. Aus dem lateralen Stamme geht als Fortsetzung der N. musculocutaneus hervor; aus dem lateralen und dem medialen Strange gehen die beiden Zinken des N. medianus hervor, die sich vor der Arterie zum N. medianus vereinigen; aus dem medialen Stamme die Nn. ulnaris, cutaneus brachii medialis und cutaneus antibrachii medialis, aus dem hinteren Stamme die Nn. radialis und axillaris.

Von den Stämmen des Plexus zweigen sich innerhalb der Achselhöhle ab: die Nn. thoracales ant. zu den Mm. pectorales major und minor, die Nn. subscapulares (2—3) zu den Mm. subscapularis, latissimus dorsi und teres major. Die letztgenannten kreuzen häufig die A. subscapularis.

Andere Äste des Plexus brachialis, wie der N. suprascapularis, der N. dorsalis scapulae, der N. subclavius und der N. thoracalis longus entspringen aus dem Geflechte oberhalb der hinteren Scalenuslücke. Der N. suprascapularis (aus C. V. oder C. V + VI) schliesst sich dem unteren Bauche des M. omohyoideus an, um den oberen Rand der Scapula an der Incisura scapulae zu erreichen und hier unter dem Lig. transversum in die Fossa supraspinata einzutreten (Fig. 532). Der N. dorsalis scapulae (C. V.) durchbohrt den M. scalenus medius und wird sodann vom M. levator scapulae und vom M. rhomboides bedeckt, an welche er sich verzweigt. Der N. thoracalis longus (aus den verschiedensten Nn. cervicales sich zusammensetzend: V und VI, VI + VII oder VI, VII und VIII) durchbohrt den M. scalenus medius und verläuft an der äusseren Fläche des M. serratus anterior nach unten, indem er an diesen Muskel Äste abgibt.

Von den grösseren Stämmen des Plexus brachialis weichen zwei innerhalb der Achselhöhle von dem durch die Arterie dargestellten Leitgebilde ab. Der N. musculocutaneus geht in der Regel hoch oben zum M. coracobrachialis, den er durchbohrt, um ihn, sowie die beiden anderen Beuger des Oberarms (Mm. biceps und brachialis int.) zu versorgen. Der N. axillaris geht ziemlich weit oben aus dem hinteren Strange hervor und verläuft auf dem M. subscapularis, der sich zwischen dem Nerven und der Kapsel des Schultergelenkes einschiebt, zur lateralen Achsellücke, durch welche er in Gesellschaft der A. circumflexa humeri post. zur Regio deltoidea gelangt (Gefährdung des N. axillaris bei Luxationen des Humeruskopfes).

Lymphgefässe und Lymphdrüsen der Achselhöhle (Fig. 202). In den Lymphdrüsen der Achselhöhle sammeln sich die Lymphgefässe, einerseits aus der freien Extremität, andererseits von dem seitlichen Umfang der Brust (auch von der Brustdrüse). Dementsprechend lassen sich die Lymphdrüsen mehr oder weniger deutlich in zwei Stränge unterscheiden; der eine verläuft mit der V. axillaris (Hauptstrang); der andere erhält auch Lymphstämme aus den oberflächlichen Schichten der seitlichen Brustwand, verläuft mit der A. subscapularis am vorderen Rande der Scapula nach oben und verbindet sich mit dem Hauptstrange etwa in der Höhe der lateralen Achsellücke. Von hier an bilden die Lymphgefässe mit den Lymphdrüsen der Achselhöhle eine einheitliche Kette, welche sich der V. axillaris anschliesst, mit derselben durch die vordere Scalenuslücke tritt und in den Truncus lymphaticus subclavius ausmündet. Ausnahmsweise sind kleine Lymphstämme nachgewiesen worden, welche über die Clavicula hinwegziehen, um direkt in untere Cervikallymphdrüsen einzumünden. Ein solcher Befund ist in Fig. 202 dargestellt. Eine weitere für die Praxis wichtige Abweichung von der Norm besteht darin, dass Lymphstämme aus dem oberen Umfange der weiblichen Brustdrüse zu oberen Axillarlymphdrüsen verlaufen, so dass ausnahmsweise bei Carcinom der Mamma eine Metastasierung auf obere Axillarlymphdrüsen stattfinden kann, ohne dass der Lymphdrüsenstrang längs der A. subscapularis in Mitleidenschaft gezogen wird. Die erste Lymphdrüse dieses Stranges liegt der äusseren Fläche der III. Rippe auf.

Der Lymphgefäss-Lymphdrüsenstrang, welcher sich der V. axillaris anschliesst, ist unschwer von der Vene zu trennen. Die Lymphdrüsen, welche sich dem Verlaufe der A. und V. subscapularis anschliessen, umgeben dieselben und werden gekreuzt von den zum M. latissimus dorsi und M. teres major verlaufenden Nn. subscapulares; die Verletzung dieser Nervenstämme hat selbstverständlich eine Lähmung beider Muskeln und eine Einschränkung in der Bewegung des Armes nach hinten zur Folge. Der N. thoracalis longus (zum M. serratus anterior) wird bloss dann angetroffen, wenn man hoch oben in der Achselhöhle die Lymphdrüsen ausräumt, etwa im Zusammenhang mit den unteren Lymphoglandulae supraclaviculares.

Unterbindung der A. axillaris. Die Verlaufsrichtung der Arterie entspricht einer von der Mitte der Clavicula bis zum Anfang des Sulcus bicipitalis medialis gezogenen Linie. Bei abduziertem Arme (die Stellung, in welcher die Unterbindung gewöhnlich vorgenommen wird) liegt die Arterie dem Proc. coracoides und unterhalb desselben der durch den M. coracobrachialis und den kurzen Bicepskopf gebildeten lateralen Wandung der Achselhöhlenpyramide an.

Der Schnitt wird vom Sulcus bicipitalis medialis aus nach oben längs des sichtbaren oder fühlbaren Wulstes des M. coracobrachialis geführt. Nach Durchtrennung der Haut, des subkutanen Fett- und Bindegewebes sowie der Fascia axillaris

wird der Nervengefässstrang angetroffen. Lateral (Fig. 539) liegt der N. musculocutaneus der Arterie an; lateral und vorne der N. medianus, medial der N. ulnaris
und die Nn. cutanei brachii und antibrachii mediales, hinten die Nn. radialis und
axillaris. Medial liegt die V. axillaris, welche durch die Nn. ulnaris und cutaneus
brachii medialis von der Arterie getrennt wird. Der N. medianus wird bei der Unterbindung der Arterie medial- oder lateralwärts abgezogen.

Bildung eines Kollateralkreislaufs in der Achselhöhle. Für das Zustandekommen desselben sind von Bedeutung (bei Unterbindung der A. axillaris oberhalb des
Ursprunges der A. subscapularis und
der beiden Aa. circumflexae humeri)
1. Die A. thoracalis lateralis, welche
mit der A. thoracodorsalis aus der A.
subscapularis anastomosiert. 2. Die
Verbindungen der A. circumflexa
scapulae und der Aa. circumflexae
humeri ant. und post. mit den Aa.
transversa scapulae und transversa
colli in der Fossa supra- und infraspinata.

**Gefässanomalien in der
Achselhöhle.** In seltenen Fällen teilt
sich die Arterie schon innerhalb der
Achselhöhle in die A. radialis und
ulnaris; die A. ulnaris wird dann
von dem N. medianus überlagert,
während die A. radialis oberflächlich zu diesem Nerven liegt. Häufig
entspringen die A. subscapularis und
die A. circumflexa humeri post. aus
einem gemeinsamen Stamme. Ebenso
häufig ist eine Variation der A. circumflexa humeri post.; sie kann
nämlich aus der A. brachialis oder
der A. profunda brachii unterhalb
der Sehne des M. latissimus dorsi
entspringen und verläuft dann hinter
dieser Sehne bis zur Höhe des Collum
chirurgicum humeri, wo sie die laterale Achsellücke benützt, um die Regio
deltoidea zu erreichen.

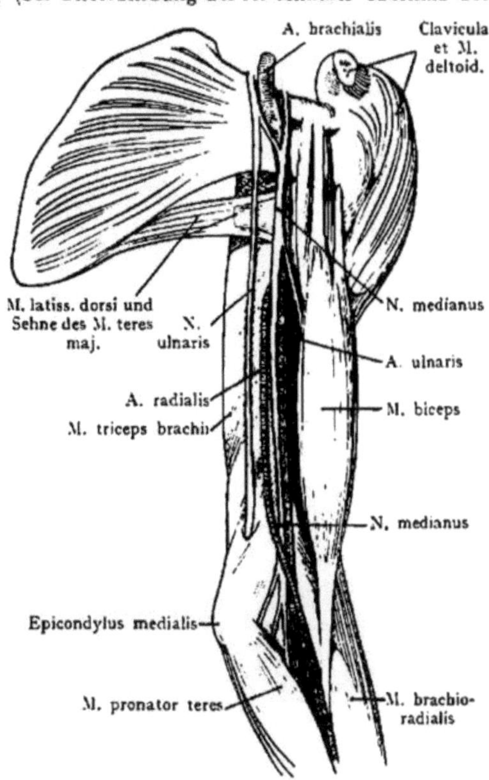

Fig. 540. Hohe Teilung der A. brachialis.

Möglichkeit der Verletzung des Nervengefässstranges der Achselhöhle.
Der Nervengefässstrang wird gleich nach seinem Eintritt in die Achselhöhlenpyramide
von lockerem Fett- und Bindegewebe umgeben. In der Höhe des Processus coracoides
erreicht er den M. coracobrachialis und verläuft, demselben medial angeschlossen, distalwärts auf dem M. subscapularis und der Sehne des M. latissimus dorsi. Zwischen
der ersten Rippe und dem Ursprunge des M. coracobrachialis vom Proc. coracoides
liegt der Nervengefässstrang ohne bestimmten Anschluss an die Achselhöhlenwandung
frei im Fett- und Bindegewebe. Bei Adduktion des Armes wird er entspannt, bei abduziertem Arme dagegen gespannt, indem er sich gewissermassen über den Humeruskopf dehnt; die A. axillaris kann dabei abgeplattet werden. Bei weitergehender
Abduktion des Armes kann der Gelenkkopf aus der Cavitas glenoidalis austreten und
den Nervengefässstrang durch Druck verletzen.

Schuss- und Stichwunden werden, je nach der Stellung des Armes, den Nervengefässstrang treffen oder vermeiden. Bei adduziertem Arme entfernt sich der Nervengefässstrang so weit von der lateralen Wandung der Achselhöhle, dass eine Stich- oder
Schussverletzung von vorne nach hinten eindringen kann, ohne den Strang zu verletzen. Dabei wird jedoch eine Kugel das Schultergelenk oder doch den Hals der Scapula
durchbohren.

Bei Abduktion des Armes nähert sich der Nervengefässstrang der lateralen
Wandung der Achselhöhle und die Wahrscheinlichkeit wächst, dass eine von vorne

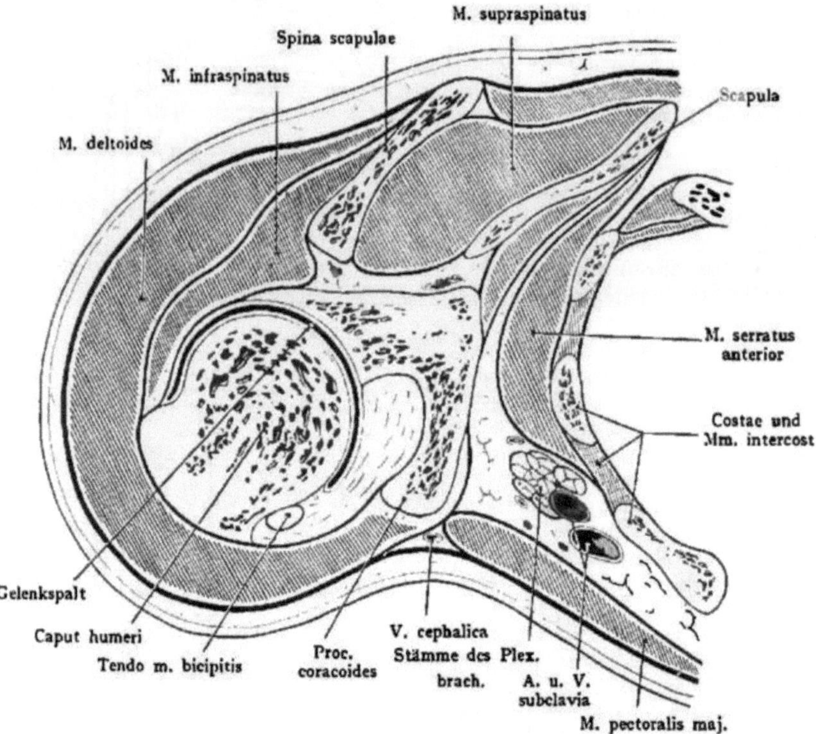

Fig. 541. Horizontalschnitt durch das Schultergelenk in der Höhe des III. Brustwirbels.
Nach einem Gefrierschnitte aus der Basler Sammlung.

eindringende Schussverletzung sowohl das Schultergelenk als den Nervengefässstrang treffen wird. Besonders gefährdet erscheint dabei der N. axillaris, welcher mit
der A. circumflexa humeri post. in der lateralen Achsellücke zur Regio deltoidea gelangt.
Für die Beurteilung der Läsion kommt also die Stellung der Extremität ganz wesentlich
in Betracht (Schüller).

Horizontalschnitte durch die Achselhöhle. Ein Schema der Achselhöhle,
in einem Horizontalschnitte wird in Fig. 534 gegeben. Man gewinnt die Vorstellung von den vier Abschnitten der Wandung, von denen die laterale, aus dem M.
coracobrachialis und dem kurzen Kopfe des M. biceps bestehende, gegenüber den
anderen sehr reduziert erscheint. Der Nervengefässstrang liegt der lateralen und der
vorderen Wandung näher an als der hinteren oder medialen.

In Figg. 541 und 542 sind zwei Horizontalschnitte abgebildet.

In Fig. 541 (Höhe des III. Brustwirbels) ist das Caput humeri in grosser Ausdehnung getroffen. Die Mm. pectorales maj. und min. bilden die vordere, der M. serratus ant. die mediale Wand; der Abschluss nach hinten wird von dem M. subscapularis hergestellt; lateral ist der Proc. coracoides angeschnitten. Die A. axillaris liegt

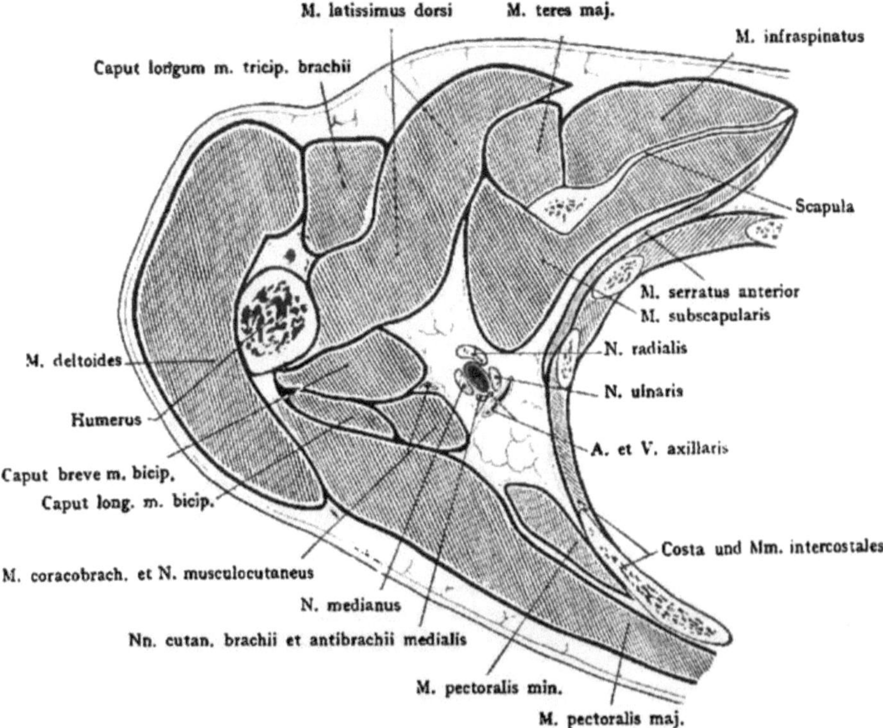

Fig. 542. Horizontalschnitt durch die rechte Schultergegend in der Höhe des VI. Brustwirbels. Nach einem Gefrierschnitte aus der Basler Sammlung.

der ersten Zacke des M. serratus anterior auf, vor derselben und etwas medianwärts liegt der Querschnitt der Vene, lateral die Stämme des Plexus brachialis. Im Sulcus deltoideopectoralis ist der Querschnitt der V. cephalica zu sehen.

Der in Fig. 542 dargestellte Schnitt trifft den VI. Brustwirbel. Die vordere Wand der Achselhöhle wird von den beiden Mm. pectorales gebildet; die mediale Wand von dem M. serratus ant., die hintere Wand von dem M. subscapularis. In den Winkel, welcher einerseits von dem Querschnitt des M. coracobrachialis und des kurzen Bicepskopfes, andererseits von der Sehne des M. latissimus dorsi gebildet wird, legt sich der Nervengefässstrang. Die Arterie wird von den Nerven des Plexus umgeben, lateral liegt der N. musculocutaneus, vor der Arterie der N. medianus, medial, zwischen der Arterie und der Vene, werden der N. ulnaris und die Nn. cut. brachii und antibrachii medialis angetroffen, hinter der Arterie befindet sich der Querschnitt des N. radialis (vgl. Fig. 539).

41*

Topographie des Schultergelenkes. Die Wölbung der Schulter wird teilweise von dem Acromion, teilweise von dem lateralen Umfang des Caput humeri mit dem Tuberculum majus gebildet. Die beiden letzteren Knochenteile werden von dem M. deltoides verdeckt; bei schwach entwickelter Muskulatur gelingt es, die Bewegungen des Humeruskopfes durch tiefes Eindrücken zu verfolgen und das Tuberculum majus etwa fingerbreit unterhalb des Acromion zu palpieren. Bei adduziertem Arme kann man unter günstigen Verhältnissen, jedoch durchaus nicht in allen Fällen, beide Tubercula und den Sulcus intertubercularis durchfühlen, indem man den Finger unterhalb des Acromion anlegt. Das Tuberculum majus liegt direkt lateral, das Tuberculum minus medial und vorne. Von der Achselhöhle aus kann bei abwechselnder Adduktion und Abduktion des Armes der Gelenkkopf und die mediale Partie der Gelenkkapsel abgetastet werden; die letztere wird hier von dem M. subscapularis sowie von dem M. coracobrachialis

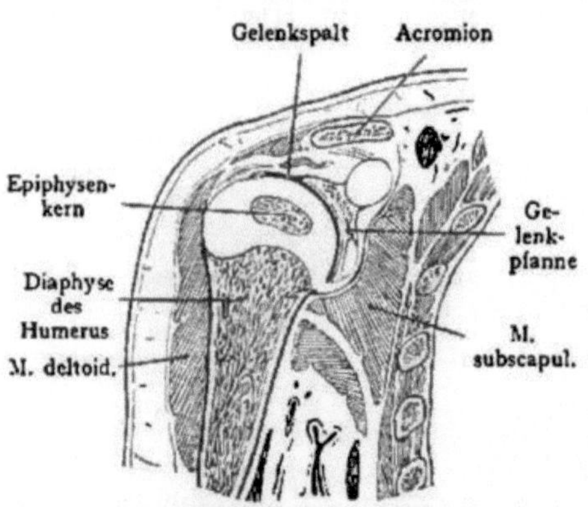

Fig. 543. Frontalschnitt durch das Schultergelenk. 1 jähriges Kind.

und dem kurzen Bicepskopf bedeckt. Der Gelenkkopf verursacht bei starker Abduktion und Erhebung des Armes eine Vorwölbung in der Fossa axillaris (Fig. 533).

Das Schultergelenk wird von dem Acromion und dem Processus coracoides überlagert, welche mittelst des Lig. coracoacromiale verbunden sind, so dass gewissermassen ein „Dach", der Fornix humeri oder das Schultergewölbe, über dem Schultergelenk gebildet wird, das eine allzu starke Hebung des Armes hemmt, indem das Collum humeri an dasselbe anstösst.

Die weite Gelenkkapsel geht vom Rande der Cavitas glenoidalis aus und setzt sich oberhalb der Tubercula humeri an das Collum anatomicum humeri, reicht dagegen medial- und dorsalwärts bis auf das Collum chirurgicum, also unterhalb der Epiphysenlinie herab.

Für die Funktion sowie für die Topographie des Gelenkes sind die am Tuberculum majus und minus sich inserierenden Muskeln von Bedeutung. Die Kapsel gestattet beim herauspräparierten und aus seinen Muskelverbindungen gelösten Gelenke eine Entfernung der Gelenkflächen voneinander bis auf $1—1\frac{1}{2}$ cm. Der Kontakt der Gelenkflächen wird eben, abgesehen vom Luftdruck, wesentlich durch die Muskulatur (Mm. supraspinatus, infraspinatus und subscapularis) gesichert. Die Endsehnen dieser Muskeln überlagern die Kapsel oben, hinten und medial und sind mit derselben verbunden. Als weitere Verstärkung ist noch das Lig. coracohumerale anzuführen, dessen Fasern von dem Proc. coracoides ausgehen und sich distalwärts in zwei Zipfeln an den Rändern des Sulcus intertubercularis inserieren.

Die Gelenkkapsel wird nicht in gleichmässiger Weise von den Sehnen der Schultermuskeln und dem Lig. coracohumerale verstärkt, indem schwächere Partien der Kapsel mit stärkeren abwechseln. Eine schwächere Stelle findet sich am unteren Rande der Sehne des M. subscapularis, eine zweite unterhalb des Proc. coracoides: beides Stellen, an denen der Humeruskopf bei Luxationen die Kapsel durchbrechen kann.

Die Bursae mucosae, welche Beziehungen zur Gelenkkapsel erlangen, sind schon früher aufgezählt worden (Regio deltoidea und Fig. 531). Die Bursae subdeltoidea und subacromialis stehen häufig untereinander in Verbindung und bilden dann bloss Abteilungen einer einzigen grossen Bursa mucosa. Normalerweise fehlt eine Verbindung

derselben mit der Gelenkhöhle. Die Bursa subscapularis befindet sich unterhalb der Sehne des M. subscapularis und besitzt regelmässig eine Verbindung mit der
Gelenkhöhle, die bald spaltförmig erscheint, bald eine weite Öffnung darstellt. Häufig
findet sich an der Basis des Proc. coracoides noch eine Bursa mucosa, welche nicht
selten mit der Bursa subscapularis in Verbindung steht (Bursa subcoracoidea).

Bei Kindern und jüngeren Individuen ist das Verhältnis zwischen der Epiphyse und der Gelenkkapsel, resp. der Gelenkhöhle zu beachten (Fig. 543). Die Cavitas

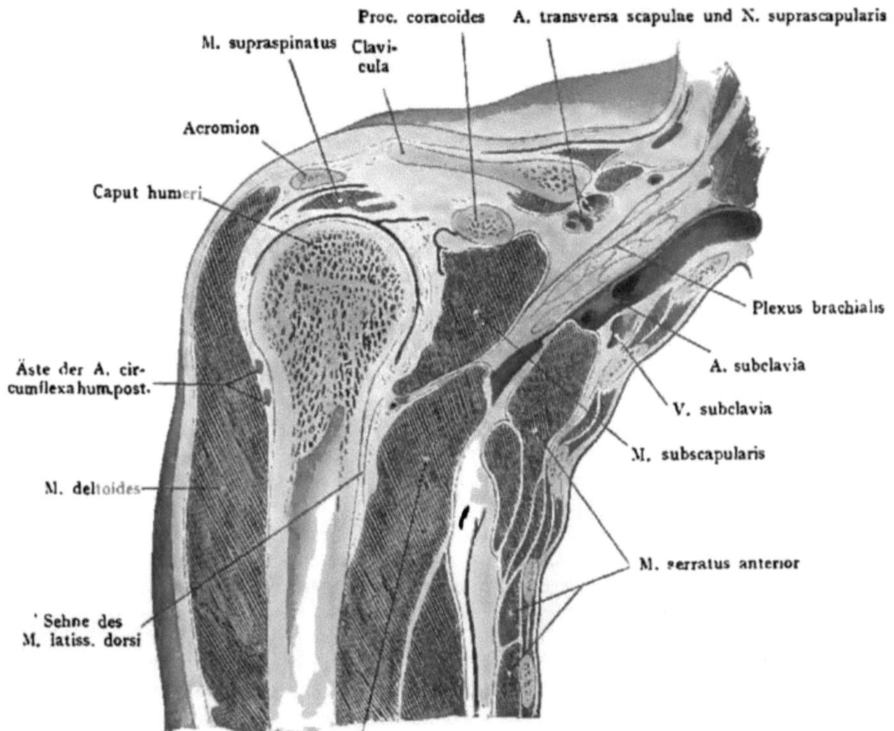

Fig. 544. Frontalschnitt durch die Schultergegend, rechterseits.
Nach W. Braune, Atlas der topogr. Anatomie.

glenoidalis wird noch von dem Epiphysenknorpel, welcher den Processus coracoides
von der Scapula trennt, erreicht; derselbe geht in den die Cavitas glenoidalis auskleiden-
den Knorpelbelag über. Ein besonderer kleiner Knochenkern entwickelt sich an der
Ursprungsstelle des langen Bicepskopfes, oberhalb der Cavitas glenoidalis; bei forcierter
Beugung kann derselbe durch die Ursprungssehne des Caput longum bicipitis abge-
rissen werden, wobei die Gelenkhöhle eröffnet wird (Schüller).

Im Humeruskopfe entwickelt sich ein Epiphysenkern sowie je ein Kern in dem
Tubercula majus et minus, die im vierten Lebensjahre mit dem Epiphysenkerne verschmelzen. Im 20.—22. Lebensjahre vereinigt sich der Epiphysenkern mit der Diaphyse. An dem lateralen Umfange des Schultergelenkes liegt die Epiphysenlinie
(Fig. 543) ausserhalb des Kapselansatzes, medial dagegen liegt sie noch im Bereiche

der Gelenkhöhle, indem sich hier die Gelenkkapsel erst am Collum chirurgicum humeri
ansetzt. Man kann also von der Regio deltoidea aus direkt auf die Epiphyse des Humeruskopfes vordringen, ohne das Schultergelenk zu eröffnen. Erkrankungen des Epiphysen-
knorpels können auch auf die Gelenkhöhle übergreifen.

Fig. 544 stellt einen Frontalschnitt durch das Schultergelenk dar. Der
Gelenkspalt erstreckt sich medial weiter hinunter als lateral. Das durch das Acromion,
den Proc. coracoides und das Lig. coracoacromiale hergestellte „Dach" des Schultergelenkes ist durchgeschnitten. Unter dem medialen Ende der schräg getroffenen Clavicula liegt der M. subclavius; medial davon der Querschnitt der A. transversa scapulae,
der gleichnamigen Vene und des N. suprascapularis, an welchen sich oben der Querschnitt des unteren Bauches des M. omohyoideus anschliesst. Die A. axillaris ist an
ihrem Eintritte in die Achselhöhlenpyramide schräg durchgeschnitten, die Vene
etwas weiter distal im Anschluss an die seitliche Brustwand. Lateral von der Arterie
liegen die Stämme des Plexus brachialis. Medial schliesst sich dem Schultergelenke der Schrägschnitt des M. subscapularis an, lateral wird das Gelenk von dem
M. deltoides überlagert. In der Höhe des Collum chirurgicum finden wir die Schnen
der Mm. latissimus dorsi und teres major und über denselben den Querschnitt der A.
circumflexa humeri post.

Oberarm.

Abgrenzung und Palpation. Die obere Grenze der Oberarmgegend ist
durch die bei Abduktion im Schultergelenke leicht nachweisbare hintere Achselfalte
(Sehnen der Mm. latissimus dorsi und teres major) angegeben; die untere Grenze wird
etwa 3 Finger breit oberhalb der Verbindungslinie der beiden Epicondylen angenommen.

Bei stärkerer Entwicklung des Fettpolsters (Frauen und Kinder) stellt der Arm
einen Cylinder dar, dessen Durchmesser distalwärts kaum erheblich abnimmt; bei
muskulösen Individuen dagegen mit dünnem Fettpolster ist der Umfang des Oberarms,
an der Grenze gegen die Fossa axillaris gemessen, grösser als an der Grenze gegen die
Regio cubiti und entspricht den starken Bäuchen der Mm. biceps und triceps brachii,
welche sich gegen ihre Insertionsstellen hin verjüngen.

Als Skeletteil liegt dem Oberarme der Humerusschaft zugrunde, welcher derart
von Muskelmassen überlagert ist, dass die Palpation bloss bei muskelschwachen und
mageren Individuen gelingt. Entsprechend der Anordnung der Muskeln und dem Verlaufe der Gefässe ist der Knochen am leichtesten durch Längsschnitte, die lateral und
medial angelegt werden, zu erreichen.

Relief des Oberarmes. Die hintere oder Extensorenseite des Oberarms erscheint meist gleichmässig abgerundet und entspricht der Masse des M. triceps
brachii. Auf der vorderen oder Flexorenseite geht (Fig. 533) von der Fossa axillaris
aus eine seichte Furche auf den Oberarm über (Sulcus bicipitalis medialis), an deren
Bildung lateral der M. biceps, medial die Extensorenmuskulatur teilnimmt. Ein entsprechender Sulcus bicipitalis lateralis am lateralen Rande des Bicepswulstes ist nur
ausnahmsweise beim Lebenden zu sehen. Besonders deutlich nimmt man den Sulcus
bicipitalis medialis bei Hebung und Abduktion des Armes wahr. Beide Sulci bicipitales
führen distalwärts in die Y-förmige Fossa cubiti (s. Fossa cubiti), wobei die Sulci
bicipitales die oberen Schenkel des Y darstellen.

Bei mittlerer Beugestellung des Oberarmes und Entspannung der Fascia brachii
kann man häufig bis zur Fossa cubiti herab die Pulsationen der A. brachialis fühlen,
nicht selten auch den Strang des N. medianus, welcher beim Übergang auf den Oberarm zuerst lateral, dann, an der Grenze gegen die Regio cubiti, medial von der Arterie
angetroffen wird.

Fascie und Fascienräume am Oberarme. Die Haut des Oberarms ist nur locker mit der Fascie verbunden, sie zieht sich auf dem Querschnitte stark zurück und lässt sich leicht von ihrer Unterlage abpräparieren.

Die Fascia brachii (Figg. 545 u. 546) bildet auf der Beugeseite des Oberarmes die Fortsetzung der Fascia axillaris, auf der Streckseite die Fortsetzung der Fascia deltoidea. Sie umhüllt die Streck- und Beugemuskeln des Oberarmes und setzt sich dort, wo Knochenteile oberflächlich liegen, an dieselben fest, so in der Ellbogengegend an die Epicondylen des Humerus und an das Olecranon. Ferner geht sie zwischen der Beuge- und Streckmuskulatur als Septum intermusculare mediale und laterale in die Tiefe zur medialen und zur lateralen Kante des Humerus. Distalwärts lassen sich beide Septa intermuscularia bis zu den Epicondyli humeri verfolgen; proximalwärts reicht das Septum intermusculare lat. bis zur Tuberositas deltoidea, das Septum intermusculare mediale bis zur Sehne des M. latissimus dorsi. Der Humerusschaft und die Septa intermuscularia bewirken zusammen eine Einteilung des Oberarmes in zwei Muskellogen, eine vordere Beugerloge und eine hintere Streckerloge (Fig. 548).

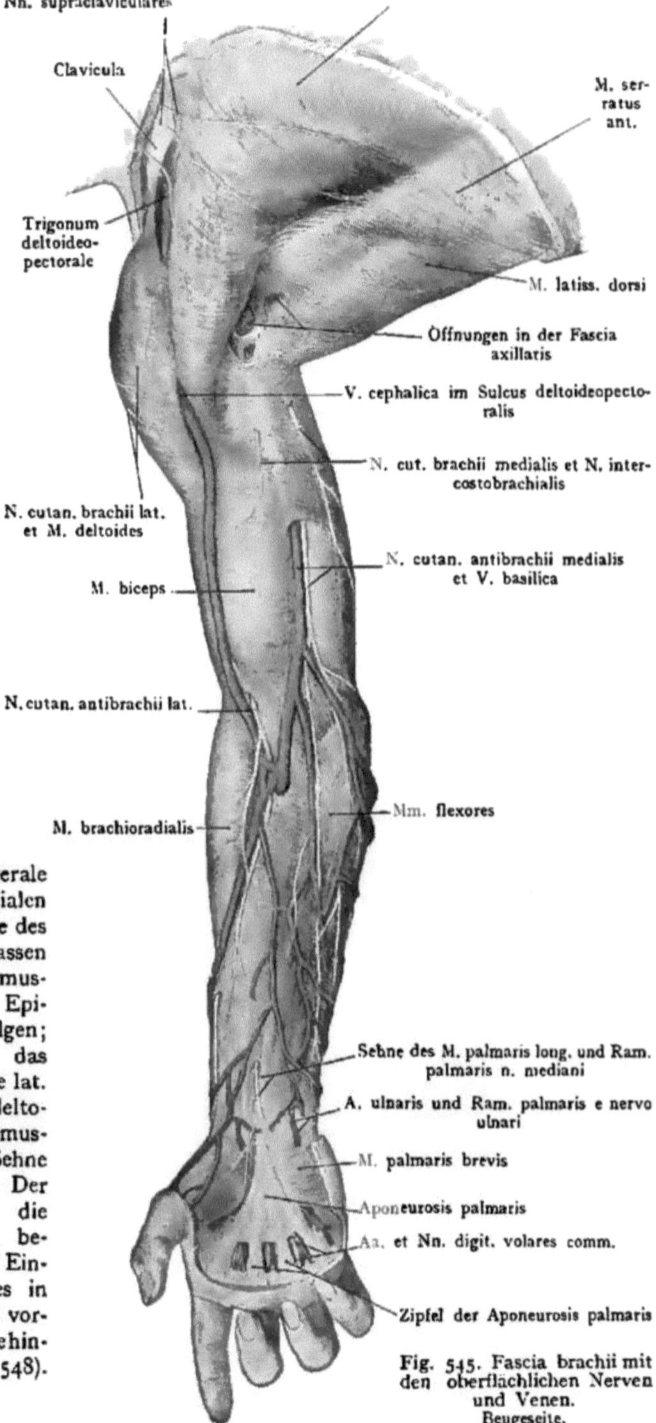

Fig. 545. Fascia brachii mit den oberflächlichen Nerven und Venen. Beugeseite.

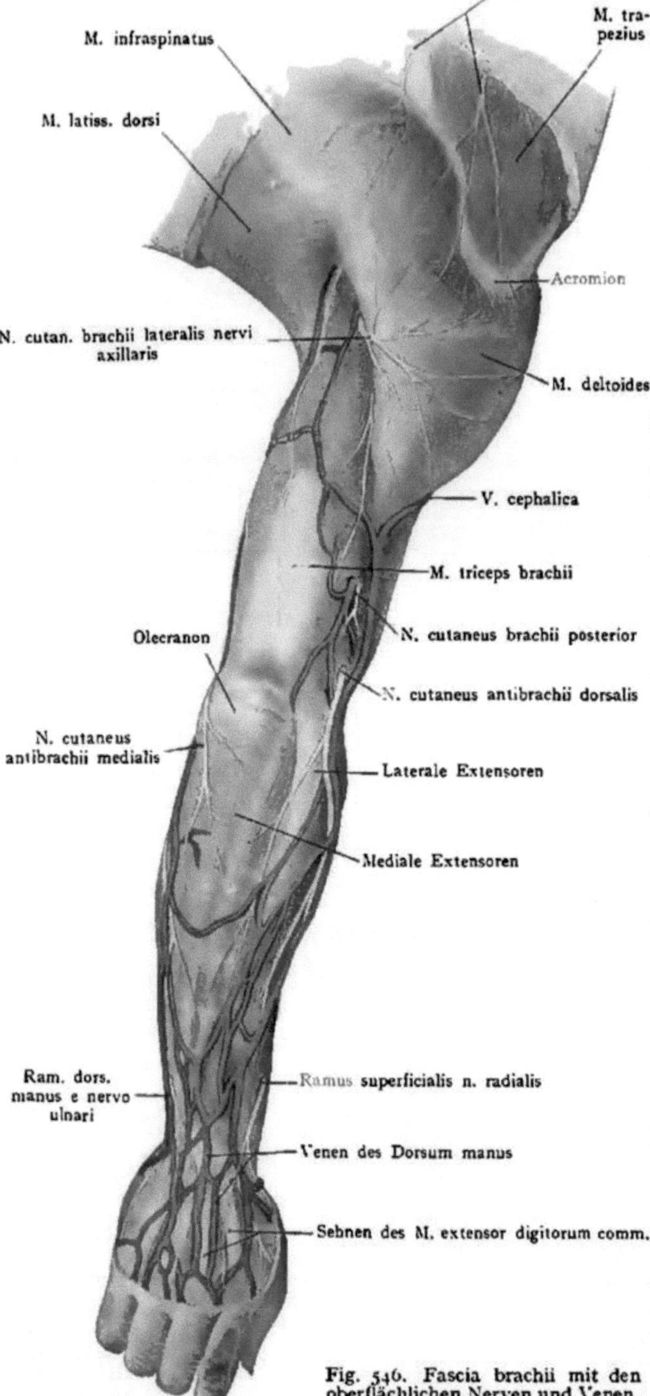

Fig. 546. Fascia brachii mit den oberflächlichen Nerven und Venen. Streckseite.

Die Beugerloge bildet zum Teil die direkte Fortsetzung der Fossa axillaris; als Inhalt finden wir die Beugemuskulatur und die Fortsetzung des Nervengefässstranges der Achselhöhle im Sulcus bicipitalis medialis. Die Beugerloge geht distalwärts direkt in die Fossa cubiti über. Die Streckerloge enthält den M. triceps brachii und die Verzweigungen von Nerven und Gefässen, welche aus der Beugerloge in die Streckerloge eintreten (N. radialis und A. profunda brachii).

Oberflächliche ausserhalb der Fascie verlaufende Gebilde. Von dem Vorderarm ziehen extrafascial zwei grössere Venenstämme auf den Oberarm weiter. Die V. cephalica verläuft am lateralen Rande des M. biceps (im Sulcus bicipitalis lat.) hinauf, um sich schliesslich im Trigonum deltoideopectorale zur Einmündung in die V. axillaris in die Tiefe zu wenden. Die V. basilica steht als zweiter grösserer Venenstamm an der Ellbogenbeuge durch die V. mediana mit der V. cephalica in Verbindung; sie verläuft im Sulcus bicipitalis medialis proximalwärts, um in recht wechselnder Höhe durch die Fascia brachii zu treten und in eine der beiden Vv. brachiales zu münden. Dieselbe Öffnung in der Fascie wird häufig von dem N. cutaneus antibrachii medialis benutzt, um in das subkutane Gewebe zu gelangen.

Auf der Beugeseite kommen von Nerven die Nn. cutanei brachii und antibrachii mediales in Betracht, sowie noch Äste des N. intercostobrachialis. Der Stamm des N. cutaneus antibrachii medialis verläuft von der Stelle an, wo er oberflächlich wird, medial von der V. basilica zur Regio cubiti, indem er sich noch am Oberarm in zwei grössere Äste teilt, welche die Haut auf der Beugeseite sowie am medialen Umfange des Vorderarmes versorgen.

Auf der Streckseite geht der N. cutaneus brachii lat. aus dem N. axillaris noch auf den Oberarm über, dazu kommen die beiden Nn. cutanei brachii post. und antibrachii dors. aus dem N. radialis, welche in gerader Linie über dem Epicondylus lateralis die Fascie durchbohren. Der untere Ast ist gewöhnlich der stärkere und verläuft auf der Streckseite des Vorderarmes weiter.

Vordere Seite des Oberarmes (Flexorenloge). Die Flexorenloge wird von der Fascia brachii und dem Humerusschafte mit den Septa intermuscularia mediale et lat. begrenzt. Proximalwärts geht der Raum der Flexorenloge in den Bindegewebsraum der Achselhöhle über; distalwärts setzt er sich in den Bindegewebsraum der Fossa cubiti fort (s. später die Besprechung der Bindegewebsräume der Hand und des Vorderarms).

Als Inhalt der Loge finden wir zunächst die Beugemuskulatur, nämlich den M. coracobrachialis, den langen und den kurzen Kopf des M. biceps und den M. brachialis. Der M. coracobrachialis entspringt mit dem kurzen Bicepskopf von dem Processus coracoides und inseriert sich an der Mitte der vorderen Fläche des Humerus. Das Caput longum m. bicipitis entspringt an der Tuberositas supraglenoidalis, verschmilzt mit dem Caput breve und inseriert sich an der Tuberositas radii; der M. brachialis entspringt mit zwei, den Ansatz des M. deltoides umgreifenden Zacken von der vorderen Fläche des Humerus bis zur oberen Umschlagslinie der Kapsel des Ellbogengelenkes hinab und inseriert sich an der Tuberositas ulnae.

Durch den medialen Umfang des M. biceps und die vordere Fläche des M. brachialis wird die nach vorne und medianwärts offene Rinne des Sulcus bicipitalis medialis begrenzt, welche den Hauptweg für die aus der Achselhöhle zum Oberarm gelangenden und teilweise zum Vorderarm weiterziehenden Gebilde darstellt (A. brachialis, N. medianus, Nn. cutanei brachii und antibrachii mediales). Dem Sulcus bicipitalis medialis entsprechend liegt am lateralen Umfange des Biceps der Sulcus bicipitalis lat., in welchem ausserhalb der Fascie die V. cephalica von der Ellbogenbeuge bis zum Trigonum deltoideopectorale verläuft.

Beim Übergange der A. axillaris auf den Oberarm an der unteren Grenze der Fossa axillaris (Sehne des M. latissimus dorsi) bilden die grossen Nervenstränge mit der Arterie und der Vene zusammen zunächst eine Fortsetzung des Nervengefässstranges der Achselhöhle, welcher sich weiterhin in den Sulcus bicipitalis medialis einlagert (Fig. 547). Lateral und vor der A. brachialis liegt hier der N. medianus, hinter der Arterie der N. radialis, medial der N. ulnaris und der N. cutaneus anti brachii medialis. Dieses Verhalten ändert sich schon oberhalb der Mitte des Oberarmes; wenn wir auch hier als Leitgebilde die A. brachialis verfolgen, so bleibt von den drei grossen Nervenstämmen bloss der N. medianus der Arterie treu, ändert aber seine Lage insofern, als er gegen die Mitte des Oberarmes hin vor die Arterie tritt indem er dieselbe kreuzt, so dass er an der distalen Grenze des Oberarmes (2 cm oberhalb der Epicondylenlinie) medial von der Arterie angetroffen wird. Der N. radialis und der N. ulnaris weichen von der Verlaufsrichtung der Arterie ab. Der N. radialis tritt, indem er das Septum intermusculare mediale durchbohrt, in die

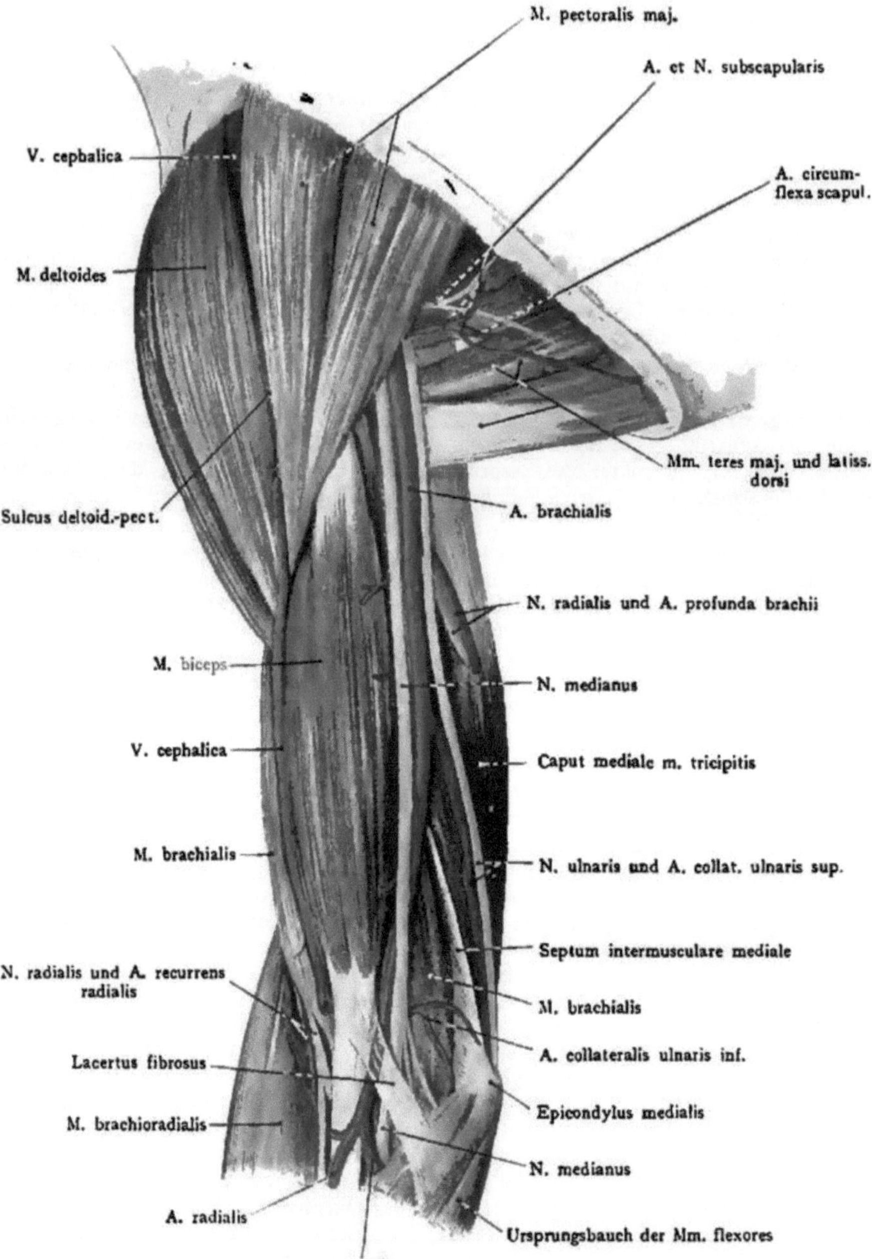

Fig. 547. A. brachialis und tiefe Gebilde der Beugerloge des Oberarms.

Streckerloge ein und gelangt zwischen dem Caput mediale und longum des M. triceps in der sog. Tricepstasche zum Sulcus n. radialis humeri um, dem Knochen unmittelbar angeschlossen, den hinteren Umfang des Humerusschaftes zu umziehen (s. Verlauf des N. radialis und Fig. 549). Der N. ulnaris verlässt die Arterie etwa in der Mitte des Oberarmes, indem er die Richtung gegen den hinteren Umfang des Epicondylus medialis einschlägt, das Septum intermusculare mediale durchbohrt und sich in der Ellbogengegend zwischen dem Epicondylus medialis und dem Olecranon in den Sulcus n. ulnaris einlagert (Fig. 549). Der Verlauf und die Verzweigung der Hautnerven (Nn. cutaneus brachii und antibrachii mediales) sind bei der Besprechung der oberflächlichen Gebilde hervorgehoben worden.

A. brachialis und ihre Äste mit den Vv. brachiales. Der Verlauf der Arterie wird durch eine Linie angegeben, welche den medialen Umfang des M. coracobrachialis mit der Mitte der Fossa cubiti verbindet. In der ersten Strecke ihres Verlaufes liegt sie dem M. coracobrachialis medial an, weiterhin verläuft sie im Sulcus bicipitalis medialis.

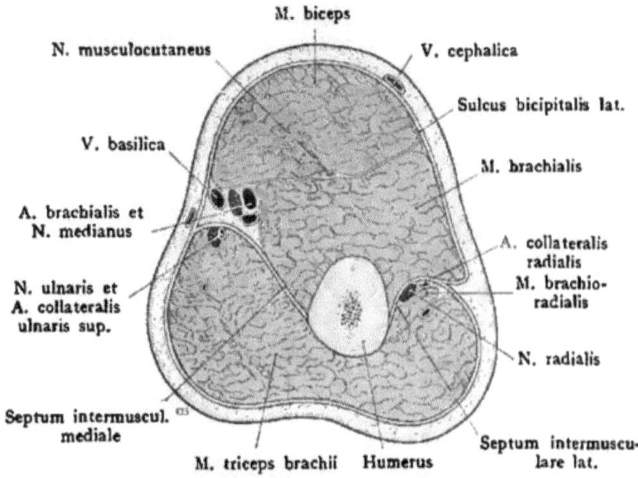

Fig. 548. Querschnitt durch den Oberarm.
Fascie und Septum intermusculare grün.

Der Arterie schliessen sich zwei Vv. comitantes an (Vv. brachiales), welche zahlreiche Verbindungen untereinander eingehen. Diese Gefässe sind von einer gemeinsamen Gefässscheide umgeben, innerhalb welcher auch die tiefen Lymphstämme zur Achselhöhle verlaufen.

Die Äste der A. brachialis gehen einerseits direkt zu den Muskeln (Rami musculares zu den Mm. biceps, coracobrachialis und brachialis int.), andererseits besitzen sie eine besondere Bedeutung für die Herstellung eines Kollateralkreislaufes; bei Unterbindung der A. brachialis oder der A. ulnaris oder radialis in der Fossa cubiti (s. die Besprechung des Kollateralkreislaufes und das Schema Fig. 555). Von solchen Ästen finden wir am Oberarme mindestens drei: die A. collateralis radialis und die Aa. collaterales ulnares sup. und inf. Die A. collateralis radialis kommt aus der A. profunda brachii, welche in der Regel gleich unterhalb der Sehne des M. latissimus dorsi aus der ersten Strecke der A. brachialis entspringt und sich dem N. radialis anschliesst, um mit demselben im Sulcus n. radialis um den Humerusschaft zu verlaufen, indem sie Äste an die Strecker abgibt und mit der A. recurrens aus der A. radialis anastomosiert. Von den Aa. collaterales ulnares ist die obere gewöhnlich stärker und begleitet den N. ulnaris in seinem Verlaufe zum hinteren Umfange des Epicondylus medialis, wo sie sich mit der A. recurrens ulnaris post. aus der A. ulnaris verbindet. Die A. collateralis ulnaris inf. ist in erster Linie ein Muskelast zum M. brachialis (Fig. 547) und verbindet sich vor dem Epicondylus medialis mit dem Ramus ant. der A. recurrens ulnaris.

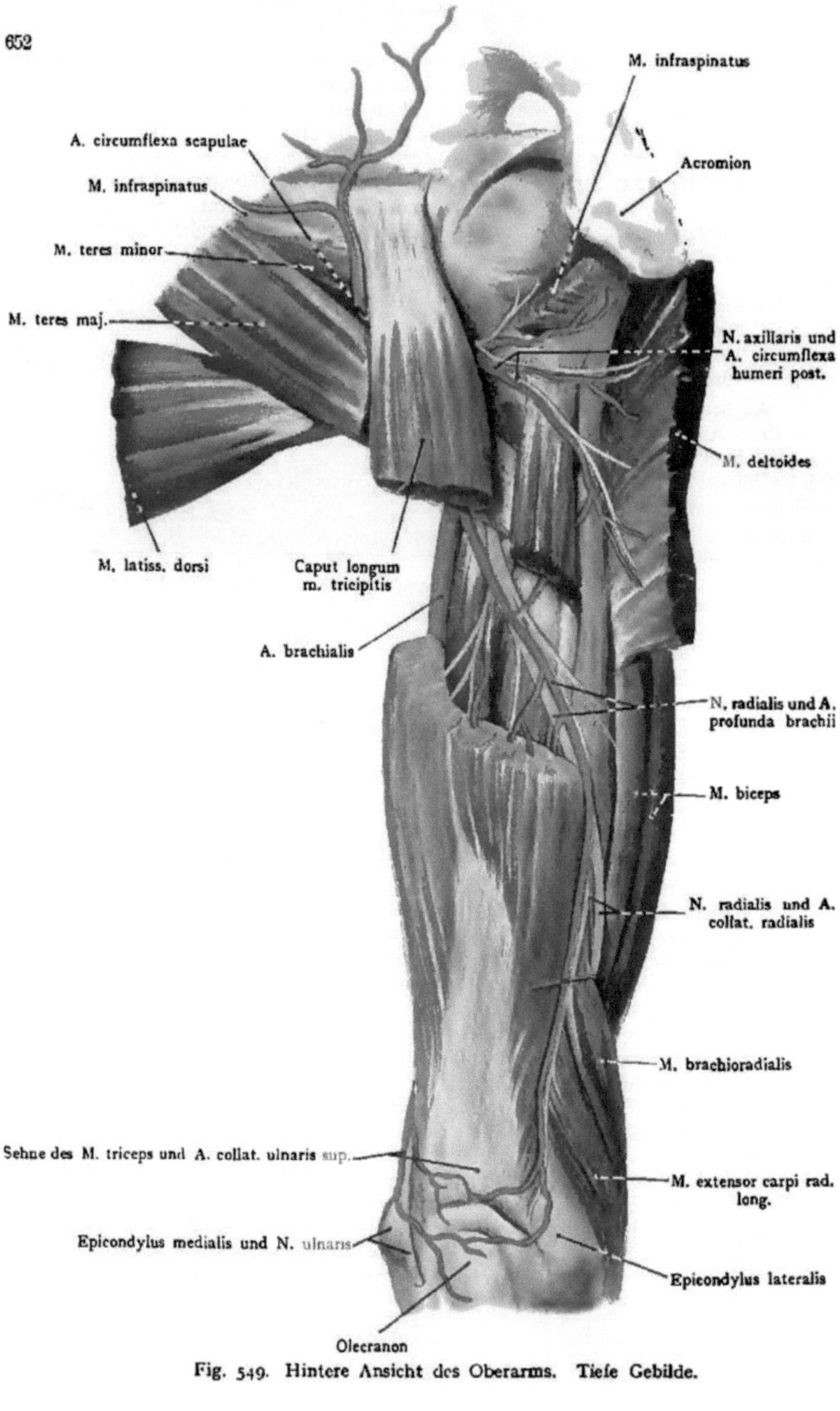

Fig. 549. Hintere Ansicht des Oberarms. Tiefe Gebilde.

Die Lage der grossen Nervenstämme zur A. brachialis ist oben erwähnt worden; hier sei nochmals auf die Beziehungen zum N. medianus hingewiesen, welche bei der Aufsuchung der Arterie in jeder Höhe berücksichtigt werden müssen.

Anomalien des Stammes der A. brachialis. Die hohe Teilung der A. brachialis in die Aa. ulnaris und radialis kommt relativ häufig vor und verknüpft sich fast ausnahmslos mit bestimmten Änderungen in der Lage des N. medianus zur Arterie.

Die Teilung der Hauptarterie des Armes in eine A. radialis und ulnaris kann in jeder Höhe, von der Achselhöhle angefangen, bis zur Ellbogenbeuge erfolgen. In der Regel verläuft eine der beiden aus der Teilung hervorgegangenen Arterien oberflächlich, d. h. vor, die andere hinter dem N. medianus. Die tiefgelegene Arterie besitzt sodann dieselben Beziehungen zum N. medianus, wie die A. brachialis und ist in vielen Fällen stärker als der oberflächliche Stamm, doch schwankt die relative Ausbildung der beiden Stämme ebenso, wie die Höhe ihres Ursprunges. Wenn wir von der morphologischen Bedeutung dieser Verhältnisse absehen, so liegt ihre Wichtigkeit für den Praktiker darin, dass er in allen jenen Fällen, wo er bei der Aufsuchung der Arterie einen stärkeren Stamm oberflächlich zum N. medianus antrifft, noch ein zweites, tieferliegendes Gefäss zu erwarten hat. Eine solche Anomalie ist in Fig. 540 zur Darstellung gebracht.

An der distalen Grenze des Oberarmes greift nicht selten der Ursprung des M. pronator teres auf den Humerusschaft über, um sich an einem hakenförmig gebogenen Processus supracondyloideus etwa 5—6 cm oberhalb des Epicondylus medialis anzusetzen. Diese obere Ursprungsportion des M. pronator teres bedeckt regelmässig den N. medianus, manchmal auch die A. brachialis; der Nerv liegt immer lateral von dem Proc. supracondyloideus.

Extensorenseite des Oberarms (Streckmuskelloge). Muskulatur. Wenn wir von dem Ansatze des M. deltoides an der Tuberositas deltoidea absehen, so haben wir als Hauptinhalt der hinteren oder Streckerloge des Oberarmes den M. triceps brachii. Das Caput longum des Triceps entspringt an der Tuberositas infraglenoidalis und trennt die mediale von der lateralen Achsellücke. Das Caput laterale entspringt am lateralen Umfange des Humerusschaftes distal von der Crista tuberculi majoris humeri sowie von dem Septum intermusculare laterale, das Caput mediale von dem medialen Umfange des Humerusschaftes distal von der Crista tuberculi minoris, von dem distalen Rande des Sulcus n. radialis, sowie von dem Septum intermusculare mediale. Die Endsehne inseriert sich am Olecranon.

In den Bereich des Oberarmes fällt noch der Ursprung des M. brachioradialis und der beiden Mm. extensores carpi radiales von der lateralen Kante des Humerus.

Die Gefässe und Nerven (N. radialis, N. ulnaris und A. profunda brachii) gelangen aus der Beugerloge in die Streckerloge (Fig. 549). Für den N. radialis und die ihn begleitende A. profunda brachii ist der enge Anschluss an den Humerus im Sulcus n. radialis charakteristisch, für den Stamm des N. ulnaris die mehr oberflächliche Lage hinter dem Septum intermusculare mediale.

Der N. radialis verlässt gleich unterhalb der Sehne des M. latissimus dorsi den hinteren Umfang der A. brachialis, um zwischen dem Caput longum und dem Caput mediale des M. triceps, in der sog. Tricepstasche, den Schaft des Humerus zu erreichen. Die A. profunda brachii schliesst sich dem Nerven an. Beide Gebilde geben Äste an den M. triceps ab und gelangen im Sulcus n. radialis unmittelbar dem Humerus anliegend und von dem Muskel bedeckt, von dem medialen an den lateralen Umfang des Humerusschaftes. Etwa 4—5 cm proximal von dem Epicondylus lateralis tritt der Nerv mit der Arterie durch das Septum intermusculare lat., und beide liegen dann weiterhin zwischen dem Ursprungsbauche des M. brachioradialis und dem M. brachialis, wo sie in den Bereich der Ellbogengegend fallen (siehe die Topographie der Fossa cubiti).

Der N. radialis gibt ausser den Asten zum M. triceps noch die beiden Nn. cutanei brachii post. und antibrachii dors. ab, von welchen der letztere die Haut der Streckseite des Vorderarmes versorgt. Derselbe ist in Fig. 549 dargestellt. Der Stamm der A. prof. brachii anastomosiert mit der A. recurrens radialis aus der A. radialis.

Der N. ulnaris liegt am distalen Drittel des Oberarmes in der Streckmuskelloge, unmittelbar dem Septum intermusculare mediale angeschlossen, in Gesellschaft der A. collateralis ulnaris sup., mit welcher der Ramus post. der A. recurrens ulnaris aus der A. ulnaris anastomosiert.

Aufsuchung der Arterien und Nerven am Oberarme. In der Regel kann man die Pulsationen der A. brachialis in der ganzen Ausdehnung des Sulcus bicipitalis medialis durchfühlen und so die Richtung des Schnittes bei der Aufsuchung der Arterie bestimmen.

In Fig. 596 ist ein Fensterschnitt in der Mitte des Oberarms dargestellt. Zur Aufsuchung der Arterie wird auf den N. medianus, welchen man oft in der ganzen Ausdehnung des Sulcus bicipitalis medialis bei abduziertem Arme fühlen kann, eingeschnitten, indem man die Haut, das subkutane Fettgewebe und die Fascie durchtrennt. Der N. medianus liegt in der Mitte des Oberarmes vor der A. brachialis, er wird medianwärts abgezogen, sodann ist die Arterie zu sehen mit den beiden Vv. brachiales, von denen die mediale in Fig. 596 die stärkere ist. Der N. ulnaris ist schon in dieser Höhe medianwärts von der Arterie abgewichen, jedoch innerhalb des Fensterschnittes gerade noch sichtbar.

Querschnitt durch den Oberarm (Fig. 548). Der Schnitt ist etwas unterhalb der Mitte des Oberarmes durchgeführt. Die Fascia brachii überzieht sämtliche Muskeln und inseriert sich als Septum intermusculare mediale und laterale an den seitlichen Kanten des Humerus. In der Beugerloge finden wir den Querschnitt des M. brachialis und des M. biceps, in der Streckerloge den M. triceps, am lateralen Umfange des Humerusquerschnittes, vor dem Septum intermusculare laterale, den Querschnitt des M. brachioradialis.

Oberflächlich zur Fascie liegt, etwa entsprechend dem Sulcus bicipitalis lat. (hier kaum angedeutet) die V. cephalica, am medialen Umfange des Querschnittes die beiden Äste des N. cutaneus antibrachii medialis. Der Sulcus bicipitalis medialis wird in dieser Höhe durch den M. biceps vorne, den M. brachialis lateral, das Septum intermusculare mediale hinten und die Fascia brachii oberflächlich gebildet. In demselben liegt oberflächlich eine V. brachialis, dann folgt der N. medianus, welcher die Arterie bedeckt und im Anschluss an die letztere eine zweite V. brachialis (V. comitans). Der N. ulnaris liegt hier bereits mit der A. collateralis ulnaris sup. hinter dem Septum intermusculare mediale in der Streckerloge; der N. radialis hat den hinteren Umfang des Humerus umzogen und wird mit der A. collateralis radialis in der Furche zwischen dem M. brachialis und dem M. brachioradialis, also hinter dem Septum intermusculare lat., angetroffen.

Regio cubiti (Ellbogengegend).

Die obere Grenze der Regio cubiti wird drei Finger breit proximal von der Epicondylenlinie, die untere Grenze drei Finger breit distal von derselben angenommen. Eine andere Abgrenzung der Gegend geht von der Querfalte auf der Beugeseite der Gegend (Plica cubiti) aus, die obere Grenze der Region wird dann drei Finger breit proximal, die untere Grenze drei Finger breit distal von dieser Falte angegeben.

Palpation und Inspektion der Regio cubiti. Das Relief der Regio cubiti wird bestimmt: erstens durch die im Ellbogengelenk zusammenstossenden Knochenenden (distales Ende des Humerus, proximale Enden von Radius und Ulna), zweitens durch die Muskeln, welche diese Knochen sowie die Gelenkkapsel überlagern. Die Verbreiterung des Armes in der Ellbogengegend, verglichen mit dem Oberarme, ist darauf zurückzuführen, dass erstens der Humerus sich gegen die Verbindungslinie der Epicondylen bedeutend verbreitert, und zweitens die Flexoren des Vorderarmes am medialen, die Extensoren am lateralen Epicondylus ihren Ursprung nehmen und so

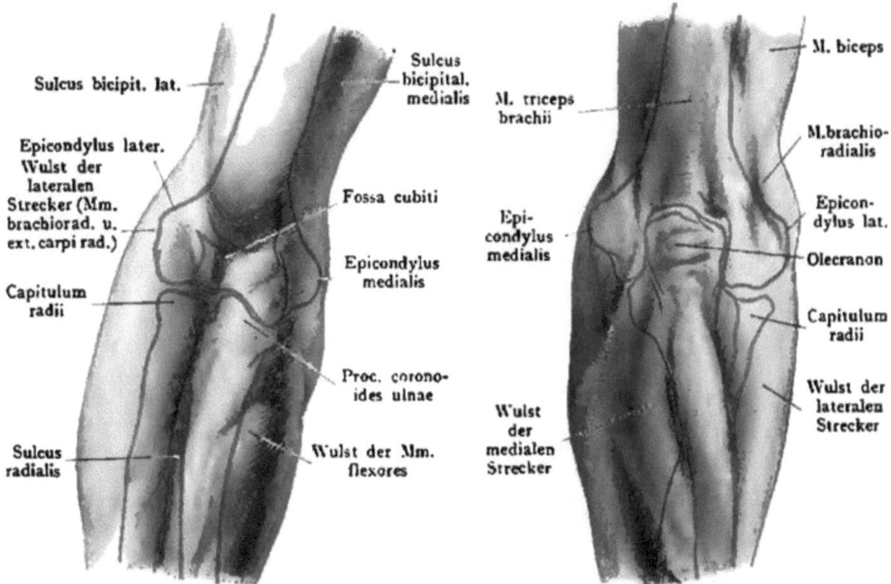

Fig. 550. Beziehungen zwischen den Knochen und der äusseren Form in der Regio cubiti ant.

Fig. 551. Ansicht der Regio cubiti von hinten. Die Umrisse der Skeletteile sind rot gezeichnet.

zwei Muskelmassen bilden, welche die Verschmächtigung der Beuger am Oberarm gegen ihre Insertion hin mehr als aufwiegen.

Bei der Inspektion (Figg. 550 und 551) finden wir also einen lateralen und einen medialen in der Höhe der Epicondylen beginnenden Muskelwulst, zu denen sich in der Ansicht von vorne noch als dritter Wulst die distale Partie des M. biceps hinzugesellt. Bei der Abnahme der letzteren vereinigen sich die Sulci bicipitales medialis und lateralis in einer Vertiefung, der Fossa cubiti, an deren Begrenzung der Flexoren- und Extensorenwulst des Vorderarmes teilnehmen. Als Fortsetzung der Fossa cubiti zieht sich an der Flexorenseite des Vorderarmes eine seichte Furche (Sulcus radialis) distalwärts zwischen den Beugern und der lateralen Gruppe der Strecker.

Die Knochen sind auf der Beugerseite der Regio cubiti derart von Muskulatur überlagert, dass es nur bei hochgradiger Abmagerung und Muskelschwund gelingt, das Radiusköpfchen oder den Processus coronoides ulnae von vorne her zu palpieren (Fig. 550). Beim Umgreifen von der Seite her sind jedoch beide Epicondylen zu fühlen, sowie, bei abwechselnder Supination und Pronation, das rotierende Köpfchen des Radius.

Bei der Ansicht von hinten bildet das Olecranon (Fig. 551) einen Vorsprung, welcher sich sowohl bei Streckung als bei Beugung palpieren und distalwärts in seinem Übergang auf die hintere Kante der Ulna verfolgen lässt. Auf beiden Seiten der Sehne des M. triceps brachii und des Olecranon lässt sich ein Teil der hinteren Fläche der Epicondyli humeri abtasten, medial bisweilen der N. ulnaris, der hier unmittelbar dem Knochen anliegt.

Regio cubiti anterior. Fascie und oberflächliche Gebilde. Die Fascie bildet im Bereiche der Regio cubiti ant. eine recht derbe, zum Teil aponeurotische Membran, welche als eine kontinuierliche Fortsetzung der Oberarmfascie auf die Regio cubiti und die Regio antibrachii übergeht. Sie befestigt sich an allen oberflächlich gelegenen Knochenvorsprüngen, so an den beiden Epicondylen, an dem Olecranon und an der hinteren Kante der Ulna und erhält andererseits Verstärkungen, welche von diesen Knochenteilen ausgehen, sich mit den Zügen der Fascie verweben und teilweise auch als Ursprungssehnen für die oberflächlichen Schichten der Beuge- und Streckmuskulatur des Vorderarmes dienen. Eine weitere Verstärkung wird in der Regio cubiti ant. durch den Lacertus fibrosus des M. biceps dargestellt, welcher sich von der Bicepssehne loslöst, um, ulnarwärts die A. brachialis und den N. medianus bedeckend, in die Fascia cubiti und die Fascia antibrachii überzugehen.

Von oberflächlichen Gebilden haben wir in der Fossa cubiti die Hautvenen und Nerven (Fig. 545). Die ersteren sind bei dünnen Hautdecken häufig leicht zu erkennen, besonders wenn proximal von der Gegend der Oberarm leicht umschnürt wird. Wir finden in der Mehrzahl der Fälle (Varianten sind häufig) drei grössere Hautvenenstämme, von denen die V. basilica sich am medialen Umfange des Vorderarms und von der Haut der Vola manus sammelt,

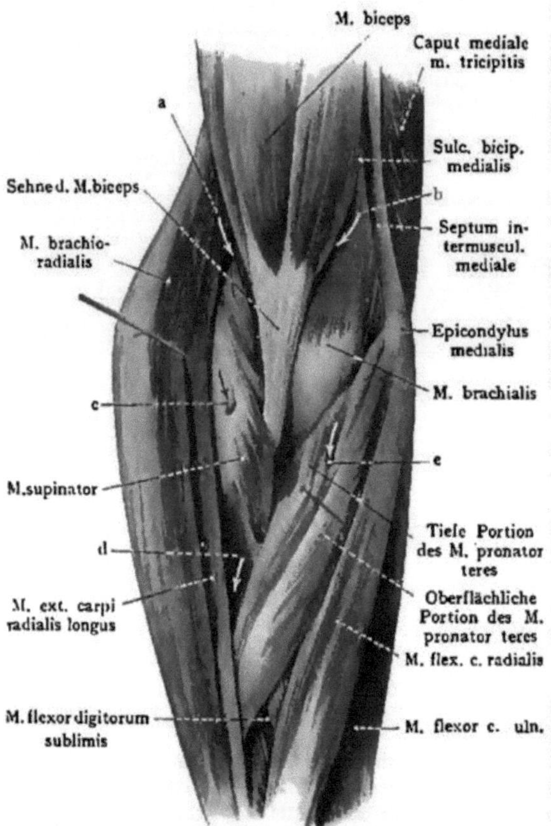

Fig. 552. Muskeln der Regio cubiti, zum Teil auseinander gezogen.

a Sulcus bicipitalis lat. b Sulcus bicipitalis medialis. c Öffnung im M. supinator zum Durchtritt des Ram. prof. n. radialis. d Sulcus radialis. e Öffnung zwischen den beiden Portionen des M. pronator teres zum Durchtritt des N. medianus.

die V. cephalica von der Beugefläche des Vorderarms und dem Dorsum manus und die V. mediana von dem vorderen Umfang des Vorderarms. Die klassische Schilderung (sie trifft bei ½—⅔ der Fälle zu; Treves) lässt aus der V. mediana cubiti zwei Stämme hervorgehen, von denen der mediale (V. mediana basilica) sich mit der V. basilica verbindet und dabei auf dem Lacertus fibrosus liegt, indem er die A. brachialis bedeckt. Die V. mediana basilica wird zum Aderlass aufgesucht; man muss dabei die unter dem Lacertus

fibrosus verlaufende A. brachialis vermeiden, ebenso den N. cutaneus antibrachii medialis, welcher manchmal vor der Vene verläuft und den N. cutaneus antibrachii lat.
aus dem N. musculocutaneus, welcher lateral von der Bicepssehne und dem Lacertus
fibrosus angetroffen wird. Von der Regio cubiti ant. aus verläuft die V. cephalica im
Sulcus bicipitalis lat., die V. basilica im Sulcus bicipitalis medialis proximalwärts. Die
eine oder die andere der oberflächlichen Venen (häufig die V. mediana) verbindet sich
mit den subfascialen (tiefen) Venen, welche die Aa. ulnaris und radialis begleiten.

Mit den Venen verlaufen die oberflächlichen Lymphgefässe, die sich
medial vom Bicepsbauche in besonders zahlreichen Stämmen zu den Achselhöhlenlymphdrüsen begeben. Ein bis zwei Finger breit oberhalb des Epicondylus medialis
lassen sich zwei bis drei kleine Lymphdrüsen, die Lymphoglandulae cubitales superficiales nachweisen, welche vor dem Septum intermusculare mediale liegen; dieselben
können sowohl bei Entzündungen im Bereiche des zweiten und dritten Abschnittes der
Extremität, als auch bei Allgemeininfektionen des Körpers anschwellen und sind in
solchen Fällen zu palpieren.

Nerven: Der N. cutaneus antibrachii medialis tritt mit der V. basilica durch
die Fascie und versorgt mit seinen beiden Ästen die Haut der Fossa cubiti, sowie der
vorderen und ulnaren Fläche des Vorderarmes. Dazu kommt der N. cutaneus antibrachii lat., welcher als Endast des N. musculocutaneus lateral von der Sehne des M. biceps
die Fascie durchbohrt und teils zur Haut der Fossa cubiti, teils zum lateralen Umfange
des Vorderarmes geht.

Muskeln und tiefe Gebilde der Ellbogenbeuge. Nach Wegnahme der
Fascie stellen sich die tiefliegenden Gebilde dar. Die Muskeln (Fig. 552) entsprechen
in ihrer grossen Masse dem äusseren Relief der Gegend; wir haben im wesentlichen
einen vom Oberarm distalwärts ziehenden, aus dem M. biceps und dem M. brachialis
bestehenden Wulst, welcher sich zwischen die einerseits am Epicondylus medialis, anderseits
am Epicondylus lat. und der lateralen Kante des Humerusschaftes entspringenden Bäuche
der Beuger und der lateralen Strecker des Vorderarmes einschiebt. Die Sehnen des
M. biceps und des M. brachialis gehen in die Tiefe zu ihren Insertionen, der M. biceps
an die Tuberositas radii, der M. brachialis an die Tuberositas ulnae. Der laterale Muskelwulst (laterale Strecker) wird zusammengesetzt aus dem M. brachioradialis, dessen
Ursprung auf das untere Drittel der lateralen Humeruskante übergeht, und den Mm.
extensores carpi radiales longus und brevis, die teils von der lateralen Humeruskante,
teils von dem Epicondylus lat. entspringen und von dem M. brachioradialis bedeckt, distalwärts verlaufen.

Von dem Epicondylus medialis entspringen als oberflächliche Schicht die Mm.
pronator teres, flexor carpi radialis, palmaris longus und flexor carpi ulnaris, als tiefe
Schicht der M. flexor digitorum sublimis.

Die Begrenzung des Raumes der Fossa cubiti wird in vollem Umfange erst dann
sichtbar, wenn man den medialen und den lateralen Muskelwulst voneinander abzieht.
Erst auf diese Weise wird es auch möglich, die Gefässe und Nerven, welche innerhalb
der Fossa cubiti verlaufen, zur Ansicht zu bringen (Fig. 553). Hier sehen wir die
Sehne des M. biceps zur Tuberositas radii, den M. brachialis zur Tuberositas ulnae
ziehen. Sie bilden zum Teil den Boden der Fossa cubiti; zu ihnen gesellt sich der
M. supinator, welcher von dem oberen Teile der lateralen Kante der Ulna und
dem Lig. annulare radii entspringt und sich an der vorderen und medialen Fläche des
Radius inseriert. Eine sehnig umrandete Öffnung (c) dient dem um den lateralen Umfang des Radius zur Streckmuskulatur verlaufenden Ramus profundus n. radialis zum
Eintritte. Durch die oberflächliche und die tiefe Ursprungsportion des M. pronator
teres (Caput humerale und caput ulnare) wird eine weitere Öffnung begrenzt (e), durch
welche der N. medianus zwischen die oberflächliche und die mittlere Schicht der Beugemuskulatur des Vorderarmes gelangt. Die medianwärts abgezogenen Beuger bilden

die mediale, die lateralwärts abgezogenen Ursprungsbäuche der lateralen Strecker (M. brachioradialis und die beiden Mm. extensores carpi radiales) die laterale Wandung der Fossa cubiti. Von dem Oberarm führen lateral vom Bicepsbauche der Sulcus bicipitalis lat. (a), medial vom Bicepsbauche der Sulcus bicipitalis medialis (b) in die Fossa

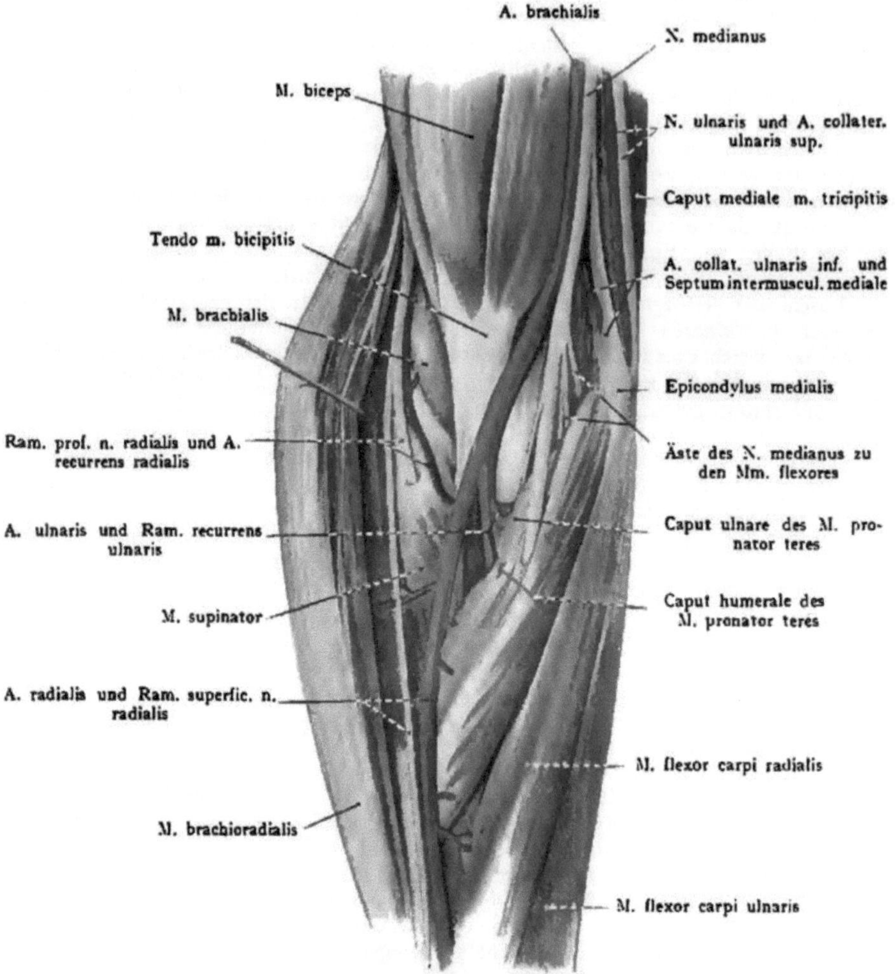

Fig. 553. Topographie der Fossa cubiti.
Der Boden der Fossa cubiti ist durch Abziehen der Beuge- und Streckmuskulatur zur Ansicht gebracht.

cubiti. Auf die Flexorenseite der Regio antibrachii geht, als direkte Fortsetzung der Fossa cubiti, eine Furche, welche radial von dem M. brachioradialis, ulnar von den M. pronator teres begrenzt wird (Sulcus radialis); endlich führt aus der Tiefe der Fossa cubiti unter dem Caput ulnare des M. pronator teres eine Öffnung, die in Fig. 552 nicht bezeichnet ist. Sie dient der A. ulnaris zum Austritt aus der Fossa cubiti (Canalis ulnaris) und geht ulnar- und distalwärts in den durch die Mm. flexor carpi ulnaris und flex. digit. sublimis begrenzten Sulcus ulnaris über, welcher die A. ulnaris und den N. ulnaris bis zur Höhe des Handgelenkes aufnimmt.

Die Fossa cubiti als Bindegewebsraum. Man kann die Fossa cubiti als einen grossen Bindegewebsraum auffassen, in welchen man von oben durch den Sulcus bicipitalis medialis gelangt; hier steht das Bindegewebe der Fossa cubiti mit dem lockeren Bindegewebe im Zusammenhang, welches in dem Sulcus bicipitalis medialis die A. brachialis, die Vv. brachiales und den N. medianus umgibt. Oberflächlich wird der Raum von der Fascia cubiti abgeschlossen, distalwärts steht er längs der A. radialis mit dem Sulcus radialis und durch den Canalis ulnaris mit dem Bindegewebe zwischen der mittleren und tiefen Schicht der Vorderarmbeuger im Zusammenhang. Die Ursprungsbäuche der Beuger einerseits, der Mm. brachioradialis und extensores carpi radiales longus und brevis andererseits sind durch die Fascie umscheidet und können als besondere Bindegewebsräume unterschieden werden (Fig. 592).

Gefässe, Nerven und Venen der Fossa cubiti (Fig. 553). Die Gefässe und Nerven der Fossa cubiti kommen teils aus dem Sulcus bicipitalis medialis, so die A. und V. brachialis mit dem N. medianus, teils aus der Streckerloge des Oberarmes, so der N. radialis und die A. collateralis radialis, welche den Spalt zwischen dem M. brachioradialis und dem M. brachialis zum Eintritt in den Bindegewebsraum der Fossa cubiti benutzen.

Von den Gebilden, welche im Nervengefässstrang aus der Fossa axillaris in den Sulcus bicipitalis medialis eintreten, geht bloss die A. brachialis mit ihren Begleitvenen und dem N. medianus aus dem Sulcus bicipitalis medialis in die Regio cubiti ant. weiter (Fig. 547). Dieselben liegen an der proximalen Grenze der Regio cubiti in der Weise, dass wir am weitesten lateral die A. brachialis, sodann eine Begleitvene, dann medial von der letzteren den N. medianus antreffen, welcher schon in der Höhe des Epicondylus medialis Äste zu den Beugern abgibt; Arterie, Vene und Nerv werden weiter distal von dem Lacertus fibrosus des M. biceps bedeckt.

Die Arterie teilt sich meist dort, wo der Lacertus fibrosus über sie wegzieht, in die Aa. radialis und ulnaris. Die erstere, welche sowohl in der Fossa cubiti als auch am Vorderarme oberflächlich angetroffen wird, verläuft schräg radialwärts, kreuzt die in die Tiefe zur Tuberositas radii gelangende Bicepssehne und geht in dem von den Mm. pronator teres und brachioradialis gebildeten Sulcus radialis zum Vorderarme weiter. Die A. ulnaris wendet sich ulnarwärts und in die Tiefe, um unter dem Caput ulnare des M. pronator teres (Fig. 553) in den Canalis ulnaris einzutreten und zwischen der mittleren und tiefen Schicht der Beuger schräg ulnar- und distalwärts den Sulcus ulnaris des Vorderarmes zu erreichen, wo sie mit dem N. ulnaris zusammentrifft (Fig. 563).

Die Arterien und ihre Verzweigungen werden von je zwei Vv. comitantes begleitet, welche zahlreiche Verbindungen untereinander besitzen und mit der betreffenden Arterie in einer gemeinsamen Gefässscheide eingeschlossen sind.

Äste der Arterien innerhalb der Fossa cubiti. Neben Muskelästen zum M. brachioradialis und zu den Mm. extensores carpi radiales longus und brevis gibt die A. radialis die A. recurrens radialis ab, welche sich im Spalte zwischen den lateralen Streckern einerseits und dem M. brachialis andererseits, dem N. radialis anschliesst und mit dem Endaste der A. collateralis radialis aus der A. profunda brachii anastomosiert (Fig. 553).

Die A. ulnaris gibt bald nach ihrem Ursprunge die A. interossea communis ab, ferner die Aa. recurrentes ulnares, welche vor und hinter dem Epicondylus medialis mit den Endästen der Aa. collaterales ulnares sup. und inf. anastomosieren. Häufig kommen die letztgenannten Arterien aus einem gemeinsamen Stamme. Die A. interossea communis geht erst distal vom Gefässeintritte in den Canalis ulnaris ab, fällt also hier ausser Betracht (Fig. 564). Bloss die A. recurrens interossea, welche in das Rete cubiti eingeht, hat im Bereiche der hinteren Ellbogengegend Bedeutung für das Zustandekommen des Kollateralkreislaufs.

Von **Nerven** finden sich in der Fossa cubiti die Stämme sowie Äste des N. medianus und des N. radialis. Der erstere gelangt medial von der A. brachialis in die Fossa cubiti und gibt schon proximal vom Epicondylus medialis Äste zu dem Ursprungsbauche der Beuger ab, während der Stamm schräg lateral- und distalwärts verläuft, um zwischen die oberflächliche und tiefe Schicht der Beuger einzutreten. Der Stamm des N. medianus kreuzt hier die A. ulnaris, zu welcher (Fig. 553) er oberflächlich liegt; er wird nach seinem Eintritt zwischen dem Caput ulnare und dem Caput humerale des M. pronator teres durch das erstere von der A. ulnaris getrennt.

Der Stamm des N. radialis teilt sich schon auf der Höhe der Epicondylenlinie in den Ramus superficialis und profundus und beide Äste verlaufen im Spalte, welcher durch den M. brachioradialis einerseits und den M. brachialis andererseits gebildet wird, zur Fossa cubiti hinab (Fig. 553). Der Ramus superficialis liegt, wie sein Name besagt, mehr oberflächlich und schliesst sich im Sulcus radialis dem radialen Umfange der A. radialis an. Der Ram. profundus n. radialis tritt in die sehnig umrandete Öffnung im M. supinator und verläuft, von diesem Muskel umgeben, schräg um den Radiusschaft zur Streckerloge des Vorderarmes (Möglichkeit der Verletzung des Nerven an dieser Stelle bei Fraktur des oberen Radiusendes!). Die Zweige zum M. brachioradialis und zu den beiden Mm. extensores carpi radiales gehen vor der Teilung des N. radialis von dem Hauptstamme ab.

Regio cubito posterior. Die Fascie und die oberflächlichen Nerven sind schon erwähnt worden (Fig. 546).

Muskeln. Die Sehne des M. triceps setzt sich am oberen Umfange des Olecranon fest. Von dem Epicondylus lat. entspringt der M. anconaeus, welcher sich an der lateralen Kante des Olecranon und der Ulna inseriert. Dazu kommen in dem Gesamtbilde der Gegend (Fig. 554) die vom Epicondylus lat. entspringenden medialen Extensoren sowie oberhalb der Epicondylenlinie die Ursprungsbäuche der lateralen Extensoren (Mm. brachioradialis und extensores carpi radiales longus und brevis). Auf der medialen Seite entspringt der M. flexor carpi ulnaris von dem Epicondylus medialis und dem Olecranon; zwischen beiden Ursprüngen dient eine Öffnung zum Durchtritte des N. ulnaris in die Beugermuskelloge und zum Sulcus ulnaris des Vorderarmes. Auf beiden Seiten des Olecranon und der Insertion der Sehne des M. triceps an demselben finden sich bei Streckung im Ellbogengelenke seichte Gruben, in denen die Kapsel des Ellbogengelenkes unmittelbar unter der Fascia liegt und der Palpation direkt zugänglich ist.

Gefässe und Nerven der Regio cubiti posterior (Fig. 554). Die Gefässe sind klein und gehen in die Bildung des Rete articulare cubiti ein, indem sie reichlich untereinander anastomosieren, so dass sie bei der Herstellung des Kollateralkreislaufes nach Unterbindung der A. brachialis in Betracht kommen. Die A. collateralis ulnaris sup. verläuft mit dem N. ulnaris hinter dem Septum intermusculare mediale, zwischen dem Epicondylus medialis und dem Olecranon, medial von der Sehne des M. triceps, indem sie Äste zum Rete articulare cubiti abgibt, alsdann tritt sie mit dem Nerven zwischen die beiden Ursprungsportionen des M. flexor carpi ulnaris und anastomosiert mit dem hinteren Aste der A. recurrens ulnaris. Zweitens haben wir kleine Äste der A. profunda brachii, welche mit dem N. cutaneus antibrachii dors. (e n. radiali) lateral von der Sehne des M. triceps verlaufen und teils in das Rete articulare cubiti eingehen, teils mit hinteren Ästen der A. recurrens radialis anastomosieren. Zur Bildung des Rete cubiti trägt endlich noch die A. recurrens interossea bei, ein Ast

der A. interossea dorsalis, welcher die Extensorenloge verlässt und proximalwärts
zum Olecranon verläuft.

Die Lage des N. ulnaris in der Regio cubiti post. (Fig. 554) ist eine recht
oberflächliche, hinter dem Septum intermusculare mediale, medial von der Sehne des
M. triceps, dann unmittelbar auf dem hinteren Umfange des Epicondylus medialis oder
in der Rinne zwischen demselben
und dem Olecranon. Der Nerv verläuft in Gesellschaft der A. collateralis ulnaris sup. distalwärts,
um zwischen den beiden Ursprungsportionen des M. flexor carpi ulnaris in den Sulcus ulnaris des
Vorderarmes zu gelangen. Er liegt
in der Höhe des Olecranon direkt
unter der Fascie und kann häufig
bei mageren Individuen durch die
Haut gefühlt und als spulrunder
Strang auf dem Knochen verschoben werden; er ist auch leicht mittelst eines am medialen Rande der
Tricepsschne und des Olecranon geführten Schnittes aufzufinden.

**Bildung des Kollateral-
kreislaufes in der Regio cubiti.**
Die sekundären Arterienverbindun-
gen im Bereiche der Regio cubiti
und des Oberarms sind recht zahlreiche und können bei der Ausbildung eines Kollateralkreislaufes nach
Unterbindung der A. brachialis oder
der Aa. ulnaris und radialis von
Bedeutung werden. Es kommen
in Betracht: einerseits die A. profunda brachii und die beiden Aa.
collaterales ulnares (sup. und inf.) aus
der A. brachialis, andererseits die
Aa. recurrentes ulnares ant. und post.
aus der A. ulnaris, die A. recurrens radialis aus der A. radialis und
die A. recurrens interossea aus der
A. interossea dorsalis. Die Verbindungen dieser Arterien unter sich
sind ohne weitere Beschreibung aus
Fig. 555 zu ersehen; ihre Zahl

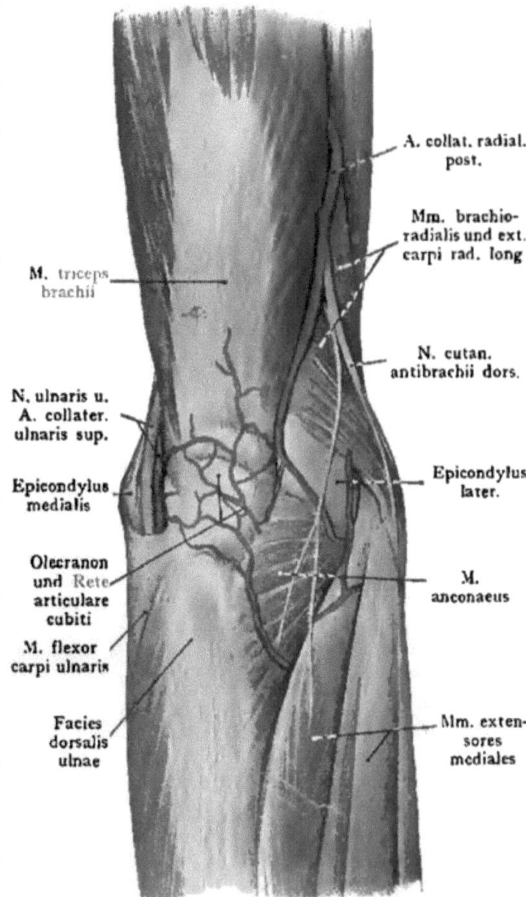

Fig. 554. Regio cubiti posterior.

erklärt die leichte Ausbildung eines Kollateralkreislaufs bei Unterbindung oder Unwegsamwerden der A. brachialis, ulnaris oder radialis.

Aufsuchung von Arterien oder Nerven innerhalb der Regio cubiti.
Die Aufsuchung des N. ulnaris zwischen dem Epicondylus medialis und dem Olecranon
durch einen medial von der Sehne des M. triceps geführten Schnitt ist oben erwähnt worden.

A. brachialis (Fig. 596). Der Schnitt wird medial von der Sehne des
M. biceps geführt und durchtrennt den Lacertus fibrosus. Auf dem letzteren liegt

konstant ein Ast der V. mediana (V. mediana basilica). Die A. brachialis mit ihren beiden Vv. comitantes liegt unmittelbar unter dem Lacertus fibrosus, medial von der Bicepssehne. Der N. medianus liegt der Arterie medial an, gewöhnlich durch eine V. comitans von ihr getrennt.

Bei der Aufsuchung der A. brachialis in der Fossa cubiti sind gewisse, gar nicht sehr seltene Muskelanomalien im Auge zu behalten. So kann der M. pronator teres einen hohen Ursprung aufweisen (2—4 cm oberhalb des Epicondylus humeri medialis) und in diesem Falle wird die Arterie vollständig von dem Muskel überlagert. Wenn sich die A. brachialis, wie es der Norm entspricht, erst in der Fossa cubiti teilt, so wird der Operateur auf der Höhe der Epicondylenlinie im Sulcus bicipitalis medialis keine Arterie antreffen, indem sie hier von dem hohen Ursprungsbauch des M. pronator teres (Caput humerale) überlagert ist; bei hoher Teilung der Arterie wird er im Sulcus bicipitalis medialis eine schwache Arterie (radialis) antreffen; der Hauptstamm (A. ulnaris) ist von dem M. pronator teres bedeckt.

Der N. medianus wird in der Höhe der Epicondylenlinie durch denselben Schnitt wie die Arterie aufgesucht.

N. radialis. Man stellt mittelst Palpation den Wulst des M. brachioradialis und der beiden Mm. extensores carpi radiales lateral von der distalen Strecke des Sulcus bicipitalis lat. fest und macht einen schräg verlaufenden Schnitt an dem medialen Umfange des Wulstes. Auf der Fascie findet man häufig die V. cephalica und den N. cutaneus antibrachii lat. aus dem N. musculocutaneus. Man dringt in den Spalt ein, der lateral durch den M. brachioradialis, medial durch den M. brachialis gebildet wird und findet hier die beiden aus dem N. radialis hervorgegangenen Äste, den Ram. superficialis und den Ram. profundus mit der A. recurrens radialis.

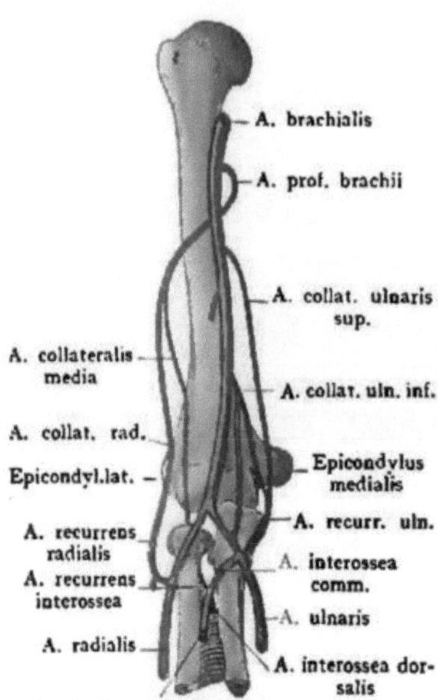

Fig. 555. Verbindungen der Arterien am Oberarme und in der Ellbogengegend. Zum Teil nach Cunningham, Practical Anatomy 1893.

Topographie des Ellbogengelenkes. Durch die Palpation lassen sich folgende für die Beurteilung der Stellung der Knochenenden im Gelenke wichtige Punkte feststellen: die beiden Epicondylen und das Olecranon, dessen oberes Ende bei Streckung des Vorderarmes in der Epicondylenlinie steht; ferner lässt sich bei nicht zu starken Hautdecken diejenige Partie des Gelenkes untersuchen, welche beiderseits von dem Olecranon liegt (Fig. 551). Endlich ist unterhalb des Epicondylus lateralis bei abwechselnder Pronation und Supination das Radiusköpfchen durchzufühlen.

Im Ellbogengelenke stossen Gelenkflächen zusammen, welche am distalen Ende des Humerus in dem Capitulum humeri (lateral) und der eingekerbten Trochlea (medial) geboten werden, mit den proximalen Enden von Radius und Ulna (Capitulum radii und Incisura semilunaris ulnae). Oberhalb der Gelenkflächen des distalen Humerusendes liegt vorne die Fossa coronoidea, hinten die Fossa olecrani. Das obere Ende der Ulna ist vorne zur Artikulation mit der Trochlea als Incisura semilunaris ausgehöhlt, lateral befindet sich die Incisura radialis zur Artikulation mit dem Radiusköpfchen (Articulatio radioulnaris sup.). Die distale Grenze der Incisura semilunaris bildet der Proc. coronoides ulnae. Das Radiusköpfchen setzt sich mit seinem ringförmigen

überknorpelten Rande scharf von dem Radiusschafte ab; das Köpfchen ist in Anpassung
an das Capitulum humeri leicht ausgehöhlt.

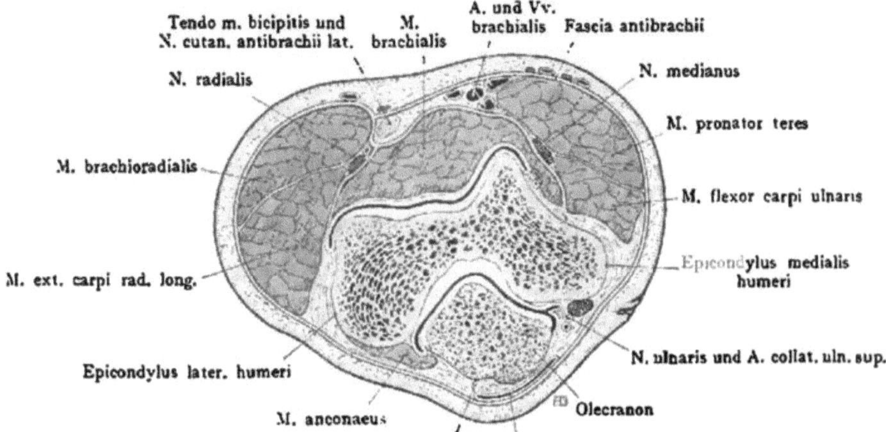

Fig. 556. Querschnitt durch die Ellbogengegend. (Höhe der Epicondylen.)
Nach W. Braune, topogr.-anat. Atlas.

Die Kapsel des Gelenkes erhält durch die Ligg. collateralia eine Verstärkung.
Das Lig. collaterale radiale geht von dem Epicondylus lat. zum Lig. annulare radii;

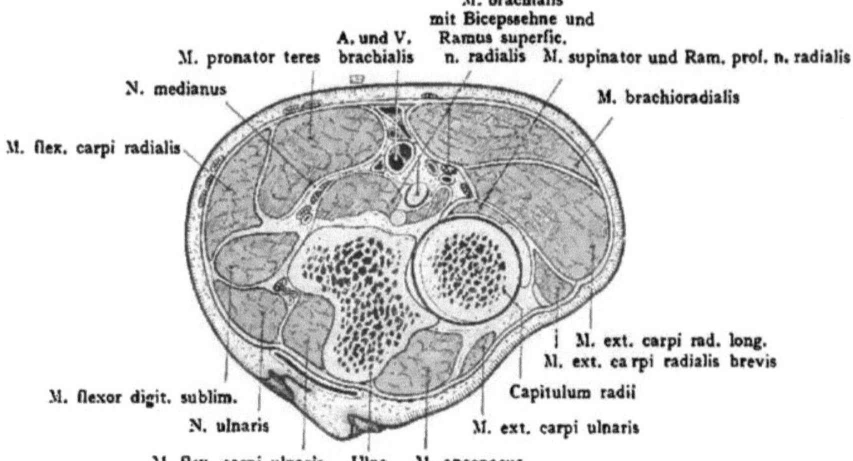

Fig. 557. Querschnitt durch die Ellbogengegend in der Höhe des Capitulum radii.
Nach W. Braune, topogr.-anat. Atlas.

das Lig. collaterale ulnare von dem Epicondylus medialis fächerförmig an eine Linie,
die sich von dem Processus coronoides bis zum medialen Rande des Olecranon erstreckt.

Der Ansatz der Kapsel an die im Ellbogengelenke zusammenstossenden Knochen ist in Figg. 556 und 558 zu verfolgen. Am Humerus umzieht die Ansatzlinie die proximale Grenze der Fossa coronoidea und der Fossa olecrani; die beiden Epicondylen liegen ausserhalb der Kapsel. Distalwärts setzt sich die Kapsel an den Rand des Olecranon und der Incisura semilunaris sowie an den Processus coronoides, von welchem die Spitze noch in den Bereich der Gelenkhöhle fällt, sodann an den Hals des Radiusköpfchens distal von dem Lig. annulare radii.

Besonders schwach ist die Kapsel in ihrem hinteren Bereiche, wo sie die Fossa olecrani bedeckt und von der Sehne des M. triceps überlagert wird.

Beziehungen des Gelenkes zu Muskeln, Gefässen und Nerven. Vorne wird die Gelenkkapsel von dem M. brachialis und der Sehne des M. biceps überlagert und verstärkt; lateral finden wir die Mm. brachioradialis und extensores carpi radiales; dorsal, proximal von der Epicondylenlinie, die Sehne des M. triceps; distal von derselben den Ursprungsbauch der dorsalen Extensoren, sowie den vom Epicondylus lateralis zur Facies dorsalis ulnae verlaufenden M. anconaeus. Die tieferen Schichten der Muskeln, welche die Gelenkkapsel bedecken, inserieren sich mit einigen Fasern an derselben (Kapselspanner).

Die Eröffnung des Gelenkes geschieht, mit geringster Verletzung von Muskeln, Gefässen und Nerven durch einen Schnitt an der lateralen Seite, zwischen dem M. triceps einerseits und den Ursprungsbäuchen der lateralen Strecker andererseits. Hier werden höchstens kleine Arterien verletzt.

Querschnitte durch die Regio cubiti (Figg. 556—557). Der in Fig. 556 dargestellte Schnitt ist in der Höhe der Epicondylenlinie durchgeführt. Die Knochengrundlage wird durch das verbreiterte distale Humerusende mit den beiden Epicondylen sowie dem Olecranon dargestellt. Die Fascia brachii scheidet die Muskelmassen von dem subkutanen Fett- und Bindegewebe; von oberflächlichen Gebilden liegen auf der Fascie Äste des N. cutaneus antibrachii medialis, des N. cutaneus antibrachii lat. und oberflächliche Venen (V. mediana basilica und V. basilica).

Die Muskelmassen, welche von der Fascie umschlossen sind, liegen den Knochenquerschnitten vorne an, während sich hinten bloss die Sehne des M. triceps am Olecranon ansetzt und durch eine spaltförmige Bursa subcutanea von der Haut getrennt wird.

Vorne wird das distale Humerusende und die Kapsel von dem Querschnitte des M. brachialis breit überlagert; die Sehne des M. biceps ist vor dem M. brachialis, unmittelbar von der Fascie bedeckt, zu sehen; lateral liegen die Querschnitte des M. brachioradialis und der Mm. extensores carpi radiales longus und brevis, medial die Querschnitte der vom Epicondylus medialis entspringenden Flexoren (Mm. flexor carpi radialis und pronator teres). Die A. brachialis liegt dem M. brachialis auf und ist von der Fascia brachii bedeckt; drei Venenquerschnitte schliessen sich der Arterie an. Zwischen dem M. brachialis und dem M. pronator teres wird der Schrägschnitt des N. medianus angetroffen und zwischen dem M. brachioradialis und dem M. brachialis liegt der N. radialis mit der A. recurrens radialis, ferner, hinter dem Epicondylus medialis, der N. ulnaris mit der A. collateralis ulnaris sup.

Fig. 557. Der Schnitt trifft das Radiusköpfchen und die Articulatio radioulnaris superior. Die beiden Vorderarmknochen sind fast vollständig von Muskelmassen bedeckt; nur der hintere Umfang des Olecranon liegt unmittelbar unter der Fascie (auch hier findet sich eine Bursa mucosa) und der laterale und hintere Umfang des Radiusköpfchens reicht fast bis an die Fascie heran; es ist dies die Stelle, an welcher man bei abwechselnder Pronation und Supination das Radiusköpfchen palpieren kann. Der volare Umfang desselben wird von dem M. supinator bedeckt; dann folgen vorne und radial die Mm. brachioradialis und extensores carpi rad. longus und brevis, welche die laterale Begrenzung der Fossa cubiti bilden. Vor dem Radiusköpfchen und der Ulna liegen der M. brachialis und die Sehne des M. biceps, welche den Boden der Fossa cubiti herstellen, ulnar der M. pronator teres, welcher die Fossa cubiti abschliesst und auf denselben folgend, die Querschnitte der drei anderen oberflächlichen Beuger (Mm. flexor carpi radialis, palmaris longus und flexor carpi ulnaris), sowie die vom Epicondylus medialis entspringende Portion des M. flexor digitorum subl. Hinten und radial sind die Querschnitte der dorsalen Extensoren in Anlagerung an die Ulna zu sehen.

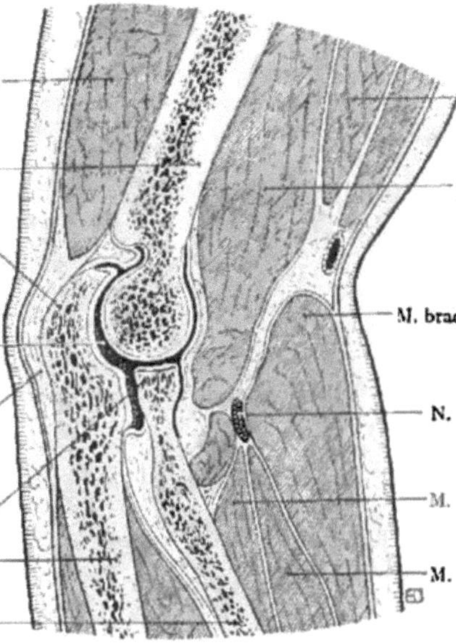

In der Fossa cubiti liegt die Vene oberflächlich

Fig. 558. Längsschnitt durch das rechte Ellbogengelenk. Nach W. Braune, Atlas der topogr. Anatomie.

zur Arterie, welche letztere unmittelbar proximal von ihrer Teilungsstelle getroffen ist. Der N. medianus liegt in einiger Entfernung medial von der Arterie zwischen den Mm. pronator teres und brachialis. Von den beiden durch den M. brachioradialis bedeckten Ästen des N. radialis schliesst sich der Ram. profundus dem M. supinator an, in welchem er um den Radiusschaft zur Streckseite des Vorderarmes verläuft. Der N. ulnaris ist hier mit der A. recurrens ulnaris schon in die Beugemuskelloge eingetreten und liegt am medialen Umfange der Ulna.

Längsschnitt durch die Regio cubiti (Fig. 558 bei leichter Beugung und Pronation). Radius, Ulna und Humerus sind in der Längsrichtung durchgeschnitten. Man beachte die grösseren Muskelmassen auf der Beugeseite, verglichen mit der Streckseite; der M. brachialis bedeckt den Humerus sowie einen grossen Teil der Kapsel; vor ihm liegt der M. biceps; in der unteren Partie des Schnittes sind die Mm. brachioradialis und extensores carpi radiales longus und brevis zu sehen und unmittelbar dem Radius angeschlossen der M. supinator; hinten der M. triceps, mit seiner an der Ulna

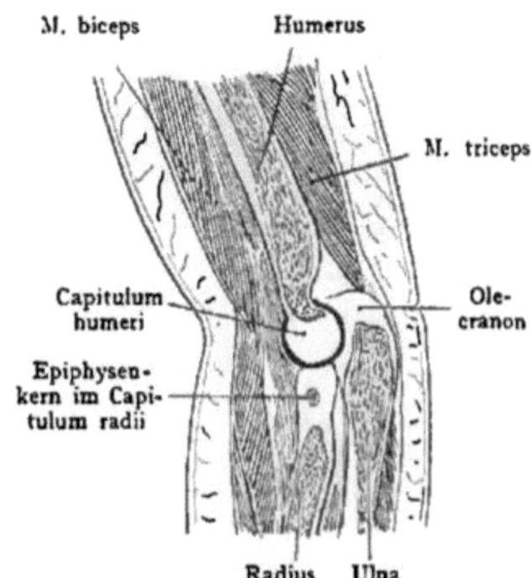

Fig. 559. Längsschnitt durch das Ellbogengelenk. 1 jähriges Kind.

sich inserierenden Sehne. Von Nerven ist nur der N. radialis getroffen im Spalte zwischen den Mm. brachioradialis und brachialis. Man beachte die oberflächliche Lage des Olecranon und der dorsalen Fläche der Ulna, sowie die Ausdehnung des Gelenkspaltes.

Vorderarm (Regio antibrachii).

Die Regio antibrachii reicht von der unteren Grenze der Regio cubiti (3 Finger breit distal von der Epicondylenlinie) bis zu einer Linie, welche etwa 1 cm proximal von dem Processus styloideus radii und ulnae gezogen wird.

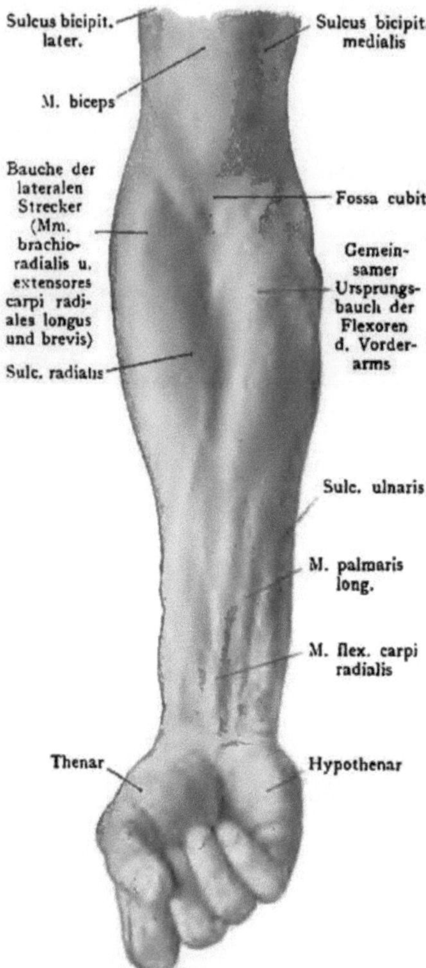

Fig. 560. Beugeseite des Vorderarms bei Beugung der Finger.

Form des Vorderarms und äussere Untersuchung. Der Umfang des Vorderarms ist proximal am grössten, weil hier die Ursprungsbäuche der Flexoren und Extensoren am mächtigsten sind, distalwärts nimmt dagegen die Muskelmasse ab, indem die einzelnen Muskeln in ihre Sehnen übergehen. Man spricht häufig geradezu von einer konischen Form des Vorderarms.

Bei günstigen Verhältnissen (starker Muskulatur und dünnem Fettpolster) sind auf der Flexorenseite die beiden Muskelwülste zu erkennen, die Flexoren einerseits, die lateralen Strecker (Mm. brachioradialis und extensores carpi radiales longus und brevis) andererseits, welche die Fossa cubiti begrenzen und als Fortsetzung derselben distalwärts den bis zum Processus styloides radii zu verfolgenden Sulcus radialis bilden. Von den Sehnen der Beuger treten in Fig. 560 der M. flexor carpi radialis und der M. palmaris longus bei Beugung im Handgelenke hervor. Weniger deutlich ist ulnar eine zweite Furche nachzuweisen, welche in der distalen Hälfte des Vorderarms parallel mit der ersteren verläuft (Sulcus ulnaris). Durch Palpation lassen sich die Sehnen des M. brachioradialis, des M. flexor carpi radialis und des M. flexor carpi ulnaris, zuweilen auch des M. palmaris longus nachweisen. In der distalen Hälfte des Vorderarms sind im Sulcus radialis die Pulsationen der A. radialis zu fühlen.

Streckseite des Vorderarms. Der Margo dorsalis ulnae ist von dem Olecranon bis zum Handgelenk zu palpieren; der M. brachioradialis und die beiden Mm. extensores carpi radiales sind von den übrigen Extensoren durch eine bis zum Proc. styloides radii sich erstreckende Furche getrennt (Fig. 561).

Fascie des Vorderarms (Figg. 545 und 546). Sie setzt sich direkt aus der Regio cubiti, wo sie von dem Olecranon und den beiden Epicondylen Verstärkungen erhält, auf den Vorderarm fort, dient in ihrer proximalen Partie sowohl der Streck- als der Beugemuskulatur zum Ursprunge. und verbindet sich in der ganzen Ausdehnung des Vorderarmes mit der oberflächlich gelegenen dorsalen Kante der Ulna. Distalwärts wird die Fascie durch lockeres Fett- und Bindegewebe von den Sehnen getrennt, während sie proximalwärts den Muskelbäuchen unmittelbar aufliegt, indem sie denselben teilweise zum Ursprung dient.

Die Fascia antibrachii gibt Septen ab, welche sich mit den Knochen verbinden und Logen herstellen, deren Abgrenzung noch durch die Membrana interossea vervollständigt wird. Wir können (Fig. 562) drei grössere Muskellogen unterscheiden: 1. diejenige der Beuger, 2. diejenige der lateralen Strecker(Mm. brachioradialis und extensores carpi radiales longus und brevis) und 3. diejenige der dorsalen Strecker. Die Loge der lateralen Strecker beginnt am Oberarme, diejenige der Beuger und der dorsalen Strecker in der Höhe der Epicondylenlinie. Die Beugerloge wird durch ein parallel mit der Fascia antibrachii verlaufendes Fascienblatt in eine tiefe und eine oberflächliche Abteilung zerlegt; in der letzteren liegen die Mm. pronator teres, flexor carpi radialis, palmaris longus und flexor carpi ulnaris, die A. und der N. ulnaris, radial die A. radialis und der Ram. superficialis n. radialis, dann der M. flexor digit. sublimis. In der tiefen Abteilung fin-

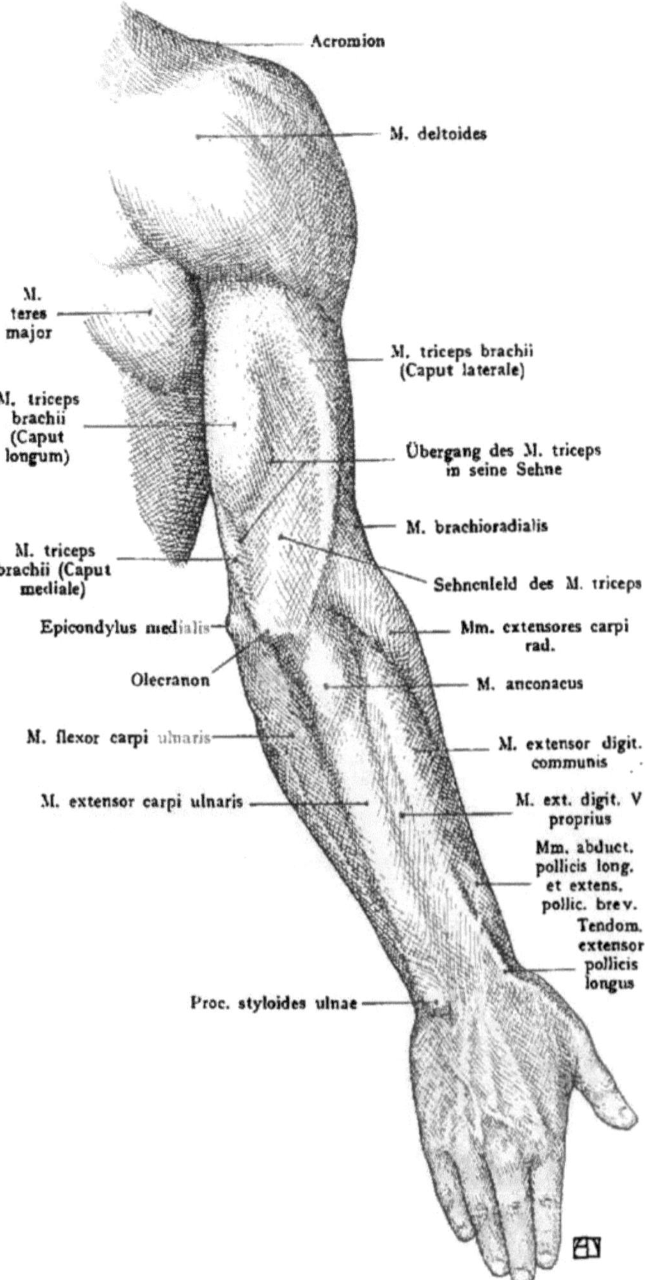

Fig. 561. Obere Extremität. Ansicht von hinten. Supinationsstellung bei leichter Beugung.
Zum Teil nach Richer, Atlas. Pl. 80.

den wir die Mm. flexor digit. prof., flexor pollicis longus und pronator quadratus, ferner
den N. medianus, die A. interossea volaris und den N. interosseus volaris.

Alle drei Logen erstrecken sich weiter auf das Dorsum resp. auf die Vola manus
(vergleiche die Bemerkungen über die Bindegewebsräume der Hand und ihre Verbindung mit den „Logen" des Vorderarms).

Regio antibrachii ant. (Beugerseite des Vorderarms) [Fig. 545]. Bei dünner
Oberhaut sind die oberflächlichen (extrafascialen) Venen leicht in ihrem Verlaufe zu
übersehen. Abgesehen von den ziemlich zahlreichen Varianten haben wir drei grössere
Stämme, welche in der Ellbogenbeuge miteinander in Verbindung stehen, die V.
basilica, die V. mediana und die V. cephalica.

Von Nerven haben wir die Äste des N. cutaneus antibrachii lat. aus dem N.
musculocutaneus, welcher lateral von der Bicepssehne die Fascie durchbohrt und sich
an die Haut des vorderen und lateralen Umfanges des Vorderarms verzweigt.

Die Beugerloge des Vorderarms wird durch den Radius und die Ulna mit der
Membrana interossea von der dorsalen Streckerloge getrennt. In die vordere Region
des Vorderarms fällt auch noch die Loge der lateralen Strecker, welche durch ein in die
Tiefe zum Radius gehendes Septum (Fig. 562) von der Beugerloge getrennt wird;
zwischen beiden bildet der Sulcus radialis eine bis zum Handgelenk reichende, aus
der Fossa cubiti hervorgehende Furche.

Die Beuger werden von der descriptiven Anatomie in drei Schichten, eine oberflächliche, mittlere und tiefe unterschieden. Zur oberflächlichen Schicht gehören
vier Muskeln, welche
in der Hauptsache aus
dem am Epicondylus
medialis entspringenden
gemeinsamen Muskel-
bauche hervorgehen
(Fig. 563). Der M. pro-
nator teres begrenzt ul-
narwärts die Fossa cu-
biti; zwischen seinem
Caput humerale und
ulnare (das letztere ent-
springt vom Proc. coro-
noides ulnae) tritt der
N. medianus in die Beu-
gerloge ein; unter dem
Caput ulnare (tiefe Por-
tion) gelangt die A. ulnaris in den Canalis ulnaris

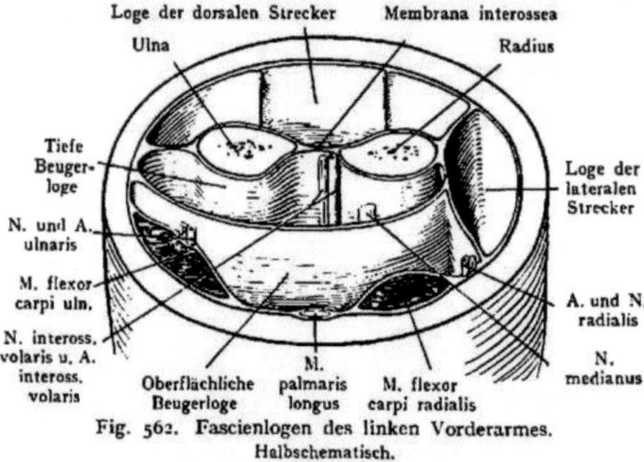

Fig. 562. Fascienlogen des linken Vorderarmes.
Halbschematisch.

(Fig. 553). Der Muskel bildet mit dem M. brachioradialis die proximale Strecke des
Sulcus radialis; weiter distal schliesst sich der M. flexor carpi radialis als ulnare
Begrenzung des Sulcus radialis dem M. pronator teres an. Seine Endsehne ist
häufig proximal vom Handgelenke deutlich durchzufühlen oder bei der Inspektion
zu erkennen und kann als Leitgebilde bei der Aufsuchung der radial anliegenden A. radialis dienen, wobei man den Schnitt radial von der Sehne führt.
Sehr variabel in seiner Ausbildung ist der dritte Muskel der oberflächlichen Schicht,
der M. palmaris longus. Er entspringt mit schmalem Bauche von dem Epicondylus
medialis und bildet bald eine dünne Sehne, welche sich in der Höhe des Handgelenkes verbreitert und in die Aponeurosis palmaris der Hand übergeht. Der Muskel
fehlt häufig. Der Flexor carpi ulnaris entspringt von dem Epicondylus medialis humeri
und dem Olecranon mit zwei Portionen, zwischen denen der N. ulnaris in die Beuger-

loge tritt, um distalwärts im Sulcus ulnaris zu verlaufen. Der Muskelbauch ist breit und bildet von der Stelle an, wo er von dem gemeinsamen Ursprungsbauche der Flexoren frei wird (Fig. 563), die ulnare Grenze des Sulcus ulnaris, dessen radiale Grenze von den Sehnen und dem Muskelbauche des M. flexor digit. sublimis hergestellt wird.

Die mittlere Schicht der Beuger wird durch den M. flexor digit. sublimis dargestellt, der einerseits von dem Epicondylus medialis und dem Processus coronoides ulnae, andererseits von der volaren Fläche des proximalen Radiusendes entspringt und in der Lücke zwischen beiden Portionen eine Öffnung bietet, durch welche die A. ulnaris die Fossa cubiti verlässt, um im Canalis ulnaris ulnarwärts zum Sulcus ulnaris zu gelangen. In der Achse des Vorderarmes verläuft, von dem M. flexor. digit. sublimis bedeckt, der N. medianus.

Als tiefste Schichte haben wir erstens den M. flexor digit. profundus, welcher von den oberen $^2/_3$ der volaren Fläche der Ulna und von der Membrana interossea entspringt, zweitens, zwischen den distalen Enden der Vorderarmknochen auf der Volarseite, den M. pronator quadratus, drittens, der volaren Fläche des Radius aufliegend, den M. flexor pollicis longus.

Auf der radialen Seite liegen der M. brachioradialis und die beiden Mm. extensores carpi radiales longus und brevis. Der M. brachioradialis bildet, zuerst mit seinem Ursprungsbauche, weiter distal mit seiner am Proc. styloides radii sich inscrierenden Sehne, die laterale Begrenzung des Sulcus radialis.

Gefässe und Nerven der Volarseite des Vorderarms. Die Hauptstämme der Gefässe und Nerven des Vorderarms nehmen einen longitudinalen Verlauf. Wenn wir dieselben von der Regio cubiti aus distalwärts verfolgen, so sehen wir zwei mehr oberflächlich gelegene Arterien (Aa. radialis und ulnaris), begleitet von Nervenstämmen (Ram. superficialis n. radialis und N. ulnaris) im Sulcus radialis und ulnaris bis zur Höhe des Handgelenkes verlaufen. Annähernd in der Achse des Vorderarms liegt zwischen der mittleren und tiefen Schicht der Beuger der N. medianus, endlich auf der Membrana interossea die A. interossea volaris mit dem im M. pronator quadratus endigenden N. interosseus volaris. Diese Anordnung von Gefäss- und Nervenstämmen schreibt die Anlegung von Längsschnitten für die Aufsuchung derselben vor.

Arteria radialis (Fig. 563). Sie liegt in ihrem ganzen Verlaufe oberflächlich; höchstens wird sie bei ihrem Eintritt in den Sulcus radialis durch den M. brachioradialis bedeckt, weiter distal liegt sie oft unmittelbar unter der Fascia antibrachii. In der proximalen Strecke des Sulcus radialis schliesst sich der Ramus superficialis n. radialis der Arterie an, um etwa in der Mitte des Vorderarms zwischen dem Radius und der Sehne des M. brachioradialis auf die Streckseite zu gelangen und als Hautnerv die radiale Seite des Dorsum manus und die radialen fünf Fingerseiten zu versorgen. Die Arterie gibt während ihres Verlaufes im Sulcus radialis Muskeläste an die Beuger und an die lateralen Strecker ab, sowie unmittelbar über dem Handgelenke den Ram. volaris superficialis (Fig. 563) zur Hohlhand. Die A. radialis wird von zwei Venae comitantes begleitet

Arteria ulnaris und Nervus ulnaris. Die A. ulnaris wird auf der ersten Strecke ihres Verlaufes durch die gemeinsame, vom Epicondylus medialis entspringende Masse der Beuger bedeckt, liegt hier zwischen den Mm. flexor digit. sublimis und profundus im Canalis ulnaris und erreicht, schräg ulnar- und distalwärts verlaufend, erst etwa in der Mitte des Vorderarms den Sulcus ulnaris. Hier trifft sie mit dem N. ulnaris zusammen, der vom hinteren Umfange des Epicondylus medialis zwischen die beiden Ursprungsportionen des M. flexor carpi ulnaris tritt, um sich der A. ulnaris ulnar anzulagern und ihr mit seinem Ramus volaris bis zur Vola manus treu zu bleiben. Arterie und Nerv werden von dem weit herabreichenden Muskelbauch, dann von der Sehne des M. flexor carpi ulnaris bedeckt, so dass ihre Lage weniger oberflächlich und ihre Aufsuchung schwieriger ist als diejenige der A. radialis.

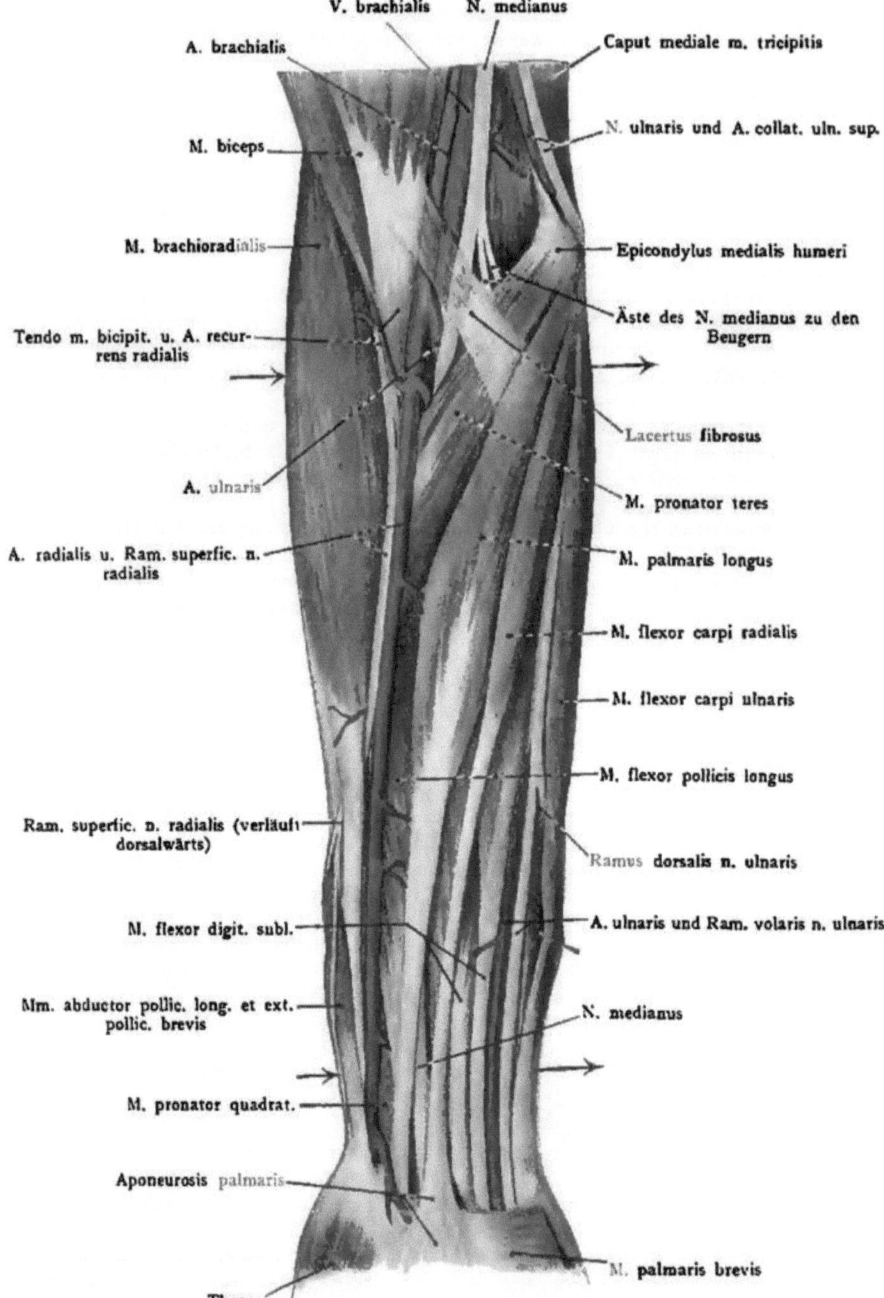

Fig. 563. Gefässe und Nerven der Ellbogenbeuge und des Vorderarmes.

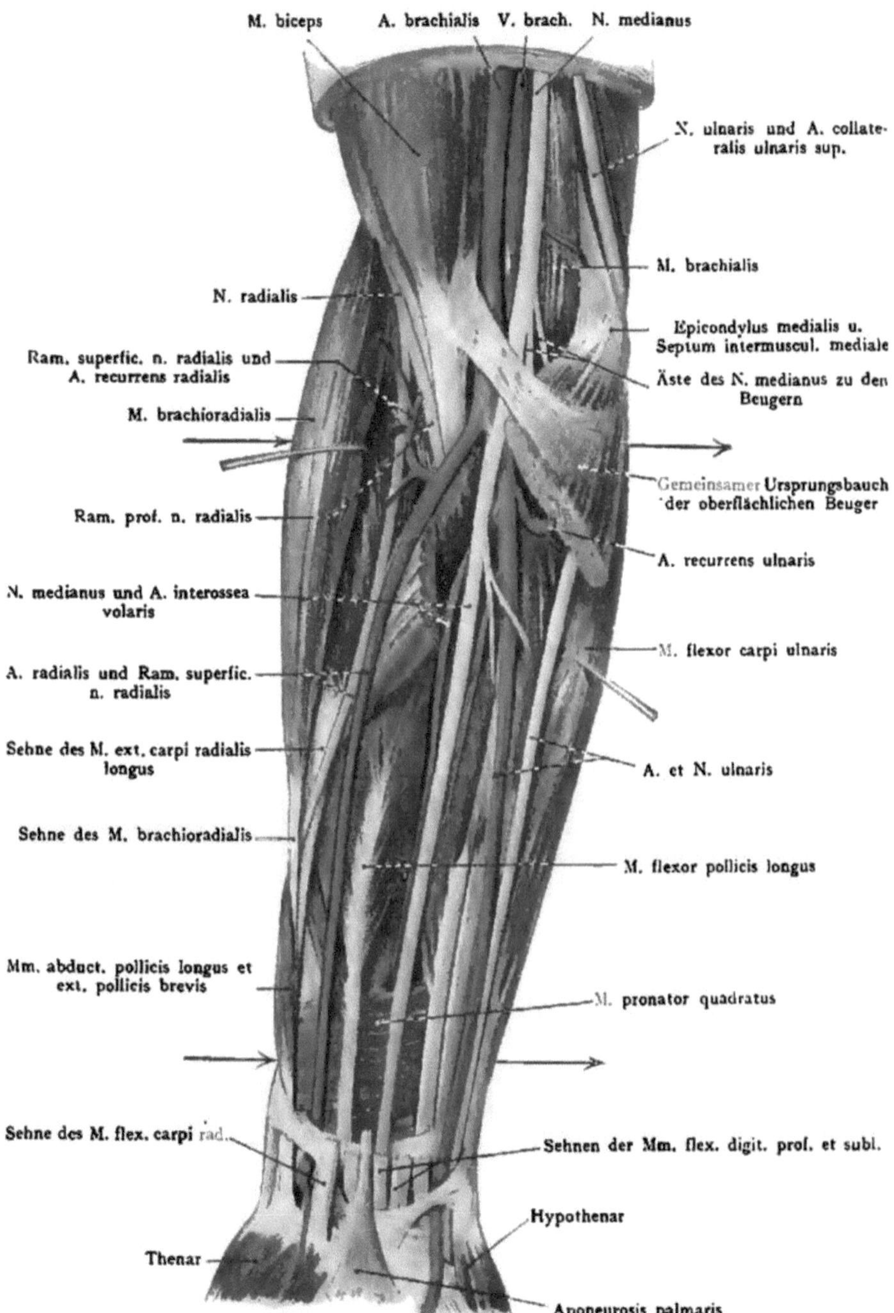

Fig. 564. Topographie der Fossa cubiti und der Beugeseite des Vorderarmes. Die oberflächliche und die mittlere Schicht der Beuger ist abgetragen und der M. brachioradialis radialwärts abgezogen worden.

Abgesehen von kleineren Muskelarterien sowie den Aa. recurrentes, gibt die Arterie noch vor ihrem Eintritt in die Beugemuskelloge die A. interossea comm. ab, einen kurzen aber starken Stamm, welcher sich in die A. interossea dorsalis und volaris teilt. Erstere tritt unterhalb der Chorda obliqua auf die Streckseite des Vorderarms und versorgt die dorsalen Strecker; die A. interossea volaris verläuft auf der volaren Fläche der Membrana interossea mit dem N. interosseus volaris (aus dem N. medianus) bis zur Höhe des Handgelenkes, indem sie Äste an die tiefe Schicht der Beuger sowie an den M. pronator quadratus abgibt, auch kleine Zweige, welche die Membrana interossea durchbohren und mit der A. interossea dorsalis anastomosieren.

Der N. ulnaris gibt neben Ästen zum M. flexor carpi ulnaris und zur medialen Portion des M. flexor dig. profundus den Ramus ulnaris dorsalis ab, welcher, vom M. flexor carpi ulnaris bedeckt, dorsalwärts verläuft und sich an die mediale Partie des Dorsum manus und an die fünf ulnaren Fingerseiten verbreitet.

N. medianus: Er verlässt die Fossa cubiti, indem er zwischen die beiden Ursprungsbäuche des M. pronator teres eintritt. Hier kreuzt er, oberflächlicher liegend, die A. ulnaris in ihrem Verlaufe ulnarwärts zum Canalis ulnaris. Der Nerv folgt sodann der Achse des Vorderarms in Begleitung der recht schwachen A. mediana, eines Astes der A. ulnaris. Schon innerhalb der Regio cubiti gehen Äste des Nerven zur oberflächlichen Schicht der Beuger ab, die Äste zur mittleren und tiefen Schicht erst nach dem Eintritt des Nerven in die Beugerloge. Nur der M. flexor carpi ulnaris und die mediale Portion des M. flexor digit. prof. werden von dem N. ulnaris versorgt. Hoch oben, gleichfalls noch innerhalb der Beugerloge, geht der N. interosseus volaris zur volaren Fläche der Membrana interossea. Der N. medianus liegt in der ersten Strecke seines Verlaufes am Vorderarm zwischen den Mm. flexores digit. sublimis und profundus, weiter distal wird der Stamm zwischen den Sehnen der gemeinsamen Beuger oberflächlicher (Fig. 563), liegt jedoch nie direkt unter der Fascia antibrachii. Hier ist er gerade proximal von dem Handgelenke der Gefahr einer Schnittverletzung ausgesetzt. In der Regel kann der Nerv durch einen Schnitt am medialen Rande der Sehne des M. flexor carpi radialis aufgefunden werden (Fig. 563).

Varianten der Vorderarmarterien. Von praktischer Bedeutung kann ein abnormer Verlauf der A. radialis oder (seltener) der A. ulnaris werden. Bei hoher Teilung am Oberarm oder in der Achselhöhle kann die A. radialis oberflächlich verlaufen und wird dann ausserhalb der Fascia antibrachii unter der Haut angetroffen. In seltenen Fällen findet sich dieselbe Anomalie bei normaler Ausbildung der A. radialis; die Hauptbahn wird dann von dem oberflächlich verlaufenden Gefäss dargestellt. Die A. ulnaris kann auch durch einen oberflächlichen Stamm vertreten sein, welcher nicht mit dem N. ulnaris im Sulcus ulnaris verläuft.

Streckseite der Regio antibrachii. Hier kommen die Logen der lateralen und der dorsalen Strecker mit ihrem Inhalte an Muskeln, Gefässen und Nerven in Betracht.

Die Loge der lateralen Strecker reicht bis zum Oberarme hinauf (Ursprung des M. brachioradialis von dem unteren Drittel der äusseren Kante des Humerus); die Loge der dorsalen Strecker beginnt mit dem Ursprung der Strecker am Epicondylus lateralis. Die Fascia antibrachii dient den Muskeln teilweise zum Ursprung und lässt Fasciensepten in die Tiefe gehen, welche die einzelnen Muskelbäuche voneinander trennen.

Die Muskeln der lateralen Streckmuskelloge sind schon erwähnt worden. In der dorsalen Loge unterscheiden wir eine oberflächliche und eine tiefe Schicht. Die Muskeln der oberflächlichen Schicht, zu welchen die Mm. extensor carpi ulnaris, extensor digit. comm. und extensor digiti quinti gehören, entspringen mit dem gemeinsamen Bauche der Extensoren am Epicondylus lateralis; die Sehnen dieser Muskeln ziehen mit denjenigen der tiefen Schicht unter dem Ligamentum carpi dorsale zum Dorsum manus und zu den Fingern.

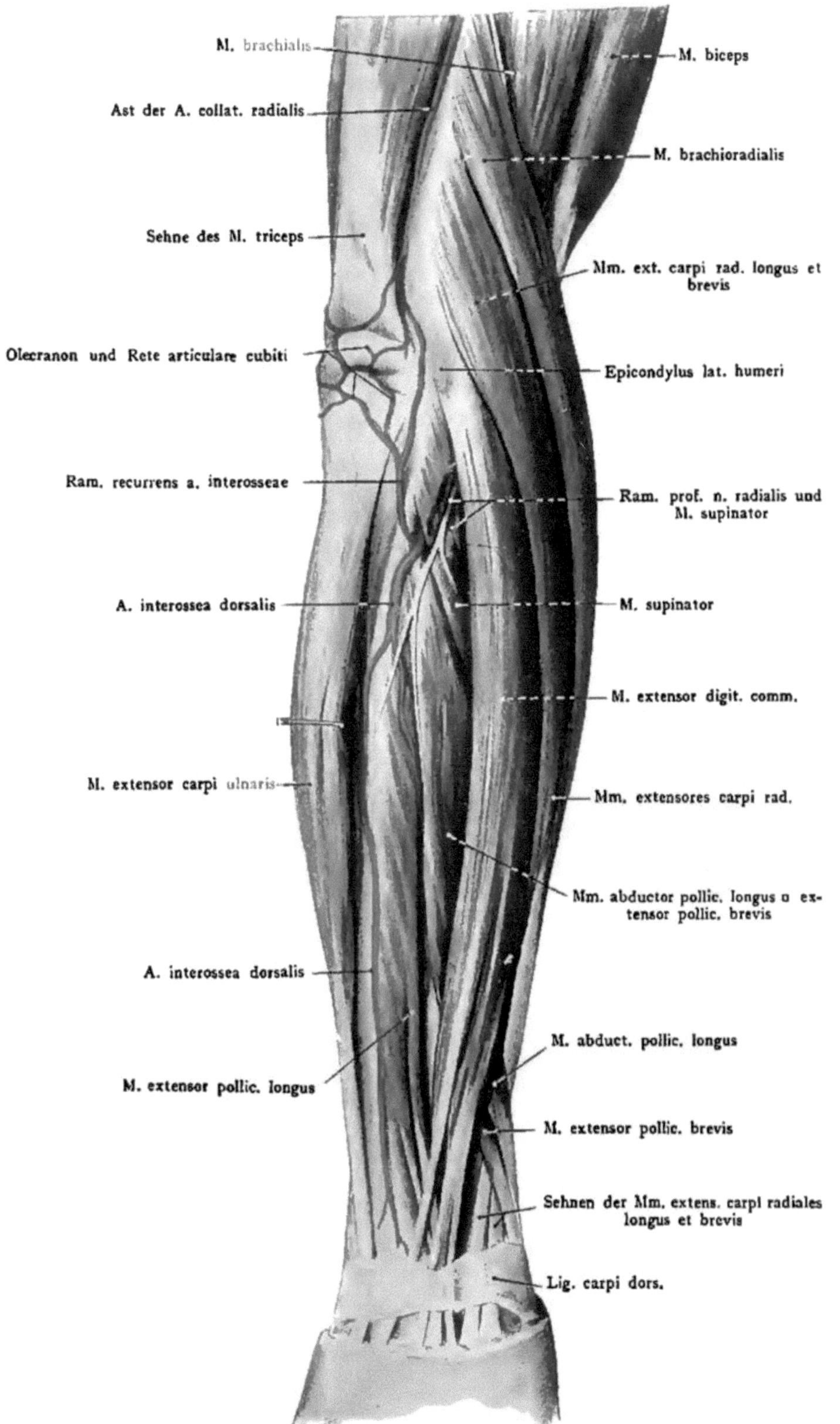

M. brachialis
M. biceps
Ast der A. collat. radialis
M. brachioradialis
Sehne des M. triceps
Mm. ext. carpi rad. longus et brevis
Olecranon und Rete articulare cubiti
Epicondylus lat. humeri
Ram. recurrens a. interosseae
Ram. prof. n. radialis und M. supinator
A. interossea dorsalis
M. supinator
M. extensor digit. comm.
M. extensor carpi ulnaris
Mm. extensores carpi rad.
Mm. abductor pollic. longus u extensor pollic. brevis
A. interossea dorsalis
M. abduct. pollic. longus
M. extensor pollic. longus
M. extensor pollic. brevis
Sehnen der Mm. extens. carpi radiales longus et brevis
Lig. carpi dors.

Zur tiefen Schicht gehören die Mm. abductor pollicis longus, extensor pollicis brevis, extensor pollicis longus und extensor indicis proprius. Dieselben entspringen unterhalb des Ansatzes des M. supinator, von dem hinteren Umfange des Radius und der Ulna sowie von der Membrana interossea; ihre Sehnen liegen radial von denjenigen der oberflächlichen Schicht.

Gefässe und Nerven der Streckseite. Die subfascialen Gefässe und Nerven gelangen von der Beugeseite der Regio cubiti und aus der Regio antibrachii volaris in die Streckerloge. Als Arterie treffen wir die A. interossea dorsalis an, welche aus der A. interossea comm. entspringt und von zwei Venae comitantes begleitet, distal von der Chorda obliqua zwischen Radius und Ulna in die Streckmuskelloge eintritt. Sie gibt zum Rete articulare cubiti die A. recurrens interossea ab und erschöpft sich dann in der Abgabe einer Anzahl von Muskelästen an die Strecker (Fig. 565), indem sie sich regelmässig mit dem Rete carpi dorsale (auf der dorsalen Fläche der Carpalknochen) sowie mit dem die Membrana interossea durchbohrenden Endaste der A. interossea volaris verbindet.

Der die dorsalen Strecker versorgende Nerv (Ram. prof. n. radialis) gelangt auf anderem Wege als die Arterie in die Loge. Er tritt am Boden der Fossa cubiti, nachdem er sich in der Furche zwischen dem M. brachioradialis und dem M. brachialis von dem Ram. superficialis getrennt hat (Fig. 553), in den M. supinator und verläuft distal von der Tuberositas radii um den Radiusschaft zur Streckseite des Vorderarms. Auf diesem Wege gelangt der Nerv in die dorsale Streckmuskelloge, wo er in eine Anzahl von Ästen zur Muskulatur zerfällt; ein Ast schliesst sich als N. interosseus dorsalis der dorsalen Fläche der Membrana interossea an.

Querschnitte durch den Vorderarm. Beim Vergleiche der beiden Querschnitte durch das obere und das untere Drittel des Vorderarms ist der Unterschied in der Ausbildung der Muskulatur sowie in der Lage der grossen Gefäss- und Nervenstämme ein auffälliger. Oben grosse, die Knochen vollständig umgebende Muskelmassen, keine Sehnenquerschnitte; in dem unteren Schnitte geringe Muskelmassen, starke Ausbildung der Sehnen; der mediale Umfang der Ulna liegt oberflächlich unter der Fascie.

Fig. 566. Die vier oberflächlichen Beuger (Mm. pronator teres, flexor carpi radialis, palmaris longus und flexor carpi ulnaris) sind getroffen, dazu der M. flexor digit. sublimis und der den volaren und den medialen Umfang der Ulna bedeckende M. flexor digitorum prof. Radial liegen die Bäuche der radialen Extensorengruppe, nämlich des breiten M. brachioradialis und der Mm. extensores carpi radiales longus und brevis. Die Sehne des M. biceps ist in der Höhe der Tuberositas radii getroffen. Der M. supinator umzieht den volaren, lateralen und dorsalen Umfang des Radius. Von den dorsalen Streckern sind getroffen: die Mm. extensor digit. comm., extensor carpi ulnaris und anconaeus.

Die Fascie umzieht die Muskulatur und gibt Septen in die Tiefe, welche die Muskeln voneinander trennen. Oberflächlich liegen einige Äste des N. cutaneus antibrachii medialis nebst subkutanen Venen.

Die A. radialis mit ihren Venae comitantes wird von dem M. brachioradialis überlagert; radial grenzt sie an den Querschnitt des M. pronator teres. Lateral von der Arterie liegt der Ram. superf. n. radialis und daneben zwei Aa. recurrentes radiales. Die A. ulnaris liegt mit ihren Vv. comitantes ganz in der Tiefe, ulnar davon der N. medianus, beide gerade oberhalb ihres Eintrittes in die Beugemuskelloge. Der N. ulnaris liegt dem Querschnitte des M. flexor carpi ulnaris radial an.

Fig. 567. (Unteres Drittel des Vorderarms.) Die Muskeln sind hier zum grossen Teil in ihre Sehnen übergegangen. Unmittelbar unter der Fascie liegen auf der Beugeseite die Sehnen der Mm. brachioradialis (ulnar davon die A. radialis), flexor carpi radialis, palmaris longus und flexor carpi ulnaris. Die letztere ist sehr breit, hängt noch mit Muskelfasern zusammen und bedeckt die A. und den N. ulnaris. Die übrigen Querschnitte vor der Membrana interossea gehören den Mm.

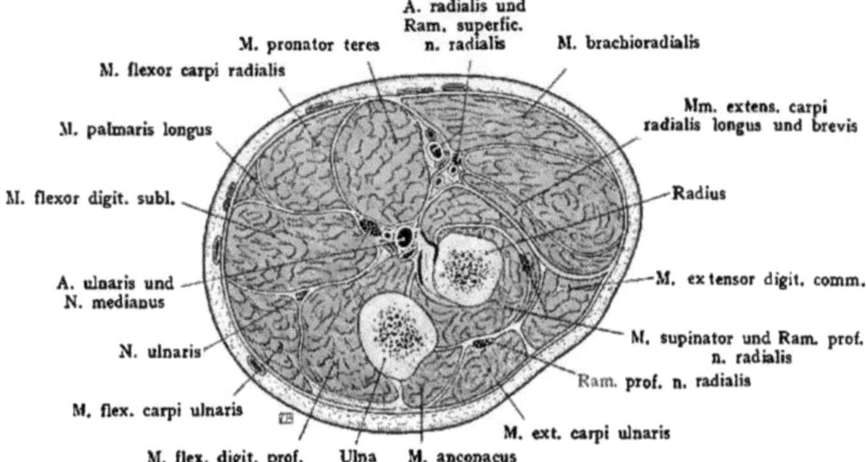

Fig. 566. Querschnitt durch den Vorderarm. Grenze gegen die Regio cubiti (rechts). Nach W. Braune, topogr.-anat. Atlas.

flexor. digitorum sublimis und prof. und dem M. pronator quadratus an. Der N. medianus wird von dem M. flexor digitorum subl. bedeckt; er wäre an dieser Stelle durch einen ulnar von der Sehne des M. flexor carpi radialis angelegten Schnitt zu

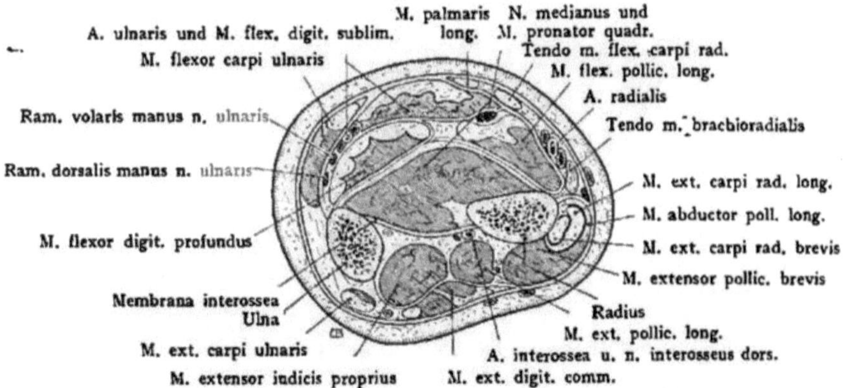

Fig. 567. Querschnitt durch den Vorderarm unmittelbar über dem Handgelenke (rechts). Zum Teil nach Braune.

erreichen. Der N. ulnaris hat sich in den Ramus volaris und dorsalis geteilt. Die Streckmuskulatur hat, verglichen mit Fig. 566, bedeutend an Umfang verloren; die Mm. extensor dig. comm. und extensor carpi ulnaris sind in ihre Sehnen übergegangen, dagegen sind in dieser Höhe noch die Bäuche der Mm. extensores pollicis brevis und longus und des M. extensor indicis proprius getroffen.

Hand (Regio manus).

Man pflegt die Grenze der Hand gegen den Vorderarm etwa 1 cm über der Verbindungslinie der Processus styloidei ulnae und radii anzunehmen; die Articulatio radiocarpea wird demgemäss zur Hand gerechnet.

Inspektion und Palpation der Hand. Von Skeletteilen kann man in der Regel den Processus styloides radii sowohl fühlen als sehen; das untere Ende der Ulna bildet dorsal einen rundlichen Höcker. Bei Feststellung der beiden Processus styloidei (radii und ulnae) und abwechselnder Dorsal- und Volarflexion lässt sich die Linie des Radiocarpalgelenkes leicht bestimmen. Auf der Volarseite finden sich etwas distal von dieser Linie zwei quer verlaufende Furchen (Fig. 576), an deren ulnarem Ende das Os pisiforme sowie die Sehne des M. flexor carpi ulnaris zu fühlen sind. Auf der radialen Seite ist manchmal, sowohl durch die Inspektion als durch die Palpation, ein Höcker nachzuweisen, welcher durch das Os naviculare hervorgerufen wird. Von diesen beiden Vorsprüngen aus gelangen wir, den Rändern der Hand folgend, zu zwei Wülsten (Thenar und Hypothenar), denen die Muskulatur des Daumens und des kleinen Fingers zugrunde liegen. Zwischen denselben liegt die Vertiefung des Handtellers, welche durch eine den Thenar ulnarwärts umziehende Hautfurche (Fig. 576) von dem letzteren getrennt wird. Distal finden sich zwei weitere Hautfurchen, von denen eine etwa den Articulationes metacarpophalangeae entspricht und von dem distalen Teile des Hypothenar schräg radialwärts gegen die Basis des Zeigefingers verläuft. Von den Querfurchen der Haut an der Beugeseite der Finger entsprechen die proximalen nicht etwa den Metacarpophalangealgelenken, sondern liegen gut fingerbreit distal von denselben; die distalen Furchen dagegen entsprechen den Interphalangealgelenken.

Am Dorsum manus lässt sich die dorsale Fläche der Carpalknochen abtasten und bei abwechselnder Beugung und Streckung der Finger treten die Sehnen der Strecker als ein Wulst hervor, von welchem die vier zur Dorsalaponeurose der Finger verlaufenden Sehnen fächerförmig ausgehen. Die dorsale Fläche der Metacarpalknochen ist leicht zu palpieren. Bei Abduktion und Dorsalflexion des Daumens bildet die Sehne des M. extensor pollicis longus (ulnar) mit den Sehnen der Mm. abductor pollicis longus und extensor pollicis brevis (radial) eine Vertiefung, in welcher man bei

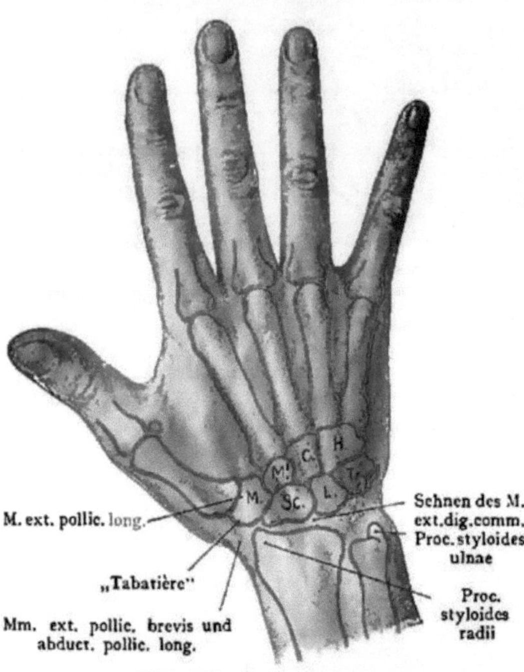

Fig. 568. Dorsum manus.

Die Umrisse der Skeletteile sind rot eingezeichnet worden.

H. Hamatum. C. Capitatum. M¹. Multangulum minus. M. Multangulum majus. Sc. Naviculare. L. Lunatum. Tr. Triquetrum.

schwach ausgebildetem Fettpolster die Pulsationen der A. radialis fühlen kann (Foveola radialis, auch Tabatière genannt).

Vola manus (oberflächliche Gebilde). Die Haut ist mit ihrer Unterlage, der sehnigen Aponeurosis palmaris, innig verbunden; sie besitzt folglich nur eine geringe Beweglichkeit und lässt sich nicht, wie am Vorderarme, leicht von ihrer Unterlage abpräparieren.

Aponeurosis palmaris. Die Fascie des Vorderarms gewinnt bei ihrem Übergange auf die Vola manus Insertionen an den Carpalknochen, von welchen sehnige Verstärkungen distalwärts an die Aponeurosis palmaris ausgehen. Wenn wir ein gut aufgestelltes Handskelet im Zusammenhang mit den unteren Enden der Vorderarmknochen betrachten, so erkennen wir, dass die beiden Reihen der Carpalknochen zusammengenommen eine Rinne darstellen (Carpalrinne), welche radial von dem Tuberculum oss. navicularis, ulnar von dem Os hamatum und dem Os pisiforme begrenzt wird. Von den Rändern dieser Rinne entspringen die Muskeln des Thenar und des Hypothenar. Der Carpalrinne entspricht auch die Anordnung der Metacarpalknochen, welche eine gegen die Finger allmählich sich abflachende Rinne darstellen (siehe die schematischen Querschnitte der Hand Figg. 570 und 571, wo die in der Anordnung der Skeletteile gegebene dorsale Wölbung und die volare Rinne zu erkennen sind).

Ferner gewinnt die Fascie des Vorderarmes bei ihrem Übergange auf die Vola manus einen Ansatz an den Rändern der Carpalrinne und erhält hier Verstärkungen durch querverlaufende, sehnige, die Carpalrinne zum Canalis carpalis ergänzende Faserzüge (Lig. carpi transversum), unter welchen die Sehnen der gemeinsamen Beuger zur Vola manus ziehen. Man kann in der Regel zwei Blätter unterscheiden, erstens ein oberflächliches, welches von der Fascia antibrachii stammt (Lig. carpi volare) und zweitens die querverlaufende sehnige Verstärkung, welche mit der die gemeinsamen Beuger umschliessenden Fascie in Verbindung steht (Lig. carpi transversum). Die letztere überzieht auch die volare Fläche der Carpalknochen und bildet als Ligg. carpi volaria profunda mit dem Lig. carpi transversum zusammen einen vollständigen fibrösen Ring, der die Sehnen der Beuger bei ihrem Übertritt auf die Hand gewissermassen zusammenfasst.

Das oberflächliche, die eigentliche Fortsetzung der Fascia antibrachii auf die Vola manus darstellende Blatt, das Lig. carpi volare, erhält eine wesentliche Verstärkung durch die fächerförmige Ausbreitung der Sehne des M. palmaris longus, oder beim Fehlen dieses Muskels durch aponeurotische Fasern, welche im Lig. carpi volare eingeflochten sind und fächerförmig als Aponeurosis palmaris gegen die Basen der Finger ausstrahlen. Auf dem Thenar und dem Hypothenar ist die Fascie als Muskelfascie ausgebildet, indem ihr hier der sehnige Charakter fehlt.

Die dreieckige Fascien- oder Sehnenplatte der Aponeurosis palmaris zeigt auch eingewobene Fascienzüge, die Fasciculi transversi (Fig. 569) und zwischen den Fingerbasen sind Lücken in der Platte vorhanden, durch welche die Nn. und Aa. digitales volares communes unter die Haut treten und die oberflächlichen Venen mit den tiefen Venenstämmen anastomosieren.

Oberflächliche Gefässe und Nerven der Vola manus. Die oberflächlichen Venen sammeln sich in den Vv. mediana, basilica und cephalica antibrachii, nachdem sie sich zwischen den Zipfeln der Aponeurosis palmaris mit den subaponeurotischen Venen verbunden haben (Fig. 545). Die Haut über dem Thenar wird durch den Ramus palmaris des N. medianus versorgt, welcher in dem vorderen Drittel des Vorderarms die Aponeurose durchbohrt; die Haut über dem Hypothenar von dem Ramus palmaris des N. ulnaris. Durch die Aponeurosis palmaris gelangen kleine Zweige des N. medianus zur Haut des Handtellers; zwischen den Zipfeln der Apo-

neurose werden die Nn. digitales volares comm. oberflächlich und verlaufen mit den
entsprechenden Arterien zu der Volarseite der Finger (s. die Topographie der Finger).

      Topographie der tiefgelegenen Gebilde in der Vola manus. Die sub-
fasciale Partie der Vola manus wird durch Fasciensepten in Logen oder Fascienräume

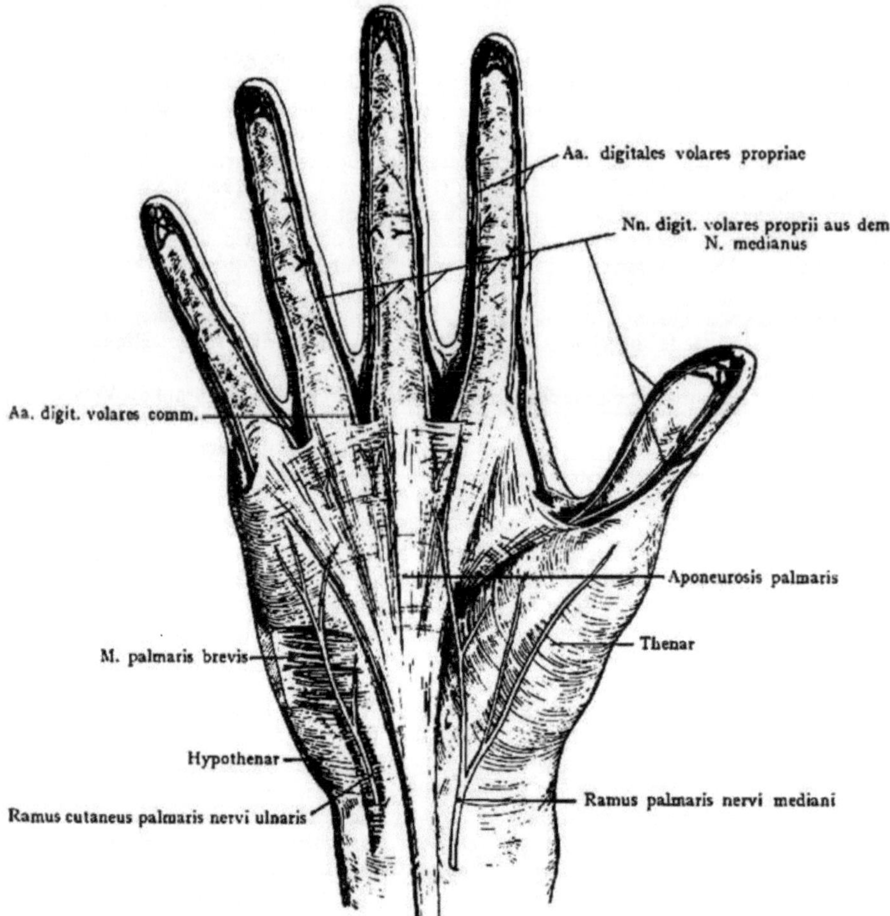

Fig. 569. Vola manus. Aponeurosis palmaris und oberflächliche Gebilde.

zerlegt, deren Ausbildung in der Carpal- und Metacarpalgegend durch Figg. 570
und 571 veranschaulicht wird.

      Die Fascia manus umzieht sowohl in der Carpal- wie in der Metacarpalgegend
die ganze Hand, indem sie am ulnaren und am radialen Rande des Handskeletes
Ansatz gewinnt. In der Carpalgegend werden dadurch zunächst eine Strecker- und
eine Beugerloge voneinander abgegrenzt. In der Metacarpalgegend dagegen (Fig. 571)
werden die Spatia intermetacarpalia durch die Mm. interossei ausgefüllt, deren Fascien
sich dorsal- und volarwärts als Fasciae interosseae dorsales und volares an die Ossa metacarpalia ansetzen und dadurch vier Fascienräume abschliessen, welche sich bloss im
Bereiche des Metacarpus vorfinden.

In der Carpal- und Metacarpalgegend wird durch senkrecht in die Tiefe gehende, von der Aponeurosis palmaris bis zu den Fasciae interosseae volares reichende Septa eine Einteilung des volaren subfascialen Raumes in einzelne Fascienlogen bewirkt; wir unterscheiden eine mittlere Loge als direkte Fortsetzung der Logen der Mm. flexores digit. sublimis und profundus des Vorderarms von seitlichen, die Thenar- und die Hypothenarmuskulatur enthaltenden Logen (Spatium palmare ulnare und radiale). Die beiden letzteren beschränken sich auf die Carpal- und Metacarpalgegend, während sich die mittlere Loge (Fig. 572) mit den Sehnen der Beuger auf die Volarseite der Finger weiter erstreckt.

In dem Carpalkanale wird die mittlere Fascienloge durch den Ansatz der Fascie an die Ränder der Rinne (Lig. carpi transversum) sowie durch ihre Fortsetzung in die Tiefe als Auskleidung der volaren Fläche der Carpalknochen begrenzt. Distalwärts ist sie stärker entwickelt und wird gegen die Basen der Finger allmählich breiter, während die beiden seitlichen Logen an Umfang abnehmen.

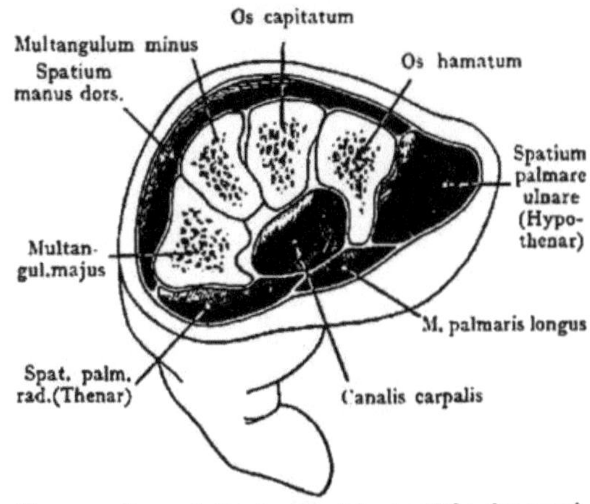

Fig. 570. Querschnitt der Hand in der Höhe der proximalen Reihe der Carpalknochen. Fascienlogen.

Halbschematisch. Nach einer Figur von Pirogoff, Anatome topograph., Fasc. IV. Taf. 4.

Die drei volaren Fascienlogen stehen längs der in dieselben ein- und austretenden Gefässe und Nerven untereinander in Verbindung. Es sei jedoch auf die Tatsache hingewiesen, dass Prozesse (z. B. Eiterungen), welche von der mittleren Loge ausgehen, sich längs der Beugersehnen auf die Beugerloge des Vorderarmes ausbreiten können, während ähnliche Prozesse in den seitlichen Logen meist auf die Hand beschränkt bleiben.

Muskulatur der Vola manus. Wir können dieselbe einteilen in: 1. Muskeln, welche von der Volarseite des Vorderarmes durch den Canalis carpalis in die Vola manus gelangen und 2. Muskeln, die von dem Handskelete entspringend zum Metacarpus oder zu den Phalangen gehen (Muskulatur des Thenar, des Hypothenar, die Mm. interossei und lumbricales).

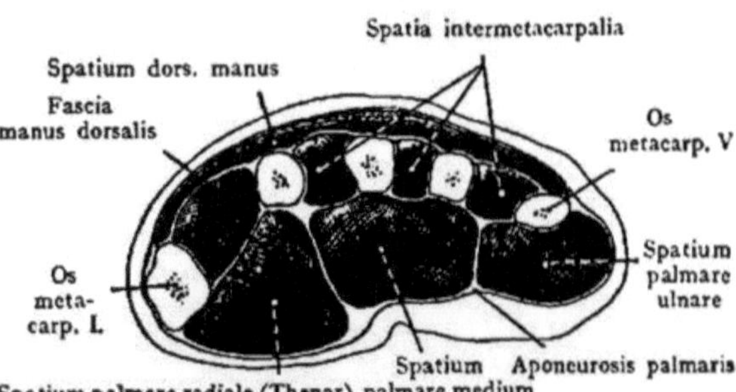

Fig. 571. Querschnitt d. Hand. Metacarpalgegend. Fascienlogen. Mit Benützung einer Figur von Pirogoff, Anatome, Fasc. IV. Taf. 4.

Von der oberflächlichen Schicht der Vorderarmbeuger inserieren sich der M. palmaris longus, der M. flexor carpi radialis und der M. flexor carpi ulnaris an der Hand. Die Sehnen des M. flexor carpi ulnaris und des M. palmaris longus liegen oberflächlich zum Lig. carpi transversum; die erstere inseriert sich am Os pisiforme und mittelst der Ligg. pisohamatum et pisometacarpeum am Os hamatum und an der Basis des

Os metacarpale V.; die zweite bildet die dreieckige gegen die Basen der Finger ausstrahlende Aponeurosis palmaris. Die Sehne des M. flexor carpi radialis, welche in der Höhe
des Handgelenkes leicht palpiert werden kann, durchläuft den Canalis carpalis in der
Rinne, welche von dem Os naviculare und dem Os multangulum majus gebildet wird,
um sich an der Basis oss. metacarpalis II (des Zeigefingers) zu inserieren.

Die Sehnen der Mm. flexores digitorum sublimis und profundus sowie des M. flexor
pollicis longus gehen, von ihren Sehnenscheiden umschlossen, unter dem Lig. carpi
transversum im Canalis carpalis zur Hohlhand und liegen, gegen die Basen der Finger
divergierend, in der mittleren Fas-
cienloge, bedeckt von der Aponeurosis palmaris. Es legt sich dabei
je eine Sehne des M. flexor digit.
sublimis auf eine Sehne des M.
flexor digit. profundus. Mit den
Sehnen der gemeinsamen Beuger
verläuft auch der N. medianus
durch den Canalis carpalis und
teilt sich alsdann in seine Endäste (Fig. 574).

**Sehnenscheiden für die
Beuger.** Die Sehnenscheiden,
welche die Sehnen der Beuger
umgeben, bilden gewöhnlich einen
ulnaren und einen radialen Sack
(Fig. 573). Der erstere schliesst
die Sehnen der gemeinsamen Beuger (sublimis und profundus) ein
und erstreckt sich distalwärts längs
der zum kleinen Finger gehenden
Sehne bis zur 2. oder 3. Phalange.
In der Regel steht diese ulnare
Sehnenscheide nicht in Verbindung mit den an der Volarfläche
der Finger liegenden Scheiden
der übrigen Beugersehnen. Der

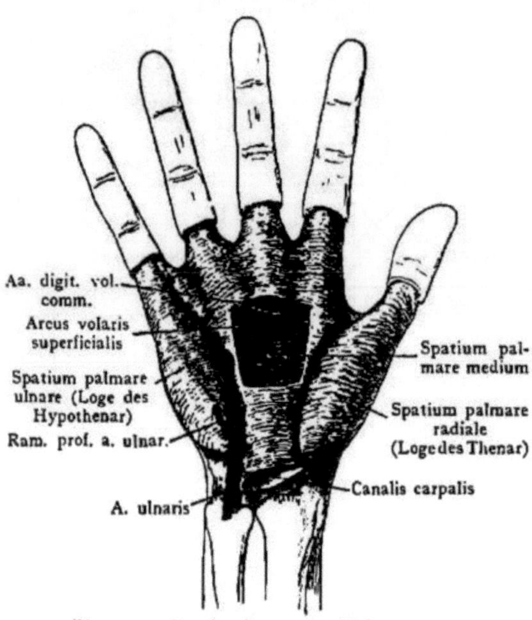

Fig. 572. Fascienräume der Vola manus.
Schema.

radiale Sack umgibt die Sehne des M. flexor pollicis longus und reicht bis zur Insertion
der Sehne an der Basis der zweiten Phalange des Daumens. Die beiden Synovialsäcke
kommunizieren nicht miteinander, ebensowenig stehen die Synovialsäcke an der Volarseite
der II.—IV. Finger mit ihnen im Zusammenhang; diese Tatsache erklärt die leichtere Verbreitung von Entzündungen, welche am kleinen Finger oder am Daumen ihren Ausgang nehmen, indem denselben im ulnaren und im radialen Sehnensack ein Weg
durch den Canalis carpalis bis zum Vorderarm offen steht.

Häufig kommt zu den beiden Synovialsäcken für die Mm. flexores digitorum und
den M. flexor pollicis longus noch ein besonderer Synovialsack für den M. flexor carpi
radialis hinzu, welcher sich distalwärts bloss bis zur Insertion dieses Muskels an der
Basis des Metacarpale II erstreckt.

Proximalwärts reichen die volaren Synovialscheiden etwa 1—2 cm oberhalb des
Lig. carpi transversum in den Bereich des Vorderarmes hinauf; bei einem entzündlichen
Erguss in die Synovialscheide kann sich derselbe sanduhrförmig darstellen, indem das
Lig. carpi transversum eine Einschnürung des Sackes bewirkt und eine obere in der
Regio antibrachii gelegene, von einer unteren in der Vola manus gelegenen Anschwel-
lung trennt.

Der Stamm des N. medianus liegt bei seinem Verlaufe durch den Canalis carpalis in der durch die beiden grossen Synovialsäcke gebildeten Rinne, unmittelbar unter dem Lig. carpi transversum; bei starker Ausdehnung der Synovialsäcke durch Ergüsse in dieselben wird der Nervenstamm einem Drucke ausgesetzt. Der N. ulnaris liegt an der Grenze zwischen Vorderarm und Hand (proximal von der radiocarpalen Gelenklinie) dem oberhalb des Lig. carpi transversum gelegenen Teile des Synovialsackes für die gemeinsamen Beuger ulnar an.

Als Muskeln des mittleren Fascienraumes der Vola manus sind noch die Mm. lumbricales zu nennen, welche von den Sehnen des M. flexor digit. prof. entspringen

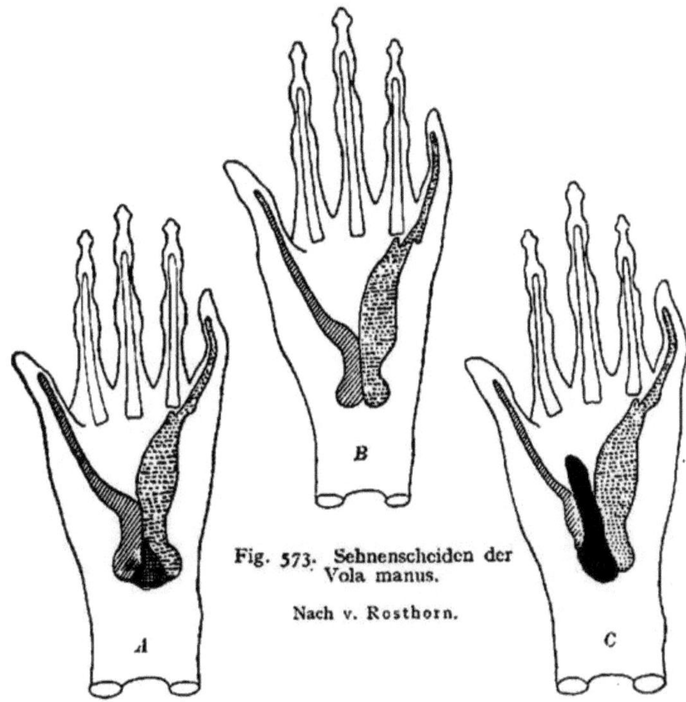

Fig. 573. Sehnenscheiden der Vola manus.

Nach v. Rosthorn.

(ausserhalb des Synovialsackes) und in die Radialseite der Dorsalaponeurose der Finger übergehen.

Die Mm. interossei werden durch die Fasciae interosseae dorsales von der Fascienloge des Dorsum manus, durch die Fasciae interosseae volares von der Fascienloge der Vola manus getrennt. Durch den Ansatz der Fasciae interosseae dorsales und volares an den Ossa metacarpalia erhalten wir vier die Mm. interossei aufnehmende Fascienlogen, die Spatia intermetacarpalia (Fig. 571).

Die Muskeln der radialen Loge (Thenarloge oder Spatium palmare radiale) sind vier, nämlich die Mm. abductor pollicis brevis, flexor pollicis brevis, opponens pollicis und adductor pollicis. Die beiden ersteren entspringen von der Tuberositas oss. navicularis und dem Lig. carpi transversum und inserieren sich: der M. abductor pollicis brevis am radialen Rande der Basis der Grundphalange des Daumens, der M. flexor pollicis brevis am radialen Sesambeine der Articulatio meta-

carpophalangea des Daumens. Der M. opponens pollicis geht, von den beiden erwähnten Muskeln überlagert, von dem Os multangulum majus und dem Lig. carpi trans-

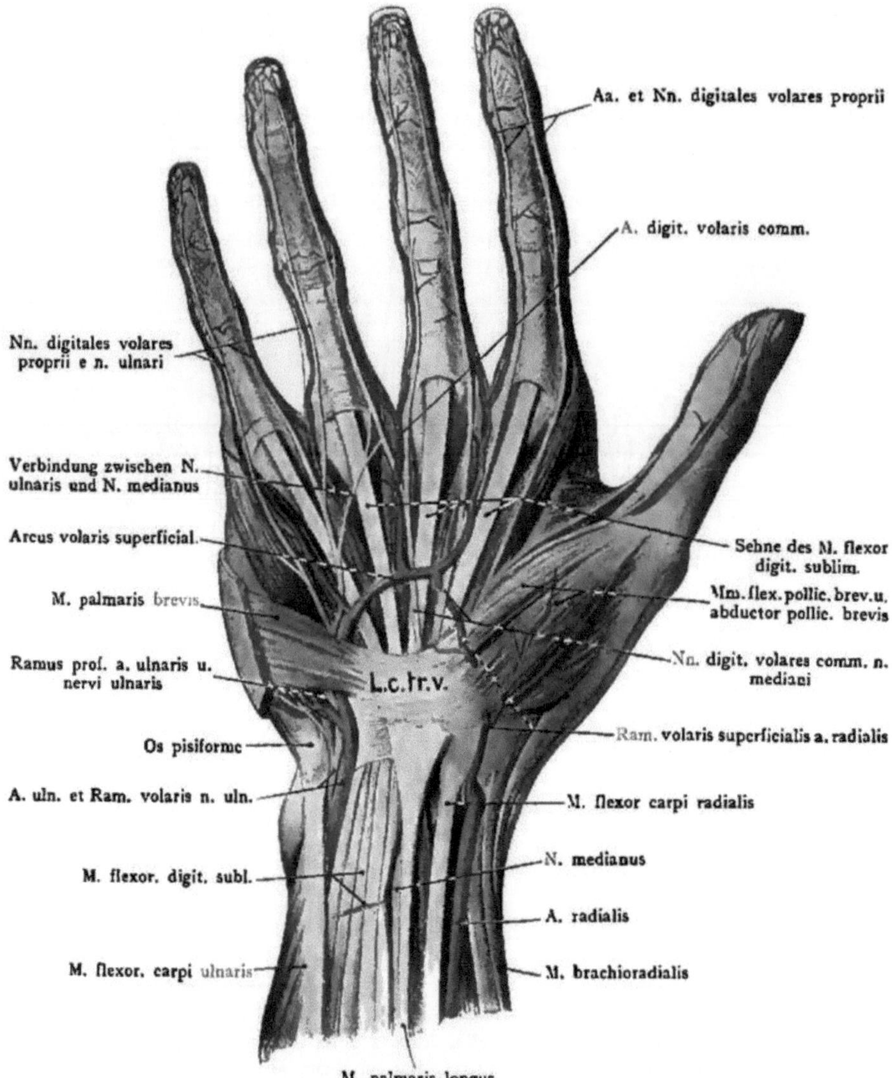

Fig. 574. Vola manus nach Entfernung der Aponeurosis palmaris.
L. c. tr. v. Lig. carpi transversum volare.

versum zum radialen Rande des Os metacarpale pollicis. Der M. adductor pollicis
entspringt von der ganzen Länge des Os metacarpale III sowie vom Lig. carpi pro-
fundum, welches die Rinne der Carpalknochen auskleidet; er inseriert sich am ulnaren
Sesambeine der Articulatio metacarpophalangea pollicis.

Als Muskeln der ulnaren Loge (Hypothenarloge oder Spatium palmare ulnare) findet man die Mm. abductor digiti V, flexor brevis digiti V und opponens digiti V, die vom Os pisiforme, vom Lig. transversum und vom Haken des Os hamatum entspringen. Der M. abductor digiti V inseriert sich an der ulnaren Seite der Basis der Grundphalange, desgleichen der M. flexor brevis digiti quinti, der M. opponens am ulnaren Rand des Os metacarpale V.

Gefässe und Nerven der Vola manus. Die Arterien der Vola manus kommen teils aus der A. ulnaris, teils aus der A. radialis; die Nerven aus dem N. medianus und dem N. ulnaris.

Die Arterien der Hohlhand bilden durch die Anastomose der beiden in Betracht kommenden Hauptstämme (Aa. radialis und ulnaris) zwei in der Vola manus gelegene Gefässbogen, welche als Arcus volares superficialis und profundus unterschieden werden. Sie werden von je zwei Vv. comitantes begleitet. Der Arcus superficialis liegt oberflächlich zu den Sehnen der langen Beuger, der Arcus profundus, von den letzteren bedeckt, auf den Basen der Metacarpalknochen sowie auf den Fasciae interosseae volares.

Arcus volaris superficialis. Er wird durch die Verbindung der über dem Lig. carpi transversum zur Hohlhand verlaufenden A. ulnaris mit dem Ramus volaris superficialis a. radialis gebildet, entspricht, auf das Handskelet bezogen, der Mitte der Metacarpalknochen und liegt unmittelbar unter der Aponeurosis palmaris, oberflächlich zu den Sehnen der Fingerbeuger.

Der Hauptstamm der A. ulnaris wird an der Grenze zwischen dem Vorderarm und der Hand im Bereiche des Carpus oberflächlich (Fig. 574) zum Lig. carpi transversum und radial von dem Os pisiforme angetroffen. Der Stamm wird hier von der Fortsetzung der Fascia antibrachii bedeckt, welche als Lig. carpi volare mit dem Lig. carpi transversum und der Aponeurosis palmaris zusammenhängt und sich sowohl am Os pisiforme und am Os hamatum, als radialwärts am Os naviculare festsetzt. Distalwärts von dem Os pisiforme wird die Arterie auch von dem M. palmaris brevis bedeckt, welcher von dem Lig. carpi transversum entspringt und sich an der Haut des Kleinfingerballens inseriert. Der N. ulnaris liegt der Arterie ulnar an. In der Höhe des Os pisiforme geben sowohl die Arterie als der Nerv Äste ab (Ram. volaris profundus der A. ulnaris und Ram. profundus des N. ulnaris), welche zwischen dem M. abductor digiti V und dem M. flexor brevis digiti V in die Tiefe gehen, um sich den Fasciae interosseae volares anzuschliessen und einerseits den Arcus profundus zu bilden, andererseits die Mm. interossei zu versorgen (Fig. 575).

Die Fortsetzung des Stammes der A. ulnaris stellt einen distalwärts konvexen Bogen dar, welcher mit dem Ram. volaris superficialis der A. radialis anastomosiert und so den Arcus volaris superficialis herstellt. Der Ast aus der A. radialis entspringt unmittelbar vor dem an der Grenze zwischen Vorderarm und Hand erfolgenden Übertritt der Arterie auf das Dorsum manus und wendet sich auf der Thenarmuskulatur, manchmal auch von der letzteren streckenweise bedeckt, distalwärts, um an der Bildung des Arcus volaris superficialis teilzunehmen.

Von der Konvexität des Arcus superficialis entspringen 3—4 Aa. digitales volares comm., welche sich zwischen den Zipfeln der Aponeurosis palmaris in je zwei Aa. digitales volares propriae teilen und die volaren Seiten der Finger versorgen mit Ausnahme des Daumens und des radialen Randes des Zeigefingers, deren Aa. digitales volares aus dem Arcus volaris profundus entspringen.

In derselben Schicht mit dem Arcus volaris superficialis liegen die zu den Fingern verlaufenden Äste des N. medianus und des N. ulnaris, sowie die Äste zur Thenar- und Hypothenarmuskulatur. Der Stamm des N. medianus liegt im Canalis carpalis oberflächlich zu den Sehnen des M. flexor digitorum sublimis, unmittelbar bedeckt von dem Lig. carpi transversum und zerfällt hier erstens in Muskeläste,

welche die Thenarmuskulatur mit Ausnahme des M. abductor pollicis innervieren und
zweitens in Hautäste (Nn. digit. volares comm.). Die letzteren werden von dem
Arcus superficialis gekreuzt; sie teilen sich zwischen den Zipfeln der Aponeurosis palmaris

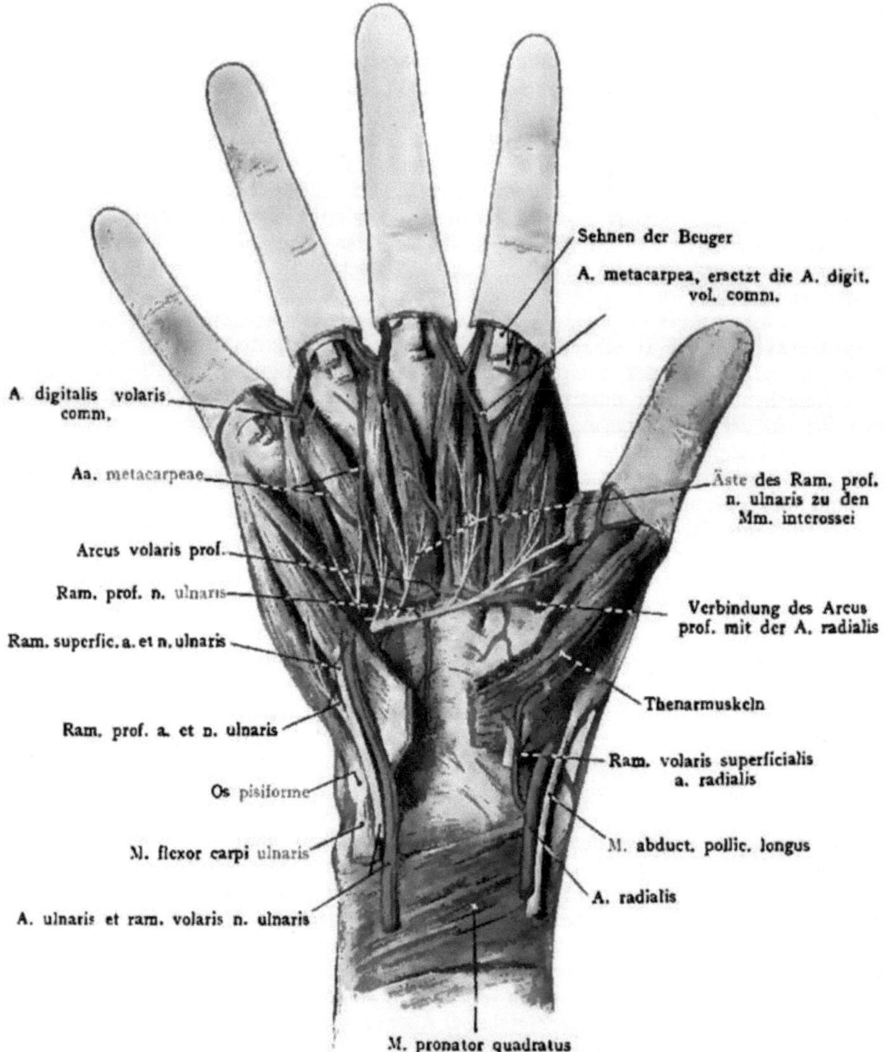

Fig. 575. Vola manus. Tiefe Gefässe und Nerven.

in je zwei Nn. digitales volares proprii und versorgen sieben Fingerseiten, von
der radialen Seite des Ringfingers bis und mit dem Daumen. Der N. ulnaris
(Figg. 574 und 575) liegt beim Übertritt auf die Regio carpalis ulnar von der A.
ulnaris, also oberflächlich zum Lig. carpi transversum, wird hier gleichfalls von dem
M. palmaris brevis bedeckt und gibt den mit dem Ramus profundus der A. ulnaris

zwischen den Hypothenarmuskeln in die Tiefe der Vola manus verlaufenden Ram. profundus n. ulnaris ab, ferner Äste zu den Hypothenarmuskeln. Sodann teilt er sich in zwei Rami digitales volares, welche beide Seiten des kleinen Fingers sowie die Ulnarseite des Ringfingers versorgen.

Die subaponeurotischen Venen der Vola manus verlaufen mit den Arterien als Vv. comitantes, welche sich geflechtartig untereinander verbinden, sowie auch zwischen den Zipfeln der Aponeurosis palmaris mit den oberflächlichen Venen der Palma manus.

Tiefe Gebilde der Vola manus (Fig. 575). Sie liegen unmittelbar auf den Fasciae interosseae volares, werden also bedeckt von den Sehnen der langen Beuger.

Der Arcus profundus wird in der Hauptsache durch die A. radialis gebildet, welche mit dem Ramus volaris profundus der A. ulnaris anastomosiert. Die erstere gelangt, nach Abgabe des Ramus volaris, proximal von der Linie des Radiocarpalgelenkes auf die Dorsalseite der Hand (Fig. 574), indem sie unter den Sehnen der Mm. abductor pollicis longus und extensor pollicis brevis in die Foveola radialis („Tabatière") eintritt, sodann im ersten Spatium internetacarpale zwischen den Ossa metacarpalia pollicis und indicis wieder in die Hohlhand gelangt und hier auf den Basen der Metacarpalknochen ulnarwärts verläuft, um durch die Anastomose mit dem Ramus profundus der A. ulnaris den Arcus volaris profundus zu bilden. Derselbe gibt, unmittelbar nach dem Durchtritt der A. radialis in die Vola manus, die A. digitalis volaris comm. I zum Daumen und zur radialen Seite des Zeigefingers ab, dann Äste zu den Sehnen und den Sehnenscheiden der Beuger

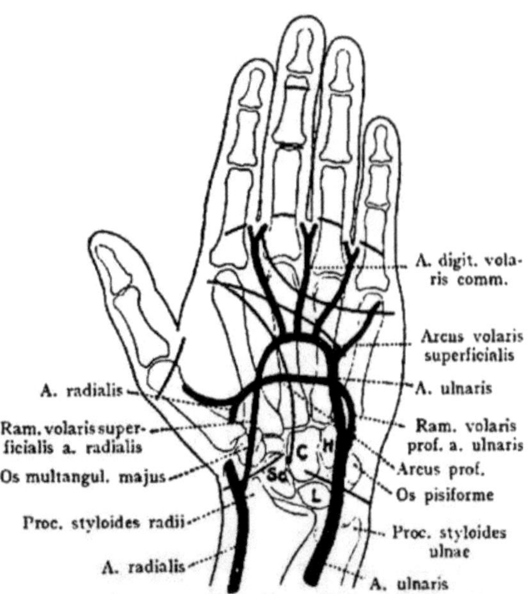

Fig. 576. Vola manus sin. mit den Falten und dem Handskelete, bezogen auf den Arcus profundus und superfic. Nach einer Röntgenaufnahme von Dr. Zuppinger und einer Abbildung von Treves, Surgical anatomy.

C Capitatum. H Hamatum. Sc Naviculare. L Lunatum.

und zu dem tiefen Bandapparate der Carpalrinne. Distalwärts gehen die Aa. metacarpeae volares ab, welche die Mm. interossei versorgen und mit den Aa. digitales comm. kurz vor der Teilung der letzteren in die Aa. digitales volares propriae anastomosieren.

Der Ramus profundus n. ulnaris tritt mit dem Ram. profundus der A. ulnaris in die Tiefe, liegt proximalwärts von dem Arcus profundus und gibt Äste ab, welche distalwärts verlaufend, den Arcus profundus kreuzen und sämtliche Mm. interossei sowie den M. adductor pollicis innervieren.

Die Lage der beiden Arcus volares sowie ihre Beziehungen zu den Hautfurchen der Vola manus und zum Handskelete ergeben sich aus Fig. 576. Der Arcus superficialis entspricht etwa der Mitte, der Arcus profundus den Basen der Metacarpalknochen; der letztere liegt also weiter proximal als der Arcus superficialis. Der Ram. volaris superficialis a. radialis entspringt etwa in der Höhe der Handgelenkfurche, der Ram. profundus a. ulnaris in der Höhe des Os hamatum. Die Beziehungen beider Arcus zu der Thenarfurche und zu der ersten queren Handfurche ergeben sich ohne weitere Beschreibung aus der Figur.

Dorsum manus. Die oberflächlichen Gebilde sind schon berücksichtigt worden, ebenso der Befund bei der Inspektion und Palpation (Fig. 568). Die Fascia manus

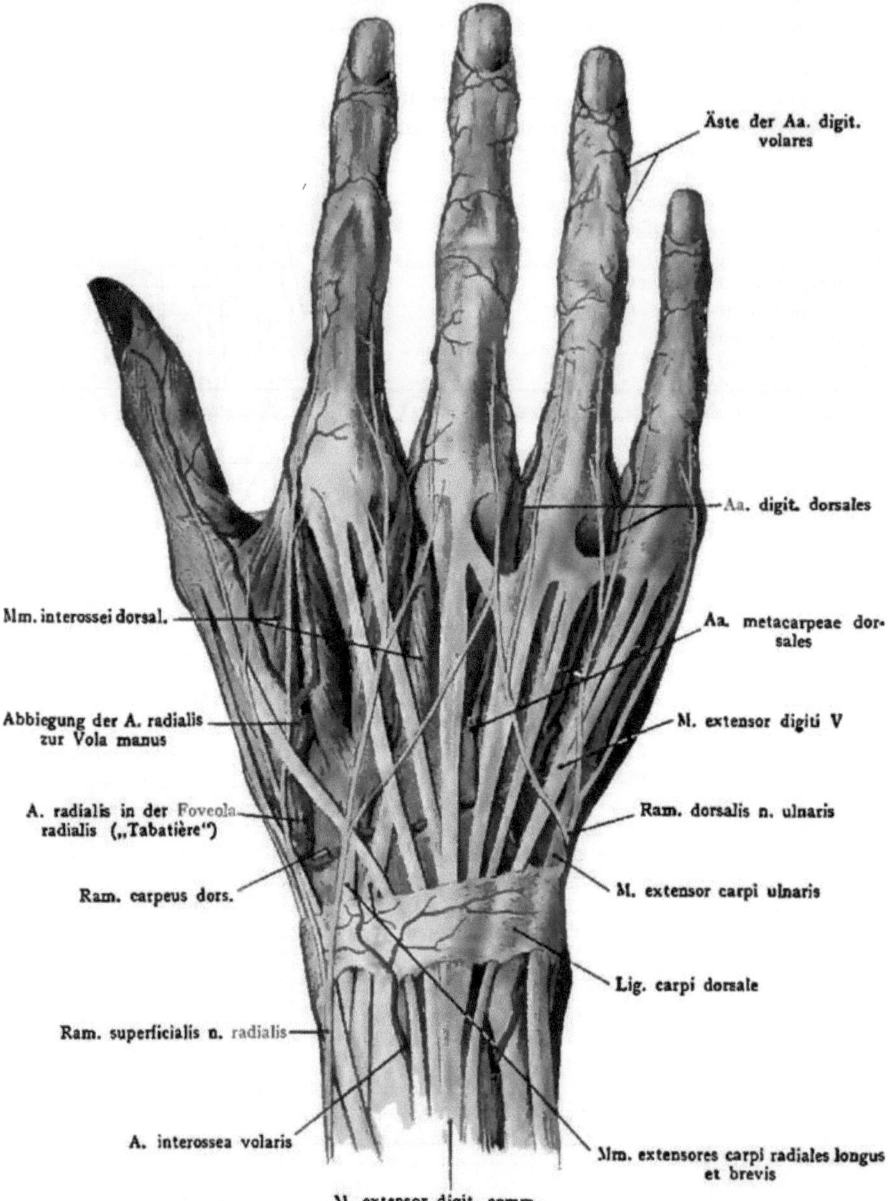

Fig. 577. Dorsum manus nach Entfernung der Fascia manus dorsalis.

ist an der Grenze zwischen Vorderarm und Hand, ferner in der Carpal- und Metacarpalgegend in verschiedener Stärke ausgebildet; besonders derbe aponeurotische Faserzüge verlaufen quer oder schräg von dem medialen Rande der Ulna und der Carpalknochen zum lateralen Rande des Radius und der Carpalknochen und bilden das Lig. carpi dorsale. Im Bereiche der distalen Partie des Carpus sowie in der Metacarpalgegend ist die Fascia manus dorsalis weniger mächtig; sie befestigt sich am ulnaren und am radialen Rande des Handskeletes und geht distalwärts auf die dorsale Fläche der Finger weiter. Die Fascia manus dorsalis bildet, zusammengenommen mit den Fasciae interosseae dorsales, den Ossa metacarpalia und den Ossa carpi eine Loge (Spatium manus dorsale, Fig. 571), welche sich proximalwärts mit der dorsalen Streckerloge des Vorderarms verbindet. Diese Verbindung wird jedoch nicht, wie der Zusammenhang der mittleren Loge der Vola manus mit der Beugerloge des Vorderarms, durch eine einzige grosse Öffnung hergestellt, sondern durch sechs Öffnungen (Fächer) unter dem Lig. carpi dorsale, welche den Strecksehnen den Eintritt aus der Streckerloge des Vorderarms in das Spatium dorsale manus gestatten. Diese Öffnungen kommen dadurch zustande, dass das Lig. carpi dorsale Fasciensepten zu den distalen Enden der Vorderarmknochen und zum dorsalen Umfange der proximalen Reihe der Carpalknochen abgibt, durch welche der Raum unter dem Lig. carpi dors. in sechs zum Durchtritt der Streckersehnen bestimmte Öffnungen zerlegt wird.

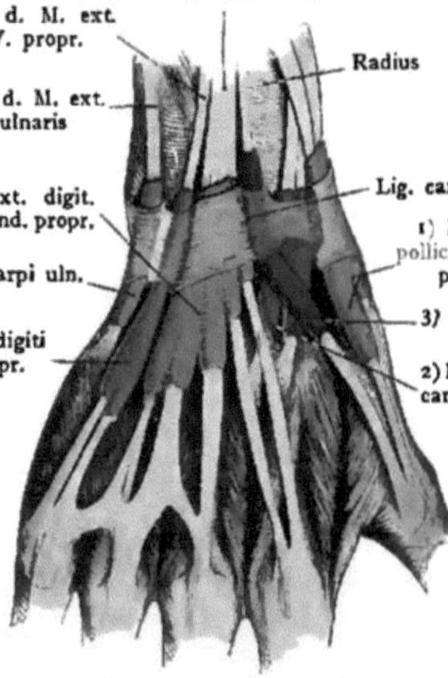

Innerhalb des Spatium dorsale manus verlaufen die

Fig. 578. Sehnenscheiden am Dorsum manus.

Sehnen der Strecker an ihre Insertionen und findet die dorsale Verzweigung der A. radialis (Ram. carpeus dorsalis und Aa. metacarpeae dorsales) statt.

Die Sehnen der Strecke gehen, von ihren Scheiden umgeben, durch die sechs „Fächer" unter dem Lig. carpi dorsale. Sie bedecken dabei den dorsalen Umfang der Kapsel des Handgelenkes sowie die distalen Enden der Vorderarmknochen und die proximale Reihe der Carpalknochen. Von der radialen Seite angefangen, gehen (Fig. 578) durch das 1. Fach: die Sehnen der Mm. abductor pollicis longus und extensor pollicis brevis (Insertion: Basis des Metacarpale I und Basis der Grundphalange des Daumens); durch Fach 2: die Sehnen der Mm. extensores carpi radiales longus und brevis (Insertion: Basis der Metacarpalia II und III); durch Fach 3: die Sehne des M. extensor pollicis longus (Insertion: Dorsalaponeurose der Basis der Endphalange des Daumens); durch Fach 4: die Sehnen des M. extensor digit. comm. und des M. extensor indicis proprius (Insertion: Dorsalaponeurose der entsprechenden Finger); durch das 5. Fach: die Sehne des M. extensor digiti quinti proprius (zur Dorsalaponeurose des kleinen Fingers); durch das 6. Fach: die Schne des M. extensor carpi ulnaris (Insertion: Basis des Metacarpale V).

Die Synovialscheiden der Sehnen überschreiten die im Lig. carpi dorsale gegebene Verstärkung der Fascia dorsalis manus sowohl in proximaler als in distaler
Richtung. In der Regel ist ihre Ausdehnung distalwärts auf das Dorsum manus
grösser, indem sie die Basen der Metacarpalknochen erreichen, ja über dieselbe hinausreichen können (so die Sehnenscheide der gemeinsamen Fingerstrecker sowie des M.
extensor digiti V. proprius). Die dorsalen Sehnenscheiden besitzen übrigens nicht
dieselbe Bedeutung für die Fortleitung entzündlicher Prozesse von den Fingern zur

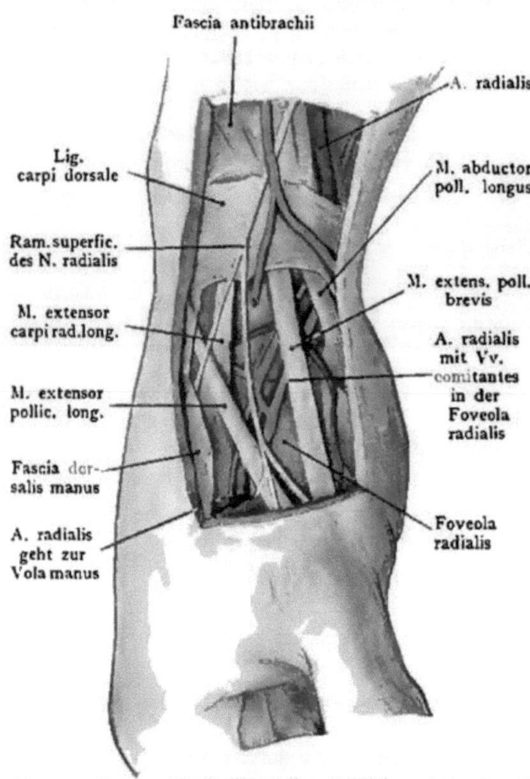

Fig. 579. Topographie der Foveola radialis (sog. „Tabatière")
am Dorsum manus.

Vorderarmgegend wie die Sehnenscheiden der Fingerbeuger,
denn sie verbinden sich nicht mit
Sehnenscheiden am dorsalen
Umfange der Finger. Anschwellungen in den dorsalen Schnenscheiden sind gewöhnlich auf Blutergüsse zurückzuführen, welche
infolge Quetschungen oder durch
gewaltsame Anstrengung der
betreffenden Sehne entstehen
(Schüller).

Die Sehnen der Strecker werden
bei ihrem Übertritt auf das Dorsum
manus in ähnlicher Weise durch
das Lig. carpi dorsale zusammengedrängt, wie die Beugersehnen
im Canalis carpalis. Distalwärts
von dem Lig. carpi dorsale verlaufen die Sehnen, mehr oder
weniger abgeplattet, im Spatium
manus dorsale zu ihren Insertionen; die Sehnen, welche in die
Dorsalaponeurose der Finger übergehen, weisen etwa in der Höhe
der Köpfchen der Metacarpalknochen Verbindungen untereinander auf (Juncturae tendinum). Das lockere Bindegewebe
zwischen der Fascia manus dorsalis und den Fasciae interosseae
dorsales gestattet eine ziemlich
starke Verschiebung der Sehne.

Arterien und Nerven des Dorsum manus. Die oberflächlichen Nerven
sind, nach Wegnahme der Fascie, in Fig. 577 dargestellt. Fünf Fingerseiten und
annähernd die Hälfte des Dorsum manus werden von dem Ram. superficialis n. radialis
versorgt, welcher unter der Sehne des M. brachioradialis auf die Streckseite der Hand
tritt; fünf Fingerseiten und die ulnare Hälfte des Dorsum manus werden von dem
Ramus dorsalis n. ulnaris versorgt.

Die Arterien des Dorsum manus entspringen in der Hauptsache aus der A.
radialis, doch können sie mit den Endästen der A. interossea dorsalis und volaris am
dorsalen Umfange der Ossa carpi anastomosieren. Der Stamm der A. radialis liegt an
der Grenze zwischen dem Vorderarm und der Hand, ulnar von der am Proc.
styloides radii sich inserierenden Sehne des M. brachioradialis (Fig. 574). Ulnar
von der Arterie liegt die Sehne des M. flexor carpi radialis. Die Arterie wendet sich

dorsalwärts, indem sie distal von dem Proc. styloides radii an der Kapsel des Radio-carpalgelenkes vorbeizieht, und wird hier von den Sehnen der Mm. abductor pollicis longus und extensor pollicis brevis bedeckt. Sodann liegt sie unter der Fascia dorsalis manus in einem etwa dreieckigen Felde (Foveola radialis „Tabatière", Fig. 579), welches radial von der Sehne des M. extensor pollicis brevis, ulnar von den Sehnen der Mm. extensor pollicis longus und extensor carpi radialis longus, proximal von dem Lig. carpi dorsale begrenzt wird. Der Boden der Foveola wird von dem dorsalen Umfang der radialen Ossa carpi sowie durch die Basis der Ossa metacarpalia I und II gebildet. Die Arterie wird von zwei Venen begleitet und oberflächlich von der Fascia dorsalis manus bedeckt, auf welcher subkutane Venen (V. cephalica) sowie Äste des Ram. superficialis n. radialis zu den Fingern verlaufen.

Der Stamm der Arterie geht unter der Sehne des M. extensor pollicis longus aus der Foveola zum Spatium intermetacarpale I und wendet sich hier volarwärts, um in der Vola manus, von dem queren Teile des M. adductor pollicis bedeckt, den Arcus volaris profundus zu bilden. Die A. radialis gibt (Fig. 579) in der Foveola den Ram. carpeus dorsalis ab, welcher, von den Sehnen der Strecker bedeckt, unmittel-bar auf der dorsalen Wölbung der Ossa carpi ulnarwärts verläuft und mit dem die Mem-brana interossea perforierenden Endaste der A. interossea volaris anastomosiert, um das Rete carpi dorsale zu bilden. Aus dem Ram. carpeus dorsalis entspringen vier Aa. metacarpeae dorsales, welche sich nach Abgabe von Ästen an die Mm. interossei in Aa. digitales dorsales für die Dorsalfläche des 1. und 2. Fingergliedes teilen. Die ent-sprechenden Arterien für den Daumen und für die Radialseite des Zeigefingers entspringen direkt aus der A. radialis unmittelbar vor dem Eintritt derselben in das Spatium inter-metacarpale I. Die dorsalen Gefässe und Nerven sind schwächer als die volaren und erreichen kaum die dritte Phalange.

Finger.

Inspektion und Palpation. Die Querfurchen an der Volarseite der Finger sind drei an Zahl; die am weitesten proximalwärts gelegene entspricht nicht ganz genau der Mitte der ersten Phalange, in keinem Falle der Articulatio metacarpophalangea. Die distale Querlinie der Vola manus entspricht (Fig. 576) den Köpfchen der drei ulnaren Metacarpalknochen, die stärkere Querfurche an der Grenze zwischen dem ersten und zweiten Fingergliede (volar) der Gelenklinie, die dritte distale Querfurche liegt proximal von dem Gelenke zwischen dem zweiten und dritten Fingergliede.

Volare Seite der Finger. Die volaren Fingerseiten zeichnen sich durch den Einschluss der Beugersehnen in Sehnenkanäle aus. Letztere sind, mit Ausnahme des-jenigen am Daumen und am kleinen Finger, auf die Finger beschränkt. Die Sehnen-scheide des Daumens setzt sich in den radialen Sehnenscheidensack (M. flexor pollicis longus, Fig. 573), diejenige des kleinen Fingers in den ulnaren Sack (der Mm. flexor. digitorum sublimis und prof.) fort. Nehmen wir das Verhalten am Mittelfinger (siehe Fig. 573) als Typus an, so reicht die Sehnenscheide proximalwärts bis zu den Köpfchen der Metacarpalknochen, distalwärts bis zur Mitte der Endphalange. Die Sehnenscheiden setzen sich an den Rändern der in transversaler Richtung ausgehöhlten Phalangen fest (siehe auch den Querschnitt, Fig. 582).

Die Sehnenscheiden schliessen die Sehnen der Mm. flexores digitorum sublimis und prof. ein. Die Sehnen des M. flexor digitorum sublimis teilen sich sofort nach dem Eintritt in die Sehnenscheiden und bilden zwei zur Basis der zweiten Phalange gehende Zipfel, zwischen welchen die Sehne des M. flexor digitorum prof. verläuft, um sich an

der Basis der letzten Phalange zu inserieren. Die Sehnen beider Beuger hängen durch
Sehnenbündel mit der Sehnenscheide zusammen (Vincula tendinum).

Arterien und Nerven an der Volarfläche der Finger (Fig. 574).
Die aus dem Arcus volaris superficialis entspringenden Aa. digit. volares comm. teilen
sich zwischen den Zipfeln der Aponeurosis palmaris in die Aa. digitales propriae, welche
seitlich bis zur Endphalange verlaufen. Die A. digitalis volaris comm. I kommt aus
dem Arcus profundus oder aus der A. radialis sofort nach dem Durchtritt der letzteren

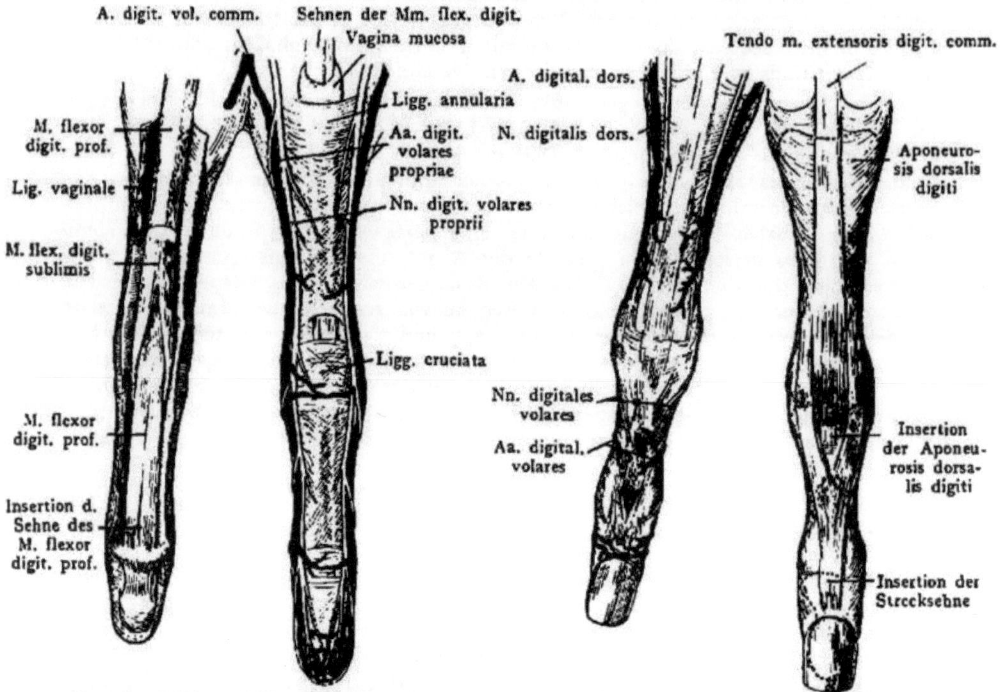

Fig. 580. Volaransicht zweier Finger.
An dem linkerseits dargestellten Finger sind die
Schnenscheiden aufgeschnitten worden.

Fig. 581. Dorsalansicht zweier Finger.

in die Vola manus und gibt Aa. digitales volares propriae zum Daumen und zur radialen
Seite des Zeigefingers ab. Die Aa. digitales volares anastomosieren besonders reichlich
am letzten Fingergliede untereinander und versorgen auch die dorsale Fläche des letzten
und auch zum Teil des vorletzten Fingergliedes.

Die Nerven der sieben radialen Fingerseiten kommen aus dem N. medianus,
diejenigen der drei ulnaren Fingerseiten aus dem N. ulnaris. Das Gebiet der Nn. digitales volares proprii ist am 2., 3. und 4. Finger ein ausgedehnteres als dasjenige der
Nn. digitales propr. dorsales, indem sie auch die Haut der Dorsalseite des dritten
Fingergliedes und das Nagelbett versorgen. Am Daumen und am kleinen Finger dagegen reichen die dorsalen Nerven bis zur Fingerspitze.

Dorsalseite der Finger. Die Hautfurchen an der Dorsalseite der Finger
sind für die Bestimmung der Gelenklinien ohne Bedeutung.

Sehnen der Extensoren und Dorsalaponeurose der Finger. Die dorsale
Fläche der ersten Phalange wird mehr als zur Hälfte von einer dreieckigen Aponeurose

bedeckt, welche von den Sehnen der Mm. lumbricales, der Mm. interossei dorsales und volares und der langen Strecker gebildet wird. Durch lockeres Bindegewebe von der ersten Phalange getrennt (Fig. 582), inseriert sie sich teils an der Basis der Endphalange (dabei kommen hauptsächlich die von den Mm. lumbricales und den Mm. interossei gelieferten Sehnenfasern in Betracht), teils an der Basis der Mittelphalange (Sehnen des M. extensor digit. comm.).

Nerven und Arterien der Dorsalseite der Finger. Die Arterien kommen als Aa. digit. dorsales aus dem Ram. carpeus sowie aus dem Stamme der A. radialis. Sie teilen sich in Aa. digit. dorsales propriae und erschöpfen sich bereits am zweiten Fingergliede. Das gleiche gilt von den Nerven, welche für je fünf Fingerseiten von dem Ramus dorsalis des N. ulnaris und dem Ramus superfic. des N. radialis geliefert werden.

Quer- und Längsschnitte durch den Finger. Fig. 582 stellt einen Querschnitt durch das erste Fingerglied dar. Die Phalange ist dorsal mehr als zur

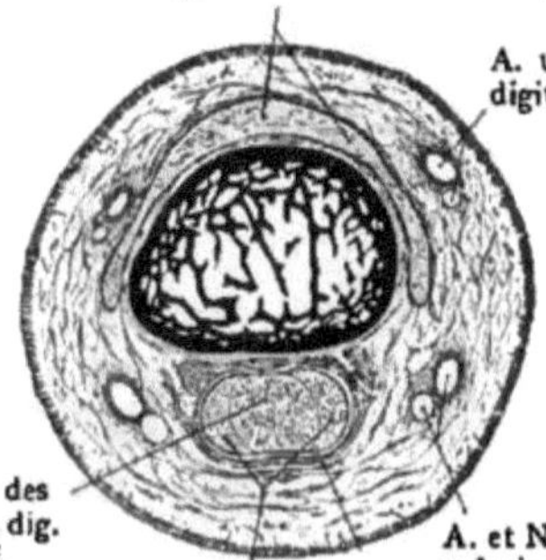

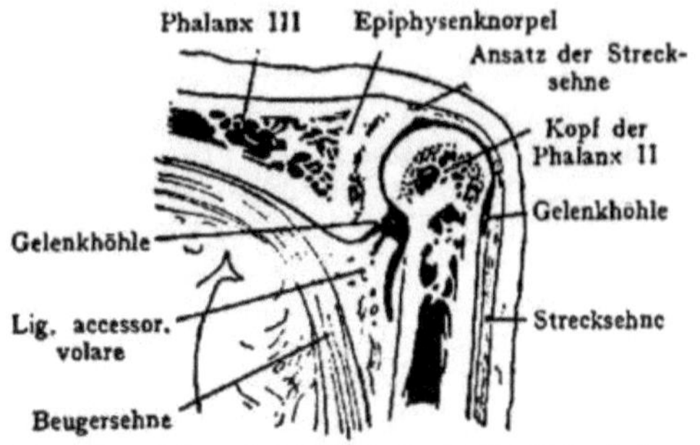

Fig. 582. Querschnitt durch einen Finger.
Basis der ersten Phalange.
Nach einem Mikrotomschnitte.

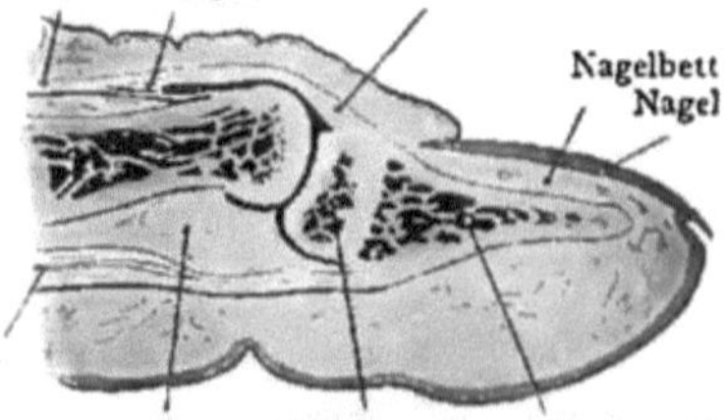

Fig. 583. Längsschnitt durch das Endglied des Zeigefingers.
Nach einem Mikrotomschnitte.

Hälfte von der dreieckigen Aponeurose bedeckt, welche durch eine Schicht lockeren Bindegewebes von dem Perioste der Phalange getrennt wird. Volarwärts schliesst sich die Sehnenscheide für die Beugersehnen dem Knochen an; die Sehne des M. flexor digitorum sublimis hat sich in ihre beiden Zipfel geteilt, zwischen welchen die Sehne des M. flexor digitorum prof. hindurchtritt. Seitlich von der Sehnenscheide liegen beiderseits die Querschnitte der Aa. digitales volares propriae mit den Nn. digitales volares proprii; auf beiden Seiten der dorsalen Aponeurose die Aa. und Nn. digitales dorsales.

Fig. 583 stellt einen Längsschnitt durch die beiden letzten Glieder des Zeigefingers dar mit den Insertionen der Strecksehnen an dem dorsalen Umfange der Basis der Endphalange,

Fig. 584. Längsschnitt durch das zweite Interphalangealgelenk des Zeigefingers.
Nach einem Mikrotomschnitte.

44*

der Beugersehnen (M. flexor digitorum prof.) volar an der Basis und teilweise auch
an der Diaphyse der Endphalange. Man beachte die Verbindung der Sehnen mit
der Gelenkkapsel dorsal- und volarwärts, durch welche eine Einkeilung der letzteren
zwischen die Gelenkflächen bei Beugung und Streckung verhindert wird.

Quer- und Längsschnitte durch die Hand (Figg. 585—588).

Fig. 585. Querschnitt durch die Carpalgegend. Die distale Reihe der Carpalknochen bildet einen Bogen, dessen Konkavität volarwärts gerichtet ist. Derselbe wird
durch das mit seiner Fortsetzung in die Tiefe grün angegebene Lig. carpi transversum
zum Canalis carpalis ergänzt. Von der aus der Aponeurosis palmaris ulnar- und radialwärts sich fortsetzenden, schwächeren Fascie werden die Muskeln des Thenar und des

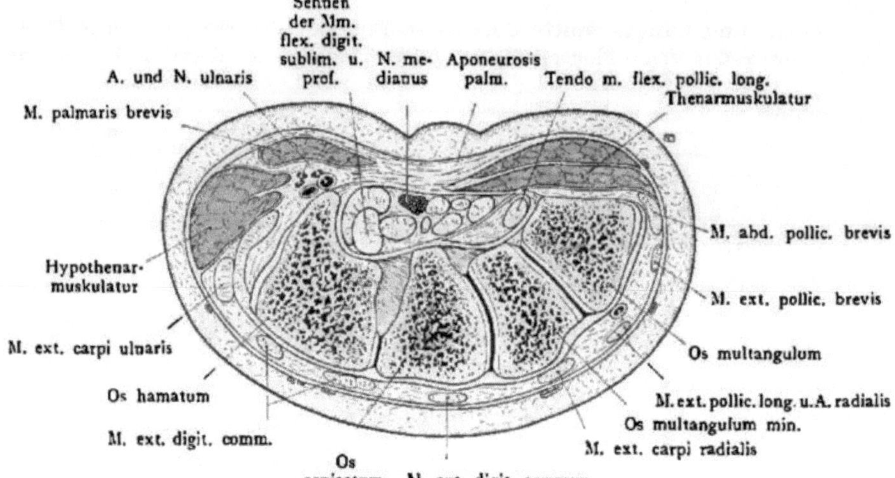

Fig. 585. Querschnitt durch die Hand.
Die distale Reihe der Carpalknochen ist getroffen. — Fascien grün.
Nach einem Mikrotomschnitte.

Hypothenar umhüllt. Radial vom Hypothenar finden sich, von dem M. palmaris
brevis bedeckt, die A. und der N. ulnaris. Der Canalis carpalis schliesst die Sehnen
der Mm. flexores digitorum sublimis und prof. und des M. flexor pollicis longus ein; der
N. medianus liegt im Canalis carpalis unmittelbar unter dem Lig. carpi transversum.
Dorsal grenzt die Fascia manus dorsalis mit den die dorsale Fläche der Ossa carpi bedeckenden Bändern das Spatium dorsale manus ab, in welchem die Sehnen der Strecker,
sowie zwischen den Sehnen der Mm. extensores pollicis brevis und longus der Querschnitt der A. radialis in der Foveola radialis (Tabatière) angetroffen wird.

Fig. 586. Querschnitt durch die Mitte der Metacarpalgegend. Die
Querschnitte der Metacarpalknochen können durch eine bogenförmige Linie verbunden
werden, welche ihre Konvexität dorsalwärts, ihre Konkavität volarwärts richtet. Die
Spatia intermetacarpalia werden dorsal- und volarwärts durch die Fascia interossea
dorsalis u. volaris abgeschlossen; oberflächlich liegen auf der Dorsalseite die Sehnen
der Strecker und die Querschnitte der Aa. metacarpeae dorsales. Die Fascia manus
dorsalis ist nicht bezeichnet. Volar können wir die Thenarmuskulatur (aus dem Mm.
flexor pollicis brevis, abductor pollicis brevis und opponens pollicis bestehend) und die
Hypothenarmuskulatur (Mm. abductor digiti V., opponens und flexor brevis) unterscheiden; zwischen beiden, von der Aponeurosis palmaris bedeckt, die Sehnen der Mm.

flexores digitorum sublimis und prof. mit den Mm. lumbricales. Unmittelbar unter der Fascie befinden sich auch die Querschnitte der Aa. digitales volares comm. mit den Nn. digitales volares. Die Mm. interossei springen stark volarwärts vor und sind im Bereiche des ersten und zweiten Spatium intermetacarpale von dem queren

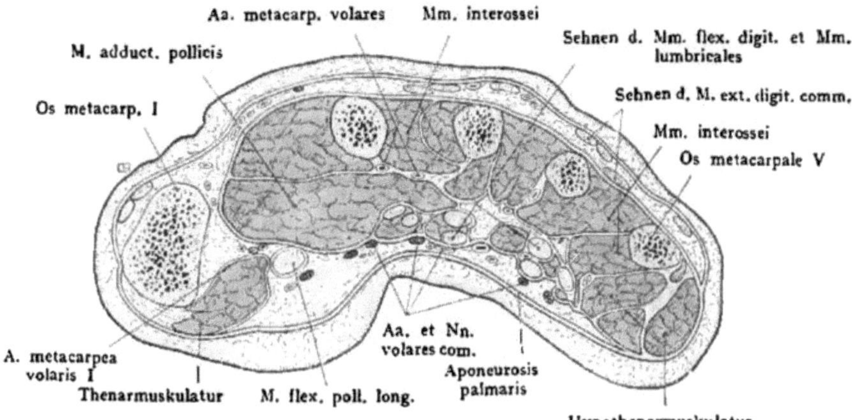

Fig. 586. Querschnitt durch den distalen Teil der Metacarpalgegend.
Nach einem Mikrotomschnitte.

Ursprung des M. adductor pollicis bedeckt; zwischen dem M. adductor pollicis und den Mm. interossei des zweiten Spatium intermetacarpale liegen Querschnitte der Aa. metacarpeae volares, welche aus dem Arcus volaris profundus entspringen. Zwischen dem M. adductor pollicis und dem M. flexor pollicis brevis liegt die Sehne des M. flexor pollicis longus.

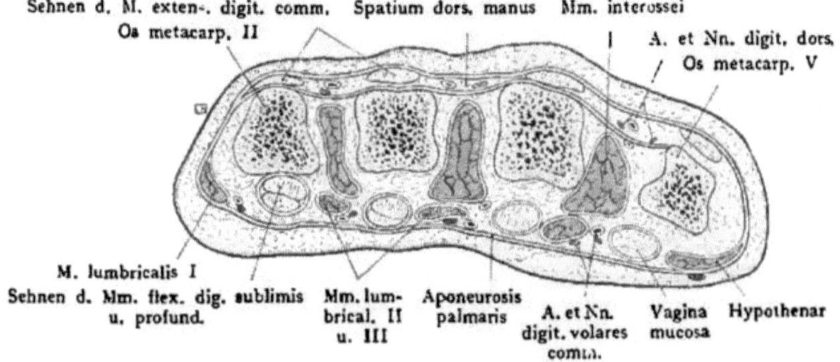

Fig. 587. Querschnitt durch die distale Partie des Metacarpus.
Nach einem Mikrotomschnitte.

Fig. 587. Querschnitt durch die distale Partie des Metacarpus. Die Köpfchen der Metacarpalknochen sind getroffen. Die Fascia interossea dorsalis und die Fascia manus dorsalis sind als Begrenzung des Spatium manus dorsale zu sehen; die stark abgeplatteten Sehnen der Strecker liegen den Köpfchen der Metacarpalknochen auf, alternierend mit den Querschnitten der Aa. metacarpeae dorsales und

der dorsalen Fingernerven.   Die Mm. interossei sind teilweise in ihre Endschnen übergegangen; sie füllen die Spatia intermetacarpalia nicht mehr vollständig aus.   Volar
finden wir oberflächlich die Aponeurosis palmaris; die Schnen der Beuger sind in ihre
Scheiden eingeschlossen, die Mm. lumbricales liegen in den Intervallen zwischen den
Schnenkanälen, desgleichen die Aa. und Nn. digitales comm.

Längsschnitt durch die Hand (Fig. 588).   Der Schnitt trifft den Radius,
das Lunatum, das Capitatum, den dritten Metacarpalknochen und die Phalangen des
Mittelfingers.   Dorsal sind die Streckschnen bis zur zweiten Phalange zu verfolgen;
an der volaren Seite sind die Beugersehnen vor ihren Insertionen durchschnitten.

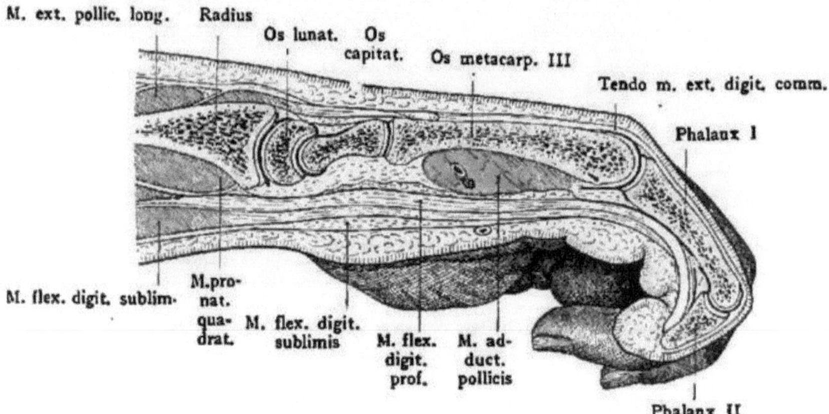

Fig. 588.   Längsschnitt durch die Hand (Mittelfinger).
Nach Braune, Atlas der topogr. Anatomie.

Handgelenke und Handskelet.   Für die Bewegungen der Hand als Ganzes
kommen in Betracht: 1. Das Radiocarpalgelenk (Articulatio radiocarpea) zwischen
Radius und Discus articularis einerseits und der proximalen Reihe der Carpalknochen
andererseits.   2. Das Intercarpalgelenk (Articulatio intercarpea) zwischen den beiden
Reihen der Carpalknochen.

Die im Radiocarpalgelenke zusammenstossenden Gelenkflächen werden gebildet:
erstens von dem unteren ausgehöhlten Ende des Radius mit der dreieckigen Faser-
knorpelplatte (Discus articularis), die sich mit ihrer Basis an der Incisura ulnaris radii,
mit ihrer Spitze an dem Processus styloides ulnae befestigt (Pfanne), zweitens von der
als Gelenkkopf gewölbten Fläche der proximalen Reihe der Ossa carpi (Os naviculare,
Os lunatum und Os triquetrum).

Die Kapsel des Radiocarpalgelenkes inseriert sich dicht am Rande der Gelenkflächen und erhält durch Hilfsbänder eine dorsale und volare Verstärkung.   Die
volare Verstärkung wird von Faserzügen des tiefen Bandapparates der Carpalrinne
geliefert (Ligg. carpi volaria prof.), und zwar von dem proximalen Abschnitte, der als
Lig. radiocarpeum volare unterschieden wird; dieses verläuft von dem distalen Ende
des Radius und der Ulna zu dem volaren Umfange der proximalen Reihe der Carpalknochen.   Auf der Dorsalseite verlaufen die Fasern des Verstärkungsbandes als Lig.
rhomboides (Lig. radiocarpeum dorsale) von dem distalen Ende des Radius zu der
proximalen Reihe der Carpalknochen.

Der volare Umfang des Radiocarpalgelenkes wird von den Sehnen der Beuger
überlagert, welche die Palpation des Gelenkes von dieser Seite aus verhindern.   Dorsal
ziehen die weniger dicht zusammengedrängten Streckersehnen in den Fächern des Lig.

carpi dorsale über die Gelenkkapsel hinweg. Ergüsse in das
Gelenk werden sich folglich besonders dorsal sowie auf beiden Seiten bemerkbar machen
und der Untersuchung zugänglich
sein. Auf der Streckseite verläuft die A. radialis fast unmittelbar über die Gelenkkapsel und
das Lig. collaterale radiale hinweg zur Foveola radialis („Tabatière“).

Der Verlauf der radiocar-
palen Gelenklinie kann durch die
Palpation beider Processus styloidei festgestellt werden; sie entspricht einer dieselben verbindenden bogenförmigen Linie,
deren Konkavität distalwärts gerichtet ist. Die Mitte des Gelenkspaltes liegt ca. 1 cm proximal
von der geraden Verbindungslinie
beider Processus styloidei.

Intercarpalgelenk. Das
Intercarpalgelenk zeigt kompli-
ziertere Verhältnisse als das Radiocarpalgelenk, besonders steht
die Gelenkhöhle distalwärts im
Zusammenhang mit dem Gelenk-
spalte zwischen der distalen Reihe
der Carpalknochen und den
Basen der Ossa metacarpalia
(Fig. 589). Die Gelenklinie
zwischen der proximalen und
distalen Reihe der Carpalknochen ist mehr oder weniger
S-förmig gebogen. Das Os
hamatum und das Os capitatum bilden einen distalen Gelenkkopf, welcher in eine von
dem Os naviculare, Os lunatum
und Os triquetrum gebildete
Pfanne hineinpasst; umgekehrt
bietet das Os naviculare einen
proximalen Gelenkkopf, welcher mit einer von dem Os
multangulum majus und minus
gebotenen Pfanne in Berührung tritt.

Die Bandverbindung zwi-
schen den einzelnen Carpalknochen ist auf der volaren

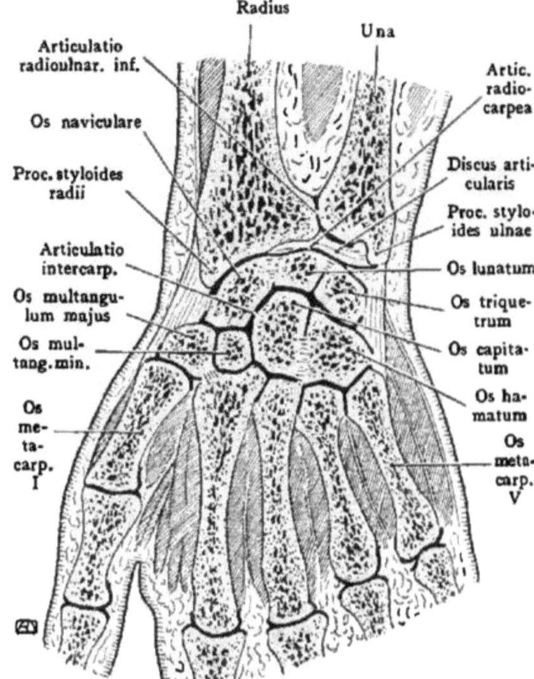

Fig. 589. Flächenschnitt durch die Hand.
Nach Pirogoff, Anatome topogr., Fasc. IV. B. Taf. V. Fig. 6.
C Os capitatum.

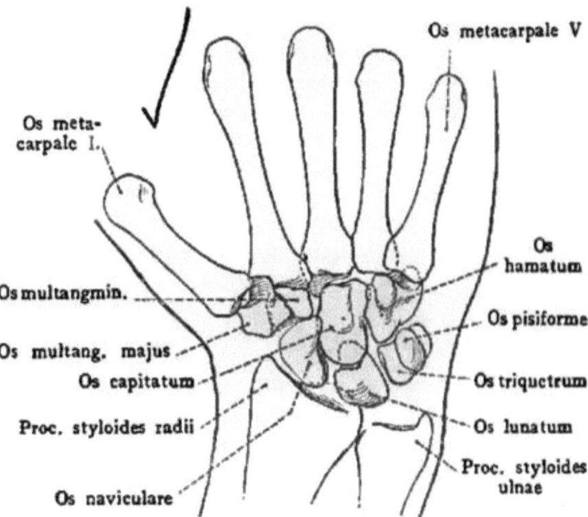

Fig. 590. Carpalknochen der linken Hand.
Nach einer Röntgenaufnahme von Dr. H. Zuppinger in Zürich,
kombiniert mit einem Skeletpräparate.

Seite stärker entwickelt (Ligg. carpi volaria profunda). In der Regel ist auch ein Lig. interosseum capitatohamatum vorhanden, welches in Fig. 589 zu sehen ist. Dadurch, dass ein solches zwischen dem Os multangulum majus und minus fehlt, kommt eine Verbindung zwischen dem Intercarpalgelenke und den drei medialen Carpometacarpalgelenken zustande.

Lage der Ossa carpi (Fig. 590). Dieselbe ergibt sich aus der nach einer Röntgenaufnahme und einem Skeletpräparate hergestellten Figur (von der Vola manus aus gesehen). Die Knochen befinden sich in der natürlichen Lage, nicht in derjenigen, welche ihnen bei der Herstellung von Skeletpräparaten zugewiesen wird und die den wirklichen Verhältnissen kaum entspricht. Für die Beurteilung der Frakturlinien, welche die Carpalknochen durchsetzen, ist die Feststellung der wirklichen Lage der Knochen von Wert, sind doch häufig die bei Frakturen abgesprengten Knochenteile als überzählige Carpalknochen gedeutet worden.

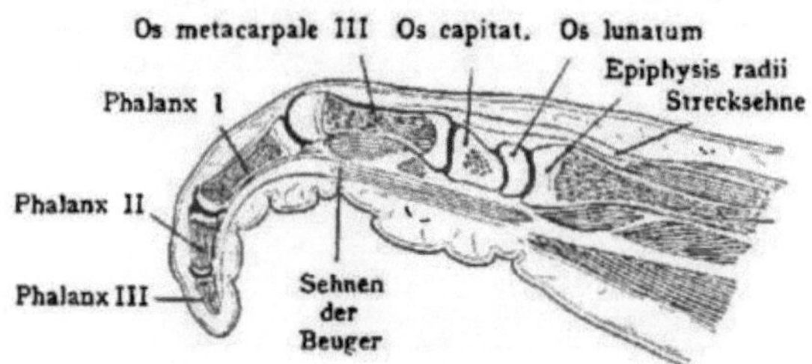

Fig. 591. Längsschnitt durch die Hand (Mittelfinger) eines
1 jährigen Kindes.
Gefrierschnitt aus der Basler Sammlung.

Verhalten der Epiphysen an der Hand. In Fig. 591 ist ein Längsschnitt durch die Hand eines 1 jährigen Kindes dargestellt; derselbe entspricht der Längsachse der Hand, welche durch den Radius, das Os lunatum, das Os capitatum und den Mittelfinger gezogen wird. Man beachte die Diaphysenverknöcherung des Radius, der Knochen des Metacarpus und der Finger, während in dem Os lunatum ein Knochenkern fehlt.

Fascienlogen an der Hand und am Vorderarme. Die Fig. 592 stellt die Fascienräume der Vola manus im Zusammenhang mit denjenigen des Vorderarmes dar. Die Logen der Spatia intermetacarpalia, des Thenar und des Hypothenar beschränken sich auf die Hand und sind gegen den Vorderarm abgeschlossen. Die mittlere Loge der Vola manus dagegen (s. auch den Querschnitt Fig. 570), welche die Sehnen und Sehnenscheiden der Mm. flexores digit. sublimis und profundus sowie den N. medianus enthält, geht proximalwärts in die Beugerloge des Vorderarmes über und reicht, indem sie die oberflächlichen und die tiefen Beuger umschliesst, bis zum Epicondylus medialis humeri hinauf. In der Fossa cubiti tritt die A. ulnaris in die Beugerloge ein; in der Carpalgegend liegt sie oberflächlich zum Lig. carpi transversum.

In der Figur ist auch die Loge der lateralen Strecker dargestellt (sie enthält den M. brachioradialis und die Mm. extensores carpi radiales longus und brevis), welche sich von dem Ansatz der Mm. extensores carpi radiales an der Basis des II. und III. Os metacarpale bis zum Ursprung des M. brachioradialis an der lateralen Kante des Humerus, oberhalb des Epicondylus lateralis erstreckt. Zu diesen beiden, von der Hand auf den Vorderarm übergehenden Logen kommt noch die (in Fig. 592 nicht dargestellte) Loge der dorsalen Extensoren hinzu, welche den M. extensor comm. usw. einschliesst (s. den schematischen Querschnitt Fig. 562) und bis zur Höhe des Olecranon und des Epicondylus lateralis humeri reicht. In Fig. 592 sind ausser den erwähnten Logen an der Hand und am Vorderarme auch die Streckerloge und die beiden Beugerlogen am Oberarme angegeben, welche letztere die Mm. biceps und brachialis enthalten (Fig. 548).

Fig. 593 stellt das Bild der Beugeseite des Armes dar, auf welches früher mehrmals bei der Beschreibung verwiesen wurde.

Eine Gesamtübersicht über die **Topographie der Hautnervenbezirke** der oberen Extremität wird in Figg. 594 und 595 gegeben. Die Figg. 594 A—E soll die Ver-

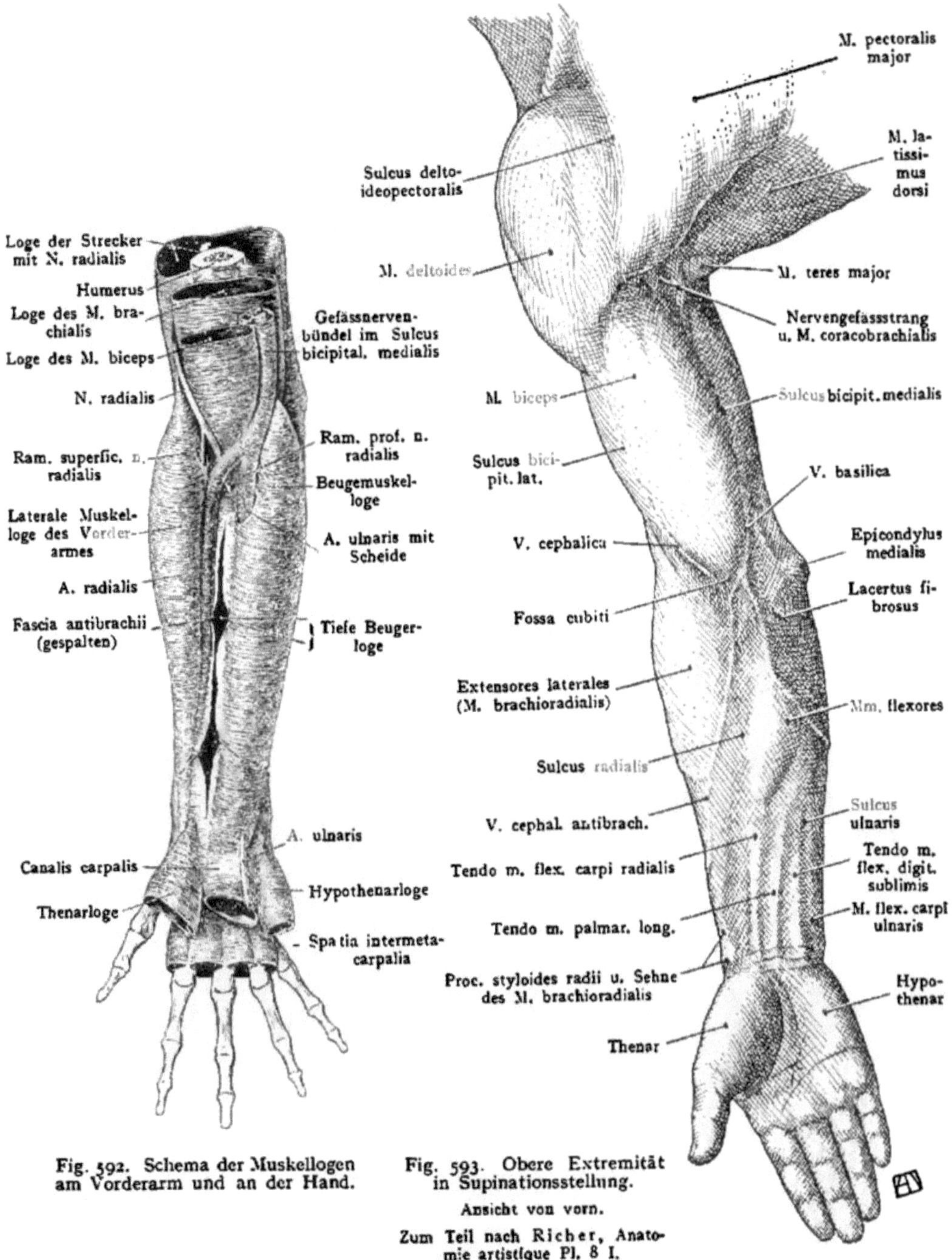

Fig. 592. Schema der Muskellogen am Vorderarm und an der Hand.

Fig. 593. Obere Extremität in Supinationsstellung.

Ansicht von vorn.

Zum Teil nach Richer, Anatomie artistique Pl. 8 I.

schiebung der ursprünglich segmental angeordneten Bezirke der Hautnerven beim
Auswachsen der Extremität veranschaulichen; die letztere ist als eine seitlich vom Körper
auswachsende Masse dargestellt. Die Figg. 595 A und B stellen die einzelnen Haut-

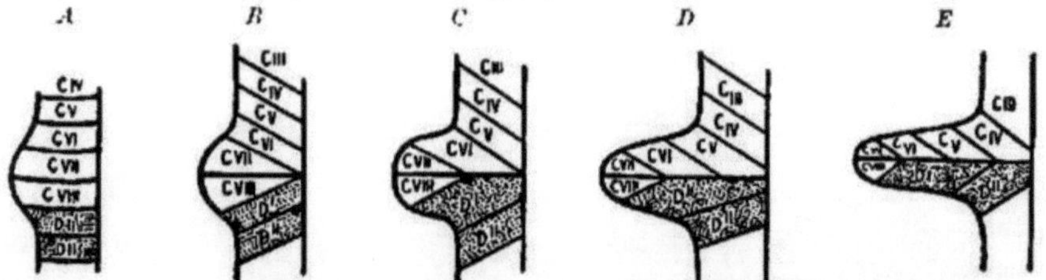

Fig. 594. Verschiebung der Dermatome der oberen Extremität während der Ontogenese.
Schema. Nach Bolk, Morphol. Jahrbuch XXVI.
C III—VIII Cervikalnerven.   D I—II Thorakalnerven.

bezirke der Extremität dar mit der Angabe der Spinalnerven, aus denen sie ihre sensiblen Fasern beziehen (Segmentbezüge). Eine weitere Erläuterung der beiden Bilder
ist wohl überflüssig.

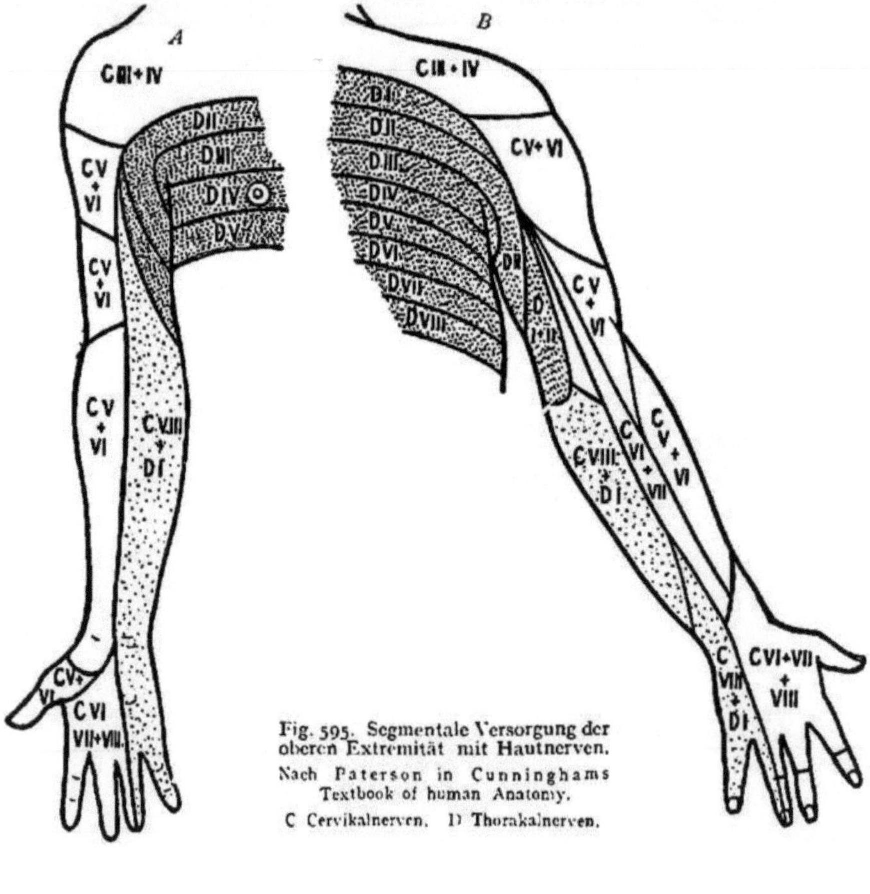

Fig. 595. Segmentale Versorgung der
oberen Extremität mit Hautnerven.
Nach Paterson in Cunninghams
Textbook of human Anatomy.

C Cervikalnerven.   D Thorakalnerven.

Fig. 596 stellt die **Topographie der typischen Unterbindungsstellen der Arterien** im Bereiche des Oberarmes, des Vorderarmes und der Hand dar. In dem obersten Fensterschnitte ist nach Entfernung der Fascia brachii die A. brachialis im Sulcus bicipitalis medialis freigelegt. Der N. medianus, welcher an dieser Stelle die Arterie vorne bedeckt, ist medianwärts abgezogen worden. Medial von der Arterie liegen die V. brachialis und der N. cutaneus antibrachii medialis.

Der zweite Fensterschnitt zeigt die Arterie in der Fossa cubiti. Der N. medianus wird oberhalb der Epicondylenlinie, medial von der Arterie angetroffen. Die letztere wird von zwei Venen begleitet, die durch eine kleine vor der Arterie verlaufende Queranastomose verbunden sind. Der Lacertus fibrosus ist durchtrennt worden.

Im Rahmen von zwei weiteren Fensterschnitten sind die Aa. radialis und ulnaris in der proximalen Hälfte des Vorderarmes dargestellt. Zur Darstellung der A. radialis in der proximalen von den Mm. brachioradialis und pronator teres gebildeten Strecke des Sulcus radialis wurde der M. brachioradialis radialwärts abgezogen. Die Arterie wird von zwei Venen begleitet und radial schliesst sich der gerade noch sichtbare Ram. superficialis n. radialis an. Der zweite etwas weiter distal angelegte Fensterschnitt zeigt die A. und den N. ulnaris gleich nach ihrem Eintritt in den Sulcus ulnaris; beide Gebilde werden hier von dem M. flexor carpi ulnaris bedeckt, welcher eine Strecke weit abgetragen wurde. Lateral ist der M. palmaris longus sichtbar. Der N. ulnaris liegt ulnar von der Arterie.

Zwei weitere Fensterschnitte zeigen die Aa. radialis und ulnaris gerade proximal vom Handgelenke. Die A. radialis liegt oberflächlich

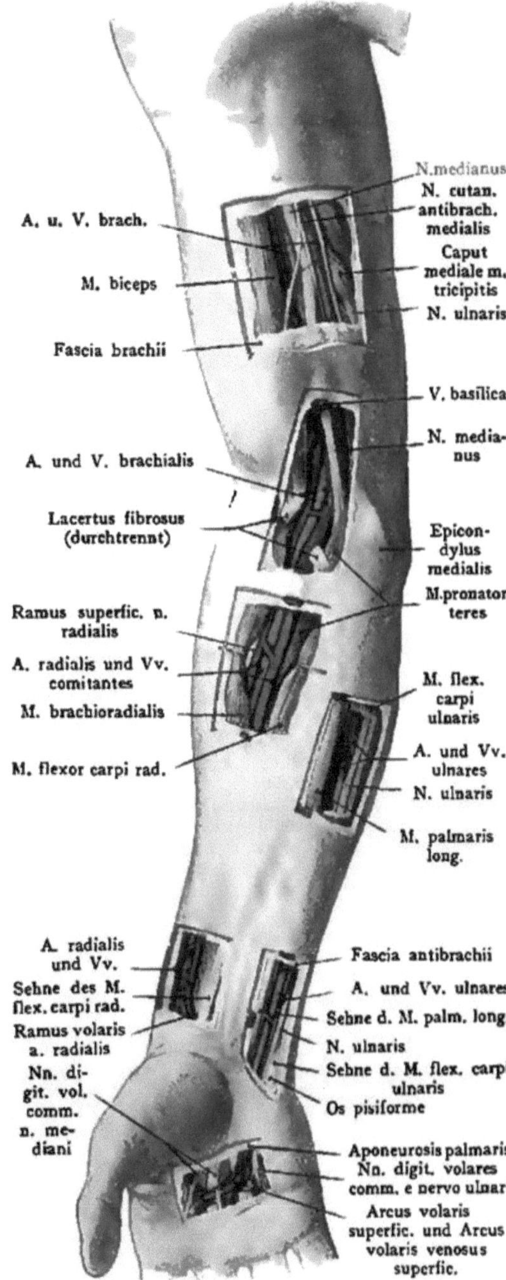

Fig. 596. Fensterschnitte auf der Beugeseite des Armes zur Veranschaulichung der Lage der Gefässe und Nerven an den typischen Unterbindungsstellen.

in dem Sulcus radialis, welcher hier von den Sehnen der Mm. brachioradialis und flexor carpi radialis gebildet wird. Der Ram. superficialis n. radialis ist bereits proximal von dieser Stelle auf den dorsalen Umfang des Vorderarmes getreten. Die A. ulnaris liegt im Sulcus ulnaris, welcher von den Sehnen der Mm. flexor carpi ulnaris und palmaris longus begrenzt wird. Ulnar von der Arterie liegt der N. ulnaris; beide Gebilde sind bis zur Höhe des Os pisiforme dargestellt, wo sie auf die Hohlhand übergehen.

Der letzte Fensterschnitt zeigt den Arcus volaris superficialis mit den Nn. digitales volares comm. und den Sehnen des M. flexor digit. sublimis nach Entfernung der Aponeurosis palmaris.

Literatur.

Bolk, L., Rekonstruktion der Segmentierung der Gliedmassenmuskulatur usw. Morph. Jahrb. XXII. 1895.

Bolk, L., Die Segmentdifferenzierung des menschlichen Rumpfes und seiner Extremitäten. I. u. II. Morph. Jahrb. XXV. u. XXVI. 1898.

Brunn, A. v., Das Verhältnis der Gelenkkapseln zu den Epiphysen der Extremitätenknochen. 4 Taf. Leipzig 1881.

Poirier, Notes anatomiques sur l'aponévrose, le ligament suspenseur et les ganglions de l'aisselle. Progrès méd. 1888.

Hitzroth, A composite study of the axillary region in man. Johns Hopkins Hosp. Bull. XII. 1901.

Küster, E., Die Schonung des N. suprascapularis bei Ausräumung der Achselhöhle. Centralbl. f. Chirurgie 1887.

Grossmann, Fr., Über die axillaren Lymphdrüsen. I.-D. Berlin 1896.

Ruge, G., Beiträge zur Gefässlehre des Menschen. Morph. Jahrb. IX. 1884.

Bardeleben, K. v., Die Hauptvene des Arms, V. capitalis brachii. Jen. Zeitschr. XIV. 1880.

Kadyi, H., Einiges über die V. basilica und die Vv. des Oberarms. Zeitschr. f. Anat. u. Entw.-Gesch. 1877.

Barkow, Die Venen der oberen Extremität. Breslau 1868.

Schwalbe, E., Beiträge zur Kenntnis der Arterienvarietäten des menschlichen Arms. Schwalbes morph. Arbeiten. VIII. 1898.

Zuckerkandl, E., Zur Anatomie und Entwicklungsgeschichte der Arterien des Vorderarms. Anat. Hefte 1894.

Rosthorn, A. v., Die Synovialsäcke und Sehnenscheiden in der Hand. Arch. f. klin. Chir. 34.

Soulié, A., Recherches sur les rapports des plis cutanés avec les interlignes articulaires, les vaisseaux et les gaines synoviales. Journ. de l'anat. et de la physiol. 37. 1901.

Untere Extremität.

Die untere Extremität ist nicht, wie die obere, durch ein die freie Beweglichkeit vermittelndes Zwischenstück mit dem Rumpfe verbunden, vielmehr ist die Gelenkverbindung zwischen dem Achselskelete und dem Beckengürtel (Artic. sacroiliaca) eine Amphiarthrose, welche nur eine geringe Verschiebung der Knochen gegeneinander gestattet. Diese Tatsache, welche mit der Funktion der unteren Extremität als Stützorgan, verglichen mit derjenigen der oberen Extremität als Greiforgan im Zusammenhang steht, bedingt auch Verschiedenheiten in der Ausbildung der am Beckengürtel entspringenden oder sich inserierenden Muskulatur. Die erstere überwiegt, indem der Beckengürtel sowohl für die Bauch- und Rückenmuskulatur, als ganz besonders auch für die zur freien Extremität gehende Muskulatur weite Ursprungsflächen darbietet. Dagegen ist eine speziell zur Bewegung des Beckengürtels bestimmte Muskulatur so gut wie nicht vorhanden.

Die Muskeln, Gefässe und Nerven an den die Wandung des kleinen Beckens bildenden Flächen des Beckengürtels sind beim Becken abgehandelt worden; die Muskeln, welche vom Beckengürtel zur freien Extremität gehen, entspringen teilweise von dem lateralen Umfange der äusseren Fläche des Beckenringes (Glutaealmuskulatur), teils von dessen vorderem Umfange und dem Tuber ischiadicum (Mm. adductores, extensores und flexores). Wir können bei der Besprechung der unteren Extremität die Regio glutaea als besondere Region, welche den Übergang von dem Becken zur freien Extremität bildet, von der letzteren trennen. In ähnlicher Weise haben wir eine Schultergegend von der oberen freien Extremität unterschieden. An der freien unteren Extremität lassen sich als besondere Gegenden abgrenzen:

der Oberschenkel (Regiones femoris ant. und post.),
die Kniegegend (Regiones genu ant. und post.),
der Unterschenkel (Regiones cruris ant. und post.),
die Malleolargegend (Regiones malleolares medialis und lateralis),
der Fuss (Regiones dorsalis und plantaris pedis).

Regio glutaea (Gesässgegend).

Grenzen der Regio glutaea. Inspektion und Palpation. Die obere Grenze wird durch die Crista iliaca in ihrer ganzen Ausdehnung von der Spina iliaca ant. sup. bis zur Spina iliaca post. sup. gebildet. Die vordere Grenze (gegen die Regio femoris ant.) wird durch eine von der Spina iliaca ant. sup. senkrecht distalwärts gezogene Linie dargestellt, welche annähernd dem vorderen Rande des M. tensor fasciae latae entspricht. Dieser Muskel gehört auch, wie die Innervation durch den N. glutaeus sup. angibt, zu den Glutaealmuskeln. Medianwärts grenzt die Region bei abduzierten Oberschenkeln und gespanntem Damme (Figg. 459 und 511) an das Trigonum rectale der Regio perinealis; hier wird also die Grenze durch das Tuber ischiadicum und das Lig. sacrotuberosum dargestellt, die teilweise von dem M. glutaeus maximus bedeckt sind. Distal wird die Grenze gegen die Regio femoris post. durch die Glutaealfalte angegeben, welche annähernd wagerecht und handbreit unterhalb des Trochanter major verläuft. Die Furche entspricht nicht dem unteren Rande des M. glutaeus maximus (Fig. 602 und die Bemerkungen über die Aufsuchung des N. ischiadicus).

Die Wölbung der Gesässgegend ist infolge der Ausbildung des starken Fettpolsters eine mehr gleichmässige. Die in der Crista iliaca gegebene obere Grenze lässt sich

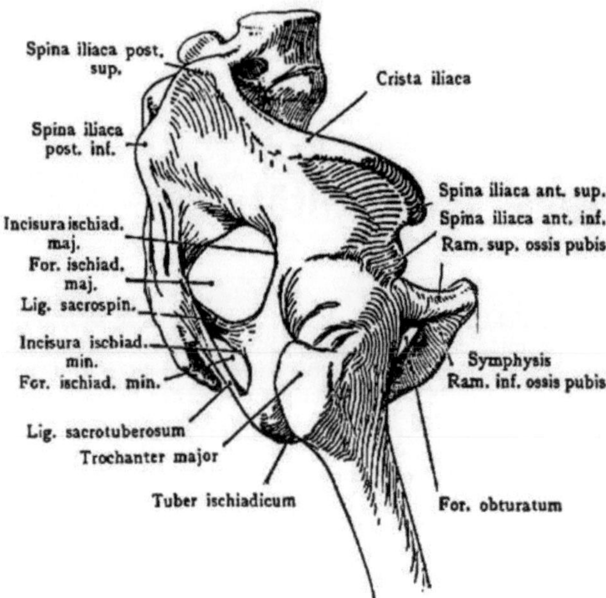

Fig. 597. Weibliches Bänderbecken von der Seite.

in ihrer ganzen Ausdehnung palpieren, auch das Tuber ischiadicum, sowohl bei aufrechter Körperhaltung, als bei gespreizten Beinen, ferner die hintere Fläche des Steissbeins und des Sacrum. Der Trochanter major liegt oberflächlich; sein lateraler Umfang kann abgetastet werden, dagegen wird seine Spitze von den Muskelansätzen bedeckt.

Knöcherne Grundlage der Regio glutaea. Sie wird gebildet von der äusseren Fläche der Darmbeinschaufel und des Sitzbeins mit der Spina ischiadica und der Incisura ischiadica major und minor, von der lateralen Partie der hinteren Fläche des Sacrum, den Ligg. sacrotuberosum und sacrospinosum, dem hinteren Umfange der Kapsel des Hüftgelenkes, dem Halse des Femur und dem Trochanter major (Fig. 597). Diese vom Bänderbecken gebotene Grundlage wird von der in drei Schichten angeordneten Glutaealmuskulatur derart überlagert, dass, abgesehen von der Crista iliaca und dem Sacrum, bloss der Trochanter major und das Tuber ischiadicum ohne Durchtrennung der Muskulatur zu erreichen sind.

Bei der Betrachtung des Bänderbeckens von der Seite her stellen die Foramina ischiadica (majus und minus) Lücken in der Beckenwandung dar, welche die Regio glutaea mit dem Lumen des Beckenkanales in Verbindung setzen und Pforten bilden, durch welche aus dem Becken die Nerven und Gefässe der tiefen Schichten der Glutaealgegend in dieselbe eintreten (M. piriformis, Aa. und Vv. glutaea sup. und inf., Nn. ischiadicus, glutaei sup. und inf., cutaneus femoris post. durch das Foramen ischiadicum majus; M. obturator int., N. pudendus und die A. pudenda int. durch das Foramen

ischiadicum minus). Ferner hängt das die Gefässe und Muskeln umscheidende lockere
Bindegewebe mit dem lockeren Bindegewebe der seitlichen Wandungen des kleinen
Beckens (der Fascia endopelvina) zusammen.

Fascie und oberflächliche Schichten der Regio glutaea. Die derbe
Haut verbindet sich durch senkrecht aufsteigende und in die Cutis umbiegende Binde-

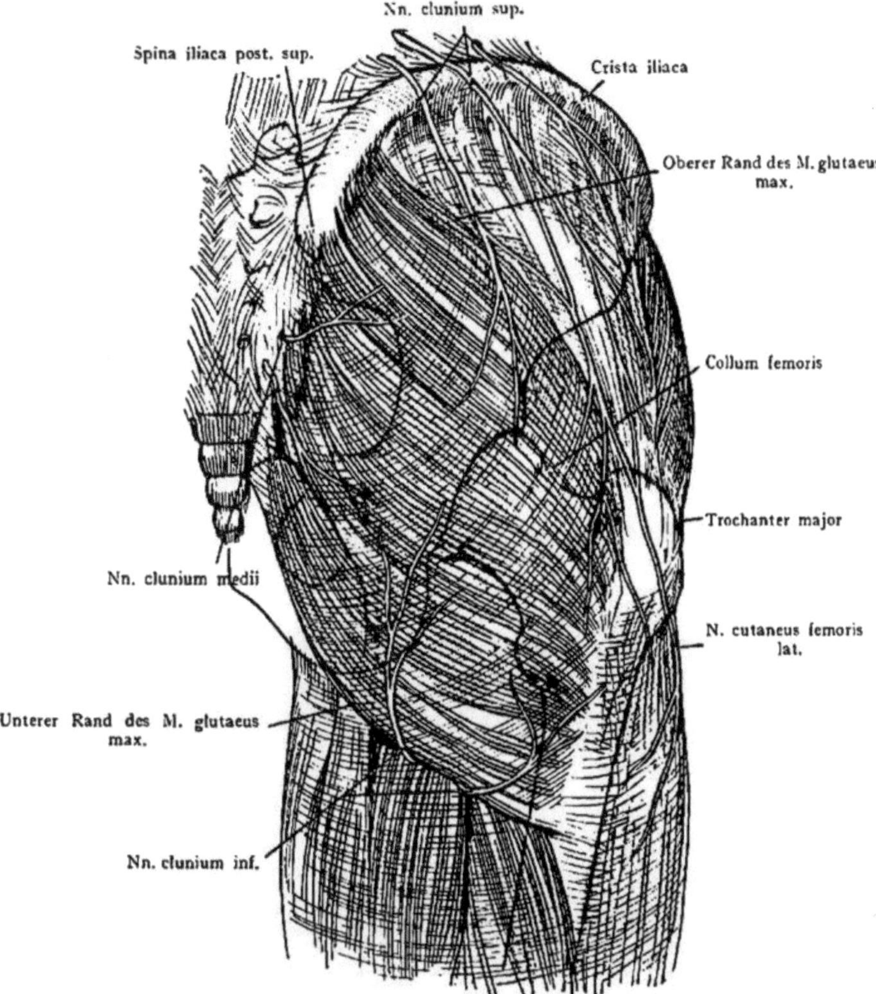

Fig. 598. Regio glutaea. Fascie und oberflächliche Nerven.
Die Umrisse der Knochen rot.

gewebsbalken mit der Fascia glutaea. Sie zeichnet sich durch ihre derbe Beschaffenheit aus.

Die Fascia glutaea setzt sich an den knöchernen Grenzen der Gegend fest, indem
sie vorne und distalwärts in die Fascia lata des Oberschenkels übergeht. Sie stellt
eine vollständige Scheide für den M. glutaeus maximus her und ist besonders derb

über dem M. glutaeus medius ausgebildet, wo ihre von der Crista iliaca ausgehenden
Züge den Muskelfasern teilweise zum Ursprunge dienen und sich nicht ohne Verletzung
des Muskels von letzterem abpräparieren lassen.

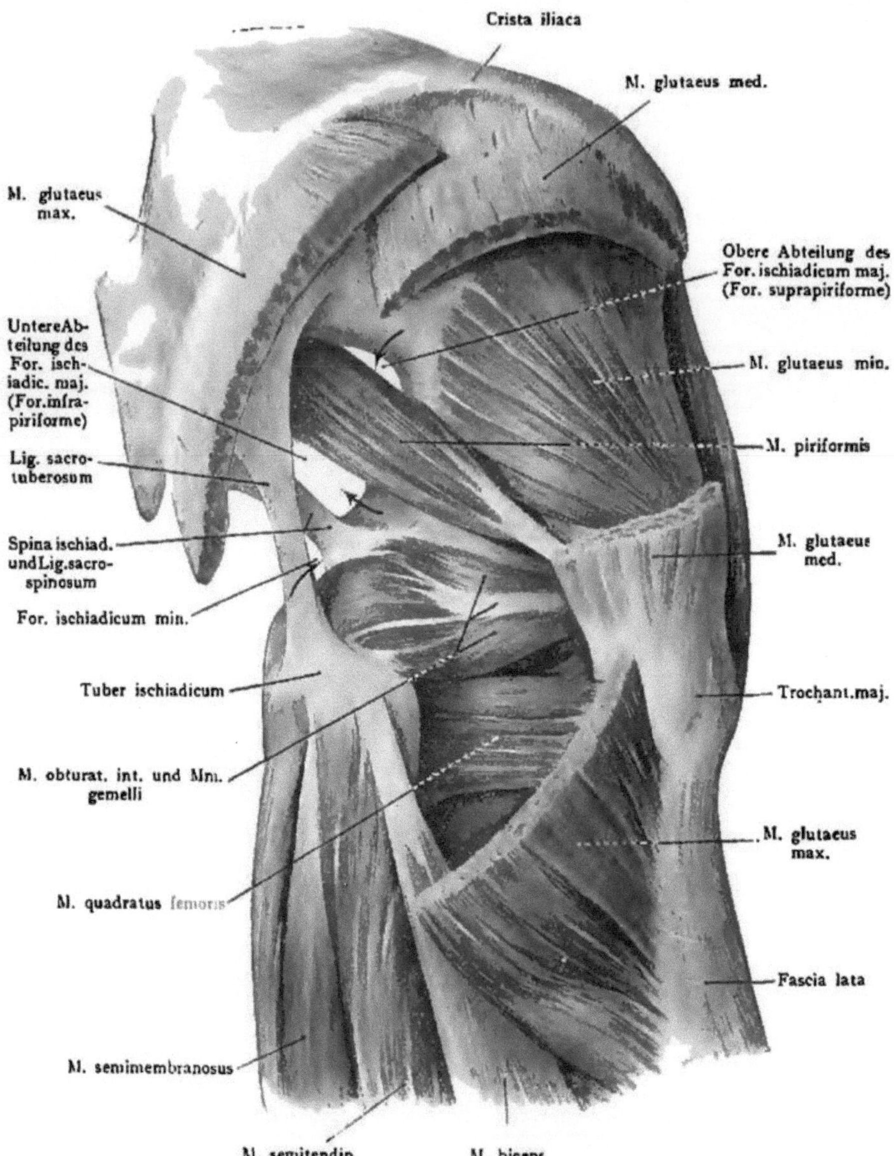

Fig. 599. Muskulatur der Regio glutaea.
Der M. glutaeus maximus und medius sind durchtrennt und teilweise entfernt worden.

Von oberflächlichen Nerven haben wir die Nn. clunium superiores (aus den Rami posteriores der Nn. lumbales I—III) und inferiores (aus dem N. cutaneus femoris post.), welch' letztere um den unteren Rand des M. glutaeus max. nach oben verlaufen. Aus den Rami post. der drei oberen Nn. sacrales kommen die Nn. clunium medii, welche den Ursprung des M. glutaeus max. am Sacrum durchbohren, um zur Haut zu gelangen. Die Lymphgefässe gehen zu den Lymphoglandulae inguinales.

Glutaealmuskulatur. Wir unterscheiden drei Schichten (Fig. 599); die oberflächliche wird von dem M. glutaeus maximus, die mittlere von den Mm. glutaeus medius, piriformis, obturator int. mit den Mm. gemelli und dem M. quadratus femoris, die tiefste von den Mm. glutaeus minimus und obturator ext. dargestellt. Die mittlere Schicht besitzt die grösste Ausdehnung.

Oberflächliche Schicht. Der M. glutaeus maximus entspringt von dem kleinen Felde der äusseren Fläche des Darmbeins hinter der Linea glutaea post., von der hinteren Fläche des Sacrum und von dem Lig. sacrotuberosum; er inseriert sich an der Tuberositas glutaea femoris und an der Fascia lata. Die Fasern des Muskels verlaufen schief, etwa parallel mit einer Linie, welche von der Spina iliaca post. sup. zum Femurschafte gerade distal vom Trochanter major gezogen wird. Operationsschnitte sind womöglich parallel mit der Faserrichtung des Muskels anzulegen. Der Muskel bedeckt nur den hinteren Teil der Glutaealfalte und grenzt sich am Muskelpräparate von ·dem M. glutaeus medius durch einen scharfen Absatz ab, dessen Ausfüllung mit Fett die gleichmässige Wölbung der Glutaealgegend herstellt. Die Glutaealfalte entspricht nicht dem unteren Rande des Muskels, sondern wird von demselben gekreuzt (s. die punktierte Linie in Fig. 600).

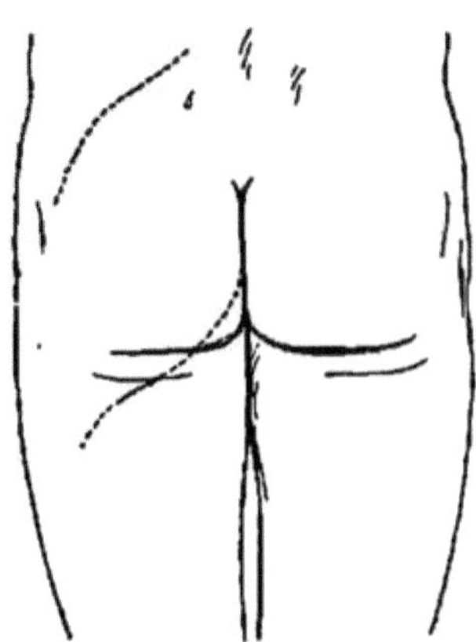

Fig. 600. Glutaealfalte und unterer Rand des M. glutaeus maximus. Ränder des M. glut. max. punktiert. Nach Ch. Richer, Anatomie artistique.

Mittlere Schicht. Sie besteht (Fig. 599) aus den Mm. glutaeus medius, piriformis und obturator int. mit den beiden Mm. gemelli und dem M. quadratus femoris. Bei stark ausgebildeter Muskulatur ist die Schicht fast kontinuierlich, indem die Muskeln bloss durch lockeres Bindegewebe voneinander getrennt sind.

Zwei Muskeln der mittleren Schicht entspringen von der inneren Fläche der Wandungen des kleinen Beckens, nämlich der M. piriformis von der vorderen Fläche der seitlichen Partie des Sacrum in der Umgebung des II.—III. Foramen sacrale ant. und der M. obturator int. von dem Rande des Foramen obturatum, sowie von der inneren Fläche der Membrana obturatoria. Der M. piriformis tritt durch das Foramen ischiadicum majus aus dem Becken, indem er diese Öffnung in eine obere und eine untere Abteilung (Foramen supra- und infrapiriforme) zerlegt (Fig. 599) und inseriert sich an der Spitze des Trochanter major. Der M. obturator int. verläuft durch das Foramen ischiadicum minus, füllt dasselbe fast vollständig aus, vereinigt sich in der Regio glutaea mit den beiden Mm. gemelli (Ursprung des M. gemellus sup. von der Spina ischiadica und des M. gemellus inf. von dem Tuber ischiadicum) und inseriert sich in der Fossa trochanterica.

Der M. quadratus femoris schliesst sich fast unmittelbar dem M. gemellus inf. an. Er geht von dem Tuber ischiadicum zur Crista intertrochanterica, indem er bloss durch einen Spalt von dem M. adductor magnus getrennt wird und bedeckt von hinten die zur Fossa trochanterica ziehende Endsehne des M. obturator externus.

Der M. glutaeus medius ist der grösste Muskel der mittleren Schicht; zu demselben gehört seiner Innervation nach der M. tensor fasciae latae. Der M. glutaeus

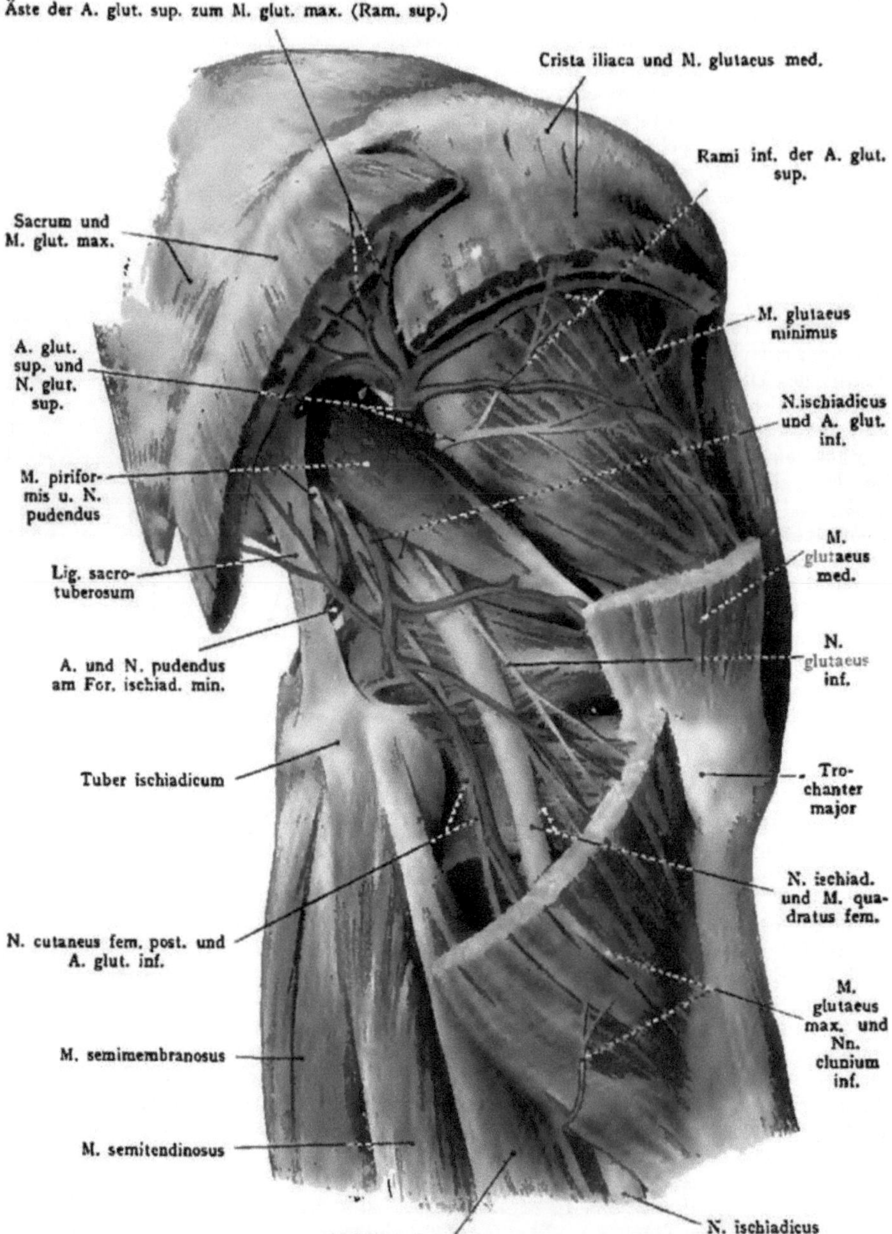

Fig. 601. Topographie der Glutaealgegend rechterseits.

medius entspringt an der äusseren Fläche des Darmbeins in einem Felde, welches durch die Crista iliaca und die Lineae glutaeae ant. und post. abgegrenzt wird und geht zur lateralen Fläche des Trochanter major. Der M. tensor fasciae latae entspringt von der Spina iliaca ant. sup. und geht in eine sehnige Partie der Fascia lata über, welche sich bis zum Condylus lateralis tibiae verfolgen lässt (Tractus iliotibialis Maissiati).

Tiefste Schicht. Sie wird durch den M. glutaeus minimus dargestellt (Ursprung von der äusseren Fläche des Darmbeins, unterhalb der Linea glutaea ant. bis zum Rande des Acetabulum; Insertion an der vorderen Fläche des Trochanter major) und den M. obturator ext. (Ursprung von der äusseren Fläche der Membrana obturatoria und dem Rande des Foramen obturatum; Insertion an der Fossa trochanterica). Der M. glutaeus minimus wird von dem M. glutaeus medius bedeckt, der M. obturator ext. von dem M. glutaeus medius, obturator int. und quadratus femoris.

Tiefe Gefässe und Nerven der Glutaealgegend. Die Schichten der Glutaealgegend werden von Gefässen und Nerven versorgt, welche durch die beiden Abteilungen des For. ischiadicum majus (Foramen supra- und infrapiriforme) das Becken verlassen. Durch das For. suprapiriforme verlaufen die A. glutaea sup. mit den Vv. glutaeae sup. und dem N. glutaeus sup.; durch das For. infrapiriforme die A. glutaea inf. mit den Vv. glutaeae inf., den Nn. glutaeus inf., cutaneus femoris post. und ischiadicus. Die A. pudenda int. gelangt gleichfalls durch das For. infrapiriforme in die Regio glutaea und verläuft um die äussere Fläche der Spina ischiadica, sodann durch das For. ischiadicum minus wieder in das Becken zurück, ohne Äste an die Schichten der Glutaealmuskulatur abzugeben. Auch der N. ischiadicus durchsetzt die Gegend, indem er durch das For. infrapiriforme zwischen die oberflächliche und mittlere Schicht der Muskulatur gelangt und zur Regio femoris post. verläuft.

Gefässe und Nerven im For. suprapiriforme (obere Abteilung des Foramen ischiadicum majus) (A. glutaea sup. mit den Vv. glutaea sup. und dem N. glutaeus sup.). Die A. glutaea sup. entspringt aus der A. hypogastrica. Der innerhalb des Beckens liegende Abschnitt (Pars intrapelvina) ist bald länger, bald kürzer; die ausserhalb des Beckens gelegene Strecke (Pars extrapelvina) ist sehr kurz ($\frac{1}{2}$—1 cm lang), ein Umstand, welcher die Unterbindung des Stammes in der Regio glutaea beträchtlich erschwert. Die Arterie zerfällt in einen Ramus superior, welcher in den M. glutaeus maximus eindringt, um dessen vordere und obere Partie zu versorgen, und einen Ramus inferior (in Fig. 601 durch zwei Äste dargestellt), welcher zwischen den Mm. glutaei medius und minimus annähernd horizontal nach vorne verläuft und beide Muskeln versorgt. Mit den Zweigen der Arterie verlaufen je zwei Vv. glutaeae, von denen die eine gewöhnlich etwas stärker ist.

Der N. glutaeus sup. tritt in der Regel etwas weiter unten als die Arterie in die Regio glutaea und verläuft mit dem Ramus inferior der Arterie zwischen den Mm. glutaei medius und minimus lateralwärts, indem er sich an diese Muskeln sowie an den M. tensor fasciae latae verzweigt.

Durch das **For. infrapiriforme (untere Abteilung des Foramen ischiadicum majus)** treten die A. glutaea inf. und der N. glutaeus inf., ferner der N. cutaneus femoris post. und der N. ischiadicus aus dem Becken. Die A. glutaea inf. liegt in der Regel medial von dem N. ischiadicus zwischen letzterem und der A. pudenda int. Sie gibt eine A. comitans n. ischiadici ab, welche bei der Ausbildung eines Kollateralkreislaufes nach Unterbindung der A. femoralis eine Rolle spielt; die übrigen Äste versorgen die untere Partie des M. glutaeus max., die Mm. obturator. int. und ext. sowie den M. quadratus femoris.

Der N. glutaeus inf. versorgt den M. glutaeus maximus.

Die A. pudenda int. und der gleichnamige Nerv liegen nur eine kurze Strecke weit in der Regio glutaea, nämlich dort, wo sie medial von der A. glutaea inf. aus dem For. infrapiriforme austretend, um den äusseren Umfang der Spina ischiadica verlaufen und durch das Foramen ischiadicum minus wieder in das Becken eintreten. Der Verlauf der Stämme innerhalb der Regio glutaea ist somit ein sehr kurzer und beträgt kaum mehr als $1-1^1/_2$ cm. Der Nerv liegt medial von der Arterie und den Venen.

N. ischiadicus. Der Stamm des Nerven liegt von den durch die untere Abteilung des Foramen ischiadicum majus austretenden Gebilden am weitesten lateral und verläuft zwischen den Mm. obturator int. und quadratus femoris einerseits und dem M. glutaeus maximus andererseits, von dem letzteren bedeckt, distalwärts zum hinteren Umfang des Oberschenkels. Am unteren Rande des M. glutaeus max. liegt der Stamm oberflächlich, direkt von der Fascia lata bedeckt und ist hier der elektrischen Reizung sowie der Aufsuchung durch das Messer des Chirurgen zugänglich; gerade distal von der Plica glutaea wird er von der am Tuber ischiadicum entspringenden Beugermuskulatur des Oberschenkels (zunächst von dem M. biceps femoris) bedeckt.

Mit dem N. ischiadicus verläuft der N. cutaneus femoris post., der am unteren Rande des M. glutaeus max. oberflächlich wird und sich als Hautnerv teils an den hinteren Umfang des Oberschenkels bis zur Fossa poplitea, teils mit Ästen (Nn. clunium inf.), welche um den unteren Rand des M. glutaeus max. umbiegen, zur Regio glutaea verzweigt.

Aufsuchung der Nerven und Gefässe der Regio glutaea. Zur Feststellung der Lage der Gefässe und Nerven bei ihrem Austritt aus dem Becken bedient man sich dreier durch die Palpation festzustellender Knochenpunkte, der Spina iliaca post. sup., des Tuber ischiadicum und der Spitze des Trochanter major. Man ziehe eine Linie von der Spina iliaca post. sup. zur Spitze des Trochanter major (Fig. 602), eine zweite Linie von der Spina iliaca post. sup. zum lateralen Umfange des Tuber ischiadicum; die erste Linie berührt die Incisura ischiadica major an der Austrittstelle der A. glutaea sup., die zweite Linie schneidet die Incisura ischiadica major unterhalb des M. piriformis an der Austrittsstelle der A. glutaea inf.

Die Aufsuchung der A. glutaea sup. geschieht mittelst eines Schnittes, welcher den oberen $^2/_3$ der Spina-Trochanterlinie entspricht; der M. glutaeus max.

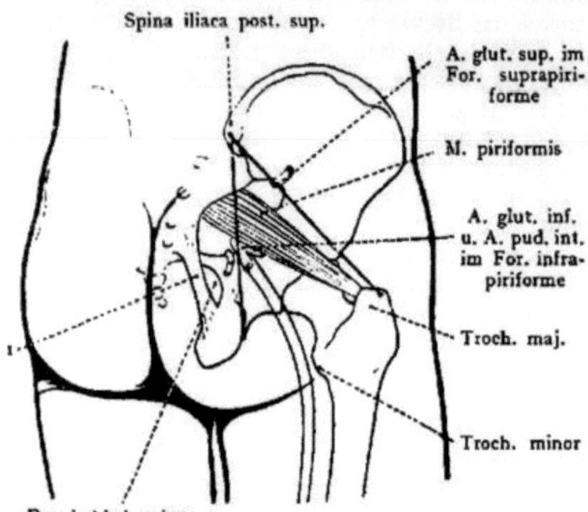

Fig. 602. Aufsuchung der Aa. glut. sup. und inf., der A. pudenda int. und des N. ischiadicus.
1 Lig. sacrotuberosum.

wird durchgetrennt und man erreicht, indem der hintere Rand des M. glutaeus medius nach vorne abgezogen wird, die Lücke oberhalb des M. piriformis (For. suprapiriforme), durch welche die A. glutaea sup. mit dem gleichnamigen Nerven austritt. Die Stelle liegt auf der Grenze des oberen Drittels gegen das mittlere Drittel der Orientierungslinie.

Die A. glutaea inf. tritt etwas unterhalb der Mitte der Spina-Tuber ischiadicum-Linie in die Glutaealgegend ein; hier wird der M. glutaeus max. parallel mit seiner Faserrichtung durchgetrennt und sofort tritt die A. glutaea inf. zutage, medial davon die A. pudenda int. mit dem entsprechenden Nerven, ferner, von der Arterie häufig überlagert, sonst lateral von derselben, der N. ischiadicus. Durch die Palpation der Spina ischiadica in der Tiefe des Schnittes kann man sich sofort orientieren.

Der N. ischiadicus kann am leichtesten (behufs Dehnung usw.) dort aufgesucht werden, wo er unterhalb des M. glutaeus max. unmittelbar von der Fascia lata bedeckt ist. Er entspricht hier der Mitte einer Linie, welche von dem Tuber ischiadicum zur Spitze des Trochanter major gezogen wird. Der am Tuber ischiadicum entspringende M. biceps femoris bildet mit dem unteren Rande des M. glutaeus max. einen distal- und lateralwärts offenen Winkel. Durchtrennt man die Fascia lata parallel mit dem unteren Rande des M. glutaeus max. und zieht man den M. biceps femoris median- wärts ab, so wird man mit Sicherheit auf den N. ischiadicus stossen.

Die Regio glutaea als Bindegewebsraum. Die oberflächliche Fascie, welche für den M. glutaeus max. eine vollständige Scheide abgibt, während sie auf dem M. glutaeus medius eine straffe und sehnige Beschaffenheit aufweist, befestigt sich an den knöchernen Grenzen der Gegend und geht distalwärts als Fascia lata auf den hinteren Umfang des Oberschenkels weiter. Das Bindegewebe, welches sich be- sonders reichlich zwischen dem M. glutaeus max. und der mittleren Muskelschicht vorfindet, geht nach oben längs der durch das For. supra- und infrapiriforme ver- laufenden Gebilde in das Bindegewebe der Fascia endopelvina über. Distalwärts hängt dasselbe mit dem lockeren Bindegewebe zusammen, welches sich zwischen den Beugern des Oberschenkels und der Platte des M. adductor magnus ausbreitet. Be- sonders sind es die beiden Abteilungen des For. ischiadicum majus (For. supra- und infrapiriforme), die für die Ausbreitung von Entzündungen (Abszessen) vom Becken aus auf die Glutaealgegend, oder in umgekehrter Richtung, von Bedeutung sind. Die For. suprapiriforme und infrapiriforme bilden die Austrittsstellen der überaus seltenen Herniae glutaeae.

Oberschenkel.

Der Oberschenkel wird gegen den Bauch durch die Plica inguinalis abgegrenzt, welche dem Verlaufe des Lig. inguinale entspricht, gegen die Regio glutaea durch die Plica glutaea. Die distale Grenze, gegen die Regio genu, wird 6—8 cm proximal von der Basis patellae angenommen; sie entspricht annähernd der Ausdehnung der Höhle des Kniegelenkes und der Bursa subfemoralis.

Äussere Form des Oberschenkels (Figg. 603—605). Der Oberschenkel wird distal von der Plica glutaea gewöhnlich als konisch beschrieben, indem sich die Gliedmasse gegen den Übergang in die Regio genu stark verjüngt. Der hintere Umfang ist gleichmässig gerundet durch die von dem Tuber ischiadicum entspringende Masse der Beugemuskulatur (Fig. 604), welche sich gegen die Regio poplitea ab- flacht, indem die Muskeln in ihre den proximalen Winkel der Kniekehlenraute bildenden Sehnen übergehen. Die Regio femoris anterior zeigt eine unterhalb der Plica ingui- nalis beginnende Abflachung, auf welche lateralwärts die durch den M. extensor quadri- ceps bedingte Rundung des Oberschenkels folgt. Bei schöner Ausbildung der Mus- kulatur und dünnem Fettpolster (Fig. 603) lässt sich der Umriss des M. sartorius oder doch wenigstens eine Furche erkennen, die seinem lateralen Rande entspricht und von der Spina iliaca ant. sup. schräg über den vorderen Umfang des Oberschenkels bis gegen den Epicondylus medialis femoris zu verfolgen ist.

Regio femoris anterior.

Die Regio femoris anterior wird oben durch die dem Lig. inguinale entsprechende Plica inguinalis von dem Bauche abgegrenzt. Lateral wird sie durch eine senkrecht von der Spina iliaca ant. sup. zum Condylus lateralis tibiae verlaufende Linie, welche dem M. tensor fasciae latae und dem sog. Tractus iliotibialis der Fascia lata (Maissiatscher Streifen) entspricht, von der Regio femoris post. getrennt, medianwärts wird die Grenze angegeben durch eine Linie, welche von der Symphyse senkrecht zum Epicondylus me- dialis femoris gezogen wird; sie fällt mit dem hinteren Rande des M. gracilis zusammen.

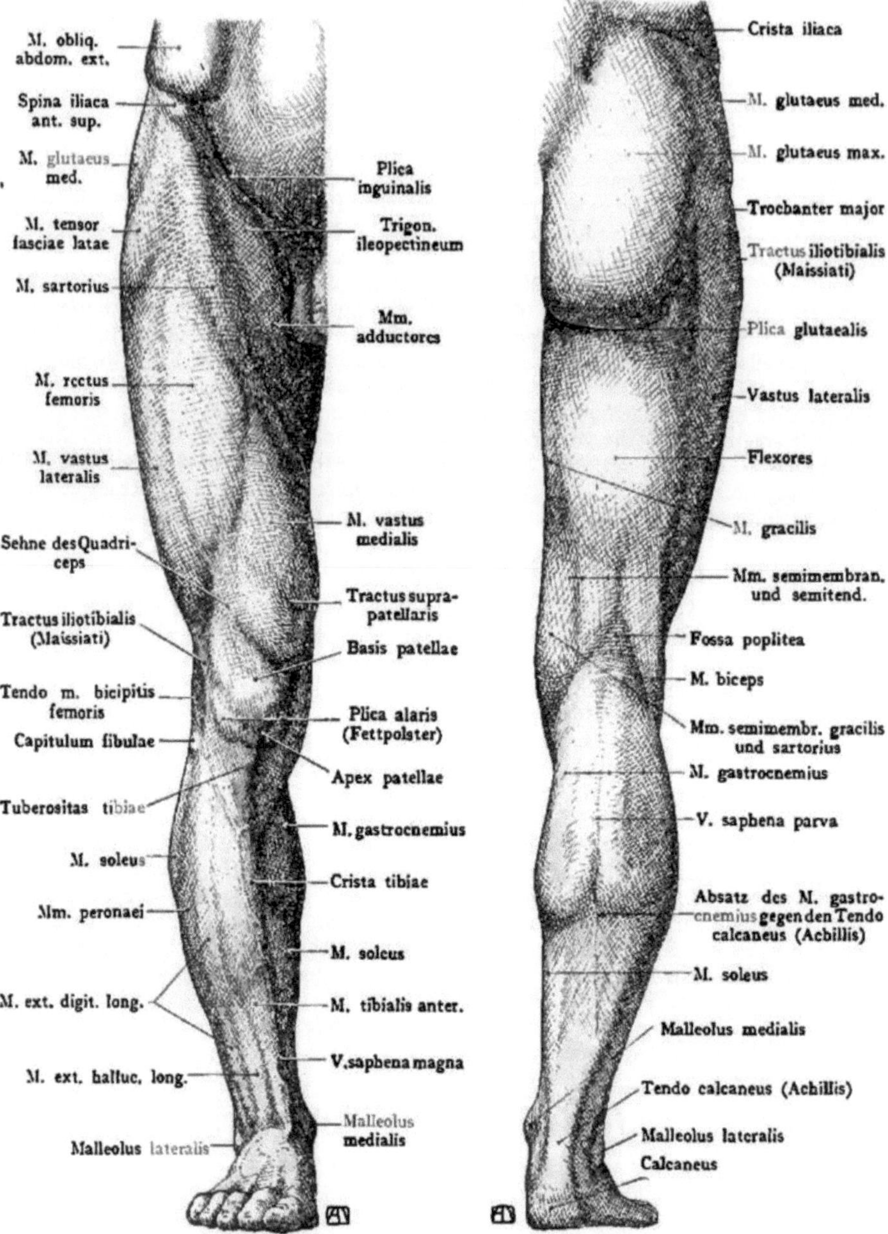

Fig. 603. Ansicht des Beines von vorn.
Nach Richer, Anat. artistique.

Fig. 604. Ansicht des Beines von hinten.
Nach Richer.

Allgemeine Bemerkungen über die Regio femoris anterior. Die knöcherne Grundlage der Region wird von dem Halse und dem Schafte des Femur gebildet sowie von denjenigen Teilen des Beckenringes, welche von vorne zur Ansicht kommen, also von den Schambeinen, der Umrandung des Foramen obturatum, der Membrana obturatoria und dem vorderen Rande des Acetabulum. Die Muskulatur besteht aus den beiden Massen der Extensoren und Adduktoren, welche mit dem Schafte des Femur zusammengenommen (Fig. 608) eine nach vorne offene, am Lig. inguinale breit beginnende Rinne herstellen. Dieselbe wird distalwärts allmählich schmäler und geht durch den Canalis adductorius in die Fossa poplitea über. Oben bildet der M. iliopsoas, welcher in der Lacuna musculorum unter dem Lig. inguinale zu seiner Insertion an dem Trochanter minor hindurchtritt, einen Teil des Bodens der Rinne. Dieselbe wird vorne von der Fascia lata mit dem zwischen ihren beiden Blättern eingescheideten M. sartorius abgeschlossen.

Fascia lata und oberflächliche Gebilde der Regio femoris ant. Die Fascia lata besitzt infolge der Ausbildung sehniger Faserzüge eine äusserst derbe Beschaffenheit. Sie überzieht gleichmässig die Muskulatur des Oberschenkels, setzt sich überall dort, wo Knochenteile oberflächlich werden, an denselben fest (so an der Spina iliaca ant. sup., an der Basis der Patella und an den Condylen der Tibia) und steht auch mit dem Lig. inguinale in Zusammenhang, indem sie nach der klassischen Schilderung „schürzenförmig" von demselben herabhängt. Sie geht kontinuierlich in die Fascia

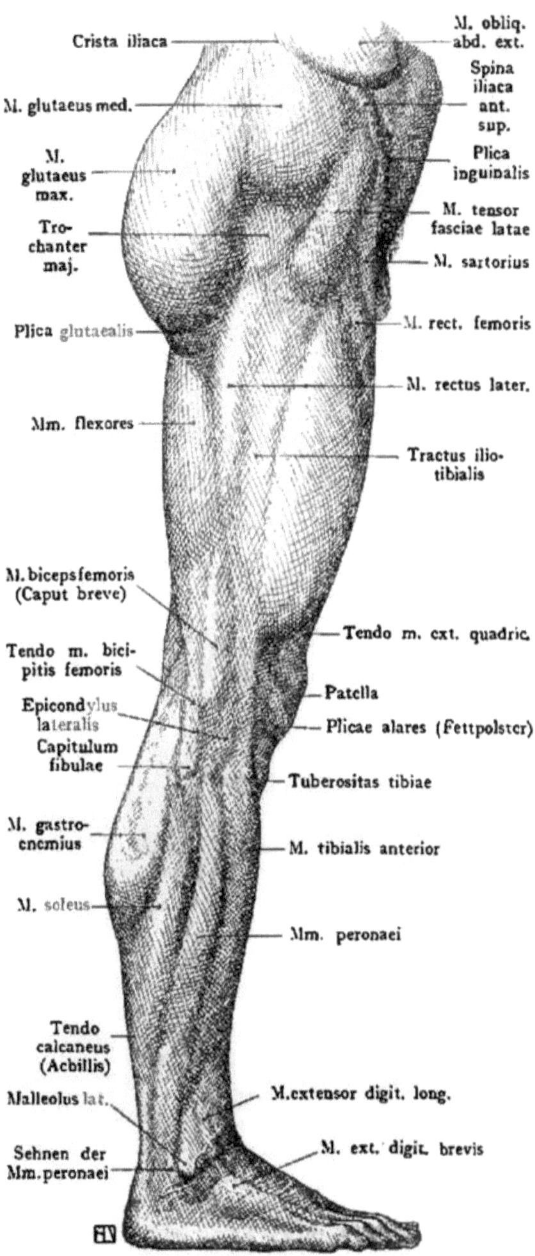

Fig. 605. Ansicht des Beines von der Seite.
Nach Richer.

glutaea, distalwärts in die Fascia poplitea und die Fascia cruris über. Von allen Ansatzstellen der Fascia lata an Knochenvorsprüngen gehen sehnige Faserzüge als Verstärkungen in die Fascie über.

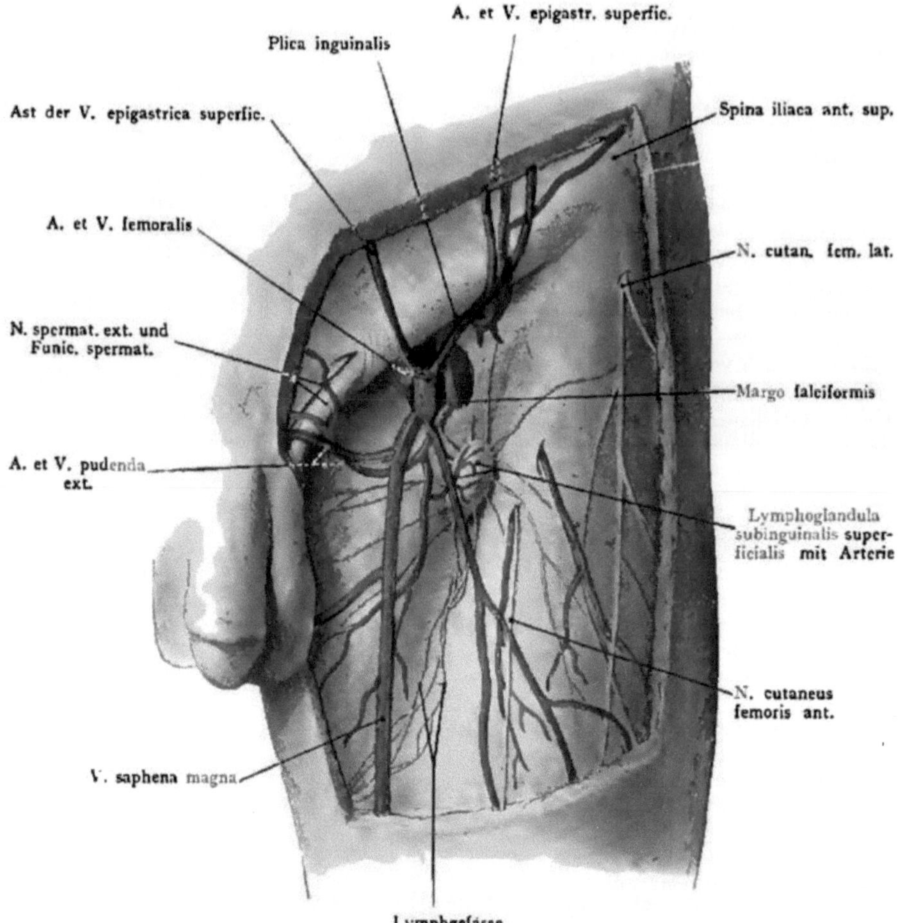

Fig. 6o6. Vordere Fläche des Oberschenkels mit der Fossa ovalis.

Untersuchen wir diese an der vorderen Fläche des Oberschenkels in ihrem Verlaufe medianwärts von der Linie, welche wir als laterale Grenze der Gegend von der Spina iliaca ant. sup. gezogen haben, so stellt sie zunächst bis zum lateralen Rande des M. sartorius eine einheitliche, recht derbe Membran dar. Hier teilt sie sich in zwei Blätter (Lamina superficialis und profunda fasciae latae), welche den M. sartorius umscheiden und sich an dessen medialem Rande wieder zu einem einfachen Fascienblatte vereinigen. In den distalen zwei Dritteln der vorderen Fläche des Oberschenkels zieht die Fascia lata von dem medialen Rande des M. sartorius als einheitliches Blatt weiter und bewirkt den vorderen Abschluss der erwähnten Muskelrinne. Im Bereiche des oberen Drittels der vorderen Fläche des

Oberschenkels dagegen teilt sich die Fascie in einiger Entfernung von dem medialen Rande des M. sartorius wieder in ein oberflächliches und ein tiefes Blatt, die sich in bezug auf ihren Verlauf und ihre Beziehungen verschieden verhalten. Das tiefe Blatt zieht hinter dem durch die A. und V. femoralis dargestellten Gefässstrange, welcher durch die Lacuna vasorum unter dem Lig. inguinale in die Muskelrinne an der vorderen Fläche des Oberschenkels gelangt; es verbindet sich teilweise mit der Fascie des M. iliopsoas (Fascia iliaca), teilweise mit derjenigen des M. pectineus und gewinnt mit der letzteren einen Ansatz an dem Pecten ossis pubis, dort, wo dieser Muskel seinen Ursprung nimmt. Das oberflächliche Blatt befestigt sich proximal am Lig. inguinale und zieht, indem es die grossen Gefässe bedeckt, medianwärts, um auf dem M. pectineus wieder mit dem tiefen Blatte zusammenzutreffen und von hier aus als einfache Fascie auf den hinteren Umfang des Oberschenkels überzugehen.

Man kann das Gesagte zusammenfassen, indem man sagt, dass die A. und V. femoralis von der Stelle an, wo sie durch die Lacuna vasorum unter dem Lig. inguinale in die Regio femoris anterior eintreten, von den beiden Blättern der Fascia lata genau in derselben Weise eingehüllt sind, wie weiter lateral der M. sartorius. Wenn man den Zusammenhang des oberflächlichen Blattes mit dem Lig. inguinale, des tiefen Blattes mit dem Pecten ossis pubis berücksichtigt, so erhält man einen an der Lacuna vasorum offenen, distalwärts geschlossenen Sack oder Trichter, in welchen von oben die A. und V. femoralis eintreten.

Das oberflächliche Blatt zeigt dort, wo es unmittelbar unterhalb des Lig. inguinale die A. und V. femoralis bedeckt, bemerkenswerte Strukturdifferenzen. Hier wird es in dem ovalen, besonders lateral- und distalwärts durch starke Sehnenfasern (Margo falciformis) scharf abgegrenzten Felde der Fossa ovalis von einer Anzahl kleiner Gefäss- und Nervenäste (auch Lymphgefässe), sowie von dem grössten oberflächlichen Venenstamme der unteren Extremität, der V. saphena magna, durchsetzt (Fig. 606). Diese Gebilde bewirken eine Durchlöcherung der Fascia lata innerhalb der Fossa ovalis (Fascia cribrosa), sowie eine schwächere Entwicklung der Fascie überhaupt. Präpariert man die Fossa ovalis frei, indem man die kleinen Gefäss- und Nervenäste mit der Fascia cribrosa entfernt, so erhält man eine ovale Öffnung in dem oberflächlichen Blatte der Fascia lata, in welcher die A. und V. femoralis vorliegen, und zwar innerhalb des von den beiden Blättern der Fascia lata gebildeten Fascientrichters. Die Fossa ovalis stellt, auch wenn die Fascia cribrosa erhalten ist, ein Punctum minoris resistentiae in der Lamina superficialis fasciae latae dar, welches den durch die Lacuna vasorum auf die Regio femoris ant. übergetretenen Schenkelhernien gestattet, nach Ausbuchtung der wenig resistenten Fascia cribrosa direkt unter die Haut zu gelangen (s. die Bildung von Schenkelhernien sowie Fig. 609).

Oberflächliche Gefässe und Nerven. Dieselben zeigen im ganzen einen Längsverlauf und durchbrechen die Fascia lata an verschiedenen Stellen, indem sie sich in den subkutanen Schichten der Regio femoris ant. verbreiten, auch zum Teil auf die Regio genu ant. und den Unterschenkel übergehen (Lymphgefässe und V. saphena magna).

Besonders im Bereiche der Fossa ovalis oder in der Nähe derselben treten eine Anzahl kleinerer Gefässe durch die Fascia lata an die Oberfläche (Fig. 606). Die Arterien kommen aus der A. femoralis. Eine kleine A. pudenda ext. verläuft medianwärts zur Haut des Scrotum, resp. zu den grossen Labien; nach oben geht zu den oberflächlichen Schichten der Bauchdecken die A. epigastrica superficialis; lateralwärts gegen die Spina iliaca ant. sup., parallel mit dem Lig. inguinale, die A. circumflexa ilium superficialis. Die oberflächlichen Arterien geben Äste ab zu den oberflächlich liegenden Lymphoglandulae inguinales und subinguinales, welche auch direkt kleine Aa. inguinales aus der A. femoralis erhalten.

Mit den erwähnten Arterien verlaufen gleichnamige Venae comitantes. Die meisten oberflächlichen Venen an der vorderen Fläche des Oberschenkels sammeln sich in der V. saphena magna.

Diese bildet schon an dem medialen Umfange des Unterschenkels einen starken Stamm, welcher in der Regio genu hinter dem Epicondylus medialis femoris liegt und am medialen Umfange des Oberschenkels schräg gegen die Fossa ovalis emporzieht; hier wendet er sich im Bogen über den Margo falciformis zur Einmündung in die V. femoralis (Fig. 606). Der Verlauf des Stammes unterliegt einer starken Variation; in der Mehrzahl der Fälle verläuft er medial von dem M. sartorius und nimmt oberflächliche Venenstämme von dem medialen und vorderen Umfange des Oberschenkels auf. Häufig setzt er sich erst kurz unterhalb der Fossa ovalis aus zwei grösseren Stämmen zusammen (siehe das Verhalten bei dem in Fig. 606 abgebildeten Präparate). Die Aufsuchung der V. saphena magna behufs Unterbindung (bei Varicen am Unterschenkel) wird am besten gerade unterhalb der Fossa ovalis ausgeführt, weil man hier am sichersten darauf rechnen kann, einen grossen einheitlichen Stamm anzutreffen, welcher auch das venöse Blut aus den oberflächlichen Schichten des Unterschenkels führt.

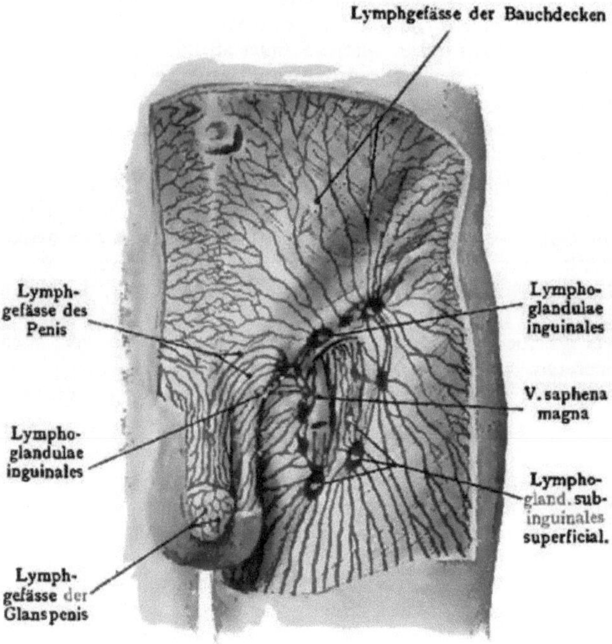

Fig. 607. Lymphoglandulae inguinales und subinguinales mit den in dieselben einmündenden Lymphgefässen.
Nach Sappey, Atlas des vaisseaux lymphatiques.

Oberflächliche Nerven. Sie stammen sämtlich aus dem Plexus lumbalis und treten in verschiedener Höhe durch die Fascia lata zur Haut. (Man vergleiche die Bemerkungen über die segmentale Versorgung der Haut der unteren Extremität.) Der N. lumboinguinalis aus dem N. genitofemoralis verläuft mit der A. femoralis durch die Lacuna vasorum und versorgt die Haut unmittelbar unterhalb der Plica inguinalis. Der N. cutaneus femoris lat. tritt medial von der Spina iliaca ant. sup. zum Oberschenkel und verzweigt sich an die Haut der vorderen und lateralen Fläche. Die Nn. cutanei mediales sind gewöhnlich in der Zweizahl vorhanden; der eine durchbohrt die Fascia lata höher als der andere und verläuft in der Regel unter einigen Fasern des M. sartorius; sie kommen beide aus dem N. femoralis und verbreiten sich an die Haut der vorderen Fläche des Oberschenkels bis zur Patella herab. Ein kleiner Zweig aus einem N. cutaneus medialis (N. saphenus minor) durchbohrt die Fascia cribrosa und schliesst sich in seinem weiteren Verlaufe der V. saphena magna an. Der Ramus cutaneus n. obturatorii kommt aus dem für den M. gracilis bestimmten Zweig des N. obturatorius und wird in der halben Höhe des Oberschenkels subkutan, um bis zur Patella herab die Haut am medialen Umfange zu versorgen.

Oberflächliche Lymphgefässe und Lymphdrüsen. Die Lymphgefässe ziehen in grosser Zahl als parallele Längsstämme proximalwärts, um sich mit den unterhalb des Lig. inguinale liegenden Lymphoglandulae inguinales und subinguinales superficiales zu verbinden. Besonders dicht sind die Lymphstämme in der Nähe der V. saphena magna zusammengedrängt. Die unterhalb des Lig. inguinale der Fascia lata aufliegenden Lymphdrüsen variieren an Zahl und Grösse; in der Regel sind es 10—15, welche man in Lymphoglandulae inguinales (parallel mit dem Lig. inguinale angeordnet) und Lymphoglandulae subinguinales (parallel mit dem Verlaufe des obersten Abschnittes der A. femoralis) unterscheidet (Fig. 607). Dieser Unterscheidung entspricht zum Teil auch die Herkunft der in die Lymphdrüsen mündenden Lymphstämme; zu den Lymphoglandulae subinguinales gehen die an der vorderen Fläche des Oberschenkels proximalwärts ziehenden Lymphstämme und in die Lymphoglandulae inguinales münden die Lymphgefässe der Haut des Bauches unterhalb des Nabels, ferner die oberflächlichen Lymphgefässe des Penis (resp. der Clitoris), des Perineum und des Anus.

Ausser den oberflächlichen Lymphdrüsen kommen auch 3—7 Lymphoglandulae subinguinales prof. vor, welche subfascial längs der A. femoralis angeordnet sind; mit grosser Regelmässigkeit findet sich eine Drüse in der Lacuna vasorum, medial von der V. femoralis (Rosenmüllersche Drüse), welche eine gewisse Rolle beim Zustandekommen der Herniae femorales spielen soll. Die Vasa efferentia der Lymphoglandulae inguinales und subinguinales gehen längs der A. und V. femoralis durch die Lacuna vasorum zu den Lymphoglandulae iliacae ext. längs der A. iliaca ext.

Muskulatur des Oberschenkels. Sie wird von drei grossen auf dem Querschnitte leicht voneinander zu unterscheidenden Muskelmassen gebildet, von denen die Extensoren vorne und lateral, die Flexoren hinten und die Adduktoren medial liegen; dieselben sind durch Fasciensepten, welche von der Fascia lata ausgehen und am Femurschafte haften, voneinander getrennt und in Fascienräume oder Logen (der Adduktoren, der Flexoren und der Extensoren) eingeschlossen (s. die Bemerkungen über die Fascienräume des Oberschenkels und Fig. 622).

Von vorne betrachtet haben wir die beiden Muskelmassen der Extensoren einerseits und der Adduktoren andererseits, welche auseinanderpräpariert die oben geschilderte Muskelrinne an dem vorderen Umfange des Oberschenkels begrenzen (Fig. 608). Die Masse des M. quadriceps geht distalwärts in ihre an der Basis patellae sich inserierende Endsehne über. Lateral bildet der M. tensor fasciae latae mit dem als Insertion und Sehne des Muskels dienenden, an den Condylus lateralis tibiae sich befestigenden Tractus iliotibialis die Grenze gegen die Regio glutaea sowie gegen den hinteren Umfang des Oberschenkels. Unter der lateralen Hälfte des Lig. inguinale tritt der M. iliopsoas durch die Lacuna musculorum, um seine Insertion am Trochanter minor femoris zu finden. Medianwärts inserieren sich die von der Symphyse sowie von beiden Ästen des Os pubis entspringenden Mm. adductores am Femur. In oberflächlicher Schicht liegen die Mm. pectineus und adductor longus vor, in zweiter Schicht, von den ersteren bedeckt, der M. adductor brevis, als dritte Schicht die mächtige Platte des M. adductor magnus, dessen Insertion an der Linea aspera sich mittelst eines Sehnenbogens bis zum Epicondylus medialis femoris fortsetzt. Medial grenzt der von der Symphyse entspringende und an der Crista tibiae sich ansetzende M. gracilis die Masse der Adduktoren ab.

Schräg über die vordere Fläche des Oberschenkels zieht der für die Orientierung wichtige M. sartorius von der Spina iliaca ant. sup. zur Crista tibiae.

Lässt man die Muskeln in situ, so begrenzt das Lig. inguinale mit dem M. sartorius und dem medialen Rande des M. adductor longus ein Dreieck, das Trigonum

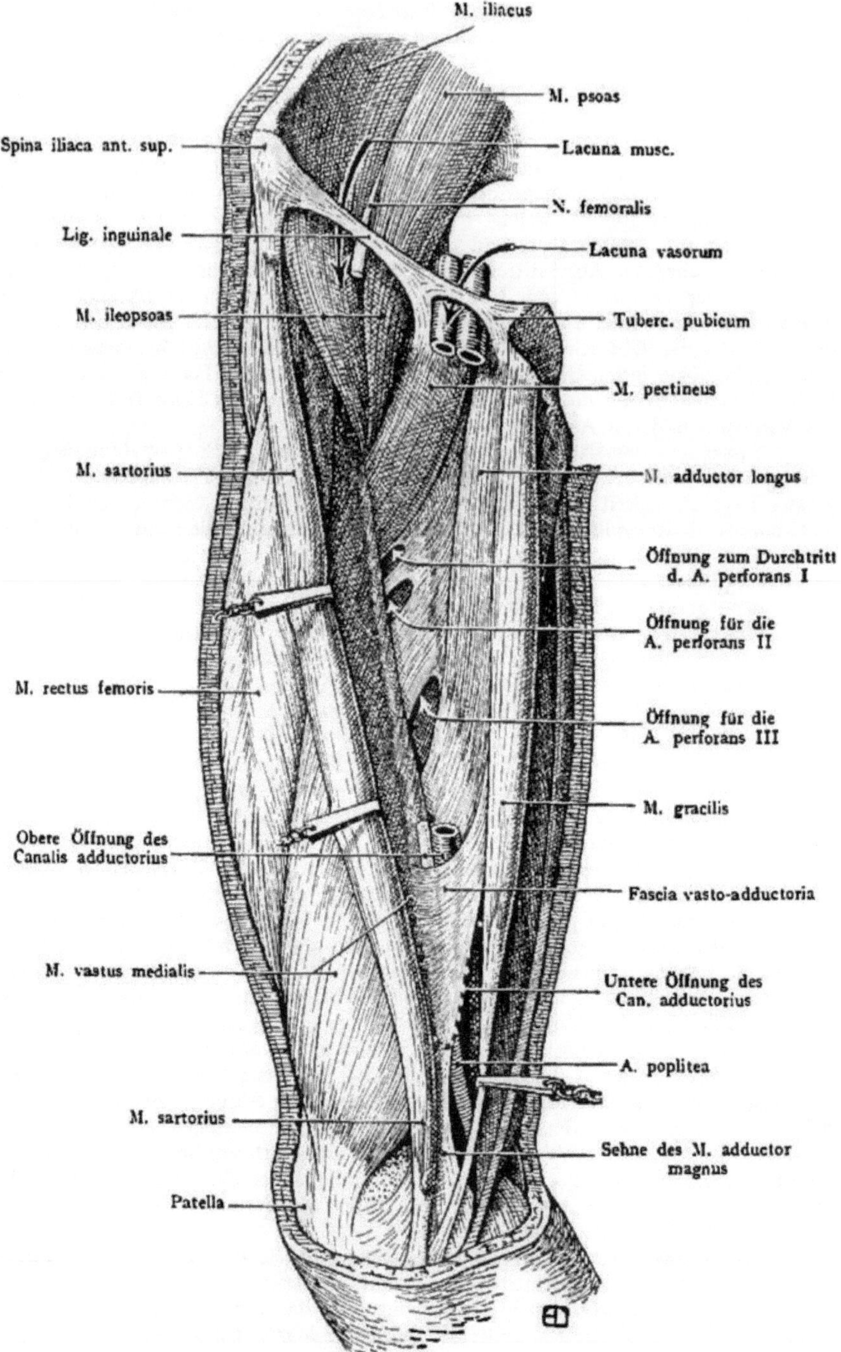

Fig. 608. Muskeln der Vorderseite des Oberschenkels bei auswärts rotiertem Oberschenkel.

femorale Scarpae, dessen Basis im Lig. inguinale gegeben ist und dessen Spitze distal
liegt und annähernd dem Eingang in den Canalis adductorius entspricht. Die Spitze
des Dreiecks liegt etwa 20 cm distal vom Lig. inguinale.

In demselben ist ein zweites, kleineres Dreieck abzugrenzen, dessen Basis gleichfalls durch das Lig. inguinale dargestellt wird, während die beiden Schenkel erst nach
Präparation der Muskulatur zum Vorschein kommen und medial von dem M.

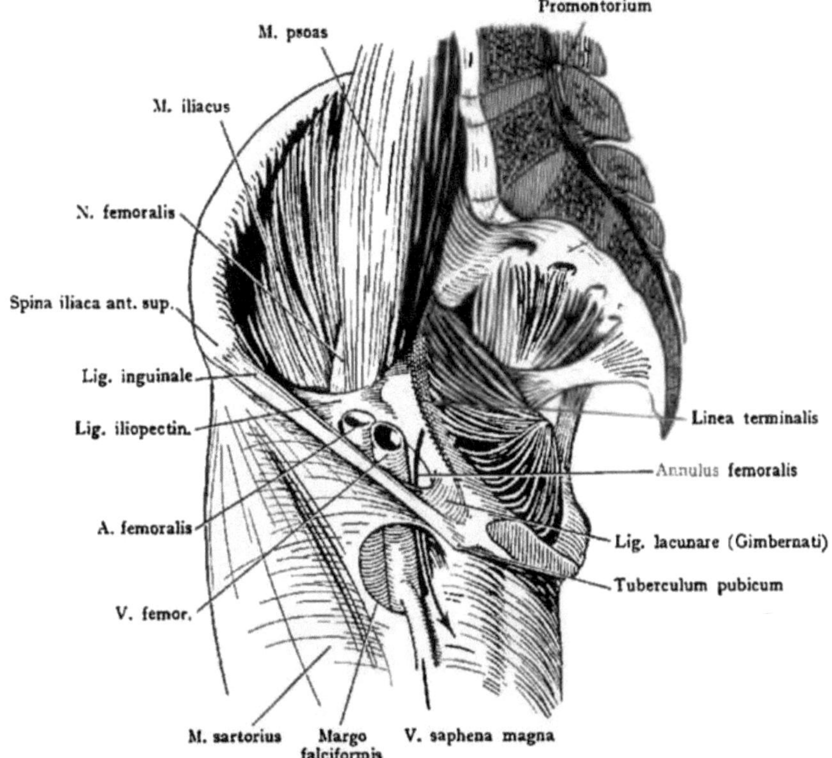

Fig. 609. Fossa ovalis, Lig. inguinale mit der Lacuna musculorum und der Lacuna vasorum.
(Halbschematisch.)
Schräg von oben gesehen. — Fascie grün.
Der Pfeil führt in den Canalis femoralis.

pectineus, lateral von dem M. iliopsoas gebildet werden (Fossa iliopectinea). Die
Spitze des Dreiecks liegt am Trochanter minor.

Die Erkenntnis, dass die Muskulatur am vorderen Umfange des Oberschenkels
eine Rinne bildet, die breit am Lig. inguinale anfängt und distalwärts-allmählich schmäler
wird, kann erst gewonnen werden, wenn man nach der Präparation der Extensoren
und der Adduktoren die beiden Muskelgruppen auseinanderzieht, wie das bei dem in
Fig. 608 dargestellten Präparate geschehen ist. Die so erhaltene Rinne ist also mehr oder
weniger ein Kunstprodukt, indem normalerweise die einander zugewandten Flächen
des M. vastus medialis und der Adduktoren durch Bindegewebe verlötet sind.

Die Rinne wird durch die Fascia lata mit dem zwischen ihren Blättern eingeschlossenen M. sartorius nach vorne abgegrenzt; man kann dieselbe als einen Binde-

gewebsraum auffassen, welcher nach verschiedenen Richtungen mit benachbarten Räumen im Zusammenhang steht. Von oben gelangt man unterhalb des Lig. inguinale medial durch die Lacuna vasorum, lateral durch die Lacuna musculorum in den obersten Teil des Raumes. Das Bindegewebe und Fett, welches denselben, besonders in seiner oberen Partie, ausfüllt und die Nerven und Gefässe umgibt, setzt sich unter dem M. rectus femoris gegen den lateralen Umfang des Hüftgelenkes fort. Medianwärts dringt es längs der Zweige der A. circumflexa femoris medialis

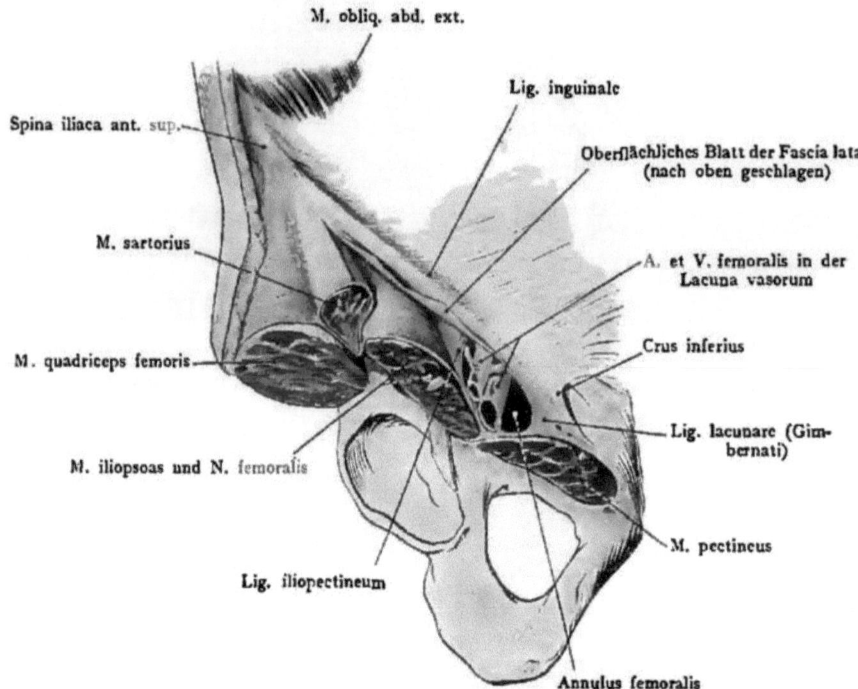

Fig. 610. Lacuna vasorum und Lacuna musculorum, von unten gesehen.
Oberflächliches Blatt der Fascia lata abgetrennt und etwas nach oben geschlagen.

zwischen den Mm. pectineus und adductor longus ein und hängt mit dem Bindegewebe zusammen, welches die vordere von der mittleren Schicht der Adduktoren trennt und Äste des N. obturatorius und der A. obturatoria umschliesst (Fig. 613). Verbindungen mit der Beugerloge finden sich an 3—4 sehnig umrandeten Öffnungen in der Adduktorenplatte, welche zum Durchtritte der Aa. perforantes aus der A. profunda femoris dienen (Fig. 608). An der Spitze des Trigonum führt eine Öffnung in den Canalis adductorius, durch welche die Hauptstämme der Arterien und Venen (A. und V. femoralis) ihren Weg nach hinten in die Fossa poplitea nehmen. Die Verbindung mit den subkutanen Schichten längs der in der Fossa ovalis austretenden Gefässe (Aa. epigastrica superfic., pudenda ext., V. saphena magna) ist schon besprochen worden.

Die Öffnungen unterhalb des Lig. inguinale, durch welche einerseits der M. iliopsoas mit dem N. femoralis, andererseits die A. und V. femoralis in die Gegend eintreten, sind in Fig. 610 dargestellt. Das Lig. inguinale erstreckt sich als ein Teil der Aponeurose des M. obliquus abd. ext. von der Spina iliaca ant. sup. bis zum Tuberculum pubicum; von dem medialen Ende des Bandes zweigt sich das Lig. lacunare (Gimbernati) als eine dreieckige, horizontal eingestellte sehnige Platte mit lateralwärts konkavem Rande zum Pecten ossis pubis ab.

Die durch das Lig. inguinale, den konkaven Rand des Lig. lacunare, den Ramus sup. ossis pubis und den vom Tuberculum pubicum zur Spina iliaca ant. sup. aufsteigenden Abschnitt des Os ilium begrenzte Öffnung erfährt eine Teilung in eine mediale kleinere (Lacuna vasorum) und eine laterale grössere Öffnung (Lacuna musculorum), indem von der unteren Fläche des Lig. inguinale sehnige Bündel abgehen, welche sich an der Eminentia iliopectinea inserieren und als Lig. iliopectineum die Abgrenzung der beiden sekundären Öffnungen unter dem Lig. inguinale herstellen.

Die Lacuna musculorum wird vollständig durch den M. iliopsoas ausgefüllt, dessen Fasern fächerförmig konvergieren, um an den Trochanter minor zu gelangen. Mit demselben verläuft in der Rinne zwischen beiden Portionen des Muskels der N. femoralis distalwärts. Durch die Lacuna vasorum verlaufen lateral die A., medial die V. femoralis. Zwischen dem medialen Umfange der Vene und dem scharfen lateralen Rande des Lig. lacunare bleibt eine Lücke übrig (Fig. 610), die manchmal durch die sog. Rosenmüllersche Lymphdrüse, häufig jedoch bloss durch lockeres Bindegewebe ausgefüllt wird. Gegen die Bauchhöhle wird diese Stelle (Annulus femoralis) von dem Peritonaeum überlagert; sie spielt bei dem Zustandekommen der Schenkelhernien eine wichtige Rolle (s. unten Herniae femorales).

Das im Annulus femoralis liegende Bindegewebe stammt von der Fascia transversalis und hängt mit derselben sowie mit den Ligg. inguinale und lacunare und der Scheide der A. und V. femoralis zusammen, indem es eine mehr oder weniger einheitliche Membran, das Septum femorale (Cloqueti), herstellt. Dasselbe bildet bloss einen lockeren Verschluss der erwähnten Lücke, welcher durch Druck von der Bauchhöhle aus bei der Entstehung der Herniae femorales leicht vorgedrängt wird.

Die A. iliaca ext. gibt in der Lacuna vasorum oder gerade oberhalb derselben die A. epigastrica inf. und die A. circumflexa ilium prof. ab (Fig. 610), welche zu den Bauchdecken resp. zur Regio iliaca verlaufen (s. vordere Bauchwand).

Subfasciale Gefässe und Nerven im Trigonum femorale (Fig. 611). Die A., die V. und der N. femoralis liegen bei ihrem Übertritt in das Trigonum femorale in der Weise zueinander, dass wir am weitesten medial die Vene antreffen, die mit der ihr lateral anliegenden Arterie von einer gemeinsamen Gefässscheide umschlossen ist. Lateral von der Arterie liegt der Stamm des N. femoralis, und zwar bedeckt von der Fascie des M. iliopsoas, welche ihn von der Arterie trennt. In Fig. 611 ist diese Fascie nicht dargestellt. Medial von der Vene liegt, entweder im Annulus femoralis oder gleich unterhalb desselben, die grösste der subfascialen Lymphdrüsen, die sog. Rosenmüllersche Drüse.

A. femoralis. Sie tritt etwas medial von der Mitte des Lig. inguinale in das Trigonum femorale ein und liegt dem Beckenrande medial von der Eminentia iliopectinea auf, wo sie gegen den Knochen komprimiert werden kann. Der Stamm verläuft gegen die an der Spitze des Trigonum femorale befindliche obere Öffnung des Canalis adductorius, durch welchen sie in Gesellschaft der V. femoralis nach hinten in die Fossa poplitea gelangt. Die Richtung des Verlaufes wird durch eine von der Mitte des Lig. inguinale zum Epicondylus medialis femoris gezogene Linie angegeben.

Die Arterie gibt nach der klassischen Schilderung, abgesehen von den durch die Fascie zu den Lymphdrüsen und zur Haut gelangenden kleineren Ästen (s. oben),

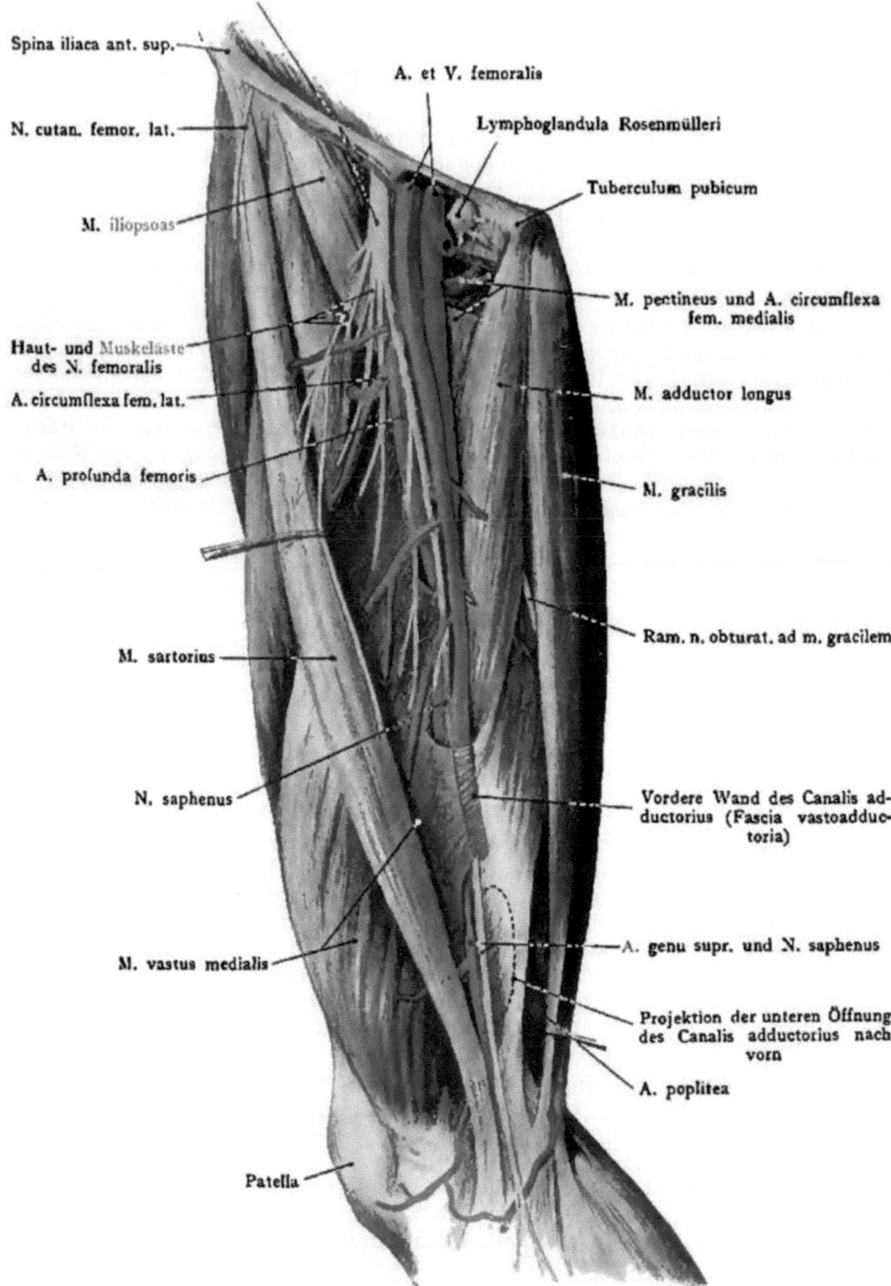

Fig. 611. Tiefe (subfasciale) Gebilde der vorderen Seite des Oberschenkels bei auswärts rotiertem Oberschenkel.

als Hauptast die A. profunda femoris ab, aus welcher in der Mehrzahl der Fälle die sekundären Äste zu der Muskulatur des vorderen und auch des hinteren Umfanges des Oberschenkels entspringen (Aa. circumflexae femoris medialis et lat. und die Aa. perforantes).

Die A. profunda femoris entspringt in der Regel 4—6 cm distal vom Lig. inguinale aus dem hinteren, manchmal auch aus dem medialen oder dem lateralen Umfange der A. femoralis. Der Ursprung kann auch unmittelbar unterhalb des Lig. inguinale oder andererseits bis 11 cm distal von demselben stattfinden. Die Möglichkeit einer Ablenkung des Ursprunges auf den lateralen oder medialen Umfang der A. femoralis verdient bei der Unterbindung der A. profunda berücksichtigt zu werden; als Grund der Ablenkung wird von einigen Autoren der Ursprung einer A. circumflexa femoris medialis oder lat. von der A. profunda angenommen, welche den Ursprung der letzteren nach der betreffenden Seite abziehen soll.

Häufig entspringen alle subfascialen Äste aus der A. profunda; hier kommen die beiden Aa. circumflexae femoris und die drei durch die Adduktorenplatte nach hinten verlaufenden Aa. perforantes in Betracht.

Die Aa. circumflexae femoris zeigen in ihrem Ursprunge eine beträchtliche Variation. Sie können ein- oder beiderseits aus der A. femoralis entspringen; dann liegt in der Regel der Ursprung der stärkeren A. circumflexa lat. weiter distal als derjenige der A. circumflexa medialis. Die A. circumflexa femoris lat. verläuft, von dem M. rectus femoris bedeckt, lateralwärts und teilt sich in einen Ramus ascendens und einen Ramus descendens. Der erstere geht um den Hals des Femur, gibt Äste an die Kapsel des Hüftgelenkes, verzweigt sich in der mittleren und tiefen Schicht der Glutaealmuskeln und anastomosiert mit der A. glutaea sup. Der Ram. descendens wird von dem M. rectus femoris bedeckt, verbreitet sich an den M. quadriceps und geht mit seinen Endästen in das Rete patellae ein.

Die A. circumflexa femoris medialis gelangt mit ihrem Ramus profundus zwischen den Mm. iliopsoas und pectineus um das Collum femoris nach hinten und verbindet sich mit den Ästen der A. obturatoria, auch mit den Aa. glutaea inf. und circumflexa femoris lat. Sie gibt auch einen Ramus acetabuli zum Hüftgelenk ab.

Einteilung und Verlauf der A. femoralis. Die Richtung des Verlaufes ist oben angegeben worden. Wir unterscheiden an der Arterie von ihrem Eintritt in die Gegend durch die Lacuna vasorum bis zu ihrem Austritt aus dem Canalis adductorius in die Fossa poplitea drei Strecken. Die erste Strecke reicht von der Lacuna vasorum bis zum medialen Rande des M. sartorius. Hier liegt die Arterie oberflächlich und wird bloss von der Fascia lata bedeckt. In der zweiten Strecke wird die Arterie von dem M. sartorius sowie von den beiden den M. sartorius umschliessenden Blättern der Fascia lata bedeckt. Die dritte Strecke liegt im Canalis adductorius, hier wird die Arterie sowohl von dem M. sartorius als von der vorderen Wand des Canalis adductorius bedeckt.

Erste Strecke: Dieselbe hat eine Länge von 8—10 cm und reicht von dem Lig. inguinale bis distal vom Ursprung der A. profunda femoris. Die Arterie ist hier mit der medial angelagerten V. femoralis in eine gemeinsame Gefässscheide eingeschlossen und wird unmittelbar unter der Fascia lata angetroffen; lateral, durch die Fascia iliaca von der Arterie getrennt, liegt der Stamm des N. femoralis, welcher kurz unterhalb des Lig. inguinale fächerförmig in seine Äste zur Haut und zur Muskulatur zerfällt. Ein starker Ast (N. saphenus) legt sich schon der ersten Strecke der Arterie lateral an und bleibt derselben bis in den Canalis adductorius treu, wo er die vordere Wand des Kanales durchbohrt und zur Haut der medialen Seite des Unterschenkels gelangt. Aus der ersten Strecke entspringen die A. profunda femoris und beide Aa. circumflexae femoris.

Zweite Strecke. Sie wird von dem M. sartorius bedeckt und reicht distalwärts bis zum Eintritt der Arterie in den Canalis adductorius. Man wird zur Aufsuchung der Arterie in dieser Strecke ihres Verlaufes den medialen Rand des M. sartorius, welcher einer von der Spina iliaca ant. sup. zum Epicondylus medialis femoris verlaufenden Linie entspricht, feststellen und in der Mitte derselben einschneiden. Der Muskel wird nach Durchtrennung der Haut und der Fascia lata lateralwärts abgezogen, die Gefässscheide gespalten und die Arterie von der medial und hinten anliegenden Vene und dem lateral und vorne anliegenden N. saphenus isoliert (Fig. 612). Die V. femoralis beginnt sich schon in der ersten Strecke der Arterie hinter dieselbe zu schieben; am Eingang in den Canalis adductorius liegt sie gerade hinter der Arterie. Der N. saphenus wird lateral und vor der Arterie angetroffen und gelangt mit derselben in den Canalis adductorius.

Dritte Strecke der A. femoralis im Canalis adductorius. Der Canalis adductorius, welcher aus dem subfascialen Bindegewebsraume des Trigonum femorale in die Fossa poplitea führt, zeigt eine mediale, eine laterale und eine vordere Wand.

Die mediale und die laterale Wand entsprechen der untersten Partie der früher erwähnten, durch die Extensoren- und Adduktorenmuskulatur gebildeten Rinne, welche hier begrenzt wird einerseits durch den M. vastus medialis, andererseits durch die an der Linea aspera femoris sich inserierende Platte des M. adductor magnus. Da sich jedoch diese Insertion nicht bis zum distalen Ende der Linea aspera erstreckt, indem die Muskelplatte handbreit über dem Epicondylus medialis femoris in einen starken Sehnenbogen übergeht, welcher sich an den Epicondylus ansetzt, so entsteht am distalen Ende der Rinne eine Öffnung in der Adduktorenplatte, die als Adduktorenschlitz bezeichnet wird (Hiatus tendineus [adductorius]). Dieser wird lateral durch den gegen den Epicondylus medialis ausbiegenden Schaft des Femur, medial

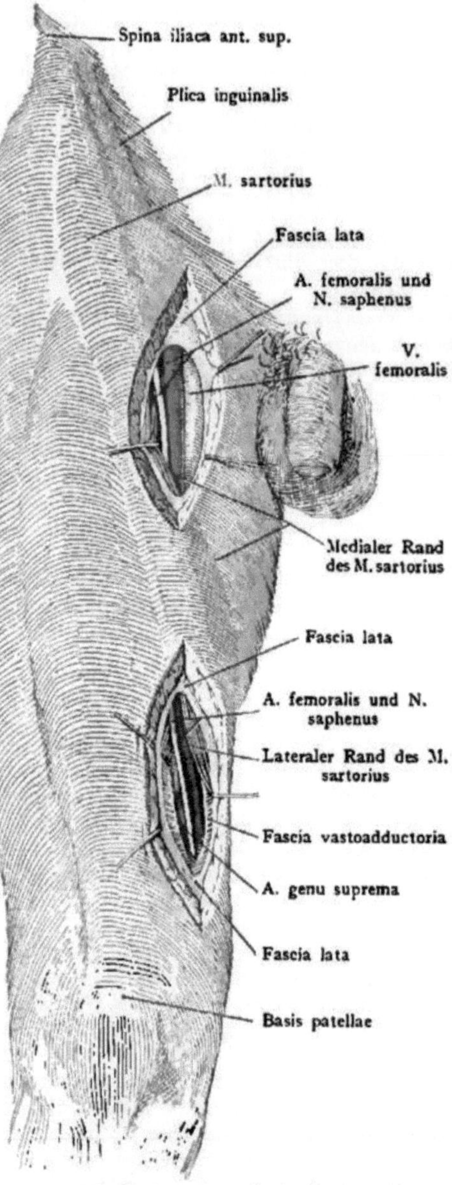

Fig. 612. Aufsuchung der A. femoralis im oberen und unteren Drittel des Oberschenkels.

durch die Endsehne des M. adductor magnus begrenzt und stellt die distale (untere) Öffnung des Canalis adductorius in die Fossa poplitea dar. Es ergänzt sich nämlich der untere Abschnitt der Muskelrinne, der durch den M. vastus medialis und die Platte des M. adductor magnus hergestellt wird, zu einem Kanale, indem eine sehnige Verstärkung der Fascie des M. vastus medialis (Fascia vastoadductoria) die Rinne überspannt und sich mit der Fascie des M. adductor magnus verbindet (Figg. 611 u. 612). Der Canalis adductorius zeigt eine proximale Öffnung, in welche die A. und V. femoralis mit dem N. saphenus eintreten und eine distale Öffnung, durch welche die Vene und die Arterie in die Fossa poplitea austreten; ferner unterscheiden wir eine laterale Wand (M. vastus medialis), eine mediale und hintere Wand (M. adductor magnus) und eine vordere Wand, welche letztere durch die Fascia vastoadductoria hergestellt wird. Die Länge des Kanales beträgt 3—6 cm; er wird medial und oberflächlich von dem breiten Bauche des M. sartorius bedeckt.

Im Canalis adductorius liegt die A. femoralis vor der Vene, welche sich schon auf der ersten Strecke ihres Verlaufes dem hinteren Umfange der Arterie zu nähern begonnen hatte. Lateral und etwas vor der Arterie liegt zunächst der N. saphenus (Fig. 611), welcher in Gesellschaft mit der aus der A. femoralis im Canalis adductorius entspringenden A. genu suprema die vordere Wand des Kanales durchbohrt. Diese Arterie geht teils mit Rami musculares zu den Mm. vastus medialis, sartorius und gracilis, teils mit einem Ramus articularis zum Rete genu (s. Kollateralkreislauf nach Unterbindung der A. femoralis oder poplitea und Fig. 631); ein weiterer Ast, der Ram. saphenus, schliesst sich dem N. saphenus an, der über dem Condylus medialis femoris zur medialen Seite des Unterschenkels und des Fusses verläuft.

A. profunda femoris und Aa. perforantes. Die A. profunda femoris gibt die drei Aa. perforantes zu der tiefen Partie des Trigonum femorale ab, welche an der Linea aspera durch die Adduktorenmuskulatur nach hinten zur Beugemuskulatur des Oberschenkels und zu den Mm. adductores verlaufen. Hier anastomosieren sie sowohl untereinander, als mit der A. glutaea inf., der A. poplitea, der A. obturatoria und den Aa. circumflexae femoris (Fig. 617). Die A. perforans I verläuft zwischen der Insertion des M. pectineus und dem oberen Rande des M. adductor longus nach hinten, die A. perforans II entlang dem unteren Rande des M. adductor brevis, die A. perforans III über oder unter dem Ansatze des M. adductor longus an der Linea aspera femoris. Sie bildet häufig das Ende der A. profunda femoris und gibt konstant eine grosse A. nutritia femoris ab.

V. femoralis. Bei dem Eintritt der Gefässe durch die Lacuna vasorum in das Trigonum femorale ist die V. femoralis mit den umgebenden Gebilden so fest verwachsen, dass sie stets klaffend erhalten wird. Sie liegt in der Lacuna vasorum medial von der Arterie. Weiter distal ändert sich die Lage der Gefässe zueinander, indem die Vene sich dem hinteren Umfang der Arterie nähert und sogar am Übergang in die Fossa poplitea hinter der Arterie und etwas lateral angetroffen wird. Häufig sind neben der V. femoralis noch Vv. comitantes vorhanden, welche nach Art der Extremitätenvenen überhaupt, untereinander in Verbindung stehen. Die von der Arterie abgegebenen Äste werden von je zwei Venen begleitet.

Der **N. femoralis** tritt mit dem M. iliopsoas in der Furche zwischen den beiden Bestandteilen des Muskels durch die Lacuna musculorum in das Trigonum femorale (Fig. 611) und liegt unmittelbar unter der Fascia iliaca, etwas weiter distalwärts auch von dem tiefen Blatte der Fascia lata bedeckt. Die Äste des Nerven treten in einer Entfernung von höchstens 3 cm distal vom Lig. inguinale durch die Fascie des M. iliopsoas und verteilen sich fächerförmig an die oberflächlichen und die tiefen Gebilde des Trigonum femorale. Die oberflächlichen Äste sind, mit Ausnahme desjenigen zum M. sartorius, sämtlich sensibel und durchbohren als Nn. cutanei anteriores die Fascia lata, um sich an die Haut zu verzweigen. Die tiefen Äste versorgen die Streckmuskulatur des Oberschenkels (M. quadriceps femoris). Ein kleiner Ast geht medianwärts, hinter der A. und V. femoralis vorbei, zu dem M. pectineus, so dass dieser Muskel sowohl aus dem N. femoralis wie aus dem N. obturatorius Äste erhält. Zu den tiefen Ästen des N. femoralis gehört auch der N. saphenus, welcher häufig eine Strecke weit mit dem Zweig zum M. vastus medialis verbunden ist, dann

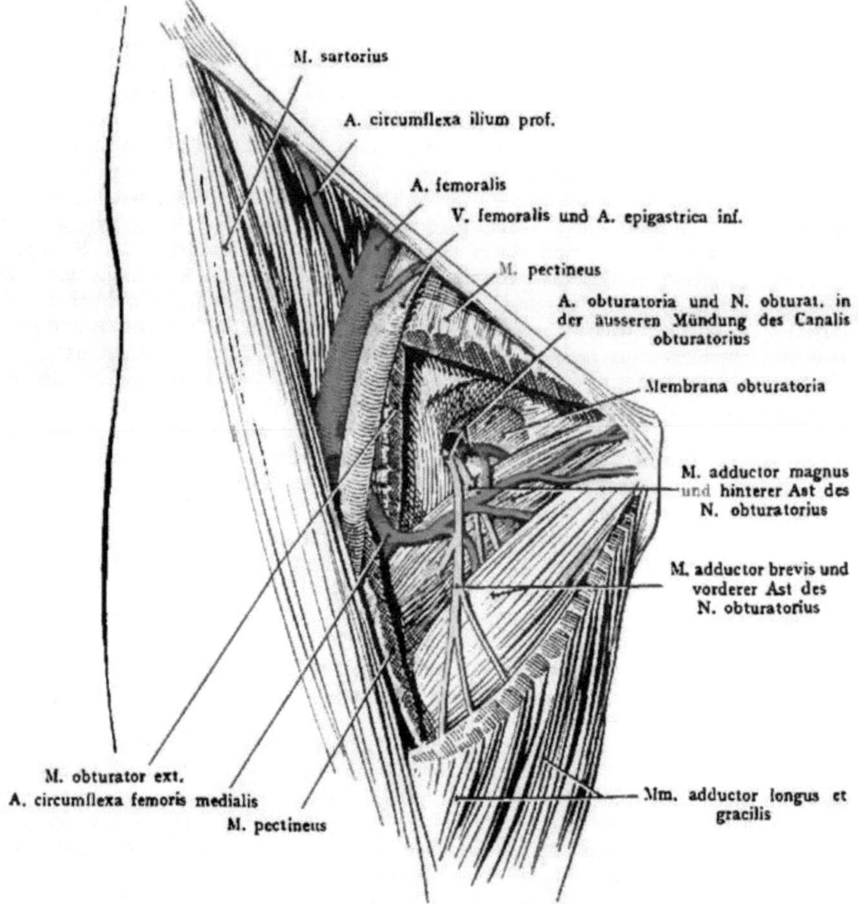

Fig. 613. Äussere Öffnung des Canalis obturatorius.
Der M. pectineus ist teilweise entfernt worden, um die A. obturatoria und den N. obturatorius zur Ansicht zu bringen.

sich lateral der A. femoralis anschliesst und mit letzterer in den Canalis adductorius eintritt, um die vordere Wandung des Kanales (Fascia vastoadductoria) zu durchbohren und hinter der Endsehne des M. sartorius zur Haut zu gelangen. Er versorgt die Haut der medialen Seite des Unterschenkels und des Dorsum pedis. Die tiefen Äste des N. femoralis kreuzen die A. circumflexa femoris lat., resp. ihre Äste.

Adduktorenloge (Membrana obturatoria und Canalis obturatorius). Die Mm. adductores bilden einen im Querschnitte (Fig. 624) keilförmigen Muskelkomplex, welcher sich medial zwischen der Extensoren- und der Beugemuskulatur des Oberschenkels einschiebt. Die Muskeln werden von den aus der A. profunda femoris entspringenden Aa. perforantes durchbohrt und durch die vordere Beckenwandung, welche im Bereiche des Ursprunges der Adduktoren aus dem Schambeinkörper, der äusseren Umrandung des Foramen obturatum und der Membrana obturatoria gebildet wird, gelangen die A. und V. obturatoria mit dem N. obturatorius in die Gegend, nachdem sie den Canalis obturatorius durchlaufen haben.

Die Mm. adductores entspringen im Anschluss an den medialen Umfang des Foramen obturatum von dem Schambein und dem Sitzbein; der M. pectineus greift mit seinem vom Pecten ossis pubis ausgehenden Ursprung auf den Ramus sup. des Schambeins über. Die Insertion aller Adduktoren erfolgt an der Linea aspera femoris; diejenige des M. adductor magnus reicht bis zur Grenze zwischen dem mittleren und unteren Drittel der Linea aspera und geht dann in die am Epicondylus medialis femoris sich inserierende Sehne über, welche die untere Öffnung des aus dem Trigonum femorale in die Fossa poplitea führenden Canalis adductorius begrenzt. Der M. obturator ext. entspringt von der äusseren Fläche der Membrana obturatoria sowie von den Rändern des Foramen obturatum und verläuft nach hinten, dem Collum femoris angelagert, zu seiner Insertion in der Fossa trochanterica. Der Muskel lässt mit seinem Ursprunge die äussere Mündung des Canalis obturatorius frei.

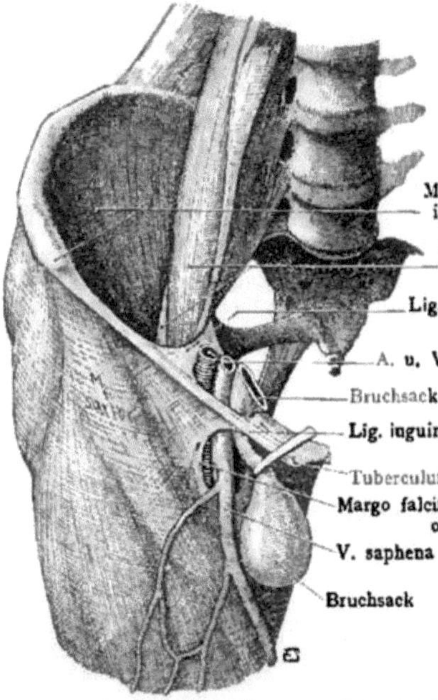

Das Foramen obturatum wird bis auf die Öffnung des Canalis obturatorius (Fig. 613) durch die Membrana obturatoria

Fig. 614. Lacuna musculorum und Lacuna vasorum unter dem Lig. inguinale.
Eine Femoralhernie ist durch den Canalis femoralis und die Fossa ovalis getreten. (Halbschematisch.)

verschlossen, welche die Rolle einer Membrana interossea spielt, indem ihre Fasern äusserst derb und sehnig sind und fast einen Ersatz für Knochen bieten.

Der Canalis obturatorius führt aus dem Spatium subperitonaeale des kleinen Beckens schräg distal- und medianwärts in die Loge der Mm. adductores. Er hat eine Länge von 2—3 cm und wird gebildet: erstens durch eine schräg verlaufende Rinne an der unteren Fläche des Ram. superior ossis pubis (Sulcus obturatorius); zweitens durch den fächerförmigen Ansatz der Membrana obturatoria an den Rändern des Sulcus obturatorius und drittens erhält die Wandung noch eine Verstärkung durch die der Membrana obturatoria innen und aussen aufgelagerten Mm. obturator int. und ext.

Die A. und V. obturatoria und der N. obturatorius, welche den Canalis obturatorius durchsetzen, um distalwärts in die Adduktorenloge zu gelangen, sind in lobuläres Fettgewebe eingehüllt, welches nach oben mit dem lockeren subperitonaealen Bindegewebe und der Lamina parietalis fasciae pelvis, nach unten mit dem lockeren Bindegewebe zwischen den Schichten der Mm. adductores im Zusammenhang steht. Schon innerhalb des Canalis obturatorius teilt sich die Arterie in einen Ramus ant. und post.;

der letztere gibt die A. acetabuli ab, welche durch die Incisura acetabuli zum Lig. teres
und in diesem zum Kopfe des Femur gelangt; ferner anastomosiert er mit der A. glutaea
inf. und der A. circumflexa femoris medialis. Der Ramus anterior verbreitet sich in den
Adduktoren und anastomosiert mit den Aa. perforantes und der A. circumflexa
femoris medialis. Die Venen folgen den Arterien. Der N. obturatorius gibt schon im
Kanale einen Ast für den M. obturator ext. ab und teilt sich alsdann in einen Ramus
anterior und posterior. Die Zweige des Ramus anterior verlaufen vor dem M. adductor
brevis, versorgen diesen Muskel sowie die Mm. pectineus, adductor longus und
gracilis; auch geht ein Ast als N. cutaneus zur Haut an der medialen Seite, von
der Mitte des Oberschenkels bis zum Knie herab. Der Ramus posterior geht zum
M. adductor magnus, einschliesslich der obersten Partie desselben, welche bisweilen als
M. adductor minimus unterschieden wird. Die Innervation des M. pectineus ist eine
doppelte, denn er erhält auch vom N. femoralis einen Zweig. Vom N. ischiadicus
geht ein Ast auch zu einem Teile des M. adductor magnus, welcher einen sekundär
dem Muskel sich anschliessenden Abschnitt der Beugemuskulatur des Oberschenkels
darstellt und hauptsächlich die Endsehne des M. adductor magnus liefert (G. Ruge).

**Aufsuchung der A. obturatoria und der äusseren Mündung des Canalis
obturatorius am Oberschenkel** (Fig. 613). Ein Schnitt wird von der Mitte des
Lig. inguinale senkrecht nach unten geführt, die Haut, das subkutane Fett- und
Bindegewebe und das oberflächliche Blatt der Fascia lata werden gespalten, die V.
saphena magna lateralwärts abgezogen. Sodann liegt die A. femoralis und medial von
ihr die V. femoralis vor, auf dem mit der Fascia iliopectinea verschmolzenen tiefen
Blatte der Fascia lata. Der M. pectineus wird teilweise von seinem Ursprunge gelöst,
alsdann gelangt man auf die den M. obturator ext. überziehende Fascie, kann mit dem
Finger die äussere Öffnung des Canalis obturatorius fühlen und nach Abziehen des
M. pectineus auf die Membrana obturatoria sowie auf die Gefässe und den Nerven vordringen. Im Canalis obturatorius liegt der Nerv am weitesten lateral, die Arterie
und die Vene schliessen sich demselben medial an.

Bruchpforten und Hernien am vorderen Umfange des Oberschenkels.

Am vorderen Umfange des Oberschenkels können sich im Bereiche des Trigonum
iliopectineum Hernien bilden, die entweder von der Bauchhöhle ausgehen, indem sie
den Canalis femoralis durchsetzen (Herniae femorales), oder, allerdings viel seltener,
von der Höhle des kleinen Beckens aus durch den Canalis obturatorius in die Loge der
Mm. adductores gelangen (Herniae obturatoriae).

Herniae femorales. Sie benützen zu ihrem Austritt auf den vorderen Umfang
des Oberschenkels den Raum, welcher medial von der V. femoralis liegt (Annulus
femoralis) und begrenzt wird: oben durch das Lig. inguinale, medial durch den
scharfen Rand des Lig. lacunare (Gimbernati), lateral durch die V. femoralis,
unten durch das Pecten ossis pubis (Fig. 609). Die Öffnung misst von dem
konkaven freien Rande des Lig. lacunare bis zum medialen Umfange der V. femoralis,
wohl 1 cm; sie wird durch eine mehr oder weniger als Membran ausgebildete Bindegewebsschicht (Septum femorale) verschlossen, welche von der Fascia transversalis
abzuleiten ist. Nicht selten finden wir im Annulus femoralis die sog. Rosenmüllersche Lymphdrüse.

Dem Annulus femoralis liegt gegen die Bauchhöhle hin das Peritonaeum unmittelbar an, distalwärts führt die Öffnung medial von den Vasa femoralia in den Raum
oder Spalt, welcher von den beiden Blättern der Fascia lata bei ihrem Verlaufe vor
und hinter den Gefässen gebildet wird (s. Fascia lata). Dieser Raum wird distal

abgeschlossen, indem sich die beiden Blätter der Fascia lata distal von der Fossa ovalis und medial von dem M. sartorius wieder zu einem einheitlichen Blatte vereinigen. Die Strecke, welche von dem Annulus femoralis bis zur Fossa ovalis reicht, wird als Canalis femoralis bezeichnet.

In dem oberflächlichen Blatte bietet die Fossa ovalis mit ihrer von zahlreichen kleinen Gefässen sowie von der V. saphena magna durchbrochenen Fascia cribrosa, ein Punctum minoris resistentiae, welches einem von oben vordringenden Herniensacke den Austritt durch die Fascie unter die Haut gestattet. Die letztere wird gleich-

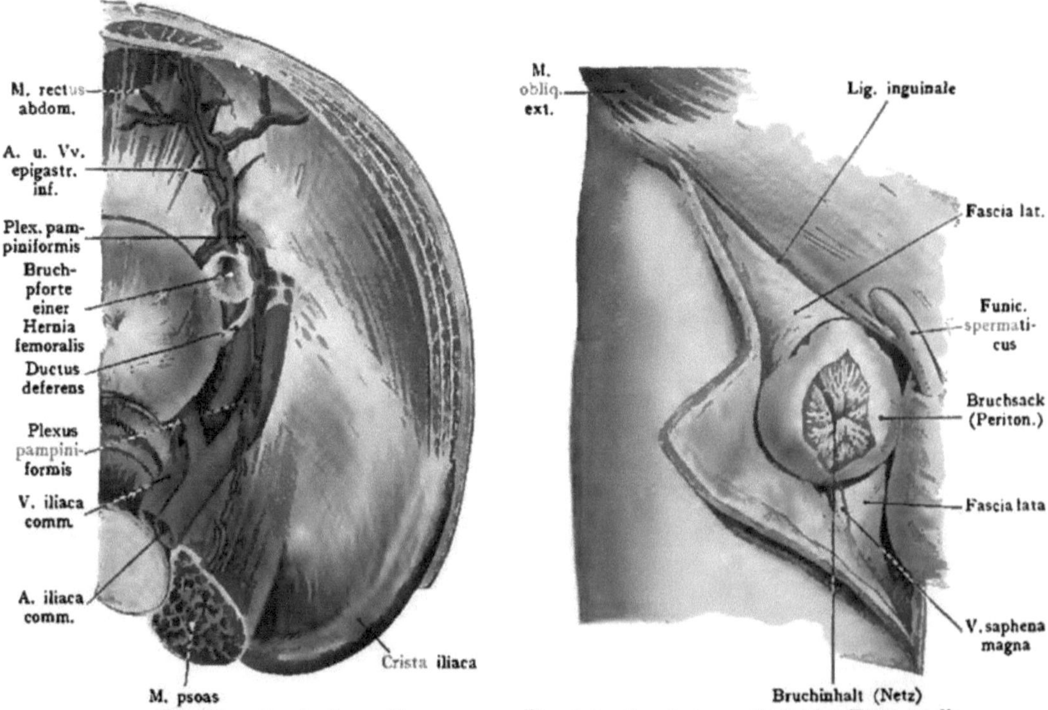

Fig. 615. Hernia femoralis.
Nach Nuhn, Chirurg.-anatomischer Atlas.
Die A. obturatoria entspringt aus der A. epigastrica inf.

Fig. 616. Hernia femoralis in der Fossa ovalis.
Der Bruchsack ist geöffnet worden, um den Inhalt (Omentum majus) zu zeigen.
Nach Nuhn, Chirurg.-anatomischer Atlas.

falls vorgewölbt und der Herniensack wird alsdann dargestellt (von innen nach aussen aufgezählt) von dem Peritonaeum, der Fascia transversalis, den Resten der Fascia cribrosa und der Haut. Der Weg, den eine Hernia femoralis einschlägt, kann leicht verfolgt werden, wenn man von oben her den Finger durch den Annulus femoralis nach unten vorstösst und die Fascia cribrosa vorwölbt.

In allen Fällen liegt oberhalb der Bruchpforte das Lig. inguinale, lateral von derselben die V. femoralis, medial das Lig. lacunare (Gimbernati). Eine solche Hernie mit Inhalt (grosses Netz) ist in Fig. 616 dargestellt. Eine bei der Operation der Schenkelhernien nicht unwichtige und auch nicht gerade seltene Gefässanomalie wird in Fig. 615 veranschaulicht, nämlich der Ursprung der A. obturatoria aus der A. epigastrica inf. (Fig. 425). Auf ihre Bedeutung bei Operationen am Annulus femoralis weist die alte Bezeichnung Arcus seu corona mortis hin. In solchen Fällen verläuft die A.

obturatoria über dem Annulus femoralis im Bogen medianwärts, um die innere Mündung des Canalis obturatorius zu erreichen. Sie würde dem oberen Umfange der Bruchsackpforte einer Hernia femoralis unmittelbar anliegen. Die Pforte wird sodann nach allen Seiten zu Gefässen in Beziehung stehen; lateral liegen die A. und V. femoralis und die A. epigastrica inf., oben und medial die anormal entspringende A. obturatoria; dazu noch unten der vom Annulus inguinalis abdominalis zum Rande des kleinen Beckens verlaufende Ductus deferens.

Herniae obturatoriae. Sie kommen weit seltener vor als die Herniae femorales oder inguinales und betreffen in der Mehrzahl der Fälle weibliche Individuen. Das Peritonaeum wird an der inneren Mündung des Canalis obturatorius vorgestülpt und der Bruch tritt durch den Canalis obturatorius nach unten in die Adduktorenloge. Entsprechend der Richtung des Kanales zeigen die Herniae obturatoriae einen schief von oben und lateral medianwärts und nach unten gerichteten Verlauf. Der Kanal kann bloss abwärts auf Kosten der an den Rändern des Sulcus obturatorius sich ansetzenden Membrana obturatoria erweitert werden; nicht selten übt der Bruch einen Druck auf den N. obturatorius im Kanale aus, der sich durch Schmerzen am medialen Umfange des Oberschenkels (Versorgung der Haut in diesem Bezirke durch den Ram. cutaneus n. obturatorii) bemerkbar macht. Dieses Symptom weist häufig auf das Vorhandensein einer Hernia obturatoria hin.

Regio femoris posterior.

Dieselbe wird abgegrenzt: proximal durch die Glutaealfalte, distal durch eine 4 cm oberhalb der Basis patellae gezogene Querlinie; lateral bezeichnet der Tractus iliotibialis, medial der M. gracilis die Grenze gegen die Regio anterior.

Äussere Form. Die Wölbung wird von den Flexoren hervorgerufen (Mm. biceps, semimembranosus und semitendinosus, Fig. 604), gegen die Fossa poplitea erfolgt eine Abplattung, indem die Flexoren in ihre Endsehnen übergehen, welche lateralwärts (Sehne des M. biceps) zum Capitulum fibulae und medianwärts (Sehnen der Mm. semimembranosus und semitendinosus) zur Tuberositas tibiae auseinanderweichen und den proximalen Winkel der Kniekehlenraute begrenzen.

Fascia lata. Sie ist auch am hinteren Umfange des Oberschenkels derb und wird von bogenförmig oder schräg verlaufenden sehnigen Faserzügen durchsetzt. Von in die Tiefe gehenden Septen wird die Beugemuskulatur umhüllt und zu einer besonderen Loge abgegrenzt (siehe den schematischen Querschnitt des Oberschenkels Fig. 622). Zwischen den Beugemuskeln und der hinteren Fläche der Adduktorenplatte (M. adductor magnus) liegt lockeres Bindegewebe, das proximalwärts mit dem Bindegewebe zwischen der oberflächlichen und der mittleren Schicht der Glutaealmuskulatur im Zusammenhang steht, distalwärts in das Fett- und Bindegewebe der Fossa poplitea übergeht.

Von oberflächlichen ausserhalb der Fascie liegenden Gebilden sei bloss der N. cutaneus femoris post. erwähnt, welcher an der Glutaealfalte und noch eine Strecke weit distalwärts von derselben unter der Fascie liegt; seine Äste durchbohren die Fascie und versorgen die Haut der Gegend bis zur Fossa poplitea. Eine Hautvene verbindet häufig, über den hinteren und medialen Umfang des Oberschenkels verlaufend, die V. saphena parva (in der Fossa poplitea) mit der V. saphena magna am medialen und vorderen Umfange des Oberschenkels; das Blut der ersteren kann also direkt in die V. saphena magna abgeleitet werden in Fällen, wo die Einmündung der V. saphena parva in die V. poplitea fehlt.

Muskeln. Die drei Beuger, welche am Tuber ischiadicum entspringen, sind von der grossen Muskelplatte des M. adductor magnus zu unterscheiden. In Fig. 617 sind die Bäuche der Muskeln entfernt worden, um den Verlauf des N. ischia-

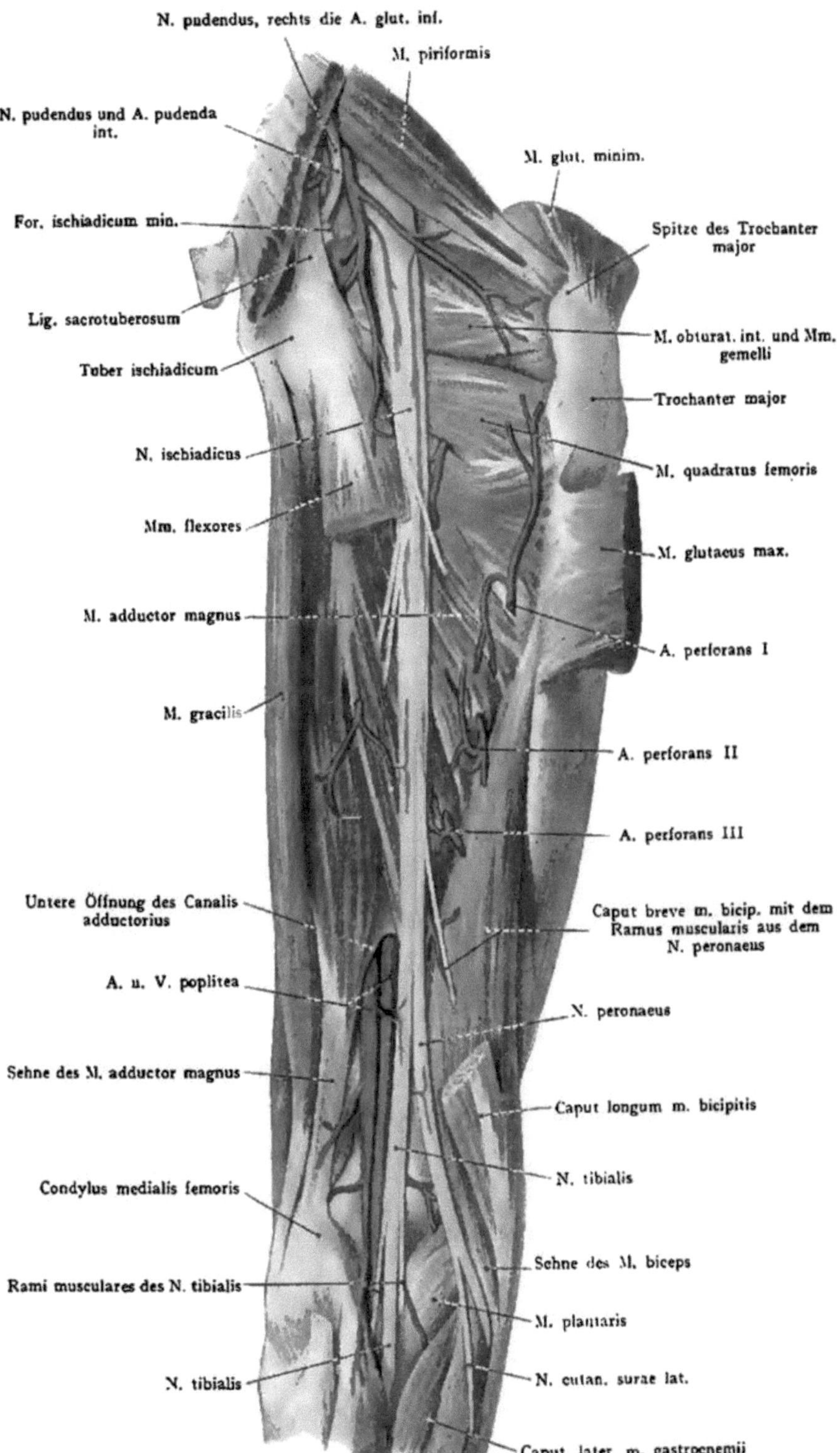

Fig. 617. Topographie des hinteren Umfanges des Oberschenkels und der Fossa poplitea nach Entfernung der Flexoren.

dicus zur Ansicht zu bringen. Der lange Kopf des M. biceps liegt am weitesten lateral; er vereinigt sich mit dem kurzen von der Linea aspera femoris entspringenden Kopfe, um eine gemeinsame, an das Capitulum fibulae gehende Sehne zu bilden. Der M. semitendinosus lagert sich dem breiten, durch eine Zwischensehne unterbrochenen M. semimembranosus auf. Der M. adductor magnus entspringt an der Symphyse sowie an der äusseren Fläche des Ram. inf. ossis pubis und des Ram. inf. ossis ischii bis zum Tuber ischiadicum und schliesst sich mit dem oberen Rande seiner dreieckigen Muskelplatte dem unteren Rande des M. quadratus femoris an; die Insertion erfolgt an der Linea aspera und mittelst einer starken Sehne am Epicondylus medialis femoris. Die Platte wird nahe bei ihrer Insertion an der Linea aspera von drei für den Durchtritt der Aa. perforantes bestimmten Öffnungen durchbrochen, zu denen als vierte grosse Öffnung die aus dem Canalis adductorius in die Fossa poplitea führende distale Öffnung des Canalis adductorius hinzukommt (Adduktorenschlitz).

Arterien und Nerven. In Betracht kommen: einerseits die drei Aa. perforantes mit ihren Vv. comitantes, andererseits der N. ischiadicus mit seiner Verzweigung an die Beugermuskeln, ferner Äste der Aa. circumflexae femoris und Verbindungen mit der A. glutaea inf.

Die Aa. perforantes aus der A. profunda femoris (gewöhnlich drei; es können auch vier bis fünf vorkommen) gehen durch sehnig umrandete Öffnungen in der Adduktorenplatte und versorgen sowohl die Adduktoren als die Beuger. Die A. perforans I gibt eine obere, die A. perforans III eine untere A. nutritia femoris ab. Die Arterien verbinden sich untereinander sowie auch distalwärts mit den Aa. articulares genu aus der A. poplitea, so dass eine von der Regio poplitea bis zur Regio glutaea reichende, für die Ausbildung eines Kollateralkreislaufes nach Unterbindung der A. femoralis in Betracht kommende Anastomosenkette entsteht. Mit dem N. ischiadicus verläuft die aus der A. glutaea inf. entspringende A. comitans n. ischiadici.

N. ischiadicus. Der N. ischiadicus, oder bei hoher Teilung desselben seine beiden Äste (N. tibialis und N. peronaeus), liegen in dem lockeren Fett- und Bindegewebe zwischen den Beugern und der Platte des M. adductor magnus, von den ersteren bedeckt. Am unteren Rande des M. glutaeus max. wird er oft eine kurze Strecke weit (1—2 cm) direkt unter der Fascia lata angetroffen, lateral von dem langen Kopfe des M. biceps femoris; hier ist es leicht, ihn elektrisch zu reizen, oder durch einen chirurgischen Eingriff aufzusuchen. Weiter distal wird er von dem langen Kopfe des M. biceps bedeckt; in der Mitte des Oberschenkels entspricht er dem Spalte zwischen den Mm. biceps und semimembranosus. Da wo die Mm. semimembranosus und semitendinosus einerseits, der M. biceps andererseits, auseinanderweichen, um den oberen Winkel der Kniekehlenraute zu bilden, tritt der N. ischiadicus, häufig schon in seine beiden grossen Endäste geteilt, in die Fossa poplitea ein (Fig. 630).

Der Nerv versorgt am Oberschenkel die Beuger und gibt ausserdem einen Ast zur obersten Partie des M. adductor magnus ab. Die Äste zu den Beugern gehen von dem medialen Umfange des Nerven ab (Fig. 617) oder, wenn eine hohe Teilung vorliegt, von dem N. tibialis, der Ast zu dem kurzen Kopf des M. biceps dagegen von dem lateralen Umfange des Nerven oder bei hoher Teilung von dem N. peronaeus.

Topographie des Hüftgelenkes.

Es sei daran erinnert, dass wir im Hüftgelenk eine Enarthrose (Nussgelenk) haben, in welcher der Kopf des Femur zu mehr als der Hälfte von der Pfanne mit ihrem Labrum glenoidale umfasst wird. Am tiefsten Punkte der Pfanne liegt, etwa in der Höhe der äusseren Mündung des Canalis obturatorius, die Incisura acetabuli, welche durch das darüber hinweggehende Lig. transversum acetabuli zu einem Loche ergänzt

wird. An der Pfanne grenzt sich ein überknorpelter Teil (Facies lunata) von einer
gegen die Incisura acetabuli auslaufenden, von Fettgewebe angefüllten Vertiefung
(Fossa acetabuli) ab.

Gelenkkapsel. Sie geht ausserhalb des Labrum glenoidale von dem Rande
des Acetabulum ab und setzt sich vorne an der Linea intertrochanterica, hinten an dem
Collum femoris oberhalb der Fossa trochanterica fest, so dass der ganze vordere Umfang
des Schenkelhalses in den Bereich der Gelenkhöhle gezogen wird und einen Synovialüberzug erhält, während dies bloss etwa für die Hälfte des hinteren Umfanges zutrifft.

Selbstverständlich liegen beide
Trochanteren mit ihren Muskelansätzen ausserhalb der Kapsel,
innerhalb derselben jedoch die
Epiphysenlinie (Fig. 620) und
die ganze Epiphyse mit dem
obersten Teile der Diaphyse, so
dass Erkrankungen, welche von
dem Epiphysenknorpel ausgehen,
ohne weiteres auf die Gelenkhöhle
übergreifen können.

Bandapparat. Das Lig.
teres geht, teilweise ausserhalb der
Incisura acetabuli aber auch von
der Fossa acetabuli entspringend,
zur Fovea capitis femoris. In
zweiter Linie erhält die Gelenkkapsel Verstärkungen durch Bänder, die von den Ossa pubis, ischii
und ilium ausgehen und als Ligg.
pubocapsulare, ischiocapsulare
und iliofemorale bezeichnet werden. Am schwächsten bleibt die
hintere Partie der Kapsel; sehr
mächtig ist dagegen die vordere
und die mediale Partie derselben,
welche durch die Ligg. iliofemorale
und pubocapsulare eine wesentliche Verstärkung erhält. Die
Fasern der Hilfsbänder verflechten
sich derart mit der Kapsel, dass sie

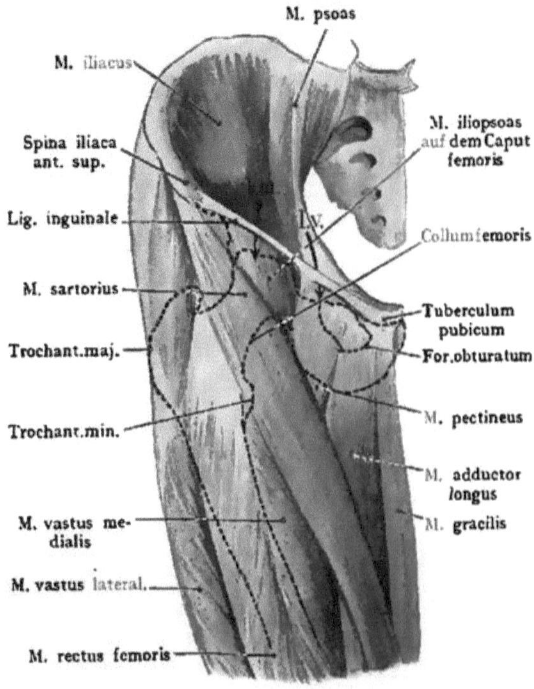

Fig. 618. Muskulatur an dem vorderen Umfange des Oberschenkels in ihrer Beziehung zum Hüftgelenke.
L. v. Lacuna vasorum. L. m. Lacuna musculorum.

nur künstlich von der letzteren zu trennen sind. Zu den drei erwähnten Bändern
kommen noch die zum Teil davon abgezweigten, ringförmig verlaufenden Fasern der
Zona orbicularis.

Das stärkste der drei Hilfsbänder, das Lig. iliofemorale, bildet einen Fächer,
welcher von seinem Ursprunge an der Spina iliaca ant. inf. auf den vorderen und oberen
Teil der Gelenkkapsel ausstrahlt. Gewöhnlich lassen sich zwei Teile des mehr oder
weniger Y-förmigen Bandes unterscheiden. Die lateralen Fasern inserieren sich an der
Linea intertrochanterica sowie an der medialen und vorderen Fläche des Trochanter
major und hemmen die Streckung sowie die Adduktion und die Rotation nach aussen.
Der mediale Schenkel des Bandes geht senkrecht nach unten und inseriert sich an der
Linea intertrochanterica bis zum Trochanter minor. Zwischen den beiden Abschnitten
des Bandes ist die Kapsel schwächer.

Das Lig. pubocapsulare geht von der Eminentia iliopectinea sowie von dem unteren Rande des Ramus sup. ossis pubis zur Gelenkkapsel oberhalb des Trochanter minor (Hemmung für die Abduktion). Zwischen dem medialen Schenkel des Lig. iliofemorale und dem Lig. pubocapsulare ist die Kapsel sehr dünn und ist von der zum Trochanter minor verlaufenden Sehne des M. iliopsoas überlagert. Zwischen der Sehne und der Kapsel liegt die Bursa iliopectinea, welche manchmal mit der Höhle des Hüftgelenkes kommuniziert (besonders häufig nach Poirier bei älteren Individuen), so dass nicht selten Psoasabszesse durch Übergreifen auf die Bursa iliaca auch das Hüftgelenk in Mitleidenschaft ziehen.

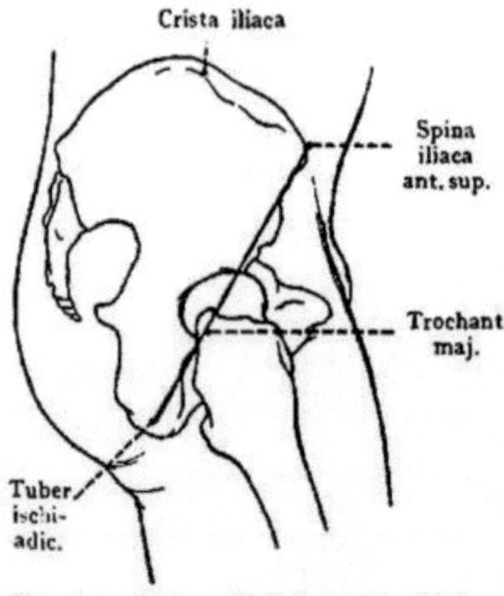

Fig. 619. Roser-Nelatonsche Linie. Nach Bardeleben.

Das Lig. ischiocapsulare bildet eine Verstärkung des hinteren Umfanges der Kapsel; die Fasern des Bandes, welches von dem lateralen Umfange des Tuber ischiadicum entspringt, verlaufen lateral- und proximalwärts und gehen teils in die Kapsel über, teils setzen sie sich in der Fossa trochanterica fest.

Infolge der Ausbildung von Hilfsbändern wird die Mächtigkeit der Kapsel nicht an allen Stellen gleichmässig. Vorne entspricht eine dünnere Stelle der Bursa iliaca. Eine zweite schwache Stelle liegt medial zwischen den Ligg. iliofemorale und pubocapsulare; sie entspricht etwa der Incisura acetabuli. Eine dritte schwache Stelle findet sich auf der Höhe der Spina ischiadica zwischen den Ligg. ischiocapsulare und pubocapsulare. Der Austritt des Femurkopfes aus der Pfanne bei Luxation im Hüftgelenk erfolgt an einer der drei angeführten Stellen.

Untersuchung des Hüftgelenks mittelst Palpation. Auch bei mässiger Ausbildung des Fettpolsters und der Muskulatur ist das Hüftgelenk nur in sehr beschränkter Ausdehnung der Untersuchung durch Palpation zugänglich. Der Trochanter major liegt mit seinem lateralen Umfange oberflächlich und kann leicht abgetastet werden; der Schenkelhals dagegen, der Trochanter minor sowie der Kopf des Femur und der Pfannenrand sind derart von Weichteilen überlagert, dass sie sich meist der Untersuchung entziehen; nur bei hochgradiger Abmagerung gelingt es bisweilen den Trochanter minor unterhalb der Mitte des Lig. inguinale durchzufühlen.

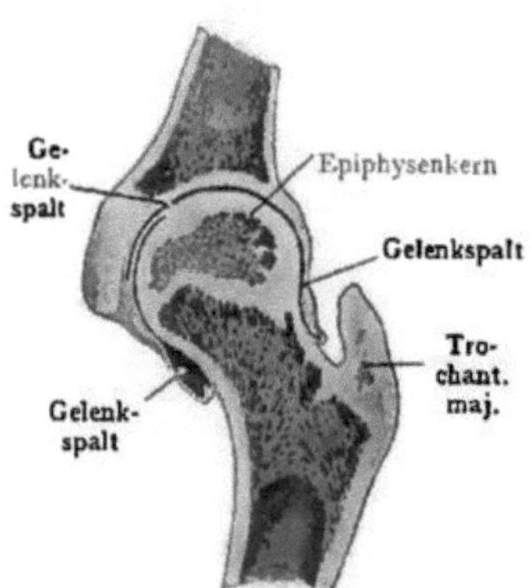

Fig. 620. Frontalschnitt durch das linke Hüftgelenk eines 8jährigen Knaben. Nach v. Brunn.

Der Hals des Femur bildet mit dem Schafte einen Winkel, der beim Erwachsenen ca. 125° beträgt. Der Schaft setzt sich über der Abgangsstelle in dem Trochanter major fort. Eine durch die Spitze desselben gelegte Horizontalebene schneidet gerade die Mitte des Femurkopfes und ist für die Beurteilung der Lage des Femurkopfes in bezug auf die Gelenkpfanne massgebend. Da die Spitze des Trochanter major von den Mm. glutaei maximus und medius überlagert und deshalb der direkten Bestimmung durch Palpation unzugänglich ist, so bedient man sich zu ihrer Festlegung einer Linie, welche von der Spina iliaca ant. sup. zum Tuber ischiadicum gezogen wird [Roser-Nelatonsche Linie] (Fig. 619). Der höchste Punkt des Trochanter major liegt auf dieser Linie; steht derselbe über oder unter der Linie, so sind anormale Verhältnisse entweder in dem Gelenke (Luxation) oder im Halse des Femur (Fraktur desselben) anzunehmen.

Das Hüftgelenk und der Femurhals werden vorne überlagert (Fig. 618) von der Bursa iliopectinea und dem M. iliopsoas, deren Beziehungen zur Kapsel des Gelenkes vorhin erwähnt wurden. Der M. pectineus überlagert den Ursprung des Lig. pubocapsulare am Ramus sup. ossis pubis. Der Hals des Femur wird von dem an der Spina iliaca ant. inf. entspringenden M. rectus femoris, in oberflächlicher Schicht von dem M. sartorius bedeckt. Der hintere und der obere Umfang der Gelenkkapsel werden von dem Mm. piriformis, obturator int. und den beiden Mm. gemelli bedeckt, auf welchen der N. ischiadicus seinen Weg distalwärts nimmt. Der M. obturator ext. legt sich der Kapsel unten und hinten an.

Die Arterien zum Hüftgelenke kommen aus der A. glutaea inf., den Aa. circumflexae femoris und der A. obturatoria. Es sind hauptsächlich Äste zur Kapsel, welche von den um den Schenkelhals verlaufenden Aa. circumflexae abgegeben werden, ferner auch Anastomosen mit der A. obturatoria. Ob sie den Femurkopf erreichen, scheint zweifelhaft. Der Ram. acetabuli aus der A. obturatoria verzweigt sich im Pulvinar und gelangt in dem Lig. teres zum Caput femoris.

Die Nerven zum vorderen Umfange der Kapsel kommen aus dem N. femoralis und dem N. obturatorius, diejenigen zum hinteren Umfange der Kapsel aus dem N. ischiadicus.

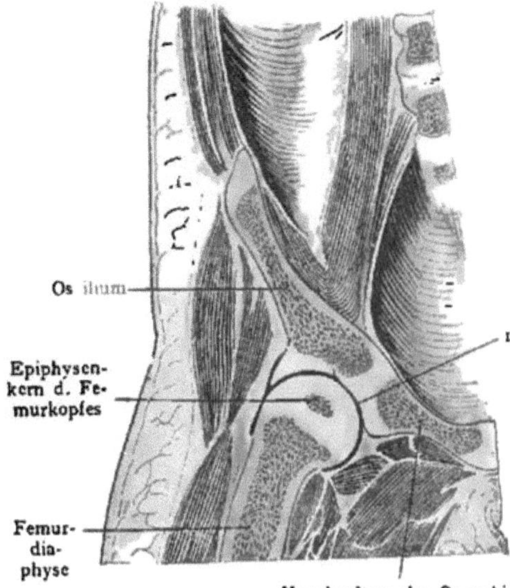

Fig. 621. Frontalschnitt durch das Hüftgelenk eines einjährigen Kindes.
1 Gelenkspalt.

Schnitte durch den Oberschenkel.

Querschnitte. Fig. 622 stellt in schematischer Weise die Fascienräume des Oberschenkels in einem Querschnitte dar. Die Fascia lata und ihre bis auf den Femur gehenden Septen sind grün gehalten. Drei grosse Fascienräume lassen sich abgrenzen, derjenige der Extensoren (vorne und lateral), derjenige der Flexoren (hinten) und derjenige der Adduktoren (medial). Dazu kommt (vorne und medial) die Loge des M. sartorius, welche die distalwärts verlaufenden grossen Gefässstämme (A. und V. femoralis) bedeckt. Der N. ischiadicus liegt, in lockeres Bindegewebe eingehüllt, zwischen der Adduktoren- und Flexorenloge.

In Fig. 623 ist ein Amputationsschnitt durch das obere Drittel des Oberschenkels dargestellt, um den Verlauf der die Muskeln umscheidenden Fascienblätter zur Ansicht zu bringen (Fascie grün). Der in Fig. 624 dargestellte Querschnitt geht durch das obere Drittel des Oberschenkels. Der Querschnitt des Femur wird fast vollständig von dem M. quadriceps femoris umschlossen; vorne und oberflächlich

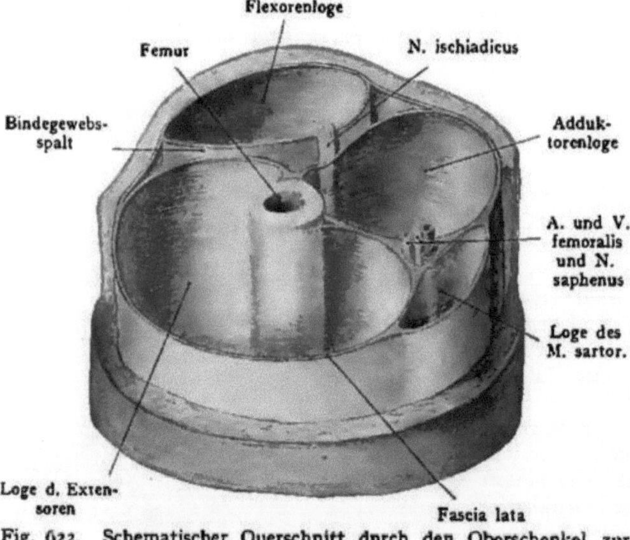

Fig. 622.   Schematischer Querschnitt durch den Oberschenkel zur
Veranschaulichung der Fascienlogen.

liegt der M. rectus femoris; der M. vastus medialis und der M. vastus intermedius sind miteinander verschmolzen; lateral und hinten wird der M. vastus lat. angetroffen. Medial von den Streckern schliesst sich der Keil der Mm. adductores an; von der oberflächlichen Schicht ist der M. adductor longus getroffen, auf welchen hinten der Querschnitt des M. adductor magnus folgt und medial, von der Fascia lata bedeckt, der M. gracilis. Der Querschnitt des M. sartorius schliesst oberflächlich die Lücke zwischen dem Adduktorenkeil und dem M. vastus medialis ab.   Die drei Flexoren liegen dem M. adductor magnus an; es sind in lateraler Richtung aufgezählt: der M. semimembranosus, der M. semitendinosus und der lange Kopf des M. biceps.

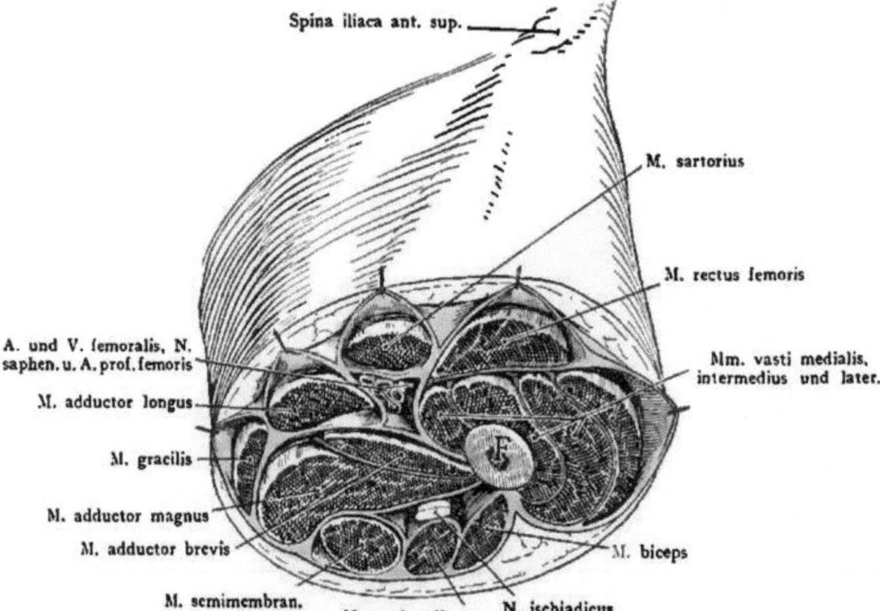

Fig. 623.   Querschnitt des Oberschenkels an der Grenze zwischen mittlerem und oberem Drittel.
Nach N. Pirogoff. — Fascie grün.

Ausserhalb der Fascia lata ist, abgesehen von zwei quergetroffenen Hautvenen (zur V. saphena magna gehörend), nur der N. cutaneus femoris post. dargestellt.

Die A. femoralis und die A. profunda femoris liegen nebeneinander, ebenso wie die etwas tiefer als die A. femoralis anzutreffende V. femoralis von dem M. sartorius bedeckt. Der A. femoralis legt sich lateral der N. saphenus an. In der Adduktorenloge wird am Querschnitte des Femur eine A. perforans mit Venen angetroffen. Das

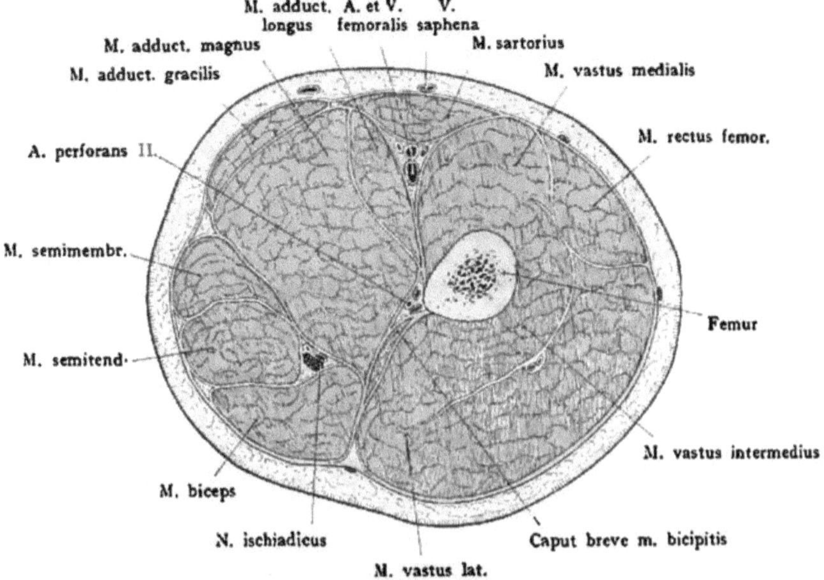

Fig. 624. Schnitt durch den Oberschenkel, oberes Drittel.
Nach W. Braune.

Vorgehen bei der Ligatur der A. femoralis oder der A. profunda femoris mittelst eines am medialen Rande des M. sartorius angelegten Schnittes, bei lateralwärts abgezogenem Muskel, ist in dem Querschnitte ersichtlich.

Der Querschnitt des N. ischiadicus liegt mit einer Arterie und Vene zusammen, welche Teile der durch die Aa. und Vv. perforantes gebildeten arteriellen und venösen Längsanastomosen zwischen der A. und den Vv. glutaeae inf. einerseits und der A. und V. poplitea andererseits darstellen. Der Querschnitt des N. ischiadicus wird in dem Dreieck angetroffen, welches der M. adductor magnus mit dem langen Kopfe des M. biceps lateralwärts und dem M. semitendinosus medianwärts bildet; der Nerv kann hier aufgesucht werden, indem man zwischen den Mm. biceps und semitendinosus eingeht.

Schnitte durch die Regio glutaea und das Hüftgelenk.

Der Horizontalschnitt (Fig. 625) trifft die Wandung des Beckens oberhalb der Symphyse (vorne sind die beiden neben der Symphyse sich inserierenden Mm. recti abdominis durchschnitten), ferner die Mitte des Femurkopfes, das Acetabulum mit dem Pulvinar, den Spalt des Hüftgelenkes mit der Kapsel und endlich die Spitze des Trochanter major.

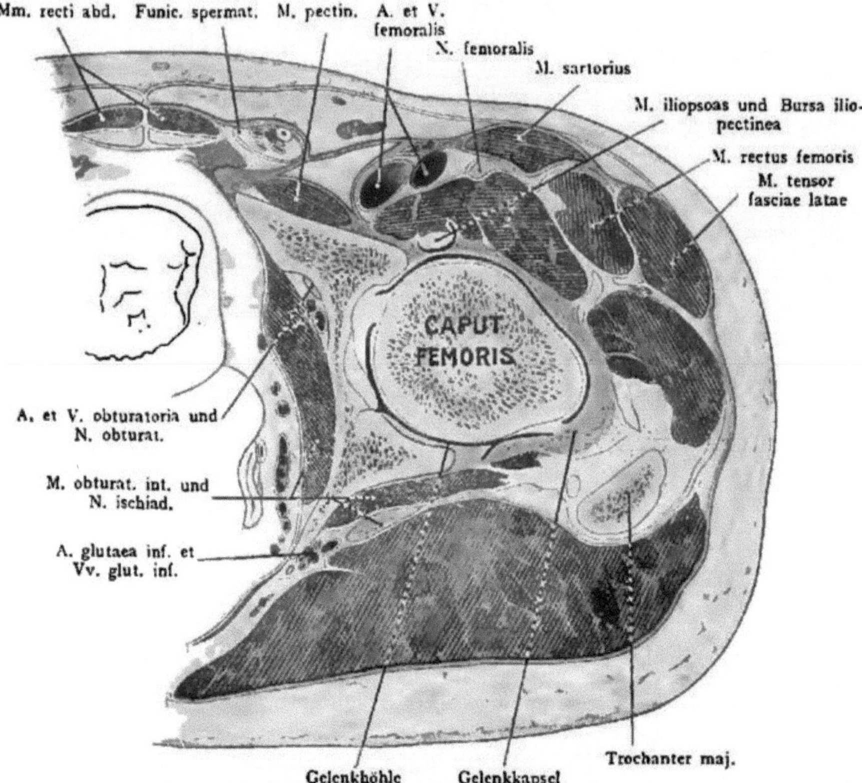

Fig. 625. Horizontalschnitt durch die rechte Beckenhälfte in der Höhe des Caput femoris. Nach B r a u n e.

Von den Schichten der Glutaealmuskulatur haben wir hinten den M. glutaeus maximus und von der mittleren Schicht den M. obturator int.; zwischen beiden Muskeln liegt der N. ischiadicus mit der A. und den Vv. glutaeae inf. Der M. obturator int. liegt der Gelenkkapsel hinten direkt an. Vorne und lateral sind eine Anzahl von Muskelquerschnitten zu erkennen, erstens der lateral und vorne der Gelenkkapsel und dem Trochanter major anliegende M. glutaeus medius (nicht bezeichnet), dann der M. tensor fasciae latae, der von der Spina iliaca ant. inf. entspringende M. rectus femoris, der M. sartorius (von der Fascia lata umscheidet) und der M. pectineus gerade unterhalb seines Ursprunges von dem Pecten ossis pubis. Die Kapsel des Hüftgelenkes ist vorne von dem Querschnitte des M. iliopsoas vollständig bedeckt und zwischen Kapsel und Muskel ist der Spalt der Bursa iliaca sichtbar. Der vorderen Fläche des Muskels liegt der Querschnitt des N. femoralis auf, medial die A. und die V. femoralis, alle drei Gebilde bedeckt von dem oberflächlichen Blatte der Fascia lata, während das tiefe Blatt von dem medialen Rande des M. sartorius aus hinter den grossen Gefässstämmen vorbeizieht und mit der Fascie des M. iliopsoas

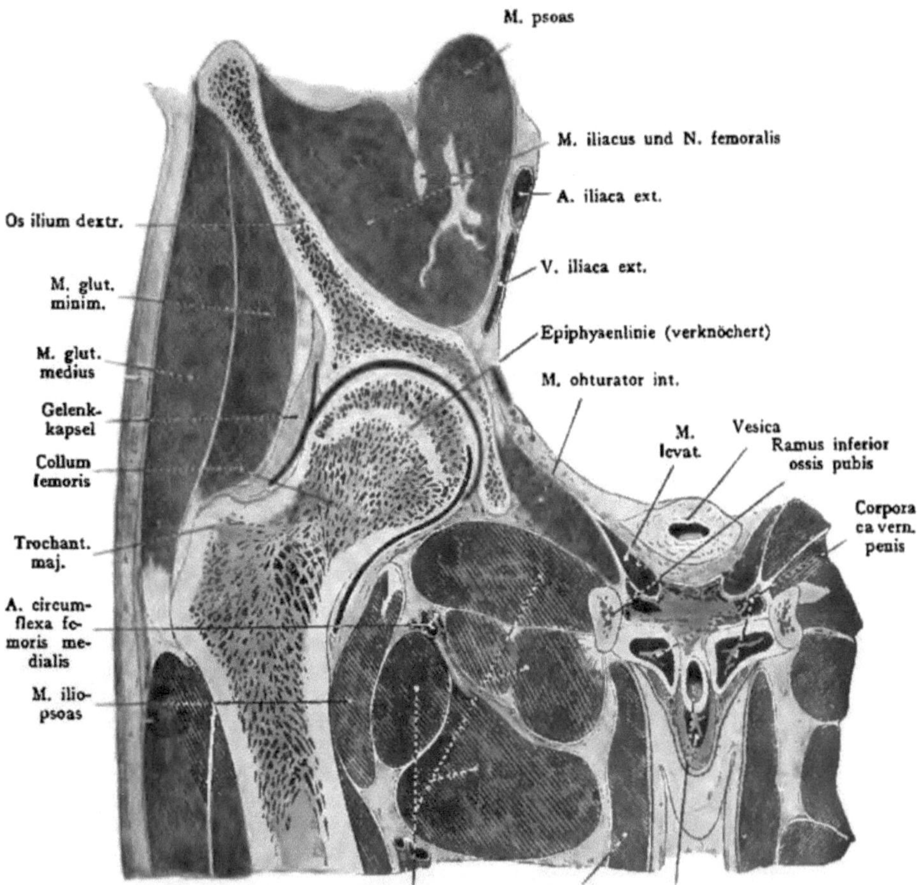

Fig. 626. Frontalschnitt durch das Hüftgelenk.
Nach W. Braune.

verschmilzt. Es ist leicht ersichtlich, wie man bei der Exartikulation im Hüftgelenke mittelst des vorderen Bogenschnittes das Messer zwischen dem vorderen Umfange der Kapsel und den grossen Gefässen durchstossen kann, ohne die letzteren zu gefährden.

Der Frontalschnitt (Fig. 626) ist dorsal von der Symphyse durchgeführt; der absteigende Schambeinast ist durchgeschnitten worden, ferner die Incisura acetabuli, der Kopf und der Hals des Femur und der Trochanter major. Die Ausdehnung des Gelenkspaltes am oberen und unteren Umfange des Femurhalses lässt sich erkennen (unten

fast bis zur Höhe des Trochanter minor reichend). Lateral wird der Schenkelhals von dem M. glutaeus minimus und in oberflächlicher Schicht von dem M.
glutaeus medius überlagert. Medial liegt der Schrägschnitt des M. obturator
ext. und des M. iliopsoas der Kapsel an; noch weiter medial kommen die Schrägschnitte der übrigen Adduktoren hinzu, am weitesten medial liegt der M. gracilis (längs
getroffen).

Regio genu.

Die Grenze gegen den Oberschenkel wird handbreit proximal von der Basis patellae
angenommen, gegen den Unterschenkel gleich distal von der Tuberositas tibiae.

Der Charakter der Gegend wird dadurch gekennzeichnet, dass in ihrem vorderen
Umfange (Regio genu ant.) die Streckmuskeln (M. quadriceps femoris) in ihre durch
die Patella als Sesambein unterbrochene Sehne übergehen, welche als Lig. patellae zur
Tuberositas tibiae verläuft, ferner auch eine von den seitlichen Rändern der Patella
ausgehende Verstärkung der vorderen Wand der Kapsel bildet (Retinacula patellae).
Die vordere Wand der Kapsel liegt also recht oberflächlich. Grössere Gefässe und
Nerven werden hier nicht angetroffen, denn die grossen Stämme verlaufen in der
Regio genu posterior (Fossa poplitea). Dort werden die Gelenkenden der Knochen
sowie die Gelenkkapsel durch die Muskelmassen der Flexoren vollständig überlagert;
während in der Regio genu ant. das Relief durch die Knochen und Sehnen, zum geringsten Teile durch die Muskulatur bedingt wird, ist die letztere für die Ausbildung
des Reliefs der Regio genu post. in erster Linie massgebend. Es ist ersichtlich, dass
vorzugsweise die Regio genu ant. für die Untersuchung des Gelenkes und der Knochenenden in Betracht kommt.

Regio genu posterior (Fossa poplitea).

Inspektion und Palpation. Bei Streckung im Kniegelenke flacht sich der
Wulst der Flexoren gegen die Fossa poplitea ab und geht an deren distalen
Grenze in den breiten, hauptsächlich durch den M. gastrocnemius hervorgerufenen Wulst
der Beuger des Unterschenkels über. Eine bei leichter Beugung
im Kniegelenk entstehende Querfurche entspricht annähernd der
Gelenklinie (Fig. 627).

Bei Beugung im Kniegelenke entsteht eine Vertiefung, welche
je nach der Ausbildung des Fettpolsters und dem Grade der Beugung
seichter oder tiefer wird. Sie entspricht der am Muskelpräparate
darzustellenden Fossa poplitea (Fig. 629); ihre obere Begrenzung
wird durch die scharf vorspringenden, auch mittelst der Palpation
nachzuweisenden Sehnen der Mm. semimembranosus und semitendinosus medial, des M. biceps lateral gebildet, welche letztere sich bis zu ihrer Insertion am Capitulum fibulae verfolgen lässt.
Die beiden Köpfe des M. gastrocnemius treten bloss ganz ausnahmsweise bei dünner Haut und schön entwickelter Muskulatur einzeln
hervor. Infolge der straffen Beschaffenheit der Fascia poplitea und
der tiefen Lage der A. poplitea sind die Pulsationen der letzteren
in der Regel nicht durchzufühlen.

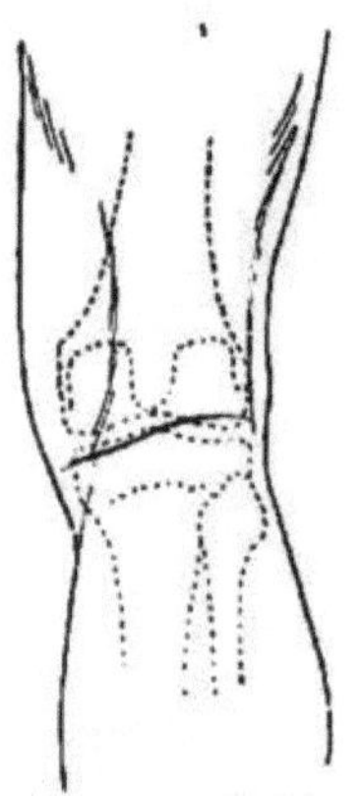

Fig. 627. Regio
poplitea, Hautfalte
und Gelenklinie.

Nach Richer, Ana-
tomie artistique.

Oberflächliche Gebilde. Die Fascia lata geht als F a s c i a
p o p l i t e a auf die Gegend weiter, indem sie sich an den Epicondylen des Femur sowie an dem Köpfchen der Fibula festsetzt und von
diesen Knochenpunkten ausgehende schräg- und längsverlaufende

sehnige Verstärkungsfasern erhält. Sie zeigt Öffnungen, durch welche oberflächliche Venen, Nerven und Lymphgefässe mit den subfascialen Gebilden in Verbindung treten. Die Endäste des N. cutaneus femoris post. reichen etwa bis zur Gelenklinie. Von dem hinteren Umfange des Unterschenkels zieht die V. saphena parva gegen die Fossa poplitea (Fig. 629), um am Winkel, den die beiden Köpfe des M. gastrocnemius bilden, in die V. poplitea einzumünden. Nicht selten findet man eine medianwärts verlaufende Anastomose zwischen der V. saphena parva und magna, die manchmal das Blut der ersteren proximalwärts direkt in die V. saphena magna ablenkt.

Fossa poplitea. Die Fossa poplitea wird begrenzt: proximal durch die auseinanderweichende Beugemuskulatur des Oberschenkels, distal durch die beiden Köpfe des M. gastrocnemius. Die Grenzen der Grube bilden somit eine Raute; wir unterscheiden an derselben (Fig. 628) einen proximalen Winkel, der medial durch die zur Crista tibiae nach vorn verlaufenden Mm. semimembranosus und semitendinosus, lateral durch den am Capitulum fibulae sich inserierenden M. biceps gebildet wird. Der distale Winkel kommt zustande durch die beiden zur Bildung des gemeinsamen Muskelbauches konvergierenden Köpfe des M. gastrocnemius, welche von dem hinteren Umfang der Condyli femoris entspringen, der laterale Kopf zusammen mit dem M. plantaris.

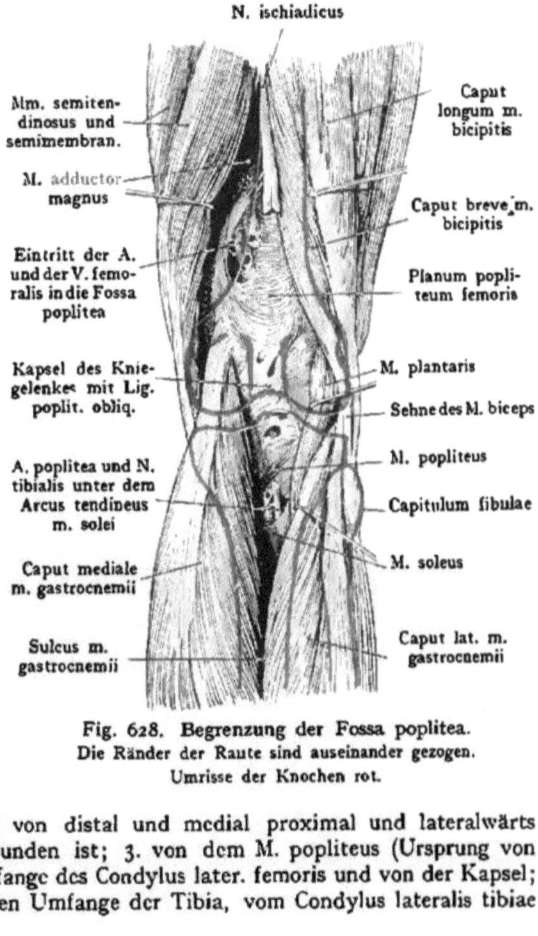

Der Boden der Fossa poplitea wird gebildet (Fig. 628): 1. von dem Planum popliteum des Femur; 2. von der hinteren Partie der Kapsel des Kniegelenkes, verstärkt durch das Lig. popliteum obliquum, einer Abzweigung der Sehne des M.

Fig. 628. Begrenzung der Fossa poplitea. Die Ränder der Raute sind auseinander gezogen. Umrisse der Knochen rot.

semimembranosus, welche schräg von distal und medial proximal und lateralwärts verläuft und mit der Kapsel verbunden ist; 3. von dem M. popliteus (Ursprung von einer Grube auf dem lateralen Umfange des Condylus later. femoris und von der Kapsel; Insertion am hinteren und medialen Umfange der Tibia, vom Condylus lateralis tibiae bis zur Linea poplitea tibiae).

Nimmt man als Abschluss der Fossa poplitea gegen die Oberfläche die Fascia poplitea hinzu, so erhalten wir einen Raum (Spatium popliteum), in welchen, von Fettgewebe umhüllt, die Gefässe und Nerven sich einlagern. Dieser Raum hängt proximalwärts mit dem Bindegewebsspalt zusammen, welcher die Platte des M. adductor magnus von der Beugemuskulatur trennt, und in welchem der N. ischiadicus resp. dessen Äste, der N. tibialis und der N. peronaeus verlaufen. Der Eintritt derselben in die Fossa poplitea entspricht dem proximalen Winkel der Raute. Proximal und mehr medial liegt,

etwa 4—5 cm über der Verbindungslinie der Epicondyli femoris, die distale Mündung des
Canalis adductorius, durch welche die A. und V. femoralis in die Fossa poplitea eintreten. Längs dieser Gefässe besteht also eine Verbindung des Spatium popliteum
mit dem Bindegewebsraume des Trigonum femorale. Distalwärts gelangen die A. und

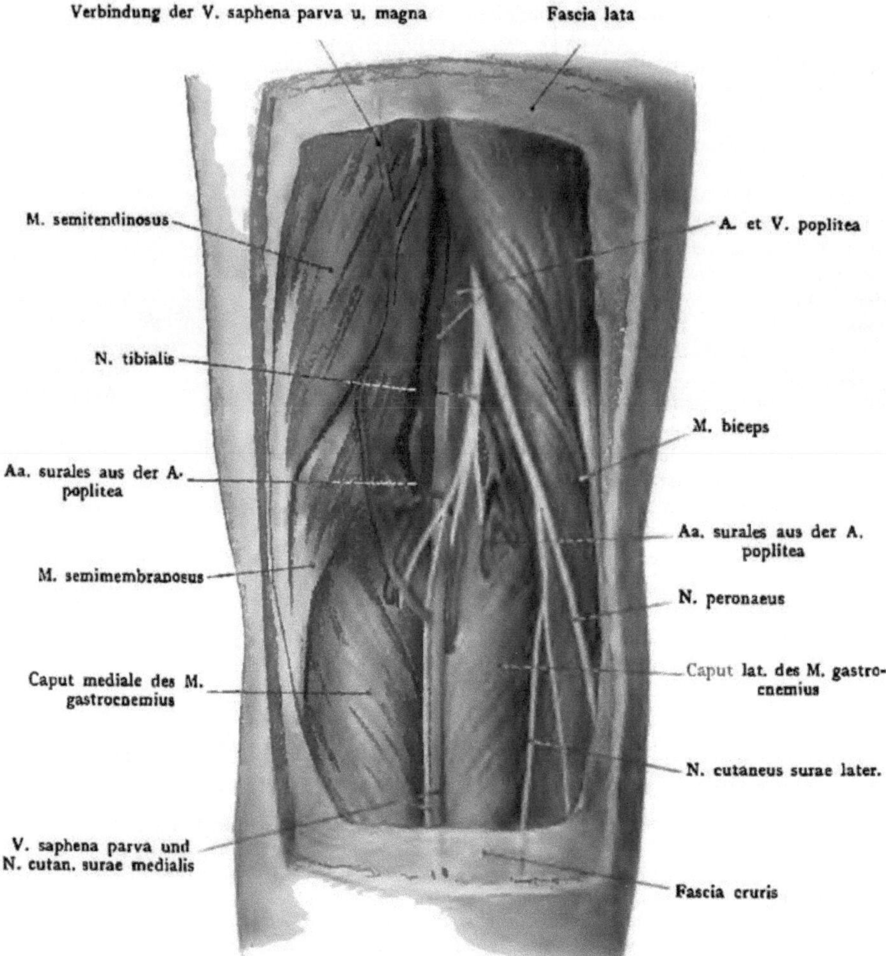

Fig. 629. Topographie der Fossa poplitea.
Die Ränder der Raute sind in situ belassen.

V. poplitea mit dem N. tibialis aus der Fossa poplitea zwischen die Muskeln der
tiefen Schicht der Unterschenkelbeuger, indem sie auf dem M. popliteus unter einen
in der schrägen Ursprungslinie des M. soleus ausgesparten Sehnenbogen (Arcus tendineus m. solei) verlaufen (Fig. 630). Man kann diese Öffnung, welche dem distalen
Winkel der Raute entspricht, als eine Verbindung des Spatium popliteum mit der von
der Fascia cruris profunda, dem hinteren Umfange der Unterschenkelknochen und der

Membrana interossea begrenzten Loge der tiefen Unterschenkelbeuger auffassen (Fig. 630).

Inhalt des Spatium popliteum. Das Fett- und Bindegewebe, welches das Spatium popliteum ausfüllt und Venen, Arterien und Nerven einhüllt, steht mit dem Boden der Fossa, also mit dem Perioste des Planum popliteum, dem hinteren Umfange der Gelenkkapsel und der Fascie des M. popliteus in Verbindung, ebenso mit dem Fascienüberzuge der muskulösen Wandung der Fossa.

Gefässe und Nerven. Nach Entfernung der Fascia poplitea und Präparation der Nerven und Gefässe lässt sich das Bild Fig. 629 gewinnen. Die Muskeln sind nicht, wie in Fig. 628, auseinandergezogen, oder wie in Fig. 630 teilweise abgetragen worden. Vier Hauptgebilde lassen sich darstellen nebst einigen Ästen derselben. Annähernd vom proximalen zum distalen Winkel der Raute verläuft der N. tibialis unmittelbar unter der Fascie; er gibt Äste zu den beiden Köpfen des M. gastrocnemius und den Mm. soleus, plantaris und popliteus ab sowie in der durch die Gastrocnemiusköpfe gebildeten Furche den N. cutaneus surae medialis zur Haut des hinteren Umfanges des Unterschenkels. Medial und etwas tiefer als der Nerv liegt die V. poplitea, die A. poplitea von hinten teilweise überdeckend, welche letztere noch tiefer und auch weiter medial angetroffen wird. Arterie und Vene sind in eine gemeinsame Gefässscheide eingehüllt. Lateral von dem N. tibialis verläuft, gleichfalls oberflächlich, der N. peronaeus communis im Anschluss an die Sehne des M. biceps gegen den lateralen Umfang des Capitulum fibulae. Der Nerv gibt den N. cutaneus surae lat. ab.

In der Fossa poplitea trifft man auch einige kleine Lymphdrüsen an (Lymphoglandulae popliteae), welche teils auf beiden Seiten der A. poplitea zwischen den Köpfen des M. gastrocnemius liegen, teils etwas höher in derselben Lage zur A. poplitea.

Die rautenförmige Begrenzung der Fossa poplitea erscheint im Vergleiche mit einem Präparate, bei welchem die Ränder auseinandergezogen sind, bedeutend reduziert. In der Furche zwischen den beiden Köpfen des M. gastrocnemius, welche vom distalen Winkel der Raute ausgeht, verläuft die V. saphena parva mit dem N. cutaneus surae medialis.

Der Nervus ischiadicus tritt am proximalen Winkel der Fossa poplitea in diese ein, oft schon in den N. tibialis und N. peronaeus geteilt. Der Verlauf beider Nerven ist in Fig. 630 in ihrer ganzen Ausdehnung dargestellt. Hier sind die Beuger des Oberschenkels stark auseinandergezogen, die beiden Köpfe des M. gastrocnemius kurz distal von ihrem Ursprunge durchgetrennt; der Ursprung des M. soleus ist erhalten, um den Eintritt der A. poplitea und des N. tibialis unter den Arcus tendineus m. solei zu zeigen. Der N. tibialis setzt in der Kniekehle den Verlauf des N. ischiadicus fort, während der N. peronaeus mit der Sehne des M. biceps lateralwärts gegen das Capitulum fibulae davon abweicht; er liegt auf seinem ganzen Verlaufe bis distal von dem Capitulum fibulae oberflächlich, der N. tibialis jedoch bloss bis zur Höhe der Gelenklinie, wo er lateral von der V. poplitea angetroffen wird. In der distalen Hälfte der Fossa poplitea gibt der N. tibialis den N. cutaneus surae medialis sowie die Äste zu den Mm. gastrocnemius, soleus und popliteus ab; sodann tritt er lateral von der Vene und der Arterie zum Arcus tendineus m. solei, unter welchem er die Fossa poplitea verlässt.

Medial von dem N. tibialis und etwas tiefer liegt die V. poplitea, welche ihrerseits die noch tiefer und noch weiter medial liegende A. poplitea von hinten bedeckt. Arterie und Vene verlaufen, von einer gemeinsamen Gefässscheide umgeben, schief durch die Fossa poplitea, indem ihre Eintrittsstelle an der distalen Öffnung des Canalis adductorius weiter medial liegt als ihre Austrittstelle unter dem Arcus tendineus m. solei. Die Arterie wird durch eine Fettschicht (1—$1^1/_2$ cm Dicke,

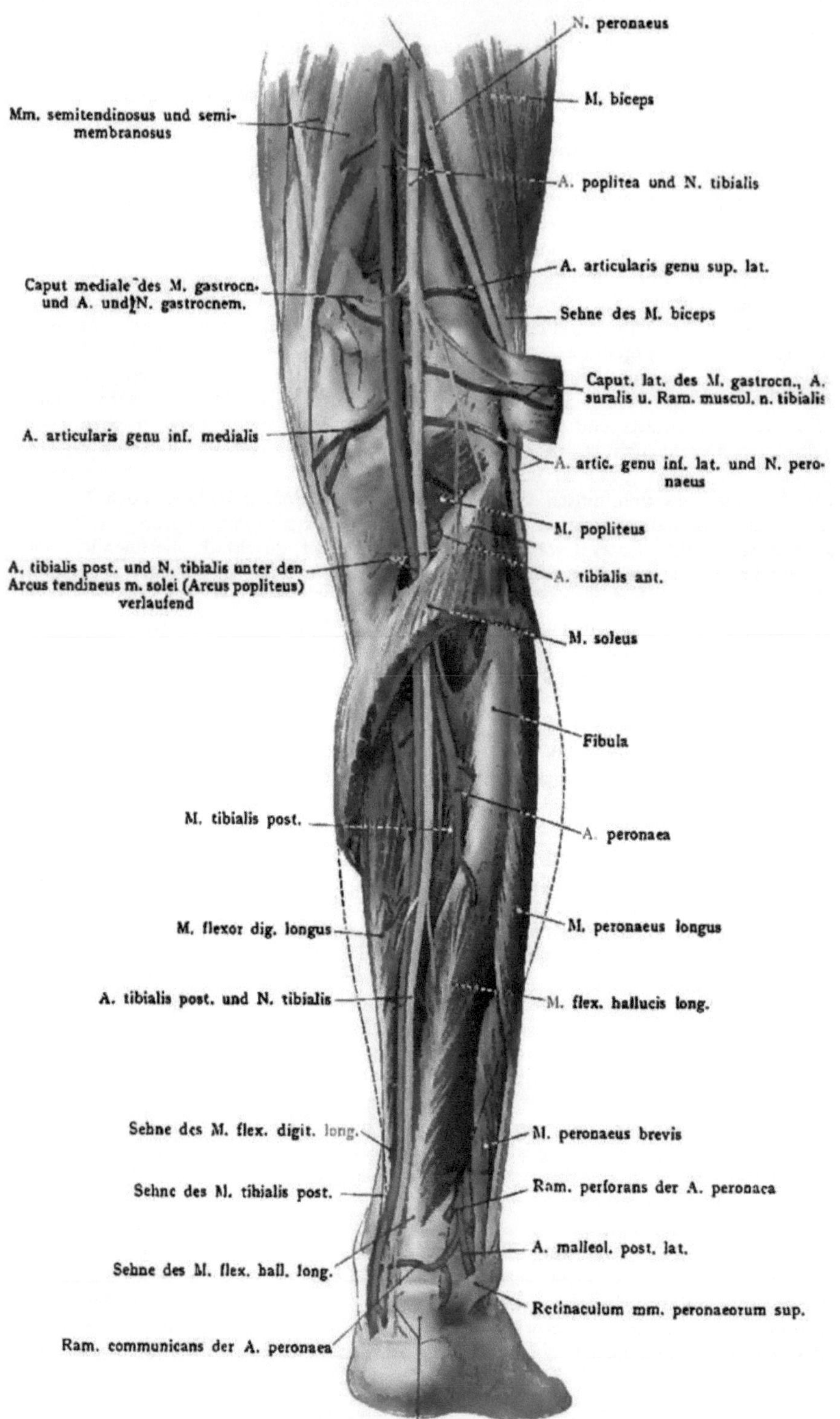

Tendo calcaneus (Achillis) und Ram. calcan. medialis des N. tibialis

Fig. 630. Tiefe Gebilde des Unterschenkels und der Fossa poplitea nach Entfernung der Mm. gastrocnemius und soleus.

Joessel), von dem Planum popliteum sowie von dem hinteren Umfange der Kniegelenkkapsel getrennt.

Die innerhalb der Fossa poplitea aus der Arterie entspringenden Äste gehen
teils zur Muskulatur (Aa. surales), teils zur Kapsel, zum Gelenke und zur Regio genu
anterior (Aa. articulares). Die ersteren sind an Zahl und Verteilung sehr variabel und
häufig als Zweige der Aa. articulares ausgebildet. Von den letzteren unterscheiden
wir zwei Aa. articulares sup., eine A. articularis media und zwei Aa. articulares inf.
Die A. articularis sup. lat. verläuft unter der Sehne des M. biceps zur Regio genu ant.,
die A. articularis sup. medialis geht unter der Sehne des M. adductor magnus gleichfalls nach vorne; beide Arterien entspringen
oberhalb der Gelenklinie und gehen in die
Bildung des Rete articulare genu ein
(Fig. 631). Die A. articularis genu media
geht in der Höhe der Gelenklinie direkt
nach vorne, dringt durch die hintere Wand
der Kapsel in das Innere des Gelenkes und
versorgt besonders die Ligg. cruciata sowie
deren Synovialüberzug.

Die Aa. articulares genu inf. entspringen distal von der Gelenklinie aus derjenigen Strecke der A. poplitea, welche
dem M. popliteus aufliegt und verlaufen,
von den Gastrocnemiusköpfen bedeckt, zur
Regio genu ant., indem sie in die Bildung
des Rete articulare genu und des Rete patellae übergehen.

Aus der distalen Strecke der A.
poplitea, unmittelbar vor ihrem Durchtritt
durch den Arcus tendineus m. solei entspringen die Aa. surales, welche die beiden
Gastrocnemiusköpfe, den M. plantaris und
den M. soleus versorgen.

Mit der A. und V. poplitea verlaufen tiefe Lymphgefässe, in welche 2—3
tiefe Lymphdrüsen eingeschaltet sind.

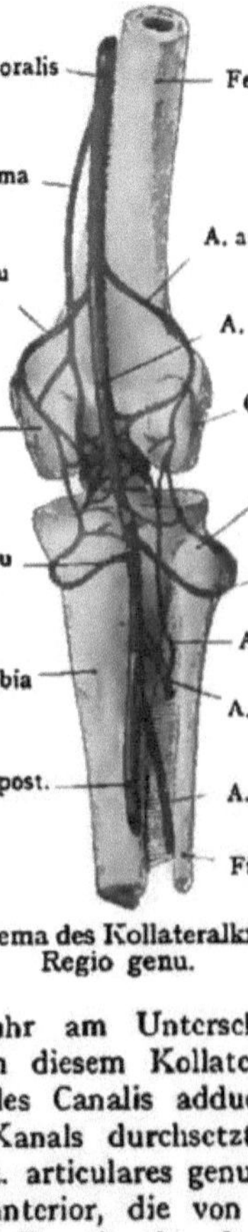

**Kollateralkreislauf der Regio
genu.** Durch die Verbindung der Aa. articulares genu kommt die Ausgleichung

Fig. 631. Schema des Kollateralkreislaufes der
Regio genu.

der Blutzufuhr am Unterschenkel bei
Unterbindung der A. poplitea zustande (Fig. 631). An diesem Kollateralkreislauf
beteiligen sich: 1. die A. genu suprema, die innerhalb des Canalis adductorius aus
der A. femoralis entspringend die vordere Wand des Kanals durchsetzt und von
oben her in das Rete articulare genu eintritt; 2. die Aa. articulares genu superiores
et inf., 3. die A. recurrens tibialis aus der A. tibialis anterior, die von vorne und
unten her in das Rete articulare genu und das Rete patellae eingeht; dazu kommen
noch die Anastomosen der einzelnen Muskeläste untereinander. Es sind demnach die
Bedingungen für das Zustandekommen des Kollateralkreislaufs am Knie die denkbar
günstigsten.

Aufsuchung der Gefäss- und Nervenstämme in der Fossa poplitea.
Die A. poplitea und der N. tibialis werden in einer Linie aufgesucht, welche die Mitte
der Verbindung beider Condylen senkrecht schneidet. Nach Spaltung der Fascie kommt
die V. saphena parva zur Ansicht, welche auf die medial von dem N. tibialis gelegene
V. poplitea führt. Der Nerv liegt oberflächlich zur Vene; die Arterie wieder tiefer

und medial von der Vene, mit der letzteren in eine gemeinsame Scheide eingeschlossen.

Der N. peronaeus ist durch einen schräg am medialen Rande der Bicepssehne bis zum Capitulum fibulae geführten Schnitt unmittelbar unter der Fascie aufzusuchen, auch distal vom Capitulum fibulae vor seinem Eintritte in die Loge der Mm. peronaei (Fig. 630).

Regio genu anterior.

Das Relief wird durch die in der Articulatio genu gegeneinander abgesetzten Knochenenden (Femur, Tibia und Patella) bestimmt.

Inspektion und Palpation. Von Knochenteilen lassen sich folgende feststellen: die Basis sowie die seitlichen Ränder der Patella; der Apex patellae wird von dem Lig. patellae bedeckt. Die Tuberositas tibiae ist leicht zu palpieren, indem sie bei dünnem Fettpolster als deutlicher Vorsprung den Anfang der in der ganzen Länge des Unterschenkels oberflächlichen Crista tibiae bildet. Seitlich von der Patella sind die Condylen des Femur durchzufühlen, weiter distal der vordere Umfang des proximalen Endes der Tibia mit der Tuberositas tibiae, ferner das Capitulum fibulae. Bei Streckung im Kniegelenke lässt sich das vom Apex patellae zur Tuberositas tibiae gehende Lig. patellae palpieren und auf der Höhe des Apex patellae bilden bei schwach entwickelten Hautdecken die Plicae alares beiderseits von dem Lig. patellae Wülste, die oft schon bei der blossen Inspektion zu erkennen sind.

Fascie und oberflächliche Gebilde. Die Fascie bildet eine Fortsetzung der Fascia lata, welche sich an den Epicondyli femoris und vorne an den Condyli tibiae befestigt sowie auch am Capitulum fibulae und an der Tuberositas tibiae, während sie nur locker mit der vorderen Fläche der Patella und dem vorderen Umfang der Kapsel des Kniegelenkes verbunden ist.

Muskulatur. Sie wird hauptsächlich durch den M. quadriceps, sowie durch den Ansatz der Sehne dieses Muskels an der Basis patellae und über dieselbe hinaus an der Tuberositas tibiae dargestellt. Dazu kommen die breiten Sehnen der Mm. sartorius, gracilis, semimembranosus und semitendinosus, welche zur Tibia gehen.

Die breite, aus den vier Teilen des M. quadriceps hervorgehende Sehne gelangt teils an die Basis, teils, von den Mm. vastus medialis und lateralis sich zusammenschiebend, an die Ränder der Patella. Der mittlere Teil der Sehne geht über die vordere Fläche der Patella hinweg zum Apex patellae und durch neue, von dem Apex ausgehende Faserzüge verstärkt, zur Tuberositas tibiae (Lig. patellae). Von den Rändern

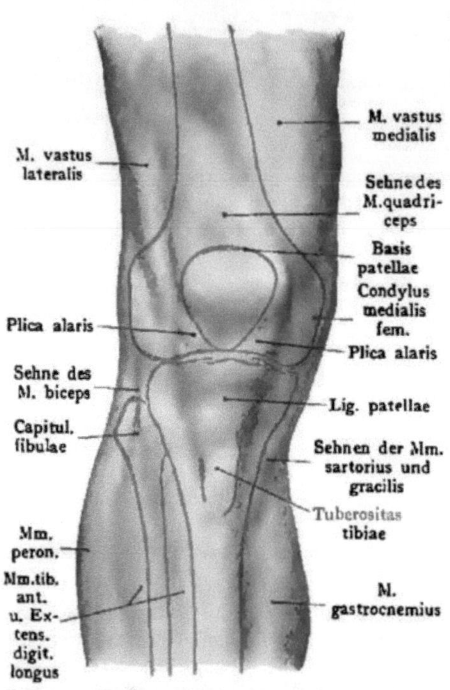

Fig. 632. Regio genu von vorn bei gestrecktem Knie.
Die Umrisse der Skeletteile sind rot eingezeichnet.

der Patella gehen Faserzüge (in Fig. 633 auf der medialen Seite besonders deutlich zu sehen) zum Margo infraglenoidalis tibiae und zu den Epicondyli femoris (als Retinaculum patellae mediale und laterale), indem sie mit der Fascie zusammengenommen eine wesentliche Verstärkung für die vordere Wand der Gelenkkapsel bilden. Tiefe

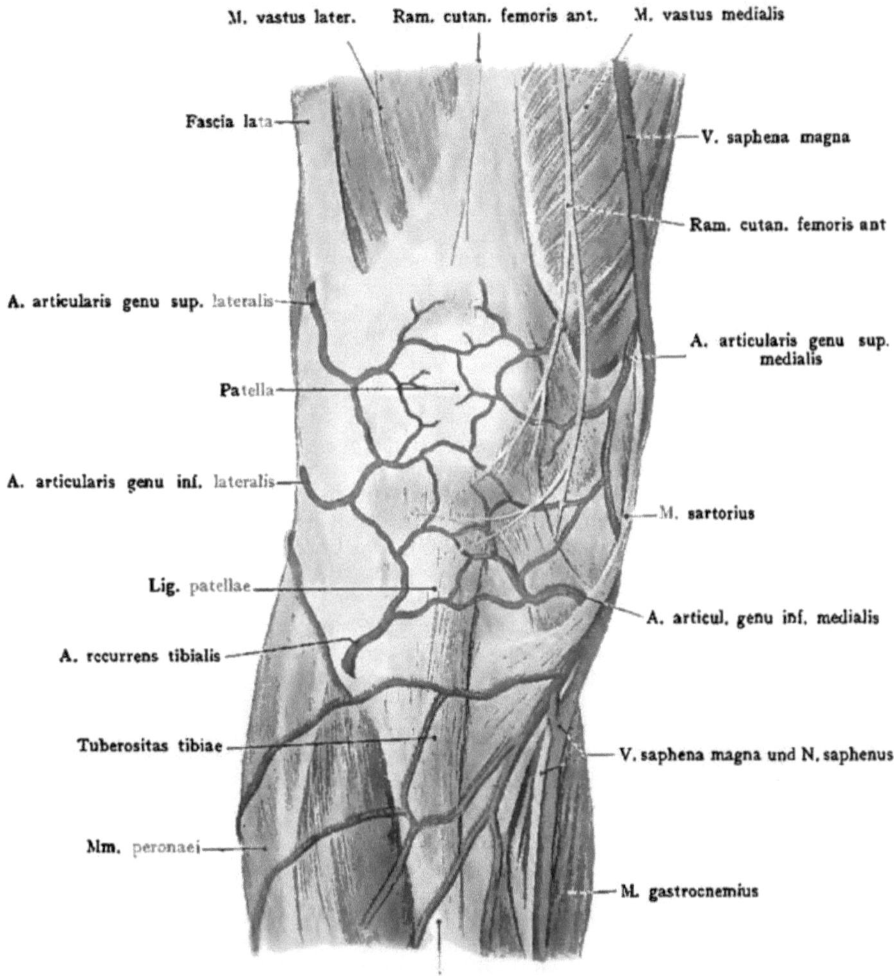

Fig. 633. Topographie der Regio genu anterior.

Fasern des M. quadriceps femoris bilden einen selbständigen Muskel, den M. articularis genu, der als Kapselspanner wirkt.

Von den vier zur Tibia gehenden Muskeln inserieren sich drei (Mm. sartorius, gracilis, semitendinosus) an der medialen Fläche der Tibia bis zur Crista tibiae. Die Sehne des vierten, M. semimembranosus, teilt sich in drei Zipfel, von denen der eine am Margo infraglenoidalis des Condylus medialis tibiae herumverläuft, um sich an der Tibia zu inserieren. Ein zweiter Faszikel (der grösste) heftet sich distal vom Condylus medialis tibiae an den Knochen, während der dritte sich distal vom Condylus medialis abzweigt und als Lig. popliteum obliquum den hinteren Umfang der Kniegelenkkapsel verstärkt und bis zur medialen Fläche des Condylus lateralis femoris verläuft.

Gefässe und Nerven der Regio genu anterior (Fig. 633). Von Hautnerven werden die Endäste der Rr. cutanei anteriores aus dem N. femoralis angetroffen und unter der Sehne des M. sartorius kommt kurz vor dessen Insertion an der Crista tibiae der Stamm des N. saphenus zum Vorschein, welcher mit der V. saphena magna zum medialen Umfange des Unterschenkels und des Fusses verläuft.

Die Arterien der Gegend entspringen mit Ausnahme der A. genu suprema, welche aus der A. femoralis im Canalis adductorius kommt, sämtlich aus der A. poplitea; es sind kleine Äste, die im Rete articulare genu und im Rete patellae zahlreiche Anastomosen untereinander eingehen. Abgesehen von der A. genu suprema kommen hier in Betracht: die beiden Aa. articulares sup., die A. articularis media, die beiden Aa. articulares inf., die A. recurrens tibialis post., welche von der A. tibialis ant. vor ihrem Durchtritt durch das Lig. interosseum entspringt, und bedeckt von M. popliteus zum Rete articulare genu hinaufverläuft. Endlich wäre noch zu erwähnen die A. recurrens tibialis ant., welche letztere sofort nach dem Durchtritt der A. tibialis ant. in die Streckerloge des Unterschenkels aus dieser Arterie entspringend proximalwärts zur Regio genu ant. verläuft. Sämtliche Arterien liegen subfascial und bilden das Rete articulare genu, welches besonders dicht auf der Patella angetroffen wird (Rete patellae). Die Arterien versorgen die Kapsel des Kniegelenkes und die Sehnen der Gegend, mit oberflächlichen Ästen das subkutane Fett- und Bindegewebe.

Bursae mucosae. Bei der Beschreibung der Regio genu ant. dürfen die Bursae mucosae nicht unerwähnt bleiben, welche teils zu den Sehnen in Beziehung stehen, teils in ihrer Bildung von anderen mechanischen Verhältnissen abhängen.

Vor der Patella kommen Bursae mucosae praepatellares vor, von denen wir eine subkutane, also ausserhalb der Fascie liegende (Bursa praepatellaris subcutanea), von einer zwischen der Fascie und der Quadricepssehne liegenden Bursa praepatellaris subfascialis unterscheiden; endlich kommt auch zwischen der Sehne und dem Perioste der Patella eine Bursa praepatellaris subtendinea vor. Die Bursae praepatellares können untereinander in Verbindung stehen, kommunizieren jedoch nicht mit der Höhle des Kniegelenkes. Ebensowenig besteht eine solche Verbindung mit anderen Bursae mucosae, die unter den Sehnen der an der medialen Fläche der Tibia und an der Crista tibiae sich ansetzenden Mm. gracilis, sartorius usw. liegen oder mit Bursae mucosae, welche zwischen dem Lig. patellae und der Tibia angetroffen werden (Bursae infrapatellares subcutanea und profunda).

Topographie des Kniegelenkes.

Das Kniegelenk zeichnet sich aus: erstens durch die grosse Ausdehnung der Gelenkhöhle und damit auch der Synovialis, zweitens durch den mächtigen intraartikulären Bandapparat (Ligg. cruciata), drittens durch eine starke Entfaltung des accessorischen Bandapparates (Lig. popliteum obliquum, Lig. collaterale tibiale und fibulare), zu welchem als weiteres Verstärkungsmittel das Lig. patellae und die seitlichen Ausbreitungen der Quadricepssehne (Retinaculum patellae mediale und laterale) hinzukommen.

Praktisch wichtig ist die oberflächliche Lage der vorderen Kapselwand und der Patella im Vergleiche mit dem von Muskeln, Fett und Gefässen bedeckten hinteren Umfange der Kapsel; ferner die leichte Erreichbarkeit der Gelenkkapsel von der lateralen und der medialen Seite aus, Verhältnisse von massgebender Bedeutung sowohl für die Untersuchung des Gelenkes, als auch für das operative Vorgehen bei der Eröffnung der Gelenkhöhle.

Die Kapsel des Kniegelenkes ist weit, folglich ist auch die von der Synovialis ausgekleidete Gelenkhöhle sehr geräumig. Der sagittale Längsschnitt gibt über diesen Punkt am besten Aufschluss (Fig. 634). Oberhalb der Basis patellae buchtet sich die Gelenkkapsel, von der Sehne des M. quadriceps bedeckt, in einer sehr variablen Ausdehnung proximalwärts aus. Ihre Ausdehnung ist grösser, wenn sie mit der grossen Bursa suprapatellaris in Verbindung tritt. In Fig. 634 ist eine solche Verbindung dargestellt; in der Gesamtansicht der Kniegelenkkapsel von der Seite (Fig. 635) ist eine äusserliche Trennung der Bursa suprapatellaris von der eigentlichen Gelenkhöhle angedeutet. Die obere Ausbuchtung der Gelenkhöhle, welche als Recessus superior bezeichnet werden kann, wird vorn von der Sehne des M. quadriceps und dem M. articularis genu, welcher sich an der Kapsel befestigt, bedeckt; hinten ist sie durch eine Fettschicht von dem Femur getrennt. Die Kapsel heftet sich an den Rand der überknor-

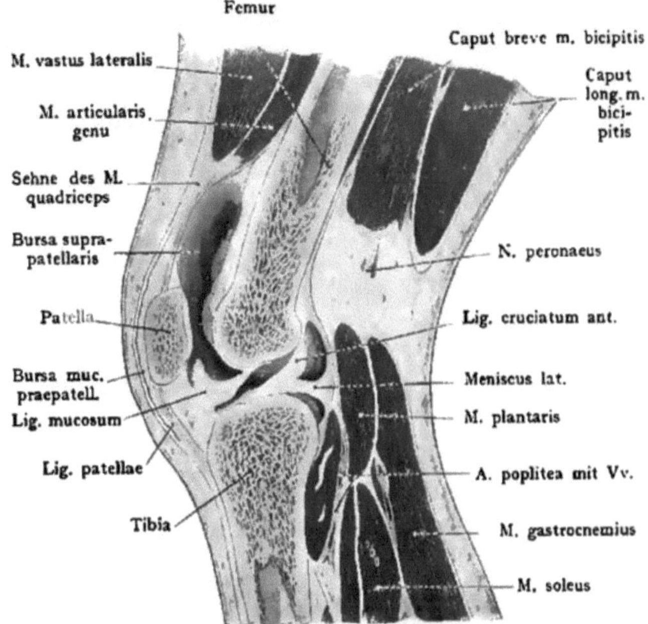

Fig. 634. Längsschnitt durch das Knie.
(Injektion der Gelenkhöhle mit Wasser.)
Nach W. Braune, Atlas der topograph. Anatomie.

pelten Flächen des Femur und der Patella, seitlich geht sie zu den Condylen des Femur, an welchen sie sich etwa 1 cm oberhalb der Knorpelgrenze ansetzt; hinten folgt sie den Condylen an der Knorpelgrenze und setzt sich dicht unterhalb derselben an der Tibia fest. Eine beträchtliche Verdickung der Kapsel wird unterhalb der Patella von den Fettmassen der Plicae alares hervorgerufen.

Für die Verstärkung der Kapsel kommen in Betracht: vorne die Sehne des M. quadriceps und das Lig. patellae, dazu die Ausbreitungen der Quadricepssehne, welche von den Rändern der Patella zu den Condyli tibiae gehen und sich mit der Kapsel sowie auch mit der Fascie verbinden (Retinaculum patellae mediale und laterale); seitlich die Ligg. collateralia tibiale und fibulare, das letztere spulrund, ohne Verbindung mit der Kapsel, das erstere von dem Epicondylus medialis femoris ausgehend und fächerförmig zu seiner Insertion unterhalb des Margo infraglenoidalis tibiae verlaufend. Infolge der fächerförmigen Ausbreitung dieses Bandes sind Teile desselben bei jeder Stellung des Knies gespannt, während das Lig. collaterale fibulare bei der Beugung vollständig erschlafft; daher verläuft auch die Achse für die Rotationsbewegungen bei Beugung im Kniegelenk senkrecht durch den Condylus medialis. Hinten wird die Kapsel durch das Lig. popliteum obliquum verstärkt, das als eine Abzweigung der Sehne des M. semimembranosus von der Höhe des Condylus medialis tibiae schräg proximal-

und lateralwärts gegen den Epicondylus femoris lat. verläuft und innig mit der Kapsel
verbunden ist. Mittelst derselben wirkt der M. semimembranosus auch als Spanner
der hinteren Kapselwand.

Der hintere Umfang des Kniegelenkes wird von den am proximalen Winkel der
Raute der Fossa poplitea auseinanderweichenden Beugermuskeln des Oberschenkels
bedeckt, welche jedoch durch die Fettschicht der Fossa poplitea von der Kapsel getrennt
sind. Die Kapsel wird auch teilweise von dem M. popliteus überlagert, der am
Epicondylus lat. femoris entspringt, sowie von den beiden Köpfen des M. gastrocnemius
und dem M. plantaris. Die A. poplitea wird durch Fettgewebe von der Kapsel getrennt.

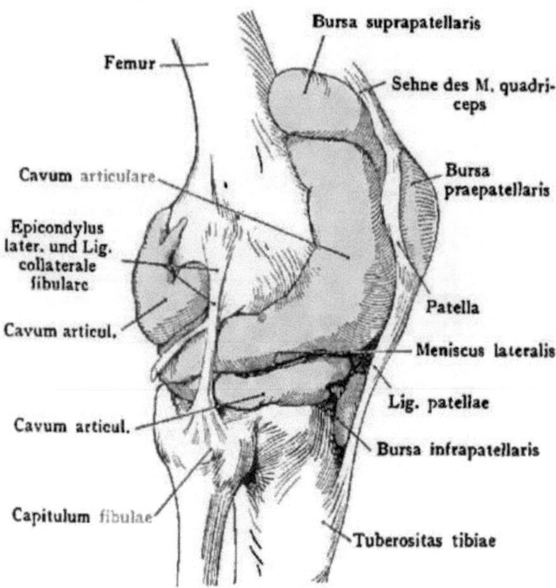

Fig. 635. Kniegelenk von der lateralen Seite.
Die Gelenkhöhle (Wandung blau) wurde mit Talg injiziert.

Kapazität der Höhle des Kniegelenkes. Sie wechselt bei verschiedener Stellung des Gelenkes. Ein Maximum wird bei einem geringen Grade der Beugung erreicht (10° nach Braune), ein Minimum bei hochgradiger Beugung, dem gegenüber die Kapazität des Gelenkes bei hochgradiger Streckung immerhin noch als eine beträchtliche erscheint.

Bei halber Beugestellung tritt eine Erschlaffung sowohl der Seitenbänder als auch des hinteren Teiles der Kapsel ein. Dass diese Stellung im Schlafe gewählt wird und auch bei kleinen Kindern gewöhnlich vorkommt, hat seinen Grund sowohl in der allgemeinen Erschlaffung des Bandapparates und der Kapsel, als auch
in den günstigen Verhältnissen, welche für die venöse Cirkulation in der Regio
genu geschaffen werden und vielleicht zur Folge haben, dass die Beugestellung des
Gelenkes unwillkürlich im Schlafe hergestellt wird.

Lage der Patella. Die Patella liegt mit ihrer lateralen, breiteren Facette in
der Streckstellung des Gelenkes der Facies patellaris des Condylus lateralis femoris
eng an, während sie durch einen breiten Spalt von dem Condylus medialis femoris
getrennt ist (s. auch den Querschnitt, Fig. 638). Diese Verschiebung der Patella
lateralwärts wird durch die schiefe Einstellung des Femurschaftes bedingt, indem der
an der Patella sich inserierende M. quadriceps bei seiner Kontraktion das Bestreben
zeigt, die Patella lateralwärts zu ziehen. Dem wirken die von den Rändern der Patella
zum Margo infraglenoidalis tibiae und zu den Epicondyli femoris verlaufenden Abzweigungen der Quadricepssehne (Retinaculum patellae laterale und mediale) entgegen, deren
Bedeutung für die Fixation der Patella daraus hervorgeht, dass bei Patellarbrüchen die
Bruchflächen in Kontakt bleiben, solange diese seitlichen Patellarbänder unversehrt
erhalten sind. So erklärt es sich, wie Sternbrüche der Patella so gut heilen;
hier wird eben die Patella allein getroffen, während bei Querbrüchen auch die Bänder
zerrissen werden, so dass der Streckmuskel ungehindert seine dislozierende Wirkung
auf das obere Bruchstück ausüben kann (Braune).

Epiphysenlinien und Gelenkhöhle. Die Epiphysenlinie der Tibia liegt vollständig ausserhalb der Gelenkkapsel (Fig. 637). Was die Epiphysenlinie des unteren Femurendes anbelangt, so reicht die Gelenkhöhle, besonders dann, wenn sie mit der Bursa suprapatellaris in Verbindung tritt, über die Epiphysenlinie hinauf, doch wird die Kapsel durch eine so starke Fettschicht vom Knochen getrennt, dass Prozesse, die von der Epiphyse ihren Ausgang nehmen, nicht ohne weiteres die Gelenkhöhle in Mitleidenschaft ziehen. Das gleiche gilt für den hinteren Umfang der Kapsel, welche sich distal von der Epiphysenlinie ansetzt.

Querschnitt durch die Regio poplitea (Fig. 638). Der Schnitt geht durch die Mitte der Patella und der Femurcondylen.

In der vorderen Partie des Schnittes fehlt Muskulatur überhaupt. Die Patella ist vorne bedeckt von Fasern der Quadricepssehne, die in das Lig. patellae über-

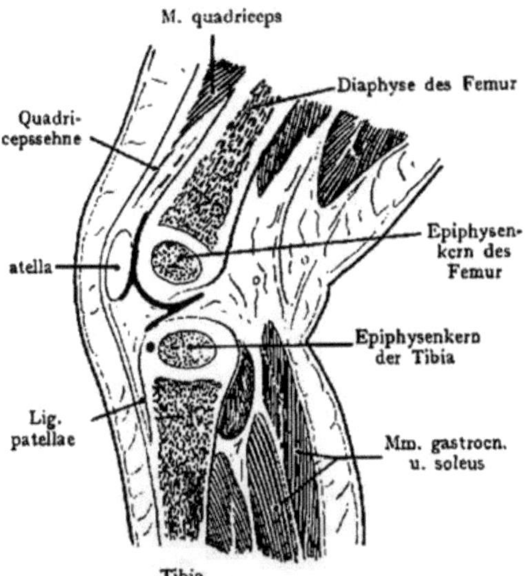

Fig. 636. Längsschnitt durch das Kniegelenk eines einjährigen Kindes.
Gefrierschnitt aus der Basler Sammlung.

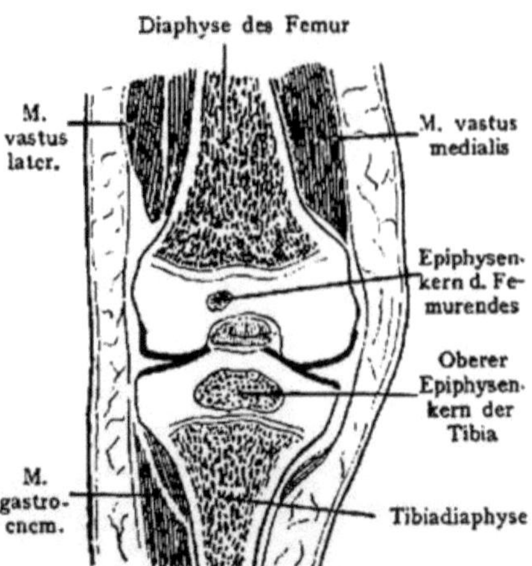

Fig. 637. Frontalschnitt durch das Kniegelenk eines einjährigen Kindes.
Gefrierschnitt aus der Basler Sammlung.

gehen; die oberflächliche Bursa praepatellaris subfascialis ist deutlich zu sehen. Die Patella liegt der Facies patellaris des Condylus lat. femoris an, während sie von der Facies patellaris des Condylus medialis weit absteht und durch die in das Innere der Gelenkhöhle vorspringenden Plicae alares von derselben getrennt wird. Der seitliche Ansatz der Kapsel an den Condylen des Femur und ihre Verstärkung durch die Ligg. collateralia sind zu verfolgen.

In der hinteren Hälfte des Schnittes sind eine Anzahl von Muskelbäuchen getroffen: lateral der M. biceps femoris, auf welchen der laterale Kopf des M. gastrocnemius folgt; in der Rinne zwischen beiden Muskeln liegt, von der Fascia poplitea bedeckt, der Querschnitt des N. peronaeus. Medial folgt der Bindegewebsraum der Fossa poplitea, begrenzt von dem medialen Gastrocnemiuskopfe und oberflächlich von dem M. semimembranosus. In dem Raume der Fossa poplitea liegt der N. tibialis am oberflächlichsten und am weitesten lateral, dann folgt die V. poplitea und am tiefsten die A. poplitea. Unmittelbar an der Gelenkkapsel liegt der Quer-

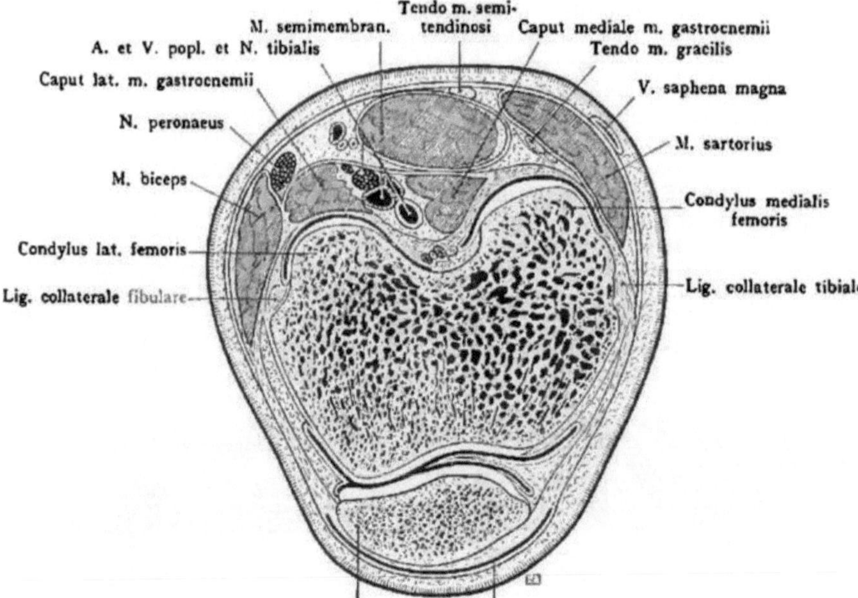

Fig. 638. Querschnitt durch die Regio genu.

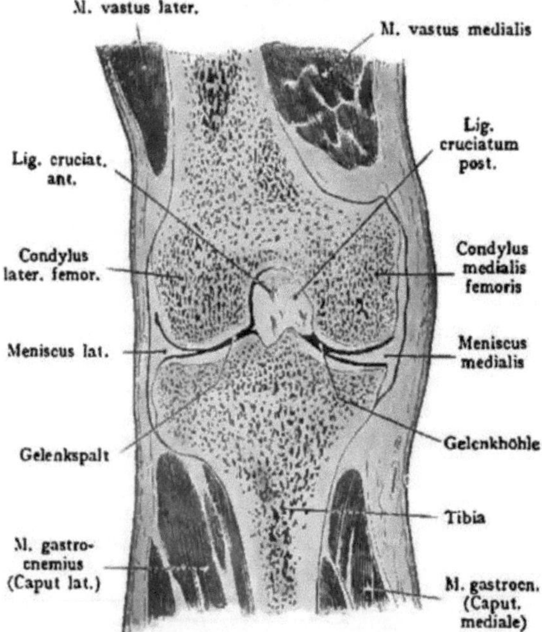

Fig. 639. Frontalschnitt durch das gestreckte Knie.
Gefrierschnitt aus der Basler Sammlung.

schnitt der A. articularis genu media und oberflächlich zum M. semimembranosus die Sehne des M. semitendinosus. Am weitesten medial finden wir den Schrägschnitt des M. sartorius, welcher die Sehne des M. gracilis und den N. saphenus überlagert, ferner treffen wir oberflächlich zum M. sartorius und ausserhalb der Fascie die V. saphena magna.

Sagittalschnitt durch die Regio poplitea (Fig.634). Hier ist die Gelenkhöhle mit Wasser gefüllt und dann zum Gefrieren gebracht worden; infolgedessen hat sich die Patella nicht unbeträchtlich von der Facies patellaris femoris abgehoben. Die Bursa suprapatellaris ist stark ausgebildet und steht in ausgiebiger Kommunikation mit der Gelenkhöhle. Die vordere Wand der Kapsel wird proximal von der Patella durch die Sehne des M. quadriceps, unterhalb der Patella durch das Lig. patellae verstärkt. Unterhalb der Patella springen die Fettmassen der Plicae alares mit dem Lig. mucosum stark in das Innere der Gelenkhöhle vor. Ferner liegen im Schnitte: das Lig. cruciatum anterius und der Meniscus lateralis.

Der Femur wird hinten bedeckt durch den M. biceps, die Gelenkkapsel und zum Teil den M. plantaris, an welchen sich weiter distal der M. popliteus anschliesst; beide Muskeln werden von dem Mm. gastrocnemius und soleus überlagert. Im Fette der Fossa poplitea, proximal von der Gelenklinie, ist bloss der N. peronaeus angeschnitten; die A. und V. poplitea sind erst in ihrer distalen, dem M. popliteus aufliegenden Strecke getroffen.

In Fig. 639 ist ein **Frontalschnitt** durch die Kniegegend dargestellt. Man beachte die schräge Einstellung des Femurschaftes, die Ausdehnung der Gelenkkapsel, die Menisci und ihre Verbindung mit der Kapsel, ferner den Ansatz der Kapsel an die Condylen des Femur und ihre Verstärkung durch die Ligg. collateralia.

Unterschenkel (Regio cruris).

Die Grenze gegen die Regio poplitea entspricht einer Horizontalebene, welche gerade distal von der Tuberositas tibiae durchgelegt wird, gegen den Fuss einer Ebene etwas proximal von den Malleolen.

Äussere Form. Inspektion und Palpation. An dem vorderen Umfange des Unterschenkels lässt sich die Crista tibiae von der Tuberositas an distalwärts bis dort, wo sie sich oberhalb der Malleolen abflacht, palpieren. Sie liegt unmittelbar unter der Fascia cruris (Fig. 603); bei mageren Individuen ist sie auch bei blosser Inspektion zu erkennen. Auch die mediale Fläche der auf dem Querschnitte dreikantigen Tibia liegt in ihrer ganzen Ausdehnung subfascial und ist der Palpation zugänglich. Das Capitulum fibulae kann abgetastet werden, der laterale Umfang des Knochens ist dagegen von den Mm. peronaei, der mediale Umfang von der Streckmuskulatur des Unterschenkels bedeckt. Am hinteren Umfange des Unterschenkels wird die starke Wölbung der unmittelbar auf die Regio poplitea folgenden Partie durch die Mm. gastrocnemius und soleus bewirkt, welche distalwärts in die am Tuber calcanei sich inserierende Achillessehne übergeht. Auf beiden Seiten der letzteren sind leichte Vertiefungen nachzuweisen und hinter dem Malleolus lat. sind die Sehnen der Mm. peronaei durchzufühlen.

Allgemeines zur Charakteristik der Topographie des Unterschenkels. Den Weichteilen des Unterschenkels liegen, wie denjenigen des Vorderarmes, zwei durch eine Membrana interossea verbundene Knochen zugrunde. Die Muskulatur entspringt teils vom Femur (Mm. gastrocnemius und plantaris), teils von der oberen Partie der beiden Unterschenkelknochen sowie von der Membrana interossea (M. soleus, tiefe Beuger, Strecker). Der Querschnitt der proximalen Partie des Unterschenkels ist mächtiger als derjenige der distalen Partie, weil die Muskelbäuche distalwärts in ihre Sehnen übergehen und dadurch eine gegen die Regio malleolaris hin zunehmende Verschmächtigung herbeiführen. Demgemäss kann man auch die Form des Unterschenkels als eine konische beschreiben.

Fascia cruris. Die Fascie, welche wir in der Regio poplitea antreffen, zieht, nachdem sie von den verschiedenen an die Oberfläche tretenden Knochenteilen (Patella, Condyli femoris, Tuberositas tibiae) sehnige Fasern aufgenommen hat, auf den Unterschenkel weiter. Sie überzieht als Fascia cruris die Muskulatur sowie die mediale Fläche der Tibia (Fig. 641) und teilt durch Septen (Septum intermusculare anterius und posterius), welche bis zu den Knochen, und zwar in deren ganzer Ausdehnung gelangen, den Unterschenkel in drei grössere Muskellogen ein. Einmal verbindet sich die Fascie enger mit der Crista tibiae sowie mit der medialen Fläche dieses Knochens, sodann gehen die Septen zur hinteren und zur vorderen Kante der Fibula und schliesslich kommen noch die beiden Unterschenkelknochen und die Membrana interossea für die Abgrenzung der Muskellogen in Betracht. Von diesen unterscheiden wir drei Logen: die vordere (Loge der Strecker), die laterale (Loge der Mm. peronaei) und die hintere (Loge der Beuger). Die letztere zerfällt sekundär in zwei Logen, indem eine, besonders distalwärts recht straffe Fascie die Schicht der tiefen Beuger überdeckt und von der Schicht der Mm. gastrocnemius und soleus trennt.

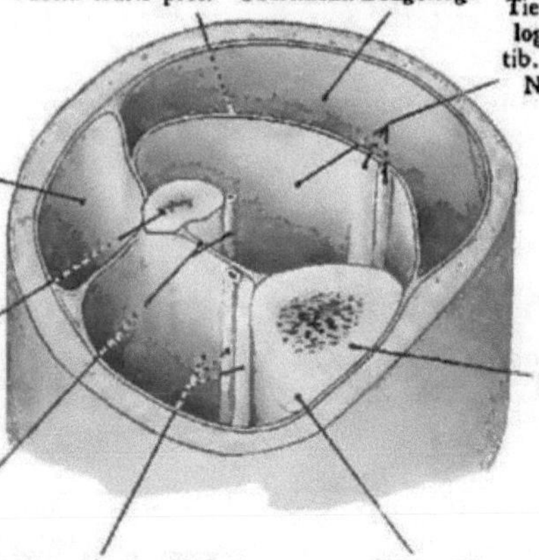

Regio cruris posterior. Oberflächliche Gebilde. (Fig. 641.) Hier haben wir die V. saphena parva sowie die aus dem N. tibialis und dem N. peronaeus kommenden Hautnerven. Die V. saphena parva sammelt sich lateral am Dorsum pedis und auch von der Haut der hinteren Seite des Unterschenkels und verbindet sich mit subfascialen Venen und medianwärts am Oberschenkel mit der V. saphena magna. Sie tritt durch die Fascia cruris, um sich in die Rinne zwischen den beiden Gastrocnemiusköpfen einzulagern (mit dem N. cutaneus surae medialis) und am distalen Winkel der Fossa poplitea in die V. poplitea einzumünden. Von Hautnerven findet man 1. den N. cutaneus surae medialis aus dem N. tibialis, welcher zwischen den beiden Gastrocnemiusköpfen distalwärts verlaufend erst in der Mitte des Unterschenkels subkutan wird; 2. den N. cutaneus surae lateralis, welcher gleichfalls bis zur Mitte des Unterschenkels verläuft, um sich dann mit dem N. cutaneus surae medialis zu dem hinter dem Malleolus lat. an den lateralen Fussrand verlaufenden N. suralis zu vereinigen.

Fig. 640. Schematischer Querschnitt durch den Unterschenkel zur Veranschaulichung der Muskellogen.

Die **Beugemuskulatur des Unterschenkels** bildet zwei Schichten, eine oberflächliche, aus den Mm. gastrocnemius und soleus zusammengesetzte, und eine tiefe, welche die Mm. tibialis post., flexor digit. longus und flexor hallucis longus umfasst. Beide Schichten werden durch die Fascia cruris profunda voneinander getrennt (Fig. 640), so dass die grosse Beugerloge eine sekundäre Zerlegung in eine oberflächliche und eine tiefe Loge erfährt. In der letzteren verlaufen die Gefässe und Nerven, welche die Richtung der A. und V. poplitea am Unterschenkel fortsetzen, während die A. tibialis ant. zwischen der Tibia und Fibula und über der Membrana interossea nach vorne in die Streckerloge gelangt.

Oberflächliche Loge: Sie enthält die Mm. gastrocnemius, plantaris und soleus.

Der M. gastrocnemius (Ursprung mit zwei Köpfen von der hinteren oberen Fläche der Condyli femoris, der laterale Kopf zusammen mit dem M. plantaris) bedingt wesentlich das Relief der proximalen Partie der Regio cruris post. Der Bauch des Muskels fällt schroff zu dem mit dem M. soleus gemeinsamen, an dem Tuber calcanei sich inscrierenden Tendo calcaneus (Achillis) ab.

M. soleus. Ursprung (siehe Fig. 642) von dem Capitulum fibulae und dem hinteren Umfange des proximalen Drittels der Fibula, von dem Schnenbogen (Arcus tendineus m. solei), welcher sich von der Fibula zur Linea poplitea tibiae erstreckt, ferner von der letzteren sowie von der hinteren Fläche der Tibia. Der Muskelbauch erstreckt sich weiter distalwärts als derjenige des M. gastrocnemius, so dass er bloss in seiner proximalen Partie von dem letzteren bedeckt wird.

Tiefe Loge: Ihr Inhalt wird von drei Muskeln gebildet, denn wir rechnen den M. popliteus noch zur Regio poplitea, indem wir ihn als einen Teil des Bodens der Fossa poplitea ansehen. Die drei Muskeln der tiefen Loge sind: der M. tibialis posterior, der M. flexor digitorum longus und der M. flexor hallucis longus. Sie entspringen von der hinteren Fläche der Tibia, der Fibula und der Membrana interossea.

Der Ursprung der M. tibialis post. wird von zwei Zacken dargestellt, zwischen denen die A. tibialis anterior aus der tiefen Beugerloge in die Streckerloge des Unterschenkels tritt. Der Muskel entspringt von der Membrana interossea und der hinteren Fläche der Tibia und der Fibula.

Der M. flexor digit. longus liegt dem M. tibialis post. medial an und entspringt von der hinteren Fläche der Tibia distal von der Insertion des M. popliteus.

Der M. flexor hallucis longus entspringt von den drei Muskeln der tiefen Schicht am weitesten distal, und zwar von der hinteren Fläche der distalen Hälfte der Fibula und von der Membrana interossea. Der breite Bauch des Muskels bedeckt hinten die Fibula und teilweise auch den M. tibialis post.

Die Sehnen der drei tiefen Beuger gelangen hinter dem Malleolus medialis zur Planta pedis. Nach aussen werden die Sehnen von einer von dem Malleolus medialis zum Calcaneus gehenden Verstärkung der Fascia cruris bedeckt (Lig. laciniatum; s. Regio malleolaris und Fig. 649), welche mit der medialen Fläche des Calcaneus zusammen eine als Canalis malleolaris bezeichnete Öffnung herstellt. Kurz bevor die Sehnen der drei tiefen Beuger denselben erreichen, wird die Sehne des M. tibialis post. von derjenigen des M. flexor digit. longus gekreuzt, so dass im Canalis malleolaris die Sehne des M. tibialis post. am weitesten vorne liegt; dann folgt die Sehne des M. flexor digit. longus und am weitesten hinten der M. flexor hallucis longus.

An den proximalen zwei Dritteln des Unterschenkels werden die tiefen Beugermuskeln von dem M. gastrocnemius und dem M. soleus vollständig überlagert; erst vom Übergang der letzteren in den Tendo calcaneus an sind die Muskeln der tiefen Schicht und kurz vor ihrem Eintritte in den Canalis malleolaris ihre Sehnen bloss durch die Fascie von der subkutanen Fettschicht getrennt.

Die Fascia cruris profunda überzieht die tiefen Beuger, von ihrem Ursprung an distalwärts bis zu ihrem Eintritt in den Canalis malleolaris. Sie befestigt sich an der Tibia, sowie an der lateralen Kante der Fibula, und hilft einen Bindegewebsraum abgrenzen, welcher proximalwärts unter dem Arcus tendineus m. solei mit der Fossa poplitea in Verbindung steht, distalwärts durch den Canalis malleolaris mit dem tiefen Raume der Planta pedis (Fig. 649).

Besonders im distalen Drittel des Unterschenkels ist die Fascia profunda recht derb und zeigt eingewobene sehnige Faserzüge. Beiderseits vom Tendo calcaneus geht sie eine Verbindung mit der Fascia cruris superficialis ein, welche letztere den M. gastrocnemius und die erwähnte Sehne überzieht. Zwischen beiden Fascienblättern, ferner zwischen dem Tendo calcaneus und der Fascia cruris profunda wird eine Schicht von lobulärem Fettgewebe angetroffen, welche bei der Aufsuchung der A. tibialis post. medial von der Sehne durchgetrennt wird.

Gefässe und Nerven der Beugerlogen des Unterschenkels. Dieselben bilden die Fortsetzung der in der Fossa poplitea gelagerten Stämme; sie geben noch innerhalb der Fossa poplitea, bevor sie unter dem Arcus tendineus m. solei in die tiefe Loge des Unterschenkels eintreten, Äste ab, welche in die oberflächliche Beugerloge

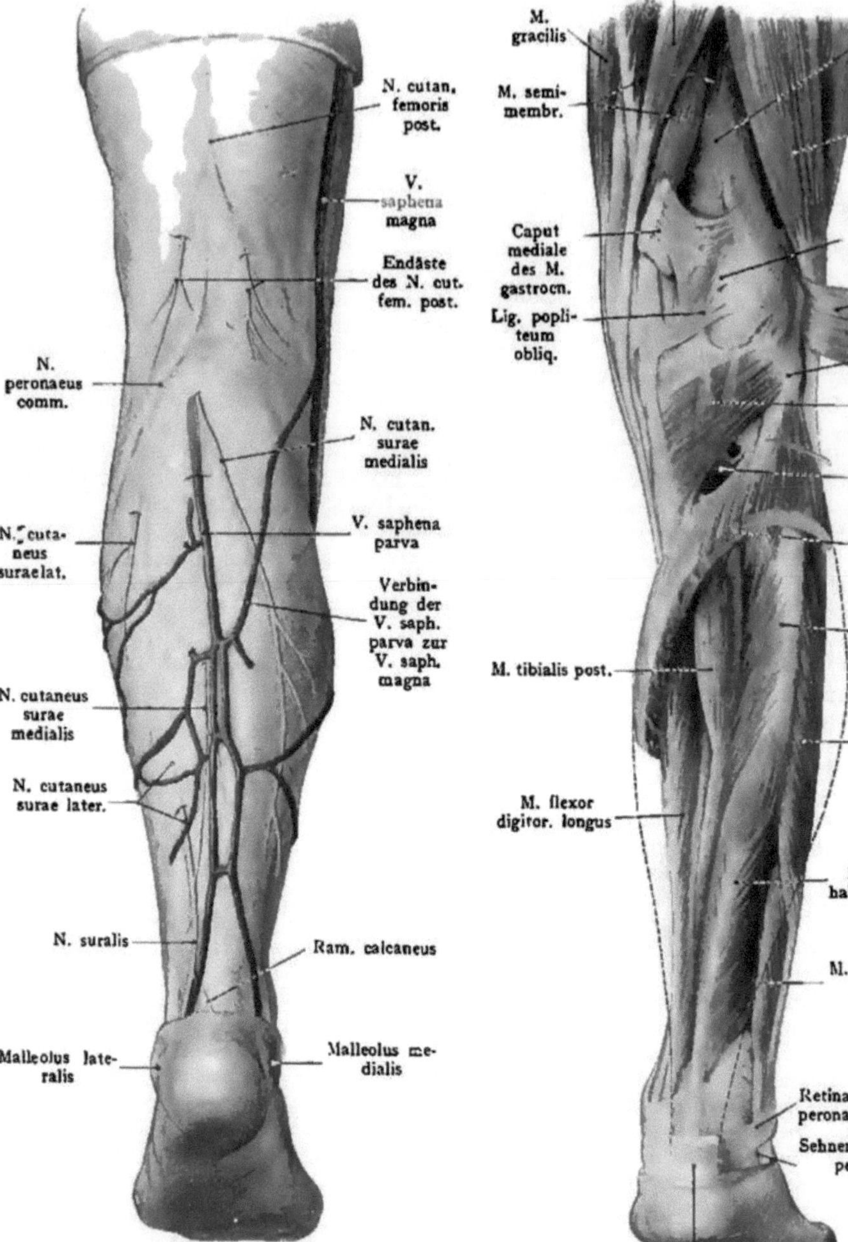

Fig. 641. Ansicht der Fascia cruris auf der Beugeseite mit den oberflächlichen Venen und Nerven.

Fig. 642. Tiefe Beugemuskulatur des Unterschenkels nach Abtrennung des M. gastrocnemius und des M. soleus.

des Unterschenkels eindringen und die Mm. soleus, plantaris und gastrocnemius versorgen (Aa. surales und Rami musculares des N. tibialis). Diese Äste bleiben auf die oberflächliche Beugerloge beschränkt, gehen also nicht auf die distale Hälfte des Unterschenkels weiter.

Die A. poplitea teilt sich gewöhnlich am unteren Rande des M. popliteus, also gerade proximal vom Arcus tendineus, in die Aa. tibialis ant. und post. Die A. tibialis ant. geht am distalen Rande des M. popliteus, oberhalb der Membrana interossea, nach vorne zur Streckmuskelloge des Unterschenkels, während die A. tibialis post. in der tiefen Beugerloge die Richtung der A. poplitea distalwärts fortsetzt. In ihrer Begleitung verlaufen zwei Vv. comitantes sowie der N. tibialis, letzterer lateral und auch etwas oberflächlicher als die in eine gemeinsame Gefässscheide eingeschlossenen Gefässe.

Die A. tibialis post. ist in der Regel etwas stärker als die A. tibialis ant.; sie verläuft, von der Fascia cruris profunda bedeckt, in einer Richtung, welche einer von der Mitte der Verbindungslinie der Epicondyli femoris bis zur Mitte zwischen dem Tendo calcaneus und dem Malleolus medialis gezogenen Linie entspricht. Auf der ersten Strecke ihres Verlaufes (in der proximalen Hälfte des Unterschenkels) wird sie von der Fascia cruris profunda und den Mm. soleus und gastrocnemius überlagert; in der distalen Hälfte des Unterschenkels liegt die Arterie oberflächlicher, indem sie bloss von den beiden Blättern der Fascia cruris nebst der dazwischen eingeschlossenen Fettschicht bedeckt ist (medial von der Achillessehne, Fig. 630). Sie liegt zunächst auf dem M. tibialis post., dann in der Rinne, welche durch die Mm. flexor digit. longus und flexor hall. longus gebildet wird und am Übergange in die Regio malleolaris medialis zwischen den Sehnen des M. flexor digit. longus vorne und des M. flexor hall. longus hinten. Der N. tibialis liegt der Arterie auf ihrem ganzen Verlaufe lateral an.

Die A. tibialis post. gibt neben verschiedenen Ästen zur Muskulatur sowie der A. nutritia tibiae als Hauptast die A. peronaea ab, welche gleich nach dem Eintritt der Arterie in die Muskelloge entspringt, lateralwärts zur Fibula geht und, von dem breiten Bauche des M. flexor hallucis longus bedeckt und der Fibula angeschlossen gegen den Malleolus lat. verläuft. Erst kurz oberhalb der Linie des oberen Sprunggelenkes kommt die Arterie (Fig. 630) wieder zum Vorschein; sie liegt hier hinter den beiden Mm. peronaei und wird, lateral von dem Tendo calcaneus, von beiden Blättern der Fascia cruris bedeckt. Hier verbindet sie sich mit der A. tibialis post. durch eine querverlaufende Anastomose (Ramus communicans), gibt ausserdem einen Ram. malleolaris lat. ab und geht dann als Ram. perforans a. peronaeae durch die Membrana interossea in die Streckerloge, um hier mit der A. dorsalis pedis zu anastomosieren.

Die Beziehungen des N. tibialis sind schon angegeben worden. Er liegt beim Eintritt der Arterie in die tiefe Beugerloge hinter dem Gefässstamm und lateral von demselben und kreuzt die A. tibialis ant. und die A. peronaea dicht an ihrem Ursprunge. Die Äste zu den tiefen Beugern gehen gleich distal vom Arcus tendineus m. solei ab. Oberhalb der Regio malleolaris medialis entspringen die zur Haut der Ferse verlaufenden Rami calcanei mediales.

Aufsuchung der A. tibialis post. und der A. peronaea. In der proximalen Hälfte des Unterschenkels werden die Arterien durch die Muskeln der oberflächlichen Beugerloge überlagert; in der distalen Hälfte, wo diese Muskeln in den Tendo calcaneus übergehen, sind sie dagegen relativ leicht zu erreichen. Die Unterbindung der A. tibialis post. in der proximalen Hälfte des Unterschenkels wird durch einen längs des medialen Randes der Tibia geführten Schnitt vorgenommen; der mediale Gastrocnemiuskopf wird nach Spaltung der Fascia cruris superficialis lateralwärts

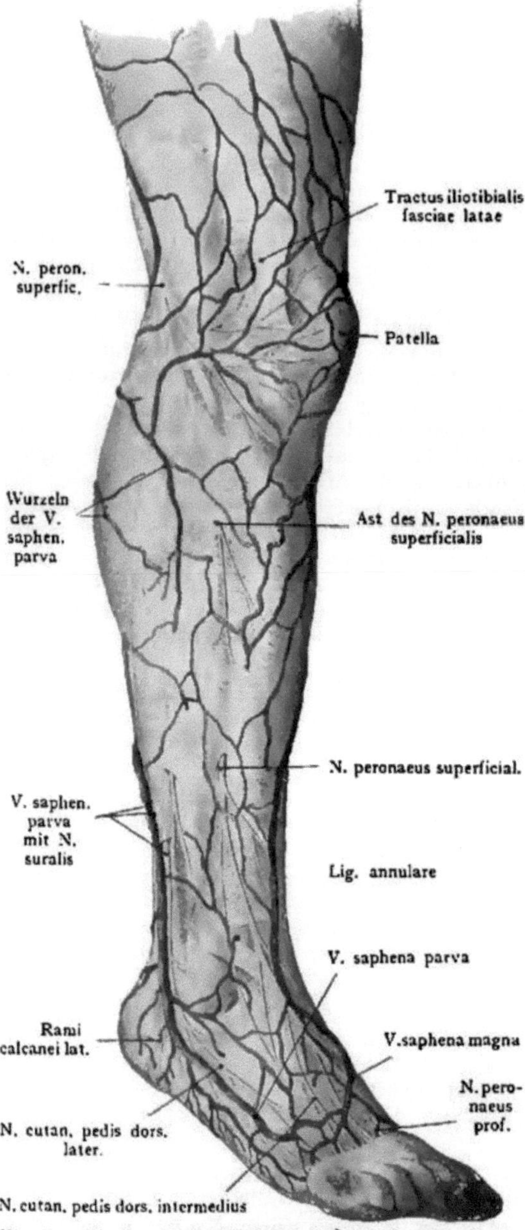

Fig. 643. Fascie und oberflächliche Gebilde der Streckseite
des Unterschenkels und des Dorsum pedis.

abgezogen, der Ursprung des M. soleus von der Tibia abgetrennt sowie die Fascia cruris profunda gespalten. Indem man den M. soleus gleichfalls lateralwärts abzieht, kann man die A. tibialis auf dem M. tibialis post. erreichen (Fig. 630),

In der distalen Hälfte des Unterschenkels wird die A. tibialis post. durch einen parallel mit dem medialen Rande des Soleusbauches resp. des Tendo calcaneus geführten Schnitt aufgesucht. Nach Durchtrennung der Haut und des subkutanen Fett- und Bindegewebes wird die Fascia cruris profunda gespalten (Fig. 630). Die Arterie liegt gerade oberhalb des Malleolus medialis in der Rinne, welche von den Sehnen des M. flexor hall. longus (hinten) und des M. flexor digit. longus (vom) gebildet wird.

Die A. peronaea wird durch einen Schnitt aufgesucht, welcher hinter der Loge der Mm. peronaei auf den fibularen Ursprung des M. soleus vordringt und denselben von der Fibula ablöst. Der M. soleus wird medianwärts abgezogen und die Arterie kann dann auf dem M. tibialis post. gefunden werden, bevor sie von dem M. flexor hallucis longus überlagert wird. Um die A. peronaea weiter distal unter dem M. flexor hallucis longus aufzusuchen, muss man den Ursprung des letzteren von der Fibula ablösen und den Muskel medianwärts abziehen (Fig. 630).

Regio cruris ant. Fascie und oberflächliche Gebilde.

In ihrer proximalen Partie dient die Fascie den Extensorenmuskeln und den Mm. peronaei teilweise zum Ursprung; in dem distalen Drittel sind oberhalb der Malleolargegend ringförmig verlaufende, an der Tibia wie an der Fibula sich befestigende Faserzüge besonders stark entwickelt (Lig. annulare).

Von oberflächlichen Gebilden (Fig. 643) haben wir, abgesehen von den Venen, welche sich medianwärts in der V. saphena magna, lateralwärts in der V. saphena parva sammeln, noch Hautnerven, welche in verschiedener Höhe die Fascie durchbohren, erstens Äste aus dem N. saphenus, welcher am medialen Umfange des Unterschenkels zum Fusse verläuft, sodann den N. peronaeus superficialis, welcher am distalen Drittel des Unterschenkels oberflächlich wird, indem er aus der Loge der Mm. peronaei distalwärts auf das Dorsum pedis übergeht.

Muskellogen (Fig. 640). Die Fascie bildet mit den Knochen und der Membrana interossea eine vordere (Streckerloge) und eine laterale Loge (der Mm. peronaei). Die letztere, in welche aus der Fossa poplitea der N. peronaeus comm. eintritt, geht distalwärts mit den Sehnen der Mm. peronaei hinter dem Malleolus lat. zur Planta pedis. In die Streckerloge tritt hoch oben, oberhalb der Membrana interossea, die A. tibialis ant. ein; die Loge geht distalwärts unter dem Lig. cruciatum auf das Dorsum pedis weiter.

Muskulatur. In der Loge der Streckmuskulatur liegen die [Mm. tibialis ant., extensor hallucis longus und extensor digitorum longus. Der M. tibialis ant. liegt mit seinem Ursprunge vom Condylus lat. tibiae sowie von der lateralen Fläche der Tibia am weitesten medial (Insertion am Os cuneiforme I und an der Basis des Os metatarsale I). Lateral von dem M. tibialis ant. entspringt der M. extensor digitorum longus von dem Condylus lat. tibiae, von der vorderen Kante der Fibula und von der Membrana interossea (Insertion: Dorsalaponeurose der 2.—5. Zehe).

Der M. extensor hallucis longus wird von den beiden ersterwähnten Muskeln, zwischen denen sein Ursprungsbauch liegt, überdeckt; er entspringt hauptsächlich von der Fibula, z. T. auch von der Membrana interossea (Insertion an der Endphalange der grossen Zehe).

In der lateralen Loge (der Mm. peronaei) bedecken die Mm. peronaeus longus und brevis den lateralen Umfang der Fibula. Der M. peronaeus longus entspringt mit zwei Portionen, der oberen von dem Condylus lat. tibiae und dem Capitulum fibulae, der unteren von der lateralen Fläche der Fibula unterhalb des Capitulum. Zwischen beiden Portionen verläuft der N. peronaeus superficialis (Fig. 644). Der M. peronaeus brevis entspringt von der lateralen Fläche der Fibula distal von dem Ursprunge des M. peronaeus longus, von welchem er bedeckt wird, und geht zur Tuberositas metatarsi V.

Gefässe und Nerven innerhalb der Streckerlogen. Hier kommen in Betracht: von Gefässen die A. tibialis ant., welche aus der A. poplitea entspringt, und am unteren Rande des M. popliteus aber oberhalb der Membrana interossea nach vorne gelangt; von Nerven der N. peronaeus, welcher (Figg. 644 und 645) unterhalb des Capitulum fibulae in die Loge der Mm. peronaei eintritt und sowohl die Muskulatur beider Streckerlogen, als auch die Haut des Unterschenkels an der vorderen Seite mit seinen Ästen (Nn. peronaeus profundus und superficialis) versorgt.

Die A. tibialis ant. liegt in den proximalen zwei Dritteln ihres Verlaufes der vorderen Fläche der Membrana interossea unmittelbar an und ist an dieselbe befestigt durch sehnige Faserzüge, welche über die gemeinsame, die Arterie und die Venen einschliessende Gefässscheide hinwegziehen. Die Gefässe liegen lateral von dem Bauche des M. tibialis ant. zwischen diesem Muskel und dem M. extensor hallucis longus (Fig. 644). Weiter distal liegt die Arterie auf dem vorderen Umfange der stark abgeplatteten Tibia, zwischen den Sehnen des M. tibialis ant. und des M. extensor hallucis longus. In dieser Lage geht sie unter dem Lig. annulare auf das Dorsum pedis weiter. In der Höhe des Malleolus medialis verläuft sie unter der Sehne des M. extensor hallucis longus, um von da als A. dorsalis pedis zwischen ihr und der zur zweiten Zehe verlaufenden Sehne des M. extensor digitorum longus zu liegen (s. Dorsum pedis).

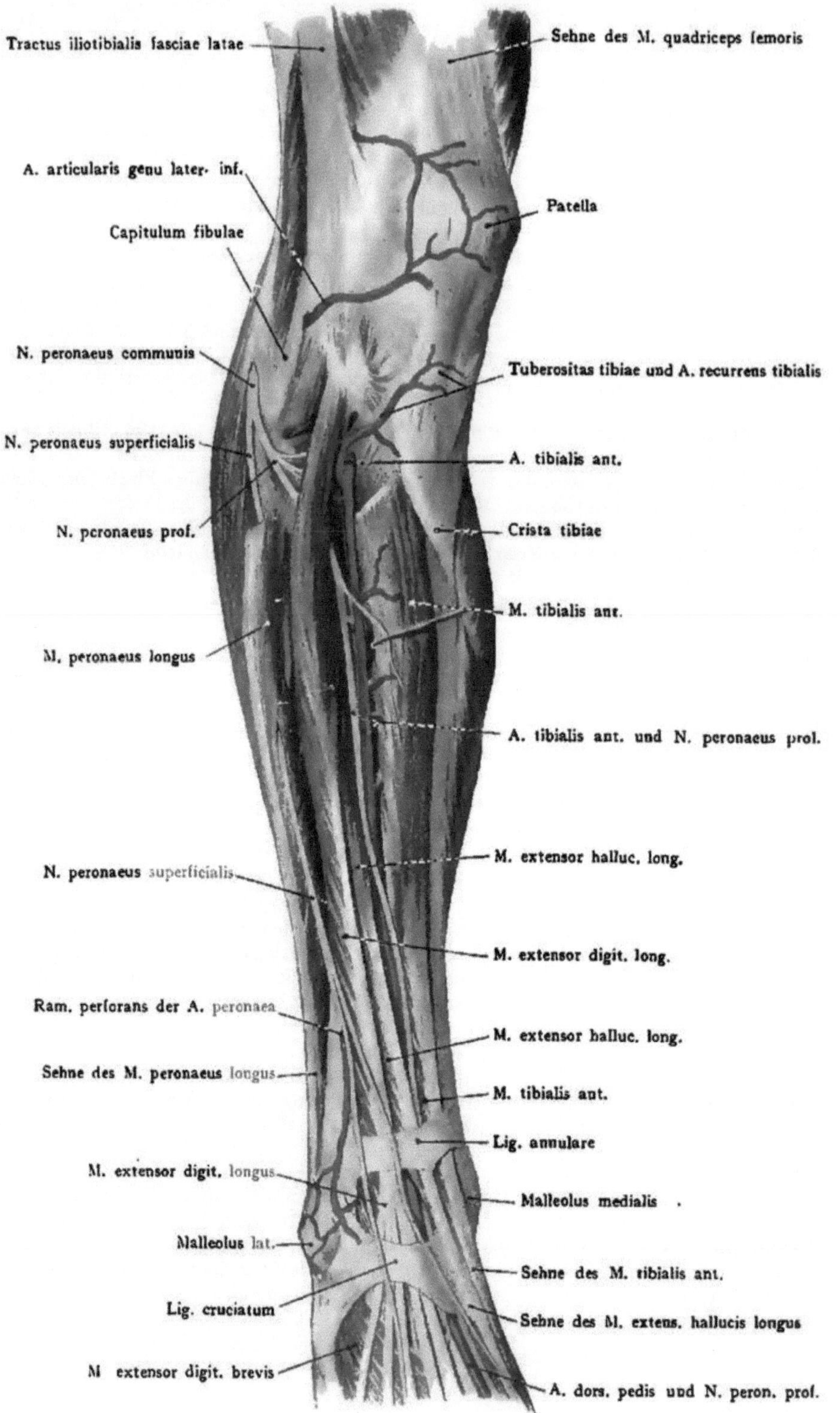

Fig. 644. Tiefe Gebilde der Streckseite des Unterschenkels.

Die Arterie gibt gleich nach ihrem Durchtritte in die Streckerloge die A. recurrens tibialis proximalwärts zum Rete patellae ab, sodann Äste zu den Muskeln der Streckerloge und Äste, welche in die laterale Loge eindringen und die Mm. peronaei versorgen. Kurz oberhalb der Malleolen entspringen die Aa. malleolares ant. medialis und lat.

Die Vv. comitantes der A. tibialis ant. bilden zahlreiche Anastomosen untereinander, so dass die Arterie stellenweise schwer frei zu legen ist (Fig. 645).

Der N. peronaeus comm. verläuft in der Rinne zwischen der Sehne des M. biceps femoris und dem lateralen Kopfe des M. gastrocnemius (Fig. 629) distalwärts zur lateralen Fläche der Fibula unterhalb des Capitulum und tritt hier in die Lücke zwischen den beiden Ursprungsportionen des M. peronaeus longus, um sich sofort in den N. peronaeus superficialis und profundus zu teilen. Der erstere gibt Äste an die Mm. peronaei ab und bleibt bei seinem weiteren Verlaufe der lateralen Loge bis zu ihrem distalen Drittel treu, wo er die Fascia cruris durchbohrt, um zur Haut des Unterschenkels und zum Dorsum pedis zu verlaufen. Der N. peronaeus profundus dagegen (Fig. 644) tritt hoch oben aus der Loge der Mm. peronaei in diejenige der Mm. extensores ein, indem er dabei das Septum intermusculare ant. und den M. extensor digit. longus durchbohrt, um sich lateral der Gefässscheide, welche die A. und die Vv. tibiales ant. umschliesst, anzulegen. Weiter distal kreuzt er die Arterie und liegt am distalen Drittel des Unterschenkels, dort, wo sie unter dem Lig. annulare und dem Lig. cruciatum zum Fussrücken tritt, medial von der Arterie (Fig. 651).

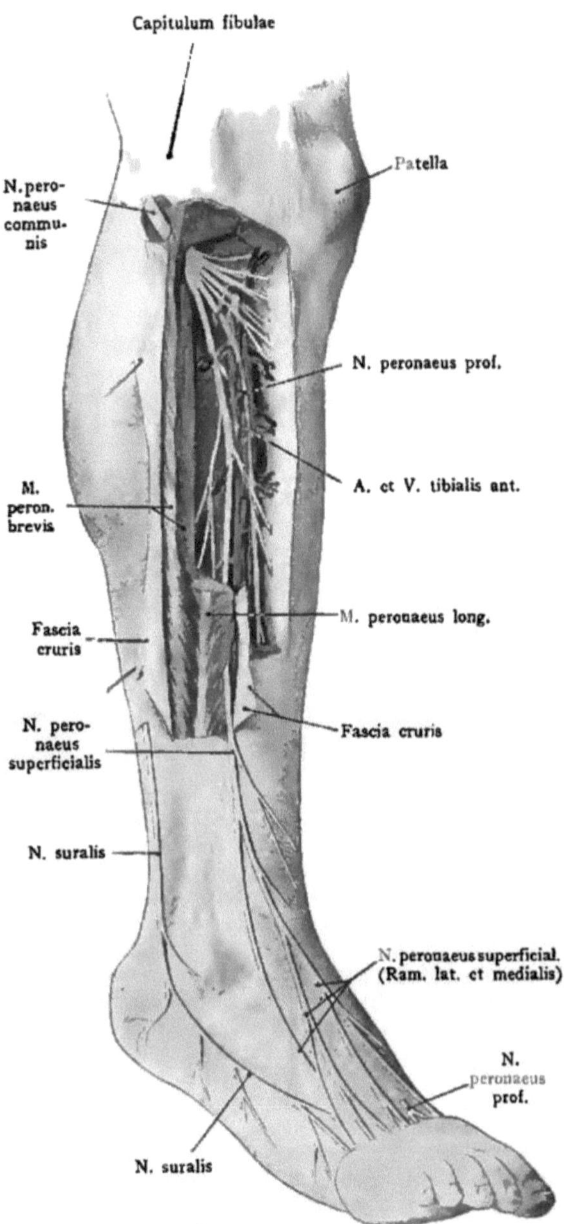

Fig. 645. Topographie der Streckerloge des Unterschenkels.

Querschnitte durch den Oberschenkel. Fig. 646. Querschnitt durch
die Mitte des Unterschenkels. Die Querschnitte der Tibia und der Fibula werden
durch die Membrana interossea verbunden. Die Fibula ist auf dieser Höhe
vollständig von Muskelmassen umgeben, indem vorne die Extensoren, lateral die
Mm. peronaei, medial und hinten die tiefe Schicht der Beuger liegen. Dagegen
werden die vordere Kante sowie die mediale Fläche der Tibia unmittelbar unter der
Fascia cruris angetroffen. Letztere zieht von der Crista tibiae aus, wo sie eine feste
Insertion gewinnt, zunächst über die Strecker, gibt sodann zwei Septen ab (Septum intermusculare ant. und post.), welche bis auf die Fibula vordringen und die Loge der Mm.
peronaei sowohl von derjenigen der Extensoren, als nach hinten von der Beugerloge
abgrenzen. Weiterhin geht die Fascie oberflächlich über die Mm. soleus und gastrocnemius hinweg und kehrt, zuletzt die mediale Fläche des Knochens überziehend, an
die Crista tibiae zurück. In der Beugerloge des Unterschenkels geht die Fascia cruris
profunda von der lateralen Kante der Tibia zur Fibula und trennt die drei tiefen
Beuger von dem M. soleus.

Die Extensorenloge wird in der Höhe des Schnittes von den Mm. tibialis ant.,
extensor hallucis longus und extensor digit. longus ausgefüllt. Zwischen dem M. tibialis
ant. und dem M. extensor hallucis longus liegen auf der Membrana interossea die A.
tibialis ant. und der N. peronaeus prof. In der lateralen Loge finden wir die Mm. peronaeus
longus und brevis und im Anschluss an das vordere der beiden zur Fibula gehenden Septen
(Septum intermusculare ant.) den N. peronaeus superficialis. In der oberflächlichen
Beugerloge liegt der M. gastrocnemius und in mächtiger Ausdehnung der M. soleus. In
der tiefen Beugerloge liegt in der Mitte zwischen dem M. flexor hallucis longus (lateral)
und dem M. flexor digit. longus (medial) der M. tibialis posterior; auf den beiden letzteren
die A. tibialis post. mit den Vv. comitantes und lateral der N. tibialis. Der Querschnitt der A. peronaea wird in engem Anschlusse an die Fibula von dem M. flexor hall.
longus bedeckt. Man beziehe die Angaben über die Aufsuchung und Unterbindung der
Gefässe auf das Querschnittsbild.

Fig. 647: Querschnitt des Unterschenkels gerade oberhalb der
Malleolen. Es sei zunächst auf die Fortsetzung der vier Fascienräume des Unterschenkels hingewiesen. Die Muskeln, welche in ihnen liegen, sind in dieser Höhe zum
grössten Teil in ihre Sehnen übergegangen. Die Querschnitte der Tibia und Fibula sind
bedeutend grösser, die Tibia vorne etwas abgeflacht. Die Fascia cruris lässt sich in ihrer
ganzen Ausdehnung verfolgen und begrenzt mit der Tibia und der Fibula zusammengenommen, vorne die Extensorenloge, in welcher die Sehne des M. tibialis ant. (medial)
und lateral die teilweise in ihre Sehnen übergegangenen Mm. extensor hallucis longus
und extensor digit. longus angetroffen werden. Zwischen den beiden letzteren liegt unmittelbar auf der Tibia die A. dorsalis pedis mit dem N. peronaeus profundus. Die laterale
Loge schliesst sich direkt nach hinten der Fibula an; der M. peronaeus longus ist in seine
Sehne übergegangen, dagegen ist der Muskelbauch des M. peronaeus brevis angeschnitten. In der oberflächlichen Abteilung der Beugerloge liegt bloss der
Tendo calcaneus (Achillis) nebst einer grösseren Menge von Fettgewebe, welches zwischen
der Fascia cruris superficialis und profunda eingeschlossen ist. In der tiefen Beugerloge liegt am weitesten medial die Sehne des M. tibialis post., dann folgt die Sehne
des M. flexor digit. longus und am weitesten lateral die Sehne und das Muskelfleisch des M. flexor hallucis longus. Zwischen dem letzteren und der Sehne des
M. flexor digit. longus liegt die A. tibialis post. mit ihren Vv. comitantes und dem N.
tibialis. Diese Gebilde sind also; wenn man gerade oberhalb der Regio malleolaris
medialis auf sie eingeht, sowohl von dem oberflächlichen als auch von dem tiefen Blatte
der Fascia cruris bedeckt; beide Blätter sind hier durch eine Fettschicht voneinander getrennt.

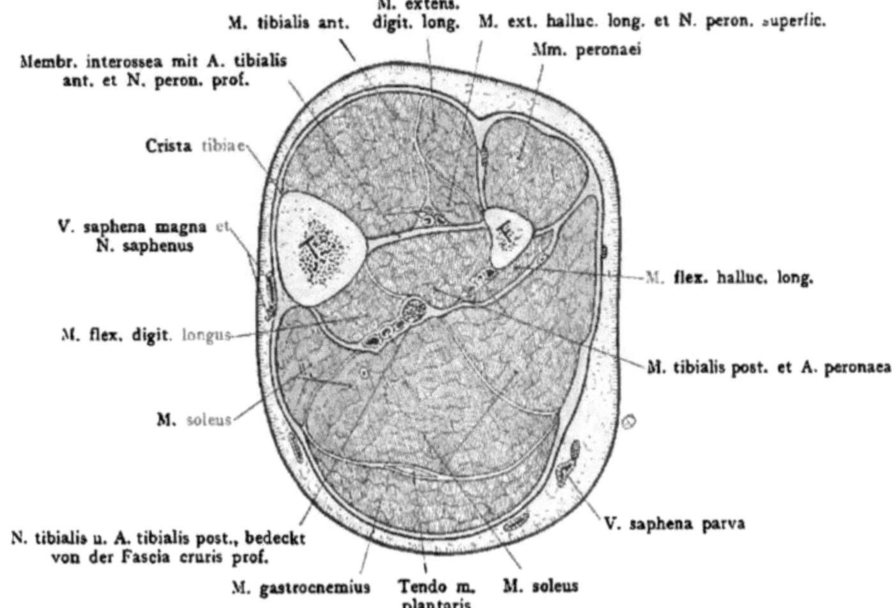

Fig. 646. Querschnitt durch die Mitte des linken Unterschenkels.
Nach Braune. Fascien grün.

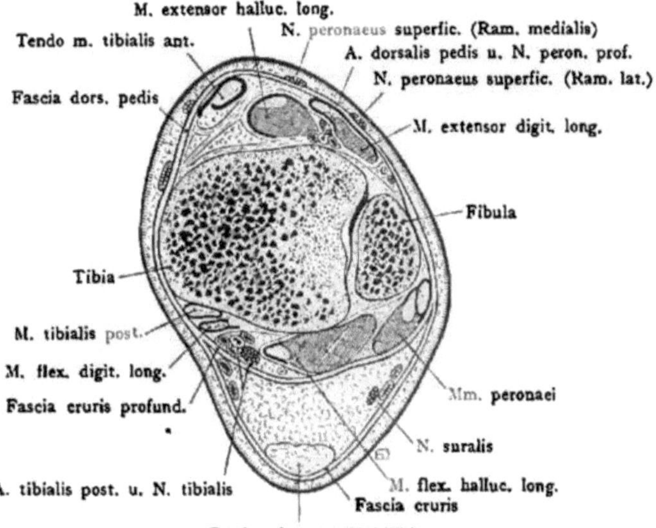

Fig. 647. Querschnitt durch den Unterschenkel gerade oberhalb der Malleolen.
Nach W. Braune.

Zur besonderen Veranschaulichung der Fascienräume unmittelbar über der Malleolargegend dient Fig. 648. Sie stellt die Fascienräume auf einem Schräg- schnitte nach Entfernung der Sehnen (mit Ausnahme des Tendo calcaneus) dar. In der oberflächlichen Beugerloge finden sich keine grösseren Gefässe oder Nerven, ebenso- wenig in der lateralen Loge, welche sich dem hinteren Umfange der Fibula anschliesst.

In der tiefen Beugerloge sind die A. tibialis post. mit dem N. tibialis dar- gestellt, in der Streckerloge die A. tibialis ant. mit ihren Vv. comitantes und dem N. peronaeus profundus.

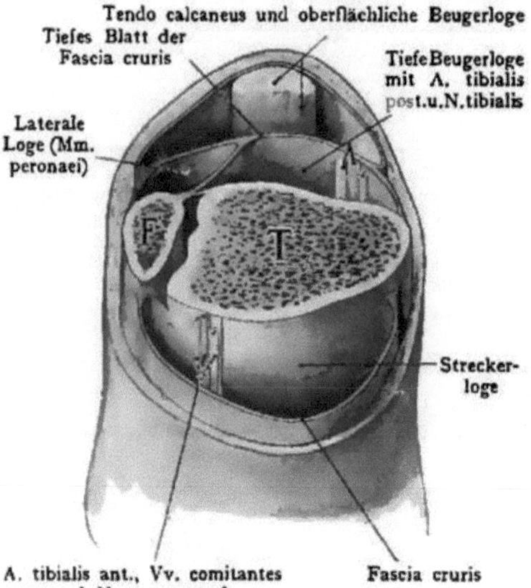

Fig. 648. Querschnitt durch den Unterschenkel ge- rade oberhalb der Malleolen zur Veranschaulichung der Fascienräume.
T Tibia, F Fibula.

Topographie der Regio malle- olaris medialis. Die Regio malleolaris medialis stellt den Übergang von der tiefen Beugerloge des Unterschenkels zur Planta pedis dar und entspricht am Skelet einer Furche, welche einerseits vom Malleolus medialis, andererseits vom medialen Umfange des Calcaneus ge- bildet wird. Diese Furche wird zu einem osteofibrösen Kanale abgeschlossen (Ca- nalis malleolaris) durch das Lig. laci- niatum, einer sehnigen Verstärkung der Fascie, welche von dem Malleolus me- dialis zur medialen Fläche des Calca- neus zieht. In dem Canalis malleolaris verlaufen die Sehnen der tiefen Beuger, ferner die A. tibialis post. mit ihren Vv. comitantes und dem N. tibialis (Fig. 649). Unmittelbar oberhalb des Malleolus wird die Sehne des M. flexor digit. longus (welche in der Regio cruris am weitesten medial lag) von der Sehne des M. tibialis post. gekreuzt; in Fig. 649 ist die Kreuzung oberhalb des Lig. laciniatum zu sehen. In der Regio malle- olaris medialis liegt die Sehne des M. tibialis post. am weitesten vorne, unmittelbar hinter dem Malleolus, dann folgt die Sehne des M. flexor digit. longus in einer Rinne unterhalb des Sustentaculum tali; am weitesten hinten liegt die Sehne des M. flexor hallucis longus. Alle drei Sehnen sind von Sehnenscheiden umgeben (Fig. 658), von denen diejenige für die Sehne des M. tibialis post. am weitesten proximalwärts reicht. Die A. tibialis post. liegt in der Furche, welche vorne von den Sehnen des M. flexor digit. longus und hinten von der Sehne des M. flexor hallucis longus gebildet wird (Fig. 649); mit ihr verlaufen zwei Vv. comitantes und hinten schliesst sich der N. tibialis den Gefässen an. Von der Arterie wie von den Nerven zweigen sich Rami calcanei mediales ab, welche zur Haut des medialen Umfanges der Ferse verlaufen. Die Sehnen der beiden Flexoren verlaufen mit den Gefässen und dem N. tibialis unter dem am Tuber calcanei entspringenden Teile des M. abductor hallucis zur Planta pedis; gewöhnlich teilen sich Arterie und Nerv schon vorher in die Aa. und Nn. plantares mediales und laterales; seltener erfolgt die Teilung im Canalis malleolaris.

Aufsuchung der Arterie und des Nerven in der Regio malleolaris medialis. Es wird ein bogenförmiger Schnitt etwa fingerbreit hinter dem leicht durch- fühlbaren Malleolus medialis angelegt, die Haut mit dem subkutanen Bindegewebe gespalten, sodann das Lig. laciniatum. Man findet das Leitgebilde, die Sehne des M.

flexor digitorum longus und unmittelbar hinter derselben die Gefässe und den N. tibialis (am weitesten hinten liegend). Die Sehne des M. flexor hallucis longus schliesst sich ihrerseits nach hinten den Gefässen an.

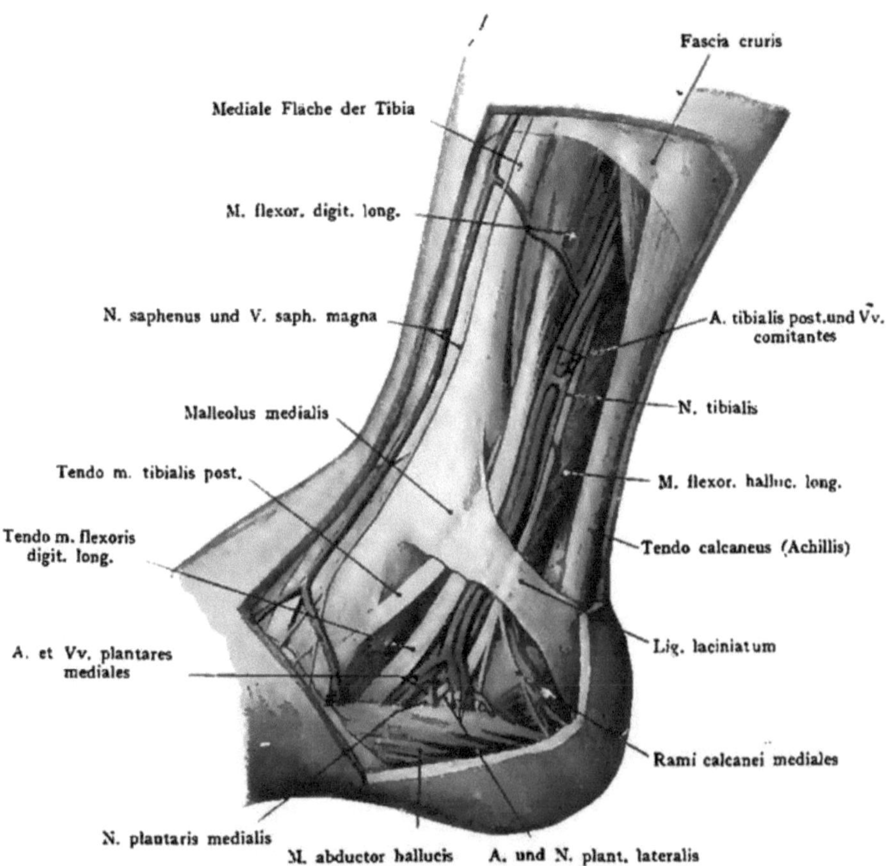

Fig. 649. Regio malleolaris medialis

Topographie des Fusses.

Die Abgrenzung des Fusses gegen den Unterschenkel wird am zweckmässigsten gerade oberhalb des Malleolus medialis angenommen; die mediale Malleolargegend gehört eigentlich zum Fusse oder bildet, richtiger gesagt, den Übergang von der tiefen Beugerloge des Unterschenkels zur Planta pedis.

Inspektion und Palpation des Fusses. Die Anordnung der Skeletelemente bedingt eine Wölbung des Fusses sowohl in der Längs- als in der Querrichtung. Die Wölbung in der Längsrichtung (Fig. 662) erklärt die Tatsache, dass die Stützpunkte des Fussskeletes durch das Tuber calcanei und die Köpfchen der Metatarsalknochen gebildet werden. Die Wölbung in transversaler Richtung beginnt am Tarsus, geht auf den Metatarsus weiter und flacht sich an den Phalangen allmählich ab.

Die Konkavität des Gewölbes ist plantarwärts, die Konvexität dorsalwärts gerichtet. Plantarwärts ist das Fussskelet von Weichteilen überlagert; lateral liegt die Muskulatur der Kleinzehenseite, medial diejenige der Grosszehenseite, und zwischen beiden finden sich Muskeln und Sehnen, welche zum kleinen Teile aus der tiefen Beugerloge des Unterschenkels zur Planta pedis gelangen (Sehnen der Mm. flexor digit. longus und flexor hall. longus), teilweise vom Calcaneus entspringen (M. flexor digit. brevis und M. quadratus plantae). Die Muskulatur der Planta pedis wird von der derben, sehnigen, vom Tuber calcanei bis zu den Basen der Phalangen sich erstreckenden Aponeurosis plantaris überzogen, sowie von einer infolge der Anordnung der Bindegewebsbalken recht derben Schicht von Fettgewebe, auf welche die gleichfalls derbe Cutis folgt. Demnach wird das Relief der Planta pedis in der Regel keine Anhaltspunkte für die Bestimmung etwa der Gelenklinien oder des Verlaufes der Gefässe darbieten. An den Seitenrändern und an dem dorsalen Umfange des Fusses dagegen lagern sich bloss die Sehnen der Streckmuskeln, sowie der dünne Bauch des von der oberen Fläche des Calcaneus distal vom Eingange in den Sinus tarsi entspringenden M. extensor digit. brevis dem Fussskelete auf, so dass es hier nicht selten gelingt, bei starker Plantarflexion den Kopf des Talus als dorsalen Vorsprung zu palpieren.

Bei Untersuchung des lateralen und medialen Fussrandes lassen sich wichtige Anhaltspunkte zur Bestimmung von Gelenklinien gewinnen, in denen Amputationen vorgenommen werden (Fig. 650). Lässt man, von dem Malleolus medialis ausgehend, den Finger am medialen Fussrande distalwärts gleiten, so fühlt man 2—3 cm distal vom Malleolus die Tuberositas ossis navicularis. Proximal von derselben liegt der Spalt des Talonaviculargelenks, welcher mit der Articulatio calcaneocuboidea zusammen die sog. Chopartsche Gelenklinie (Linea articularis intertarsea) darstellt. Etwa zwei Finger breit distal von der Tuberositas ossis navicularis ist manchmal (bei mageren Individuen) der Gelenkspalt zwischen dem Os cuneiforme I und dem Os metatarsale I zu fühlen. Am lateralen Fussrande geht man von dem deutlich fühlbaren Malleolus lat. aus, der tiefer liegt als der Malleolus medialis, und kommt zunächst auf den starken Vorsprung, der Tuberositas ossis metatarsalis V; proximal von derselben beginnt die Lisfrancsche Gelenklinie (Linea articularis tarsometatarsea), welche die distalen Tarsalknochen (Ossa cuneiformia und Os cuboideum) von den Basen der Metatarsalknochen trennt.

Die Angabe für die Aufsuchung der beiden Gelenklinien lautet demnach: Das Lisfrancsche Gelenk entspricht einer Linie, welche auf der lateralen Fussseite proximal von der Tuberositas ossis metatarsalis V beginnt und quer über die Wölbung des Fusses zu einem Punkte des medialen Fussrandes verläuft, welcher etwa zwei Finger breit distalwärts von der Tuberositas ossis navicularis liegt. Die Chopartsche Gelenklinie beginnt am medialen Fussrande proximal von der Tuberositas ossis navicularis und

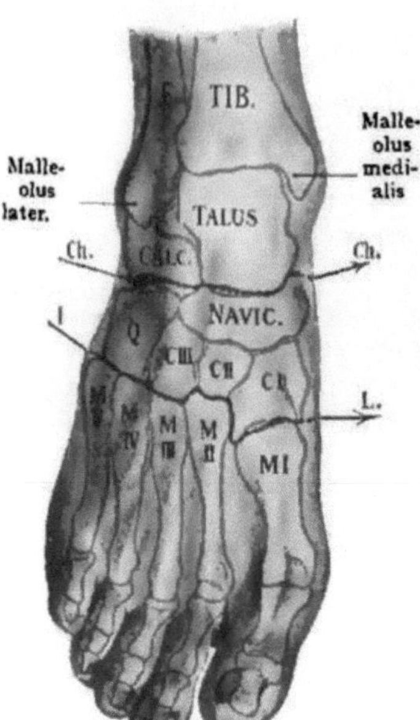

Fig. 650. Dorsum pedis. Lisfrancsche und Chopartsche Gelenklinien. F. Fibula. Tib. Tibia. Q. Cuboideum. CI—III Cuneiforme I—III MI—V Metatarsale I—V.

endet am lateralen Fussrande etwa daumenbreit proximal von der Tuberositas ossis metatarsalis V.

Bei mageren Individuen lassen sich die Sehnen der Strecker (Mm. tibialis ant., extensor digit. longus und extensor hallucis longus) abtasten. Zwischen den Sehnen des M. extensor digit. longus (lateral) und der Sehne des M. tibialis ant. (medial) liegt der vordere Umfang der Kapsel des Talocruralgelenkes oberflächlich, so dass dieselbe bei entzündlichen Prozessen mit Erguss in die Gelenkhöhle vorgewölbt wird und hier manchmal abzutasten ist. Die Sehnen der Mm. peronaei können hinter dem Malleolus lat. palpiert werden.

Gegenden am Fusse: Wir unterscheiden am Fusse wie an der Hand eine Streck- und eine Beugeseite (Dorsum pedis und Planta pedis). Das Dorsum pedis bildet eine direkte Fortsetzung der Streckerloge des Unterschenkels, während von den Logen, welche durch die Fasciensepten an der Planta pedis abgegrenzt werden (Fig. 655), bloss die mittlere und tiefe als eine direkte Fortsetzung der in der Regio malleolaris medialis auf die Planta pedis übergehenden tiefen Beugerloge des Unterschenkels anzusehen ist.

Dorsum pedis.

Die Grenze gegen den Unterschenkel wird durch eine gerade oberhalb der Malleolen gezogene Linie angegeben, die Grenzen gegen die Planta pedis entsprechen dem medialen und dem lateralen Fussrande.

Fascia dorsalis pedis. Sie bildet eine auf das Dorsum pedis übergehende Fortsetzung der Fascia cruris, welche sich an oberflächlich liegenden Knochenteilen ansetzt, so an den Malleolen und auch zum Teil an den Rändern des Fussskeletes; sie geht distalwärts auf die dorsale Fläche der Zehen über. Mit der die Spatia intermetatarsalia dorsalwärts abschliessenden Fascie (Fascia interossea pedis dorsalis, Fig. 655) grenzt die Fascia pedis dorsalis eine von den Malleolen bis zu der Basis der Grundphalangen reichende Loge (Spatium dorsale pedis) ab, welche die Sehnen der Mm. extensores digitorum und hallucis long., die A. dorsalis pedis mit dem N. peronaeus prof. und auch den M. extensor digitorum brevis einschliesst.

Die Fascia pedis dorsalis weist zwei sehnige Verstärkungen auf, von denen die obere mit bogenförmigen Fasern von der Crista tibiae zur Fibula gerade oberhalb der Malleolen zieht (Lig. annulare) und eigentlich noch in den Bereich des Unterschenkels fällt. Die zweite Verstärkung (Lig. cruciatum) geht oberhalb des Sinus tarsi vom Calcaneus ab und verläuft Y- oder V-förmig teils zum Malleolus medialis, teils zur Tuberositas ossis navicularis. Durch die Ligg. annulare und cruciatum werden die Sehnen der Strecker in der Höhe der Malleolen, sowie gerade oberhalb derselben, gegen das Skelet des Unterschenkels und des Tarsus festgehalten.

Oberflächliche Gebilde des Dorsum pedis. Abgesehen von den dichtgedrängten Lymphgefässen haben wir extrafasciale Venen und Nerven. Die Venen bilden ein Netz, welches sowohl mit den oberflächlichen Venen der Planta pedis als mit den subfascialen Venen des Dorsum im Zusammenhang steht. Lateralwärts geht aus dem Venennetze die V. saphena parva hinter dem Malleolus lat. hervor, medianwärts die V. saphena magna, welche vor dem Malleolus medialis zum Unterschenkel hinaufzieht.

Die Haut des Dorsum pedis wird von den Nn. peronaeus superficialis, peronaeus profundus, suralis und saphenus versorgt (Fig. 645).

Der N. peronaeus superficialis, welcher am distalen Drittel des Unterschenkels aus der Loge der Mm. peronaei austretend die Fascia cruris durchbohrt, verläuft in zwei Äste (Nn. cutanei pedis dorsales medialis und lat.) geteilt, zum Fussrücken, dann in der Regel zu allen Zehenseiten mit Ausnahme der lateralen Seite der kleinen Zehe

(N. suralis) und der einander zugewandten Seiten der grossen und der zweiten Zehe, welche von dem mit der A. dorsalis pedis verlaufenden N. peronaeus profundus versorgt werden. Der N. saphenus geht mit der V. saphena magna zum medialen Fussrande.

Muskeln des Dorsum pedis. Wir finden in der dorsalen Loge des Fusses erstens die Sehnen der drei langen Strecker (Mm. tibialis ant., extensor hallucis longus

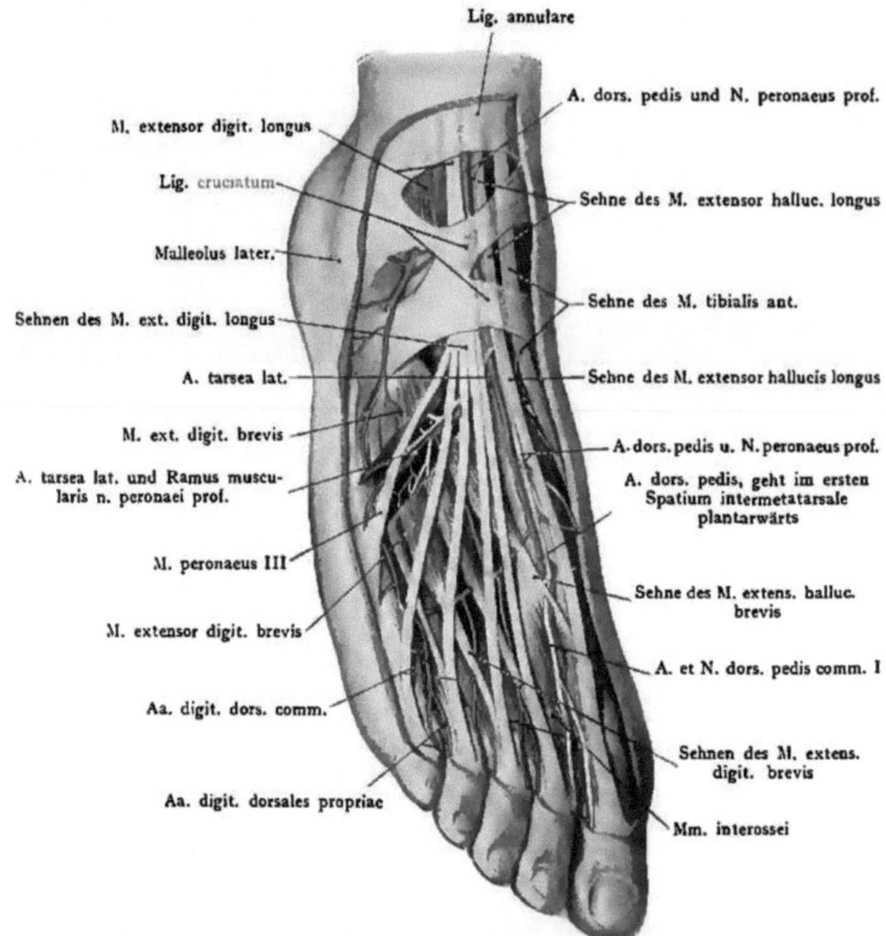

Fig. 651. Topographie des Dorsum pedis.

und extensor digit. longus), zweitens den Muskelbauch und die Sehnen der Mm. extensor digitorum brevis und extensor hallucis brevis.

Die Sehnen der langen Strecker werden dort, wo sie über der Linie des Talocruralgelenkes hinweg verlaufen, durch das Lig. cruciatum zusammengedrängt; distalwärts gehen sie fächerförmig gegen ihre Insertionen auseinander. Die Sehne des M. tibialis ant. weicht medianwärts ab, um sich am oberen und medialen Umfange des Os cuneiforme I sowie an der Basis ossis metatarsalis I anzusetzen; sie geht, von ihrer Sehnenscheide umgeben, durch ein eigenes Fach unter dem Lig. cruciatum. Dann folgt lateral, gleichfalls in einem eigenen Fache, die Sehne des M. extensor hallucis longus, welche auf dem I. Metacarpalknochen zur Dorsalseite der grossen Zehe verläuft, endlich, noch weiter lateral, die schon beim Durchtritt unter dem Lig. cruciatum getrennten Sehnen des M. extensor digitorum longus und des M. peronaeus tertius. Dieselben verlaufen divergierend zur 2.—5. Zehe und zur Tuberositas ossis metatarsalis V (M. peronaeus tertius).

In zweiter Schicht liegt, von den Sehnen des M. extensor digit. longus bedeckt, der M. extensor digitorum brevis. Er wird von einer besonderen Muskelfascie abgeschlossen, welche in das die A. dorsalis pedis mit dem N. peronaeus prof. umhüllende Bindegewebe übergeht, ein Verhalten, welches zu der Anschauung geführt hat, als ob diese Gefässe noch von einem besonderen Fascienblatte überzogen würden.

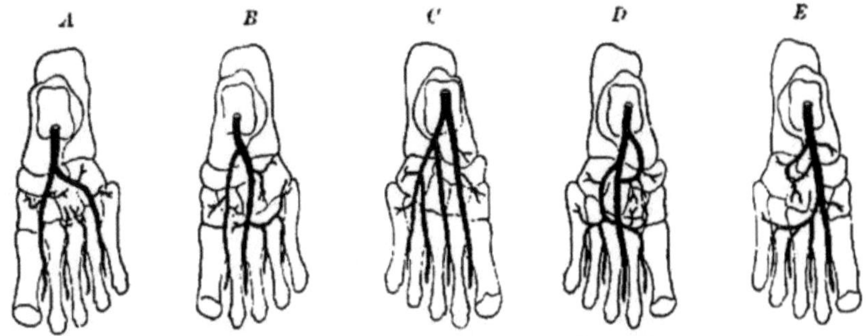

Fig. 652. Variationen der A. dorsalis pedis.
Nach H. v. Meyer, Arch. f. Anat. und Entw.-Gesch. 1881.

Von tietliegenden (subfascialen) Gefässen und Nerven haben wir: 1. die A. dorsalis pedis mit ihren Verzweigungen und ihren Vv. comitantes; 2. den Stamm des N. peronaeus profundus mit seinem Aste zum M. extensor digit. brevis.

Die A. dorsalis pedis liegt bei ihrem Übergange auf das Dorsum pedis lateral von der Sehne des M. extensor hallucis longus (Fig. 651) und begleitet dieselbe bis zum ersten Spatium intermetatarsale, wo sie als A. plantaris prof. zur Planta pedis abbiegt, um mit der A. plantaris lat. zu anastomosieren.

Von Ästen der A. dorsalis sind folgende zu nennen: gerade oberhalb oder noch unter dem Lig. cruciatum entspringen die beiden Aa. malleolares ant. medialis und lat. Dann folgen distal vom Lig. cruciatum die Aa. tarsea lateralis und medialis; die erstere ist ein starker Ast, welcher proximal von der Chopartschen Gelenklinie entspringend, von den Sehnen des langen und dem Muskelbauch des kurzen Streckers überlagert wird und mit dem zum M. extensor digit. brevis gehenden Aste des N. peronaeus prof. lateralwärts verläuft. Sie gibt Äste ab, welche gegen die Basen der Metatarsalknochen verlaufen und hier durch eine bogenförmige Queranastomose (A. arcuata) untereinander verbunden sind. Diese gibt die Aa. metatarseae dorsales ab, welche untereinander sowie mit der A. dorsalis pedis in Verbindung stehen und auf der Fascia interossea dorsalis distalwärts verlaufen, um in der Höhe der Köpfchen der Ossa metatarsalia in je zwei Aa. digitales für die einander zugewandten Seiten von je zwei Zehen zu zerfallen. Die A. intermetatarsea dorsalis I bildet die direkte Fortsetzung der A. dorsalis pedis.

Varietäten der A. dorsalis pedis. Sie sind häufig und lassen sich darauf zurückführen, dass Nebenäste oder Anastomosen mit anderen Arterien das Übergewicht erlangen und den Hauptstamm ersetzen können. Die Bahnen, welche dabei zustande kommen, sind in Fig. 652 veranschaulicht; A stellt eine sehr starke A. tarsea lat. dar, welche im fünften Spatium intermetatarsale mit der A. plantaris lat. anastomosiert.

In B bildet die A. tarsea lat. den Hauptstamm und verläuft zum zweiten Spatium intermetatarsale, wo sie sich plantarwärts wendet; aus derselben geht eine A. metatarsea ab, sowie eine A. arcuata, welche die übrigen Aa. metatarseae liefert; C, D, E stellen seltenere Anomalien dar.

Die A. dorsalis pedis wird durch einen parallel mit dem lateralen Rande der Sehne des M. extensor hallucis longus geführten Schnitt aufgesucht. Die Fascia pedis dorsalis wird gespalten, alsdann liegen Arterie und Nerv auf dem Knochen vor, von einer Fortsetzung der Fascie des M. ext. digit. brevis bedeckt. Oberflächlich zur Fascie findet man häufig den N. cutaneus dorsalis medialis aus dem N. peronaeus superficialis.

Sehnenscheiden am Dorsum pedis (Figg. 653 und 654). Es sind drei Sehnenscheiden vorhanden: 1. für die Sehne des M. tibialis ant., 2. für die Sehne des M. extensor hallucis longus, 3. für die Sehne des M. extensor digit. longus. Die Sehnenscheiden beginnen entweder unter dem Lig. cruciatum (so diejenige für den M. extensor hallucis longus) oder etwas proximal von demselben. Die Scheide des M. tibialis

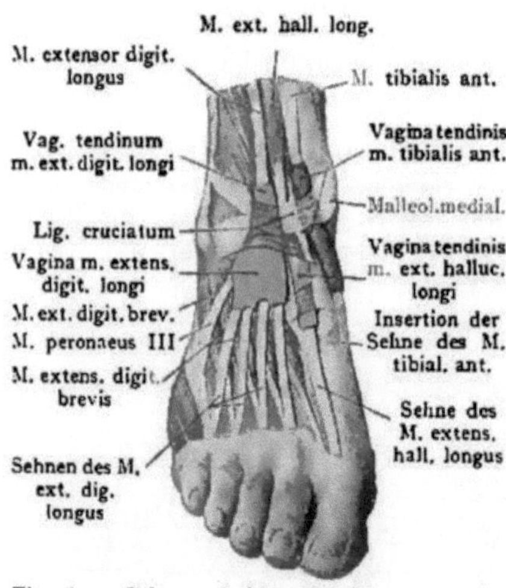

Fig. 653. Sehnenscheiden des Dorsum pedis. Nach den Angaben von Hartmann in Schwalbes morphol. Arbeiten V. 1896.

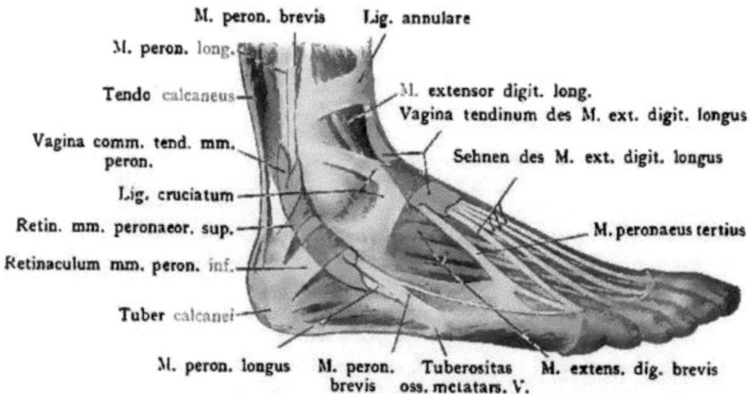

Fig. 654. Sehnenscheiden am Dorsum pedis.
Nach den Angaben von Hartmann (Schwalbes morphol. Arbeiten V).

ant. reicht distalwärts etwa bis zum Cuneiforme I, diejenige des M. extensor hallucis longus bis zur Basis ossis metatarsalis I. Die grosse gemeinsame Scheide für die Sehnen des M. extensor digit. longus beginnt oberhalb des Lig. cruciatum und reicht bis zur Chopartschen Gelenklinie.

Planta pedis.

Aponeurose, Fascienlogen und oberflächliche Gebilde der Planta pedis.

Das subkutane Fett- und Bindegewebe sowie die Aponeurosis plantaris sind infolge der mechanischen Inanspruchnahme des Fusses (Stützfunktion) sehr stark ausgebildet. Das Fettgewebe zeigt, besonders auf der Ferse und den Zehenballen, einen lobulären Charakter (Fig. 659) und wird von mächtigen, von der Aponeurosis plantaris zur Cutis aufsteigenden Bindegewebsbalken durchsetzt. Die Schicht subkutanen Fettgewebes in der Planta pedis ist also nicht bloss sehr mächtig, sondern auch sehr derb.

Die Aponeurosis plantaris bietet mit ihren starken sehnigen Faserzügen den Muskeln der Planta sowohl einen Schutz als auch teilweise einen Ursprung. Sie geht von dem Tuber calcanei aus, verbreitet sich distalwärts und erstreckt sich mit fünf Zipfeln auf die plantare Seite der Zehen. Die mittlere Partie der Aponeurosis, welche

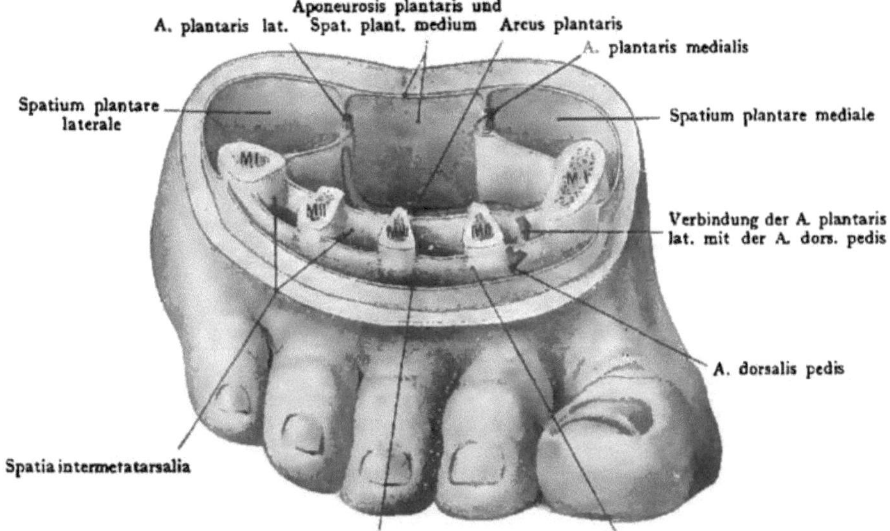

Fig. 655. Schematische Darstellung der Bindegewebsräume in der Metatarsalgegend.

den M. flexor digit. brevis bedeckt, ist die mächtigste; von ihr gehen quer und schräg verlaufende Faserzüge (Fig. 656) über die Sulci plantares hinweg zu dem Fascienüberzuge der Muskeln der Klein- und Grosszehenseite (Fasciculi transversi aponeurosis plant.). Zwischen den Zipfeln der Aponeurose liegen Massen von lobulärem Fettgewebe, welche die oberflächlichen Gefässe und Nerven bei ihrem Austritt aus der Tiefe umgeben.

Die Aponeurosis plantaris teilt die Planta pedis durch Septen, welche an den Sulci plantares medialis und lateralis in die Tiefe gehen, in drei grosse Fascienräume oder Logen (Fig. 655), eine mittlere, eine laterale und eine mediale. Wir können demnach an dem Fusse (etwa in der Metatarsalgegend) unterscheiden: 1. eine dorsale Loge (Fortsetzung der Loge der Strecker am Unterschenkel, s. Dorsum pedis); 2. Logen der Mm. interossei (Spatia intermetatarsalia), welche durch die Fasciae interosseae dorsales und plantares abgeschlossen sind; 3. eine mediale plantare Loge, welche die Muskeln der Grosszehenseite enthält; 4. eine laterale plantare Loge mit den Muskeln der Kleinzehenseite und 5. eine mittlere plantare Loge, welche die Fortsetzung des Canalis malleolaris darstellt und die Sehnen der langen Beuger sowie den M. flexor digit. brevis und den M. quadratus plantae enthält.

Die **Muskeln der Planta pedis** lassen sich in eine mittlere, eine mediale und eine laterale Masse unterscheiden. Sie grenzen eine mediale und eine laterale seichte

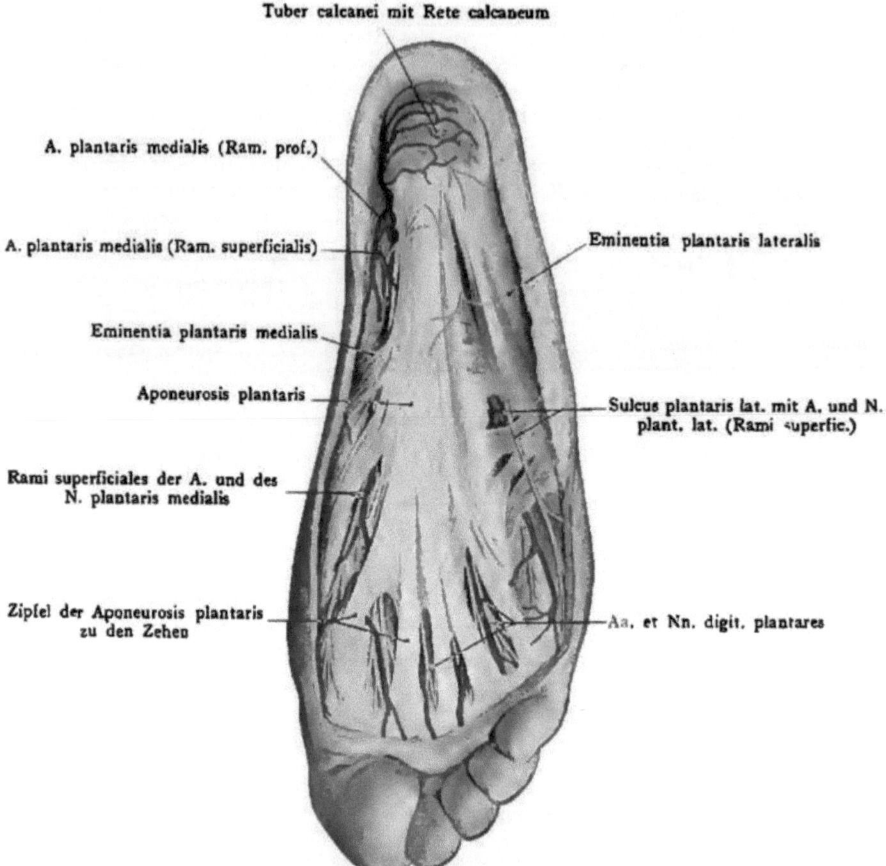

Fig. 656. Aponeurosis plantaris und Sulcus plantaris medialis und lat. mit den oberflächlichen Arterien und Nerven der Planta pedis.

Furche ab (Sulcus plantaris medialis und lateralis), welche sich vom Calcaneus bis zu den Köpfchen der Metatarsalknochen erstrecken.

Die mittlere Muskelmasse, welche den Hauptinhalt der mittleren Loge darstellt, wird gebildet durch den M. flexor digit. brevis, den M. quadratus plantae und die Sehnen des M. flexor digit. longus mit den Mm. lumbricales; dazu kommt noch der M. adductor hallucis.

Der M. flexor digit. brevis entspringt (Fig. 657) vom Tuber mediale calcanei sowie von der Aponeurosis plantaris; die vier Sehnen, welche aus dem Muskelbauche hervorgehen, schliessen sich den Sehnen des M. flexor digitorum longus an, um an der ersten Phalange durchbohrt zu werden und sich an der Basis der zweiten Phalange zu befestigen. Die gemeinsame Sehne des M. flexor digit. longus erhält, bevor sie in ihre vier Endsehnen zerfällt, das Caput accessorium (M. quadratus plantae), welches von der unteren Fläche des Calcaneus entspringt und an die gemeinsame Sehne des langen Beugers geht. Die Mm. lumbricales entspringen von den Teilsehnen des M. flexor digit. longus und gehen zur Dorsalaponeurose der 2.—5. Grundphalange.

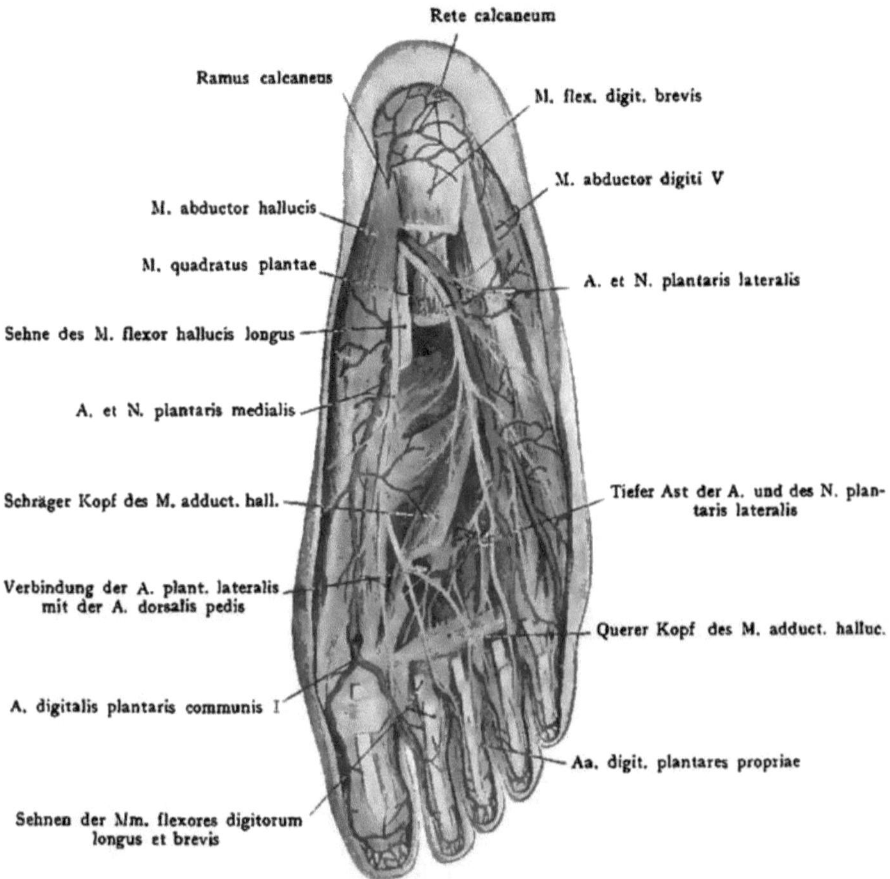

Fig. 657. Planta pedis. Tiefliegende Gebilde nach Abtragung des M. flexor digit. brevis, des M. quadratus plantae und der Sehnen des M. flexor digit. longus.

In der Tiefe der Loge, unmittelbar auf der Fascia interossea plantaris, liegen die beiden Köpfe des M. adductor hallucis (Caput obliquum von der Basis der 2.—4. Ossa metatarsalia, von dem Os cuneiforme III, sowie von dem tiefen Bandapparat des Tarsus entspringend; das Caput transversum von der Kapsel der 3., 4. und 5. Metatarsophalangealgelenke); die beiden Köpfe gehen zusammen an das laterale Sesambein der Articulatio metatarsophalangea I.

In den Bereich der mittleren Loge fällt auch die Sehne des M. peronaeus longus, welche, in ihrer Sehnenscheide eingeschlossen, von dem lateralen Rande des Fusses im

Sulcus m. peronaei des Os cuboideum schräg median- und distalwärts zu ihrer Insertion am Os cuneiforme I und an der Basis ossis metatarsalis I verläuft.

Die mediale Loge (Grosszehenloge) wird von dem M. flexor hallucis brevis, dem M. abductor hallucis und der Sehne des M. flexor hallucis longus eingenommen. Der erstere entspringt von dem Os cuneiforme I sowie von dem tiefen Bandapparat der Planta und inseriert sich mit zwei Sehnen am medialen und am lateralen Sesambeine der Articulatio metatarsophalangea I. Dem M. flexor hall. brevis liegt die Sehne des M. flexor hall. longus auf (in Fig. 657 abgeschnitten dargestellt), welche innerhalb der Regio malleolaris medialis hinter der Sehne des M. flexor digit. longus liegt, dieselbe am Übergange auf die Planta pedis kreuzt und in der medialen Loge der Planta bis zur Basis der Endphalange der grossen Zehe verläuft. Der M. abductor hallucis bildet mit seinem starken Bauche einen wesentlichen Teil der Wölbung des medialen Fussrandes (Eminentia plantaris medialis) und entspringt von dem Tuberculum mediale calcanei, von dem Lig. laciniatum und der Aponeurosis plantaris, indem dieser letzte Ursprungsbauch die Gefässe und Nerven bei ihrem Übergange aus dem Canalis malleolaris in die Planta pedis überbrückt; ein weiterer Ursprung kommt von der Tuberositas navicularis. Der Muskel inseriert sich am medialen Sesambeine der Articulatio metatarsophalangea.

Muskeln der lateralen Loge. Der M. abductor digiti quinti erstreckt sich in der ganzen Ausdehnung des lateralen Fussrandes und trägt wesentlich zur Bildung der Fusswölbung bei. Sein Ursprung geht von der unteren und lateralen Fläche des Calcaneus sowie von der Aponeurosis plantaris aus; seine Insertion findet zum Teil an der Tuberositas ossis metatarsalis V statt, zum Teil nimmt er von dort einen accessorischen Ursprung auf und geht zur Basalphalange der kleinen Zehe. Der M. flexor digiti V entspringt von dem tiefen Bandapparat der Planta pedis, sowie von dem Lig. calcaneocuboideum plantare longum und der Basis ossis metatarsalis V und geht zur Basis der Grundphalange der kleinen Zehe. Er bedeckt den M. opponens digiti V, welcher mit ihm entspringt, aber sich an der lateralen Kante des Os metatarsale V befestigt. Die Muskeln der lateralen Loge bilden die Eminentia plantaris lateralis.

Die Mm. interossei liegen zwischen den Metatarsalknochen, füllen die Spatia intermetatarsalia vollständig aus und werden plantarwärts durch die Fascia interossea plantaris, dorsalwärts durch die Fascia interossea dorsalis abgeschlossen (siehe das Fascienschema Fig. 655). Sowohl von der dorsalen als von der plantaren Seite her dringen Gefässe in die Logen der Mm. interossei ein; die erste wird durchzogen von der bogenförmigen Verbindung, welche die A. dorsalis pedis mit der A. plantaris lateralis eingeht.

Sehnenscheiden in der Planta pedis (Fig. 658). Von den langen Beugermuskeln besitzt keiner einen Sehnenkanal, welcher in grösserer Ausdehnung in der Planta pedis angetroffen wird. Die Scheide für die Sehne des M. tibialis post. reicht nicht ganz bis zur Insertion der Sehne an der Tuberositas ossis navicularis. Die Scheiden für die Sehnen des M. flexor hall. longus einerseits und des M. flexor digit. longus andererseits reichen distalwärts kaum über die Kreuzungsstelle dieser Sehnen in der Planta pedis hinaus. Nur ausnahmsweise besteht eine Verbindung zwischen beiden Sehnenscheiden. Die Scheiden für die Beugersehnen an der Plantarseite der Zehen erstrecken sich proximalwärts gewöhnlich bis zur Höhe der Teilung der Aponeurosis plantaris in ihre einzelnen Zipfel; eine Verbindung der Schnenscheiden der Mm. flexor hallucis longus und flexor digit. longus mit den Sehnenscheiden der Zehen kommt überhaupt nicht vor.

Eine gemeinsame Scheide für die Sehnen der Mm. peronaei beginnt oberhalb des Malleolus lat. und teilt sich distalwärts in zwei Zipfel (Fig. 654), von denen einer den M. peronaeus brevis aufnimmt und ein zweiter längerer die Sehne des M. peronaeus longus bis in den Sulcus m. peronaei des Os cuboideum begleitet. Darauf folgt eine besondere, von der ersteren getrennte Sehnenscheide, welche bis zur Insertion der Sehne des M. peronaeus longus am Os cuneiforme I reicht.

Die Sehnen sind mit der Wandung ihrer Scheide in grösserer oder geringerer Ausdehnung verbunden durch ein Mesotenon und zwar an denjenigen Stellen der Sehne und der Scheide, welche der geringsten Reibung ausgesetzt sind. Bei den langen Streckern des Fusses ist dies der tiefe, gegen den Knochen sehende, bei den Beugern der oberflächliche, gegen die Haut sehende Umfang der Sehnen.

Von Schleimbeuteln ist bloss die Bursa tendinis calcanei zwischen dem Tendo calcaneus (Achillis) und dem Calcaneus konstant. Häufig findet sich eine Bursa zwischen der Sehne des M. tibialis ant. und dem Os cuneiforme I; subkutane Schleimbeutel können auf beiden Malleolen vorkommen, auch an Stellen der Planta pedis, die stärkerem Druck ausgesetzt sind.

Gefässe und Nerven der Planta pedis. Aus dem Canalis malleolaris treten die Aa. plantares medialis und lateralis mit den entsprechenden Nn. plantares medialis und lateralis in die mittlere Loge der Planta pedis ein. Die Gefäss- und Nervenstämme verlaufen mit den Sehnen der langen Beuger unter derjenigen Partie des M. abductor hallucis, welche am Calcaneus entspringt; sie sind in Fig. 657 nach ihrem Eintritt in die Planta pedis dargestellt.

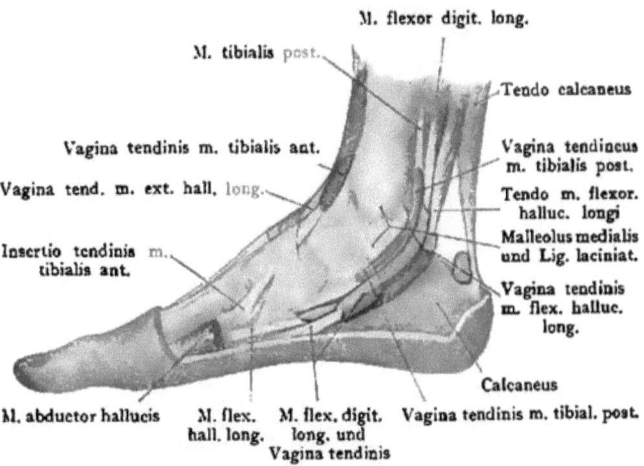

Fig. 658. Sehnenscheiden des Fusses (Medialansicht).
Nach Hartmann in Schwalbes morphol. Arbeiten. V. 1896.

Von den beiden Aa. plantares, in welche die A. tibialis post. in der Regio malleolaris medialis zerfällt, ist die A. plantaris medialis die schwächere. Sie setzt den Verlauf der A. tibialis post. in distaler Richtung fort, versorgt die Muskeln der Grosszehenseite sowie teilweise auch die mittlere Muskulatur (M. flexor digit. brevis) und die Haut des medialen Drittels der Planta mit oberflächlichen Ästen. Der Stamm verläuft mit dem lateral anliegenden N. plantaris medialis zwischen dem M. flexor digit. brevis und dem M. abductor hallucis im Sulcus plantaris medialis und gibt einen Ramus superficialis zur Haut sowie Äste zur Muskulatur der Grosszehenseite. An der Basis der grossen Zehe verbindet sich die Arterie mit der A. digitalis comm. plant. I (aus dem tiefliegenden Bogen der A. plantaris lat.), welche beide Seiten der grossen Zehe sowie die mediale Seite der nächstfolgenden Zehe versorgt.

Die A. plantaris lateralis verläuft bei ihrem Eintritt in die Planta pedis bogenförmig lateralwärts zwischen dem M. flexor digit. brevis und dem M. quadratus plantae, biegt dann, entsprechend dem Sulcus plantaris lat., in die Längsrichtung des Fusses um und verläuft zwischen den Muskeln der Kleinzehenseite einerseits und dem M. quadratus plantae andererseits bis zur Lisfrancschen Gelenklinie (Linea articularis tarsometatarsea). Hier tritt sie wieder in die mittlere Loge ein und gelangt, allmählich tiefer tretend, bis auf die Fascia interossea plantaris, indem sie im Bogen gegen das proximale Ende des Spatium intermetatarsale I zieht (Arcus plantaris). Sie wird zum

Teil von dem schrägen Kopfe des M. adductor hallucis bedeckt und verbindet sich
im Spatium intermetatarsale I mit dem zur Planta pedis umbiegenden Stamme der
A. dorsalis pedis.

Die A. plantaris lat. gibt nebst Ästen zur Muskulatur der Kleinzehenseite sowie
zur Muskulatur der mittleren Loge (Fig. 657) ein oder zwei Aa. digitales comm. plantares ab, welche zur vierten und fünften Zehe gehen, dann vom Arcus plantaris entspringende Aa. metatarscae plantares zu den folgenden Zehen, sowie Äste zu den Mm.
interossei und zum M. adductor hallucis; oberflächlich zum Arcus plantaris liegen die
Sehnen der Mm. flexores digitorum longus und brevis.

Mit den Arterien verlaufen je zwei Vv. comitantes, welche zahlreiche, die
Arterien zum Teil geflechtartig umgebende Verbindungen untereinander eingehen, auch
mit den oberflächlichen Venen
der Planta, sowie durch die
Spatia intermetatarsalia hindurch mit den Venen des Dorsum pedis im Zusammenhang
stehen.

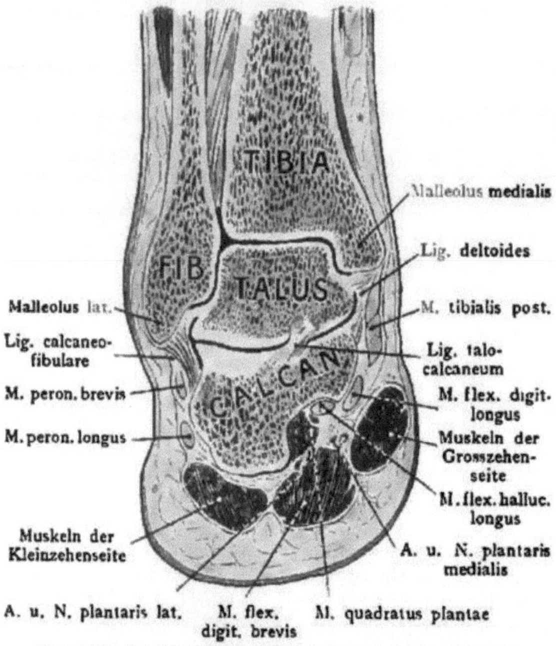

Nerven. In der Regel liegt
die Teilungsstelle des N. tibialis
etwas höher als diejenige der
Arterie. Die Äste, Nn. plantares medialis und lateralis,
verlaufen mit den entsprechenden Arterien (Fig. 657), indem sie tiefer liegen als die
Arterien.

Der N. plantaris medialis
innerviert die Muskeln der
Grosszehenseite und den M.
flex. digit. brevis, gibt oberflächliche Äste zur Haut der
medialen Seite des Fusses ab,
sowie Nn. digitales plantares
comm., welche die Haut von
sieben Zehenseiten versorgen
und lateral bloss drei Zehenseiten zur Versorgung durch den
N. plantaris lat. übrig lassen.
Der letztere schliesst sich dem
Verlaufe der A. plantaris late-

Fig. 659. Frontalschnitt durch das Talocruralgelenk.
Gefrierschnitt aus der Basler Sammlung.

ralis an, gibt Äste zum M. quadratus plantae sowie zu den Muskeln der Kleinzehenseite
ab, ferner oberflächliche Hautäste, welche zur Haut von drei Zehenseiten gehen und
Äste, welche mit dem Arcus plantaris in die Tiefe verlaufen und die zwei lateralen Mm.
lumbricales, die Mm. interossei (ext. und int.) und den M. adductor hallucis versorgen.

Besprechung von Frontalschnitten durch den Fuss (Figg. 659—661).
In Fig. 659 geht der Schnitt, etwas schräg geführt, durch beide Malleolen. Tibia und
Fibula sind in grösserer Ausdehnung getroffen; zwischen den Malleolen, von denen
der Malleolus lateralis weiter hinunterreicht als der Malleolus medialis, liegt die
Talusrolle, unter der Talusrolle der Calcaneus. Der Spalt der Articulatio talocruralis
zieht sich lateral weiter hinunter als medial und wird lateral durch den Längs-
schnitt des Lig. calcaneofibulare, medial durch das Lig. deltoides abgegrenzt.
Der Gelenkspalt der Articulatio talocalcanea wird durch das Lig. talocalcaneum in

zwei Hälften geteilt. Lateral von dem Calcaneus und dem Lig. calcaneofibulare liegen die Quer- resp. Schrägschnitte der Sehnen der beiden Mm. peronaei,

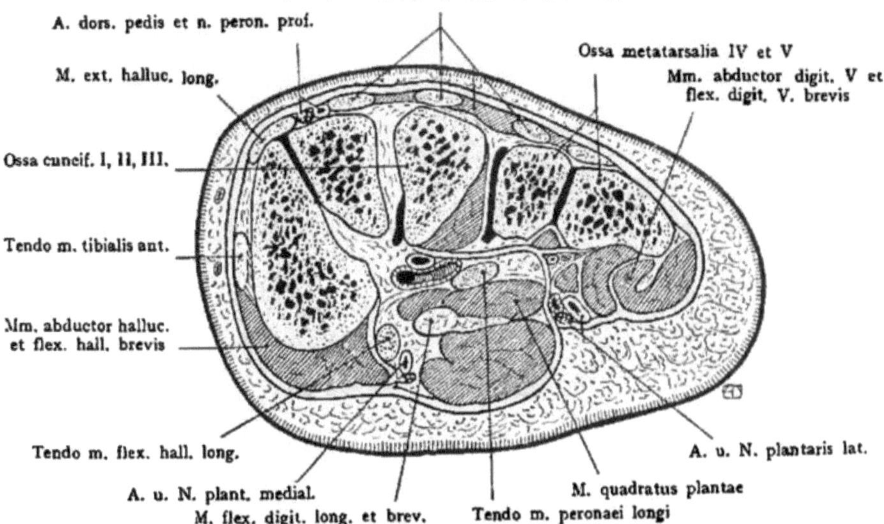

Fig. 660. Querschnitt durch den distalen Teil der Tarsalgegend.
Nach einem Mikrotomschnitte.

welche durch das Retinaculum mm. peronaeorum infereus an den Calcaneus befestigt sind. Drei grössere Muskelmassen umgeben mit ihren Querschnitten den unteren

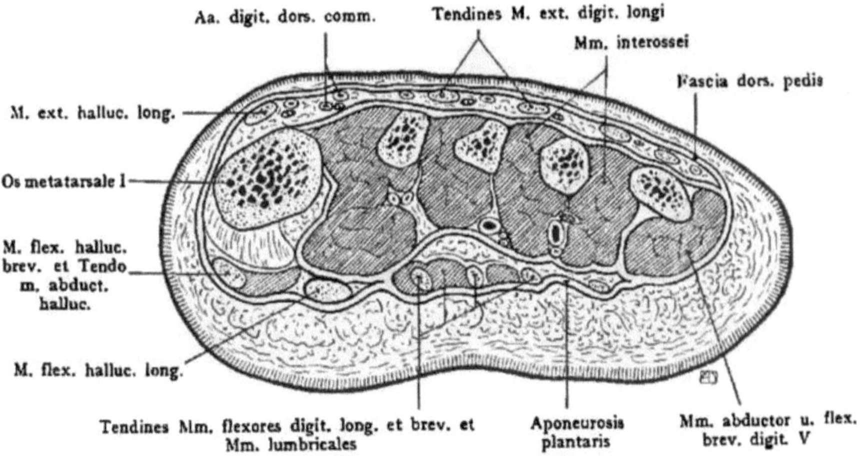

Fig. 661. Querschnitt durch die Metatarsalgegend.
Nach einem Mikrotomschnitte.

und den medialen Umfang des Calcaneus; es sind dies: lateral die Muskeln der Kleinzehenseite, medial diejenigen der Grosszehenseite; zwischen beiden der vom Calcaneus entspringende M. flexor digit. brevis. Unmittelbar am Calcaneus liegt

der Querschnitt des M. quadratus plantae, zwischen letzterem und dem M. flexor digit.
brevis die A. plantaris lateralis mit dem N. plantaris lateralis, medial von dem
Querschnitte des M. quadratus plantae, ebenfalls dem Calcaneus angeschlossen, die
Sehne des M. flex. hallucis longus, noch weiter medial die Sehne des M. flexor
digit. longus und medial von dem Lig. deltoides, schräg durchgeschnitten, die Sehne des
M. tibialis post.

Fig. 660 stellt die Wölbung des Fusses in transversaler Richtung dar; alle drei
Ossa cuneiforma sind im Schnitt getroffen, ferner auch die Basen der Ossa metatarsalia IV und V.   Man beachte die Stellung der Os cuneiforme I (die Schneide des
Keils ist dorsal-, die Basis plantarwärts gerichtet).   Am dorsalen Umfange des Fuss-
skelets·liegen die Sehnen des M. extensor digitorum longus nebst dem Muskelbauche
des M. extensor digitorum brevis.   Lateral von der Sehne des M. extensor hallucis longus liegt der Querschnitt der A. dorsalis pedis mit dem N. peronaeus pro-

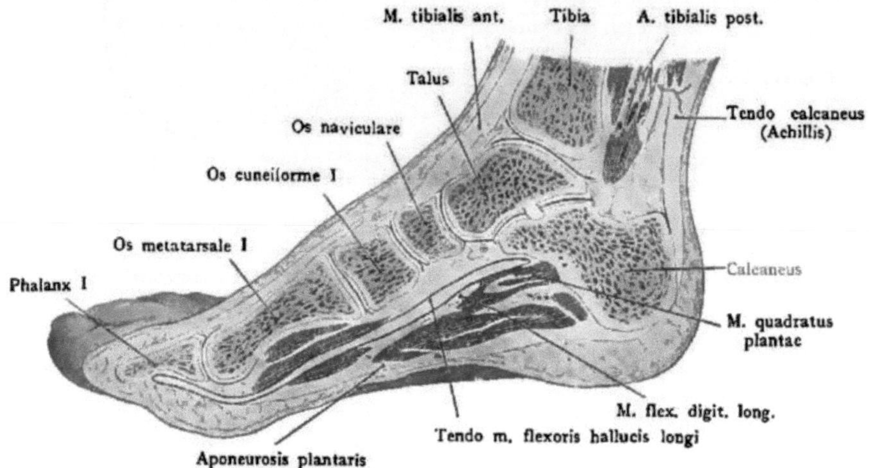

Fig. 662. Längsschnitt durch den Fuss (grosse Zehe).
Nach W. Braune.

fundus.   Die Sehne des M. tibialis ant. schliesst sich dem Os cuneiforme I an.   Auf der
plantaren Seite wird an der Basis des Os cuneiforme I die Muskulatur der grossen Zehe
mit dem Querschnitt der Sehne des M. flexor hall. longus angetroffen; dann folgt die
mittlere Muskulatur mit dem Querschnitt des M. flexor digit. brevis oberflächlich;
in zweiter Schicht die Sehne des M. flexor digit. longus mit dem M. quadratus plantae;
ganz in der Tiefe die Sehne des M. peronaeus longus. Lateral liegt, dem fünften Metatarsalknochen angeschlossen, die Muskulatur der Kleinzehenseite.   In den Sulci
plantares lateralis und medialis liegen die entsprechenden Arterien und Nerven (Aa. und
Nn. plantares lat. und medialis).

Fig. 661. Querschnitt durch die Mitte des Metatarsus.   In der dorsalen Loge liegen
die Sehnen der Extensoren mit den Aa. metatarseae dorsales.   Die Mm. interossei sind
besonders in plantarer Richtung stark entwickelt; zwischen denselben finden wir die
Querschnitte der Aa. und Vv. metatarseae plantares.   In oberflächlicher Schicht liegen in
der Planta die Sehnen der langen Beuger der Zehen und die Mm. lumbricales.

Längsschnitt durch den Fuss (Fig. 662).   Derselbe geht durch die Tibia,
den Talus, den Calcaneus, das Os naviculare, das Os cuneiforme I und die grosse Zehe.
Die Wölbung des Fusses in longitudinaler Richtung (von dem Tuber calcanei bis zu

den Köpfen der Metatarsalknochen) sieht plantarwärts; sie wird von Weichteilen vollständig ausgefüllt und oberflächlich gegen die Haut der Planta pedis durch die Aponeurosis plantaris abgeschlossen. In grösserer Ausdehnung ist die Sehne des M. flexor hall. longus der Länge nach getroffen, ferner die Muskeln der Grosszehenseite; schräg die M. flexor digit. brevis, quadratus plantae und die Sehne des M. flexor digit. longus.

Topographie der Zehen. Die Zehen bieten eigentlich ähnliche topographische Verhältnisse dar wie die Finger, bloss „en miniature". Auf der dorsalen Fläche finden wir eine dünnere, mittelst lockeren Bindegewebes mit den Strecksehnen in Verbindung stehende Haut, auf der Beugeseite eine derbere Haut, welche besonders am letzten Gliede der Zehen als Zehenpolster sehr stark entwickelt und mit der unteren Fläche der III. Phalange durch straffe Bindegewebszüge innig verbunden ist. Der Ursprung und die Verteilung der Arterien und Nerven zu den Zehen, ebenso das Verhalten der Sehnenscheiden usw. ist schon oben geschildert worden.

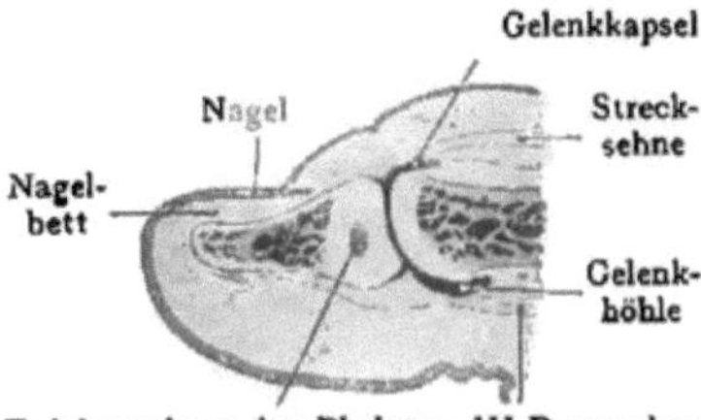

Fig. 663. Längsschnitt durch die grosse Zehe eines 2³/₄jährigen Kindes. Nach einem Mikrotomschnitte.

Fussgelenke. In Figg. 664—666 sind drei Bilder zusammengestellt, welche sich auf die Ausbildung der Epiphysenverknöcherung und auf ihr Verhältnis zu der Höhle des oberen Sprunggelenkes beziehen. In Fig. 664 ist ein Längsschnitt durch den Fuss eines 1jährigen Kindes dargestellt mit gelb angegebenen Knochenkernen. Die Wölbung des Fussskeletes in der Längsrichtung ist ebenso wie in Fig. 662 zu erkennen; von Knochenkernen ist die Diaphyse und in geringerer Ausdehnung der Epiphysenkern der Tibia zu sehen, dann folgen je ein Knochenkern im Talus und Calcaneus, im Os metatarsale I und in den beiden Phalangen der grossen Zehe. Im Os cuneiforme I und im Os naviculare fehlen Knochenkerne.

Fig. 665 stellt den Frontalschnitt durch das obere und das untere Sprunggelenk eines 1 jähr. Kindes dar; auch hier beachte man die geringe Entwicklung des Epiphysenkernes im unteren Ende

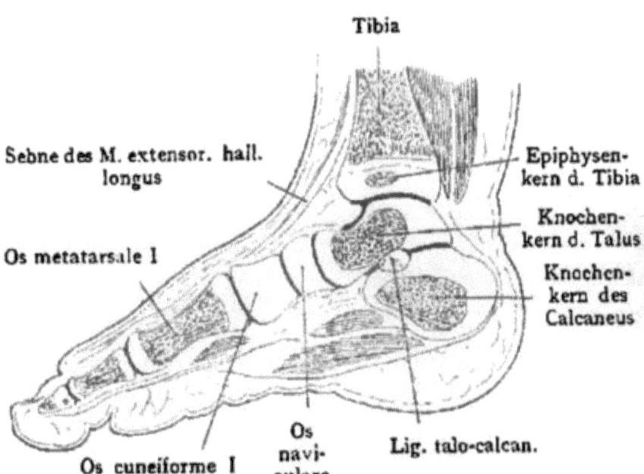

Fig. 664. Längsschnitt durch den Fuss (grosse Zehe) eines 1jährigen Kindes.

der Tibia und der Fibula gegenüber dem massigen Knorpel, welcher den grössten Teil beider Malleolen herstellt.

Auf Fig. 666 ist die Epiphysenlinie blau angegeben. Bei dem 21 jährigen Individuum fallen beide Epiphysenlinien noch in den Bereich der Gelenkhöhle, liegen jedoch in verschiedener Höhe, die Epiphysenlinie der Tibia bedeutend höher als diejenige der Fibula.

Fig. 667 stellt die Hautinnervation der unteren Extremität dar mit Angabe der Bezirke, welche von den einzelnen, den Plexus lumbosacralis und pudendus zusammensetzenden Spinalnerven versorgt werden. Sie entspricht der Fig. 595 von der oberen Extremität.

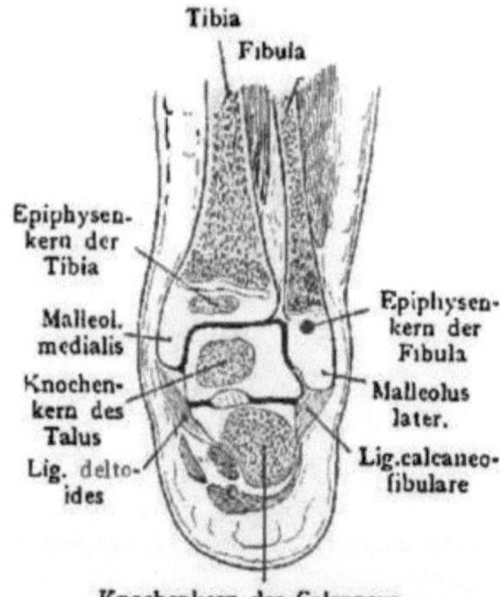

Fig. 665. Frontalschnitt durch das obere
Sprunggelenk eines 1jährigen Kindes.

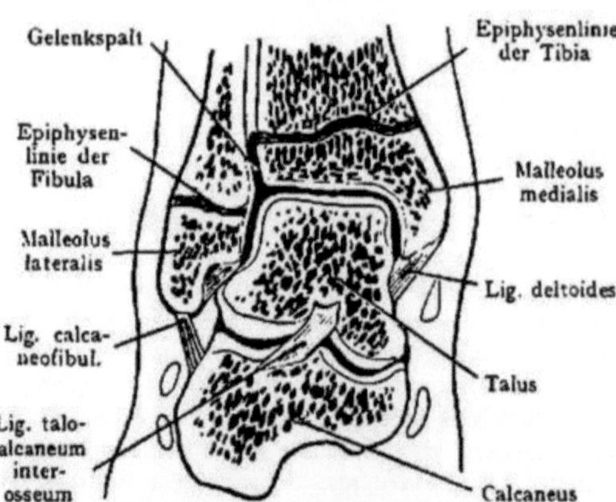

Fig. 666. Frontalschnitt durch das obere Sprunggelenk
eines 21jährigen Mannes.
Epiphysenknorpel blau.   Nach einem Mikrotomschnitte.

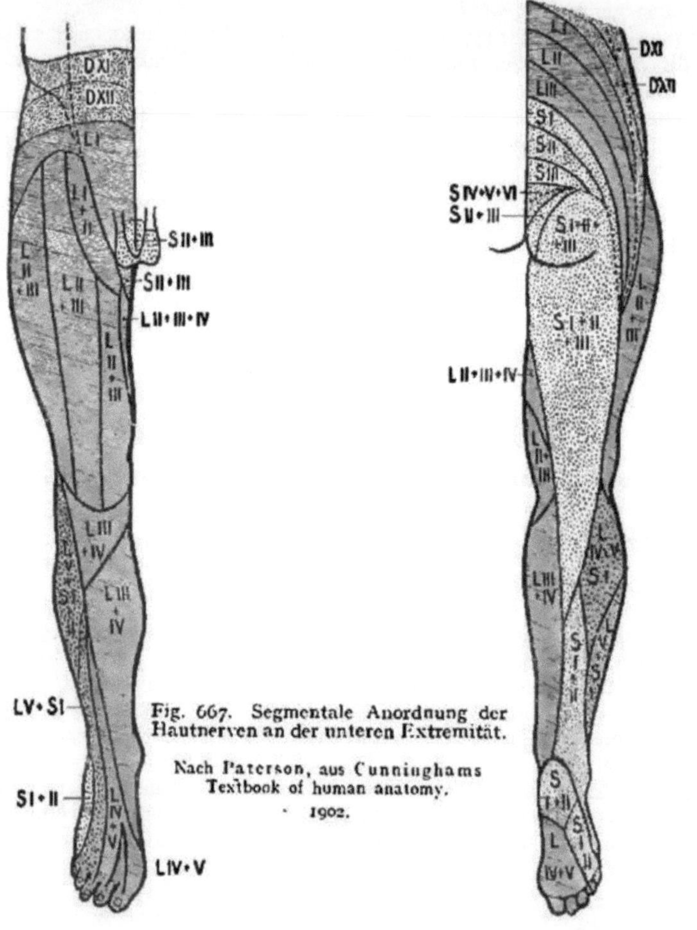

Fig. 667. Segmentale Anordnung der
Hautnerven an der unteren Extremität.

Nach Paterson, aus Cunninghams
Textbook of human anatomy.
1902.

Literatur.

Braune, W., Die Oberschenkelvene. Leipzig 1871.
Klotz, K., Untersuchungen über die V. saphena magna beim Menschen, besonders hinsichtlich ihrer Klappen-
verhältnisse. Arch. f. Anat. u. Entw.-Gesch. 1887.
Braune, W., Die Venen des Fusses. 1889.
Müller, P., Die venöse Zirkulation der unteren Extremität und ihre Bedeutung für die Chirurgie der Schenkel-
vene. Arch. f. Anat. u. Entw.-Gesch. 1897.
Hartmann, Die Sehnenscheiden der Synovialsäcke des Fusses. Schwalbes morph. Arbeiten. V. 1896.

Anhang.

Verzweigung der Hautnerven.

In einem Nachtrage stelle ich eine Anzahl von Bildern zusammen, welche die
Verteilung der Hautnerven in Gesamtansichten des ganzen Körpers und in Einzeldarstellungen veranschaulichen sollen (Figg. 668—677). Derselben ist in neuerer Zeit
von seiten des Chirurgen (Lokalanästhesie) als des Neurologen (Segmentinnervation)
eine erhöhte Aufmerksamkeit zugewandt worden.

Die Figg. 668 und 669 stellen eine dorsale und ventrale Ansicht des Körpers dar,
in welcher auf der einen Seite die Verzweigung der Spinalnerven, auf der anderen Seite
die Segmente der Haut dargestellt sind, in welchen sich Nervenfasern aus derselben
Höhe des Rückenmarks verzweigen. Es ist aus den Bildern leicht ersichtlich, dass am
Rumpfe die Hautnerven einen zunächst horizontalen, dann, je weiter distal, um so
schrägeren Verlauf nehmen, bis die unteren Thorakalnerven mit fast senkrecht verlaufenden Rami cutanei dorsales auf die Gesässgegend übergehen. Dazu stimmt auch die
Tatsache, dass die den einzelnen Rückenmarkssegmenten entsprechenden Hautbezirke
in der oberen Partie der Brust fast horizontal verlaufen, dagegen, je weiter unten am
Bauche, um so mehr schräg ventralwärts abfallen. An der oberen und unteren Extremität verlaufen die Grenzen zwischen den einzelnen Segmentbezirken in der Längsrichtung oder doch stark schräg. Was die obere Extremität anbelangt, so finden wir
bei horizontal gehaltenem Arme und nach vorn gewandtem Handteller die Segmente
von der radialen gegen die ulnare Seite der Extremität aufeinanderfolgen. An der unteren
Extremität verlaufen die Grenzlinien mehr schräg über die vordere und hintere Fläche
hinweg; im allgemeinen entsprechen die vorderen Segmente höher oben gelegenen (lumbalen) Rückenmarkssegmenten, die hinteren dagegen teils lumbalen, teils sakralen Segmenten.

Der Verlauf der einzelnen Nerven ergibt sich so klar aus diesen Gesamtbildern,
sowie auch aus den Einzeldarstellungen, dass eine ins einzelne gehende Schilderung
wohl unterbleiben darf. Es sei nur darauf hingewiesen, dass die Grenzen zwischen den
einzelnen Nervengebieten durchaus nicht die Schärfe aufweisen, die sie in den Figuren
besitzen, indem, ganz abgesehen von Anomalien, bei denen ein Nervengebiet sich auf
Kosten eines benachbarten ausdehnen kann, die Endäste der Nerven sich vielfach
kreuzen, so dass manche Gebiete eine doppelte, ja eine dreifache Hautinnervation erhalten können.

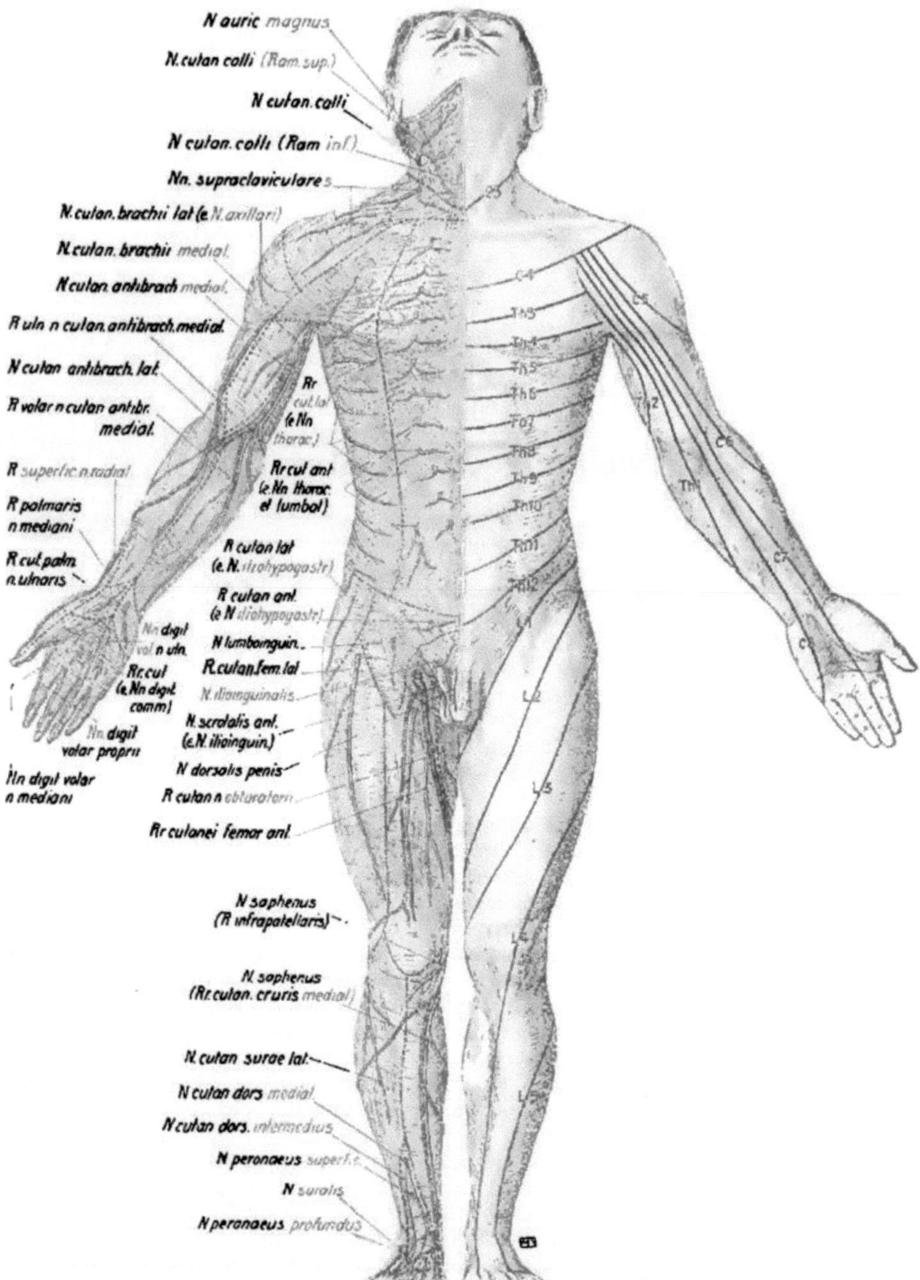

Fig. 668. Gesamtansicht der Hautinnervation von vorne. Links Hautnervengebiete, rechts Segmentinnervation.

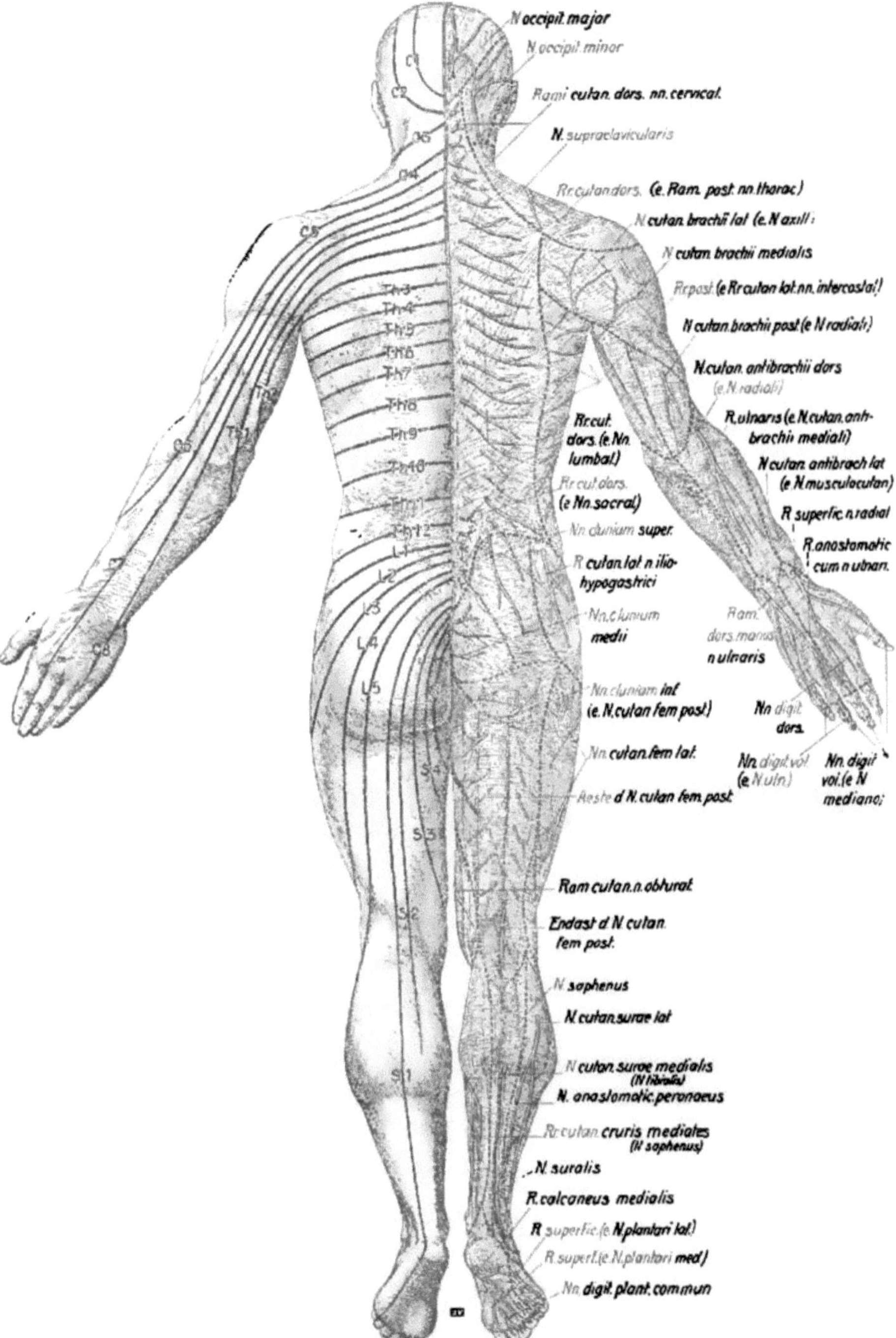

Fig. 669. Gesamtansicht der Hautinnervation von hinten. Rechts Hautnervengebiete, links Segmentinnervation.

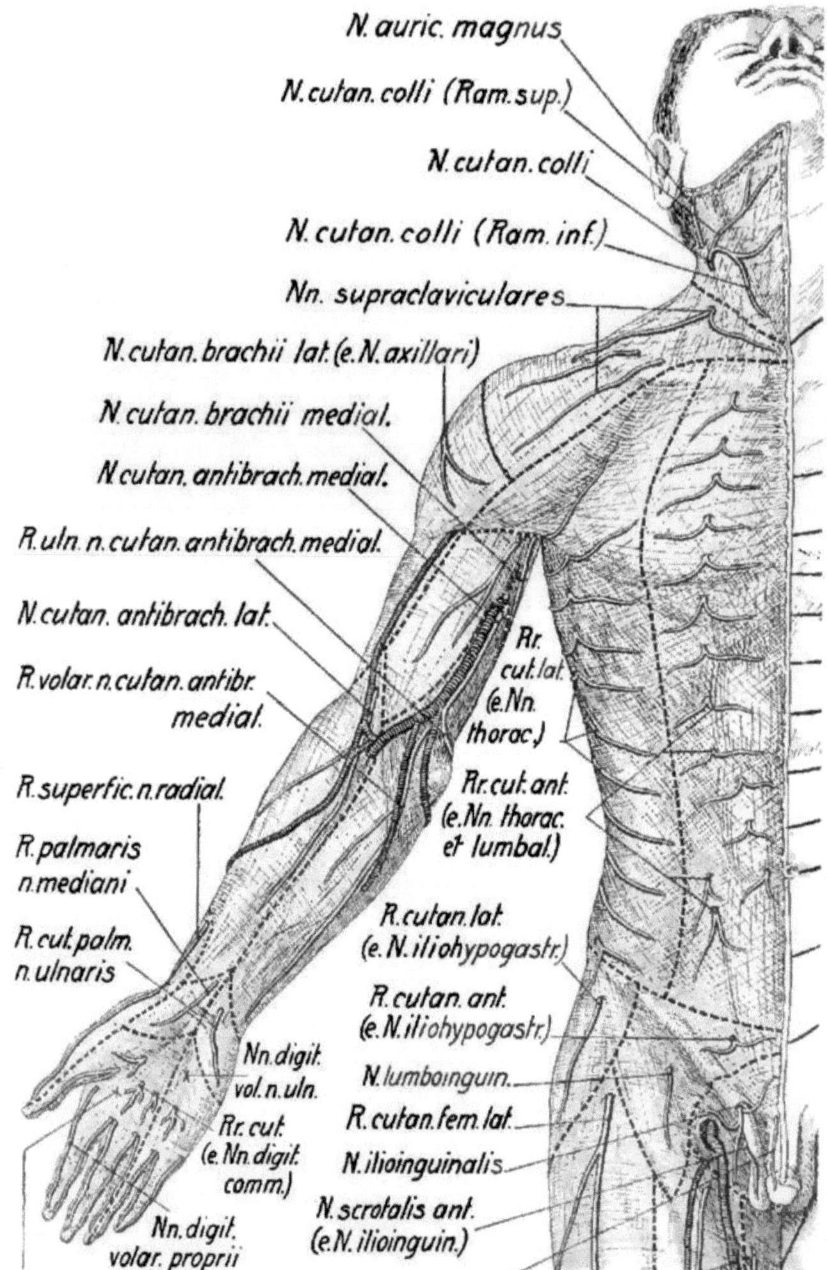

Fig. 670. Obere Extremität von vorne. Hautnervengebiete.

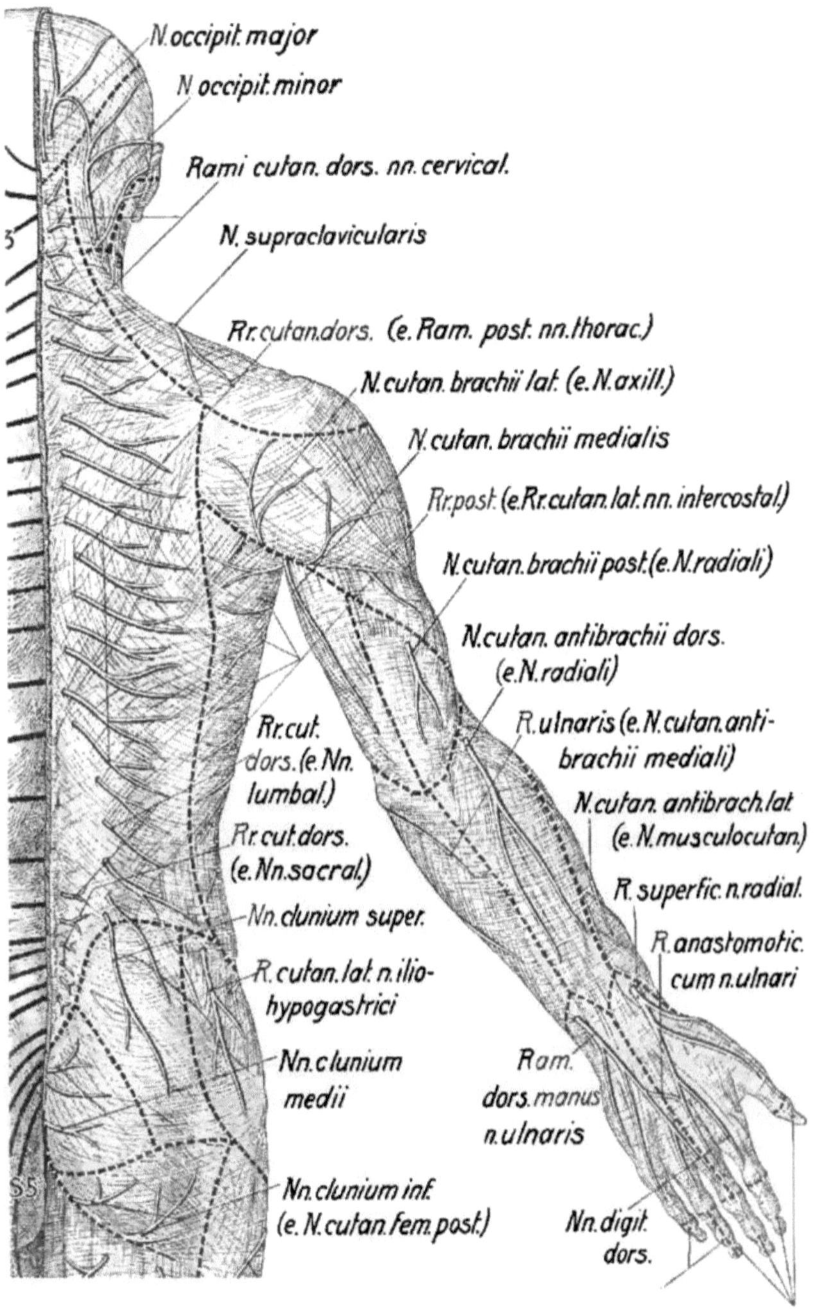

Fig. 671. Obere Extremität von hinten. Hautnervengebiete.

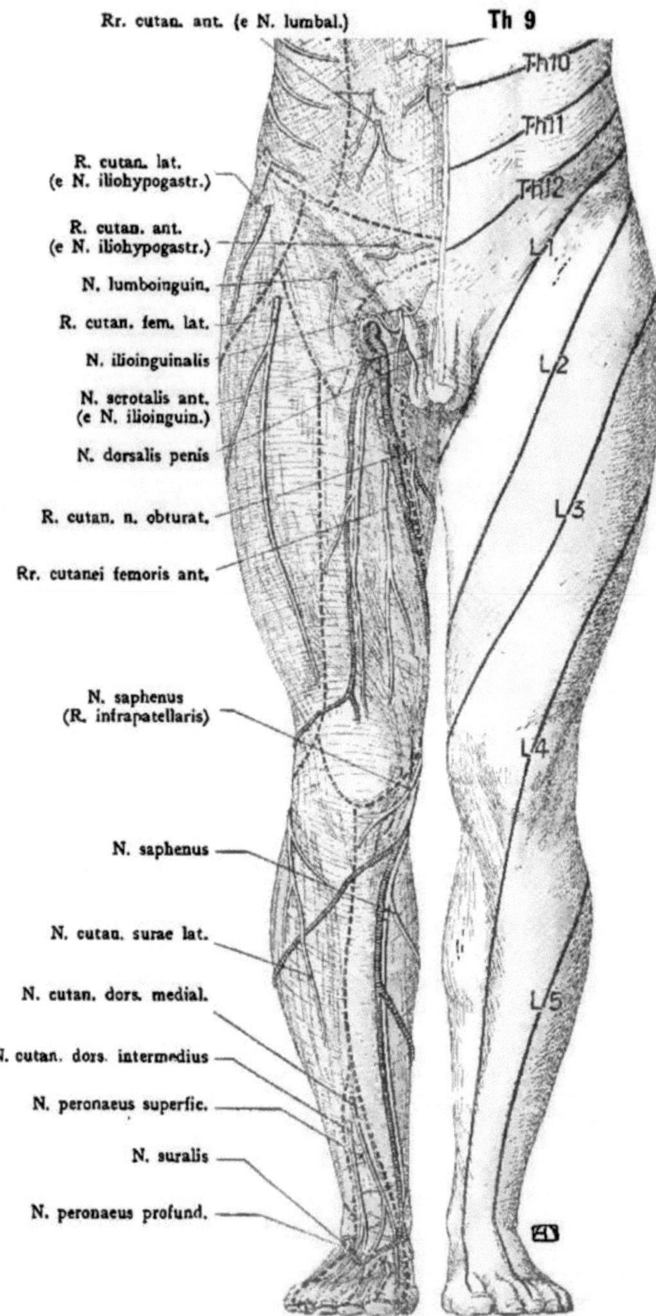

Fig. 672. Untere Extremitäten von vorne.
Hautnervengebiete links. Segmentinnervation rechts.

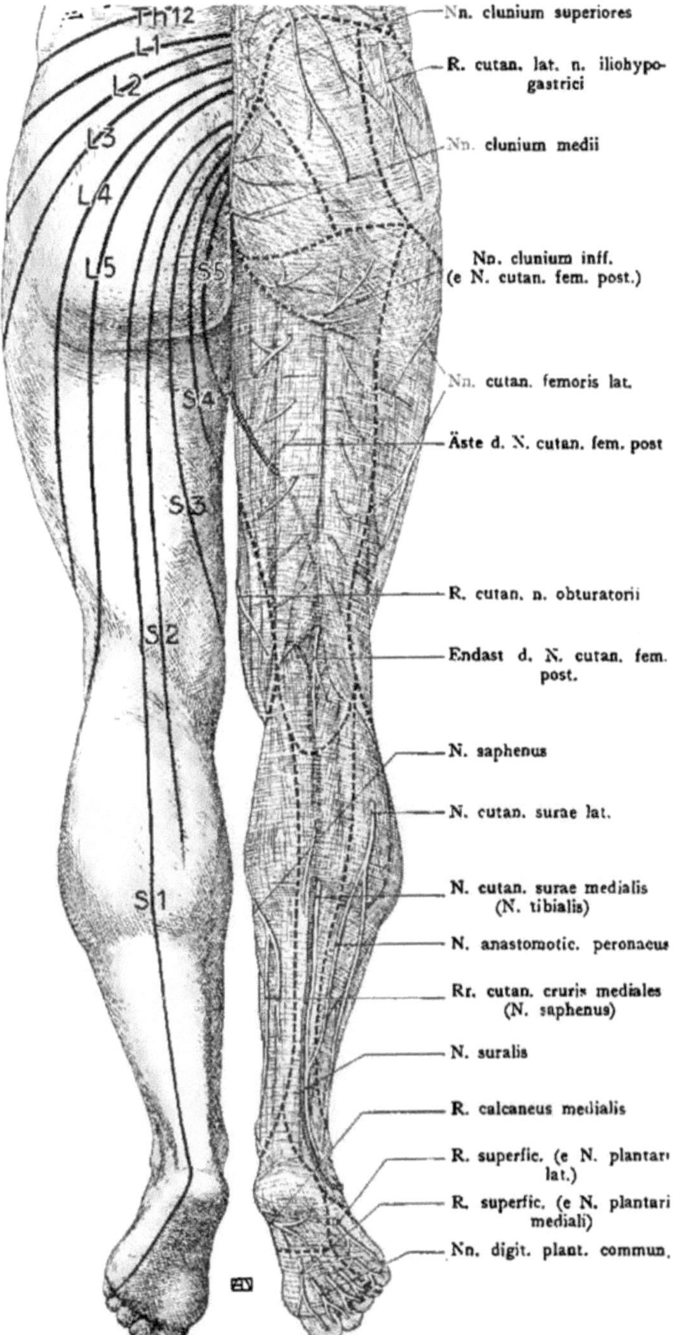

Fig. 673. Untere Extremitäten von hinten.
Hautnervengebiete rechts, Segmentinnervation links.

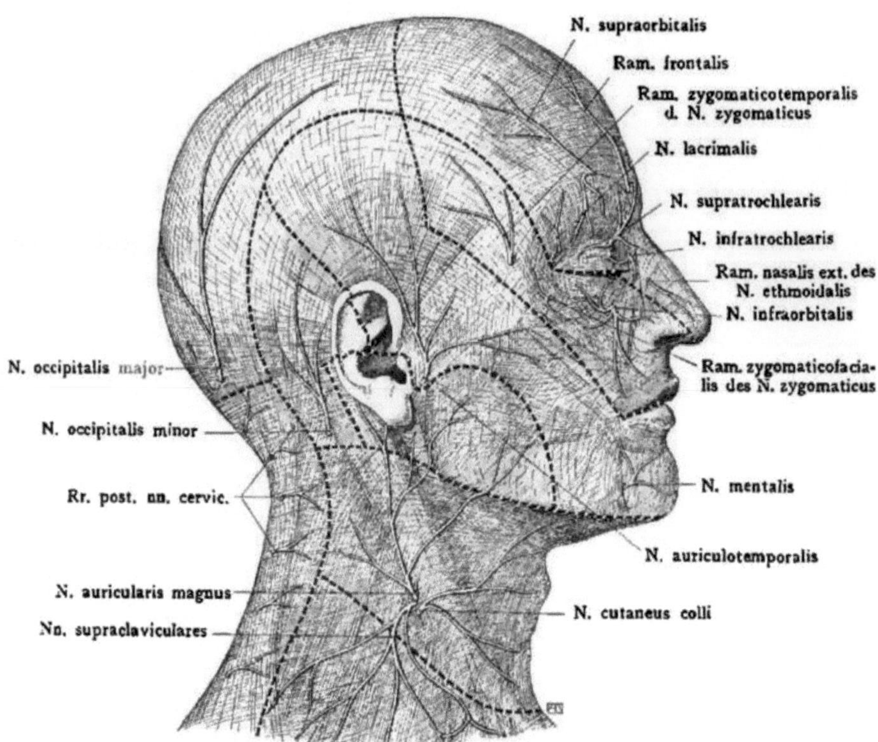

Fig. 674. Hautinnervation von Kopf und Hals.
Seitenansicht.

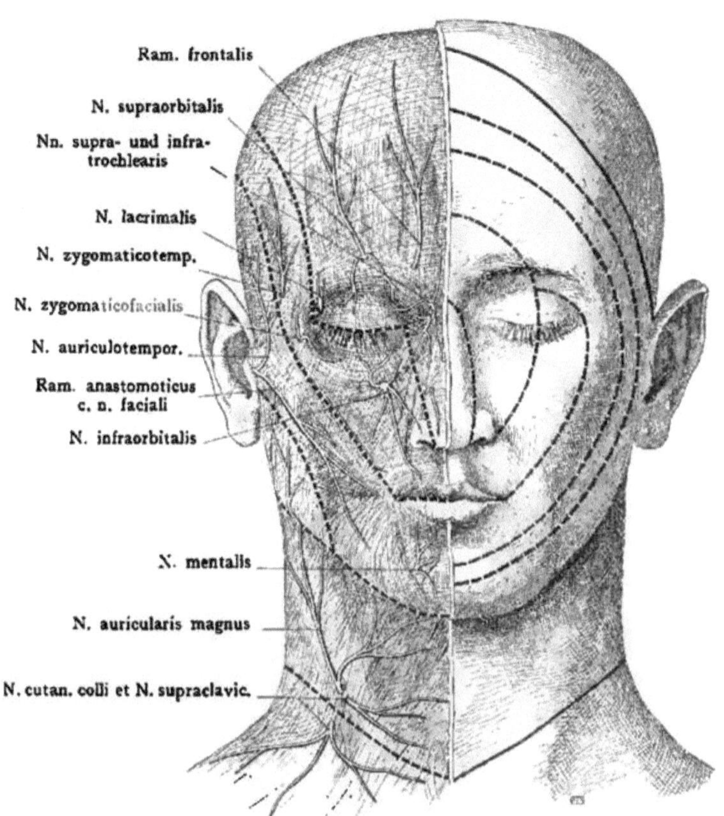

Fig. 675. Hautinnervation von Kopf und Hals.
Ansicht von vorne.

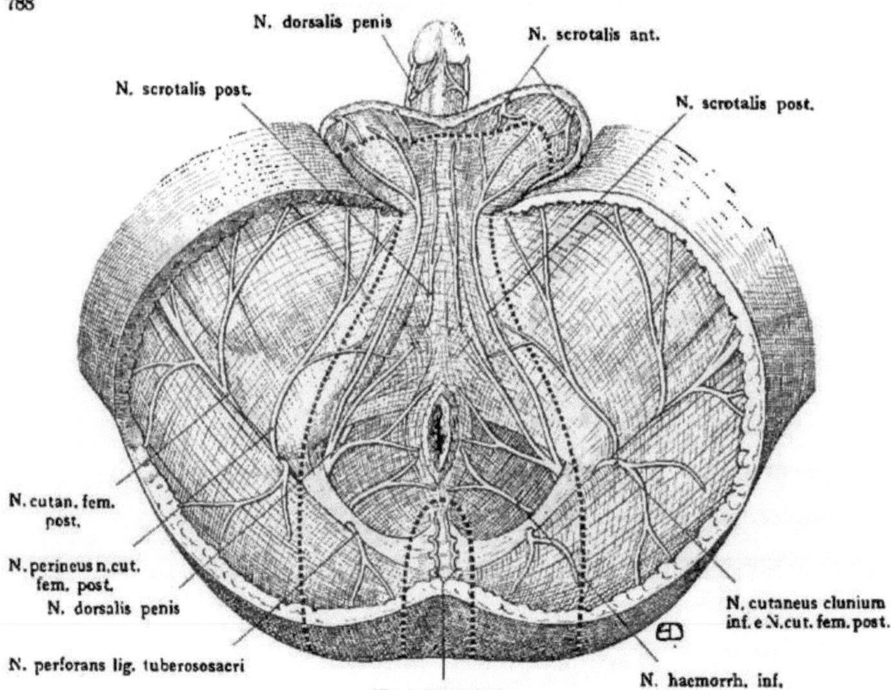

Fig. 676. Hautnerven des männlichen Dammes.

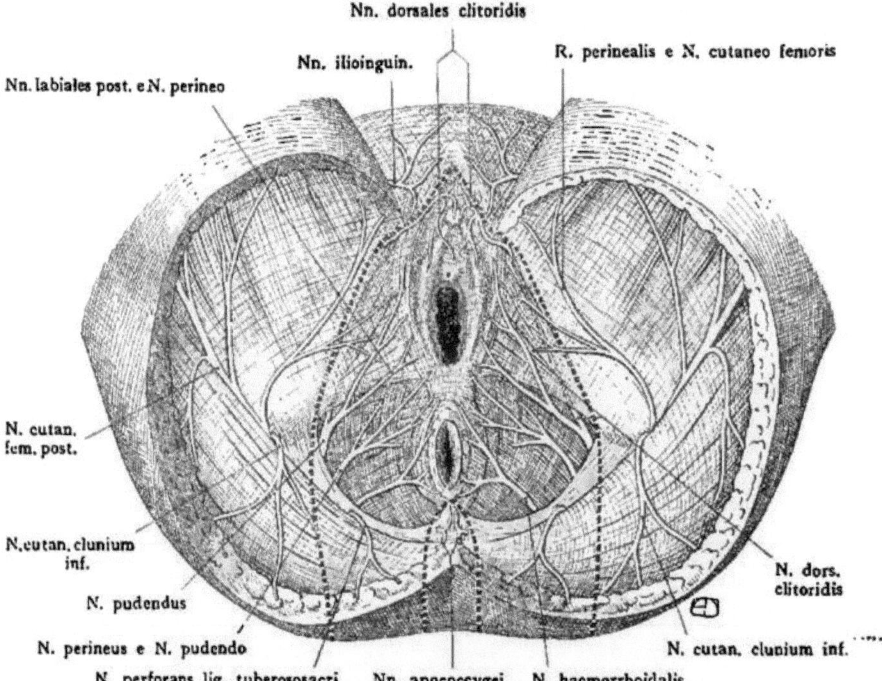

Fig. 677. Hautnerven des weiblichen Dammes.

Alphabetisches Register.

A.

Achselhöhle 631, Figg. 533 bis 542.
— Horizontalschnitte 642, Figg. 541, 542.
— Inhalt 636, Figg. 538, 539.
— Kollateralkreislauf 641.
— Lymphgefässe 640, Fig. 202. Wandungen 632, Figg. 534, 535.
Achsellücken 636, 640, Fig. 535.
Acromion 181, 622, 628, 644, Figg. 150, 514, 527, 528 bis 532, 543, 544, 546, 549.
Adduktorenschlitz 722, 730.
Aditus ad antrum tympanicum 153, 155, 159, 160, 172, 173, Figg. 125, 134, 135, 140, 144.
— laryngis 122, 124, 129, 203, 205, Figg. 100, 104, 105, 163, 166, 167, 169, 195.
— orbitae 50, 55, 58, Fig. 47.
Adminiculum lineae albae Fig. 282.
Alveoli dentales 106, Fig. 89.
Ampulla ductus deferentis 551, Figg. 444, 452.
— recti 544, Figg. 430—433, 445—448, 477.
— tubae uterinae 594, Figg. 500—502.
Angulus(i) mandibulae 4.
— oculi 59, 63, Fig. 48.

Angulus pubicus 509, 601, Fig. 413.
— scalenovertebralis 190, 234, 238, 243, Fig. 155.
— sphenoethmoidalis 102.
— sterni (Ludovici) 249.
— tracheobronchialis dexter et sin. 301, 305.
— venosus 239, 268, 281, 299, 314, Figg. 172, 192, 241.
Annulus femoralis 719, 726, Figg. 609, 610.
— fibrocartilagineus membranae tympani 157, Fig. 125.
— haemorrhoidalis 527.
— inguinalis abdominalis 363, 368, 425, Figg. 282, 393, 464, 492.
— — subcutaneus 355, 360, 363, 365, Figg. 278—281, 285, 288, 473.
— tendineus communis (Zinni) 75, 82, Fig. 60.
Ansa hypoglossi 228.
— subclavia (Vieusseni) 238, 244, Fig. 193.
Antrum tympanicum 159, 160, 169, 172, 173, Figg. 125, 126, 130—135, 140, 143, 145.
Anus 533, 547, 554, 558, 604, Figg. 423, 430, 432, 438, 458, 477, 510—513.
Aorta 378, 380, Figg. 223, 314, 334, 343, 361, 405.

Aorta abdominalis 402, 411, 415, 439, 461, 465, 474, Figg. 371, 387, 484.
— ascendens 278, 300, 318, Fig. 246.
— thoracalis 261, 267, 273, 286, 291, 300, 307, 310, Figg. 204—206, 210, 224 bis 236, 240, 243—249, 255 bis 257, 260, 262, 263.
Apertura pelvis inf. 508.
— — sup. 507.
— piriformis 84, 89, Fig. 70.
— thoracis inf. 248, 259.
— — sup. 212, 248, 259.
— canaliculi chordae 155.
Apex cordis 287, Figg. 225 bis 228.
— pulmonis 274, Figg. 212 bis 218.
Aponeurosis dorsalis digiti 690, Fig. 581.
— musculi obliqui abdominis ext. et int. 355, 356, 359, Figg. 279—281.
— palatina 113.
— palmaris 677, Figg. 545, 563, 564, 569, 571.
— plantaris 769, Figg. 655, 656, 660—662.
Appendices epiploicae 441, Fig. 342.
— testis (Morgagnii) 568, Fig. 469.
Aquaeductus cerebri (Sylvii) 31, Figg. 36, 38.

Aquaeductus cochleae 170, 176, Fig. 145.
— vestibuli 170, 175, 176, Fig. 140.
Arachnoidea encephali 30, Fig. 13.
— spinalis 612, Fig. 518.
Arcus aortae 210, 213, 278, 298, 300, 305, 328, 339, 615, Figg. 173, 195, 214, 224 bis 226, 234, 235, 265.
— lumbocostalis (Halleri) 378, Fig. 290.
— n. hypoglossi 195, 197, 198, 225, 228, 229, Figg. 159—161, 180, 181.
— palatoglossus 116, 118, 123, 127, Figg. 105, 110, 190.
— palatopharyngeus 123, 127, Figg. 105, 110, 166, 190.
— palpebralis sup. et inf. 61, Fig. 51.
— plantaris 773, Fig. 655.
— superciliares 103.
— tarseus Fig. 50.
— tendineus fasciae pelvis 513, Figg. 417, 419 bis 423, 458.
— — m. solei 740, 753, Figg. 628, 642.
— volaris profundus 685, Figg. 575, 576.
— — superficialis 683, 700, Figg. 572, 574, 576, 596.
Area cochleae 174.
— interureterica 529, Figg. 440, 466.
— n. facialis 174.
Arteria(ae) acetabuli 726.
— alveolares superiores 110, 142, Figg. 96, 118, 119.
— alveolaris inferior 110, 141, Figg. 95, 96, 107, 118, 119.
— angularis 68, 78, 87, Figg. 2, 41, 51.
— anonyma 213, 267, 268, 276, 286, 301, 305, Figg. 173, 202, 224, 225, 228, 234, 249, 252, 257.
— appendicularis Fig. 352.
— arcuata 767, Fig. 655.
— articularis genu 730, 743, 746, Figg. 630, 631, 633, 644.

Arteria(ae) auditiva interna 39.
— auricularis posterior 136, 145, 148, 155, 231, Figg. 4, 118, 119, 161.
— profunda 148, 150.
— axillaris 238, 252, 253, 256, 626, 628, 637, 640, 649, Figg. 202, 530, 534, 537, 542.
— basales (cerebri) 39, Figg. 25, 26, 29, 31.
— basilaris 37, 39, Figg. 25, 30, 31.
— brachialis 641, 646, 649, 651, 656, 659, 661, 699, Figg. 538, 540, 547—549, 553, 555, 563, 564, 596.
— bronchiales 278.
— buccinatoria 138, 141, Figg. 114, 118, 119.
— bulbi urethrae 556, 562, 566, Figg. 456, 457, 459, 462, 511.
— — vestibuli 604.
— canalis pterygoidei (Vidii) 142.
— carotis communis 129, 136, 181, 184, 190, 212, 213, 215, 218, 224, 226, 230, 243, 246, 268, 273, 276, 301, 305, 310, 320, Figg. 101, 102, 108, 109, 112, 151, 156, 159 bis 161, 173, 176, 178—188, 192, 198, 210, 220, 224, 225, 228, 232, 234, 235, 237, 240, 245—249, 255—257.
— — externa 7, 136, 155, 190, 197, 224, 228, 231, Figg. 107—109, 118, 119, 156, 160—162, 172, 173, 176, 179, 180, 188.
— — interna 7, 24, 25, 29, 36, 74, 82, 102, 126, 128, 130, 135, 154, 166, 169, 171, 190, 224, 228, Figg. 14, 15, 17, 25, 29, 31, 57, 63, 65, 88, 99, 106—109, 118, 119, 125, 137, 141 bis 143, 146, 159—161, 172, 173, 179, 188.
— centralis retinae 79, 82, Fig. 64.
— cerebelli 39.
— cerebri anterior 37, 42, Figg. 25—27, 31, 32.

Arteria(ae) cerebri media 31, 37, 42, Figg. 25, 27—30.
— — posterior 37, 42, Figg. 25, 27, 31.
— cervicalis ascendens 218, 241, Figg. 173, 176, 180, 184, 191, 193.
— — profunda 136, 148, Fig. 196.
— — superficialis Figg. 176, 191.
— ciliares ant. et post. 64, 71, 79, 80, 82, Figg. 62—65.
— circumflexa femoris lat. et medial. 718, 721, 723, 730, Figg. 611, 613.
— — humeri ant. et post. 628, 636, 638, 641, Figg. 532, 539, 544, 549.
— — ilium profunda 476, 769, Figg. 393, 424, 611, 613.
— — — superficial. 348, 713.
— — scapulae 630, 639, 641, Figg. 532, 547, 549.
— coeliaca 387, 402, 404, 410, 412, 433, 436, 474, Figg. 297—299, 303, 308, 309, 314, 337, 371, 380 bis 383, 387.
— colicae 415, 457, Figg. 308, 328, 352, 387.
— collaterales 651, 654, 659, 660, Figg. 547—549, 553 bis 555, 563—565.
— comitans nervi ischiadici 707, 713.
— communicans ant. 37, Fig. 25.
— — post. 37, Figg. 25, 29, 31.
— coronariae cordis 278, 296, Figg. 225, 226, 257.
— — labii sup. et inf. 106, 107.
— corticales 38, Figg. 26 bis 31.
— cricoidea 205.
— cricothyreoidea 208.
— cystica 425, 427.
— deferentialis 571.
— digitalis pedis 767, 773, Figg. 651, 656, 657.
— — manus 677, 683, 685, 689, 690, 691, Figg. 545, 569, 572, 574—577, 580 bis 582.

Arteria(ae) dorsalis clitoridis 604.
— — nasi 60, 78, 87.
— -- pedis 755, 767, Figg.
644, 651, 652, 655, 657.
— — penis 556, 561, 566,
Figg. 441, 454, 457, 460,
462, 463.
— epigastrica inferior 262,
348, 351, 357, 365, 368, 371,
519, 587, 719, 727, Figg.
272, 282—284, 424, 425,
473, 476, 613.
— — superficialis 348, 713,
Fig. 606.
— — superior 262, 348, 352,
357, 427.
— ethmoidales 55, 79, 96.
— femoralis 348, 364, 506,
713, 719, 723, 730, 733,
Figg. 278, 282, 283, 425,
606, 608—613, 622—625,
628, 631.
--- frontalis 7, 60, 78, 80,
Figg. 2, 51, 65.
— gastricae 312, 387, 398,
401, 412, 433, 436, Figg.
297—299, 303, 308, 309,
328, 337, 387.
— gastroduodenalis 403,
Fig. 308.
- - gastroepiploicae 403,
404, Figg. 308, 309.
— genu 723, 743, 746, Figg.
611, 612, 631.
— glutaeae 518, 531, 535,
574, 707, 708, 721, 723, 730,
733, Figg. 420, 424, 435,
438, 601, 602, 617.
— haemorrhoidales 485,
518, 527, 535, 545, 549, 551,
559, 566, 582, Figg. 393,
424, 428, 437, 459, 463, 496.
- hepaticae 387, 388, 398,
403, 404, 408, 412, 415, 418,
421, 423, 427, 474, Figg.
297—299, 303, 306, 308,
309, 313, 323—325, 327,
328, 337, 387.
— — accessoriae 425, Fig.
328.
— hypogastrica 483, 517,
521, 527, 530, 546, 582, 597,
599, 707, Figg. 241, 361,
387, 393, 405, 424, 428, 437,
462, 464, 484, 487, 488, 495,
504.

Arteria(ae) ileocolica 444,
449, 457, Figg. 352, 353, 356.
— iliaca communis 449,
456, 474, 481, 517, 548, 599,
Figg. 284, 361, 371, 387,
393, 405, 424, 437, 462, 502,
503.
— — externa 262, 348, 352,
365, 476, 481, 548, 597, 599,
Figg. 284, 352, 361, 387,
393, 405, 424, 427, 462, 473,
476, 484, 500, 505.
— iliolumbalis 476, 483,
518, Fig. 393.
— infraorbitalis 54, 110,
142, Fig. 51.
— intercostales 252, 253,
258, 261, 267, 310, 325, 329,
348, 350, 357, 380, Figg.
203—205, 256, 521.
— intercostalis suprema
236, 238, 261.
- - interosseae 659, 669, 674,
688, Figg. 555, 562, 565,
569, 577.
---- labiales 604.
--- lacrimalis 66, 79, Fig. 65.
-- laryngea inferior 208,
210, 212, 223, Fig. 175.
-- — media 208.
-- --- superior 201, 206, 208,
229, 230, Figg. 160, 161,
173, 179—181, 195.
— lienalis 387, 401, 403, 404,
412, 415, 430, 433, 436, 467,
Figg. 297—299, 303, 308,
309, 314, 328, 331, 371, 376,
387.
-- lingualis 118, 129, 130,
190, 197, 201, 225, 228,
Figg. 99, 108, 158—161,
173, 176, 179, 180, 188.
-- lumbales 348, 357, 375,
475, 483.
-- malleolares 759, 767, Fig.
630.
— mammaria interna 236,
238, 252, 253, 262, 267, 269,
276, 285, 297, 302, 317, 348,
352, 380, Figg. 204, 205,
210, 214, 233, 237, 242.
— masseterica 138, 141.
— maxillaris externa 46,
48, 61, 78, 110, 129, 133,
138, 142, 187, 190, 191, 197,
225, Figg. 41, 51, 108, 114,
115, 159—161, 176.

Arteria(ae) maxillaris interna 48, 96, 129, 136, 139,
140, 148, 155, 231, Figg.
108, 114, 115, 118, 119,
156, 161.
-- mediana 672.
— meningea anterior, po-
sterior 29.
— — media 3, 7, 15, 26, 29,
79, 137, 141, 155, 166, Figg.
8, 65, 118, 119, 137, 143.
— — parva 141.
— mentalis 107, Figg. 118,
119.
— mesenterica inferior
388, 459, 475, Figg. 297 bis
299, 371, 381—383, 387,
390, 393, 428.
— -- superior 388, 407, 410,
411, 413, 438, 439, 457, 474,
Figg. 297—299, 308, 313
bis 316, 328, 365, 371, 382,
383, 387, 390, 393.
-- — parva 413, 415.
— metacarpeae 685, 687,
689, Figg. 575, 577.
— musculophrenica 262,
352, 380.
— mylohyoidea Figg. 96,
157.
·— nasales 79, 96.
— nasociliaris 78, 79, 80.
— nutritia femoris 723.
-- — tibiae 755.
— obturatoria 517, 519, 543,
548, 599, 718, 721, 723, 725,
727, 733, Figg. 282, 419 bis
421, 424, 425, 433, 462, 613.
— occipitalis 8, 190, 225,
228, 617, 619, Figg. 3, 4,
159, 160, 176, 191, 526.
- oesophageae 312.
— ophthalmica 36, 48, 76,
78, 80, 82, 84, 96, Figg. 15,
17, 57, 59, 60, 62—65, 69.
— ovarica 469, 475, 582, 595,
Figg. 484, 488.
— palatinae 112, 113, 128,
132, 141, 142, 197.
— palpebrales 60, 61, 64,
68, 78, Fig. 51.
- - pancreaticoduodenales
403, 409, 410, 411, 415,
425, 427, Figg. 298, 313,
327, 387.
— perforantes 718, 723,
Figg. 608, 617.

Arteria(ae) pericardiaco-
phrenica 267, 285, 318,
380, Fig. 243.
— perinei 560, Figg. 459,
511.
— peronaea 755, Figg. 630,
631, 640, 644, 646.
· pharyngea ascendens
113, 128, 132, 229, Fig. 109.
- phrenicae 312, 380, 402,
436, 469, 475, Figg. 308,
337, 371, 378.
- plantares 773, Figg. 649,
655—657.
- poplitea 723, 741, 748,
Figg. 608, 617, 628—631.
··· profunda brachii 641,
651, 653, 659, Figg. 532,
547, 549, 555.
— — clitoridis 604.
- — femoris 718, 721, 723,
735, Figg. 611, 623.
— linguae 118, Figg. 96,
98, 99.
— — penis 556, 562, Figg.
457, 460, 462.
· pudenda interna 518,
527, 531, 535, 555, 559, 561,
566, 573, 604, 707, 709,
Figg. 417, 419, 424, 428,
434, 456, 457, 459, 462, 463,
484, 486, 498, 511, 601, 602.
— — ext. 713, Fig. 606.
·· pulmonalis 271, 278, 286,
288, 299, 305, 318, 328,
Figg. 212, 213, 219, 224 bis
228, 232, 233, 243—249,
251—253, 255—257.
— radialis 641, 653, 659, 669,
672, 683, 688, 694, 699,
Figg. 540, 547, 553, 555,
562—564, 574—577, 579,
592, 596.
recurrens radialis, ul-
naris 651, 654, 659, 660,
669, 674, Figg. 547, 553,
555, 564.
— — tibialis ant., post.
743, 746, 759, Figg. 631,
644.
— renales 415, 568, 575, Figg.
371, 379, 380, 386, 387, 393,
405, 484.
— accessoriae 469, Figg.
381—383.
— sacrales 518, 530, 559,
Figg. 387, 393.

Arteria(ae) scrotalis(es)
560, Fig. 459.
— sigmoidea 459.
— spermatica externa 569,
571.
— — interna 359, 365, 368,
469, 475, 481, 569, 571,
Figg. 282, 284, 352, 371,
380, 382, 387, 393, 405, 471,
472.
— sphenopalatina 96, 141.
— spinales 31.
— striothalamica 39, Fig.
26.
— stylomastoidea 155.
— subclavia 181, 186, 213,
218, 226, 234, 241, 243, 246,
252, 253, 261, 267, 268, 273,
274, 301, 320, 324, 625, 627,
630, 634, Figg. 173, 176,
180, 181, 185, 187, 191, 193
bis 195, 198, 202, 210, 214,
224, 225, 228, 232, 234, 235,
237, 245—257, 536, 539,
541, 544.
— subcostales 377.
— sublingualis 118, Figg.
96, 98.
— submentalis 107, 118,
197, Figg. 160, 161.
— subscapularis 256, 258,
630, 638, 641, Figg. 539,
547.
— supraorbitalis 7, 60, 62,
78, 79, Figg. 2, 3, 51, 63, 65.
— suprarenales 469, 475,
Fig. 380.
— surales 734, 755, Figg.
629, 630.
— tarseae 767, Fig. 651.
— temporales profundae
141, Figg. 7, 118, 119.
·· temporalis superficia-
lis 7, 12, 61, 134, 136, 145,
148, 228, 231, Figg. 2, 3, 7,
41, 51, 114, 118, 119, 161.
— thoracalis lateralis 253,
258, 641, Figg. 258, 539.
— — suprema 638.
— thoracoacromialis 238,
258, 626, 638, 641, Figg.
530, 539.
— thoracodorsalis 256, 258,
639, 641, Fig. 202.
· · thyreoidea ima 217.
— — inferior 208, 210, 212,
215, 218, 220, 222, 223, 226,

237, 238, 243, 310, Figg.
173, 176, 179—181, 191,
193, 195, 197.
Arteria(ae) thyreoidea superior 132, 190, 206,
208, 215, 217, 225, 228, 246,
Figg. 156, 160, 161, 173,
176, 179—181, 184, 188,
193, 196.
— tibialis ant., post. 743,
746, 755, 757, 762, 773,
Figg. 630, 631, 640, 644 bis
649.
— transversa colli 226, 236,
238, 241, 617, 619, 630, 639,
641, Figg. 176, 180, 185,
191, 193, 532.
— — — superficialis Fig.
180.
— — scapulae 226, 236, 238,
239, 630, 639, 641, Figg.
176, 180, 191, 193, 532, 539,
544.
— tympanica 141, 150, 155.
— ulnaris 641, 653, 658, 659,
669, 672, 683, 696, 699,
Figg. 540, 545, 547, 553,
555, 562—564, 572, 574 bis
576, 592, 596.
— umbilicales 353, 545, 548,
582, 599, Fig. 470, 487.
— uterina 518, 582, 587,
592, 595, Figg. 424, 484,
487, 488, 495, 497, 498, 503
bis 505.
— vaginalis 582.
— vertebralis 36, 39, 190,
218, 226, 236, 238, 243, 276,
619, Figg. 26, 30, 31, 176,
184, 192, 193, 196, 197, 515.
— vesicales 518, 545, 549,
551, 566, 569, 582, 599,
Figg. 424, 485, 486, 497,
505.
Articulatio acromioclavi-
cularis 622.
— calcaneo-cuboidea 764.
— intercarpea 695, Fig. 589.
— interphalangea 691, Fig.
584.
— radiocarpea 694.
— radioulnaris 664.
— sacroiliaca 701.
— sternoclavicularis 622.
— talocalcanea 774.
— talocruralis 774, Fig. 659.
— talonavicularis 764.

Atlas 126, 168, Figg. 105, 110, 526.
Atresia ani 537, Fig. 439.
Atrium cordis dextrum 273, 292, Figg. 227, 244, 263.
— — sinistrum 292, Figg. 262, 264.
Augenlider 58.
Augenmuskeln 69, 71, 75, 77, Figg. 59—63.
— Fascienzipfel 73.
— Nerven 25, 76, Figg. 14, 15, 17, 59, 60, 62, 63, 65.
- Ursprünge 74, Figg. 59, 60.
Auricula 145, Fig. 120.
— Lymphgefässe 146, Fig.122.
— cordis dextra, sinistra 287, Figg. 224, 225, 227.

B.

Bänderbecken 504, Figg. 410—416, 453.
Basis cranii 4, 16.
Bauch (Abdomen) 432, Figg. 266—409.
— Einteilung 345, Fig. 268.
— Form 343, Fig. 267.
— Frontalschnitte 494, Fig. 406.
- - Lymphgefässe 349, Fig.270.
- - oberflächliche Nerven und Gefässe 348, Fig. 269.
— Querschnitte 496, Figg.266, 384, 407.
-- Wandungen 343.
Baucheingeweide 392, 436.
Bauchpresse 349.
Becken 503, Figg. 410—513.
-- Gefässe, Nerven, parietale 517, Figg. 424, 462.
— — — viscerale 521, Figg. 424, 463.
— Geschlechtsunterschiede509.
— Muskulatur 510, 513, Figg. 416—419.
- - Palpation 509.
— beim Weib 574, Figg. 477 bis 513.
Beckenbindegewebs-räume (Weib) 591, Figg. 495—498.
Beckenkanal 507.
— Masse im Beckenkanal (Diameter, Conjugaten) 508, Figg. 414, 415.

Beckenkanal, Becken-neigung 509.
— Beckenorgane 522.
— — Untersuchung beim Weibe 594, Fig. 499.
Bichatscher Fettpfropf 14, 138, 140, Figg. 92, 95, 114.
Bifurcatio tracheae 306, 339, 616, Figg. 238, 265.
Bregma 46, Fig. 37.
Bronchus dexter, sinister 304, 324, Figg. 233—235, 238, 247—249, 251—253.
— Verzweigungen 307, Figg. 232, 238.
Brückenbahn, frontale, Grosshirn 43, Fig. 34.
Brust (Thorax) 248, Figg. 199 bis 265.
— Abgrenzung, Form 248.
— Frontalschnitte 339, Figg. 264, 265.
-- Horizontalschnitte 331, Figg. 258—262.
-- Inspektion 251.
— Medianschnitt 338, Fig.263.
— Palpation 251, Fig. 263.
Brustsitus von hinten 322, Figg. 248, 249.
— — links 326, Figg. 254 bis 257.
— -- rechts 324, Figg. 250 bis 253.
— — vorn 316, Figg. 242—247.
Bulbus oculi 69, Figg. 56 bis 58, 63—67.
— olfactorius Figg. 16, 21.
— urethrae 538, 553, 556, 566, 573, Figg. 430, 445, 452, 455, 456, 474.
— venae jugularis int. 147, 154, 155, 158, 172, 281, Figg. 125, 126, 128, 142.
— vestibuli 538, 603, Figg. 485—488, 494, 509, 511.
Bulla ethmoidalis 98, Fig. 83.
— frontalis 98, 104, Fig. 83.
Bursa(ae) iliaca 732, Fig. 625.
— infrapatellaris 746, Fig. 635.
— mucosa subhyoidea 201.
— omentalis 385, 388, 391, 398, 401, 420, 424, 433, Figg. 296, 303, 335—337.
— pharyngea 126.

Bursa(ae) praepatellares 746, Figg. 634, 635.
— subacromialis 628, 644, Fig. 531.
— subcutanea olecrani 664, Fig. 556.
— subdeltoidea 628, 644, Fig. 531.
-- subscapularis 628, 645, Fig. 531.
— suprapatellaris746,Figg. 634, 635.
— tendinis calcanei (Achillis) 773.

C.

Caecum 368, 391, 394, 440, 443, Figg. 291—301, 340, 343—353, 368—370.
— Blut- und Lymphgefässe 449.
Lage 444.
— Lage während der Schwangerschaft 445, Fig. 345.
— Peritonaealüberzug 447, Figg. 350, 351.
— Syntopie 449.
— Typen 443, Fig. 344.
Calcaneus 762, 776, Figg. 604, 654, 658, 659, 662, 664 bis 666.
Calvaria 2.
Camera oculi ant., post. 71, Figg. 50, 64.
Canaliculis tympanicus 155.
Canalis(es) adductorius (Hunteri) 711, 717, 722, 730, 740, Figg. 608, 611, 617.
— alveolares 110.
— caroticus 18, 131, 166, Fig. 137.
— carpalis 677, 692, Figg. 570—572, 592.
— cervicis uteri 579, Figg. 478, 479, 507.
— condyloideus 18.
— facialis (Falloppii) 152, 160, 163, 173, Figg. 133, 144.
— femoralis 719, 727, Figg. 282, 608.
— hypoglossi 18, 20, 26, Figg. 9, 11, 143.

Canalis(es) incisivus 93, 96, Figg. 73, 74.
— infraorbitalis 54, 56,100, 110, Fig. 47.
— inguinalis 363, 367, 371, 571, 578.
— malleolaris 753, 762, 773.
— nasofrontalis 102, Fig. 83.
— nasolacrimalis 67, 101, Fig. 44.
· obturatorius 511, 519, 543, 574, 724, 728, Figg. 282, 412, 416, 424, 425, 613.
-- opticus 18, 56, 74, 78, 80, 82, 101, Fig. 45.
— pterygoideus (Vidii) 142.
— pterygopalatinus 96, 112, 142.
— semicirculares ossei 153, 159, 169, 171, 173, 175, 176, Figg. 120, 142—145.
-- ulnaris 658, 669.
— vertebralis 610, Figg. 515 bis 520.
— zygomatico-facialis, -temporalis 56, 83, Fig. 43.
Capitulum humeri 662, Figg. 558, 559.
— fibulae 744, Figg. 605, 628, 632, 635, 644, 645.
·· radii 655, 662, 664, Figg. 550, 551, 557—559.
Capsula adiposa renis 465, Figg. 371, 373, 380.
— fibrosa (Glissoni) 424.
-- — renis Fig. 373.
-- interna 43, Figg. 34, 35.
— prostatica 549.
· thyreoidea (ext., int.) 215, 222, Fig. 178.
Caput femoris 732, Figg. 618—621, 625, 626.
— humeri 632, 636, 644, Figg. 533, 541, 544.
Cardia 313, 396, Figg. 294, 302—307, 337.
Cartilagines alares 86, Fig. 71.
— nasi 86, Fig. 71.
Cartilago arytaenoidea 125, 129, 203, 205, 207, Figg. 170, 171, 186.
— cricoidea 124, 129, 182, 207, 211, Figg. 105, 150, 153, 163—168, 174, 184, 196.

Cartilago cuneiformis (Wrisbergi) 206.
— meatus acustici externi Fig. 120.
— thyreoidea 182, 188, 201, 203, 211, 214, Figg. 103 bis 105, 150, 151, 153, 160, 163 bis 174, 176, 177, 186, 196.
Caruncula lacrimalis 59, 63, Figg. 48, 53.
— salivalis 116, Fig. 98.
Carunculae hymenales 480.
Cauda equina 613, Figg. 517, 520.
Cavitas glenoidalis scapulae 644, Fig. 527.
Cavum epidurale 611.
— laryngis 205, Fig. 168.
— nasi 84, 88, 92, Figg. 68, 70—80.
-- — Choanen s. d.
-- — Gefässe, Nerven 96.
— — Schleimhaut 93, 94.
— -- Sinus paranasales 96, Figg. 72—76, 78—88.
— — Variationen der Form der Nasenhöhle 95, Figg. 78—80.
— — Wandungen 88, Figg. 73, 74.
— oris s. Mundhöhle.
— pelvis peritonaeale 383, 385, 514, 516, 580, Figg. 422, 423.
— — subcutaneum 514, 517, Figg. 422, 423.
— — subperitonaeale 514, 516, Figg. 422, 423.
— pericardii 283, 299, Figg. 206, 207, 233, 261, 263.
— peritonaei 283, 342, Fig. 266.
— pleurae 264, 268, Figg. 206, 207.
— subarachnoideale 612, Figg. 19, 518, 519.
— subdurale (Meckeli) 25, 613, Fig. 518.
· thoracis 250.
··· tympani 151, 155, 171, Figg. 123, 125—130, 135, 136, 140—143, 145.
— — Gefässe, Nerven 155.
— — Schleimhaut 155.
— — Wandungen 151, Figg. 125—129.
— uteri 579, Figg. 478—480.

Cellulae ethmoidales 46, 55, 68, 79, 84, 89, 93, 97, 104, Figg. 72, 76, 81—83, 85, 88.
-- mastoideae 11, 155, 160, 162, 163, 172, 173, Figg. 6, 126, 130—132, 134, 145.
Centrum tendineum diaphragmatis 284, 294, 378, Fig. 223.
Cerebellum Figg. 28, 30—32, 97.
Cervix uteri 577, 578, 585, 599, Figg. 478, 479, 492, 499, 504.
Chiasma opticum 28, 81, Figg. 18, 65.
Choanae 84, 89, 94, 102, 126, Fig. 77.
Chopartsche Gelenklinie (Linea artic. intertarsea 764, Fig. 650.
Chorda tympani 118, 119, 144, 150, 155, 157, Figg. 99, 118, 119, 125, 126, 146.
Chorioidea 71, Fig. 64.
Circulus arteriosus (Willisii) 31, 37, Fig. 25.
— venosus s. Sinus circularis.
Cisterna cerebellomedullaris 31.
— chyli 314, 459, 477, Fig. 241.
— interpeduncularis 31.
-- pontis 31.
Claustrum Figg. 34, 37.
Clavicula 181, 189, 622, 626, Figg. 150, 153, 154, 527 bis 532.
Clitoris 604, Figg. 509—513.
Clivus 102, Figg. 9, 85.
Cochlea 152, 158, 170, 171, 175, Figg. 120, 135, 142, 143, 145.
Colliculus seminalis 549, 565, Fig. 466.
Collum femoris 731, 732, Figg. 598, 618, 628.
Colon 441, Figg. 342—370.
— ascendens 374, 387, 390, 394, 442, 450, Figg. 266, 289, 301, 308, 343, 351 bis 354, 362, 363, 365, 405.
— descendens 374, 387, 390, 394, 442, 443, Figg. 266, 289, 299, 301, 308, 340, 343.

355, 358, 361—363, 365, 405.

Colon sigmoideum 385, 387, 390, 394, 400, 442, 454, 522, 591, Figg. 298, 299, 301, 343, 347, 359—364, 367, 370, 405, 426, 427.
— transversum 385, 390, 394, 398, 400, 408, 419, 433, 434, 442, 451, Figg. 296, 299, 301, 303, 325, 335, 340, 343, 358, 362, 363, 365, 368 bis 370.

Columnae fornicis Fig. 37.
— rectales (Morgagnii) 525, Fig. 429.

Conchae nasales 89, 92, 95, Figg. 18, 53, 68, 70, 72, 73, 75—80.
— sphenoidales (Ossicula Bertini) 101, 102.

Condyli femoris 744.

Conjunctiva 50, 58, 63, Figg. 48, 50, 56.
— bulbi 63, 71, Fig. 50.
— Gefässe 63, Fig. 64.
— fornix 63, 64, 71, 73, Figg. 50, 56, 58.
— palpebrarum 63, 64, Fig. 50.

Conjunctivalsack 50, 63, 69, 71, Figg. 48, 50, 56.

Conus elasticus laryngis 207.
— medullaris 613, Figg. 517, 520.

Cornea 63, 71, Figg. 50, 64.

Cornu inferius, posterius ventriculi lat. Figg. 36, 37.

Corona glandis 560, Fig. 461.
— radiata 43, Fig. 35.

Corpora cavernosa clitoridis 601, 603, Figg. 477, 494, 510.
— — penis 556, 560, Figg. 430, 431, 442, 445, 455, 458, 460, 461, 465.

Corpus adiposum orbitae 64, 69, 75, Fig. 50.
— callosum Figg. 21, 34, 36 bis 38.
— cavernosum urethrae 560, 566, Figg. 458, 460 bis 463, 466.
— ciliare 64, Fig. 50.

Corpus uteri 578, Fig. 479.
— vitreum 71.

Costae 259, 271, 472, Figg. 203—205, 385, 527, 528.

Crista galli Fig. 9.
— iliaca 342, 376, 464, 505, 510, 609, 701, Figg. 290 bis 292, 410—413, 514, 598, 603, 605.
— infratemporalis 2.
— lacrimalis ant., post. 55, 61, 67, Figg. 45, 47, 55.
— tibiae 715, 751, Figg. 603, 644.
— transversa meatus acustici interni 174.

Crura penis 556, Fig. 455.

Cuneus Fig. 21.

Cupula pleura 236, 268, 274, Figg. 155, 210, 214.

Curvatura ventriculi major, minor 397, Figg. 302 bis 307.

D.

Damm s. Regio perinealis.

Darm, Blutgefässe 457, Fig. 365.
— Lymphgefässe 459, Fig. 366.
— Variationen der Darmschlingen 460, Figg. 367 bis 370.

Dentes, Dentition 107, 108, Figg. 93, 94.

Descensus ovariorum, testiculorum 359, 568, Fig. 470.

Diaphragma 263, 267, 274, 284, 292, 304, 339, 377, 386, 399, 417, 433, 462, 471, Figg. 211, 223, 232, 242 bis 257, 263—265, 283, 290, 293 bis 295, 303, 334, 385, 390, 394—405.
— Gefässe, Nerven 380.
— Hernien 370, Fig. 293.
— Höhenstand 381, Fig. 295.
— Lücken 378, Fig. 290.
— Öffnungen 380, Fig. 294.
— Ursprünge 378, Fig. 290.
— pelvis 504, 514, 530, 539, 553, 591, Figg. 419, 442, 454, 474.
— urogenitale 549, 566, 572, 587, 588, 591, 601, Figg.

452, 455—459, 465, 494, 509, 510.

Diploë 4.

Diverticulum Nuckii 367.
— Vateri 415.

Dorsum manus 686, Figg. 568, 577—579.
— — Gefässe, Nerven 688, Fig. 577.
— — Sehnenscheiden 687, Fig. 578.
— — Tabatière 689, Figg. 568, 579.
— pedis 765, Figg. 650—654.
— — Fascia dorsalis pedis 765.
— — Muskeln 766.
— — oberflächliche Gebilde 765.
— — Sehnenscheiden 768, Figg. 653, 654.
— — tiefe Gefässe, Nerven 767.

Ductuli efferentes testis 568.
— glandulae lacrimalis 64, Fig. 53.

Ductus choledochus 386, 388, 398, 408, 411, 414, 419, 423, 427, Figg. 297—299, 306, 308, 313, 314, 317 bis 320, 323, 327.
— cysticus 419, 423, 428, Figg. 308, 323, 330.
— deferens 351, 359, 365, 368, 532, 539, 549, 551, 570, 728, Figg. 282—284, 393, 425, 427, 431—434, 443, 444, 452, 470, 476.
— ejaculatorii 539, 549, 565, Figg. 430, 451, 466.
— endolymphaticus 170, 175, Fig. 145.
— excretorius vesiculae seminalis 549.
— hepaticus 408, 418, 423, 428, Figg. 306, 308, 323, 327, 330.
— lacrimalis 66, 68, Figg. 53, 54.
— lactiferi 253, Fig. 200.
— nasofrontalis 98.
— nasolacrimalis 66, 67, 68, 92, 102, Figg. 53, 57, 76, 82, 85.
— pancreaticus (Wirsungi) 368, 409, 411, 414, 428, Figg. 314, 318—320.

Ductus pancreaticus accessorius (Santorini) 414, Fig. 319.
— parotideus (Stenosis) 107, 134, 138, Figg. 41, 114, 115, 117—119.
— prostatici 565, Fig. 466.
— reuniens (Henseni) 170,
— sublinguales 115, 116. Fig. 98.
— submaxillares (Whartoni) 115, 116, 117, 194, 197, Figg. 96, 98, 176.
— thoracicus 239, 255, 261, 291, 310, 314, 323, 352, 357, 381, 404, 477, Figg. 172, 192, 201, 241, 248, 249.
— thyreoglossus 115, 213, 221.
— vitellinus 386, Figg. 297, 298.
— venosus (Arantii) 353, 417, 420, Fig. 324.

Dünndarm 385, 387, 390, 436, 591, Figg. 296—299, 338—341, 358, 365—370, 395, 406.
— Einteilung 439.
— Lage 437, Figg. 338, 339.
— Länge 438.
· Syntopie 437.

Duodenum 383, 386, 394, 400, 405, 411, 419, Figg. 296 bis 299, 302, 308, 309, 312 bis 320, 325, 327, 340.
— Erreichbarkeit 410.
— Form, Lage 406,
— Gefässversorgung 410.
· Hoch-, Tiefstand Figg. 315, 316.
— Peritonaealüberzug 407.
— Syntopie 407, Figg. 313, 314.
— Variationen der Form 407, Fig. 312.

Dura mater encephali 15, 20, 29.
— — spinalis 611, Figg. 515 bis 518.

E.

Ellenbogengelenk 622, Figg. 555—559.
Eminentia arcuata 171, 175, Figg. 140, 144.

Eminentia iliopectinea 506, 510, Fig. 410.
— laryngea 182, 201, Fig. 156.
— plantaris medialis, lateralis 772, Fig. 656.
— pyramidalis 153, 157, Fig. 126.

Emissarium mastoideum, parietale 3, 11, 12, Fig. 6.
Endometrium 579, Fig. 480.
Epicondyli humeri 655, Figg. 550—555.
Epigastrium 346, Fig. 268.
Epiglottis 116, 122, 127, 201, 205, Figg. 100, 103—105, 163—169.
Epistropheus 618, Figg. 105, 110, 526.
Excavatio rectouterina (Cavum Douglasi) 455, 575, 580, 591, 594, 598, Figg. 477, 482, 483, 487, 495, 499, 502, 506.
— rectovesicalis 455, 525, 531, 547, 552, Figg. 446, 449.
— vesicouterina 575, 577, Figg. 477, 482, 483, 487, 495, 502.

F.

Facialisbahn 43.
Facialissporn 173, Fig. 144.
Falx cerebri 21, Figg. 12, 13.
Fascia abdominalis superficialis 257, 347, 369, Fig. 271.
— analis Fig. 434.
— antibrachii 666, 677, Figg. 556, 562, 566, 567, 596.
— axillaris 257, 624, 635, Figg. 537, 545.
— brachii 647, 654, 664, Figg. 545, 546, 596.
— bulbi (Tenoni) 69, 71, Figg. 56, 58.
— claviculopectoralis 257, 625, 635, Fig. 529.
— colli 184, 198, 211, 214, 226, 239, 309, 617, Figg. 151, 152, 156—158, 162, 175, 178, 184—187.

Fascia colli superficialis 184, 186, 191, 198, 224, 234, 235, Figg. 151, 152, 156—158, 162, 184.
— cremasterica (Cooperi) 347, 361, 370, 570, Figg. 281, 472.
— cribrosa 713.
— cruris 712, 740, 751, 756, 760, Figg. 629, 640—649.
— cubiti 656, 659.
— deltoidea 624.
— dorsalis pedis 765, Fig. 655.
— endogastrica 260, 342, 356, 384, 422, 465, Fig. 266.
— endopelvina 260, 384, 709.
— endothoracica 260, 262, 265, 267, 285, Figg. 206, 207.
— glutaea 703, 712, Fig. 598.
— intercostalis 260.
— interossea plantaris 771.
— lata 705, 709, 711, 721, 728, 744, Figg. 599, 609, 610, 612, 614, 622—624, 629, 633.
— lumbodorsalis 356, 374, 376, 471, Figg. 289, 296.
— manus 678, 685, Figg. 571, 585—587.
— masseterica 134, Fig. 158.
— palmaris Fig. 545.
— parotidea 130, 133, 135, Figg. 107, 156, 161.
— pectoralis profunda 625.
— — superficialis 234, 253, 257, 624, Figg. 200, 201.
— pelvis 512, 515, 525, 540, 549, 553, 559, 566, 571, 577, 588, 591, 601, Figg. 417 bis 424, 433, 434, 441, 442, 457, 458, 465, 475, 494.
— penis 347, 555, 560, Figg. 460, 475.
— perinei superficialis 347, 516, 554, 573, 609, Figg. 423, 442, 455—457, 494.
— pharyngea 125, 128, 131, Fig. 186.
— plantaris 764.
— poplitea 712, 738, 741.
— praevertebralis 125, 128, 129, 186, 187, 203, 211, 222,

226, 244, 268, Figg. 107, 151, 152, 178, 184.

Fascia temporalis 12, 14, Figg. 7, 57, 136.

— transversalis abdominis 350, 353, 356, 363, 364, 369, 418, Figg. 271, 273, 274, 288, 292.

— umbilicalis 354, 384, Fig. 274.

— vastoadductoria 723, Figg. 608, 611, 612.

Femur 711, Figg. 618—626.

Fenestra cochleae 153, 158, 170, 172, 175, Figg. 126, 127, 142, 145.

— vestibuli 152, 158, 170, 173, 175, Figg. 126, 128, 142, 145.

Fibrae intercrurales 360, Figg. 278, 279, 288.

Fibrocartilago intervertebralis Fig. 521.

Fibula 760, Figg. 640, 642, 646—648, 650.

Fila olfactoria 96.

Filum terminale 613.

Fimbria ovarica 598, Fig. 492.

Fimbriae tubae 594, Fig. 492.

Finger 689, Figg. 580—584.

-- Dorsalseite 690, Fig. 581.

— Inspektion, Palpation 689.

— Quer- und Längsschnitte 691, Figg. 582—584.

— Volarseite 689, Fig. 580.

Fingergelenk Fig. 584.

Fissura cerebri lateralis (Sylvii) 32, 34, Figg. 20, 22—24, 27, 30, 33, 36.

— longitudinalis cerebri Fig. 26.

— orbitalis inferior, superior 56, 75, 82, 139, 140, Fig. 42—44, 47, 60.

— petrosquamosa 155, 157, 159.

— petrotympanica 150, 155, 156, Fig. 130.

Flexura coli dextra 451, 453, Figg. 301—303, 343, 356, 358.

— sinistra 387, 390, 452, Figg. 297—299, 301—303, 343, 357.

— duodenojejunalis 386, 391, 406, 409, 439, Figg.

297—299, 304, 312—317, 327, 340, 365.

Flexura perinealis recti 523.

— sacralis recti 523.

Folliculi linguales 116, Fig. 100.

Foramen (mina) caecum (Basis cranii) Fig. 9.

— — linguae (Morgagnii) 115, 213, 221, Figg. 100, 166.

— epiploicum (Winslowi) 385, 398, 424, 434, Figg. 296, 302, 303, 327, 336.

— ethmoidalia 55, 56, 97, Figg. 45, 47.

— incisivum 112, Fig. 74.

— infraorbitale 54, 110, Figg. 43, 47, 94, 116.

— infrapiriforme 511, 517, 559, 574, 705, 707, Figg. 416, 598, 602.

— intervertebrale 610, 614, Fig. 521.

— ischiadicum majus, minus 507, 510, 520, 702, 705, 707, Figg. 410—416, 597, 599, 602.

— jugulare 18, 19, 23, Figg. 9, 11, 140.

— lacerum 18, 19, 166, Figg. 9, 11, 85, 137, 140.

— Magendii 31.

— mastoideum Fig. 140.

— mentale 107, Figg. 91, 94, 116.

— obturatum 505, 725, Fig. 411.

— occipitale magnum 18, Figg. 9, 11.

— opticum 18, 20, 51, 56, Figg. 9, 42, 45—47.

— ovale 18, 20, 139, 143, 166, Figg. 9, 11, 44, 137, 140.

— palatina 113, Fig. 73.

— parietale 3.

— rotundum 17, 19, 56, Figg. 9, 11, 44, 47, 140.

— sacralia 511, 519, 535, Figg. 410, 412.

— singulare 174.

— sphenopalatinum 90, 96, 113, 139, 143, Figg. 45, 73, 116, 119.

— spinosum 18, 19, 139, 166, Figg. 9, 137, 140.

— supraorbitale 155.

Foramen suprapiriforme 511, 517, 574, 705, 707, Figg. 416, 599, 602.

— stylomastoideum 137, 174.

— venae cavae 476.

— zygomaticofaciale 53, Figg. 43, 44.

— zygomaticotemporale 53, Fig. 43.

Fornix conjunctivae 63, Fig. 50.

— pharyngis Fig. 105.

— vaginae 580, 594, Figg. 477, 478, 482, 494.

Fossa (ae) axillaris s. Achselhöhle.

— bulbi 566.

— caecalis 448, Fig. 352.

— canina 101.

— cardiaca 287.

— cerebri lateralis (Sylvii) Figg. 27, 28, 33.

— cranii anterior 4, 16, 51, 99, 103, Fig. 9.

— — media 4, 16, 17, 148, 169, Figg. 9, 140, 141.

— — posterior 4, 16, 18, 175, Figg. 9, 141.

— cubiti 648, 655, 659, Figg. 550, 553.

— glandulae lacrimalis 51.

— iliaca 390, 480, 505, Fig. 393.

— iliopectinea 717.

— infraspinata 238, 623, 629, Fig. 528.

— intersigmoidea 391.

— ischiorectalis 554, 559, Figg. 417, 434, 458.

— jugularis 154, Figg. 126, 137.

— mandibularis Fig. 130.

— navicularis urethrae (Morgagnii) 566, Figg. 461, 465.

— — vestibuli vaginae 604, Fig. 512.

— ovalis (Oberschenkel) 713, 727, Figg. 606, 609, 616.

— ovarica 597.

— paravesicales 538.

— poplitea s. Regio genu posterior.

— pterygopalatina 56, 140.

— rectoureterica Figg. 440, 466.

Fossa retromandibularis 133, 148, 186, 187, 190, 224, 230, Figg. 154, 161.
— sacci lacrimalis 64, 68, Fig. 47.
— subscapularis 623, Fig. 527.
— supraclavicularis 182, 189, 233, 239, 256, Fig. 150.
— supraspinata 238, 623, 629, Fig. 528.
— suprasternalis 182, Fig. 150.
— supratonsillaris 128, 232, Figg. 105, 190.
Fossulae tonsillares 128, Fig. 105.
Fovea inguinalis medialis, lateralis 351, 365, 367, Figg. 282, 283.
— supravesicalis 367.
— trochlearis 51, Figg. 45, 55.
Foveola radialis („Tabatière") 689, Figg. 568, 579.
Foveolae granulares (Pacchioni) 3, 23.
Frenulum clitoridis 604, Fig. 512.
— labiorum pudendi 604, Fig. 512.
— linguae 116, 122, Fig. 98.
Führungslinie des Beckens 508, Fig. 415.
Fundus meatus acustici interni 174.
— uteri 578, Figg. 479, 500 bis 502, 508.
— ventriculi 397, Figg. 302 bis 305.
— vesicae urinariae 538.
Funiculus spermaticus 356, 359, 365, 570, Figg. 278, 280, 281, 285—287, 393, 433, 469, 472.
Fuss 763, Figg. 649—666.
— Bindegewebsräume, Muskellogen 769, Fig. 655.
— Dorsum pedis s. d.
— Frontalschnitte 774, Figg. 659—661, 665, 666.
— Inspektion, Palpation 763, Fig. 650.
— Längsschnitte 776, Figg. 662, 664.
— Planta pedis s. d.

Fussgelenke 764, 777, Figg. 650, 659, 662—666.
— Epiphysenlinien 777, Figg. 664—666.

G.

Galea aponeurotica 5, Figg. 1, 7, 13.
Gallenblase 394, 400, 408, 417, 419, 426, Figg. 302, 303, 306, 308, 321—330, 337, 370.
— Blutgefässe 427.
— operative Erreichbarkeit 427.
— Syntopie 427.
Ganglion(ia) cardiacum (Wrisbergi) Fig. 232.
— cervicalia 131, 219, 238, 243, 276, 310, 314, Figg. 109, 180, 181, 187, 193.
— cervicale uteri 585, Fig. 491.
— ciliare 77, 80, 82, 83, Figg. 59, 63, 65, 67, 146.
— geniculi 173.
— genitalia Fig. 491.
— jugulare Fig. 109.
— nodosum n. vagi 228, Fig. 109.
— oticum 113, 143, 155.
— petrosum n. glossopharyngei 155, Fig. 109.
— semilunare (Gasseri) 16, 25, 169, Figg. 15—17, 63, 65, 67, 85, 106, 141, 143, 146.
— — trunci sympathici 479, Fig. 390.
— solare Fig. 491.
— sphenopalatinum 96, 113, Fig. 146.
— spinale 613, 614, Figg. 518, 521.
— submaxillare 198.
Gaumen 112.
Gehirn 32, Figg. 20—39.
— Arterien 36, Figg. 25—32.
— Bahnen 42, Figg. 34, 35.
— Centren 32, Figg. 20, 21.
— Furchen 32, Figg. 20, 21.
— Nerven 26, Figg. 15—17, 146.
— Venen 42, Fig. 33.
— Ventrikel 46, Figg. 36—38.
— Windungen 32, Figg. 20—22.

Gehörknöchelchen 155, 159, Figg. 120, 123, 124, 128.
Gehörorgan 144, Figg. 120 bis 145.
— äusseres Ohr 145.
— Innenohr (Labyrinth) 169.
— Mittelohr 151.
Gerdysche Linie 344, Fig. 267.
Gesicht 46, Fig. 41.
Gingiva 106, Fig. 89.
Glandula(ae) buccinatoria 107.
— bulbourethrales (Cowperi) 566, 573, Figg. 430, 431, 441, 465, 466, 474, 475.
— ceruminiferae 148, Figg. 121, 123.
— ciliares (Molli) 59, Fig. 50.
— coccygea 559.
— labiales 107, Fig. 89.
— lacrimalis 64, 69, 80, Figg. 52—54, 59, 65—67.
— laryngeales Figg. 168, 170.
— parathyreoideae 216, 222, Figg. 178, 180—183.
— parotis 132, 134, 148, 191, 231, Figg. 41, 107, 115, 121, 123, 136, 156, 160—162.
— sebaceae 87, Fig. 71.
— sublingualis 116, 117, 194, Figg. 95, 96, 98, 157 bis 159.
— submaxillaris 117, 135, 191, 193, 194, 197, Figg. 96, 108, 153, 156—162, 176, 236.
— tarsales (Meibomi) 59, Figg. 50, 54.
— thyreoidea 186, 188, 201, 213, 243, 246, 298, 310, 333, Figg. 109, 160, 167, 172 bis 183, 187, 195, 197, 198, 235 bis 237, 244—248.
— — Arterien 217.
— — Kapsel 215.
— — Nerven 221.
— — Venen 220.
— thyreoideae accessoriae 221, Fig. 180.
— tracheales Fig. 168.
— vestibularis major (Bartholini) 603, Fig. 511.
Glans clitoridis Figg. 509, 511—513.
— penis 560, Fig. 461.
Granulationes arachnoideales (Pacchioni) 3, 23, 31, Fig. 13.

Gubernaculum testis(Hunteri) 359, 368, Figg. 469, 470.
Gyri cerebri 32, 163, Figg. 20—22, 36—38, 133.

H.

Hamulus lacrimalis 67, Figg. 44, 47.
Hand 676, Figg. 568—596.
— Epiphysenlinien 696, Fig. 591.
— Dorsum manus s. d.
— Fascienlogen 696, Figg. 570 bis 573, 592.
— Finger s. d.
— Inspektion, Palpation 676.
— Quer- und Längsschnitte 692, Figg. 570, 571, 585 bis 598.
— Vola manus s. d.
Handgelenke, Handskelet 694, Figg. 588—591.
Handwurzelknochen 676, 677, 695, Figg. 568, 570, 576, 585, 588—591.
Hals 180, Figg. 150—198.
— Fascien 183, Figg. 151, 152.
— Horizontalschnitte 244, Figg. 151, 183, 184, 186, 187, 196—198.
— Muskulatur 187, Figg. 153 bis 155.
— oberflächliche Gefässe und Nerven 198, Fig. 162.
— Regionen 180, Figg. 153, 154.
Halsfisteln 232, Figg. 189, 190.
Halsrippen 241, Fig. 194.
Harnblase (Mann) 394, 531, 538, 550, 589, Figg. 282 bis 284, 296—299, 371, 391, 393, 417, 421, 424, 427, 430 bis 433, 438—451, 466 bis 468, 470, 474, 477, 478, 482, 483, 487, 491, 493, 495 bis 497, 499, 500, 502—508.
— (Weib) 577.
— Blutgefässe, Nerven 545.
— Form 538.
— Fixation 539.
— Innenansicht 538, Fig. 440.
— Kapazität 538.
— kindliche Harnblase 545.

Harnblase, Lymphgefässe 547, Fig. 450.
— operative Zugänglichkeit 548.
— Peritonaealüberzug 540, Figg. 443—446.
— Syntopie 542.
— Untersuchung 547, Fig. 451.
Haustra coli 441, Fig. 342.
Hautnerven von Kopf und Hals 177, Figg. 147—149.
Hernia(ae) diaphragmatica 379, Fig. 293.
— femoralis 439, 573, Figg. 476, 614—616.
— glutaea 575, 709, Fig. 476.
— inguinales 367, 439, 571, 573, Figg. 284—287, 476.
— ischiadica 574, Fig. 476.
— labiales posteriores 526.
— obturatoriae 512, 573, 728, Fig. 476.
— perineales 526, 552.
— retroperitonaeales 440, 448, 457.
— umbilicales 354, Fig. 275.
Herz 283, 287, 292, 318, 327, 337, 382, Figg. 220—232, 242—245, 248, 249, 251 bis 253, 255—257, 262—264, 334.
— Fixation 294, Fig. 231.
— Flächen 289.
— Gefässe, Nerven 295, Figg. 225, 226, 232.
— Orthodiagramm 291, Fig. 229.
— Ostien 293, 319, Fig. 230.
— Perkussion 289, Fig. 221.
Hiatus aorticus 301, 380, 474, Fig. 290.
— canalis facialis Fig. 140.
— oesophageus 303, 309, 380, 396, Figg. 290, 294, 309.
Hirnbahnen 42, Figg. 34, 35.
Hirnhäute 29.
Hirnnerven 25, Figg. 14—17, 146.
Hoden 568, Figg. 285—287, 390, 469—471, 473.
— Gefässe, Nerven 569, Figg. 469, 471.
— Hüllen 570.
Hufeisenniere 473, Fig. 386.
Hüftgelenk 730, Figg. 618 bis 621.

Hüftgelenk, Bänder, Gelenkkapsel 731.
— Epiphysenlinie 731, Figg. 620, 621.
— Palpation 732.
— Schnitte 736, Figg. 620, 621, 625, 626.
Humerus 646, Figg. 542 bis 544.
Hydatis Morgagnii Fig. 500.
Hymen 580, 606.
Hypogastrium 346, Fig. 268.
Hypoglossusbahn 43.
Hypophysis cerebri 27, 102, Figg. 14—19, 85.
Hypothenar 676, 683, Figg. 560, 564, 569—572, 585 bis 587, 592, 593.

I und J.

Jejunum 394, 439, Fig. 340.
Ileum 439, Figg. 340, 343, 351 bis 353.
Impressio trigemini Fig. 140.
Incisura(ae) acetabuli 730.
— cardiaca 277, 282, 317, Fig. 242.
— cartilaginis meatus acustici externi (Santorini) 148.
— interarytaenoidea Fig. 166.
— interlobares 271.
— ischiadicae 702, Fig. 597.
— sterni 181, 185, 223.
— mastoidea Figg. 130 bis 132.
— scapulae 187, 238, 623, 630, Fig. 528.
— semilunaris ulnae 662.
— supraorbitalis Figg. 42, 47, 55, 87.
Incus 156, 159, Figg. 120, 123, 124, 128.
Infundibulum ethmoidale 98, Fig. 83.
— tubae uterinae 594, Figg. 500, 501.
Inscriptiones tendineae 252, 344, 350.
Insula Figg. 34, 37.
Jochbogen 4.
Iris 64, Fig. 50.
Isthmus faucium 107, 111, 123, 127, Fig. 166.

Isthmus glandulae thyreo-
idcae 182, 211, 213, Figg.
160, 167, 177, 187, 198.
— tubae auditivae 165.
. tubae uterinae 594, Fig.
500.

K.

Kaumuskeln Fig. 117.
Kehlkopf s. Larynx.
Kiefergelenk 148.
Knie 738, Figg. 627—639.
— Regio genu ant., post. s. d.
Kniegelenk 746, Figg. 634
bis 639.
— Epiphysenlinien 749, Figg.
636, 637.
— Kapsel 739, 747, Fig. 628,
634.
— Schnitte 749, 750, Figg.636
bis 639.
Kopf 1, Figg. 1—149.
Kopfschwarte 6, Figg. 1—4.
— Arterien 7.
— Nerven 10.
— Lymphgefässe 9.
— Venen 8.

L.

Labia majora, minora pu-
dendi 605, Fig. 512.
Labyrinthus membrana-
ceus, osseus 158, 169,
170, Figg. 136, 142—145.
Lacertus fibrosus 656, Figg.
547, 563.
Lacuna(ae) musculorum,
vasorum 364, 480, 483,
713, 715, 719, Figg. 279,
282, 392, 608—610.
— urethrales (Morgagnii) 566.
Lacus lacrimalis 58, 63, 66.
Langerscher Armbogen 635,
Fig. 538.
Lamina cribrosa des Sieb-
beins 90, 93, 96, Figg. 9, 74.
— papyracea 55, 89, 97,
Figg. 45, 82.
- perpendicularis des Siebbeins 91, Figg. 70, 74.
Laparotomieschnitte 357,
Fig. 276.
Larynx 184, 186, 201, Figg.
146—174.
— Etagen 205, Figg. 166, 167.

Larynx, Fixation 203.
— Gefässe 208, Fig. 173.
— Hochstand 202, Figg. 164,
165.
— Lage 202.
— Lymphgefässe 208, Fig. 172.
— Nerven 210, Fig. 173.
— operative Zugänglichkeit
210, Fig. 174.
— Schnitte 168, 170, 171.
— Wandungen 203.
Leber 274, 290, 382, 386, 388,
400, 412, 416, 434, Figg.
221, 222, 242, 264, 265, 296
bis 303, 306, 308, 311, 321
bis 330, 334—337, 358, 370.
— Facies 416, Figg. 322—324.
— Fixation 423.
— Form 416.
— Gefässe 425, Figg. 327, 328.
— Impressiones 416, Figg. 322
bis 324.
— Lymphgefässe 426.
— Peritonaealüberzug 422.
— Projektion auf die vordere
Bauchwand 420, Fig. 329.
— Syntopie 418.
Levatorwulst 127, 167, Figg.
75, 105, 139.
Ligamentum(a) annulare
fasciae cruris 756, 765,
Figg. 643, 644, 651, 654.
— annularia digitorum
Fig. 580.
— arcuatum pubis 508, 540,
Fig. 454.
— arteriosum (Botalli) 278,
286, 300, 303, Figg. 225,
247.
— aryepiglottica 205, 206.
— calcaneofibulare 774,
Figg. 656, 659, 666.
— cardinale uteri 582, 587,
592, Fig. 492.
— carpi dorsale 672, 688,
Figg. 565. 577—579.
— — transversum 677, 679,
683, 692, Fig. 574.
— — volare 677, 683, 694, 695.
— collaterale fibulare, tibiale 746, 751, Figg. 635,
638.
— — radiale, ulnare 663.
— coracoacromiale 623,
627.
— coracoclaviculare 623,
627.

Ligamentum(a) coraco-
humerale 644.
— coronarium hepatis 389,
422, Fig. 324.
— cricothyreoideum (me-
dium) 204.
— cricotracheale 204.
— cruciata digitorum ma-
nus Fig. 580.
— — genu 746, 751, Figg.
634, 639.
— cruciatum cruris 765,
Figg. 644, 651, 653, 654.
— deltoideum 774, Figg.
659, 665.
— denticulatum 612, Fig.
518.
— falciforme hepatis 353,
389, 416, 417, 422, Figg.
312—324, 335.
— flavum 610, 619, Fig.
521.
— gastrocolicum 399, 414,
432, 434.
— gastrolienale 403, 404,
429, 432, Fig. 336.
— glossoepiglottica 122,
203, 206, Figg. 105, 569.
— hepatoduodenale 388,
398, 403, 407, 422, 424, 427,
434, Figg. 302, 303, 317,
327, 336, 337.
— hepatogastricum 388,
398, 400, 415, 422, 434,
Figg. 269, 302.
— hepatorenale 434.
— iliofemorale Fig. 31.
— iliopectineum 364, 719,
Figg. 279, 282, 608—610.
— inguinale (Pouparti) 342,
346, 355, 358, 364, 449, 480,
506, 711, 717, 719, 727,
Figg. 278—282, 288, 392,
408—410, 420.
— — reflexum (Collesi) 361,
Figg. 278, 279.
— intercostalia 260.
— interfoveolare (Hessel-
bachi) 364, Figg. 282—284.
— interosseum capitoha-
matum 695, Fig. 589.
— ischiocapsulare 731.
— laciniatum 753, 762, Figg.
649, 658.
— lacunare (Gimbernati)
361, 710, 727, Figg. 279,
282, 609, 610.

Ligamentum(a) latum uteri 444, 580, 587, 592, 596, Figg. 492, 497, 498.
— mallei ant., lat., post., sup. 156, 157, 159, Figg. 123, 125, 128.
— mucosum 751, Fig. 634.
— nuchae 185, 609.
— ovarii proprium 595, Figg. 492, 498.
— ovariopelvicum Fig. 492.
— palpebrale mediale, laterale 59, 60, 61, Figg. 49, 54.
— patellae 744, 747, 751, Figg. 632—636.
— phrenicocolicum 432, 468, Fig. 377.
— phrenicolienale 391, 429, 432, Fig. 336.
— pisohamatum 679.
— pisometacarpeum 679.
— popliteum obliquum 739, 746, Fig. 642.
— pterygomandibulare 139, Fig. 117.
— pubocapsulare 731.
— puboprostatica 540, 549, Fig. 475.
— pubovesicalia 540, 588.
— pulmonale 267, 324, Figg. 213, 251, 255.
— radiocarpea 694.
— sacrospinosum 505, 507, 702, Figg. 410—412, 419, 462, 597, 599.
— sacrotuberosum 505, 507, 553, 702, Figg. 410 bis 416, 420, 453—459, 511, 597, 599.
— sacrouterinum Fig. 498.
— suspensorium ovarii 595.
— — penis 348, 561, Figg. 280, 430.
— talocalcanea 774, Figg. 659, 664, 666.
— teres femoris 731, 733.
— — hepatis 353, 417, 422, 435, Figg. 274, 283, 323.
— — uteri 356, 359, 371, 584, 587, 593, 606, Figg. 288, 485, 486, 489, 490, 492, 498, 500, 502.
— thyreoepiglotticum 206.
— transversum acetabuli 730.

Ligamentum(a) transversum scapulae 238, 623, 630, Fig. 532.
— triangularia hepatis 389, 423, Figg. 323, 324.
— triangulare urethrae 539, 543.
— umbilicale laterale, medium 353, 365, 538, Figg. 274, 283, 427, 443, 492, 500.
— vaginale Fig. 590.
— ventriculare 205.
— vocale 207, Figg. 103, 104, 167—169, 181, 186.
Linea alba 344, 347, 348, 350, 352, 355, 357, 384, Figg. 267, 270, 272, 275, 277, 280—282, 288.
— costoarticularis 431, Fig. 332.
— horizontalis auriculo-orbitalis 36, Fig. 24.
— — supraorbitalis 36, Fig. 24.
— mylohyoidea 113.
— nuchae 3, 4.
— Rolandica 36, Fig. 24.
— semicircularis (Douglasi) 350, 355, Figg. 272, 274, 283, 284.
— semilunaris (Spigeli) 344, 349, 351, 355, 357, Figg. 267, 271, 272, 277, 278, 283.
— Sylvii 36, Fig. 24.
— temporalis 3, 12, 161, Fig. 133.
— terminalis 375, 505, Figg. 410, 412, 416, 420, 421.
— verticalis articularis, retromastoidea, zygomatica 36, Fig. 22.
Lippen 106, Figg. 89, 90.
Liquor cerebrospinalis 613.
Lisfrancsche Gelenklinie (Linea articularis tarsometatarsea) 764, Fig. 650.
Lobus(i) caudatus (Spigeli) 418, 434, Figg. 323, 324, 337.
— cerebri 32.
— hepatis 418, Figg. 322 bis 324.
— lateralis glandulae thyreoideae 214, Figg. 177, 182.

Lobus quadratus hepatis 418, Fig. 323.
Lunge 270, 324, 326, 339, 382, 420, Figg. 212—221, 238, 242—247, 250, 254, 259 bis 265, 334, 522—524.
— facies diaphragmatica 273, Figg. 212, 213.
— — mediastinalis 272, Fig. 212, 213.
— — sternocostalis 271, Figg. 212, 213.
— Gefässe, Nerven 278, Figg. 212—214.
— Grenzen 276, 281, Figg. 212 bis 218, 250, 254.
— Hilus 272, Figg. 212, 213.
— Impressiones 273, Figg. 212, 213.
— Incisurae interlobares 272, 278, 326, Figg. 215—218, 250, 254.
— Lappen 272, 278, Figg. 212, 215—218, 250, 254.
— Lymphgefässe 279, Figg. 219, 220.
— Perkussion 282, Fig. 221.
— Spitzen 274, 281, Figg. 212 bis 218.
Lymphoglandulae auriculares anteriores, posteriores 9, 146, Figg. 5, 122.
— axillares 240, 256, 349, 640, Figg. 201, 241.
— bronchopulmonales 280, 306, 312, Figg. 201, 219.
— buccinatoriae 138, Fig. 115.
— cardiacae 312, Fig. 240.
— cervicales profundae 9, 62, 96, 110, 113, 122, 129, 132, 136, 146, 196, 209, 210, 225, 226, 230, 240, 243, 281, 312, Figg. 5, 90, 101, 102, 109, 112, 122, 161, 172, 186, 220, 240.
— coeliacae 314, 381, 404, 410, 426, 433, 477, Figg. 241, 309.
— cubitales 657.
— duodenales Fig. 317.
— femorales 606.
— gastricae 404, 413, Figg. 309, 310, 317.
— hepaticae Fig. 317.

Lymphoglandulae(a)hypogastricae 521, 529, 547, 549, 584, Figg. 450, 464, 489, 490.
— ileocaecales 449, Fig. 353.
— iliacae 352, 365, 375, 477, 482, 547, 549, 563, 585, 606, 715, Figg. 241, 450, 489.
— inframaxillares 106, Fig. 90.
— inguinales 349, 528, 563, 606, 705, 715, Figg. 241, 270, 464, 489, 490, 512, 607.
— inguinalis Rosenmülleri 715, 719, 726, Fig. 611.
— intercostales anteriores, posteriores 55, 267, 314, 349, Figg. 201, 241.
— lienales 404, 433, Fig. 317.
— lumbales 349, 357, 470, 477, 547, 549, 570, 584, 596, Figg. 241, 464, 489, 490.
— mammae 254, Figg. 201, 202.
— mediastinales 312.
— mesentericae 314, 413, 439, Figg. 317, 366.
— mesocolicae 413.
— occipitales 9, 619, Fig. 5.
— pancreaticae 413, Fig. 317.
— pancreaticoduodenales 413.
— pancreaticolienales 413.
— parotideae 62, 87, 134, 136, 138, 146, Figg. 112, 122.
— popliteae 741.
— praelaryngeales 209, Fig. 172.
— praesacrales 547, Fig. 241.
— praetracheales 209, Fig. 172.
— promontorii 547, Figg. 241, 450.
— pulmonales 279, Figg. 219, 220.
— retrocaecales 449, Fig. 353.
— retropharyngeales 126, 132, 154, Fig. 109.
— retropyloricae 426, 427.
— sacrales 529.
— sternales 381.

Lymphoglandulae subinguinales 715, Figg. 606, 607.
— submaxillares 9, 62, 87, 96, 110, 122, 138, 195, 196, Figg. 5, 112, 156—158.
— submentales 122, 195, Figg. 101, 102, 172, 220.
— supraclaviculares 240, 256, 281, 312, 640, Figg. 172, 202, 220, 240, 241.
— suprahyoideae 106, Fig. 90.
— suprasternales 199.
— tracheales 209, 213, 215, 281, Figg. 219, 220, 240.
— tracheobronchiales 213, 280, 296, 301, 306, 312, Figg. 219, 220, 235, 240, 263.
— vesicales 547.

M.

Magen 274, 303, 382, 386, 388, 394, 395, 419, 433, 443, Figg. 221, 222, 234, 264, 265, 296—312, 328, 329, 333, 334, 336, 370, 394, 403 bis 407.
— Fixation 399.
— Form 395, Figg. 304, 305.
— Gefässe 402, Figg. 308 bis 310.
— Lage 396, Figg. 302, 303.
— Nerven 405.
— operative Erreichbarkeit 405.
— Peritonaealüberzug 398.
— Syntopie 400, Figg. 306, 307.
Malleolus lateralis, medialis 762, Figg. 603—605, 641, 644, 649, 650, 651, 653, 658, 659, 665, 666.
Malleus 156, Figg. 120, 123 bis 125, 128.
Mamma 252, Figg. 200.
— Blutgefässe 253.
— Lymphgefässe 254, Figg. 201, 202.
Mandibula 110, 181, Figg. 96, 99, 103.
Manubrium mallei 157, Fig. 129.
— sterni 149, 156, Figg. 124, 125, 129, 143.

Margofalciformis 713, Figg. 606, 609.
— infraorbitalis 47, 55, Figg. 43, 50.
— supraorbitalis 45, 51, 103, Figg. 42, 43, 47, 50.
Maxilla 110.
Meatus acusticus externus 146, 148, 164, Figg. 120, 121, 123, 128, 131, 132, 136, 145.
— — internus 170, 173, 175, Figg. 120, 145.
— nasi 68, 92, Figg. 40, 53, 68, 70, 72, 77.
Mediastinalraum 251, 269, 296, 332, Figg. 206, 207, 233, 247, 253.
— Gefässe, Nerven 313.
Mediastinum anterius 297.
— posterius 307.
Medulla oblongata 619.
Membrana cricothyreoidea 204, 207, 211.
— fenestra vestibuli 170.
— interossea antibrachii 666, 669, Figg. 562, 567.
— — cruris 752, 757, 760, Figg. 640, 646.
— obturatoria 505, 511, 519, 705, 724, Figg. 412, 613.
— pharyngobasilaris 125.
— thyreohyoidea 201, Figg. 160, 163, 167, 172, 176, 177, 181.
— tympani 146, 148, 151, 156, 159, Figg. 120, 123 bis 125, 128, 129, 143, 145.
— — secundaria 171, 172.
Menisci articulares (Kniegelenk) 751, Figg. 634, 635, 638.
Mesenteriolum processus vermiformis 448, Fig. 351.
Mesenterium 388, 391, 438, Figg. 296—299, 339—341.
— ileocaecale commune 445, Figg. 348, 349.
Mesocaecum 448, Fig. 350.
Mesocolon 385, 390, 395, 399, 409, 411, 452, 467, Figg. 225, 296, 377.
Mesoduodenum 405, 407.
Mesogastrium 346, 386, 388, 398, Fig. 268.
Mesovarium 595.

Milz 274, 382, 386, 388, 400, 412, 429, Figg. 297—299, 302, 303, 306—309, 311, 331—337, 343, 371, 384, 387, 388, 405.
— Blutgefässe 433.
— Facies 430, Fig. 331.
— Fixation 432.
— Form 429, Fig. 331.
— Impressiones 429.
— Lage 430, Fig. 332.
— Perkussion 431, Fig. 333.
·· Peritonaealüberzug 432.
— Syntopie 433.
Mimische Gesichtsmuskulatur 48, 61, 106, Fig. 41.
Mittelohr 151.
Mundhöhle 107.
— Abgrenzung 111.
— Boden 113.
— Cavum oris proprium 110.
— Vestibulum oris 107.
Musculus(li) abductor digiti quinti (Fuss) 683, 772, Fig. 657.
— — hallucis 772, Figg. 649, 657, 658.
— — pollicis brevis 681.
— — — longus 672, 678, 687, Figg. 563—565, 568, 574, 575, 578, 579.
— adductor hallucis 770, Fig. 657.
— — pollicis 681.
— adductores femoris 705, 715, 722, 725, 730, Figg. 608, 611, 613, 617, 628.
— anconaeus 660, 664, Fig. 554.
— articularis genu 745, 747, Fig. 634.
— auricularis posterior, superior 6, 14.
— biceps brachii 625, 632, 633, 644, 646, 649, 657, Figg. 529—535, 538, 545 bis 548, 552, 593.
— — femoris 730, 739, Figg. 599, 604, 605, 617, 628 bis 630, 632, 642.
— brachialis 625, 649, 657, 664, Figg. 547, 548, 552.
— brachioradialis 653, 657, 660, 664, 669, 696, Figg. 545—554, 560, 563—565, 574.

Musculus(li) buccinator 14, 105, 134, 138, 139, Figg. 93, 95, 96, 114, 115, 117 bis 119.
— bulbocavernosus 556, 603, Figg. 431, 452, 458.
— caninus 106.
— coccygeus 514, Fig. 454.
-· constrictor urethrae 550, 566, 573.
— — pharyngis 122, 124, 128, 210, 220, Figg. 109, 154, 170, 180, 181.
— coracobrachialis 632, 633, 640, 649, Figg. 530, 533—535.
— cremaster 356, 363, 370, 571, Figg. 280, 281, 285, 472.
— cricoarytaenoidei 203, 204, 207, 210, 215, 230, Fig. 184.
— deltoides 251, 625, 627, 641, Figg. 267, 514, 529 bis 532, 534, 543—547, 593.
— detrusor urinae 538.
— digastricus 135, 185, 191, 192, 198, 225, Figg. 95, 96, 102, 108, 114, 153, 154, 156—162, 167, 188.
— epicranius 5.
— erector trunci 251, 258, 372, 374, 377, 431, 462, 471, 475, 609, Figg. 266, 289, 291, 435.
— extensor carpi radialis brevis, longus 653, 657, 660, 664, 669, 672, 687, 696, Figg. 549—552, 554, 560, 564, 565, 578, 579.
— — — ulnaris 672, 687, Figg. 554, 565, 577, 578.
— — digiti quinti 672, 687, Figg. 577, 578.
— — digitorum brevis 766, 767, Figg. 644, 651, 653, 654.
— — — communis 672, 687, 691, Figg. 565, 568, 578, 581, 582.
— — — longus 757, 767, 768, Figg. 632, 644, 651, 653, 654.
— — hallucis brevis 766, 767, Fig. 651.
— — — longus 757, 767, 768, Figg. 644, 651, 658.
— — indicis proprius 672, 687, Fig. 578.

Musculus(li) extensor pollicis brevis, longus 672, 676, 687, 689, Figg. 563 bis 565, 568, 574, 578, 579.
— flexor carpi radialis, ulnaris 657, 660, 668, 679, 680, Figg. 552, 553, 561 bis 564, 574, 575.
— — digiti quinti (Hand) 683.
— — digitorum brevis, longus 753, 762, 770, 772, Figg. 630, 642, 649, 657, 658.
— — profundus, sublimis 657, 668, 669, 680, 689, 691, 696, Figg. 552, 563, 564, 574, 580, 582.
— — hallucis brevis, longus 753, 762, 772, Figg. 630, 642, 649, 657, 658.
— — pollicis brevis, longus 680, 681, 689, Figg. 563, 564.
— frontalis 5, 137, Fig. 2.
— gastrocnemius 739, 748, 752, Figg. 604, 605, 617, 628—630, 632, 633, 642.
— gemelli 511, 705, 733, Figg. 599, 617.
— genioglossus 113, 117, 118, Figg. 96—99, 102.
— geniohyoideus 117, Figg. 96, 97, 99, 152, 159, 163.
— glutaei 553, 559, 705, 707, 708, Figg. 291, 292, 416, 432, 435—437, 510, 511, 514, 598—601, 604, 605, 617.
— gracilis 715, 745, Figg. 608, 611, 613, 617, 632, 642.
— hyoglossus 117, 118, 191, 193, 198, 201, 228, Figg. 98, 99, 153, 154, 160, 161, 176, 188.
— iliacus 375, 480, Figg. 290, 373, 392, 393, 416, 609.
— iliocostales 615, 618, Fig. 522.
— iliopsoas 364, 372, 375, 449, 480, 506, 711, 715, 719, 723, 733, Figg. 283, 392, 432, 437, 608—611, 618.
— infraspinatus 623, 629, 644, Figg. 514, 531, 532, 543, 546.

Musculus(li) interarytae-
noideus 203, Fig. 170.
— interossei (Fuss) 776,
Figg. 651, 661.
— — (Hand) 678, 681, Figg.
575, 577, 586.
— ischiocavernosus 556,
603, Figg. 452, 458, 459,
511.
— ischiococcygeus Fig. 419.
— latissimus dorsi 251, 257,
258, 372, 374, 376, 471, 609,
630, 631, 634, Figg. 202,
291, 292, 514, 532, 533, 535,
538, 545—547.
— levator(tores) ani 513,
525, 530, 533, 535, 539, 542,
550, 553, 557, 591, Figg. 283,
417, 419—423, 431—434,
436, 437, 442, 452, 454, 458,
462, 486, 496, 510.
— — palpebrae sup. 60, 61,
63, 64, 69, 74, Figg. 50, 52,
58—63, 68, 69.
— — pharyngis 124.
— — scapulae 233, 241, 617,
Figg. 154, 191, 196, 197,
532.
— — uvulae 112.
— — veli palatini 112, 124,
127, 166, Fig. 137.
— longissimus capitis,
cervicis 618.
— — dorsi 615, Fig. 522.
— longitudinalis linguae
118, Figg. 96, 98, 99.
— longus capitis, colli 190,
223, 225, 226, 233, 238, 241,
243, 244, 268, 309, Figg. 107,
151, 155, 175, 178, 180, 181,
184, 186, 187, 196.
— lumbricales (Fuss) 770,
Fig. 661.
— — (Hand) 681, 693, Fig.
586.
— masseter 14, 125, 134,
138, 143, Figg. 95, 96, 114,
115.
— multifidus 618.
— mylohyoideus 111, 113,
Figg. 95, 96, 99, 153—163,
167, 188.
— obliquus capitis 618, 619,
Fig. 526.
— — externus abdominis
251, 257, 258, 344, 349, 355,
358, 376, 418, 427, Figg.

266, 267, 271, 272, 277 bis
281, 288, 289, 291, 292.
Musculus(li) obliquus in-
ferior oculi 74, 75, Figg.
58—61, 63, 67—69.
— — internus abdominis
349, 356, 358, 363, 369, 376,
418, 427, 471, 475, 506,
Figg. 266, 271, 280, 281,
289, 291, 292.
— — superior oculi 53, 75,
Figg. 54, 59—62, 65.
— obturator externus 705,
725, 733, Fig. 613.
— — internus 510, 520, 553,
559, 591, 705, 733, Figg.
416, 417, 423, 433, 434, 442,
454, 458, 462, 496, 599, 617.
— occipitalis 5, Fig. 4.
— omohyoideus 185, 187,
198, 215, 226, 228, 229, 234,
238, 241, 243, 244, Figg. 101,
102, 150, 151, 153, 154, 156,
160—162, 175, 176, 178,
183—188, 193, 196—198,
250.
— opponens digiti quinti
(Fuss) 772.
— — — — (Hand) 683.
— — pollicis 681.
— orbicularis oculi 50, 61,
62, 67, 135, 137, Figg. 50
bis 52.
— — oris 105, 117, Fig. 89.
— palatoglossus 112, 113,
118.
— palatopharyngeus 112,
125, 128.
— palmaris brevis, longus
657, 668, 677, 679, Figg.
545, 560, 562, 563, 569, 574.
— pectineus 715, 724, 725,
733, Figg. 608, 610, 611,
613, 618.
— pectoralis major 251,
252, 256, 257, 285, 316, 324,
625, 626, 631, 633, Figg. 200
bis 202, 242, 250, 254, 267,
529, 530, 533—539, 545,
547.
— — minor 625, 633, 637,
Figg. 529, 535—537, 539.
— peronaei 751, 757, 765,
767, 771, 772, 775, Figg.
603, 605, 630, 632, 633, 640,
642—645, 648, 651, 653,
654.

Musculus(li) piriformis 511,
520, 591, 705, 733, Figg.
416, 419, 599, 602, 617.
— plantaris 739, 748, 752,
Figg. 617, 628.
— popliteus 739, 748, 753,
Figg. 628, 630, 642.
— pronator quadratus
Figg. 563, 564.
— — teres 653, 657, 660,
662, 668, Figg. 552, 553,
563.
— psoas 373, 375, 450, 454,
462, 475, 480, 483, Figg.
266, 284, 289, 290, 354, 371,
382, 392, 393, 416, 609.
— pterygoideus externus
138, 139, 144, Figg. 114,
117, 118.
— — internus 126, 128, 130,
134, 144, Figg. 107, 117 bis
119.
— pyramidalis 350, Figg.
271, 278, 542.
— quadratus femoris 705,
730, Figg. 599, 612.
— — labii inferioris, su-
perioris 106, 134.
— — lumborum 372, 374,
450, 454, 462, 471, Figg.
266, 289, 290, 354, 392, 393.
— — menti 106.
— — plantae 770, Fig. 657.
— quadriceps femoris 715,
744, 747, Figg. 610, 623,
634, 644.
— rectouterinus 576.
— rectus abdominis 251,
257, 258, 262, 344, 349, 355,
358, 360, 418, 427, 506, 542,
Figg. 266, 267, 271—273,
277, 278, 430, 445, 446, 475,
477.
— recti capitis Fig. 155.
— — oculi 53, 56, 73—75,
Figg. 56—65, 68, 69.
— rhomboides major,
minor 258, 614, 618, 630,
Figg. 522, 532.
— sacrospinalis 609, Fig.
374.
— sartorius 709, 711, 713,
715, 722, 733, 745, Figg.
603, 608—613, 618, 622,
632, 633.
— scaleni 180, 186, 187, 189,
224, 225, 226, 233, 235, 237,

239, 241, 243, 248, 274, 324, 634, Figg. 151, 153—155, 175, 176, 180, 181, 184 bis 187, 191—198, 210, 232, 250, 254, 535, 536.

Musculus(li) semimembranosus 730, 739, 745, Figg. 599, 604, 628—630, 642.

— semispinalis 618, Fig. 526.

— semitendinosus 730, 739, 745, Figg. 599, 604, 628 bis 630, 642.

— serratus anterior 251, 256, 257, 258, 344, 632, 633, Figg. 267, 534, 535, 537, 545.

— — posterior 258, 377, 618, Fig. 292.

— soleus 740, 753, Figg. 628, 630, 642.

— sphincter ani externus 525, 527, 533, 550, 556, 558, 601, Figg. 452, 459, 510.

— — — internus 525, 533, Fig. 510.

— splenius 180, 189, 233, 241, 617, Figg. 154, 191, 526.

— stapedius 153, 155, 157, Figg. 120, 125, 126, 142.

— sternocleidomastoideus 131, 134, 146, 180, 181, 183, 187, 189, 191, 198, 215, 223, 225, 226, 229, 233, 238, 241, 243, 244, 627, Figg. 150, 151, 153, 154, 156, 162, 175, 178, 184 bis 188, 191, 196—198, 267, 529.

— sterno-hyoideus, -thyreoideus 185, 187, 200, 204, 212, 215, 244, Figg. 152, 154, 160, 162, 163, 170, 175, 176, 178, 184, 187; 193, 196—198.

— styloglossus 113, 118, 126, Figg. 98, 99, 102, 107, 159, 161.

— stylohyoideus 126, 192, 229, Figg. 102, 107, 159 bis 161, 188.

— stylopharyngeus 124, 126, 131, Figg. 99, 107, 159.

— subclavius 234, 239, 324, 625, 626, Figg. 250, 254, 529, 530.

Musculus(li) subscapularis 634, 644, Figg. 534, 535, 538.

— supinator 657, Figg. 552, 553, 565.

— supraspinatus 623, 629, 644, Fig. 532.

— suspensorius duodeni 440.

— temporalis 12, 14, 138, 140, 143, Figg. 7, 114, 119.

— tensor fasciae latae 705, 711, 715, Fig. 605.

— — tympani 155, 156, Figg. 120, 125, 126, 129, 142.

— — veli palatini 112, 124, 140, 165, 166, Figg. 137, 138.

— teres major 634, Figg. 523, 535, 538, 547.

— — minor 630, Fig. 532.

— thyreoarytaenoideus externus 207, Figg. 170, 184, 186.

— thyreohyoideus 198, 200, 204, 229, Figg. 154, 160, 161, 172, 173, 186, 196.

— tibialis anterior 757, 765, 768, Figg. 632, 644, 651, 653, 658.

— — posterior 753, 762, 772, Figg. 630, 642, 649, 658.

— transversus abdominis 344, 349, 356, 358, 363, 372, 374, 377, 418, 427, 450, 454, 471, 475, Figg. 266, 271, 281, 289, 354.

— — linguae 112, 118.

— — perinei superficialis 558, 601, Figg. 452, 458, 510.

— — thoracis 285, 297.

— trapezius 131, 180, 181, 183, 189, 233, 241, 243, 251, 257, 609, 614, 617, 623, 626, 629, Figg. 151, 153, 154, 191, 196, 514, 522—524, 526, 529.

— triangularis menti 106, Fig. 117.

— triceps brachii 546, 553, 560, Figg. 533, 535, 539, 546—549, 554.

— vasti 717, 722, Figg. 603, 605, 608, 611, 632, 633.

Musculus vocalis Fig. 170.

— zygomaticus 106, 134.

Myometrium 579, Fig. 480.

N.

Nabel 352, Figg. 273—275, 283, 297—299.

— Annulus umbilicalis 354, Fig. 275.

— Herniae umbilicales 354, Fig. 275.

Nabelschleife 386, 390, Fig. 297.

Nares 84.

Nase 84.

Nasenhöhle s. Cavum nasi.

Nebenhoden 568, 570, Figg. 469—472.

Nebennieren 409, 419, 464, Figg. 313—316, 325, 334, 335, 343, 371—377, 380, 405.

— Hüllen 465, Fig. 373.

— Peritonaealüberzug 467, Figg. 376, 377.

— Syntopie 466, Figg. 374, 375.

Nervus(i) abducens 24, 76, 82, Figg. 14—17, 59, 63.

— accessorius 128, 131, 135, 241, 244, 258, Figg. 16, 107, 109, 160, 180, 181, 191, 195, 196.

— acusticus 26, Figg. 14, 34, 120, 135, 143.

— alveolares superiores 110.

— alveolaris inferior 110, 139, 140, 143, 198, Figg. 95, 96, 99, 107, 118, 119, 146, 157.

— ampullares 174.

— auricularis magnus 10, 49, 135, 177, 184, 191, 224, 234, 241, Figg. 41, 147, 148, 162, 191.

— auriculotemporalis 7, 10, 13, 49, 134, 136, 140, 143, 148, 150, 231, Figg. 3, 7, 41, 114, 118, 119, 147, 148.

— axillaris 628, 636, 638, 639, 642, Figg. 532, 549.

— buccinatorius 138, 140, 143, Figg. 114, 118, 119, 146.

Nervi(us) cardiaci 314.
— cervicales 177, 190, 224, 235, 244, 246, 619, Figg. 4, 146—149, 151, 184, 186, 191, 193, 196, 197, 526.
— ciliares breves, longi 71, 83, Figg. 62—65, 67, 146.
— clunium inferiores 705, Figg. 598, 601.
— — mediales 705, Fig. 598.
— — superiores 375, 705, Fig. 598.
— cochlearis 174, 175, Fig. 123.
— cutaneus antibrachii dorsalis 649, 654, 660, Figg. 546, 554.
— — — lateralis 638, 639, 657, 667, Figg. 545, 546.
— — — medialis 638, 639, 649, 657, 698, Figg. 539, 542, 545, 546, 596.
— — brachii lateralis 627, 628, 638, 649, Figg. 539, 545, 546.
— — — medialis 638, 639, 649, Figg. 539, 542, 545.
— — — posterior 649, 654, Fig. 546.
— — colli 184, 191, 224, 241, Figg. 41, 147, 148, 162, 191.
— — pedis dorsalis 765, 768, Fig. 643.
— — femoris anterior 723, 746, Figg. 606, 633.
— — — lateralis 375, 483, 714, Figg. 606, 611.
— — — medialis 714, 726.
— — — posterior 520, 559, 705, 728, 739, Figg. 459, 511, 601, 641.
— — surae lateralis, medialis 741, 752, Figg. 617, 629, 641.
— digitales dorsales manus Figg. 581, 582.
— — — pedis 774, Figg. 651, 656.
— — volares communes 677, 684, 700, Figg. 545, 579, 596.
— — — proprii 684, 690, Figg. 569, 574, 581, 582.
— dorsales penis (clitoridis) 563, 604, Figg. 441, 457, 460, 463, 511.

Nervus(i) dorsalis scapulae 639.
— ethmoidalis ant., post. 55, 80, 83, 88, 96.
— facialis 15, 26, 43, 46, 49, 61, 87, 106, 113, 120, 133, 134, 137, 143, 155, 171, 173, 174, 191, 231, Figg. 3, 16, 41, 99, 107, 113, 118—120, 123, 125, 126, 128, 133, 141 bis 143, 146, 148, 161, 162.
— femoralis 364, 376, 483, 714, 719, 723, 733, Figg. 390, 437, 609—611.
— frontalis 10, 80, 82, 84, Figg. 2, 51, 67—69, 147, 148.
— genitofemoralis 375, 481, 483, 570, 714, Figg. 284, 288, 290, 393.
— glossopharyngeus 118, 119, 120, 128, 131, 155, Figg. 16, 99, 100, 107, 109, 146, 161, 195.
— glutaei 519, 520, 707, Figg. 435, 601.
— haemorrhoidales 559.
— hypoglossus 43, 118, 128, 131, 195, 197, 198, 204, 230, 329, Figg. 16, 98, 99, 107, 118, 135, 146, 159—161, 176, 180, 181, 195.
— iliohypogastricus 375, 471, Figg. 269, 290.
— ilioinguinalis 363, 375, 471, 563, Fig. 269.
— infraorbitalis 49, 54, 62, 84, 88, 100, 106, 110, Figg. 49, 51, 53, 69, 146—148.
— infratrochlearis 60, 80, 83, Figg. 2, 49, 51, 65, 147, 148.
— intercostales 258, 263, 348, 350, 352, 357, 358, Figg. 204, 269, 272.
— intercostobrachialis 639, Figg. 539, 545.
— intermedius 174.
— interosseus antibrachii dorsalis 674, Fig. 567.
— — — volaris 669, 672, Fig. 562.
— ischiadicus 517, 520, 707, 709, 730, 733, 739, 741, Figg. 390, 601, 602, 617, 622—625, 628, 630.
— labiales post. 604.

Nervus(i) lacrimalis 60, 62, 66, 76, 78, 80, 82, 84, Figg. 2, 3, 51, 59, 60, 62, 63, 65, 67, 69, 146—148.
— laryngeus inferior 129, 210, 216, 220, 221, 222, Figg. 176, 187, 195, 198, 232.
— — superior 119, 132, 201, 207, 211, 215, 221, 225, 228, 230, Figg. 100, 109, 160, 161, 173, 176, 179—181, 195, 232.
— lingualis 118, 120, 139, 140, 143, 194, 198, Figg. 96, 98—100, 118, 119, 146, 159, 161, 176.
— lumbales 352, 375, 519, Figg. 265, 289.
— lumboinguinalis 714, Fig. 284.
— mandibularis 16, 113, 136, 140, 143, 155, 166, 231, Figg. 15—17, 85, 119, 137, 146—149.
— massetericus 138, 140, 143, Fig. 114.
— maxillaris 62, 82, 113, Figg. 14—17, 85, 146 bis 149.
— medianus 638, 639, 646, 649, 653, 656, 657, 660, 662, 672, 677, 681, 683, 698, Figg. 538—542, 547—549, 552, 553, 562—564, 569, 574, 596.
— meningeus 29.
— mentalis 49, 106, 107, Figg. 118, 119, 146—148.
— musculocutaneus 638, 639, Figg. 538, 539, 548.
— mylohyoideus 143, 198, Figg. 96, 118, 157—161, 176.
— nasales 80, 96, Figg. 51, 67, 147, 148.
— nasociliares 76, 80, 82, 83, 84, Figg. 59, 60, 62, 63, 65, 67, 69, 147.
— nasopalatinus (Scarpae) 96.
— obturatorius 375, 483, 517, 519, 521, 548, 715, 718, 726, 728, 733, Figg. 419, 424, 613.
— occipitalis major, minor 10, 177, 184, 224, 234,

241, 619, Figg. 3, 4, 148, 191, 526.

Nervus(i) oculomotorius 25, 76, 82, 84, Figg. 14—17, 57, 59, 60, 63, 67, 69, 146.
— ophthalmicus 62, 82, Figg. 14—17, 59, 63, 65, 67, 85, 146—149.
— opticus 28, 69, 71, 75, 81, 102, Figg. 15—17, 56—69, 85, 146.
— palatini 96, 112, 113.
— pectorales Fig. 530.
— perinei 559, 604.
— peronaeus communis 730, 739, 741, 749, 759, Figg. 617, 629, 630, 634, 638, 641, 644, 645.
— — profundus 759, 765, Figg. 640, 643—648, 651.
— — superficialis 757, 759, 765, 768, Figg. 643—645.
— petrosus profundus 155.
— — superficialis major 113, Figg. 126, 141, 146.
— — — minor 155, Fig. 146.
— phrenicus 184, 226, 238, 239, 240, 246, 273, 285, 299, 303, 319, 327, 380, 381, Figg. 175, 176, 180, 181, 184, 185, 187, 191—193, 197, 198, 214, 232, 243, 245 bis 247, 251—253, 255, 256.
— plantares 762, 773, 774, Figg. 649, 656, 657.
— pudendus 519, 520, 530, 559, 563, 566, 570, 573, 604, 707, Figg. 419, 424, 456, 457, 459, 476, 511, 601, 617.
— radialis 638, 639, 649, 653, 660, 662, Figg. 532, 542, 547—549, 552, 553, 562 bis 565, 577, 579, 592.
— recurrens 210, 212, 215, 220, 223, 238, 246, Figg. 173, 175, 178—181, 195, 232, 234, 235, 240, 242, 245—249.
— sacrales 518, 558, Figg. 414, 491.
— saphenus 714, 721, 723, 724, 735, 746, 757, 765, Figg. 608, 611, 622—624, 633, 646, 649.
— scrotales 560, 570, Fig. 459.

Nervus(i) spermaticus externus 359, 372, 570, 571, Figg. 274, 284, 385, 388, 391, 606.
— spinales 613, Figg. 518, 519, 521.
— spinosus 29.
— splanchnici 315, 324, 379, 479, Figg. 251—253, 256, 257.
— subclavius 639.
— subcostalis 375, 377, 471, Figg. 290, 293.
— subcutaneus malae 13, 82.
— suboccipitalis 619, Fig. 526.
— subscapulares 258, 639, Fig. 547.
— supraclaviculares 224, 234, 241, 624, 627, Figg. 147, 148, 162, 545, 546.
— supraorbitalis 10, 60, 62, 76, 78, 80, 82, Figg. 2, 3, 41, 49, 51, 59, 60, 62, 63, 65, 146—148.
— suprascapularis 138, 630, 639, Figg. 532, 544.
— supratrochlearis 60, 80, 83, Figg. 2, 49, 51, 65, 147, 148.
— suralis 752, 765, Figg. 641, 643, 645, 646.
— temporalis profundus 14, 140, 143.
— tentorii 29.
— thoracales 258, 349, 375, 626, 639, Figg. 269, 539.
— — longus 258, 639.
— thoracodorsalis Figg. 202, 539, 595.
— tibialis 730, 739, 741, 749, 755, 762, Figg. 617, 628 bis 630, 638, 640, 646—649.
— trigeminus 25, 177, Figg. 14—17, 86, 100, 141, 146 bis 149.
— trochlearis 25, 76, 82, Figg. 14 bis 17, 60, 65, 146.
— tympanicus 155.
— ulnaris 638, 639, 649, 653, 656, 661, 672, 681, 684, 699, Figg. 539—542, 547—549, 553, 554, 562—564, 569, 574, 575, 577, 596.

Nervus(i) utricularis 174.
— vagus 128, 130, 131, 135, 184, 186, 210, 212, 215, 221, 223, 224, 228, 238, 243, 246, 281, 291, 296, 303, 311, 312, 320, 323, 405, 479, Figg. 16, 99, 100, 107, 108, 146, 151, 160, 173, 175, 176, 178, 180, 182, 184—187, 192 bis 198, 214, 232—236, 245 bis 248, 251—253, 256, 257, 390.
— vestibularis 123, 174, 175.
— zygomaticofacialis 49, 53, Figg. 147, 148.
— zygomaticotemporalis 13, 53, Figg. 147, 148.
Nervuli caroticotympanici 155.
Nieren 379, 383, 400, 410, 412, 415, 419, 433, 450, 462, 617, Figg. 290, 302, 303, 313 bis 316, 325, 328, 334, 336, 356, 357, 359, 371—388, 405, 525.
— capsula adiposa 465, Figg. 371, 373, 380.
— facies 466, Figg. 374—377.
— fascia renalis 465, Fig. 373.
— Hüllen 465, Fig. 373.
— Peritonaealüberzug 467, Figg. 376, 377.
— Syntopie 466, Figg. 374, 375.
— Variationen der Lage 464, Fig. 572.
Nierenbecken 468, Fig. 378.
Nucleus caudatus Figg. 34, 37.
— lentiformis Figg. 34, 37.

O.

Oberarm 646, Figg. 545—549.
— Aufsuchung der Arterien u. Nerven 654, Fig. 596.
— Extensorenloge 653, Fig. 548.
— Fascie, Fascienräume 647, Figg. 545, 546, 548.
— Flexorenloge 649, Fig. 548.
— Hautnervenbezirke 696, Figg. 594, 595.
— Oberflächliche Gebilde 648, Figg. 545, 546.

Oberarm, Querschnitte 645, Fig. 548.
— typische Unterbindungsstellen 698, Fig. 596.
Oberschenkel 709.
— Äussere Form 709, Figg. 603—605.
— Fascienloge 734, Fig. 622.
— Querschnitte 733, Figg.622 bis 624.
— Regio femoris ant., post. s. d. Reg. femoris.
Oesophagus 124, 186, 210, 215, 222, 226, 246, 305, 307, 333, 339, 378, 380, 387, 400, 420, 615, Figg. 103, 104, 152, 163, 166, 173—176, 178—182, 187, 195, 197, 206, 214, 223—225, 239, 240, 246—249, 251—253, 255—263, 265, 290, 294, 302, 334.
— Blutgefässe 312.
— Engen, Weiten 309, 323, Fig. 239, 248.
— Länge 307.
— Lymphgefässe 312, Fig.240.
— pars abdominalis 312.
— — cervicalis 222, 309.
— — thoracalis 310.
— Syntopie 311.
— Variabilität 313.
Olecranon 653, 655, 664, Figg. 546, 549, 551, 554, 556—559, 561.
Omentum majus 388, 407, 434, 437, Figg. 296, 302, 303, 335—337, 394, 401.
— minus 388, 398.
Orbita (knöcherne) 50, Figg. 40, 42—47.
— Aditus orbitae 55, Fig. 47.
— Arterien 78, Figg. 63—65.
— Muskeln 69, 71, 75, 77, Figg. 59, 63.
— Nerven 81, Figg. 63, 65, 67.
— Palpation 57.
— Venen 77, 80, Fig. 66.
— Wandungen 51, 53, 54, Figg. 42—45.
Organon vomeronasale (Jacobsoni) 93.
Orificium ureteris 538,Figg. 440, 466.
— urethrae externum 606, Figg.461,465,477,509—513.

Orificium urethrae internum 538, 543, 549, 565, 577, 579, Figg. 440, 445 bis 448, 465, 466, 477.
— uteri externum 578, 594, Figg. 478, 479, 482, 506.
— — internum 578, Figg. 478, 479, 505, 506.
— vaginae 605, Fig. 513.
Ossa(os) carpalia 676, 677, 692, 695, Figg. 568, 570, 576, 585, 588—591.
— coccygis 534, 702, Figg. 413, 454—459, 511.
— cuboideum 764, Fig. 650.
— cuneiformia 764, 776, Figg. 650, 660, 662, 664.
— hamatum 677, 679, 683, Fig. 570.
— hyoideum 182, 187, 191, 201, 203, 211, Figg. 97 bis 99, 101—109, 150, 152 bis 154, 156, 158—165, 172 bis 174, 176, 177, 188.
— metacarpalia 678, 689, 692, 695, Figg. 571, 586 bis 591.
— metatarsalia 764, 776, Figg. 650, 655, 661, 662, 664.
— multangulum majus 680, 682, Fig. 570.
— nasalia 86, 93, Figg. 70, 71, 74.
— naviculare (Fuss) 764, 776, Figg. 656, 662, 664.
— — (Hand) 676, 677, 680, 681, Figg. 568, 590.
— pisiforme 676, 677, 679, 683, Fig. 574.
— pubis, Figg. 279, 410—413.
— sacrum 505, 534, 702, Figg. 410—413, 419, 435, 453.
— temporale 163, Figg. 127, 130, 132.
— tympanicum 120.
Ostium abdominale tubae uterinae 594, Fig. 492.
— arteriosum dextrum, sinistrum 293, 300, Figg. 230, 245.
— frontale 102.
— maxillare Fig. 83.
— pharyngeum tubae auditivae 89, 94, 113, 127, 164, 166, 169, 232, Figg. 74

bis 80, 83, 97, 105, 120, 137, 139—141, 166, 190.
Ostium sphenoidale 102.
— tympanicum tubae auditivae 164, 166.
— uterinum tubae uterinae 594, Fig. 479.
— venosum dextrum, sinistrum 293, Figg. 230, 245.
Ovaria 594, Figg. 483, 488 bis 492, 498.

P.

Palatum durum 111, Figg. 74, 96, 97, 99, 103—105.
— molle 111, 116, 123, Figg. 74, 97, 103—105, 108, 110.
Palpebrae 58.
Pancreas 383, 386, 388, 400, 408, 410, Figg. 296—299, 303, 307, 308, 313, 314, 317 bis 320, 327, 330, 377, 378, 388.
— Blut- u. Lymphgefässe 412, Fig. 317.
— Entwicklung 414, Figg. 318, 319.
— Erreichbarkeit 415.
— Form 411.
— Syntopie 411.
Papillae(a) filiformes 114.
— fungiformes 114.
— duodeni (Santorini) 391, 408, 414, Fig. 320.
— lacrimalis 58, 59, 66.
— mammae 253, Fig. 200.
— vallatae 114, 120, Figg. 99, 100, 105.
Parametrium 579, Fig. 480.
Paries caroticus cavi tympani 154.
— jugularis cavi tympani 154, 158, Fig. 128.
— labyrinthicus cavi tympani 152, 158, 160, 169, Fig. 126.
— mastoideus cavi tympani 155, Fig. 126.
— membranacea cavi tympani 151, Fig. 125.
— tegmentalis cavi tympani s. Tegmen tympani.
Parotisloge 126, 134, Figg. 107, 156.

Pars buccalis pharyngis
s. Pharynx.
— cartilaginea, ossea tubae auditivae 164, 165,
166, Figg. 125, 126, 137,
138.
— cerebralis cranii 1.
— cervicalis oesophagi
184.
— cleidomastoidea, sternomastoidea m. sternocleidomastoidei 183,Fig.
154.
— facialis cranii 1, 46,
Figg. 22, 39.
— — Palpation 74.
— fibrocartilaginea,ossea
meatus acustici externi
146, Figg. 121, 123, 136.
— flaccida membranae
tympani 149, 150, 157,
159, Figg. 124, 129.
— intermembranacea, intercartilaginea rimae
glottidis 207, Fig. 171.
— laryngea pharyngis s.
Pharynx.
— nasalis pharyngis s.
Pharynx.
— tensa membranae tympani 149, 150, 157, 159,
Fig. 124.
— tympanica ossis temporalis 147, 149.
Patella 744, 746, 748, Figg.
603, 605, 608, 611, 612,
632—636, 638, 643—645.
Pecten ossis pubis 506, Fig.
29.
Pedunculus cerebri 43,
Fig. 29.
Penis 560, Figg. 460—466.
— Gefässe, Nerven 561. Figg.
462, 463.
— Lymphgefässe 563, Figg.
464, 607.
Pericardium 281, 284, 324,
326.
— parietale 262, 267, 284,
310, 317, Figg. 206, 207,
223, 224, 242—246, 252,
256.
— pars diaphragmatica,
mediastinalis, sternalis 284, 285, Fig. 223.

Pericardialsack 250, 266,
283, 331, 338, Figg. 206,
207, 244—246, 252, 256.
Pericranium 6, Figg. 1, 7,
13.
Perimetrium 579, Fig. 480.
Periorbita 51, 72, Figg. 56,
62, 69.
Peritonaeum 342, 383, 390,
398, 407, 422, 423, 432,
433, 439, 447, 450, 452, 462,
467, 515, 519, 529, 540, 551,
568, 575, 577, Figg. 258,
271, 273—275, 289, 296 bis
299, 322—324, 335—337,
350—355, 373, 376, 377,
422, 423, 426, 435—438,
443—449, 463, 469, 478,
487, 497, 504.
— Entwicklung 385, Figg. 297
bis 299.
— parietale 350, 354, 357,
359, 383, 388, 412, 427, 444,
467, 482, Figg. 266, 271, 273,
275, 289, 376, 377.
Petiolus epiglottidis 206,
Fig. 169.
Phalanges digitorum manus Fig. 588.
— — pedis 777, Figg. 662,
663.
Pharynx 107, 122, 127, Figg.
105—110, 151, 170, 171,
174, 184, 186, 195.
— Etagen 126, Figg. 105, 266.
— Nerven, Gefässe 132, Fig.
109.
— pars buccalis pharyngis 123, 127, 130, Figg. 105,
106.
— — laryngea pharyngis
124, 129, 184, 203, 244, Figg.
105, 106.
— — nasalis pharyngis 88,
94, 101, 111, 123, 126, 130,
164, Figg. 105, 106, 166.
— Wandungen 124, 129.
Pharynxdivertikel 232, Fig.
190.
Pia mater encephali 30,
Fig. 13.
— — spinalis 612, Fig. 518.
Planum cardiacum 285, 288,
290, 382.
— infratemporale 3, 12,
139.
— nuchale 3.

Planum popliteum 739,
Figg. 628, 642.
— temporale 12.
Planta pedis 769, Fig. 655.
— aponeurosis plantaris,
oberflächliche Gebilde 769,
Fig. 656.
— Muskeln 770.
— Schnenscheiden 772, Fig.
658.
— tiefliegende Gefässe, Nerven 773, Fig. 656.
Platysma 134, 215, 224, 226,
234, 238, 244, Figg. 95, 96,
151, 156—158, 184, 187.
Pleura 264, Figg. 208, 209,
215—218, 251—253, 255
bis 257, 522—524.
— costalis 255, 262, 265, 267,
270, 297, 317, Figg. 206,
207, 211, 223.
— diaphragmatica 265,
267, 270, 324, 379, 383, 472,
Figg. 207, 211, 223, 334,
385.
— mediastinalis 265, 267,
270, 283, 285, 299, 304, 311,
317, Figg. 206, 207, 242,
243, 257—260.
— parietalis 265, 270, Figg.
200, 201.
— visceralis 265, 270, Fig.
201.
Pleurahöhle 264, 268, Figg.
206, 207.
Pleurasack 250.
Plexus chorioideus 31.
— nervosus aorticus 314,
479, Fig. 390.
— — brachialis 181, 186, 190,
235, 240, 241, 258, 268,
274, 324, 626, 634, 636, 639,
641, 644, Figg. 176, 180,
181, 185, 187, 191, 193, 198,
210, 214, 248, 250, 251, 530,
534, 536, 539.
— — cardiacus 296, Fig. 232.
— — cervicalis 236.
— — coeliacus 315.
— — femoralis 483.
— — gastricus anterior,
posterior 303, 311, 405,
Fig. 390.
— — hepaticus 479.
— — hypogastricus 479,
529, 574, 585, Figg. 390,
491.

Plexus nervosus ischiadicus 517, 520.
— — lienalis 479, Fig. 390.
— — lumbalis 375, 483, 714.
— — lumbosacralis 519.
— — mesentericus479, 529, Fig. 390.
— — oesophagus 313.
— — parotideus 62, 133, 135, 137, 231.
— — pharyngeus 132.
— — pulmonalis 281, 303, 314.
— — renalis 303, 315, 479, Fig. 390.
— — sacralis 375, 531.
— — solaris 479, Fig. 390.
— — spermaticus 479, 571, Fig. 390.
— — suprarenalis 303, 479, Fig. 390.
— — tympanicus 150, 155.
— — uterovaginalis 585.
— — vesicalis 547, 549.
— venosus basilaris Fig. 17.
— — caroticus 154, 155.
— — haemorrhoidalis 518, 527, 583.
— — ovaricus 596, Fig. 488.
— — pampiniformis 470, 569, 571, Figg. 393, 472, 473, 505.
— — pharyngeus 155.
— — pterygoideus 16, 141, 144, Fig. 66.
— — pudendalis (Santorini) 518, 546, 566, 573, 578, 583, Figg. 429, 434.
— — spermaticus 359.
— — thyreoideus impar 220, Fig. 179.
— — uterovaginalis 518, 582, 591, 596, 599, Fig. 488.
— — vertebralis 610, 614, Figg. 515, 520.
— — vesicalis 518, 546, 549, 551, 563, 583, Figg. 463, 486.
— — vesicoprostaticus 542.
Plicae(a) alares 744, 747, Fig. 632.
— aryepiglottica 206, Fig. 169.
— circulares (Kerkringi) 439, Fig. 341.

Plica(ae) duodenojejunalis 440, Fig. 340.
— epigastrica 351, Figg. 281, 283.
— glossoepiglottica 116, Fig. 100.
— glutaea 702, 709, Figg. 514, 600, 604.
— ileocaecalis Fig. 351.
— inguinalis 342, 709, Figg. 267, 268, 278, 603, 606, 612.
— interarytaenoidea Fig. 169.
— malleolares 149, 156, 157, Figg. 124, 125, 129.
— mediana linguae 116.
— nervi laryngei 207, 323, Figg. 166, 190.
— pharyngoepiglottica, Fig. 166.
— rectouterina (Douglasi) 576, 587, Fig. 502.
— rectovesicales 526, 541, Fig. 427.
— salpingopalatina 127, 167, Figg. 75, 105.
— salpingopharyngea 127, Figg. 74, 75, 105, 166.
— semilunarescoli 441, Fig. 342.
— semilunaris conjunctivae 59, 63, Fig. 48, 53.
— sublingualis 116, Fig. 98.
— transversales recti 524.
— ureterica Figg. 440, 466.
— ventricularis 207, Fig. 169.
— vesicouterinae 587.
— vocalis 207.
Porta hepatis 418, 423, Fig. 327.
Portio supravaginalis, vaginalis cervicis uteri 578, Figg. 478, 479.
Porus acusticus externus 146, Fig. 116, 133, 144, 161.
— — internus 18, 19, 26, 173, 175, 176, Figg. 9, 11, 17, 123, 136, 140.
Praecuneus, Fig. 21.
Praeputium clitoridis 604, Fig. 512.
— penis 563, Fig. 461.
Processus alveolaris 106, 112, Fig. 95.
— clinoidei Fig. 9.

Processus cochleariformis 152, 156, Fig. 127, 142.
— condyloideus 4, Fig. 137.
— coracoides 623, 628, 644, Figg. 527—531, 541.
— coronoides mandibulae 138, Fig. 114.
— — ulnae 655, 662, Fig. 550.
— lacrimalis Fig. 45.
— mastoides 4, 135, 148, 160, 181, 187, 191, 223, Figg. 116, 130—134, 144, 154.
— papillaris 418.
— pterygoideus 138, Fig. 116.
— pyramidalis ossis tympani Fig. 126.
— — glandulae thyreoideae 213, Figg. 170, 177.
— spinosi 251, 609, 619.
— styloides ossis temporalis 118, 126, 134, Figg. 99, 107, 130, 137.
— — radii 676, 694, Figg. 568, 589, 590.
— — ulnae 676, 694, Figg. 561, 568, 589, 590.
— vaginalis peritonaei 369, 571.
— vermiformis 391, 441, Figg. 344—353.
— — Blut- und Lymphgefässe 449, Figg. 352, 353.
— — Peritonaealüberzug 447 Figg. 350, 351.
— — Syntopie 449.
— — Variationen 445, Figg. 345—349.
— vocalis 207.
Prominentia canalis facialis 155, 159, 171, Fig. 126.
— — semicircularis lateralis 153, 160, 171, Fig. 126.
Promontorium (Paukenhöhle) 150, 152, 158, 172, 176, Figg. 123, 126, 128.
— (Becken) 508, 510, Figg. 290, 410—416, 499.
Prostata 538, 542, 547, 548, 565, Figg. 385, 396, 426, 430—434, 442, 452, 465 bis 468, 474.
— Fixation 549.
— Form 548.
— Gefässe 549.
— operative Erreichbarkeit 550.

Prostata, Syntopie 549.
Protuberantia mentalis 4.
— occipitalis externa 3. 4.
609, Fig. 514.
— — interna 18, Fig. 9.
Pylorus 397, 405, Figg. 302
bis 307, 337.

R.

Radius Figg. 562, 566, 567.
Radix mesenterii 385, 438,
476, Figg. 296, 340, 396, 397.
— pulmonis 278.
Ramus(i) acetabuli a. ob-
turatoriae 733.
— auricularis posterior n.
facialis Fig. 3.
— — n. vagi 148, 150.
— calcanei n. tibialis 762,
Figg. 630, 641, 643, 649.
— cardiaci n. vagi 210, Fig.
232.
— carpeus dorsalis a. ra-
dialis 687, 689, Fig. 577.
— colli n. facialis 191.
— cutaneus n. obturatorii
715.
— — palmaris n. mediani
677, Figg. 545, 569.
— — — — ulnaris 677,
Figg. 545, 569.
— descendens n. hypo-
glossi 198, 199, 225, 228,
246, Figg. 156, 159—161,
178, 180, 184, 185, 193, 197.
— dorsalis manus n. ulna-
ris 672, 688, Figg. 546, 563.
— frontalis n. frontalis
Figg. 147, 148.
— glandulares a. thyreo-
ideae inf. 219.
— hyoideus a. lingualis
Fig. 179.
— n. laryngei 173, 180, 181.
— oesophageus n. vagi 210.
— pharyngei n. vagi 132.
— profundus n. radialis
657, 662, 674, Figg. 553,
592.
— — a., n. ulnaris 685, Figg.
572, 575.
— superficialis a. ulnaris
685, Fig. 575.
— — a., n. plantaris lateralis, medialis Fig. 656.

Ramus superficialis n.
radialis 660, 662, 663,
688, 699, Figg. 546, 569,
592, 596.
— — — ulnaris Fig. 575.
— thyreoideus n. hypo-
glossi 198, 201, 230, Fig.
181.
— tracheales n. vagi 210.
— volaris superficialis a.
radialis 669, 683, 685,
Figg. 563, 574—576, 596.
— — profundus a. ulnaris
685, Fig. 575.
Raphe pharyngis 122.
Recessus duodenojejuna-
lis 340, 440.
— epitympanicus 148, 150,
152, 156, 158, 160, 171,
Figg. 123, 125, 128, 129.
— hypotympanicus 151,
158, Figg. 123, 125, 128,
129.
— ileocaecales 448, Fig. 351.
— intersigmoideus 456,
Fig. 362.
— membranae tympani
ant., post., sup. (Prussak)
149, 157, 160, Figg. 125,
129.
— pharyngeus (Rosenmül-
leri) 127, 167, 232, Figg. 75,
77, 105, 139, 190.
— piriformis 129, 201, 203,
206, 233, Figg. 166, 169,
190.
— sphenoethmoidalis 90,
93, Fig. 75.
— tonsillaris 127.
Rectum 390, 514, 522, Figg.
284, 296, 301, 361, 393, 405,
417, 421, 424, 426—439,
445—452, 463, 477, 482 bis
487, 489, 491, 493, 495 bis
500, 502—508, 520.
— Ampulla 520, 530, Figg.
430—433, 445—448.
— Arterien, Venen 527.
— Ausdehnungsfähigkeit 525,
533.
— Einteilung 523.
— Entwicklung 535, Fig. 438.
— Lymphgefässe 529.
— Missbildungen 535, Fig. 439.
— operative Erreichbarkeit 538.
— — analis 520, 532, Figg.
430, 432.

Rectum, Peritonaealüberzug
525, Figg. 435—437.
— Nerven 529.
— Syntopie 530, Figg. 430 bis
432.
— Untersuchung 538.
— beim Weib 574.
Rectusscheide 349, 356, 360,
363, 544, Figg. 271—274.
Regio(iones) antibrachii s.
Vorderarm.
— axillaris 631, Figg. 533
bis 542.
— carotica 226.
— colli lateralis 223, 233,
241, Fig. 185.
— — mediana 223.
— — sensu strictiori 181.
— cruris anterior 756, Figg.
643—645.
— — — Fascie, oberfläch-
liche Gebilde 756, Fig. 643.
— — — Muskulatur 757, Fig.
644.
— — — tiefe Gebilde 757,
Fig. 645.
— — posterior 752.
— — — Fascie, oberfläch-
liche Gebilde 752, Fig. 641.
— — — Muskulatur 752, Fig.
642.
— — — tiefe Gebilde 753,
Fig. 630.
— cubiti 654, Figg. 550 bis
559.
— — als Bindegewebsraum
659.
— — Kollateralkreislauf 661,
Fig. 555.
— — Ellbogengelenk 662.
— — Gefässe, Nerven 659.
— — Längsschnitte 665, Figg.
558, 559.
— — Muskeln, tiefe Gebilde
657.
— — oberflächliche Gebilde
656.
— — Querschnitte 664, Figg.
556, 557.
— deltoidea 627, Fig. 531.
— epigastrica 346, Fig. 268.
— facialis 46, 48, Fig. 41.
— — Gefässe 48.
— — Nerven 49.
— — Weichteile 48.
— — lateralis 132, Figg. 44,
111—119.

Regio facialis lateralis profunda 138.
— — — — Gefässe 140.
— — — — Nerven 143.
— — — superficialis 132.
— femoralis anterior 711, Figg. 606—616.
— — — Fascia lata 711.
— — — Fossa ovalis 713, 727, Figg. 606, 607, 609, 616.
— — — Muskulatur 715, Fig. 608.
— — — oberflächliche Gebilde 711, 713, Fig. 606.
— — posterior 728, Fig. 617.
— — — Gefässe, Nerven 730.
— frontalis 5, 7, Fig. 2.
— genu ant. 744, Figg. 632, 633.
— — — Bursae mucosae 746.
— — — Gefässe, Nerven 746, Fig. 633.
— — posterior 738, Figg. 627—631.
— — — Fossa poplitea 722, 728, 739, Figg. 604, 617, 628—630.
— — — Gefässe, Nerven 741, 743.
— — — Inspektion, oberflächliche Gebilde 738.
— — — Kollateralkreislauf 743, Fig. 631.
— glutaea 559, 701, Figg. 597 bis 602.
— — als Bindegewebsraum 709.
— — knöcherne Grundlage 702, Fig. 597.
— — Muskulatur 705, Figg. 599, 600.
— — oberflächliche Gebilde 703, Fig. 598.
— — Schnitt 736, Fig. 625.
— — tiefe Gebilde 707, Fig. 601.
— hypochondriaca 346, Fig. 268.
— infraclavicularis 623, Figg. 529, 530.
— infrahyoidea 223.
— infratemporalis 4.
— inguinalis 346, 358, Figg. 268, 277—285.
— — beim Weib 371, Fig. 288.
— laryngea 201.

Regio lumbalis 346, Figg. 268, 291, 292.
— malaris 132.
— malleolaris 762, Fig. 649.
— manus s. Hand.
— mentalis 106.
— nasalis 86.
— — Form d. Nase 86.
— — Gefässe, Nerven 87.
— — Weichteile 87.
— nuchae 180, 617, Fig. 526.
— occipitalis 5.
— olfactoria 94.
— orbitalis, orbita 50, Figg. 42—65.
— — Inhalt der Orbita 69.
— — knöcherne Orbita 51.
— — retrobulbäre Abschnitte 74.
— — Tränenapparat 64.
— oris 105.
— palpebralis 50, 58, Figg. 48—51.
— — Gefässe, Nerven 61, Fig. 51.
— — Inspektion 61, Fig. 48.
— parietalis 5.
— parotideomasseterica 132, 190, 230.
— pectoralis 224, 236.
— perinealis (Mann) 504, 552, 576, Figg. 453—459.
— — Inspektion, Palpation 553.
— — oberflächliche Gebilde 559.
— — (Weib) 601, Figg. 509 bis 513.
— poplitea s. Regio genu post.
— pubica 346, Fig. 268.
— pudendalis 560, 604.
— respiratoria 94.
— retromandibularis 190, 230.
— scapularis 622, Figg. 527, 528.
— — anterior (infraclavicularis) 623, Figg. 529, 530.
— — — Inspektion, Palpation 624.
— — — Muskelschichten 625.
— — lateralis (deltoidea) 627, Fig. 531.
— — — Gefässe, Nerven 628.
— — posterior 628, Fig. 532.
— — — Gefässe, Nerven 630.

Regio sternocleidomastoidea 223.
— subhyoidea 201.
— sublingualis 114, 116, 143, 194, Figg. 96, 98.
— submentalis 187.
— suboccipitalis 618, Fig. 526.
— suprahyoidea 111, 113, 223.
— temporalis 5, 12, 132, Fig. 7.
— — Gefässe, Nerven 13.
— — Palpation 12.
— thyreoidea 212.
— tonsillaris 124, 127.
— umbilicalis 346, Fig. 268.
Rete acromiale 237, 629, 641.
— articulare cubiti 660, 674, Figg. 554, 565.
— — genu 743, 746, Fig. 631.
— calcaneum Fig. 656, 657.
— carpi dorsale 674.
— patellae 721, 746, Fig. 633.
— testis (Halleri) 568.
Retina 71, Fig. 64.
Retinaculum mm. peronaeorum 775, Figg. 630, 642, 654.
— patellae 745.
Retroperitonaealraum 342, 374, 383, 461, 473, Figg. 266, 371.
— Ausdehnung, Grenzen 461.
— Inhalt 462, 473.
Rima glottidis 207, Figg. 168, 169, 171, 186.
— olfactoria 104, Figg. 68, 88.
— oris 107.
— vestibuli Fig. 168.
Rippen 259, 271, 472, Figg. 203—205, 385.
Rücken 609, Figg. 514, 522 bis 525.
— Horizontalschnitte 614, Figg. 522—525.
— Inspektion, Palpation 609, Fig. 514.
Rückenmark 611, Figg. 515 bis 520.
— Hüllen 611, Fig. 518.

S.

Sacculus labyrinthi 170.

Saccus conjunctivae 50, 63, 69, 71, Figg. 48, 50, 56.

— endolymphaticus 170, 176, Figg. 141, 145.

— lacrimalis 61, 66, 67, Figg. 49, 51, 53, 54.

— lienalis 468.

Samenstrang s. Funiculus spermaticus.

Scala tympani 171, 172.

Scalenuslücken 243, 634, 639, Figg. 535, 536.

— hintere 190, 233, 236, 238, 264, 262, 268, 324, Figg. 155, 176.

— vordere 234, 239, 268, 324, Fig. 155.

Scalenusrinne 183.

Scapula 622, 628, Figg. 527, 528, 531, 532.

Schädel 2.

— Festigkeit 18, Figg. 10, 11.

— Palpation 4.

Schädelgruben 16, Fig. 9.

Schädelkapsel 5.

Schnürmagen 405, Fig. 311.

Schnürleber 421, Figg. 311, 326.

Schultergelenk 644.

— Frontalschnitte 543, 544.

Schultergürtel 622, Figg. 527, 528.

Sclera 63, 71, Fig. 50.

Scrotum 370, 570, Figg. 469, 471.

Sehstrahlung (Gratiolet) Fig. 34.

Sella turcica 19, Figg. 9, 14.

Semicanalis m. tensoris tympani 152, 156, 165, Figg. 129, 142.

— tubae auditivae 165, Fig. 129.

Septum cartilagineum 84, 86, 91, Figg. 71, 74, 82.

— femorale (Cloqueti) Figg. 719, 726.

— intermusculare fibulare 751, 760, Fig. 646.

— — humeri 647, 654, Figg. 547, 548, 552.

— mobile 86.

— nasi 47, 84, 90, 93, Figg. 57, 68, 74.

Septum nasi osseum 84, Fig. 82.

— orbitale 50, 58, 63, 67, 69, Figg. 49, 50, 52, 56, 58.

— penis 561, Fig. 460.

— rectovaginale 576, 591, 604, Figg. 477, 478.

— rectovesicale 525, 532, 549, 552.

Siebbeinlabyrinth 89, 97.

Sinus alae parvae Figg. 12, 16.

— cavernosus 16, 24, 27, 29, 81, 102, Figg. 12, 14, 16, 17, 66, 85.

— cervicalis 233.

— circularis 24, 102, Fig. 85.

— coronarius cordis 288, 296, 331, Figg. 226.

— durae matris 20, 22, 42, 140, 228, Figg. 12—14, 16, 17.

— frontalis 11, 51, 69, 93, 98, 102, Figg. 6, 18, 35, 43, 46, 73—76, 78—81, 83—85, 87, 88.

— intercavernosus 24, Figg. 12, 16, 17.

— maxillaris (Highmori) 46, 51, 54, 69, 89, 93, 94, 98, 99, 107, 108, Figg. 18, 20, 43, 45, 68, 72, 73, 75, 76, 81, 83—85, 91, 95.

— occipitalis Figg. 12, 16.

— paranasales 46, 84, 96, Figg. 40, 72—76, 78—88.

— petrosus inferior, superior Figg. 12, 16, 17.

— piriformis Fig. 100.

— pleurae 265, 269, 274, 292, 298, 339, 382, 471, Figg. 206, 207, 211, 215—218, 385.

— rectales 525.

— rectus 42, Figg. 12, 16, 19.

— sagittalis inferior, superior 11, 21, 22, 42, 103, Figg. 6, 12, 13, 16, 19, 33, 37, 57.

— sphenoidalis 26, 28, 55, 82, 90, 93, 101, 104, 126, Figg. 6, 18, 35, 44, 46, 73 bis 76, 78—81, 83—86, 88, 105.

— tarsi 764.

— transversus 11, 23, 46, 154, 162, 168, Figg. 6, 12, 16, 38, 125, 131—135, 141, 143.

Sinus transversus pericardii 286, Figg. 224.

— urogenitalis 535, 601, 604, Fig. 438.

Situs inversus 460, Fig. 370.

— viscerum abdominis hinten 493, Fig. 405.

— — — von links 491, Figg. 401—404.

— — — von rechts 489, Figg. 398—400.

— — — von vorn 483, Figg. 367—369, 394—397.

— — — des Kindes 496, Figg. 408, 409.

Spatium axillare 627.

— colli medium Fig. 152.

— dorsale pedis 765, 769, Fig. 655.

— infraspinatum 627.

— intercostale 252.

— interfasciale (Tenoni) Fig. 56.

— intermetacarpale 678, Fig. 571.

— intermetatarsale 769, 772, Fig. 655.

— mediastinale Fig. 152.

— parapharyngeum 128, 130, 135, 181, 186, 225, 228, Fig. 107.

— pararectale 593, Figg. 496, 497.

— parauterinum 593, 599, Figg. 496, 497.

— paravaginale 593, Figg. 496, 497.

— paravesicale 393, Figg. 496, 497.

— perilymphaticum 169, 174.

— plantare pedis 769, Fig. 655.

— popliteum 739.

— praevertebrale 186, Fig. 152.

— praevesicale (Retzii) 542.

— retroperitoneale s. Retroperitonaealraum.

— retropharyngeum 126, 129.

— sternocostale 378.

— subarachnoideale 30, Fig. 19.

— subdeltoideum 627.

814   Alphabetisches Register.

Spatium subdurale 30.
— submaxillare 186.
— supraclaviculare 186.
— supraspinatum 627.
— suprasternale 185, 186, 199, 211, Figg. 152, 163,167.
— tendineum lumbale 376, Figg. 291, 292.
Spina(ae) iliacae 342, 510, 609, 701, Figg. 367, 368, 377, 379, 380, 410—416, 597, 598, 603.
— ischiadica 705, Figg. 410 bis 413.
— nasalis anterior, posterior 90, 93, 94, Figg. 70, 73.
— scapulae 251, 623, 627, Figg. 514, 528, 532.
— supra meatum 161, 163, Figg. 130—133.
Sprunggelenke 777, Figg. 665, 666.
Squama temporalis 151, Figg. 127, 130.
Stapes 156, Figg. 120, 123, 124, 126, 128.
Sternum 259, 271, 285, 297, Figg. 204, 205.
Substantia perforata anterior, lateralis 39.
— — posterior 42.
Sulci(us) arteriosi 3, 15.
— bicipitales 257, 624, 631, 640, 646, 649, 654, 655, 668, Figg. 533, 548, 550, 552.
— calcarinus 32, Fig. 21.
— caroticus 130, 223.
— centralis (Rolando) 32, 34, Figg. 20—24, 27, 30, 36.
— cinguli 33, Figg. 21, 27.
— coronarius cordis 287, 296.
— — penis 560.
— costalis 260, Fig. 203.
— deltoideopectoralis251, 257, 624, Figg. 150, 545, 547.
— frontales 32, Figg. 20, 37.
— gastrocnemii Fig. 628.
— glutaeus 553, 702, Fig.600.
— infraorbitalis 54, 56, Fig. 44.
— interparietalis 32, Fig. 20, 37.
— intertubercularis 628, Fig. 527.

Sulcus(i) lacrimalis 55, 67, Figg. 45, 55.
— longitudinalis cordis 287, 319.
— m. peronaei longi 772.
— n. radialis 655, 659, 666, 669, 699, Figg. 550, 552, 560, 596.
— — ulnaris 659, 661, 666, 669, Fig. 560.
— nasopharyngeus 89, 95, 126, 167, Figg. 74, 76, 105, 139.
— orbitopalpebralis superior, inferior 58, 63, Fig. 48.
— palpebromalaris 58, Fig. 48.
— parietooccipitalis 32, Figg. 21, 38.
— plantaris lateralis, medialis 769, 776, Fig. 656.
— sagittalis 3, 22.
— sigmoideus 23, Fig. 9.
— temporales 32.
— terminales Fig. 100.
— transversus 23, 161,Figg. 9, 36, 38, 140.
— tympanicus 149, 155, Fig. 126.
Supercilium Fig. 48.
Sustentaculum tali 762.
Suturae cranii 3.
Sympathicus s. Truncus sympathicus.
Symphysis ossium pubis 342, 508, 510, 543, 547, Figg. 277, 282, 296, 410 bis 416, 441.

T.

Tabatière s. Foveola radialis.
Taeniae coli 441, Fig. 342.
Talus 764, 776, Figg. 650, 659, 662, 664—666.
Tarsus inferior, superior 58, 60, 63, Figg. 50, 56, 58.
Tegmen tympani 151, 153, 156, 160, 161, 163, Figg. 123, 125, 127, 128.
Tendo calcaneus (Achillis) 752, 760, 773, Figg. 604, 605, 630, 642, 647—649, 654, 658, 662.
Tentorium cerebelli 21.

Thalamus opticus Figg. 34, 37.
Thenar 676, 681, Figg. 560, 563, 564, 569—572, 575, 585, 586, 592, 593.
Thorax 248, Figg. 199—265.
— Diameter, Perimeter 249.
— Gefässe, Nerven 258.
— knöcherner Thorax 248.
— Orientierungslinien 250, Fig. 199.
— Wandungen 251.
Thoraxraum 263.
Thymus 266, 298, 302, 317, Figg. 236, 237, 242.
— accessoria 302, Fig. 236.
Tibia 760, Figg. 631—637, 639, 640, 646—648, 650, 659, 662, 664—666.
Tonsilla lingualis 114, 116, 128, Fig. 166.
— palatina 123, 128, Figg. 100, 105, 107, 108, 110, 166, 190.
— pharyngea 126, 128, Fig. 106.
Topographia cranioverte-bralis 33, Figg. 20—24.
— vertebromedullaris614.
Torus tubarius 127, 167, Figg. 77, 105, 139.
Trachea 186, 188, 201, 203, 210, 223, 226, 246, 301, 304, 319, 324, 333, Figg. 103 bis 105, 153, 160, 163, 173 bis 178, 182, 187, 197, 214, 219, 232, 234—238, 245—247, 249, 252, 253, 258, 259.
— Bifurcatio 306, 339, Figg. 238, 260, 265.
Tractus iliotibialis (Maissiati) 707, 711, Figg. 643, 644.
— opticus 28.
— spiralis foraminosus 74.
Tränenapparat 64.
Tränendrüse 64.
Tränenkanälchen 66.
Tränennasengang 66.
Tränensack, Tränenwege 66.
Tränensee 58, 66.
Trigonum colli laterale 181, 185, 189, 196, 223, 233, Figg. 154, 191, 193.
— — mediale (infrahyo-ideum) 181, 187, 190, 198, Figg. 154, 160.

Trigonum costolumbale 379, Fig. 290.
— deltoideopectorale (Mohrenheimi) 251, 257, 624, 648, Figg. 150, 267, 545.
— femorale (Scarpae) 717, 719, Fig. 611.
— inframaxillare 111, 113, 116, 132.
— inguinale (Mann) 355, 358, Figg. 277—281, 285.
— — (Weib) 371, Fig. 288.
— lumbale (Petiti) 367, Fig. 291.
— omohyoideum 234.
— rectale 557, 604, Fig. 453.
— rectovesicale 531, Figg. 432, 444.
— scalenovertebrale 244, 268.
— submaxillare 186, 187, 192, Figg. 150, 157 bis 159, 161, 162.
— suprahyoideum 190, 191, Fig. 154.
— urogenitale 514, 554, 601, 604, Figg. 419, 441, 442, 453—457.
— vesicae (Lieutaudi) 538, Figg. 440, 466.
Trochanteres 511, 705, 732, Figg. 413, 598, 599, 601, 602, 605, 618—620, 625, 626.
Trochlea humeri 662.
— m. obliqui sup. oculi 76, Fig. 61.
Trommelfell s. Membrana tympani.
Trommelfellquadranten 150, Fig. 124.
Trommelfelltaschen 157, Figg. 125, 129.
Truncus(i) anonymus Figg. 320, 363.
— costocervicalis 238.
— lymphaticus broncho-mediastinalis 239, 255, 381, Fig. 241.
— — intestinalis 314, 459, 477, Fig. 241.
— — jugularis 225, 239, Fig. 241.
— — lumbales 314, 459, 477, Fig. 241.

Truncus lymphaticus subclavius 240, 256, 352, 640, Fig. 241.
— sympathicus 131, 190, 216, 219, 221, 226, 243, 246, 267, 276, 296, 310, 314, 324, 379, 478, 518, 522, 530, 535, 615, Figg. 107, 108, 180, 181, 184, 187, 193, 204, 233, 248, 251—253, 255—257, 289, 378, 424, 491.
— thyreocervicalis 218, 226, 236, 312, Figg. 180, 181, 191, 193.
Tuba auditiva (Eustachii) 94, 113, 127, 154, 158, 164, 232, Figg. 106, 120, 125, 126, 129, 130, 135, 137 bis 142, 145.
— uterina (Falloppii) 594, Figg. 479, 483—485, 489 bis 492, 498, 500—502.
Tubenwulst Fig. 76, 77.
Tuber calcanei 752, 762, 770, Figg. 605, 656.
— frontale 3.
— ischiadicum 506, 510, 555, 702, 705, 728, Figg. 411—413, 416, 452—459, 462, 511, 599, 617, 619.
— maxillare 139, Fig. 116.
— omentale 398, 411, Figg. 302, 313.
— parietale 3.
Tuberculum corniculatum (Santorini) Figg. 166, 169.
— ductus lacrimalis 102.
— epiglottidis 206.
— majus, minus humeri 628, 644, Fig. 527.
— pharyngeum 122, 126, 186, Figg. 110, 127.
— pubicum 342, 506, 510, 719, Figg. 410, 609.
— scaleni (Lisfranci) 239.
Tuberositas ossis metatarsalis quinti 764.
— — navicularis 764.
Tunica albuginea penis 556, 561, Fig. 460.
— — testis 570, Fig. 471.
— dartos 370, 555, 570, Fig. 469.
— vaginalis communis testis, funiculi sperma-tici 570, Figg. 281, 469, 471, 473.

Tunica vaginalis propria testis 359, 369, 570, Figg. 286, 287, 469, 472.

U.

Ulna Figg. 556—559, 561, 562.
Umbo membranae tympani 150, 156, Figg. 124, 125, 129.
Uncus gyri hippocampi Fig. 21.
Untere Extremität 701, Fig. 597—667.
— segmentale Anordnung d. Hautnerven 777, Fig. 667.
Unterkiefer 4.
Unterschenkel 751, Figg. 640—649.
— allgemeines, Form, Inspektion, Palpation 751.
— Fascia cruris 751.
— Muskellogen, Fascienräume 752, 757, Figg. 640, 648.
Urachus 538, Figg. 297—299, 438, 470.
Ureter dexter, sinister 449, 479, 532, 538, 548, 582, 591, 599, Figg. 279, 343, 361, 371, 380—383, 391, 405, 427, 431, 432, 437, 440, 443, 444, 466, 475, 484—487, 489, 495, 497, 498, 502 bis 505, 509—513.
Urethra (Mann) 457, 564, 589, Figg. 419, 430, 440—452, 454—458, 460—468, 474, bis 478, 482, 487.
— (Weib) 577.
— Gefässe 566.
— Krümmungen 567, Figg. 465, 467, 468.
— pars cavernosa 566, Fig. 465.
— — membranacea 566, Figg. 465, 466.
— — prostatica 549, 566, Figg. 465, 466.
— Syntopie 567.
Uterus 575, 578, Figg. 422, 424, 477—508.
— Blutgefässe 581, Figg. 484 bis 486, 488.
— Fixation 586, Fig. 492.
— gravidus 600, Figg. 505 bis 507.

Uterus, Lageveränderungen 588, Fig. 493.
— Lymphgefässe 584, Figg. 489, 490.
— Nerven 585, Fig. 491.
— Peritonaealüberzug580,Fig. 487.
— puerperalis 600, Fig. 508.
— Syntopie 589.
Utriculus labyrinthi 169.
— prostaticus 549, 565, Fig. 466.
Uvula palatina 113, 116, Figg. 74, 77, 105, 110.
— vesicae 538, 549, Figg. 440, 466.

V.

Vagina 579, 589, 594, Figg. 477—479, 481—494, 499, 503—513.
— nervi optici 77, 82, Fig. 62.
Vallecula epiglottica 116, 127, 203, Figg. 100, 106.
Valvula bicuspidalis (mitralis) 294, Figg. 230, 245, 262.
— coli 443.
— pylori Fig. 303.
— tricuspidalis 294, Figg. 230, 245, 262, 264.
Vasa lymphatica penis Fig. 241.
Velum palatinum 94, 95, Figg. 77, 166.
Vena (ae) angularis 68, Fig. 66.
— anonymae 212, 220, 239, 262, 268, 299, 313, 318, 348, Figg. 179, 192, 228, 243, 244, 246, 255, 256, 389.
— axillaris 254, 256, 626, 639, 640, 648, Figg. 530, 537, 542.
— azygos 262, 267, 286, 305, 313, 324, 348, 379, 404, 476, 615, Figg. 206, 224, 226, 247—249, 251—253, 389.
— basilica 648, 656, 667, 677, Figg. 548, 596.
— brachialis 278, 649, 651, 659, 698, Figg. 563, 564, 596.
— cardiacae Fig. 389.

Vena (ae) cava inferior 284, 294, 321, 352, 375, 378, 330, 388, 409, 411, 415, 417, 420, 421, 439, 461, 465, 476, 569, Figg. 223, 224, 246—249, 252, 253, 302, 303, 308, 313 bis 316, 322—325, 343, 361, 371, 376, 386, 388, 389, 393, 405.
— — superior 273, 276, 286, 299, 305, 313, 318, 476, Figg. 195, 210, 214, 220, 224—228, 232, 233, 241, 243—246, 248, 249, 389.
— cephalica 626, 639, 648, 656, 667, 677, 689, Figg. 529, 530, 534, 539, 541, 545 bis 548.
— cerebri magna (media) (Galeni) 42, Fig. 33.
— cervicalis superficialis 617.
— comitantes a. tibialis 756, 762, Figg. 648, 649.
— cordis 228, 296, 312, Fig. 226.
— coronaria ventriculi 404, 477, Fig. 389.
— diploëticae 11.
— dorsalis penis (clitoridis) 540, 546, 554, 556, 571, 578, Figg. 419, 439, 441, 454, 456, 460, 462, 463, 473, 486.
— epigastricae 348, 350, 352, 365, 368, 371, 569, Figg. 282, 283, 473.
— — superficiales 389, 606.
— faciales 8, 46, 48, 81, 96, Figg. 41, 66, 107, 156, 158, 195.
— femoralis 348, 364, 476, 506, 562, 713, 719, 722, 723, 727, 733, 739, Figg. 278, 282, 283, 389, 473, 606, 609 bis 613, 622—625, 628.
— frontales 8.
— gastroepiploicae 404, 415.
— glutaeae 707.
— haemorrhoidales 477, 527, 535, 542, 559, Figg. 389, 405, 428, 463, 486.
— hemiazygos 261, 267, 313, 329, 348, 379, 476, 615, Figg. 233, 241.
— hepaticae 476, Figg. 371, 388, 389.

Vena(ae)hypogastricae 518, 521, 564, 597, Figg. 388, 435, 462, 485, 488, 495.
— iliaca communis 449, 456, 481, Figg. 361, 371, 388, 462.
— — externa 481, 597, Figg. 352, 361, 388, 393, 427, 462, 473, 476, 484, 500, 505.
— intercostales 254, 262, 267, 313, 325, 329, 348, 350, 614, Figg. 203, 521.
— jugularis externa 8, 136, 198, 231, 234, 239, 619, Figg. 151, 162, 175, 185, 196.
— — interna 22, 122, 126, 129, 131, 135, 154, 184, 186, 197, 212, 218, 220, 224, 226, 228, 239, 246, 268, Figg. 6, 12, 66, 90, 101, 102, 107, 109, 112, 137, 142, 151, 156, 160, 172, 175, 178, 179, 182, 184—187, 192—198, 210, 220, 228, 237, 240, 241, 248, 299, 389.
— lienalis 401, 404, 415, 425, 430, 433, 467, Figg. 314, 327, 331, 337, 388—390.
— lingualis 118, 197, 228, 230, Fig. 158.
— lumbales 313, 348, 375, 476, 483, Fig. 289.
— lumbalis ascendens 375.
— mammaria interna 262, 267, 285, 297, 302, 317, 348, 352, 476, Figg. 214, 233, 237, 242, 243, 389.
— maxillaris interna 136, 140.
— mediana cubiti 648, 656, 667, 677, Fig. 593.
— meningeae 16, 144, 155.
— mesentericae 404, 407, 408, 411, 425, 438, 440, 457, 459, Figg. 308, 313—315, 327, 340, 356, 388, 389.
— nasofrontalis Fig. 66.
— obturatoria 519, 543, 547, 548, Figg. 225, 419, 433, 725.
— occipitales 8, 11, 224, 619.
— oesophageae 312, 404, 477, Fig. 389.
— ophthalmicae 8, 71, 76, 78, 81, 84, 96, 140, Figg. 60, 62, 66, 69.

Vena(ae) ovarica 476, 583, 596, Figg. 485, 488.
— parumbilicales (Sappeyi) 354, 476, Fig. 389.
— pericardiacophrenicae 267, 285, Fig. 243.
— phrenicae 476.
— popliteae 728, 739, 741, 752, Figg. 617, 629.
— portae 353, 388, 398, 403, 411, 415, 418, 423, 425, 427, 476, Figg. 306, 308, 313, 314, 323, 325, 327, 388, 389.
— profunda linguae Fig. 96.
— pudenda externa 562, Figg. 473, 606.
— — interna 477, 559, 583, 604, Figg. 434, 485, 486, 488, 511.
— pulmonales 273, 278, 288, 306, 321, 328, Figg. 212, 213, 224—226, 246—249, 251—253, 255—257.
— radialis Fig. 596.
— renales 411, 415, 468, 470, 476, 569, Figg. 313, 315, 316, 371, 386, 388, 390, 393, 405, 485.
— saphena magna 713, 714, 739, 750, 757, 765, Figg. 473, 606, 607, 624, 629, 633, 638, 641, 643, 646, 649.
— — parva 728, 739, 752, 757, 765, Figg. 629, 641, 643, 646.
— scrotales 527, Fig. 463.
— spermatica 359, 365, 368, 569, Figg. 282, 284, 471.
— subclavia 186, 198, 234, 239, 262, 268, 274, 299, 301, 313, 324, 476, 625, 627, 634, Figg. 191—193, 210, 214, 228, 237, 241, 248—257, 389, 536, 541, 544.
— subcostales 377.
— sublingualis 115, 118, Fig. 96.
— submentalis Fig. 66.
— suprarenalis 467.

Vena(ae) temporalis superficialis 8, 11, 13, 134, 136, Figg. 3, 66.
— thyreoideae 208, 212, 215, 220, 226, 299, 318, Figg. 179, 243, 244.
— transversa colli Fig. 185.
— ulnares Fig. 596.
— umbilicalis 353, 417.
— uterinae 385, 392, Figg. 485, 486, 488, 495.
— vertebrales 22, 243, 619, Figg. 184, 192, 196.
— vesicales 547, Fig. 486.
— vorticosae 71, Fig. 64.
Ventriculus dexter, sinister cordis 292, 293, Figg. 227, 244, 262—264.
— laryngis (Morgagni) 205, 207, Figg. 105, 167—169.
— lateralis, quartus, tertius cerebri 31, 46, Figg. 19, 36—38.
Vertebra prominens 183, 609, Fig. 514.
Vertebrae Figg. 515—521.
Vesica urinaria s. Harnblase.
Vesiculae seminales 532, 540, 547, 551, Figg. 283, 430—434, 434—436, 451, 452, 463, 466, 474, 475.
Vestibulum labyrinthi 170, 171, 174, Figg. 123, 128.
— laryngis 205, Fig. 167.
— nasi 92, Figg. 71, 75.
— oris 107, Fig. 89.
— vaginae 604.
Vibrissae 87, Fig. 71.
Vola manus 677, Fig. 569 bis 576.
— — Aponeurosis palmaris 677, Fig. 569.
— — Fascia manus 678, Figg. 570, 571.
— — Gefässe, Nerven 683, 685, Figg. 574—576.
— — Hautfurchen Fig. 576.
— — Muskulatur 679.
— — oberflächliche Gefässe, Nerven 677, Fig. 569.

Vola manus, Sehnenscheiden, Fascienräume 680, Figg. 570—573.
— — tiefliegende Gebilde 678, 685, Fig. 575.
Vomer 90, 95, Figg. 70, 74, 77, 137.
Vorderarm 666, Figg. 560 bis 567.
— Beugeseite 667, Figg. 560, 563, 564.
— Fascienlogen 668, 672, 696, Figg. 562, 592.
— Hautnervenbezirke, 696, Figg. 594, 595.
— Querschnitte 674, Figg. 566, 567.
— Streckseite 672, Figg. 561.
— typische Unterbindungsstellen 698, Fig. 569.

W.

Wanderniere 465.
Wirbelsäule 611, Figg. 515 bis 520.
Wolffscher Gang 535, 539, Fig. 438.

Z.

Zähne 107, Figg. 89, 91—95.
— Arterien, Nerven 110.
— Bau 108, Fig. 89.
— bei Kindern 108, Fig. 94.
— Dentition, Milch- u. Ersatzzähne 109, Fig. 94.
Zahnsäckchen 108.
Zahnwurzeln Fig. 91.
Zehen 777, Fig. 663.
Zonula ciliaris (Zinni) 71, Fig. 50.
Zunge 11, 114, Figg. 96—102.
— Gefässe, Nerven 118, Figg. 99, 100.
— Lymphgefässe 122, Figg. 101, 102.
— Muskulatur 111, 118, Figg. 96, 99.
Zwerchfell s. Diaphragma.

VERLAG VON J. F. BERGMANN IN MÜNCHEN

Die Anatomie des Menschen. Mit Hinweisen auf die ärztliche Praxis. Von Professor
Dr. Fr. Merkel, Göttingen.

    I. Abt.: Allgemeine Gewebelehre, Grundzüge der Entwicklungs-
    lehre. Zweite Auflage. Herausgegeben von E. Kallius.   Erscheint 1923.

    II. Abt.: Skelettlehre. Passiver Bewegungsapparat: Knochen und
    Bänder. 1913.   Textband gebunden GZ. 6 und Atlas gebunden GZ. 6

    III. Abt.: Muskellehre. Aktiver Bewegungsapparat. 1914.
    Textband gebunden GZ. 5 und Atlas gebunden GZ. 5

    IV. Abt.: Eingeweidelehre. 1915.
    Textband gebunden GZ. 7 und Atlas gebunden GZ. 10

    V. Abt.: Haut, Sinnesorgane und nervöse Zentralorgane. 1917.
    Textband gebunden GZ. 7 und Atlas gebunden GZ. 10

    VI. Abt.: Peripherische Nerven. Gefäßsystem. Inhalt der Körper-
    höhlen. 1918.   Textband gebunden GZ. 8 und Atlas gebunden GZ. 10

VERLAG VON JULIUS SPRINGER IN BERLIN W 9

Anatomie des Menschen. Ein Lehrbuch für Studierende und Ärzte. Von Prof. Dr.
Hermann Braus, Direktor des Anatomischen Instituts der Universität Würzburg.
In drei Bänden.

Erster Band: Bewegungsapparat. Mit 400 zum großen Teil farbigen Abbildungen. 1921.   Gebunden GZ. 16

Zweiter Band: Eingeweide. Mit etwa 300 zum Teil farbigen Textabbildungen.
    Erscheint im Sommer 1923

Dritter (Schluß-) Band.   In Vorbereitung.

Topographische Anatomie dringlicher Operationen. Von J. Tandler, o. ö. Professor
der Anatomie an der Universität Wien. Zweite, verbesserte Auflage. Mit 56 zum
großen Teil farbigen Abbildungen im Text. 1923.   Gebunden GZ. 10

Studien über Anatomie und Klinik der Prostatahypertrophie. Von J. Tandler,
o. ö. Professor, Vorstand des Anatomischen Instituts an der Universität Wien und
Otto Zuckerkandl, a. o. Professor der Chirurgie an der Universität Wien. Mit
121 zum Teil farbigen Abbildungen. 1922.   GZ. 12, gebunden GZ. 15

Chirurgische Anatomie und Operationstechnik des Zentralnervensystems. Von
Dr. J. Tandler, o. ö. Professor der Anatomie an der Universität Wien, und Dr.
E. Ranzi, a. o. Professor der Chirurgie an der Universität Wien. Mit 94 zum
großen Teil farbigen Figuren. 1920.   Gebunden GZ. 12

Treves-Keith, Chirurgische Anatomie. Nach der sechsten englischen Ausgabe über-
setzt von Dr. A. Mülberger. Mit einem Vorwort von Geh. Med.-Rat Professor
Dr. E. Payr, Direktor der Chirurgischen Universitätsklinik in Leipzig, und mit
152 Textabbildungen von Dr. O. Kleinschmidt und Dr. C. Hörhammer, Assi-
stenten an der Chirurgischen Universitätsklinik in Leipzig. 1914. Gebunden GZ. 12

Die Grundzahlen (GZ.) entsprechen den ungefähren Vorkriegspreisen und ergeben mit dem jeweiligen
Entwertungsfaktor (Umrechnungsschlüssel) vervielfacht den Verkaufspreis. Über den zur Zeit geltenden
Umrechnungsschlüssel geben alle Buchhandlungen sowie der Verlag bereitwilligst Auskunft.